근골격계 손상을 위한 치료적 운동 개정3판

Therapeutic Exercise *for* Musculoskeletal Injuries

3rd Edition

개정 3판

근골격계 손상을 위한

치료적 운동

Therapeutic Exercise *for* Musculoskeletal Injuries

스포츠재활 교육시리즈

Peggy A. Houglum, PhD, ATC, PT

Duquesne University

■ ■ ■

David H. Perrin, PhD, ATC

Series Editor

University of North Carolina at Greensboro

영 문 출 판 사

■ **편집위원** (가나다 순)

서중배 단국대학교 의과대학 정형외과 교수
안근옥 대한운동교육평가원 원장
옥정석 단국대학교 대학원 운동의과학과 주임교수
유문집 단국대학교 의과대학 정형외과 교수
이성재 단국대학교 의과대학 재활의학과 교수
정덕조 서원대학교 체육교육과 교수

■ **번역위원** (가나다 순)

김기홍 단국대학교 생활체육학과 교수
김용권 전주대학교 운동처방학과 교수
김창균 가천대학교 체육학과 교수
박미희 더클래식 500 운동처방실 실장
석민화 서울대학교 박사
신윤아 단국대학교 대학원 운동의과학과 교수
안근옥 대한운동교육평가원 원장
옥정석 단국대학교 대학원 운동의과학과 주임교수
윤신중 우석대학교 스포츠의학과 교수
이중철 동신대학교 운동처방학과 교수
이호성 단국대학교 대학원 운동의과학과 교수
임비오 중앙대학교 체육교육과 교수
장석암 단국대학교 대학원 운동의과학과 교수
정덕조 서원대학교 체육교육과 교수
정동춘 CRC 운동기능회복센터 원장
정진욱 체육과학연구원 연구원
조지훈 신경대학교 사회체육학과 교수

Therapeutic Exercise for Musculoskeletal Injuries, Third edition
by Peggy A. Houglum.

근골격계 손상을 위한 **치료적 운동** 개정 3판

2013년 3월 19일 초판인쇄
2013년 3월 29일 초판발행

지은이 : Peggy A. Houglum.
옮긴이 : 대한운동교육평가원
발행인 : 박 병 조
발행처 : 도서출판 영문출판사
등 록 : 1987년 12월 21일 제2-419호
주 소 : 서울시 강남구 삼성동 69-1
전 화 : (02) 514-5590, 776-5590
팩 스 : (02) 756-8943
E-mail : yeongmunsa@empal.com
홈페이지 : www.ymsbook.net
정 가 : 65,000원
ISBN 978-89-7224-322-9 93510

※ 파본은 교환해 드립니다.

Dan에게. 후배 치료사들을 위해
굳은 의지로 과업을 완수한 것에 대해
감사드립니다.

요약목차

목 차(Contents)

미국 스포츠재활 교육 시리즈 안내 (Introduction to the Athletic Training Education Series)

6권(*Core concepts in Athletic Training, Examination of Musculoskeletal Injuries, Therapeutic Exercise for Musculoskeletal Injuries, Therapeutic Modalities for Musculoskeletal Injuries, Management Strategies in Athletic Training, and Developing Clinical Proficiency in Athletic Training*)의 미국 스포츠재활 교육시리즈는 학생 스포츠치료사와 자격을 받은 스포츠치료사들의 참고도서로 저술되었다. 물리치료사, 의사 보조, 작업치료사와 같은 다른 관련 건강 관리 전문가들 또한 신체적으로 활동적인 사람들의 손상 예방, 평가, 치료, 재활에 있어 매우 가치 있는 자료라고 생각하고 있다.

빠르게 진화하는 선수 트레이닝의 전문성은 교육자, 학생, 임상에 있는 사람들에게 지속적인 업데이트가 된 교육 자료의 필요성을 높였다. 연속적으로 출간된 새로운 6권의 책 저자들은 주요한 변화와 정보를 NATA에서 펴낸 'Competencies in Athletic Training' 의 4판에 기초하여 추가하였다.

- *Introduction to Athletic Training*을 대신한 *Core Concepts in Athletic Training*은 스포츠재활 과정을 처음으로 공부하는데 적합하다. 제 1부는 손상의 기전, 병리생리학, 손상 평가를 소개한다. 이 책은 또한 학생들이 알아야 할 몇 가지 손상과 검사방법을 포함하고 있다. 제 2부는 손상 평가에 대한 주제를 소개하며, 제 3부는 치료적 재활 과정에서 도수 및 운동의 사용에 대해 다룬다. 제 4부에서는 컨디셔닝, 영양, 보호장비, 테이핑, 보조기구와 같은 예방 주제에 대해 다룬다. 제 5부는 스포츠 재활에서 임상적 훈련과 관련된 관리 및 법적 문제에 대해 소개한다.
- *Examination of Musculoskeletal Injuries*에는, 특별 검사의 증거-기반 선택을 강화시키는 민감도(sensitivity)와 특이도(specificity)에 대한 새로운 정보와 증가된 임상에서의 의사결정과 문제해결, 장의 마지막 활동에 기술 적용의 통합이 포함되어 있다.
- 새로운 두 개의 장이 *Therapeutic Exercise for Musculoskeletal Injuries*에 추가되었다. 16장은 관절성형술(arthroplasty)에 대하여 초점을 맞추었으며 17장은 다른 연령에서의 재활에 대한 정보를 제공한다. 이 교재는 또한 연구결과와 임상전문가로서 저자의 40년 이상의 경험과 지식이 녹아있으며, 이를 바탕으로 한 증거에 기반을 둔 지침을 제공하고 있다.
- *Developing Clinical Proficiency in Athletic Training*의 새로운 에디션은 27개의 새로운 모듈을 포함하고 있으며, 이 안에 포함된 것은 모두 2006 NATA 자격시험과 관련된 것이다. 점진적인 임상 기술의 개발, 임상적 감독과 자율성, 임상적 의사결정의 개념이 소개되고 설명된다. 비판적인 사고와 이것이 왜 임상적 훈련에 필요한지 또한 논의된다.
- *Therapeutic Modalities for Musculoskeletal*

*Injuries*의 3판은 증거-기반 훈련에 대한 정보를 독자들에게 계속 제공하고 있으며 염증과 레이저 치료 분야에 대한 최신 정보를 포함하고 있다.

- *Management Strategies in Athletic Training* 4판은 계속 학부생과 대학원에서 새로 시작하는 학생들에게 스포츠재활의 행정과 관련된 개념을 이해하도록 돕는다. 10장의 각 장은 증거-기반 의학, 스포츠 재활에서의 전문성, 건강관리 재정 관리, 문화적 기능, 손상 감시 체계, 법에 대한 업데이트, 스포츠치료사 보상 등과 같은 주제에 대한 새로운 자료가 추가되고 철저하게 업데이트 되었다.

스포츠재활 교육 시리즈는 NATA의 자격시험을 준비하는 학생들을 위해 통합적인 접근을 하도록 한다. 학생 스포츠치료사라면 제시한 내용의 각각에 포함된 내용들을 완벽하게 학습해야 한다. 스포츠재활 교육시리즈의 철학은 이해하면서 연속되는 방식으로, 그리고 불필요한 반복은 피하면서 필요한 능력을 갖추도록 하는 것이다.

이 시리즈는 NATA의 교육위원회에 의해 개발된 교육 영역도 포함되어 있다. 포함되는 내용과 각 내용을 언급한 교재는 다음과 같다 :

- 위험관리 및 손상예방 (*Core Concepts and Management Strategies*)
- 손상과 질병의 병인학 (*Core Concepts, Examination, Therapeutic Exercise*, and *Therapeutic Modalities*)
- 정형외과적 사정과 평가 (*Examination and Therapeutic Exercise*)
- 급성 관리 (*Core Concepts, Examination*, and *Management Strategies*)
- 약학 (*Therapeutic Modalities*)
- 컨디셔닝과 재활 운동 (*Therapeutic Exercise*)
- 도수치료 (*Therapeutic Modalities*)
- 의학적 상태 및 장애 (*Examination*)
- 손상과 질병의 영양적인 측면 (*Core Concepts*)
- 심리요법과 치료의뢰 (*Therapeutic Modalities* and *Therapeutic Exercise*)
- 건강관리행정 (*Management Strategies*)
- 직업상의 능력발달 및 책임 (*Core Concepts* and *Management Strategies*)

이 시리즈의 저자들(Craig Denegar, Peggy Houglum, Richard Ray, Jeff Konin, Ethan Saliba, Susan Saliba, Sandy Shultz, Ken Knight, Kirk Brumels, 그리고 나)은 모두 ATC이고 스포츠재활 분야에서 30년 이상의 경험을 가지고 있으며 저자들의 직분은 학부와 대학원 강사, 스포츠재활분야 감독자, 교수, 클리닉 책임자, 연구자 등으로 구성되어 있다. 이들은 임상 스포츠의학 클리닉, 대학, 직업적 현장, 병원, 산업현장 등 영향을 미치지 않은 데가 없으며, NATA의 교육위원회, 교육분과위원회, 교육협의회, 연구교육분과의 연구위원회, 학술지 위원회, 대학간 경기위원회 의무담당, 연수관리위원회 등 많은 중요한 역할을 담당하고 있다.

이 시리즈는 스포츠재활을 공부하는 선수와 교육자들이 접할 수 있는 교재와 지침서 중에 가장 최근의 모음집이다. 이 책에 있는 몇 가지 요소들은 다음과 같다 :

- 각 장의 목표 및 요약은 학생들이 학습 목표를 알고 성취할 수 있도록 서로 잘 연결시켜 놓았다.
- 각 장을 시작하는 시나리오는 각 장의 내용과 관련 있는 것을 묘사하고 있다.
- 참고문헌을 통해 추가적인 내용을 참고하도록 하였다.

시리즈는 또한 교육이 잘 이루어지도록 다음과 같은 내용이 포함된다 :

- *Developing Clinical Proficiency in Athletic Training*을 제외한 모든 교재는 교수지침서와 문제은행을 포함하고 있다.
- *Therapeutic Exercise for Musculoskeletal Injuries*는 강의자료와 사진을 포함하고 있다.
- *Core Concepts in Athletic Training, Therapeutic Modalities for Musculoskeletal Injuries, Examination of Musculoskeletal Injuries*는 모두 사진을 포함하고 있다.

- *Examination of Musculoskeletal Injuries*는 온라인 학습자료를 포함하고 있다.

프레젠테이션 패키지는 슬라이드와 사진을 포함하고 있다. 사진 은행은 책에 있는 대부분의 그림, 표, 내용 사진을 포함하고 있다. 이는 파워포인트를 통해 제공되며, 교수는 강의와 시범을 위해 이것을 사용할 수 있다. 다른 내용은 책에 따라 다르다. 그러나 책은 학생들에게 실제를 진짜 세계에 적용할 수 있도록 도와주는 추가적인 그림, 자료들을 다양한 방법으로 모두 제공하고 있다.

필요한 책을 주문하는 것은 각 과정의 철학에 따라 결정된다. 어떤 경우이든 각 책은 독립되어 있기 때문에 하나 또는 그 이상의 시리즈를 사용하기 위하여 전체 교육과정을 개조할 필요가 없도록 되어 있다.

30년 전 스포츠재활 분야에 발을 들여놓을 때, Klaf와 Arnheim에 의해 지어진 *Prevention and Care of Athletic Injuries*라는 한권의 책이 NATA의 이론 및 실기 자격시험의 수험서이자 초보 스포츠 재활 트레이너의 입문서였다. 그 이후 스포츠재활 분야는 직업적으로도 많은 발전이 있었으며, 스포츠재활을 연습하기 위하여 습득해야 할 정보와 기술의 양이 어마어마하게 늘어났다. 여러분들은 업데이트 된 스포츠재활 트레이닝 교육시리즈가 스포츠치료사로서의 경력을 준비하는 데 있어 가치 있는 자료이며, 전문적인 연습을 하는 데 있어서도 유용한 참고도서라는 것을 알게 될 것이다.

David H. Perrin, PhD, ATC
Series Editor

서 문(Preface)

Dave Perrin은 이 책을 쓰자고 했을 때 누군가와 이 부분에 대해 여러 번 이야기를 나눈 다음이었다. 어찌 되었던 나는 책을 쓰기로 마음을 먹었었다. 몇 해 전 Pete Koehneke도 같은 애기를 한 바 있다. 그 당시는 스포츠 손상 재활에 대한 교재는 없었다. 그 이후 스포츠재활에 대한 책이 만들어졌다. 그러면 나는 왜 책을 쓰기로 결정하였는가?

답은 간단하지 않다. 비록 *Therapeutic Exercise for Musculoskeletal Injuries*의 1판에 앞서 몇몇 교재들이 스포츠재활의 주제에 맞추어 출간되었지만, 수준 높은 스포츠치료사를 위한 만족할만한 책은 없었다. 많은 다른 나라 교육자들이 집필한 교재들이 대부분 불완전하거나 그들의 요구를 충족시키지 못했기 때문에 교재로 사용하지 않는다고 여러 번 말을 하였다. 다른 사람들은 하나의 책이 모든 코스의 내용을 포함하고 있지 않기 때문에 한 개 이상의 교재를 사용한다고 하였다. 이렇게 교재의 부족에 더하여 지난 몇 년간 재활과 근골격계 손상에 대한 몇 가지 발전과 혁명적인 변화가 일어났다. 추가적으로 수술 기법의 발전은 재활 기법의 발전을 요구하였다. 재활과정은 수술적 기법의 발전, 장비의 발전, 건강 관리에서 새롭게 얻어진 지식과 함께 지속적으로 발전되어야 한다.

내용 전체를 아우르는 교재들은 교육적 목적을 충족시키지 않았다. 기존의 교재들은 재활 기법을 어떻게 수행하는 가를 보여주었으나 생리학적으로 어떤 일이 일어나는지, 어떤 적용이 중요한지 그리고 어떤 치료가 효과적인 것에 대해서는 논의하지 않는다. 근골격계의 손상 재활을 하는 임상전문가로서, 스포츠치료사는 그들의 환자를 치료하기 위해 사용하는 치료적 운동과 재활 기법을 이해해야 하는 건강관리 전문가이다. 이 책은 이런 개념에 중요한 정보를 다루고 있기 때문에 다른 재활 교재와는 확실한 차별성을 갖고 있다. 독자는 재활의 왜(why), 어떻게(how), 언제(when), 그리고 무엇(what)을 알려주도록 고안된 정보의 진행에 따르도록 권장되며 이는 손상을 입은 환자를 안전하게 성공적으로 재활시키는 기술을 가진 임상전문가를 만드는 벽돌쌓기와 같다.

이 교재를 수업에 사용하는 교수는 교수지침서, 문제은행, 프레젠테이션 패키지와 사진을 HumanKinetics.com/TherapeuticExerciseforMusculoskeletalInjuries.에서 찾아볼 수 있을 것이다. 교수지침서는 각 장과 추천되는 온라인 강의뿐 아니라, 강의실에서 학생의 활동을 포함하고 있다. 문제은행은 시험문제나 퀴즈를 만들거나 보충할 수 있는 많은 문제들을 포함하고 있다. 프레젠테이션 패키지와 사진은 교수에게 자세한 강의 노트를 제공하며 아트, 그림, 표를 포함하고 있다.

구조와 조직 (STRUCTURE AND ORGANIZATION)

이 교재는 4부로 구성되고 각 부는 이전 부의 지식에 연계되도록 하였다. 제 1부는 기본 개념(치료적 운동에서 중요한 것, 그것들에 영향을 주는 요인, 팀 멤버, 요소 등)에 대해 언급하고 있다. 손상 부위에서 일어나는 생리적 변화, 손상 후 정서적 변화, 물리적 원리, 평가기법, 차트 관리 등에 대해 정리하였다.

제 2부는 도수기법, ROM, 근력 지구력, 고유수용기 운동, 기능적 운동 등의 개념을 제시하였다. 이 지식들은 제 3부와 제 4부의 기초 지식으로 작용한다. 발견사항과 진전된 사항에 대한 기록 방법도 제시하였다. 이러한 방법들은 신체적으로 활동적인 사람들에게서 쉽게 볼 수 있는 손상에 대한 치료적 운동 분야에서 방향을 설정하고 상태의 진정을 가름하며, 상황에 대한 결론을 내리는 데 밑받침이 된다.

제 3부는 일반적인 치료적 운동의 적용을 설명하고 있다. 그 내용에는 자세평가, 보행분석, 수중운동, 스위스

볼 운동, 건염 치료가 포함된다. 이것들은 치료 프로그램에서 사용되며, 다양한 신체 부위에 적용된다. 이 지식은 제 4장의 특정 부위의 스포츠손상의 재활에 대해 기초 지식으로 작용한다. 특정 재활기법과 진전은 신체 부분에서 필요로 하는 일반적인 문제 또는 특정 프로그램에 특별히 초점이 맞추어져 신체의 각 부분에서 제시된다.

용어 (TERMINOLOGY)

의료전문가로서 해당 분야에서 쓰이는 용어를 잘 알고 있어야 한다. 우리의 환자가 선수이건, 산업근로자이건, 컴퓨터 프로그래머이건, 의료적 관리를 받고 있는 한 개인은 일단 환자이다. 그러므로 재활이 필요한 사람은 *환자*로 불린다. 어떤 건강관리 전문가는 환자를 *고객*이라 부른다. 나는 개인적으로 고객이라는 말은 대가를 받기 위하여 서비스를 제공하는 사람이라는 뜻을 포함하기 때문에 이 용어를 사용하는데 어려움이 있었다. 우리는 돈이 아닌 개인의 건강관리에 일차적으로 관심을 가져야 하기 때문에 우리가 해야 하는 일–개인의 건강상태를 향상시키는 것–에 비추어보면 *환자*가 더 나은 표현이다. 건강관리 전문가로서 스포츠치료사는 수많은 서비스를 제공한다. 스포츠치료사는 예방부터 재활에 대한 응급처치까지 교육과 기술이 적절히 잘 이루어진 임상전문가이다. 이 교재가 일반적으로 재활에 대한 주제를 다루고 있으며 특별히 치료적 운동을 다루고 있기 때문에 스포츠치료사는 *재활치료사* 또는 *임상운동사*로도 불린다.

치료는 *클리닉*에서 제공된다. 클리닉은 스포츠재활룸, 통원환자 클리닉, 컨디셔닝 시설, 산업현장 클리닉 등이 있다. 치료적 운동 재활을 제공하는 개인이 의료전문가이고 서비스를 받는 사람이 환자라면, 그 시설이 바로 클리닉이라고 할 수 있다.

이번 판에서 새로운 점 (NEW TO THIS EDITION)

치료적 운동의 원리와 실제(*Therapeutic Exercise for Musculoskeletal Injuries*)의 3판은 전판에서 나타난 많은 정보를 포함하고 있다. 그러나 또한 전판과 다른 점도 있다. 제 3부에 새로 추가된 두 개의 장이 이번 판에서 가장 새로운 부분이다. 16장은 관절성형술(arthroplasty)에 대하여 초점을 맞추었으며 17장은 다른 연령에서의 재활에 대한 정보를 제공한다. 이 두장 모두 50% 이상의 스포츠치료사가 졸업 후 정형외과 또는 스포츠 클리닉에서 일을 하기때문에 포함되었다. 이것은 고등학교나 대학교보다 나이가 많거나 어린 환자들을 치료한다는 것을 의미한다. 임상전문가는 어린이나 노인 환자와 관련된 문제들에 대해 알아야 하며 평균 18–25세와 다르게 치료할 줄 알아야 한다. 또한 우리는 선수들이 인공관절 수술을 하고 현장으로 복귀하는 것을 알고 있다. 이러한 경향은 기술이 발전하고 보다 많은 사람들이 나이가 들어감에도 활동적으로 남아있을 때 증가한다. 임상전문가는 또한 가장 빈번하게 수행되는 정형외과적 절차인 관절성형술의 수술적 절차와 주의사항, 재활 요구에 대해 알고 있어야 한다.

추가적으로 몇몇 다른 장에 기존의 정보에 추가되거나 새로운 정보의 형태로 더 많은 정보들이 있다. 새로운 주제에 대해 언급한 장은 관절 연골의 치유에 대해 보다 자세하게 기술한 2장을 포함한다. 이것은 관절 표면의 손상을 치료하기 위해 수많은 새로운 수술적 치료가 개발되었기 때문에 중요하게 다루어졌다. 이것과 함께 23장에서 무릎관절치환(knee articular resurfacing) 재활에 대한 자세한 사항이 추가되었다. 척추를 다룬 18장에서는 안정화와 맥킨지와 윌리엄 운동법에 대한 사항이 추가되었다. 코어 안정화가 몸통을 비롯한 많은 다른 구간에서 중요하게 인식되고 있기 때문에 이 주제가 추가되었다. 의사가 임상전문가에게 환자에게 윌리엄 굽힘 운동을 가르치라고 요구한 지가 오래되지 않았다. 그러나 우리는 맥킨지나 윌리엄의 굽힘 운동이 과거처럼 그룹으로 처방되는 것을 볼 수 없다. 그러나 이 두 그룹으로부터의 개인 운동은 관계가 있으며 우리는 운동을 개인적으로 사용하기 때문에 그 당시 저자와 제안되었던 이론을 참고하여 규명함으로써 이러한 운동 프로그램의 기초를 인지해야 할 필요가 있다고 생각한다.

10장과 15장은 제목을 바꾸었다. 10장은 "Functional and Activity-Specific Exercise"로 바뀌었다. *기능적* 운동은 *특이적* 운동이 아니며, 나는 이 구분을 짓는 것이 중요하다고 생각한다. 기능적과 운동 특이적이라는 말의 차이는 이 장에서 다루어진다. 다른 건강관리 전문가와 스포츠치료사를 구분하는 스포츠치료사 교육의 중요하고 특이한 측면은 그들의 재활 교육은 재활의 마무리를 담당한다는 것이다. 이러한 마무리 측면은 완전하고 정상적인 기능을 수행하기 위하여 환자에게 요구되는 특이적 운동이다. 스포츠치료사가 그냥 운동선수보다 다른 종류의 사람을 재활시키기 때문에 특이적 운동은 스포츠 관련 또는 직업관련 운동일 것이다. 스포츠-특이적, 운동-특이적 모두는 스포츠치료사가 환자들이 반드시 수행해야 할 기술 또는 어떠한 요구를 이루기 위하여 준비시키는 단계인 재활의 마지막 국면을 나타내기 위해 사용된다. 15장에서는 눈에 띄는 업그레이드가 이루어졌다. 제목인 "Therapeutic Exercise for Tendinopathy"는 이 장에서의 용어 변경을 의미한다. "Tendinitis"는 건은 보통 염증이 잘 생기지 않는다고 인식되기 때문에 더 이상 건 pathology에서 일상적인 용어가 아니다. 그러나 제목은 이 장에서 한 가지 작은 변화일 뿐이다. 모든 장에서 정보는 관리에 있어 가장 최신의 지식과 경향을 반영하여 업데이트 되었다.

몇몇 장의 빠른 속독과 정보의 위치를 쉽게 찾을 수 있도록 하기 위하여 도수치료법과 운동들을 간단하게 서술하였으며 박스에 넣었다. 관련 있는 사진을 쉽게 언급하였으며, 기술 또한 쉬운 위치와 읽기 쉽게 하였다. 기법과 운동은 다른 형태의 기법과 운동 그룹과 쉽게 구별할 수 있도록 다양한 카테고리에 나누었다. 제 4부에서는 각 장에 최소한 하나의 다른 종류의 그림을 추가하였다. 이 그림은 몇몇 운동에 대한 목표와 제안의 시간계획을 제공하며, 각각 시간 계획 내에서 사용될 수 있는 절차에 대해 정의하였다. 각 그림은 치유계획에 따라 네 개의 부분으로 나뉘었다. 이 교재는 요리책과 같이 그대로 좇아갈 수 있는 순서를 소개하지는 않는다. 손상에 대한 각 개인의 반응이 다르기 때문에, 계획은 언제 환자가 마련한 목표에 도달하느냐 그리고 환자의 치유 증거의 결합에 의해 결정된다. 이런 그림은 치료적 운동 프로그램에서 점진을 정의할 때 시각적 학습자를 도울 수 있다.

마지막으로 이 교재는 치료 프로그램에 있어 과거보다 더 많은 증거를 제공한다. 오늘날 건강관리에 있어 주로 사용되는 용어 중 하나는 "증거-기반" 관리이다. 증거 기반 관리는 연구뿐 아니라, 임상 경험을 통한 지식과 정보의 축적임을 기억해야 한다. 그런 측면에서 나는 이번 3판에 연구결과와 지난 40년간 임상전문가로서 나의 경험을 잘 혼합한 많은 증거-기반 치료기법들을 추가하였다. 이 분야에서 최신 지견을 알기위해 전문 저널을 읽는 것을 지속하면서 내가 환자 관리를 위해 제공했던 방법 중 성공적인 것과 그렇지 않은 것을 알아내는 나만의 임상적 기법을 사용하였다. 임상적 연습은 환자에게 최선이 무엇인가를 구별하기 위하여 이러한 통합의 지속적인 평가와 함께 학문적 문헌과 임상적 치료의 주기적인 통합을 포함하여야 한다.

목적 (PURPOSE)

이 교재는 거의 40년 이상의 스포츠재활실뿐 아니라 정형외과적, 물리치료, 스포츠 의학 클리닉 병원과 스포츠 의학 클리닉의 경험을 모은 것이고, 근골격계 손상을 위한 재활 치료의 통합적인 정보라고 저자가 믿는 것들을 제공한다. 즉, 입문단계의 학생에게 좋은 교육자료가 될 뿐 아니라, 수련 스포츠치료사의 참고도서로서 사용될 수 있다. 스포츠재활 분야의 초심자와 숙련된 재활 전문가, 그리고 관련 건강전문가들에게 치료적 운동에 대한 기존의 지식과 새롭게 나온 정보를 접할 수 있게 하며, 새로운 수준의 통찰과 정보를 제공하고 있다.

이 교재는 치료적 운동에 대하여 요리책과 같은 접근을 하고 있지 않다. 대신에 당신이 접하게 되는 각각의 환자들을 위하여 무엇이 필요한지를 결정하는 기술을 개발하기 위해 필요한 지식과 수단을 제공한다. 최선의 동작, 왜 그것을 사용하고 있는가에 대한 지식, 해당 기술이 사용되는 때, 적용의 적응증과 금기증, 적절한 진도, 특정 손상에 대한 지식과 기법의 적용방법을 제공한다. 반면, 환자는 손상과 처치에 대해 다르고 또한 다르게 반응한다. 요리책적인 접근이 환자에게 유리할 것이라고 믿거나, 환자에게 단지 처치를 배달하는 사람으로 믿는 것은 환자에게 공정하지도 또는 현실적이지 못하다. 스포츠치료사로서 할 수 있는 최선의 행동 방향은 치료적 운동의 무엇, 왜, 어떻게에 대한 지식이나 기술, 이해, 인식을 가지고 최선의 치료적 운동 프로그램을 제공하는 것이다.

이러한 속성을 가지면 치료적 운동에 대한 요리책을 필요치 않을 것이다. 이 교재는 당신의 환자를 위해 자신만의 독특한 치료적 운동 프로그램을 짤 수 있도록 하는 도구를 갖게 한다. 당신과 당신의 환자에게 재미있는 건강한 치료 운동 프로그램을 제공하기 위하여 이 도구들과 상상력을 동원하는 것은 치료사의 책임이다.

감사의 글(Acknowledgments)

많은 큰 프로젝트들이 그러하듯, 이 교재 또한 많은 사람들의 도움으로 완성되었습니다. 이 특별한 사람들은 나의 가족, 친구 그리고 Duquesne 대학 식구들이라 할 수 있습니다. 그들은 제가 가장 감사해야 될 분들입니다. 저는 저의 형제들이 저의 친구인 것을 행운으로 생각하며, 저의 친구들이 형제나 자매처럼 가깝게 보이며, Duquesne 대학에서 같이 일하는 사람들을 동료라기보다는 친구라고 생각합니다. 당연히 이분들이 저에게 많은 도움과 지원을 주셨습니다. 그들은 가끔씩 괴로울만큼 솔직하게 제가 틀렸다고 얘기해 주었습니다. 그리고 무엇보다도 그들이 저에게 보여준 뛰어난 수행능력은 제 자신이 그들을 존경함으로써 제 일을 더욱 열심히 하도록 만들었습니다. 그들은 아마도 이 교재를 위해 도움이 되지 못했다고 느낄 수도 있겠지만, 그들이 없었다면 1판이 나오지 못했을 것이며 그렇다면 2판이나 3판도 없었을 것입니다.

저에게 연락을 하는 학생들과 교수들 또한 제가 일을 계속할 수 있도록 만든 원동력이었습니다. 그들은 제가 쓴 내용에 대해 문제를 발견하고 해석하는 방식으로 저에게 완전히 새로운 시각을 제공했습니다. 그들의 조언과 제안은 신판을 더 향상된 모습, 그리고 정보를 해석함에 있어 더 관련성 있고, 흥미롭고, 이해하기 쉽도록 만드는 데 도움을 주었습니다. Duquesne 대학의 학생들이야말로 저에게 매일매일 힘을 주고 인식을 하도록 만들었습니다. 저에게 신판에 들어갈 내용에 대한 것을 제공해 주신 모든 분들께 감사드립니다. 여러분이 변화를 만들었습니다.

마지막으로 Human Kinetics의 놀라운 팀의 개인들에게도 감사드립니다. 그들 없이는 이번 판을 아직도 마무리하지 못하고 있을 것입니다. 그들은 내가 일을 할 수 있도록 최선을 다했으며 이번 판이 최고가 되도록 도와주었습니다. 특별한 감사는 이 프로젝트를 위해 불철주야 노력한 Loarn Robertson에게 드리고 싶습니다. 또 다른 특별 감사는 스포츠재활 교육 시리즈의 개발편집자인 Amanda Ewing과 이 교재의 개발편집자인 Jillian Evans와 Kate Maurer에게 보내고 싶습니다. 그들은 각각 이번 판이 현실성을 갖도록 하기 위하여 많은 노력을 하였습니다. 그들은 내가 마감기한을 넘기거나 불완전한 원고를 넘겨 머리가 빠지도록 하였음에도 불구하고, 참고 기다려 주었습니다. 이메일을 통해 재촉해도 되었음에도 불구하고, 그들은 언제나 공손하였으며 큰 인내심을 보여주었습니다.

추천의 글

대한운동교육평가원에서 운동사 교육자료집 발간을 목표로 이번에 『근골격계 손상을 위한 치료적 운동』이라는 전문서적을 발간하게 된 것을 기쁘게 생각합니다.

여러 가지 어려운 여건에서도 원서 번역에 참여하여 주신 번역위원님들과, 교육연구 및 임상 업무에 바쁘신 가운데서도 짜임새 있는 편집을 위해 애써 주신 편집위원님들께 진심으로 감사의 말씀을 드립니다. 대한운동사협회를 위해서 그랬듯이 앞으로 대한운동교육평가원의 출판 사업에 지속적으로 동참해 주실 것을 당부드리며 더 좋은 전문서적들이 많이 출판되어 운동사들이 보고 배우고 연구하는데 큰 도움을 주실 것을 기대합니다.

이 책의 원서는 "Therapeutic exercise for musculoskeletal injuries" 입니다.

근골격계 손상은 여러 분야에서 일어나고 있습니다. 스포츠가 활성화 되는 만큼 스포츠손상도 늘어나고 있습니다. 산업현장에서 직업 활동 중에 자신도 모르게 병들거나 다쳐 고생하는 근로자가 많습니다. 나이가 많아지면서 균형 감각이 떨어져 낙상을 당하여 노인건강을 해치기가 일쑤입니다. 교통사고나 취미생활과 여가활동 중에도 근골격계 손상이 많습니다.

손상을 당하기전 예방하는 것이 물론 중요합니다. 하지만 불가피한 손상이 있을 수 있는 만큼 효과적인 재활 수단을 강구해야 하는 것이 우리의 현실입니다. 특히 운동선수들의 경우 부상은 선수 생명과 직결되고 선수로서의 명성에 막대한 영향을 미치기 때문에 우선적으로 손상을 예방하는 것이 급선무겠지만 조기에 재활을 통하여 경기장에 복귀하는 것이 운동사들의 중대한 임무입니다. 더욱이 노동현장에서 그리고 보건 · 의료현장에서 운동사의 역할기대가 또한 증대되고 있습니다.

운동사들이 증거중심의 근골격계 손상의 예방과 재활을 위한 치료적 운동을 지도할 수 있게 되기를 기대하면서 대한운동사협회 전회원님들에게 이 책을 추천하는 바입니다. 또한 함께 협력하고 계시는 해당 분야의 전문가 선생님들과 이 책의 내용을 토대로 함께 연구하고 토론할 수 있는 계기가 되기를 희망합니다.

끝으로 운동사 교육과정의 개발과 운영에 애써 주시고 운동사 관련 출판사업을 도맡아 해주시는 대한운동교육평가원 안근옥 원장님께 감사드리며 앞으로 큰 발전이 있기를 빕니다.

아울러 어려운 여건 속에서도 이 책의 출판에 심혈을 기울여주신 영문출판사 박병조 대표님께 감사드리며 지속적인 사업의 번창과 건승을 빕니다.

감사합니다.

2013년 3월

대한운동사협회장 옥정석

발간사

대한운동교육평가원은 "건강한 국민 행복한 생활"을 목표로 운동전문가 자질 함양을 위하여 운동교육 자료집을 발간하고 있습니다. 이 사업의 일환으로 이번에 근골격계(근육뼈대계, musculoskeletal) 손상을 위한 『치료적 운동』이라는 책을 번역, 출간하게 되었습니다.

이 책의 원서는 "Therapeutic exercise for musculoskeletal injuries" 입니다.

운동은 인간생활에서 없어서는 안되는 현대인들의 건강관리에 필수적인 요소로 간주되고 있지만 운동 중에 다치는 사례가 많고 스포츠가 활성화 되는 만큼 손상도 그만큼 늘어나고 있습니다. 산업현장에서 작업 중에 근골격계 질환이 발생하는 사례 또한 문제입니다. 특히 운동선수들의 경우 부상은 선수 생명과 직결되고 선수로서의 명성에 막대한 영향을 미치기 때문에 우선 손상을 예방하는 것이 급선무라 할 것입니다. 그럼에도 불구하고 불가피한 손상이 있을 수 있는 만큼 효과적인 재활 수단을 강구해야 하는 것이 우리의 현실입니다. 체육·스포츠현장과 노동현장에서 다치거나 병들어 생기는 근골격계 손상을 예방하고 재활업무를 수행하는 치료사들은 치료적 운동의 전문가가 되지 않고서 자신을 역할을 다할 수 없게 되었습니다. 특히 의료·현장에서 일하는 치료사들은 의료인과 함께 소아, 사춘기, 청소년, 성인, 노인 환자까지 운동손상을 관리하고 재활훈련을 시켜야 하는 만큼 의학적 그리고 운동학적 지식을 접목시키면서 가장 효과적이고 안전한 운동처치를 해 내야 하는 요구를 받고 있습니다. 이런 관점에서 이번에 출간되는 이 책은 치료사의 전문성을 높이는데 큰 도움을 받을 수 있을 것으로 기대합니다.

이 책은 신체 각 부위별로 재활운동의 기법을 어떻게 수행하는지를 보여주면서 동시에 생리학적인 변화에 비추어 중요하게 적용된 주안점이 무엇인지를 제시해 주고 있으며, 어떤 치료가 효과적인지를 알려주고 있습니다. 또한 치료적 운동 프로그램을 제시함에 있어서 과거보다 더 많은 증거를 제공하고 있어 치료사가 되고자 하는 학생들에게도 더욱더 큰 도움이 될 것으로 믿습니다.

앞으로 대한운동교육평가원은 치료사들이 다양한 영역에서 필요한 지식과 기술을 전수하고 개발해나가는데 밑거름이 될 수 있는 전문서적을 발간해 나갈 것을 약속드립니다. 이 책이 발간되기까지 번역작업을 위해 애쓰시고 편집과 교정을 도맡아 해주신 서원대학교 정덕조 교수님께 감사드리고 특히, 각 챕터를 맡아 번역작업을 해주신 역자 여러분에게도 진심으로 고마운 마음을 전합니다. 또한 어려운 여건 속에서도 출판을 맡아주신 영문출판사 박병조 대표님과 편집진께도 감사의 뜻을 전합니다. 감사합니다.

2013년 3월

대한운동교육평가원장 안근옥

제 1 부

기본 구성
(Basic Concepts)

나에겐 6 명의 정확한 하인들이 있는데
(그들은 내가 아는 모든 것들을 가르쳐 준 사람들로서) 이름은 다음과 같다;
누가, 언제, 어디서, 무엇을, 어떻게 그리고 왜.
RUDYARD KIPLING, *The Elephant Child*

누가, 언제, 어디서, 무엇을, 어떻게, 그리고 *왜* 이 여섯 가지는 스포츠의학에서 끊임없이 계속되는 질문들이다. 대답을 구하는 것은 언제나 쉬운 것만이 아닐 뿐만 아니라, 심지어 불가능한 것도 있다. 그러나, 알려고 노력하고, 해답을 이해하는 것이 스포츠의학자의 목적이며 그것이 기술자(technician)와 전문가(professionals)의 차이라 할 수 있다. 그것은 단순히 무슨 일을 하는 것과 왜 그런 일이 행하여지는 가를 이해하는 것에 대한 차이라 할 수 있겠다. 건강 전문가들에게 직면한 사실로, 직업적 기능들을 어떻게 행할 수 있는가를 아는 것은 물론이고, 왜 그런 기법들이 이용되는 지를 아는 지식기반을 갖춤과 동시에 기법 적용의 실효성도 이해하고 있어야 한다. 발목에 일정 무게를 적용하는 것만이 아니라, *왜* 무게를 적용하는지 *언제* 실시하는지, 그런 무게를 실어주는 것이 *어떤* 효과가 있는지를 이해하고 있어야만 한다. 1985년 Diane Ravitch의 연설에서 "항상 직업을 가질 수 있는 사람이란 '어떻게'(how)를 아는 사람이다. '왜'(why)를 이해하는 사람은 항상 그 사람보다 윗사람이 되어 있을 것이다." 건강 전문가들은 "왜"를 이해하고 건강기사들은 "어떻게"를 이해한다. 기사들은 기술 적용이 가능하지만 전문가는 기술을 알고 높이 평가할 수 있으며 이해한다.

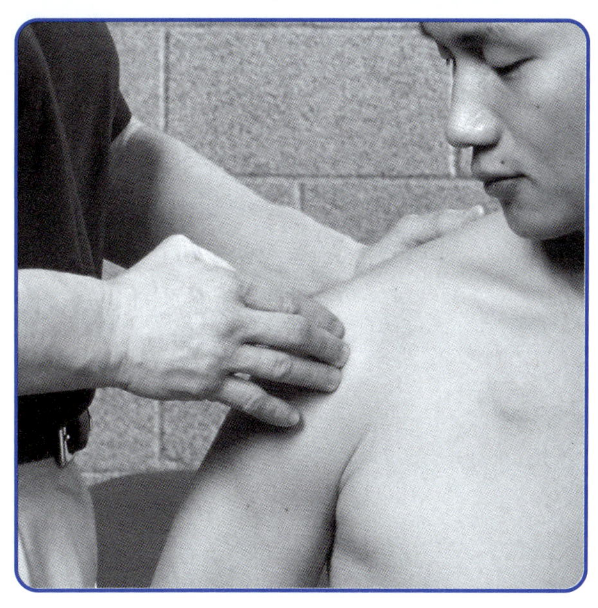

전문가로서 성장하고 이러한 지식과 높은 평가, 그리고 이해를 습득하기 위하여 먼저 기본을 갖추어야만 한다. 일단 기본을 갖추고 난 후, 비로소 더욱 넓은 의미의 치료운동 개념들을 논하게 된다.

치료운동이 형성되면서 갖추어진 기본적인 것으로는 상호인간관계; 윤리적, 도덕적, 법적 고려; 프로그램에 영향을 주는 심리적 요인; 재활의 원리, 목적, 그리고 목표; 프로그램의 기본적 요소들을 포함한다. 이러한 요인들이 책을 집필하는 데 자료로 이용되었고 제 1장에서 서술되었다. 불행하게도, 종종 이러한 요소들이 치료운동의 시험에는 제외되는 경향이 짙지만, 재활과정에서는 중요한 역할을 하고 있다.

제 2장에서는 손상 시 우리의 신체에 어떤 변화가 일어나는지를 설명하고 있다. 이러한 과정을 이해함으로써 결정적으로 치료에 운동이 얼마나 중요한 역할을 하는지를 알 수 있게 된다. 만약 프로그램이 성공적인 경우에 재활프로그램을 적용하면서 치료의 적절한 타이밍을 이해하고 있어야만 한다.

치료운동은 신체에 적용하는 다양한 방법들이 있다. 옆으로 누운 자세에서 뒤로 눕는 자세로 바꾸는 간단한 변화에도 운동에 따라 대단히 큰 운동부하를 가할 수 있고 운동의 효과도 달라질 수 있다. 제 3장에서는 신체에 적용되는 힘과 그것이 어떻게 변화하는가를 이해하게 된다. 기초적인 물리학적 원리들을 이해함으로써 신체 움직임을 위한 효과적인 프로그램을 운영하는데 결정적으로 적용할 수 있다.

자신이 행하고 있는 운동치료가 효과가 있는지를 어떻게 알 수 있을까? 또는 자신이 원하는 효과를 보고 있는지 가늠할 수 있을까? 이러한 질문에 대한 대답으로 가장 중요한 것은 처치 후의 평가를 할 수 있어야 한다는 것이다. 비록 어떤 처치기술을 사용할 것인가를 결정하기 전에도 반드시 환자를 평가하여야 한다. 제 4장에서는 평가 및 사정에 관한 기술적인 면이 소개되며 차후 환자를 위하여 어떤 치료운동을 적용할 것인가를 결정하는 데 도움이 된다. 이러한 것들의 결과들을 기록하는 일은 평가와 사정을 위한 절차에 포함되는 것이며 그러한 사항들도 설명하고 있다.

이러한 기본적 이론들을 확립하고서 전체 재활 운동프로그램에서 중요한 사항들을 공부하는 것이 순서일 것이다. 특히, 치료운동에 대한 보다 세부적인 사항들까지 설명하고자 한다. 첫째, 제 1부를 공부하면서 재활과정에 있는 사람을 직접적으로 접하면서 혹은 참관하면서 그들의 상태와 신체적으로 운동이 가능한 사람을 고려하게 된다. 이러한 기본적인 개념들이 신체적으로 움직일 수 있는 환자와 함께 하는 재활전문가에게 하루 하루의 재활과정에 얼마나 중요한 것인가를 깨닫게 된다. 이러한 기본적인 개념에 관한 존중과 이해는 성공적인 재활프로그램을 만들거나 운영하는데 빠질 수 없는 것들이다.

제 1 장

재활의 개념
(Concepts of Rehabilitation)

옥 정 석

학습목표 (Objectives)

이 장을 마치고 난 후에는 아래의 사항을 설명할 수 있어야 한다 :

1. 재활팀원들은 자신의 역할을 확실하게 인지한다.
2. 재활에 대한 전문적인 직업인으로서의 자질에 대해 논의한다.
3. 재활의 목적, 목표와 원칙들에 대해서 논의한다.
4. 검사, 과정, 목표와의 관계를 논의한다.
5. 결과에 기초한 재활의 중요성에 대한 개요를 파악한다.
6. 치료적 운동 프로그램의 기본 개념과 그 관계의 개요를 파악한다.
7. 고통의 단계와 이러한 각 단계에서 환자를 도울 수 있는 재활임상의의 역할을 확실하게 인지한다.

▶ Pam Lee는 처음으로 운동사로서 3주째 근무하고 있다. 그녀는 Division 1대학에서 공인된 보조 운동사로서 잘 근무하였고 운동부의 제 1재활 코디네이터(coordinator)가 된 것에 대해 들 떠 있다. 지금까지, 운동사들은 일관성이 없으면서 앞뒤가 맞지 않는 방법으로 환자들에게 재활프로그램을 제공하고 있었지만, 그 일들을 조직화하고, 일관성 있고, 효과적이면서 협력적인 재활프로그램으로 만들어 모든 환자들에게 제공하는 것이 Pam의 업무이다.

우연치 않게 재활담당 부서는 새로운 정형외과 의사인 Roberts를 팀 주치의로 고용하였다. Roberts는 다른 대학에서 운동사들과 원만한 대화를 통하여 서로 협력한 경험이 다양하고 풍부한 노련한 팀주치의였다. Pam은 마찬가지로 Roberts와 원만한 관계를 만들어 나갈 것을 기대하고 있다.

Pam이 맞게 된 첫 번째 도전은 풋볼 시즌 초기에 "빠른 총"이라는 애칭을 가지고 있는 1급 쿼터백 Bob이 그의 전방십자인대(ACL) 재건수술을 해야만 하는 시련을 당한 것이었다. Bob의 미래는 그의 무릎 재활에 따라 전도양양할 수도 있고 그렇지 않을 수도 있는 처지가 되었다. Pam은 Bob과 Bob의 부모와 코칭스텝으로부터 불신에 시달리고 있으며 이로 인해 적지 않은 부담감을 갖고 있다. Pam은 이러한 불안감이 Bob의 부상 때문인지, 아니면 이러한 종류의 손상을 치료한 병력이 있는 Bob 때문인지, 아니면 그녀 자신의 짧은 경험 때문인지 잘 몰랐었다. Pam은 Bob이 겪고 있는 현재 상황을 잘 관리할 수 있다는 신뢰감을 회복하는 것이 가장 바람직하다고 느꼈다. Pam은 Bob의 무릎 재활뿐만 아니라, 다른 사람들과의 교류도 그녀의 책무를 훌륭하게 완수하는 것임을 알게 되었다.

팀웍은 공동의 비젼을 향해 함께 협력해야 하는 능력이다.
앤드류 카네기(ANDREW CARNEGIE)

Carnegie에 의해 인용된 위의 글귀는 우리에게 공동의 목표를 달성하기 위해서 다 함께 일해야 한다는 중요성을 우리에게 각인시키고 있다. 치료적 운동에서, 공동의 목표는 환자를 성공적으로 재활시키는 것이다. 이 장은 당신에게 다른 사람들과 직업적인 상호작용, 재활의 목표나 목적, 좋은 재활프로그램의 구성요소 등과 같은 재활의 기본 개념을 이해할 수 있도록 도와줄 것이다. 프로그램을 제공하는 작업은 성공적이다, 당신은 현실화될 수 있는 공동의 비젼을 발견하기 위해서 팀 구성원들이 어떻게 함께 일을 해야 되고 누가 그 과정에 영향을 주는지를 이해해야 한다.

재활팀 구성원 (THE REHABILITATION TEAM)

재활 임상전문가를 포함하여 의사들과 헬스케어 전문가는 의사전달을 위해서 공통적으로 사용하는 용어를 사용한다. 의학적인 치료를 받는 사람들은 환자로 간주된다. 이 책에서 *환자*라는 용어는 임상전문가, 의사 또는 다른 재활 팀 구성원으로부터 치료나 케어를 받는 사람이라고 정의하고 있다. 손상을 입은 사람은 재활 팀 구성원의 일부분이다. 환자가 없다면, 재활 팀원이 필요가 없기 때문이다. 임상전문가, 의사, 부모 그리고 부가적인 의학적인 또는 헬스케어를 받는 사람들은 최초의 팀 구성원이자 최후의 팀 구성원이다. 환자가 자주 근골격계 손상을 입는 운동

■ 1차 및 2차 재활 팀 구성원들

1차 팀 구성원

- 재활 임상전문가로서 운동사(캐나다에서는 운동치료사)
- 의사
- 환자
- 정형외과의사
- 발전문가
- 안과의사
- 심리학자 또는 상담사
- 물리치료사

운동선수들을 위한 부가적인 1차 팀 구성원들

- 선수훈련 학생(캐나다에서는 운동치료 학생) 또는 다른 헬스케어를 담당하는 학생
- 부모 또는 배우자
- 코치
- 학교 간호사

2차 팀 구성원

- 응급처치기사(emergency medical technicians)
- 자세교정 전문가(orthotist)
- 약사
- 운동사 또는 운동치료사(kinesiologist)
- 운동생리학자
- 약사
- 변호사
- 관리자
- 동료

운동선수들을 위한 2차 팀 구성원들

- 운동부원
- 장비 관리자
- 교사
- 운동부 관리자

선수라면, 선수 훈련 학생(athletic training students)과 코치는 팀원의 구성원이 될 수 있다. 부가적으로, 간접적 혹은 이차적 역할을 담당하는 사람들로 또 다른 팀을 구성할 수 있는데 이들은 재활과정에 직접적으로 영향을 주지 못할 수도 있지만, 궁극적으로는 결과에 어떤 영향을 줄 수 있는 사람들이다. 이러한 구성원들에는 운동부 관리자, 운동부원, 장비 관리자, 자세교정 전문가, 약사, 영양사, 교사 및 변호사들이 포함된다.

재활 임상전문가로서 운동사 (Athletic Trainer as Rehabilitation Clinician)

운동사(스포츠 운동사)는 운동이라는 환경에서 근골격계(근육뼈대계, musculoskeletal) 손상에 대한 재활 책임을 많이 가지고 있는 임상전문가이다. 종종, 이러한 임상전문가는 운동 환경에서 뿐만 아니라 다른 환경에서 근골격계 손상을 제거하는 헬스케어 전문가이기도 하다.

운동사는 헬스케어 전문가로서 몇 가지 다양한 직책을 맡을 수 있다. 스포츠나 신체활동에 참가 중 재발하기 전에 재활이 필요로 하는 환자를 보살필 때, 운동사는 재활 임상전문가의 역할을 담당한다. 이러한 역할은 근골격계 손상이 발생한 시점에서 손상의 치료와 즉각적인 케어가 이루어지는 동안에 수행하는 역할과는 서로 다른 역할이다. 앞으로 더 논의해 봐야 되겠지만, 임상전문가는 매우 전문적이고 상호 대인관계를 할 수 있는 능력을 필요로 한다.

많은 사람들이 팀을 어떻게 구성하든지 또는 이러한 것들과 관계없이 재활 임상전문의는 재활 팀 구성원의 중심에 있다. 환자와 매일 접촉하는 사람이면서 팀 구성원들 모두와 자주 만나는 유일한 사람이다. 임상전문가인 운동사는 재활 팀 구성원의 리더이면서 코디네이터이다.

대인 관계 기술 (Interpersonal Skills)

재활 팀의 중추적인 구성원으로서 운동사는 원만한 대인관계기술을 가지고 있어야만 한다. 재활과정에서 종사하는 것 외에도 운동사는 유능하고 활발하여야 어렵고 긴 재활과정을 성공적으로

수행할 수 있는 것이다. 프로그램에서 운동사의 관심과 감정이입은 환자가 어려움을 이겨내는데 중대한 영향을 끼친다. 운동사는 팀의 모든 구성원들에게 전문가답게 행동해야만 한다. 사려 깊음과 타인을 존중하는 것, 자신감, 정직성, 그리고 성실함이 환자로 하여금 제공된 프로그램을 완수할 수 있도록 격려하며 환자의 부모, 팀 주치의, 그리고 다른 팀 구성원들로 하여금 그들의 재활팀 관리자로서 요구된 지식, 능력, 그리고 기술을 갖추고 있다고 확신할 수 있는 능력을 가지고 있어야 한다.

운동사는 다른 이의 말을 적극적으로 들어주는 기술이 또한 필요하다. 적극적인 청취자 역할이란 대화에 참여하고, 적절하게 임하며, 그리고 그 사람이 무슨 말을 하는지를 이해하는 것을 말한다. 이러한 자질은 다른 사람들이 단순히 이야기한 것을 간단히 부연 설명해 줌으로써 가능하다. 이 기술은 그 사람이 무슨 이야기를 하는지 정확하게 이해하는데 도움을 주며 동시에 그 사람에게 당신이 대화의 내용을 줄곧 듣고 있다는 믿음을 줄 수 있다.

기록 (Record Keeping)

운동사의 또 다른 임무 중 한 가지는 손상, 평가, 재활처치, 그리고 치료에 대한 반응을 정확하고 꼼꼼하게 기록하는 것을 포함한다. 문장 혹은 말로서 요약한 것은 팀 주치의와의 상담에 이용된다. 기록은 환자가 경기장으로 돌아갈 때까지 지속적으로 하여야 한다. 제 4장에서 기록에 대한 자세한 설명이 언급될 것이다.

교육 (Educating Others)

재활 팀의 코디네이터로서, 환자, 가족, 그리고 코치를 지도하는 일은 운동사의 주요한 임무가 된다. 손상, 치료과정, 그리고 기대되는 재활반응을 이해하는 것은 이러한 사람들에게 중요한 사항이다. 교육은 재활 과정을 환자가 이해하고 놀라는 일이 없도록 환자를 준비하도록 한다. 부모가 결과에 대한 기대를 알고, 그리고 두려움이 완화될 때 재활 프로그램에 순응하게 된다. 가족의 두려움은 지도를 받으면 완화될 수 있는 것이다. 가족들이 정보를 듣게 되는 경우에는 운동사를 더욱 우호적으로 도와주어 보다 성공적으로 재활 프로그램이 운영되는 결과를 가져오게 된다. 끝으로, 코치를 교육시키는 것은 코치에게 재활과정을 성공적으로 마칠 때까지 선수가 올바른 평가를 계속하고 이러한 과정을 통해서 환자가 재활을 지속할 수 있다는 것을 이해시키는 것이다.

학생 운동사 (Health Care Students)

운동사 학생과정생들은 운동사와 같은 신분에서 환자들을 관리할 수 있지만 자격있는 임상전문가로서 독립된 행동은 할 수 없다. 그들은 공인운동사의 지도하에서 일을 하게 된다. 그들은 자신들의 한계가 어디까지인지를 명확하게 파악하고 있어야 하며 또는 도움이나 조언이 필요하다고 생각될 경우에는 항상 공인운동사와 의논해야 된다는 것을 인식하고 있어야 한다.

의사 (Physician)

의무 팀의 책임자로서 팀 주치의는 환자의 손상을 진단하고 처치과정을 결정하고 재활 프로그램을 점검하여 환자가 시합에 언제쯤 복귀할 준비가 될 것인가를 결정한다. 팀주치의와 운동사는 반드시 상호 협조하여야 하며 상호 존경심과 자신감을 가져야 한다. 각자의 임무를 이해하여야 하며 성공적인 재활 결과를 위하여 원만한 대화의 중요성을 인식하고 있어야 한다. 재활 처치

시스템과 프로토콜을 확립하기 위해서 계획하고, 대화하고, 협력하기 위한 노력은 차후 초래될 수 있는 언쟁들을 최소화할 수 있도록 도와준다.

재활 프로그램 시작 전에 팀 주치의와 운동사들이 각자의 재활 철학과 재활 처치방법 채택에 대하여 이해하는 것은 대단히 중대하다. 운동사와 팀 주치의가 서로 다른 의견을 갖는 것은 좀처럼 있을 수 없는 일이지만, 가급적 서로를 이해하고 공통의 과제에 충실하여 각자의 업무에 차이가 있을 경우 이견을 최소화함으로써 궁극적으로 추구하는 선수의 재활을 성공적으로 이루는 데 주력하는 것이 중요하다.

교육이 필요할 때, 재활 구성원, 환자, 가족들을 교육하는 것은 팀 주치의 책무이다. 대화는 회복 과정이 필요로 할 때와 손상을 이해할 때 모든 사람들에게 중요한 열쇠가 된다.

가족 (Family)

가족 구성원들은 재활 팀의 중요한 구성원이 된다. 환자가 집에서 기거할 때 가족은 환자에게는 핵심적인 역할을 하게 되는데, 왜냐하면 재가 재활 프로그램(home rehabilitation program)을 완수하는 데 환자에게 결정적인 도움을 주기 때문이다. 환자가 집에서 생활하지 않고 대학 내에서 관리하게 되는 경우에는 재활 프로그램의 운영에 비교적 덜 중요한 역할을 하게 되지만, 환자의 부상이 심각한 경우에는 마찬가지로 가족의 역할이 커지게 되는 것이다. 운동사가 가족과 빈번한 접촉을 하는 경우가 종종 있다.

코치/관리자 (Coach/Supervisor)

환자가 운동 선수이면 코치는 정성스럽게 관리해야 된다. 환자가 종업원이라면 관리자는 "코치"의 역할을 해야 한다. 그러나 임상전문가와 함께 일하는 협력자로서, 코치는 환자의 현재 상태에 대한 임상전문가의 정보를 믿어야 한다. 임상전문가와의 논의를 통해서 부상당한 선수가 연습과 시합에 참가하지 못하도록 제한할 수 도 있는 등, 재활 팀에서의 코치 역할은 매우 중요하다. 만약 참가가 제한되었다면, 코치는 부상당한 선수가 계속해서 연습 팀 미팅, 전략 회의 등에 포함됨으로써 팀 구성원임을 느낄 수 있도록 지속적으로 도와줄 수 있으며, 보조적인 활동을 할 수 있도록 환자를 도와줄 수도 있다.

환자 (Patient)

환자는 그들이 치료하고 있는 손상이나 손상을 하루 빨리 치료할 수 있는 방법에 대해 운동사에 정보를 주어야 한다. 치료가 지연되면 환자의 기능적 능력이 회복되는데 방해가 되거나 회복되는 속도를 지연시킬 수도 있으며 종종 손상의 치료 기간이 장기화될 수도 있다.

손상이 발생했을 때, 치료 과정에서 환자는 치료에 전념하고 영양섭취를 충분히 하는 것이 중요하다. 재활프로그램이 성공하기 위해서 환자는 책임감을 가지고 의사나 운동사의 지침을 잘 따라야만 한다. 운동사에 의해 제공되는 재가 치료법의 실행은 재활프로그램이 완벽하게 성공하기 위한 결정적인 요소이다.

기타 팀 구성원 (Other Team Members)

가끔, 다른 의료 및 준의료 관련 전문가들이 재활 팀에 포함되기도 한다. 그들은 종종 그들의 특별한 능력이 재활 과정에 도움이 될 때 팀 의사로 참여할 때도 있고 재활 초기에 상담자로 참여할 때도 있다. 재활 팀의 보조 구성원의 예로, 발 전문가, 정형외과의사, 안과의사, 심리학자, 물리치료사, 응급 구조사 등을 들 수 있다. 환자를 처치하는데 사용되는 재활기술, 치료 계획, 그리고 처치에 대한 반응은 아마도 운동사가 의학 전문가에게 전하는 정보 속에 포함될 것이다.

다른 기타 구성원들로서는 변호사, 학교 간호사, 팀의 동료, 그리고 비의료 팀원들이 해당된다. 그러한 구성원들은 특정한 상황이나 처치에서 다양한 도움을 줄 수 있다. 변호사는 과실을 꼬집어낼 수도, 학교 행정가는 서로 불협화음으로 상충되는 견해의 차이와 같은 다양한 상황에 적극적으로 대처하며, 팀 동료는 부상선수의 후원자로서 힘이 되어줄 것이다. 이러한 팀 구성원들의 범위가 최소 구성에서 최대 구성으로 그 인원에 큰 차이가 있을 수 있다. 이러한 팀 구성원들이 각자의 역할을 잘 수행할 때, 운동사는 이러한 것들을 제대로 인식하고 그들과 원만한 대인관계를 유지해야만 한다.

> 팀의 기본적인 구성원으로는 환자, 재활 전문가로서 운동사, 재활을 공부하는 학생, 의사, 환자의 가족, 코치(만약 환자가 운동선수라면) 그리고 추가적으로 의료 또는 헬스케어 전문가가 있다. 이차적인 구성원으로는 환자의 재활에서 다소 직접적으로 또는 다소 중요한 역할을 하는 사람들이 포함된다. 재활 임상전문가는 재활 팀의 코디네이터로서 중추적인 역할을 한다.

팀 구성원과의 상호교류 (INTERACTING WITH TEAM MEMBERS)

이제 재활 팀 구성원들 각자의 역할을 이해하고, 팀 구성원들 간의 원만한 유대관계가 중요하다는 것이 확실해 졌다. 또한 확실한 것은 왜 운동사가 재활 팀의 코디네이터가 되어야 하는 것이다. 운동사는 다른 팀 구성원들과 쉽게 접촉하게 되고 특히, 매일 환자와의 만남도 가지며 손상과 그 회복 과정을 누구보다도 잘 이해하고, 환자에게 재활 프로그램을 안내하고, 그 처치의 반응을 살피며 재활 과정을 예측하는 사람이다.

운동사 또는 운동치료사는 의사소통 과정의 중심에 있다. 임상전문가는 환자, 부모, 코치 또는 관리자, 의사, 의료보조인들과 의사소통을 하는 사람이다. 이러한 재활 팀의 각 구성원들은 상호 부분적 대화를 하기도 하지만, 운동사만은 이 모든 사람들과 대화를 하여야 한다.

운동사는 핵심적인 위치에 있으며 책임이 뒤따른다. 운동사는 추측이 아닌 정확하고 명확한 정보들을 각 구성원들에게 반드시 전달하여야 할 의무가 있다. 차라리 모를 때는 "모릅니다"라고 말하는 것이 추측하여 대답하는 것보다 더욱 신뢰감을 줄 수 있는 것이다. 하지만 "모릅니다"라고 대답한 후에는 반드시 "알아서 다시 말씀드리지요"라는 첨언이 필수적이다.

환자와의 대화 (Communicating With the Patient)

대화의 책임이 있다는 것에는 말을 할 때와 하지 말아야 할 때를 알고, 어떻게 적절하고 효과적인 대화를 할 것인가를 아는 것을 의미한다. 환자 즉, 선수가 막 부상을 당하여 자신의 선수생활이 끝장이 났다고 느낄 때, 재활과정에서 일어날 수 있는 사항들을 소상하게 설명하는 것은 바람직하지 않다. 환자나 그의 가족과 대화를 할 때 어려운 전문용어나 의학용어를 남발하면서 이야기하는 것도 바람직하지 않으며 심지어 대화상대를 화나게 할 수도 있는 것이다. 상태가 양호한 경우에도, 사람은 경우 대개 한 번에 7가지 정도의 정보를 소화하고 이해할 수 있다고 한다 (Rastall et al., 1999). 일단 스트레스를 받는 경우라면 이해력이나 친숙하지 못한 사항을 숙지하는 것은 더 어려울 것이다. 가능하면 환자가 한 번에 몇 가지 지시사항 만을 받아들이도록 하는 것이 권장되고 있으며, 이러한 지시사항들은 어떤 회상 방법이나 유인물에 의해 잘 기억되도록 도와주어야 한다(Rastall et al., 1999). 나는 의학적인 연습과정을 통해서 환자들이 부담감 없이 지시사항을 잘 따라하기 위해서는 시즌에 주어지는 재가 운동프로그램의 수를 잘 조절해야 된다는 것을 발견하였다.

무슨 말을 할 것인지 언제 말을 할 것인지를 적절하게 판단하는 것도 하나의 기술이며 이는 능숙한 사람들이 하는 것을 지켜보면서 배우고, 연습을 통해서 개발된다. 이러한 기술을 발전시키려면 너 자신이 환자가 되어야 한다. 무슨 말을 하기 전에 해야 할 말을 미리 숙지하고 생각하여야 하며 말하는 사람과 함께 자신도 환자 및 가족의 일원이라는 마음으로 심사숙고 하는 것이 바람직하다. 그런 상황에서는 미리 자신에게 어떻게 풀어나갈 것인가를 질문해 보고 무슨 정보를 줄 것이며 그것을 의학전문 용어를 사용치 않아도 이해되도록 할 수 있을 것인지를 생각하여야 한다. 그리고 그들이 진지하게 들어주는 것처럼 매우 조심스럽게 그들의 이야기에 귀를 기울이고 상대의 반응을 관찰하는 것이 바람직하다.

환자와 대화를 할 경우에는 애로사항에 대해 서로 공감하면서 진지하게 임해야 하며 자신이 갖고 있는 손상과 재활에 관한 지식에 확신을 갖고 이야기하여야만 한다. 손상을 처치하기 위해서는 환자로 하여금 운동사 자신의 능력을 확신하도록 하는 것이 중요하다. 이것은 환자가 손상이 어디까지인지를 알고자 할 때, 회복 시기는 언제쯤이며, 그리고 재활계획이 어떤지 궁금해 할 때 그 정보를 적절하게 제공함으로써 환자의 확신을 구축할 수 있는 것이다. 시기적절하게 환자에게 정보를 제공하는 판단력은 환자로부터 신뢰를 구축하는데 있어서 매우 중요한 것이다.

팀주치의와의 대화 (Communicating With the Physician)

환자의 손상 혹은 치료 반응에 관하여 팀주치의와 상의하기위해 접촉하는 것을 주저해서는 안된다. 운동사와 팀주치의와의 대화는 재활 결과에 커다란 영향을 줄 수 있다. 두 사람 모두 손상의 심각성 및 손상정도, 손상치료에 대한 환자의 반응, 그리고 환자가 지시대로 재활프로그램을 얼마나 잘 따라하는지 인식하고 있어야만 한다.

재활과정에서 운동사와 팀주치의는 의견에 있어 일치된 결과를 도출해야 하며, 상호 존중하는 자세가 필요하다. 이는 상호간의 친밀하고 공감적인 관계와 대화를 통해서 이루어질 수 있다. 운동사는 전화, 전자우편, 개인면담, 혹은 보고서를 통하여 팀주치의와 의사소통을 할 수 있다. 전화나 개인면담, 혹은 비공식적인 만남 등은 일반적인 개인의 철학과 친밀하고 공감적인 관계를 발달시키는데 있어서 좋은 방법의 하나이다. 기록 및 환자의 구두서술 보고서 역시 팀주치의와 운동사가 상호 직업적인 관계를 유지하는데 중요한 역할을 한다.

가족구성원과의 대화 (Communicating With Family Members)

가족구성원과 대화를 할 경우에는 그 상황에 따라 매우 다양하게 고려하여야 한다. 고등학교 수준의 경우에는 선수의 부상과 재활과정에 주로 부모가 처음부터 적극적으로 참여하게 된다. 부상 중에 가족 구성원들과의 대화는 매우 중요하다. 왜냐하면, 그러한 대화는 운동사가 이전에 그 가족들과 소통이 없는 경우에 서로 간에 친밀한 관계를 만들어 가는데 있어 중요한 기회가 되기 때문이다. 그리고 그 때가 자신의 아들이나 딸이 손상을 당하여 어떤 결과가 초래될지 모르는 심각한 걱정을 다소 진정시킬 수 있는 시기이기 때문이다. 환자가 가정에 머무르면서 재활하는 경우, 환자의 부모나 배우자에게 재활을 보다 촉진시킬 수 있는 가정에서 할 수 있는 지침에 대한 정보를 알려줄 수 있다.

환자가 집에 머무르지 않는 경우, 가족구성원들이 환자의 재활에 미치는 영향은 줄어든다. 하지만, 가끔은 환자의 부상정도가 심각하여 재활과정이 길어지고 더욱 복잡하게 되는 경우에는 가족구성원들의 참여가 불가피하게 된다. 예를 들면, 환자가 수술을 받아야 하는 경우, 일단 집으로 돌아가서 수술을 받을지 아니면 학교에서 수술을 받을지를 결정하여야 한다. 다른 경우는, 환자의 재활과정이 끝나기도 전에 학기가 만료되어 집으로 돌아가야만 하는 경우도 있다. 이러한 경우에는 가족에게 재활프로그램의 진행을 도울 수 있도록 요청하거나, 지역의 의료 시설에 부탁하여 운동사의 재활프로그램이 지속적으로 계속될 수 있도록 해야 한다.

코치/관리자와의 대화 (Communicating With the Coach/Supervisor)

코치나 관리자가 운동사를 믿고 신뢰하는 경우에는 환자의 활동을 통제하는데 필요한 협조를 얻기가 더욱 용이하다. 환자의 부상 정도를 코치나 관리자에게 주지하고 부상부위의 활동제한에 대하여 인지하도록 하며, 코치의 역할이 환자의 재활과정에 중요하다는 것을 강조하여 재활프로그램의 성공적 수행에 도움이 되도록 한다.

2차 팀구성원과의 대화 (Communicating With Secondary Team Members)

환자가 다른 의료 전문인에게 맡겨질 때는 운동사가 전해주는 정보가 절실히 필요하다. 종종 운동사는 손상을 당한 현장에서 직접 환자를 목격한 사람으로서 의료 전문가에게 손상과 관련된 정보를 전달한다. 또한 환자의 재활프로그램과 이에 대한 반응에 관한 정보를 의료 전문가에게 전달한다. 운동사는 의료 전문가의 치료과정을 보조하고 도와줄 수 있다.

1차 재활팀의 구성원과 마찬가지로 2차 재활팀의 구성원들 간의 상호 의견 교환 시에도 솔직하고, 구체적이고, 전문적이어야 한다. 모든 팀 구성원들의 궁극적인 목적은 어떤 역할을 책임지고 있던 간에 그들의 다양한 노력이 성공적이고 만족스러운 재활을 제공하는 것임을 명심해야 한다. 구성원들이 헌신적이고 적절하게, 그리고 상호 협력적인 역할에 책임감 있는 행동을 한다면 재활의 목적은 달성될 것이라고 확신한다.

대화할 때 주의점 (Cautions on Communication)

HIPAA(Health Insurance Portability Accountability Act)와 관련된 최근 기사를 보면, 운동사는 환자의 손상과 관련된 정보를 누군가에게 제공했을 때는 이에 대한 법적인 책임을 져야한다고 한다. 이와 관련된 HIPAA 규정은 2003년에 만들어졌다.

헬스케어와 관련된 몇 가지 영향을 주는 조항에는 손상, 질환, 건강과 관련된 개인의 권리가 포함되어 있다. 모든 운동사들은 이 법에 직접적으로 영향을 받는다; 시설과 관련된 다양한 헬스케어 환경에 영향을 주는 대화를 하게 되면 영장이나 청구서가 청구된다. HIPAA를 관리하는 정부의 웹사이트는 www.hhs.gov/ocr/hipaa/이다. 특별한 정보, 자격, 규정들은 웹사이트에서 찾아볼 수 있다.

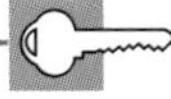

모든 재활 구성원들 사이에서 예의바르고, 전문적이고, 정확하고, 원만한 대화는 재활프로그램이 성공적인 결과를 얻는데 있어서 필수적이다.

전문적인 직업의식의 질적 가치 (QUALITIES OF PROFESSIONALISM)

전문인이 된다는 것은 전문가처럼 보여지며 그렇게 행동하는 것을 의미한다. 진정한 전문인은 NATA(National Athletic Trainers' Association)와 같은 직업관련 협회의 활동적인 회원이면서 긍정적인 기여를 하는 사람들이다.

또한 전문인이 된다는 것은 주정부에서 제정한 법적 기준들과 자신이 속해있는 기관에서 재정한 윤리강령을 잘 이해하고 파악하여야 한다. 이러한 직업적 기준들을 잘 이해하는 것은 자신이 운동사라고 생각하는 모든 사람에게는 의무와 같은 것이다.

환자에게 가능한 최상의 치료를 위하여 자신이 갖고 있는 지식들을 제공하게 되는데 이는 명백한 직업의식에 해당된다. 직업의식이란 것은 최근 정보와 전문적인 기술을 습득하려는 책임감을 갖는 것이며 자신이 확신하는 기술과 지식을 제공하고 전달하는 것을 의미한다.

학위를 받기 위하여 대학에서 수년 간 공부를 하고서 운동사가 된 것은 앞으로 미래에 어떤 직업을 가질 것인가에 대한 기반을 제공받는 것과 같은 것이다. 차후 건강관련 전문직이나 운동사로서 더욱 성장하기 위해서는 보다 전문화된 기술과 심오한 이론, 그리고 더욱 세련된 적용기술을 연마하는 것이 초보의 단계를 벗어나 전문가 단계로 접어들 수 있는 길이다. 대학 졸업 후에도 세미나 참석이나 전문가 모임에 지속적으로 참가하여야 하고 새롭게 출간되는 신지식의 책들을 통독하여 재활뿐만 아니라, 기타 관련 영역의 지식을 쌓아 뒤쳐지지 않는 전문가로 자리 매김하여야만 한다.

자신이 돌보고 있는 환자에게 새로운 처치 기술을 이해시키는 것은 물론 더욱 혁신적인 처치 방법들을 터득하는 것은 운동사의 기본적 임무에 해당된다. 오늘날 의학의 발전은 나날이 지속되며 새로운 처치 방법의 개발에 따른 이해와 기술 습득이 요구된다. 전문인으로서 운동사는 환자에게 최상의 치료를 제공하는 윤리적 도덕적 책임이 있다. 자신의 의학 전문지식 및 건강관련 지식을 앙양하기 위해서는 계속하여 연장 교육을 받아야 하며 전문화된 기술과 지식을 연마하는 것이 이상적인 방법 일뿐만 아니라, 전문가로서의 책임을 다하는 것이다.

관심과 경의, 그리고 변함없는 직업의식을 갖고 환자를 대하는 것은 매우 중요하다. 이러한 태도는 환자가 자신의 재활을 성공적으로 완수해 주는 운동사의 능력과 그 처치 기술에 대해 확신을 가지고 신뢰하게 된다.

전문가로서의 면모 (Looking Like a Professional)

운동사로 근무할 때는 외모도 중요하여 적절하게 의복을 차려입고 단정하게 보이는 것이 헬스케어 전문가로서 자긍심을 느낄 수 있을 뿐만 아니라, 함께 일하는 의료관련 직업인들에게도 위상을 세우는 일이다. 자신의 외모를 깨끗하고 단정하게 하는 것은 타인에게 신뢰를 줄 뿐만 아니라, 경의를 확보하는 길이기도 한 전문가의 태도에 해당된다. 의미심장한 일에 관여할수록 더욱 전문가로서의 면모를 갖추어야만 한다.

전문가로서의 행동 (Acting Like a Professional)

환자, 동료 및 다른 모든 이에게 경의와 관심을 갖는 태도를 보이는 것은 전문가로서 갖추어야 할 태도이다. 전문가로서 갖추어야 할 행동에는 치료중인 환자의 개인 신상에 관한 섬세한 배려가 포함된다. 즉, 개인의 사생활은 환자의 병력을 물어볼 때도, 그리고 노출된 환자의 몸을 볼 때도 중요한 것이다. 전문가로서 행동한다는 것은 도덕적, 그리고 법적 책임을 감수하는 것이며 함께 일하는 재활팀의 의료 전문인으로서의 면모를 갖추는 것을 다 포함하는 것이다.

전문가로서의 실제 (Being a Professional)

전문가의 실제는 전문가인 것처럼 보이고 행동하는 이상의 것이다. 진정한 전문가는 전문가 집단의 모임에 참석하고 전문가 단체에서 활동하는 것이다. 전문가 단체의 요구는 회원들의 왕성한 활동과 참여이다. 전문가로서 활발하게 효율적인 단체 활동을 하기위해서, 또한 군, 시, 도, 또는 국가에 기여하기 위해 의료전문인으로서 전문가적인 책임감을 가져야한다. 어떠한 전문가라도 혼자의 힘만으로는 불가능하며, 오늘날 의료분야에서 전문인으로서 생명력 있고 설득력 있는 역할을 수행하기 위해서는 구성원들의 헌신과 에너지를 필요로 한다.

운동사의 전문가 단체로는 NATA가 대표적인 것이다. 귀하가 아직도 전문가 단체의 회원이 아니라면, 담당 교과목의 주임교수를 찾아가 NATA와 직접 접촉하여 학생회원의 자격을 갖도록 독려하고 싶다.

■ NATA 연락처

전화 : 214-637-6282
팩스 : 214-637-2206
회원 전자우편 : membership@nata.org
웹 사이트 : http://www.nata.org

윤리 및 법적 기준 (Ethical and Legal Standards)

의무 관련 전문가로서 운동사는 자신의 환자 및 관련 종사자를 대할 때 전문가로서의 면모를 갖추어야 하며 도덕적이고 법적인 책무를 준수하기 위하여 다음의 지침을 따르는 것이 바람직하다.

오늘날과 같은 의료 환경에서는 운동사의 법적 책무가 보다 중요하게 대두되고 있다. 하지만 직업으로서의 중요한 윤리적 측면이 중요한 부분이기도 하다. NATA는 이를 위하여 일찍이 *윤리강령*을 제시하고 있다. NATA의 창시자들은 질 높은 숙련된 운동사가 환자를 돌볼 수 있도록 행동 기준을 마련하여 제공하는 것이 대단히 중요하다고 여겼다. 그 후 NATA의 *윤리강령*은 개정을 거듭하였지만 기본 취지는 변함이 없었다. 당신이 일을 할 수 없을 때 또는 환자를 치료함에 있어 계획을 세우지 않고 일을 하더라도, *윤리강령*을 복사라도 해서 구하고 그 *윤리강령*에 스스로 익숙해지기를 제안한다. NATA의 윤리강령은 www.nata.org/codeofethics/code_of_ethics.pdf에서 찾을 수 있다.

그 내용 중 소개된 본문의 내용은 법적 관련, 윤리 관련, 그리고 그 모두를 포함하는 것들로 소개되고 있다. 환자의 재활을 담당하는 운동사로서 필요한 이러한 사항들은 약간의 시간과 노력으로 충분히 숙지할 수 있다.

주정부 규정 (State Regulations)

각 주 정부마다 각기 다른 법적 지침을 제시하고 있다. 대부분의 주정부는 면허, 자격, 등록 혹은 면제 등에 관련된 규정을 양식화하여 운동사가 그 규정에 따르도록 하고 있다. 운동사 과정에 있는 모든 사람들은 각자가 위치한 주에서 그 규정을 숙지하고 지켜야 할 의무가 있음을 숙지하여야 한다.

동의 (Consent)

운동사는 환자에게 적용할 재활과정을 결정하기 위하여 자신이 가지고 있는 전문적 기술과 지식을 동원한다. 간혹 운동사가 제시하는 재활과정에 이의를 갖고 거부하는 환자도 있다. 환자는 특정 운동에 대하여 거부할 수 있다. 이 때 운동사는 환자에게 여러가지 근거와 이유를 제시하면서 그 운동의 당위성과 그것이 재활에 적절하다는 것을 설득할 수는 있지만, 반드시 환자의 거부의사를 명심하여 그 운동을 강요하지 말아야 한다. 예를 들면, 발목 염좌 부상을 당한 체조선수가 체중부하를 적게 받는 수중 운동을 거부하는 경우에 왜 체중부하를 감소시켜서 운동하여야 하는 이유를 설명하여 설득할 수는 있다. 그러나 계속 그러한 운동을 거부하는 경우에는 그 선수를 수영장 풀에 들어가도록 강요하는 것은 곤란하다. 그 대체 재활방법을 찾는 것은 운동사의 역할이다. 농구선수가 어깨관절(견관절, shoulder joint) 부분탈구(아탈구, subluxation) 부상으로 메디신 볼 운동이 필요하다고 판단되지만, 선수가 그러한 운동을 수행할 자신감이 없어 거부하는 경우에는 강요하지 말고 대체운동을 찾는 것이 바람직하다. 하지만 선수에게 왜 그러한 운동이 재활 단계에서 필요한 것인지를 설명하고 그 운동을 수행할 준비가 될 때까지 시행하지 않을 것을 설명하는 것이 바람직하다. 계속해서 거부하는 경우에는 그와 같은 효과를 볼 수 있는 대체운동을 적용하여 환자의 두려움을 없애주는 것이 요구된다. 차후에 환자의 거부감이 줄어들고 자신감이 생기는 시기에 그러한 운동을 재차 소개하고 시도할 수는 있다.

즉, 재활운동의 적용 시 환자는 그것을 할 것인지 말 것인지에 관한 의견을 지속적으로 제시할 것이고 재활과정에서 요구된 운동을 할 경우에는 반드시 환자의 동의가 있어야 수행할 수 있다. 하지만 환자는 '아니오' 라고 말할 수 있는 권한이 있다. 환자의 동의는 재활처치의 과정에 항상 필요한 사항에 해당된다. 운동사는 이러한 환자의 거부의사 혹은 동의 의사를 최대한 존중하여야 한다. 운동사의 재활과정 설정에서 가장 이상적인 형태의 재활방법을 제시하였지만, 환자가 이를 거부하는 경우에는 효과적인 대화법을 통하여 왜 그 운동이 재활과정에서 제시된 것인지를 설득하는 일이 요구된다. 일반적으로 운동사의 지식, 기술 및 과거 경험들이 환자로 하여금 신뢰감과 자신감을 가질 수 있도록 하여 더 이상 환자가 거부하지 않고 운동사가 제시하는 재활과정을 따를 수 있도록 한다. 하지만, 간혹 환자 자신의 자신감 결여 혹은 두려움이나 통증으로 인하여 계속해서 거부하는 경우가 있다. 이런 경우, 비록 운동사의 생각과 일치하지 않더라도 최종 결정은 환자에게 있는 것이므로 환자의 의견을 기억하고 최대한 존중하는 것이 바람직하다. 이러한 상황에서 운동사가 할 수 있는 최상의 대처방안은 헬스 케어 전문가로서 가지고 있는 전문지식에 대한 확신을 가지고, 적절한 재활 프로그램을 마련하여 환자의 신뢰감을 얻는 것이다.

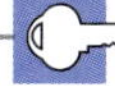

운동사는 전문가적인 생김새와 행동으로 그들의 전문성을 드러내고 직무를 위해서는 끊임없는 교육이 필요하다. 또한 합법적이고 윤리적인 기준을 준수하고 직업과 관련된 협회나 조직 내에서 행동함으로써 운동사라는 직무에 기여한다.

접촉 *(Touch)*

운동사라는 직업은 환자와 직접적 신체 접촉을 필요로 한다. 매일 환자의 환부를 촉진으로 진단하여 환부의 경직 정도나 온도, 통증 혹은 부종의 정도를 살펴야 한다. 이러한 이유에서 별 생각 없이 환자의 신체를 만지는 일이 반복되지만 반드시 환자의 입장에서 그러한 접촉에 대한 감응을 고려하여야만 한다.

접촉은 특정한 의료목적을 가지고 하는 것이긴 하지만, 간혹 넙다리네갈래근(대퇴사두근, quadriceps femoris) 타박상 환자의 허벅지 부위를 촉진하는 경우에는 환부를 누르는 정도나 검진하는 정도를 매우 적절하게 하여야만 한다.

운동사에게 촉진은 임무를 수행하기 위하여 지속적으로 수행되는 필수적인 방법이지만, 모든 환자가 이러한 접촉에 친밀하다고 보아서는 곤란하다. 환자를 대하면서 촉진을 통한 피부 접촉을 행할 때 반드시 전문가로서 면모를 갖추어야 하고, 그것이 의무상 이루어지는 것을 환자가 인식하고 그 촉진을 허락함으로써 적절하게 행할 수 있도록 환자의 생각을 최대한 존중하여야 한다.

촉진에 대한 환자의 반응을 확실하게 알지 못하는 경우에는 다른 전문인과 함께 하는 것이 최선이다. 오늘날 법적 상황은 신체접촉 –그것이 직업적이건 필요에 의해서이건 막론하고 이의 제기가 가능한 것이다. 대부분의 부상선수들은 주위에 다른 사람들이 있는 훈련장에서 다루어지기 마련이다. 하지만 격리된 곳이나 차후 선수로부터 이의가 제기될 가능성이 있는 곳에서는 반드시 다른 동료나 의무전문가와 함께 촉진에 임하는 것이 바람직하며 검진 시 문을 열어 놓는 일, 다른 사람들이 있는 일반적인 곳에서 처치를 하는 일 등을 감안하고 있어야만 한다. 종종 자신의 본능에 의존하는 것도 바람직하여 약간이라도 꺼림칙한 경우에는 미리 조심하는 것이 바람직하다.

재활프로그램의 구성 요소 (COMPONENTS OF A REHABILITATION PROGRAM)

본 장에서는 근골격 재활프로그램의 일반적인 원리와 목적, 그리고 목표에 대하여 서술하고자 하며 재활프로그램의 구성 요소를 전체적으로 조명하고자 한다. 또한 환자의 상태, 프로그램 과정을 평가하고 그 결과를 측정하는 방법에 대해서도 간략하게 설명하고자 한다.

재활 원리, 목적 및 목표 (Rehabilitation Principles, Objectives, and Goals)

재활의 원리는 치료운동 프로그램의 목적과 목표를 달성하기 위하여 이용된다. 치료운동 프로그램의 궁극적인 구성은 세 가지 원리와 재활의 목적과 목표를 기본으로 하고 있다. 원리와 목적은 치료운동 프로그램에서 변함이 없지만, 목표는 각 환자의 상황에 따라 설정되는 것이다.

원리 (Principles)

재활에는 7가지 원칙이 있으며 그것은 재활의 기본적 토대가 되는 것이다. 기억에 도움이 되도록 다음의 7자로 정리하였다 : ATC IS IT.

악화 방지(**A**void aggravation)
적절한 시기(**T**iming)
순응(**C**ompliance)
개별화(**I**ndividualization)
특별한 과정(**S**pecific sequencing)
강도(**I**ntensity)
전체적인 접근(**T**otal patient)

A : 악화 방지 *(Avoid Aggravation)* 재활과정에서 손상의 정도를 더 이상 악화되지 않도록 하는 것이 중요하다. 잘못 처치하거나 오판으로 인하여 치료적 운동이 오히려 손상상태를 악화시킬 수 있는 가능성도 있다. 기본적인 개념은 히포크라테스가 말한 "질환을 나아지도록 도와주거나, 더 이상 심해지지 않도록 하는 것이 치유하는 것이다"라는 충고에서 찾아볼 수 있으며, 이러한 충고는 운동사에게도 적용된다.

부상선수의 손상부위가 악화되지 않도록 하면서 치료적 운동을 통하여 지속적으로 호전되도록 하는 것이 재활의 기본적이면서 중요한 철학이다. 부상에 대한 신체의 반응이 어떻게 일어나는지를 잘 알고, 어떤 운동을 적용할 것인지를 잘 판단하고, 프로그램의 진행 과정을 잘 결정하고, 환자의 반응을 관찰할 수 있는 기술은 손상의 악화를 초래하지 않으면서 치료적 운동프로그램을 언제 그리고 진행 폭을 어느 정도로 할 것인지를 인지하는데 필요하다.

T : 적절한 시기 *(Timing)* 재활 프로그램에서 치료적 운동의 적용 시기는 손상부위를 악화시키지 않으면서 가급적 빨리 적용하는 것이 바람직하다. 보다 일찍 재활운동을 시작한 환자일수록 보다 빨리 원상태로 회복하게 된다. 부상 후에 어느 정도의 휴식기간은 필요하다. 하지만 연구결과에 의하면 너무 오래 휴식을 취하는 것은 오히려 회복에 불리하다고 한다. Appell(1990)은 부상 환자를 첫 일주일 동안 움직이지 않도록 하였을 때, 하루 약 3~4%의 근력 손실이 있음을 보고하였다. 이렇게 손실된 근력이 동일한 기간 내에 회복되지 않을 뿐더러 더 오랜 회복 시간이 필요하다고 한다(Staron et al., 1991). 제 2장에서 휴식의 연장 및 움직이지 않는 것이 어떤 악영향을 미치는지를 소개할 것이다.

근력 회복율이 손실율보다 느리다는 연구 논문들이 암시하는 것은 치료적 운동이 안전한 범위 내에서는 가급적 빨리 적용되어야 한다는 것이다. 치료적 운동의 적용을 늦추면 늦출수록 그 회복의 시기가 길어진다는 의미가 될 것이다. 구체적으로 설명하자면 부상환자가 이틀 동안 치료적 운동을 하지 않는 경우는 완전히 회복되기까지 일주일이 더 소요된다는 것이다. 4일 동안 휴식하는 경우는 경기에 임하는 상태로 원상복귀하기까지는 약 3주 이상 요구된다는 의미이다.

C : 순응 *(Compliance)* 환자가 순응하지 않는 재활 프로그램은 성공할 수가 없다. 환자의 순응을 확인하기 위하여 환자에게 재활과정을 설명하는 것이 중요하다. 환자는 자신이 따라야 하는 재활과정을 잘 이해할 때 더욱 순응하게 될 것이며 프로그램에서 요구된 사항들을 반드시 이행할 수 있도록 노력할 것이다.

환자는 손상으로 인한 고통 때문에 자신이 너무 쇠약하고 무기력하다는 것을 느끼는 경우가 빈번하다. 그런 무기력한 느낌은 다시 선수생활로의 복귀나 정상적인 신체활동을 저해하는 요인이 된다. 지식을 터득하는 것이 선수에게 힘을 주게 되고 그 힘은 순응을 용이하게 한다.

순응은 몇 가지 요소를 포함하고 있다. 순응의 의미는 재활프로그램을 지속적으로 수행하는 것을 말하며 지속적 회복과 손상 상태의 개선을 의미하는 것이다. 또한 순응한다는 것은 운동사가 체육시설이 아닌 곳에서도 치료적 운동을 처방하고 지도하는 것을 그대로 따르는 것을 의미한다. 마찬가지로 어떤 운동이건 그것이 환자 자신의 최대 능력 발휘를 위한 처치인 것을 이해하고 재활기간 동안 지속적으로 그 운동을 수행하는 것도 순응에 포함되는 것이다.

I : 개별화 *(Individualization)* 손상에 대한 반응에는 개인차가 있기 마련이며 그 개인차를 감안하여 차후 재활 프로그램이 진행된다. 이전 환자와 동일한 부상 환자를 대하면서 그 재활의 향상 과정이 그 이전 환자와 동일할 것으로 기대한다면, 운동사와 환자 모두에게 낭패일 수도 있다. 환자를 서로 비교한다는 것은 마치 형제를 놓고 비교하는 것과 마찬가지라 할 수 있다. 즉, 같은 형제일지라도 서로 다르듯이 모든 개인들의 차이를 인정하는 것이 우선 필요하다. 비록 부상의 정도나 그 형상이 꼭 같은 상황일지라도, 개인에 따라 예측할 수 없는 반응이 있을 수 있다. 개인의 생리적 화학적

차이가 기본적으로 부상에 대한 반응에 달리 작용할 수 있는 것이다. 그 외 여러가지 신체 외적인 요인들 즉, 친구나 동료, 가족의 영향, 환자의 심리적 상태(psychological makeup)와 손상에 대한 반응, 경기장으로 돌아가야 된다는 환자의 외적인 압력의 형태가 환자의 회복에 영향을 줄 수 있다.

이러한 여러 가지 차이가 있음을 이해하고 환자의 손상과 재활 프로그램 그리고 치료적 운동 프로그램 설계에 대한 반응을 빨리 감지하여 효과적이고 안전하며 효율적인 재활 프로그램을 통해서 환자를 치료한다.

S : 특수화된 과정 *(Specific Sequencing)* 치료적 운동프로그램에는 반드시 특수화된 과정이 뒤따른다. 이 특수화된 과정은 신체의 생리적 치유 반응에 따라 결정된다. 이에 관한 것은 본 장의 후반부에 "치료적 운동의 기본 요소"라는 제목으로 다시 거론될 것이다.

I : 강도 *(Intensity)* 치료적 운동프로그램의 강도는 환자와 그 환부에 영향을 줄 수 있어야 하지만, 부상을 악화시켜서는 안된다. 환부에 지나친 부담을 주지 않고서 언제 그 강도를 높여야 하는지를 알고자 한다면 환자를 관찰하는 기술 및 회복 과정에 대한 지식의 습득이 요구된다. 이러한 회복 과정에 대한 설명은 2장에서 다루고 있다.

치료적 운동프로그램에서 알맞은 운동 강도를 활용하기 위하여 운동의 진행과정과 각 운동이 포함하고 있는 스트레스의 양 등을 이해하는 것이 매우 중요하다. 이런 지식을 기반으로 상상력을 발휘하여 결과를 예측할 수 있어야 한다. 운동의 정도가 환자에게 너무 강하거나, 반대로 너무 약한 경우는 즉시 알맞게 재처방하기 위해서 운동 강도를 재조정하여야 한다. 때로는 약간의 수정으로만 충분하기도 하고 때로는 그 수정이 더욱 복잡하게 이루어질 때도 있는 것이다. 예를 들면, 환자가 평평한 바닥에서 균형을 잡는 것은 쉬우나 바닥이 고르지 않는 곳 즉, 미니 트램폴린 같은 곳에서 한 발로 서 있는 것은 더욱 어려운 경우를 말한다. 이러한 동작을 평평한 바닥에서는 쉽게 수행할 지라도 트램폴린 위에서 수행하는 것이 무척 힘든 경우라면, 환자로 하여금 한 쪽 눈을 감고서 바닥에 서 있도록 할 수가 있는 것이다. 시설이나 기구가 예산상 부족한 경우라면 운동사의 상상력과 창의력을 동원하여야만 한다.

운동사의 지식과 상상력을 함께 활용한다면 매우 도전적인 치료적 운동프로그램을 구성할 수 있을 것이며 설정해 놓은 재활 목적에 적합한 강도를 적용하여 운영할 수가 있다. 이는 환자의 손상 전 수준의 심폐지구력과 손상당하지 않은 부위의 팔이나 다리의 근력, 협응력, 근지구력의 수준에 기준하는 것을 의미한다. 창의력을 발휘하는 것은 운동사 자신과 환자에게 치료적 운동프로그램을 더욱 흥미롭게 만들 수 있다. 재미있는 프로그램은 환자의 욕구를 촉진시키고 성공적인 결과가 나타날 수 있는 가능성을 증가시킨다.

T : 전체적인 접근 *(Total Patient)* 재활과정에서는 환자의 신체 일부분이 아닌 전신을 고려해야 한다. 운동선수의 손상당하지 않은 신체부위는 정상인 상태로 그대로 유지할 수 있도록 해주는 것이 중요하다. 이것은 손상 선수가 손상 전 심폐지구력의 상태를 유지하는 것과 관절운동범위, 근력, 협응력, 그리고 근지구력 등이 손상당하지 않은 관절에서 그대로 유지되는 것을 말한다. 선수가 손상을 당하게 되면, 손상당한 부위뿐만 아니라 몸 전체를 고려하여 선수의 재활과 복귀에 초점을 맞추어야 한다. 특정 부위에 한정하는 것이 아니라 손상당하지 않은 다른 부위의 신체능력을 최대화할 수 있는 프로그램을 제공해야 하고 손상부위의 성공적인 재활 후에는 선수가 보다 나은 신체적

심리적 상태로 경기현장에 돌아가거나 정상적인 신체활동을 할 수 있도록 준비해야 된다는 것을 기억해야 한다.

목적 *(Objectives)*

치료적 운동프로그램에는 두 가지의 기본적인 목적이 있다. 첫째, 환자의 전신에 관한 원리에 직접적으로 연관된 것으로써 이 목적은 손상당하지 않은 다른 신체부위의 능력이 저하되는 것을 방지하는 것이다. 두 번째는 손상 부위를 안전하고 효율적이며 효과적으로 재활하는 것이다.

컨디션 저하 방지 *(Prevent Deconditioning)* 선수의 컨디션이 더 나빠지는 것을 방지한다는 것은 심폐지구력을 위한 운동과 손상부위의 팔다리(사지, extremity)관절이나 신체부위에 해당되지 않는 부위를 위한 운동을 포함하는 것이다. 예를 들면, 환자가 무릎관절(슬관절, knee joint)에 손상을 당한 경우, 그 다리에 부하가 가해지는 것을 방지하되 수영장 안에서 운동을 수행하거나 상체 에르고미터를 이용하여 충분히 운동하는 프로그램을 제공함으로써 손상 이전의 심폐지구력이 계속 유지될 수 있도록 하는 것이다. 또한 환자가 상체와 손상당하지 않은 쪽의 다리를 이용한 운동을 지속적으로 함으로써 관절운동범위를 계속 유지하게 하는 것이다. 하지만 손상 무릎에의 하중을 최소화하고 관련된 엉덩관절(고관절, hip joint)이나 발목 운동을 수행하는 것은 컨디션 악화를 방지하는 것이다.

마찬가지로 왼쪽 어깨관절(견관절, shoulder joint)에 손상을 입은 경우는 같은 쪽의 팔목과 손목, 그리고 손을 이용한 운동을 할 수 있다면 그 부위의 근력과 관절운동범위를 유지하기 위하여 운동을 수행하는 것이 바람직하다.

손상으로 인하여 혹은 의료적 제한이 뒤따르른 까닭에 자신의 신체를 이용하여 머리 속으로 그린 운동을 확인해보고 손상선수의 손상부위를 악화시키지 않는 범위 내에서 손상당하지 않는 신체부위의 운동을 고안할 수도 있다. 하지만 이 때 될 수 있으면 선수의 현재 컨디션 수준을 유지하도록 하는 것이 바람직하다.

손상부위의 재활 *(Rehabilitate the Injured Part)* 손상에 대한 올바른 이해 즉, 치료 과정이나 재활방법과 같은 것들은 손상부위의 재활 목적을 달성하기 위한 주요한 지식이다. 치료적 운동프로그램을 통하여 안전하고 효과적인 재활을 도모하기 위하여 그와 같은 지식을 토대로 적절한 판단을 할 줄 알아야 한다.

치료적 운동은 회복을 효과적으로 증진시키자는 목적을 가지고 있지만, 잘못 사용되면 오히려 손상에 아무런 효과를 보지 못하거나, 악화시킬 수도 있다는 것이다. 이와 같이 대단히 효과가 있다고는 하지만, 잠재적으로 위험한 치료방법일 수도 있는 것은 그 사용에 있어 세심한 주의가 요구된다는 것을 내포하고 있다.

목표 *(Goals)*

목표는 성취하고자하는 노력의 결과이다. 치료적 운동의 궁극적인 목표는 환자를 손상당하기 전 수준으로 신체활동을 회복시키거나 경기장으로 되돌아 갈 수 있게 하는 것이다. 경기장으로의 복귀는 빠르면서 안전하게, 효율적이면서 효과적으로, 잘 보살피면서 공격적이어야 한다. 손상을 치료하기 위한 모든 수단과 방법을 잘 동원할 것이며 주어진 환경에서 최선의 방법들을 선택하는

지혜가 필요하다. 손상으로 인하여 손실된 것들을 잘 되살리는 것이 필요하며 무엇보다도 선수가 손상 이전의 상태로 되돌아가 안전하게 경기장으로 다시 나설 수 있다는 선수 자신의 자신감을 회복하는 것이 중요하다. 이러한 것들은 선수가 경기나 신체활동을 위해 시간을 낭비함이 없이 손상된 부위를 치료하기 위해 충분한 시간을 제공해야하며 최단 시간에 치료효과가 나타날 수 있도록 해야 한다.

재활을 얼마나 빠르게 혹은 느리게 해 나가느냐하는 데에는 적정선이 필요하다. 즉, 재활 기술과 의학적 지식을 최대한 활용하면서 환자가 어떻게 치료적 운동프로그램에 반응하고 적절하게 적응해 나가는지를 잘 살펴가면서 재활의 수위를 조절하는 것이 필요하다는 것이다. 환자에게 적당한 압박감을 가하되 그것이 재활을 포기하거나 의욕을 상실하게 하는 스트레스가 되어서는 안된다. 이 개념은 다음의 사항으로 좀 더 잘 이해될 수 있다. 즉, 정상의 목표지점에 도달하도록 매일 종용하되(운동시기에 가능한 최대한의 부하를 이겨낼 수 있도록 독려하는 것) 너무 지나쳐서 환자가 다른 쪽으로 빗나가는(너무 스트레스를 많이 주어 악영향을 초래하는) 일이 생기지 않도록 하여야 한다는 것이다.

객관적이고 측정 가능한 목표 *(Objective and Measurable Goals)* 목표는 언제든지 측정이 가능하고 객관적인 것 이어야 한다. 목표는 간혹 주관적인 것이기도 하다. 예를 들면, 통증은 주관적인 것이다. 하지만, 10점 척도의 통증 표현을 이용하여 환자에게 직접 물어서 확인할 수도 있기 때문에 주관적인 것을 객관적으로 수정하여 표현할 수도 있다. 다른 변수들 즉, 둘레치수, 운동범위, 그리고 힘의 척도와 같은 것은 객관적인 수치로 표시가 가능한 것들이며 보다 구체적인 목표를 제시할 수 있는 것들이다.

치료적 운동프로그램에서 그러한 측정치를 기록하는 것은 필수적이며 대부분 프로그램의 시작과 함께 기록하기 시작하여 종료 시까지 계속하여야 한다. 프로그램 전체를 통하여 환자는 매번 이러한 측정을 반복 경험하게 될 것이다. 어떠한 변화도 기록으로 남겨야 한다. 이러한 측정치를 통해서 증진의 정도를 운동사와 환자가 알 수 있도록 돕는 것은 중요하다.

이러한 기록들은 프로그램의 효과가 기대한 만큼 일어나지 않았을 때나 진행중인 프로그램에 어떤 특별한 재조정이 필요할 때 이를 쉽게 인지할 수 있도록 도와준다.

장 · 단기 목표 *(Short- and Long-Term Goals)* 최소한 1개월 이상 동안 정상적인 신체활동이나 제한된 경기에 참여할 수 없는 심각한 손상을 당한 경우에는 장기적인 목표와 단기적인 목표가 같이 수립되어야 한다.

장기 목표는 치료적 운동프로그램의 최종적인 결과를 목표로 한다. 예를 들면, 경기에 참여할 수 있는 손상 전 수준으로 환자를 복귀시키는 것은 장기 목표에 해당된다. 특히, 선수의 유연성, 근력, 지구력, 협응력 및 기술능력을 다시 원 상태로 회복시켜 모든 요인 정상적인 상태가 되어 경기장으로 환자가 복귀하는 것을 의미한다. 이는 "치료적 운동의 기본 요소"라는 제목으로 이 장의 후미에서 다시 자세히 언급할 것이다.

단기 목표란 장기 목표를 달성하기 위하여 운동사와 선수 모두에게 주어지는 객관적이고 구체적인 목표를 말한다. 단기 목표와 장기 목표에는 둘 다 어떤 신체 상태에서, 어떤 시간 계획 속에서 환자가 성취한 객관적인 측정 가능한 특별한 근거가 있어야 한다. 단기 목표는 선수의 반응에 따라 주별, 혹은 2주별로 수립되는 것으로 재활과정의 단계와 손상의 정도, 프로그램에 대한 순응 능력,

■ 목표 예시

다음은 어깨관절 손상을 당한 환자를 위해 마련된 장 · 단기 목표의 예시이다.

장기 목표 :

재활 프로그램의 종료 시까지 환자의 돌림근띠(rotator cuff) 근력을 완전히 회복한다.

단기 목표 :

치료 기간 적용 당일부터 2주간 어깨밑근(subscapulais)의 4/5, 작은원근(teres minor) 및 가시아래근(infraspinatus)의 3+/5, 그리고 가시위근(supraspinatus)의 3/5의 근력을 회복한다(점수척도는 7장에서 다시 설명되며 5 = 완전한 근력 0 = 근 수축력의 완전 손실을 의미한다).

서로 엇갈리는 또 다른 단기 목표 :

금일 치료 단계로부터 2주 동안, 금일 평가 점수인 1/2 등급을 기준으로 환자는 돌림근띠(rotator cuff)의 근력을 향상시킬 수 있다.

손상에 대한 환자의 반응에 좌우된다. 단기 목표는 1주당 1cm 정도씩 부종을 가라앉히는 것, 그리고 15° 정도의 관절운동범위를 증가시키는 것과 같은 것이 해당된다. 또 다른 단기 목표는 1/2정도의 근력증진(근력에 관한 지수는 7장에서 다시 거론된다), 10점 기준에서 매 3점씩의 통증완화, 그리고 2주 동안에 정상수준의 90%로 관절운동범위를 회복하는 것 등을 들 수 있다.

단기 목표들은 선수로 하여금 구체적으로 노력할 수 있게, 그리고 심리적으로 실행 의욕을 높여주는 것이기에 매우 중요하다. 또한 선수를 좌절시키거나 손상을 자극하지 않고 설정된 시간 내에 환자가 목표를 성취할 수 있도록 해야 된다. 성취할 수 있는 실현가능한 목표들은 너의 판단력, 처치, 지식, 기술을 필요로 한다. 이러한 목표를 달성할 수 있도록 환자에게 영향을 미치는 요인들로서는 환자의 인성과 손상에 대한 반응, 도전정신, 그리고 순응자세 등이 해당 된다. 그 외에 장학금, 가족, 코치, 친구와 같은 외부요인과 환자의 여가활동, 학업, 손상의 정도와 종류 및 치료과정, 기능손실의 정도와 같은 것들이 영향을 미칠 수 있는 요인들에 해당된다.

모든 손상에는 사전에 주의할 사항과 금기사항이 있다. 양질의 치료와는 상관없이 합병증이 생길 수도 있다. 이러한 가능성을 마음에 두고 환자에게 요구된 목표를 잘 설정하여야 한다.

검사와 평가 (Examination and Assessment)

운동사는 환자가 손상을 당한 시기부터 회복 후 경기에 복귀하고 정상적인 신체활동을 할 수 있을 때까지 지속적으로 손상부위를 평가하여야 한다. 치료적 운동프로그램도 운동사가 수시로 평가하여야 하는 영역에 속한다.

목표를 설정하는 유일한 방법으로서 환자의 현재 손상상태를 평가하고 검토하는 것이 포함된다. 손상부위의 부종이 얼마나 심한지? 관절운동범위의 손실은 어느 정도인지? 손상부위의 근력은 어느 정도인지? 이러한 문진과 기타 질문들은 재활과정의 시작 단계에서 이루어지는 것들이다. 또한 처치 과정 중에도 지속적으로 평가하여야할 항목들이다.

장 · 단기 목표를 세우기 위하여 맨 먼저 환자가 손상으로 인하여 현재 결손된 사항들을 파악하고 정해진 기간 내에 환자가 성취할 수 있는 현실적이 단기 목표를 정해야 한다. 일단 목표가 달성되면 새롭고 알맞은 단기 목표를 설정하기 위하여 다시 평가를 하게 된다.

적절한 목표를 가지고 정확한 치료적 운동을 환자에게 적용하기 위해서는 끊임없이 환자의 상태를 평가하여야만 한다. 그러므로 치료 운동프로그램은 평가 기술이 필요한 영역에 속하는 것이다. 따라서 평가는 재활과정 내내 행해져야 하고 수시로 수행되어야 한다. 기타 사항에 관한 것은 4장에서 더욱 자세히 다루게 된다.

진도 (Progression)

좋은 치료 운동프로그램이란 안전하면서도 도전적인 과정을 통해 진행된다. 운동과 치료에 대한 환자의 반응을 정확하게 파악하는 과정은 앞으로 일어날 수 있는 상황을 예측하는데 필요하다. 이러한 진도는 환자의 손상 정도와 재활과 치료에 대한 환자의 반응에 밀접하게 관련되어 있다. 바람직한 진도는 통증의 증가, 부종의 악화 혹은 운동능력의 퇴보를 유발하는 부정적인 영향을 주지 않으면서 환자가 실천할 수 있을 정도의 것이어야만 한다.

운동 진도 (Exercise Progression)

진도도 운동의 한 형태이다. 즉, 근력 향상이란 **등척성**에서 **등장성**, **등속성**으로, 그리고 **플라이오매트릭**(plyometrics) 운동으로 진보하는 단계별 변화도 진도로 간주되는 것이다. 처음 시작은 손상을 악화시키지 않으면서 환자가 실천할 수 있는 정도로 선택하되 손상의 정도 및 환자의 현재 운동능력을 평가한 후에 결정하는 것이다. 목발을 사용하지 않고서도 걸을 수 있는 가벼운 발목 손상 환자인 경우에는 등척성 운동의 적용이 가능하며 등장성 운동을 시작하여 중량부하운동(weight-bearing exercise)을 적용할 수 있을 것이다. 하지만, 환자의 부종이 심각하여 목발을 사용하는 경우라면 무중량부하운동(non-weight-bearing exercise)을 통한 관절 운동범위 훈련과 등척성 운동을 적용하는 것이 바람직하다.

프로그램 진도 (Program Progression)

또 다른 진도는 프로그램과 관련되어 있다. 프로그램은 진도에 따른 각기 다른 목표를 강조하기위해 설계되어야 한다. 환자가 유연성을 완전하게 회복하기 전까지는 완전 근력을 회복하기 힘들며 유연성과 근력을 회복한 다음에 높은 단계의 기술훈련이 가능하다는 점을 명심해야 한다. 이는 "치료 운동의 기본적 요소"에서 다시 자세히 설명될 것이다.

결과를 바탕으로 한 재활 (Outcomes-Based Rehabilitation)

의학분야에서 오늘날 전문인 사이에서 가장 흔히 사용하는 말은 *결과*이다. 결과는 환자를 치료하기 위한 프로그램을 이해하고 평가하는데 있어 중요하다. 치료 프로그램은 환자의 특별한 손상이나 상태를 위하여 처치된 후 환자의 반응과 만족에 따라 측정이 가능한 평가도구를 사용하여 자주 평가된다.

결과 평가도구는 프로그램 시작 전에 주어진 질문지를 자주 사용하고, 가끔 재활과정 중에 또는 프로그램이 종결될 때 사용된다. 질문지는 환자의 손상 전 몸 상태, 손상 후 처치후에 어떻게 변화하였는가를 알아보는 것이고, 치료의 질적인 면과 전문적인 면, 그리고 목표를 달성하기에 효율적이었는가를 환자의 측면에서 알아보는 것으로 구성되어 있다. 질문지를 이용한 정보는 전문가들에 의해서도 일어난다. 결과적으로 이러한 결과들은 선수, 환자, 의료제공자이며 다양한 정보를 제공하기위해 통계적으로 분석하고 있다. 그림 1.1에서 다리기능 척도(lower extremity functional scale; LEFS) 결과 측정의 예로 제시하고 있다. 그러한 결과치의 분석과 축적된 자료들을 의료인, 부모, 그리고 의료비를 지불하는 기관이나 개인에게 제공하고 있다.

결과 평가도구는 두 가지로 분류하여 전반적인 건강상태를 알아보는 것과 특정 부위의 상태를 평가하는 것으로 나누어져 있다. 일반적인 건강상태는 환자의 신체적, 사회적, 감성적 건강상태를 평가하는 것이며 각종 질환과 치료 환경 상태를 평가한다. 일반적인 건강 평가의 도구로서 많이 사용되는 것은 SF-36으로서 John E. Ware. Jr.(Ware et al., 1995; Ware & Sherbourne 1992)에 의해서 개발된 것이다 비록 그 평가도구가 현실적이고 타당한 것으로 인정되고는 있지만, 각 환자의 치료를 위한 재활과정을 결정하는데 이용하기에는 약간 부족하며 특히 평가를 위한 설문 검사 시간이 길다는 단점이 있다(Brinkley,Stratford,Lott,& Riddle,1999). 지금은 특정한 손상과 그 상태에 따라 전문적으로 평가하는 도구가 개발되었기에 특정 재활이나 치료에 알맞게 적용할 수 있는 평가도구로서 사용되어진다. 즉, 일반적으로 사용되는 특정 상태별 결과 평가도구로서 요통에 알맞게 개발된 것의 예로, 롤랜드 모리스 질문지(Roland-Morris Questionnaire, Stratford et al., 1998)가 있다.

평가도구를 선정할 때 특정 부위의 평가를 위하여 고안된 도구를 다른 부위의 평가에 적용할 때 발생되는 신뢰성 결여의 문제점이 지적되는데 이는 평가자가 파악한 점수를 가지고 다른 부위의 상태를 자신감을 갖고 평가할 수가 없기 때문이다(Brinkley et al., 1999). 즉, 무릎관절(슬개골과 비골관련) 손상에 대한 특정 평가를 어깨관절 탈구 손상환자에게 적용할 경우 신뢰하기가 어려운 점과 같은 것이다. 또한 고등학교 선수를 대상으로 한 평가가 중년 나이의 연령층 선수에게 적합하지 않은 것도 마찬가지로 신뢰성을 가질 수 없는 문제점에 해당된다.

많은 의학분야에서 결과치는 매우 중요한 것이다. 그러한 결과치는 팀주치의들의 사무실에서, 외래 진료병원에서도, 그리고 종합병원에서도 사용하고 있다. 치료방법을 수정하거나 결정할 때, 그리고 진료과정의 효과를 평가할 때, 치료반응의 적절성을 평가할 때, 혹은 진료비를 정산할 때도 사용된다. 결과 평가도구는 자료의 분석과 지역별로 각기 다른 치료를 실시한 후에 얻어지는 결과들을 종합 분석하는 외부 전문기관으로부터 제공받을 수도 있고, 독자적으로 고안하고 분석할 수도 있다.

오늘날 일반적으로 사용되는 재활 평가도구로서는 독립기능 측정(functional independence measure; FIM, Keith et al., 1987)으로서 주로 입원 재활환자의 평가를 위한 것이다. 평가도구는 환자 재활시설, FOTO(Focus on Therapeutic Outcomes), 외래재활시설에서도 도구로 사용된다.

평가도구를 사용하는 사람의 관점에 따라 그 결과가 달라질 수도 있다. 예를 들면, 보험회사에서 사용할 경우에는 치료를 위하여 소요되는 예상 기간에 따라 치료비를 산출하기 위하여 사용할 수 있다. 환자의 경우에는 본인에게 적합한 치료 프로그램에 주목하게 될 것이다.

의료관련 전문가는 환자의 특정 손상에 적합한 프로그램인지, 그리고 환자가 사용하는 병원이나 시설에 경영 측면과 재정적인 면에 효율적인지를 주목하게 될 것이다. 하지만 결과의 적용을 다른 상황에도 잘못 적용함으로써 보다 많은 사례를 일반화하는 오류를 범하는 경우도 있다. 잘못 이용되는 실수와 불공평한 적용으로 부적절하게 사용되는 것을 방지할 필요가 있다.

환자를 적절하게 치료하고 효과적이면서도 효율적인 처치를 통하여 스포츠 현장으로 다시 돌아갈 수 있도록 하기 위해서는 평가 도구의 사용이 의료전문가에게는 필수적인 것이다. 하지만 그러한 평가도구의 사용이 정형외과 클리닉이나 병원에서 근무하는 운동사에게 중요한 만큼

다리 기능 평가 척도

만약 당신이 어떤 특별한 신체활동을 함에 있어서 불편함을 느꼈고 이를 알아보고 싶다면 재활 프로그램 과정에서 사용하면 유용할 것이다. 해당되는 번호에 O표를 하여 각 활동에 대한 당신의 능력을 알아보시오.
오늘 당신이 신체활동을 하면서 느낀 것에 대해서만 O표를 하세요.

활동	수행할 수 없다	나는 매우 힘들지만 할 수 있다	나는 어느 정도 힘들지만 할 수 있다	나는 별로 어렵지 않게 할 수 있다	나는 어려움 없이 할 수 있다	가끔 규칙적으로 할 수 없다
일상업무, 집안일 혹은 학교활동	0	1	2	3	4	5
일상적인 여가활동	0	1	2	3	4	5
일상적인 취미활동	0	1	2	3	4	5
욕조에 들어가기	0	1	2	3	4	5
욕조에서 나오기	0	1	2	3	4	5
집안에서 걷기	0	1	2	3	4	5
신발이나 양말 벗기	0	1	2	3	4	5
장바구니 같은 물건 들기	0	1	2	3	4	5
집안에서 가벼운 활동하기	0	1	2	3	4	5
집안에서 힘든 활동하기	0	1	2	3	4	5
차에 타거나 내리기	0	1	2	3	4	5
15분 이상 걷기	0	1	2	3	4	5
15분 미만 걷기	0	1	2	3	4	5
1층 계단을 내려오거나 올라가기	0	1	2	3	4	5
15분 이상 서있기	0	1	2	3	4	5
1시간 이상 서있기	0	1	2	3	4	5
평평한 평지에서 달리기	0	1	2	3	4	5
언덕에서 달리기	0	1	2	3	4	5
뛰기(제자리 또는 멀리)	0	1	2	3	4	5
침대에서 내려오기	0	1	2	3	4	5

그림 1.1 결과평가도구.
Data from J. M. Binkley et al., 1999, "The lower extremity functional scale(LEFS): Scale development, measurementnt properties, and clinical application." *Physical Therapy 79(4): 383.*

스포츠 현장이나 산업현장에서 일하는 운동사에게 동등한 비중을 차지하는 것은 아니다. 하지만, 의료체계의 특성상 평가의 결과에 따라 의료비 산출에 영향을 미치는 것이므로 운동사의 평가는 특성에 따른 평가보다는 보다 공식적이고 일반화된 평가를 하도록 종용될 수 있다.

■ 결과 출처

- *Guide for the Uniform Data Set for Medical Rehabilitation (Adlt FIM), version 4.0.* 1993. Buffalo, NY: University of New York at Buffalo/UB Foundation Activities.
- Lewis, C., and T. McNerney. 1994. *The functional tool box.* Washington, DC:Learn.
- McDowell, I., and C. Newell. 1996. *Measuring health.* 2nd ed. New York:Oxford University Press.
- Medical Outcomes Trust approved instruments. 1996. *Medical Outcomes Trust Bulletin* 4(1).
- Scientific advisory committee instrument review criteria. 1995. *Medical Outcomes Trust Bulletin* 3(Sept.)

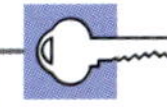

재활프로그램은 특별한 장·단기 목표에 의해, 2가지 주된 목적과 7가지 기본원칙에 의해 설계되어져야 한다. 종합적인 프로그램과 개별화된 운동들은 효율적이고 안전하게 진행되어져야 한다. 재활의료전문가는 어떻게 프로그램의 결과와 환자의 상태를 평가할 것인지를 알고있어야 한다.

치료운동의 기본요소 (BASIC COMPONENTS OF THERAPEUTIC EXERCISE)

종합적인 재활프로그램에는 치료적 요법(therapeutic modalities)과 치료적 운동(therapeutic exercise)이라는 두 가지의 기본적인 요소가 있다. 요법(modalities)은 경련, 통증, 부종과 같은 손상을 당했을 때 맨 처음 손상에 미치는 영향을 해결하고 치료하는데 이용된다. 요법이 재활 프로그램에서 반드시 필요한 구성요소임에도 불구하고, 이 책에서는 자세하게 소개하지 않을 것이다. 치료적 운동은 재활 과정에서 반드시 필요한 요소로써 환자가 경기에 복귀하거나 정상적인 신체활동을 다시 할 수 있도록 하는데 매우 중요한 요소이다. 재활 프로그램이 효과적이라는 평가를 받기위해서는 긍정적인 효과를 나타내는 특별한 준거들이 지속적으로 보고되어야 한다. 이러한 각각의 준거들은 환자의 상태가 호전되어 경기에 완전하게 복귀하거나 정상적인 신체활동을 할 수 있는 수준 즉, 손상 당하기 전 수준으로 되돌아와야 된다. 다음은 이러한 준거들을 순서별로 나열한 것이다.

1. 유연성 및 관절운동범위
2. 근력 및 근지구력
3. 고유수용성, 협응력 및 민첩성

각각의 준거들은 구조가 완성될 때 까지 한 층 한 층 돌을 쌓듯이, 마치 피라미드를 쌓듯이, 이전의 결과에 기반을 두고 있다. 각각의 준거들에 대해 충분히 논의를 한다면 이러한 개념들은 점점 명확해 질 것이다.

유연성 및 관절운동범위 (Flexibility and Range of Motion)

유연성과 관절운동범위 간에는 기술적인 차이가 있기는 하지만 기능적인 용어상에서는 그 차이가 미미하다. 유연성이란 용어는 근육의 움직임과 근육이 폄(신전, extension)되었을 때 근육의 길이에 대해서 언급할 때 사용되는 개념이다. 근육이 일정 기간 움직이지 못하게 되면, 유연성과 운동범위는 저하되는 경향이 있다. 스트레칭 운동이 일상적인 컨디셔닝 프로그램의 일부분으로 행해진다면, 근육은 유연성뿐만 아니라, 근육의 신장 정도를 정상적인 상태로 유지할 수 있다. 유연하지 못하다는 것은 종종 관절부위가 아닌 근육의 움직임이 제한된다는 것을 의미한다.

반면에 **관절운동범위**란 관절부위의 움직임 가능범위를 의미한다. 예를 들면, 어깨 **벌림**(shoulder abduction)의 정상적인 운동범위는 170° 이다. 관절운동범위는 관절 주위의 근육이나 여러 근육의 유연성에 의해 영향을 받는다. 유연성이 부족한 경우에는, 관절은 충분한 운동범위로 움직일 수가 없게 된다. 관절운동범위는 관절주머니의 움직임이나 인대, 표피 경직, 그리고 환부 조직 등에 의해 영향을 받는다.

관절운동범위 아울러 근력에 의해서도 영향을 받는다. 예를 들면, 환자가 중력을 극복하는 정도의 힘으로 완전히 팔을 들어 올릴 힘이 없는 경우는, 어깨의 운동범위가 170° 까지 도달할 수 없게 된다. 이런 이유 때문에 능동 및 수동적 관절운동범위를 측정할 때 오차가 발생한다. 즉, 수동적 관절운동범위가 능동적 관절운동범위 보다 크다. 능동 및 수동적 관절운동범위는 제 5장에서 다시 논의된다.

폐쇄적인 의학계의 환경 때문에, *관절운동범위*와 *유연성*이라는 용어는 상호 혼용하여 사용된다. 본 책에서는 이 두 용어는 동일한 개념으로 간주할 것이다. 그러나 이 용어들 사이에는 기술적인 차이가 있음을 명심해야 한다. 적절하게 구성된 재활 프로그램에서 관절운동범위 및 유연성 회복이 우선순위에 포함되어 있고, 이를 먼저 강조하고 있다. 치료적 운동프로그램에는 두 가지의 중요한 이유가 있다. 첫째, 다른 준거들은 영향을 받는 부위의 유연성에 기반을 두고 있다. 이 점을 명확하게 하기 위해서는 햄스트링 근육의 유연성이 저하된 기능적으로 문제가 있는 허들 선수를 어떻게 할 것인가를 고려해보자. 허들을 넘을 때, 다리를 펴는데 필요한 유연성이 부족하다면 환자의 근력과 타이밍은 별로 중요하지 않다.

상체를 사용하는 야구 투수가 팔의 운동범위를 최대까지 움직일 수 없게 되면 틀림없이 불이익을 받게 된다. 운동범위를 최대로 이용하지 못하면, 투수의 파워가 감소되면 던지는 타이밍, 지구력, 근력과 관계없이 손상의 원인이 된다.

치료적 운동에서 관절운동범위가 강조되어야 하는 두 번째 이유는, 회복과정에 미치는 영향 때문인데 이는 2장에서 다시 설명하게 된다. 손상 후에 회복하게 되는 근섬유는 상처부위를 아물게 하면서 수축하게 되며 상처 부위의 흔적을 최소화하게 된다. 특히, 관절을 가로지르는 상처의 경우 수축된 섬유로 인하여 주위의 근섬유를 당기게 되고, 이는 가동력을 감소시키는 원인이 된다.

치료기간 중에 손상부위의 관절운동범위가 영향을 받거나 변화하는 시기가 있는데 일정한 기간을 지체하게 되면 회복 후에도 원상태의 관절운동범위를 되찾기 어려운 상황도 발생한다. 이러한 재구성 단계에서 자칫 소홀하게 되면 손상부위의 새로운 섬유조직에 영향을 미쳐 최상의 상태로 회복하는 것이 어렵게 된다. 비록 재활의 초기 단계에서 다른 요인의 회복도 중요하지만, 무엇보다도 유연성을 최우선으로 강조하여야 한다.

근력 및 근지구력 (Strength and Muscular Endurance)

환자가 회복하면서 이전의 근력과 근 지구력을 되찾게 된다. 손상에 따라 근력 손실이 불가피한 경우도 있다. 근력 및 근지구력의 손실 정도는 손상의 범위와 손상된 기간에 따라 결정된다.

근력은 관련 근육의 수축력으로 발현되는 최대 힘을 의미한다. 근력은 대개 관련 근육 혹은 근육군이 1회 들어 올릴 수 있는 무게단위로 측정한다. **근지구력**은 최대하 근력으로 정적 혹은 반복 동작을 일정시간 동안에 지속하는 힘으로 나타낸다. 정적인 활동에서 근 지구력의 예는, 체조 선수가 링에서 오랜 시간 동안 십자버티기 자세를 취하는 과정에서 살펴볼 수 있다.

마라톤 선수나 야구의 선발투수와 같은 경우에는 관련 동작을 지속적으로 수행하는 것으로 근지구력을 측정하게 된다. 마라톤 주자나 투수는 근 지구력이 요구되는 활동을 하는 대표적인 선수들이다.

치료적 운동을 하는 동안 모든 치료 준거들 중 근력은 가장 명확하게 그리고 빈번하게 체크해야 할 체력요소이다. 무릎손상을 입은 역도선수는 무릎의 근력을 완전히 회복한 후에야 비로소 경기에 다시 임할 수 있다는 것을 쉽게 이해할 수 있다. 어깨 탈구의 손상을 당한 레슬링 선수는 어깨의 근력이 회복된 연후에 다시 경기에 임할 수 있다는 것도 마찬가지이다.

하지만 근력과 지구력의 관계를 고려하지 않고 근지구력의 필요성을 강조할 수 있다. 즉, 어깨 관절의 근력이 충분하되 10회 반복할 정도의 근지구력이 충분하지 않은 야구투수가 과연 2이닝 이상 투구하도록 할 것인가? 혹은 225 kg(496 lb)를 지탱하는 다리 근력이 있지만, 5회 반복 정도만이 가능한 센터 포지션의 농구선수가 전 경기에서 리바운드를 수행할 수 있을까?

근력과 지구력은 근 저항력의 관점에서 두 가지 다른 측면으로 다룬다. 근력이 증가할 경우, 지구력도 증가하며 반대로 감소하는 경우도 함께 감소하게 된다. 이러한 점이 환자를 위한 치료적 운동을 구성할 때 고려하여야 할 사항인 것이다. 예를 들면, 넙다리무릎뼈 통증으로부터 회복하고자 하는 환자는 목표로 하는 근력을 향상시켜 무거운 무게를 들어 올리려고 해도 들어 올릴 수 없을 수도 있다. 지구력을 위한 운동은 강한 저항에 충분히 견딜 수 있을 만큼 힘을 길러야 한다. 근력과 근지구력의 중요한 개념은 7장에 소개하였다.

고유감각, 협응력 및 민첩성 (Proprioception, Coordination, and Agility)

고유감각, 협응력 및 민첩성은 치료적 운동에서 자주 간과되기도 한다. 근력과 관절운동범위가 회복되면 환자는 경기에 참가할 수 있고 정상적인 신체활동에 충분히 복귀할 수 있다고 가정할 수 있다.

모든 경우에 해당되지는 않지만 균형감, 고유감각 및 협응력의 미비 – 특정 스포츠 기술에 있어서 훈련부족에 의해서 또는 이러한 회복 요소들을 구조적으로 조절하지 못해서 발생한 손상 – 은 손상의 위험을 증가시킨다.

고유감각, 협응력 및 민첩성에 영향을 미치는 요인을 다양하다. 반대로 근력을 포함하여, 기술 수행력, 운동수행능력을 포함하는 여러 가지 요소에 의해서 영향을 받기도 한다. 반대로 근력을 포함하여 기술 수행력, 스포츠 능력을 포함하는 여러 요인들이 자기수용성 및 협응력의 영향을 받기도 한다(고유감각, 협응력 및 민첩성에 영향을 주기도 하고 받기도 하는 요인들에 대하여서는 8장에서 논의한다).

경기에 복귀하고 정상적인 신체활동을 하기 위한 적절한 고유감각, 기술 협응력을 발달, 시키기 위해서는 우선적으로 유연성과 근력을 발달시켜야 한다. 협응력 및 기술 수행력은 그 기술을 연속적이고 정확하게 수행할 충분한 근력, 지구력 및 힘과 적절한 관절운동범위를 기반으로 환자가 수행할 수 있는 것이다. 이러한 이유로 고유감각 및 협응력이 맨 마지막에 언급된다. 그리고 충분한 유연성, 근력 및 지구력이 최상으로 갖추어 지는데 초점을 맞추어야 한다.

비록 모든 헬스 케어 전문가들이 이 점을 강조하고 있지는 않지만, 고유감각, 협응력 및 민첩성은 반드시 전체 재활 프로그램에 포함되어야 한다. 테니스 선수가 허리 손상으로 2달간 경기에 출전하지 못하고 있다고 가정하자. 서비스의 타이밍, 상대 서비스에 대한 수비, 그리고 갑자기 옆으로 이동하는 동작들이 힘들게 된다. 고유감각 회복을 위한 간단한 운동은 치료적 운동프로그램에서 이미 소개되었다. 하지만 고유감각, 협응력 및 민첩성의 회복은 유연성과 관절운동범위가 회복되기 전에는 절대 강조되어서는 안된다. 효과적으로 기술을 발달시키기 위해서는 환자가 완전히 경기에 복귀하기 전 가장 마지막 단계에서 이루어져야 한다. 정확한 기능의 수행이나 특정 스포츠에 필요한 기술들은 모든 준거들이 달성 되었을 때 가능하다.

협응력 및 고유감각에서 강조되는 마지막 단계는 환자의 실제 신체활동을 모방하는 정상적인 훈련 방법 수행을 발전시킨다.

최종단계에서 환자는 이전 신체활동 수준의 강도를 수행하기 위해서 확실한 필요성을 필요로 한다는 것을 알았다. 환자가 확신을 가지고 잘 수행할 수 있다면, 재활 전문의는 완전히 재활이 끝난 환자는 재활 목표가 달성되었다고 추정할 수 있다.

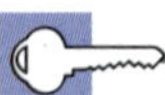

치료적 운동은 첫째는 유연성, 관절운동범위, 그 다음에는 근력과 근지구력, 마지막으로 고유감각과 협응력과 같은 생리학적인 준거에 따라 강조되어야 한다.

경기현장으로의 복귀 기준 (RETURN-TO-COMPETITION CRITERIA)

당신이 경기장으로 복귀하려는 환자와 함께 노력한다는 것은 치료적 운동프로그램의 거의 변함없는 목표이다. 환자가 경기장으로 다시 복귀할 즈음에는 환자의 손상부위 전체를 검사 및 평가하고, 아울러 스포츠 현장으로 복귀할 수 있는 준비가 되어있고 스포츠 현장에서 요구하는 수준에 맞는지를 검사하고 평가해야 한다. 다시 스포츠 경기현장으로 복귀할 준비가 완전히 된 상태라는 것은 손상부위에 더 이상 통증이 없고, 부종이나 무딘 감각이 없는 것을 말하며, 관절운동범위, 유연성, 근력, 지구력이 완전히 회복되고, 환자는 스포츠 기술과 협응력으로 적절한 기능적인 수준이 요구되는 과제를 수행할 수 있어야 된다는 것을 의미한다.

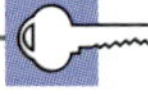

팀주치의는 재활을 담당한 운동사가 제공하는 환자의 상태에 대한 정보와 각종 검사 자료를 근거로 시합에 복귀할 시점을 결정한다.

운동사와 환자는 환자의 복귀 시점을 판단하는 것은 팀주치의 지시에 따른다는 것을 명심해야 한다. 비록 의사가 결정은 하지만, 환자의 처치 반응, 스포츠 경기에서 요구되는 환자의 활동 수행력, 그리고 손상 부위에 대한 상태에 관해서 의견을 주고받아야 한다.

심리적 고려사항 (PSYCHOLOGICAL CONSIDERATIONS)

많은 심리적 요인들이 재활프로그램의 전반적 결과에 직접적이고 간혹 심각한 영향을 미치게 된다. 운동사는 이러한 요인들을 숙지하여 치료 운동프로그램의 결과가 이상적으로 나타날 수 있도록 해야 할뿐만 아니라, 환자를 격려하고 후원해야 한다.

슬픔의 단계 (Stages of Grief)

Kubler-Ross(1969)는 사랑하는 이의 죽음이나 자신의 죽음을 직면하면서 느끼게 되는 인간의 슬픔 단계를 제시하였다. 비록 측정되었거나 결론적으로 증명된 바는 없지만, 다른 연구자들(Peterson, 1986; Rotella, 1985)에 의하면 손상을 경험한 환자들이 격게 되는 과정이 이와 같은 단계를 거친다고 제안하였다. 이와 같은 보고들에 따르면 손상을 당한 운동선수들이 이러한 슬픔의 단계를 거친다는 것이다. 슬픔의 단계는 여기서 설명할 예정이다. Kubler-Ross의 슬픔 단계는 거부, 분노, 의기소침, 그리고 순응이라고 표현하고 있다.

1. 거부(Denial). 먼저 환자는 손상정도가 얼마나 심각한 지를 감지하지 못하고 하루나 이틀이면 당연히 경기장으로 다시 복귀할 것으로 믿는다.

2. 분노(Anger). 손상의 심각성과 그 결과로 인하여 다시 회복하기가 어렵다고 간주하면서 그 현실에 대하여 본능적인 적개심과 분노를 표출하게 된다. 분노는 간혹 주위에 있는 사람들에게 직접적으로 표출되기도 한다. 이러한 단계에서는 환자가 자신이 처한 상황과 그 손상에 대하여 분개하는 것이지 주위에 있는 사람들의 말이나 행동 때문에 분노하는 것이 아님을 명심하는 것이 좋다. 일단 진정시키고, 이성적으로 판단하여 분노가 이 시점에서 전혀 도움이 되는 것이 아님을 환자가 깨닫도록 도와주는 것이 바람직하다. 환자는 이러한 분노를 단순히 표출하고자 할 뿐 왜 화를 내지 말아야 더 나은 것인지에 대한 설명을 듣고자 하지 않는다.

이러한 단계에서는 환자의 위험한 행동으로 인하여 손상부위가 악화되는 것을 방지하여야 한다. 환자가 자신의 운동수행 능력을 잃어버렸거나 또는 이러한 상황을 극복할 힘을 잃어버린 것에 대해 분노하고 격분해 할 때 적절하게 받아서 대처하는 역할을 해야 한다.

3. 의기소침(Depression). 환자가 이러한 현실의 실체를 파악하게 되면 의기소침한 단계로 옮겨간다. 환자는 이 시기에 자기의 가치를 낮추기 시작한다. 마치 자신이 생리적으로, 그리고 감정적으로 조절되지 않는다고 느끼기 시작한다. 팀에 합류하지 못하는 것을 격리된 것으로 간주하고 나아가서 자신에 대한 의구심이 증폭되며 자아 존중감이 저하된다. 좋지 못한 결과가 올 것이라는 생각에 희망에 대한 의구심이 극에 달한다.

이 시기는 재활과정에서 환자나 운동사에게 가장 힘든 시기라 할 수 있다. 이때는 환자가 재활 프로그램에 순순히 응하도록 하기에 힘든 시기이다. 환자들은 간혹 예정된 재활 과정에 빠지기도 하고 전적으로 참여하지 않을 때도 있다.

4. 순응(Acceptance). 이 마지막 단계에서 환자는 이전 단계에서 경험한 신체적 한계와 심리적 침체와 한바탕 전쟁을 치르기 시작하는 단계이다.

단계별 진행과정 (Progression Through the Stages)

슬픔의 단계를 거치는 동안 갑작스런 단계 변화는 없다; 오히려 환자는 점차적으로 단계를 밟아서 가되 각 단계를 오르내리는 경우는 있다. 예를 들면, 의기소침한 단계에 들어선 환자는 다시 분노의 단계로 되돌아 갈 수도 있지만, 차후 다시 의기소침한 단계로 발전된다. 의기소침한 단계의 환자는 비교적 분노 표현도 줄어들고 자기표현도 줄어들게 된다. 순응의 단계에서는 주어진 현실을 받아들이면서 다시 의기소침한 단계로 되돌아 가기도 한다.

이렇게 오락가락하는 현상이 자연스러운 것임을 알아야 한다. 거부의 최종단계와 순응의 초기 단계는 서로 연속선상에 있는 것으로서 환자가 각 단계를 거쳐갈 때 단계들이 서로 중첩되어 나타날 수도 있음을 이해하는 것이 바람직하다.

슬픔의 단계를 순탄하게 넘어가지 못하는 환자 혹은 환자의 감정 상태를 잘 파악하고 있는 경우에 환자를 격려하고 지지하는 것도 운동사의 책임에 해당되며 환자로 하여금 상담전문가, 임상심리학자, 혹은 심리전문가의 도움을 받을 수 있도록 주선하기도 하는 임무가 있다. 적절한 전문가를 적극적으로 추천하고 소개할 필요가 있다.

심리적 회복을 위한 운동사의 역할
(The Rehabilitation Clinician's Role in Psychological Recovery)

심리적 회복을 위한 도움은 치료운동 및 재활 프로그램의 목표를 달성하는데 대단히 중요한 사항이다. 운동사의 역할이 손상에 대한 환자의 반응과 재활프로그램의 수행에 관련되어 있기 때문에 이러한 심리적 단계에서 매우 필요한 역할을 담당하게 된다. 운동사에 관한 설문조사(Fisher, Mullins, & Frye, 1993)에서 환자가 재활프로그램에 순응할 때 운동사가 가장 큰 영향을 미치는 것으로 나타났다. 이러한 요인들 중 교육과 대화가 가장 중요한 요인으로 간주되고 있다. 당신이 근골격계 손상을 당하기 쉬운 사람이나 운동선수와 함께 일을 하든지 하지 않든지, 또는 손상의 정도나 형태에 대해 환자를 교육할 때, 재활과정에 대해 환자에게 알리고, 정중한 태도와 열린 마음으로 대화하고, 정직한 태도로 대하면 환자는 보다 더 순응하는 모습을 보일 것이다.

대화 (Communication)

재활프로그램에서 좋은 대화의 방법은 매우 중요하다. 모든 운동사가 가져야 할 바람직한 대화 방법으로서 진지하게 경청하는 태도를 들 수 있다. 환자의 불확실한 태도나 근심, 그리고 목표와 같은 것을 반복하게 하는 것도 환자에게 관심이 많다는 것을 표출하는 것이다. 대화 중에 눈을 잘 맞추는 것도 단순하지만 중요한 방법이다. 상황을 잘 파악하여 경청과 대화를 지속하는 것이 바람직한지를 판단하는 능력도 중요하다. 선 자세로 위에서 환자를 내려보지 않고 환자와 눈높이를 맞추어 대화에 임하는 것도 간단하지만 대화를 진척하기에 좋은 방법인 것이다.

본 장의 "환자와의 대화" 부분에서 이미 거론한 것이지만, 적절한 대화 방법이란 현명한 판단과 모든 운동사들이 갖추어야할 대화 기술이 중요하다. 환자가 반신반의하는 것을 되풀이하고 걱정할 때, 운동사는 환자에게 관심이 있다는 것을 보여주는 방법으로 신중하게 경청하는 태도를 보이는 것이 중요하다.

충분한 시간을 가지고 설명하고 어느 정도 설명하느냐는 것도 환자의 순응에 미치는 영향은 지극히 크다. 운동사가 환자에게 제공하는 정보와 재활프로그램에 대한 환자의 순응 노력은 환자가 정상적인 신체활동이나 경기장으로 되돌아갈 수 있다는 희망을 갖게 하고 손상이 완쾌될 것이라는 희망을 갖게 할 수 있다.

대화의 일부에는 재가 프로그램을 통하여 순응이 잘되고 있다는 정보를 환자에게 제공하는 것도 포함되어 있다.

연구물들은 손상회복을 위해 제공된 어떠한 훈련이 환자의 능력을 변화시켰는지를 보여주고 있다. 연구에 따르면 환자들은 회복과 훈련사이의 시간적 틈, 정보제공자와의 친숙도, 환자의 나이, 환자의 성(여자가 남자보다 회복이 빠르디), 환자가 느낄 수 있는 걱정이나 스트레스의 수준, 제공된 정보의 복잡성 등과 같은 요소들의 수에 따라 좌우된다고 한다(Wingfield & Byrnes, 1981). 그러므로, 환자에게 재활 훈련프로그램을 제공할 때, 운동사는 이러한 문제들에 대해 민감할 필요가 있다.

어떤 대상에게 수행된 검사는 오전 9시부터 오후 5시까지의 회복과정에서 처치한 내용을 보여주는 것이다(Wingfield & Byrnes, 1981). 환자는 손상에 대한 스트레스를 느끼고, 운동과 관련된 자신의 미래에 대해서 걱정하거나 운동사의 훈련내용에 대해 자신의 능력이 다소 떨어진 것에 대해 고통을 느낀다.

환자는 재활훈련 시설을 떠나기 전에 재가 프로그램을 실제적으로 수행해 보아야 하며 삽화나 사진 등이 첨부된 운동프로그램을 제공하는 것은 환자가 재가 프로그램을 실천할 때 보다 더 잘 순응할 수 있도록 도와준다(Quealy & Langan-Fox, 1998)

치료운동 프로그램에서 환자의 신체적 노력을 위한 격려는 환자의 심리적 반응에 매우 긍정적인 영향을 미친다. 용기를 북돋아 주는 것은 환자의 순응을 도와준다. 권위와 전문성을 가진 사람이 환자를 존중하는 태도를 가지고 격려하게 되면 보다 높은 수행력과 순응의 효과를 보게 된다.

환자와 함께 목표를 설정한다 (Goal Setting With the Patient)

목표 설정은 환자의 순응을 도모하고 긍정적인 태도를 갖도록 하는데 매우 중요하다. 환자의 도움을 받아 목표를 설정하게 되면 다음의 두 가지 이점이 있다; 환자가 상황을 극복할 수 있는 통제력을 갖는 것이고, 그 목표에 대하여 서로 동의하고 합의한 사항이므로 더욱 협력할 수 있다. 환자가 손상을 당했을 때, 파워나 근력이 손실되었다는 느낌을 갖도록하는 것은 자연스러운 것이다. 따라서 통제력을 갖는 것은 중요하다.

운동사와 환자는 같은 목표를 가지고 있다. 만약 한 사람의 목표가 다른 사람의 목표와 충돌하게 되면, 실패는 확실하다. 운동사와 환자는 서로의 목표를 이해해야만 하고, 의견에 대해 서로 동의해야 하고, 공동의 목표를 성취하기 위해서 협력해야 한다. 예들 들면, 손상당한 알파인 스키 선수가 스키 선수로 다시 복귀하여 슬로프에서 스키를 타려는 의욕이 없고 여가 활동으로 자전거를 타는 것을 목표로 한다면 특히, 환자가 운동사가 하고자 하는 강도 높은 훈련을 하지 않을 때 운동사는 실망을 하게 된다.

목표를 설정하고 환자의 재활과정을 모니터링하고, 목표의 변화를 기록하고, 새롭고 더 도전적인 목표들은 환자에게 치료적 운동프로그램을 고착화하는데 필요한 부가적인 인센티브를 제공하는 여러 방법들이다.

환자는 프로그램을 통하여 무엇인가 좋은 혜택을 받을 수 있는 느낌을 갖게 될 것이다. 그러나 더 많은 목적을 제공하게 되면, 동기화와 헬빙에 대한 확고한 측정 의욕은 재활프로그램을 계속할 수 있게 한다.

환자를 지원한다 (Supporting the Patient)

상황에 따라서 환자를 지원하는 구성원 체계는 다양할 수가 있다. 운동사는 그 지원그룹의 핵심적인 역할이지만, 환자가 성공적으로 프로그램을 수행할 수 있도록 지원 체계의 운영자 역할을 담당한다. 지원 체계의 구성원들은 환자가 가정에서 운동을 수행할 수 있도록 도와주고 격려하며 운동사의 관찰내용과 치료 현장 외에서 일어나는 일들을 함께 논의하게 된다.

환자와의 교감을 이룬다 (Establishing Rapport With the Patient)

매일은 아니지만, 자주 접하게 되면서 운동사는 환자와의 교감을 형성하게 된다. 이 교감은 두 사람간의 상호 교류를 통한 존중과 동일 목표 지향으로 구축된 것이다. 환자를 다루기가 힘든 경우나 별난 성격의 환자를 만나면 교감을 이루기가 무척 힘이 들다. 이러한 경우에는 운동사의 의무와 책임을 강조하면서 보다 전문가다운 면모를 취하여 대하는 것이 바람직하다. 하지만 그와 같은 상황에서도 환자와 운동사의 공통 관계로 인하여 종종 좋은 관계로 변화하여 쉽게 교감을 형성하기도 한다. 교감이 형성되면 환자가 보다 적극적으로 임하여 요구된 활동을 더욱 순응적으로 수행한다.

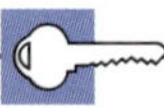

환자는 거부, 분노, 의기소침, 그리고 순응 이라는 슬픔의 4단계를 거친다. 치료적 운동프로그램을 따라야만 한다. 재활을 담당하는 운동사는 환자의 심리적 상태, 효과적인 의사소통, 교육, 각종 지원 제공, 상호협력하여 목표 세우기, 공감대 형성, 프로그램에 흥미를 갖도록 하는 것이 무엇보다도 중요하다는 것을 인식해야만 한다.

흥미로운 프로그램을 만든다 (Making the Program Interesting)

도전적이면서도 성취 가능한 목표를 설정하고 프로그램을 개별화하며 상상력을 발휘하여 보다 흥미로운 프로그램을 구성하는 것은 환자의 순응과 성공적 재활에 매우 중요한 것이다. 치료운동 프로그램은 종종 환자와 운동사에게 너무 단조로운 것일 수도 있다. 환자에게 너무 일반적인 목표를 제시하여 달성하도록 요구할 때 간혹 단조로울 수도 있는데 이러한 프로그램의 흥미여부는 운동사의 능력에 달려있는 것이다.

요약 (SUMMARY)

운동사는 근골격계(근육뼈대계, musculoskeletal) 질환의 재활과정에서 결정적인 역할을 수행한다. 운동사는 손상을 당한 사람이나 환자를 만나기도 하고, 재활팀의 팀장으로서의 역할도 수행한다. 운동사는 재활과정을 통해 성공적인 성과를 얻고자 하는 모든 사람들과 상호교류를 해야 함은 물론이고, 효과적인 상호교류의 방법도 알아야 한다. 운동사는 재활프로그램 전반에 걸쳐 환자를 안내해야 하고, 환자가 프로그램에 순응할 수 있도록 전반적인 재활과정을 이해하고 계획할 수 있도록 도와주어야 하며, 효과적으로 회복하고, 재활프로그램을 성공적으로 끝마칠 수 있도록 최상의 기능적인 노력을 제공해야 한다.

주요 개념 및 복습 (Key Concepts And Review)

1. 재활팀 구성원과 그 임무를 규명하라.

재활팀은 재활프로그램과 밀접한 관련이 있는 사람과 보조적인 사람으로 구성된다. 이러한 구성원 중에는 환자, 운동사, 팀주치의, 가족, 학생운동사, 코치, 팀 동료 및 전문가 등이 포함된다.

2. 스포츠재활에서 전문성에 대하여 논하라.

운동사는 전문가로서 면모를 갖출 의무가 있는 의료관련 서비스를 제공하는 사람이다. 전문가라 함은 운동사로서 책무를 다하면서 전문가 조직에서 그 역할을 담당하는 것을 말한다. 전문가로서 면모를 갖추는 것은 지속적으로 새로운 기술과 적용방법들을 습득하여 직업 활동에 기여하는 것을 의미한다. 또한 사람들을 대할 때 존중과 겸손의 태도를 갖추는 것도 포함된다.

3. 재활의 원리, 목표 및 목적에 대하여 논하라.

ATC IS IT의 약자로 표시되는 재활의 원리를 숙지한다. 치료 운동프로그램의 목적은 순환계를 포함하여 손상된 부위의 악화를 방지하면서 손상부위를 안전하고 효율적인 방법으로 성공적 재활에 이르도록 하는 것이다.

각 환자에 적합한 목표는 위의 목적을 기반으로 수립되며 장기 및 단기 목표로 구분된다. 장기 목표란 환자가 손상 이전의 상태로 기능을 되찾은 다음 경기현장으로 복귀하는 것을 의미한다. 단기 목표란 손상 정도가 심하여 당분간 경기 현장으로 복귀하기가 어려운 경우에 이용된다.

이러한 목표와 목적을 달성하기 위하여 환자의 심리적 상태 변화에 대하여 매우 신중하게 대처하여야 한다.

4. 목표, 진보 및 평가의 관계를 논하라.

단기 목표는 가능한 객관적 평가를 기반으로 수립한다. 환자의 진보 상태를 기록하고 환자가 목표를 달성하면 장기적 목표에 맞추어 다시 새로운 단기 목표를 수립하게 된다. 치료에 반응하는 손상부위 및 환자의 반응을 지속적으로 평가하여야 한다. 환자를 도와주고 얻어낸 결과를 기록하고 평가함에 있어 객관적인 평가방법이 사용되어야 하고 재활프로그램의 결과는 변할 수 있다는 것을 인식해야 하며, 재활 프로그램이 어떤 과정을 통해서 행해지는 지를 인식해야 한다.

5. 결과를 토대로 하는 재활의 중요성을 요약하라.

결과 평가는 자신이 구성한 프로그램이 목적한 바대로 환자에게 적용되었는지 혹은 예측한 반응이 나타났는지를 규명하는 것이다.

6. 치료 운동프로그램의 기본 요소들을 요약하고 그 상호 관계성을 논하라.

재활 프로그램은 점진적 방법으로 진행되며 이전 요소들의 성취에 따라 다음 요소들을 수립함으로써 궁극적으로 환자를 스포츠 현장으로 복귀시키는 것이다. 이러한 점진적 요소에는 유연성, 관절운동범위, 근력 및 근지구력, 감각수용기 및 협응력이 포함되며 완전한 기능을 회복하기에 필요한 것들이다.

7. 슬픔의 단계를 규명하고 그 단계에서 운동사가 할 수 있는 역할에 대하여 논하라.

비록 명확하게는 설명되지 않았지만 환자가 겪는 슬픔의 단계를 다음의 4단계로 구분하였다; 거부, 분노, 의기소침, 그리고 순응. 환자로 하여금 재활프로그램에 순응토록 하자면 재활 전문가는 환자의 심리적 상태의 중요성을 인지하고 효과적인 대화법 및 교육을 실시하며 환자를 지지하고 상호 협조적으로 목표를 수립하며 인간적인 교감을 이루면서 동시에 프로그램이 흥미로운 것이 되도록 하여야 한다.

심화 학습 문제 (Critical Thinking Questions)

1. 함께 일하는 운동사가 NATA Board of Certification(NATA BOC)가 요구하는 자격 취득 사항들을 제대로 지키지 않은 채, 시험에 응하면서 모든 서류에 그 담당 감독 운동사(supervising certified athletic trainer)로 하여금 서명토록 하는 경우를 접하면 어떻게 할 것인가? NATA BOC에 보고하거나 그 문제로 당사자와 의논하거나 감독 운동사에게 보고할 것인가 아니면 못본 채 그냥 넘길 것인가?

2. 만약 담당하는 환자의 손상정도가 심각하여 손상 이전의 상태로 회복이 불가능해 보이고 결과적으로 경기 현장으로의 복귀가 어려운 상태에서 환자가 장기 목표에 대하여 질문하는 경우에는 어떻게 대처할 것인가? 처음부터 환자에게 복귀가 어렵다고 말할 것인가? 아니면 환자 자신이 그러한 상황을 깨닫도록 할 것인가? 혹은 환자를 안정시키면서 현실의 상황을 파악하도록 할 것인가?

실험실 활동들 (Lab Activities)

1. NATA 웹사이트인 www.nata.org를 방문하여 다음과 같은 기능을 수행하시오.
   a. 각기 다른 팀의 분류를 확실히 하시오.
   b. 국가 대표와 주 대표를 위해 당신이 해야할 의무가 무엇인지 알아보시오.
   c. 각 지역내에서 연방 주와 지역사회의 구분을 명확히 하시오.
   d. 당신의 지역이 웹사이트를 가지고 있다면, 주소를 명확히 하시오.
   e. 당신의 연방 주가 웹사이트를 가지고 있다면, 주소를 명확히 하시오.
   f. 웹사이트에 사람들에게 어떤 종류의 정보가 있는지에 대한 호기심을 자극하는 정보를 올리시오.

2. 역할놀이 상황에서 당신과 당신 실험실 동료는 환자이고 운동사이다. 환자는 심각한 손상과 쇠약하게 하는 손상을 당하게 되면 그 기간 동안 슬픈 단계를 겪게 된다. 환자들은 각각의 슬픔 단계에서 스스로 어떻게 행동하는지 그리고 이러한 단계에서 운동사는 어떻게 반응을 해야 하는지 연기를 해보자.

3. 역할놀이 상황에서 한 사람은 운동사이고 다른 한 사람은 손상당한 선수의 코치이다. 코치는 운동사가 주말 시합에 선수를 출전할 수 있는 준비를 해주기를 원하고 있다. 그러나 운동사는 이러한 상황은 불가능하다고 인식하고 있다. 운동사는 코치와 어떤 합의점에 도달할 수 있으며 또한 코치는 손상당한 선수가 주말 경기에 참가하는 것을 운동사가 허락하지 않을 것이라는 것을 어떻게 받아들이고 이해할 수 있는지 연기를 해보자.

제 2 장

치료의 개념
(Concepts of Healing)

정 덕 조

학습목표 (Objectives)

이 장을 마치고 난 후에는 아래의 사항을 설명할 수 있어야 한다 :

1. 일차적 치료와 이차적 치료의 차이점을 설명하시오.
2. 치료 단계를 규명하시오.
3. 각 치료단계의 기본적인 과정을 묘사하시오.
4. 염증 징후에 대한 원인을 논의하시오.
5. 치료에 있어서 성장 요인들의 역할들을 설명하시오.
6. 급성과 만성 염증의 차이점을 논의하시오.
7. 특정 조직의 치료 특성을 논의하시오.
8. 인장강도에 영향을 미치는 요인을 규명하시오.
9. 치료 단계를 조절할 수 있는 요인들을 논의하시오.
10. 염증에서의 NSAID의 역할을 설명하시오.
11. 다양한 치료 단계와 치료 시기를 논의하시오.

▶ 다니엘 에드워드는 체조 선수인 베키 검블을 돌보는 임무를 담당해왔다. 그녀는 7일 전 아킬레스건 재건수술을 받았고, 지금은 재활 첫째 날로 선수훈련 클리닉을 방문했다. 치료에 관한 다니엘의 지식은 이 손상이 어느 치료단계에 있는 지와 어떤 재활기술이 지금 아킬레스건에 안전하게 처치될 수 있는지를 판단할 수 있게 해준다. 그는 힘줄의 인장 강도와 베키와 같은 부상에 적용시킬 예방조치에 대해 잘 알고 있다. 또한 결합조직의 치료 상태와 현재 진행 단계 등에 대해서도 인지하고 있다.

하지만, 다니엘은 베키의 까다로운 식습관을 염려하였다. 그래서 재활기술을 도입하기 전에, 적절한 영양의 중요성과 단백질, 비타민, 미네랄이 조직 치료에서 차지하는 비중에 대해 서로 논의하기로 하였다.

세상은 시련이 가득하지만, 또한 극복으로 충만하다.

헬렌 켈러(HELEN KELLER), 1880–1968, 작가 겸 교수, 선천성 시각 및 청각장애

모든 치료과정을 이해하는 것은 헬렌 켈러의 일생처럼 큰 업적이다. 하지만 불행하게도, 헬렌 켈러와 달리 우리는 아직 목표를 이루지는 못했다. 하지만 현재 알려진 치료과정에 대해 이해하면 안전하고 효과적인 운동치료 프로그램을 창조할 수 있게 된다. 스포츠치료사로서 당신은 치료를 이해하고 처치할 운동치료기술의 영향을 인식할 의무가 있다. 심지어 전문가에게도 알려지지 않은 치료의 양상들이 많이 있다. 여기에 제시되는 것은 신체 손상과 정상적인 회복 과정에서의 신체 반응에 대한 가장 최신의 정보이다.

손상 치료가 상처를 남기는 것은 일반적인 지식이다. 신체가 손상된 조직을 실제 정상 조직으로 대체하는 경우도 있지만, 스포츠나 정형외과적 손상에서는 치료과정에서 상처조직이 남는 경우가 보다 더 자주 발생한다. 이 장에서는 손상 후 상처조직이 동반되는 치료과정의 필수 요소들에 대해 기초적인 초점을 부여한다.

모든 치료에 대한 기록과 관찰에도 불구하고, 우리가 인식하지 못하는 정보들이 여전히 많다. 이 장에서 제시된 정보는 수많은 사람들의 연구결과에서 얻어졌다. 필자는 이 복잡한 과제를 단순화하고 또한 운동사들이 치료운동과 재활기술을 안전하게 적용하기 위해 알아야 할 사항들을 제시하고자 했다.

이 장에서는 새롭고 익숙하지 않은 단어들을 사용했다. 이 용어들에 익숙해지도록, 이 장에서 굵은체로 표시한 용어들을 표 2.1에 정의했고 가장 일반적인 기능이나 치료과정에서의 중요성을 제시했다. 또한 책 후반부의 부록에 이 용어들을 수록하였다.

일차적 치료와 이차적 치료 (PRIMARY AND SECONDARY HEALING)

손상분류에는 많은 방법이 있다. 일부 사람들은 손상형태를 일차적(직접적) 혹은 이차적(염증성)으로 나누고, 반면 다른 사람들은 (직접 외상에서 비롯된) 급성 혹은 (과사용에서 비롯된) 만성으로 나누고, 또한 일부 사람들은 (내피와 혹은 진피를 포함하는) 상피적 혹은 (보다 깊은 구조를 포함하는) 심부 등으로 명명한다.

표 2.1 상처 치료 용어

용 어	정 의	중요도/기능
아세틸콜린(acetylcholine)	가로무늬근의 근신경 접합부위의 신경 전달 물질.	혈관확장 유도.
아드레날린(adrenaline)	*Epinephrine* 참조.	
혈관생성(angiogenesis)	혈관 형성.	후속의 상처조직 형성 및 정상 치료과정 제공.
아라키돈산(arachidonic acid)	불포화 필수 지방산.	류코트리엔, 프로스타글란딘, 트롬복센 생성의 전구세포.
호염기구(basophil)	다형핵 백혈구의 하부집단 중의 백혈구.	*과립백혈구(Granular leukocyte)* 참조.
브라디키닌(bradykinin)	하게만 인자와 단백질분해효소의 상호작용에 의해 활성화되는 국소 조직 호르몬.	강력한 국소 혈관확장제. 혈관 침투성을 높이고 국소 통증수용체를 자극.
가골(callus)	골절에서 형성되는 섬유기질.	뼈조각을 고정시키고 영구적 골절 치환의 기초 제공.
화학주성인자(chemotactic factor)	화학경사. 또한 chemotactin 혹은 화학유인 물질로 불림.	*화학주성인자(Chemotactin)* 참조.
화학주성인자(chemotactin)	화학주성을 촉진시키는 인자.	치료과정을 증진시키기 위해 필수적으로 있어야 하며 올바로 작용해야 함.
화학주성(chemotaxis)	손상 후 화학 자극에 대응하는 세포의 운동. 완전히 밝혀지지 않은 복잡한 과정을 통해 일어남.	세포가 화학 농도경사에 따라 배열되거나 그 경사의 방향으로 움직인다. 예를 들면, 화학물질은 혈소판, 적혈구세포, PMNs을 손상부위로 끌어들인다.
콜라겐(collagen)	신체의 주요 단백질 형태. 5가지 형태가 있다; I형은 가장 많으며 인장강도가 높고, 진피, 근막, 뼈에서 발견된다. II형은 연골에서, III형은 배아 결체조직에서, IV와 V형은 막기저부에서 발견된다.	비탄력다발을 형성하여 세포에 조직, 통합, 인장강도를 제공함.
콜라겐 분해효소(collagenase)	새로 형성된 상피세포와 섬유모세포에서 생성되는 효소.	조직 회복 동안 콜라겐의 분해와 관련. 상처에서 콜라겐 함량 조절이 중요함.
보체계(complement system)	혈청에서 발견되는 다양한 단백질.	호중성구과 식세포에 화학주성인자로서 작용.
약물상호작용(drug interaction)	투여된 약물이 다른 약물의 효과를 높이거나 줄임.	개인이 사용하는 약물의 종류를 알아서, 약물끼리 서로 해롭거나 비효과적이지 않게 하는 것을 막는 게 중요함.
약물작용 기간(duration of drug action)	약물의 혈중수준이 최소의 치료 효과를 얻는데 필요한 수준 이상으로 유지되는 시간의 양.	약물의 반감기에 의해 결정됨.
탄력소(elastin)	결체조직의 탄력구조에 필수적인 단백질. 파동형 배열로 정렬됨.	파동형 배열은 조직이 자극으로 모양이 바뀌게 하고, 자극이 제거되면 정상 상태로 돌아오게 한다. 아직 재형성계에서의 역할은 잘 알려지지 않음.
내피세포(endothelial cells)	혈관과 림프관에 배열한 거대 편평세포.	혈관생성 중 회복됨.
내피성 백혈구(endothelial leuko-cytes)	혈류와 조직에 순환하는 거대한 백혈구세포.	상처부위로부터 파편을 제거하는 식균세포로 활동.
호산구(eosinophil)	다형핵 백혈구의 하부집단 중의 백혈구.	*과립백혈구(Granular leukocyte)* 참조.

계속 ▶

표 2.1 상처 치료 용어 *(계속)*

용 어	정 의	중요도/기능
에피네프린(epinephrine)	호르몬. 아드레날린으로도 불림.	교감신경계의 유능한 자극제이고 강력한 혈압 상승제. 혈압을 높이고, 심근을 자극하며, 심박수를 촉진시키고, 심박 출량을 증가시키고, 당원분해와 포도당 배출과 같은 대사활동을 증가시킴.
적혈구(erythrocyte)	혈액의 요소. 또한 적혈구세포 혹은 소체로 불림.	산소 수송에 사용됨.
세포외 지질(extracellular matrix)	조직이 개발하는 기본 물질. 상처 안에서 섬유모세포에 의해 생성. 섬유소와 기저물질로 구성.	새로운 세포 형성에 기반 제공
삼출물(exudate)	상처 후 혈관에서 빠져나오는 물질. 상처세포에서 나온 고농도의 단백질, 세포, 기타 물질 함유.	PMNs이 죽고 분해되면서, 삼출물은 감염되지 않더라도 고름처럼 될 수 있다.
제 XII 인자(factor XII)	*하게만 인자* 참조.	
섬유소(fibrin)	섬유소원에 의해 형성되는 불용성 섬유 단백질.	응고 시 중요.
섬유소원(fibrinogen)	혈장에 있는 글로블린.	상처부위에서 피브린으로 변해서 플러그를 형성.
섬유소분해(fibrinolysin)	치료 후반부에 혈장으로 분비되는 효소.	피브린을 용해성 물질로 변형시켜 상처의 림프계를 풀어준다.
섬유모세포(fibroblast)	연골모세포, 뼈모세포, 콜라겐모세포로 증식되는 결체조직세포.	다양한 조직을 지지하고 연결하는 섬유성 조직을 형성.
섬유세포(fibrocyte)	비활성 섬유모세포. 섬유모세표(*Fibroblast*) 참조.	
파이브로넥틴(fibronectin)	대부분의 신체 조직과 혈청에서 발견되는 유착 당단백질. 파이브로넥틴은 초기 육아조직형성에서 풍부하지만, 재형성 단계에서 점차 사라진다.	결체조직에서 콜라겐으로 교차결합함으로써, 섬유모세포가 피브린에 유착되는 역할을 한다. 또한 손상부위에서 혈소판을 모으고, 근육섬유모세포 활동을 향상시킴.
당단백질(glycoprotein)	단백질-탄수화물 화합물. 기저물질의 요소. 파이브로넥틴을 포함.	아마도 콜라겐과의 교차결합으로 조직이 압력을 견뎌낼 수 있음.
GAG(glycosaminoglycan)	프로테오글리칸의 주요 화합물. 세포외 기질 내 기저물질의 비섬유성 요소. 예 : 히알루론산, 프로테오클리칸.	서로 다른 GAGs는 다른 기능을 가짐 : 섬유모세포 증식을 자극하고, 콜라겐 합성과 성숙을 증진시키고, 조직탄력에 기여하며, 세포 기능을 조절.
육아종(granuloma)	섬유조직의 단단한 덩어리	신체가 외부물질로부터 자신을 보호하기 위해 그 물질 주위에 콜라겐을 생성하는 만성 염증 상태에서 발생.
과립 백혈구(granular leukocytes)	호중성구, 호산구, 호염기구의 세 집단으로 분류되는 다형핵백혈구.	화학주성 및 식세포 기능이고 히스타민과 세로토닌을 분비시켜 상처 후 혈관작용 반응을 생성.
육아조직(granulation tissue)	상처 치료동안 새로 형성되는 혈관조직. 히알루론산, 파이브로넥틴, 콜라겐의 결체조직 기질 내에서의 섬유모세포, 대식세포, 신생혈관세포를 구성. 새로운 세포에서 작고 붉고 부드럽고 결절성 덩어리 형상을 가짐.	결국 상처의 흉터를 만듦.

표 2.1 상처 치료 용어

용 어	정 의	중요도/기능
기저물질(ground substance)	결체조직 세포와 섬유소가 채워지는 젤타입의 물질. 결체조직 혹은 세포외기질의 일부분.	힘이 구조에 가해질 때, 결체조직섬유 사이의 마찰을 줄임. 부위의 밀도를 가중시킴.
성장인자(growth factor)	혈소판과 대식세포에 의해 배출되는 성분. 또한 서장 호르몬 인자로도 불림.	재-상피화 자극과 같은 수많은 복잡한 역할을 수행. 대식세포, 단핵세포, 호중성구에 대한 화학주성이다. 역할은 완전히 이해되지 않지만, 조직회복에 있어 중요한 역할을 하는 것으로 보임.
하게만 인자(Hageman factor)	혈액에 존재하는 효소.	프로트롬빈에서 트롬빈으로 바꿈으로써 외상에 따른 혈응고체 과정을 개시.
반감기(half-life)	약물이 혈류에서 절반 수준으로 줄어드는데 걸리는 시간.	약물이 투여되는 빈도를 결정.
히스타민(histamine)	비만세포와 과립구에 의해 배출되는 국소조직 호르몬.	단백질과 파이브로넥틴으로의 혈관 침투력을 상승.
히알루론산(hyaluronic aicd)	초기 육아조직의 주요 화합물. 상당한 양이 처음 4~5일 동안 상처에서 발견된다. *GAG* 참조.	회복기에 세포 운동과 이동을 증진. 섬유모세포 증식을 자극. 섬유모세포의 이동을 증가시키기 위해 다량의 수분을 흡수함으로써 부종을 유발.
칼리크레인(kallikrein)	혈장, 림프액, 기타 외분비에서 발견되는 단백질 가수분해효소. 하게만 인자에 의해 활성화.	키닌을 형성하고, 플라스민의 전구세포인 플라스미노겐을 활성화시킨다. 혈관 침투력과 확장을 상승.
키닌(kinin)	브라디키닌과 연관된 폴리펩티드를 일컫는 일반용어. 손상조직에서 발견되고 혈장 단백질에서 배출되는 강력한 국소 조직 호르몬. 예 : 브라디키닌, 칼리딘.	일반적인 염증의 신호를 중재한다. 초기 염증 단계에서 미세혈관의 침투력을 높이기 위해 히스타민과 세로토닌처럼 행동함.
백혈구(leukocytes)	백혈세포 혹은 소체. 다른 모양의 다형핵 백혈구와 단핵 세포를 포함한다.	상처부위에서 조직찌꺼기를 제거할 식세포 특성을 가지고 있음.
류코트리엔(leukotriene)	아리키토산으로부터 형성된 화합물.	염증 반응을 조절함. 어떤 것은 손상부위로 백혈구를 움직이는 것을 자극함.
지질(lipid)	지방과 지방유사 물질의 불균질 집단. 지방산과 스테로이드를 포함.	대사연료의 근원을 제공하고 세포의 구조와 형성에 중요함.
림프세포(lymphocytes)	혈액과 림프액에서 발견되는 비-식작용 단핵 백혈구.	항체를 생성하여 신체 면역체계에 중요한 구조 제공.
대식세포(macrophages)	골수안의 줄기세포로부터 발생하는 단핵식 세포.	회복과정의 조절자 중 하나로 간주. 손상 부위의 조직찌꺼기를 식작용하고, 미생물을 죽이며, 상처부위로 효소, 파이브로넥틴, 응고인자 등의 물질을 분비한다. 국소화된 염증과정 유지시키는 역할을 하고; 콜라겐 분해와 섬유모세포 증식을 향상시킴.
비만세포(mast cells)	결체조직 세포. 또한 labrocyte(비만세포)라고도 함.	다양한 염증 중재물질을 저장하고 생성한다. 히스타민, 효소, 타 중재물을 배출함으로써, 비만 세포는 국소혈 흐름을 증진시키고, 면역세포를 포착하며, 섬유모세포와 뇌피세포의 생성을 자극한다. 그리고 세포 외 기질의 개형을 향상시키고 조절함.

계속 ▶

표 2.1 상처 치료 용어 *(계속)*

용 어	정 의	중요도/기능
기질(matrix)	조직의 물질. 세포 내 혹은 외 구조로 간주.	구조가 개선되는 근간을 형성.
단핵세포(monocyte)	단핵 식세포 백혈구. 골수에서 형성되고 대식세포가 되기 위해 조직으로 운송됨.	상처 부위로부터 조직 찌꺼기를 제거.
단핵성 식세포계(mononuclear phagocyte)	특정 물질을 섭취할 수 있는 모든 세포. 보통은 대식세포(다형핵 백혈구)와 단핵세포(단핵 식세포)로 불림.	상처나 감염조직으로 이동하여 대식세포로 발전하여 상처부위에서 미생물과 조직찌꺼기를 섭취한다. 신체가 많은 유기체에 대항하고, 감염부위에서 마지막까지 남아있는 세포 중 하나임.
근육모세포(myoblast)	근육에 있는 근육성세포로부터 형성된 세포.	근관을 형성하여 결국 근육섬유로 발전하게 함.
근육섬유모세포(myofibroblasts)	섬유모세포의 섬유모세포의 초미세구조 특성과 내장근세포 특징이 조합됨.	상처 응축에 관여함.
근육성세포(myogenic cells)	근육으로부터 발생하여 후에 근육모세포로 되는 세포.	*근육모 세포(myoblast)* 참조.
신경전달물질(neurotransmitters)	노르에피네프린, 에피네프린, 아세틸콜린과 같은 호르몬. 모세혈관, 소동맥, 동맥벽에서 발견됨.	상처부위에서 배출되어 혈소판과 백혈구의 혈관표면에의 유착을 향상시킴.
호중성(neutrophil)	다형핵 백혈구 참조.	
노르에피네프린(norepinephrine)	호르몬.	상처가 시작된 즉시 강력한 혈관수축제로 작용. 수 초에서 수 분까지 지속될 수 있음.
뼈모세포(osteoblasts)	골막으로부터의 골원성 세포.	골절된 뼈의 가골을 형성한다. 후에 연골세포로 전환함.
파골세포(osteocyte)	거대한 다핵세포	죽은, 괴사 뼈조직을 재흡수.
뼈세포(osteocyte)	성인 뼈세포의 특징	새로운 뼈의 무기질침착 유지.
PDGF, 혈소판 성장인자(platelet-drived growth factor)	혈소판에서 발견되는 물질	결체조직 세포의 성장을 위해 필수적. 다핵형 백혈구의 이동 자극.
pGE1	prostaglandin 참조	혈관확장을 유발하여 혈관침투력 상승.
pGE2	prostaglandin 참조	백혈구를 손상부위로 끄는 화학주성.
식세포(phagocyte)	mononuclear phagocyte와 polymorphonuclear leukocyte(PMN) 참조	
인지질(phospholipid)	인산을 함유하는 지질. 모든 세포와 세포막 층에서 발견	응고 기전을 자극.
플라스민(plasmin)	플라스미노겐처럼 혈장에서 생기는 효소. 칼리크레인과 다른 활성제에 의해 활성화	피브린을 용해성 물질로 변화시킴
플라스미노겐 활성인자(plasminogen activator)	fibrinolysin 참조	
혈소판(platelets)	혈액에서 발견되는 불규칙한 세포단편	손상부위에서 보이는 최초의 세포. 치료의 조절 세포 중 하나로 간주. 성장인자를 방출. 출혈을 막기 위한 플러그를 상처부위에 형성.

표 2.1 상처 치료 용어

용 어	정 의	중요도/기능
일차성 강화(primary intension)	작은 상처나 외상에 적용하는 치료	재-내피화는 48시간 내에 상처를 막음. 흉터는 일차성 강화로 치료 시 최소화됨.
PMN, 다형핵 백혈구(polymor-phonuclear leukocyte)	백혈구 세포의 일종. 과립백혈구 중 하나. 또한 중성구로도 간주	치료과정 상에서 화학주성과 식세포성.
PG, 프로스타글란딘(prostaglandin)	세포막 손상으로 인해 아라키돈산으로부터 생성되는 호르몬. 그것이 방출되려면 보체계가 필요하며, 키닌이 형성되어야 한다. 특정 PG합성물은 A에서 I까지 추가하여 표시하고, 아래첨자 1~3은 탄화수소 결합수를 명시한다. 예 : PGE1, PGE2	염증기간 동안 세포이동을 중재하고, 세로토닌과 히스타민을 조절함. 몇몇 PG는 통증 민감성을 상승시키고, 열을 유도하며, 백혈구 변형을 억제함으로써 염증반응을 억제함. 근육섬유모세포를 중재하고, 초기 염증회복 단계를 시작하고, 후기 염증단계에서 역할을 함.
단백질분해효소(protease)	효소.	단백질 내부 펩티드결합을 분열시키는 촉매로 작용함. 브라디키닌과 분비하기 위해 칼리크레인을 활성화시켜, 궁극적으로 혈관 침투력을 상승시키고 상처공간의 단백질과 세포의 농도를 상승시킴.
프로테오글리칸(proteoglycan)	조직에서 발견되는 물질. 활막초과 결체조직 기질을 포함. 프로테오글리칸 용액은 점성이 높은 활막초로 황산화된 GAG이다. Glycosaminoglycan 참조.	탄력기질을 공급하여 세포 이동을 제한함. 세포기능과 증식을 조절하고, 콜라겐 원섬유 발생을 조절함.
레티쿨린(reticulin)	콜라겐유사-섬유소. 일부 사람은 Type III 콜라겐 섬유소라고 여김.	상처에서 콜라겐 분해를 위한 초기 구조를 형성.
위성세포(satellite cells)	근육에 존재하는 세포.	새로운 근육 조직을 재생.
이차성 강화(secondary intension)	부드러운 조직 손실과 연관되어 거대한 상처에서 발생하는 치료. 상처는 육아조직으로 상처의 바닥 혹은 측면으로부터 치료한다. 상피조직은 육아조직이 상처를 덮기 전까지는 생성되지 않는다.	이차성 강화에 의한 치료는 거대한 흉터를 생성. 상처 수축이 확실히 드러남.
세로토닌(serotonin)	비만 세포나 혈소판에 의해 방출되는 호르몬	노르에피네프린 활동이 완성된 후 작은 혈관에서 혈관수축을 생성함. 혈관내피성 벽이 손상될 때에만 발생함. 후기 단계에서 콜라겐 교차결합으로 이끄는 반응을 시작함. 또한 육아종 형성에도 관계함.
약물 항정상태(steady state of a drug)	평균 약물수준이 혈액에서 일정하게 남아있을 때, 약물이 신체에서 배출되는 양과 흡수된 양과 동일할 때 발생	평균적으로, 5회 복용 후 일어남: 약물의 반감기와 동일.
힘줄세포(tenocyte)	힘줄세포.	힘줄이 치료되는 동안 섬유모세포로 변환.
인장강도(tensile strength)	한 구조가 조직이 파괴되기 전까지 견뎌낼 수 있는 최대자극이나 힘.	조직 치료가 일어날 때 다양하게 나타남. 재활시 적절한 자극 적용을 정할 때 고려되어야 함.
트롬빈(thrombin)	효소.	섬유소원이 피브린으로 변환되어 염증단계 초기에 피브린 플러그를 형성함. 후기 염증단계에서 파이브로넥틴 형성과 섬유모세포 증식을 자극함.

계속 ▶

표 2.1 상처 치료 용어 (계속)

용 어	정 의	중요도/기능
트롬복산(thromboxane)	혈소판에 의해 생성되고 불안정한 화합물. 반감기는 30 초이다. 프로스타글란딘과 관련된다.	혈관수축제로서 작용하며, 혈소판 응고의 강력한 자극제이기도 함.
WBCs, 백혈구 세포(White blood cells)	감염과 싸우고 상처치료에 작용하는 혈액 내 세포	WBCs에는 다핵형과 단핵형 백혈구가 있음. PMNs 하위집단 내 WBCs가 심화분류 됨: 호중성구, 호염기구, 호산구. 단핵형 하위집단 내에도 2집단이 있음: 단핵세포와 임파구.

손상에 대한 용어의 정의와는 무관하게, 손상 발생에 따른 처치과정은 손상정도와 대략적인 상처부위의 깊이에 따라 달라진다.

갈라진 조직 부위가 작으면, 세포들의 연결가교가 양끝을 서로 연결한다. 이것을 **일차적 강화**(primary intention)에 의한 치료라 한다. 이러한 형태의 치료는 보통 작은 상처에서 일어난다. 또한 상처바닥을 서로 봉합한 수술 부위에서도 일어난다.

> 일차적 강화치료는 상처 절개부위가 작을 때 조직의 가교형성을 통해 일어난다. 이차적 강화치료는 절개부위가 클 때, 상처부위의 바닥과 측면에 새로운 조직이 채워짐으로써 일어난다.

상처바닥이 너무 떨어져서 단일세포로 연결될 수 없을 만큼 보다 심각한 손상 시, 상처는 상처바닥과 측면으로부터 세포를 형성해 상처에 의해 생기는 공간을 채움으로써 치료된다. 이를 **이차적 강화**(secondary intention)에 의한 치료라고 부른다. 예를 들면, 이러한 형태의 치료는 인대세포가 찢어지고 수술로 치료되지 못하는 제 2도 염좌 부상 시 일어날 수 있다. 이차적 강화는 보통 시간이 더 오래 걸리고 더 큰 흉터를 낳는다.

치료 단계 (HEALING PHASES)

신체가 이차적 강화에 의해 치료되든 혹은 일차적 강화에 의해 치료되든 간에, 진행되는 과정은 대부분의 경우 일정하고 예측 가능하다. 완전히 그 과정을 이해할 수는 없다 해도 각 단계의 현상을 판별할 수는 있다.

치료는 항상 변화하는 현상의 연속체이다. 연구자들과 임상학자들이 이 과정을 이해하고 명확히 하기 위해서는 발생하는 일들을 세 단계로 나눌 필요가 있다. 하지만 신체와 연관된 이상, 여러 과정들이 끊임없이 일어나기 때문에 군더더기 없는 명확한 설명은 불가능하다. 신체는 그저 상황이 완료될 때까지 계속해서 그 과정을 지속한다. 그 세 단계는 다음과 같다.

1. 염증(inflammation)
2. 증식 혹은 섬유질소성기(proliferation, or fibroplastic phase)
3. 재형성 혹은 성숙기(remodeling or maturation phase)

염증 단계 (Inflammation Phase)

손상이 발생하면, 신체는 즉시 문제를 인식하고 손상부위에 화학물과 세포를 투입하여 안정화시키고 보호하려는 일련의 방어행동을 시작한다. 이는 3일에서 때로는 10일까지도 일어나는 지극히 복잡한 과정이다. 그 과정들을 단순화하면 그림 2.1과 같이 요약된다. 이 단계에서 상처부위가 가장 분주해 지는데 그것은 손상부위를 보호하고 가능한 피해 없이 정상으로 돌아가려는 노력 때문이다.

염증은 종종 부정적으로 해석된다. 하지만 사실, 염증은 치료과정에서 중요하고 필수적인 단계이다. 염증이 없다면 신체는 치료과정을 완성할 수 없다. 염증이 나타나지 않는다면, 증식, 성숙, 그리고 마지막 재형성은 발생하지조차 않을 것이다. 그런 상처는 치료가 불가능한 채로 남게 될 것이다. 그러나 염증이 지연되면 상처가 악화되고 치료시간도 정상보다 오래 지연된다.

재활임상전문가는 염증유발이 불가피하지만 그것을 최소화하는 것을 최종 목표로 삼고 있다. 이는 얼음, 압축, 들어 올림, 휴식 등과 같은 초기 응급조치를 행함으로써 가능하다.

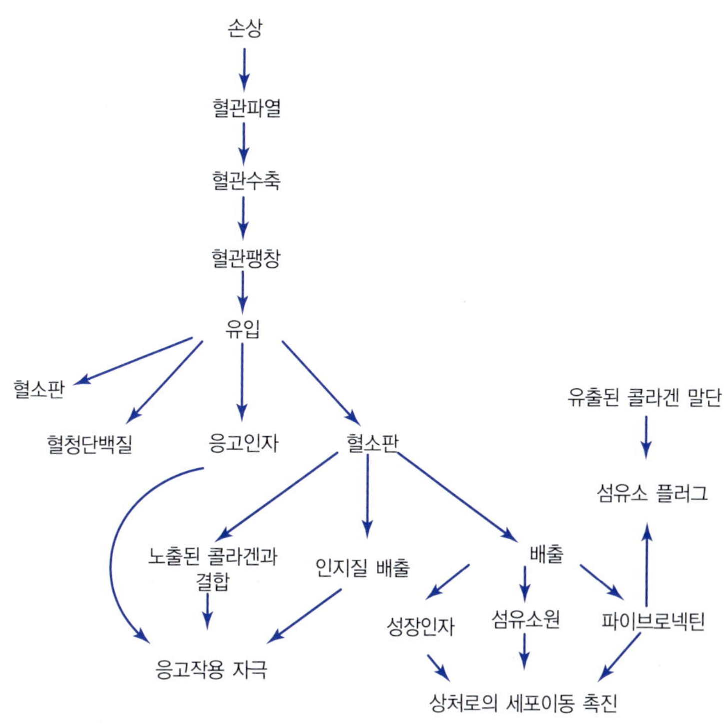

그림 2.1 손상의 급성 반응.

처음 몇 일간 상처의 상태가 변할 때 재활임상전문가는 염증을 최소화하고, 스포츠재활 교육 총서(Athletic Training Education Series) 중 *운동 손상의 치료 양식(Therapeutic Modalities for Musculoskeletal injuries)*(Denegar, Saliba, & Saliba, 2010)에서 논의한 다양한 치료방법을 사용함으로써 정상 절차와 더불어 치료를 계속하도록 장려한다.

언제 치료방법과 치료운동기술을 사용할 지에 관한 적합한 결정을 하기 위해서, 재활임상전문가는 치료과정에서 나타나는 현상들을 우선 이해해야만 한다. 첫 번째 치료 단계인 염증단계와 관련된 일련의 현상들을 살펴보도록 하자.

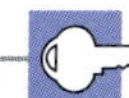

치료의 3단계는 염증, 증식, 재형성이다. 염증 기간 동안, 손상은 억제되고 안정화되어 파편이 제거된다. 증식 기간 동안은 섬유모세포, 근육모세포, 콜라겐이 육아조직과 혈관생성이 최고조에 이르기 시작한다. 재형성 기간 동안은 상처 수축이 활발히 일어나고, type Ⅲ 콜라겐이 type Ⅰ 콜라겐으로 변형되어 상처부위를 안정시키고 회복을 가능케 한다.

혈관수축과 혈관확장 (Vasoconstriction and Vasodilation)

손상이 발생했을 때, 혈액과 림프관 벽은 손상을 입는다. 그러면 작은 혈관에서 바로 국소혈관수축이 일어난다. 이러한 즉각적인 혈관수축은 국소부위에 저산소증을 유발하여 염증반응을 일으킨다. 혈관수축에 이어 빠르게 혈관 이완이 일어난다. 상처가 나면 쉽게 이러한 현상을 관찰할 수 있다. 처음에는 출혈이 없다가, 몇 초 이내에 상처에서 피가 나기 시작한다.

세포 반응 (Cellular Reactions)

이렇게 상처가 발생한 순간에 염증단계가 시작된다. 혈관 확장은 그림 2.2a에 명시된 것처럼 혈액과 혈액 내 산물인 **혈소판**과 혈청단백질을 상처부위로 분비한다. 이러한 생산물이 상체에서 축적됨에 따라, 화학 요소들이 분비되고, 다른 세포들이 그 부위로 유도되어진다. 혈소판은 **인지질(phospholipids)**를 분비하는데 이는 출혈을 멈추게 하는 응고 기전을 자극하게 한다. 혈소판은 또한 상처로 노출된 **콜라겐** 섬유의 바닥부분에 결합한다. 혈소판은 **파이브로넥틴**, **성장 인자들**, 그리고 **섬유소원**(fibrinogen)과 같은 다른 중요 물질들을 분비한다. 이 각각의 물질들은 치료 과정에 중요하다.

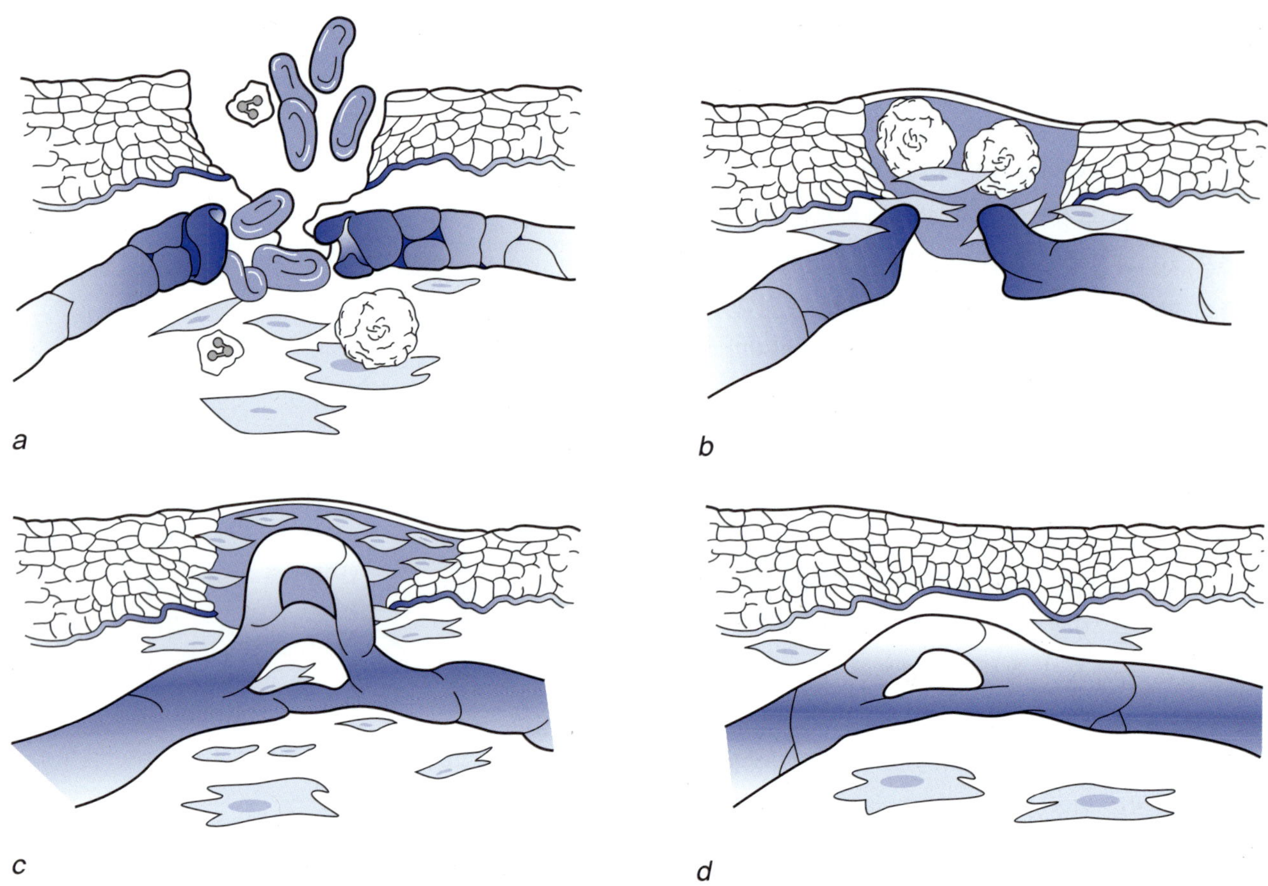

그림 2.2 표피 상처 치료; *(a)* 상처 유발 시 혈액과 혈액 생성물이 유리된다. *(b)* 상처 부위에 모세혈관 배아(capillary buds)와 대식 세포(macrophages)와 섬유모세포(fibroblasts)가 보인다. *(c)* 혈관형성(angiogenesis)은 새로운 모세혈관 성장(anastamosis)을 일으킨다. 많은 수의 섬유모세포(fibroblasts)가 생긴다. *(d)* 혈관내피재형성(reepithelization)이 발생한다. 초기 만들어진 모세혈관들의 퇴행(regression)이 현저하게 나타난다.

섬유소원은 섬유소(fibrin)와 콜라겐을 함께 연결한다. 섬유소원과 섬유소는 격자모양의 복합체를 형성하기위해 노출된 콜라겐 말단에 십자모양의 합성물을 형성하는데, 이는 출혈을 막는 플러그의 역할을 한다. 이런 플러그는 일시적이고 상당히 약하지만, 상처 초기에 플러그는 상처의 유일한 인장강도(tensile strength)를 제공한다(Martinez-Hernandez and Amenta, 1990). 치료가 진행됨에 따라, 이런 플러그는 Type III 콜라겐으로 대체되어진다.

혈관과 더불어, 부서지기 쉬운 림프관은 상처를 당했을 때 손상된다. 이러한 림프관으로부터의 누출도 섬유소 플러그가 형성되면 중단된다. 일단 림프액이 세포 밖의 공간에서 축적되면, 상처난 동안에 그런 것처럼, 제거되는 유일한 방법은 림프계를 통해서이다. 림프관들이 누출을 막는 피브린 플러그에 의해 메워지기 때문에, 불행히도 그곳에서 과잉의 유체를 제거하는 능력은 떨어진다. 일단 그곳이 안정화 되면, 섬유소용해소(fibrinolysin)가 분비된다. 섬유소용해소는 섬유소의 불용성 단백질을 가용성 단백질로 바꿔 섬유소 플러그의 흡수를 촉진시키는 효소이며, 부종 부위의 과잉 림프액을 배출시키는 림프관의 일반기능을 가능하게 한다.

상처난 지 처음 몇 시간 내에 몸은 그곳으로부터 잔해제거를 시도한다. 이런 과정은 상처난 지 5내지 6시간 내에, 호중성구나 다형핵 백혈구(polymorphonuclear leukocytes; PMNs)에 의해 시작된다. PMNs는 독성화학물을 함유하고 있어 미세유기체와 결합하면 그것들을 파괴시킬 수 있다. 염증단계는 이러한 세포들로부터 유래되어 명명된다. 호중성구는 몸속에 가장 많은 백혈구로서 다량이 상처부위로 이동하지만 오래가지는 못한다. 다른 과립상의 백혈구군 안에 있는 백혈구들로는 호산구와 호염기구 등을 포함한다.

호중성구를 대체하는 세포들은 단핵 식세포; 단핵세포와 대식세포이다. 이는 24에서 48시간 안에 상처 난 곳에서 주요 세포가 된다.

PMNs와 대식세포는 둘 다 그 곳의 잔해물과 죽은 조직을 제거하는 식세포로서 역할을 하고 죽어가는 PMNs로부터 새어나오는 유체에 의해 형성된다. 염증과정이 진행됨에 따라 국부 림프관들로부터 유출된 유체, 상처의 죽은 조직, 그리고 죽어가는 PMNs에서 염증 삼층물이 형성된다. 염증 삼층물은 보통 하얗고 감염에 의한 삼층물(박테리아를 포함하고 있는)과는 다르다. 비록 일반적으로 생성된 삼층물이 고름으로 불리지만, Peacock은 이것이 잘못 불리는 것이라고 여겨서 이 비감염성 물질을 고름이 아닌 *세포응집소(cell aggregation centers)*라고 명명하기를 좋아했다.

괴사 조직제거는 치료를 지속하는 데 필요하다. 이후 일련의 단계가 일어나기 전에, 상처 부위는 과도한 유체와 축적된 기타 부산물이 깨끗이 제거되어야 한다. 이러한 이유만으로도 대식세포는 치료과정에 중요한 역할을 하고, 또한 다른 중요한 기능을 수행하기도 한다. 일단 상처 난 곳에서 조직제거를 보조하기 위해서는 다른 대식세포를 동원하고 활성화시켜야한다. 대식세포는 또한 성장인자를 분비하며, 치료과정이 완성되면 조직성장을 종결시킬 수도 있다(Diegelmann & Evans, 2004).

화학 반응 (Chemical Reactions)

치료과정 전반에 걸쳐 세포와 화학요소 간에는 긴밀한 상호작용이 있다. 이러한 자극은 이후 발생하는 일련의 과정들을 유발한다. 일부 세포는 화학물질의 생산을 자극하며, 어떤 화학물질은 상처부위로의 특정세포 도착과 생산을 자극한다. 이러한 유도와 자극을 화학주성이라 한다.

혈관 삼투압을 일으키는 일련의 현상들은 화학주성의 좋은 예이다. 혈관 삼투압은 염증단계를 개시하는 핵심적인 현상이다. 이 현상은 보통 혈류에 남아 있는 세포와 화학물질을 상처부위로 들어가게 하여 손상된 조직을 치료하고 가능한 한 정상에 가깝게 돌아오도록 작용한다. 혈관삼투압은 그 부위의 히스타민에 의해 시작된다. 히스타민은 혈소판, PMNs가 들어간 세포와 비만세포와 같은 세포들에 의해 분비된다. 히스타민은 백혈구의 화학주성인자로서 이들이 그 부위에 들어가게 한다. 히스타민은 수명이 짧은 국부호르몬으로서 그곳으로 같이 유입된 세로토닌과 키닌에 의해 지속적으로 혈관 삼투압의 기능을 유지한다.

상처부위에서 키닌은 단기간 지속되지만 프로스타글라딘(PG) 형성으로 이어진다. 일단 키닌이 분비되고 보체계가 혈청 단백질로부터 형성되면, PG가 손상된 세포들에서 방출된다. 이 단백질들의 자극은 주로 체순환을 하는 동안에는 비활성을 띄지만, 상처부위에 들어가면 이 체계가 급격한 일련의 과정으로 활성화되기 때문에 보체폭포(complement cascade)로도 불린다. 이 단백질들은 치료과정에 중요하다(Hildebrand et al., 2005).

가장 두드러지고 중요한 기능을 수행하는 두 가지 PG는 PGE_1과 PGE_2이다. PGE_1의 기능은 국부지역에 혈관삼투압을 지속시키는 것이다. PGE_2는 그곳으로 백혈구를 유도하는 책임이 지고 있다. 치료과정으로서 이 두 PG는 손상된 지역의 복구를 자극하고 증식단계로 가도록 해준다. 그리고 동시에 염증이 계속되게 하는 역할을 갖는 것으로 보인다(Wang, Iosifidis, & Fu, 2006). 나중에 언급되겠지만, 이런 합성물들은 항염증 약물에 의해 영향을 받는다.

이러한 모든 활동 중에는 부가적인 화학 반응들이 또한 일어난다. **하게만 인자**(Hageman factor(때때로 factor XII로도 언급)가 이곳에서 만들어진다. 이는 효소 **칼리클레인**(kallikrein)의 생산을 촉진하는 역할을 하여 혈관삼투압과 혈관확장을 증가시킨다(Peacock, 1984).

염증의 징조 (Signs of Inflammation)

많은 복잡한 현상들이 염증단계 동안 계속된다. 상처 난 부위는 이 시기 동안 강한 활성을 겪는다. 우리는 활성 정도를 부분적으로 붉게 되는 현상, 부종, 통증, 온도상승, 그리고 일반기능의 상실 등과 같은 일반적인 염증징조로 알 수 있다.

부종은 국부적인 혈관확장과 혈관삼투압 증가 때문에 그곳으로 유입되는 유체, 세포, 화학요소 등이 누출되어 발생한다. 국부세포와 화학요소 활성 증가는 국부온도를 높인다. 히스타민과 다른 분비된 호르몬과 혈관확장이 적열(赤熱) 상태를 만든다. 부종은 그곳에 증가된 물질들과 새롭게 형성된 피브린 플러그에 의해 배출 기능이 제한된 림프관이 차단됨으로써 생긴다. 그곳에서 분비되는 히스타민, 프로스타글란딘, 그리고 **브라디키닌** (Butterfield, Best, & Merrick, 2006)과 같은 화학요소는 그곳의 신경 말단을 최고로 민감하고 과민하게 만들어 통증을 유발한다. 신경 말단에서 부종으로 생긴 압력은 또한 통증을 유발시킨다. 통증은 주위 구조들의 기능을 감소시키는 위축 반사를 유발하여 정상적인 기능 능력을 제한한다.

증식 단계 (Proliferation Phase)

상처부위가 치료되면서 중첩되는 단계들이 있다. 그림 2.3은 한 단계에서 다음 단계로의 명확한 구분이 없다는 것을 보여준다. 그보다는 신체가 한 단계에서 안정적으로 임무가 성취되면서 다음 단계가 진행된다.

염증단계 동안 많은 세포와 화학요소가 관련됐다할지라도, 대식세포가 그 부위의 잔여물과 죽은 조직을 제거하는데 가장 큰 역할을 한다. 일단 이 작업이 완성되면 다음 단계는 새 혈관과 **육아조직**의 성장이다. 괴사 조직제거로부터 육아조직의 생성과 **혈관생성**으로의 전이는 증식의 시작을 의미한다. 혈관생성은 이 단계에서 급격한 속도로 일어난다. 이는 순차적 치료과정이 이어지면 흉터조직 형성에는 혈관 생성과 공급이 필요하기 때문에 매우 중요하다.

이런 새로운 성장물에 큰 책임을 담당하는 세포는 **섬유모세포**다. 섬유모세포는 상처난지 3에서 5일 후 그 수가 매우 증가한다. 최소 혹은 소멸된 PMNs 수준의 감소와 함께 섬유모세포 수의 증가는 상처가 염증에서 증식으로 전이하는 것에 대한 중요지표다. 상처가 전이되고 있음을 의미하는 다른 활동들로는 세포외 콜라겐 생성과 **프로테오글리칸** 증가, 그리고 내피세포의 현저한 유사분열(mitosis) 증가를 포함한다. 증식단계의 기간은 크기나 상처부위, 그리고 관련된 조직의 형태와 같은 요소에 의해 좌우된다. 일반적으로는 2에서 4주 지속되는 것으로 생각된다 (Peacock, 1984).

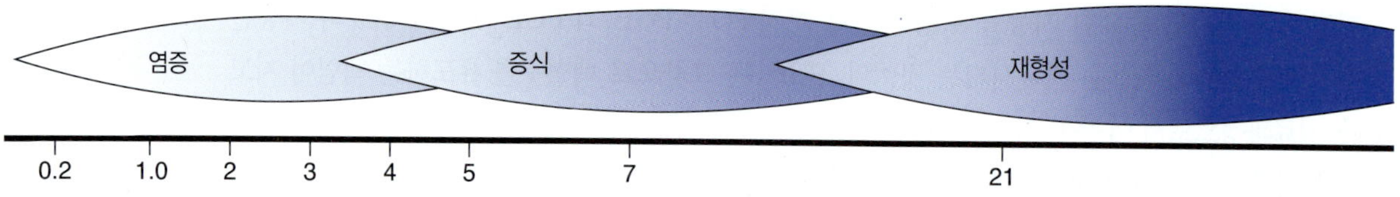

그림 2.3 조직 치료의 단계. 이 단계들의 중복 부분을 주목하라.

염증단계에서처럼 증식단계에서도 세포와 화학요소 간에 상호적인 반응이 있다. 예를 들면, 성장인자는 혈청과 대식세포에 의해 생성된 화학주성을 통해 그 부위로 투입된다. 즉, 이러한 성장인자는 **내피세포**와 섬유모세포의 국지적 이동과 성장, 그리고 일부 섬유모세포의 **근육섬유모세포**로의 전환을 책임진다.

섬유모세포의 이동은 세포들이 주로 새로운 모세혈관과 **세포외 기질**의 발달을 책임 지고 있기 때문에 증식단계 동안 중요하다. 비록 처음 생성된 기질은 그리 튼튼하지 않지만, 상처들을 서로 붙들어주고 감염이나 자극으로부터 보호해준다. 이러한 상처 기질은 곧바로 보다 튼튼한 콜라겐 기질로 대체되고, 이 기간 동안 생성된 새 혈관들을 보호한다. 섬유모세포는 결국 이 기질을 구성하게 될 물질들을 생산한다. 콜라겐, 프로테오글리칸, 그리고 탄력소를 포함한 이러한 물질들은 흉터조직의 형성과 성숙에 필요하다(Hildebrand et al., 2005).

육아조직은 기질과 새롭게 형성된 모세혈관 싹의 조합이다. 육아조직은 전형적으로 밝고, 소고기 같은 적색 빛을 띤다. 이것은 새로운 모세혈관의 싹이 육아조직의 중요한 부분을 형성하기 때문이다. 혈관내피 세포는 이러한 모세혈관 형성의 가장 중요한 세포로서, **플라스미노겐 활성인자**를 포함한다. 플라스미노겐 활성인자는 국부적으로 과잉된 유체를 제거하기 위한 림프의 흐름이 회복되도록 염증단계 동안 형성된 섬유소 망을 파괴한다.

세포외 기질은 섬유와 비섬유 요소의 두 가지로 구성된다. 비섬유는 **기저물질**이다. 이는 **글리코스아미노글리칸(GAG)**, 프로테오글리칸, **당단백**을 구성하는 겔-형태의 물질이다. 기저물질은 기질의 섬유성 요소들 사이의 공간을 메우며 스트레스가 조직에 전달될 때 섬유사이에서의 마찰을 감소시킨다.

기질의 섬유성 요소들로는 콜라겐, **레티큘린(reticulin)**, **탄력소** 등을 포함한다. 콜라겐과 레티큘린은 비탄성적인 반면, 탄력소는 탄성적 특성을 갖는다. 이 섬유형태들의 조합이 조직에 가해지는 스트레스에 대한 인장력과 부분적 탄성을 제공한다.

초기 증식단계인 상처난지 5일에서 7일 동안, 섬유모세포는 이런 세포외 기질 요소들을 만들어낸다. 그들은 기저물질을 형성하고 급속히 콜라겐을 깔아놓는다. 이 단계에서의 이런 활동은 섬유모세포에 의한 새로운 모세혈관의 성장 결과이다. 모세혈관 성장은 육아상처를 통해 상피조직의 성장을 유발한다. 상처에 상피화 과정이 진행됨에 따라, 상피세포와 이에 의해 자극된 섬유모세포가 **콜라겐분해효소(collagenase)**를 분비한다. 콜라겐분해효소는 상처에서의 콜라겐 과다생산을 막는 효소이다. 이것은 보통 조직치료에 중요한 과정이다. 콜라겐 생산이 잘 조절되지 않는 예로서, 가끔 진피손상으로 켈로이드(keloid)가 형성(과도 흉터조직 형성)된다.

치료 초기의 며칠 동안 생산되는 콜라겐은 Type III 콜라겐이다. 이는 상처가 난 후 48에서 72시간 내에 나타난다(Diegelmann & Evans, 2004). Type III 콜라겐의 섬유구조는 약하고 가늘다. 이것이 비교적 약하기는 하지만, 치료 초기 단계에서는 상처에 인장강도를 제공하는 주요 물질이다. Type III 콜라겐은 조직적으로 정렬되지 않고 무계획적인 방법으로 저장되어, 강도를 훨씬 감소시킨다. 하지만 나중에는 좀 더 강하고 내구성이 있는 Type I 콜라겐으로 대체된다.

인장강도는 콜라겐의 양, 형태, 정렬과 직접적인 관련이 있다. 7일 까지는 그 부위에 꽤 많은 양의 콜라겐이 있다. 12일 까지는 덜 성숙한 Type III 콜라겐이 보다 강한 Type I 콜라겐으로 대체되기 시작한다. 이 두 과정은 모두 상처부위에 상당한 강도를 더해준다.

이러한 과정이 진행되는 동안, **하이알루론산(hyaluronic acid)**로 알려진, 세포외 기질의 일부분인

GAG가 수분을 이 부분으로 이끌어낸다. 이는 상처 부위에 증식하는 섬유모세포를 위한 추가 공간을 제공한다.

비록 증식단계는 보통 5일부터 일어나서 21일 까지 지속되지만 일정하지는 않다. 손상된 조직의 형태와 손상 정도가 시간대를 다양하게 만드는 요소이다. 극심한 손상으로 치료가 지연되는 조직에서는 3주 이상 걸리기도 하는 것으로 알려져 있다.

이런 단계의 외적 징후들은 이것이 진행 중인 활동임을 보여준다. 증가된 모세혈관과 추가된 물의 양의 조합이 이 부위에 나타나는 적열과 부기현상을 설명해준다. 압력에 민감한 신경말단이 늘어나면 강도-민감성 신경말단이 바로 통증을 느끼게 하여, 압력에 민감해진다.

재형성 단계 (Remodeling Phase)

재형성 단계에서는 상처조직이 흉터조직으로 전환된다. 몇몇 증식단계에서 시작한 활동들이 재형성 단계 동안 지속된다. 한 예가 상처 수축이다. 근육섬유모세포는 이러한 활동에 책임을 진다.

이들은 5일경에 상처부위에서 발견되고 2달 이후에서도 지속된다(Betz et al., 1992; Khan, Cook, Bonar, Harcourt, & Astrom, 1999). 일부 섬유모세포는 근섬유모세포(myofibroblasts)로 변형시켜 상처주변으로 이동시키고, 상처 크기를 축소시키기 위해 상처 말단을 가운데로 끌어당긴다. 전체 메커니즘은 매우 복잡하고 아직 완전히 이해되지 않는다. 수축은 또한 콜라겐 생성, 콜라겐 교차결합, 콜라겐과 주변조직의 접합 등을 통해 지속적으로 재형성과 함께 일어난다.

상처 부위의 축소는 흉터를 더 작게 만든다. 이는 유익하지만 관절이 영향 받는 상황에서는 해로울 수가 있다. 상처가 관절주위에 발생한다면, 흉터조직의 수축과 접합은 그 관절에서의 동작 손실을 야기할 수 있다. 상처가 크고 인접지역에 영향을 준다면 상처 수축의 간접적인 영향이 발생할 수도 있다. 흉터조직 수축의 심각한 악영향을 막는 것에 대한 중요성은 "치료에서의 운동치료의 역할(The Role of Therapeutic Exercise in Healing)" 부분에서 논의된다.

증식 단계에서 시작되어 재형성 단계까지 지속되는 또 다른 활동은 콜라겐 전이이다. Type I 콜라겐이 합성될 때 Type III 콜라겐은 파괴된다. 생성비율이 파괴비율과 같아질 때, 치료과정은 마지막의 가장 긴 단계인 재형성으로 발전한다. 이 단계는 일반적으로 거의 12개월 정도 지속되지만 6개월부터 18개월까지 다양하게 지속될 수 있다(Connolly, 1988).

상처부위의 세포와 구조적 정렬이 보다 안정적이고 영구적으로 되면서 많은 활동들이 감소한다. 조직 성장을 촉진하기 위해 증식 단계에서 생산되었던 많은 수의 모세혈관은 더 이상 필요하지 않게 되어 감소하기 시작한다. 여분의 모세혈관은 결국 완전히 사라질 것이다(Peacock, 1984). 세포외 기질에서 당단백, GAGs 그리고 그와 관련된 섬유모세포들은 현저하게 감소한다. 근육섬유모세포 또한 마찬가지다.

이러한 세포의 변화와 함께 가시적인 변화 역시 관찰될 수 있다. 이것들은 하얗거나 보통 피부색깔로 변하여 흉터의 붉은 색이 사라진다. 세포외 기질의 물질 손실과 함께, 부기도 감소한다. 상처의 민감도도 감소한다.

콜라겐이 대부분 Type I으로 전환되어, 덜 파괴되고 보다 더 불용성이 된다. 유체가 감소되어, 콜라겐 섬유는 서로 더 많은 교차연결을 만들어낼 수 있어서 흉터의 구조를 더 강하게 할 수 있다.

상처의 콜라겐 구조와 정렬의 성숙은 재형성 과정에서의 주된 활동이다. 그래서 그렇게 재형성 단계로 이름 붙여졌다. 콜라겐 강도는 콜라겐 섬유의 정렬에 의해 향상된다. 콜라겐 섬유가 조직화되고 평행한 형태로 정렬되어질 때, 콜라겐은 수많은 교차연결 상태를 형성할 수 있게 되고, 그래서

표 2.2 상처치료의 시간대

단계	기간	활약	목적/결과
염증	1일	호중구 이동	오염과 싸움 성장인자와 생물학적 반응물질 분비
염증	1일	섬유소교 생성	상처영역이 붉고, 열이 나며, 부어오르고, 얼얼함
염증	1~2일	→ 단핵세포 이동	박테리아 식작용
염증	2일	혈관생성	섬유모세포 생성
염증	2~3일	섬유모세포가 Type Ⅲ 콜라겐 생성	
증식	3~4일	→ 섬유모세포의 급증 상피세포증가 세포외 콜라겐 합성 증가 프로테오글리칸 증가	
증식	5일	→ 근육섬유모세포 생성	상처 수축
증식	5~7일	콜라겐 합성 활성	
재형성	5~9일	섬유모세포 감소 대식세포 감소 상처혈관분포감소 → Type Ⅰ 형태의 콜라겐과 비례하여 섬유 단백 감소	붉어짐이 약해짐
재형성	10일	상처 수축	
재형성	12일	→ Type Ⅲ 콜라겐, Type Ⅰ로 전환	
재형성	6~18주	→ 모세혈관 감소	체액감소 흉터밀도 증가
재형성	6~18개월	치료 완료	

→ = key activities of each phase

최적의 강도를 갖게된다. 콜라겐이 이런 조직화된 정렬을 가지게 될 때 최대의 기능과 운동성이 부여된다(Peacock, 1984). 적당하게 가해지는 외부 힘은 이런 정렬을 증가시킨다. 표 2.2는 치료 단계의 시간대 순서를 요약하고 주된 활동과 시간을 명시한다.

성장 인자 (GROWTH FACTORS)

성장 인자는 많은 기능을 담당하는 단백질이다. 그들은 치료과정을 촉진시키기 위해 서로 간에, 그리고 다른 물질들과 상호작용을 한다. 그들의 역할은 복잡하고 아직 완전히 이해되지 못하고 있다. 그들의 기능이 이해되기 어려운 이유 중 하나는 시험관 내(in vitro)에서 그들의 행동이 생체 내(in vivo)에서와는 다르게 나타나기 때문이다. 그래서 실험실에서 관찰되는 것이 반드시 신체에서 나타나는 것은 아니다. 다른 방해 요소로는 실험동물에게서 관찰되는 것이 인간에게 반드시 일어나지는 않는 것이다.

성장인자는 치료에 필요한 섬유모세포, 대식세포 그리고 다른 필요한 세포들을 유도하여 치료를 돕는다.

특정 성장 요소는 치료과정을 빠르게 향상시키기 위해서 특정한 세포에 영향을 미치는 특정한 임무를 수행한다. 성장 인자들은 그들이 영향을 미치는 세포, 근원 그리고 행동 등에 따라 명명되어진다. 예를 들면, 표피(epidermis)에 영향을 미치는 성장인자는 표피 성장 요소(epidermal growth factor; EGF), 혈청으로부터 유래된 것은 **혈소판 성장인자**(platelet-derived growth factor; PDGF), 그리고 물질을 변화시키는 전환성장인자(transfroming growth factors; TGFs) 이다.

이 많은 성장인자들은 원하는 치료결과를 유발하기 위해 함께 작용한다(Angel, Sgaglione, & Grande, 2006, Best & Hunter, 2000; Breuing et al., 1997; Cromack, Porras-Reyes & Mustoe, 1990). 일부는 화학주성이고, 그 밖에는 세포생산을 자극한다. 성장 인자는 치료의 핵심적인 활동들로서의 역할을 한다. 섬유모세포, 대식세포, 상피세포, 혈관내피세포를 포함한 이러한 인자는 상처 치료에 중요한 세포의 이동과 증식을 제어한다. 몇몇 성장 인자는 염증의 초기 단계에 중요하고, 혈관수축과 혈관확장의 자극제로 작용한다. 성장인자는 또한 피브린 플러그 형성에 영향을 미친다. 다른 것들은 대식세포를 조절하여 건강한 세포의 식작용을 막는 중요한 역할을 한다. 증식단계에서 몇몇 성장인자들은 모세 내피 생성에 협조한다. 수많은 성장 인자들은 혈관생성, 육아조직, 그리고 콜라겐 생성에 책임이 있다. 재형성 단계에서 성장인자는 Type III 콜라겐의 저하와 Type I 콜라겐의 합성을 자극한다.

몇몇 성장 인자는 치료과정에서 주된 작용자로서 두드러지며, 규명해 볼 가치가 있다. 그 중 한 집단이 EGFs이다. 그들은 상피세포, 내피 세포, 섬유모세포를 포함한 많은 세포의 생성을 자극한다. EGFs는 또한 상피세포를 손상된 곳으로 보내고 섬유모세포가 GAG를 생산하도록 자극한다(Breuing et al., 1997).

다른 중요한 성장인자 그룹은 섬유모세포 성장인자(fibroblast growth factors; FGF)이다. 이들은 상처 후에 새로운 혈관과 육아조직의 형성에 책임이 있다고 믿어진다. 그들은 섬유모세포와 모세혈관 내피세포 증식을 자극함으로써 혈관생성을 촉진시킨다. 또한 연골세포(cartilage cells), 케라틴 생성 표피세포(keratin-producing epidermal cells) 그리고 근섬유모세포의 생성을 촉진한다(Breuing et al., 1997).

혈소판은 상처에 다량의 성장인자를 분비하여 치료과정을 돕는다. 이들은 혈소판 성장인자(PDGF), 전환성장인자인 TGF-α와 TGF-β가 있다. PDGF는 증식단계에서 일어나는 일들을 자극하고 만성울혈의 치료를 돕는 것으로 증명되었다(Breuing et al., 1997).

상처치료에서 주된 TGF는 TGF-β이다. 이 성장 요소는 수많은 역할이 있다. 세포외 기질 생산을 자극하고 혈관신생의 진행을 돕는 것에 관계된다. TGF-β는 또한 치료과정을 조절하는 다른 성장인자를 돕는다(Pandit, Ashar, & Feldman, 1999). 직접 혹은 간접적으로, TGF-β는 육아세포 형성을 유도하는 작용을 한다. PDGF 그룹은 섬유모세포의 활성을 자극하여 콜라겐 분해효소의 생산을 촉진하는 성장인자 집단이다. PDGFs는 특히 재형성 단계에서 활성화되어, 세포외 기질을 생산한다. 이들은 혈소판을 제외한 대식세포, 섬유모세포, 상피세포, 혈관내피세포 등에 의해 생성된다.

많은 다른 성장인자가 상처치료에 역할을 감당한다는 사실을 명시해라. 언급했듯이, 그들의 기능이 완전히 이해되진 않았다. 그러나 그들의 존재는 치료가 시작되면 필수적이 된다. 표 2.3은 치료과정에 가장 일반적인 성장인자들을 요약했다.

표 2.3 치료에서의 일반성장 인자

성장인자	근원	목표	세포 증식과 화학주성활동
EGF	Epithelial(상피세포) Macrophages(대식세포) Platelets(혈소판)	Fibroblasts(섬유모세포) Epithelial cells(상피세포)	Re-epithelialization(재상피화) Angiogenesis(혈관생성) Collagenase activity(콜라겐효소활성)
FGF	Macrophages(대식세포) Endothelial cells(내피세포)	Fibroblasts(섬유모세포) Endothelial cells(내피세포)	Angiogensis(혈관생성) 육아조직
PDGF	Platelets(혈소판) Marcrophages(대식세포) Endothelial cells(내피세포) Epithelial cells(상피세포)	Fibroblasts(섬유모세포)	Fibroblast(섬유모세포) 생성 세포외 기질 제거
TGF	Macrophages(대식세포) Platelets(혈소판) Epithelium(편평상피세포)	Endothelial cells(내피세포) Fibroblasts(섬유모세포) Epithelial cells(상피세포)	세포외 기질 제거 표피증식

만성 염증

조직의 정상적인 치료는 앞에서 묘사한 순서로 나타난다. 경우에 따라, 상처는 이런 정상적인 시간대로 나타나지 않는다. 염증단계에서 고착되어 치료가 진전되지 않을 수 있다. 이런 상태는 만성염증으로 언급되어진다. 급성 염증단계에서 그 부위에 처음으로 침투했던 수많은 과립백혈구가 단핵성 식세포로 대체된 것을 생각해보라. 세포들은 그 부위의 괴사조직을 제거하기 위해 더 큰 대식세포나 거대한 세포로 변형된다. 그곳의 노폐물과 외부 물질이 깨끗이 청소되면서, 이러한 세포들의 숫자가 줄어들지만, 그 부위의 만성염증은 계속 지속된다.

비록 만성염증에 대해 공부할게 아직 많지만, 염증의 일차 원인물질이 일부 존재한다는 것이 규명되었다. 만성염증에는 많은 수의 중성구가 존재하는 것이 알려졌다. 이들이 콜라겐 분해효소를 분비하기 때문에 기질이 발전하는 것을 막는 것으로 생각된다. 또한 섬유모세포는 힘줄의 활동에 의해 자극되고, 이들 섬유모세포는 프로스타그란딘 생산을 증가시켜 결국 염증조건을 만드는 것으로 알려졌다. 상처가 노출된 상태에서 박테리아 같은 외부 물질의 유입은 지속적인 염증을 유발한다.

불용성의 식작용되지 않는(nonpahgotizable) 외부 물질, 예를 들면, 모래알 또는 흡수되지 않는 세포외 혈액 등은 만성염증의 원인이 되고, 그 부위의 반응으로 **육아종**을 형성한다. 대식세포는 섬유모세포가 그 지역을 침투할 수 있도록 화학주성을 보이게 된다. 이 외부물질들은 그 물질을 고립시키고 육아종을 형성하기 위해 섬유모세포가 생산해낸 콜라겐이 둘러싸게 된다.

만성 상처는 부족한 성장 인자 수준을 갖고 있음이 증명되어 왔다(Hom, 1995; Scott et al., 2007). PDGF, TGF-β와 다른 성장인자들의 도입은 치료를 개선시켜 준다. Hom에 따르면, 많은 연구들이 단백질 분해효소가 만성 상처에서 더 높은 수치를 나타냄을 보여주었다. **단백질 분해효소**는 상처부위에서 스스로를 유지하기 위해 성장인자를 감소시킨다. 만성 상처와 성장인자를 조사해 온 연구들을 통해 여러가지 다른 영향, 원인 그리고 예방 등을 발견하였고, 한 가지 결론에 도달했다. 성장인자는 적합한 치료를 위해 필요하며, 그들이 결핍되면, 치료가 손상되거나 억제된다.

기술적이지 않지만 만성손상 상태인, 과사용은 자주 그렇게 분류된다. 과사용과 과부하 활동들은 상처부위가 자극에 저항하는 한계를 넘는 누적 외상에 이르게 한다. 이것은 실제로 만성 상처가 아닌 반복적 상처이다. 과사용과 과부하 상태는 15장에서 논의된다.

특정 조직의 치료 (HEALING OF SPECIFIC TISSUES)

모든 조직이 앞의 시간대에서 논의한 것처럼 비록 염증, 증식, 재형성으로의 일반적인 절차를 따를지라도, 조직의 특정한 형태와 구성에 따라 치료절차가 다양하게 나타난다. 구조, 세포, 화학적 차이가 있다고 가정하면, 예를 들면, 근육조직이 뼈나 인대와 정확히 같은 회복시간으로 진행되기를 기대하는 것은 합리적이지 않다. 운동 상처에서 흔하게 외상을 입는 조직들에서의 차이점들을 살펴보자.

모든 조직이 일반적으로 동일한 치료단계를 거친다고 하더라도, 인대, 힘줄, 근육, 연골, 뼈 등과 같이 조직에 따라 치료과정이 달라지고, 조직만의 특수한 과정을 포함하기도 한다.

인대 (Ligaments)

인대가 파열될 때, 인대가 분리되었던 곳에 너덜너덜해진 바닥 말단이 존재한다. 인대는 국부 부종 형성을 포함한, 예상되는 염증과정을 겪는다. 부상당한 인대 밑 부분은 유체로 둘러싸이게 되어, 끝부분이 약해지고, 쉽게 부서지고 손상받게 된다. 혈관 침투성이 증가되고 이 부위에 PMNs, 임파구(lymphocytes)를 포함한 일반염증 산물의 침투가 가능해진다. 양쪽 말단 사이의 간격을 채우기 위해 적혈구(erythrocytes)와 다른 세포들이 쌓인다. 24~48시간 안에, 대식세포와 단핵세포는 괴사제거를 시작하기위해 그곳으로 침투한다. 표 2.4는 인대 조직 치료의 시간대를 요약했다.

48에서 72시간 내에, 증식 단계는 세포외 기질에서 시작되고 섬유모세포에 의한 콜라겐과 기반물질의 생성을 통해 진행된다. 혈소판은 이 부위에 PDGF, TGF-β와 EGF를 생산한다. 이 성장인자들은 콜라겐을 생성하는 (섬유모세포 포함) 세포들에 화학주성이다. 이런 양상은 거의 6주 동안 진행된다(Andriacchi et al., 1988). 다른 일상적인 과정들이 (기존 혈관과 결합하는 모세혈관 싹 형태를 포함하여) 이 단계에서 나타난다. 식작용 또한 이 기간 동안에 나타난다. 콜라겐의 양도 합성되는 양보다 감소되는 양보다 더 많다. 그래서 이 과정 동안 콜라겐 망의 증가가 나타난다.

몇 주 후에 Type III 콜라겐이 Type I으로 전환되고, 그리고 콜라겐 교차연결 숫자가 증가함으로써 재형성 단계가 예고된다. 또한 이 부위는 부종, 섬유모세포, 대식세포의 감소가 있고, 보다

표 2.4 인대 치료의 시간대

단계	시간	활동
염증	처음 몇 시간	상처부위가 적혈구, 백혈구, 임파구로 가득 참. 인대 절단면이 체액으로 가득 차고 점진적으로 깨지기 쉬워짐.
	24시간	단핵세포와 근육섬유모세포가 스며듦. 섬유모세포가 나타나고 수가 유의하게 증가함.
	48~72시간	섬유모세포가 세포외 기질 생성.
증식	1~2주	섬유모세포와 근육섬유모세포s가 많이짐. 콜라겐 섬유와 기저물질이 보임. 약한 혈관 육아조직이 보임. 세포외 기질이 섬유모세포에 의해 계속 합성됨. 근육섬유모세포, 비만세포, 섬유모세포가 계속 생성됨. 상처의 혈관배아와 기존의 모세혈관과의 접촉이 나타남. 탄력소 보임.
	2일에서 6주	증식단계가 일어나서 염증단계에서 생성된 혈액응고가 세포와 기질로 대체됨.
재형성	6주~12개월	근육섬유모세포와 섬유모세포 감소.
	12개월까지	Type Ⅲ 콜라겐이 Type Ⅰ으로 대체되고, 콜라겐 십자연결 이 증가하면서 교원질 농도가 안정화됨. 인대는 거의 정상 회복.
	40~50주	정상-수준의 인장강도로 회복.

정상적인 외관을 취하게 된다. 이 마지막 단계가 완료되는데 18개월 이상이 걸릴 수 있다(Tohyama & Yasuda, 2005).

힘줄 (Tendons)

인대처럼 힘줄(건, tendon)의 염증 단계도 힘줄 종류에 따라 대략 3일(R. Gelberman, An, Banes, & Goldberg, 1988)~1주(Beredjiklian, 2003) 정도 걸린다. 힘줄은 최초 치료과정에서 도움을 주는 국부 구조들에 의해 지지된다. 이러한 구조들로는 기본적인 뼈의 골막, 활막초, 상피세포, 엔도테논(endotenon) 등을 포함한다. 그들은 치료에 필요한 섬유모세포 그리고 혈액을 공급한다. 에피테논(epitenon)과 엔도테논은 대식세포-유사세포들과 괴사제거를 시작하는 섬유모세포를 제공한다. 표 2.5는 힘줄 치료시간 추이를 요약했다.

첫째주 이내에 콜라겐 합성이 시작되고 처음 4주(Beredjiklian, 2003; Gelberman et al., 1988) 동안 급속한 속도로 지속된다. 2주에는 콜라겐이 더 조직화되기 시작하고, 그래서 2주 말까지 세포들은 스트레스의 방향으로 정렬하기 시작한다. 콜라겐 합성은 35일(Peacock, 1984)까지 지속된다. 둘러싼 결합조직과 힘줄막(tendon sheath)으로부터 전이된 섬유모세포에 의해 생성되는 육아조직의 양이 또한 급속하게 증가한다. 28일까지 콜라겐과 콜라겐을 생성하는 활성 섬유모세포가 뚜렷하게 힘줄의 긴 축을 따라 정렬된다. 이것은 남은 콜라겐이 적합한 방향으로 형성되는 것을 돕는다.

첫 3주 동안에 걸쳐 그 부분에서는 상당한 혈관재생이 이루어진다. 혈관이 복구됨으로써 21일까지 수술로 재건된 힘줄의 가동이 가능하게 된다. 이에 선행하는 고정 처치는 국부적인 혈행의 재구축과

표 2.5 힘줄 치료의 시간대

단계	시간	활동
염증	처음 3일	외인성 힘줄주위 조직에서 비롯된 세포들과, 상힘줄막(힘줄초 내에서 힘줄을 싸고 있는 결합조직)과 힘줄내 결합조직섬유로부터 온 내인성 조직으로부터 생겨난 세포들이 활동한다
	5일	상처의 틈은 식세포들에 의해 채워짐.
	1주일	새로운 콜라겐 섬유들이 일정치 않게 그리고 무질서하게 자리한 채로 콜라겐 합성이 시작된다.
증식	10일	콜라겐 합성이 최고에 달한다.
	3주	엔도테논은 상처부위에 중요한 섬유모세포를 확산시킨다. 중요한 혈관재생이 이루어진다. 활막초가 재구성되어진다. 활막초가 다시 만들어지고 부드럽게 미끄러지는 표면이 생겨난다. 섬유모세포는 힘줄의 축주와 라인형성을 지향하기 시작한다.
	4주	섬유모세포는 치료되어지는 부분에서 우세하다. 콜라겐 양이 증가한다. 콜라겐은 완전히 힘줄의 긴 축에 정위한다.
	35일	콜라겐 합성 완료됨.
	42일	엔도테논으로부터 확산된 섬유모세포들은 주요한 세포들이며, 콜라겐 흡수를 담당하면서 동시에 콜라겐을 합성한다.
재형성	2개월	콜라겐은 성숙되었고 힘줄 축주를 따라 재정렬되었다.
	112일	섬유모세포들은 힘줄세포(tenocytes)들로 되돌아간다. Type III 콜라겐은 Type I 콜라겐으로 대체되어졌고 성숙은 완료된다.
	40~50주	강도는 정상치의 85%에서 95% 사이에 달한다.

복구에 중요한데, 그 이유는 혈행이 힘줄의 성공적인 회복과 작용에 매우 중요하기 때문이다. 따라서 고정 처치는 힘줄이 다시 연결되는 데 필요한 것이 아니라 혈액공급이 회복되는 데 그 필요성이 있는 것이다(Beredjiklian, 2003; R. Gelberman et al., 1988).

3주째까지 활막초는 재구성된다. 이것은 힘줄이 가동 범위 안에서 부드럽게 미끄러질 수 있는 표면을 갖게 하는데 중요하다. Type III 콜라겐이 Type I 콜라겐으로 대체되고, 섬유모세포가 원래 상태인 **힘줄세포**(tenocytes)로 되돌아갔을 때, 재형성 단계가 종료된다. 이것은 112일까지 일어난다(R. Gelberman et al., 1988).

힘줄이 수술로 재건되어졌을 때, 힘줄과 혈관, 근막, 그리고 표피를 포함한 주변의 연한 조직들은 모두 하나의 상처가 된다. 이 부위는 점착성의 끈적한 겔로 가득 차게 된다. 이 겔은 점성의 두껍고 빽빽한 상처가 될 가능성이 있다. 만약 생성되면, 상처는 힘줄의 미끄러짐을 제한할 것이며 그래서 근육의 작용을 방해하고, 결과적으로 성공적인 재활을 제한한다(Beredjiklian, 2003). 정상적인 기능을 회복하기 위하여, 상처 조직들은 정상적으로 분리되어 있는 구조들을 하나로 묶어선 안되며, 대신에 힘줄이 힘줄막에서 미끄러질 수 있도록 해야 하고, 피부는 피하구조로부터 자유롭게 움직일 수 있게 해야 하며, 혈관들과 신경들이 정상 가동성을 갖게 해야 한다. 이 요소들의 성공적인 분리를 결정하는 하나의 주요한 요인은 얼마나 오래 고정 처치가 유지되느냐 하는 것이다. 고정 처치의 결과에 대해서는 5장에서 더 자세히 다루어질 것이다.

근육 (Muscles)

근육 조직이 우리가 다루었던 다른 조직들처럼 치료되고, 결과적으로 상처조직을 만들어내는 동일한 세 가지의 단계적 국면을 따르지만, 또한 근육은 자체적으로 재생시킬 수 있는 구조들을 갖고 있다. 이러한 구조체들이 **위성세포**(satellite cells)이다. 이 세포들은 근조직을 회복시키고 재생시키기 위해 인접 근섬유들과 융합한다. 근조직의 일부 파괴는 사람들의 일상적인 활동 중에 매일 일어나는 것으로 생각된다. 이러한 파괴는 또한 규칙적인 운동 중에도 일어난다. 위성 세포들은 일상적인 활동으로 손상된 근육 세포들의 회복과 대체를 담당한다(Best & Hunter, 2000; Caplan, Carlson, Faulkner, Fischman, & Garrett, 1988). 손상이 충분히 작고 혈관과 신경이 재생되며 재생 가능한 근육 형태를 포함한다면, 위성 세포들은 손상된 근조직들을 새로운 근조직을 교체한다. 표 2.6은 근육이 치료되는 시간의 흐름을 보여주고 있다.

치료 초기 몇 시간 동안, 손상된 근조직은 다른 조직들과 같은 방법을 따르는 것으로 보인다; 식세포들, 주로 대식세포들이 6시간 내에 상처부위로 침투한다. 대식세포들은 다음 10일간에 걸쳐 그 자리에서 우세한 힘을 발휘한다; 그들이 죽은 조직을 깨끗이 제거한다. 증식 단계에서 근조직 재생은 **근원세포**(myogenic cells)들이 활성화되면 시작된다. 이것들은 **근섬유모세포**(myoblasts)들로 진화하며, 이들은 근관(myotubes)을 형성하기 위해 서로 융합하게 된다. 근관들은 13일째까지 상처부위에 존재한다. 복잡한 경과를 통해, 이 근관들은 근섬유가 되며 18일째 까지 그 부위에서 보인다. 마지막 근재생은 근신경 구조의 신경부의 발달로 완성된다. 그 과정이 완료되면, 위성세포들의 수준은 원상태로 돌아가서 보다 약한 일상기능을 재개하고, 근육조직 교체를 계속한다.

보다 큰 근육손상은 재생에 의해 치료될 수 없으며, 치료의 수단으로 상처 조직에 의지해야만 한다. 손상된 근육의 질량이 3g(0.1oz) 이상이면, 근육은 흉터형성 과정을 통해 치료되며, 우리가 논의한 통상적인 치료 순서를 밟게 된다. 불행하게도, 건강전문가들은 대부분 상대적으로 큰 근육부상을 입은 환자들을 주로 대하게 된다.

표 2.6 근육이 치료되어져 가는 시간의 흐름

단계	시간	활동
염증	6 시간	손상된 근섬유들의 분절이 시작됨. 대식세포 나타남.
	1~4일 째	섬유모세포가 나타남.
	1주일 째	근장력을 일으킬 수 있는 능력이 점차적으로 감소함. 흉터조직이 큰 근손상에서 보여짐. 근육은 거의 정상적인 장력을 일으킬 수 있음.
증식	7~11일 째	인장강도는 거의 정상에 달함.
	10일 째	많은 수의 식세포들, 주로 대식세포들이 상처부위에서 보여짐.
	13일 째	재생되고 있는 근관들이 보여짐.
	18일 째	십자 무늬의 근섬유가 나타남.
재형성	6주~6개월	수축능력은 90% 정상.

관절 연골 (Articular Cartilage)

연골들은 많은 다른 종류의 콜라겐으로 이루어져 있다. 하이알린(유리질) 콜라겐은 관절들의 부하를 분산시킨다. 일반적으로 관절 연골이라 칭해지며, 가동관절 마디(diathroidal)들의 표면에 정렬된다. 섬유연골은 힘줄, 인대, 그리고 뼈 사이의 부하를 이동시킨다. 섬유연골의 예들은 추간원판과 측두 하악골 관절에서 찾을 수 있다. 탄력성 연골은 외부구조들을 유동적으로 지탱하며, 하이알린 연골과 유사하다.

관절연골에는 8가지 콜라겐 형태가 있지만, 대부분의 연골은 주로 Type II 콜라겐으로 이루어져 있다(Lewis, McCarty, Kang, & Cole, 2006). 조직 치료가 일어날 때 Type I 콜라겐이 주로 생긴다. 연골은 약간의 재생능력을 보유하고 있다. 문제는 연골이 흉터조직보다도 더 느리게 재생된다는데 있다. 섬유연골은 관절연골보다도 더 나은 재생능력을 보유하고 있는 듯하다(Silver & Glasgold, 1995).

관절연골은 60~80%의 물로 이루어져 있고, 건조무게의 약 80%는 Type II 연골이다(Mosher & Dardzinksi, 2004). 세포외기질은 프로테오글리코겐(proteoglycogan)을 포함하기 때문에 많은 수분을 함유한다. 관절연골 표면에는 보다 많은 수분과 보다 적은 콜라겐 섬유를 함유하고, 반대로 관절연골이 부착된 연골밑뼈에 보다 가까울수록 수분이 감소하고 보다 많은 콜라겐 섬유를 함유하게 된다. 관절에서 무게를 견디지 못할 때는, 관절연골은 상호체계를 제공하여 관절을 보호한다. 관절이 체중과 같이 처음 압력을 받을 때, 관절연골은 그 힘을 수용하기 위해 세포외기질 내의 수분을 배출한다. 이러한 현상을 체액상 수용(fluid phase acceptance)이라고 한다(그림 2.4). 만약, 계속 서 있는 경우처럼, 체중의 하중이 계속되면, 콜라겐이 더욱 밀집된 관절연골의 하층이 관절을 지속적으로 보호하게 된다. 이것을 고체상 수용(solid phase acceptance)라고 한다. 섬유성연골은 이러한 구조적 배열을 갖지 못하기 때문에, 하이알린 연골처럼 동일하게 관절을 보호하지는 못한다.

연골의 치료여부는 3가지 변수에 달려 있다; 결함의 심도, 연골의 성숙도, 그리고 결함의 위치(Gill, Asnis, & Berkson, 2006; Silver & Glasgold, 1995) . 작은 완전-층의 결함은 병소에

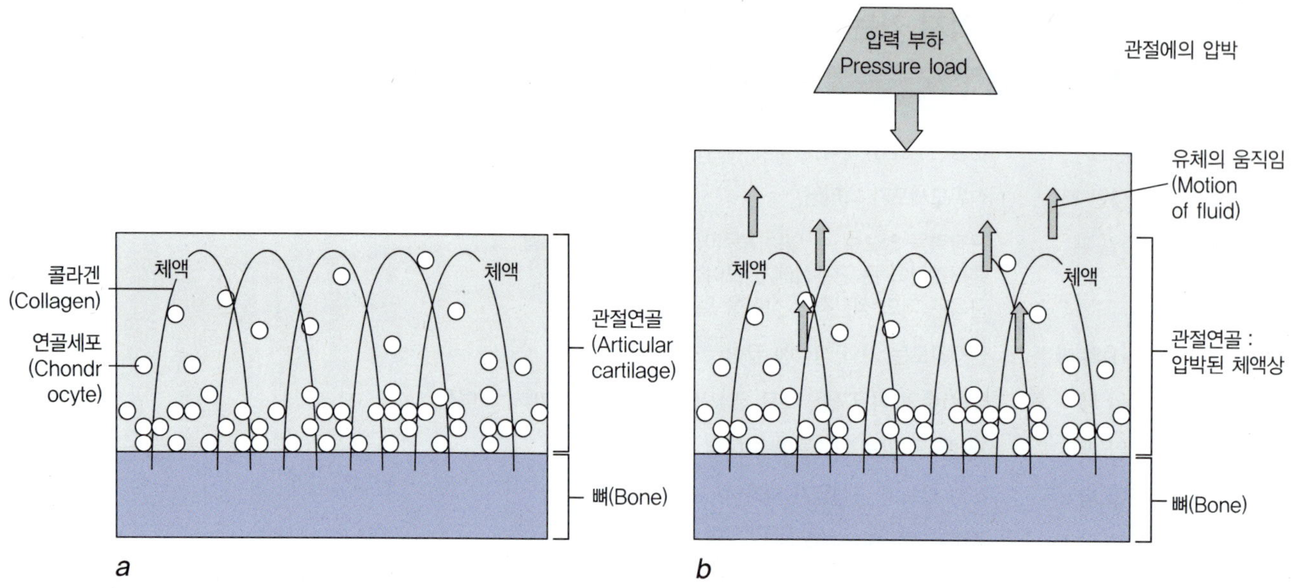

그림 2.4 체액상 연골관절의 도식적 설명. *(a)* 휴식시 연골에 부하가 가해지지 않음. *(b)* 체액상 연골관절에 부하가 1회 가해짐. Rheumaportal.com에서 도식을 따서 모델로 만듦.

인접한 뼈로의 혈액공급을 통해 섬유연골로 회복되어질 수 있으나, 부분-층의 결함은 회복되지 못한다. 부분-층의 상처는 혈관공급이 되지 않기 때문에 치료되지 않고 퇴행된다.

완전-층 병변에서, 관절연골의 치료단계는 다시 한 번 대식세포에서 시작하여 섬유소-플러그를 형성하는 일련의 과정들이 따른다. 완전-층 관절 병변 근처의 뼈에서 상처 부위로 혈액이 유입된다. 섬유모세포들이 그들의 재건 역할을 수행하기 위해 그 부위에 나타난다. 상처부위가 재형성 단계로 진행됨에 따라, 콜라겐이 우세한 구조체가 된다. 연골이 치료되는 일련의 과정들에 대한 개괄적인 윤곽은 표 2.7을 참고하라.

부분-층 연골 병변은 많은 환자들이 이러한 형태의 손상을 경험하기 때문에 외과의사들의 관심 대상이 된다. 부분-층 연골 손상은 혈액공급 부족으로 인해 괴사나 관절염으로 진행되기도 한다.

현재 처치되는 다양한 수술치료는 이러한 퇴행성 진행을 지연시키는데 사용된다. 이러한 수술은 대부분 무릎에 적용되는데, 수많은 관절손상이 무릎에 발생하기 때문이다. 수술기술은 관절손질, 관절재건, 관절회복의 세 가지 형태로 분류된다. 이 모두는 관절교체가 필요한 환자들에게

표 2.7 관절연골이 치료되어져 가는 시간의 흐름

단계	시간	활동
염증	48시간	결함 있는 부분을 채우기 위해 섬유소 덩어리 형성.
	5일 째	결합 조직 형성 세포들이 그 부분에 있으며, 섬유소 덩어리를 대체할 콜라겐 섬유들과 결합함.
증식	2주 째	결합 조직 형성 세포들 분화. 연골세포섬들이 나타남.
	1개월	결합 조직 형성 세포들이 완전히 분화됨.
재형성	2개월	외견상 연골과 닮은 결함과 함께 만족스러운 회복이 일어남. 그런데 대부분의 콜라겐은 Type I 콜라겐.
	6개월	석회화된 Type I과 Type II 연골의 결합은 외견상 정상임.

미리 제공되는 방법이다. 첫째, 손질은 관절의 통증을 유발하는 구조물들을 제거하는 것으로 관절의 재건이나 회복을 유발하지는 않는다. 이 절차들에는 세척이나 괴사조직제거 등이 포함된다. 이 절차들은 관절을 손질하고 환자의 통증을 제거하고 기능을 향상시키는데 목적이 있다. 이들은 가장 손쉽게 실시되며, 수술 후 재활과정에서의 위험요인이 상대적으로 가장 적은 방법이다.

재건절차는 연마관절성형, 천공, 미세골절 등이 포함된다. 이 모든 절차들은 관절경을 이용해 진행한다. 이름에서 알 수 있듯이, 연마관절성형은 관절표면을 연골밑뼈 전까지 얇게 갈아 내려가 관절 내 세포들의 치료반응을 증진시키는 방법이다(Browne & Branch, 2000). 천공과 미세골절은 연골밑뼈의 골수로부터 나온 줄기세포가 상처부위로 전이되도록 출혈되어 나오게 하는 기법을 사용하여 손상관절 부위를 회복시킨다. 이 두 가지 기법은 골수반응을 촉진하기 위해 연골밑뼈에 낸 구멍의 크기와 깊이에서 큰 차이가 있다. 보다 작게 연골밑뼈를 파괴시키는 미세골절 회복술은 최근 가장 대두되어, 회복절차에서 가장 선호되는 방법으로 빠르게 대두되고 있다(Detterline, Goldberg, Bach, & Cole, 2005; Steadman, Rodkey, & Briggs, 2003).

재건시술 결과 특히, 미세골절 과정은 처음에 병변 부위에 정상연골이 나타나게 한다. 그러나 불행이도 시간이 지나면 Type II 연골은 섬유성 연골로 대체된다. 섬유성 연골은 관절연골과 같은 스트레스 저항능력을 갖지 못한다. 왜냐하면 높은 마찰계수를 갖기 때문이다. 그래서 보다 섬세한 수술절차가 개발되기 전까지는, 재건시술은 세척시술과 함께 병행되어야만, 통증을 완화하고 환자의 추가시술을 연장시킬 수 있다. 그런데, 재건시술은 환자의 통증이 없어지고 수술-후 기능이 향상되는데 오랜 시간이 걸릴 수 있다. 어린이의 경우 어른에 비해 관절연골 손상으로부터 회복될 수 있는 가능성에 대한 근거들이 있다. 왜냐하면 어린이는 성장기간 동안 특히 활동적이면 관절연골을 계속 생산하기 때문이다(Jones et al., 2003). 주의와 적당한 치료는 관절을 교체할 나이까지 많이 남은 젊은 층에게 특히 중요하다. 관절교체 재활은 16장에서 논의된다.

보다 최신의 두 가지 방법인 뼈-연골 플러그 이식술과 자가연골 이식술이 회복절차로서 제공된다(Miura, Ishibashi, Tsuda, Sato, & Toh, 2007). 뼈연골 이식은 환자의 건강한, 체중이 실리지 않는 뼈와 연골, 혹은 장기 기증된 뼈와 연골을 사용한다. **동종이식**(allogenic graft)은 다른 사람으로부터 수혜받은 것으로, 자체이식, 동질이식, 동종이식 이라고도 한다. 관절연골과 뼈플러그의 **자가이식**(autologous graft)의 관절연골과 뼈플러그는 개인의 손상관절과 동일한 관절에서 얻어지지만, 체중이 실리지 않은 관절부분에서 추출해낸다. 이것은 상대적으로 새로운 기법이기 때문에, 장시간 효과에 대한 결과는 아직 알려지지 않았다. 그러나 초기 징후는 좋게 나타났다(Bartha, Vajda, Duska, Rahmeh, & Hangody, 2006).

관절연골을 동종의 연골로 교체하는 과정은 스웨덴의 Gloteborg대학의 Brittberg 등에 의해 발표되었다(Brittberg et al., 1994). 자가연골세포 이식은 비용이 비싸고, 적어도 두 번의 수술을 거쳐야하는 복잡한 과정을 포함하고 있다. 처음 수술에서는 환자의 건강한 관절세포부분을 적출하여 실시되었다. 그 뒤 세포는 그 양을 증가시키기 위해 연구실에서 21일까지 배양된 후 연골결함부위에 재이식되어졌다. 환자는 결함관절에 배양된 세포가 주입된 수술부위에 또 다른 수술을 겪었고, 경골의 원위에서 얻어낸 조골 조각(periosteal patch)으로 덮혔다(Brittberg et al., 1994. 연골재생이 일어나기 위해서는, 다음의 조건들이 존재해야 한다(Buckwalter et al., 1988) :

- 연골세포로 증식되고 분화될 세포들은 상처부분에 위치하거나 그 쪽으로 이동해야 한다.
- 관절연골의 형성을 향상시킬 수 있는 역학적인 자극이 있어야만 한다.

- 아무런 손상 없이 연골을 회복시킬 만큼 과도한 부하로부터의 보호가 충분해야 한다.
- 정상적인 관절구조가 유지되거나 회복되어야 한다.

이 요소들은 연골수술의 재활치료 중에 반드시 고려되어야 한다. 연골수술의 재활절차는 23장에서 논의된다.

자가연골 이식수술은 아직 널리 사용되지 않고 여전히 연구되고 있다. 최근 샌프란시스코의 스포츠와 약품, 그리고 관절염 연구를 위한 Stone 재단의 연구에서, 그들은 실험실에서 하이알린 연골을 배양하지 않고 관절연골을 관절염 환자의 관절에 이식하는 동종의 이식법을 사용했다. 이 절차는 아직 실험단계에 있으나, 그 결과들의 전망이 좋다.

뼈 (Bone)

다른 조직들과 마찬가지로, 뼈 조직은 3~5일간 지속되는 염증 단계를 갖는데(LaStayo, Winters, & Hardy, 2003) 그 시간 동안 섬유모세포와 대식 세포들이 그 부분으로 침투한다. 그 길을 청소하기 위해 **조골세포**는 부러진 뼈의 괴사성 부스러기와 대사된 찌꺼기를 깨끗이 청소하며, 다음 단계로 들어갈 준비를 한다.

다음 단계 동안, 뼈는 재생능력을 입증한다. 조골세포, 즉 뼈를 생산하는 세포들은 골막을 통해 그 부분으로 침투한다. 이 세포들이 작용함으로써, 각 뼈조각의 종단부분에 **가골**(callus)이 형성된다. 형성되는데 3주 내지 4주가 소요되는, 이 부드러운 가골은 섬유성 기질 콜라겐이고, 결국 뼈가 된다. 가골은 내부 구성요소와 외부 구성요소를 갖는다. 외부 가골은 조각들을 고정하며, 결국 두 조각들 사이에 다리를 놓아 길을 만들고, 완전히 치료되기 전에 골절된 부분에 손상이 생기지 않도록 만들면서 뼈에 하중이 실릴 수 있게 한다. 3주째까지, 뼈의 종단부들이 결합된다. 골절된 부분이 역학적인 안정을 되찾기까지는 손상일로부터 대략 40일 정도가 소요된다(LaStayo et al., 2003). 표 2.8은 뼈가 치료되어져 가는 시간의 흐름을 입증하여 보여주고 있다.

표 2.8 뼈가 치료되는 시간의 흐름

단계	시간	활동
염증	즉각적으로	PMNs (다형핵호중구들), 혈장, 백혈구가 나타난다.
	처음 몇 시간	섬유모세포가 손상된 부분으로 침투한다.
	3~4일 째	혈종 형성: 골절된 가장자리는 괴사한다. 비만세포들이 그 부위에 나타남. 대식세포들이 조직파편을 제거한다. 조골세포들(osteoclasts)이 그 부분으로 동원된다.
증식	4주 째까지	조골세포들이 부드러운 가골을 형성하기 위해 확산된다. 연골세포들이 보인다.
	3~4주 째	경가골(hard callus)이 발생한다. 조골세포들은 계속해서 죽은 뼈를 제거한다. 골내의(endosteal)혈액 공급이 진전된다.
재형성	4~6주 째	외부의 혈액공급이 지배적이다.
	6~10주 째	수질(medullary)순환이 재형성되어짐.
	3~4개월	골절이 치료되어졌음. 그러나 재형성은 지속되고 있음.
	12주	거의 정상적인 강도로 회복됨.

조골세포들이 절단부의 종단면을 따라 움직이고 혈액공급으로부터 더욱 더 멀어지면서, 그들은 연골 세포들로 변화하는데, 이 연골세포들이 하나의 연골층을 만들어낸다. 골원성(osteogenic) 세포들이 연골 세포들을 덮는다. 섬유성 층이 이들 세포를 덮는다. 이러한 과정은 뼈의 골수강 안의 외층들과 내층들에서 동시에 일어난다. 부드러운 가골은 섬유성 기질이 해면질의 뼈로 변환될 때 단단한 가골로 성숙되어진다. 아직 완전히 이해되지는 못한 과정을 통해, 해면질의 뼈는 시간이 지남에 따라 정상적이고 속이 꽉찬 뼈로 변한다. 성인의 긴 뼈의 경우, 이 과정은 보통 3~4개월이 소요된다(Heppenstall, 1980).

재형성 단계가 진행되는 동안, 가골의 크기는 감소하고, 수질 통로(medullary canal)가 재건되고, 뼈 조직으로의 변환이 완료되고, 정상적인 산소수준과 세포 정렬이 회복되어(적절한 자극이 가해지면 Wolff's 법칙이 적용되어), 최종생성물은 원래 뼈만큼 혹은 그보다 강해진다(LaStayo et al., 2003)

치료되는 동안의 인장강도 (TENSILE STRENGTH DURING HEALING)

인장강도는 조직에 결함이 생기기 전에 구조체가 버텨낼 수 있는 최대한의 압력 또는 힘을 말한다. 다시 말하면, 인장강도란 근육, 힘줄, 인대 또는 뼈가 찢어지거나 부러지기 전까지 가해지는 외부의 힘의 정도를 말한다. 건강한 조직은 높은 인장강도를 버텨낸다. 그런데 한 번 손상되면, 조직의 인장강도는 좀체로 100%의 원래시점으로 되돌아가기 힘들다.

이것은 인장강도를 연구하는 학자들이 동의하는 유일한 사실이다. 연구기법에 따라 의견이 다르게 나타나는 이유는, 연구되어진 동물들과 특정한 구조체들, 손상의 정도, 그리고 실험관 내 연구와 생체 내 연구들이 모두 다양하게 나타나기 때문이다. 동물들을 수단으로 하여 찾아낸 연구결과들을 사람에게 적용하는 것은 어려운 일이며, 인장강도에 대한 생체 내 손상 연구를 위해 기꺼이 부상을 겪을 사람을 구한다는 것은 훨씬 더 어려운 일이다. 연구들은 가끔 하나의 구조나 조직에 대해서만 연구한다. 이러한 인장강도에 대한 연구결과들은 제한적이다. 왜냐하면 그들만의 자체적인 골격, 기능, 배열구성, 그 부분에 있는 부착부속물 등 주변조직들 또한 그 상처부위의 인장강도에 기여하기 때문이다.

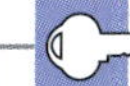

인장강도는 손상을 당한 후 거의 정상적인 상태로 달하는 데까지 1년 또는 그 이상이 소요되며, 손상당하기 이전의 상태로 거의 되돌릴 수 없다. 그러나 주변 조직들의 강도는 그 보다는 더 조속히 스포츠에 참여할 수 있을 정도의 상태로 되돌려 질 수 있다.

주변 조직들이 인장강도에 기여하는 것은, 운동선수들이 손상당한 후 1년 또는 그 이상에 걸쳐 그 조직이 인장강도를 되찾을 수는 없지만, 그들이 재건수술을 받은 지 6개월 후에 아무런 재손상이 없다면 완전하게 경기에 임할 수 있는 그 이유를 설명해줄 수 있을 것이다. 인장강도의 치료와 치료된 조직에 대해 밝혀내지 못한 문제들이 많다; 그렇지만 스포츠치료사들은 그것이 불완전하더라도 현재 통용되고 있는 학문적(의학)지식을 알아야만 한다.

염증 단계에서, 정상 인장강도는 50%로 급격히 감소한다(R.Gelberman et al.,1988;R.H. Gelberman,Woo,Lothringer,Akeson,& Amiel,1982). 관련된 조직 형태에 따라 다르지만, 이러한 감소는 24시간에서 48시간 사이에 일어난다. 치료의 초기단계에서, 손상부위의 강도는 섬유소 덩어리에서 비롯되는데, 이것은 더 큰 부하를 견뎌내는 데는 부족하다. 이 시기에는 인장강도가 가장 낮은 상태에 있다고 할 수 있다. 5일경에는 인장강도가 증가하기 시작한다. 상당한 양의 콜라겐이 없이, 손상된 조직은 강도를 증가시키기 위해 그 부위의 과립형성 조직과 기질을 포함한 다른 구조체들에 의존한다.

콜라겐들이 더 많아지고 교차결합들이 진전될 때, 그 부위의 인장강도는 더 커지게 된다. 교차결합들의 증가와 함께 나란히 이루어지는 Type III에서 Type I 으로의 콜라겐의 전환은 인장강도 증가의 핵심적인 이유가 된다.

근육의 인장강도에 대한 동물실험연구는 인장강도가 증가하는데 걸리는 시간은 근육에 따라 다양하게 나타난다는 것을 입증했다. 쥐 실험 연구에서 손상 후로부터 6주까지 정상 인장강도의 90%가 회복되었으며, 고양이의 경우에는 6개월이 소요된다는 사실을 보여주었다(Caplan et al., 1988). 뼈의 강도는 정상으로 회복되지 않는 규칙에서 제외되어; 손상 후로부터 12주가 지나면 정상치의 83%를 확보하고(Grundnes & Reikeras, 1992) 비록 수개월에서 수년 걸리기는 하지만 결국 적어도 정상으로는 회복된다(LaStayo et al., 2003). 인대와 힘줄은 특정 구조체에 의존하며, 거의 정상적인 강도로 호전되는 데 소요되는 시간이 다양하다. 이러한 조직들은 손상당한 후 17~50주 사이에 거의 정상에 가까운 수준으로 근접한다(Nordin & Frankel, 1980).

연구자들은 일단 손상당하면, 관련된 구조체들은 결코 완전한 인장강도로 회복될 수 없게 된다는 데 동의한다. 인장강도는 손상 후 초기에는 급속히 증가하며, 그 후 Type III 콜라겐이 감소하고 Type I 콜라겐이 대체되면서, 인장강도는 느려지거나 심지어는 후퇴한다. 구조체에 따라 손상당한 부분이 최상의 인장강도를 다시 회복하게 되려면 1년 또는 그 이상이 소요될 것이다.

치료에 영향을 주는 요인들 (FACTORS THAT AFFECT HEALING)

수많은 외부의 요인들이 심각하게 혹은 미미하게 치료과정에 영향을 미칠 수 있다. 이러한 요인들 중 일부는 치료과정을 돕거나 촉진하기 위하여 스포츠치료사들이 적용할 수 있다. 다른 것들은 환자, 부모, 그리고 의사에 의해 관리될 수 있다. 그러나 여전히 연령이나 신체 질환과 같은 요인들은 관리통제가 안 되고 있다.

그림 2.5는 손상과 치료의 과정, 그리고 조직 치료와 그 결과에 대해 효과적인 회복 프로그램이 가질 수 있는 차이의 윤곽을 제시하고 있다. 스포츠치료사들이 치료과정에 긍정적인 영향을 줄 수 있는 적절한 기술적 방법을 아는 것은 중요하다 할 수 있다.

치료의 양식들 (Treatment Modalities)

치료효과를 높이기 위해 가장 빈번하게 사용되는 일부 치료 양식들로 전기자극, 얼음, 표면열, 심부열이 있다.

얼음은 치료를 위한 운동에 의해 발생되는 염증을 감소시키기 위해 특히 회복 초기에 사용된다(Denegar et al., 2010). 과도한 스트레칭이나 어느 부분을 강화하기 위한 운동과 같은 치료적 운동을 행한 후 때때로, 부종증가와 같은 새로운 염증의 징후가 나타날 때가 있다. 얼음은 이미 발생한 부종에 대해 어떠한 영향을 주지는 않겠지만, 지나친 스트레칭이나 과도한 강화 운동에서 기인되는 새로운 부종을 감소시킬 수 있다. 조직을 자극하여 흥분시키는 것은 반드시 피해야 함을 기억해야 한다. 그러나 피할 수 없는 경우가 있을 수 있다. 우선적으로 초기의 통증과 부종을 가라앉히기 위해 얼음을 사용해야 할 경우, 증상이 나타나기전까지 처치해야한다.

> 치료에 영향을 주는 요인들; 치료양식, 약품, 외과적인 회복, 환자의 연령, 환자가 경험한 신체질환, 환부의 크기, 감염, 영양상태, 경련, 팽윤

손상을 당한 후 첫 1주일 동안의 전기자극은 치료촉진을 돕는 단백질 합성을 향상시킨다

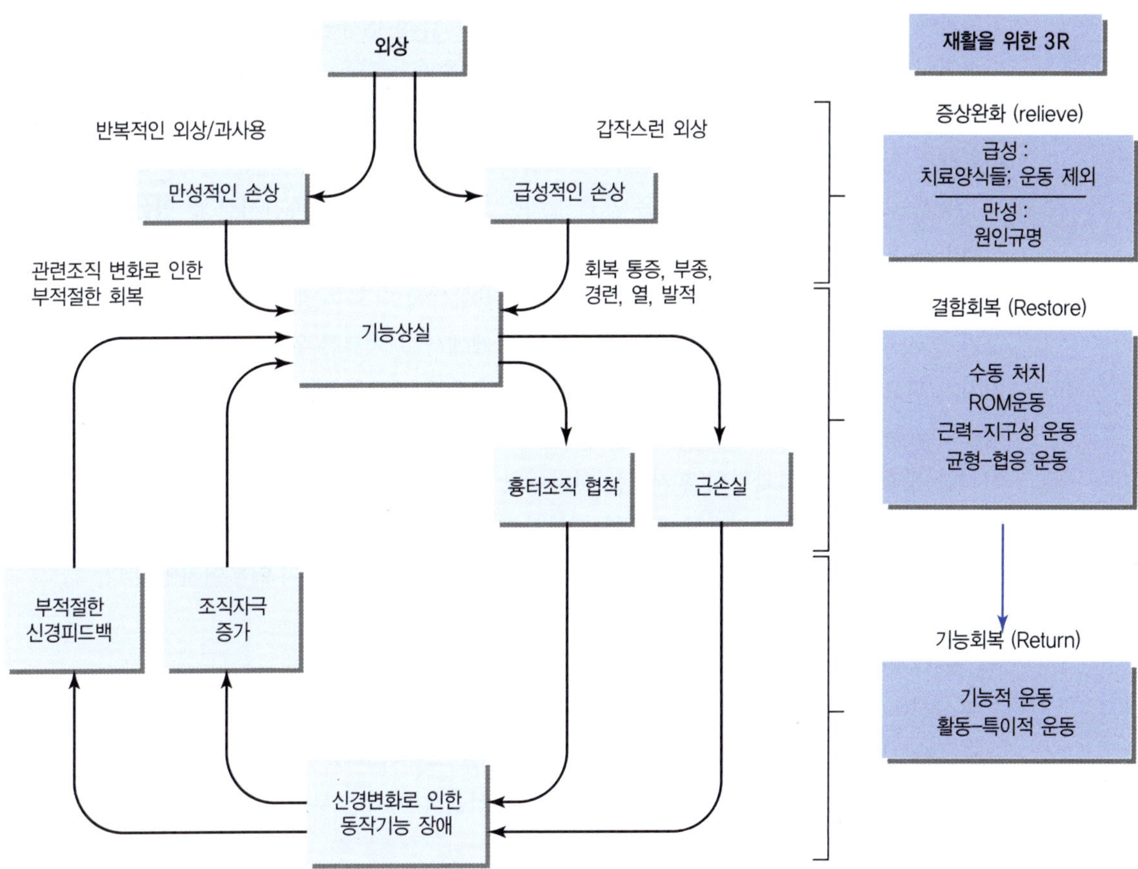

그림 2.5 손상과정과 적절한 형태의 재활 기술.

(Denegar et al., 2010). 힘줄과 인대의 구조가 비슷하기 때문에, 전기자극이 인대에 가해졌을 때에도 위와 같은 결과들을 가져올 것이다.

전기자극은 또한 근육의 경련을 완화하기 위해 사용되어질 수 있다(Denegar et al., 2010). 근육수축을 촉진시키려고 할 때, 전기자극은 유체를 림프계로 유입시킴으로써 국소적인 부종을 완화하는 데 역시 도움이 될 수 있을 것으로 보며, 통증을 감소시킨다. 통증이 덜하다면 환자는 더욱 즐겁게 스스로 운동할 수 있을 것이다.

손상이나 지속적으로 활동하지 않음으로 해서 발생하는 근육 손실은 전기자극의 방법에 의해 지연되어질 수 있다. 전기자극의 방법은 근육수축을 촉진시키기 위해, 그리고 휴지상태의 근섬유들을 다시 움직이게 하고 보강에 도움을 주기 위해 사용된다(Denegar et al., 2010). 단기간-신경제거된 동안에, 신경의 기능이 회복되어질 때까지 근육수축을 돕기 위해 사용될 수 있다.

염증단계 후에, 열자극은 운동하기에 앞서 적용하면 유용할 수 있다. 열자극은 치료를 돕는 혈액순환을 증가시키고, 통증을 덜 경험하면서 운동을 할 수 있도록 근육을 이완시키며(Denegar et al., 2010), 스트레칭을 위해 그 부위를 더욱 유연하게 하기 위해 조직의 점성을 감소시킬 수 있다(Denegar et al., 2010).

초음파와 열치료는 치료 속도를 향상시키고 동작 중 통증을 감소시켜 운동효과를 개선하는 것으로 알려져 있다. 초음파는 열효과와 역학적인 효과들을 제공할 수 있다는 이점이 있다. 지속적인 초음파에 대한 금기사항으로는 열이 해로울 수 있는 급성 염증단계에서의 주의이다. 그때에는 지속적이지 않은 펄스초음파가 사용되어야 한다. 초음파는 깊은 곳까지 전달되는 열공급원으로써, 표면보다 심부에 많은 관절낭(capsular) 접합에 효과적으로 도달할 수 있도록 하는데 유용한 스트레칭 전단계의 처치방법이다.

운동사들로서는 바라던 결과들을 알고 그러한 효과들을 최고로 촉진시킬 수 있는 치료양식을 선택하는 것이 중요하다. 환자들이 재활프로그램을 통해 호전됨에 따라, 더 적은 치료방법이 요구되는데, 이것은 손상된 부위가 정상적인 기능과 신진대사에 더욱 가깝게 다가가기 때문이다. 예를 들면, 환자가 마지막으로 치료 운동에 들어가는 단계에서는, 치료를 위한 운동 프로그램 후에 얼음처치가 필요 없게 된다. 환자가 치료를 위해 정해진 운동 과정을 실시한 후에 얼음을 필요로 하는 팽윤이나 통증을 계속적으로 갖는다면, 이러한 징후들의 원인은 반드시 규명되어야 한다. 그 이유는, 이러한 징후들이 회복과정의 후기에는 나타나지 않기 때문이다. 표 2.9는 재활과정 동안 사용될 치료양식이나 수동처치 기술들에 대한 제안사항들을 제시한다. 이 표는 단지 이러한 적용의 한 예시로서; 환자의 문제나 요구에 근거하여 개인에 맞는 특정한 선택이 이루어져야 한다.

약품 (Drugs)

부상선수는 종종 손상 후 처방받은 약품들에 대한 정보를 얻기 위해 운동사들과 상담한다. 그러므로 운동사들은 약물(치료)에 대한 기본적인 이해를 보유하고 있어야 하며, 그들이 가지고 있는 지식의 한계를 알아야 하고, 그들이 알고 있는 지식을 넘어서면 부상선수를 바로 의사나 약사에게 보내야 한다.

운동사들은 약물(치료)에 대한 일반적인 경험법칙들을 알아야 한다. 모든 약품들, 심지어 비타민조차도 원치 않는 부작용을 초래할 가능성이 있다. 어떤 약품이든지 주의 깊게 사용되어야 하며, 의사나 약사 또는 비처방약(OTC medication) 제조업자들의 권고사항에 따라 복용해야만 한다. 원치 않는 부작용이 일어나면, 약물치료를 중단하거나 약물투여를 조정하기 위한 지시사항을 얻기 위해 의사를 만나야 한다. 모든 약물들은 약효 지속시간 즉, 혈액 내 약성분이 최소한의 치료효과를 얻는데 필요한 수준을 초과하는 시간적인 범위(길이)를 갖고 있다. 이 시간의 길이는 그 약의 반감기에 의해 결정된다. 반감기란 혈류 속에 들어있는 약물의 수준이 반으로 감소하는 데 걸리는 시간을 말한다. 약이 투여되는 횟수는 반감기에 그 근거를 두고 있다. 반감기가 짧으면 짧을수록, 최소한의 치료상의 효과를 얻기 위해서는 더욱 자주 약물이 투여되어야 한다. 1998년 Houglum의 실례는 이 개념을 입증해준다(J.E Houglum, 1998); 대략 14시간의 반감기를 가지고 있는 나프록센(소염, 진통, 해열제)은 하루에 2회 투여된다. 반면에, 약 2시간의 반감기를 가지고 있는 이부프로펜(소염제)은 하루에 3회 내지 4회 투여되어야 한다.

약물투여의 목적은 항정상태를 이루는 데 있다. 항정싱태는 약물의 평균적 수준이 혈액 내에 일정하게 유지될 때 나타난다. 다시 말하면, 혈액 속으로 흡수된 양이 신진대사나 배설을 통해 빠져 나간 양과 같은 때를 말한다. 약이 처음 몇 회에 걸쳐 복용된 후, 혈액 내 약물의 양은 항정상태에 이를 때 까지 증가한다. 어림잡아서, 항정상태는 투여된 약물의 복용량들이 적어도 5번의 반감기에 도달한 후에 이루어질 수 있다.

예를 들면, 5회 반감기를 이용해 항정상태에 도달하는 시간을 계산해보면, 어떤 약물이 12시간의 반감기를 가지고 있고, 하루에 2회씩 투여된다면, 항정상태는 3일째 중반에 이르러야 달성될 수 있다(5×12시간). 어떤 약물이 2시간의 반감기를 가지고 있고 매 6시간마다 투여된다면, 항정

표 2.9 재활 치료양식

치료단계	시간	가능한 양식선택	양식적용 목표
급성	0~3일	냉처치 : 얼음, 아이스 팩/컵, 냉목욕, 차가운 팩	통증완화, 부종완화, 혈액응고개선
		전기자극	경련완화, 통증완화
		압박	부종완화
		상승	부종완화
		저출력 레이져	통증완화
초기 증식	2~10일	냉처치 : 얼음, 아이스 팩/컵, 냉목욕, 차가운 팩	통증완화, 부종완화, 혈액응고개선
		전기자극	경련완화, 통증완화, 치료증진
		저출력 레이져	통증완화, 치료증진
		ROM 활동	동작가능, 통증완화, 경련완화
		관절가동, 1~2단계	통증완화
		냉처치	과도한 처치로부터 유발될 수 있는 염증 가능성 감소효과
후기 증식	7~21일	열처치	혈액순환 증진, 기타조직 처치준비
		고전압 전기자극	부종감소, 림프류 재건
		러시아 혹은 간섭 전기자극	근육재활, 근육수축
		ROM 활동	동작회복
		관절가동, 1~2단계	통증완화
		선택적 마사지 기술	경련 완화, 림프류 재건
		냉처치	과도한 처치로부터 유발될 수 있는 염증 가능성 감소효과
초기 재형성	14~48일	표면/심부 열처치	심부 및 표면 혈액순환 개선으로 기타조직 처치준비
		러시아 혹은 간섭 전기자극	근육재활, 근육수축
		ROM 활동	동작회복
		관절가동, 1~4단계	통증완화, 가동성 회복
		선택적 마사지 기술	부종완화, 림프류 재건
		근력, 평형, 협응 활동	손실된 신체적 항목 회복
		냉처치	과도한 처치로부터 유발될 수 있는 염증 가능성 감소효과
후기 재형성	42일~18개월	ROM 활동	정상 가동범위 및 유동성 유지
		민첩, 기능성, 수행-특이성 활동	정상활동으로 돌아가려는 환자를 위한 준비

상태는 3번째 복용한 뒤에 나타난다(5×2시간). 왜냐하면 첫 번째의 복용은 0시간에, 두 번째 복용은 6시간에, 세 번째 복용은 12시간에 하기 때문이다(J.E Houglum, 1998, Harrelson, & Leaver-Dunn, 2004). '항정상태'와 원하는 결과들을 얻어내기 위해서는 환자가 약물치료에 관한 지시를 따르는 것이 중요하다. 만약 환자가 약물치료에 대한 지시사항을 못 지킨다면, 의도된 결과들은 달성될 수 없다. 같은 이유로, 처방된 복용량 이상으로 약을 복용할 경우, 더 신속하고 좋은 결과들을 얻을 수는 없을 것이다. 사실, 그것은 몸에 해로울 수 있다. "많을수록 좋다"는 말이 약에는 적용될 수 없는 것이다. 더 높은 양의 혹은 더 빈번한 약물 복용은 체내 약물 농도를 증가시키거나 유독성 부작용을 야기할 수도 있다.

두 개의 다른 항염증성 약물들을 복용하는 것은 그 약들이 의사의 처방에 의한 것이든 혹은 비처방약물에 의한 것이든 금물이다. 왜냐하면 이것은 복용량을 늘리는 것이나 별반 다름이 없어서 위험할 수 있기 때문이다. 약물을 제공할 때에는 환자에게 반드시 이러한 중요한 경고를 해주어야 한다.

경구 투약된 대부분의 약물들은 소장에서 흡수된다. 약을 물과 함께 복용한다면, 약을 그냥 삼키지 말고 물 한잔을 함께 마시기를 권장한다. 액체는 약물의 용해를 도우며, 약물이 위에서 소장으로 빨리 이동할 수 있게 해준다. 약물을 음식과 함께 복용한다면, 그 약은 천천히 흡수될 것이다. 그러나 위 속의 음식물은 약물의 위 자극을 감소시킬 것이다.

약물의 흡수에 변화를 주는 다른 요인들로 복용 후 즉시 운동하는 것이 또한 포함하는데, 평상시 위장으로 분배되어있는 혈액이 운동하고 있는 근육으로 빠져나가기 때문이다. 약물이 소장으로 내려가는 것이 지연되어 위장에서 오래 머물면, 위내막의 자극이 증가될 수 있다(J.E Houglum, 1998). 이러한 이유 때문에, 운동하기 직전에, 그중에서도 특히 위가 비어 있을 때, 항염증성 약물을 복용하는 것은 바람직하지 못하다.

비스테로이드성 항염증제 (Non-Steroidal Anti-Inflammatory Drugs; NSAIDs)

오늘날 가장 일반적으로 처방되고 있는 약물은 항염증제(anti-inflammatory)이다(Leadbetter, 1990). 이들 중에서도 가장 빈번하게 사용되고 있는 약품은 비스테로이드계의 항염증제이다. 운동 중의 손상에 대하여 NSAIDs의 유의한 이점이 입증된 것은 아니지만, 특히 부상 초기에 그 약물들의 사용을 보증할만한 충분한 증거들이 있다(Mehallo, Drezner, & Bytomski, 2006). NSAIDs는 급성과 만성의 운동 손상들로 인해 일어날 수 있는 염증을 최소화함으로써 통증을 감소시키고 치료를 촉진시키는 데 사용된다. NSAIDs는 효소 사이클로옥시게나제-1(cyclooxygenase-1, COX-1)와 사이클로옥시게나제-2(cyclooxygenase-2, COX-2)를 억제함으로써 염증을 감소시킨다. 스포츠 손상에 대해 NSAIDs를 사용하는 주요한 이유는 프로스타글란딘(prostaglandin, PGs)의 생산을 억제함으로써 통증을 감소시키기 위해서이다. PGs은 국소 외상수용기를 자극하며, 혈관의 투과성을 증대시킴으로써 부종형성을 활발하게 한다. NSAIDs는 프로스타글란딘의 생산을 제한함으로써, 염증단계에서 증식단계로 이행되어가는 치료 진전과정을 돕는다. 부종과 통증을 감소시킴으로써, 활동 범위와 그 밖의 치료성 운동들을 통해 더욱 빠르게 회복을 촉진시키는 것을 시작할 수 있다.

여러 가지 처방과 비처방의 NSAIDs이 판매되고 있다. 일상적으로 사용되어지고 있는 NSAIDs의 목록은 표 2.10을 참고하라. 각 개개인은 이러한 약물들에 대해 각자 다르게 반응한다. 통상적으로, 비처방 NSAIDs의 복용량은 처방되는 NDSAIDs의 절반 정도이다. 어떤 사람은 아스피린을 복용함으로써 더 좋은 효과를 얻을 수 있고, 반면에 어떤 사람들은 아스피린에서 효과를 얻지 못하지만 이부프로펜(소염제)을 복용하고서 상당한 완화효과를 얻을 수도 있다. 어떤 사람은 나프록센(소염, 진통, 해열제)을 복용하면 위에 장애가 날 수 있지만, 톨메틴을 복용할 때는 아무런 문제가 없을 수도 있다. 의사들은 환자가 처음 복용에 적절히 반응하지 않으면, 보통 다른 NSAIDs를 써본다. 사람들이 약에 대해 제각기 다르게 반응하기 때문에, 원하는 치료목적을 달성하는데 가장 효과적인 약물을 시행착오를 통해 찾아내곤 한다.

스테로이드계의 약물도 역시 염증을 다루는데 이용된다. 그러나 이 약의 사용은 현재 심한 부작용으로 인해 제한되어 있다. 그 약은 대개 짧은 기간에 복용량을 많게 하는 방식으로 처방되고 있다.

투약은 부작용들의 가능성 때문에 의사들에 의해 면밀하게 관리된다. NSAIDs는 아라키돈산의 신진대사에 변화를 줌으로써, PGs의 생산을 억제하기 때문에, 다른 생리적인 기능들이 영향을

표 2.10 NSAIDs (비스테로이드성 항염증제)

총 칭	상표명	하루 복용량	성인 최대 일용량(mg)[1]
비선택적 COX 억제제			
아스피린[2]	다양	4	6000
페노프로펜	Nalfon	3-4	3200
플루르바이프로펜	Ansaid	2-3	300
이부프로펜[2]	Advil	3-4	3200
인도메타신	Indocin	2-3	200
키토프로펜[2]	Actron	3-4	300
나프록센 Na[2]	Aleve	2	1375
피록시캄	Feidene	1	20
설린닥	Clinoril	2	400
톨메틴 Na	Tolectin	3-4	2000
디클로페낙	Voltaren	2-4	150
옥사프로진	Daypro	1	1800
선택적 COX-2 억제제			
Celecoxib	Celebrex	1-2	400
Valdecoxib	Bextra	1-2	40
미약한 선택적 COX-2 억제제			
Etokolac	Lodine	2-3	1200
Meloxican	Mobic	1	7.5
Nabumetone	Relafen	1-2	2000

[1]전형적인 일일 용량보다 더 적을 수 있다.
[2]처방없이 구입이 가능함.

받게 된다. 국소 손상부위의 염증단계에 영향을 미치는 것 이외에, PGs는 위 내막을 방호하는 데 중요한 역할을 한다. 그러므로 NSAIDs의 가장 일반적인 부작용들 중의 하나는 복통이다. 이러한 이유로 궤양이나 아스피린에 대한 알레르기 병력이 있는 사람들은 NSAIDs를 투약해선 안된다. 복통, 메스꺼움 그리고 구토가 나타날 수 있는 부작용으로, 환자들이 NSAIDs의 사용을 중단하는 이유가 될 수 있다. 일반적으로 환자가 NSAIDs를 투약하는 기간이 길어질수록, 복통이나 궤양의 발병이 증가하는 경향이 있다.

NSAIDs는 신장과 심장기능에 또한 유해할 수 있다. 아라키돈산은 신장의 생리기능에 중요한 역할을 한다. 그러므로 신장질환을 가진 사람들은 NSAIDs를 사용할 수 없다. 신장기능과 심장의 관계 때문에, 울혈성 심부전(congestive heart failure)이 있는 환자들도 NSAIDs이 투약을 피해야 한다.

NSAIDs는 태아와 신생아에게 유해할 수 있기 때문에, 대부분의 약물들처럼 임산부는 NSAIDs의 투약을 삼가해야 한다. NSAIDs 계열 약물이 1990년대 말 FDA에 의해 승인되어졌다. 이 약들은 아라키돈산의 대사에 관여함으로써 주로 COX-2 효소를 억제한다. 보다 전통적인 NSAIDs는 비선택적이어서, COX-1 효소들과 COX-2 효소들에게 다양한 영향을 준다. COX-1 효소는 신장 기능, 기관지 긴장도, 혈소판 응고, 체온 조절, 장점막 보호 등 신체의 많은 항상성 과정에 관여된다. 한편 COX-2효소들의 기능은 주로 염증단계에서 일어난다. 비특이적

NSAIDs는 COX-1과 COX-2 효소를 모두 억제하지만, 선택적 COX-2 억제제는 COX-2의 염증생성 활동만을 제한한다. 그러므로 이러한 새로운 NSAIDs COX-2 억제제들은 위장 및 신장 세포들과 COX-1에 의존하는 정상적인 필수기능에는 영향을 덜 미치면서 염증을 완화시킨다.

일반적으로, 부작용에 상관없이, 약은 원하는 결과가 얻어질 때까지 지속적으로 투약되어야 된다. 연구자들은 NSAID의 공급시간에 대하여 서로 이견을 갖고 있다. 일반적으로 NSAIDs는 치료 초기의 둘째 단계까지만 공급되어야 한다. 이런 종류의 약품을 셋째 단계까지 계속 사용하는 것은 치료효과를 저하시킨다는 징후가 있다(Almekinders & Gilbert, 1986; Mehallo et al., 2006). 항염증 약물 사용의 가장 효과적인 시기가 PG 분비물이 최대로 발생되는 염증단계인 것은 분명한 것으로 보인다. 따라서 손상당한 후 첫째 주에 NSAIDs를 사용하는 것이 매우 중요하다. 그러나 만약에 어느 개인이 그 시기를 지나서도 약물 치료에 반응이 있다면 증식단계까지 지속하는 것이 도움될 수 있다. 물론 이러한 결정은 의사가 내린다.

약물의 상호작용 (Drug Interactions)

어느 약이나, 같이 섭취한 다른 약과의 상호작용이 그 약물들의 효과를 강화하거나 감소시키는 영향을 미칠 수 있다. 이것을 **약물의 상호작용**이라 하는데, 예를 들면, NSAIDs는 혈소판을 응집시키는 아라키돈산의 기능에 영향을 미쳐 혈액응고 시간을 증가시켜, 항응고를 치료제의 효과를 증대시킨다.

NSAIDs는 이뇨제(오줌 배설량을 증대시키나, 일반적으로 온몸의 부종을 제거하기 위한 치료제), 베타 차단제(느린 심장 박동 치료제), 엔지오텐신 변환효소 억제제(고혈압 치료제) 및 경구용 혈당 강하제(인슐린-비의존형 당뇨의 경구용 치료제)와 같은 약의 효과를 저하시킨다. 제산제는 NSAIDs의 흡수율을 지연시킨다.

다른 약품들 (Other Drugs)

어떤 약품들은 치료과정을 지연시킬 수도 있는데, 항생제, 항종양제, 헤파린, 니코틴과 코티코스테로이드 모두가 치료효과를 지연시킬 수 있다.

다른 변경 요인들 (Other Modifying Factors)

다른 수많은 요인들이 치료에 영향을 미친다. 운동사들이 통제할 수 없는 요인 중에는 수술치료, 환자연령, 환자가 겪는 신체질환과 손상 크기 등을 포함한다. 감염, 경련 및 부종과 같은 그 밖의 요인들은 제때에 적절한 치료를 받으면 감소될 수 있으며, 영양섭취는 부상당한 운동선수에게 교육과 충고를 통하여 영향을 줄 수 있다.

수술 치료 (Surgical Repair)

의사의 수술과 살균 기술은 수술 부위의 치료에 직접적인 효과가 있다. 감염은 치료를 악화시키고 지연시킨다. 외과의사의 수술기술과 사후관리는 언제 재활을 시작할 수 있는지에 직접적인 영향을 미친다. 만약, 외과의사가 사용한 기술이 수술 후에 부종을 줄이지 않고 오히려 증가시킨다면, 조직의 회복은 지연된다. 외과의사가 상처부위를 3주가 아닌 3개월 동안 움직이지 못하게 만들면, 재활은 더욱 늦어질 것이다.

연령 (Age)

나이는 치료에 변화를 주는 요인이 될 수 있다. 양호한 혈액공급은 어떤 손상에 대해서도 적절한 치료를 위해 결정적이다. 혈액 공급이 부족하면 적절한 치료가 지연되거나 치료가 불가능해진다. 혈액공급은 주로 연령에 따라 손상될 수 있다. 나이와 관련된 질병 또한 치료에 영향을 줄 수 있다.

질병 (Disease)

어떤 신체질환들은 치료에 방해가 될 수 있다. 만약에 운동선수가 당뇨병, 후천성 면역결핍증, 관절염, 내분비 질환, 결체조직 질환, 악성종양 또는 다른 신체질환을 갖고 있다면 손상부위의 치료와 함께 특별 관리가 취해져야 한다.

이외에도 운동선수들에게서 드물게 나타나는 치료를 지연시킬 수 있는, 조건들로는 신장, 간장, 심장혈관과 자가면역에 관련된 질병들이 포함된다. 만일, 운동선수들이 이러한 조건들은 갖고 있다면, 운동 시 이러한 것들에 대해서 특별히 유념하는 것이 바람직하다.

상처 크기 (Wound Size)

일반적으로 손상이 크면 클수록 치료에 더 많은 시간이 필요하게 된다. 만약에 운동선수가 1급 발목염좌를 당하면 그 선수는 다음날 연습에 참가할 수 있을 것이다. 그러나 만약 2급 부상을 당했다면 일주일 동안 연습할 수 없을 지도 모른다. 조직의 파괴나 말단분리 현상이 클수록, 조직을 제거하고 끊어진 끝부분을 연결하는데 더 많은 시간이 걸리게 된다. 이와 마찬가지로 손상이 크면 클수록 상처부위가 커지게 된다. 상처 조직은 회복을 지연시키는데, 이는 상처조직의 위치와 운동을 재개하기 전까지 부상부위가 얼마나 오랫동안 고정되었었는지에 따라 좌우된다.

감염 (Infection)

감염은 찰과상이든, 외과적 상처나 주사 혹은 공기 흡입용 주사 바늘이든 간에 노출된 상처에 발생할 가능성이 항상 있다. 감염을 막기 위해서는 상처 원인이나 크기에 상관없이 항상 주의가 필요하다. 감염은 항상 치료를 지연시킨다. 감염이 되면, 상처부위는 그렇지 않았을 경우보다 큰 흉터조직을 갖게 될 것이다.

영양섭취 (Nutrition)

영양은 치료에 중요한 역할을 담당한다. 자격을 갖춘 운동트레이너는 치료를 강화하기 위하여 환자가 균형잡힌 음식물로 좋은 영양을 섭취할 수 있도록 권장해야 한다. 단백질, 비타민(특히 A와 C) 또는 미네랄(특히 아연과 구리)이 결핍된 다이어트는 치료를 더욱 어렵게 한다.

근육 경련 (Muscle Spasm)

경련은 신체가 부위를 고정하여 손상을 최소화하려 할 때 발생하는 반사작용이다. 통증과 근육제한은 기능을 복합적으로 저하시킨다. 경련은 피의 흐름을 억제하여 빈혈을 초래한다. 그 부위에 즉각적인 응급조치를 취하는 것이 경련을 줄이고 궁극적으로는 조직세포의 치료와 손상당한 부위의 기능을 증진시키는데 중요하다.

부종 (Swelling)

사람에 따라 비슷한 손상에 대해서도 붓는 정도가 다를 수 있더라도, 일반적으로 손상이 크면 클수록 부종은 더욱 크다. 부기 또는 부종은 세포 간에 의해 생기는데 이는 피 즉, 손상된 세포로부터 생긴 체액과 혈장 체액을 포함한다. 우리 몸은 세포외액을 외부 물체로 판단하여 그것을 제거하려 한다. 부종은 또한 민감한 신경말단에 압력을 가하게 되고, 반사 근육의 제한을 가져오며, 손상 부위에서의 영양분 교환에 지장을 준다. 이러한 요인들은 통증을 증가시키고, 기능을 저하시키며, 치료를 지연시킨다. 혈관외(extravascular)에 축적된 혈액과 체액의 양이 많으면 많을수록, 염증에 따른 증상이 크고 염증에서 증식단계로 진행되는 과정도 길어지게 된다. 따라서 운동사는 부종을 최소화하고 치료를 증진시키기 위해 즉각적인 처치를 하는 것이 중요하다. 부종을 최소화하는 것 또한 염증, 통증과 기능상실을 줄일 수 있다.

치료에 있어 치료운동의 역할 (THE ROLE OF THERAPEUTIC EXERCISE IN HEALING)

이제 여러분은 치료과정을 이해하기 때문에, 이러한 지식이 어떻게 부상당한 운동선수들을 위한 치료운동 프로그램을 설계하는데 도움을 줄 수 있는지 알아야 한다. 치료주기 내용과 시기에 대한 지식은 운동선수가 다시 안전하고 적절한 시기에 시합에 복귀하기 위해 무엇을 언제 해야 하는가를 아는데 도움을 줄 수 있다. 운동사는 처치방법과 적용시기에 따라 치료에 긍정적인 또는 부정적인 영향을 줄 수 있다. 지식은 운동처치를 하는데 결정적인 역할을 담당한다. 처치하는 방법을 아는 것은 쉬운 부분이다. 처치하는 시기와 강도 또는 처치 후의 결과와 이점들을 아는 것이 더욱 어렵고, 바로 이것이 중요한 것이다. 비록 부상당한 후의 즉각적인 처치가 응급처치에 불과한 것으로 여겨지지만, 그것이 재활에 있어서는 바로 첫 단계이다. 재활은 즉각적인 관리와 현장평가 조치의 두 가지 관점이 있다. 처음에 주로 치료증진, 경련과 통증감소 등이 치료방법으로서 적용되고, 다음 재활단계인 치료운동을 시작할 수 있게 한다. 치료운동은 환자가 완전한 스포츠 활동을 재개할 수 있도록 해준다. 치료운동에 대한 다양한 관점이 이 책에 상세하게 토론되어 있다. 이 장에서는 단지 일반적 원칙만 다루기로 한다. 재활은 치료방법과 치료운동 모두 사용하는 것을 포함한다는 사실을 인식하는 것이 중요하다. 각각은 서로 매우 다른 목적으로 도움을 주고 있지만, 그것들은 모두 부상 운동선수를 완전 회복시키고자 하는 공통 목표를 달성하기 위해 사용된다. 표 2.11은 치료과정 중에 고려되어야 할 재활기술의 형태를 요약한 것이다. 이 표는 단지 추천사항으로서 제공한다.

> 치료운동의 구성요소들의 적용은 치료단계에서 조심스럽게 조합되어야만 한다. 성공적인 재활프로그램을 계획할 때 조직치료로 초점이 항상 최우선적으로 고려되어야 한다.

치료시기 (Timing of Treatment)

부상이 안정된 후에는 부종과 통증을 억제하기 위한 노력이 초기 재활단계에서 중요하다. 이 시기에도 치료운동을 통한 치료 과정의 개선 시도가 있을 수 있다. 그렇지만 손상당한 부위에 1차적 안정과 힘을 제공하는 신생의 약한 섬유소 프라그가 손상되지 않도록 관리되어야 한다. 부상당하고 처음 3일이 경과된 후에는 손상당한 부위에 많은 생리학적 활동이 있다는 것을 명심해야 한다. 기타 활동 중에는 섬유모세포가 재건을 시작할 수 있도록 대식세포가 찌꺼기 부위의 청결 작업을 시도하는 것도 있다. 이 시기에 손상 부위에 과도한 스트레스가 가해지면 재손상이 일어나고, 섬유소응고를 분해시켜 추가 부종을 일으키게 한다. 심한 손상에는 운동사가 그 부위에

표 2.11 치료와 재활의 시각표

치료 단계	치료 특성	재활 기술
염증	연약한 섬유소 플러그가 안정성을 부여한다. 통증, 부종, 근육경련, 기능손실	통증환화, 근육경련, 부종감소를 위한 방법론 섬유소 플러그 파손방지를 위한 운동금지 비손상 분절의 운동과 심혈관 컨디셔닝
증식	Type III 콜라겐 형성. 혈관생성. 근육경련은 감소해도, 부종, 통증, 기능손실은 지속될 수 있다.	치료와 비손상 분절의 운동지속 콜라겐 정렬에 영향을 주는 ROM시작: 약한 PROM, AAROM, 일부AROM 저강도 등척성 운동은 가능하다.
재형성	Type III 콜라겐이 Type I으로 대체되기 시작함. 상처조직이 보다 영구적으로 변함. 인장강도가 시간이 지남에 따라 증가함. 진행초기에 나타나지 않던 기능 회복, 통증 및 부종 감소가 나타남	지시된 치료방식만 허용. 완전한 운동동작에서 저항성 운동까지 실시. 균형 및 민첩성 운동으로 진전. 기능적, 활동–특이적 훈련이 재활 마지막 단계에 병행됨. 조직의 강도가 향상되면서 운동의 과격함이 증가함.

적용되는 스트레스 양에 대해, 특히 초기 치료 단계에, 주의를 기울이지 않으면 안된다. 이 단계에서는 재건수술을 받은 환자라 할지라도 일찍부터 치료 운동을 시작할 수 있다. 손상이 과도하여 스트레스를 견딜 수 없는 경우의 환자라도 여러 재활 목표 중 (1장에서 언급된) 한 가지를 위해 수행할 수 있다. 예를 들면, 환자가 오른쪽 무릎에 수술을 받았다면 그 선수는 외발 자전거 타기나 상체 심혈관 운동을 하여 심혈관의 컨디션을 조절할 수 있다. 상체 저항운동과 좌측 하체 저항운동도 이 시점에서 프로그램의 일부가 될 수가 있다. 일부 연구결과는 한쪽 다리의 운동이 반대쪽 다리의 근력을 키워준다는 것을 증명해주고 있다(Folland & Williams, 2007; Steadman, Forster, & Silferskiold, 1989).

첫째 주말이 되면 손상당한 부위는 이미 재형성 단계로 진입하고 있다. Type I 콜라겐이 생성되며 그 부위는 더욱 강해지고 처음 며칠 전보다 강한 스트레스를 견딜 수 있게 된다. 상처 부위는 정상세포 조직에 비해 아직 매우 약하지만, 다소 조절된 스트레스는 견딜 수 있게 된다. 이러한 일반적 원칙에 다소 예외는 있을지라도, 이 시기에는 손상과 그에 관련된 세포 조직에 따라 유연성 운동과 일부 근력강화 운동이 활용된다.

힘줄 치료는 일종의 예외이다. 어떤 의사의 경우 ROM 운동은 허용하지만 근력강화 운동을 3주째까지는 허용하지 않는다. 다른 의사들은 근력강화 운동을 6주까지 기다리거나 더 오랜 시간이 경과된 후에 시작하는 것을 선호하기도 한다. 어떤 의사들은 콜라겐 섬유가 10일이 지나면 급격히 합성화되어 최대치 값에 도달되기 때문에 강화운동을 1주 후에 허용하기도 한다. 그들은 이 시기에 콜라겐이 가끔씩 등척성 운동 형태의 약한 저항운동을 시작할 수 있을 만큼 강하다고 여기고 있다. 다른 의사들은 활막초가 재생성되어 힘줄에 미끈한 표면을 갖게 되므로 3주째까지 기다리는 것을 선호하기도 한다. 6주까지 기다리는 의사들은 그때까지는 새로운 콜라겐이 성숙하여 파괴될 위험이 지극히 적다고 생각하기 때문이다. 수술 후 오랜 기간 기다려서 운동 활동을 개시할 때의 위험 요소로는 수술로 분열된 피부와 근막 주변의 연한 조직과 힘줄이 복합적 상처조직으로 결합되는 것이다.

치료적 운동의 시작과 관련하여 의사의 선호원칙을 안다는 것은 중요하다. 1장에서 언급한 바와 같이, 유연성은 다른 신체적 항목들보다 먼저 성취되어야 한다. 이 장을 읽은 후에 여러분은 이러한 절차에 대한 이유를 헤아려야 한다. 치료 후 1주일까지 콜라겐은 약한 Type III에서 더욱 강한 형태인 영구적 Type I로 전환되고 있다. 상호연결이 증가되고 콜라겐 사이의 결합도 더욱 강해지고 있다. 일반적으로, 가장 효과적인 ROM 획득은 손상 후 첫 3주간에 형성된다. 동작의 변화는 수술이나 심한 손상 뒤에 첫 2개월 동안에 상대적으로 쉽게 이루어질 수 있다. 그 기간이 지난 후에 콜라겐은 상당히 성숙되고 변화에 더욱 저항할 수 있게 된다. 이러한 이유로 회복된 정강이뼈를 3개월 동안 움직이지 않은 것이 3주 동안 움직이지 않은 것보다 이전의 ROM을 회복하는 데 보다 더 어렵다. 유연성을 성취하기 위한 그 밖의 기술들이 회복 단계에서 여러 시기에 걸쳐 사용된다. 구체적인 유연성 기술은 상처 조직이 얼마나 성숙되었는가에 따라 결정된다. 이러한 기술들이 5장에서 차별화되어 기술되어 있다. 일단 치료운동 프로그램이 시작되고 유연성 운동이 개시되면, 강화운동은 안전할 때 시작되어야 한다. 손상정도 및 환자상태에 따라, 초기 강화운동은 단지 등척성 운동만을 포함할 수도 있다. 강화운동의 진행은 7장에서 보다 자세히 논의되어 있다. 운동사는 강화운동으로 인해 가해지는 스트레스를 인식해야 한다. 조직에 과도한 스트레스나 결함을 주지 않고 바람직한 결과를 충분히 제공할 수 있도록, 조직에 가해지는 스트레스를 항상 특별 관리해야 한다. 강화 운동 시 가장 위험한 시기는 염증단계 동안에 나타나는데, 이때 손상부위를 잡고 있는 섬유소 응고를 제외하고는 손상 부위에 인장정도가 거의 없기 때문이다. 또한 재형성단계에서도 특별한 관리가 있어야 한다. 이때에 콜라겐이 Type III에서 Type I로 전환되는데, 특히 외과적 수술 후에 힘줄과 인대가 상당히 취약해진다. 치료운동 프로그램은 1장에서 기술된 대로 진행되어야 한다. 유연성이 성취된 후에는 점진적인 강화 및 근지구력 운동이 보강된다. 이러한 운동처치들은 손상부위의 인장강도를 증가시키고 근육, 힘줄, 인대와 뼈 자체가 운동으로 힘을 얻게 되면 강도가 더욱 강해진다.

손상부위의 지지구조, 특히 동적 움직임을 조절하는 근육의 힘이 증가함에 따라, 운동이 다음 파라미터인 고유수용(proprioception)을 증진시키게 된다. 이러한 운동들은 균형감, 민첩성, 스피드와 조정력을 강화하게 된다. 이러한 운동들은 환자가 정상적인 스포츠를 수행하는데 필요한 자극과 움직임을 재현할 수 있는 기능적 활동을 수행할 수 있을 때까지 점진적으로 증가시켜야 한다. 환자가 프로그램 중에 강화 시기를 결정할 때 손상부위의 치료시기를 항상 고려해야 한다. 손상부위에 적용하는 강도는 조직의 치료시기와 연계되어 평가되어야 한다.

급성 및 과사용 손상 (Overuse Injuries)

과사용 손상에 대한 재활프로그램은 급성 손상과는 원인이 다르기 때문에 서로 다른 전략을 포함하고 있다. 이 차이점들은 15장에서 보다 상세히 논하였다. 재활프로그램은 항상 마음속에 손상 조직의 치료와 함께 계획되어야 한다.

흔히 과사용 손상은 그 부위에 지속적으로 자극이 축적되어 발생한다. 성공적인 치료 프로그램이 구체화되기 전에 악화 요인을 먼저 개선시켜야 한다. 원인이 결정되면, 비록 대부분 만성적 손상이 급성적 손상을 치료하는 것보다 더디지만 치료는 시작할 수 있다.

어느 손상에서나 2가지 고려사항이 적절한 치료 운동 과정을 결정한다. 첫째는 일상적인 치료 과정과 시기이다. 조직이 가장 취약할 때와 다양한 조직들이 정상적인 치료 과정을 거치는 데 시간이 얼마나 소요되는가를 앎에 따라 어느 수준의 자극까지가 안전하게 적용될 수 있는지를 결정해준다. 둘째 고려할 사항은 손상과 치료에 대한 각 개인의 고유 반응이다. 각 개인의 반응을 평가하기 위해서는, 치료에 따라 부정적 및 긍정적으로 반응하는 위치를 검토해야한다. 증가된 부종, 증가된 통증과 저하된 기능들은 운동 손상이 너무 심해서 견뎌낼 수 없다는 신호인 것이다. 환자에게 운동 반응이 도움이 되었는지를 다음과 같이 물어보는 것은 유용한 것이다. "무릎이 어제 밤에 더 많이 부었습니까?", "어제 체력단련을 마친 후에 어깨에 통증이 더 증가했습니까?", "어제 치료 후에 목발 하나로 걷는 것이 더욱 쉬워졌습니까 아니면 힘들어졌습니까?"

여러분이 어떤 운동으로 인해 원하지 않는 효과가 발생했다고 판단되면, 그에 대한 적절한 조치는 손상 부위가 보다 개선될 때까지 운동을 배제하는 것이다. 아무런 악영향이 발생하지 않는다면 현재의 치료과정은 적절한 것이다.

요약 (SUMMARY)

치료에는 세 단계가 있다. 비록 치료단계들 사이에는 뚜렷한 경계 없이 진행되지만, 이 단계들이 건강관리 전문가들에게 치료과정과 그 과정을 마치기 위해 반드시 거쳐야 할 진행과정을 보다 잘 이해하고 적절하게 적용할 수 있는 시스템을 제공한다. 성장요인, 식이, 나이, 손상정도와 같은 과외변수들은 치료에 영향을 미치는 요소들이다. 환자에게 처치할 수 있는 것과 그 성공여부는, 환자가 치료과정 중 어디에 해당되는지를 정확하게 밝혀낼 수 있는 임상전문가에게 주로 달려있다. 활동제한은 통증, 부종, 경련완화를 위한 처치방법의 적용 이외에도 염증단계에서도 사용되지만, 일단 손상이 증식단계에 접어들면 ROM 활동을 시작해야 한다. 이때부터 환자는 근력, 균형, 민첩성, 컨디셔닝 활동을 시작하고, 그 뒤 환자가 정상기능으로 회복될 수 있는 능력을 평가하기 위한 검사를 받기 전에 기능적, 스포츠-특이적 활동에 들어간다.

주요 개념 및 복습 (Key Concepts And Review)

1. 1차적 치료와 2차적 치료의 차이점을 설명하시오.

1차적인 치료는 최소한의 상처를 생성하고 부상부위의 손상된 가장자리가 서로 근접해 있을 때 발생한다. 이와 다르게 2차적인 치료는 손상의 저면이나 측면의 조직부터 충진하여 치료하기 때문에 커다란 상처가 생긴다.

2. 치료단계를 규명하시오.

신체는 매우 복잡하여 완전히 이해되지 않은 치료과정 즉, 치료의 3단계; 염증, 증식 그리고 재형성을 거친다.

3. 치료단계의 1차적 과정을 기술하시오.

염증단계 동안, 중성구의 전이 과정을 시작하고, 섬유소프라그 생산이 체액과 혈액의 유출을 방지하고, 대식세포가 상처부위의 찌꺼기를 제거하고, 혈액생성이 혈류를 회복하고, Type III 콜라겐이 생산된다. 증식단계는 섬유모세포, 근섬유모세포 그리고 콜라겐 합성이 최고조에 이를 때 발생한다. 재형성 단계에서는 치료가 느려지고, 손상부위의 위축이 잘 진행되고, Type III 콜라겐이 Type I 콜라겐으로 변환된다.

4. 염증의 징후에 대한 원인들을 논하시오.

홍조, 부분적 열기, 부종, 통증과 기능장애 등이 모두 염증의 징후들이다. 홍조는 혈액 순환의 증가와 화학 물질의 분비 때문에 발생하며, 부분적 열기와 부종은 간질액의 누출과 그 부위의 대사 활동 증가에 의해 발생한다. 통증은 부종에 의한 신경 말단의 압력과 신경계 손상으로 발생한다. 기능장애는 부종에 따른 신체적 제한, 구조적 손상, 통증에 따른 근육활동 제한 등으로 인해 발생한다.

5. 치료에 대한 성장 요인들의 역할을 설명하시오.

성장 요인들은 완전히 이해되지 않고 있지만, 현재까지의 지식으로는 그들이 조직 치료에 중요한 역할을 하고 있음을 시사하고 있다. 그들은 치료에 꼭 필요한 세포 증식과 화학적 조직 변형 활동을 돕는다.

6. 급성과 만성 염증의 차이점에 대하여 논하시오.

급성 염증은 화학 및 세포 활동의 체계적인 진전을 통해 발생한다. 만성 염증은 백혈구가 상처 부위에 지속되어 과립구가 조직찌꺼기를 완전히 제거할 수 없어서 염증단계에서 증식단계로 진전될 수 없을 경우에 발생한다.

7. 특정 조직들의 치료 특성에 대하여 논하시오.

인대, 힘줄, 근육, 뼈, 관절 모두 일반적인 치료과정을 밟지만, 또한 그들의 세포구성에 따라 고유한 치료 양상들을 갖고 있다. 예를 들면, 근육은 근조직을 재생산할 수 있는 근생성 세포를 갖고 있으며 뼈는 골아세포를, 그리고 힘줄은 건세포를 갖고 있다.

8. 인장강도의 관련성에 대하여 규명하시오.

인장강도는 신체구조가 외부 압력에 저항할 수 있도록 한다. 일단 신체부위가 손상을 받으면, 뼈를 제외하고는 인장강도가 100% 정상으로 회복되지 않는다. 그럼에도 불구하고, 손상이 적절하게 치료되고 적절한 재활 프로그램이 운영된다면 운동선수는 안전하게 스포츠 활동에 복귀할 수 있다.

9. 치료 과정을 변경할 수 있는 요인들에 대하여 논하시오.

어느 조직이나 치료에 많은 요인들의 영향을 받는다. 영향을 받는 요인들로는 약물 사용(특히 항염증제), 다양한 치료 방법의 사용, 응급 처치, 부종, 통증, 감염 그리고 영양 등이 포함된다. 유자격 운동 트레이너가 통제할 수 없는 기타 요인들로는 외과의사의 수술기술과 환자의 연령 및 일반적 건강 등이 포함된다.

10. 염증에서의 NSAIDs 역할에 대하여 설명하시오.

NSAIDs는 치료과정에 미치는 화학물질의 생성이나 또는 특정 화학물질의 영향을 변경함으로써 염증 효과를 저하시킨다. 적절하게 복용된다면 그것은 염증 단계를 긍정적인 방향으로 감소시켜 치료를 증진시킬 수 있다.

11. 다양한 치료 단계에서의 치료시기에 대하여 논하시오.

재활프로그램이 성공적으로 이루어지려면, 치료 운동은 치료 조직에 악영향을 주는 요인없이 적절하게 관리되어야 한다. 운동을 주의깊게 적용하고 운동에 따른 역효과도 잘 관찰하는 것이 중요하다.

심화 학습 문제 (Critical Thinking Questions)

1. 당신이 이 장 처음에 시작했던 시나리오의 다니엘이라면, 베키가 거식증이 있는지의 여부를 상의하기 위해 그녀에게 어떻게 접근할 것인가? 거식증이 베키의 치료과정에 어떠한 영향을 미치는가? 그녀의 거식증을 감소시키기 위한 당신의 처방은 무엇인가? 아무런 "악영향을 주지 않기" 위하여 어떤 사전 주의를 취하여야 하는가?

2. 운동선수가 2주 전에 시작된 아킬레스건 염증 문제를 갖고 당신에게 나타난다면, 아킬레스건 염증이 어떤 단계라고 예상하겠는가? 그것이 급성인지 만성인지 결정하는 당신의 기준은 무엇이겠는가?

3. 팔꿈치 재건수술을 받았던 외래 환자가 수술한 지 3일이 지나서 재활을 시작하기 위해 당신에게 온다고 가정하자. 치료 단계상 이 환자는 어떤 단계이며, 어떤 치료 활동이 일어나고 있다고 평가하는가? 치료 프로그램 첫 3일 동안 당신은 무엇을 처치하겠는가? 치료 프로그램의 변경 시기를 결정할 때 어떤 요인들을 고려하는가?

4. 4일전에 2급 정도의 발목염좌 환자가 재활을 위해 당신을 찾아왔다. 환자의 나이는 50세이며; 당뇨병, 심한 부종과 종아리 근육에 경련이 있으며; 코우마딘(Coumadin)과 경구용 혈당 강하제를 복용중이며; 지난 3일 동안에는 경구용 항염증제를 복용하고 있었다면, 치료 프로그램을 어떻게 구성할 것인가? 환자의 나이가 22세이며, 심한 부종과 종아리근육에 경련이 있으며 경구용 항염증제를 지난 3일간 복용하고 있었다면 치료는 어떻게 달라지겠는가?

실험실 활동들 (Lab Activities)

1. 조직 치료, 치료 단계 혹은 특정 조직 치료에 대한 추가 정보를 제공할 당신이 추천할 만한 관련 웹사이트 3개를 제시하시오.

2. 당신이 각 치료단계에서 사용할 수 있는 재활기술의 형태들을 나열하시오.

3. 선수 훈련클리닉이나 집에서 복용할 수 있는 3가지 약품을 제시하고, 만약 치료에 미치는 어떠한 영향이 있다면 나열하시오.

4. 성장호르몬이 치료에 미치는 영향을 연구하시오. 그 호르몬이 신체 어디에서 생성되고, 어떻게 상처부위에 접근하고, 치료단계 중 언제 가장 효과를 발휘할지를 예상하고, 그 이유를 설명하시오.

제 3 장

물리학적 개념
(Concepts of Physics)

임 비 오

학습목표 (Objectives)

이 장을 마치고 난 후에는 아래의 사항을 설명할 수 있어야 한다 :

1. 힘의 정의와 내력과 외력의 예.
2. 뉴턴의 제1, 제2, 제3운동법칙과 운동치료와의 관련성.
3. 동작의 변화에 따른 중력중심의 변화.
4. 기저면의 변화에 따른 안정성의 변화.
5. 중력중심선과 기저면과의 관계.
6. 안정성을 증가시키는 두 가지 방법.
7. 안정(stabilization)과 고정(fixation)간의 차이점.
8. 신체에서 회전력의 변화.
9. 다양한 자세에 따른 근육의 역학적 이득(mechanical advantage) 변화.
10. 근육의 역학적 이득과 생리학적 이득간의 차이점.
11. 두 개의 관절을 가로지르는 근육(two-joint muscles)의 운동에서 자세의 중요성.
12. 속도와 가속도의 차이점.
13. 운동치료와 탄성, 스트레스-스트레인, 변형(creep), 그리고 마찰과의 관련성.

▶ 조엘 에드가스는 어깨 부상 중인 수영선수인, 리다 스칼리를 재활 중이다. 조엘이 일하고 있는 시설은 조절이 가능한 도르래 시스템이 갖추어져 있어서, 어깨 근육 강화 운동에 이 시스템을 이용하려고, 리다와 함께 프로그램을 계획하였다. 도르래 시스템을 이용해 아래 등세모근(lower trapezius), 중간 등세모근(middle trapezius), 마름근(rhomboids), 앞톱니근(serratus anterior)의 근육 강화 운동을 시키고자 한다. 조엘은 근육의 생리학적 길이, 지레팔 길이, 당기는 각도가 근육이 한 일의 양에 영향을 미치며 안정성이 고려되어야 한다는 사실은 알고 있었으나, 어느 곳에 도르래를 위치시켜야 최상의 결과를 얻을 수 있는지에 대해서는 알지 못하였다. 30분 후에 리다를 위한 운동 프로그램이 시작되므로, 조엘은 급하게 도르래를 효율적으로 위치시키는 방법에 대해서 알아야만 한다.

오늘, 최선을 다해 살고 행동하고 사고해야 한다.
오늘은 내일을 위한 확실한 준비이고
내일은 그 다음 날의 확실한 준비이다.
해리트 마티뉴(HARRIET MARTINEAU), 1802–1876, 작가

마티뉴가 말한 것처럼, 이 장은 미래의 지식을 위한 기초를 제공하고, 운동치료법을 제시한다. 우리가 하고 있는 일을 왜 해야 하는지 아는 것이 운동치료의 필수이다. 이론과 지식의 이해만으로 손상을 입은 환자의 요구에 맞는 운동을 조정할 수 있으며, 지식을 기반으로 한 운동치료 프로그램을 개발할 수 있다. 이 장에서 제시된 개념은 재활과 운동치료에 사용되는 기본적인 물리적 원리들이다. 여러 가지 물리학적 기본 원리들이 제시되는데, 이러한 기본적인 물리학적 원리들의 제시가 어떻게 임상에 적용되는지 이해할 수 있게 된다.

이 장의 물리학적 개념들은 새로운 것이 아니며, 수 세기의 실험을 거쳐 인정된 내용들이다. 오늘날 근골격계(근육뼈대계, musculoskeletal) 재활 분야에서 운동치료의 계승에 심오한 영향을 미친 많은 아이디어들이 1600년대의 아이작 뉴턴과 여러 공학자, 그리고 철학자들에 의해 소개되었다. 이러한 개념들은 운동치료 프로그램을 수행하는 환자의 지침에 필요한 필수적인 기초 지식들이다. 이에 대한 지식이 없이는 스트레칭과 근력강화 훈련에 힘을 올바르게 사용할 수 없으며, 신체를 효율적이면서도 효과적으로 사용할 수 없고, 운동치료 프로그램을 성공적으로 개발할 수 없다.

이 장을 읽다 보면, 임상기능의 적용에 영향을 주는 물리학의 기본 이론을 이해하게 되고 발전시키게 될 것이다. 이러한 원리들은 복잡하지는 않지만, 스포츠 운동사에게는 필수적이다. 우선, 개념들을 제시하였고, 그 다음 운동치료의 일일 과제를 직접적으로 적용시킬 수 있는 예들을 제시하였다.

힘 (FORCE)

힘은 운동을 일으키고 방향과 크기를 가지는 에너지의 한 형태이다. 특정한 양의 힘이 작용하면, 질량이 특정한 방향으로 움직이게 된다. 인체에서 힘은 내력이나 외력으로 작용하며, 일반적으로 밀거나 당기는 힘을 생성한다. 내력은 근력에 의해 생성된다. 외력은 다양하고 광범위하게

일어나지만 가장 기본적인 것이 중력이다. 중력은 가장 기본적인 외력으로 우리 모두는 지속적으로 중력의 영향을 받고 있다. 인식하든 못하든 간에 중력은 모든 움직임에 영향을 미친다. 중력이 없다면 우리가 알고 있는 활동은 극적으로 달라질 것이다. 아이작 뉴턴이 1600년대 후반에 가서야 중력의 법칙을 공식화하였지만, 중력은 지구가 생성되기 전부터 존재해 왔다.

아이작 뉴턴이 확립한 중력의 법칙에 의하면, 모든 물체는 질량에 비례하고 물체들 간의 거리의 제곱에 반비례하는 힘으로, 서로 당긴다고 하였다. 지구는 지구상의 다른 물체들에 비해 매우 크기 때문에 중력은 일반적으로 지구가 물체를 당기는 힘으로 나타난다. 중력은 사람이 서 있거나 앉아 있거나, 혹은 누워 있든지 간에 지지하고 있는 표면에 의해 균형을 이룬다. 즉, 바닥, 침대, 의자와 같이 체중을 지탱해주는 표면이 없이는 쉽게 넘어지게 된다. 이러한 개념은 뉴턴의 제3운동법칙에 해당하며, 잠시 후에 다루게 된다.

힘은 운동을 일으키고 방향과 크기를 가진다. 중력은 모든 운동에 영향을 미치는 대표적인 외력이다.

뉴턴의 운동법칙 (NEWTON'S LAWS OF MOTION)

수학자인 아이작 뉴턴(1642-1727)은 운동의 설명에 이용되는 운동법칙과 중력에 대해서 공식을 만들었다. 대표적인 세 가지 법칙은 관성, 가속도, 작용과 반작용의 법칙이다.

관성 (Inertia)

뉴턴의 제1운동법칙은 관성에 대해 다루고 있다. 관성은 신체나 물체에 외부로부터 힘이 작용하지 않는 한 정지하고 있는 상태를 계속 유지하거나 동일한 운동 상태를 계속 유지하는 것이다. 근육이 약하면 다리를 들어 올리려고 하는 초기에는 어려움을 겪게 되지만, 일단 움직이기 시작하면 계속해서 움직이는 것이 보다 쉬운 것도 이 때문이다. 근육은 다리의 무게를 들어 올릴 뿐만 아니라, 관성을 이겨내기에 충분한 근력을 가지고 있어야 한다. 예를 들면, 환자는 다리 펴서 들기와 같은 웨이트 리프팅 운동의 초기에는 도움을 받아야 하지만, 일단 운동이 시작되면 자신의 힘만으로도 다리를 들기에 충분한 근력이 제공된다. 마찬가지로 옷장이나 파일 캐비닛과 같은 무거운 물체를 밀기는 어렵지만, 일단 움직이게 되면 바닥을 가로질러 옮기는 것이 쉬워진다.

가속도와 운동량 (Acceleration and Momentum)

뉴턴의 제2운동법칙은 가속도와 운동량에 대해서 다루고 있다. 이 법칙에 의하면 물체의 가속도는 운동을 일으킨 힘에 비례하며 운동하는 물체의 질량에 반비례한다. 운동량은 움직이는 물체가 가지는 운동의 양이다. 가속도와 운동량을 계산하는 공식을 알면 이해하기가 쉬워진다.

운동량 = 질량 × 속도
질량 = 무게 ÷ 중력가속도
선속도 = 거리 ÷ 시간

뉴턴의 제2운동법칙은 운동치료에 중요한데, 다리를 천천히 조절하면서 하는 운동이 빠르게 하는 운동보다 더 많은 근력을 필요로 한다. 10파운드의 덤벨을 천천히 들다가 빨리 들어 올리면, 천천히 들 때 보다 빨리 들 때 더 쉽다는 사실을 통해 이러한 개념을 쉽게 이해할 수 있다. 근력을

■ 뉴턴의 세 가지 운동법칙

다음은 뉴턴의 세가지 운동법칙의 요약이다 :

1. **뉴턴의 제1운동법칙 : 관성.**
   물체에 외력이 가해지지 않는 한, 그 물체는 정지 상태를 유지하거나 동일한 운동 상태를 지속하려고 한다.

2. **뉴턴의 제2운동법칙 : 가속도와 운동량.**
   물체의 가속도는 운동을 일으킨 힘에 비례하고, 움직이는 물체의 질량에 반비례한다.

3. **뉴턴의 제3운동법칙 : 작용과 반작용.**
   모든 작용에는 동일한 크기의 반대 방향으로의 반작용이 존재한다.

뉴턴의 제1, 제2운동법칙은 관성, 운동량, 가속도에 대해 기술하고 있다. 이 법칙들에 따르면 이미 움직이고 있는 물체를 동일한 방향으로 좀 더 빠르게 움직이게 하는 데에는 보다 작은 힘(정지한 물체를 움직이게 할 때와 비교해서)만이 필요하다. 제3법칙인 작용과 반작용의 법칙에 의하면 모든 작용에는 반대 방향으로의 동일한 크기의 반작용이 존재한다.

얻는 것이 목표라면, 참을성을 가지고 서서히 제어하는 방식으로 다리를 움직이는 것이 보다 더 효과적이다.

작용과 반작용 (Action-Reaction)

일반적으로 중력은 무게로 언급된다. 이 힘이 균형을 이루면 신체가 지면으로 넘어지지 않는다. 이에 대한 기술이 뉴턴의 제3운동법칙이다. 힘에 대해 한 물체가 반응을 하게 되면, 이 힘에 대해 크기가 같고 방향이 반대인 힘이 작용한다. 즉, 모든 작용에는 반대이며 똑같은 크기의 반작용이 발생한다. 이 법칙에 의하면 항상 짝힘(couple)이 존재한다. 예를 들면, 손으로 책을 잡고 있으면 근력은 중력에 대해 반작용을 하여 책이 지면으로 떨어지는 것을 방지한다. 다른 예로는 환자가 치료대에 누워 있는 경우이다. 환자에게 작용하는 중력은 치료대가 위로 받쳐주는 힘에 의해 균형을 이룬다.

중력보다 강한 힘이, 작용 방향으로 신체에 가해지면 어떠한 일이 일어나는 지 알아보자. 예를 들면, 슛을 한 농구공은 바스켓을 향해 위와 앞으로 움직이기에 충분한 힘에 의해 추진된다. 힘은 바스켓에 도달하기에 충분할 정도로 강해야 할 뿐만 아니라, 목표에 정확히 도달하도록 정확한 방향과 각도로 가해져야 한다. 다른 예로, 배구 선수가 네트에서 블로킹을 하기 위해 점프할 때에는 중력을 이겨내기에 충분한 힘을 발휘해야 하는데, 보다 높이 점프하기 위해서는 그 이상의 힘을 내야 한다. 환자가 다리 펴서 들기를 수행하기 위해서는 환자는 하체를 당기는 중력에 대항하여 엉덩이에 충분한 힘을 발휘해야 한다.

중력중심 (CENTER OF GRAVITY)

모든 물체는 중력중심을 가진다. 이 점은 신체나 물체의 무게가 균형을 이루는 점이다. 좌우대칭인 단단한 막대기의 중력중심을 찾는 것은 쉽다. 이는 공중에 막대기를 매달았을 때 균형을 이루는 가운데 지점이 된다. 물체뿐만 아니라 신체의 각 분절은 표 3.1에 나타난 바와 같이 고유한 중력중심을 가진다. 힘이 어디에 작용하고, 얼마나 큰 힘이 물체를 움직이게 하거나 위치를 유지하게 하는지 알기 위해, 중력중심의 위치를 아는 것은 중요하다.

표 3.1 신체분절과 신체분절의 중력중심*

신체분절	kg	lb	%	중력중심의 위치
전신	68.2	150	100	2번째 엉치뼈(sacral vertebra) 앞
머리와 몸통(Head and Trunk)				
머리	4.7	10.3	6.9	나비굴(sphenoid sinus) 내에 위치, 안장 가장자리(margin of sella)의 앞-아래쪽으로 4mm 지난 지점[관자오목(temporal fossa) 위쪽 측면, 또는 비근점(nasioiniac) 선 근처]
머리와 목	5.4	11.8	7.9	뒤통수뼈(basioccipital bone) 아래 표면 위 또는 안장등(dorsum sellae)의 능선(crest)으로부터 23±5mm 안에 있는 뼈[아래턱뼈(mandible) 머리 위 외이패임(supratragic notch)으로부터 10mm 앞]
머리, 목, 몸통	40.1	88.5	59.0	11번째 등뼈(thoracic vertebra) 앞
팔(Upper Limb)				
위팔	1.9	4.1	2.7	세갈래근(triceps)의 중앙, 노신경 고랑(radial groove) 근처; 어깨세모근(deltoid) 부착점의 가까운 쪽에서 먼 쪽으로 5mm 되는 지점
아래팔	1.1	2.4	1.6	원엎침근(pronator teres) 부착점의 먼쪽으로부터 11mm 지점
손	0.4	0.9	0.6	3번째 손허리뼈(metacarpal)의 축; 가까운쪽 가로(proximal tranverse) 손바닥주름(palmar crease)과 이 손바닥주름과 방사형 장축 주름(radial longitudinal crease) 사이의 2mm 가까운 지점
전체팔	3.4	7.4	4.9	팔꿈치 관절 바로 위
다리(Lower Limb)				
넓적다리	6.6	14.5	9.7	짧은모음근(adductor brevis) 내에 위치; 거친선(linea aspera)에서 13mm 내측, 모음근굴(adductor canal) 깊은층, 넓적다리 삼각(femoral triangle)의 29mm 아래 정점과 짧은모음근의 가장 먼쪽의 섬유로부터 18mm 가까운 지점
종아리	3.1	6.8	4.5	뒤정강근(posterior tibialis)의 뒷부분에서 오금근(popliteus)의 35mm 아래; 아킬레스 힘줄 가까운 쪽 끝부분의 16mm 위, 사이막(interosseus membrane)에서 8mm 뒷 지점
발	1	2.1	1.4	발바닥 인대(plantar ligaments) 안 또는 발 근육 깊숙이 인접한 지점의 표면; 두 번째와 세 번째 쐐기뼈(cuneiform bones) 가까운 쪽 중간 아래; 발허리뼈 II(metatarsal II) 안의 발목 관절 중심과 발의 볼 사이의 선 위 지점
전체 다리	10.6	23.4	15.6	무릎 관절 바로 위

*68kg(150lb) 남자의 분절 무게와 체중의 비율

신체의 모양은 불규칙하기 때문에, 신체의 중력중심을 찾는 것은 어렵다. 해부학적 자세에서 신체의 중력중심은 엉치뼈 2번(S2 vertebra) 높이에 위치한다. 남자가 여자보다 약간 높으며, 신체의 형태에 따라 개인차가 다양하게 나타난다. 아이들의 체중분포는 어른들과 다르기 때문에, 아이들의 중력중심의 위치가 어른들과 다르다.

신체나 신체 일부분이 움직이게 되면, 그림 3.1에서 보는 바와 같이 중력중심의 위치도 변하게 된다. 단거리 선수가 스타팅 블록에서 출발자세를 하고 있을 때에는 달릴 때보다 훨씬 중력중심의 위치가 낮다. 체조 선수가 바통(baton)을 잡기 위해서 팔을 앞으로 쭉 뻗으면 중력중심은 팔을 뻗은 쪽으로 이동하고 바통의 무게가 체중에 더해진다.

*중력중심*은 신체나 물체의 무게가 균형을 이루는 점이다. 신체나 물체의 중력중심을 알면 안정성을 증가시키는 방법을 알 수 있다.

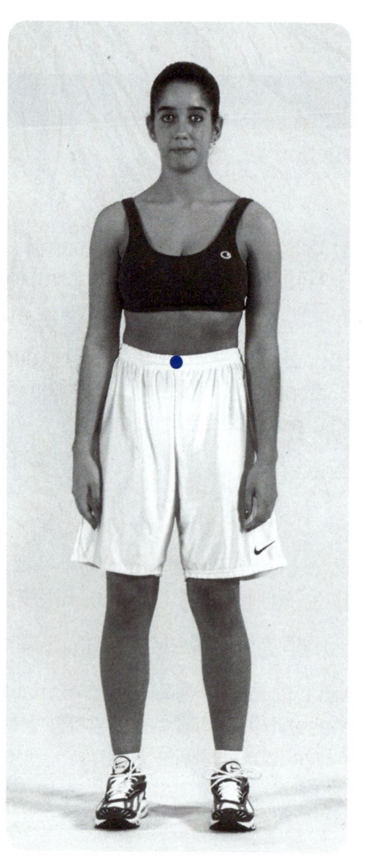
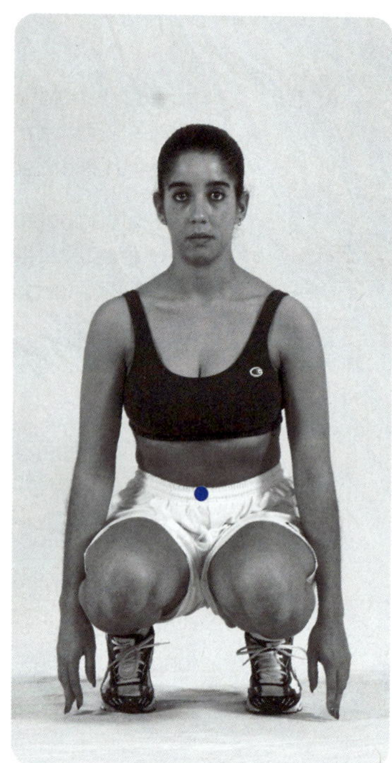
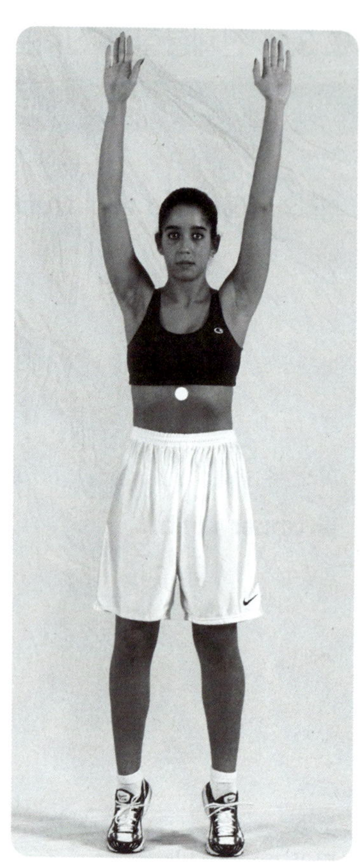

그림 3.1 점으로 표시된 중력중심은 신체 위치에 따라 변한다.

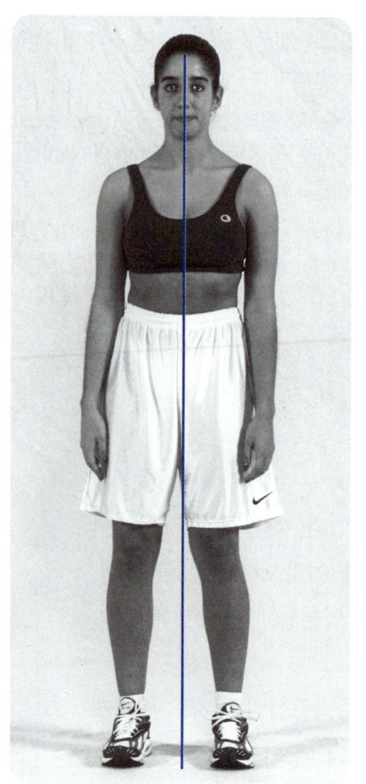

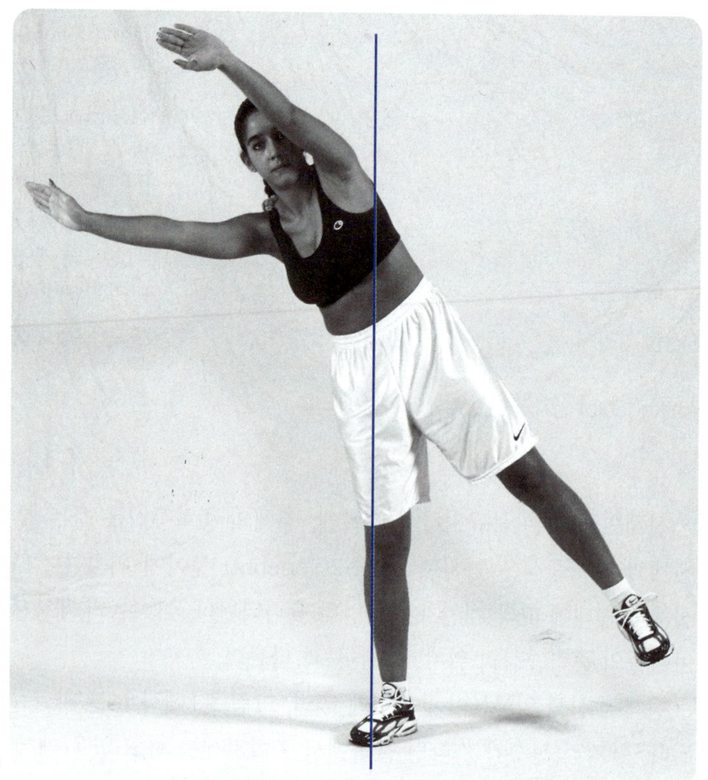

그림 3.2 물체가 안정하기 위해서는 중력중심선이 기저면 안에 위치해야 한다. 기저면이 클수록 물체는 더욱 안정하게 된다. *(a)*와 *(b)*중에서 어느 쪽이 더 안정할까?

신체에 무게가 더해지면 중력중심의 위치도 변하게 된다. 예를 들면, 해머 선수가 15.9kg의 해머를 왼손으로 들어 올리면 중력중심도 왼손 쪽으로 이동한다. 91kg의 역도 선수가 68kg의 바벨을 머리 위로 들어 올리면 중력중심은 엉치뼈 2번보다 훨씬 더 높아지게 되는데, 이로 인해 역도 선수가 더 불안정해진다.

중력중심이 낮을수록 물체의 안정성은 증가한다. 이는 운동 상황에서 흔히 찾아볼 수 있다. 예를 들면, 미식축구에서 라인맨이 자신의 중력중심을 낮춤으로써 상대방을 밀어내고 자신을 더 잘 보호하게 된다.

안정성과 고정 (STABILITY AND FIXATION)

사람이나 물체의 안정성은 많은 요인들에 의해 결정된다. 이러한 요인들은 서로 관련이 있는데, 특히 중력중심과 기저면간의 관계가 많은 영향을 미친다.

중력중심선은 중력중심을 지면의 중심에 대해서 수직으로 그은 가상의 선이다. 이 선은 자세에 대해 논의할 때 기준점으로 이용되는데, 자세한 내용은 11장에서 살펴보기로 한다. 중력중심선 역시 물체의 안정성을 결정하는 요인이다. 그림 3.2에서 보는 바와 같이 중력중심선이 기저면 안에 위치할 때 물체는 가장 안정하다.

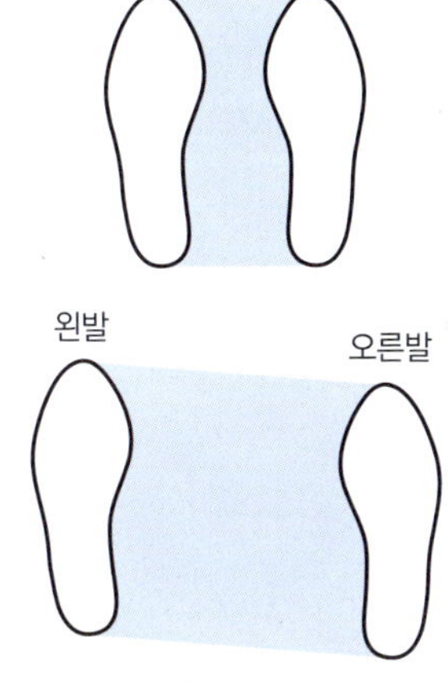

그림 3.3 기저면(왼발, 오른발)

단순히 기저라고도 말하는 기저면은 물체가 지면과 접촉하고 있는 점과 그 안의 경계지역을 포함한 2차원 평면의 면적이다. 그림 3.3과 같이 발을 15cm 벌리고 서 있다면, 이때의 기저면은 발이 접촉하고 있는 면적과 발 사이의 면적이 포함된다. 발을 46cm로 더 넓게 벌리면 기저면은 더 커지게 된다.

안정성 (Stability)

중력중심선이 기저면 안에 위치하게 되면 물체는 가장 안정하다. 기저면 내에 중력중심선을 위치시키고 똑바로 서있으면 안정하지만, 중력중심선이 기저면 밖으로 벗어나게 되면 균형을 유지하기가 어렵게 된다. 해머던지기 선수의 예에서 살펴보았듯이, 왼손으로 해머를 들고 있는 동안 균형을 유지하기 위해서는 중력중심을 기저면 내에 위치시켜야 한다. 똑바로 서 있으려면 어떻게 해야 할까? 이를 위해서는 오른쪽으로 기울여서 중력중심을 발 위쪽으로 이동시켜야 한다. 기저면의 크기와 모양도 안정성을 결정하는 요인이다. 기저면의 크기가 클수록 물체는 안정된다. 두 발을 모은 채 서 있을 경우에는 누군가가 밀면 쉽게 넘어진다. 그러나 양 발을 벌리고 서 있으면 기저면이 커지게 되므로 안정성이 증가하게 되어 다른 사람이 넘어뜨리기가 더 어려워진다.

기저면의 형태는 외력에 대항하여 또 다른 안정성을 제공한다. 미식축구에서 라인맨이 상대 선수가 달려오는 방향으로 발을 내디디면 상대방의 힘에 보다 성공적으로 저항할 수 있게 된다. 이러한

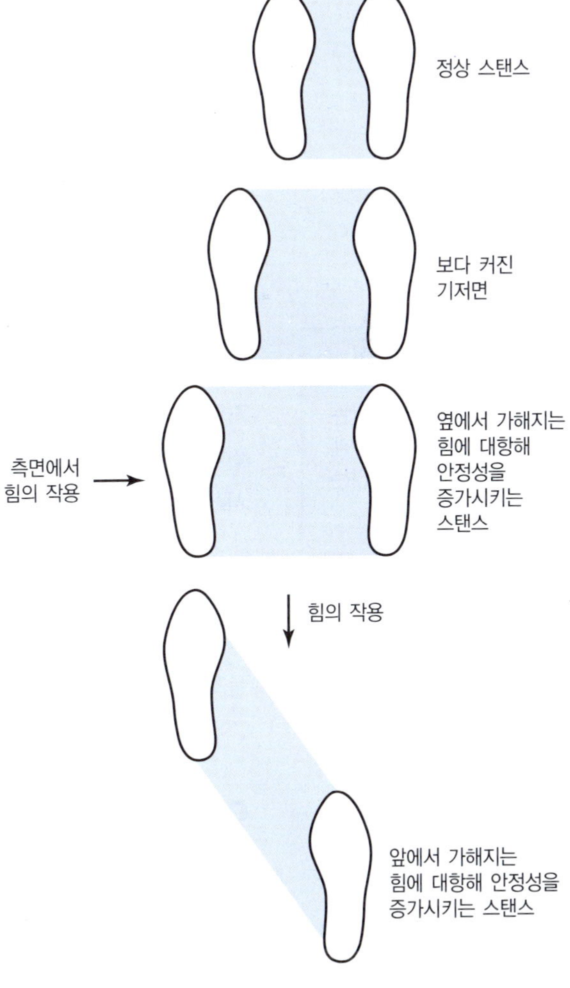

그림 3-4 안정성을 확보하기 위한 기저면의 변화.

자세는 중력중심을 기저면 안에 위치시키는 것을 보다 용이하게 하므로, 결과적으로 안정을 더 잘 유지하게 된다. 버스나 기차안에 서 있을 때 대부분의 사람들은 무의식적으로 이를 적용시키는데, 그림 3.4와 같이 옆으로 서 있을 경우에는 발을 옆으로 벌리고, 정면으로 발을 나란히 하여 서 있을 경우에는 스탠스를 일렬로 위치시켜야 한다. 운동치료 과정에서 환자에게 수동적으로 저항하고자 할 때, 기저면의 형태와 자세는 이를 결정하는데 중요한 역할을 한다. 예를 들면, 앉아서 위팔두갈래근(상완이두근, biceps brachii) 컬을 하는 환자 앞에서 스탠스를 앞뒤로 하면, 옆으로 하는 것보다 저항을 더 쉽게 제공할 수 있게 된다.

고정 (Fixation)

고정은 운동이 제한되거나 일어나지 않는 안정을 의미한다. 고정은 효율적인 근육 기능을 위한 최적의 안정을 제공하며, 어떤 의미에서 운동치료 상황에서도 바람직하다. 고정은 활동근(active muscle)의 수축이나 외력의 작용에 의해 일어날 수도 있다. 아암컬(arm curl)을 할 때, 위팔의 고정은 목표한 대로 팔꿈치 굽힘이 일어나도록 아래팔(전완, forearm)을 움직이게 해준다. 신체 분절의 바람직한 동작을 유발하는 고정 작용에 대해 언급할 때, *안정성*이라는 용어가 자주 사용되는데, 그 이유는 안정성의 바람직한 효과가 신체분절을 고정시킨 결과이기 때문이다.

운동치료에서 바람직한 결과를 얻기 위해서는 종종 고정이 필요하다. 만약에 신체 분절의 고정과 안정성이 운동 시에 확보되지 못하면, 원하지 않는 근육이 사용되어 결과가 좋지 않게 된다. 예를 들면, 옆으로 누워있는 환자의 엉덩이 벌림근(외전근, abductor)에 저항을 주고자 할 때, 환자의 엉덩이 굽힘근(굴근, flexors)이나 돌림근(회전근, rotators)이 사용되지 못하도록 엉덩이 관절을 안정된 자세로 취하게 하는 것이 중요하다. 등속성 장비에서 넓적다리(대퇴, thigh)를 고정시키는 끈은 넓적다리를 안정화시키는 고정 역할을 하며, 이 끈은 무릎을 펼 때 엉덩이 굽힘근이 사용되지 못하도록 한다.

근육이 가까운 쪽과 먼 쪽의 부착지점에서 동시에 수축하면, 양쪽 끝이 중심을 향해서 움직인다. 바람직한 동작을 일으키기 위해서는 근육의 한쪽 끝이 고정되어야 한다. 예를 들면, 위 등세모근(upper trapezius)의 경우, 목(cervical)을 펴고(신전, extension) 회전을 시키기 위해서는 가까운쪽 끝을 수축시키고, 어깨(scapular)와 빗장(clavicular)을 올릴 때에는 먼쪽 끝을 수축시킨다. 빗장을 최대로 움직이기 위해서는 어깨가 안정되어야 하지만, 어깨를 잘 들어올리기 위해서는 목이 안정되어야 한다. 이러한 안정성은 일반적으로 다른 근육들에 의해 수행된다.

> 안정은 사람이나 물체의 균형이 쉽게 무너지지 않는 상태이다. 고정은 운동이 제한적이거나 일어나지 않는 안정 상태이다.

신체분절을 고정시키기 위한 고정근으로서의 근육의 사용은 근력 강화의 한 방법이 될 수 있으며, 특히 운동치료의 초기 단계에서 유용하다. 예를 들면, 복부근(abdominal muscles)이 복부 컬을 하기에 너무 약하거나 고통스러우면, 몸통을 고정시키는 힘을 발휘해서 다리 펴서 들기 동작의 수행은 가능하지만, 몸통 컬을 수행하기는 어렵다.

인체지레 (BODY LEVERS)

지레는 단단한 바와 축, 그리고 운동 점을 포함한 단순한 기계이다. 신체와 신체분절은 지레이기 때문에 운동이 가능하다. 지레는 저항을 일으키거나 운동을 강화하는데 지속적으로 사용되기 때문에 운동치료에서 지레의 형태를 아는 것은 중요하다.

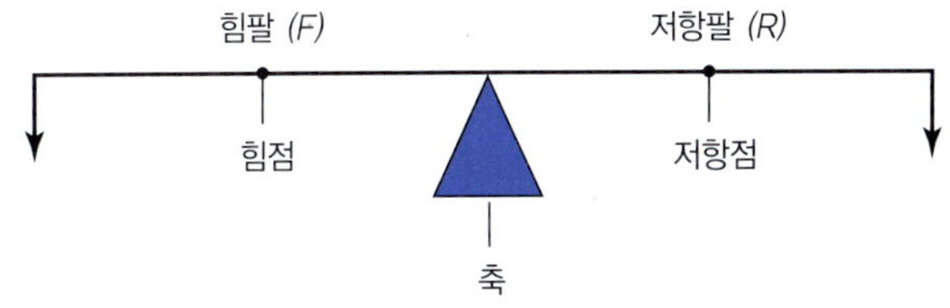

그림 3.5 지레의 기본 시스템.

지레의 형태에는 세 종류가 있다. 그림 3.5에서 보는 바와 같이, 지레는 종류에 상관없이 힘팔(힘점), 저항팔(저항점), 그리고 축의 세 가지 기본 성분으로 구성된다. 축은 바가 회전을 일으키는 점이다. 인체의 경우 축은 관절이 되고, 바는 관절에 부착된 뼈에 해당된다. 인체지레 시스템에서 저항점은 운동하는 신체분절의 중력중심이 된다. 분절에 외부 물체가 더해지면 그 부분의 중력중심, 즉 저항점은 변하게 된다. 예를 들면, 아래팔과 손을 합친 중력중심의 평균 위치가 팔꿈치 관절을 기준으로 손가락 쪽으로 약 3/7 지점에 있다고 하자. 만약 선수가 일정한 무게를 손으로 들게 되면 중력중심인 저항점은 보다 멀리 위치하게 된다. 무게가 무거울수록 중력중심의 저항점은 더 멀리 위치한다. 저항팔은 축에서부터 저항점까지의 거리이다. 힘점은 지레를 움직이는 힘이 작용하는 지점으로써, 이 점에서부터 축까지의 가장 짧은 거리는 힘팔이 된다. 일반적으로 힘팔과 저항팔을 합쳐 지레팔이라고 한다. 관절의 운동은 회전을 일으키므로 지레팔(lever arm)은 운동팔(moment arm)이라고 불린다. 임상의들은 이러한 두 가지 용어를 함께 사용한다. 두 지레 팔과 축이 지레 시스템을 구성하고 있으며, 이 성분들 간의 관계에 의해 지레의 종류가 결정된다.

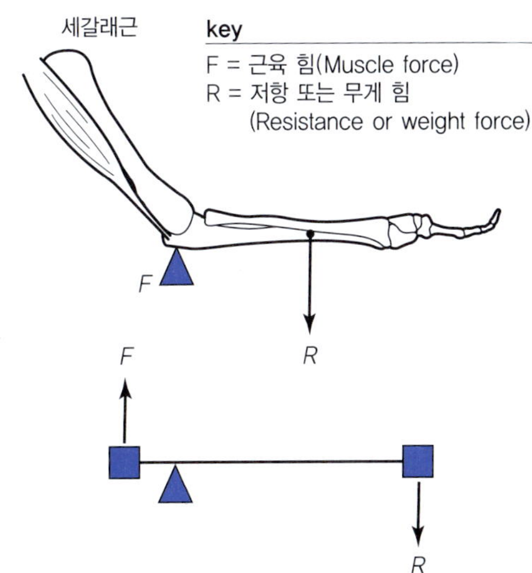

그림 3.6 1종 지레.

1종 지레 (First-Class Lever)

1종 지레는 축이 저항과 힘 사이에 위치하는 형태로 시소가 대표적인 예이다. 인체에서의 1종 지레의 예는 그림 3.6에 나타낸 세갈래근(삼두근, triceps)이다. 힘점은 관절 근위의 팔꿈치머리 돌기(olecranon process) 부착점이고, 저항점은 팔꿈치를 기준으로 손가락 쪽으로 약 3/7 정도 아래에 위치한 아래팔의 중력중심이 된다. 두 개의 동일한 힘이 서로에게 작용하면, 이득(advantage)을 얻는 쪽은 긴 지레팔 쪽이다. 예를 들면, 체중이 100파운드인 두 사람이 시소의 반대쪽 끝에 각각 앉아 있다면, 시소의 중앙이 균형을 이루는 지점이 된다. 그러나 한 명이 축 근처로 이동하면, 지레팔이 더 짧아져서 위로 올라가게 된다(그림 3.9).

2종 지레 (Second-Class Lever)

2종 지레는 저항점이 축과 힘 사이에 위치한다. 이 형태는 항상 힘팔이 저항팔보다 길다. 따라서 항상 저항보다 작은 힘이 소요되기 때문에 힘을 발휘하는데 있어서 효율적이다. 전형적인 예로 일륜차(wheelbarrow)를 들 수 있다. 인체에 있어서는 그림 3.7과 같이 위팔노뼈근(상완요골근, brachioradialis)을 들 수 있는데, 아래팔의 중력중심보다 축으로부터 먼 위치에 부착되어 있다.

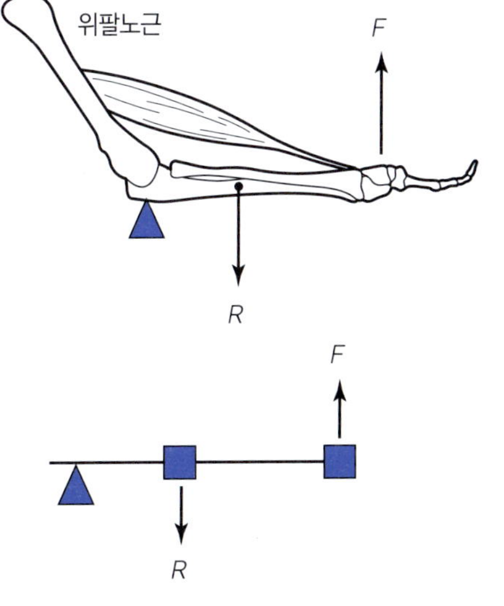

그림 3.7 2종 지레.

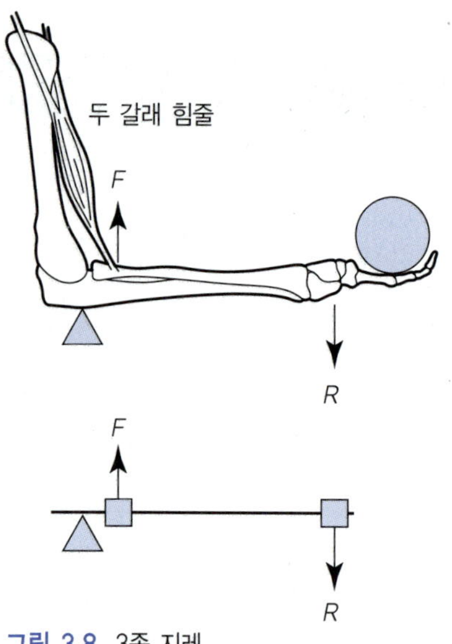

그림 3.8 3종 지레.

3종 지레 (Third-Class Lever)

3종 지레는 힘이 축과 저항 사이에 위치한다. 힘팔이 저항팔보다 항상 짧기 때문에 저항을 이겨내기 위해서는 보다 많은 힘이 필요하므로 비효율적인 형태이다. 그러나 운동속도나 범위에 있어서는 유리한 형태이기 때문에 인체의 대부분은 3종 지레에 속한다. 팔꿈치 관절을 다시 한 번 예로 들면, 그림 3.8에서 보는 바와 같이 두갈래 힘줄(biceps tendon)은 팔꿈치 관절과 아래팔(전완, forearm)의 중력중심 사이에 부착되어 있다.

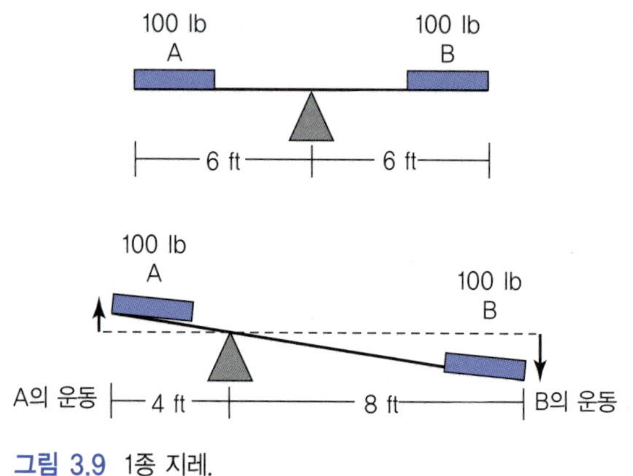

그림 3.9 1종 지레.

지레의 효과 (Effects of Levers)

지레는 신체의 역학적 반응(mechanical response)에 의해 결정된다. 지레는 발현하는 힘과 신체분절의 운동속력, 그리고 관절의 운동범위를 증가시키기도 하고 감소시키기도 한다. 하나 혹은 그 이상의 요인이 증가하면 나머지는 감소한다. 반대로, 하나 혹은 그 이상의 요인이 감소하면 그 나머지는 증가하게 된다. 그림 3.9는 체중이 동일한 두 사람이 시소의 반대편에 앉아 있는 장면이다. A가 축으로부터 4피트 떨어진 지점에 앉아 있고, B는 8피트 떨어진 지점에 앉아 있다면, B는 A보다 더 많은 회전력을 발휘할 수 있으며(이 장의 후반부에서 다룸), A는 B보다 더 느리게 짧은 거리를 움직이게 된다.

지레는 축과 힘점, 그리고 저항점의 상대적 위치에 따라 구분된다. 손으로 물체를 드는 것과 같이 종종 외부에서 저항이 가해지면 지레의 종류도 바뀐다. 위팔노근(완요골근, brachioradialis)은 2종 지레이다. 그러나 그림 3.10과 같이 손에 무게가 추가되면, 저항점인 중력중심이 보다 멀리 이동하게 되어 2종 지레에서 3종 지레로 바뀌게 된다.

지레는 축을 기준으로 회전하는 단단한 바로 구성된 단순한 기계이다. 지레는 축, 힘점, 저항점의 상대적 위치에 따라 1종, 2종, 3종 지레로 구분된다. 인체 지레는 힘, 속력, 운동거리에 영향을 미친다.

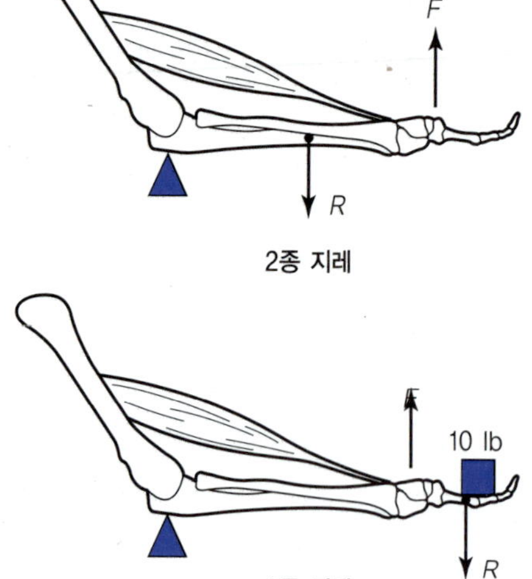

그림 3.10 2종 지레에서 3종 지레로의 변화.
(R. Groves & D.N. Camaione, 1983)

지레와 힘 (LEVERS AND FORCE)

선운동은 직선으로 운동하는 것인 반면, 회전운동은 호를 그리며 회전하는 운동이다. 인체의 모든 관절은 회전운동을 하지만, 몸 전체는 종종 선운동을 한다. 즉, 걷기 운동은 엉덩, 무릎, 발목의 회전운동으로 인해 신체가 앞으로 직선으로 이동하는 운동이다. 유사하게, 바퀴의 회전운동으로 인해 휠체어에 탄 사람은 앞으로 직선운동을 한다.

회전력 (Torque)

회전운동을 유발하는 힘의 능력을 회전력이라고 한다. 회전력은 발현하는 힘과 힘팔의 곱으로 나타낸다. 일반적으로 단위는 N–m, ft–lb, 또는 in–lb로 표현한다. 회전력이 생성되면, 힘팔(force arm)은 운동팔(moment arm)로 불린다. 그러나 임상의들은 이 두 가지 용어를 함께 사용한다.

운동팔의 길이가 증가하면, 힘에 의해 생성되는 회전력도 증가한다($T = F \times L$). 예를 들면, 다리 펴서 들기 운동에서 넓적다리(thigh)에 손을 대고 저항을 가하면, 발목에 손을 대고 저항을 가하는 것보다 회전력이 감소한다(혹은 동일한 회전력을 생성하기 위해서는 보다 많은 힘을 발휘해야 한다). 발목에 손을 대면 지레팔(lever arm)이 더 길어지기 때문에(환자의 엉덩에서 발목 대 환자의 엉덩에서 넓적다리) 힘을 덜 들이고도 동일한 회전력을 발생시킬 수 있게 된다. 반대로, 환자가 중력으로 인해 다리 펴서 들기를 하기 어려울 경우에 무릎을 굽혀 저항팔의 길이를 짧게 하면, 보조자 없이도 환자 스스로 다리를 들어 올릴 수도 있다.

회전력은 힘의 변화에 의해 바뀔 수 있다. 무릎을 펴는 운동에서 발목에 4.5kg의 무게를 달면, 2.25kg의 무게로 든 것보다 두 배의 회전력을 더 낼 수 있다.

관절이 운동범위 구간에서 움직일 때 근육의 회전력은 변한다. 이는 근육을 당기는 선과 당기는 각도의 변화와 관련이 있다.

당기는 선 (Line of Pull)

근육의 당기는 선은 그 근육의 장축이 된다. 당기는 각도는 뼈(지레팔)의 장축과 근육이 당기는 선 사이의 각도이다. 근육의 당기는 각도와 운동팔은 관절이 운동범위를 따라 움직이면 변하게 된다. 그림 3.11과 같이 당기는 각도가 90°이고 운동팔이 가장 길 때, 최대 회전력이 발생된다. 이 위치에서 모든 근육의 힘은 회전력을 발생시킨다. 당기는 각도가 90°에서 줄어들거나 증가하게 되면 회전운동에 기여하는 힘(회전성분의 회전력)은 감소하고, 회전에 기여하지 않은 힘(비회전성분의 회전력)은 증가하므로 회전운동을 일으키는 능력, 즉 회전력은 감소하게 된다. 얼마나 많은 회전성분의 힘(벡터)과 얼마나 많은 비회전성분의 힘(벡터)이 존재하느냐는 당기는 각도와 운동팔에 달려있다. 비회전성분의 힘은 압축(compression)을 제공해서 관절을 안정시키기도 하고, 힘을 분산시켜 관절을 불안정 시키기도 한다. 당기는 각도가 90°에서 멀어질수록 관절을 안정시키거나

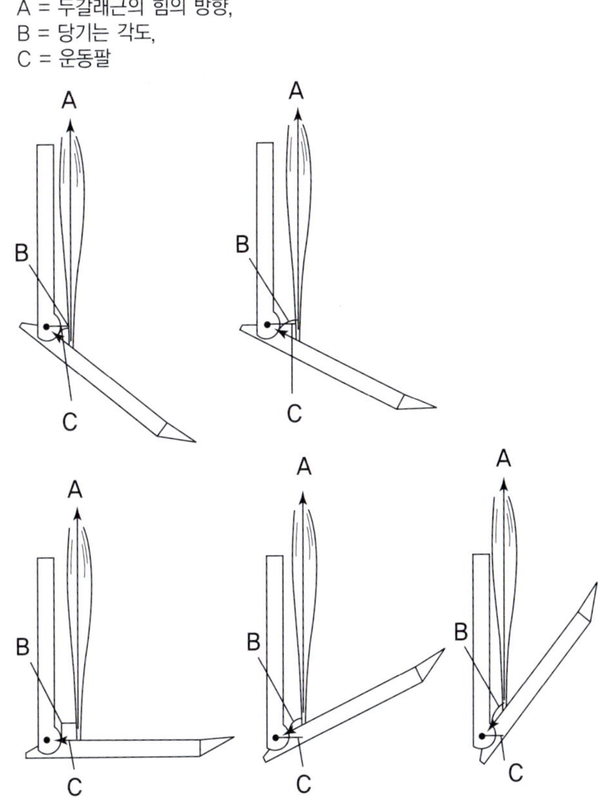

그림 3.11 당기는 각도는 운동범위의 변화에 따라 변한다. 근육의 당기는 각도가 90°일 때 가장 큰 회전력이 발생한다.
(R. Groves & D.N. Camaione, 1983)

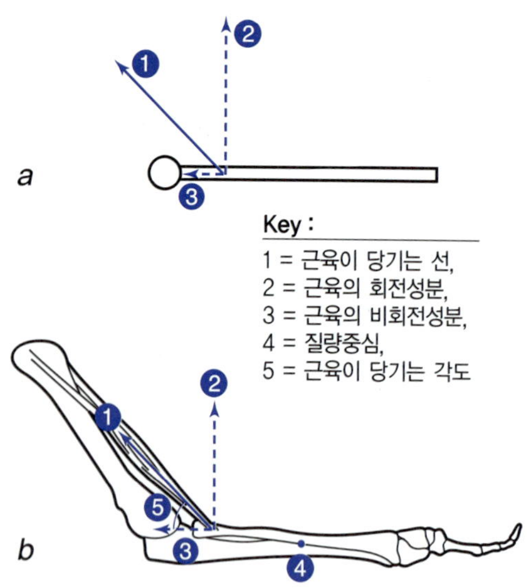

움직이는데 더 많은 힘을 사용하여야 하고, 관절을 회전시키는데 더 작은 힘이 사용된다. 예를 들면, 그림 3.12에서 보는 바와 같이 두갈래근(이두근, biceps)이 가지는 힘의 비회전 성분은 팔꿈치 쪽으로 자뼈(척골, ulna)를 당겨서 관절에 안정성을 제공한다. 아래팔은 호를 그리면서 움직이기 때문에 회전 성분이다. 적절한 운동치료를 위해서는 각 관절의 역학(mechanics)과 관절을 둘러싸고 있는 근육의 당기는 각도를 이해해야 한다. 예를 들면, 최근에 탈구된 어깨는 어깨관절(견관절, shoulder joint)을 불안정하게 하는 근육 주위에 위치시키지 말아야 한다. 이러한 이유로, 어깨 탈구 후 초기 재활은 머리 위나 완전히 바깥쪽으로 회전시킨 위치(관절을 불안정하게 하는 비회전성분의 힘)를 피해야 한다.

그림 3.12 힘의 회전성분과 비회전성분 : *(a)* 역학적 표시, *(b)* 근육 표시. 막대기의 끝을 고정시키면, 힘은 고정된 끝 주위의 막대기를 회전시킨다. *(a)*에서 막대기에 작용된 힘이 수직에 가까울수록 회전 시키는 힘의 양이 더 커진다. 남아있는 힘은 고정된 끝 지점을 향해 압축력이 가해진다.

회전운동을 일으키는 힘의 능력을 회전력이라 부르고, 회전력은 힘이 신체 부위에 작용하는 각도에 영향을 받는다.

당기는 각도 (Angle of Pull)

근육의 당기는 각도는 운동치료에서 중요한 개념이다. 근육으로부터 최대의 회전력을 발휘하고자 하면 근육이 90° 로 당길 수 있도록 관절을 위치시켜야 한다.

이러한 개념은 외력이 신체에 작용할 때에도 마찬가지로 적용된다. 그림 3.13과 같이 도르래를 이용해 저항하고 있는 물체를 90° 로 당기면 최대의 저항이 발생하게 된다. 무게를 고려하지 않으면, 팔다리(사지, extremity)의 위치와는 상관없이 무게를 당길 때 지면에 수직으로 작용할 때 최대 저항이 발생한다. 예를 들면, 환자가 반듯이 누워서 무게를 들고 팔꿈치를 완전히 편 상태에서 굽히는 동작을 할 때, 그림 3.14에 나타난 바와 같이 최대 저항은 동작의 초기에 일어난다. 그러나 환자가 앉거나 서 있게 되면, 팔꿈치가 90° 일 경우에 최대 저항이 된다.

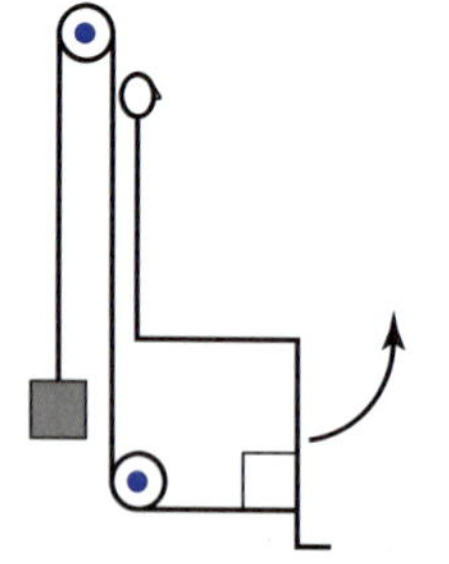
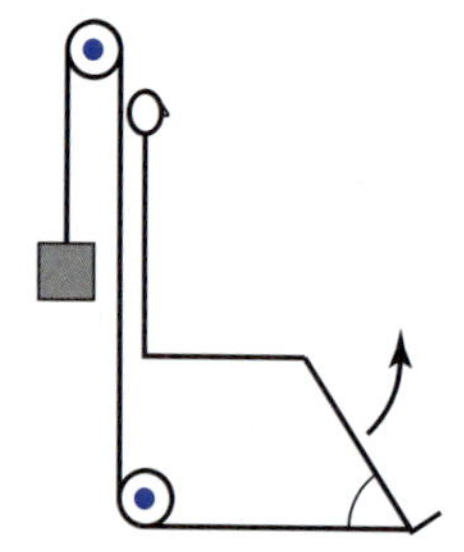

그림 3.13 무릎을 90° 굽혀서 도르래를 당길 때 최대 저항이 발생한다.

근육의 생리학적 이득 (PHYSIOLOGICAL MUSCLE ADVANTAGES)

지금까지 살펴본 근육의 당기는 각도와 운동팔, 그리고 운동을 일으키기 위해 근육이 이겨내야 하는 저항의 크기 등과 관련된 사항들은 역학적 이득에 해당한다. 생리학적 이득은 근육이 수축하는 능력을 의미한다. 이는 운동치료에서 중요한 구조적 개념이다. 근육이 휴식 시 길이일 때 생리학적 이득이 가장 크다. 근육의 휴식 시 길이는 장력을 발생하지 않거나 어떠한 추가적인 폄(신전, extension)이 없는 이완된 상태에서의 길이를 의미한다. 예를 들면, 위팔근(상완근, brachialis)의

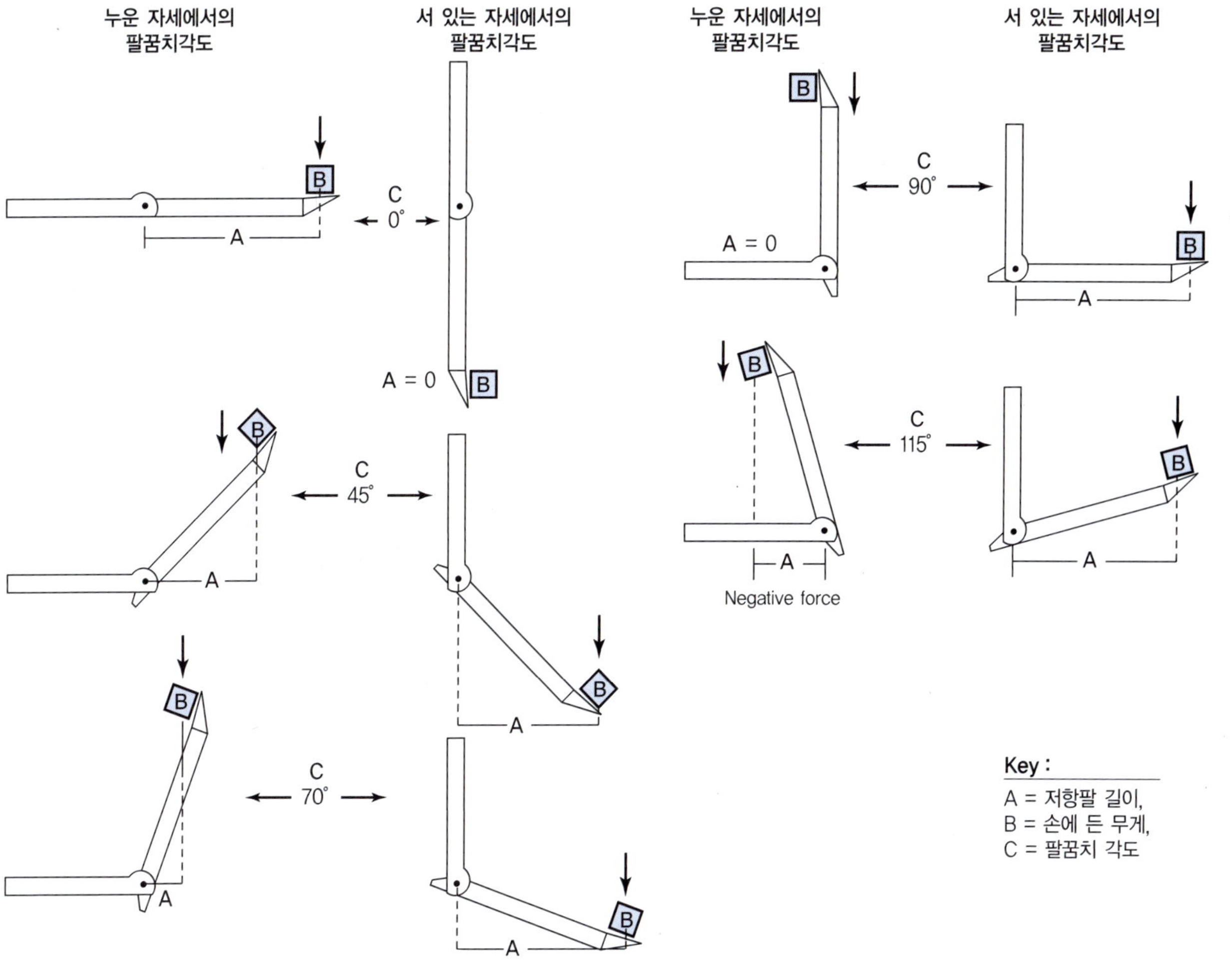

그림 3.14 자세의 변화는 저항팔의 변화를 일으킨다. 누워 있을 경우에는 0°에서 저항이 최대이고, 서 있을 때에는 90°일 때 최대 저항이 된다.

생리학적 최대 이득은 팔꿈치가 완전히 펴졌을 때이며, 가자미근(넙치근, soleus)은 발목이 굽혀졌을 때이다.

근육이 수축하면, 그림 3.15에서 보는 바와 같이, 근육이 힘을 생성하지 못할 때까지 생리학적 이득은 점차 줄어들게 된다. 근육은 휴식 시 길이의 약 66%까지 짧아진다(Smith, Weiss, & Lehmkuh, 1996). 그 지점에서 모든 근육의 에너지가 근육의 길이가 짧아지는데 사용되기 때문에 외력이 발생될 수 없다.

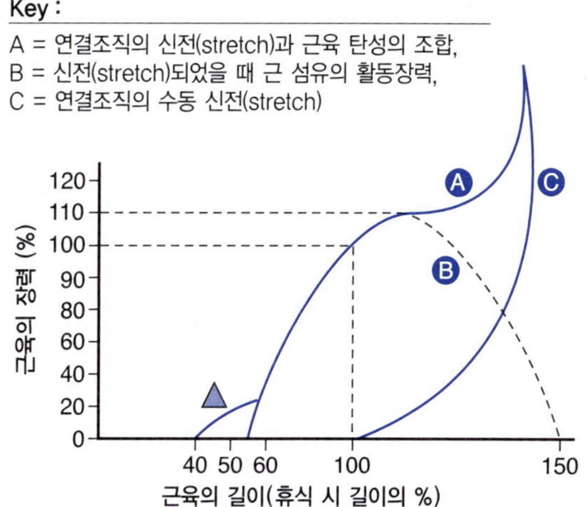

그림 3.15 근육의 생리학적 이득.

다관절 근육 (Multi-joint Muscles)

다관절 근육이 가능한 범위까지 짧아지면, 가로지르는 모든 관절의 자세에 영향을 미친다. 예를 들면, 뒤넙다리근(슬괵근, hamstrings)이 최대로 수축하면 엉덩이를 펴고 무릎을 굽히는 동작을 일으킨다. 그러나 근육이 수축하는 능력에 한계가 있기 때문에 더 이상 짧아질 수 없다. 이러한 상태를 *능동적 비효율(active insufficiency)*이라고 부른다. 마찬가지로 만약에 다관절 근육이 최대 길이로 관절을 들어 올리면, 길항근은 더 이상 짧아질 수 없다. 이러한 상태를 *수동적 비효율(passive insufficiency)*이라고 부른다.

능동적 비효율과 수동적 비효율 때문에, 두 관절이나 다관절 근육이 수축하면 안정되고 직접 영향을 받지 않는 관절에서 이러한 근육들이 늘어나므로 손상된 관절에 긍정적 영향을 미친다. 예를 들면, 무릎을 굽히는 운동 시 뒤넙다리근(슬괵근, hamstrings)을 최대로 이용하기 위해서는 환자를 위한 가장 좋은 자세는 앉히는 것이다. 앉은 자세에서는 뒤넙다리근의 길이가 길어져 있는데, 이때 엉덩이가 무릎을 더 잘 수축할 수 있도록 도와준다. 환자가 엎드려 있으면, 뒤넙다리근이 이미 엉덩관절(고관절, hip joint)쪽으로 수축되어 있게 되므로 무릎을 완전히 수축시킬 수 없게 된다. 두 관절 또는 다관절 근육이 가능한 한 많은 힘을 내게 하려면, 안정된 관절에서 근육의 길이가 신전(stretch)되어 있어야 한다. 이는 이용 가능한 모든 생리학적 신전이 원하는 곳에 사용되는 것을 가능하게 한다.

힘의 합성 (Summation of Forces)

힘의 합성은 운동치료 프로그램의 기능적 재활 단계에서 특히 중요하다. 힘의 합성은 시간의 흐름에 따른 움직임의 연속이므로 바람직한 결과를 내기 위해서 각각의 움직임은 다음 움직임에 기여한다. 힘의 합성이 성공적으로 이루어지려면 각 분절의 힘이 시간에 따라 정확하게 더해져야 하고, 활동이 일어나는 각각의 연결된 관절이 안정되어야 한다. 다음의 예를 보면 이해가 쉬울 것이다. 야구 투수들은 엉덩관절을 시작으로 몸통, 어깨, 팔꿈치, 그리고 마지막으로 손목과 손을 순차적으로 움직여서 일련의 투구를 하게 된다. 공의 가속은 각 관절의 연속적인 돌림(회전, rotation)과 폄에 의해 생성된다. 공을 단지 손목만으로 던지게 되면, 신체의 모든 분절을 이용해 힘을 합쳐서 던진 것보다 멀리 던지지 못한다. 엉덩이와 몸통을 사용하지 않고 단지 팔만 이용해서 던지는 것은 각각의 신체 분절의 힘을 모두 합쳐서 던진 것보다 덜 효과적이다. 각 관절의 근육에 의해 발생된 힘은 이전의 힘에 정확하게 더해져야 한다. 야구 투수들이 타이밍이 정확하지 않게 엉덩이와 몸통이 아닌 팔만을 이용해 던지게 되면, 어깨나 팔꿈치에 부상을 입을 위험이 높아진다.

추가적으로 발생한 힘을 합치기 위해서는 각 관절은 정확한 연속성에 의해 안정되어야 한다. 그렇지 않으면 발생된 힘이 분산되어서, 힘을 전달하는데 실패하게 된다. 바람직한 관절 운동이 일어나고 근육의 힘이 전달되면, 발생한 힘을 합치기 위해 근육의 정적 수축에 의해 관절이 안정되어야 한다. 투수가 투구하는 동안에 자신의 엉덩이와 등을 안정시키기에 충분한 엉덩 근력을 가지고 있지 못하게 되면, 투구는 약해지게 되고 엉덩 관절의 약함을 보상하기 위해 팔에 무리한 힘을 가하게 된다. 이러한 예는 힘의 합성뿐만 아니라 운동치료에서 두 가지 중요한 개념을 지적하고 있다. (1) 부상을 입지 않은 부분을 정상적인 상태로 유지시키고 (2) 활동을 다시 시작하기 전에, 근력을 포함한 여러 요인들이 정상적인 상태로 도달하게 해준다.

근육의 생리학적 이득은 수축능력이다. 두 관절 근육은 한 관절에서는 신전되고 다른 관절에서는 움직임이 일어날 때 더 많은 생리학적 이득을 가지게 된다.

그 밖의 다른 물리학적 개념 (OTHER CONCEPTS IN PHYSICS)

이 장에서 많은 물리학적 용어들이 사용되었다. 이러한 용어들은 운동치료와 재활프로그램에서 일반적으로 사용되므로 이에 대한 이해를 돕고자 용어들을 정의하였다.

근력 (Strength)

근력은 힘에 저항하거나 힘을 생성하는 근육의 상대적인 능력이다. 근력이 클수록 힘을 발휘하는 능력도 커진다. 근육의 당기는 각도, 저항력의 각도, 근육의 길이, 수축과 움직임 속도가 근력을 결정하는 요인들이다.

근력의 측정은 이러한 요인들뿐만 아니라 측정방법에 따라 다양하다. 운동범위의 가장 약한 지점에서 근력 평가를 위해 프리 웨이트를 사용한다. 예를 들면, 환자가 14kg으로 아래팔 컬(forearm curl)을 할 수 있다면, 이것이 아래팔 굽힘근(굴근, flexor)이 가장 약한 점에서 들 수 있는 무게가 된다. 비록 덤벨의 무게는 변하지 않아도, 당기는 각도, 근육과 덤벨의 지레팔의 길이, 근육의 생리학적 길이의 변화에 의해 근력도 변하게 된다.

등척성 수축은 특정한 관절 위치에서만 근력을 평가할 수 있다. 관절의 위치가 변하면 근육의 지레팔의 길이, 당기는 각도, 그리고 생리학적 길이가 변하기 때문에 등척성 수축에서 생성된 근력의 양도 변한다. 근력에 대한 더 자세한 사항은 7장에서 다루기로 한다.

일 (Work)

일은 힘 (F)과 힘을 작용시켜 물체를 이동한 거리 (d)의 곱으로 나타낸다 : $W = F \times d$

일의 단위는 관습법으로는 풋-파운드(ft-lb), 미터법으로는 주울(1J = 1 N·m)이다. 20lb(89N)의 무게를 바닥으로부터 6ft(1.8m) 들어 올렸다면 120ft - lb(약 160J)의 일(6ft × 20lb, 또는 89N × 1.8m)을 한 것이다. 역도 선수가 250lb(1112.5N)의 바벨을 머리 위로 6.5ft(2m) 들어 올렸다면 1625ft - lb(2225J)의 일을 한 것이다.

파워 (Power)

파워는 단위 시간동안에 한 일, 또는 얼마나 빨리 일을 했느냐를 나타내는 척도이다 : $P = Fd / t$

일은 얼마나 많은 시간이 걸렸는가 하는 것은 고려하지 않고 단지 행해진 자체를 의미한다. 그러나 파워는 특정한 시간 안에 얼마만큼의 일을 하였는가를 측정한다. 관습법으로는 ft-lb/s 또는 마력(1마력 = 550ft-lb/s)으로 표시한다. 미터법으로는 J/s 또는 N·m/s로 나타낸다. 파워를 종종 힘과 혼동하여 잘못 사용하는 경우가 있다.

스포츠 현장에서 제자리 수직점프와 소프트볼 투구에서 파워를 가장 흔하게 시험해 볼 수 있다. 짧은 시간 안에 신체나 물체를 움직이게 하기 위해서는 갑작스러운 근수축이 요구되므로, 큰 힘과 파워를 발생시켜야 한다.

파워는 활동에 필요한 힘과 근육을 빠르게 수축시킬 수 있는 근 신경 조절 능력에 필요한 힘을 발생시키는 근력을 필요로 한다. 스포츠 활동으로 인한 부상 선수의 운동치료 프로그램에서 고유감각수용(proprioception)과 기능적인 측면에서 파워 활동이 포함되어야 한다. 파워 트레이닝을 하는 선수들과 일을 할 때, 스포츠 특수성(sport specific)과 환자들이 요구하는 활동의 필수 항목들을 이해해야 한다.

에너지 (Energy)

에너지는 일을 할 수 있는 능력이다. 에너지는 여러 가지 형태가 있다. 에너지 보존법칙에 의하면 에너지는 생성되지도 파괴되지도 않는다. 그러나 에너지는 한 형태에서 다른 형태로 변환될 수는 있다. 예를 들면, 배구 선수가 서브를 넣으면 다소의 역학적 에너지는 소리로 변환되지만 에너지를 상실하는 것은 아니다.

운동치료와 재활에서 주목해야 할 두 가지 에너지로는 위치에너지와 운동에너지가 있다. 위치에너지와 운동에너지는 종종 서로 변환된다. **위치에너지**는 신체에 저장되어 있고 일을 할 수 있는 능력이다. **운동에너지**는 신체가 운동을 함으로써 신체가 가지는 에너지이다. 움직이던 신체가 멈추면, 운동에너지는 모두 위치에너지로 변환된다. 부상을 예방하기 위해 에너지를 흡수하는 것은 중요하다. 체조 선수가 바에서 착지할 때, 에너지를 흡수하기 위해 무릎을 굽히는 동작이 좋은 예이다. 운동치료 프로그램의 마지막 단계에서 환자가 플라이오메트릭스를 할 때, 운동 중에 발생하는 에너지를 흡수하도록 안전하게 움직여야 한다.

속도 (Velocity)

속도는 위치의 변화율이다. 속도는 시간당 마일(mph), 초당 피트(ft/s), 초당 미터(m/s)로 표현한다. 속도는 종종 속력과 혼용되어 사용하는데, 정확히 같은 의미는 아니지만 대부분의 경우에 그 차이는 크지 않다. 속도는 단거리 선수가 100미터를 얼마나 잘 달렸는지, 농구 선수가 한 쪽 코트에서 다른 쪽 코트로 얼마나 빨리 돌아오는가를 평가하는 방법으로 흔히 사용된다. 부상을 입은 선수가 경기에 복귀하기 전에 시행하는 기능적 활동 중에 속도 항목이 포함된다.

가속도 (Acceleration)

가속도는 속도의 변화율이다. 가속도는 ft/s^2이나 m/s^2로 나타낸다. 단거리 선수가 스타팅 블록을 박차고 출발을 하면, 속도가 계속해서 증가한다. 가속이 중요시되는 스포츠에서 부상을 입은 선수의 가속 활동을 위해서는 운동치료의 마지막 단계에서 가속도에 대한 평가가 매우 중요하다. 부상을 입은 단거리 선수들을 위한 운동치료 프로그램은 엉덩이와 무릎을 굽힌 출발자세에서의 폭발적인 근력 발달을 향상시키는 항목이 포함되어야 한다.

부적 가속도(negative acceleration)는 **감속도**(deceleration)라고 한다. 이는 속도가 증가하는 것이 아니라 감소하는 것을 의미한다. 야구공이 투구된 후에 투수의 팔은 팔이 완전히 멈출 때까지 급격한 가속에서 감속이 일어나게 된다. 팔로우드로는 가속에서부터 감속까지 가능한 한 부드럽게 전달해주는 역할을 한다. 잘못된 팔로우드로는 가속에서 감속까지의 변화가 급격하게 일어나기 때문에 부상의 위험이 증가하게 된다. 운동치료의 마지막 단계에서 이러한 것은 중요한 개념이다.

중력은 일정하게 $9.8m/s^2$($32ft/s^2$)로 작용한다. 즉, 매 초마다 물체는 9.8m/s 더 빠르게 낙하한다. 높은 곳에서 골프공을 낙하시키면, 처음 1초 후의 속도는 9.8m/s이 된다. 그리고 2초 후에는 19.6m/s이 되며, 3초 후에는 29.4m/s의 속도가 된다. 이는 갈릴레오가 1500년대 후반에 피사의 탑에서 물체를 낙하시켜 증명하였는데, 공기저항을 무시하면 이 법칙은 물체의 부게에 상관없이 동일하게 적용된다. 탁구공을 골프공과 동일한 높이에서 낙하시킨다 하더라도 두 물체는 서로 동일한 가속도를 가지게 된다. 즉, 두 공을 동시에 낙하시키면 지면에 동시에 떨어지게 된다.

이와는 반대로, 다이빙 선수가 3미터 높이의 보드에서 다이빙을 하게 되면 10미터 보드에서 다이빙하는 선수가 입수할 때만큼 큰 속력을 내지 못하게 된다. 가속도는 동일하지만, 3미터 높이에서 다이빙하는 선수는 보다 짧은 거리를 낙하하는 것이므로 가속이 되는 시간이 짧을 수밖에 없다. 따라서 10미터 높이에서 다이빙하는 선수보다 입수할 때 속도가 느리게 된다.

탄성 (Elasticity)

탄성은 힘에 의해 물체가 변형되거나 찌그러진 후에 원래 상태로 되돌아오는 능력이다. 근육은 신전(stretch)되지만, 변형을 일으키는 힘이 지속되지 않으면 원래의 길이로 되돌아오기 때문에 탄성을 가진다. 모든 물질은 어느 정도의 탄성을 가지고 있다. 운동치료에 사용되는 고무 튜브나 밴드는 탄성이 크다. 강철도 탄성을 갖지만, 아스팔트보다는 탄성이 작다. 인대는 뼈보다는 탄성이 크지만, 근육보다는 탄성이 작다.

강직 (Stiffness)

강직은 스트레스가 가해졌을 때 변형에 저항하는 물체의 능력이다. 힘이 빠르게 연결 조직에 가해지면, 힘이 천천히 가해졌을 때보다 연결 조직은 힘에 저항하는 강직이 더 커진다. 조직의 장력(tensile strength)은 강직과 연관이 있다. 탄성과 강직은 스펙트럼의 반대 편 끝에 있어서, 탄성이 큰 조직은 탄성이 작은 조직만큼 강직하지 않다. 대부분의 인체 구조물은 원래 형태로 돌아가려는 능력인 탄성과, 외부로부터의 힘에 저항하는 능력인 강직을 함께 지니고 있다.

스트레스와 스트레인 (Stress and Strain)

스트레스는 물체의 모양이나 형태를 변화시키는 힘이다. 스트레인은 스트레스에 의해 물체의 크기나 모양이 변화하는 양을 의미한다. 1600년대의 물리학자이며 수학자인 로버트 훅(Robert Hooke)이 발견한 훅의 법칙은 스트레스 및 스트레인과 탄성과의 관계를 다루고 있다. 이 법칙에 의하면 스트레인은 스트레스에 비례하는데, 이는 스트레인이 아주 크지 않는 일정한 외력의 범위 내에서만 성립한다. 탄성 한계가 초과되면 영구적인 변형이 일어난다.

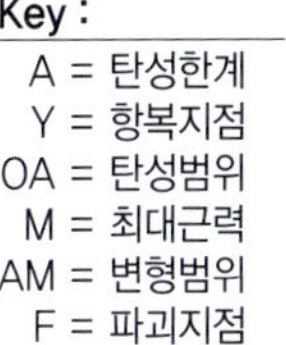

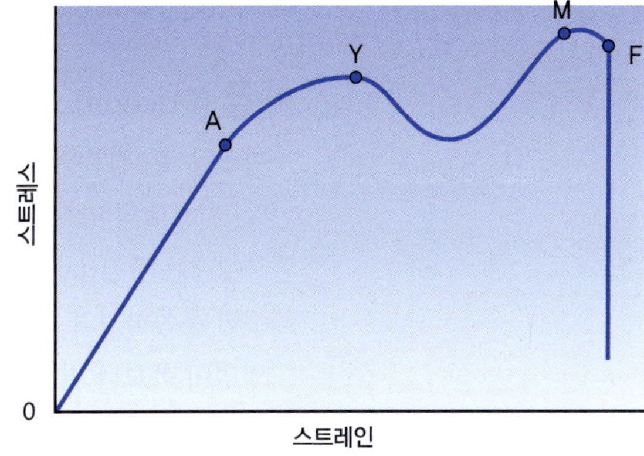

그림 3.16 스트레스-스트레인 곡선.

이러한 개념은 그림 3.16에 설명되어 있다. 그림에서 *OA*구간은 탄성범위이다. 이러한 스트레스-스트레인 곡선 범위에서 부하를 제거하면, 물체는 정상적인 길이로 돌아온다. A를 탄성한계라고 하며, 그 다음부터는 훅의 법칙이 더 이상 적용되지 않는 지점이다. 탄성범위를 지난 AM구간은 변형범위(plastic range)이다. 이 범위에서 스트레스가 부하되면 물체의 크기와 형태가 지속적으로 변화하게 된다. 변형범위를 초과하는 부하는 결국에는 물체를 파괴시키는 점인 *F*에 이르게 된다.

이러한 범위의 크기는 물체의 재질이나 구조에 따라 다양하다. 재활할 때 뼈, 근육, 힘줄, 연골, 인대와 같은 조직의 다양한 스트레스-스트레인 곡선의 차이를 아는 것은 중요하다. 또한, 이러한 지식은 부상을 예방하고 치료하는 데 있어서도 매우 중요하다. 어떠한 인대는 다른 인대보다 더 많은 탄성 섬유를 함유하고 있기 때문에 더 많은 스트레스를 견딜 수 있지만, 반면에 다른 인대는 탄성 섬유를 덜 함유할 수 있으므로 이 경우에는 관절을 보다 더 안정시킨다. 최근에 형성된 흉터조직은 이전의 흉터조직보다 탄성이 더 크다. 흉터조직의 기간과 성숙도를 알면 흉터조직의 크기를 효과적으로 변화시키는데 적절한 스트레스의 양과 스트레스가 가해지는 시간을 결정할 수 있게 된다.

변형 (Creep)

일반적으로 **변형**은 저강도의 스트레스가 조직의 탄성범위 내에서 매우 오랜 시간에 걸쳐 조직에 작용할 때 발생한다. 변형은 조직의 콜라겐, 글리코겐 분해(proteoglycans), 그리고 물의 재배열을 일으켜서 영구적인 변화를 일으킨다(Nimni, 1983). 조직의 온도가 상승하면 변형율도 증가한다. 이러한 이유로 인해, 스트레칭을 하기 전에 열을 가하면 스트레치를 보다 효과적으로 할 수 있게 된다. 이러한 개념을 통해 스트레치를 오래하면, 좋은 결과를 가져온다는 것을 알 수 있다. 잘못된 자세로 오랜 시간을 보내게 되면 근육, 관절, 그리고 연결조직의 변화를 초래하게 된다. 또한 장시간 동안 머리를 앞으로 뺀 채 앉아서 책을 읽으면 뒷목과 윗 등의 인대와 근육이 변형되어, 다시 정상적인 자세로 돌아오게 하는 것이 어렵게 된다. 오랜 시간 동안 이러한 자세의 반복은 조직의 길이를 지속적으로 변화시키는 결과를 초래한다.

구조적 피로 (Structural Fatigue)

모든 조직과 물체는 구조적으로 피로하기 쉽다. **구조적 피로**는 조직이나 물체가 스트레스를 더 이상 견뎌낼 수 없어서 파괴되는 지점이다. 이는 인대가 갑작스럽게 스트레스를 받아 찢어지는 것과 같이 갑작스러운 운동으로 인해 일어날 수도 있으며, 또한 스트레스가 오랜 시간에 걸쳐 축적되어도 발생할 수 있다. 장기간 스트레스로 인해 조직이 파괴되는 이 지점을 **내구성 한계**(endurance limit) 또는 **피로성 파열**(fatigue failure)이라고 한다. 누적되는 충격으로 인한 뼈의 골절을 스트레스성 골절이라고 한다. 손목굴증후군(carpal tunnel syndrome)과 같이 반복되는 스트레스로 인한 손상을 반복성 스트레스 증후군 또는 과사용 증후군이라고 한다. 누적된 외상의 손상 처치방법은 갑작스런 외상으로 인한 손상의 처치방법과는 달라야 하며, 이에 대해서는 15장에서 상세히 다루기로 한다.

마찰 (Friction)

마찰은 두 접촉면간의 상대적인 저항이다. 마찰은 상황에 따라 유리하기도 하고 불리하기도 한다. 치료대의 마찰로 인해 누워서 넓적다리(대퇴, thigh)를 바깥쪽으로 벌릴 수 없는 매우 약한 환자에게는 탤컴(talcum) 파우더와 같이 마찰을 감소시켜 주는 물질을 사용하여 표면을 부드럽게 해주면 운동하기가 보다 쉬워진다.

엉덩이 폭보다 발을 더 넓게 벌려서 기저면을 넓게 해서 서 있으면, 신체는 안정을 유지하지만 이를 위해서는 마찰이 필요하다. 이와 동일한 스탠스로 빙판 위에 서 있게 되면 빙판은 다른 표면보다 마찰이 적기 때문에 넘어지게 될 것이다.

때때로 보다 많은 밀착성을 얻고, 보다 많은 힘을 작용시키기 위해서 마찰을 증가시키고자 한다. 축구화의 징이나 농구화의 밑바닥은 이에 대한 좋은 예이다. 체조의 이단평행봉에서와 같이 마찰이 감소되기를 바라면, 석회가루와 같은 물질을 사용하면 마찰을 감소시킬 수 있어 물집 등이 생기는 것을 줄일 수 있게 된다.

운동치료과정에서 도르래 시스템을 이용한 운동을 할 경우에는 마찰이 크면 시스템이 너무 빨리 닳아 없어지거나 운동을 보다 힘들게 하기 때문에 마찰은 바람직하지 않아 보인다. 반면에, 저항이 커야 하는 운동에서는 마찰이 유리할 것이다. 그림 3.17a와 같이 바퀴가 있는 의자에 앉아서 한 발을 이용해 의자를 미는 뒤넙다리근(슬괵근, hamstrings) 운동을 예로 들어보자. 환자가 큰 어려움 없이 이 의자를 밀 수 있게 되면, 뒤에 물체를 매달아 끌리게 하여 무게와 마찰을 증가시킴으로써 운동에 보다 많은 저항을 제공할 수 있게 된다(그림 3.17b).

운동과 힘에 대한 신체의 반응과 관련 있는 그 밖의 다른 개념들로는 근력, 일, 파워, 에너지, 속도, 가속도, 탄성, 스트레스, 스트레인, 변형, 구조적 피로, 그리고 마찰 등이 있다.

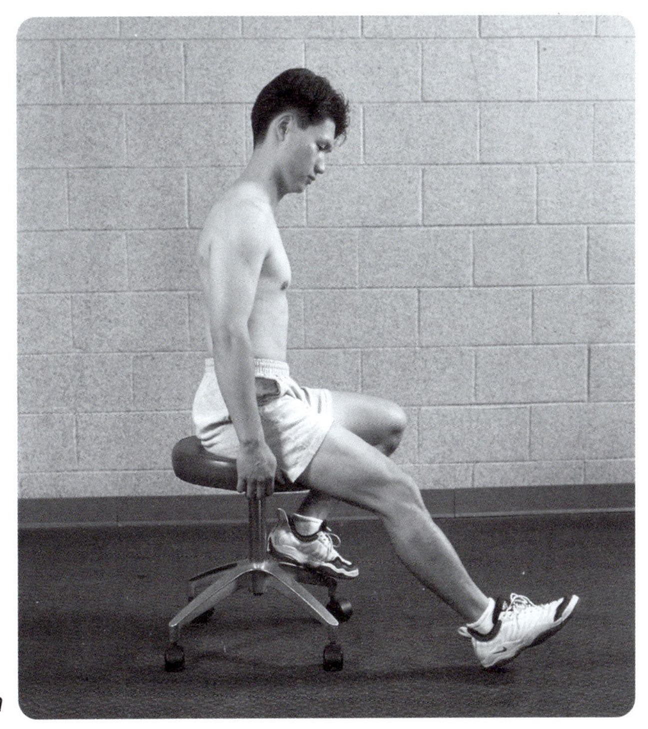
a

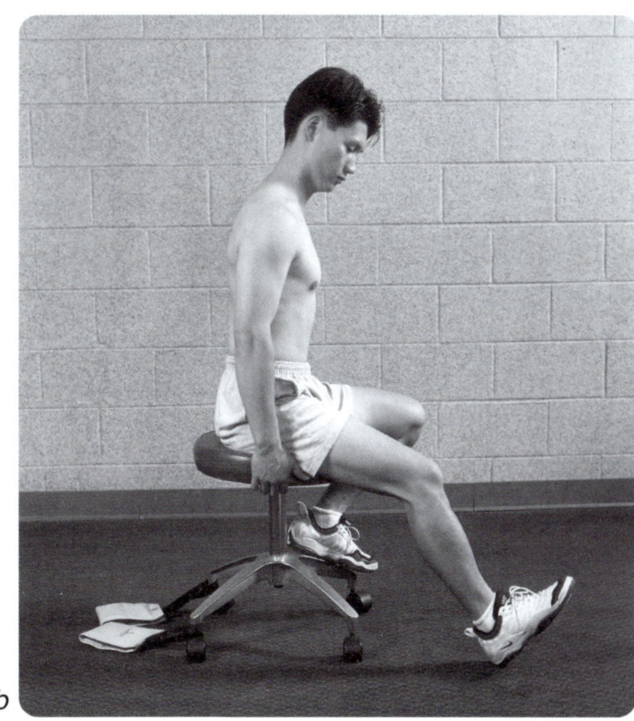
b

그림 3.17 운동치료에서 마찰의 이용.

요약 (SUMMARY)

재활운동을 시작하기 전에, 물리학적 개념이 재활운동에 어떤 영향을 미치는지 먼저 이해해야 한다. 운동법칙, 인체지레를 포함한 이러한 개념이 신체의 위치나 저항, 중력중심의 변화, 안정성, 힘이 어떻게 신체에 영향을 미치는지, 신체에 어떻게 힘이 작용하고 전달되는지에 대해서 이해해야 한다. 결국, 운동사들이 이러한 개념들을 이해하면, 개개인의 요구에 맞는 운동을 조절할 수 있게 된다.

주요 개념 및 복습 (Key Concepts And Review)

1. 힘에 대해 정의하고, 내력과 외력의 예를 들어보자.

힘이란 운동을 유발하는 에너지로 방향과 크기를 가진다. 내력은 근육에 의해 발현되는 힘이고, 외력의 대표적인 예로는 중력이 있다.

2. 뉴턴의 운동법칙과 운동치료와의 관계를 예를 들어 설명해보자.

뉴턴의 운동 제1법칙은 관성에 대한 것이며, 제2법칙은 가속도와 운동량, 제3법칙은 작용과 반작용에 대한 이론이다. 이 모든 법칙들은 힘에 대해 신체가 어떻게 움직이고 반응하며 어떻게 작용하는 지에 대해 다루고 있다.

3. 움직임에 따라 중력중심이 어떻게 변하는 지에 대해서 설명해보자.

중력중심은 물체의 가상적 중력중심이다. 물체의 모양이 변하면 무게중심의 위치도 변한다. 팔을 머리 위로 들어 올리게 되면 중력중심의 위치는 높아지고, 신체를 구부리게 되면 낮아진다. 물체를 옆에서 들게 되면 중력중심은 그 물체의 무게에 해당하는 만큼 옆으로 이동한다. 균형을 유지하고 중력중심을 발 위에 위치시키기 위해서는 신체를 그 물체의 반대쪽으로 기울여야 한다.

4. 기저면의 변화가 사람의 안정성을 어떻게 변화시키는 지에 대해서 설명해보자.

기저면이 좁으면 물체의 안정성이 줄어들고, 기저면이 넓어지면 안정성은 증가한다.

5. 중력중심선과 기저면과의 관계를 설명해보자.

중력중심선이 기저면 사이에 위치하게 되면 물체는 안정을 유지한다.

6. 안정성을 증가시킬 수 있는 두 가지 방법을 설명해보자.

힘이 작용하는 방향으로 발을 위치시키거나 기저면 내에서 중력중심을 낮게 유지시키면 안정성을 증가시킬 수 있다.

7. 안정과 고정간의 차이를 설명해보자.

안정은 사람이나 물체가 쉽게 균형을 무너뜨리지 않는 상태를 의미한다. 고정은 동작이 제한적이거나 일어나지 않는 안정 상태를 의미한다. 바람직한 동작을 일으키기 위해 신체분절을 고정시킨다는 측면에서 안정이라는 용어가 주로 사용되고, 바람직한 효과로 인해 안정은 고정의 결과가 되는 것이다.

8. 신체에서 회전력이 어떻게 변하는지 설명해보자.

신체에 의해 생성된 회전력은 힘팔, 힘의 크기, 당기는 각도 등에 따라 쉽게 변한다.

9. 근육의 역학적 이득이 자세 변화에 따라 얼마나 다양하게 변하는 지에 대하여 설명해보자.

관절은 운동범위 내에서 움직이는 것처럼, 근육의 당기는 각도가 변화하게 되고 근육의 지레팔 길이가 변하게 되면 결과적으로 역학적 이득도 변하게 된다.

10. 근육의 역학적 이득과 생리학적 이득간의 차이를 알아보자.

근육의 역학적 이득은 발현하거나 저항을 극복하기 위해서 힘의 당기는 선과 각도와 관계가 있는 반면에, 생리학적 이득은 근육의 수축 능력과 관계가 있다.

11. 두 관절 근육의 운동에서 자세의 중요성을 설명해보자.

두 관절을 가로질러 발현되는 근육의 능력은 양 관절에서의 근육의 상대적 길이에 의해 영향을 받는다. 근육은 휴식 시 길이의 66% 이내의 범위에서 수축할 수 있으므로 한 관절에서의 위치는 다른 관절에서의 힘의 발현에 영향을 준다. 안정된 관절에서 근육의 길이가 짧으면, 움직이는 관절에서 근육의 길이가 길어진 경우보다 큰 힘을 생성하는 것이 불가능해진다.

12. 속도와 가속도를 구별해보자.

속도는 위치의 변화율이며, 가속도는 속도의 변화율이다.

13. 운동치료에서 탄성, 스트레스와 스트레인, 변형, 마찰의 관계를 설명해보자.

탄성, 스트레스와 스트레인, 변형은 모두 조직의 길이와 형태를 변화시키는 조직의 능력에 영향을 주는 요인들이다. 이러한 요인들은 조직에 작용하는 스트레치의 형태와 효과에 영향을 미친다. 마찰은 운동 목표에 따라서 이롭기도 하고 해롭기도 한다.

심화 학습 문제 (Critical Thinking Questions)

1. 뉴턴의 운동법칙과 중력이 운동치료 프로그램에 어떠한 영향을 미치는지 설명하시오. 즉, 관성, 가속도, 작용과 반작용, 그리고 중력이 어떻게 작용을 하며, 환자의 운동수행에 어떻게 영향을 미치는지 설명하시오.

2. 이 장에서 논의된 기저면의 개념을 이용해서 누워있는 환자의 엉덩 굽힘과 폄을 위해 손으로 저항을 가하는 동안 기저면을 어떻게 하는 것이 좋은지 설명하시오. 파트너를 이용하거나 기저면을 변화시켜서 손으로 저항을 줄 때, 어떠한 장 · 단점이 있는지 설명하시오.

3. 운동치료에 적용되는 여러 가지 지레의 차이를 설명하시오. 운동치료에서 각 지레의 예를 들고, 지레의 종류가 운동 위치나 저항점의 변화에 따라 어떻게 변하는지 설명하시오.

4. 기술이나 장비가 사용될 때 손으로 저항주기, 고무밴드, 도르래, 덤벨, 웨이트 장비, 그리고 유압 장비가 팔꿈치를 굽히는 운동을 어떻게 변화시키는지 기술하시오. 저항의 형태가 변할까? 근육 활동의 종류는? 각 운동에서의 이득이 다른 운동에서는 다르게 나타날까?

5. 뒤넙다리근 운동을 하는 동안에 어떠한 자세가 환자에게 근육을 최대로 수축시킬 수 있을까? 무릎에서 환자가 뒤넙다리근 활동을 최대로 가능하게 하는 자세는? 엉덩이 에서는?

6. 한 발과 두 발로 서서 공을 최대한 멀리 던지려고 한다. 어떠한 자세에서 공을 더 멀리 던질 수 있을까? 여기에는 어떠한 역학적 개념이 숨어 있는가?

실험실 활동들 (Lab Activities)

1. 아래 운동이 일어나는 주요 운동면에 대해서 설명하시오(특별한 언급이 없으면, 해부학적 자세에서 설명하시오).

계단 오르기
손목 자뼈 편위(deviation)
문 손잡이 회전 (팔꿈치가 90° 로 굽힌 자세에서 아래팔을 사용하여)
팔꿈치를 편 자세에서 스크루드라이버를 사용
목뼈 돌림(회전, rotation)
점핑 잭(jacks)
허리뼈 옆으로 굽히기

2. 아래 운동이 팔꿈치를 편 상태에서 앉은 자세로 수행되었다.

손에 5파운드의 무게를 들고 어깨를 90° 로 구부려라.

팔꿈치 위 소매(cuff)에 5파운드의 무게를 달고 어깨를 90° 로 구부려라.

어느 운동이 더 쉬운가? 왜 그런가?

3. 환자가 치료대에 누워있고 그 옆에 운동사가 서 있다. 환자가 다리를 직선으로 들어 올렸다가 처음 자세로 돌아왔다. 이번에는 운동사가 환자의 넓적다리(대퇴, thigh) 중앙에 손을 대어 저항을 가하여 환자로 하여금 어렵게 동작을 수행하게 한 후 처음 자세로 돌아오게 하였다. 그 다음에, 운동사가 무릎에 저항을 주었고, 마지막엔 발목에 저항을 주었다. 각각의 반복 동작에서 환자는 운동사의 저항에 대항해서 가능한 한 어렵게 다리를 들어 올렸다. 다음 질문에 답하라 :

a. 환자에게 어떠한 동작이 가장 어려울까? 운동사는?

b. 왜 그런가?

c. 환자들이 저항 운동을 수행하는데 이러한 정보가 어떠한 가치가 있을까? 손으로 시행되는 근육 테스트(manual muscle test)를 수행할 때에는 어떨까?

4. 팔꿈치를 구부린 상태로 손에 5파운드의 무게를 들고 팔꿈치를 옆구리 방향으로 들고 서라. 이번에는 당신의 앞쪽으로 어깨를 90° 로 두고 팔꿈치는 90° 로 굽혀라. 이제 팔꿈치를 완전히 펴라. 다음 질문에 답하라 :

a. 각각의 자세에서 5파운드 무게의 회전력을 계산하라.

b. 각각의 자세에서 무게를 지탱하기 위해서 근육이 발휘해야 할 회전력은 얼마인가?

c. 저항 운동을 설정하는데 이러한 정보가 어떠한 가치가 있을까?

d. 파트너가 팔굽혀펴기 운동을 쉬운 자세로, 중간 정도로, 어려운 자세로 수행하게 하라. 3가지 자세는 무엇인가? 운동이 진행될 때 어려움이 증가되게 하는 원리는 무엇인가?

5. 파트너로 하여금 손가락 굽힘근의 수동적 비효율 자세를 취하게 하라. 긴 손가락 굽힘근의 힘줄을 가로지르는 관절은 무엇인가? 각 관절은 어떤 자세인가?

6. 파트너로 하여금 네갈래근의 수동적 비효율 자세를 취하게 하라. 이번에는 무릎이 펴진 상태에서 네갈래근에 저항을 가하라. 결과는? 왜 그런가?

7. 파트너로 하여금 네갈래근의 능동적 비효율 자세를 취하게 하라. 무릎이 펴진 상태에서 네갈래근에 저항을 가하라. 결과는? 왜 그런가?

8. 6번과 7번의 결과가 운동에서 왜 중요할까?

부가적인 자료들 (Additional Sources)

Cornwall, M.W. 1984. Biomechanics of noncontractile tissue. *Physical Therapy* 64:1869–1873.

Dumbelton, J.H., and J. Black. 1975. *An introduction to orthopedic materials.* Springfield, IL: Charles C Thomas.

Wilmore, J.H., and D.L. Costill. 2004. *Physiology of sport and exercise,* 3rd ed. Champaign, IL: Human Kinetics.

제 4 장

검사와 평가
(Examination and Assessment)

안 근 옥

학습목표 (Objectives)

이 장을 마치고 난 후에는 아래의 사항을 설명할 수 있어야 한다 :

1. 주관적 검사의 주요 요인 확인.
2. 모든 주요 요인에 대한 객관적 검사 절차의 윤곽.
3. 다양한 형태의 끝느낌(end-feel) 그리고 정상 끝느낌과 병적 끝느낌의 차이점 설명.
4. 치료 계획의 설계와 고려요인에 대한 설명.
5. SOAP 기록 정의와 재활에서의 중요성에 대한 설명.
6. 재활에 사용된 두 가지 다른 기록의 중요성 확인.

▶ 캐서린은 선수 훈련 과정을 하는 학생들에게 재활을 위한 검사 과정을 가르친다. 과거에 그녀는 학생들이 가장 혼란스러워하는 점은 응급처치가 필요한 급성 손상의 검사와 재활이 필요한 손상의 검사 차이를 구분하는 것이라는 것을 알게 되었다. 따라서 현재 새로운 분류에 따른 강의가 시작되었다. 그녀의 첫 번째 목표는 급성 손상의 검사와 재활을 위한 검사의 차이를 확인하는 것이다. 캐서린은 재활 검사를 위한 과정을 항목별로 나누어 환자의 문제를 인지하는 법을 설명하고 문제점들과 목표를 토대로 치료계획을 개발하는 법을 설명할 것이다.

많은 학생들이 선수 훈련 클리닉에서 초기 손상을 위한 관리를 기록하도록 하였지만, 그들 중 일부만 재활을 위한 기록 보관 과정을 알고 있었다. 그들 중 일부는 1학년 과정에서 관찰하는 동안 SOAP 기록을 보았지만, 대부분은 SOAP 기록이 무엇이며 어떤 기능을 하는지를 이해하지 못했다. 캐서린은 학생들에게 재활에 사용되는 다른 기록들을 소개할 것이다. 많은 신입생들은 산더미 같은 기록들을 보고 한눈에 압도된다. 그러나 캐서린은 서류 업무가 환자의 중요한 정보이고 처음 생각한 것처럼 학생들이 넘을 수 없는 과제가 아니라는 것을 경험으로부터 알고 있다.

나는 많이 듣고 적게 이야기 한다. 이야기를 할 땐 아무것도 배울 수 없다.
빙 크로스비(BING CROSBY), 연예인, 1903–1977

손상의 검사와 평가는 치료계획의 근거로 제공된다. 운동사는 가장 적절한 치료적 운동 프로그램을 계획하기 위해서 가장 먼저 환자를 평가하여야 한다. 결함의 위치, 손상 정도와 치료적 운동 프로그램에 영향을 줄 수 있는 다른 요인들을 알기 위한 검사가 없다면, 운동사는 재활 프로그램에 포함해야 하는 것이 무엇이며 포함하지 않아야 하는 것이 무엇인지를 결정할 근거가 없게 된다. *평가(evaluation)*와 *검사(examination)*라는 용어는 종종 바꿔 사용되어진다. 이 교재는 운동사가 환자의 심각성, 과민성, 특성 및 단계에 대한 정보를 찾기 위한 수단임을 나타내기 위해 **검사**(examination)라는 용어를 사용한다. 검사는 주관적 요소들과 객관적 요소들로 구성된다. 주관적 검사(subjective examination)는 손상 병력과 환자의 통증 경험 및 다른 증상들(symptoms)이다. 주관적 검사는 환자로부터 얻는것이며, 검사의 객관적 부분을 유도하기 위하여 제공된다. 빙 크로스비(BING CROSBY)와 같이, 임상의는 환자에게 듣는 것으로부터 많은 부분을 알 수 있다. **객관적 검사**(objective examination)는 관찰 가능한 징후(signs)와 손상의 결과를 발견하며, 손상을 관찰하고 검사하며 촉진하는 것이다. 주관적 검사와 객관적 검사의 결과들은 운동사가 환자의 손상을 평가하고 환자를 위해 설정된 목표가 무엇이든 그것을 달성하기 위한 가장 적절한 치료를 결정하는데 이용한다. **평가**(assessment)는 치료적 운동프로그램의 설계를 위해 이용된다. 프로그램을 실행하고 난 후 치료의 유효성을 평가하기 위해 치료 결과가 평가되어진다. 최종적으로 환자가 완전한 스포츠 참여와 정상적 활동으로 복귀하기 전에 환자를 검사하여, 스포츠나 활동의 스트레스를 견뎌내고 스포츠를 수행할 수 있는 준비 상태와 경기 능력을 평가한다. 요약하면, 검사는 반드시 평가보다 선행되어야 하며 검사와 평가 모두는 재활프로그램의 시작과 마지막에서 뿐만 아니라 프로그램 시행 중에 자주 행할 필요가 있다.

이 장은 세 영역으로 나누어졌다. 첫 번째 영역은 검사의 주관적 측면과 객관적 측면을 다루고 있고 두 번째 영역은 검사를 토대로 하는 평가를 다루며 세 번째 영역은 재활 과정 전반에 걸쳐 보관되어야 할 검사와 평가에 대한 기록들을 소개한다. 이 장은 치료적 운동이 필요한 이유를 이해하는 데 필요한 기본 개념을 소개하는 것으로 마무리된다.

검사 : 프로파일 작성 (EXAMINATION : MAKING A PROFILE)

초기 검사는 손상의 범위와 관련정도, 환자의 결함, 치료의 과정을 결정하기 위한 것으로 초기 검사를 할 때 첫 번째 해야 할 것은 손상 프로파일을 작성하는 것이다. 프로파일은 주관적 검사와 객관적 검사 수행에 의해 완성되어 진다.

객관적 검사를 하기 전에 정확하고 완벽한 병력을 획득하는 것이 중요하다. 빙 크로스비(BING CROSBY)가 이 장의 서두에서 제시한 바와 같이, 듣기는 정보를 얻는데 기본이 되고, 병력의 수집은 환자의 손상 기록 작성을 위해 듣는 것이 포함된다. 병력은 사실상 질문과 같은 것이다. 환자로부터 완벽한 병력을 기대한다면 완전한 상황을 파악하는데 필요한 모든 것들을 밝힐 질문을 해야만 한다.

주관적 검사를 마치면 객관적 검사를 한다. 객관적 검사는 비정상의 관찰, 촉진, 운동범위 결함의 측정, 근력, 고유감각과 다른 요인들에 의한 문제점들이 무엇인지 명확한 상황을 제공한다. 손상을 일으킨 문제들과 결함들을 확인하고 평가할 때 까지는 치료 프로그램을 계획할 수가 없다. 문제들은 전반적이고 정확한 주관적 검사와 객관적 검사에 의해 확인되어진다.

주관적 검사 (Subjective Examination)

주관적 검사는 손상 병력과 환자의 통증 기록 및 다른 증상들이 필수적이다. 주관적 검사는 손상 정도에 따라 얼마나 과감하게 객관적인 검사를 수행할 것인지, 그리고 객관적 검사에 포함할 내용이 무엇인지 결정하는데 도움을 줄 수 있다. 병력을 조사하는 동안 물어보는 특정 질문들은 손상 부위 및 손상 정도와 손상의 특성과 같은 각종 요인에 따라 다양하게 한다.

전반적이고 정확한 병력을 얻기 위해서는, 환자를 예상된 답으로 유도하지 않는 질문을 하는 것이 가장 좋다. 예를 들면, "걸으면 고통스럽습니까?" 라는 질문보다 더 좋은 질문은 "어떤 활동이 고통스럽습니까?" 이다.

질문은 단순하고 솔직해야 한다. 논리적이고 체계적인 순서로 말해야 한다. 각각의 운동사들은 기억하기 쉽고 일관된 연속적인 질문의 체계나 자신만의 방법을 개발하는 것이 가장 좋다. 이것은 질문들이 고정적이고 변하지 않아야 함을 말하는 것이 아니다. 왜냐하면, 각 환자들은 서로 다르기 때문에 질문은 각 상황에 따라 다를 것이다. 병력 청취 절차를 만드는 것도 좋은 방법으로, 이러한 노력은 일관된 종합적인 프로파일 작성을 가능하게 한다. 처음 프로파일 작성할 때, 당신 스스로 일정한 검사 계획을 세우기 위해 질문들을 기록할 필요가 있다. 그러나 환자의 반응을 청취하는 것과 논리적이고 전반적인 병력을 얻는 것은 경험으로써 좀 더 자동화 될 것이다.

손상병력 (History of the Injury)

환자가 자신의 언어로 어떻게 손상을 입었는지에 대해 설명하게 하라. 목적은 손상기전, 손상조직 및 손상정도에 대해 이해하는 것이다. 환자는 손상이 일어났을 때, 손상이 갑자기 일어났는지 아니면 점진적으로 일어났는지, 즉각적인 징후들은 무엇이며, 추후에 일어난 징후는 무엇인지를 (예, 즉각적인 부종 또는 24시간 후의 부종) 말하여야 한다. 또한 환자는 스포츠 참여를 계속할 수 있었는지, 손상 부위에 기능이 남아 있는지(예, 환자는 걸을 수 있었습니까?), 그리고 손상 당시와 검사를 받고 있는 지금 변화된 것은 무엇인지 말해야 한다. 이런 형태의 정보는 손상 정도와 관련된 조직 형태를 결정하는데 도움을 줄 수 있다. 알고 있듯이 얼음이든 열이든 손상의 느낌을 변화시킨다. 관련 부위는 부종이 심할 수가 있는데 이것은 치료를 하지 않았거나 열을 가하였거나 또는 환자가 원래 쉽게 부어오르는 형이기 때문이다. 환자가 약을 복용하였다면 통증이 잠복되거나 운동사가 행한 검사들의 결과를 바꿀 수 있다.

의료병력 *(Medical History)*

이전 손상의 의료병력을 얻는 것은 중요하다. 이전에 손상이 있었다면, 어떤 치료가 제공되어졌습니까? 환자는 의료처치를 요청했습니까? 환자는 치료를 받았습니까? 만일 그렇다면 어떤 치료를 받았습니까? 얼마 기간 동안 치료를 받았습니까? 결과는 어떠했습니까? 그 후에 몇 번의 손상을 경험했나요? 현재의 통증은 과거에 경험한 통증과 같습니까?

재발하는 손상은 현재의 문제 평가와 치료 프로그램을 계획하는데 영향을 줄 것이다. 예를 들면, 발목 염좌의 재발은 관절내와 주변 조직의 추가적인 상처를 일으키고 연조직 운동성을 제한하며 근력과 고유감각 능력을 감소시키거나 관절의 이완과 불안정성을 증가시킬 것이다. 반복적인 근육 염좌는 힘줄염(건염, tendonitis)을 일으킬 수 있다. 무릎 반달연골의 손상은 만성 윤활막염을 일으킬 수 있다. 오랜 기간 걸친 관절의 반복적인 손상은 관절염을 일으킨다.

과거의 손상이 있는 경우에, 제공된 과거의 치료에 대한 기록이 과거의 손상 관리에 대한 이해를 얻는데 반드시 필요하다. 양질의 관리는 과거의 손상들을 최소화할 수 있고 환자에게 재활에 대한 인상을 좋게 남길 수 있다. 그러나 소홀한 관리는 환자에게 편견을 주어 재활 결과에 대해 신뢰를 주지 못하며, 또한 현재의 상황을 더욱 악화시킬 수 있다. 예를 들면, 한 환자가 무릎손상을 입었는데 치료되지 않은 과거의 유사한 손상 병력이 있다면, 현재의 손상은 근육과 기타 무릎 구조물들의 약화에 의해 발생했을 수도 있고 이로 인해 치료 기간이 더 길어질 수도 있다. 이 경우 운동사는 현재의 손상과 과거의 손상, 두 가지의 효과를 함께 다루어야 할 것이다.

특수한 질문 *(Special Questions)*

환자가 어떤 약물 치료를 받고 있는 지와 종합건강과 같은 특수한 질문은 손상에 대한 이해와 치료 계획에 영향을 줄 수 있는 요인들을 밝힐 수 있다. 환자는 치료에 영향을 줄 수 있는 당뇨병, 천식, 사람면역결핍바이러스(HIV)와 같은 질환을 가지고 있는가? 최근에 예기치 못한 체중감량을 경험했는가? 이러한 것은 암의 징후일 수 있으므로 반드시 의사에게 인계해야 한다. 환자는 스테로이드제를 복용하고 있는가? 이것은 치료과정을 방해할 수 있다. 허리손상에 대한 질문을 하기 위해서는 내장과 방광의 조절과 관련된 질문이 중요하고, 이 질문에 대한 양성 대답은 손상이 즉각적인 의료적 치료가 필요한 말총(cauda equina; 마미)손상을 나타내는 것일 수 있다. X-선이나 MRI와 같이 어떤 검사를 했는지를 아는 것은 문제를 밝히고 확인하는데 한층 더 도움을 줄 것이다.

부가적 정보 *(Additional Information)*

부가적인 정보는 손상에 대한 정확한 프로파일을 완성하고 치료 프로그램에 대한 성공 확률을 높이는데 유용하다. 환자의 정상적 활동 수준과 재활 후에 복귀하고 싶은 활동들은 환자의 성공 확률과 성공 확률에 부합하는 신체 요구량에 대한 아이디어를 제공한다. 예를 들면, 달리기 선수가 초과 훈련시간에 악화되는 무릎 손상이 있다면 다음과 같은 질문을 한다. 치료가 끝나면 다시 하기 원하는 것은 무엇입니까? 손상 전에 얼마나 멀리, 얼마나 빨리, 얼마나 자주 달렸습니까? 어떤 지형에서 달렸나요? 어떤 종류의 신발을 신었습니까? 연습이나 지형 및 다른 활동들로 바꾼적이 있나요? 이러한 질문은 환자의 정확한 프로파일을 작성하고 손상의 원인을 결정하는 데 도움을 준다.

다른 일반적인 질문은 만약 환자가 선수라면, 환자가 참여하는 스포츠와 그 스포츠의 포지션을 포함한다. 그 답은 손상의 원인일 수 있는 스트레스의 양과 종류에 대한 정보와 환자 신체가 스포츠로 복귀할 때 견뎌내야 할 스트레스 수준에 대한 정보를 제공한다.

고등학생이나 대학생 선수들 프로그램을 관리할 경우, 운동사는 환자의 나이를 대략적으로 알 수 있다. 그러나 클리닉에서는 환자의 나이가 매우 다양할 수 있다. 환자의 나이는 손상을 알아내고 적용할 치료법을 결정하는데 매우 중요하다. 예를 들면, 골관절염(osteoarthritis)은 40세 이상의 연령층에서 일반적인 문제이다. 초음파 치료는 무릎 손상이 있는 13살의 환자에게는 적용해서는 안 된다. 왜냐하면 그 연령에는 무릎의 미숙한 뼈끝판(골단판, epiphyseal plates)이 있기 때문이다.

손상된 부위에서 염발음(crepitus: 딱딱거리는 소리나 딱 하는 소리)이 들리는가? 이 소리를 나는 관절소리(rice krispy)음이라 한다 : 손상 부위의 딱딱거리는 소리, 딱 하는 소리, 우드득하는 소리, 관절의 염발음은 연골면의 거친 정도가 미세한지 심한지에 따라 약하거나 심할 수 있다. 미세한 염발음은 때때로 윤활막염과 마찬가지로 윤활막 비대와 더불어 촉진할 수 있다. 염발음은 또한 힘줄염(건염, tendonitis)에서 들리거나 느낄 수 있는데, 이는 힘줄(건, tendon)과 건막사이가 두꺼워지고 둘 사이의 마찰이 증가하기 때문이다. 삐걱거리는 소리(creaking)는 관절면 퇴화 후기 단계에 있는 관절 사이에서 들린다. 딱딱거리는 소리(clicking)와 우드득하는 소리(popping)는 턱관절이나 무릎관절의 반달연골 부정렬(meniscal displacement)이 있을 때 들릴 수 있다; 딱딱거릴 때 통증이 있다면, 반달연골이 찢어졌을 수 있다. 통증이 없이 딱딱거리는 소리가 관절, 특히 고활동성 관절에서 들린다면 정상적인 소리(vacuum click)이며 전혀 대수롭지 않다. 통증이 없는 그러나 때때로 큰 소리의 딱딱거리는 소리는 종종 관절이 움직일 때 뼈의 돌기위로 인대나 힘줄(건, tendon)이 미끄러지는 소리로 대수롭지 않다. 꽝(clunking) 소리는 불안정하고 부분탈구(아탈구, subluxation)된 관절에서 생기는 것으로 이 관절이 특정 부위를 따라 움직일 때 생긴다. 이러한 소리를 만드는 반복적인 부분탈구는 결국 관절을 퇴화시킬 수 있다.

통증 프로파일 *(Pain Profile)*

환자의 통증 프로파일은 손상의 특성과 손상 정도를 결정하고 객관적 검사와 초기 치료에 포함시킬 내용을 결정하는데 도움을 준다. 이 프로파일을 작성하기 위해서는 몇 가지 질문을 해야 한다 :

■ **어느 부위에 통증이 있습니까?** 통증은 한 지점에 위치해 있나요, 아니면 좀 더 넓은 부분에 걸쳐 있나요? 그것이 국소적인 부위에 머물러 있나요, 아니면 다른 부위로 옮겨 다니나요? 통증이 심부에서 느껴지나요, 아니면 표층부에서 느껴지나요? 통증은 관절 내에서 느껴지나요, 아니면 주변 조직에서 느껴지나요? 매우 가볍고 좁은 영역의 통증은 아마도 국소적이며 중요치 않은 작은 손상이거나 만성 손상일 것이다. 좀 더 크고 확산되거나 깊은 곳의 통증은 아마도 더 크고 심각한 손상이거나 급성 손상일 것이다.

다른 영역으로 방사되는 통증 유발점(trigger point)의 자극으로부터 신경이나 근막에 보내진 압력 때문에 생기는 연관통일 수 있다. 이러한 통증과 그 통증 원인의 규명 및 평가는 객관적 검사 동안 이루어져야 한다.

■ **통증이 갑자기 시작되었습니까, 아니면 점진적으로 시작되었습니까?** 이 질문은 손상원인을 규명하는데 도움을 준다. 갑작스런 통증은 스포츠 손상에서 가장 흔히 볼 수 있는데 조직의 갑작스런 과부하 때문에 생기는 것으로 근육 염좌나 인대 염좌가 생길 때 느끼는 통증이다. 점진적으로 발생하는 통증은 힘줄염(건염, tendonitis)과 다른 염증이 생길 때 좀 더 자주 발생한다. 점진적인 통증이 있다면 환자는 일반적으로 통증이 스포츠 수행이나 좀 더 긴장이 적은 일상 활동들을 방해할 때 까지는 병원을 찾지 않는다. 통증이 점진적으로 발생한 거라면 환자는 통증을 얼마 동안 느껴 왔는가? 이것은 급성인지 만성인지를 결정하는 단서가 된다. 급성 통증은 만성 통증과는 다른 치료를 하게 된다.

■ **통증이 지속적입니까, 아니면 간헐적입니까?** 대부분의 통증은 간헐적이기도 하며 활동에 따라 또는 하루 중 시간대에 따라 통증 강도가 다양하다. 지속적이고 강도가 변하지 않는 통증의 원인은 근골격계(근육뼈대계, musculoskeletal) 손상보다는 다른 것으로 의심해야 한다. 초기에 지속적이던 통증은 적절한 치료를 통해 간헐적인 통증이 된다.

■ **통증은 얼마나 강합니까?** 통증은 0에서 10까지로 등급을 매겨라. 0은 통증이 전혀 없는 상태이고 10은 "나를 병원으로 데려가 달라. 나 죽는다" 정도의 통증 상태이다. 통증은 매우 주관적이고 개개인마다 매우 다르다. 통증을 숫자로 정량화하려는 것은 통증을 객관적 측정치로 하려는 것이 아니라 상대적인 비교를 위한 것이다. 환자의 통증 등급은 당신에게 환자의 통증 내성에 대한 아이디어를 제공하며 나중에 환자의 통증 변화를 평가하는데 이용될 수 있다. 만일 환자가 초기에 통증을 8로 평가하였고 3일후에 4로 평가하였다면, 당신의 치료 프로그램은 환자의 통증을 줄이려는 목적을 달성한 것이다. 이러한 숫자 체계는 당신과 환자 모두에게 변화를 측정하는 수단으로 제공된다. 환자의 통증을 다른 환자의 통증과 비교하는 것은 적절치 않을 뿐 아니라 전혀 쓸모가 없을 것이다. 그러나 치료 프로그램이 진행됨에 따라 환자의 통증 등급을 재평가하는 것은 어느 정도 가치가 있다.

■ **환자는 통증을 어떻게 설명합니까?** 그것은 어떤 종류의 통증입니까? 통증을 판정하기 위해 사용할 수 있는 기술은 날카로운, 둔한, 쑤시는, 타는듯한, 따끔거리는 것과 같이 다양하다. 근골격계 통증은 보통 깊은 곳에서 둔한 통증이거나 쑤신다. 좀 더 급성이거나 심한 근육 손상의 통증은 날카로운, 찌르는 듯한 또는 박동성(throbbing) 통증으로 설명된다.

■ **통증을 악화시키거나 완화시키는 요인들은 무엇입니까?** 환자는 무엇을 하면 통증이 생기거나 통증이 더 심해집니까? 무엇이 통증을 완화시키거나 줄입니까? 일반적으로 근골격계 통증은 움직이면 생기고 휴식을 취하면 완화된다. 염증 때문에 생긴 통증은 휴식으로 완화되지 않는다. 장시간 올바르지 못한 자세는 장시간 또는 비정상적인 낮은 수준의 스트레스가 연조직에 가해짐으로써 연조직이 자극될 수 있다.

■ **통증은 시간대에 따라 달라집니까?** 아침에는 어떤 느낌입니까? 하루 시간의 흐름이 진행됨에 따라서는 어떻습니까? 밤에는 어떻습니까? 아침의 뻣뻣함은 염증과 관련이 있을 수 있다. 통증이 하루 시간이 진행됨에 따라 증가한다면, 손상부위의 근력과 지구력이 활동을 수행하기에 역부족이기 때문에 피로하게 된 것이다. 경련과 통증은 하루의 시간이 진행되면서 더 강렬해지는데 특히, 급성손상에서 더욱 그렇다.

■ **환자는 통증 때문에 밤에 잠에서 깨기도 합니까?** 근골격계(근육뼈대계, musculoskeletal)의 통증은 밤에 더욱 심해져서 환자의 수면을 방해할 수 있다. 염증과 뼈 때문에 생기는 통증 또한 수면 장애를 일으킬 수 있다. 수면장애를 일으키는 염증성 통증은 수면을 방해하지 않는 통증보다 더 큰 문제가 있음을 시사한다. 통증이 수면을 방해한다면 하루 밤에 몇 번이나 통증 때문에 일어나며 다시 수면을 청하는 데까지 얼마의 시간이 걸리는 지를 환자에게 물어본다. 이 질문에 대한 대답은 손상의 과민성에 대한 정보를 제공한다. 수면장애가 더 자주 발생하고 수면을 청하는 시간이 더 많이 걸릴수록, 손상부위는 더욱 더 자극을 받는다.

통증의 강도, 통증을 악화시키는 활동의 종류, 환자가 통증이 커지기 전에 활동을 수행할 수 있는 시간과 통증이 커진 다음 통증을 줄이는 데 걸리는 시간 등도 손상의 과민성(irritability)을 나타내는 것이다. 손상이 더 자극되어 있을수록, 통증은 더 커지고 낮은 수준의 활동에서 조차도 더욱 쉽게 통증이 증가하며 통증을 줄이는 데 더 많은 시간이 걸린다. Corrigan과 Maitland(1989)는 중등도 운동량의 활동에서만 통증이 증가하고 통증이 한 시간 동안 지속될 때 손상이 과민성을 가지고 있다고 규정하고 있다. 손상에 과민성이 없을 때는 환자는 긴장 후에 순간적인 통증만을 느낀다.

객관적 검사 (Objective Examination)

손상 병력을 얻어내고 환자의 활동 수준과 운동 수행 기대치를 결정하며 통증과 손상의 윤곽을 잡는 주관적 검사를 완료하자마자, 객관적 검사를 해야 한다. 목표는 치료 과정을 결정하기 위해 연관된 구조물들 및 손상의 효과 정도를 정확하게 규명하는 것이다.

신체적 검사를 하기 전에, 당신은 이미 손상에 대한 많은 정보를 가지고 있다. 이들 정보는 객관적 검사의 방향을 제시해준다. 주관적 검사로부터, 문제의 특성, 손상의 심한 정도 및 과민성, 평가를 할 때 얼마나 과감하거나 신중해야 하는지, 어떤 특수 검사를 이용해야 하는지 그리고 고려해야 할 금기는 어떤 것인지에 대한 정보를 준다. 당신이 객관적 검사로부터 어떤 결과를 기대하고 있을지라도, 마음을 열고 손상과 관련 조직에 대한 모든 가능성을 고찰하는 것이 중요하다. 주관적 검사와 객관적 검사로부터 축적된 정보들을 토대로 총체적인 상황을 이해할 때 까지는 문제가 무엇인지 추측하지 말라. 시야를 제한하는 것은 부정확한 결론을 내리게 하고 부적절한 재활 프로그램을 만들 것이다.

손상부위가 흥분되어 있다면, 평가는 간단하고 비교적 완만하게 하며 손상에 대한 긴장이 적게 해야 한다. 반면에 손상부위가 흥분되어 있지 않다면 평가를 좀 더 과감히 할 수 있다. 2일전에 발생한 염좌로 현재 부종이 심하고, 어떠한 능동적 또는 수동적 움직임 범위에서도 증가하는 지속적인 통증이 발생하며 체중지지만으로도 통증이 발생하는 2° 염좌는 과민한 것으로 간주되며 초기 치료를 결정하기 위해서 완만하고 간단한 검사가 필요하다. 손상이 덜 과민하게 되는 후기 단계에서는, 좀 더 과감하고 완벽한 평가를 할 수 있다. 그러나 지금 당장 당신의 평가 목표는 환자가 가능한 빨리 운동을 시작하기 위해 어떤 치료가 현재의 증후들을 완화시키는 데 가장 좋은지를 결정하는 것이다.

환자가 통증 없이 걸을 수 있고 미세한 부종이 있다면, 객관적 검사는 좀 더 과감하게 하여 손상의 정도, 관련 조직들을 알아내고 더불어 환자가 가장 효과적으로 스포츠에 복귀할 수 있는 치료접근법 등을 결정한다.

유사증상(comparable sign)은 환자의 통증 증후를 재현시키는 능동적이거나 수동적인 움직임이다(Maitland, 1991). 객관적 검사에서 유사 증상에 이르게 하는 것이 항상 쉽지는 않다고 하더라도, 운동사는 유사증상을 연출하도록 노력한다.

관찰과 시진 (Observation and Visual Inspection)

당신의 시진은 환자가 당신의 시설 안으로 들어온 순간부터 시작된다. 환자가 어떻게 걷습니까? 자세와 보행은 어떻습니까? 종합적인 관찰은 손상 정도와 검사에서 시진할 항목들에 대한 정보를 준다. 예를 들면, 환자가 내측 무릎에 통증을 호소하고 과도하게 발이 엎침(회내, pronation)된 상태라면 문제는 무릎이 아니라 발에 있을 것이다. 환자가 엉덩이 통증을 가지고 있고 밖굽이무릎(외반슬, genu valgus)이라면, 무릎의 약화나 구조적 이상이 엉덩이 통증에 기여하고 있을 것이다.

다른 종합적인 관찰에는 환자가 교정기나 목발과 같은 보장구를 필요로 하는가에 주목하는 것이 포함된다. 환자는 손상부위를 움직이기 꺼려하고 있는가? 비정상적인 움직임, 자세 또는 행동을 주시하는 것은 손상에 대한 상황 인식을 완료하는 데 도움이 된다. 예를 들면, 환자가 당신의 시설에 목발을 짚고 들어왔다면, 그걸 보는 순간 보행 훈련이 당신의 치료 프로그램의 일부분으로 포함되어야 한다는 것을 알게 된다. 환자가 방에 절뚝거리며 들어온다면, 절뚝거림은 부적절하게 이용된 근육이 매우 빠르게 악화되기 때문에 전체 다리(하지, lower extremity)의 약화를 평가하여야 한다.

손상된 부분에 대한 시진은 좀 더 명확한 검사가 필요한 팔다리(사지, extremity)에서 발견되는 어떤 비정상에 주목하는 것이 포함된다. 현재 부종이 있는가? 그렇다면 어느 정도인가? 변색, 발진, 상처, 기형이나 근 위축 같은 것이 있는가? 변색이 있다면, 손상부위의 원위부에서 나타난 것인가? 이것은 아마도 환자가 손상이 발생했을 때 손상부위를 올리지 않았고 손상을 바르게 치료하지 않았다는 것을 시사한다. 변색이 손상부위 주위나 근위부에 생겼는가? 상처는 있나? 그렇다면 치료는 되었는가? 상처는 감염되거나 심한 것으로 보이는가? 그리고 변색이 나타난 것이 최근인가?

운동범위 (Range of Motion)

어떤 관절의 운동범위는 정상일수도, 과도(과운동성)할 수도, 또는 정상보다 적을(저운동성) 수도 있다. 특정 관절의 정상 운동범위와 운동범위 측정법은 5장에서 논의 된다. 이용할 수 있는 관절 운동성에 대한 질적, 양적 관절의 관절막과 인대의 안정성 또한 검사한다.

능동적 운동범위 (*Active Range of Motion*) **능동적 운동범위(AROM)**는 도움 없이 개인에 의해 행해진 움직임의 양이다(그림 4.1). 능동적 운동범위는 능동적 움직임에 의해 생기는 통증의 정도, 움직이려는 환자의 의지, 관절을 움직이는 근육의 근력, 그리고 관절의 허용 가능한 운동범위에 따라 다르다. 통증은 환자가 관절의 운동범위 모든 곳을 움직이기를 꺼려한다는 것만이 유일한 원인일 수 없다. 예를 들면, 환자는 움직임에 따른 재손상이나 다른 문제들을 염려할 수도 있다. 능동적 운동범위를 평가할 때, 운동사는 환자의 자세를 반드시 고려하여야 하며 움직임에 대한 중력 효과에 대해서도 알고 있어야 한다. 예를 들면, 어깨 굽힘의 운동범위 검사에서 앉아 있는 환자는

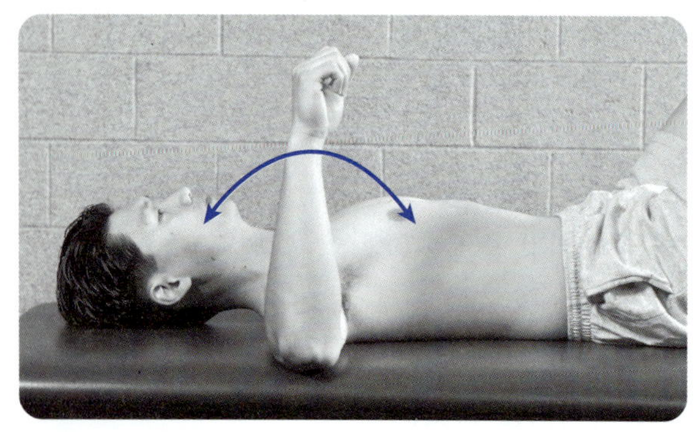

그림 4.1 능동적 운동범위.

중간 범위에서 중력에 대한 가장 큰 저항을 이겨내야만 한다. 그러나 반듯이 누운 자세에서는, 중력 효과가 움직임 초기 단계에서 가장 크다. 환자가 앉은 자세에서 팔을 머리 너머로 올리는 것이 불가능하다면, 운동사는 환자에게 반듯이 눕도록 하여 그 자세에서 중력이 어깨 굽힘근의 근력에 거의 영향을 주지 않을 때 추가적인 능동적 운동이 가능한 지를 알아보아야 한다.

능동범위는 여러 가지 원인들에 의해 제한될 수 있다. 부종, 관절막과 인대의 수축, 근육의 유연성 감소, 유리체(loose body)나 뼈돌기와 같은 역학적 방해 요인들은 각각 또는 서로 복합적으로 환자의 완전 운동범위의 운동을 방해할 수 있다. 검사를 진행하면서 원인을 밝혀내야 한다.

또한 움직임의 질을 관찰하는 것도 중요하다. 움직임의 전범위에서 유연하게 일어나는가? 또는 과민성이 있거나 머뭇거리거나 씰룩거리며 경련이 있는가? 움직임은 근육의 부적절하게 사용을 대신하여 다른 것을 통해 일어나는가? 능동적 운동이 통증을 유발시킨다면, 통증은 운동 중 어느 곳에서 발생하는가? 통증은 한 호를 그리는 운동의 중간부분에서 유발하는가? 이것은 종종 구조물에 과민성이 있는 것을 나타낸다. 마치 어깨의 가시위근건(극상근건, supraspinatus tendon)에서 일어나거나, 등의 디스크 돌출이 신경근을 압박할 때와 같다.

환자의 움직임 능력과 관련된 정보는 통증 완화법, 관절운동과 근력운동, 협응력 및 기능적 활동들과 같이 재활프로그램에 포함시킬 내용을 결정하는 데 도움을 준다.

수동적 운동범위 *(Passive Range of Motion)* **수동적 운동범위**(PROM)는 환자의 어떠한 능동적 참여 없이 일어나는 움직임의 양이다(그림 4.2). 수동적 운동범위는 두 가지 종류, 즉 생리적 관절운동과 보조적 관절운동으로 나눌 수 있다. **생리적 관절운동**(Physiological joint motion)은 개인이 능동적으로 수행할 수 있는 움직임이다. 생리적 운동 또한 기본 운동(cardinal motion)이라고도 한다. **보조적 관절 운동**(Accessory joint motion)은 동작을 완전하게 수행할 수 없지만 전범위에서 능동적 운동을 일으키는데 필수적이다.

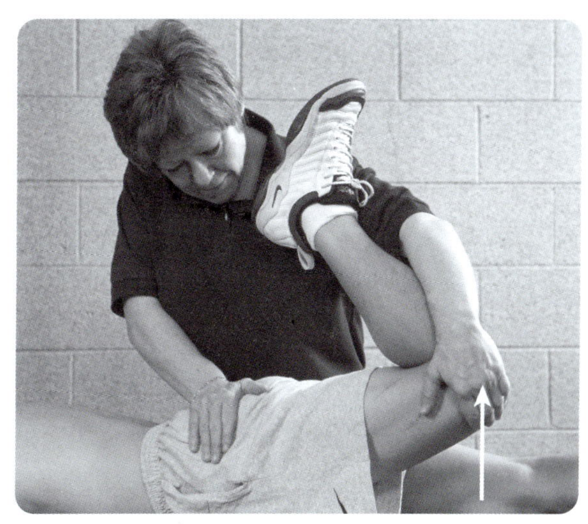

그림 4.2 수동적 운동범위.

수동적 생리적 운동범위(Passive Physiological Range of Motion)는 환자가 이완상태인 동안 당신이 관절을 움직일 때 관절이 도달하는 운동이다. 이 운동범위는 보통 손상 관절이나 비손상 관절 모두에서 능동적 운동범위 보다 더 크다. 당신이 관절 운동을 하는 동안 내내 관절을 움직일 때, 환자는 당신에게 통증이 운동 중 언제, 어디서 유발되는지를 말해야 한다. 당신은 환자의 얼굴 표정을 관찰해야 하는데 얼굴 표정은 통증을 암시할 수 있기 때문이다. 관절은 통증이 일어날 때까지, 그리고 환자가 인내할 수 있는 한 운동범위를 통해 움직여야 한다. 전체 움직임을 통한 관절의 움직임으로부터 통증을 막을 수 있다면 운동사는 이를 기록해야 한다.

다시 한번, 운동의 양과 질을, 수동적 운동이 통증을 유발시키는지, 그렇다면 운동 어느 곳에서 통증이 발생하는가를 주목한다. 수동적 움직임에서 발생하는 통증은 인대와 관절막과 같이 자발적으로 움직이지 못하는 구조물들이나, 근육과 같이 능동적인 구조물들의 신장 결과일 수 있다. 당신이 관절을 움직일 때, 움직임의 끝느낌(end-feel)을 주시하는 것도 중요하다.

관절 움직임이 정상적이고 통증이 없는 상태라면, 정확하게 완전하고 통증이 없는 운동을 평가하기 위해서 **과압력**(overpressure)을 가한다. 압력은 중등도 수준으로 관절이 운동범위 끝으로 감에 따라 운동을 약간 더 크게 하여 시행하여야 한다. 그러나 이 운동은 여전히 통증이 없는 상태에 있어야 한다. 관절이 정상이라고 확실히 간주하기 위해서는, 과압력 적용 시 전체 운동범위에서 통증 없이 운동을 수행할 수 있어야 한다.

움직임의 끝느낌 *(End-Feel of Movement)* 관절 움직임의 끝느낌은 움직임 범위의 끝부분에서 느끼는 저항의 특성이다. 끝느낌은 정상이거나 병적일 수 있고, 특정 관절 및 기대수준과 비교한 그 관절의 운동범위에 따라 결정된다. 여러 저자는 다른 끝느낌에 대해 정의해 왔다(Cyriax, 1982; Kaltenborn, 2002; Paris & Patla, 1988). 끝느낌의 표식으로 조직 정의에 사용하는 가장 복잡한 시스템은 파리스(Paris) 시스템이다(Paris & Patla, 1988). Cyriax(Cyriax, 1982)와 Kaltenborn(Kaltenborn, 2002) 둘은 끝느낌을 확인하기 위한 간단한 시스템을 사용한다. 표 4.1 목록은 Cyriax와 Kaltenborn의 끝느낌 분류이다.

관절주머니의 끝느낌은 한 관절을 운동범위 끝으로 움직일 때 느끼는 단단하고 질긴 감각이다. 이 감각은 단단하지만 딱딱하지는 않다. 정상이고 손상을 입지 않은 어깨를 가쪽돌림(외회전, lateral rotation)시킨다면, 당신은 단단하고 질긴 끝느낌을 느낄 것이다. 관절주머니 끝느낌은 병적인 관절에서도 느낄 수 있는데, 부종이 없고 염증도 없으나 가동성에 제한이 있는 무릎관절(슬관절, knee joint) 같은 곳에서 느낄 수 있다.

뼈부분의 끝느낌의 가장 일반적인 예는 팔꿈치에서 팔꿈치머리돌기(주두돌기, olecranon process)가 팔꿈치오목(주두와, olecranon fossa)을 향해 완전 폄(신전, extension)되는 경우이다. 그것은 갑작스럽게 멈추거나 딱딱한 끝느낌이다. 병적인 상태에서는 느낌은 같으나, 뼈의 성장이나 골절의 부정결합과 같은 비정상적 조건 때문에 일어나며 전체 운동범위는 정상보다 적다.

조직근접(tissue approximation) 끝느낌은 반대쪽에서 서로를 향해 다가오는 두 근육의 튀어나온 중앙부위들이 서로 만나서 더 이상의 움직임을 방해할 때 발생한다. 정상적인 예는 팔꿈치 관절이 굽힘할 때 생기는 윗팔과 아래팔의 만남이다. 움직임 끝부분의 감각은 부드럽다.

근육의 끝느낌은 관절주머니 끝느낌 보다는 더 부드럽고 덜 갑작스러우며 더 많이 질기다. 이 끝느낌은 쭉 뻗은 다리를 들어 올리면 뒤넙다리근(슬괵근, hamstrings)에 의해 그 움직임이 제한될 때 받는 느낌처럼 반동성을 가지고 있다. 근육부분의 끝느낌은 근경련 시 끝느낌과는 다른 것으로 근경련 시 끝느낌은 좀 더 갑작스럽고 보통 통증이 유발된다. 신장에 대한 반사작용으로 수축되는 것과 같은 근 반동은 오로지 병리적인 조건에서만 느껴진다.

표 4.1 끝느낌 분류

시스템	정상 끝느낌	비정상 끝느낌
Cyriax	관절주머니(Capsular) 뼈와 뼈(Bone to bone) 조직근접(Tissue approximation)	움직임에서 비정상적 지점의 관절주머니 움직임에서 비정상적 지점의 뼈와 뼈 탄력적(Springy block) 경련(Spasm) 텅빈느낌(Empty)
Kaltenborn	부드러운(Soft) 단단한(Firm) 딱딱한(Hard)	어떤 끝느낌은 관절의 비정상적인 특성이 있던지 관절의 운동범위에서 비정상적 지점이 존재하든지 한다.

쑥 들어가는 느낌, 부드러운 느낌, 말랑말랑한 느낌은 보통 관절 수핵이 유출될 때 관찰된다. 관절내의 액체는 완전한 운동을 방해한다. 움직임의 느낌은 늪이 있는 것 같은 한편, 액체의 압력은 정상적인 운동을 가로막는다. 이 느낌은 관절주머니성 관절 움직임 다음에 오는 것이 일반적이다. 그러나 이 느낌은 관절주머니 끝느낌이 완수되기 전에 일어난다.

탄력적인(Springy) 끝느낌은 느슨한 신체의 역학적 장애 때문에 발생하며 이는 신체내부의 혼란을 나타낸다. 이것은 무릎에서 가장 흔히 볼 수 있는데 무릎은 연골이나 반달판막(반월판, semilunar valve)의 느슨한 몸체가 정상적인 관절 움직임을 정지시킬 수 있다.

텅빈(Empty) 끝느낌은 일반적이지 않다. 인대와 관절주머니의 제한이 없기 때문에 관절 움직임에 대한 저항이 전혀 없다. 그리고 환자는 근육의 제한으로 통증이 너무 심해서 움직임을 자발적으로 그만두게 된다. 어떠한 인대 손상이 없는데도 아무것도 없는 듯한 끝느낌을 느낄 때는 급성 점액주머니염이나 종양을 의심해야 한다.

이 기술에 상관없이, 비정상적 끝느낌은 보통 통증이 있다. 비정상적 끝느낌을 동반한 통증의 조합은 관절내에서 병리적 상태를 확인하는 것이 목적이다.

보조적 관절 가동법 (Accessory Joint Mobility)

수동적 운동의 다른 부분은 보조적 관절 운동으로서 총체적으로 가동성을 규명하기 위해서 평가되어야 한다. 보조적 관절 운동은 환자가 능동적으로 할 수 없는 운동이지만 관절의 완전하고 정상적인 운동에는 필수적이다. 보조적 관절 운동은 관절 가동요법에 의해 평가되어 진다. 보조적 관절 운동의 좋은 예는 손허리손가락관절(중수지관절, metacarpophalangeal joint)에서 손가락 종축을 중심으로 회전하는 것이다(그림 4.3). 이것은 환자가 어떤 근육의 활동에 의해 일으킬 수 있는 운동은 아니다. 그러나 당신은 손가락을 움켜쥐고 손허리뼈(중수골, metacarpal)에 대해 몸쪽 마디뼈(근위지골, proximal phalanx)를 회전시킴으로써 쉽게 마디뼈(지골, phalanx)를 돌림(회전, rotation)시킬 수 있다. 이러한 보조적 돌림은 완전하고 능동적인 손가락 굽힘(굴곡, flexion)−폄(신전, extension)을 일으키기 위해서는 반드시 실시하여야 한다. 치료를 위한 특수 관절 가동 기법들은 검사에 이용되는 것과 동일하며 6장에서 논의된다.

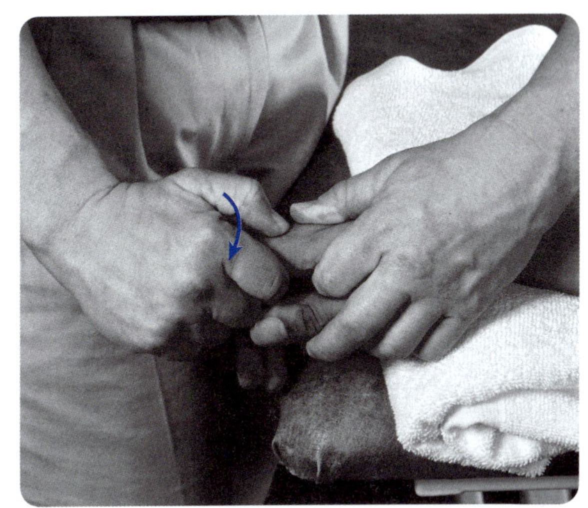

그림 4.3 보조적 관절 가동법.

관절은 가동성에서 정상이거나 과운동(과도한 가동성)이거나 저운동(제한된 가동성)일 수 있다. 저운동성이 있는 관절은 관련 영역을 보호하려는 근경련 때문이거나 인대와 관절주머니구조물들의 제한 때문에 발생한다. 손상이나 수술 및 고정이후에 관절주머니 내에서 유착이 발생할 수 있다. 당신이 관절에 완전한 관절주머니 가동성이 부족하다고 결정했다면, 당신의 치료에는 관절 동원 기법이 반드시 일부분 포함되어야 한다.

생리적 보조 관절 가동성과 보조적 관절 가동성의 검사시에 당신은 관절의 경직 증상, 유효 가동성의 크기, 운동의 질, 끝느낌 및 통증 없는 운동 등을 찾는다. 운동의 경직과 크기의 양과 질, 검사에 가장 좋은 것은 반대편과 비교하는 것이다. 한 개인의 관절의 과가동성이 좌우가 모두 같다면 정상으로 간주할 수 있다. 보조적 관절 운동은 정상범위내의 움직임 동안에 통증이 없어야 한다.

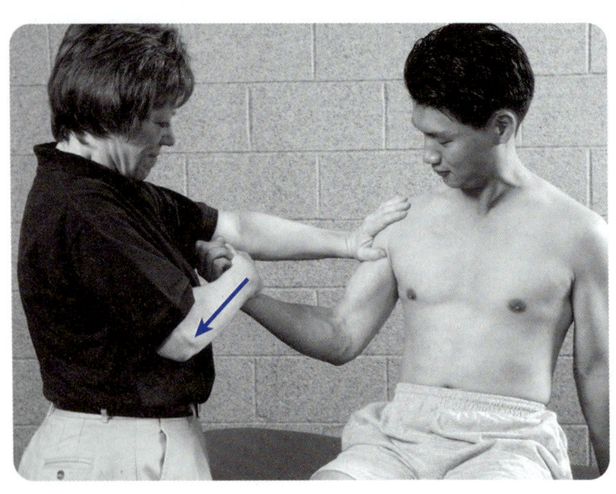

그림 4.4 근력검사.

저항운동범위 : 근력

(Resistive Range of Motion: Muscle Strength)

손상된 부분을 둘러싸고 있는 근육들의 검사에는 근육들의 운동에 추가하여 근력과 근지구력 조사를 포함한다. 근력과 근지구력 검사에는 많은 방법이 있다. 가장 일반적인 검사법은 등척성 근력 검사이다(그림 4.4). 다른 검사법이 이용될 수도 있는 데 7장에서 논의된다.

근력의 빠른 평가를 위한 등척성 검사는 보통 대근육군 근력을 측정할 수 있는 중간 관절 위치에서 수행된다. 이 근력검사 방법을 **도수근력검사(manual muscle test)**라고 하고, 근력검사의 다른 방법과 자세한 부분은 7장에서 논의된다. 표 4.2 목록은 도수근력검사에 사용되는 근력등급이다. 더 자세한 표는 7장에 있다.

특수검사 (Special Tests)

특수검사는 치료 프로그램의 과감성과 프로그램을 적용할 시점을 결정하기 위해 검사에 이용된다. 예를 들면, 앞당김검사(anterior drawer test)에 양성 반응이 있는 발목관절의 염좌 환자가 있다면 당신은 환자의 발목이 충분히 근력을 길러 활동 중에 발목을 안정하게 유지할 수 있을 때까지 체중을 지지하는 상태에서 행해지는 과감한 역동적인 고유감각수용 검사를 피하여야 한다. 반면에 경증 염좌가 있고 앞당김검사에서 음성 반응이라면 초기검사에서 활동적인 검사를 포함할 수 있다.

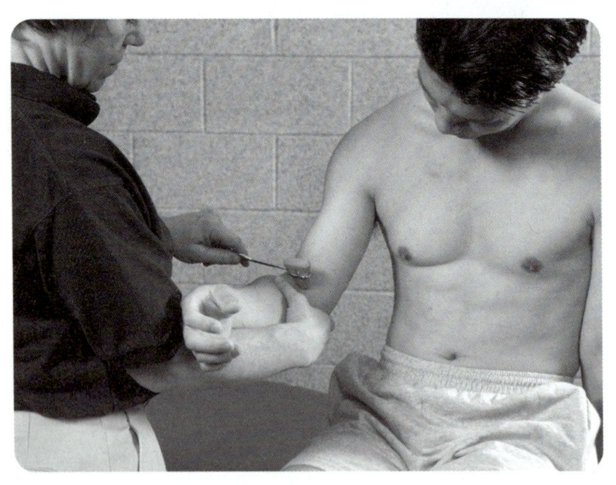

그림 4.5 신경학적 검사를 위한 반사 검사.

신경학적 검사 (Neurological Tests)

당신의 검사가 신경의 변화를 증명하는 것이라면, 신경학적 검사를 한다. 이러한 특수 검사들은 감각, 운동 및 반사 변인들의 검사를 포함한다(그림 4.5). Corrigan과 Maitland(Corrigan & Maitland, 1989)를 포함한 많은 전문가들은 상지에서는 어깨뼈봉우리(견봉, acromion)에 대해 먼쪽과 하지에서는 볼기근(둔근, gluteals)의 접힌선에 대해 먼쪽의 어떤 징후나 증상을 알아내기 위해서

표 4.2 근력등급

숫자등급	질적등급	정의
5	정상 (Normal; N)	중력에 대항해서 모든 운동범위에서 최대의 힘에 저항이 가능
4	좋음 (Good; G)	중력에 대항해서 모든 운동범위에서 약간의 힘에 저항이 가능
3	약함 (Fair; F)	중력에 대항해서 저항 없이 모든 운동범위에서 움직임이 가능
2	매우약함 (Poor; P)	중력이 제거된 상태에서 모든 운동범위에서 움직임이 가능
1	근긴장이 거의 없음 (Trace; T)	근수축이 느껴지기는 하지만, 동작은 일어나지 않음
0	기능부전 (Zero; O)	아무런 근수축도 느껴지거나 보이지 않음

신경학적 검사를 이용할 것을 주장한다. 당신이 손상 사고를 보지 않았고 환자가 손상의 특성을 확신하지 못하는 경우라면, 특히 이 엄지손가락 법칙(rule of thumb)에 따른 검사를 해야 한다. 신경학적 결손이 주목된다면, 신경근에 충돌 가능성이 있고 이러한 사실은 치료 프로그램에 포함시켜야 한다.

촉진 *(Palpation)*

손상부위의 촉진은 다른 검사들이 완료된 후에 실시하는데, 이는 촉진이 조직들을 흥분시킬 수 있고 이로 인해 다른 검사들에서 부정확한 결과가 생길 수 있기 때문이다. 재활 검사에서 이러한 결과는 손상 당시 검사에서 얻는 결과와 다르다. 이러한 차이가 생기는 가장 중요한 이유들 중 하나는 재활 검사를 할 때 검사가 거의 완료될 때까지는 관련 구조물들이 무엇인지 항상 명확하지 않다는 것이다. 그러나 당신이 손상이 일어난 것을 보았다면, 보통 관련 구조물들에 대한 의문점은 한층 적을 것이다. 촉진이 재활 검사의 초기 즉, 손상에 대한 완전한 프로파일이 얻어지기 전에 시행된다면, 운동사는 결국 실제로 손상을 입지 않은 구조물을 촉진하며, 환자의 신뢰를 떨어뜨리고 시간을 낭비하는 것으로 끝날 것이다.

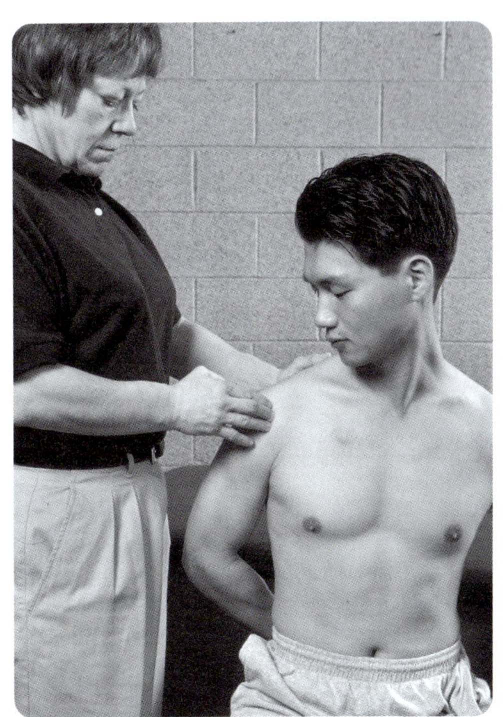

그림 4.6 촉진.

몇 가지 구조물들은 촉진을 통해 잘 검사된다. 피부와 피하조직은 가볍게 손을 대봄으로써 체온, 긴장상태 및 부종 등이 검사된다. 밑에 있는 구조물들과 반대되는 피부와 피하조직의 가벼운 움직임은 지나친 경직이나 조직의 유착을 나타낸다. 지나친 경직이나 조직의 유착은 일반적으로 장기간의 고정이나 고정에 의한 지나친 부종 다음에 보이는 것들이다. 피하조직 밑에 있는 구조물들간의 움직임이 손상을 입어 아주 많이 줄어들었다면, 결과로서 운동의 상실이 일어난다. 이 부위에서의 결손은 치료 계획안의 일부분으로서 연조직 가동 기법을 반드시 필요로 한다. 압통을 검사하기 위한 근막, 근육, 인대 및 힘줄(건, tendon)의 촉진, 통증유발점과 피부 느낌의 촉진은 통증, 운동제한 및 과민성의 원인들을 검사하는데 중요하다(그림 4.6). 이들 구조물들의 촉진은 피부 표면층 구조물들의 가벼운 촉진으로 시작한다; 손상부위의 과민성을 내버려 둔다면, 촉진 압은 더 심층부 구조물들로 갈 수 있게 증가한다. 좀 더 심층부에 있는 구조물들의 촉진은 강력한 압이 아닌 민감한 터치가 필요하다. 예를 들면, 등 중앙부를 촉진할 때 피부와 피하의 가동성을 검사하기 위해 가벼운 촉진이 먼저 시행된다. 그 다음 약간 더 심층부를 촉진할 때는 마름근(능형근, rhomboid)과 등세모근(승모근, trapezius)의 검사를 고려해 넣는다. 더 깊은 심층부의 촉진은 척추 근육들의 검사를 필요로 한다. 이 부분에서 가장 심층부의 촉진은 갈비척추관절(늑추 관절, costovertebral joints)의 검사이다. 당신이 찾고자 하는 정보를 얻는데 필요한 만큼만 깊게 촉진한다.

압통부분은 촉진에 의해 감지된다. 경련부위, 염발음이 발생하는 부위, 혹들과 상처 조직 또한 촉진할 수 있다. 촉진은 압통의 위치와 관련된 조직 유형을 알려준다. 또한 촉진은 일관성, 가동성 및 하부조직의 변형 들을 검사하는데 이용된다. 틈, 경직, 정상 가동성 손실, 목질(woodiness), 결절과 다른 피부 느낌, 그리고 조직의 질이 기록되어 나중에 평가 양식을 작성하는데 이용된다.

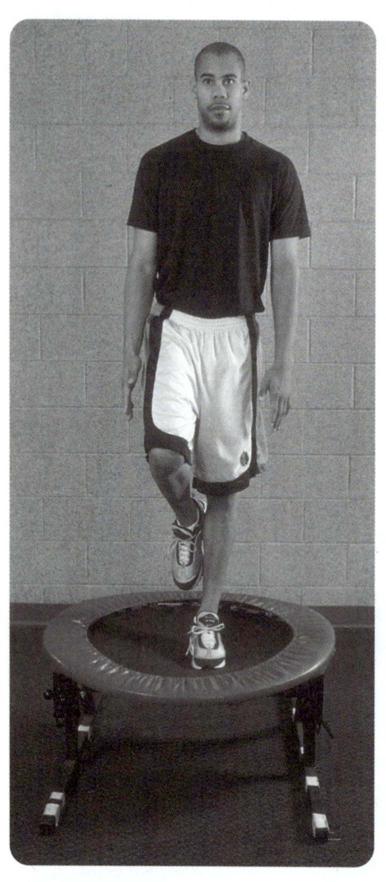

그림 4.7 기능적 검사.

기능적 검사 (*Functional Testing*)

기능적 검사는 항상 초기 재활 검사 동안에 실시되는 것은 아니다. 기능적 검사의 수행은 특정한 때가 있는 것이 아니라 상황에 따라 매우 다르다. 때로는 촉진 이후와 다른 요인들이 평가된 이후에 이용될 수도 있다. 그리고 결손을 더 자세히 알기 위해 촉진 전에 실시하여 도움을 받을 수도 있다. 손상의 과민성과 손상 정도는 이들 검사가 적절한지, 그리고 검사를 실시하기에 적절한 때를 지시한다. 이들 검사는 특정 활동들이 통증을 발생시키는지, 손상 부위의 활동 수행력 및 활동 중 움직임의 질을 규명한다. 민첩성, 협응력 및 고유감각은 기능적 과제를 수행할 수 있는 환자의 능력에 가장 중요한 역할을 한다. 단순 기능적 검사에는 움직임의 부드러움, 완전한 움직임 및 바닥에 발을 편평하게 유지할 수 있는 능력을 알아보기 위해 환자에게 스쿼트를 수행하도록 하는 것이 포함된다. 한발로 서 있기(그림 4.7), 발가락으로 서기, 발가락으로 걷기, 발꿈치로 걷기, 점핑, 달리기 및 컷팅(cutting; 꺾어 방향 전환하여 달리기)은 기능적 능력과 질을 규명하는 데 이용되는 다른 유형의 기능적 검사들이다. 더 발전된 기능적 검사는 스포츠와 관련된 특정 활동을 포함할 수 있다.

검사결과 (*Examination Results*)

주관적 검사와 객관적 검사에서 얻은 모든 자료를 모으면, 당신은 매우 견문이 넓은 평가를 할 수 있고 치료 계획안에 넣어야 하는 문제점들을 결정할 수 있다. 치료 프로그램들은 이들 문제점들을 해결하고 당신과 환자가 설정한 목표를 달성하기 위해 계획된다.

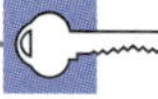

환자의 병력에 대한 정보와 주관적 증상은 주관적 검사 동안에 수집되어 진다. 객관적 검사는 시진, 촉진, 그리고 손상의 정도와 심각성을 정의하기 위한 검사가 포함된다.

평가 : 행동계획 (ASSESSMENT: PLANNING FOR ACTION)

주관적 검사와 객관적 검사가 완료되었을 때 이들 주관적 부분과 객관적 부분으로부터 모아왔던 정보에 대해 설명한다. 환자의 문제, 가능성, 그리고 진행에 관한 전문적 건강 관리로써 당신의 견해를 표현하는 것이다(Borcherding, 2000). 환자의 반응, 치료, 기대되는 결과, 기능적 제한, 그리고 수행 능력에 따른 당신의 판단이 또한 이 영역에 포함되어 있다.

극복해야 할 문제점들 (Problems to Overcome)

운동사는 진단하고 손상당한 선수가 시합으로 완전히 복귀하기 위해 극복해야 할 문제점을 확인한다. 몇몇 공존하는 문제점들 즉, 통증과 부종의 주관적 결과나 감소된 관절가동성이나 근력의 주관적 결과들을 포함하여 기록할 필요가 있다. 수행의 불가능은 부가적인 문제일 수 있다.

진전과 가능성 (Progress and Potential)

평가영역은 운동사가 환자의 진전, 치료 반응, 그리고 재활에서 성공의 가능성에 대해 표현하는 영역이다. 예상되는 진전은 객관적 결과로부터 과장되었거나 환자의 정당한 불평이 그들의 재활프로그램에서 환자가 최선을 다하고 있는지? 환자는 열정을 보이는지? 또는 동기부여에 어려움이 있는지? 환자의 취약한 몸통의 안정성이 취약한 민첩성에 기여하는지? 어떤 환자의 수행 능력, 결핍, 해결이 필요한 문제, 관계, 더 좋게 또는 더 나쁘게 또는 운동사가 느끼는 다른 관점의 변화는 여기에 기록되어 알려져야 한다. 평가 영역은 실질적으로 SOAP 기록의 유일한 영역으로 여기에 당신의 전문가적 견해와 판단의 기록을 가능하게 한다.

주관적 검사, 객관적 검사 그리고 검사 또는 치료의 평가 부분이 완성되어지고 난 후, 계획은 그 다음이다. 계획에는 치료를 위한 목표와 다음 기간 동안 환자에게 무엇을 할지에 대한 운동사의 의도가 있다.

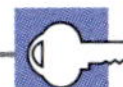

작성된 모든 문제점들을 확인하고 해결할 목표가 있어야 한다. 만약 확인되지 않은 문제가 있다면 그에 따른 목표를 작성할 필요가 없다.

치료를 위한 목표들 (Goals for Treatment)

이 과정은 문제의 목록과 목표의 목록을 포함한다. 목표는 문제와 그 문제가 검사의 결과에 기초하여 다뤄져야 한다.

문제점들을 확인하면, 치료 프로그램과 프로그램의 목표들의 윤곽을 잡을 수 있다. 가장 일반적인 목표들은 문제점들을 없애거나 줄이는 것과 환자가 완전히 시합으로 복귀하는 것이다. 특정 목표들은 통증과 부종의 완화와 정상적인 관절 가동성과 근력 수준의 복원이 포함될 수 있다. 작성된 모든 문제점들을 확인하고 해결할 목표가 있어야 한다. 만약 확인되지 않은 문제가 있다면 그에 따른 목표를 작성할 필요가 없다. 예를 들면, 경련을 완화하기 위한 목표는 경련이 없다면 작성할 필요가 없다. 평가로 확인된 문제점들과 치료 프로그램에서 추구하는 목표들 간에는 직접적인 관계가 있다.

1장에서 논의한 바와 같이, 단기 목표와 장기 목표는 성취하기 위한 활동(예, 2층 계단 걷기), 어떤 상태에서 성취할 것인지(예, 보조기구 없이), 성취하는데 정해진 시간(예, 일주일 이내)과 관련하여 특정 객관적 목적으로 설정해야 한다. 목표는 객관적이고 측정 가능해야 한다. 단기 목표와 장기 목표 달성에 걸리는 시간을 추정하여야 한다. 일반적으로 단기 목표 달성에는 2주가 필요하다. 당신은 다음 2주간의 치료 운동 프로그램에서 환자의 상태가 얼마나 진척될 지를 추정하고 그 추정치를 단기 목표의 근거로 두어야 한다. 장기 목표는 환자가 달성할 최종 목표이다.

몇 가지 장기 목표들은 치료 프로그램 중에 다른 장기 목표들보다 더 빨리 달성된다. 예를 들면, 완전한 유연성은 완전한 민첩성과 협응성에 앞서 달성된다. ACL(앞십자인대) 재건술 후에 따르는 6주간의 재활 프로그램에서 단기 목표는 무릎의 100% 운동범위, 정상 넙다리네갈래근 근력의 50%, 정상적인 민첩성의 30% 회복이다. 목표에 도달하면, 모든 장기 목표를 달성할 때까지 다음 목표를 이룰 수 있도록 유지하는 것이다. 그래서 8주간의 다음 단기 목표는 무릎의 완전한 운동범위 유지, 정상 넙다리네갈래근(대퇴사두근, quadriceps femoris) 근력의 70%, 그리고 정상적인 민첩성의 60%가 포함된다.

치료를 위한 계획 (Plan for Treatment)

목표들의 윤곽을 잡은 후에, 이들 목표들을 달성하기 위한 방책에 따른 계획이 세워질 수 있다. 치료 프로그램의 계획은 치료 빈도와 기간 및 치료에 포함되는 구성 요소들이 포함된다. 치료 노트에서 계획은 이전 치료에 대한 환자의 반응에 따라 변화될 수 있다. 예를 들면, 운동사가 지난 치료의 계획에 대한 기록을 가지고 있다면: "P(계획) : 다음 치료시 조깅 활동 시행" 그러나 환자 기록이 지난 치료 이래로 더한 통증이 있어왔다면, 운동사는 조깅 활동을 미루고 우선적으로 증가된 통증을 야기하는 문제 해결을 선택할 것이다.

확인된 문제점들과 목표들에 따라 다양한 요소들이 치료 프로그램에 포함된다. 예를 들면, 목표들이 부종 및 통증의 완화와 운동범위 및 근력의 증가를 포함하고 있다면, 부종과 통증을 감소시킬 수 있는 양식들이 이용된다. 또한 능동적 운동범위는 이들 문제점들을 완화하는데 이용될 수 있다. 운동 상실을 일으킨 문제점들에 따라, 관절 가동화, 운동범위를 위한 운동, 마사지 및 가정운동들 모두가 운동범위를 증가시키는데 이용된다. 환자의 능력에 따라서는, 근력을 증가시킬 수 있는 저항 운동들은 등척성 운동이나 좀 더 과격한 운동들로 시작할 수 있다. 목표들이 문제점들에 적합하게 설계되면 바로 그 목표들을 달성할 수 있는 계획안을 설계한다.

훌륭한 치료 운동 프로그램은 환자의 문제점들이 감소하고 상태가 좋아지면 변한다. 단기 목표들이 달성될 때, 새로운 단기 목표가 설정된다. 새로운 단기 목표들에 알맞은 새로운 치료 기법들을 계획해야 한다. 예를 들면, 환자가 단기 목표인 30초간 외발서기를 달성하면, 환자가 정상적인 균형을 달성하고 민첩성 과제에서 진보하기 위해 새로운 목표를 세워야 한다.

최종 단기 목표는 실제로는 장기 목표이다. 환자는 장기 목표들만 남을 때까지 치료 계획을 발전시켜 간다. 단기 목표들이 치료 프로그램 계획을 통해 달성되면, 재활을 받고 있는 환자의 시합 복귀라는 최종 치료 목표는 현실이 된다.

지속적인 검사와 평가 (Continual Examination and Assessment)

치료 전, 치료 후, 그리고 치료 중간에 정기적으로 검사와 평가를 하여 특정 기법이 목표가 달성될 수 있도록 하는지를 결정한다. 예를 들면, 양식들(modalities)의 적용 전에 하는 검사는 근육 경련의 정도를 평가한다. 치료의 마지막에 하는 검사는 양식의 성공과 효능을 평가한다. 마찬가지로, 관절 가동법의 적용 전에 하는 검사는 관절 제한의 양과 영역을 결정한다. 치료 중에 하는 검사는 가동 기법을 적용하였을 때 관절 가동성이 향상되었는지를 결정한다. 관절 가동법 후에 하는 평가는 이 기법의 유효성을 결정한다 : 당신의 치료는 통증감소, 운동범위 및 관절 가동성에서 기대수준 향상을 가져왔는가? 재활 프로그램을 통해 운동을 얼마나 더 할 수 있게 되었는가?

치료가 바라는 효과를 내고 있는지를 평가할 수 있는 유일한 방법은 검사와 재검사를 계속하는 것이다. 또한 운동 후에 검사와 평가를 한다. 때로는 운동효과가 즉각적으로 결정된다 : 환자는 운동을 정확히 수행하였는가? 환자는 더 큰 저항이나 더 많은 횟수를 이겨낼 수 있었는가? 환자는 운동을 하는 동안 손상된 팔다리(사지, extremity)를 운동에 참여시키지 않고 아꼈는가? 평소에는 운동의 유효성과 적합성이 다음 치료 기간에 결정된다 : 운동 후 더 큰 통증이나 부종과 같이 원치 않는 부작용을 경험하지는 않았는가? 통증과 부종이 없이 근육에 아픔이 있었는가? 치료 전 검사 결과는 하루의 치료 방법을 결정한다. 이런 결과는 또한 환자에게 적절한 운동프로그램을 제공하고 있는지와 목표를 달성하기 위해 운동에 어떤 변화를 주어야 하는지를 결정한다.

재활 프로그램 수정은 자주 필요하다. 계속되는 검사와 평가 없이는, 운동사는 발전된 프로그램을 적용할 때와 이용할 기법, 치료 기법에 적용할 힘의 양 및 치료가 환자에게 유익한지 아닌지를 결정할 수가 없다. 검사와 평가는 치료 전, 치료 중, 치료 후와 하나의 치료기간에서 다음 치료기간까지 수행된다.

기능적 검사 (Functional Examination)

치료적 운동 프로그램을 발전시킬 때, 더욱 더 기능적인 활동들을 추가한다. 기능적 활동들에 대해서는 10장에서 자세하게 다루고 있다. 환자가 치료적 운동 프로그램의 마지막에 근접하고 스포츠 참여로 복귀를 준비하고 있다면, 운동사가 스포츠 복귀에 대한 환자의 능력과 준비 상태를 평가하는 것이 중요하다. 이것은 기능적 검사를 통해서 이루어진다. 특정 기능적인 활동들은 스포츠마다 다르고 동일 스포츠 내에서도 포지션별로 다르다. 예를 들면, 축구의 측면 공격수와 축구 골키퍼는 서로 다른 활동들을 수행한다. 체조 선수는 농구 선수와는 다른 기능적인 요구들을 가지고 있다. 그러므로 농구선수와는 다르게 평가하여야 한다. 이러한 차이를 평가하는 것, 서로 다른 스포츠와 포지션에서 필요한 기술을 적절하게 검사하는 기능적 평가 기구들을 아는 것, 그리고 스포츠 복귀에 대한 환자의 준비를 정확하게 평가하는 것 모두는 운동사의 책무이다.

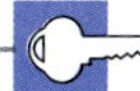

평가는 평가로부터의 정보, 문제점의 확인을 통한 목표 설정, 목표에 도달하기 위한 치료 프로그램의 계획을 근거로 문제의 본질을 포함한다.

재활 기록 보관 (KEEPING REHABILITATION RECORDS)

기록 보관은 종종 의학 관련 전문가들을 압도할 것처럼 보이나, 기록 보관은 치료 과정에서 결정적인 부분이다. 환자의 초기 능력과 수행력 수준, 치료 효과들 및 재활 프로그램의 최종 결과들을 기록한다. 정확한 기록은 추후 치료의 진행을 결정하는데 이용되며 다른 운동사들이 이 기록을 보고 일관된 치료를 제공할 수 있도록 이용될 수 있다. 또한 법정 문서이기 때문에 정확한 기록을 보관하는 것은 중요하다. 의료 기록은 법정 문서이기 때문에, 모든 기록들은 타이프를 치지 말고 연필이 아닌 펜으로 확실하고 명료하게 기록하여야 한다. 기록된 항목들은 지우지 말아야 하며 검은 잉크로 덮지도 말고 수정액으로 지우면 안된다. 실수 부분은 한 줄로 긋고 줄 끝에 자신 이름의 머리글자를 기록하여 당신이 기록을 변경하였다는 것을 남겨야 한다. 항상 기록을 끝낸 후에는 기록에 서명을 하거나 자신 이름의 머리글자를 쓰고 날짜를 기록한다.

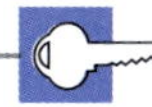

기록은 법정 문서이고 펜으로 기록해야 한다. 수정은 실수 부분에 한 줄로 긋고 실수를 수정한 자신의 이름 머리글자를 기록한다.

검사 기록 (Recording the Examination)

검사를 기록하기 위해 많은 다른 기록 체계들이 이용될 수 있다. 선수 훈련 클리닉이나 다른 건강관리 시설물에 종사하는 대부분의 지도자들은 시설에서 이용하기 위해 자기들만의 양식을 개발한다. 인쇄 전 양식들은 이용하기 쉽고 진찰에서 일관성과 완벽성을 제공하기가 용이하다. 양식들은 세부적인 목록이나 일반적인 윤곽을 제공할 수 있다. 그러나 이 장에서 논의되는 필요한 모든 정보들을 반드시 포함하여야 한다. 양식상에 그려진 사람 모습은 특정 손상 영역을 쉽게 표시할 수 있어 매우 편리하다. 그림 4.8a와 그림 4.9는 정밀 검사와 일반 검사 양식의 예들이다. 그림 4.8b는 완성된 검사양식의 예이다.

기록에는 환자의 주관적 검사로부터 얻은 다음의 정보들을 포함한다. 손상부위 및 손상시점; 과거 손상의 병력과 과거 치료법; 통증 프로파일; 추가적인 의학적 문제점들; 특수한 질문; 직업상 또는 학교의 요구에 따른 환자의 특수한 활동들; 환자의 운동종목과 포지션 등 그리고 주문된 검사들과 그 결과들 또한 포함되어야 한다. 기록 양식의 객관적 부분은 관찰과 시진을 포함하여야 한다.; 운동 범위, 근력, 관절 가동성, 연조직 가동성 및 신경학적 증상들에 대한 진찰 결과, 촉진 결과, 그리고 특수 검사 결과들이 포함 되어야 한다.

문제점들의 목록과 목표들의 목록은 검사 양식에서 공식 부분이다. 검사 양식의 최종부분은 치료계획에 대한 진술이다. 검사의 복사본은 전문가적 예의로서 자주 의사에게 발송된다. 또한 이것은 의사의 기록을 완전히 마무리 짓게 한다. 그리고 운동사와 의사가 치료계획과 목표들을 전달하고 협력하는데 도움을 준다.

치료 기록 (Recording the Treatment)

치료기간을 기록하는 것은 검사를 기록하는 것만큼이나 중요하다(그림 4.10). 일반적인 기록 보관법은 SOAP(Subjective, Objective, Assessment, and Plan)기록이고, 이것은 Borcherding(Borcherding, 2000)에 의해 설명되었다. SOAP 기록은 의학 전문가들 사이에 문제 지향적 기록 보관 중에서 가장 일반적으로 이용되는 체계이다. SOAP 기록은 명확하며 간결하고 이해하기 쉽고 의료와 치료를 위한 활동 계획을 제공한다.

S : 주관적 (Subjective)

주관적 기록은 환자가 말한 내용이다. 직접 인용이 되어야 한다. 일반적인 실수는 이 범주에 운동사의 환자에 대한 느낌이나 평가를 넣는 것이다. 예를 들면, "환자가 우울한 것 같다"와 같은 진술은 옳지 않다. 좀 더 정확한 진술은 "환자는 수면 장애가 있고, 식욕을 상실했으며 재활프로그램을 계속하고 싶지 않다고 말한다"이다.

O : 객관적 (Objective)

객관적 기록은 치료기간에 행한 것들을 적은 것이다. 객관적 기록 또한 당신이 행한 객관적 측정치나 검사들을 포함한다. 예를 들면, "왼쪽무릎 운동범위(ROM LKnee) = 115°. 레그 프레스(Leg press) 왼쪽(L) 90lbs, 3×15, 힐레이즈(Heel raises) 왼쪽만 3×20 체중부하 없이(w/o wt). 왼쪽무릎에 얼음찜질×15분. 가정운동프로그램: 넙다리네갈래근(대퇴사두근, quadriceps femoris) 형성운동(Quad sets) 1×10, 하루에 4회." 환자에게 가정운동프로그램을 줄 경우 오늘 치료기간에 수행했으면 가끔 SOAP 기록의 객관적 부분에 포함시켜야 한다. 추가적으로, 이 치료기간동안 행해진 어떤 객관적 측정은 치료기간동안에 SOAP 기록의 객관적 부분에 위치된다. 많은 조직들이 그들의 객관적 보고의 일부분으로 운동기록지를 사용한다. 그림 4.11a는 운동기록지의 샘플이고 그림 4.11b는 치료기간에 운동기록지에 어떻게 기록했는지를 보여주는 샘플이다. 이것은 특히 스포츠재활에 유용한데, 스포츠재활은 하나의 치료기간에서 다음 치료기간까지 많은 운동들을 이용할 수 있다. 기록지는 탁상 사무를 줄이고 반복을 필요치 않으므로 시간을 절약하면서 여전히 정확한 치료 기록을 제공한다.

A : 평가 (Assessment)

평가는 파악된 문제점들에 대한 해석이며 또한 환자와 손상이 치료에 어떻게 반응하였는지를 해석하는 것이다. 예를 들면, "환자는 무릎관절의 중앙에 있는 통증 때문에 부차적으로 계속 진통보행(antalgic gait)을 하고 있다. 환자의 운동범위와 근력은 향상되고 있지만 아직 불충분한 상태이다. 그는 손상 때문에 우울해 하는 것처럼 보이나 치료 기간에 모든 활동을 기꺼이 수행 하려 한다."

P : 계획 (Plan)

이것은 치료 계획이다. 당신은 다음 치료 기간에 환자에게 무엇을 할 것인가? 이전 치료에서 행한 치료법을 사용하여 환자의 치료를 계속하려면, 계획은 다음과 같이 쓰여 질 것이다. "다음 치료에 외발서기와 평형대에서의 민첩성 활동들의 시작을 추가하라. 통증이 지속된다면, 통증을 줄이기 위해 전기 자극을 이용하라. 견딜 수 있는 한도에서 강화된 프로그램을 계속 진행하라. 힐 레이즈(heel raise)에 중량을 부가하고 레그 프레스(leg press)에서 반복횟수를 늘려라."

추가 기록 (Additional Records)

추가 기록은 환자를 위해 치료와 진행에 대한 완전한 개요를 만드는 데 도움을 준다. 이들 기록은 환자 상태의 진행, 총체적 결과의 개요 및 미래에 또 발생할 수도 있는 손상의 참고에 대해 다방면의 전망을 제공한다.

경과 기록 (Progress Note)

환자가 추후 내원으로 의사에게 진료를 받을 때, SOAP 양식에 있는 대략적인 경과 기록을 환자를 통해 의사에게 보내고 복사본은 당신의 기록들 속에 잘 보관한다. 그림 4.12a는 경과 기록의 샘플이고 그림 4.12b는 경과 기록을 완성한 것이다. 경과 기록은 의사에게 작성된 기록을 통해 재활 프로그램과 환자의 진행 상황에 대한 정보를 제공한다. 또한 운동사와 의사 간에 의사 교환이 가능하도록 하며 환자 치료에 있어서 둘 다 공동 기반에 있도록 돕는다.

추가적으로, 경과 기록은 당신에게 환자의 컨디션 변화에 대한 규칙적인 개요를 제공한다. 치료 시간외에 일어나는 객관적 변화와 주관적 변화들은 규칙적으로 환자를 치료할 때도 평가하기가 어렵다. 그러나 이것은 경과 기록을 대충 훑어봄으로써 쉽게 알 수가 있다. 당신은 환자가 적절히 진행하고 있는지를 좀 더 쉽게 판단할 수 있다.

퇴원 개요 (Discharge Summary)

환자가 재활프로그램을 시작할 때 세워둔 장기 목표를 달성했을 때, 대략적인 퇴원 개요를 완성한다. 복사본 하나는 의사에게 보내고 다른 하나는 당신의 파일들 속에 보관한다(그림 4.13). 퇴원 개요는 환자의 재활프로그램의 완료를 의미하기 때문에 중요하다. 퇴원당시의 환자 컨디션을 설명하고 프로그램과 프로그램 기간을 종합하여 정리한다. 환자가 동일 부위에 다른 손상을 당한다면, 퇴원 개요는 치료에 대한 환자의 반응과 관련된 참고사항을 빠르게 제공하고, 치료적 운동 프로그램에 참여하려는 의지와 과거 손상으로부터 발생할 수 있는 결손들에 대한 정보를 제공한다.

결과 (Outcomes)

결과의 평가는 건강 치료 기록에서 중요하다. 결과의 평가는 치료의 질과 유효성이라는 환자의 인식에서 유용한 정보를 제공하여 운동사에게 도움을 줄 수 있다. 결과는 운동사가 서비스를 청구할 때 특히 가치가 있을 수 있다; 제3의 공급자는 종종 변상 결과의 증거를 요구 한다. 더 세부적인 결과 정보는 1장에서 보여졌다.

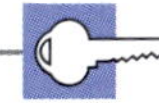

기록 유지는 치료 유효성의 판단을 위해, 다른 치료 제공자와의 의사소통, 재손상 발생시의 참고자료, 그리고 법정 문서로서 필수적이다.

재활 검사 (Rehabilitation Examination)

이름 : ______________________ 날짜 : ______________

진단 : ______________________ 손상일자 : ______________

나이 : __________ 직업/스포츠종목 : __________ 담당의사 : ______________

활동수준 : ______________________

현재병력 :

이전병력 :

통증

부위 :

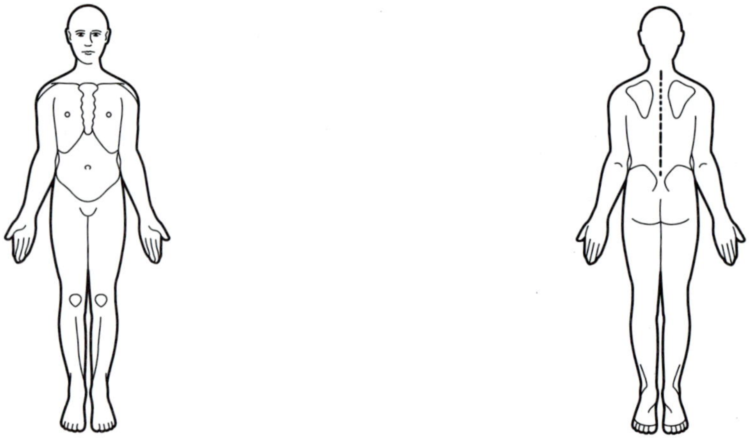

설명 :

강도 : (0 = 통증 없음, 10 = "병원에 데려가 달라, 죽을지경임, 매우 아픔")

악화요인 :

완화요인 :

24시간 이력

오전 :

일과시간 :

저녁 :

야간 :

특별질문

GH : WL : X-rays : CE :

Steroids : Meds :

환자의 목표 :

그림 4.8a 정밀 검사 양식.

객관적 검사 (Objective Examination)

관찰/시진 :

운동범위/유연성 :

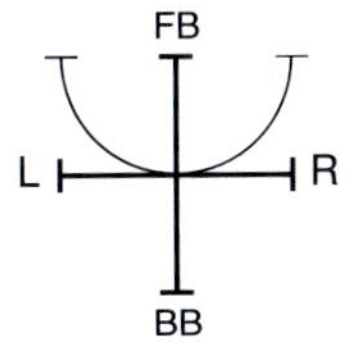

근력/근지구력 :

특수 검사 :

긴장 징후(tension signs) :

신경 징후 :

보조적 움직임 :

촉진 :

문제점 :

목표 :

권고/계획 :

초기치료 :

운동사

그림 4.8a 정밀 검사 양식. (계속)

재활 검사 (Rehabilitation Examination)

이름 : *Samuel Jole* 날짜 : *2009-5-16*

진단 : *왼쪽 무릎, 앞십자인대 재건술* 손상일자 : *2009-4-1*

나이 : *20* 직업/스포츠종목 : *학생/농구 팀* 담당의사 : *E. Jesness*

활동수준 : *게임에서 다치기 전까지 대학 대표팀 BB(varsity BB); 현재는 수업 참여*

현재병력 : *홈게임에서 레이-업 한 후 착지할 때 왼쪽 앞십자인대 손상. 팀주치의에 의해 즉각적인 조치; 정형외과 상담을 위해 Dr. Jesness에게 의뢰. 수술 결과 : 2009-4-16 동측 넙다리네갈래힘줄로 재건술 시행. 수술 후 즉시, 2개 목발 사용하여 체중부하, 그러나 현재는 1개 목발로 체중부하. 보조기 0°-90° 고정; 오늘 110°로 증가*

이전병력 : *무릎 손상 경험 없음. 발목 염좌 × 손상 후 훌륭한 재활 6년; 문제 없음.*

통증

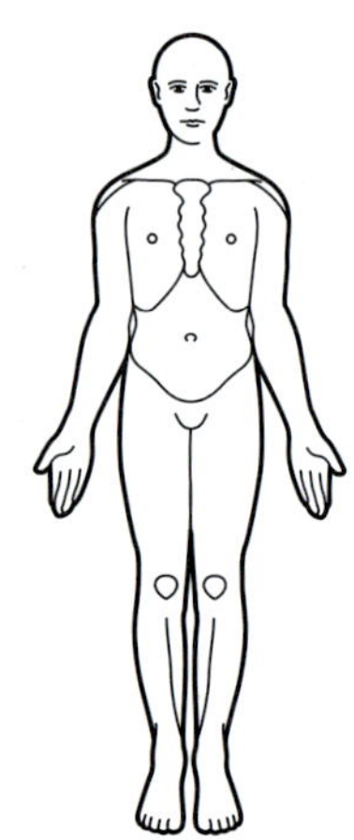

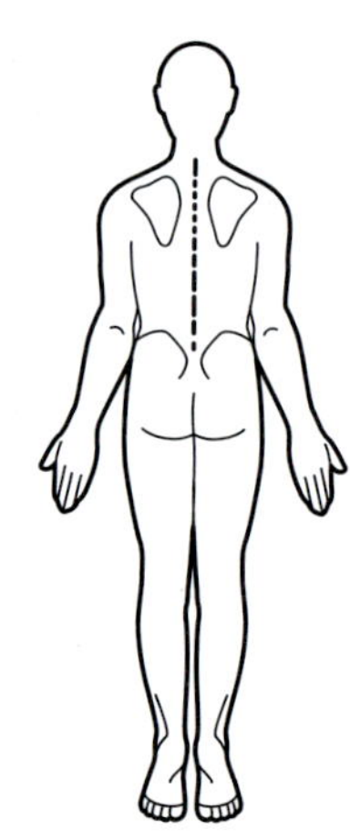

부위 : *왼쪽 앞 무릎 주변 무릎뼈 힘줄 수술 부위*

설명 : *정상적인 수술 후 통증*

강도 (0 = 통증 없음, 10 = "병원에 데려가 달라, 죽을지경임, 매우 아픔") : *2-4/10*

악화요인 : *장시간 서있거나 걷기.*

완화요인 : *다리 내려 놓기.*

24시간 이력

오전 : *경직.*

일과시간 : *낮에는 좋은 느낌*

저녁 : *피곤하면 가끔 통증, 특히 너무 많이 활동해서 부종이 있으면 통증.*

야간 : *더 이상 잠자는데 문제 없음. 수술 후 처음 며칠은 잠자는데 문제가 있었음. 아직 잠잘 때 보조기 착용함 그러나 문제 없음; 그는 그것이 익숙함.*

특별질문

GH : *음성* WL : *없음* X-rays : *MRI : +앞십자인대 재건술 시행* CE : *해당없음*

Steroids : *없음* Meds : *진통제 받았으나 복용하지 않음; 다른 약 거부.*

환자의 목표 : *가능한한 빨리 대학대표팀(BB) 복귀*

그림 4.8b 완성된 정밀 검사양식.

객관적 검사 (Objective Examination)

관찰/시진 : 목발 한 개로 보행 좋음, 보조기 쉽게 제거. 무릎 주변에 중간정도 부종, 약간 열감. 무릎뼈힘줄과 관절경 부위 수술 상처 잘 치유됨. 먼쪽 무릎과 몸쪽 다리에 반상출혈. 관절선 위 부종 4 Cm ; 좌측이 우측보다 2Cm 더 큼. 종아리 중간은 좌측이 1 Cm 더 작고, 대퇴 중간은 좌측이 5 Cm 더 작음.

운동범위/유연성 :

무릎 굽힘 = 60°
무릎 폄 = 10°

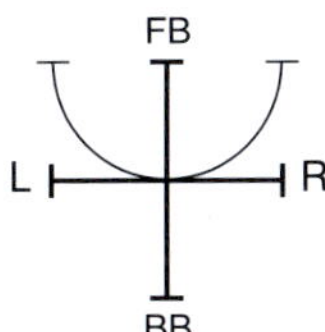

근력/근지구력 : 좌측 고관절: 총체적으로 4/5; 좌측 발목 : 총체적으로 4/5 **특수검사 :** 연기함
좌측 무릎 굽힘 = 4-/5; 폄 = 2+/5
우측 하지 = 정상
완전한 넙다리네갈래근 형성(Quad set) 수행 불가능

긴장 징후(tension signs) : 연기함 **신경징후 :** N/T

보조적 움직임 : 좌측 무릎뼈: 모든 면에서 50% 제한됨; 좌측 경대퇴관절: 연기함

촉진 : 무릎 주변 예상되는 열감, 수술부위의 약간의 압통. 부종은 푹신하나 촉진되는 두께 없음. 장딴지근-가자미근, 뒤넙다리근에 약간의 경련.

문제점 : 좌측 하지의 약함과 지구력 감소. 좌측 무릎의 움직임 감소; 좌측 무릎뼈의 가동성 감소; 균형성 감소; 좌측 무릎 주변의 중간정도 부종; 약한 통증; 비정상적 보행; 활동 수준의 감소.

목표 : 1주 이내에 통증과 경련 없음; 10일 이내에 의미 있는 부종 없음; 3주 이내에 전체운동범위; 10-15주 이내에 정상 근력; 4주 이내에 정상 고유감각수용 기능과 균형 기능; 2주 이내에 보조기구 이용하여 정상 보행. 4-5개월 이내에 훌륭한 민첩성. 6개월 이내에 최적의 기능으로 BB팀 복귀.

권고/계획 : 앞십자인대 프로토콜: 다음 2주 이내에 통증, 경련, 부종 완화. 무릎뼈 가동화; 통증 완화를 위한 2등급 경대퇴관절의 가동화. 목발 없이 보행이 가능하도록 보행 훈련 교육.

초기치료 :

O : 평가와 초기 rx를 위한 환자 보기.

Rx : 부종과 경련 완화를 위한 맥동간섭전류(Pulsed interferential current) R Knee × 15분. 아래, 위, 안쪽, 바깥쪽 움직임을 위한 무릎뼈 가동화 : 각각 II 1×30초, III 2×45초.
벽 슬라이드 능동적 운동범위×5분.
보조해서 하지직거상(SLR) 2×5, 독립적 하지직거상(SLR) 3×5.
선 자세에서 힙의 적절할 움직임을 이용해 구두 신호로 좌-우로 체중 이동.
좌측 힙 벌림, 모임, 굽힘, 폄에서 M.R.; 무릎 굽힘- 아주 피곤하게 × 1세트

HEP : 넙다리네갈래근 형성(Quad set) 교육
운동후 얼음찜질, rx 후 좌측 무릎 운동범위: 15-95° 그리고 1Cm 부종 감소.

A : 환자는 근력운동에 쉽게 피로해 진다; 낮은 지구력. 넙다리네갈래근 형성(Quad set)과 함께 약간의 보조 요구, 그러나 rx의 끝에서 잘 수행할 수 있을 것임. 환자는 rx 후 우측 하지의 움직임에 대한 불안감 감소 표현. 경련은 rx 후에 거의 해결된 것으로 보임.

P : 통증, 부종, 경련 완화를 위한 지속적인 치료기구사용; 추가로 SAQ(short arc quadriceps), 무릎뼈 가동화 IV 다음 rx; 만약 무릎 굽힘이 110°라면 고정식 자전거 시작.

Ella B. Grace

운동사

그림 4.8b 완성된 정밀 검사 양식. *(계속)*

검 사 (Examination)

이름 :

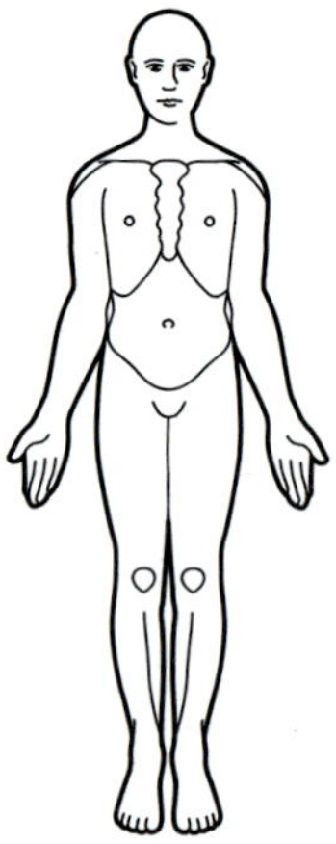

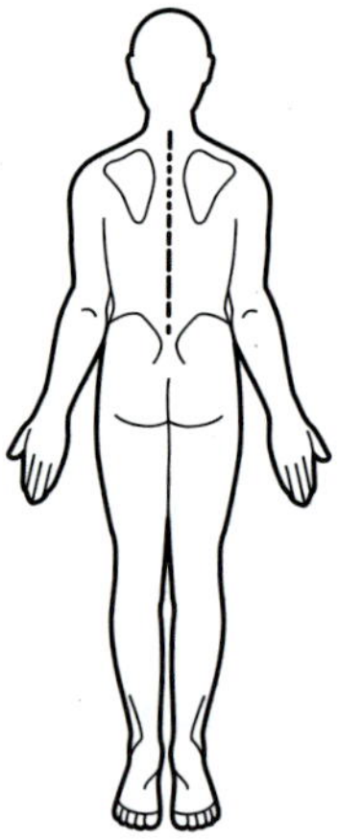

주관적/병력 :

객관적/발견사항 :

평가/문제점 :

계획/목표 :

일자

운동사

그림 4.9 일반 검사 양식

치료 기록 (Treatment Notes)

환자 : 진단 :
일자 :
S :
O :

A :

P :

운동사

환자 : 진단 :
일자 :
S :
O :

A :

P :

운동사

환자 : 진단 :
일자 :
S :
O :

A :

P :

운동사

그림 4.10 재활치료 양식

운동 (Exercises)

이름 : ______________________ 진단 : ______________________

담당의사 : ______________________ 주의사항 : ______________________

일자												
운동												

그림 4.11a 운동기록지.

운동 (Exercises)

이름 : *Samuel Jole* 진단 : *좌측 두갈래근 파열(bicipital rupture)*

담당의사 : *E. Jesness* 주의사항 : *손상일 2009-4-03*

일자	5/20	5/22	5/24	5/27	5/29	6/1	6/3					
운동	횟수/무게	횟수/무게	횟수/무게	횟수/무게	횟수/무게	횟수/무게	횟수/무게	횟수/무게	횟수/무게	횟수/무게	횟수/무게	횟수/무게
Biceps curl	2×15 / 15#	2×20 / 20#	2×12 / 20#	15,12 / 20#	2×15 / 20#	20,15 / 20#	2×20 / 20#					
French curl	2×10 / 8#	2×12 / 8#	15,12 / 8#	2×15 / 8#	20,15 / 8#	20,17 / 8#						
Wall pushup	→	→	2×20 / 0	3×15 / 0	3×15 / 0	2×20 15 / 0	3×20 / 0					
Military press-up	→	→	→	15,12 / 15#	2×15 / 15#	2×15 / 15#	20,18 / 15#					
Supination	→	→	→	→	→	2×12 / 4#	17,15 / 4#					
Pronation	→	→	→	→	→	2×12 / 8#	18,16 / 8#					

그림 4.11b 부분적으로 완성된 운동기록지.

재활 경과 기록지 (Rehabilitation Progress Report)

이름 : ______________________________ 날짜 : ______________

진단 : ______________________________

치료횟수 : ______________________________

주관적 :

객관적 :

평가 :

권고/계획 :

____
운동사

그림 4.12a 재활 경과 기록지.

재활 경과 기록지 (Rehabilitation Progress Report)

이름 : Samuel Jole 날짜 : 2009-4-15

진단 : 좌측 앞십자인대 재건술(2009-3-31)

치료횟수 : 8일 치료

주관적 : 환자는 치료가 되고 있는 것을 느낀다. 밤에 잠자는 것은 가능하나 걷지는 못하고 통증이 있다.

객관적 : 환자는 2009-4-4 수술 후 3일째에 치료를 시작했다. 초기 치료는 수술 후 통증 감소와 넙다리네갈래근의 근육 경련의 감소를 위해 시행되었다. 수술 후 10일에 활동으로는 보조적 운동범위 확보를 위한 운동은 시작되었고 매일 기본적인 것은 하고 있다.

능동적 운동범위 : 20°-110°

좌측 하지의 근력 : 무릎 굽힘 = 4/5; 무릎 폄 = 3+/5; 엉덩관절 벌림, 굽힘 그리고 모음 = 4/5; 엉덩관절 굽힘 = 4-/5; 발목 발등굽힘과 발바닥쪽굽힘 = 4+/5.

보행 : 환자는 주치의의 주문에 따라 무릎 보조기를 15°에서 120°로 설정하고 보행한다. 그는 일반적 거리는 목발없이 보행이 가능하다.

부종 : 무릎 몸쪽 4Cm 둘레 = 좌측은 1Cm 더함, 처음 치료할 때 3Cm로부터 내려감.

통증 : 초기 치료시 6/10에서 3/10으로 감소함.

평가 : 환자는 통증과 부종 수준에서 향상이 있다. 운동범위는 이번에 기대한 것 이상보다 부족하지만, 환자는 감독 없이 보조기를 제외하고 무릎 움직임에 주저하는 것이 보인다.

권고/계획 : 2주 이내에 130° 굽힘과 완전한 수동적 폄을 할 수 있도록 운동범위 회복을 위한 운동을 계속 한다. 운동범위 회복을 위해 가정에서 운동프로그램을 장려한다. 무릎 근육을 위해 등척성 운동을 하고, 엉덩관절을 위해 손으로 저항운동을 하고, 전십자인대 프로토콜에 따라 내일 처음으로 발바닥 굽힘근을 위한 체중 저항운동을 할 것이다.

Ella B. Grace

운동사

그림 4.12b 완성된 재활 경과 기록지

재활 퇴원 요약 (Rehabilitation Discharge Summary)

이름 : ______________________ 날짜 : ______________

진단 : ______________________

치료횟수 : ______________________

초기 치료 일자 : ______________ 마지막 치료 일자 : ______________

퇴원상태

통증/부종 : ______________________

운동범위 : ______________________

____

근력 : ______________________

____

기능 : ______________________

____

추천되는 가정 프로그램 : ______________________

____

목표 달성 : ______________ 네 ______________ 아니오

퇴원사유 : ______________________

____

____

운동사

그림 4.13 재활 퇴원 요약.

수료증 *(Diploma)*

고되고 힘든 일 대신 서류업무 중 즐거운 것은 재활 수료증이다(그림 4.14). 재활프로그램을 성공적으로 끝마친 환자에게 주는 것으로 특수 종이에 인쇄된 특별 수료증은 환자가 받을 만하고 기대하는 것이다. 수료증은 환자에게 약간의 동기유발을 제공한다. 내가 담당한 환자들은 재활 수료증을 소중히 여기며 심지어 마음에 품기도 했다. 재활프로그램의 성공적인 졸업은 헌신, 힘든 노력 및 근면이 수반되어 있기 때문에 수료증은 매우 훌륭한 보상이다.

Diploma

This is to certify that

____

Has satisfactorily completed and endured the rigors of rehabilitation and the trauma of treatment prescribed for graduation from this facility, and is awarded this diploma for rehabilitation of ________________________________

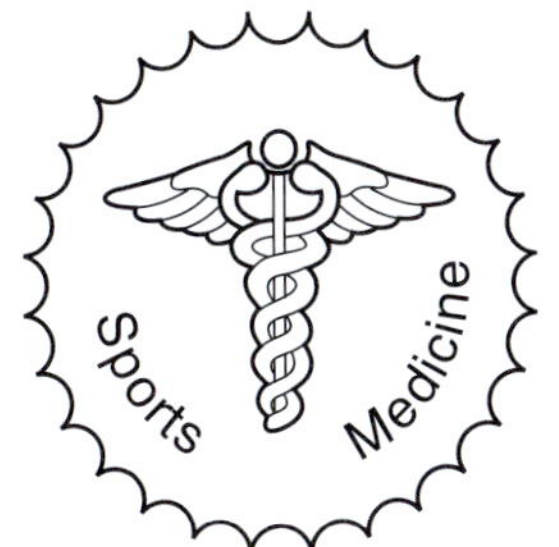

____

REHABILITATION CLINICIAN

____

DATE

Seal of Approval

State University of Science and Technology

그림 4.14 재활 수료증.

요약 (SUMMARY)

검사는 재활 프로그램이 설계되기 위한 출발점으로써 실시한다. 운동사는 환자의 병력과 호소증상을 수집하고, 객관적 검사를 수행하는 조사관과 유사하며 이런 기초적인 것들로부터 얻어진 총체적 상황에 대한 평가를 한다. 평가를 완성하는 것은, 운동사가 환자 문제를 확인할 수 있고 그 문제를 해결하기 위해 무엇을 할 것인가이다. 장기적 목표와 단기적 목표 둘 다 최적의 회복을 위한 접근 계획을 결정하는 것이다. 기록 보관은 검사기록, 점진, 치료, 퇴원개요를 포함한다.

주요 개념 및 복습 (Key Concepts And Review)

1. 주관적 검사의 주요 요인들을 확인하라.

검사의 주관적 부분은 손상병력, 통증 프로파일, 의학적 병력, 특수 질문 및 손상에 영향을 줄 수 있는 요인들에 대한 추가 질문들을 포함하여야 한다.

2. 모든 주요 요인들을 포함하는 객관적 검사 절차의 윤곽을 잡아라.

검사의 객관적 부분은 관찰과 시진, 능동적 생리적 운동범위와 수동적 생리적 운동범위 및 보조적 운동범위의 검사, 근력 검사, 특수 검사, 촉진, 그리고 기능적 검사들을 포함한다.

3. 서로 다른 유형의 끝느낌(end-feel)들을 설명하고 정상 끝느낌과 병적 끝느낌을 구별하라.

대표적인 정상 끝느낌은 관절주머니성, 골성, 연조직성 및 근육성이 있다. 이들은 비정상적일수도 있지만 정상이든 비정상이든 끝느낌은 관련된 조직에 의해 결정된다. 다른 비정상적인 끝느낌은 탄력적(springy), 습지처럼 푹신한(boggy), 텅빈(empty) 느낌이 있다.

4. 치료계획이 어떻게 세워지는 지와 근거가 되는 요인들이 무엇인지 설명하라.

검사 결과로부터 평가를 한 후에 치료 계획을 전개한다. 결과물을 토대로 한 문제점들의 목록은 이들 문제점들을 완화시키는 치료 목록을 결정한다.

5. SOAP 기록을 정의하고 재활에 있어서 SOAP 기록의 중요성을 설명하라.

SOAP 기록은 기록을 보관하는 일반적인 방법이다. 이것은 환자에게서 얻는 객관적 보고, 제공된 객관적 치료, 치료결과의 내성에 대한 평가, 다음 치료 기간을 위한 치료 계획 등이 포함된다. 이것은 진행 상황에 대한 기록을 마련해 주며 치료에 일관성이 있게 한다.

6. 재활에 사용된 다른 두 가지 기록들을 알아내고 이들의 중요성을 증명하라.

진행 기록은 의사에게 보내는 것으로 환자가 추후에 병원으로 의사를 찾아갈 때 쓰여진다. 퇴원 개요는 환자가 스포츠로 복귀할 때 기록되는 것으로 일반적인 재활 기록이다.

심화 학습 문제 (Critical Thinking Questions)

1. 손상이 발생된 시점에서의 검사와 재활프로그램이 시작되기 이전에 행해지는 검사 사이의 다른점을 설명하라. 왜 그 두 검사의 차이가 중요한가? 다른 평가로부터 얻는 정보의 차이점은 무엇인가?

2. 통증은 주요한 증상이기 때문에, 명확한 통증 프로파일은 당신에게 좀 더 좋은 아이디어와 치료 프로그램에서 통증을 처리하는 방법을 제공한다. 당신은 가장 일반적인 통증 유형을 판정할 수 있고 그것들이 무엇을 암시하는지를 알아낼 수 있는가? 통증의 기간이나 강도는 당신이 제공하는 치료에 어떠한 영향을 주는가?

3. 당신의 객관적 검사는 주관적 검사에 근거하고 있다. 대부분 시간에 심한 통증이 있는 환자의 객관적 검사는 가끔 심한 통증을 호소하며 대부분의 시간에는 미약한 통증을 가지고 있는 환자의 검사와 어떻게 비교가 되는가? 만약 환자의 통증이 당신이 하고자 하는 모든 검사들을 할 수 없게 한다면, 객관적 검사에는 무엇을 포함시키며 치료를 위해서 무엇을 해야 하는가?

4. 문제점 없이 목표를 갖는 것이 가능한가? 목표 없이 문제점을 갖는 것이 가능한가? 어떻게 이 두 요인을 관련시킬 수 있는가? 만약 목표가 바뀐다면, 그것이 문제점이 변했다는 것을 의미하는가?

5. 당신은 대학에 새롭게 고용되었는데, 초기 손상 발생 기록과 1일 선수 훈련 클리닉 방문 기록을 제외한 의무 기록이 보관되어 있지 않다. 의료 편의를 위한 기록 보관 기준을 좀 더 유연하게 만들기 위해 당신은 어떻게 체계를 변화시킬 것인가? 어떤 양식이 가능한 단순하게 이 과정을 만들어 발전시킬 수 있는가? 당신은 최소한의 기록 보관을 위한 요구사항에 무엇을 넣겠는가? 이런 변화들이 정당하다고 주장하는 이유는 무엇인가?

실험실 활동들 (Lab Activities)

1. 다음의 진술은 어떤 것을 말하는가? S, O, A, P 중 어떤 진술인가?

a. 환자는 좌측 손목의 통증 호소

b. 환자는 3주 안에 정상 보행 패턴 95%를 보일 것이다.

c. 누운 자세에서 굽힐 때 환자의 우측 하지의 통증

d. 5분 동안 우측 상승모근(upper trap)에 초음파 펄스 @1.5−2.1 W/cm2

e. 통증이 발현된 상태는 2002년 6월이다.

f. 능동적 운동범위: 양측하지의 정상범위내(WNL)

g. 2개월 안에 정상범위내(WNL)의 우측 어깨 능동적 운동범위 증가

h. 환자가 정형외과의사에게 인계할 수 있다면 물어볼 것이다.

i. 환자는 진통제로 너무 비틀거리고 교육을 잘 따라하지 못할 수 있다.

2. 각본에 따라 각각 2주간의 목표를 작성하시오 :

각본 A :

진단(Dx) : 우측 경골 고원부(tibial plateau)에 골절. 2003/8/30 긴 다리 석고붕대(long leg cast) 적용

객관적(O) : 보행(Amb) : 시도 하지 못함; 의사는 환자에게 우측 하지의 비체중 부하와 목발사용 권장

평가(A) : 환자는 서 있는데 어려움; 치료를 위한 환자의 초기반응 근거하여 천천히 진행 예정.

계획(P) : 장기간 목표 : 독립적 보행과 1개월 이내에 평지와 계단 거리 제한 없이 목발 사용

단기간 목표 : ____________

당신은 환자가 1주 이내에 평지에서 30m × 2회의 보행과 최소한의 도움으로 계단을 오르는 것이 가능할 것이라고 추정한다.

각본 B :

진단(Dx) : 목 염좌

주관적(S) : 목의 움직임 시 9/10에 해당하는 매우 심한 목 통증

객관적(O) : 능동적 운동범위 : 좌측과 우측 목 회전 0-5°

평가(A) : 몇 주 동안 목 통증이 있을 수 있음

계획(P) : 장기간 목표 : 1개월 이내 통증이 없고 정상범위내(WNL)의 목의 운동범위 증진

단기간 목표 : ___________

당신은 환자가 2일 안에 좌측과 우측의 회전이 10° 이상 움직임이 가능할 것이라고 판단한다.

3. 다음 기록을 읽고 SOAP 기록으로 전환하라 :

내가 오늘 아침에 환자를 봤을 때 그는 지난 치료기간 이후에 숙면을 취하지 못하고 있다고 기록되었다. 그의 우측 어깨에 보통 치료를 받고 난 후 보다 점점 심해지는 통증이 있는데, 통증척도 10을 기준으로 3에서 6정도에 해당하며, 지난 시간에 추가로 행해진 새로운 근력운동 때문인 것으로 생각된다. 그는 오늘 더 심해졌고 나는 지난 시간부터 시작되어진 60파운드를 가지고 머리위에서 하는 랫 풀다운(lat pulldown) 운동을 계속 하지 말 것을 결정했고, 90° 보다 더 높이 올리지 말고 하는 어깨 운동은 유지하도록 했다. 가시위건(supraspinatus tendon)에 5분 동안 1.5 W/cm2의 초음파를 시작하였다. 초음파는 약간의 관절가동화에 이어, 신연을 위한 2단계, 약 5분간의 전후방 활주 및 하방 활주를 위한 3단계 그리고 2단계 신연을 더하고 마쳤다. 가동화 이후에 스트레칭 운동을 시행했다. 스트레칭 운동은 어깨의 가쪽 돌림근(회전근, rotatores), 굽힘근(굴근, flexor), 벌림근(외전근, abductor), 그리고 수평 벌림근을 각각 30초간 시행하였다. 근력 운동은 푸쉬-업 20회 2세트, 우측 옆으로 누워 7파운드의 무게로 15회 3세트 안쪽돌림(내회전, medial rotation), 좌측 옆으로 누워 5파운드의 무게로 15회 3세트 가쪽 돌림, 선 자세에서 5파운드의 무게로 20회 3세트를 45°에서 벌림을 시행했다. 15분동안 어깨에 얼음 찜질을 하고 오늘 치료를 마무리 하였다. 나는 그에게 지난 치료 전과 같은 상태로 통증이 가라 앉을 때까지 집에서 하는 가정 프로그램은 굽힘, 벌림, 가쪽 돌림, 수평 모음을 위한 운동범위 확보를 위한 운동(ROM exercise)만 시행하도록 교육하였다. 또한 집에서 통증이 다시 증가하면, 얼음 찜질을 할 것을 말하였다. 그는 오늘 치료 후에 더 좋은 느낌이 있다고 말하면서 오늘 밤에는 숙면을 취할 수 있을 것 같다고 하였다. 다음 번에 나는 그의 프로그램을 시작하기 전에 그가 어떻게 느끼는지 볼 것이다. 더 좋다면, 다시 무게를 줄여 랫 풀다운(lat pulldown)을 시도할 것이다. 그가 아직도 통증이 더 있다면, 아마도 의사에게 의뢰할 것을 염두에 둘 것이다.

4. 해결되시 않는 오래된 뒤넙다리근(슬괵근, hamstrings)의 염좌가 있는 축구 선수의 치료를 2주동안 시행해 왔다. 그는 2주 동안 당신의 프로그램을 받았고 당신이 수행한 치료에 대한 경과를 검사하기 원한다.

a. 당신은 무슨 검사를 실시하겠는가?

b. 당신의 치료 프로그램이 효과가 있다면 어떻게 알 수 있는가?

c. 기능적 활동의 일환으로 그가 수행해야 하는 축구활동은 무엇인가?

5. 체조선수가 3일전 2도 발목 염좌로 고통을 겪고 있다. 당신은 오늘 그녀의 재활을 시작할 예정이다.

a. 체조선수의 프로그램을 시작하기에 앞서 어떤 검사를 실시할 것인가?

b. 오늘 당신의 프로그램에 무엇이 포함될지를 결정하는 요소는 무엇인가?

c. 체조선수를 위한 프로그램이 적절하게 제공되었는지 어떻게 알 수 있는가?

6. 운동선수가 당신에게 와서 무릎에 통증이 있는데 최근에 손상당한 기억이 없다고 말한다. 그녀에게 당신은 무슨 질문을 할 것인가? 각각의 질문을 하는 이유가 무엇인가?

7. 치료대에 당신의 연구실 동료가 누워있고, 움직임에 따른 범위의 끝과 끝 움직임 자세에서 느끼는 것이 무엇인지 설명하라.

a. 팔꿈치 폄

b. 팔꿈치 굽힘

c. 무릎 폄

d. 무릎 굽힘

e. 목말밑(subtalar) 안쪽 번짐

f. 목말밑(subtalar) 굽힘

g. 2번째 손허리손가락(#2 MCP) 폄

제2부

치료적 운동요소와 기법 (Therapeutic Exercise Parameters and Techniques)

지속적인 노력은—힘이나 지식이 아니라—우리의 잠재력을 밝히는 열쇠가 된다.
윈스턴 처칠(WINSTON CHURCHILL), British Prime Minister, 1874–1965

다음에 이어지는 6개의 장은 관절운동범위, 유연성, 근력과 근지구력, 협응성과 민첩성, 연부조직과 관절의 가동성 및 기능적 능력과 활동을 회복하기위한 기법들을 다루고 있다. 운동치료 프로그램 전체적으로 볼 때, 제1부에서 강조된 여러 변수들의 정상기능을 제대로 학습한 사람이 순서대로 배워야 할 것들이 제2부에서 소개된다. 5장에서는 ROM과 유연성이 다루어지고, 정상관절운동이 어떻게 이루어지는지를 설명한다. 제6장은 제5장에 이어서 연부조직과 정상기능을 방해할 수 있는 관절질환을 다룬다. 다양한 기법들이 이와 관련되어 소개된다.

재활과정의 진전에 따라 근력과 근지구력이 제7장에서 소개된다. 여러 가지 근력증강 기법과 장비 사용, 프로그램 진행 및 주의사항이 소개된다.

제8장에서는 평형성, 민첩성, 협응성을 포함한 고유수용기에 대해 소개되고, 정적수축에서 동적수축으로 진행하는 기준도 소개된다.

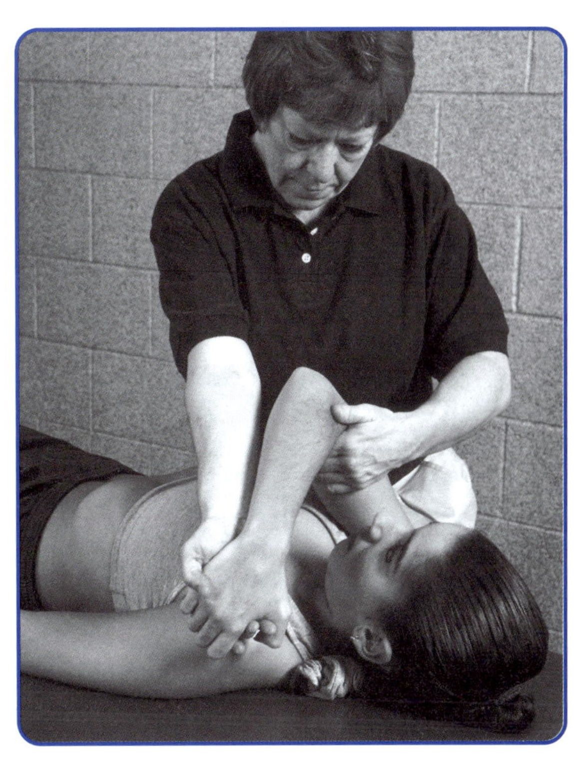

9장에서는 유연성, 근력, 근지구력, 고유수용성 등이 요구되는 플라이오메트릭 운동에 대한 정보를 제공한다. 플라이오메트릭 운동은 기능적 운동을 하기 전 재활 프로그램을 포함한다.

제10장은 기능적 운동과 활동관련 운동 및 개념을 다루고 있다. 기능과 활동관련 운동은 전체 치료적 운동과정의 마지막 단계이다.

지속적으로 노력하라는 윈스턴 처칠의 말을 재활교육에 비유하여 소개하였다. 제2부에서는 제1부 내용에서 잘 몰랐던 것들이 더 확실해질 수 있는 지식으로 구성되었다. 제2부의 내용을 알게 되면, 제3부, 제4부에서 무엇이 필요한지 알게 될 것이며, 손상을 위한 일반적이고 특별한 프로그램을 잘 알게 될 것이다. 제1부와 제2부는 제3부와 제4부를 제대로 이해하기 위한 기초 지식에 해당하는 셈이다. 이 부를 마치는 시점에서는 재활 프로그램을 구성하고 적용하는 방법을 알게 될 것이다.

제 5 장

관절운동범위 및 유연성
(Range of Motion and Flexibility)

신 윤 아

학습목표 (Objectives)

이 장을 마치고 난 후에는 아래의 사항을 설명할 수 있어야 한다 :

1. 관절운동범위와 유연성의 차이점.
2. 결합조직에서 소성(loose)과 치밀성(dense) 조직의 차이점.
3. 장기간 고정의 악영향.
4. 결합조직의 가소성, 탄성, 점성의 물리적 특성.
5. 크립(creep)과 스트레스-스트레인(stress-strain)의 생리적 특성과 스트레칭 기술에 미치는 영향.
6. 스트레칭 근육에서의 근방추 및 골지건기관의 근신경적 영향.
7. 각도계를 이용한 관절운동범위 측정 절차.
8. 능동적 및 수동적 스트레칭 방법.
9. 관절운동범위를 증가시키기 위한 2가지 물리적인 보조 방법.
10. 스트레칭의 금기, 목표, 그리고 주의사항.
11. 스트레칭 운동프로그램의 진행.

▶ 스포츠치료사 과정을 밟고 있는 학생 앤써니 존스는 스포츠의학 임상실에서 처음 견습을 하게 되었다. 처음 만나는 환자는 어깨가 아픈 사람이었다. 앤써니는 과거의 경험으로부터 어깨, 팔꿈치, 손목의 ROM을 측정해야 한다는 것을 알고 있었다. 또한 그는 환자가 어깨 돌림근띠(회전근개, rotator cuff) 재활을 하고 있다는 것을 알았지만, 수술이 언제 시행되었는지, 무슨 특이한 방법이 사용되었는지, 혹은 의사가 수술 후 어깨의 움직임을 제한시켰는지에 대해서는 잘 몰랐다. 그러나 그는 반드시 지켜야 할 금기사항이나 주의사항이 있다는 것은 알고 있었다. 팔꿈치와 손목의 움직임은 자유롭게 움직일 수 있다 하더라도, 어깨는 팔걸이로 고정했다면 팔꿈치의 운동 상실도 평가되고 처치되어야 한다는 것이다.

아무도 당신의 허락없이 당신이 열등을 느끼도록 할 수 없습니다.
엘레노어 루즈벨트(ELEANOR ROOSEVELT), 1884-1962

ROM과 유연성의 빠른 회복이 치료적 운동 프로그램에서 중요하다는 점은 이해하고 있을 것이다. 이 장의 목적은 조직의 길이 변화에 영향을 주는 최적인 신체원리를 만듦으로써 유연성을 유지하고 재형성하기위한 기술과 개념을 소개하는 것이다. 또한, 이 장은 장시간 고정의 악영향과 ROM과 유연성의 차이, 그리고 최대한 움직일 수 있도록 하기위한 다양한 방법들과 진행방법, 신체를 통해 움직일 수 있는 정상범위를 확인하고 동작을 평가하는데 이용되는 기구들을 소개한다.

이 장의 결론부분에서는 정상운동범위를 성공적으로 회복시키는데 필요한 기술들을 알게 될 것이며, 재활에서 유연성의 진행과정과 주의 점을 익히게 될 것이다.

유연성과 관절운동범위의 정의 (DEFINING FLEXIBILITY AND RANGE OF MOTION)

ROM과 유연성은 밀접한 관련이 있다. 이 용어들이 종종 같이 사용될지라도 정의는 다르다.

유연성은 스트레칭 힘을 이용하여 신장시킬 수 있는 근육힘줄단위의 능력이다. 한 부위의 유연성은 강직, 유순성(suppleness), 혹은 유연성과 관련된다.

ROM은 관절의 운동범위이고, 부위 내의 골조직과 연부조직에 의해 결정된다. 근육, 힘줄(건, tendon), 인대, 섬유막, 피부, 피하조직, 신경, 혈관 등의 연부조직은 모든 관절의 ROM에 영향을 미친다. 환자의 유연성이 손상되면, ROM 역시 제한된다.

임상적으로, ROM의 측정은 ROM과 유연성을 정량화하는데 사용된다. 양자사이에 기술적인 차이가 있더라도, 임상적 차이는 분명하지 않다. 이러한 이유 때문에, ROM과 유연성은 이 장에서 동일하게 사용된다.

결합조직의 구성 (CONNECTIVE-TISSUE COMPOSITION)

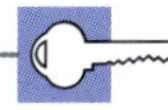

유연성은 근건의 신장력이고, ROM은 관절의 가동성으로 관절 둘레에 있는 조직들에 의해 영향을 받는다.

근골격계(근육뼈대계, musculoskeletal)의 가동성은 결합조직의 구성과 다양한 연부조직의 방향에 의해 결정된다. 결합조직은 세포와 세포외물질 두 가지로 구성된다. 결합조직의 대부분은 섬유아세포이고, 결합조직을 구성하는 세포는 교원섬유(collagen), 탄력소(elastin), 망상섬유(reticulin), 그리고 기질(ground substance)이다. 이러한 물질들은 세포외물질로 구성된다. 이러한 기질의 양은 특이한 구조에 따라 다르며, 그 조직의 특성을 결정한다. 예를 들면, 인대에는 보다 많은 교원섬유가 있는 반면, 피부에는 탄력소가 많다.

교원섬유는 조직의 단단함 및 강도와 관련이 있다. 교원섬유는 스스로 함께 결합하며, 섬유들 사이에 결합이 많을수록 구조의 신장력과 안정성이 더 커진다. 교원섬유는 탄력소보다 5배나 강하다.

탄력소는 구조의 신장성을 크게 한다. 탄력소는 신장부하를 지지할 수 있으며 정상길이로 돌아오게 할 수 있다. 탄력소가 많은 조직들이 유연성이 높다.

망상섬유는 본질적으로 III 타입의 교원섬유이다. 이것들은 I 타입보다 약하기 때문에, 손상 후 회복 시에 매우 중요하다.

기질은 유기적 젤성이며, 교원섬유와 탄력소 사이의 마찰을 줄이고, 과도한 교차결합을 방지하기 위해 섬유사이에 공간을 유지하며, 섬유로 영양을 공급한다.

결합조직의 세 가지 다른 종류는 신체에 존재하고 밀도와 배열에 따라 분류된다. 소성결합조직의 섬유배열은 불규칙하고 교차결합사이에 상대적으로 긴 거리를 둔 형태를 이루고 있다. 소성결합조직의 성긴 조직은 다른 방향으로 서로 엇갈려 있는 얇은 교원섬유와 탄력소로 구성되어 있다. 이러한 배열은 구조를 유연하게 하고 신장강도를 좋게 한다. 피부와 근육 및 신경 표면이 소성결합조직의 예이다. 소성 불규칙한 결합조직은 관절주머니, 근육간 층과 피하조직과 같은 움직임이 일어나는 부위의 구조 사이에 존재한다. 소성결합조직은 모든 방향으로 움직임이 가능하게 한다.

힘줄(건, tendon)은 규칙적으로 평행하게 배열되어 있는 교원섬유와 더 많은 결합을 하고 있는 고도의 기질화된 결합조직으로 구성되어있는 한 예이다. 이 배열은 조밀 규칙적 결합조직이 높은 신장강도를 지지하도록 하며, 여전히 어느 정도의 유연성을 제공한다. 인대들은 그들의 섬유배열이 규칙적이지 않다는 점을 제외하고는 힘줄과 비슷하다. 인대 교원섬유의 배열은 나란히 배열되어 있지만 또한 나선형과 정방형 배열을 하고 있다.

배열, 조직과 섬유 양의 구조 및 피부와 힘줄의 교차결합사이의 연속체는 인대, 주머니, 근막과 같은 구조이다. 심지어 이러한 범위 안에서도 섬유배열은 다양하다. 예를 들면, 큰 힘을 지지할 수 있는 인대들은 보다 많은 양의 교차결합과 함께 보다 조직화된 섬유배열을 하고 있다.

세 번째 결합조직유형인 조밀 불규칙 결합조직은 조밀 규칙적 결합조직과 비슷하지만 나란히 배열되어 있지 않다. 조밀 불규칙 결합조직은 다양한 배열의 형태를 가지고 있다. 이러한 배열의 조직은 다양한 방향에서 오는 힘에 저항할 수 있다. 이 조직은 힘줄의 장력을 제공하지만 변형하기 위한 확장성은 거의 없다. 이러한 결합조직의 예는 관절주머니, 힘줄막 신장과 골막이다.

결합조직은 신체를 지지하며 구조를 만든다. 이것은 특이한 결합조직 형태에 따라 여러 모양을 이루는 많은 종류의 세포, 섬유, 기질로 구성되어 있다. 이 결합조직은 형태, 방향, 다른 섬유와의 연결이 다양한데, 이것이 유연성과 스트레스를 견디는 능력에 영향을 준다.

결합조직에 대한 비활동의 영향 (EFFECTS OF IMMOBILIZATION ON CONNECTIVE TISSUE)

결합조직은 계속 바뀌면서 신체기능의 한 부분으로 재형성된다. 재형성과정의 일부로서 결합조직은 일반적으로 단축되는 경향이 있다. 이것을 방지하기 위하여 일상 활동을 통하여 정상적인 동작을 유지한다. 동작이 제한되면, 자발적이던 수동적이던 결합조직의 구조와 기능은 빠르게 변화된다. 부상 후 고정은 손상부위를 보호하고 치료의 진행을 방해받지 않기 위해 필요하다. 그러나 고정은 역시 나쁜 영향을 줄 수 있다. 그 부위가 얼마나 오랫동안 움직이지 못하느냐에 따라 결합조직의 변화가 지속되거나 역전될 수 있다. 변화가 일어나는데 오래 걸리지 않더라도 고정기간이 길어질수록 정상회복이 어려워진다.

정상 ROM을 회복하고 영향을 받는 부위들을 이해하기 위해서, 고정에 의해 발생되는 문제들을 먼저 알아야 한다. 고정은 조직과 뼈에서 피부까지 영향을 미친다.

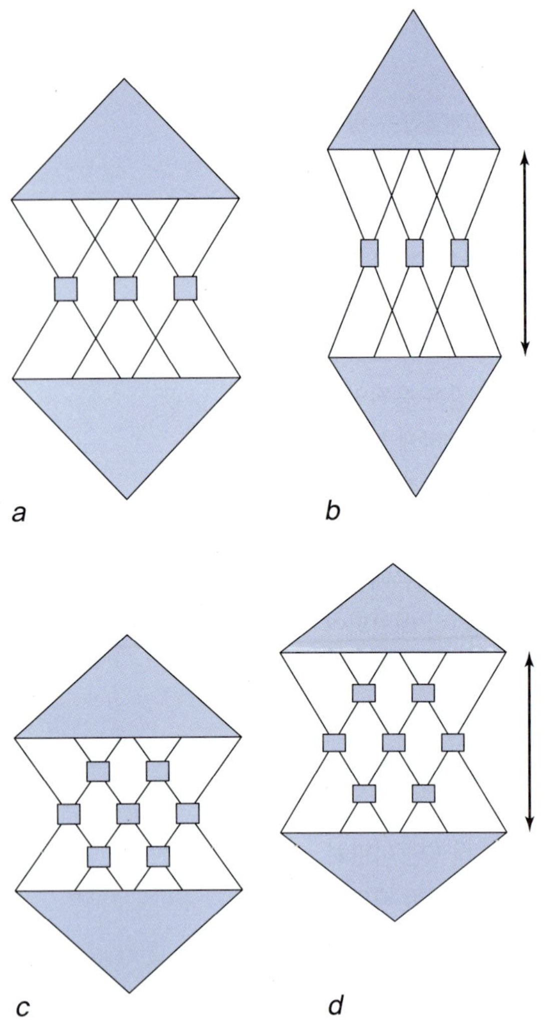

그림 5.1 교원섬유의 교차결합은 가동성을 감소시킨다. *(a)*와 *(b)*부분은 정상 교차결합을 나타내고, *(c)*와 *(d)*부분은 증가된 교차결합을 나타낸다. *(a)*와 *(c)*부분은 안정 시 길이이고, *(b)*와 *(d)*부분은 스트레치 된 길이이다. 증가된 교차결합은 조직의 신장성을 감소시킨다.

연부조직의 일반적인 변화 (General Changes of Soft Tissue)

연부조직은 움직이지 않고 1주일만 지나도 변화가 일어나며, 부종, 외상, 순환계의 손상이 증가한다. 고정은 기질 손상의 원인이 되며, 분리가 덜 일어나 교원섬유사이의 많은 교차결합이 형성된다. 섬유망의 수축으로 조직은 치밀하고 단단해져 유연하지 못하게 된다. 정상관절을 4주 동안만 움직이지 않으면, 치밀 결합조직이 생겨 정상적인 움직임이 힘들어진다,

손상 후, 새로 형성된 피브린과 교원섬유들은 그 부위가 움직이지 않으면 아무렇게나 배열된다. 새로 형성된 교차결합의 증가가 동작을 저해한다. 교차결합이 교원섬유의 강도에 필요할지라도, 교차결합이 지나치게 형성되면 교원섬유 조직의 정상적인 움직임이 제한된다(그림 5.1). 움직이지 않고 2주가 지나면, 손상된 관절은 이러한 결합조직의 변화 때문에 동작의 범위가 감소된다. 흉터조직 형성과 같이 상처의 자연적인 진행은 손상된 부위의 동작을 저해한다는 것을 기억해야 한다.

부종이 고정, 섬유증 증가와 함께 진행되면, 더 많은 조직에 단백질 이동과 대사가 요구되기 때문에 상처조직은 부분적으로 대사 부족이 나타난다. 이러한 결과는 조직의 가동성을 감소시킨다. 더 나아가 섬유증은 순환이 손상될 때 노화나 부분적 조건에 의해 증가하게 된다. 부종은 특히 오래 지속될수록 조직구조에 지속적으로 작용한다.

한 부위가 움직이지 않을 때에도 결합조직은 재형성과 재조직을 계속한다. 비활동은 교원질을 형성하고, 이것의 밀도가 증가될수록 조직의 이동성 감소뿐만 아니라 밴드와 시트(sheets)의 딱딱한 그물망을 형성한다. 교원질 섬유는 결합조직의 망상섬유 사이에 형성되며, 한 구조에서 다른 구조로 근조직은 근막에 의해 제한되고, 힘줄(건,

tendon)은 피하조직에 대해 자유롭게 움직이는 능력을 잃고, 인대는 관절주머니에 들러붙게 된다.

비활동은 조직가동성 손실과 마찬가지로 구조적 약화를 가져오고, 이 약화는 교원질의 감소 때문에 나타난다. 이것은 한 부위가 움직임이 적을 때 적용된 부하의 감소나 스트레스 때문에 일어나는 것으로 생각된다. (Klein 등(1989)은 움직임이 체중을 지지하지 않는 팔다리(사지, extremity)에서 일어나면 인대의 완전성(integrity)을 잃지 않는다고 하였다.) 체중을 지지하지 않는 팔다리 역시 움직이지 않으면 골밀도가 감소된다. 그러므로 가능하면 체중지지와 충분한 운동요법 프로그램이 허용될 때까지 체중을 지지하지 않는 팔다리도 움직여주어야 한다.

근조직에 영향 (Effects on Muscle Tissue)

신체활동이 적으면 근조직의 변화는 근섬유크기, 근육 내 근원세사의 수, 산화능력의 감소를 가져온다. 이러한 변화가 일어남에 따라 근육 내 섬유증과 지방조직이 증가하고, 근육안의 모세혈관 밀도가 감소한다. 근육이 보다 작아지고 약해지는 변화들은 2주 동안 움직이지 않으면 발생한다(Montgomery & Steadman, 1985). 근육이 움직이지 않는 기간이 길어질수록 변성하는 근섬유의 수가 많아지고, 섬유증과 지방조직의 양이 많아진다. 근육이 약해지면서 동작이 작아지고 움직이지 않게 되며, 움직임의 정상 신경피드백시스템을 잃는다. 인대 내의 변화와 함께 이러한 변인들은 고유수용기를 손상시킨다(Hewett, paterno, & Myer, 2002; Montgomery & Steadman, 1985).

움직임이 없는 근육내의 조직학적 변화들은 아데노신삼인산(ATP), 아데노신이인산(ADP), 크레아틴인산(CP), 크레아틴 그리고 글리코겐의 수준을 감소시킨다. 움직이지 않던 근육이 운동을 하면 정상 수준 이상으로 젖산이 생성된다. 이러한 변화들은 미토콘드리아 생성 및 크기의 감소와 함께 근육의 산화능력을 떨어뜨리고 근육이 빨리, 그리고 쉽게 피로하게 만든다. 가장 분명한 변화는 근육의 크기가 작아진다는 것이다. 또 강도 높은 수축이 불가능하며, 오랫동안 움직이지 않아 전과 같이 활동을 지속할 수 없다. 더욱이 근육이 수축할 때 자극에 대한 반응시간이 지연된다.

이러한 변화의 대부분은 움직이지 않고 며칠만 지나도 일어난다. 근섬유 크기의 감소(위축)와 미토콘드리아 생성의 감소는 움직이지 않고 5일 내지 1주일만 지나면 나타난다. 그러나 위축율은 근육마다 다르다. 예를 들면, 넓적다리(대퇴, thigh)를 움직이지 않으면 넙다리네갈래근(대퇴사두근, quadriceps femoris)이 뒤넙다리근(슬괵근, hamstrings)보다 빨리 약해지고 작아진다.

관절연골에 미치는 영향 (Effects on Articular Cartilage)

관절연골도 비활동에 의한 변화가 나타난다. 이러한 변화들은 고정의 부위, 기간, 그리고 관절이 움직이지 않는 동안의 체중 지지여부에 달려있다. 일반적으로 물리적 성질들이 붕괴된다. 즉, 연골이 얇아지고, 콜라겐아세포(proteoglycan)의 농도와 기질화, 치밀 구조가 감소된다. 표면이 서로 접촉되어 있지 않은 관절의 표면에서 관절연골도 변화된다(Buckwalter, 1996). 더욱이 관절연골의 괴사는 관절 표면사이에서 일정한 압력이 오랫동안 지속될 때 나타난다. 움직이지 않으면 또 관절 내에 있는 반흔 조직이 되는 섬유지방 조직의 양이 증가된다.

Buckwalter(Buckwalter, 1996) 역시 오래 움직이지 않으면 관절표면은 회복할 수 없는 손상을 입는다고 하였다. 이러한 변화들은 관절의 구축을 일으키는데, 이것은 조밀한 섬유조직이 관절주위와 관절을 가로지르는 근육 안에 형성되기 때문이다. 즉, 관절표면의 관절연골 내막이 감소하고 섬유지방조직과 함께 정상 관절강의 재형성이 일어난다. 쥐의 경우 활동하지 않고 60일이 지나면 이러한 증상이 나타난다(Evans, Eggers, Butler, & Blumel, 1960). 토끼에서는 비가역적

결합조직의 물리적 특성 이용과 재활
(Rehabilitation and Utilizing These Physical Properties of Connective Tissue)

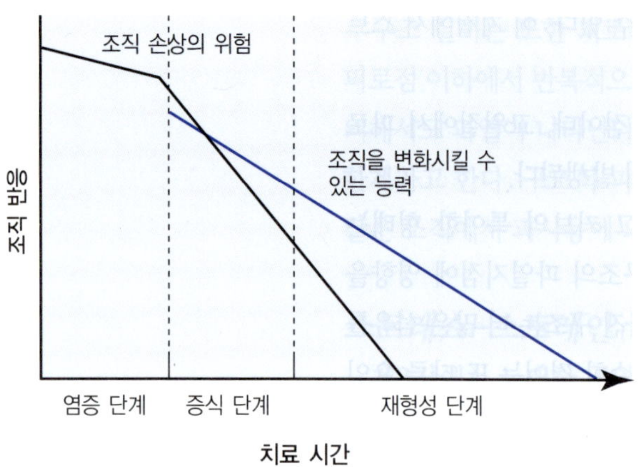

그림 5.7 손상 후 교원질 변화에 영향을 주는 조직 동원과 시간의 관계.

결합조직의 이러한 물리적 특성을 모두 이해했다면, 왜 재활이 중요한가에 대한 이유를 생각해야한다. 왜 이러한 정보가 중요한가는 두 가지 이유에서이다. 우리가 이러한 이유를 논의하기 전에 조직 치료가 세 가지 단계로 발생한다는 것을 기억해야한다. 첫 번째 단계는 교원질 형성은 없지만, 증식 현상동안 나타나기 시작하는 것이다. 첫 번째 단계에서 손상된 조직은 약해져있고, 장력은 섬유소에만 의지한다. 교원질이 형성되면, 장력은 증가하고 치료의 세 번째 단계까지 재형성 기간으로 Type III 교원질이 더 강한 Type I 교원질로 변화되는 것을 볼 수 있다.

여기에 우리가 이미 언급한 결합조직의 물리적 특성과 연관된 중요한 재활 포인트가 있다. 첫째, 조직은 치료의 초기 단계 동안 적용되는 스트레스를 견딜 수 있는 근력이 없다. 이 시기에 스트레스를 적용한다면, 조직에 더 큰 손상을 초래하게 된다. 두 번째, 일단 치료가 증식단계에 도달하면, 조직의 가벼운 움직임을 시작해야 한다. 이 시기는 교원질이 불규칙적인 형태로 구성되는 시기이지만 움직임에 의해 영향을 받을 수 있는 유연한 시기이다. 교원질이 치료의 후기에 더 많이 성숙될수록 움직임을 증가시키는 노력에 덜 영향을 받게 된다. 변화에 대한 이러한 저항은 교원질이 스트레스에 적용되기 위해 더 많이 회복되었을 때 나타나며, 새로운 섬유와 조직 주위 사이에 형성된 부착은 더욱 영구적으로 된다. 교원질 배열에 가장 영향을 주는 시기는 증식 단계이고 초기 재형성단계 동안이다. 그림 5.7은 부하가 조직에 적용될 때 조직에 대한 위험의 정도 즉, 치료와 치료 과정동안 교원질 배열에 영향을 주고 변화를 시키는 능력간의 관계를 나타내고 있다.

> 가소성, 탄성, 점탄성과 같은 조직의 물리적 특성은 힘과 스트레칭 반응에 영향을 준다.

ROM에 대한 근신경의 영향 (NEUROMUSCULAR INFLUENCES ON RANGE OF MOTION)

결합조직의 역학적, 물리적 특성 외에도 신경요인들이 ROM을 증가시키는 스트레칭 기술에 영향을 미친다. 스트레칭 힘에 반응하는 근육의 기능에 영향을 미치는 신경 요인들은 근방추, 골지건 기관이다. 근방추는 골지건기관보다 훨씬 복잡하다.

근방추 (Muscle Spindle)

각 조직마다 근섬유에 대한 근방추의 비율은 다양하다. 더 정교한 움직임이 요구되는 근육은 근방추에 대한 근섬유의 비율이 낮다. 대표적인 근섬유는 **추외섬유**이다. 근방추의 길이와 직경은 다양하지만, 모두 추외섬유 사이에 평행하게 자리 잡고 있다. 근방추에 있는 근섬유들은 **추내섬유**라고 한다.

추내섬유에 들어가면 세 가지 원심성 신경섬유인 알파(α), 베타(β), 감마(γ)신경이 있다(그림 5.8). 추내섬유를 흥분시키는 것은 1차 구심성 섬유(Ia, Ib)와 2차 구심성 섬유(II), 혹은 효과기 섬유들이다. 근방추는 이러한 신경섬유, 추내섬유, 그리고 이러한 구조를 둘러싸고 있는 주머니(sac)으로 구성되어 있다.

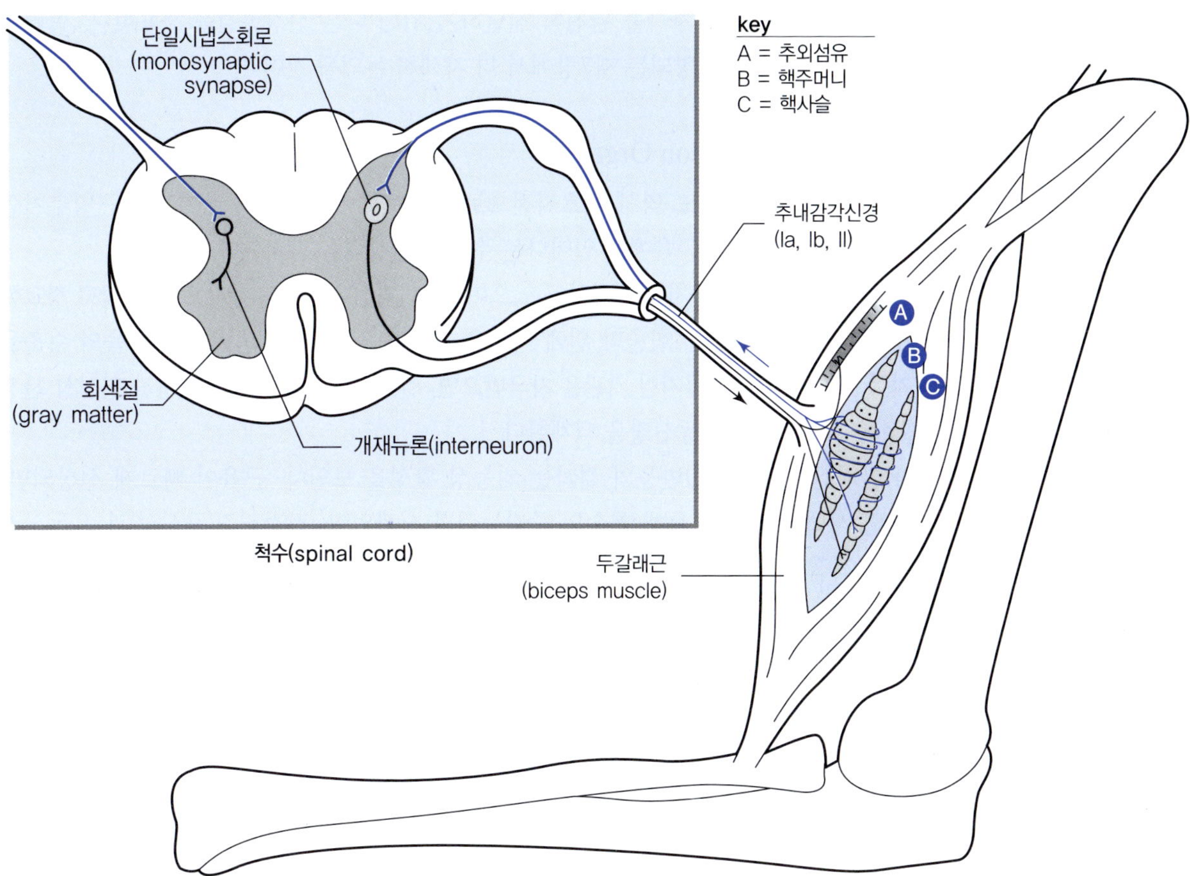

그림 5.8 근방추와 골지건기관.

두 가지 형태의 추내섬유가 있으며, 이들은 근방추 내에서 다른 기능을 가진다. 하나는 핵주머니섬유로서 서로 옆에 겹쳐진 2, 3개의 핵으로 된 확장된 중앙부위를 가지고 있다. 보다 가늘고 짧은 핵사슬 섬유들은 핵 중앙부위에 있는 단일 섬유 안에 배열되어 있다. 둘 다 스트레치에 민감할지라도, 핵주머니섬유는 더 많은 탄성을 가지고, 스트레칭의 속도에 더욱 민감하다.

구심성 Ia 신경섬유는 추내섬유의 중앙부분을 둘러싸고 있다. 이 신경의 끝은 종종 *주종말(primary ending)* 또는 *고리나선종말(annulospiral ending)*로 불린다. 부종말(secondary ending) 또는 II 구심성 신경 종말은 추내근섬유의 끝, 핵사슬에 주로 위치하며, 종종 모양 때문에 *꽃-스프레이 종말(flower-spray endings)*로 불린다. Ia 신경 섬유의 구조 때문에, II 신경보다 더 빨리 자극에 반응한다. Ia와 II 신경섬유가 정적 스트레치에 모두 반응하지만, Ia 신경섬유가 빠른 스트레치에 더욱 민감하다. 추외근섬유를 둘러싸고 있는 결합조직에 추내근 섬유가 부착되어 있기 때문에 근육의 길이변화에 민감하다. 근방추내의 두 구심성 신경섬유는 근육의 길이, 속도, 스트레치 시간의 변화에 관한 정보를 척수로 전달한다. 추내근 섬유와 추외근 섬유에 모두 전달되는 원심성 반응은 자극에 대한 근육의 반응을 야기한다. 감마 원심성 섬유는 추내근 섬유로 자극을 전달하고, 알파 원심성 섬유는 추외근 섬유로 자극을 전달하여 근육이 수축하도록 한다. 일단 근육이 수축하고 짧아지면, 근방추의 스트레스와 자극은 사라진다.

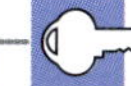

근방추와 골지건기관은 근육과 힘줄의 장력에 민감하고 장력의 갑작스러운 변화로부터 조직을 보호하는 역할을 한다.

근방추가 평행하게 놓인 근육에 자극이 가해지면, 근육의 I 신경섬유들은 길항근과 협력근으로 신호를 전달하여 협력근을 자극함과 동시에 길항근을 억제한다. II 신경섬유도 또한 협력근과 길항근에 자극을 전달하지만, 자극을 완전히 전달하기 위해 다른 신경연결을 사용한다. 협력근 자극의 영향은 PNF에 관해 설명되는 제7장에서 더 자세히 논의될 것이다.

골지건기관 (Golgi Tendon Organs)

근방추와 같이, 골지건기관도 역시 보호기전으로서 기능을 한다. 골지건 기관은 근방추처럼 스트레치에 민감하지 않지만, 근육에서 일어나는 수축과 긴장력을 감지한다.

골지건기관은 근건 접합부 근처에 위치하고 있으며, Ib 신경섬유다발을 가지고 있는 길고 정교한 관상연골이다. 이 신경섬유들은 힘줄막 위에 기점을 가지고 있다. 골지건 기관은 근육의 수축을 억제하는 자동 보호기전이다. 골지건 기관은 자극받으면, 길항근의 개재신경(구심성과 원심성 신경 사이)을 활성화시키고 알파 운동신경을 억제한다.

근방추와 골지건기관의 결합반응의 결과는 기능성 활성을 보인다. 근육이 빠르게 신장되면, 근방추는 단일 시냅스 반응을 통해 척수의 중간뉴런과 상관없이, 감각신경(구심성)과 운동신경(원심성)사이에 직접적인 시냅스 결합을 통해 빠른 반사 반응을 나타낸다. 단일시냅스 반응은 두 개의 신경만이 관여하기 때문에 가장 빠른 반응이다. 스트레스 힘이 너무 빠르게 적용되면, 반사적으로 스트레치된 근육은 이차적으로 근방추의 자극에 반응한다. 이러한 잠재적인 문제는 폭발적 신장과 함께 발생하고, 이 장의 후반부에 논의된다. 반면에, 스트레치가 천천히 주어진다면 골지건 기관은 근육의 수축을 억제한다. 이러한 반응은 스트레칭의 효과를 증가시키기 위해 근육을 이완시키는 것이 더 효과적이라는 것을 알려준다.

정상가동범위의 결정 (DETERMINING NORMAL RANGE OF MOTION)

관절이 정상적인 ROM을 가지고 있는지를 결정하기 전에 먼저 정상 ROM을 알아야 한다. 표 5.1은 어느 정도의 ROM이 정상인지에 대한 연구자들의 견해가 조금씩 다르다는 것을 보여준다. 이러한 차이점들은 아마도 각 연구자들이 자료를 얻기 위해 모집한 피험자들의 차이이다. 피험자들의 연령, 성별, 측정부위는 모두 측정결과에 영향을 미친다. 사용된 자료가 누구의 것이든 상관없이 정상 ROM에 대한 지침을 스포츠재활 전문가들에게 제공할 수 있다.

각 환자의 정상 ROM은 실제로 반대 부위를 측정함으로서 비교할 수 있다. 또한 ROM은 개인의 스포츠와 위치의 영향을 받는다. 예를 들면, 어깨 바깥돌림(외회전, lateral rotation)에 대한 정상 ROM은 야구 투수와 미식추구의 라인맨에서 다르다.

정상 ROM을 아는 것은 중요하다. 이러한 지식 없이는 문제가 발생할 때 결정하는 것이 불가능하고, 적절한 치료적 운동 프로그램을 계획할 수 없으며, 재활프로그램을 성공시킬 수 없다.

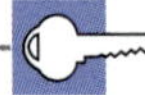

정상 ROM은 각 관절, 환자, 그리고 스포츠와 위치에 따라 다르다.

운동범위 측정 (MEASURING RANGE OF MOTION)

ROM을 결정하는 생리적 구조와 ROM의 정상 값을 알게 되면, ROM의 측정을 배울 준비가 된 것이다.

장비 (Equipment)

ROM은 각도계라는 기구로 측정한다. 이것은 그림 5.9와 같이 고정팔과 움직이는 팔을 가진 각도계(protractor)이며, 180° 나 360° 까지 측정가능하다. 여러 관절을 측정하기 위하여 다양한 각도계가 사용된다. 특이한 신장 분절이나 측정을 쉽게 하기위한 다양한 기구들도 제작되었다. 예를 들면, 레이트 유연도검사기(Leighton flexometer)는 무게와 360° 눈금판을 가지고 있으며, 신체부위를 측정할 때 부착할 수 있는 끈이 있다. 경사계(inclinometer)는 유연도검사기와 비슷하게 제작되었는데 회전 정도를 측정하기 위한 360° 눈금판이 있으며, 척추의 동작을 측정할 때 사용된다. 전자각도계(elgon 또는 electrogoniometer)는 Karpovich 등(1959)에 의해 고안되었으며, 각도기라기보다는 전위차계(potentiometer)로 주로 동적인 움직임을 측정할 때 사용되지만 정적인 동작의 측정에는 정확성이 떨어진다. 또한, 측정할 수 있는 관절의 수는 매우 제한적이다. Penny와 Giles에 의해 고안된 또 다른 전자각도계는 그림 5.10에 나타나 있다.

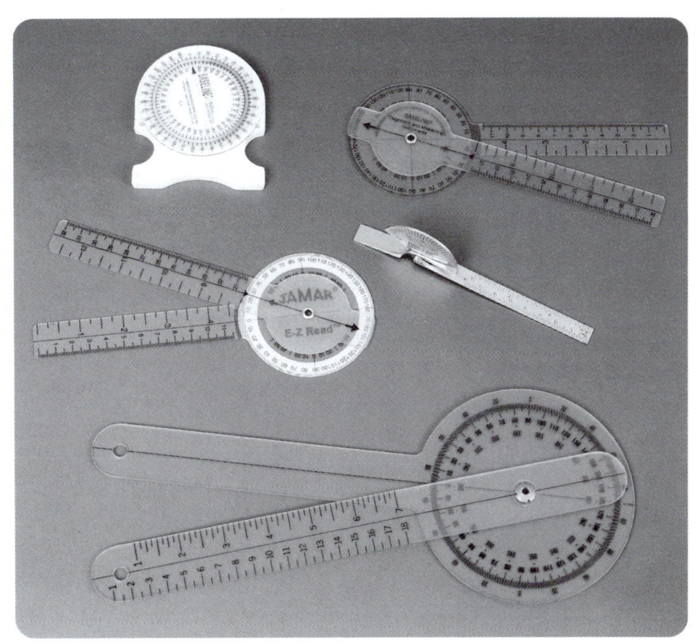

그림 5.9 각도계는 다양한 신체분절을 측정하기 위하여 다양한 크기로 제작되었다. 가장 많이 사용되는 각도는 360°와 180°이다.

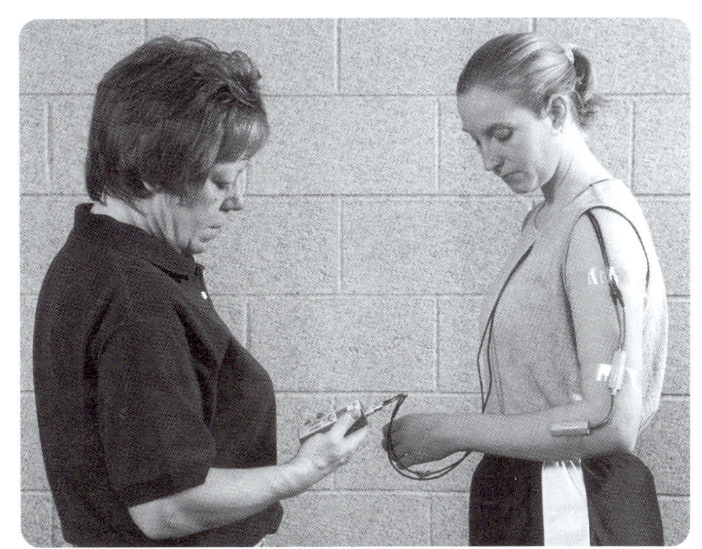

그림 5.10 전자각도계(Penny and Giles).

척추의 동작은 표준 각도계를 이용해서 측정하기 어렵다. 그림 5.11에 나타난 Moll과 Wright(1971)의 측정방법은 등의 가장 위 지점과 아래 지점을 표시한 후 줄자를 이용하여 굽힘(굴곡, flexion), 폄(신전, extension)과 정상기립상태의 두 지점사이를 거리 차이를 측정하는 것이다. 이 측정은 상대적이며, 표준값의 측정과 결정이 어렵기 때문에 정상과 개인의 편차를 비교하는데 사용할 수 없다.

몸통 굽힘을 측정하는 가장 일반적인 방법은 손가락을 바닥에 대는 방법(fingertip-to-floor)으로 그림 5.12와 같다. 몸통을 구부리고 선 다음, 손가락 끝과 바닥과의 간격을 재는 방법이다. 측면 굽힘도 또한 상대적인 측정방법을 통해 측정할 수 있으며, 손가락 끝과 종아리뼈머리(비골두, fibular head) 또는 바닥과의 간격을 재는 방법이다(그림 5.13). 이 방법이 다른 방법만큼 정확하지는 않지만, 척추와 같은 구조의 측정이 가능하며, 같은 사람에서 재현성을 통해 변화크기를 평가할 수 있는 방법이다.

적용 (Application)

각도계를 정확하게 측정하기 위해서는 ROM을 측정하는 가장 일반적인 기구와 각도계 및 팔의 정확한 위치가 중요하다. 각도계의 팔은 관절을 형성하는 두 다리의 길이에 맞게 놓아야 한다.

표 5.1 연구자들에 의한 상지와 하지의 정상 운동범위의 예

관절 운동	Hoppenfeld (1976)	Daniels& Worthingham (1986)	A.A.O.S (1965)	Kendall & McCreary (1993)	Kapandji (1982, 1987)	Esch & Lepley (1974)	Gerhardt & Russe (1975)
어깨							
굽힘	180	—	180	180	180	170	170
폄	45	50	60	45	50	60	50
벌림	180	-	180	180	180	170	170
바깥돌림	45	90	90	90	80	90	90
안쪽돌림	55	90	70	70	95	80	80
수평 벌림	—	—	—	—	—	—	30
수평 모음	—	—	135	—	—	—	135
팔꿈치							
굽힘	135+	145–160	150	145	145–160	150	150
전완							
뒤침	90	90	80	90	80	90	90
엎침	90	90	80	90	85	90	80
손목							
폄	70	70	70	70	85	70	50
굽힘	80	90	80	80	85	90	60
요측 편위	20	—	20	20	15	20	20
척측 편위	30	—	30	35	45	30	30
엄지, 손목손허리관절 (carpometacarpal)							
벌림	70	50	70	80	50	—	—
굽힘	—	—	15	45	—	—	—
폄	—	—	20	0	—	—	—
대립	엄지손가락의 지문부와 새끼 손가락의 지문부가 닿는 것(모든 저자 동의함)						
엄지, 중수지절간 관절 (metacarpophalangeal)							
굽힘	50	70	50	60	80	—	—

엄지, 손목뼈사이관절(in-terphalangeal)							
굽힘	90	90	80	80	80	—	—
손가락2–5, 중수지절관절 (metacarpophalangeal)							
굽힘	90	90	90	90	—	—	—
폄	45	30	45	—	—	—	—
손가락 2–5, 근위지절간관절 (proximal interphalangeal)							
굽힘	100	120	—	—	—	—	—
손가락 2–5, 원위지절간관절 (distal interphalangeal)							
굽힘	90	80	—	—	—	—	—
목말밑관절(subtalar joint)							
안쪽번짐	—	—	35	35	52	30	40
가쪽번짐	—	—	20	20	30	15	20
발목							
발등쪽굽힘	20	—	20	20	20–30	10	20
발바닥쪽굽힘	50	45	50	45	50	65	45
무릎							
굽힘	135	140–160	135	140	135	135	130
엉덩이							
굽힘	120	115–125	120	125	120	130	125
폄	30	15	30	10	30	45	15
벌림	45–50	45	45	45	45	45	45
모음	20–30	—	30	10	30	15	15
안쪽돌림	35	45	45	45	45	33	45
바깥돌림	45	45	45	45	60	36	45

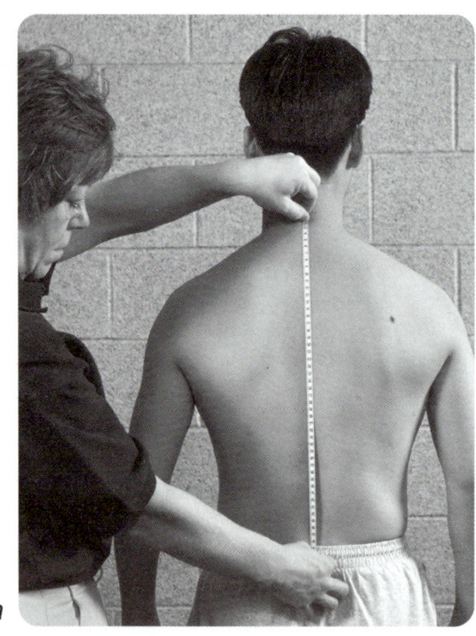

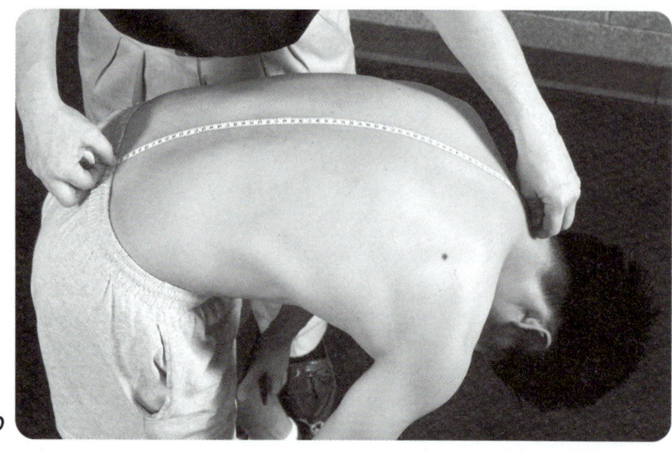

그림 5.11 척추의 ROM 측정방법(Moll and Wright) *(a)* 스트레치 된 상태 *(b)* 굽힘된 상태.

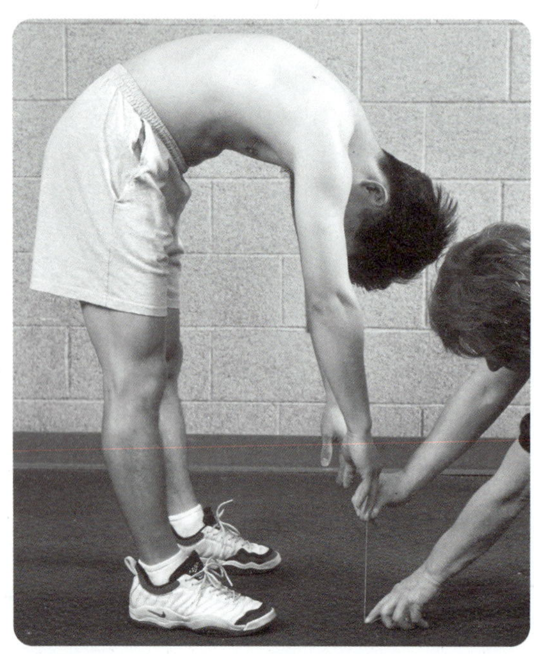

그림 5.12 몸통 굽힘 측정.

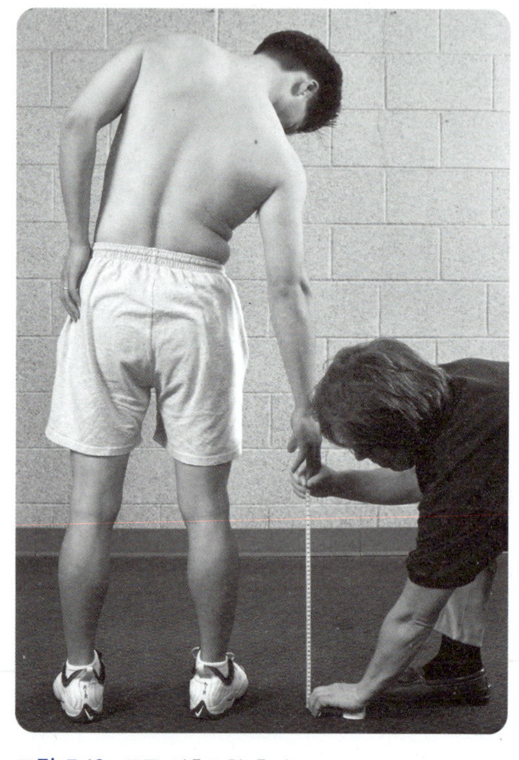

그림 5.13 몸통 외측굽힘 측정.

정확한 지점은 각도계의 회전지점이 관절 동작의 축 위에 놓이는 것이다. 정확한 배열을 위해 측정하려는 팔다리(사지, extremity)는 노출되어야 한다. 몇 가지 예외는 있지만, 각도계는 팔다리의 중앙외측에 둔다. 그림 5.14는 몇 명 관절을 측정하는 기술을 보여주고 있다.

ROM은 180° 또는 360° 각도계를 이용하여 180° 나 360° 범위 내에서 측정된다. 360° 범위는 0° 는 머리 위에 있고, 180° 는 발쪽을 향한 아래에 있는 것이다. 180° 범위는 해부학적 자세가 0° 이고, 그 끝이 180° 이다. 근골격계의 손상을 측정하기 위해 사용되는 가장 일반적인 각도계의 범위는 180° 이다. 안쪽번짐(내번, inversion), 가쪽번짐(외번, eversion), 뒤침(회외, supination), 엎침(회내, pronation), 가쪽굽힘(측방굴곡, lateral flexion)을 측정하는데 이러한 두 가지 방법은 차이를 나타낸다. 이러한 동작들을 위해 0° 는 동작의 각 면에서 중립위치이다.

ROM은 각도계로 측정한다. 좋은 기술이 정확하고 일정하게 측정하기 위해서 필수적이다.

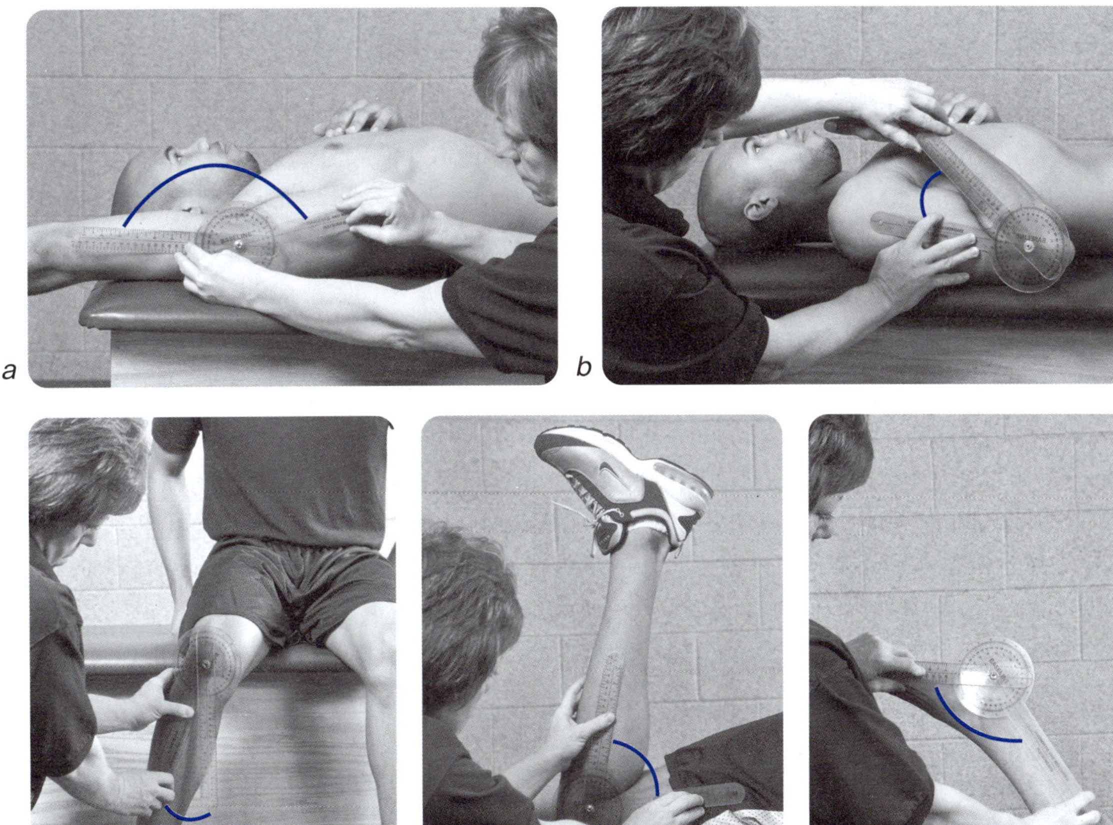

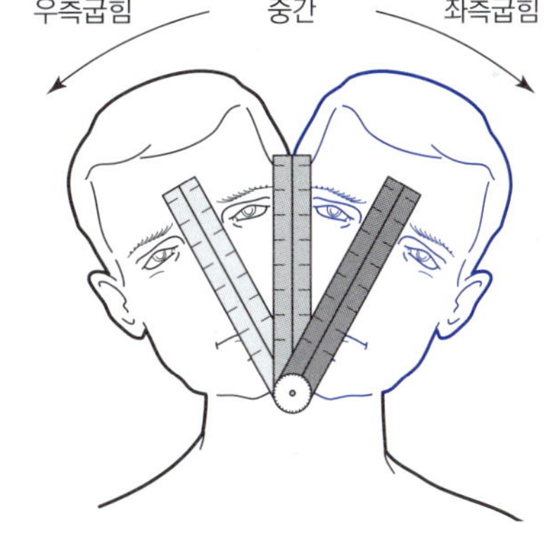

그림 5.14 각도계의 위치 *(a)* 어깨 굽힘, *(b)* 팔꿈치 굽힘, *(c)* 엉덩이 내측회전, *(d)* 무릎 굽힘, *(e)* 발목 족저굽힘, *(f)* 경부 외측굽힘. 각도계의 중앙은 관절의 중앙(운동축)위에 위치한다. 각도계의 고정축과 운동축의 위치를 잘 선정하여 측정의 정확성을 높여야 한다.

정확성 (Accuracy)

ROM을 정확하게 측정하는 스포츠치료사의 능력은 그들의 훈련정도, 경험, 섬세한 주의에 달려 있다. 좋은 장비를 가지고 있는 경험 있는 스포츠치료사 조차도 3°에서 5°이내의 정확성만 기대한다(Cook, Baker, Cham, Hale, and Redfern, 2007). 따라서 각도계의 팔의 위치에 대한 주의와 관절의 회전축과 각도계의 축을 일치시키는 것이 정확성을 기하는데 중요하다. 각도계의 위치를 점검하고, 필요하다면 정확한 신체분절의 배열을 얻기 위하여 환자의 자세를 조정해라. 정확한 측정은 이러한 사항들에 얼마나 주의를 기울이냐에 달려있다. 기술이 좋다면, 측정값은 믿을 수 있을 것이다. 기술이 부적절하다면, 그 결과는 믿을 수 없으며, 운동사, 환자, 그 외 어떤 사람에게도 사용할 수 없다. 만일 기술이 정확하다면, 다른 기술이 좋은 운동사가 측정해서 얻은 값과 같거나 차이 값이 5° 이내여야 한다.

ROM 측정의 해석은 다양한 조건에 따라 달라진다. 환자의 위치, 수동적 혹은 능동적 동작의 측정, 동작 중 발생하는 통증, 발작, 동작에 대한 자발적 저항, 상처 그리고 측정부위, 움직이는 환자의 의지 등은 모두 측정에 영향을 미친다. 따라서 이러한 조건들도 모두 기록되어야만 한다.

ROM 기록 (Recording Range of Motion)

ROM은 측정된 관절과 동작, 그리고 능동적 ROM(AROM)이나 수동적 ROM(PROM)과 같은 측정된 동작의 형태로 기록된다. 각도는 180° 범위를 기초로 대부분 기록되고, 만일 360° 범위를 사용하였다면 반드시 표시해두어야 한다. 0°는 일반적으로 무릎과 팔꿈치 폄(신전, extension)과 같이 완전한 폄이나 엎침(회내, pronation)-뒤침(회외, supination), 발등굽힘(배측굴곡, dorsiflexion)과 발바닥굽힘(저측굴곡, plantar flexion)에서 중립위치이다. 만일 환자가 완전한 폄(0°)을 할 수 없다면, 환자가 움직임이 가능한 지점에서 반대 방향의 끝까지 운동범위를 측정한다. 예를 들면, 환자가 완전한 폄에서 15°가 부족하고 무릎의 굽힘(굴곡, flexion)이 100°까지 가능하다면, 무릎폄-굽힘=15°에서 100°로 기록되어야 한다. 때때로 운동사는 폄각도의 부족한 각도량을 마이너스(-)로 표시한다(-15°). 이것은 잘못된 표기이며, 또한 15° 과다폄(과신전, hyperextension)으로 잘못 해석될 수도 있다.

각도 측정상의 용어 (TERMINOLOGY IN GONIOMETRY)

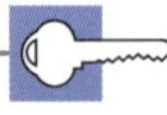

신체의 움직임과 ROM을 설명하기 위하여 표준용어와 참고형식은 당신의 기록을 다른 사람들도 이용할 수 있도록 해야 한다.

측정된 자료를 기록하면 이것을 다른 사람이 쉽게 알아볼 수 있도록 공통적인 용어를 사용하여 기록하여야 한다.

신체의 움직임은 전후면, 좌우면, 수평면의 3개의 면으로 구분된다. 기준은 해부학적 자세로 서 있는 상태에서 엉덩이와 무릎, 손과 팔꿈치를 펴고 발끝은 전방을 향하며, 손가락은 전방을 향하고 옆으로 벌린 상태이다.

굽힘과 폄은 전·후면에서 일어나고, 벌림(외전, abduction)과 모음(내전, adduction)은 좌·우면에서 일어난다. 수평면에서는 엉덩이와 어깨의 돌림(회전, rotation), 엎침(회내, pronation), 뒤침(회외, supination)가 일어난다. 그러나 실질적으로 일어나는 기능적인 동작들은 세 가지 면을 모두 포함한 대각선 방향으로 일어난다.

스트레칭 기법 (STRETCHING TECHNIQUES)

운동선수가 ROM의 감소를 초래하는 손상을 당했을 때, 선호도와 기술, 조직제한 형태, 손상 정도와 동작의 손실 기간 등에 따라 여러 가지 기법이 관절범위 회복을 위해 적용될 수 있다. 지속적인 수동적 동작기전과 다른 역학적 기구들이 이 장의 후반부에 논의될 것이다. 관절 움직임과 연부조직 움직임의 다양한 기법이 제 6장에 설명되었다.

ROM을 증가시키는 가장 일반적인 방법은 스트레칭 운동을 하는 것이다. 많은 연구자들은

■ 각도측정 용어

- 시상면 : 신체를 좌우로 나누면서 앞뒤로 종축을 지나는 수직면.
- 전후면(관상면) : 신체를 전후로 나누는 수직면.
- 수평면 : 신체를 위부분과 아랫부분으로 나누면서 지면과 평행한 면.
- 굽힘 : 2개의 신체 분절이 서로 가까워지면서 관절 각도를 줄이는 움직임.
- 폄 : 2개의 신체 분절이 서로 멀어지면서 관절 각도를 증가시키는 움직임.
- 벌림 : 신체나 부분의 중심으로부터 팔다리나 분절이 멀어지는 측면운동.
- 모음 : 신체나 부분의 중심으로부터 팔다리나 분절이 가까워지는 측면운동.
- 안쪽돌림 : 신체의 중심선 쪽으로 수평면상에서 축을 중심으로 이루어지는 관절의 돌림.
- 가쪽돌림 : 신체 중심선 반대 방향으로 수평면상에서 축을 중심으로 이루어지는 관절의 돌림.
- 뒤침(회외) : 손바닥이 해부학적 자세로 앞쪽 혹은 위쪽으로 움직이는 동작. 목말밑 및 수평 목말관절의 발바닥굽힘, 모음, 안쪽번짐을 포함하는 다면 돌림도 포함.
- 엎침(회내) : 손바닥이 해부학적 자세와는 반대로 뒤쪽 혹은 아래쪽으로 움직이는 동작. 목말밑 및 수평 목말관절의 축굽힘, 벌림, 가쪽번짐의 결합을 포함하는 다면 돌림도 포함.
- 안쪽번짐 : 발바닥이 내측으로 향하도록 발을 안쪽으로 돌리는 동작.
- 가쪽번짐 : 발바닥이 바깥쪽을 향하도록 발을 바깥쪽으로 돌리는 동작.
- 발목굽힘 : 발목의 각이 감소되도록 발끝을 정강이 쪽으로 당기는 발목의 굽힘동작.
- 발바닥쪽굽힘 : 발목의 각도가 증가되도록 발끝을 발바닥 쪽으로 미는 발목의 굽힘동작.
- 노쪽편위 : 엄지쪽으로 손목을 굽히는 동작.
- 자뼈편위 : 엄지 반대쪽으로 굽히는 동작.
- 대립 : 엄지손가락의 끝과 나머지 4손가락 끝을 붙이는 동작.
- 내림 : 어깨뼈를 내리는 동작.
- 올림 : 어깨뼈를 올리는 동작.
- 내밈 : 어깨뼈를 앞으로 내미는 동작. 어깨뼈 벌림.
- 뒤당김 : 어깨뼈를 뒤로 보내는 동작. 어깨뼈 모음.
- 상향회전 : 어깨뼈의 관절오목이 앞쪽과 위쪽으로 이동하는 움직임. 어깨뼈의 하각이 척추로부터 멀어지는 측면의 움직임이며, 어깨뼈는 가슴방향으로 이동.
- 아래회전 : 어깨뼈의 관절오목이 뒤쪽과 아래쪽으로 이동하는 움직임. 어깨뼈의 하각이 중앙으로 움직이며, 어깨뼈는 가슴의 뒤쪽으로 이동.
- 수평굽힘 : 신체의 중앙쪽 방향으로 움직이는 상체의 수평이동. 수평모음.
- 수평폄 : 신체의 중앙과 멀어지는 상체의 수평이동. 수평벌림.

ROM을 증가시키기 위한 가장 효과적이고 최선의 방법과 기술들을 조사하여왔다. 정상 운동범위를 가진 사람들을 대상으로 실시한 연구들은 스트레칭 운동 후 증가(W. E. J. Garrett, 1996; Sexton & Chambers, 2006; Shellock & Prentice, 1985) 혹은 변화가 없다(Kovacs, 2006; Thacker, Gilchrist, Stroup, & Kimsey, 2005) 등 다양한 결과를 보고하였다. 불행하게도, 재활에서 유연성 운동의 효과는 아직 불분명하다. 이러한 문제의 하나는 스트레칭을 조사한 가장 최근들의 연구들이 정상, 손상 받지 않은 피험자나 동물들을 대상으로 연구를 수행하였다는 것이다. 이러한 것 중의 일부는 객관성, 재현성, 혹은 정확성이 떨어진다. 아직까지도 손상되고 치유되는 조직에 대한 가장 효과적인 스트레칭 방법은 불분명하다. 따라서 손상된 부위에 적용할 수 있는 가장 최선의 스트레칭 방법을 결정하기 위해 연구보다는, 손상, 치유, 그리고 결합조직의 생리적 지식에 의존하여야 한다. 또한, 재활운동에서 유연성 운동의 긍정적인 효과를 경험한 운동사의 정보도 들어야 한다. 전문가들은 손상 후 유연성 운동의 긍정적인 효과를 지속적으로 주장하여 왔다. 따라서 연구 자료는 아직 부족하지만, 스트레칭이 손상된 신체 관절의 상태를 개선하는데 효과적이라고 확신할 수 있다.

사용된 스트레칭 형태와 상관없이 스트레칭 동안(Shrier & Gossal, 2000)과 전(Swenson, Swärd, Karlsson, 1996)에 열을 가하는 것은 스트레칭의 효과를 증가시킨다. 열은 수동적으로 혹은 능동적으로 적용될 수 있다. 수동적으로 적용하는 열의 예는 스트레칭 전에 핫팩을 이용하는 것이다. 더 나은 방법은 능동적으로 열을 적용하는 방법인데, 환자가 스트레칭하기 전에 고정식 자전거 운동과 계단 오르기나 상체 에르고미터 운동을 실시하는 것이다. 핫팩은 피부표면에 열을 제공하지만, 능동적 운동은 심부조직의 온도를 증가시켜서 보다 효율적이고 안전하게 열을 증대시키는 방법이다(Saal, 1987).

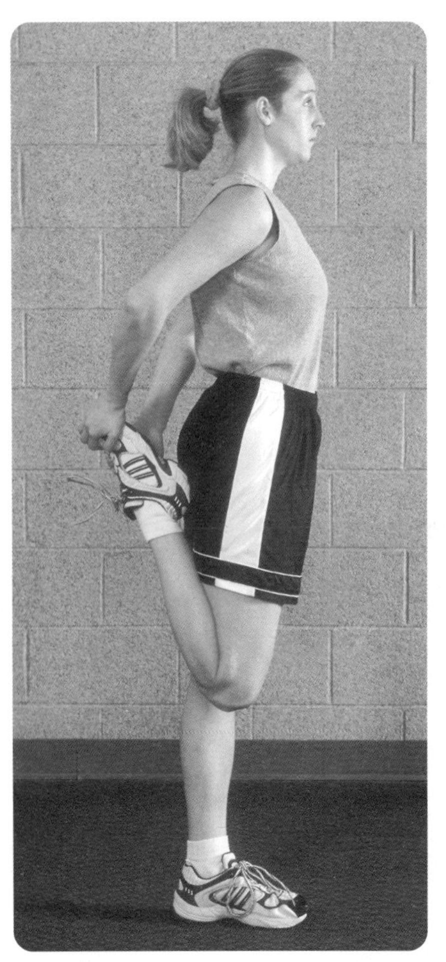

그림 5.15 수동적 스트레칭.

능동적 스트레칭 (Active Stretching)

스트레칭 운동은 능동적 스트레칭, 수동적 스트레칭과 두 개의 결합된 형태의 스트레칭으로 나눌 수 있다. 능동적 스트레칭은 다른 사람이나 장비와 같은 외부의 도움없이 환자가 수행하는 유연성 운동에 해당된다(그림 5.15). 능동적 스트레칭의 기간과 반복횟수는 결합조직에 영향을 미치며, 가소성의 범위에도 영향을 줄 수 있다. 손상된 환자에게 적용될 수 있는 스트레칭 요인은 아직 불분명하다(Shrier & Gossal, 2000). 스트레칭 기간은 권고되지 않았지만, 2도 뒤넙다리근(슬괵근, hamstrings) 염좌손상은 한 번의 스트레치보다 더 많은 빈도의 유연성 운동이 ROM 회복을 더 빠르게 회복시키는데 효과적인 것으로 보고하였다(Malliaropoulos, Papalexandris, Papalada, & Papacostas, 2004). 4개의 선행연구와 필자의 임상적 경험에 따르면 능동적 스트레칭은 한 종류의 운동을 4~5번씩 반복하고 15~30초 동안 유지하며, 하루에 적어도 3번 정도 실시하는 것이 가장 적당하다. 동작이 크게 손실된 환자는 하루 종일 반복하는 것이 도움이 되며, 반흔조직의 형성과 상처 수축동안에 특히 효과적이다. 스포츠 활동에 참여하는 개인은 스포츠 활동 후에도 스트레칭을 하는 것이 좋다.

길항근 억제 현상 때문에 반대근육을 수축하면, 스트레치된 근육의 이완이 증가한다. 길항근이 수축하면 작용근의 스트레치는 더욱 효과적이다. 예를 들면, 뒤넙다리근이 스트레칭될 때, 환자가 넙다리네갈래근(대퇴사두근, quadriceps femoris)을 능동적으로 수축하면 더 좋은 스트레칭이 일어난다.

근육과 그 근육의 길항근 사이의 높은 관계가 근육의 유연성에 영향을 준다. 근육이 타이트해지면 길항근은 약해지게 된다. 길항근이 약할 때 작용근은 짧아지고 두 근육의 불균형은 동작의 손실을 초래한다(Sharmann, 2002). 길항근이 촉진되면 작용근은 억제되고, 정상운동범위를 회복하게 된다. 근육의 유연성을 증가시키는 작용근 억제의 효과를 실험해 보아라. 요추에 손상이 있는 사람은 하지 않는 것이 좋다. 서 있는 자세에서, 무릎을 핀 상태에서 발끝을 잡을 수 있는지를 시험하여 뒤넙다리근(슬괵근, hamstrings)의 유연성을 측정하여라. 다시 똑바로 서라. 다음에 뒤넙다리근의 스트레칭을 방지하기 위해 무릎을 구부리고 발끝에 닿도록 허리를 구부려라. 넙다리네갈래근(대퇴사두근, quadriceps femoris)에 힘을 주어 무릎을 펴고 손끝이 발가락을 잡도록 해라. 이것을 3~4번 반복한다. 마지막으로 서있는 자세로 돌아갔다가 무릎을 편 상태로 손으로 발끝을 잡아 뒤넙다리근의 유연성을 재측정해라. 처음 시도했던 것보다 더 멀리 잡을 수 있을 것이다. 이러한 개선은 넙다리네갈래근의 수축이 뒤넙다리근의 상호억제를 일으켜 뒤넙다리근이 이완되고 더 신장되도록 한 것이다.

이러한 상호억제 효과는 새롭게 얻은 근육의 길이를 유지하기 위해서는 강화된 운동과 함께 스트레칭 기법을 적용해야 할 필요성을 의미한다. 스트레칭 운동은 또한 작용근과 길항근 사이의 균형을 회복하는데 도움이 된다. 이 주제는 이 장의 후반부에 논의된다.

수동적 스트레칭 (Passive Stretching)

수동적 스트레칭은 단시간 또는 장시간 스트레칭 등 다양한 방법들이 있다. 수동적 스트레칭은 장비를 사용하거나 타인의 도움을 받아 이루어지며, 환자는 스트레칭 활동에 참여하지 않는다(그림 5.16). 단기간 스트레칭의 전형적인 예는 스포츠치료사가 환자의 손상부위를 ROM의 범위 내에서 움직이도록 한 후 동작의 끝에서 스트레칭을 적용한다.

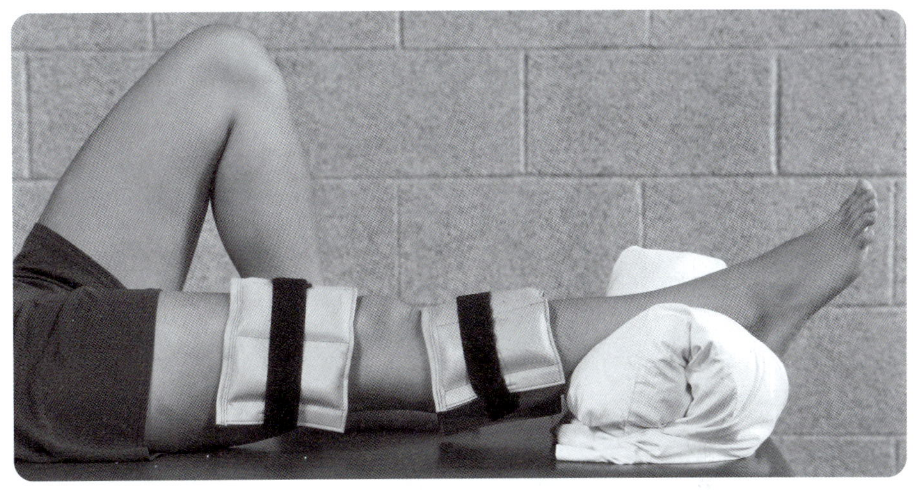

그림 5.16 환자는 수동적 스트레치를 도와주지 않는다. 수동적 스트레치는 하지의 중량과 중력을 이용하여 스트레치하는 것이다.

스트레칭을 하는 부위는 동작의 끝까지 움직여야 한다(Flowers & LaStayo, 1994). 스트레칭 되는 관절의 근위 분절은 견고한 압력이 원위부위에 적용되는 동안 움직임을 방지하기 위하여 고정되어야 한다. 일정한 압력은 연부조직을 겹치게하며, 관절이 타이트해질 때까지 주어져야 한다. 그러면 관절은 이 지점보다 약간 더 움직일 수 있다. 환자는 스트레치 혹은 장력은 느끼지만, 통증을 느껴서는 안된다. 두 관절 근육이 스트레치되면 최대 근 길이가 될 때까지 첫 번째 관절이 길어진 근육 위치에 놓이게 되고, 그 다음에 두 번째 관절이 놓이게 된다. 스트레칭은 4~6번 정도 반복한다.

가장 효과적인 스트레칭은 일정한 시간에 걸쳐 힘을 일정하게 적용하는 것이다. 이 장시간 스트레칭은 적용되는 시간의 길이 때문에 결합조직의 보다 나은 가소성 변형을 가져온다. 장시간 스트레칭은 얼마나 길게 해야 되는지 분명하지 않지만, Kottke, Pauley와 Ptak(1966)은 임상에서 20분을 제안했고, One 등(2007)은 30분을 제안했다. 장시간 스트레칭이 모든 스트레칭 기술에서 가장 효과적인 것으로 알려져 있지만, 이에 대한 연구는 많지 않다.

장시간 스트레칭은 부하를 적게 하여 실시한다. 결합조직의 길이를 변화시키기 위해 적용되는 장시간의 스트레칭 시간은 힘의 크기와 반비례한다. 단시간 스트레칭과 마찬가지로, 반흔조직에 대한 장시간 스트레칭의 효과는 불분명하다. 한 연구는 자신의 체중을 힘으로 이용한 3분간의 장시간 스트레칭을 한 정상인의 경우, 3분간 적용된 힘의 양에 의해 동작범위의 유의한 증가를 보고하였다(Pratt & Bohannon, 2003). 그러나 대부분의 경우 상처조직에 적용하는 장시간 스트레치는 반흔조직의 소성범위의 변화에 영향을 주기 때문에 강하지 않은 강도로 시간을 증가시키는 방법을 사용한다. 장시간 스트레칭은 조직의 스트레스-스트레인 곡선에 주는 효과와 충격 및 크립 현상 때문에 동작을 증가시키는데 효과적이다.

장시간 스트레칭을 사용할 때 스트레칭 부분은 부하가 조직을 정확하게 스트레칭 하도록 안정되어야 한다. 이 안정은 체중, 부하, 스트렙(strap)과 같은 기계적 장치에 의해서 이루어질 수 있다. 스트레치는 천천히 주어지며, 관절의 딱딱한 부위까지 일정해야 한다. 그 다음에 그 분절은 이 위치에서 안정되고 원하는 시간동안 유지된다. 두 관절의 근육이 스트레치되면 두 번째 관절은 그 근육을 신장하는 부위에 두어야 한다. 예를 들면, 무릎이 신장 스트레치되면 환자는 엉덩이 관절을 가로지르는 근위부의 끝에서 뒤넙다리근(슬괵근, hamstrings)을 신장시키기 위해서 앉아야 한다. 첫 번째 스트레치를 적용했을 때 환자는 많은 것을 느낄 수 없다. 그러나 5분에서 10분 이내에 환자는 스트레치의 효과를 느낄 것이다. 장시간 스트레치의 최소기간은 15분에서 20분이다. 환자가 스트레스를 참지 못하면, 환자가 원하는 시간만큼 스트레칭을 할 수 있도록 힘을 감소시켜야 한다.

스트레치 부하가 없어졌을 때, 장시간 스트레치를 받은 부위가 매우 딱딱하게 느껴질 수도 있다. 환자는 스트레치 부하를 제거하기 전에 이것에 대해 주의해야 한다. 스트레치는 서서히 주어져야 한다. 환자는 스트레치가 끝남과 동시에 스트레치된 근육의 불편함을 감소시키기 위해 수축하는 것을 피해야 한다. 일반적으로, 스트레치 후에 능동적 관절운동범위 활동은 근육의 강직을 예방하는데 도움이 된다.

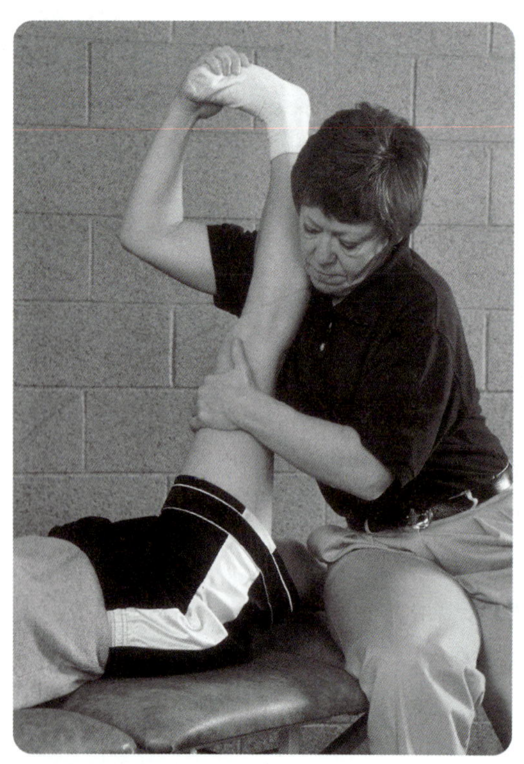

그림 5.17 PNF 스트레치.

고유수용성 신경근 촉진법

(Proprioceptive Neuromuscular Facilitation)

능동적 및 수동적 스트레칭의 결합을 종종 근신경 촉진 혹은 고유 수용기 신경근 촉진(PNF)이라고 한다. PNF가 근력 강화 기술로 이용될지라도, 이것은 또한 관절의 운동범위를 증가시키는데 효과적이다. 더 많은 PNF 원리의 논의는 제7장에 논의되었다. 운동범위를 증가시키기 위해 사용되는 다양한 PNF 기술 중 가장 자주 사용되는 것은 유지-이완(hold-relax), 수축-이완(contract-relax)과 느린 길항-유지-이완(slow reversal-hold-relax)기법이다(그림 5.17).

PNF에서 사용되는 두 기지 기법의 형태는 작용근과 길항근이나. *작용근 형태*는 근육이 짧아지는 방향으로 수축할 때 발생한다. *길항근 형태*는 대체적으로 작용근 형태와 반대이며, 근육이 길어지는 방향으로 움직일 때 나타난다. 예를 들면, 뒤넙다리근이 타이트해서 유연성을 증가시키기 원하면, 뒤넙다리근은 길항근이고 넙다리네갈래근은 작용근이다.

*유지-이완기법*은 작용근(넙다리네갈래근)의 운동범위 끝에서의 최대 등척성 수축과 이후 길항근(뒤넙다리근)의 이완이다. 뒤넙다리근을

이완한 후에 작용근(넙다리네갈래근)을 길항근(뒤넙다리근)의 동작을 증가시키기 위해 능동적으로 수축한다. 이러한 동작의 형태를 반복한다.

이러한 기법은 근육의 경련을 이완시키기 위해 사용된다. 예를 들면, 두갈래근(이두근, biceps)에 경련이 생기고 팔꿈치 신장이 제한되면, 유지-이완기법이 두갈래근의 이완을 위해 사용될 수 있다. 팔꿈치를 세갈래근(삼두근, triceps)을 이용하여 관절의 운동범위 끝까지 신장시키고, 두갈래근은 5초에서 10초 동안 엎침(회내, pronation)와 굽힘(굴곡, flexion)부하에 저항하면서 최대 등척성 수축을 실시한다. 그다음 환자가 두갈래근을 이완하고, 저항이 없는 상태에서 세갈래근을 사용하여 팔꿈치를 능동적으로 신장시킨다. 이 과정을 원하는 결과를 얻을 때까지 4~5번 정도 반복한다. 이 등척성 수축은 근육의 이완을 촉진하는 방법이다.

*수축-이완기법*은 ROM이 제한된 환자에게 사용되는 기법이다. 뒤넙다리근(슬괵근, hamstrings)이 타이트할 때를 예를 들어보자. 환자의 무릎과 엉덩이를 작용근(넙다리네갈래근과 엉덩허리근)의 운동범위 끝(무릎신장과 엉덩이 굽힘)에 놓고, 스포츠치료사는 길항근(뒤넙다리근)을 운동범위의 끝(엉덩이 회전과 함께 무릎의 굽힘과 엉덩이 폄)까지 대각선과 회전 방향으로 움직이도록 등장성 수축을 실시한다. 환자가 근육을 이완하면, 스포츠치료사는 길항근(뒤넙다리근)이 스트레치되도록 길항근 형태에서 수동적으로 움직인다. 이 과정을 여러 번 반복한다.

*느린 길항-유지-이완기법*은 길항근의 운동범위 내에서 작용근(넙다리네갈래근과 엉덩허리근)을 구심성 수축 후 길항근(뒤넙다리근)의 등척성 수축을 시행한다. 길항근(뒤넙다리근)의 이완 다음에 작용근(넙다리네갈래근)의 구심성 운동 후 등척성 수축을 지속한다. 운동사는 돌림과 반대 방향으로 최대 등척성 저항을 제공한다.

모든 PNF 스트레치 기법은 근육의 경련이나 운동범위의 손실에 의해서 길항근이 짧아졌을 때 유용하다. 표 5.2는 유연성을 증가시키기 위한 세 가지 PNF 기법이 요약되어 있다.

많은 연구들이 단시간의 수동적, 능동적, 그리고 결합 형태의 스트레칭 종류를 비교하였다. 많은 연구자들은 PNF 스트레치가 능동적 혹은 단시간 수동적 스트레치보다 더 효과적인 것으로 제시하였다(Prentice, 1983; Sady, Wortman, & Blanke, 1982; Sharman, Cresswell, & Riek, 2006). 반면 PNF 기법이 다른 스트레칭 기법보다 덜 효과적이거나 차이가 없었다는 연구 결과도 있었다(Bradley, Olsen, & Portas, 2007; Church, Wiggins, Moode, & Crist, 2001; Davis, Ashby, McCale, McQuain, & Wine, 2005; Sullivan, Dejulia, & Worrell, 1992). 스트레치 된 신체 부위, 스트레치 기간, 빈도, 연구의 기간은 연구자들마다 다르다. 이러한 다양한 변인들 때문에 스트레칭의 특별한 방법, 기간, 빈도 등에 대한 결과는 일치하지 않는 것이다.

표 5.2 유연성을 증가시키기 위한 PNF 기법

기법	근육 활동
유지-이완	근육을 운동범위 끝에 놓고, 타이트한 근육의 등척성 수축 후, 이완, 반대 근육의 수축을 통한 스트레치.
수축-이완	근육을 운동범위 끝에 놓고, 타이트한 근육의 등장성 수축, 이완, 운동범위 끝까지 수동적 움직임.
느린 길항-유지-이완	타이트한 근육의 반대 근육을 운동범위 끝까지 수축, 타이트한 근육의 등척성 수축, 반대 근육의 구심성 수축을 통한 스트레치.

폭발적 신장 (Ballistic Stretching)

폭발적 신장은 길항근을 스트레치 하기 위해 근육의 수축과 이완을 번갈아 시행하는 바운싱(bouncing) 동작이며, 짧은 시간 동안 시행된다. 이 스트레칭 형태는 손상된 조직에 손상을 가져올 수 있기 때문에 재활에는 사용되지 않는다. 이 장의 앞에서 논의된 근육과 결합조직의 생리학적 특성들은 치료적 운동에서 폭발적 신장의 위험을 이해하는데 도움이 된다 :

- 폭발적 스트레칭은 근방추와 골지건 기관을 동시에 자극한다. 이러한 구조는 근육 손상을 예방하기 위한 스트레칭 반응을 억제하지만, 협응이 안된 발화로 방어기전들이 비효율적이다.
- 스트레칭 조절은 스트레치에 적용된 힘의 속도에 의해 제한을 받는다. 가소성 변화는 힘의 크기 및 기간과 관련이 있다. 단기간의 보다 큰 힘은 구조에 손실을 가져와 결합조직의 손상을 초래한다. 손상은 더 많은 반흔조직 형태를 가져오고 궁극적으로 유연성을 감소시키게 된다.

폭발적 스트레칭은 일반 건강한 사람들의 스포츠 활동에 가장 자주 사용되며, 동적 유연성을 증가시키는 역할을 한다. 그러나 건강하지 못한 조직에는 손상을 악화시킬 수 있는 요인이 되므로 재활운동에는 사용되기 힘들다.

보조기구들 (Assistive Devices)

제한된 동작의 범위까지 긴 스트레칭을 하기 위해 중량, 도르래, 가죽 끈과 같은 장비들과 그 외 많은 기구들이 ROM을 증진시키기 위해 사용된다.

지속적 수동적 동작 기구들

(Continuous Passive Motion Machines; CPM)

CPM은 종종 ROM을 회복하기 위한 수술 후에 이용되고 있다. CPM은 고정의 나쁜 영향을 완화시키는데 도움이 되며, 수술 후 통증과 부종을 완화시킨다. ROM은 CPM을 사용할 때 보다 빠르게 회복되기 때문에(Brander & Stulberg, 2006; O'Driscoll & Nicholas, 2000) 환자는 수술 후 재활시간과 회복시간을 단축시키기 위해 보다 빨리 능동적 운동을 시작할 수 있다(Brander & Stulberg, 2006). CPM은 또한 ACL 재건 수술 후 관절 고유수용기를 증가시킨다(Friemert, Bach, Schwarz, Gerngross, & Schmidt, 2006). CPM은 무릎, 발목, 팔꿈치, 손목 및 어깨와 같은 다양한 관절을 위해 고안되었다. 무릎 CPM의 예는 그림 5.18과 같다.

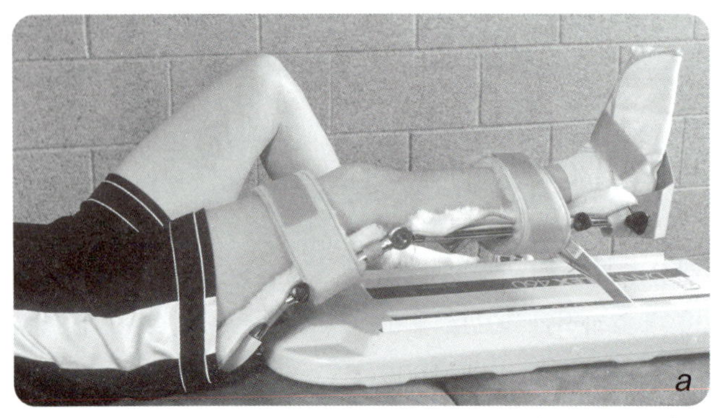

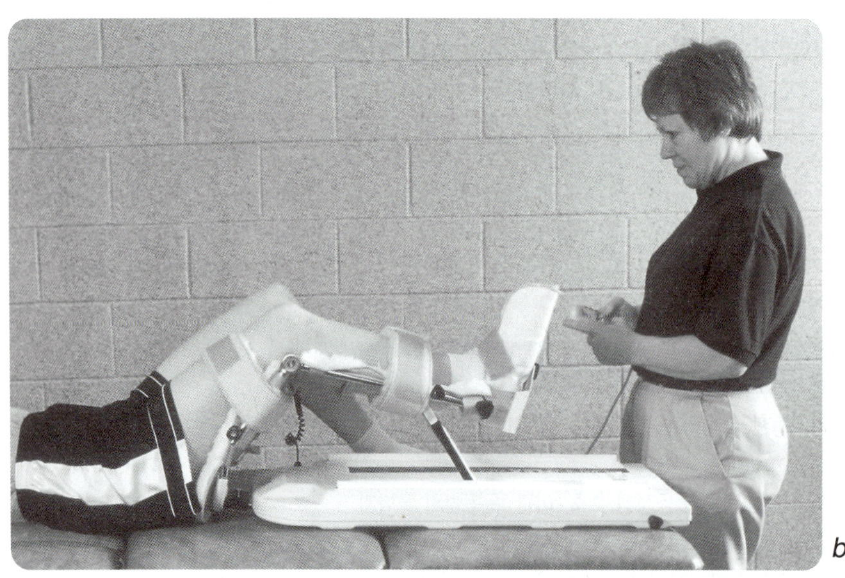

그림 5.18 CPM 기구. 신장 *(a)*와 굽힘 *(b)*에 대한 ROM 제한은 필요에 따라 바람직한 수준으로 세팅될 수 있다.

부목 (Splints)

부목 역시 제한된 관절의 스트레칭을 길게 하는데 도움이 된다. 손상 후 반흔을 남기는 교원섬유와 결합조직은 교차결합이 보다 많아지고 교원질이 시간이 지나면서 성숙되기 때문에 스트레치를 하기가 점차 어려워진다(그림 5.7). 20분 이상 지속되는 장시간 스트레칭은 종종 성숙되거나 제한된 반흔조직에 필요하다. 이러한 경우 매우 낮은 수준의 스트레치 힘을 여러 시간동안 줄 수 있는 다양한 부목이 유용하다. 낮은 수준의 지속적인 부하를 제공하기 위하여 일반적으로 3점 지렛대와 용수철 시스템이 사용된다(그림 5.19). 이러한 장치들은 근 길이는 바꾸지 않고, 관절들을 둘러싸고 있는 결합조직을 늘리기 위해 사용된다. 스트레치가 적용되는 각과 부하의 크기는 환자의 요구에 맞게 조정해야 한다. 부목은 효과적인 결합조직의 가소성 변형을 유도하기 때문에 한 번에 여러 시간동안 특히, 밤 동안 사용하는 것이 좋다.

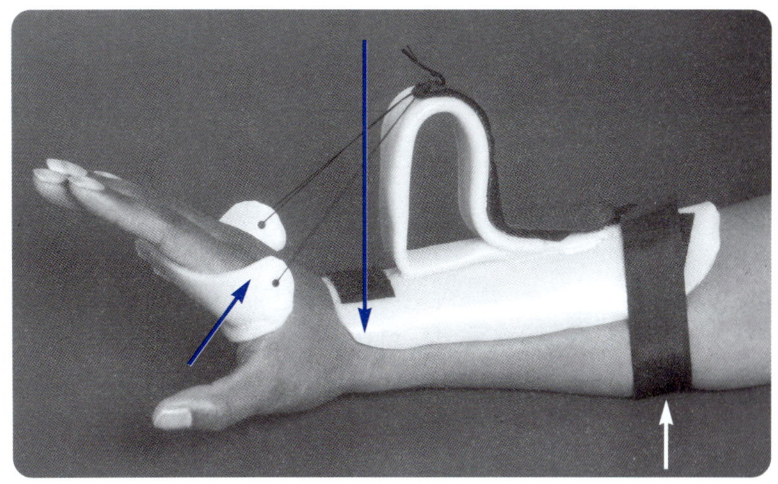

그림 5.19 ROM을 증가시키기 위한 부목. 스트레치 힘을 제공하기 위해 사용된 3점 시스템.

적용, 금기 및 주의사항 (Indications, Contraindications, and Precautions)

ROM을 증가시키기 위해 스트레치를 적용하기 전에 언제 스트레칭을 하고, 언제 스트레칭을 하면 안 되는지, 그리고 스트레칭을 하는데 주의사항을 알아야 한다.

적용 (Indications)

재활치료 전에 환자의 관절범위의 손상과 동작을 제한하는 구조, 조직의 상태를 평가한다. 최근에 반흔조직의 형성, 유착, 성숙된 반흔조직, 연축, 부종, 자세 변형, 혹은 반대쪽 근육의 허약에 따른 손실이 있는지를 살펴본다. 인대, 연골, 근육, 근막, 피부 혹은 다른 연조직이 반흔조직의 형성이나 유착 때문에 짧아져있다면, 스트레칭 운동을 적용한다. 스트레칭은 또한 오랜 시간이 지나면서 자세변화나 손상에 의한 구조적 변형과 구축이 있을 때 적용된다. 근육이 반대편의 단단한 구조에 의해 지나치게 힘을 받으면, 제한된 구조의 유연성은 치료 프로그램의 효율을 올리기 위해 약한 근육의 강화가 동시에 이루어져야 한다. 근육의 경련 혹은 부종이 동작을 감소시키면, 이러한 문제를 우선적으로 해결하기 위해 재활 프로그램을 수정해서 적용해야 한다.

금기 (Contraindications)

스트레칭이 안전할지라도 어떠한 상황에서는 금기가 된다. 즉, 최근의 골절로 치료를 위해 고정을 할 때, 그리고 움직임이 나쁠 때, 동작을 제한하는 뼈의 차단, 관절 내의 감염, 관절의 급성염증, 움직임 시 매우 심한 통증, 그리고 연조직이 딱딱해질 때는 금기가 된다.

주의 (Precautions)

스트레칭의 가장 효과적인 적용과 스트레칭에 따른 손상을 예방하기 위하여 주의해야 할 점이 있다. 어떠한 처치를 하기 전에 환자에게 무엇을 할 것이며, 기대되는 결과와 느낌을 환자에게 항상 설명해야 한다. 안정되어 있지 않거나 걱정이 되는 환자는 효과적인 스트레치 치료를 받을 수 없다.

스트레치할 때 적용되는 힘을 통해서 장력을 반드시 느껴야한다. 아마도 스트레치된 분절에서는 불편감을 느끼겠지만, 스트레치 후 이완되었을 때는 통증이 없어야만 한다. 이것은 수동적 및 능동적 스트레칭에서 모두 해당된다. 능동적 스트레치동안 스트레치 감각이 필요하며, 통증이 없어야 한다는 것을 환자가 이해하는 것이 중요하다. 24시간 후 치료기간동안 새로운 부종과 함께 동반하는 일시적인 압통 이후의 잔여 통증은 스트레칭이 너무 공격적이었다는 것을 의미한다. 이러한 경우, 스트레치 힘은 스트레치 후 증상이 없으면서, 적절한 가소성 변화를 일으킬 수 있는 정도로 감소시켜야 한다.

스트레치 힘의 이완은 적용만큼 중요하다. 동시에 서서히 수행되어져야 한다. 빠른 적용이나 스트레치의 이완은 특히 장시간의 스트레치 이완에서 매우 불편함을 초래할 수 있다. 천천히 스트레치를 적용하기 시작하고, 환자가 참을 수 있는 정도를 알기까지 더 많은 힘을 적용해서는 안 된다. 어느 정도의 통증과 단단함은 장시간 스트레치 적용 시, 스트레치 이완 후 정상적인 반응이다. 앞에서 언급한 것과 같이 이러한 증상은 스트레치가 이완되었을 때 작용근을 수축함으로써, 또한 스트레치 후 능동적 운동범위 운동을 실시하였을 때 완화시킬 수 있다.

스트레칭이 고통스럽다면 관절의 가벼운 당김(견인, traction)으로 고통을 완화시킬 수 있다. 통증을 완화시키지 못하면 스트레치 부하를 감소시켜라. 스트레치는 통증 없이 수행되어야 한다.

스트레치 힘은 힘이 적용되는 부위에 있는 모든 연부조직에 영향을 미친다. 반흔조직에 의해 영향 받는 조직들과 마찬가지로 스트레치에 의해 영향 받는 구조는 관절주머니, 인대, 힘줄막, 근육, 근막, 신경, 피부 그리고 피하조직들을 포함한다.

한동안 움직이지 못한 부위에 강한 스트레칭은 매우 조심스럽게 사용되어야 하며, 초기 스트레칭 단계에서는 피해야 한다. 고정이 힘줄(건, tendon), 인대를 포함하는 많은 결합조직 구조들의 인장력을 감소시킨다는 점을 알고, 이러한 구조들을 스트레칭 할 때는 매우 조심스럽게 해야 한다.

부위의 고정은 스트레치 힘을 정확한 방향과 구조로 적절히 적용하기위해 필요하다. 능동적 · 수동적 스트레치 동안, 그 부위는 스트레치 힘이 목적한 구조에만 영향을 주도록 위치한다. 예를 들면, 환자가 왼쪽 발을 의자 위에 놓고 서있는 자세에서 왼쪽 뒤넙다리근(슬괵근, hamstrings)을 스트레칭하고 있으면, 발은 돌림되지 않고 천장을 향해 있어야 하며, 돌림 자세에서는 뒤넙다리근이 아닌 엉덩이 모음근(내전근, adductor)이 스트레치 되어야 한다.

2개 이상의 관절이 교차하는 근육을 스트레칭을 할 때는 다른 관절들이 고정되어야 그 근육이 최대한으로 늘어난다. 예를 들면, 넙다리네갈래근(대퇴사두근, quadriceps femoris)을 스트레치하기 위해서는 넙다리네갈래근의 넙다리곧은근(대퇴직근, rectus femoris) 부위가 충분히 신장되도록 굽힘시킨 무릎이 펌되도록 엉덩이를 놓는다.

> 스트레칭은 능동적, 수동적 또는 두 가지를 결합하여 시행할 수 있다. 스트레칭의 적용, 금기, 및 적절한 주의사항을 아는 것은 안전하고 효과적인 스트레칭 기법을 사용하는데 필요하다.

능동적, 수동적 스트레칭에서 스트레치된 근육은 적당히 이완되어야 한다. 근육이 긴장하면 스트레치를 방해하여 효과가 감소된다. 이러한 이유로 조심스럽게 위치를 잡아야하며, 위치 운동역학을 이해하는 것이 중요하다. 예를 들면, 손가락을 바닥에 대기 위해 선 자세에서 허리를 구부리는 것은 뒤넙다리근이 자세를 유지하기 위해 긴장하고 이완할 수 없기 때문에 뒤넙다리근을 스트레치하는 효과적인 자세가 아니다. 같은 맥락에서 수동적 스트레칭이 너무 강하면 반사나 수의적 근수축을 일으키기 때문에 스트레치는 덜 효과적이고 환자에게 고통을 줄 것이다.

일단 ROM이 손상 후 완전히 회복되면, 이것을 유지하기 위한 유연성 운동을 해야 한다. 반흔조직의 성숙과 같은 결합조직의 수축과 치료과정 기간 동안 동작의 손실도 계속 진행된다. 이것이 왜 환자가 치료기간동안 완전한 ROM을 회복했다가 다음날 치료 시 완전한 ROM이 안 나오는지에 대한 이유이다. 치료가 끝날 때까지 완전한 ROM을 유지하는 것이 중요하다.

운동진행 (EXERCISE PROGRESSION)

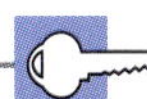

스트레칭의 선택은 조직부위, 치료단계, 환자의 동기부여, 이용할 수 있는 시설과 시간, 손상요인들에 달려있다.

치료적 유연성 운동에 관한 공통적인 질문은 그것들을 언제 사용하며, 어떠한 스트레칭 운동을 해야 하느냐이다. 이 장에서 설명한 내용과 제 2장에 기술된 내용들을 참고로 하면 이 질문들에 대한 답이 될 것이다.

손상 후 동작이 허용된다면, 능동적 동작 범위는 동작을 회복하기 위해 필요하다. 능동적 동작은 외부의 도움 없이 환자가 편하게 하루 중 언제든지 혼자서 자주 할 수 있는 방법이기 때문에 처음에 선택한다. 하루에 자주 실시하는 유연성 운동은 유연성을 증가시키는 효과적인 방법이 될 수 있다.

큰 수술 후, 의사들은 자세한 관찰을 요하는 부위를 위해 CPM 기구를 사용하도록 처방할 수도 있다. CPM 기구는 수술부위에 해가 없으며, 부종과 통증을 감소시키면서 수술 후 바로 동작이 가능하게 한다.

고정 이후에는 다른 기법이 필요할 수도 있다. 어느 정도 스트레칭 방법은 고정기간, 고정에 의해 영향 받은 조직들, 환자의 동기와 운동사의 기술에 달려있다. 교원질이 손상 후 3~5일 이내에 상처에 생긴다는 것을 기억하라. 7일쯤 되면, 교원질이 많아지고, 반흔조직의 형성이 수축하기 시작한다. 이 수축은 치료 마지막 단계까지 지속되며, 충분한 ROM이 가능해진 후에도 ROM을 유지하기 위해서는 스트레칭 운동이 필요하다.

반흔조직이 상대적으로 새롭고 여전히 유연하면, 능동적인 단시간 수동적 스트레칭 동작이 운동범위를 증가시키는데 효과적이다. PNF 스트레칭 기법은 또한 환자가 운동의 이러한 종류를 조절할 수 있는 근육을 가지고 있다면 성공적으로 이용될 수 있다. 반흔조직이 더 성숙되면 재형성 국면에 들어가 장시간 스트레칭 기법이 스트레칭 프로그램의 주요한 부분으로 사용되어야 한다. 장시간 스트레칭을 실시하는 동안 단시간의 능동적 스트레치는 그 효과들을 강화시키는데 도움이 된다.

반흔조직이 3~4개월 이상 지속되고, ROM이 아직도 좋지 못한 어려운 상황에서는 장시간 스트레치 기구들이 최대 ROM을 얻기 위해 더욱 효과적이다. ROM의 효과적인 변화를 위해 이 시점에서 요구되는 결합조직의 가소성 변형정도는 매우 장시간의 스트레치가 요구된다.

특별히 고려해야 할 사항들 (SPECIAL CONSIDERATIONS)

어떠한 운동요법을 적용할 때, 적용되는 스트레칭기법은 스트레치 되어야 할 특이한 구조에 대한 고려와 이해가 요구된다.

몸통 (Trunk)

몸통을 스트레치할 때 고려해야 할 가장 중요한 사항은 통증을 일으키거나 다리 이하의 감각 변화를 가져오는 스트레치를 피하는 것이다.

상지 (Upper Extremity)

어깨관절을 스트레칭 할 때, 어깨뼈(견갑골, scapula)는 안정되어야 한다. 만일 그렇지 않다면, 스트레칭 힘은 어깨근육으로 분산되어 동작의 증가가 의도한 부위에서 나타나지 않는다.

팔꿈치를 스트레칭할 때, 팔꿈치에 작용하는 여러 근육들이 또한 어깨를 교차하기 때문에, 팔꿈치를 스트레칭하기 전에 어깨가 안정되어야 한다는 점을 기억해야 한다. 팔꿈치의 굽힘근(굴근, flexor)과 폄근(신전근, extensor)은 엎침(회내, pronation)과 뒤침(회외, supination)으로 움직이기 때문에, 이러한 근육들의 스트레치는 양 방향으로 해주어야 한다. 지나친 팔꿈치 스트레칭의 역효과는 청소년기의 골화성 근염이다. 이러한 이유 때문에, 팔꿈치 스트레치는 조심스럽게 이루어져야 한다. 능동적 스트레치와 상반 억제 기술들은 이 문제들을 방지하는데 도움이 될 것이다.

신장되어야 할 특이한 조직의 해부학은 가장 적절한 스트레치 적용을 결정한다.

손목을 스트레칭할 때, 말단 힘은 손가락이 아닌 손허리뼈(중수골, metacarpal)에 적용되어야 한다. 환자의 손가락은 스트레치 하는 동안 이완되어야 하며, 이것은 외재 손가락 굽힘근과 폄근이 손목을 가로지르고 있어 이완되지 않으면 스트레치에 영향을 미치기 때문이다.

하지 (Lower Extremity)

발목과 발은 많은 관절과 연부조직으로 구조를 이루고 있다. 이러한 부위들을 스트레칭 할 때, 관절의 힘줄들이 교차하는 부위와 적절한 힘의 부위가 반드시 고려되어야 한다.

엉덩이의 위치는 무릎 스트레칭에 영향을 준다. 무릎의 굽힘근과 폄근이 엉덩이 관절을 교차하기 때문에, 스트레치의 효과는 엉덩이 위치에 따라 결정된다.

엉덩이를 스트레칭할 때, 골반은 반드시 안정화되어야 한다. 골반이 고정되지 않으면, 어깨 스트레칭 동안 어깨뼈와 같이 동작이 이 분절에서 나타나고, 엉덩이 관절 가동성의 증가는 골반에 좋지 않은 영향을 주게 될 것이다.

무릎 굽힘과 함께 엉덩이 돌림근(회전근, rotatores)을 스트레칭 하고 그 힘을 정강뼈(경골, tibia)에 적용할 때 주의가 필요하다. 이러한 자세는 스포츠치료사에게 엄청난 지레팔의 이점을 제공하기 때문에, 특히 환자가 장기간의 고정을 했거나, 최근의 골절이나 탈구를 가진 경우라면 엉덩이 관절의 부분탈구(아탈구, subluxation)를 유발할 수 있다.

요약 (SUMMARY)

많은 요인들이 평상시나 손상 후 개인의 ROM과 유연성에 영향을 미친다. 손상 후 주요한 문제는 반흔조직의 형성과 반흔조직에 인접하고 둘러싸인 조직의 부착이다. 만일 적절하게 관리가 되지 않는다면, 장기간의 동작 손실이 개인의 수행력에 장기간 영향을 줄 수도 있다. 개인의 가동성에 영향을 주는 다른 요인들은 조직의 점성, 탄성, 가소성과 신경생성이다. 운동사는 이러한 요인들이 얼마나 적절한 재활치료의 효과를 얻는데 영향을 주는가를 알아야 한다. 관절범위의 정확한 측정은 신뢰할 수 있는 결과를 위해 필요하다. 유연성과 가동성을 증가시키기 위한 많은 종류의 스트레칭 기법들이 있다. 각각의 장점과 적용을 가지고 있으며, 운동사는 적절한 결과를 얻기 위해 각 환자들에게 적용해야 할 적절한 기법들을 알아야 한다.

주요 개념 및 복습 (Key Concepts And Review)

1. ROM과 유연성을 차이를 설명하라.

ROM은 관절의 가동크기이고, 유연성은 스트레칭 힘을 적용하여 신장시킬 수 있는 근건 단위의 능력이다. 둘 다 모두 밀접한 관련이 있고, 종종 같이 사용되기도 한다.

2. 소성결합과 치밀 결합조직의 차이점을 설명하라.

ROM을 결정하는 주요조직은 결합조직이다. 피부와 같은 소성결합조직의 섬유배열은 조직화되어 있지 않고, 상대적으로 교차결합 사이의 간격이 느슨하다. 힘줄(건, tendon)과 인대와 같은 치밀 결합조직은 교원질섬유 및 많은 교차결합과 평형하게 잘 조직되어 있다.

3. 장기간 고정의 나쁜 영향을 열거하라.

고정은 조직의 형태에 따라 다른 영향을 주지만, 어느 정도의 일반적인 변화가 대부분의 조직에서 일어난다. 이러한 변화는 덜 분리되는 기질의 손실과 교원섬유사이의 더 많은 교차결합을 포함한다. 섬유망은 수축하여 조직은 조밀해지고, 단단해져서 덜 유연하다. 보다 심한 효과들이 장기간의 고정 시 일어난다. 일반 관절은 4주 동안 움직이지 않으면, 치밀결합조직이 형성되어 정상 동작을 방해한다.

4. 결합조직의 유연성, 탄성, 점성의 물리적 특성을 논의하라.

결합조직의 가소성은 길이의 변화에 영향을 주며, 탄성은 정상의 길이로 돌아가게 한다. 점탄성은 길이를 바꾸고 스트레칭 이후 늘어난 길이를 원상태로 돌아가게 하는 탄성과 점성의 특성이 결합된 것으로 적용된 스트레치 힘의 속도, 기간, 그리고 크기에 달려있다.

5. 크립, 스트레스-스트레인의 생리적 특성, 그리고 스트레칭 기술에 미치는 영향을 설명하라.

크립은 낮은 수준의 스트레치 힘을 장기간 적용함으로써 조직의 길이를 점차적으로 변하게 한다. 스트레스-스트레인 곡선은 스트레스를 참아내는 능력과 조직에서 생성되는 스트레인을 설명한다. 만일 스트레치 힘이 조직의 탄성 범위를 넘으면, 변형이 일어난다.

6. 근방추와 골지건기관이 스트레칭 근육에 미치는 영향을 설명하라.

근방추와 골지건기관은 근건 단위에 스트레스-스트레인 힘을 감소시키는 근신경의 보호기전이다. 근방추는 스트레치에 더욱 민감하고 골지건기관은 관절의 회전축에 위치한다.

7. 관절각도계를 이용하여 ROM을 측정하는 절차를 설명하라.

관절의 ROM을 측정하기 위하여 관절각도계의 고정팔은 한 분절에 두고, 움직이는 팔은 관절의 다른 쪽에 있는 분절에 둔다. 관절각도계의 각도기는 관절의 회전축에 둔다.

8. 스트레칭의 능동적, 수동적 방법을 논의하라.

능동적 스트레칭은 길항근을 사용하여 작용근에 스트레치 힘을 부하하는 것이다. 수동적 스트레칭은 보조기구나 다른 사람이 부가적인 ROM을 획득하기 위해 힘을 부하하는 것이다.

9. ROM을 증가시키기 위해 사용되는 보조기구의 기전을 설명하라.

CPMs과 부목은 부가적인 가동성을 얻기 위해 사용되는 기구이다. CPMs는 때때로 수술 후 고정의 나쁜 영향을 없애기 위하여 사용된다. 부목은 매우 제한된 반흔조직이나 성숙에 의해 관절의 가동성이 제한되었을 때 장시간의 스트레치를 적용하기 위해 사용된다.

10. 스트레치의 적용, 금기, 주의사항을 열거하라.

스트레칭의 적용은 반흔조직이나 부착에 의해 짧아진 인대, 관절 주머니, 근육, 근막, 피부와 다른 연부조직을 포함한다. 주의사항은 환자에게 기술을 설명하고, 적용 전, 적용 중과 힘의 이완이 천천히 그리고 일정하게 주어짐에 따른 기대되는 느낌과 통증을 피하는 것을 포함한다. 금기는 최근의 골절, 염증, 감염과 극심한 통증이다.

11. 스트레칭 운동 프로그램의 진행을 논의하라.

유연성 운동의 형태는 반흔조직의 기간, 치유단계, 사용가능한 장비, 환자의 동기 및 통증과 같은 다양한 요인들과 포함된 조직에 따라 적용된다. 만일 반흔이 회복의 초기 재형성 단계라면, 능동적 운동이 가능할 것이다. 반흔조직이 더 많이 성숙되었다면, 조직의 가소성에 영향을 줄 수 있는 더 장시간의 스트레치가 적용되어야 한다.

심화 학습 문제 (Critical Thinking Questions)

1. 넙다리곧은근(대퇴직근, rectus femoris)을 충분히 신장시키기를 원하면, 넙다리네갈래근(대퇴사두근, quadriceps femoris)은 어떻게 스트레칭 할 것인가? 넙다리네갈래근 스트레치에 포함된 넙다리곧은근은 어떠한 신체적 자세에 있는가? 이 두 자세를 파트너와 함께 해보아라. 무릎의 움직임이 다른 자세에서 변하는가? 만일 그렇다면 어떻게 해야 하는가?
2. 1주일 동안 매일 다른 기술을 파트너의 뒤넙다리근(슬괵근, hamstrings) 스트레치에 적용해 보아라. 15초에서 30초 유지의 수동적 기법, 수축-이완 스트레치의 PNF 기술, 폭발적 신장, 그리고 15분에서 20분의 장시간 스트레치 등을 이용해서 적용한다. 스트레칭 전과 후의 뒤넙다리근의 길이 변화를 매일 측정하여라. 어느 기법이 뒤넙다리근 길이에 가장 큰 변화를 가져왔는가? 변화가 일어난 원인은 무엇인가? 크립, 스트레스-스트레인, 이력현상의 물질적 특성 중 어떤 특성이 변화에 영향을 미쳤는가?
3. 환자의 어깨 ROM을 측정하려고 한다면, 가장 정확한 측정을 할 수 있는 자세는 무엇인가? 이유는 무엇인가? 약해진 어깨를 측정할 때 가장 정확한 측정을 할 수 없는 자세는 무엇인가? 이유는 무엇인가?
4. 능동적 ROM이 수동적 ROM보다 크지 않은 이유를 설명하라.
5. 환자의 골지건이 자극에 반응하지 않는 조건을 가지고 있다면, 그 결과는 어떻게 될 것인가? 이것은 정상활동에 해가 되는가?

6. 손가락 관절의 ROM을 측정할 만큼 작은 각도계를 가지고 있지 않다면, 각 손가락 관절의 유연성을 기록하기 위해 사용할 수 있는 것은 무엇인가? 각도계 없이 몸통 동작을 어떻게 측정할 것인가?

7. 아킬레스건이 타이트한 환자를 위한 가장 효과적인 스트레치는 무엇인가? 그 스트레치를 선택한 이유는 무엇인가?

실험실 활동들 (Lab Activities)

1. 다음 동작들에 대한 능동적, 수동적 ROM을 각도계를 이용하여 측정하라.

a. 발목 발등굽힘(배측굴곡, dorsiflexion)

b. 무릎 폄(신전, extension)

c. 엉덩이 벌림(외전, abduction)

d. 어깨 굽힘(굴곡, flexion)

e. 팔꿈치 굽힘

f. 손목 바깥쪽 굽힘

g. #1 MCP 벌림

2. 환자가 앉은 자세와 누워있는 자세에서의 무릎 굽힘(굴곡, flexion) 시 능동적, 수동적 ROM을 측정하라. 자세변화에 따라 측정값이 변하는 이유는 무엇인가?

3. 다음 움직임을 위한 정상적인 동작은 무엇인가?

a. 어깨 벌림(외전, abduction)

b. 팔꿈치 굽힘

c. 손목 폄

d. 뒤침(회외, supination)

e. PIP 굽힘

f. 엉덩이 가쪽돌림(외회전, lateral rotation)

g. 무릎 굽힘

h. 발목 안쪽번짐(내번, inversion)

4. 환자가 똑바로 누워서 발등이 천장을 보고 있는 자세에서 가쪽돌림이 일어나지 않게 하고 엉덩이 돌림을 측정하라. 환자의 다리를 가쪽돌림시킨 후 벌림을 한다. 어떤 자세가 더 큰 동작을 유발하는가? 어떤 측정방법을 환자의 동작을 측정할 때 사용해야 하는가? 이유는 무엇인가?

제 6 장

도수치료법
(Manual Therapy Techniques)

정 동 춘

학습목표 (Objectives)

이 장을 마치고 난 후에는 아래의 사항을 설명할 수 있어야 한다 :

1. 3가지 마사지 기법과 이행 사항 및 주의사항
2. 상해 후 근막 제한의 진행 과정
3. 근육 근막 이완 기법
4. 통증유발점 이론
5. 아이스 스트레치 기법에 대한 통증유발점 이완 이론
6. 요철면 이론
7. 관절가동술
8. 치료면에 대한 활주와 견인의 방향
9. 이중 방사 증후군
10. 신경가동술의 위험성
11. 팔 및 다리 각각에 대한 단일 신경가동술

▶ Michael Turner는 Division III 대학의 스포츠치료사이다. 최근 재활 프로그램에서 한 번도 경험해보지 못한 반흔조직 유착을 가진 소프트볼 선수인 에밀을 만났다. 6개월 전에 상대 선수가 발로 슬라이딩을 하는 상황에서 신발 바닥에 의해 아래팔(전완, forearm)에 약 30바늘을 꿰매는 열상을 입었다. 에밀은 반흔조직에 의해 동작 제한은 없지만 반흔조직이 팔꿈치와 손목 관절을 당기기 때문에 동작에 불편을 느끼는 상황이다. Michael이 아래팔을 촉진해보니 딱딱한 반흔조직이 피부 아래에 있었기 때문에 관절 운동이 불편하지 않으려면 이를 부드럽게 해줄 필요가 있었다. 그래서 에밀에게 조직을 부드럽게 하는 기법을 보여주고 자신이 스스로 할 수 있도록 하여 재활을 돕도록 했다.

사람의 고통을 줄이는 방법으로 손을 사용하는 것은 더 말할 나위 없이 좋은 방법이며 가장 오래된 치료법이다.

JAMES MENNELL, *Manual Therapy*

도수치료법은 손으로 신경 · 근골격계(근육뼈대계, musculoskeletal)의 상태를 평가, 처치, 개선하는 방법이다. 관절 및 연부조직 등의 여러 구조물은 도수치료법 과정에 의해 영향을 받는다. 이 범주의 여러 과정은 영향을 받는 조직과 구조에 따라 다르게 정의된다. 도수치료법은 여러 과정과 기법을 사용한다. 이 장은 일반적으로 사용되는 도수치료법 과정과 기법 몇 가지를 다룬다. 도수치료법은 주관적이라서 시행하는 사람마다 다르다. 뿐만 아니라 환자 상태도 달라서 효과를 정량화하기가 매우 까다롭다. 처치에 대한 객관적인 연구 계획을 세우기 어려운 것은 방법, 목적, 기간, 적용된 힘이 시행자마다 다른 탓도 있다. 이에 따라 결과도 매우 달라지기 때문에 객관적인 결과사정은 불가능한 것이 아니긴 해도 매우 어렵다. 이러한 주관성 때문에 일시적인 효과가 간혹 있을 수 있다. 어쨌든 도수치료법이 관심을 끄는 것은 효과가 탁월하다는 것이다. 좋은 결과를 일관되게 얻기 위해서는 원리에 충실하여 도수치료법을 시행해야 한다.

흔히 많이 쓰이는 도수치료법에는 관절가동술, 연부조직 가동술, 마사지, 통증유발점 이완법(trigger point release), 근막이완술, 근에너지기법, 긴장-반긴장(strain-counterstrain), 신경가동술이 포함된다. PNF, 도수저항, 스트레칭, 안정화(stabilization)와 같은 기법도 도수치료법에 포함될 수 있다. 꼭 말해두고 싶은 것은 도수치료법은 경우에 따라 *대체의학* 혹은 *대체요법*으로 분류될 수 있다는 것이다. 대체요법은 서양의학에서 새롭게 임상에서 시행되는 것으로 전래되어 오는 요법으로 보지는 않는다. 가끔 효과 검증이 어려운 요법으로 오해받기도 한다. 언급했지만 도수치료법의 주관성 때문에 사례연구가 어려운 실정이다.

도수치료법은 필수적으로 연부조직, 그것도 콜라겐을 다루게 된다. 관절가동술도 관절의 끝마디를 이루는 뼈에 영향을 주는 것이 아니라 관절을 둘러싸고 있는 연부조직(주머니, 인대)에 영향을 주어 관절운동을 개선시킨다. 다양한 도수치료법이 특정 연부조직을 겨냥해서 시행된다 하더라도,

인접해 있는 조직도 영향을 받는다. 예를 들면, 신경가동술은 인접한 연부조직뿐만 아니라, 신경을 둘러싸고 있는 결합조직까지 영향을 받는다. 마찬가지로 근막이완술도 피부와 피하조직까지 영향을 준다.

도수치료법은 크게 직접법과 간접법으로 분류될 수 있다. 직접법은 조직과 구조에 부하(load)를 주거나 혹은 서로 묶는(bind) 방법이다(Giammatteo & Kain, 2005). 이 기법은 조직의 운동성(mobility)을 제한하는 지점(point)을 향해 움직인다. 스트레칭, 관절가동술, 통증유발점 이완술, 근에너지기법이 여기에 포함된다. 이 기술의 목표는 제한 지점을 정상 ROM으로 바꾸는 것이다. 예를 들면, 경직된 뒤넙다리근(슬괵근, hamstrings)을 가진 환자의 경우, 뒤넙다리근을 유연하게 하기 위하여 무릎을 펴고 힙을 굽힘(굴곡, flexion)시키게 된다.

간접법은 직접법과 반대이다. 제한되는 지점과 반대 방향으로 조직을 움직인다. 국부이완술 혹은 긴장-반긴장술이 그 예이다. 조직이 펴지도록 혹은 이완되도록 유도하여 더 큰 동작이 가능하도록 하는 것이다(Giammatteo & Kain, 2005). 관절에서 제한 받지 않는 방향으로 더 큰 동작이 이루어지기 때문에 그렇지 않는 방향과 균형이 필요해진다는 것에 기초를 두고 있다. 예를 들면, 뒤넙다리근이 경직된 환자에게 뒤넙다리근의 과긴장을 줄여주기 위해서 힙을 폄시킨 상태에서 무릎을 굽히게 된다. 뒤넙다리근이 이완되면 동작의 운동성은 회복된다.

모든 기법을 상세하게 다루지 못하고 일반적으로 많이 쓰이는 것과 저자가 선호하는 기법에 대해 중점을 두고 구체적으로 설명하였다. 사실 모든 기법을 자세히 다루는 것은 어렵기 때문에 알고 싶은 기법에 대한 설명이 부족할 수 있음에 유감을 표한다. 그런 경우에는 추천자료를 참고하거나 해당 주제에 대한 워크샵을 이용하길 바란다.

많은 도수치료법이 있지만, 공통적으로 적용되는 원리가 있다. 중요한 것은 이러한 원리들이 모든 도수치료법에서 지켜져야 한다는 점이다 :

- 환자나 시술자의 자세가 편안해야 한다.
- 시술자는 팔이나 체중 등을 적절히 이용한다.
- 시술 중에 환자와의 교감은 압력, 세기 등을 조절하고 다양한 기법을 적용하는 데 꼭 필요한 요소이다.
- 손톱은 항상 잘 다듬고 손을 깨끗하게 유지한다.
- 기법을 적용하기 전에는 반드시 적용될 절차와 어떤 느낌이 올 것이라는 것을 설명해 준다. 아플 것이라는 혹은 따끔거릴 것이라는 식으로 설명한다.
- 시술 전, 중, 후에 항상 환자 상태를 사정(assess)해야 한다.
- 기법을 항상 정확하게 좋은 결과가 나오도록 적용한다.
- 주의사항과 금기사항을 늘 염두에 두고 시술한다.
- 확신이 서지 않을 때는 시술하지 않는다.

모든 도수치료법이 그렇지만, 적용할 기법을 알고 시행하는 것이 기법을 효과적으로 사용하는 요건의 반이다. 다른 반은 기법이 완료되기 전에 목적과 필요성, 결과에 대한 이해를 알기 위해서 비판적으로 분석하는 능력을 갖추는 것이다.

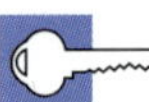

평가와 사정은 적절한 도수치료법을 선택하는데 중요하다.

비판적 분석 (CRITICAL ANALYSIS)

몇몇 도수치료법은 가장 최선의 가장 적절한 동작 과정을 결정하는 환자의 상태를 비판적으로 생각하고 분석하는 능력이 요구된다. 이에는 손상과 치유 과정을 이해하고, 관련된 구조와 문제를 확인하며, 상황과 모든 변수들을 동작 계획을 결정하기 위해 분석하고, 효율성 혹은 그것을 변화시킬 필요를 결정하기 위한 처치 계획의 결과를 비판적으로 평가하는 것을 포함한다. 계속적인 재사정과 함께 비판적 분석과 평가는 효과적인 도수치료법의 적용과 결과를 위해서 필수적이다.

도수치료법을 적용하는데 있어 정해진 순서는 없다. 관찰, 촉진, 분석, 기법적용에 대한 능력을 활용할 수 있어야 한다. 재활의 다른 측면과 마찬가지로 분석과 연역적 증명은 성공적 처치결과의 필수기술이다. 스포츠치료사는 수사관처럼 문제의 답을 찾아내야 한다. 임상기록을 사정하고 논리적으로 기대되는 결과수치를 연역하는 탐색적인 능력이 도수치료법을 적용하는 과정에서 활용된다.

특정 손상으로 인한 장애가 있다면 하나 이상의 도수치료법을 선택할 수 있다. 평가와 연역적인 증명은 손상입은 선수의 장애를 최소화하고 기능적 능력을 개선시키도록 하는 최선의 기법을 선택하도록 도와준다.

어떤 기법을 선택하든 정해진 수순이 아닌 확인된 개별 결과를 반영한 것이어야 한다. 항상 열린 마음으로 손상을 접하고 처치 조건에서 융통성을 유지해야 한다. 각 환자는 개별적으로 객관적인 최선의 처치과정을 결정하기 위해 사정되어야 한다. 어깨가 아픈 두 환자가 똑같이 동작에 제한이 있지만 원인과 과정은 각각 다를 수 있다. 처치가 성공적이 되려면 처치기술과 마찬가지로 평가기술도 중요하게 다뤄야 한다.

마사지 (MASSAGE)

여러 종류의 마사지가 다양한 목적을 이루기 위해 폭넓게 적용된다. 스포츠 마사지는 종종 경기 전후에 적용하던 비의학적인 범주의 신체 마찰(rubdown) 혹은 마사지이다. 마사지가 비의료적인 상황에서 사용되는 것이지만, 여전히 생리적인 효과가 있다. 정상인을 대상으로 하는 마사지는 이 장에서는 다루지 않는다. 여기에서는 손상 처치에서 가장 일반적으로 사용되는 기법들이 간략하게 설명된다.

마사지의 정의 (Definition of Massage)

마사지는 연부 조직의 치료 혹은 회복 목적으로 시행되는 체계적이고 과학적인 도수치료법이다. 마사지는 신체의 여러 기관계에 영향을 미치는데 이는 원하는 결과를 얻기 위해 반사와 기계수용기에 대한 자극에 의해 이루어진다.

마사지의 효과 (Effects of Massage)

마사지는 처치되는 부위에 생리적 기계수용기적 영향을 준다. 피부가 예민해지지 않는 범위내에서의 반복적인 압력 자극이 말초 수용기에서 척수 및 뇌로 전달된다. 그 결과 근육이 이완되고 혈관이 확장된다. 기계적인 효과는 혈액과 림프액의 순환을 좋게 하고 체액의 움직임을 개선시키며, 유착을 늘려 부드럽게 함으로써 결과적으로 부종을 줄이도록 하고 조직의 가동성을 향상시킨다(DeDomenico, 2007). 최종 결과는 근육 이완, 국소 모세혈관의 확장, 부종을 줄이기 위한 림프

순환의 증가, 통증 감소, 연부 조직의 움직임 개선 등이다. 마사지의 형태에 따라 나타나는 결과는 다르다.

마사지의 형태 (Types of Massage)

마사지의 방법이 다양하긴 해도 크게 3가지로 나눠어진다. 프랑스어로 된 많은 마사지 기법 명칭이 유럽 전역을 여행했던 스웨덴 사람인 Peter Ling에 의해서 처음 소개되었다(DeDomenico, 2007).

에플루라지 *(Effleurage)*

에플루라지 또는 스트로킹은 손으로 피부를 가볍게 문지르는 방법이다. 문지르는 방향은 먼쪽에서 몸쪽(그림 6.1)으로 한다. 에플루라지는 정맥 및 임파액의 흐름을 도와 부종을 줄이고 근이완을 촉진한다. 부종을 줄이려면 중력의 도움을 받기 위해 부종 부위를 심장보다 위쪽에 두고, 심장 쪽을 향하여 무겁게는 아니지만 깊게 단단하게 문지른다.

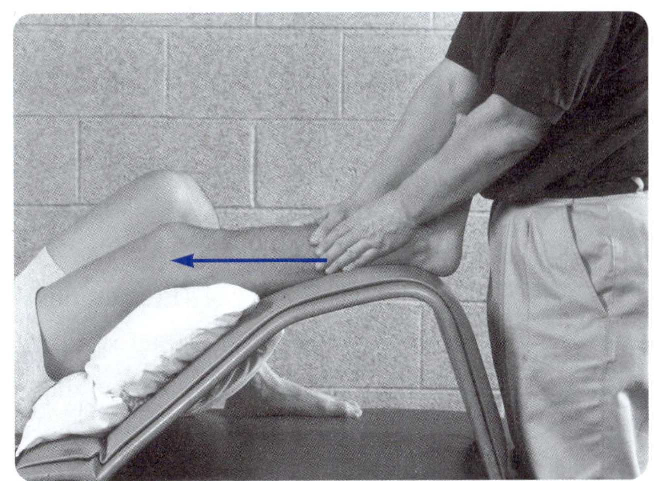

그림 6.1 에플루라지(Effleurage) : 심장의 먼쪽에서 가까운 쪽으로 문지른다. 처치중에 해당부위를 높여서 부종을 줄이도록 돕는다.

페트리사지 *(Pétrissage)*

누르고 주무르는 것은 페트리사지에 속한다. 이 기법은 연부 조직을 잡고 근육과 피부 사이가 움직이도록 비틀어 준다(그림 6.2). 주무르는 것은 일정하게 하고, 누르는 것은 간헐적으로 한다. 조직을 다양한 압으로 강약을 조절해서 잡았다가 풀어 주는 동작으로 부종을 줄이도록 한다. 이 기법은 에플루라지 전후에 이완을 목적으로 종종 시행된다. 페트리사지는 순환, 근이완, 체액 순환을 촉진시키고 근육조직의 가동성을 높일 목적으로 시행된다.

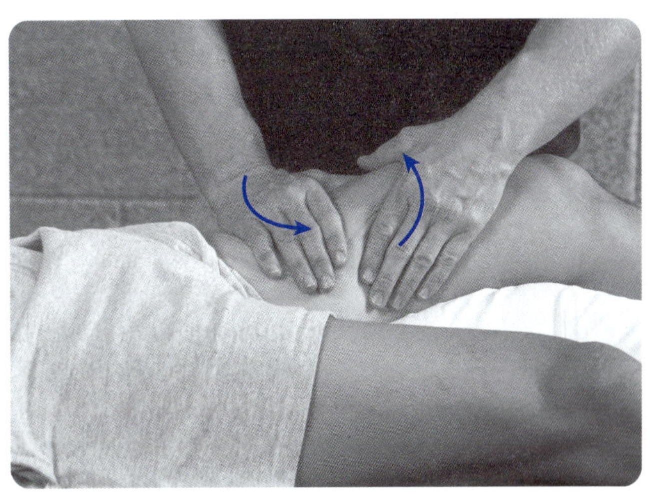

그림 6.2 페트리사지(Petrissage) : 피부와 피하조직이 비틀려 들리면서 조직의 가동성이 좋아지고, 근육이완과 순환개선이 함께 좋아진다.

마찰법 *(Friction)*

마찰법은 표부 연부조직을 뼈나 근막, 혹은 근육에 대고 깊게 눌러 주는 방법이다(그림 6.3). 이 기법은 반흔 조직을 부드럽게 하고 힘줄이나 인대, 관절주머니 등에 있는 심부 유착을 느슨하게 한다. 또한 국부 순환을 돕는다. 대개 엄지나 손가락을 모아서 꽉 누르며, 돌려주거나 왔다 갔다 하는 기법을 사용한다.

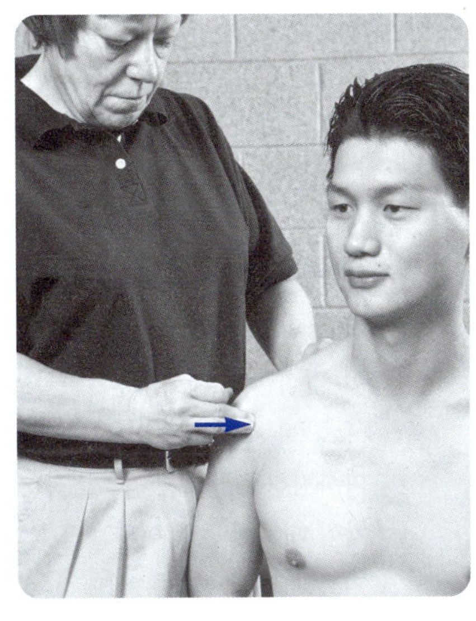

그림 6.3 마찰법(friction) : 위팔두갈래근 힘줄을 깊이 눌러주면 유착이 풀어지고 순환을 촉진한다.

시행지침과 금기사항 (Indications and Contraindications)

시행지침은 효과와 관련를 가진다. 통증 완화, 근이완, 부종 감소, 유착 조직의 가동성 등을 목적으로 마사지를 사용

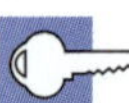

에플루라지, 페트리사지, 마찰법은 근육을 이완시키고 혈액과 림프액 순환을 개선시켜 부종을 줄이며, 통증감소, 연부조직의 움직임을 좋게 한다.

한다. 특별한 기법은 평가 결과에 따라 결정된다. 최근 생긴 부종은 에플루라지와 페트리사지가 효과적이다. 마찰법은 표부 조직에 반흔조직이 있을때나 유착으로 인해 힘줄염이나 윤활주머니염이 있는 경우에 효과적이다.

마사지는 상태를 악화시키거나 나쁘게 할 때는 시행하지 않도록 한다. 감염, 악성 질병, 피부질환, 혈액 응고, 직접 접촉해 번질 수 있는 기타 상처가 있을 때도 시행하지 않는 것이 좋다.

주의사항 (Precautions)

마사지를 시행할 때 피부와 손은 반드시 씻는다. 손은 따뜻하게 하고 손톱은 상처를 입히지 않도록 잘 다듬는다. 반지나 시계, 팔찌도 마찬가지로 벗어 놓는다. 윤활제는 마찰을 줄이기 위해 에플루라지를 시행할 때 쓴다. 페트리사지와 마찰법은 윤활제를 적게 쓴다. 윤활제를 많이 쓰면 마찰법은 효과적으로 마찰을 가할 수 없고, 페트리사지는 피부를 잡기 어렵도록 한다.

적용 (Application)

마사지 전에 환자에게 편한 자세를 취하게 하고 마사지 부위를 마사지하기 쉽도록 노출시킨다. 부종 감소를 위한 마사지는 림프 순환을 좋게 하기 위해 해당 부위를 높인다. 환자에게 과정을 설명하고 아프면 말하도록 한다.

에플루라지와 페트리사지를 쓸 때는 마사지 압은 심장 쪽을 향해서 시행하고 손은 피부에서 떼지 않도록 한다. 일단 심장 쪽으로 보냈던 손이 다시 돌아올 때는 가볍게 붙여 돌아온다. 반드시 손바닥이 계속 피부에 밀착되어 있어야 하고 손가락을 모아야 한다. 마사지 리듬은 일정하고도 느리게 하여 이완을 촉진시키도록 한다. 편안한 자세로 처치하고 적절히 체중을 이용하도록 한다.

마찰법은 조금이라도 불편한 데가 있더라도 오래 지속되지 않을 것임을 알려준다. 엄지 혹은 손가락을 모아서 하는 기법은 작은 부위나 국부를 처치할 때 가로질러 시행한다. 단단하고 일정한 압력과 리듬이 중요하다. 작은 부위는 한 번에 하되 불편감이 없어질 때까지 하고, 조직 가동성이 좋아졌는지를 촉진할 수 있다. 마사지는 조직의 섬유결과 수직 방향을 적용한다.

근막 이완술 (MYOFASCIAL RELEASE)

근막 이완술은 마사지와 비슷하다. 둘 다 환자에게 손을 접촉한다는 점에서 같다. 또한 문제와 처치의 효과성을 평가하기 위해 촉감을 활용한다. 또한 결과를 좋게 하기 위해 압박과 조직 신장을 활용한다.

그런데 근막 이완술은 마사지에는 없는 다른 기법이 많다. 그러나 모두 같은 원리인데 꼭 필요해서 바꾼 것들이다. 동작과 기능을 개선시키기 위해서는 증상을 없애야 한다. 이러한 목표를 달성하기 위해서는 연부 조직의 제한과 통증을 평가해야 하고 이때 도수치료법을 활용하는 것이다. 이 기법들에 대해서는 다른 이름들이 많다 : 근막 이완술(myofascial release), 근막 신장(myofascial stretching), 장력-반장력(strain-counterstrain), 롤핑 마사지(Rolfing; 근육을 깊숙히 마사지하는 방법), 연부조직 가동술 등이 그것이다. 적용시 각기 힘이나 시간, 정밀한 기법 등의 차이 때문에 근막 이완술의 효과성에 대한 신뢰성있는 연구 결과는 얻기 힘들다. 임상 관찰과 처치 기록은 처치 결과를 판단하는 현재로서 가장 좋은 기준이 된다. 결과적으로 처치 효과는 반드시 처치한 환자에 기초하여 자신의 적용 결과에 의해 평가되어야 한다. 이 장에서는 많이 사용되는 근막 기법을 간단하게 소개하고자 한다.

다양한 근막 이완술을 설명하기 전에 이론적 기초에 대한 설명이 필요하다. 다른 근막 이완술은 이러한 기초에 대한 이해 없이는 그 진가를 인정하기 어렵다.

근막 (Fascia)

근막은 조직과 구조물들을 둘러싸고 통합하는 연속적 구조이다. 근막은 밀도와 두께가 다양하고 둘러싸는 구조로 서로 연결되어 있다. 둘러싸고 있는 구조물(서로간의 물리적 관계, 화학적 관계, 생리적 관계인데 예를 들면, 조직들은 혈관과 신경에 연결되어 있다)간의 관계에 영향을 미칠 수 있다. 근막은 조직의 형태, 윤활, 영양, 고정, 통합, 기능, 지지에 필수적이다.

전 신체에 걸쳐있는 근막은 3개 부류로 구분된다. 표부 근막은 피부 아래에 부착되어 있다. 이 표부층에는 모세혈관, 림프관, 신경, 지방이 있다. 이 층은 느슨한 탄성 섬유와 그물코 모양의 결합조직으로 된 망상 구조를 하고 있기 때문에 피부가 하부 구조 위로 여러 방향으로 움직이는 것이 가능하다. 또한 손상 후 부종이 축적되는 장소이다.

심부층은 빽빽한 결합 조직인데 심부 구조물을 둘러싸 서로를 분리시키고 있다. 구조물은 근육, 인대, 힘줄, 관절, 뼈 등이다. 이것들은 딱딱하고 단단한 구조를 하고 있기 때문에 부종은 덜 생기는 편이지만 구획 증후군(compartment syndromes)과 같은 문제를 일으키기도 한다. 내근막(subserous fascia)은 내장 기관을 둘러싸고 있다. 다소 느슨한 그물코 모양의 결합조직은 기관이 부드럽게 움직이도록 돕는 체액 통로를 가지고 있다. 근막 이완술은 내장 기관을 둘러싸고 있는 근막을 처치하기 위해 사용되지는 않는다.

근막은 콜라겐, 엘라스틴, 세포 구성물, 지지 물질 등으로 되어 있다. 근막 내의 엘라스틴은 외부 힘에 의해 변형되었을 때 원래 형태로 되돌아오도록 하는 역할을 한다. 근막은 외부 힘이 장기간 지속할 때 변형된 상태로 유지하도록 하는 역할도 한다. 변형(creep)과 이력현상(hysteresis)은 3장과 5장에서 설명된 바와 같이 근막의 특성이며, 근막 이완술에도 사용된다.

설사 근막이 높은 장력을 가지고 여러 방향으로 압박, 신장, 전단력에 잘 견딘다 하더라도, 손상은 근막에 심각한 영향을 준다. 근막은 근막에 적용된 부하, 기간, 자극 형태에 따라 일시 혹은 영구적 변형을 가져올 수 있다. 근막 손상은 기저 물질의 생화학적 구조를 변화시키고, 손상 후에 형성된 반흔 조직도 정상근막을 변화시킨다. 피부, 피하, 근육, 기타 조직이 정상적으로 움직이고 지지하고 부드럽게 하며, 여러 기능을 제공해 주는 근막 능력의 감소가 적절히 치료되지 않을 경우, 손상과 치료 후에도 장애가 늘어나고 증상도 오랫동안 사라지지 않는다.

근육 근막은 근육을 덮어 둘러싸고 있으면서 서로 밀접한 관계를 가진다. 근육과 근막은 근육의 수축성과 비수축성 특성을 함께 가지도록 한다. 근막은 신장성 수축 시 근력을 증가시키는데 도움을 준다. 또한 근육의 구조와 형태를 유지하게 해준다. 근섬유와 근육 사이에 윤활 작용, 근육에 대한 영양 공급도 가능하도록 한다. 또한 혈관과 림프관, 신경세포도 포함하고 있다. 즉, 근막은 정상적인 근육 기능이 수행되는 데 필수적인 것이다.

비급성 외력 (Nonacute Biomechanical Forces)

손상 혹은 불균형적인 생체역학적 힘이 근막에 가해질 때 정상 근육기능을 지탱하는 능력이 손상받는다. 손상 받은 근막은 결과적으로 통증을 유발하게 되고 운동범위를 제한하여 기능적 수행력이

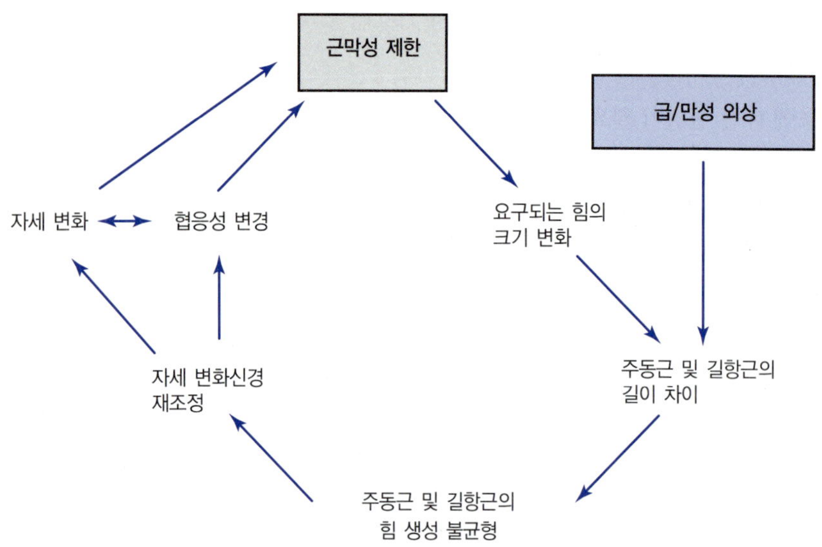

그림 6.4 근막성 제한의 병리학 : 근막성 제한은 급성 손상 및 반흔 조직 형성 혹은 미세하고도 점진적인 미세 외상때문에 단시간에 생긴다.

저하된다. 근기능 이상은 근막에 추가적인 변화를 유발하게 된다.

시간경과에 따라 발생되는 병의 경우에는 – 예를 들면, 잘못된 동작이 습관화 된 수영선수–근육의 불균형이 발생된 탓이다. 그림 6.4에 볼 수 있듯이 시작은 미미한 외상 혹은 손상에 의해서 이루어진다. 이것이 근육의 불균형을 일으키고 손상에 대한 반사반응이 위축되는 일련의 과정을 거친다. 이런 근육의 변화는 결과적으로 주동근육군과 길항근육군의 근력 불균형을 일으키게 된다. 근육 불균형은 신경근 반응과 협응성 변화로 이어져 추가적인 불균형이 발생되고 구조는 불균형과 증가된 조직 스트레스가 증상을 유발하고 경기력을 저하시키며 치료를 필요하게 만든다.

환자는 행하는 활동을 통해 이와 같은 것을 아무렇지 않게 받아들일 수 있다. 잘못된 동작을 습관화한 수영선수는 길항근의 수축 없이 주동근인 대흉근만을 강화할 수 있다. 즉, 앞쪽에 있는 근육만 쓰고 뒤쪽에 있는 근육을 쓰지 않음으로써 근육의 불균형을 일으킬 수 있다. 근육의 불균형을 인지하도록 하는 것이 가동범위 손상을 입은 환자를 처치하는데 중요하다. 근육 불균형은 7장에서 상세하게 다루기로 한다.

근막 변화를 일으키고 경기력을 저하하거나 혹은 통증을 유발하는 많은 요인들이 있다. 이들 중 몇몇 요인들은 다리 길이 차이, 이전 손상 재활의 부실, 부실한 재건 혹은 잘못 맞춘 신발과 보호장구, 지지구조물에 과도한 스트레스를 주는 활동, 잘못된 작업자세(Hunter, 1998). 이런 요인들이 있는데도 제대로 관리되지 못한다면 근력, 유연성, 근막 가동성의 불균형을 초래하여 신체 분절이 비정상적으로 스트레스를 받게 되어 손상을 입기 쉬운 환경을 만들게 된다.

또한 중요한 것은 성공적인 재활 프로그램에서 운동은 근막이완을 돕는 중요한 항목이라는 점이다. 근막이완은 제한 부위를 풀어주고 또 유연성과 근력 운동은 신경학적 프로그램을 개선시킨다. 동시에 손상부위에 영구적으로 긍정적인 변화를 만들게 된다.

급성 외력 (Acute Biomechanical Forces)

전 장에서 설명했듯이 급성 손상 후에는 생체역학적 원인으로 근막성 제한이 온다. 반흔 조직은 잘 늘어나지 않아서 결합조직이 국소적으로 그물을 만들어 바깥쪽으로 튀어 나와 마치 유리 창문이 산발적으로 만들어진 것같이 보일 뿐만 아니라, 정상 조직의 가동성까지 제한한다. 5장에서 고정에 대한 논의를 상기하면 반흔 조직의 구조는 신경 혈관과 임파관을 제한하고 국소적인 대사까지도 감소시킨다. 대사가 감소되면 체액 불균형은 국소의 가동성을 추가로 제한하게 되고, 아울러 염증이 지속된다. 운동이 부족하면 GAG도 잃게 되고 교차 결합의 형성도 증가된다. 섬유간 가동성 역시 이 과정을 통해 제한된다.

급성 손상 후 생기는 반흔 조직에다가 경련이 근막에 영향을 미치는데 이는 장기간 동안 딱딱함이 그 부위에 있게 될 때 생기고, 대신 연결된 다른 부위는 오랫동안 늘어난 채로 있게 된다.

그래서 불균형과 근막성 질환이 시작된다. 중요한 것은 급성과 비급성 손상에서 근막성 제한을 평가하는 것이다.

용어 (Terminology)

*근막 이완(myofascial release)*이라는 용어는 자주 쓰이기는 하지만, 잘못 붙여진 이름이다. 근막 이완은 근막에 대한 처치를 의미한다. 근막이 처치의 대상이긴 하지만, 항상 그 대상도 아니고 처치되는 유일한 조직도 아니다. 예를 들면, 부종이나 감염 후에 근막 구축과 피부 제한, 피하조직의 가동성을 만들어 주기 위해 시행되는 근막이완술은 근막만이 아니라, 가동성에 제한을 주는 피부나 피하조직, 다른 표층 구조도 함께 이완시키게 된다.

목표 조직이 근막이긴 하지만, 해당 부위에 존재하는 이차적인 제한 때문에 다른 조직도 처치를 통해 영향을 받는다. 부종이나 염증 후 피하 구조물에 의한 제한이 있는 상태에서 근막 구조물 역시 제한받을 수 있기 때문에 근막이완술이 처치될 수 있지만 해당부위의 제한된 피하나 피부 구조물도 역시 근막이 처치될 때 같이 처치된다.

촉진 (Palpation)

촉진은 근막 이완에서 기본적인 기술이다. 평가할 때도 필요하고 처치 중에도 지속적으로 필요하다. 연부 조직의 확장성, 운동성, 끝느낌, 처치에 대한 반응은 처치 전후에 계속 촉진된다. 처치 중 촉진하고 평가한 결과에 의해 정도를 조절한다.

정상 조직은 촉진할 때 압통이 없다. 정상 조직은 눌렀다가 떼면 탄성적으로 반동되는 끝느낌을 가진다. 이러한 탄성적인 끝느낌이 있으면 정상 조직으로 볼 수 있다. 조직의 운동성은 신체 부위나 조직 형태에 따라 다르지만, 끝느낌은 같다. 근막이완 기법에서 촉진 대상에 처치 중 조직이 이완되는 느낌도 포함된다. 이 이완은 처치 목표이자 조직의 운동성과 균형을 회복하는 데 필요하다. 촉진에 의해 감지된 이완은 느슨하고 부드러우며 마치 뜨거운 칼에 얼음을 대었을 때 녹는 것처럼 이완되고 물렁물렁하다.

표부에서 심부까지의 구조 (Superficial to Deep Structures)

근막 이완술로 평가하고 처치할 때에는 표층에서 심부로 이동해야 한다. 이것은 제한을 유발하고 있는 구조물이나 조직을 확인하지 못하고 지나치지 않도록 하기 위함이다. 촉진을 할 때에는 최소한 힘으로 한다. 유착된 반흔 조직과 운동성이 줄어든 부분이 있을 때에는 좀 더 세게 힘을 줄 필요가 있다. 힘을 더 줄 때에는 해당부위의 평가사정과 환자의 반응을 결정한 후에 시행한다.

자율신경계에 대한 영향 (Autonomic Effects)

신경 반사의 변화가 근막 이완술에 의해 생길 수 있다. 근막 제한은 자율 신경계 변화를 일으키기 때문에 제한이 풀렸을 때 자율신경계가 영향을 받는다 해도 그리 놀랄 일은 아니다. 통증과 근막 제한이 피부색이나 습기, 온도, 감각을 변화시켰다면 근막이완 역시 이것들을 변화시킬 수 있다.

구심성 감각은 척수의 뒤쪽 경로로 전달된다. 척수 후각은 정보를 받아 처리하는 조절 중추이다. 신호를 척수에서 다시 내보내어 반사성 원심성 정보를 내보내기도 하고 정보를 뇌의 피질하 혹은 피질 수준까지 올려 보내기도 한다. 뇌에서 해석하여 결정된 반응은 다시 척수를 따라 내려와 적절하게 처리된다.

환자는 근막 처치가 효과적으로 시행되면 자율신경계 반응을 경험한다. 환자의 교감신경계가 자극을 받으면, 환자는 심박수, 발한, 혈압이 증가하는 변화를 보인다. 처치 부위에서 작열감, 찌끈찌끈함, 쑤심 혹은 열 발생 등이 약하게 나타난다(Sutton and Bartel, 1994). 이러한 교감신경계 반응은 흔하게 생기는 것은 아니나 이러한 증상이 일어나리라는 것은 알고 있어야 하고 이에 대해 적절히 대응해야 한다.

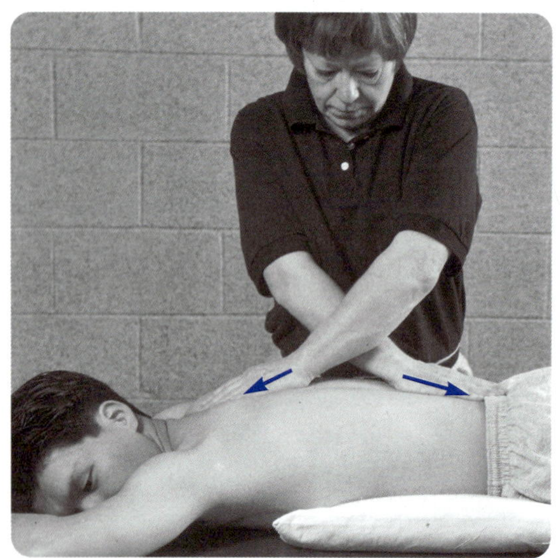

그림 6.5 장축 방향으로의 근막이완. 두 손사이로 근막 조직이 펴진다.

처치 기법 (Treatment Techniques)

근막 기법에서 주로 사용되는 시간, 빈도, 압력, 촉진에 대한 일반 지침에 대하여 소개한다. 다양한 방법이 있지만 여기에서는 가장 일반적인 것들만 요약하였다.

일반 지침 (General Guidelines)

처음에는 시간을 3~5분 정도로 하고 환자나 부위의 반응에 따라 점차 늘려 간다. 매일 처치하는 것이 좋다. 타박상인 경우는 기법이 너무 아프게 할 수 있으므로 조심해야 한다. 타박상은 추가적인 반흔 조직이나 유착을 만들 수 있기 때문에 피해야 한다. 타박상의 반응이 좋지 않으면, 짧은 시간 피부가 붉게 변하게 된다.

근막 이완 기법은 많다(Manheim, 1994). 촉진과 이완(relaxation)은 스포츠치료사에게는 기본적인 근막 이완 기법이다. 이완되면 처치 부위에서 느껴지는 손과 손가락 느낌을 좋게 하려면 동전을 코끝에 세우는 연습을 통해 가능하다. 손가락 끝으로 동전을 잡고 눈을 감은 다음, 손가락까지 힘주어 잡고 동전을 세워 코 끝에 대고 느껴 본다. 그리고 팔에 힘을 빼고 코로 느껴본다. 코에 동전을 잘 세우려면 팔과 손에 힘을 빼는 것이 좋다. 환자와 시행자가 똑같이 이완되기 위해서는 둘 다 편안한 자세여야 한다.

자주 쓰이는 기법 중에 하나는 두 손 끝을 반대 방향으로 향하여 피부를 누른 채로 미는 것이다(그림 6.5). 약간 변화를 주어 한 손을 고정시키고 다른 손으로 밀어도 된다. 처치되는 손은 모은 손가락, 손바닥, 엄지, 손마디, 손꿈치 등을 사용할 수 있다(그림 6.6). 압력은 아래팔(전완, forearm) 혹은 팔꿈치로 주는데 처치 부위의 크기나 위치에 따라 달라진다. 고정시킨 손은 조직을 잡고 압을 제한된 방향으로 준다.

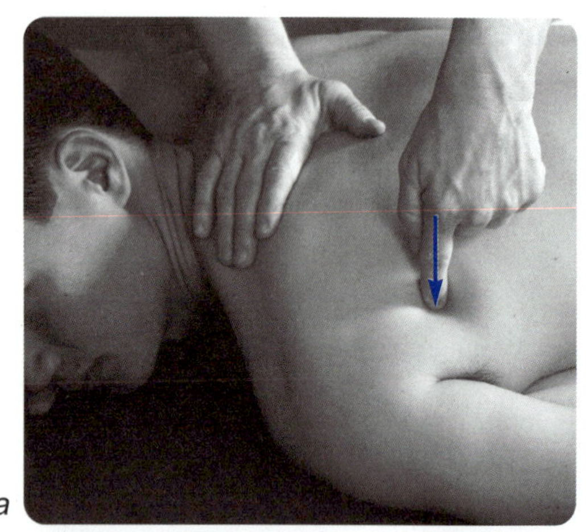

a

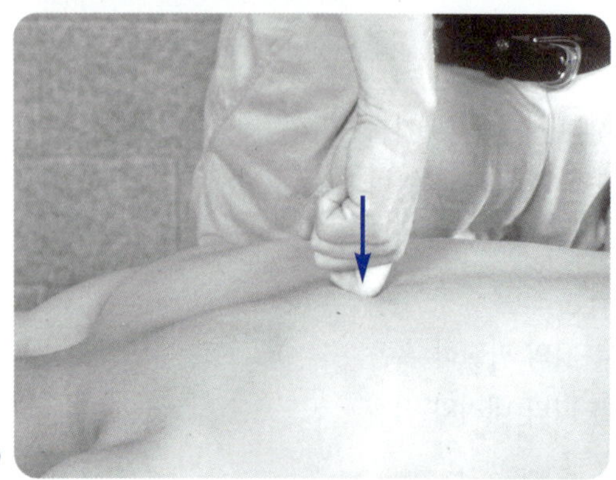

b

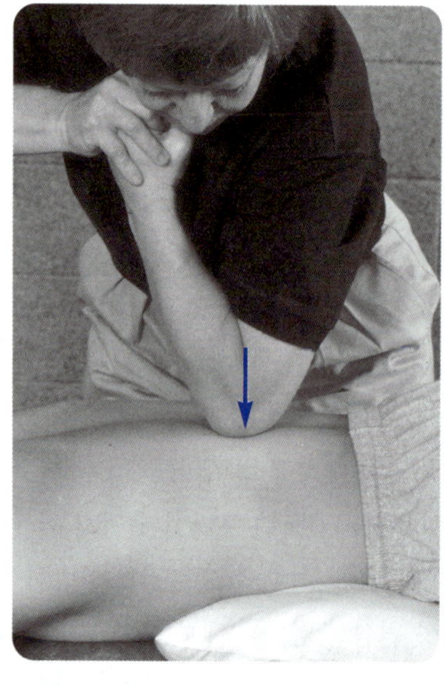

c

그림 6.6 다양한 근막 이완 기법: *(a)* 손가락, *(b)* 손마디, *(c)* 팔꿈치.

조직이 눌려 움푹 들어간 상태에서 제한된 쪽으로 일정한 압력을 약 90초 정도 또는 풀어질 때까지 준다.

적용되는 압력의 크기는 해당 조직과 민감성에 따라 결정되지만 일반적으로는 작은 힘으로 지속적으로 누르게 된다.

J자형 기법 (J-Stroke)

J-자형 기법은 부위가 딱딱하거나 장축으로 난 반흔 조직에 쓰는데, 특히, 여러 방향으로 당겨지는 상황에 유용하다. 그림 6.7에 보는 것처럼, 처치하는 손은 제한 부위를 가로질러 J자를 그리고 있다.

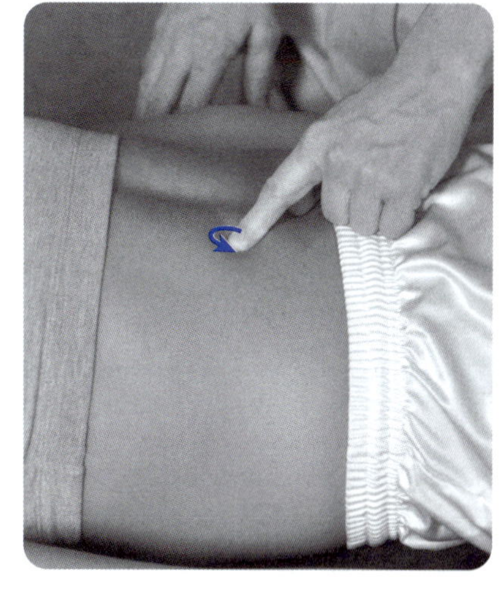

그림 6.7 J-자형 기법.

진동 (Oscillation)

근육 경련이 있을 때 눌러서 진동시킨다. 이 기법은 조금 누르면서 리듬 있게 왔다 갔다 한다. 경련이 있거나 약간 보호성 반사가 있는 경우에 좋다. 작은 부위는 그림 6.8과 같이 손가락을 모아서 하며, 큰 부위는 손바닥으로 할 수 있다.

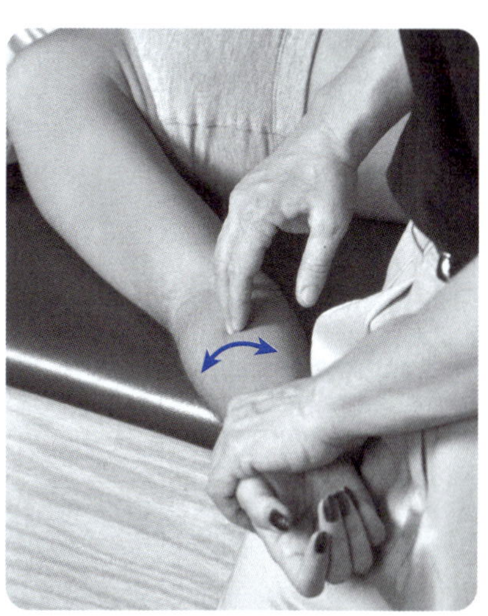

그림 6.8 진동법.

비틀기 (Wringing)

일반적인 부위 혹은 여러 방향으로 제한이 있을 때 *비틀기* 방법이 효과적이다. 이 방법은 두 손이 사용된다. 두 손을 해당 부위에 둔다. 서로 반대 방향으로 비틀거나 돌려주면 된다(그림 6.9). 부위가 작을 때는 같은 방식으로 두 엄지로 해도 된다.

스트립핑 (Stripping)

스트립핑 기법은 심부 조직의 이완 시 사용된다. 앞의 방법과 비슷하지만 심부 조직을 겨냥한다. 손마디와 팔꿈치가 사용된다(그림 6.10). 경우에 따라 손가락을 모아서 하는 것이 유용할 때도 있다. 압은 느리고 일정하게 그리고 깊게 한다. 환자가 아파할 수 있지만, 잘 견디기만 하면 심부 유착을 풀어주는데 효과적이다.

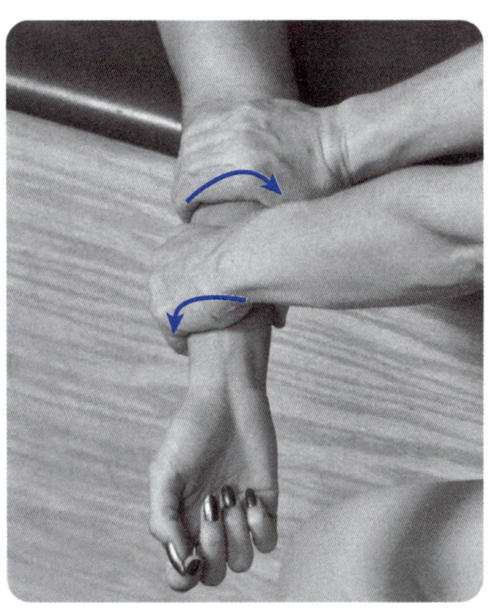

그림 6.9 비틀기 : 여러 방향으로 제한이 있을 때 사용한다.

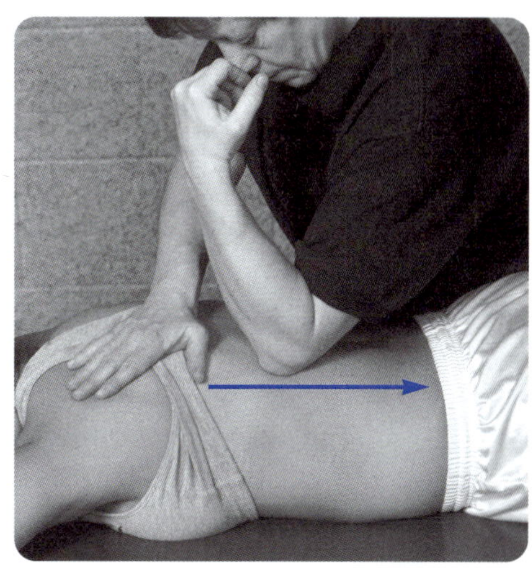

그림 6.10 스트립핑 : 심부 조직을 이완시킬 때 사용한다. 한 손으로 고정하고 다른 팔의 팔꿈치로 처치한다.

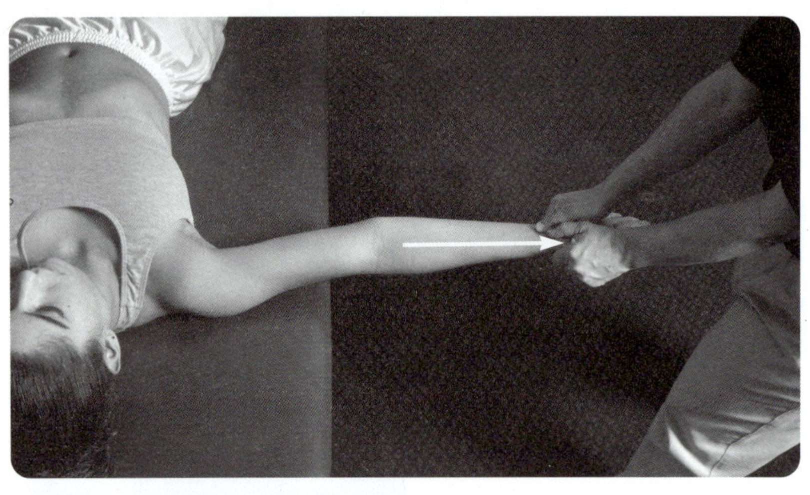

그림 6.11 팔 당기기 : 팔을 벌림 및 바깥돌림시키고 팔을 당겨주는 기법이다. 환자에게 통증, 따끔거림, 작열감이 있으면 말을 하라고 한다. 그러나 따뜻해지는 것은 정상 반응이므로 무방하다. 환자에게 이상한 느낌이 들면 반드시 말하라고 한다.

팔/다리 당기기 (Arm Pull and Leg Pull)

팔 다리 당기기는 팔다리에 있는 딱딱한 부위에 적용하는 기법이다. 팔다리의 종축 방향으로 당기는 방법으로서 환자를 눕혀 놓고 손 혹은 다리를 잡고 당긴다(그림 6.11). 당길 때는 벌림(외전, abduction)과 동시에 돌림(회전, rotation)시킨다. 조직의 저항이 느껴지면 멈추고 저항이 풀어졌다고 느껴질 때까지 이 자세를 유지한다. 일단 이완되면 팔다리(사지, extremity)를 제한의 새로운 범위로 당겨 유지하고, 끝 지점에 이를 때까지 과정을 반복한다.

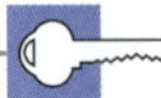

근막 이완은 연부 조직의 제한, 통증, 증상 제거, 동작이나 기능 개선 등을 평가하고 처치하기 위해 도수적 접촉을 시행하는 것을 말한다. 이것은 통상 피부, 피하조직, 다른 표피 구조와 관련된 제한적인 근막을 처치하기 위해 사용된다.

주의사항 (Precautions)

어떤 기법을 쓰던 주의사항은 지켜져야 한다. 근막 이완은 조심스럽게 새롭게 생긴 반흔 조직에 적용되어야 한다. 새롭게 생긴 조직은 장력이 작기 때문에 파열되기 쉽다. 민감하고 압력에 대한 내성도 없는 편이다.

복합성 국소 통증 증후군(complex regional pain syndrome; CRPS) 혹은 반사성 교감성 이영양증(reflex sympathetic dystrophy; RSD)를 가진 환자는 조심해야 한다. RSD는 통증에 따라 악화되기 때문에 처치는 통증을 피하는 것이 우선이다. 타박상은 피하는 것이 좋지만, 반흔 조직의 가동성이 목적이면 해도 좋다. 왜냐하면 타박상이 반흔 조직을 만들기 때문이다.

금기사항 (Contraindications)

근막 이완 기법의 금기사항은 질병, 과운동성 관절, 최근 골절, 출혈, 봉합술, 골다공증, 국소 감염, 급성 염증(Sutton & Bartel, 1994)이다. 늘 그렇지만 위의 경우, 반드시 처치하지 않도록 한다.

근막 통증유발점 (MYOFASCIAL TRIGGER POINTS)

근막 통증유발점에 대한 연구에서 잘 알려진 이름은 Janet Travell과 David Simons일 것이다. 이들은 근막 통증유발점을 평생 연구하였고 이 분야의 대가이다. 이들이 밝힌 내용을 여기에 대부분 소개하였다. 추가 정보는 Travell(J. Travell, 1976), Simons(Simons, 1981), Travell & Simons(J.G. Travell & Simons, 1983, 1992)를 참고하라.

수많은 용어가 근막 통증유발점과 같은 의미로 사용된다. 근육통(myalgia), 섬유조직염(fibrositis), 근육류마티즘(muscular rheumatism), 섬유조직형성 증후군(fibroplastic syndrome), 근염(myositis), 근막염(myofasciitis) 등이 그것들이다.

통증유발점의 정의 (Definition of Trigger Point)

Travell과 Simons(1983)은 **통증유발점**에 대해 누르면 통증이 있고 과민하여 방사통이 있으며, 어떤 때는 중추신경계 증상도 유발시킬 뿐만 아니라, 고유 수용기 작용도 방해하는 조직의 과흥분점(focus of hyperirritability)이라고 정의하였다. 통증유발점은 근막, 피하, 막, 인대, 골막 조직에 있다. 설명은 근막에만 국한하여 할 것이다.

근막 통증유발점은 근육 조직의 딱딱한 밴드와 주위 근막을 포함하고 있어서 붙여진 이름이다. 중심 부분은 만지면 아프고, 딱딱한 밴드가 있는 결절이 만져지기도 한다. 이 부분을 누르면 아프고 자율신경 반응이 생기기도 한다.

Travell과 Simons(1983, 1992)는 두 가지 근막 통증유발점을 밝혔는데, 활성 및 비활성이 그것이다. **활성 통증유발점**은 항상 아프고 연관통을 만들어낸다. 근육은 약화되어 있으며, 동작도 제한되어 있다. 활성 통증유발점을 만지면 국소적으로 수축 반응이 일어난다. 이러한 촉진 기법을 스냅핑(snapping)이라고 하고, 일정하게 손끝으로 누르면서 근육을 가로질러 기타줄을 튕기듯 움직여 간다. 국소수축 반응은 스냅핑을 해가면 근육이 보여주는 불수의(involuntary) 수축을 말한다(J. G. Travell & Simons, 1983). 어떤 때는 누르면 화들짝 놀라는 *점프 반응(jump sign)*을 보이기도 한다. **점프 반응**은 반사 반응이며 대상자가 움츠리거나 급히 피하려는 듯 도망치려는(wincing or withdrawal) 일종의 회피반응이다.

비활성 통증유발점은 만질 때만 아프다. 정상 근육은 아픈 부분이 없고 단지 국소적인 수축을 보이거나 만지면 딱딱한 밴드도 없다.

통증유발점의 특성 (Trigger Point Characteristics)

통증유발점의 통증은 찌끈찌끈하게 아픈 느낌이고, 단지 불편하거나 긴장된 정도이다. 통증유발점이 심할수록 연관통은 더욱 더 심하다. 연관통에 대한 추가 정보는 Simons & Travell (J.G. Travell & Simons, 1983, 1992) 교재를 참고하기 바란다. 초기의 책에는 팔의 연관통에 대하여 언급하였고, 최근 교재에서는 다리의 연관통에 대하여 다루었다.

연관통은 신경 방사통과는 다르다; 이것은 중요한 차이이다. 통증유발점에 의한 연관통의 느낌은 신경에 의한 방사통과는 다르다. 통증유발점에 의한 통증은 깊게 아픈 느낌이지만, 가끔은 날카롭거나 찌르는 듯한 느낌이 들 때도 있고, 드물게 작열감이 들 때도 있다. 말초의 신경이 눌려 생긴 연관통 혹은 신경원 문제는 따끔하게 찌르는 듯하고, 마비되어 따끔거려 아프거나 혹은 무딘 느낌을 준다.

근막 통증유발점에 의한 통증은 근육이 특히, 심하게 수축하거나, 수동 스트레칭, 직접 압박, 아침이나 장시간 같은 자세로 있다가 갑자기 움직일 때, 반복 혹은 지속적인 근수축, 추위 등의 상황에서 증폭된다. 한편으로는 근막 통증유발점은 짧은 시간 휴식을 취해도 풀어지기도 하고, 느리고 지속적인 스트레칭 후에 열을 가해도 풀어지며, 짧은 시간, 낮은 수준의 활동에도 풀어진다. 특수한 기법은 나중에 이 장의 후반에서 설명하기로 한다.

통증유발점의 원인 (Trigger Point Causes)

Simons & Travell(J.G. Travell & Simons, 1983)은 통증유발점이 생기는 시기와 위치, 통증이 퍼지는 패턴에 대해 알기 쉽게 개요를 만들었다. 그 원인과 생성과정에 대한 이론은 논란이 있고 증명되지 않고 있다(Huguenin, 2004). 통증유발점은 여러 원인에 의해 활성화되는데 손상,

과부하, 피로, 추위에 떰 등이 포함된다. 급성으로 활성화되는 것은 골절, 염좌, 탈구, 근육 충격 손상, 신체가 견뎌내기 힘든 과도한 스트레스 혹은 비일상적인 운동 등이다. 장시간 같은 자세로 있는 것과 같은 과부하, 장시간 근육이 짧은 상태로 고정되는 것, 신경 압박 등과 같은 상황은 통증유발점을 일으키는 일반적인 원인이다. 통증유발점 발생의 정확한 원인은 단지 이론에 의해 설명가능하다. Travell과 Simons(J.G. Travell & Simons, 1983)은 근수축과 관련된 이 이론을 제안하였다 : 정상 근육은 수축할 때 근질세망에 저장된 칼슘이 수축 개시 때 빠르게 방출되었다가 수축이 종료되면 ATP가 있어도 다시 복귀한다. 이 과정은 신경 종말의 자극에 의하여 발사된 활동 전위에 의한다. 수축은 근절이 짧아지면서 이루어진다. 물론 마이오신의 십자형교가 액틴을 당겨서 생긴 결과이다(그림 6.12). 근섬유의 근질세망이 손상되면, 칼슘은 근절에 ATP가 있는 한까지 수축을 지속하도록 한다. 이러한 수축 상태는 대사 활동이 없어도 계속 유지된다. 칼슘이 고갈되어도 통증유발점은 없어지지 않는다. 이 기전은 단지 이론에 지나지 않는다. 국소 근육에 ATP가 고갈되면 근수축은 더 이상 활동전위가 일어나지 않는다. ATP없이는 근절의 세사는 서로 이완될 수 없어 서로 붙어 있게 된다. Travell과 Simons의 이론을 부분적으로 지지하는 몇 가지 증거가 제안되었는데 그것은 국소조직에 대사적으로 병을 유발하는 요소를 통증유발점에 있다는 사실이다(Bengtsson, Henrikkson & Larsson, 1986). 그렇다고 해서 통증이 혈액이 없어서 생기는 것이기 보다 통증유발점에 의한 몇 가지 대사적 문제가 유발됨을 의미한다.

허혈에 대한 Travell과 Simons의 이론을 문제 삼는 학자들은 통증유발점, 연관통, 운동반사, 자율신경계 변화, 신경성 등 신경성 병리에 기초한 이론을 지지하고 있다(Gunn, 1997; Quintner & Cohen, 1994). 이 이론을 지지하는 학자들은 이 이론이 통증유발점과 멀리 떨어진 곳에서 생기는 방사통을 설명하는 데 유리하고 처치도 근육보다는 신경원에 초점을 두어 하는 것이 좋기 때문이다. 이 이론도 증명된 상태는 아니다.

여러 이론에도 불구하고, 통증유발점의 병리에 대한 Travell과 Simons의 이론은 지속적으로 인기를 끌고 있다(Huguenin, 2004). 게다가 수렴투사이론(convergence projection theory)까지 가세한다면 더 큰 지지를 얻은 셈이다(Gerwin, 1994; Huguenin, 2004). 이 이론은 어떤 부위에 있는 유해자극을 중추신경계는 다른 통증 발생장소에서

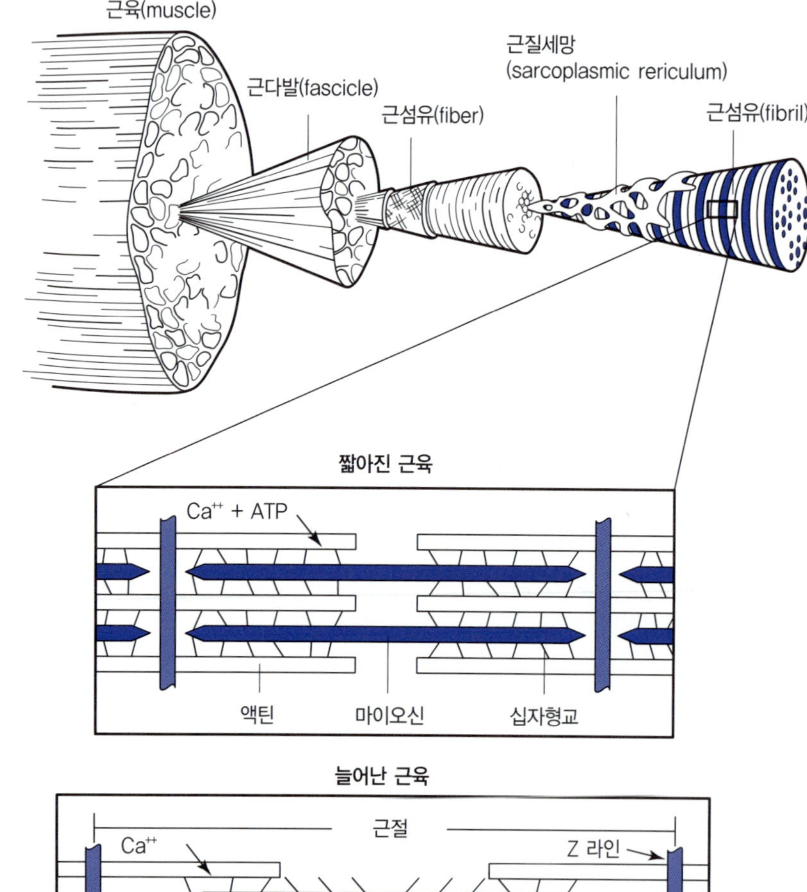

그림 6.12 정상 근육의 구조와 짧아지거나 늘어난 상태에서의 근절.

입력되는 것으로 해석된다. 그래서 국소반응이 중추로 입력됨에 따라 다른 부위에서 연관통이 생기도록 한다는 것이다.

근육에 손상 혹은 증가된 수축부담이 주어질 때 통증유발점이 생길 때 흥분 혹은 유해 화학물이 분비된다(J.G. Travell & Simons, 1983, 1992). 히스타민, 세로토닌, 키닌, 프로스타글란딘(2장 참조)과 같은 신경자극 물질의 분비는 지속적이고 국소적이며 퍼져나가는 대사적 활동의 원인이 될 수 있다. Travell과 Simons(J.G. Travell & Simons, 1983, 1992)은 손상 후에 분비되는 이들 화학물질들이 대사적 요구를 증가시키고 구심성 신경말단을 민감하게 만들어 과민하게 반응한 나머지 방사통, 비정상적인 자율신경계 및 운동신경 반응을 일으키고 통증유발점까지 만들어내도록 한다고 주장하고 있다.

통증유발점의 검사 (Trigger Point Examination)

전체 처치 계획의 한 부분으로서 환자의 통증원인은 가능한 정확하게 평가되어야 하는데 통증원인이 통증유발점이 아닐 가능성을 배제하기 위함이다. 자세, 가동범위, 약화 패턴, 통증 부위, 병력 등에 대한 관찰과 평가는 환자의 손상 및 재활 여부를 결정하기 위해 필요하다. 그림 6.13과 같은 그림에 통증 부위를 그리도록 하면 보다 쉽게 평가할 수 있다.

근육 위를 누르면(compression test), 딱딱한 밴드, 굵은 줄기와 같은 것, 국소 통증 및 방사통을 확인할 수 있다. 국소적인 수축반응은 통증유발점의 증거이다. 딱딱한 밴드는 근육에 힘을 빼게 한 다음 통증 없이 불편한 지점까지 늘려 당기면 촉진할 수 있다. 이 밴드는 근육 내 줄기처럼 느껴

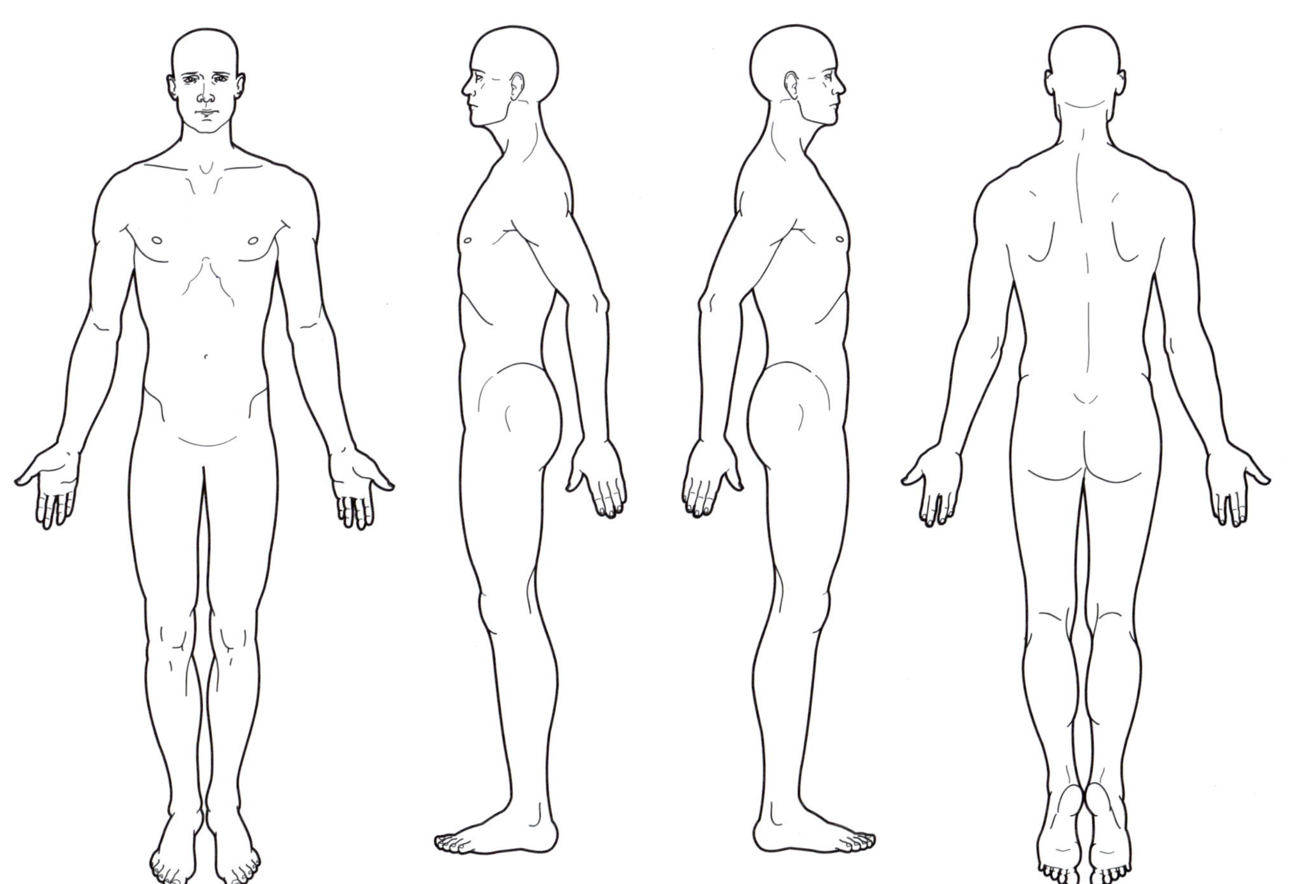

그림 6.13 통증 위치도.

진다. 먼쪽에서 시작하여 몸쪽으로 엄지나 손가락 두 세개로 딱딱한 밴드를 따라 움직여가면서 밴드 내에서 통증유발점을 찾는다. 유난히 아픈 지점과 딱딱한 볼이 들어 있는 것 같은 지점이 통증유발점이다.

국소 수축 반응은 딱딱한 밴드를 따라 튕기는(snapping) 자극을 주면 나타난다. 이 자극은 근육을 이완시켜 중립 위치에 두고 근섬유 결에 수직으로 누르면서 기타를 치듯이 시행한다. 딱딱한 밴드가 수축을 하면 양성 반응이다. 가깝게 누를수록 반응은 더 심해진다. 이 기법은 표면 근육에서 더 효과적으로 쓰일 수 있다.

통증유발점의 처치 (Trigger Point Treatment)

Travell과 Simons(J.G. Travell & Simons, 1983, 1992), 그리고 Cyriax(Cyriax, 1977)는 효과적인 처치 방법으로 통증유발점 주사를 추천하지만, 스포츠치료사에게는 적당하지 않다고 말하고 있다. 활성 통증유발점이 여기에서 소개되는 도수치료법으로 개선되지 않는 경우에는 의사에 의해 시행되는 주사 요법이 권장된다.

통증유발점의 처치는 Travell과 Simons 기법이 직접적인 방법이다. 3가지 기본 방법이 간단히 소개된다. 추가적인 방법은 소개된 기법을 참고한 Travell과 Simons(1983, 1992)의 교재를 보도록 하자.

스프레이/아이스 스트레치 기법 (Spray/Ice-and-Stretch)

베이포쿨란트(vapocoolant) 스프레이인 플로리메탄(fluorimethane)은 공식적으로 통증유발점에 대한 통상적인 치료제이다. 이제는 환경에 해롭다는 것을 알고 잘 사용하지 않는다. 플로리메탄이 없는 냉 스프레이는 쉽게 구해서 쓸 수 있다. 그래도 환경을 생각하는 스포츠치료사는 냉 스프레이 대신 얼음 컵을 이용한 아이스 스트레치 기법을 많이 사용한다. 얼음 컵은 컵에다 물을 부어 얼린 것이다. 피부에 적용하기 전에 컵 끝을 약간 찢어내고 얇은 랩을 씌우면 물이 피부에 묻는 것을 피할 수 있다. 그러면 처치 중에도 피부를 건조하게 유지하는 것이 피부의 따뜻함과 차가운 얼음간의 대조를 유지케 하여 치료효과를 높여준다.

적용 전에 환자를 이완시킨다. 연관통이 유도되도록 충분히 압을 통증유발점에 가해야 환자로 하여금 처치를 통증 부위에 직접 하지 않고 다른 부위를 처치하는 지를 이해하도록 돕는다. 환자는 편안한 자세를 취하고 피부가 노출되도록 하여 몸은 완전 이완이 되도록 한다. 처치 전에 해당 부위의 ROM을 확인하여 운동사와 환자가 처치결과의 개선여부를 판단하도록 해야 한다. 근육을 늘려 고정시키고 얼음을 근육의 길이 방향으로 평행하게 쓸 듯이 아이스 혹은 스프레이로 연관통 부위에 적용한다. 얼음은 급하지 않고 리듬감 있게 천천히 지속적으로 적용하고 수동 신장은 점진적으로 강하게 해준다. 아이스 스트레치의 효과를 얻기 위해서는 다시 따뜻해지기 전에 2~3번 문질러 주는 것이 필요하다(그림 6.14). 아이스의 이동속도는 초당 10cm 정도이다. 당기는 힘은 신장 반사가 나타나지

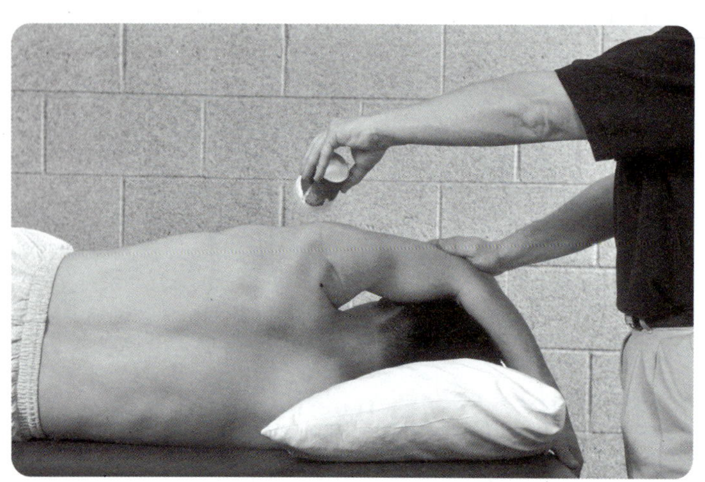

그림 6.14 아이스 스트레치법에서 기법은 근육과 통증유발점, 그리고 연관통에 빗자루로 쓸듯이 적용한다. 얼음은 폄동안 근육에 적용하며, 부드럽게 해야 한다.

않는 범위 내에서 충분히 강할 필요가 있다. 근육이 이완됨에 따라 이를 잘 탐지할 수 있어야 하며, 더 늘어났다면 더 당겨서 근장력을 이전처럼 일정하게 유지해 주어야 한다. 신장력을 주고 빼는 것은 부드럽게 단계적으로 한다. 추가 이완에는 핫 팩을 이용할 수 있다. 또한 길항근을 수축하여 신장을 도와줄 수 있지만, 동시수축이 일어나지 않도록 주의하면서 시행한다. 아이스 스트레치 기법은 다시 따뜻해진 후에 처치 결과, 환자 반응, 설정 목표에 따라 여러 번 반복해 줄 수 있다.

효과 기전 (Theory of Effectiveness)

이 기법은 연구를 통해 확실하게 증명된 것은 아니지만, 두 가지 기전 때문에 효과가 있다고 믿는다. Melzack(Melzack, 1973)이 제안한 통증 관문설(The gate theory of pain)과 Castel(Castel, 1979)이 제안한 변형 통증 관문설에 의하면 갑자기 아이스를 대면 그 감각이 통증 신호가 전달되는 것을 막는다고 한다. 활성 통증유발점은 통증-경련 반응을 촉발시킨다. 아이스를 문지르면 이 통증-경련 주기를 억제하여 근육이 스트레칭에 반응하도록 해준다(그림 6.15). 두 번째는 기계적인 것으로 일단 근육이 늘어나면 근절이 늘어나고 액틴과 마이오신은 서로 분리되어 지속적인 수축을 끝내도록 한다.

허혈성 압박 (Ischemic Compression)

다른 기법은 허혈성 압박법이다. 이 기법은 느리고 점진적으로 통증유발점을 누르면 딱딱한 부분이 없어지게 된다(J.G. Travell & Simons, 1983). 통증이 없어질 때까지 누르거나 당김이 없어질 때까지 누른다. 직후에 스트레칭을 해준다. 시행 전에 불편감이 있을 것이라고 알려 준다. Hanten 등(Hanten, Olsen, Butts & Nowicki, 2000)는 허혈성 압박을 시행하고 난 다음 스트레칭을 해주는 방법이 가장 효과적으로 통증유발점을 없앨 수 있다고 하였다.

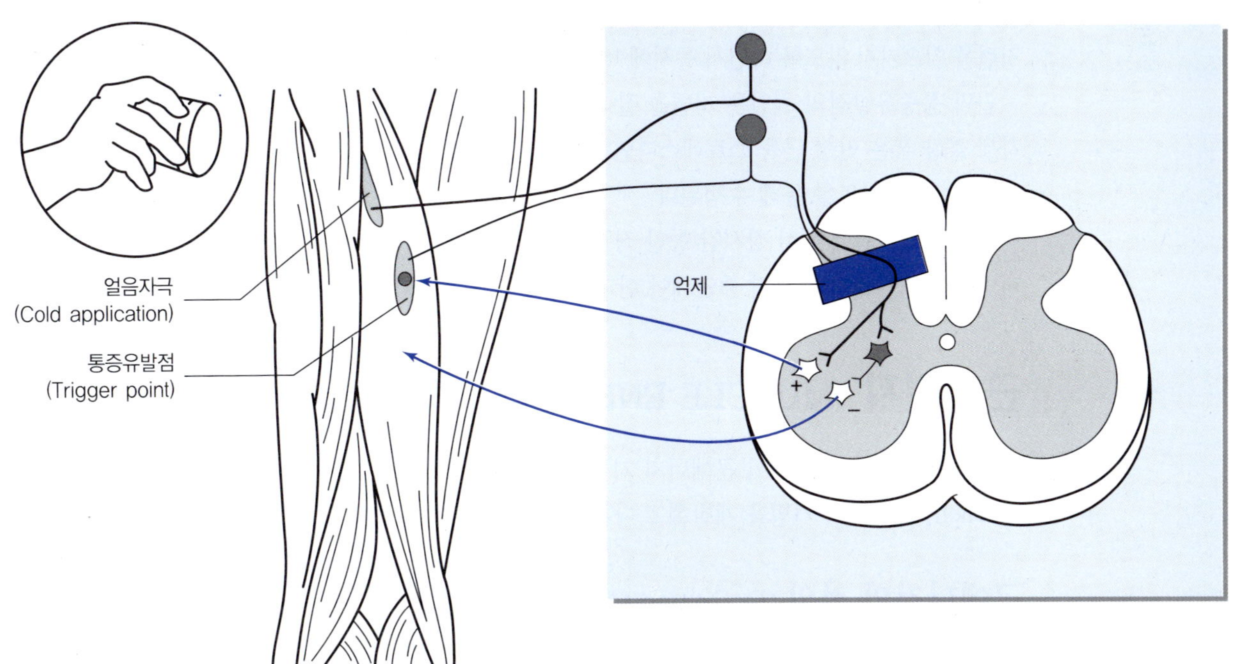

그림 6.15 신경경로 상에 있는 통증유발점의 이완효과 : 갑자기 찬 것으로 피부를 자극하면 구심성 신경에 의한 시냅스전 억제가 유발되어 통증을 전달하는 관문을 닫는다. 찬 감각은 더 빠른 베타섬유을 따라 이동하여 통증을 줄이고 자율신경계의 반사 경련도 감소시킨다.

스트립핑 (Stripping)

세 번째 기법은 손에 오일을 약간 묻혀서 깊게 스트로킹 마사지하는 방법이다. 딱딱한 밴드의 길이에 따라서 견고하게 압을 가한다(J.G. Travell & Simons, 1983). 압은 점차 증가시킨다. 잇따르는 각 근육층을 점진적으로 압을 증가시킨다. 근육의 먼쪽 끝에서 몸쪽으로 우유짜듯이 3초당 1인치(2.5cm) 정도의 속도로 통증유발점을 세밀히 점검하며 시행한다. 효과가 나타날 때 쯤 딱딱한 밴드는 이완되고 통증 결절은 부드러워진다. 국부는 압통을 멈추고 방사통 또한 없어진다.

허혈은 허혈성 압박법과 스트립핑에 의한 압력에 의해 생기고 나중에 정상으로 돌아오지만, 반사성 충혈이 생기게 한다(J.G. Travell & Simons, 1983).

근막 통증유발점은 근육 혹은 근막에 통증이 있는 부위인데, 이 부위는 연관통을 일으키고 딱딱한 것이 만져지며, 얼음찜법, 허혈성 압박법, PNF법 등이 사용된다.

PNF (Proprioceptive Neuromuscular Facilitation)

PNF기법은 수축-이완(contract-relax), 그리고 상호 억제(reciprocal inhibition)를 활용하는 기법으로 5장에서 소개한 바 있고, 7장에서도 다루지만 연부조직 가동술과 함께 적용하면, 통증유발점을 이완시키는 데 효과적이다(Godges, Mattson-Bell, Thorpe & Shah, 2003). 이외에도 핫팩, 초음파, 전기자극도 자주 도수치료법을 보완하기 위해 자주 사용된다.

주의사항 (Precautions)

처치 전에 정확한 병력을 알아야 하고, 환자의 상태가 어떤 통증유발점 기법이 효과적일 것인지를 결정하기 위해 사정해야 한다. 통증유발점 치료는 반흔 조직의 유착에 대해서는 근막 제한처럼 효과적이지 못하다.

환자는 적절한 처치효과를 위해 이완되어야 한다. 스트레치는 주동근의 수축 없이 수동법으로 이루어져야 한다. 환자가 길항근을 분리할 수 있고 운동사는 환자 반응을 조정할 수 있다면 신장된 근육이 이완된 상태로 있는 한 길항근의 수축이 처치 결과를 좋게 할 수 있다. 냉은 너무 빨리 피부에 적용하거나 같은 부위를 반복적으로 적용하면 효과적이지 못하다. 스트레치는 느리게 적용하여 경련을 일으키지 않도록 하면서 동시에 너무 느슨한 것을 막아 원하는 결과가 나오도록 해야 한다.

근막 통증유발점의 원인은 기법을 잘 적용하여 상태가 좋아지도록 해야 하겠지만 특히, 원인이 자세 불량 혹은 만성 근육 스트레스라면 더욱 더 그렇다. 이런 경우에는 유연성과 근력 강화 운동, 환자 교육 및 지도를 통해 수정된다.

신경이나 혈관에 대한 장시간 동안 직접 압박하는 것은 피해야 한다. 허혈성 압박은 환자가 따끔거림과 마비감을 호소하면 중단해야 한다.

근에너지 (MUSCLE ENERGY)

다른 도수치료법과 같이 근에너지 기법은 접골(osteopathic) 기법에서 생겨났다. 원래는 Fred Mitchell, DO가 이 기법을 개발했고 다른 사람들이 약간 수정했다.

근에너지의 정의 (Definition of Muscle Energy)

Greenman(Greenman, 1996)은 "근에너지는 스포츠치료사가 주는 대응력에 대항하여 정교하게 조절된 방향, 다양한 강도로 근육을 수의적으로 수축하도록 유도하는 도수치료법이다"라고 정의했다. 특히, 관절의 오정렬(malalignment)을 교정하기 위해서 근수축을 사용한다. 근에너지는 직접 혹은 간접적인 기법으로 근육이 처치 결과를 만들어내도록 활성화된다는 것에 기초하고 있다. 직접 기법은 Travell과 Simons의 통증유발점 기법처럼 공격적이지 않아서 다소 환자들에게는 편안함을 주는 편이다.

근에너지 이론 (Muscle Energy Theory)

근에너지 이론은 관절 오정렬이 신체가 불균형되었을 때 생긴다는 전제에 기초하고 있다. 오정렬은 근경련, 약한 근육의 강한 근육에 의한 압도, 제한된 운동의 결과이다. 오정렬을 교정하는데 사용되는 수축 방법은 등척성, 단축성, 혹은 신장성 수축이다. 환자는 수축력의 정도를 조절하고 스포츠치료사는 처치 관절의 정렬을 교정하기 위해서 환자에게 저항을 제공한다.

오정렬에서 운동은 Mitchell이 규정한 소위 장벽(barrier)에 의하여 제한된다. 장벽은 ROM의 끝이 아니라, 수동적으로 움직여 갈 때 느껴지는 저항이다. 예를 들면, SLR(straight leg raise)에서 수동적으로 환자의 다리를 움직일 때, 햄스트링이 당겨지는 것을 느낄 수 있다. 힙이 전체 가동범위로 움직이더라도 햄스트링의 뻣뻣함 때문에 끝지점에 도달하기 전에 저항을 느낄 수 있다. 동작에서 저항이 느껴지는 정도는 얼마나 햄스트링이 굳어 있느냐에 달려 있다.

등척성 수축은 척추를 처치할 때 주로 사용하는 근에너지 기법인 반면에, 등장성 혹은 등척성 수축은 팔다리(사지, extremity)에 많이 사용한다. 근육 생리학의 원리를 간단하게 살펴본다면 근에너지 기법이 어떻게 작용하는지를 이해하는 데 도움을 얻을 수 있다. 환자가 외부 저항에 대해 수축할 때 수축하는 근육은 상호억제(reciprocal inhibition)라는 신경 반응을 보인다. 즉, 수축근은 척수와 피질 반사에 의한 골지건 기관과 근방추 시스템의 반응을 통해 길항근의 이완을 유도하고 협력근의 수축을 유발한다. 등척성 수축 후 길항근은 충분히 늘려도 될 만큼 이완된다. 이런 이완은 주동근과 길항근 사이에 지극히 정상적인 힘-대응력 균형을 가능하도록 하기 위한 수축근의 억제를 방해하기도 한다. 수동 스트레치와 함께 반복 수축을 병행하면 추가적으로 운동성이 좋아져 근육 균형이 개선된다.

이와 같은 근수축과 근 길이의 변화는 주위 근막과 결합조직에 영향을 미친다(Greenman, 1996). 기법이 능동적인 것이기 때문에 환자의 적극적인 참여도 요구되고, 근육 생리도 영향을 받아 운동 후 대사산물의 축적으로 인한 쓰라림(soreness)도 생기고 근막 길이도 변하는 결과가 나타난다. 그래서 환자에게 근육 쓰라림이 있을 것이라고 경고해 주고, 환자가 과도하게 큰 힘을 주거나 많은 활동을 하는 것을 피하도록 권고해준다. 사용되는 힘은 비교적 낮고 기법은 능동적인 운동과 수동적인 스트레치가 사용되기 때문에 이 기법에 대한 유일한 금기사항은 최근 혹은 아직 채 붙지 않는 상태의 골절이 있을 때이다.

근에너지 기법의 요소 (Components of Muscle Energy Technique)

근에너지 기법에 필요한 요소는 오정렬의 원인에 대한 정확한 평가와 최선의 치료법, 특정 관절의 위치, 환자에 의해 이루어지는 정밀한 능동 수축, 운동사에 의해 주어지는 대응력, 통증 없이 적용된 폄(신전, extension)에 의한 증가된 동작 범위가 그것이다. 적당한 근에너지 기법을 결정하기 전에 부정렬이 있는지, 원인이 무엇인지를 정확하게 평가하여야 한다.

일단 결함 수정에 도움이 되겠다고 판단되면 근에너지 기법을 적용하기에 가장 효과적인 위치를 선정해야 한다. 환자의 손상 부위는 장벽 끝에 두고 필요한 근수축법에 대한 지침을 환자에게 교육한다. 환자가 능동 수축을 하는 동안 정확한 방향, 시간, 크기의 적절한 저항력을 적용한다.

근에너지 기법은 관절 부정렬을 치료하는 데 사용된다. 이 기법은 스포츠치료사에 의한 대응력에 대해 환자의 정교하고 조절된 능동 수축, 그리고 이완, 수동 스트레치로 구성된다.

등척성 수축이 근에너지 기법에 활용된다. 등척성 근력은 단지 0.5kg 정도로 작다. 세지 않도록 해야 하되 지속적이라야 한다. 시간은 5~10초를 유지하고 근육의 길이가 변하지 않도록 한다.

등장성 수축의 경우는, 일정한 속도로 수축이 이루어지도록 대응력을 주어야 한다. 전체 가동범위로 움직이도록 충분하게 강하게 힘을 주어야 한다.

등척성이나 등장성 중 어떤 방식이든 수축 후 완전히 이완시킨 다음, 스트레칭을 시행하여 ROM을 넓히는 것이 중요하다. 수축 후 완전히 이완하게 하는 것은 불응기에 들어가도록 하여 적절한 스트레치 결과를 얻을 수 있다. 3~5회 정도가 적당하다. 3회 후가 효과가 가장 좋으며, 임상 연구결과, 5회 이상은 효과가 줄어든다고 한다.

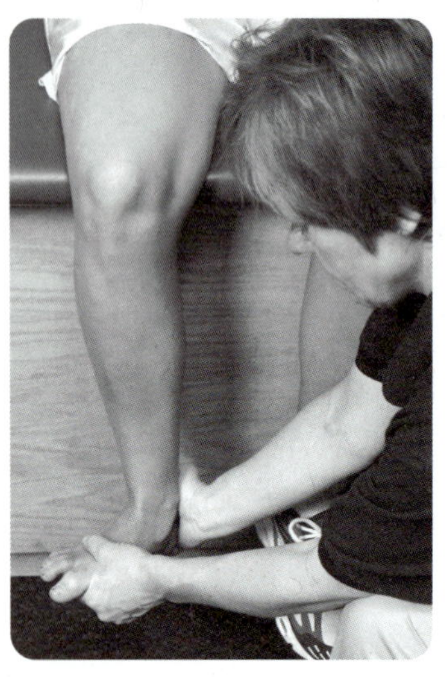

그림 6.16 무릎 폄을 회복하기 위한 근에너지 기법. 무릎 바깥돌림, 발목 등쪽굽힘 상태에서 무릎을 안쪽돌림시킬 때 부드러운 저항을 준다. 수축 후 이완하게 하고 무릎을 수동으로 장벽까지 바깥돌림시킨다.

적용 (Application)

근에너지 기법의 적용 사례는 많다. 첫 번째 예는 등장성 수축법이다. 전십자인대 재건술 후 재활을 하고 있는 농구 선수를 보자. ROM을 확보하기 위해 많은 방법을 써 보았지만 아직 완전히 펴지지 않는 상태이다. 이 문제를 해결하기 위한 가능한 방법을 알아내야 한다 :

1. **문제의 평가.** 폄 제한이 넙다리뼈(대퇴골, femur)에 대해 정강뼈(경골, tibia)의 바깥돌림(외회전, lateral rotation)을 제한하는 지를 확인한다.
2. **관절의 특정 위치.** 환자는 다리가 바닥에 닿지 않도록 걸터앉게 한다. 발목을 등쪽굽힘(배측굴곡, dorsiflexion)과 바깥돌림시켜 장벽까지 가도록 한다(그림 6.16).
3. **환자에 의한 정확한 능동 수축.** 환자는 안쪽 뒤넙다리근(슬괵근, hamstrings)을 수축하여 정강뼈를 안쪽돌림(내회전, medial rotation) 끝 위치까지 움직인다.
4. **적절한 대응력.** 환자가 뒤넙다리근을 수축하여 안쪽돌림하는 동안 부드럽고 조절된 운동이 5초 동안 진행되도록 저항을 준다. 저항을 주는 동안 올바른 운동면에서 운동하도록 안내해 준다.
5. **폄력.** 끝지점에서 정강뼈(경골, tibia) 먼쪽부를 멈추게 한 다음 이완시키도록 하고, 뒤넙다리근(슬괵근, hamstrings)이 완전히 이완할 때까지 기다린다. 그 다음 새로운 장벽이 느껴질 때까지 바깥돌림(외회전, lateral rotation) 방향으로 새로운 끝지점까지 당겨 늘린다. 이 기법을 3~5번 까지 반복한 다음 ROM을 다시 평가한다.

다음 예는 다른 선수와 충돌해서 오른쪽 앞쪽 골반 뼈에 타박상을 입은 축구 선수에게 등척성 수축을 적용한 경우이다. 타박상은 치료되었지만, 사타구니 통증이 오른쪽 다리로 내려와 여전히 통증을 호소하는 상태이다. 의사는 디스크 병은 아니라고 판정했지만, 문제는 골반에 있다고 했다. 평가와 처치가 필요한 상황이다 :

1. **문제의 평가.** 평가 결과, 오른쪽 위엉덩뼈에 약간의 염증이 있음이 확인되었고, 허리뼈 기능 이상에 대한 검사도 특별한 것이 없었다. 근에너지 기법이 적절한 치료법임을 확인하였다.
2. **특정 관절 위치.** 누운 자세에서 왼 다리를 숫자 4와 같이 만드는데 왼 무릎을 굽히고 힙이 벌림(외전, abduction), 굽힘(굴곡, flexion), 바깥돌림되도록 하여 오른 넙다리 위에 왼 발목을 올려 놓는다. 오른손을 오른쪽 앞위엉덩뼈가시(ASIS)에 두고 골반을 안정시키고, 왼손은 왼 무릎 안쪽에 둔다. 그리고 무릎에 충분한 힘을 주어 왼 힙의 바깥돌림 끝까지 움직이도록 한다.

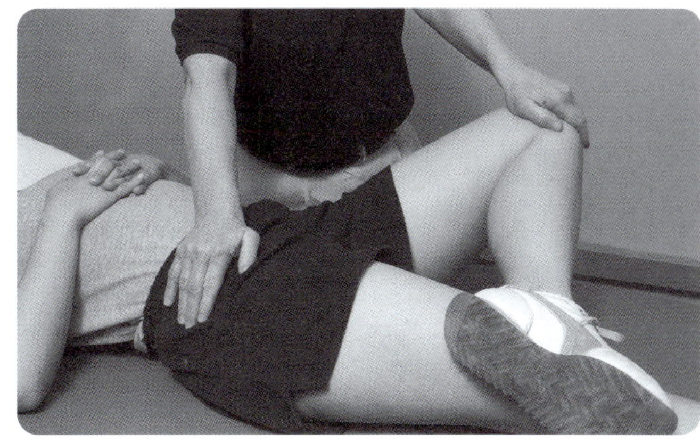

그림 6.17 근에너지 기법으로 엉덩뼈 틀림(inflare)을 교정하고 있다.

3. **환자에 의한 정확한 능동 수축력.** 무릎을 오른어깨 쪽으로 당기면서 다리를 안쪽돌림하라고 한다. 이 때 움직이지 못하도록 하는 등척성 저항력을 받는다. 시간은 5초에서 10초이다.
4. **적절한 대응력.** 환자가 발휘해야 할 저항력의 크기는 0.5kg 정도이다. 등척성 수축을 해야 하기 때문에 스포츠치료사가 주는 힘과 같게 하되 더 커지지 않도록 환자에게 알려 준다(그림 6.17).
5. **펌력.** 이전 예에서 처럼 가동 범위 끝부분에서 환자에게는 힘을 빼라고 일러주고 근육이 완전히 이완되었는지를 확인한 다음, 왼쪽 무릎을 치료대 쪽으로 밀어 새로운 장벽 쪽으로 바깥돌림 및 벌림시킨다. 이 과정을 3~5번 정도 반복한다. 마지막 회에는 가만히 있게 하고 힙과 무릎을 펴준다. 그리고 정렬과 통증을 재평가한다.

대부분의 근에너지 기법은 문제를 효과적으로 처치하기 위해 이어서 운동을 하는 것이 좋다. 근에너지 기법의 적용에 이은 능동 스트레치의 바른 사용에 의해 생기는 변화 기전을 이해해야 한다. 예를 들면, 위엉덩뼈 감염이 있는 축구 선수에게는 처치에서 취했던 자세와 비슷하게 스트레칭을 하도록 가르칠 수 있다. 또한 힙 바깥돌림 혹은 힙 모음근(내전근, adductor)을 강화하는 근력 운동과 스트레칭까지 이어지도록 할 필요가 있다.

근에너지는 척추와 엉치엉덩관절(천장관절, sacroiliac joint) 편에서 다시 다룬다. 거기에서 특수검사, 검사법, 그리고 근에너지 기법의 적용이 소개될 것이다.

다른 도수치료법들 (OTHER MANUAL THERAPIES)

언급했듯이 다른 도수치료법들도 많이 있다. 이 중 몇 가지만 소개한다.

긴장-반긴장 기법 (Strain-Counterstrain)

접골사(osteopath)인 Lawrence Jones가 다양한 기법을 변형하여 임상에서 적용시킨 후 1960년 경에 긴장-반긴장(strain-counterstrain) 기법을 개발했다(McPartland & Goodridge, 1997). 긴장-반긴장 기법은 "자세변화에 따른 일시적 이완(spontaneous release by positioning)" 이라고 불렀다가 나중에 "자세변화에 따른 이완(positional release)"으로 바뀌었다. 이 기법은 기능이상이 있는 분절을 움직이기 어려운 쪽보다는 편한 쪽에 두는 방법이기 때문에 간접적인 연부조직 처치법이라고 볼 수 있다.

이론 (Theory)

Jones 박사의 긴장-반긴장 기법의 목표는 압통점(tender point)을 없애는 것이다. 이 점은 누르면 아픈 작은 부분인데 피하, 근육, 힘줄, 인대 혹은 근막조직에 있다(Mesequer, Fernández-de-las Peñas, Navarro-Poza, Rodríguez-Blanco, & Gandia, 2006). Travell과 Simons의 통증유발점(J.G. Travell & Simons, 1983)처럼 이것들도 국소 통증유발점이긴 하지만, 연관통(referred pain)을 유발하지 않고 딱딱한 밴드도 없으며, 자율신경계 반응도 유발시키지 않기 때문에 통증유발점은 아니다(Mesequer et al., 2006). 스포츠치료사에 따라서는 압통점(tender point), 통증유발점(trigger point), 경혈점(acupuncture points) 모두 외상 혹은 기능이상으로 발생된다는 점에서 서로 비슷하게 보고 있다(D' Ambrogio & Roth, 1997). 명칭이 다른 이들 기법 각각의 목표는 조직 압통을 감소시키고 환자 컨디션을 좋게 하는 것이다(D' Ambrogio & Roth, 1997).

Jones 박사는 근막성 압통점(myofascial tender points)은 기능이상 때문에 생겨서 근방추로부터의 잘못된 신경출력을 일으켜 압통점 부위에 통증을 일으킨다고 설명했다. 신체 분절을 편한 위치에 두고 영향을 받은 근방추가 이완하게 된다. 편한 위치에서 다시 정상 위치로 천천히 가져가면 근방추 반사가 없어져 통증은 사라지게 된다(Stone, 2000). 압통점과 관련된 다른 압통점들도 있다. 그것들 중 몇몇은 인접한 곳에 있기도 하고 조금 멀리 떨어져 있기도 하다. 대부분은 기계적인 스트레스를 받는 조직에 위치하는데 확실하게 확인할 수 있는 곳은 자세로 인한 중력부담이 큰 부위이다(D' Ambrogio & Roth, 1997). 스포츠치료사는 이 부위를 확인할 수 있고 통증이 사라질 수 있도록 치료할 수 있어야 한다. Jones 박사는 수 년 동안 압통점 지도를 만들고 이것들을 없애기 위해 노력했다(Jones, Kusunose & Goering, 1995).

또 이동점(mobile point)이라는 것도 있는데 이것은 환자의 분절을 가장 편한 지점으로 수동으로 바꿨을 때의 위치를 의미한다. 이는 위치를 바꾸어갈 때 촉진할 수 있을 정도로 조직긴장이 늘어나는 위치이다(Lewis & Flynn, 2001).

처치 원리 (Treatment Principles)

기법을 적용하기 전에 환자에 대한 사정(assessment)이 필요하다. 병력을 통해 신체의 기능이상을 알 수 있다. 좋지 않은 자세로 장시간 앉아 있는 것, 급성 손상, 혹은 다리길이 차이와 같은 요인은 기능이상의 원인이 될 수 있다. 이러한 기능이상과 이 문제와 관련된 압통점들을 확인한다. 이상의 요인들이 확인되면 이동점(mobile point)과 압통점을 90초 동안 가볍게 압박해준다. 처치가 완료되면 환자는 천천히 세운다.

치료 효과를 좋게 하려면 이동점과 압통점 압박의 위치를 조심스럽게 조절할 필요가 있다. 다른 처치기법도 함께 쓴다면 치료 효과를 높일 것이다. 가장 민감한 압통점부터 먼저 처치하고 멀리 있는 것보다 인접한 압통점을 처치한다. 압통점들이 열을 지어 있을 때에는 가운데 것부터 먼저 처치하고 바깥에 있는 것을 나중에 처치한다(Stone, 2000).

긴장-반긴장 기법과 적용에 대한 연구결과가 출판되어 있다. 대부분은 한 개인의 통증감소나 ROM 개선에 관한 사례연구여서 크게 도움은 주지 못한다. 실험결과가 아니지만 참고할 수는 있다(Wong & Schauer, 2004).

긴장-반긴장 기법은 빨리 숙달할 수 있는 도수치료법이 아니다. Jones 박사는 긴장-반긴장 기법은 2년 동안 하루 8시간 정도 연습을 해야 익힐 수 있다고 말하고 있다(Stone, 2000).

롤핑 기법 (Rolfing)

Ida P. Rolf는 미국인으로 생화학 박사이다. 20세기 전반기에 활동했던 여성으로 당시로서는 드문 박사학위였다. 직업 외적으로 동종요법에 대한 관심을 키우는 한편, 스위스에서 수학과 원자 물리학을 공부하기도 했다. 급기야 그녀의 관심과 일은 "구조 통합(structural integration)"에 쏠리게 되었다. 1900년대 중반 경에 그녀의 처치 기법은 온 세상에 알려지게 되어 콜로라도 Boulder에 학교를 설립하기에 이르렀으며, Rolf로 알려진 기법을 연구하는 연구소가 5개나 두게 되었다. Rolf 박사의 관찰과 지식들을 담은 Rolfing 기법은 신체 운동의 접골 도수요법과 요가 조절, 그리고 생화학을 초월한 주제까지 다루고 있다.

이론 (Theory)

Rolf 박사는 Rolfing 기법은 근막(fascia)이 모든 조직과 신체 구조를 둘러싸고 있기 때문에 이것들이 변화되면 각 조직과 구조에도 영향을 준다는 사실에 기초하고 있다고 하였다. 그녀는 우리 몸은 중력에 의해 잡아당겨지는 수직선 주변이 중심이 됨을 관찰하였다. 몸은 정렬과 균형이 이루어진 상태에서 기능적으로 움직일 수 있을 때 가장 효율적이고 건강하다. 중력이 지속적으로 당겨 내리는 상태에서 스트레스와 손상은 당김이 몸을 정상 정렬에서 벗어나도록 유도하는 경우에 발생되며, 불균형(imbalance)도 일어나고 통증이 생기며 오정렬(malalignment)도 일어나 효율성이 저하된다. Rolf 박사의 철학과 기법의 목적은 자세를 개선시켜 호흡, 유연성, 근력, 협응력 등의 모든 기능이 정상 효율을 되찾는 것이었다.

중력과 신체는 일정하게 관련을 맺고 있다. 신체는 중력과 전쟁을 치루고 있으며 체력이 없으면 중력에게 패배하게 된다. 피로, 손상, 노령, 신체구성과 같은 요인은 불균형을 부추겨 중력과의 한 판 승부에서 패배를 가져오게 하는 것이다. Rolf 박사는 자세(form)와 기능(function)는 매우 밀접한 관계에 있다고 강하게 믿고 있다. 신체가 정상 기능으로 작동된다면 자세가 좋을뿐만 아니라 기능도 정상일 것이다(Smith, 2005). Rolfing 기법의 목표는 신체의 큰 해부학적 분절인 머리, 목, 어깨, 몸통, 골반, 다리를 중력선에 맞춰 잘 정렬시켜 구조와 기능면에서 각각을 다른 분절들과 조화롭게 통합시키는 것이다(Bernau-Eigen, 1998). Rolf 박사는 분절들의 통합은 정신적, 정서적, 영적 기능에도 좋은 영향을 미칠 것으로 믿고 있다(Bernau-Eigen, 1998).

마지막으로 Rolf 박사는 자신의 치료법은 몇 단계를 걸쳐 완성되는데 첫 번째 변화는 구조 변화가 일어나고 이어서 대사, 감정, 심리, 기능과 같은 영역의 변화가 수반된다고 확신하고 있다.

치료의 원리 (Treatment Principles)

구조 통합을 위한 처치 기법은 10개 과정(sessions)으로 구성되어 있는데 각 과정은 중심 주제(central theme), 목표(goals), 구조 변화 과정(sequence of structural intervention)으로 진행된다(Smith, 2005). 10개 과정은 다시 기초(sleeve), 코어(core), 통합(integrating)의 3과정으로 분류된다.

처치 목표는 모든 면(plane)에서 신체의 균형을 잡고 재정렬시키는 것이다. 이 목표가 달성되면 통증은 없어지고 불균형은 해소되어 더 효율적으로 기능하게 된다. 기초 과정은 호흡(respiration), 다리/발을 통한 균형, 전후면(sagittal) 균형의 3개 과정을 포함한다. 코어과정은 코어 기초(다리의 중간선), 복부(골반균형을 위한 엉덩허리근), 엉치뼈(머리에서 발로의 체중전달), 머리와 신체에 대한 머리의 관계(뒤통수뼈-꼬리뼈, 머리와 신체의 관계)의 4개 과정으로 구성되어 있다. 마지막으로 통합과정은 상체와 하체의 균형을 다루는 2개 과정, 전체 시스템을 통한 균형을 다루는 1개 과정으로 구성된다.

각 과정의 목표는 서로 다르지만 점진적이다(Bernau-Eigen, 1998) :

과정 1 : 표피 하 근막 이완

과정 2 : 발과 다리에 있는 근막 면(plane)을 자유롭게 들어 올려 재구성

과정 3 : 외측 정렬의 재구성, 표부와 심부 근막층 처치 사이의 중간 과정

과정 4, 5, 6 : 척추에 가장 가까운 심부 근막 이완, 골반 및 허리 구조의 균형

과정 7 : 머리와 목의 균형

과정 8, 9, 10 : 표부, 중간, 심부 근막층이 함께 작용하고 통합

Rolf 박사는 중력이 근막을 짧게 만드는 경향이 있기 때문에 Rolfing 기법을 통해 근막을 길게 늘려야 한다고 생각했다. 그래서 평가를 통해 짧아진 분절을 확인한 다음 근막제한을 없애기 위해 부드럽게 압력을 주어 근막을 잡고 미는(firm stroke) 기법을 적용하게 된다. 이 기법은 "약간 불편한(mildly uncomfortable)" 느낌을 준다(Molinary, 2006). 이 기법 외에 전달되는 것은 능동 신장법(active stretch), 잘못된 운동패턴이나 불균형을 더 잘 느끼도록 하여 신체분절의 제대로 정렬하게 하는 방법, 그리고 잘못된 것들을 바꾸고 개선시킬 수 있는 방법 등이 있다. 변화는 개인에 따라 다르지만 공통적으로 키가 커졌다, 기분이 좋아졌다, 힘이 좋아졌다, 유연해졌다, 부드러워졌다, 덜 피로해졌다, 자신감이 높아졌다 등으로 나타난다.

관절가동술 (JOINT MOBILIZATION)

관절**가동술**은 제한된 관절에 가장 일반적으로 쓰이는 기법이다. **도수치료법**(manipulation)과 가동술은 새로운 것이 아니다. 히포크라테스(466–355 B.C.)도 이 방법을 사용하여 치료했는데 뼈와 관절을 도수법으로 처치한 기록이 전해지고 있다. 오늘날 카이로프랙터들은 대부분 임상에서 주로 사용하고 있다.

오랫 동안 도수치료법과 관절가동술에 대한 다양한 시도가 개발되었다. 최근 여러 학교에서 Geoffrey Maitland(Maitland, 1991), Freddy Kaltenborn(Kaltenborn, 2002), James Cyriax(Cyriax, 1982), James Mennell(Mennell, 1964), 그리고 Stanley Paris(Paris & Patla, 1988) 등의 이론을 가르치고 있다. 표 6.1은 이들이 사용한 방법들의 차이점을 보여주고 있다.

관절가동술의 정의 (Definition of Joint Mobilization)

관절가동술은 도수치료법과 연결선 상에 있다. 서로 수동적으로 관절을 운동시키며 가동술은 환자가 조절 가능한 속도를 이용하지만 도수법은 운동을 멈출 수 없는 속도를 이용한다. 가동술은 스포츠치료사가 이용하고, 도수치료법은 카이로프랙터들이 이용하는데 여기에서는 다루지 않는다.

관절 운동 (Joint Motion)

관절 운동에는 **생리적 관절 운동**(physiological joint motion)과 **보조적 관절 운동**(accessory joint motion)이 있다. 생리적 관절 운동은 환자가 수의적으로 할 수 있는 굽힘(굴곡, flexion), 폄(신전, extension) 등의 운동을 말하고 보조적 관절 운동은 정상 관절에서 일어나지만, 스스로 움직이거나 조절할 수 없다.

보조적 관절 운동에는 관절 움직임(joint play)과 요소 운동(component motion)이 있는데 둘 다

표 6.1 도수치료법에 대한 철학 비교

제안자	주요 차이점
James Cyriax (Cyriax, 1982)	검사 시 잘못된 구조를 확인하기 위해 선택적인 장력 기법을 사용한다. 연부조직 마사지의 필요성을 강조하고 통증유발점 처치 시 자주 주사요법을 사용한다. 디스크는 요통의 주원인이며 신경원 압박 이완을 위해 디스크를 움직이는 비특이적 척추 기법을 사용한다.
Freddy Kaltenborn (Kaltenborn, 2002)	관절운동학. 기법들은 근기능과 연부조직의 변화를 유도하여 확인된 기능손상을 회복시키기 위해 적용된다. 기법은 선택적으로 적용할 수 있고 매우 특이적으로 사용된다.
Geoffrey Maitland (Maitland, 1991)	주관적 증상이나 평가자의 객관적인 사정결과를 바탕으로 주로 수동적인 보조적 운동(accessory motion)을 사용하여 기능을 회복한다. 진동운동을 주로 선택하고 기법은 대상에 따라 다르게 적용하고 재발 방지가 목표이다.
James Mennell (Mennell, 1964)	관절 움직임(joint play)이 정상 기능회복을 위해 필수 처치요소라고 믿는다. 정상 ROM의 회복에 대한 보조 관절운동의 중요성을 강조한다. 기법은 척추보다는 팔다리에 더 중점을 둔다.
Stanley Paris (Paris & Patla, 1988)	관절이 잘 움직이도록 하기 위해 카이로프랙틱과 접골법을 선택적으로 사용한다. 통증을 처치기준으로 삼지 않는다.

정상 가동 범위로 회복되는 데 필요한 것들이다. 요소 운동은 캡슐성이 아니고 생리적 관절 운동에 의해 만들어지는 운동이다. 어깨 굽힘 시 빗장뼈(쇄골, clavicle)의 돌림(회전, rotation)은 요소 동작의 예이다. 관절 움직임(joint play)은 관절 내에서 일어나고 관절주머니의 느슨함에 의해 결정된다. 손가락을 잡고 비틀면 손허리손가락관절(중수지절관절, metacarpophalangeal joint)에서는 관절 움직임을 느낄 수 있다.

관절 운동학 (Arthrokinematics)

관절운동학은 관절을 이루는 뼈들 사이에서 일어나는 움직임을 다루는 학문이다. 관절에서는 구르기(roll), 미끄러지기(slide or glide), 돌기(spin), 누르기(compression), 떼어당기기(distraction)와 같이 5가지 형태의 운동이 일어난다. 이것들은 관절의 가동범위가 더 커지도록 하며 적절한 관절 움직임(joint play)이 함께 일어난다. 이것들을 이해해야만 관절가동술이 어떻게 이루어지고 어떻게 적용되는지를 알 수 있다.

대부분의 관절 표면을 보면 볼록하거나 오목하게 혹은 둘 다 같이 있는 경우가 대부분이다. 한 쪽은 오목하고 다른 한 쪽은 볼록한 관절은 *난형(ovoid)*(그림 6.18a)이라고 하고, 한쪽 방향은 볼록하고 다른 방향을 오목한 표면을 가졌고 볼록한 면과 오목한 면이 서로 물려 있는 형태가 말 등에 얹는 안장처럼 생겼다 하여 *안장형(saddle)*이라고 한다(그림 6.18b). 관절 형태에 따라 관절 운동이 달라진다.

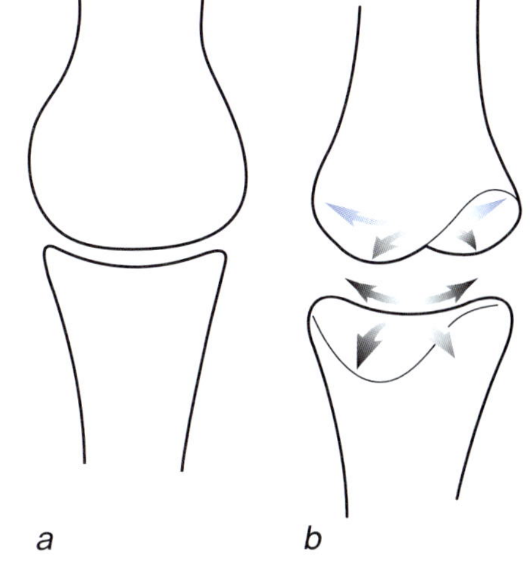

그림 6.18 관절면; *(a)* 난원형, *(b)* 안장형.

구르기 (Roll)

구르기는 한 쪽 관절면의 지점들이 다른 관절의 지점들과 새롭게 만나는 관절 움직임을 말한다(그림 6.19). 구르기는 정상적인 관절에서 미끄러지기나 돌기와 함께 일어난다. 구르기는 뼈가 움직이는 방향과 같은 방향으로 일어난다.

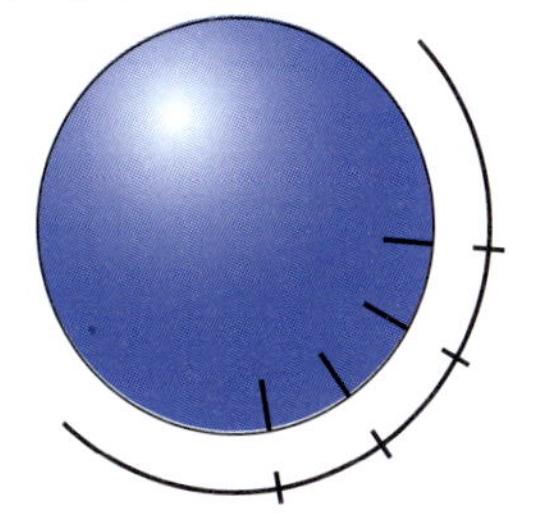
그림 6.19 구르기 : 한 면상의 특정 지점들이 다른 면의 지점들과 새롭게 만난다.

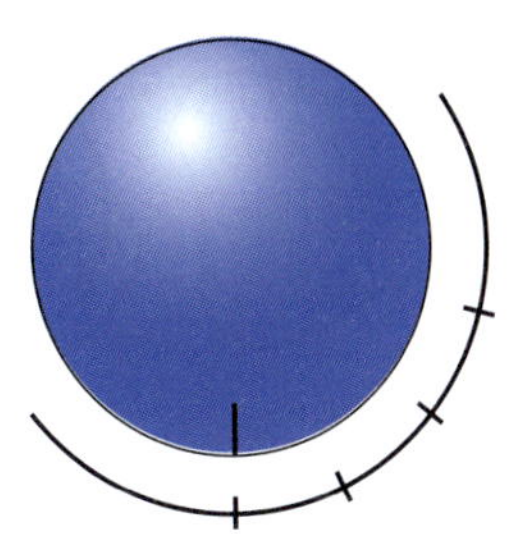
그림 6.20 미끄러지기 : 한 면의 한 지점이 다른 면의 새로운 지점들과 만난다.

미끄러지기 (Slide)

미끄러지기는 한 면의 한 지점이 다른 면의 새로운 지점들과 만나는 관절 움직임을 말한다(그림 6.20). 구르기와 마찬가지로 미끄러지기도 대개 정상 관절에서 단독으로 나타나지 않는다. 수동적인 관절가동술으로 미끄러지기를 적용할 때는 활주법(glide)이라고 부른다. 관절이 일치할수록 활주법에 대해 더 잘 반응한다. 미끄러지기와 구르기는 함께 일어나고 움직이는 뼈의 모양에 따라 때로는 같은 방향으로, 때로는 반대 방향으로 움직인다.

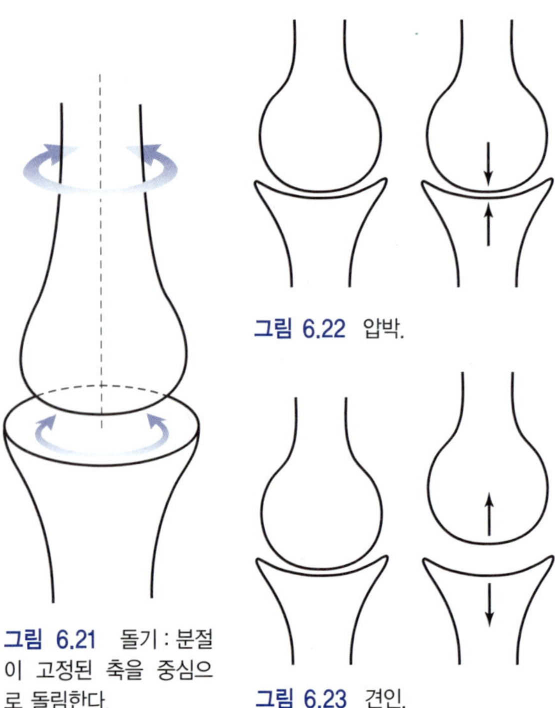

그림 6.21 돌기 : 분절이 고정된 축을 중심으로 돌림한다.

그림 6.22 압박.

그림 6.23 견인.

돌기 (Spin)

돌기는 한 쪽 뼈가 고정된 뼈의 축을 중심으로 돌아가는 것을 뜻한다(그림 6.21). 돌기도 구르기나 미끄러지기와 함께 나타난다.

누르기 (Compression)

압박은 그림 6.22와 같이 두 관절 사이의 공간을 좁히는 것을 뜻한다. 관절 사이의 공간이 좁아지면 안정성이 높아지며 통상적인 근수축 시에 압박 현상이 수반되고 어떤 경우에는 관절이 움직이는 방향으로 구르기가 생기기도 한다.

떼어당기기 (Distraction)

떼어당기기는 그림 6.23과 같이 두 관절의 사이의 거리를 늘리는 것을 말한다. 가볍게 당기면 아픈 관절은 통증이 사라진다. 떼어당기기는 구르기, 미끄러지기 등과 연계해서 관절낭을 늘리기 위해 사용된다.

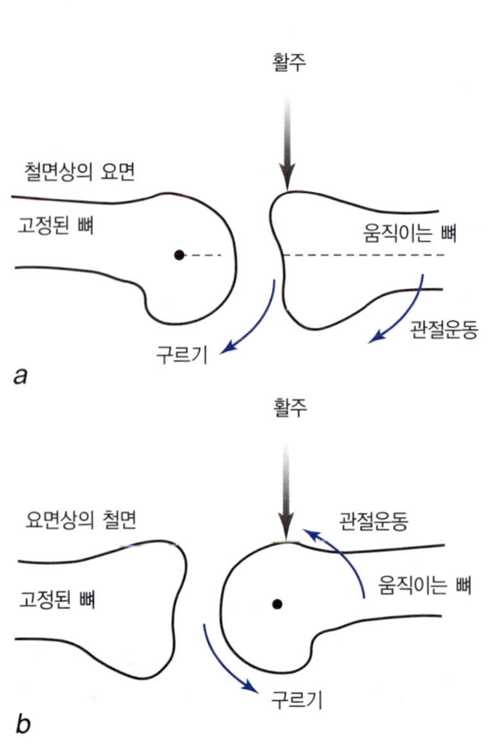

그림 6.24 관절면에 대한 요철법칙.
(a) 요철 법칙 : 활주 가동력은 뼈 운동과 같은 방향으로 적용된다. *(b)* 철요 법칙 : 활주 가동력은 뼈 운동과 반대 방향으로 적용된다.

요철 법칙 (Concave and Convex Rules)

관절 형태와 요철 법칙(concave and convex rules)은 정확한 가동 기법을 적용하는 데 필요하다(그림 6.24). 이 법칙의 전제 조건은 관절의 한 쪽은 고정되어 있고 다른 면이 움직이는 상황이다. 요철법칙은 요면이 움직이는 경우, 미끄러지기는 뼈의 운동 방향과 같은 방향으로 일어나고(그림 6.24), 철면이 움직이는 경우에는 미끄러지기는 뼈의 운동 방향과 반대 방향으로 일어난다. 예를 들면, 넙다리(대퇴, femoral)가 무릎 위에 고정된 상태에서 정강뼈(경골, tibia)가 폄(신전, extension) 상태에서 굽힘(굴곡, flexion) 상태로 움직이면 정강뼈의 요면이 뒤쪽으로 미끄러지게(slide) 된다. 대조적으로, 요면인 어깨의 관절와를 고정시키고, 팔을 벌림(외전, abduction)하면 철면인 위팔뼈머리(상완골두, humeral head)는 반대로 아래쪽으로 미끄러진다. 즉, 무릎의 굽힘을 늘리고 싶다면 정강뼈에 대한 가동력은 앞쪽에서 뒤쪽으로 가해져야 한다. 폄을 늘리고 싶다면, 뒤쪽에서 앞쪽으로 가해져야 한다. 한편, 어깨의 경우, 굽힘을 증가시키고 싶으면, 앞쪽에서 뒤쪽으로 가동력이 주어져야 한다.

관절 운동의 낭 패턴 (Capsular Patterns of Motion)

5장에서 언급했듯이, 모든 관절은 정상적인 가동 범위가 있는데, 여러 가지 원인에 의해서 그것이 제한될 수 있다. 관절낭 내에서 가동 범위가 제한되면 특별히 특징적인 변화가 나타나게 되는데 이를 **낭 패턴**(capsular pattern)이라고 한다. 표 6.2에는 대부분의 관절에서 나타나는 낭 패턴을 제시해 주고 있다. 관절의 가동 범위를 검사할 때, 정상 각도와 낭에 의해 제한되는 패턴을 알아야 한다. 낭 패턴이 있을 때 이 문제가 해결되기 전까지는 가동 범위는 제한된 상태로 남게 된다. 낭 패턴은 최소한 운동 손실의 한 형태이기 때문에 관절가동술에 의해 처치되는 것임을 의미한다. 비낭성 패턴은 낭 이외의 구조가 가동 범위를 제한하고 있는 것이고 관절가동술은 도움을 주지 못한다.

관절 가동의 효과 (Effects of Joint Mobilization)

최근 기법 중에서 관절가동술이 과학적인 효과검증 자료가 가장 많이 확보되었다. 척추(Flynn, Wainner & Fritz, 2006), 다리(Konradsen, Holmer & Sondergaard, 1991; van der Wees et al., 2006), 팔(Johnson, Godges, Zimmerman & Ounanian, 2007)에 문제가 있는 환자들에 대한 연구들은 관절가동술의 이점을 보여주었다. 그리고 이와 일치하는 많은 긍정적인 보고서도 있었다. 효과에 대한 배경을 정확하게 검증된 것은 아니지만, 유효한 생화학적, 생리학적 혹은 생체역학적 결과들이 있다고 확신하고 있다.

신경생리학적 효과 (Neurophysiological Effects)

관절가동술이 어떻게 통증을 해소하는지를 보여주는 증거는 없지만, 일부 자료는 통증을 없앨 수 있다고 보고하고 있다. 한 가지 이론은 관절가동술이 통증관문설 기전을 촉진한다는 설이다 (Vicenzino, Collins, Benson, & Wright, 1998). 작은 진폭의 진동(oscillation)은 기계수용기를 자극하여 통증자극을 척수와 뇌간으로 전달하지 못하도록 한다는 것이다. 작은 진폭과 부드러운 관절가동술은 근경련과 근방호에 영향을 준다(Brander & Stulberg, 2006). 통증 자극을 억제하면 근육은 이완하게 된다.

영양학적 효과 (Nutritional Effects)

당기기 혹은 작은 미끄러지기 가동은 관절 내에서 활액을 움직이게 한다(Yoder, 1990). 관절 내에서 혈관이 없는 연골은 윤활액(활액, synovial fluid)의 움직임에 의해 영양 공급이나 찌꺼기 등을 제거한다. 부종이나 통증이 있는 관절가동술에 의한 관절 운동이 영양소의 교환을 개선시켜 부종이나 고정에 의한 나쁜 영향을 예방해준다.

기계적 효과 (Mechanical Effects)

관절가동술을 좀 더 공격적으로 하면 잘 움직이지 않던 관절의 움직임을 개선시킬 수 있다 (Michlovitz, Harris & Watkins, 2004). 가동 범위가 비정상적이고 장기간 움직이지 않았던 관절은 콜라겐 질이 유착되고 결합 조직이 두꺼워져 있게 마련이다. 관절가동술은 콜라겐 질을 늘려서 가소 범위의 한계를 넘어 조직 가동성을 확장시켜 주기 때문에 관절의 가동성이 개선된다. 또한 낭 조직을 늘리고 유착을 효과적으로 느슨하게 혹은 깨뜨려 가동성을 높이게 된다(Kaltenborn, 2002).

표 6.2 낭 패턴

관절	낭 패턴
어깨 관절	바깥돌림이 벌림보다 더 제한된다. 벌림은 안쪽돌림보다 더 제한된다.
팔꿈치 아래팔	굽힘은 폄보다 더 제한된다. 뒤침과 엎침은 몸쪽/먼쪽 노자관절에서 같은 정도로 제한된다.
손목	굽힘과 폄은 같은 정도로 제한된다.
손가락	엄지의 손목손허리관절의 벌림은 모음보다 더 제한된다. 손허리손가락관절 및 손가락관절의 굽힘은 폄보다 더 제한된다.
힙	안쪽돌림은 굽힘보다 더 제한된다. 굽힘은 벌림보다 더 제한된다. 폄과 벌림은 같은 정도로 제한된다. 일반적으로 바깥돌림은 제한이 없다.
무릎	굽힘은 폄보다 더 제한된다.
발목 발목관절 목말밑관절	바닥쪽 굽힘은 등쪽 굽힘보다 더 제한된다. 안쪽번짐은 가쪽번짐보다 더 제한된다.
발 및 발끝 제1 발허리발가락관절 제2-5 발허리발가락관절 발가락뼈사이관절	폄은 굽힘보다 더 제한된다. 다양하다. 폄은 굽힘보다 더 제한된다.
허리뼈	왼쪽 후관절면의 제한적이라면 : 앞쪽 굽히기는 왼쪽으로 기울어진다. 오른쪽 옆 굽히기는 제한적이다. 왼쪽 옆 굽히기는 양호한 편이다. 왼쪽 돌림은 제한적이다. 오른쪽 돌림은 양호한 편이다.
목뼈	왼쪽 후관절면의 제한적이라면 : 앞쪽 굽히기는 왼쪽으로 기울어진다. 오른쪽 옆 굽히기는 양호한 편이다. 왼쪽 옆 굽히기는 비교적 양호한 편이다. 왼쪽 돌림은 비교적 양호한 편이다. 오른쪽 돌림은 대부분 제한적이다.

CMC(carpometacarpal) = 손목손허리관절; MCP(metacarpophalangeal) = 손허리손가락관절; IP(interphalangeal) = 손가락뼈사이관절; MTP(metatarsophalangeal) = 발허리발가락관절.

관절에서 나는 소리 (Cavitations)

때때로 가동 기법을 적용할 때 혹은 관절 운동이 일어날 때 소리가 나는 경우가 있다. 이 소리를 관절음(cavitation)이라고 한다(Unsworth, Dowson & Wright, 1971). 장력이 활액 관절에 가해지면 압력은 증가되고 활액 내의 가스는 확산된다. 퍼져 있던 가스가 방울로 되었다가 터질 때 관절 공간은 확장된다. 가스 방울이 터질 때 소리를 만든다(Corrigan & Maitland, 1989). 다시 만들어질 때까지 약 30분 정도 걸리는데 이 기간 동안 소리가 나지 않는다(Unsworth et al., 1971). 초기에는 가스가 질소라는 주장도 있었지만, 현재는 이산화탄소라고 알려져 있다.

소리가 난 다음에는 관절의 가동성은 개선된다. 압력 증가에 따른 낭의 팽창과 기계수용기에 대한 억제성 자극에 의해 주변 근육들이 반사적으로 이완되었기 때문인 것으로 보인다(Paris & Patla, 1988). 이처럼 관절 가동성이 증가하는 것은 이점도 있지만 단점도 있다. 가동성이 적은 관절에는 좋지만, 가동성 큰 관절에는 관절이 더 느슨해짐에 따라 근조(muscle tone)가 감소되어 이전보다 더 많은 스트레스와 통증을 보이게 된다; 근육은 반사적으로 긴장이 올라가 추가적인 불편감이 나타난다. 소리가 등이나 목에 나는 경우에는 일시적으로 통증이나 불편감이 사라지는 경우가 있는데 Paris와 Patla(1988)는 그런 소리는 디스크 손상의 위험을 증가시킨다고 하였다. 척추에서 소리가 반복적으로 나면 관절은 이전보다 더 불안정해진다. 반대로 손가락에서 나는 것과 같이 사지에서 반복적으로 나면, 관절낭은 결과적으로 두꺼워져서 관절은 더 뻣뻣해지게 된다.

관절가동술의 적용 (Application of Joint Mobilization)

관절을 가동시키기 전에 정상 관절에서 일어날 수 있는 힘과 진폭을 확인한다. 이런 문제들은 다음 장에서 다룰 것이다.

움직임 단계 (Grades of Movement)

Maitland(Maitland, 1991)는 관절가동술에서 사용되는 움직임 단계를 I, II, III, IV 단계로 구분하였다. 도수법(manipulation)은 V단계이다. 단계의 구분은 움직임의 크기를 기준으로 하였고 움직일 수 있는 범위 내에서 힘을 적용한다. 단계 I과 단계 IV는 작은 진폭으로 범위 시작과 끝 부분에서 시행되는 움직임이다. 단계 II와 III은 큰 진폭의 움직임이다. 단계 II는 가동 범위 끝 지점까지 가지 않지만, 단계 III은 가동 범위 끝까지 움직인다. 서로 중복되는 부분도 있다(그림 6.25). 단계 V는 도수법으로 대개 작은 진폭의 가동 범위 한계를 넘어서 힘을 적용(thrust)한다.

각 단계 내에서 움직임의 크기는 특정 관절이나 해당 관절 내에서의 가능한 움직임에 따라 달라진다. 예를 들면, 정상적인 어깨 관절은 비정상적인 어깨보다 더 큰 단계 I, II, III, IV를 가질뿐만 아니라 손허리손가락 관절보다는 확실히 더 큰 움직임 범위를 가진다.

단계 I과 II는 관절의 통증을 완화시키는데 사용한다. 이 구간에서 적용되는 진동법(oscillation)은 관절의 기계수용기를 자극하여 통증 수용기가 중추로 입력되는 것을 억제하게 된다(Maitland, 1991). 단계 I과 II는 단계 III이나 IV를 적용하기 전이나 후에 사용한다. 이전에 하는 것은 이완을 목적으로 하고 이후에 하는 것은 강한 가동술을 시행한 후의 불편감을 해소하기 위해 사용한다.

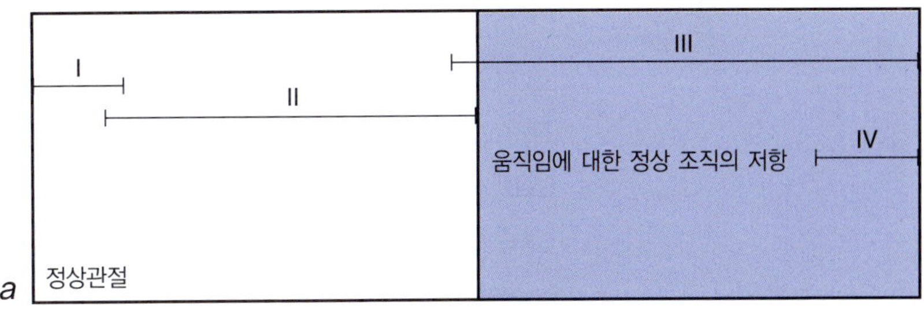

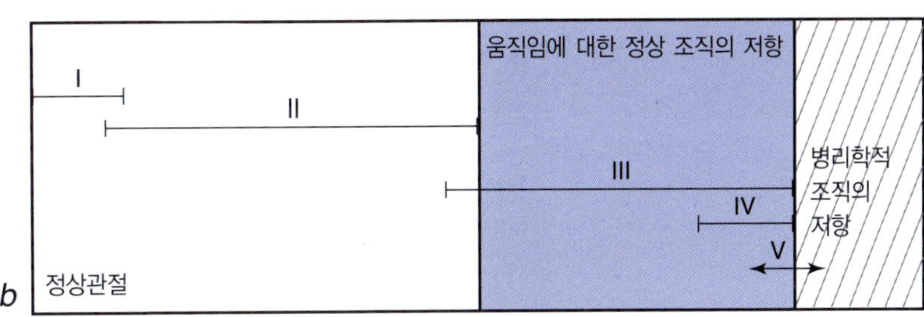

그림 6.25 정상 및 비정상 관절에서 단계별 운동범위 : 단계 I과 II는 움직임의 한계치까지는 도달하지 않는다. 단계 III과 IV는 움직임의 한계치까지 도달한다. 단계 I과 IV는 진폭이 작고, 단계 II와 III은 진폭이 크다.
Adapted from G. Maitland, 1991, *Peripheral manipulation,* 3rd ed.(Woburn, MA : Butterworth-Heinemann).

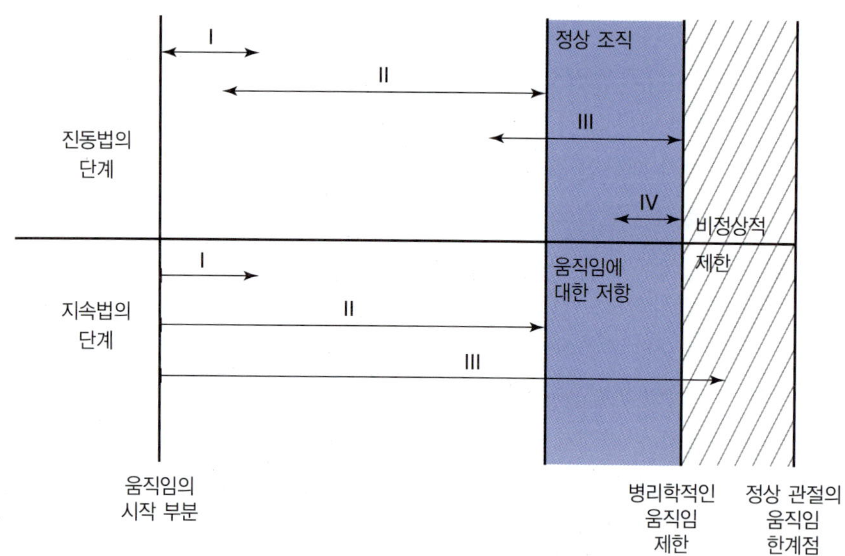

그림 6.26 지속법과 진동법의 단계.

단계 III과 IV는 관절 움직임을 크게 하기 위해 사용한다. 이 단계들은 관절을 제한하는 낭과 결합조직을 늘려 준다(Maitland, 1991). 다소 불편감이 크기 때문에 꼭 하지 않아도 된다.

진동법은 대부분의 경우 여러 단계와 같이 사용된다. 지속법도 마찬가지이다. 지속법은 I, II, III단계만 있다. 이 단계는 약간 진동법과 다르다. 단계 II는 저항의 마지막 지점까지 가고, 단계 III은 관절을 완전히 늘려 정상 관절의 한계점까지 가져간다(그림 6.26). 진동법이 더 많이 쓰인다.

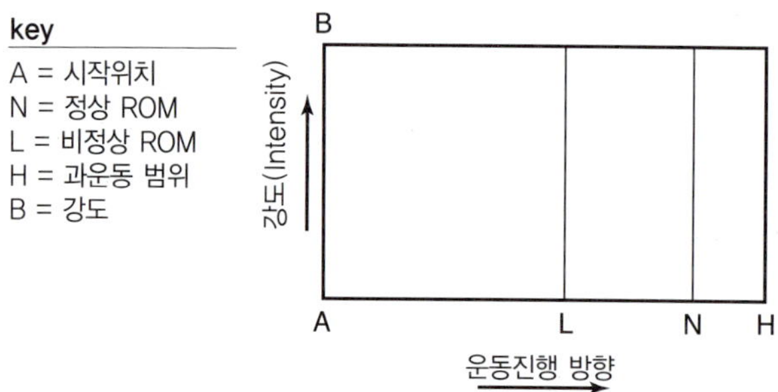

그림 6.27 움직임 모식도

움직임 모식도 *(Movement Diagram)*

움직임 모식도는 어떤 단계를 선택할 때 도움을 받을 수 있는 시각 자료이다. 생리 혹은 보조 운동이 나타나 있다(그림 6.27). 그림에서 **AN**은 정상 가동 범위이고, **A**는 시작 부분, **N**은 정상 한계점, **L**은 비정상 한계점, **H**는 과운동 범위점, **B**는 기법의 강도이다.

환자가 통증을 호소하는 위치에 표시를 한다. 그림 6.28에서 **P**는 가동 범위에서 통증이 발생되는 위치와 강도를 나타낸 것이다. $\mathbf{P_1}$은 통증이 시작되는 위치이고, $\mathbf{P_2}$는 동작의 마지막에 느끼는 통증의 강도이다. $\mathbf{R_1}$은 관절을 수동적으로 움직일 때 처음으로 저항을 느낀 위치이고, $\mathbf{R_2}$은 동작의 마지막 부분에서 느낀 저항의 크기이다. **P**커브는 **A**에서 시작하고 수직 축에 세로로 높은 위치에 있는데 통증의 강도와 일치한다. 통증이 약하면 표시는 수직(**AB**)선 상의 낮은 위치에 있게 된다. 통증이 중간 정도이면, 표시는 더 높은 위치에 있게 된다(그림 6.28b). 통증이 동작의 50% 수준에서 시작되면 $\mathbf{P_1}$은 **AL**선의 중간 지점에서 있게 된다(그림 6.28a). 통증이 움직임에 따라 점점 커지면 선은 점차 증가하는 형태가 된다. 그러나 통증이 갑자기 시작하면 선은 가파르게 된다.

R의 위치는 관절을 수동적으로 움직여 갈 때 처음으로 제한이 느껴지는 곳이다. 제한이 갑자기 시작되면 가파르게 증가하는 선이 된다. 제한이 점진적이면 부드럽게 증가하는 선이 표시된다.

움직임 모식도가 완성되면 통증 혹은 제한의 시작 위치를 잘 알 수 있어 처치 계획을 쉽게 짤 수 있다. 통증이 심하지 않으면, 처음 제한이 있는 지점을 처치 대상으로 삼을 수 있다. 그러나 통증이 저항보다 더 심하고 빠르게 나타나면 통증은 제한이 처치되기 전에 먼저 완화되어야 한다.

관절가동술과 각 단계를 이해하고 촉진하는 기술과 통증과 저항을 평가하는 능력이 생길 때까지는 종이나 머리로 모식도를 그려보는 것이 좋다. 그렇게 하면 어떤 처치를 먼저 해야 하는지, 그리고 어떤 가동술이 더 적당한지를 알 수 있게 된다.

정상 관절 가동 (Normal Joint Mobility)

정상과 비정상적인 관절의 가동의 결정은 환자에 실제로 해보는 연습과 친숙성이 필요하다. 관절 가동은 손으로 하는 것이기 때문에 접촉감을 키워야 특정 관절이 정상인지를 알 수 있다. 정상 관절을 자주 만져 보아야 비정상을 구분해낼 수 있다는 뜻이다. 어깨 관절은 정상적인 가동성을 보이지만 손목은 아닐 수도 있다.

정상적인 가동성은 사람마다 다르고 연령, 질병, 스포츠, 그리고 포지션 등에 따라서도 매우 다르다. 예를 들면, 40세 남자는 허리의 가동성이 15세 아들과 같지 않다. 똑같이 정상 가동성을 보인다 하더라도 아버지에게는 정상인 것이 아들에게는 아닐 수 있다. 연령은 관절의 가동성이 정상임을 결정하는 데 중요한 단서가 된다.

종목이 다른 스포츠 선수도 가동성의 정도가 다르다. 그래서 처치되는 관절을 반대쪽과 비교하는 것이 필요하다. 그래야만 해당 개인의 관절이 정상임을 확인할 수 있다. 예를 들면, 야구 투수는 미식축구 라인맨과 비교하면 어깨관절(견관절, shoulder joint)이 지나치게 유연하다. 발레리나는 투포환 선수보다 엉덩관절(고관절, hip joint)이 매우 유연하다. 그래서 정상적인 관절 가동성을 결정할 때 스포츠마다 요구되는 관절의 가동 정도가 있으며, 또, 스포츠 종목 내에서 포지션도 고려해야 한다.

낭의 느슨한 정도 (Closed-Packed and Loose-Packed Positions)

관절면의 상대적인 위치가 관절 가동 기법을 적용하기 전에 고려되어야 한다. **조여 있는 관절위치**(close-packed position)에서 관절면은 다른 면과 서로 잘 맞물려 있는 상태이다(표 6.3, p. 200). 볼록면은 반대 오목면과 꽉 묶여 있다. 인대와 낭은 단단하고 관절면은 당겨도 쉽게 벌려지지 않는다. 처음에는 관절을 조여 있는 위치에 두고 가동술을 적용하지 않는다. 그러나 다른 관절을 가동시킬 때 이웃하는 관절을 고정시켜야 할 경우에 사용하기도 한다. 예를 들면, 몸쪽 손가락 관절을 가동시킬 때 손허리손가락관절(중수지절관절, metacarpophalangeal joint)을 완전히 펴서 꽉 조인 위치를 만들어 몸쪽 분절을 안정시킨다.

낭이 **느슨한 위치**(loose-packed position)는 조여있는 위치를 제외한 어떤 위치이다. 관절면이 완전히 붙어 있지 않고 약간 느슨한 상태이다. 검사와 초기 가동은 가장 느슨한

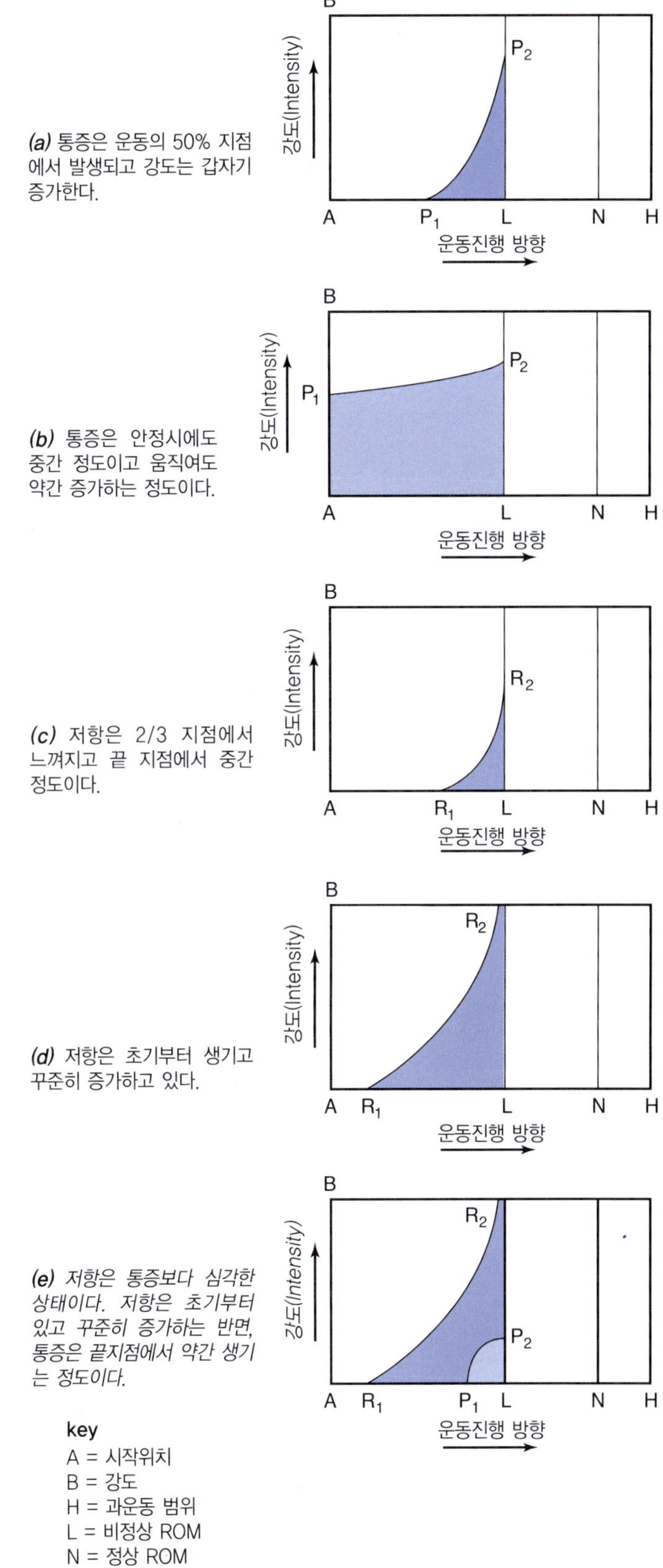

그림 6.28 모식도 상 통증 및 저항의 발생시점.

낭의 위치에서 해야 한다. 이 위치는 안정 상태의 관절 위치이다. 일반적으로 관절운동의 양끝은 조여진 낭 상태이고 중간 부분은 느슨한 상태이다.

시행지침 (Indications)

가동술을 적용하여 효과를 볼 수 있는 경우는 첫 번째로 관절에 통증이 있는 경우이다. 진동법으로 단계 I과 II를 시행하면 통증은 완화된다(Maitland, 1991). 두 번째는 ROM이 떨어지는 관절인데 관절 움직임의 낭 패턴에 따라 확인할 수 있고 반대쪽 관절보다 더 작은 ROM 각도를 보인다. 단계 III과 IV를 시행하면 가동성이 개선된다(Maitland, 1991).

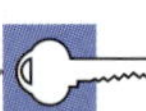

관절가동술은 통증 완화 혹은 가동성 회복을 위해 손으로 관절을 움직이는 것을 맗한다. 관절가동술을 잘하기 위해서는 관절의 기전에 대한 지식과 가동 범위 그리고 기법이 필요하다.

주의사항 및 금기사항 (Precautions and Contraindications)

가동술을 써서는 안 되는 경우는 악성 질병, 결핵(tuberculosis), 골수염(osteomyelitis), 골다공증, 골절, 인대 파열, 디스크 탈출로 인한 신경 압박 등이다. 관절 부종도 금기이다. 왜냐하면 낭이 이미 늘어난 체액으로 인해 팽창된 상태이기 때문이다. 단계 I과 II가동술은 통증 완화에 사용되지만, 단계 III과 IV는 이런 상태에서는 적용하지 말아야 한다. 스포츠치료사의 기술과 숙련도에 의해서 결정되는 상대 금기사항 혹은 주의사항은 혹은 골관절염, 임신, 감기, 인공 관절술, 심한 척추 측만증, 나쁜 건강, 이완 불능 등이 주의사항에 포함된다. 지나치게 느슨한 관절에 통증이 있어 단계 I과 II가동을 시행하는 경우에도 주의사항은 지켜져야 한다. 가동술을 시행하는 것에 대해 의심이 들 경우에는 실수하기 쉽기 때문에 가능한 자제하는 것이 권장된다.

신경가동술 (NEURAL MOBILIZATION)

도수치료법 중에 신경가동술이 가장 위험하고 조심해야 하고 정확하게 시행해야 한다. 스포츠치료사는 가볍게 생각하지 않도록 한다. 여기서는 신경가동술의 정확한 방법과 그 결과에 대하여 논의하고자 한다.

근막 연결 (Fascial Connection)

근막계와 같이 신경계도 온 몸을 둘러싸면서 서로 연결되어 있다. 신경계는 근막(fascia)으로 둘러싸여 있어서, 근막과 인접 조직의 직접 혹은 간접적인 손상에 의해 영향을 받는다. 신경 손상의 영향은 근막 손상과 마찬가지로 손상 부위에서 떨어진 위치에 연관통(referred pain)을 일으킨다. 신경 손상에 의한 연관통은 근막에 의한 연관통과는 양식이 다르다.

구심성 신경 (Afferent System)

신경 조직의 손상으로 인한 연관통은 신경 통로를 따라 전달되고 따끔거리거나 화끈거림을 호소하게 한다. 게다가 한 부위에서 다른 부위로 점프해서 통증이 생기기도 하고 신경 통로를 따라 생기기도 한다. 통증 형태는 충격을 전달하는 신경 섬유와 관련이 깊다. 말초의 구심성 신경 섬유가 통증 신호를 전달하는데 유해 신경 섬유가 담당한다. 통증 섬유를 활성화하는 자극은 기계적인 힘, 화학 물질, 열 혹은 냉 등이다. A-델타 섬유와 C 섬유는 통증 자극에 반응하여 회피반사(pain-reflex withdrawal) 이 섬유들은 수초가 있으며 가벼운 기계적인 자극에도 흥분된다. A-알파 섬유는

■ 관절가동 처치의 적용 원칙

다른 도수치료법과 마찬가지로 가동 기법을 적용하기 전에 다음 원칙을 잘 이해하고 지침을 숙지하여야 한다.

1. 환자를 이완시켜야 한다.
2. 적용 전 처치 목적을 설명하고 어떤 느낌이 생길 것이라는 것을 알려준다.
3. 생리적 움직임과 보조적 움직임이 처치 전에 평가되어야 한다. 생리적인 범위 내에서 이루어지는 여러 지점에서의 보조적인 움직임을 점검할 필요가 있다.
4. 정상적인 움직임을 판단하기 위해서는 반대 쪽 관절과 치료될 관절을 비교한다.
5. 처치 목표를 처치 전에 결정한다.
6. 단계 Ⅰ과 Ⅱ는 통증을 완화하는 데 사용하고 단계 Ⅲ과 Ⅳ는 가동성을 높이는 데 사용한다.
7. 환자가 통증을 호소하면 처치를 중단한다.
8. 초기 가동술은 느슨한 관절 위치에서 행한다.
9. 하나의 분절은 고정을 시켜야 하는데 몸쪽 분절을 대개 고정하고 먼쪽을 가동시킨다.
10. 손은 가능한 밀착시키도록 한다.
11. 접촉면이 클수록 힘을 적용시킬 때 더 편하다. 두 손을 사용할 때 손가락은 가능한 모으고 손가락과 손바닥이 모두 닿도록 한다.
12. 항상 몸 전체를 사용하도록 하고 중력을 이용하여 가동술이 쉽게 이루어지도록 한다.
13. 가동력을 주는 방향은 처치면과 평행 혹은 수직이다. 처치면은 오목면에 있는데, 볼록면의 중심과 이루는 선에 수직인 면이다(그림 6.29). 견인은 처치면에 수직으로 하고, 활주는 처치면과 평행하게 한다. 처치면은 관절의 위치에 따라 변한다. 관절의 처치면은 가동하기 전에 조심스럽게 결정해야 한다.
14. 항상 요철 법칙에 입각하여 가동력을 주는 방향을 결정한다.
15. 여러 면을 해야 하는 경우에는 한 번에 한 면만 한다.
16. 환자의 반응을 보고 진동법 혹은 지속법을 사용 여부를 결정한다. 통증 완화 시에는 진동법이 지속법보다 효과적이다. 가동 범위의 확대는 진동 혹은 지속 두 가지 방법 모두 가능하다.
17. 환자의 편안함과 인내심이 처치 속도와 시간을 결정하게 된다. 진동법은 부드럽고 규칙적으로(초당 2~3번의 진동) 통증 완화를 위해서는 1~2분, 가동성 증진을 위해서는 20~60초 동안 시행한다. 지속법의 경우, 아픈 관절은 10초 동안 시행하고 휴식 시간을 가지는 것을 여러 번 반복한다. 가동성을 높이기 위해서는 환자의 반응을 살펴 가면서 10~30초 동안 유지하고, 5번 반복한다.

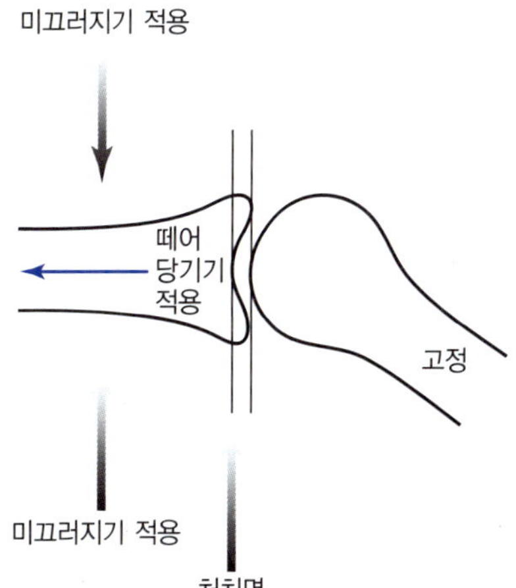

그림 6.29 가동력의 적용 방향. 힘을 주는 방향은 처치면과 수직이거나 평행하다.

18. 가동 범위를 높이기 위한 처치(단계 Ⅲ과 Ⅳ)도 단계 Ⅰ과 Ⅱ의 견인 진동으로 시작하고 마무리한다. 그러면 시작 단계에서는 이완을 촉진하고 종료 단계에서는 통증을 완화한다.
19. 다음 단계로 올라가는 것은 개인의 반응에 따라 다르다. 그래서 통증이나 가동성, ROM, 심리적 반응 등을 잘 살펴서 가동술의 정도를 결정해야 한다. 진도는 처치 시간이 길어지거나 가동 단계가 올라가며, 또는 가동성이 더 적은 관절로 바꾸는 것을 의미한다.
20. 가동술의 처치를 통해 얻은 결과를 유지 강화하기 위해 치료적 운동을 반드시 이어서 시행해야 한다. 처치 목표는 병적 상태가 호전되고 치료적 운동이 가능하여 유연성이나 근력 운동 등도 향상되는 것이다.

표 6.3 관절의 느슨한 위치와 조여진 위치

관절	느슨한 위치	조여진 위치
손가락과 엄지		
손허리손가락 관절	1 : 중간 정도의 굽힘/폄과 중간 정도의 벌림/모음, 2–5 : 20° 굽힘	1 : 완전한 맞섬, 2–5 : 완전한 굽힘
손가락뼈사이 관절	20° 굽힘	완전한 폄
손목	0°	완전한 굽힘 또는 완전한 폄
아래팔		
몸쪽 노자 관절	35° 뒤침과 70° 팔꿈치 굽힘	완전한 엎침 또는 완전한 뒤침
먼쪽 노자 관절	10° 뒤침	완전한 엎침 또는 완전한 뒤침
팔꿈치		
위팔자관절	10° 뒤침과 70° 팔꿈치 굽힘	완전한 폄, 아래팔 뒤침
위팔노관절	완전한 뒤침과 완전한 팔꿈치 폄	90° 굽힘, 5° 뒤침
팔 이음뼈		
위팔어깨관절	20–30° 수평 벌림과 55° 굽힘	완전한 바깥돌림과 완전한 벌림
복장빗장관절	옆쪽으로 팔을 이완된 채로	완전한 어깨올림
봉우리빗장관절	옆쪽으로 팔을 이완된 채로	90° 어깨벌림
엉덩이	30° 굽힘, 약간 바깥돌림과 30° 벌림	완전한 폄, 중간 돌림 그리고 벌림
무릎		
넙다리정강관절	20–30° 굽힘	정강뼈 바깥돌림과 완전한 무릎 폄
무릎넙다리관절	완전한 무릎 폄	무릎 폄
정강종아리관절	10° 발바닥굽힘	완전한 발등굽힘
발목 및 발 중간부위		
발목관절	10° 발바닥굽힘	완전한 발등굽힘
목말밑관절과 중목말관절	안쪽번짐과 가쪽번짐의 중간 범위	완전한 안쪽번짐
발 앞부위 및 발끝		
1 발허리발가락관절	20° 발등굽힘	완전한 발등굽힘
2–5 발허리발가락관절	20° 발바닥굽힘	완전한 발등굽힘
발가락뼈사이관절	20° 발바닥굽힘	완전한 발등굽힘

구심성으로 높은 역치의 기계수용기로서 온도 자극에 반응한다. A-델타 섬유는 발목이나 무릎의 염좌와 같은 급성 손상에 자극을 받는다. 말초 수용기의 약 75%는 C섬유이고 기계 및 화학적인 자극에 반응한다. 이것들은 비만세포(mast cells)를 자극하여 히스타민을 분비하게 함으로써 혈관 확장을 유도한다. 예를 들면, 곤충이 물면 이 활동을 자극한다. C섬유는 또한 부종이나 굳는 현상(stiffness)에도 자극을 받아 아픈 감각을 유발한다. C섬유와 A-델타 섬유 둘 다 감염에 반응한다.

이들 섬유들이 척수 후각으로 들어와 억제 신경과 흥분 신경과 연결된다. 자극은 척수를 타고 시상과 대뇌 피질로 올라간다. 대뇌 자극은 의식적인 통증 감각을 기록한다. 중뇌를 자극하면 내인성 진통제(몸에서 분비되는 통증 억제 물질)를 분비하여 억제 반응을 일으킨다. 정상적인 신경 조직은 안정 시 혹은 정상 운동 중에 연관통을 일으키지 않는다. 병이 있는 상태에서는 아픈 부위에서 몸쪽이나 먼쪽에 연관통을 일으킨다. 이러한 통증이 방사되는 현상을 Butler(Butler, 1994)는 **병리신경역학**(pathoneurodynamics)이라고 명명하였다. 병리신경역학의 근원은 신경 내 혹은 신경 외 둘 다 해당된다. 손상 부위에서 신경 자체로 혹은 신경과 상호작용하여 주변 조직으로 가기도 한다. 두 경우 모두 신경 생리와 기전이 파괴될 수 있다.

의심되는 부위 (Susceptible Sites)

근막계와 마찬가지로 신경계가 다른 조직과 밀접하게 접촉하고 있기 때문에 손상을 입은 부위가 있음을 느낄 수 있고 신경조직도 영향을 받기도 한다. 어떤 신경은 손상을 입기 쉬운데 그것은 위치나 경로 때문이다. Butler(Butler, 1991)는 다음 다섯 가지 의심되는 부위를 제시하였다 :

1. 연부 조직 혹은 골관(bony tunnel)이 의심된다. 이의 좋은 예는 정중 신경(median nerve)으로 손목의 손목줄을 통과하는 신경이다.
2. 신경 가지가 갑자기 꺾어지는 부위가 의심된다. 이 부위는 주변 조직 내에서 신경 능력이 제한된다. 예를 들면, 발바닥 쪽 3, 4번째 발가락 사이에 움푹 들어간 곳에 위치한 온 바닥쪽 발가락신경(common plantar digital nerve)은 운동을 제한하고, 가쪽 및 안쪽 발바닥 신경이 끊어져서 생긴다. 이를 모톤 혈종(Morton's neuroma)이라고 한다.
3. 신경이 비교적 고정된 부위가 의심된다. 종아리뼈(비골, fibula) 머리를 돌아 지나가는 종아리 신경은 가동성이 적고 비교적 고정된 신경의 한 예이다.
4. 신경이 좁은 공간에 끼어 높은 마찰이 있는 부위가 의심된다. 발의 발바닥 근막과 1번 갈비뼈를 지나가는 위팔신경얼기(상완신경총, brachial plexus)가 그 예이다.
5. 장력이 있는 부위가 의심된다. 넙다리뒤의 정강뼈 신경에 비정상적인 스트레스가 주어지기 쉽다.

외상 병력 (Previous Trauma)

외상 병력은 나중에 신경 증상을 일으킬 수 있다. 다른 조직과 마찬가지로 신경 조직도 근막에 둘러싸여 지지와 영양을 공급받는다. 신경이 다치면 제2장에서 언급했듯이 치유 과정을 거치게 된다. 반흔 조직은 신경에도 생기는데 주변의 근막이나 기타 조직이 함께 진행된다. 반흔 조직이 신경을 묶게 되어 신경생체역학과 신경생리학적인 기능에 영향을 주게 된다.

신경 조직에 직접 영향을 주는 손상이 아니더라도 신경계에 영향을 줄 수 있다. 국부적으로 손상이 있는 혈관과 그 결과로 일어나는 부종은 신경적인 변화를 일으킨다. 신경계는 계속적인 혈류 공급에 의해 그 기능이 유지된다. 신경계가 체중의 2%를 차지하지만, 혈중 산소의 20%를 사용한다(Dommisse, 1975). 신경 조직은 산소를 저장하지 못하기 때문에 혈류 공급이 차단되면 산소와 영양소 부족 때문에 손상이 생긴다.

부종 혹은 혈관 불추본은 신경조직 손상을 일으키고 신경손상은 결합조직의 섬유증으로 이어진다. 신경이 반흔 조직에 의해 신경이 눌리면 신경조직의 가동성과 유연성이 떨어진다. 신경이 비정상적으로 당겨지면 손상 부위보다 신경계를 따라서 여러 부위에 증상이 생길 수 있다. Butler(Butler, 1991)에 따르면, 이런 현상은 신경의 특정 위치에서의 기계적인 변화는 신경계

전체 신경의 긴장감을 일으키기 때문에 특정 위치로부터 오는 잘못된 신경자극은 전체 신경세포에 영향을 주고, 손상으로부터 오는 기계적 변화는 혈관의 기능변화를 수반하며, 그리고 비정상적인 신경 자극은 신경계 내 어떤 곳에서든 비정상적인 신경 발화를 일으킨다고 한다.

이중 방사 증후군 (Double-Crush Syndrome)

한 부위에 생긴 손상이 다른 부위에 증상 증후를 일으킬 때를 가리켜 '이중 방사 증후군(double-crush syndrome) 혹은 현상(phenomenon)이라고 한다(Upton & McComas, 1973). 손목굴 증후군(carpal tunnel syndrome)이 그 예의 하나로 원인은 목뼈에서 생긴 신경 손상에 있다. 그런데 양쪽에 다 그런 현상이 있는 경우는 제외된다. 목뼈 손상이 있었던 환자는 팔꿈치나 손목 통증을 양쪽 혹은 한쪽에 호소하게 되는데 경우에는 이중 방사 증후군은 아니다. 마찬가지로 환자가 양쪽 정강이 혹은 발 통증을 호소한다면, 허리 손상이나 중추 쪽에 문제가 있는지를 확인한다. 다중 방사 증후군은 한 부위 이상에서 통증을 호소하는 환자에게서 발견된다. 예를 들면, 목이나 등 중간 부분, 팔꿈치, 손목 통증 등은 다중 방사 증후군에 대해서 평가해야 한다.

'크러쉬(crush)' 라는 표현은 잘못 붙여진 것 같다. 손상이 꼭 통증이 쇄도하듯 퍼져나가는 크러쉬 형태만 있는 것이 아니기 때문이다. 증후군을 보면 반흔이나 섬유증, 혈류제한, 신경자극 변화, 혹은 이것들의 조합에 의한 것이 많다. 점차 신경에 가해지는 압박이나 마찰에 의해 더 멀리까지 증상이 퍼져가게 된다.

증상 내용 (Symptom Profile)

환자가 신경통을 호소하면서 독특한 형용사를 동원하는데, 그 내용을 보면 심하게 타는 듯하며, 아프고 혹은 무거운 느낌 등이다. 신경 통로를 따라 통증이 일어나고, 한 부위에서 다른 부위로 옮겨 다니기도 하고, 관절 주변에 모이기도 하며, 혹은 당기는 듯하다. 계속 같은 통증이 발생하기도 하고 간헐적으로 발생하기도 하는데 지속적인 통증은 염증 혹은 압박(compressive)인 병인인 경우가 많다. 가끔 통증은 밤에 더 심해지기도 하고 오후에 더 나빠지는 경우가 있다.

국소적인 신경 허혈로 인한 통증은 날카롭거나 칼로 베는 듯하다. 허혈성 통증은 가벼운 동작으로도 감소되며 지나치게 사용하면 악화된다. 때로는 염증이 날카로운 통증을 일으키는 경우가 있지만, 일반적으로 오후 늦은 시간에 통증이 생기고 아침 혹은 오랫동안 활동을 하지 않은 후에도 뻣뻣해진다. 염증성 통증은 부드러운 활동에 호전되고 쉬면 심해진다.

손상이나 통증의 위치나 패턴은 통증 원인을 확인하는 데 필요하다. 다음과 같은 통증 형태는 신경의 시작지점이 확인되어야 한다: 손목굴(carpal tunnel)과 종아리뼈 머리(fibular head)와 같이 신경이 있는 부위와 관련된 통증, 일반적인 통증 패턴과는 다른 증후, 피부분절 혹은 감각 신경 분포를 따라 생기는 통증 등이다.

처치 (Treatment)

처치는 직접법과 간접법이 있다. 직접법은 신경조직에 대한 평가와 같은 방법을 사용한다. 간접법은 신경에 영향을 줄 수 있는 단순히 자세 바꾸기 및 연부 조직의 구조 바꾸기와 같이 간단하다. 뒤넙다리근(슬괵근, hamstrings) 스트레칭은 좌골 신경에 영향을 주고, 목뼈 스트레칭은 위팔 신경얼기(상완신경총, brachial plexus)에 영향을 준다.

직접적인 신경가동술에는 여러 가지가 있다. 많이 쓰이는 것 중에서 몇 가지를 소개한다. 염두에 두어야 할 사항은 신경가동술은 조심스럽게 적용되어야 하고 항상 마지막에 고려되어야 한다는 점이다. 어떤 신경 기법도 환자에게 손상을 입힐 수 있으므로 처치여부나 시기, 처치 중에 항상 신중을 다해야 한다. 이 점은 반드시 지켜져야 한다. 노련한 스포츠치료사라도 신경가동술은 다른 방법을 다 써 본 다음에 적용해야 하고, 꼭 써야 하는 경우에 적용해야만 효과를 볼 수 있다. 주의 및 금기사항은 나중에 제시할 것이다.

기법 (Techniques)

7가지 신경 신장 기법이 보통 사용된다. 목뼈용 1가지, 다리용 3가지, 팔용 3가지가 있다. 척추 검사는 PNF(passive neck flexion)법이고, 다리 검사는 SLR(straight leg raise), 슬럼프(slump) 검사, PKB(prone knee bend)의 3가지가 있고, 팔 검사는 ULTT(upper limb tension test)1, 2a, 2b, 3의 네 가지가 있다. 다리 검사는 궁둥신경(좌골신경, sciatic nerve)과 넙다리신경(대퇴신경, femoral nerve)을 평가하며, 팔 검사는 정중신경, 노신경, 자신경을 각각 평가한다. 검사 과정은 처치 기법으로 그대로 사용된다. 가동 기법은 정확하게 적용해야 하고, 기법을 적용하기 전후에 증후, 반응, ROM, 저항력을 평가한다. 이 모든 기법들이 몸쪽에서 먼쪽으로 적용하거나 반대로 해도 된다. 통증 혹은 제한이 있는 위치나 원인에 따라 적용 방향을 달리하게 되는데 결과도 달라진다. 여기서 말하는 위치는 Butler(Butler, 1991)가 상술한 자료에 근거하고 있다. 그의 책과 아카데미를 참고하면 신경가동술에 대한 추가 지식을 알 수 있다.

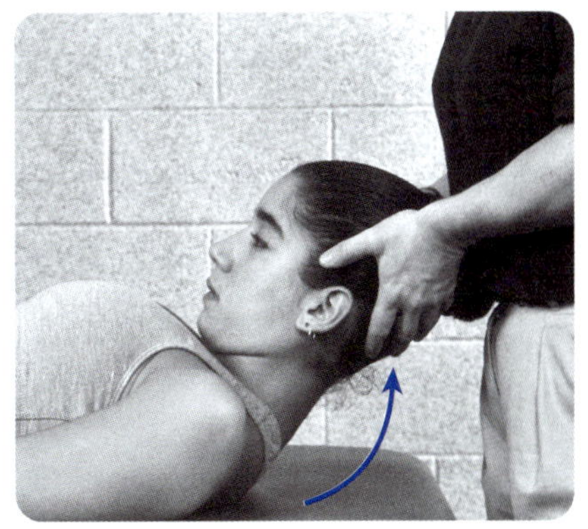

그림 6.30 목 수동 굽힘. 머리를 두 손으로 잡고 굽힘시킨다.

목 수동 굽힘 (Passive Neck Flexion)

PNF는 척추 문제를 평가하기 위해 사용하거나, 다리 혹은 팔의 문제를 평가할 때 사용한다. PNF는 앉거나 누운 자세에 시행된다. 누운 자세에서는 베개 없이 눕는다. 환자는 머리를 치료대 위로 드는 것으로 시작된다(그림 6.30). 스포츠치료사는 손을 환자 머리 아래에 넣고 목에 힘을 빼도록 한 상태에서 위로 올린다.

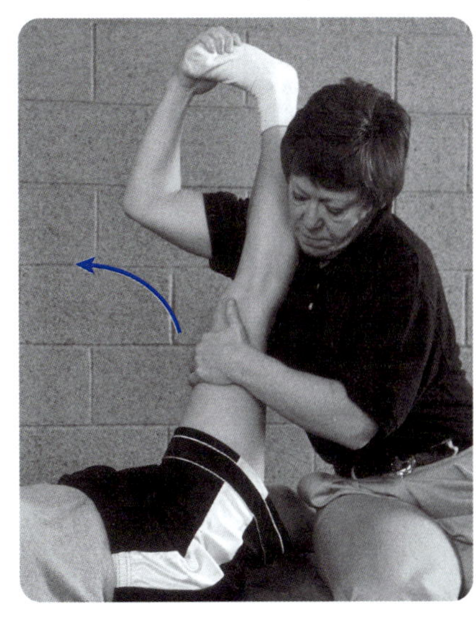

그림 6.31 좌골 신경에 대한 SLR 기법의 적용. 무릎을 뻗고 추가적인 신경 스트레스가 발목 등쪽 굽힘, 힙 모음과 안쪽돌림, 목은 굽힘을 위해 적용된다.

편 다리 들기 (Straight-Leg Raise)

SLR은 라지그(Leseague) 검사 혹은 라자레빅(Lazarevic) 검사라고도 한다. 환자는 베개 없이 눕고, 스포츠치료사는 한 손으로 발을 잡고, 다른 한 손으로는 무릎뼈(슬개골, patella)와 가까운 넙다리네갈래근 위를 잡는다. 다리는 아킬레스건 위에 있는 손으로 올리고, 넙다리네갈래근(대퇴사두근, quadriceps femoris)에 있는 손은 무릎이 굽혀지지 않도록 한다. 유연성이 있는 경우는 뒷꿈치를 스포츠치료사의 어깨 위에 둔다(그림 6.31). 신경 신장은 발목의 수동 등쪽 굽힘(굴곡, flexion), 발목의 안쪽번짐(내번, inversion) 상태에서의 바닥쪽 굽힘, 힙 모음(내전, adduction), 힙 가쪽돌림(외회전, lateral rotation), 목 수동 굽힘을 개별 혹은 조합하여 사용하면 SLR을 증가시킬 수 있다.

엎드려 무릎 굽히기 (Prone Knee Bend)

PKB(prone knee bend)는 넙다리네갈래근 스트레칭과 유사하다. 환자를 엎드리게 하고 머리를 옆으로 돌리고 다리는 발목이 위로 오도록 무릎을 굽혀

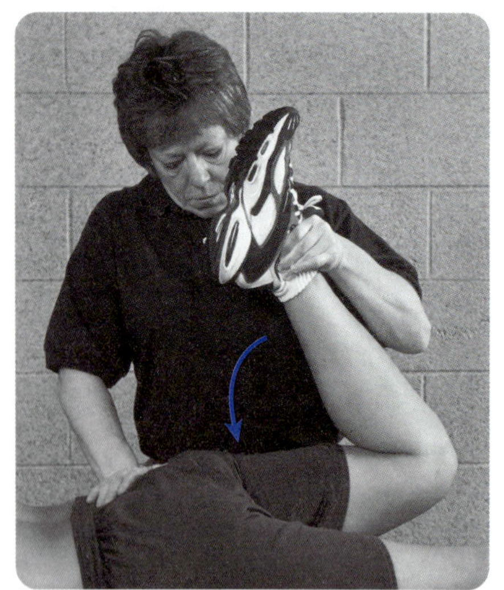

그림 6.32 PKB. 무릎을 굽히면서 힙 관절을 수동으로 펌시켜 넙다리신경을 당긴다.

뒷꿈치가 엉덩이 쪽으로 가깝게 당기면서 힙은 약간 폄(신전, extension)된 상태로 유지한다(그림 6.32). PKB는 앞쪽 넙다리 및 사타구니 통증이 있을 때 사용한다.

슬럼프 테스트 (*Slump Test*)

슬럼프 테스트는 과민성 신경질병이 있는 경우에는 적용하지 않는다. 환자는 치료대 위에 앉히고 두 손은 허리 뒤에 서로 맞잡게 하며 허리는 굽히게 한 다음, 스포츠치료사는 어깨를 눌러 척추가 굽어지도록 하되 힙의 위치는 그대로 두도록 한다. 환자는 그 다음 턱을 가슴까지 가져오게 하고 스포츠치료사는 머리에 약간 강한 압을 준다(그림 6.33a). 환자는 그 다음 한 쪽 무릎을 펴고, 발목 등쪽 굽힘을 한 상태에서 무릎은 펴 유지한다(그림 6.33b). 목 굽힘 압을 천천히 풀어 준다. 이 기법은 강제로 힘을 주는 상황이므로 매우 조심해서 진행해야 한다. 처치가 아닌 검사로만 사용한다. 처치에 대한 신경계의 반응을 사정한다. 기법이 적용되기 전에 환자가 증후를 호소한다면 전 과정을 다 시행할 필요는 없다. 이 과정은 디스크 환자에게 적용하는 것은 권장되지 않는다.

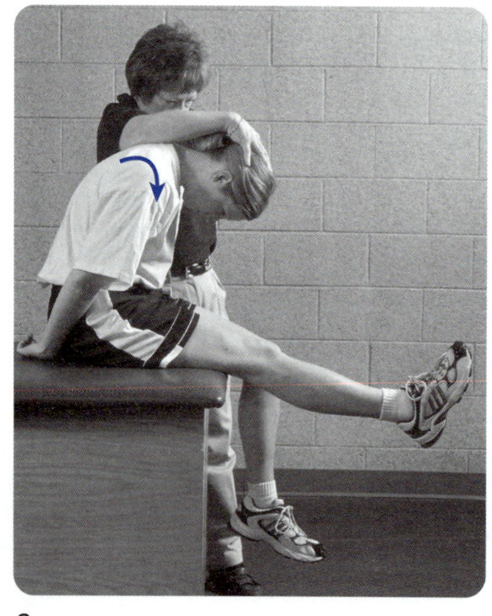

a

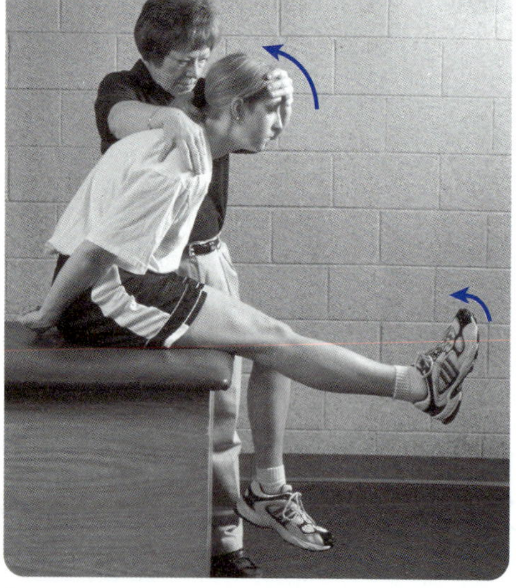

b

그림 6.33 슬럼프 테스트. 어깨가 수동적으로 아래로 눌려 척추가 굽어지면서 턱은 가슴에 가깝게 다가가고 있다. 이 자세에서 무릎은 발목이 등쪽 굽힘된 상태로 편다. 다리 위치를 유지하면서 목을 누르는 압을 서서히 풀어 준다.

팔 긴장검사 1 (*Upper-Limb Tension Test 1*)

ULTT1은 위팔신경얼기(상완신경총, brachial plexus) 신장검사 혹은 엘비(Elvey) 검사라고도 한다. 정중 신경을 검사하고 등, 목, 팔의 증후를 처치할 때 사용한다. 환자는 팔과 목의 정상 ROM을 가지고 있고 신경과민 문제를 가지지 않아야 한다. 환자를 눕게 하고 왼팔의 경우, 왼손을 운동사의 오른손으로 잡고, 환자의 왼팔꿈치 부분을 운동사의 허벅지에 둔다. 그리고 왼손을 환자 어깨 끝에 두고 처치하는 동안 올라가는 것을 막기 위해 팔이음뼈(견갑대, shoulder girdle)를 위로 힘을 가한다(그림 6.34a). 그 다음 환자의 팔을 약 110° 정도 벌림(외전, abduction)시켜서 처치하는 사람의 넙다리에 붙여서 유지한다(그림 6.34b). 환자 어깨는 바깥돌림(외회전, lateral ro-

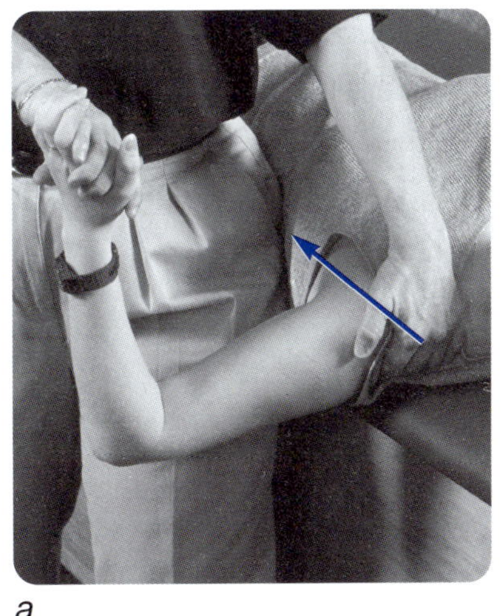
a

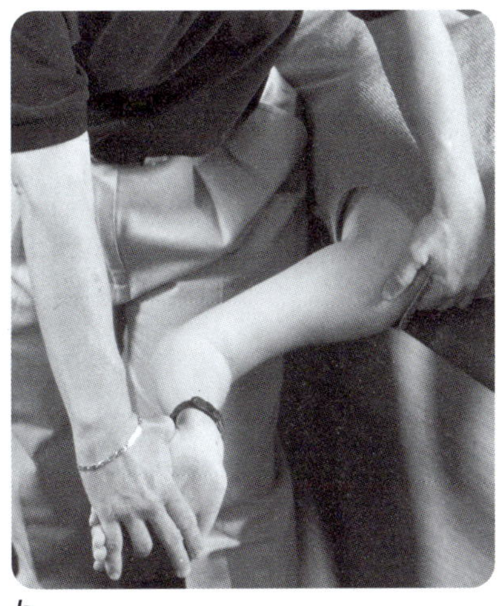
b

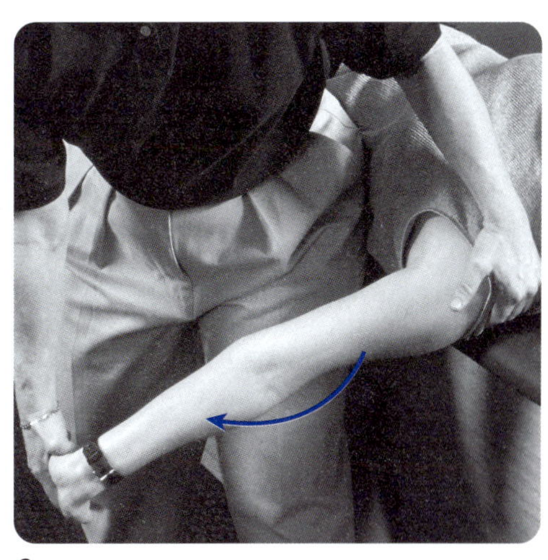
c

그림 6.34 정중신경에 대한 팔 긴장검사 1.

tation)시키고 아래팔(전완, forearm)은 뒤침(회외, supination)하며 손목, 엄지, 손가락, 팔꿈치를 순서대로 편다. 그 다음 환자는 목을 오른쪽으로 굽힌다(그림 6.34c).

팔 긴장검사 2a (Upper-Limb Tension Test 2a)

팔이음뼈(shoulder girdle) 압박은 위팔신경얼기에 충분한 충격을 주기 때문에 이 자세는 Butler(Butler, 1991)가 개발한 것으로써, ULTT2a가 ULTT1보다 더 효과적인 방법이다. 왼팔이 처치되는 경우, 환자는 약간 모서리로 눕고, 머리는 왼쪽으로 향하고 왼쪽 어깨뼈는 치료대에서 뗀다. 운동사는 환자 어깨의 끝에 자신의 넙다리를 붙여선다. 오른손은 환자 팔꿈치를 잡고, 왼손은 손을 잡아 엇갈리게 한다. 운동사의 넙다리로 환자 팔이음뼈를 누른다(그림 6.35a). 환자 팔은 어깨 벌림의 약 10° 위치로.환자 손까지 가져와서 팔을 바깥돌림시킨다. 오른손은 환자 손까지 내리고 환자 손목, 손가락, 그리고 엄지를 편다(그림 6.35b).

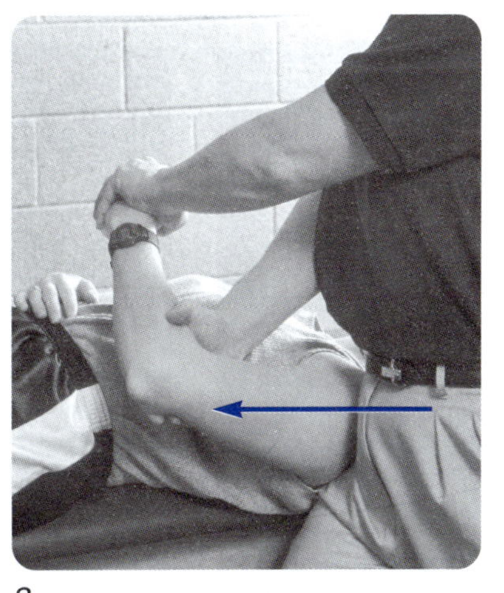
a

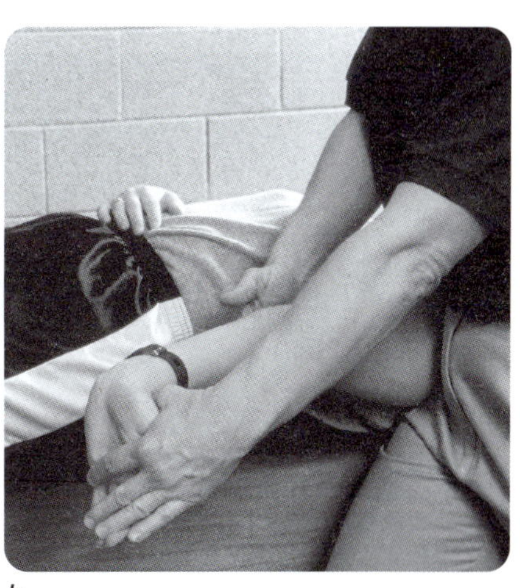
b

그림 6.35 정중신경에 대한 팔 긴장검사 2a.

팔 긴장검사 2b (Upper-Limb Tension Test 2b)

ULTT2b 검사는 노신경을 평가하고 특히, 노신경과 관련된 목뼈, 등, 팔의 문제를 처치하는데 사용한다. 환자와 시술자는 ULTT2a시 취했던 자세와 같은 자세를 취한다. 손의 위치, 팔이음뼈(상지대, shoulder girdle), 팔꿈치 폄(신전, extension) 등은 같다(그림 6.36a). 그 다음 환자 어깨를 안쪽돌림(내회전, medial rotation)시키고, 아래팔을 엎침(회내, pronation)시키며, 운동사의

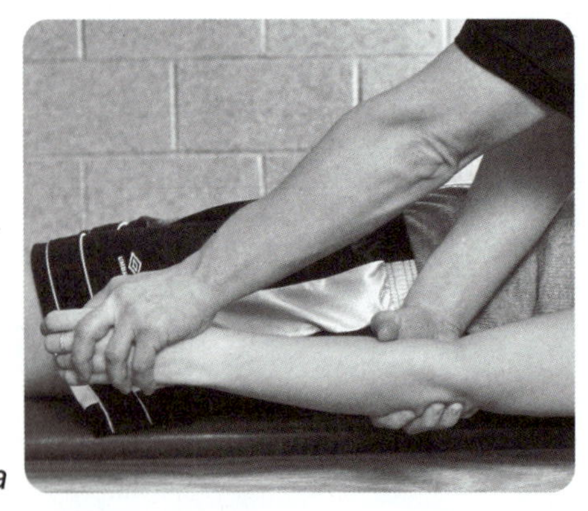

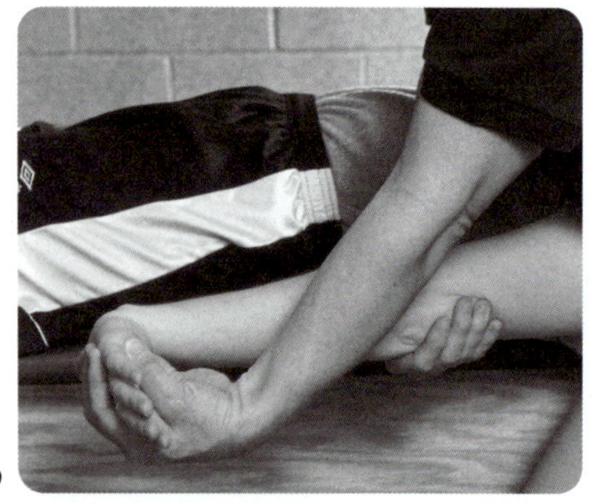

그림 6.36 노신경에 대한 팔 긴장검사 2b.

왼손을 환자 손까지 움직인 후, 환자의 손목을 굽힘(굴곡, flexion)과 동시에 자쪽 치우침시키고, 손가락과 엄지를 굽힘시킨다(그림 6.36b).

팔 긴장검사 3 (Upper-Limb Tension Test 3)

ULTT3은 자신경을 검사하고 자신경의 제한을 처치하는 데 활용된다. 환자와 스포츠치료사는 ULTT1와 같은 자세로 시작하고, 환자의 오른 팔이음뼈를 누르면서 환자의 오른팔을 운동사의 넙다리 위에 편안하게 둔다(그림 6.37a). 환자 어깨를 바깥돌림(외회전, lateral rotation)시키고 어깨를 벌림(외전, abduction)한 다음, 팔꿈치를 굽히고 손목과 네 번째와 다섯 번째 손가락을 편다(그림 6.37b). 환자는 목을 가쪽 바깥으로 굽혀 처치되는 팔과 멀게 한다.

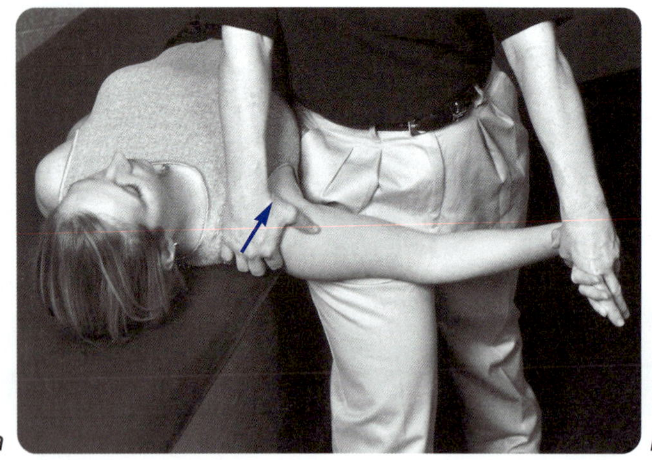

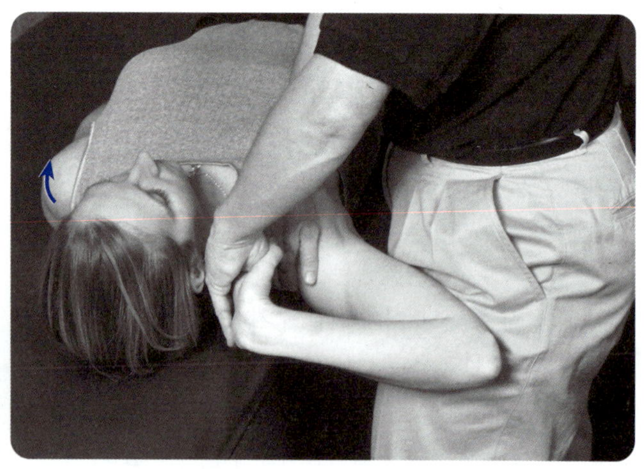

그림 6.37 자신경에 대한 ULTT3.

기법 적용 (Application)

긴장 검사는 처치를 위한 가동에 적용할 힘을 결정하기 위해 시행되는 것임을 알아야 한다. 처치 전후의 긴장 검사는 환자의 증후 반응과 조직의 저항을 사정하기 위해 시행되어야 한다. 증후 반응은 통증, 마비감, 따끔거림 등이 포함된다; 처치 중에 그와 같은 증후가 일어나는 때와 장소를 알고 피하도록 해야 한다. 조직 저항이 있는 곳을 알면 가동력의 크기를 결정하기 쉽고, 처치가 잘 되었는지 알기 쉽다.

신경가동술은 신경이 과민하지 않은 환자에게 적용되는 기법이다. 신경이 과민하지 않은 환자라 하더라도 섬유증, 결합조직의 유착, 가동성 제한 등의 상태를 보일 수 있다. 이 문제를 처치하기 위한 신경가동술은 단계 III과 단계 IV의 저항 범위까지 적용할 수 있지만 통증은 피해야 한다. 일반적으로 단계 III은 작은 단계 IV보다 통증이 적다. 처치 중 환자 증상을 확인한다. 초기 처치는 증상을 일으키지 않거나 증가시키지 않도록 한다. 지속적인 무딘 통증과 핀이나 바늘이 찌르는 감각은 피하고, 치료 동안 환자는 이완하도록 한다.

기간, 진폭, 반복수는 처치과정 동안 변화를 주어 긍정적인 환자 반응이 나오도록 한다. 20~30초 지속되는 느린 진동법을 적용한 다음에는 환자 상태를 재평가한다. 지속법은 증후가 생기면 중단하고, 증후가 없더라도 10초 미만으로 제한한다. 지속법과 진동법은 수 분 동안 여러번 반복하여 시행할 수 있다. 처치가 진행되면서 최소한의 힘이 좋은 반응을 유도해내더라도 어떤 증후가 생길 때까지 점점 증가시킬 수 있다. 보완적으로 사용할 수 있는 기술은 근에너지 기법, 근막 가동술, 횡단 마찰 마사지 등이 있다.

자가 신경 가동술 (Self-Mobilization)

전문가에 의한 신경가동술이 효과가 좋다면 환자 스스로 집에서 실시해도 효과적일 수 있다. 환자는 이 가동 및 교정기법을 자신의 운동 치료 프로그램에 포함시켜 문제 해결에 도움을 얻을 수 있다. 다리 가동술은 팔보다 쉽다. 팔 가동술에서 조금 어려운 것은 어깨뼈(견갑골, scapula) 압박을 유지하는 일이다. 정확한 적용법과 후속 과정을 위한 특별한 지침이 좋은 결과를 얻게 되므로 환자에 제공되어야 한다. 손쉬운 방법은 환자가 배운 기법을 스포츠치료사에게 시범보이는 방법이다. 그림 6.38은 위팔(상지, upper extremity) 및 다리에 대한 신장 기법을 보여주는 사진이다.

주의사항 (Precautions)

신경가동술은 반드시 모든 처치를 해본 후 마지막 수단으로 선택한다. 이 기법이 조심스럽고 처치에 대해서 계속적인 피드백을 환자에게서 받아 내어야 하는 부담이 있다. 아픈 증상이 생기는 것을 피한다. 슬럼프 검사와 팔 긴장 검사는 많은 구조물이 관련된 복잡한 기법이어서 일관성 있는 관리와 판단이 필요하다. 팔 신경은 다리보다 더 작고 뼈 주위로 더 복잡하게 얽혀 있고 근육 속으로도 뻗어있기 때문에 다리보다 팔이 더 쉽게 반응을 이끌어낼 수 있다.

증상이 많이 나타나고 심각해지는 경우에는 기법을 중단해야 한다. 항상 신중하게 기법을 적용해야 하고 의심스러우면 적용하지 않도록 한다. 당뇨병, AIDS 등의 질병은 신경계를 약화시키기 때문에 신경가동술을 적용할 때에는 이들 질병에 대한 특별한 고려가 있어야 한다.

순환계는 신경계와 거의 함께 붙어서 온 몸에 분포하기 때문에 혈관계에 문제가 있는 사람도 역시 주의를 요한다. 신경이 움직이면 순환계 구조물도 같이 움직인다.

금기사항 (Contraindications)

신경가동술에 대한 금기사항은 신경계 혹은 척추의 악성 질병, 급성 염증성 감염, 불안정한 국소, 척수 손상 등이다. 디스크 손상, 허리신경얼기 손상(방광 혹은 신장의 기능 혹은 회음 감각의 변화), 척추동맥 혈류 부족과 관련된 어지럼증, 중추신경계 이상, 이분척추, 복합 경화증 등이 금기증이다. 신경 증상이 더 나빠지는 것도 중요한 금기증이다.

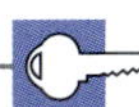

신경가동술은 다른 치료기법이 실패했을 때 최후의 방법으로써 극히 조심스럽게 사용되어야만 한다.

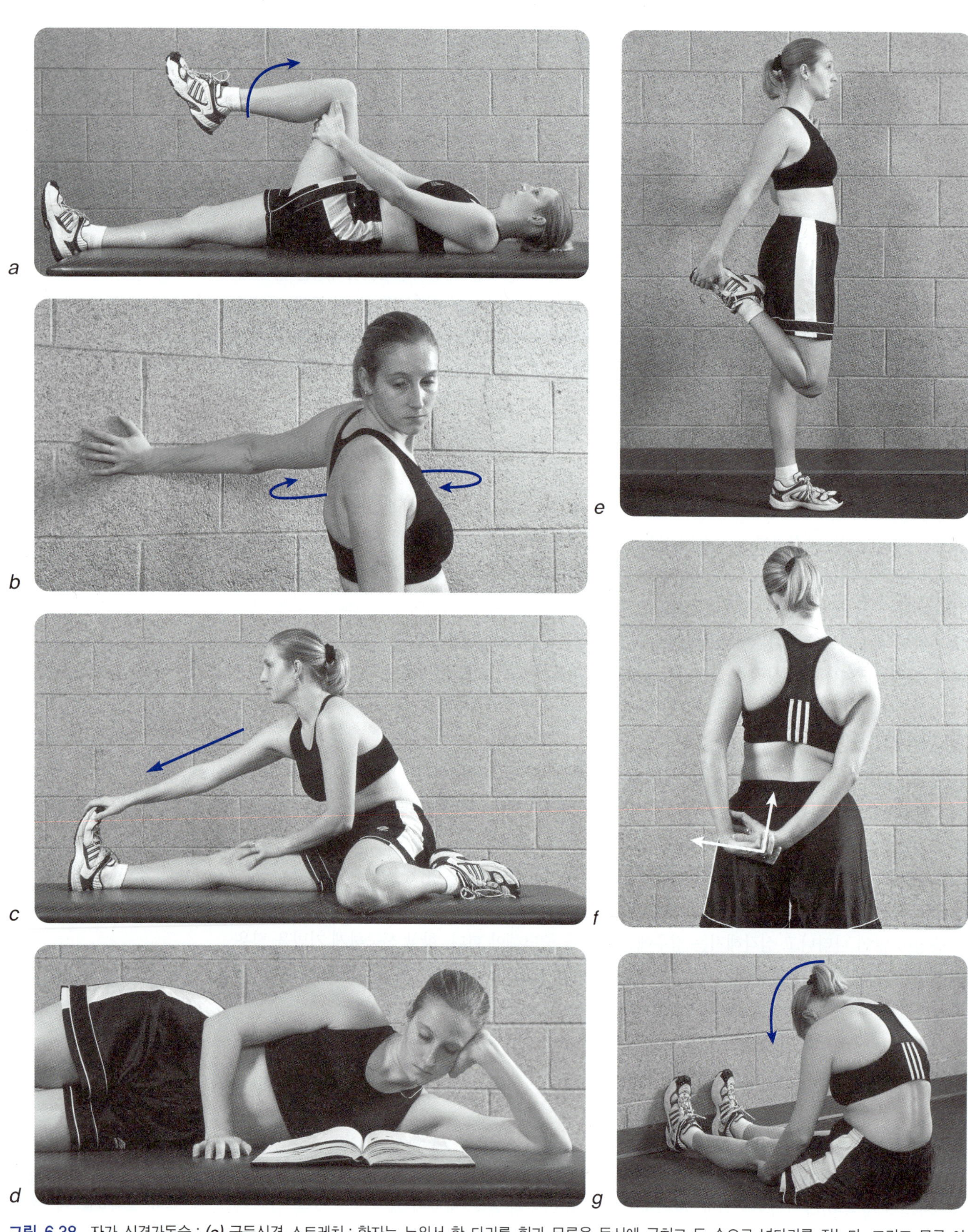

그림 6.38 자가 신경가동술 : *(a)* 궁둥신경 스트레치 : 환자는 누워서 한 다리를 힙과 무릎을 동시에 굽히고 두 손으로 넙다리를 잡는다. 그리고 무릎 아래 다리를 똑바로 수직으로 뻗는다. *(b)* 위팔신경얼기 스트레치(정중 신경) : 어깨 높이로 손을 벽에 대고 팔꿈치를 편 다음, 손바닥은 벽에 댄 채로 상체를 손과 떨어지면서 돌린다. *(c)* SLR와 PKB와 혼합 동작 : 허들 동작을 앉아서 취한 다음, 한 다리를 앞으로 뻗고 다른 한 다리는 뒤로 굽힌다. 그리고 손끝을 발끝에 붙인다. *(d)* 자신경 스트레치 : 옆으로 누워서 한 팔로 턱을 고이고 책을 보는 자세를 취한다. *(e)* 넙다리 신경 스트레치 : 서서 무릎을 굽혀 뒤로 보냄과 동시에 같은 쪽은 손으로 발끝을 엉덩이 뒤에서 잡는다. *(f)* 노신경 스트레치 : 두 손을 허리 뒤에서 잡고 팔꿈치는 편다. 건측 손으로 환측 손을 잡고 건측 손 쪽으로 수동으로 당긴다. *(g)* 슬럼프 : 두 다리를 벽에 붙이고 바닥에 앉은 다음 고개를 무릎쪽으로 숙인다.

요약 (SUMMARY)

손을 사용해서 조직에 영향을 주는 도수치료법에는 많은 종류가 있고 조직과 구조물에 영향을 준다. 이 장에서 마사지, 근막이완술, 통증유발점 이완술, 관절가동술, 신경가동술, 그리고 다른 대체 기법도 간단히 소개하였다. 도수치료법의 효과 검증은 아직 부족하기는 하지만, 타 기법과는 달리 관절가동술은 효과검증이 용이해 효과검증 자료가 많은 편이다. 각 기법 주의사항, 지침, 금기사항을 잘 지켜서 시행해야 한다. 각 기법의 고유방법을 잘 알고 시행하는 것은 물론 결과가 좋아야 할 것이다.

주요 개념 및 복습 (Key Concepts And Review)

1. 마사지의 3가지 기법과 실시지침, 주의사항, 금기사항을 논의하라.

재활에서 사용되는 마사지법은 에플루라지(문지르기), 페트리사지(주무르기), 마찰법이 있다. 통증 완화, 근육 이완, 부종 감소, 유착된 반흔 조직의 가동을 목적으로 사용된다. 감염이 있거나 악성 질병, 피부병, 혈액 응고, 기타 직접 접촉에 의해 전염될 수 있는 전염성 질병이 있는 경우는 시행하지 않는다. 주의사항은 손을 깨끗이 씻고 마사지할 피부도 깨끗이 씻도록 한다. 처치 전에는 과정을 설명하고 보석 등 적용에 방해되는 것들을 벗게 한다. 또한 손이나 수건 등을 따뜻하게 해서 처치하고, 처치하지 않는 부위는 적당히 덮어준다.

2. 손상 후 근막 제한의 진행과정을 설명하라.

근막 제한은 손상 후 반흔 조직이 생길 때와 새로 만들어진 조직과 이웃하는 구조물 사이에 유착이 생길 때 발생된다. 손상 후 고정은 또한 근막 제한을 일으키고 조직 가동성을 감소시킨다.

3. 근막이완법을 논의하라.

근막이완법에는 J자형기법, 진동법, 비틀기법, 스트립핑법, 팔 혹은 다리 당기기 등이 있다.

4. 근막 통증유발점의 기전에 대한 이론은 논의하라.

근막 통증유발점에 대한 이론은 손상을 입은 근질세망이 정상적인 근섬유 활동을 방해한다는 것이 주 개념이다. 손상된 근질세망의 칼슘은 근절을 자극하여 ATP가 존재하는 한 지속적인 수축을 유도한다. 지속적인 수축에 들어간 후에는 활동전위가 없이도 수축을 계속 유지한다. 허혈로 생긴 물질들은 구심성 신경 말단을 예민하게 만들어 방사통, 자율신경 반응, 운동 뉴런 반응을 생기게 한다.

5. 통증유발점의 이완을 위한 아이스 스트레치 기법 이론을 논의하라.

통증 관문설에 따라 얼음으로 갑자기 짧게 피부를 자극하면, 통증-경련 주기를 억제하여 근이완과 통증을 경감하게 되는데 스트레칭을 한 상태에서 하면 더 효과적이다.

6. 요철법칙(concave-convex rules)을 설명하라.

관절가동술은 요철법칙에 따라 진행된다. 이 법칙은 고정된 철면 위를 요면이 움직일 때는 뼈가 움직이는 방향으로 미끄러지기와 구르기가 같은 방향으로 일어나며, 고정된 요면 위로 철면이 움직일 때는 미끄러지기와 구르기는 다른 방향으로 일어난다는 개념을 포함하고 있다.

7. 관절 가동의 단계를 정의하라.

관절가동술에서 관절의 움직임은 크게 4단계로 구분되어 있는데 단계 I은 ROM 초기에 작은 크기의 움직임이고, 단계 II는 제한받지 않는 ROM의 중간 부위에서 이루어지는 큰 폭의 움직임이다. 단계 III은 제한된 ROM에 대한 큰 폭의 움직임이며, 단계 IV는 제한 된 ROM에 대한 작은 폭의 움직임이다.

8. 처치면과 활주 및 견인의 방향을 논의하라.

가동기법 중 활주는 처치면에 평행하게 적용하고, 견인은 처치면에 수직으로 적용한다.

9. 이중 방사 증후군을 설명하라.

이중 방사 증후군은 한 부위의 손상이 다른 부위에 증상이나 증후를 발생시키는 경우를 말한다. 그래서 환자가 한 부위에 통증을 호소할 경우 실제 손상은 다른 부위에 있을 수 있다. 예를 들면, 목 손상이 있는 환자는 팔 부위에 통증을 호소한다.

10. 신경 가동의 위험성을 논의하라.

신경가동술은 위험해서 제일 마지막 수단으로써 매우 조심스럽게 사용해야 한다. 부정확한 사용은 신경 손상을 일으킬 수 있다.

11. 팔다리에 대한 자가 신경가동술을 설명하라.

자가 신경가동술에는 넙다리신경에 대한 PKB, 좌골신경에 대한 SLR, 척골 신경에 대한 옆으로 누워 아래팔로 머리를 받치는 동작 등이 있다.

심화 학습 문제 (Critical Thinking Questions)

1. 근막 이완기법을 사용하던 중, 환자가 땀을 흘리고 창백해졌다. 이 환자에게 어떤 문제가 개입된 것인가? 이러한 증상을 없애기 위한 다음 처치는 무엇인가? 왜 이런 증상이 일어나는가?
2. 처치하고 있는 환자는 어깨 손상이 있다. 이 환자의 ROM이 굽힘 120°, 벌림 90°, 바깥돌림 40°이다. 어떤 기법으로 ROM을 개선시킬 수 있는가? 왜 그 기법을 써야 하는가? 굽힘 120°, 벌림 125°, 바깥돌림 70°라면, 어떤 기법을 사용해야 하는가? 또 왜 그 기법을 써야만 하는가?
3. 3개월 전에 발목 수술을 받은 환자가 심한 관절 및 연부 조직의 제한을 가지고 있다. 등쪽굽힘보다 바닥쪽 굽힘이 더 심한 제한을 보이고 있다. 관절 주변의 연부 조직은 상당히 굳어 있다. 어떤 기법으로 가동성을 개선시킬 것인가? 어떤 기법이 가장 강조되고 왜 그러한가?
4. SLR 운동으로 오금근(슬와근, popliteus)을 펌시키기 위해 사용한 결과, 환자는 종아리 통증을 호소한다. 환자에게 어떻게 하라고 해야 하는가? 환자가 통증을 호소하는 원인은 무엇인가? 주의사항은 무엇인가?

5. 환자는 약간의 어깨 운동을 하면 팔이음뼈 통증이 있다고 하고 두통을 느끼기도 한다고 한다. 환자 통증의 원인은 무엇이고, 어떤 처치들을 먼저 해야 하는가? 왜 그 기법들을 써야만 하는가? 환자가 집에서 할 수 있는 프로그램에는 어떤 것이 있는가?
6. 이 장 초기에 설명했던 시나리오에서 자격을 갖춘 트레이너라면 어떤 기법이 Sara의 아래팔에 있는 연부 조직 유착을 풀기 위해 사용될 수 있는가? 집에서 스스로 할 수 있는 동작을 줄 수 있는가?

실험실 활동들 (Lab Activities)

1. 파트너의 무릎관절(슬관절, knee joint)에 대해 활주를 단계 I, II, III, IV를 시행하라. 각 단계의 상대적 힘의 크기와 움직임을 느껴라. 같은 활주를 파트너의 두 번째 MCP관절에 시행하라. 상대적인 힘의 크기와 움직임은 어떠한가? 무릎관절의 움직임과 비교했을 때 어떤 다른 점이 있는가? 각 관절에서 움직임의 저항은 어디에서 시작되는가?
2. 파트너의 어깨관절(견관절, shoulder joint)에 대해 전후 활주를 단계 I, II, III, IV를 시행하라. 저항이 시작되는 지점을 느껴라. 그 저항은 어깨에서 느낀 저항보다 더 큰가 아니면 같은가? 움직이는 크기는 무릎과 MCP 관절을 비교했을 때 어느 쪽이 더 큰가?
3. 실험실에 있는 모든 학생들의 발목관절(거퇴관절, talocrural joint)에 대해 후-전 활주를 시행하라. 학생들 간에 어떤 차이가 있는가? 다르다면 어떻게 다른가?
4. MCP 관절을 굽힘(굴곡, flexion)/폄(신전, extension) 상태에서 수동 및 능동 벌림(외전, abduction)/모음(내전, adduction)을 시행하라. 관절 움직임에서 어떤 차이가 있는지를 설명하라. 어느 위치에서 관절제한이 가장 약하고 심한가?
5. 3주전 축구를 하다가 태클에 의해 노뼈(요골, radius)의 중간 지점에 골절을 입은 선수가 있다. 아래팔, 손목, 팔꿈치에 깁스를 3주간 했고 담당의사는 오늘부터 관절가동을 시작하라고 한다. 관절가동의 목적은 무엇인가? 팔꿈치나 손목관절(수근관절, wrist joint)을 가동성을 평가할 때 어떤 느낌이 예상되는가? 관절가동술이 필요한지를 어떻게 평가하는가?
6. J자형 기법으로 파트너의 허리에 근막이완술을 시행하라. 어떤 손상이 혹은 어떤 근막제한이 이 기법에 의해 효과적으로 처치될 것인가? 이 기법 혹은 다른 기법이 효과적일 수 있는 상태는 어떤 것인지 예를 들어라.
7. 파트너의 아래팔에 진동법으로 근막기법을 시행하라. 어떤 손상이 혹은 어떤 근막제한이 이 기법에 의해 효과적으로 처치될 것인가?
8. 파트너의 아래팔에 비틀기(wringing) 기법으로 근막기법을 시행하라. 어떤 손상이 혹은 어떤 근막제한이 이 기법에 의해 효과적으로 처치될 것인가?
9. 파트너의 뒤넙다리근(슬괵근, hamstrings)에 스트립핑으로 근막기법을 시행하라. 어떤 손상이 혹은 어떤 근막제한이 이 기법에 의해 효과적으로 처치될 것인가?
10. 파트너의 넙다리 안쪽에 통증유발점을 찾아보라. 찾았으면 압박(pressure)법으로 이완시켜보라. 압박을 어느 정도 주어야 효과적인가? 적정 압에 대한 지침이 있는가? 압박을 주고 있을 때 통증유발점이 이완되었음을 알 수 있는가? 이 같은 도수치료법은 질문 6-9번에서 사용된 근막이완법과 비교해 어떤 차이가 있는가? 각 기법에는 어떤 문제점이 있는가?

11. 왼쪽 어깨의 돌림근띠(회전근개, rotator cuff)에 문제가 있는 환자는 3주 동안 슬링을 하고 있다. 3주 전에 수술을 했고 오늘부터 재활을 시작하려 한다. 어떤 기법이 필요한지 어떻게 알 수 있는가? 필요한 기법은 어떤 것인가? 이 단계에서 어떤 문제가 있는가? 오늘 처치를 할 수 있는가? 오늘 피해야 것은? 시행할 도수치료법은 어떤 이점을 가지는가? 이들 질문에 대해 자신의 의견을 정당화하라.

권장 도서 (Additional Sources)

Åstrand, P.O., and K. Rodahl. 1977. *Textbook of work physiology.* New York: McGraw-Hill.

Breig, A. 1978. *Adverse mechanical tension in the nervous system.* Stockholm: Almqvist & Wiksell.

Grieve, G.P. 1984. *Mobilisation of the spine.* New York: Churchill Livingstone.

Kenneally, M., Rubenach, H., and R. Elvey. 1988. The upper limb tension test: The SLR of the arm. In *Physical therapy of the cervical and thoracic spine,* ed. R. Grant. New York: Churchill Livingstone.

Lee, D. 1986. Principles and practice of muscle energy and functional techniques. In *Modern manual therapy of the vertebral column,* ed. G. Grieves. New York: Churchill Livingstone.

Mackinnon, S.E. 1992. Double and multiple crush syndromes. *Hand Clinics* 8:369.

Rubin, D. 1981. Myofascial trigger point syndromes: An approach to management. *Archives of Physical Medicine and Rehabilitation* 62:107–110.

제 7 장

근력과 근지구력
(Muscle Strength and Endurance)

김 기 홍

학습목표 (Objectives)

이 장을 마치고 난 후에는 아래의 사항을 설명할 수 있어야 한다 :

1. 근육활동에서 근초와 그것의 기능에 대해 설명할 수 있다.
2. 운동단위의 구성요소를 구별할 수 있다.
3. 활동전위가 어떻게 전해지는지 설명할 수 있다.
4. 속근섬유과 지근섬유의 차이점에 대해 설명할 수 있다.
5. 근력, 근지구력, 파워 사이의 관계에 대해 논의할 수 있다.
6. 역동적 운동의 다양한 형태에 대해 구별할 수 있다.
7. 열린 사슬운동과 닫힌 사슬운동의 차이점을 논의할 수 있다.
8. 도수근력검사의 다양한 등급을 구별할 수 있다.
9. 근육 활동 정도를 논의할 수 있다.
10. 재활에서 일반적으로 활용되는 PNF 기법을 나열할 수 있다.
11. 근력운동의 4가지 원칙을 구별할 수 있다.

▶ 여성 운동사로서 팸 로버츠는 고등학교에서 근무하고 있으며, 샘의 무릎 ROM이 양호함을 확인하였다. 더 강도 높은 근력 프로그램을 시작하려고 한다. 시즌 초기에 샘은 농구 연습 중에 무릎에 손상을 입었다. 그는 재활훈련을 실시했지만, 시즌 내내 초기에 입은 무릎 손상 때문에 어려움을 겪어야 했다. 3주전에 부분적인 반월상 연골절제술을 위하여 관절경 검사를 하였다.

팸은 샘이 효과적이면서 효율적인 적절한 강화운동으로 재활 프로그램을 수행하기를 원했지만, 어떤 장비를 사용할 것인가를 결정함에 어려움을 겪고 있었다. 다행스럽게도 그 고등학교의 후원자 클럽(booster club)은 재활훈련에 대하여 관대하였고, 다양한 재활장비를 그녀에게 제공해줄 수 있었다. 그녀는 열린, 그리고 닫힌 사슬운동을 결합하기를 원했다. 지금까지 근력강화 운동으로 수동저항운동과 체중지지 운동을 사용해 왔다. 그러나 지금의 샘의 프로그램에서는 더 큰 저항이 더욱 효과적일 것이다.

중요한 것은 어떤 지식을 습득하였느냐가 아니라
그 다음에 무엇을 깨달았는가이다.
존 우덴(JOHN WOODEN), 농구 코치, 1910 –

존 우덴 코치의 말은 이미 잘 알고 있다고 생각하는 주제에 대해 읽기 시작할 때 관련이 있다. 비록 많은 지식을 가지고 있더라도, 그 지식을 가장 잘 이용할 수 있는 방법을 알 수 있다고 확신할 수는 없다. 이 장을 통해 근력은 아직도 공부할 것이 많다는 것을 알게 될 것이다. 이 교재는 이용 가능한 모든 지식만 집중적으로 나타내는 것이 아니고 근력의 중요성, 근력을 발휘하는 방법, 그리고 스포츠치료사가 손상을 입은 선수들을 위한 치료 운동 프로그램에서 근력과 근지구력 발휘를 최대화할 수 있도록 하는 방법을 총망라하여 고찰하게 된다.

이 장을 읽을 때 제시된 많은 개념들이 흑과 백의 논리가 아니고 회색으로 가려져 있다는 것을 명심하라. *"근지구력을 강화시키기 위해서 가장 바람직한 반복횟수는 얼마인가?"*라는 질문에 대해서도 반드시 한 개의 답만 있는 것이 아니다. 가장 "좋은" 답은 이 교재를 통해서 얻은 지식과 기술과 상식에 대한 자신의 관찰을 잘 결합하는 능력으로부터 나올 것이다. 이와 같은 결합능력이, 어떤 근력강화운동 프로그램이 어느 특정 대상(환자)에게 가장 효과적일 지에 대한 가장 "좋은"답을 결정할 수 있게 한다.

우리는 결코 많은 지식을 알고 있다고 할 수 없다. 지식은 이해를 이끌고, 이해는 바른 인식을 이끌고, 바른 인식은 존경을 이끌며 존경은 적절한 적용을 이끈다. "왜"와 "어떻게"에 대한 이해가 커지면 커질수록 가지고 있는 지식의 적용에 위험을 줄여줄 것이다.

따라서 이 장은 기술의 원리에 대한 진정한 이해를 돕기 위한 생리학적, 그리고 생체역학적 정보를 제공하는 것으로부터 시작할 것이다. 더 진전이 되면 부가적인 기술을 습득하게 되어 환자의 손상 이력과 관련된 어떤 장애나 합병증과 관계없이 환자를 위한 치료적 운동프로그램을 디자인하고 구성할 수 있게 된다.

근육의 구조와 기능 (MUSCLE STRUCTURE AND FUNCTION)

근력(strength)과 근지구력(muscle endurance)이 어떻게 작용하는지를 배우기 전에 근육의 구조와 기능을 이해해야 한다. 이 같은 지식은 어떻게 근력변화가 일어나고, 어떤 기법이 왜 적용되어야 하며, 적당한 근력 프로그램을 제공하기 위하여 어떤 절차가 가장 훌륭한 답을 제공하는지를 이해하는데 기초가 된다.

구조 (Structure)

이전 장에서는 인체의 결합조직과 다른 조직 사이의 밀접한 관계에 대하여 언급하였다. 근육은 또한 결합조직의 층들을 포함하고 있다. 근육 전체를 둘러싸고 있는 바깥 결합조직 층은 근외막(epimysium)이다. 근속(muscle fascicles) 또는 근섬유다발을 감싸고 있고, 층은 근육다발막(perimysium)이라고 부른다. 각 근섬유를 둘러싸고 있는 결합 조직층은 근내막(endomysium)이라 부른다. 근내막은 근초(sarcolemma)인 근섬유다발막과 연결되어 있다. 이와 같은 근육의 큰 구조는 그림 7.1에 나와 있다.

이전 장에서 설명한 바와 같이 하나의 운동단위(motor unit)는 신경, 또는 운동신경세포와 그것이 지배하는 근섬유들로 구성되어 있다(그림 7.2). 어떤 건강한 근육에서 운동단위의 수는 그 근육의 크기와 기능에 따라 다르다. 예를 들면, 손의 고유근(intrinsic muscle)과 같이 정교한 활동을 수행하는 작은 근육 내에는 운동신경세포에 대한 근섬유비가 적다. 장딴지근(비복근, gastrocnemius)과 같이 주로 큰 운동을 하는 근육은 신경세포에 대한 근섬유 비가 훨씬 크다. 217쪽에 나와 있는 박스에는 다양한 근육에서의 운동단위 내 근섬유수의 평균 숫자를 나타낸 몇 가지 예가 제시되어 있다.

근절(sarcomere)은 근섬유의 가장 작은 수축요소이다. 근절 내에 포함되어 있는 추외근섬유(extrafusal fibers) 또는 근원섬유(myofibril)는 액틴(actin)과 마이오신(myosin)이다. 마이오신

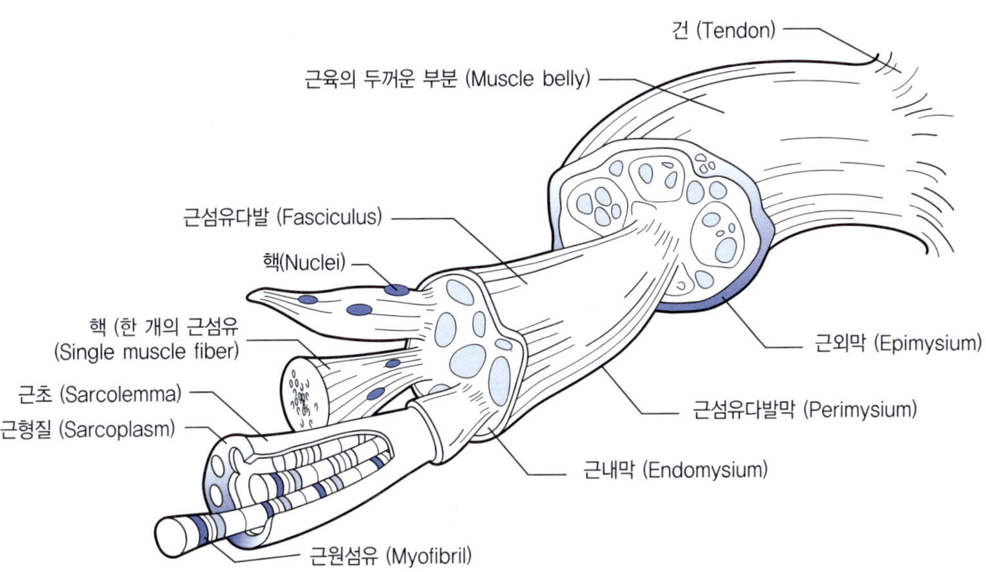

그림 7.1 근육 구조.

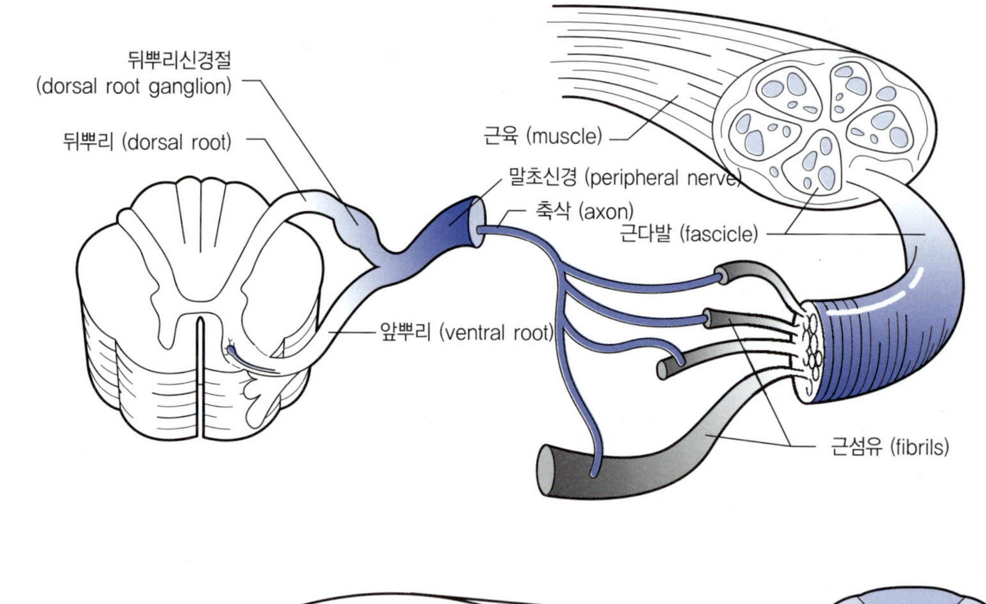

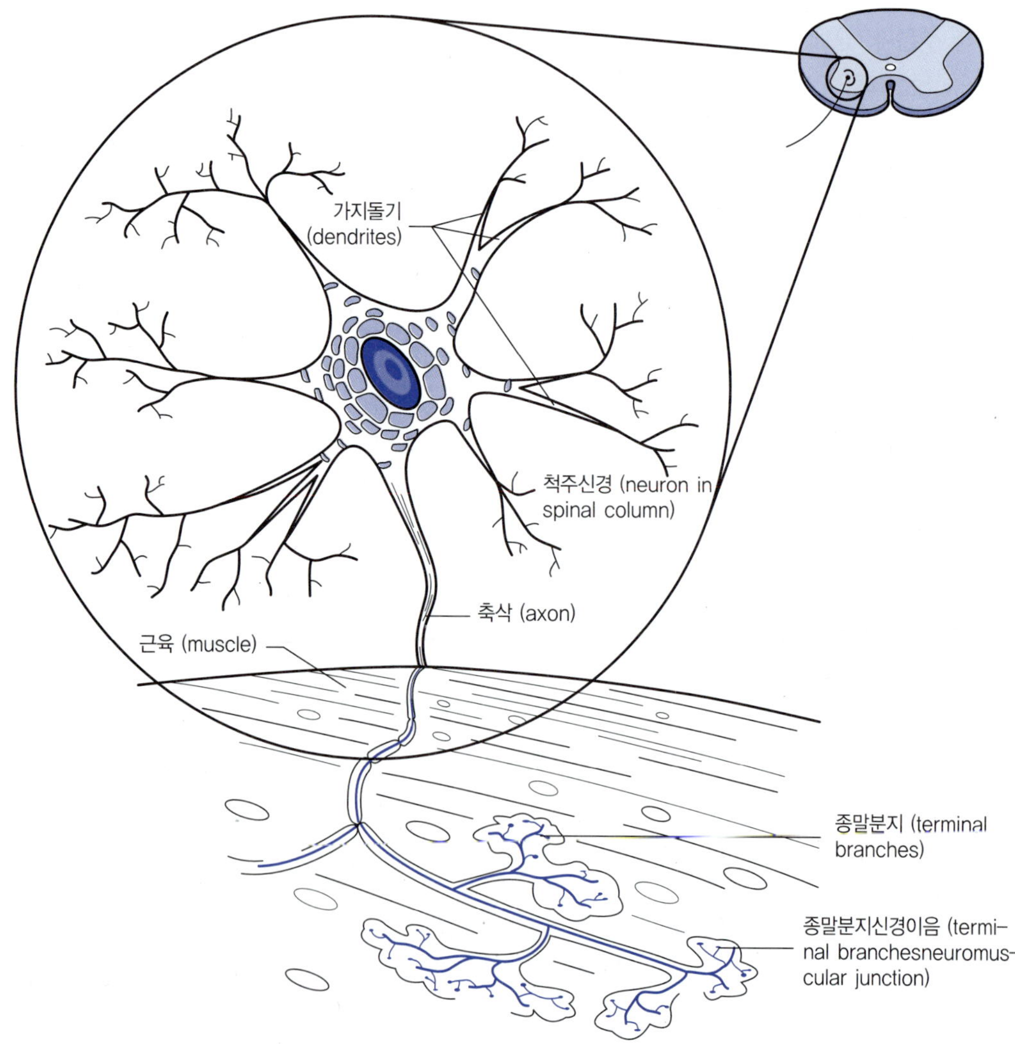

그림 7.2 운동단위 : ***(a)*** 운동단위의 도해-전각세포(anterior horncell), 축삭(axon)과 종말분지(termination branches), 그 신경이 지배하는 근육섬유, ***(b)*** 척수로부터 하나의 신경이 축삭이 근육 속으로 뻗어있다. 하나의 운동단위가 지배하는 근섬유 수는 몇 개부터 수천 개에 이른다. *(R.M. Enoka et al., 2003; Johnson & Wiechers, 1982)*

섬유는 두꺼운 세사(머리카락의 1/10,000(16nm) 직경정도 되는)이며 작은 액틴 세사에 의해서 6각형으로 둘러싸여 있다. 3차원 모델은 마이오신 세사 주위에 있고, 3개의 마이오신 세사가 1개의 액틴 세사를 둘러싸고 있다(그림 7.3).

근절 내에는 액틴과 마이오신이, 액틴 세사가 연결되어 있는 근절의 양 끝 지점인 Z-선(Z-disc)에서 Z-선 사이에 종단적으로 배열되어 있다. 마이오신 세사는 근절의 중앙부에 위치하며 H대(H-band)의 중앙에 있는 M-교(M-bridge)에 각각 연결되어 있다(그림 7.4). A대(A-band)는 마이오신과 액틴 세사를 포함하고 있는 반면 I대(I-band)는 액틴 세사만 포함하고 있다.

■ 다른 골격근에서 운동단위 내 근섬유

운동단위 내의 근섬유의 숫자는 그 근육의 크기나 기능에 따라서 매우 다르다.
운동단위당 근섬유의 숫자가 비교적 많은 근육의 예는 다음과 같다 :

- 안쪽장딴지근 (Medial gastrocnemius), 약 1600-1900 섬유/단위
- 위팔두갈래근 (Biceps brachii) 750섬유/단위
- 엄지맞섬근 (Opponens pollicis) 595섬유/단위
- 앞정강근 (Tibialis anterior) 약 560-660섬유/단위
- 위팔노근 (Brachioradialis) 410 섬유/단위 이상 (Enoka, 1995)
- 반대로 목의 넓은목근 (Platysma)은 운동단위당 25개의 근섬유만 있으며 귀의 고막장근 (Tensortympani)은 운동단위당 8개의 근섬유만 있다.

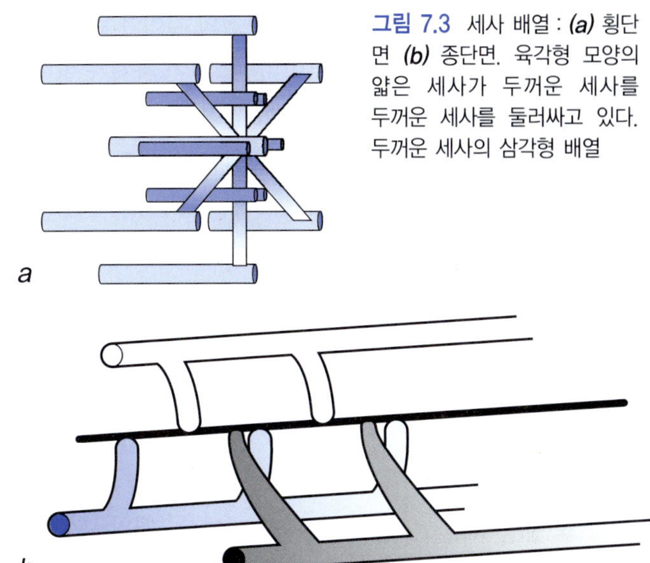

그림 7.3 세사 배열 : *(a)* 횡단면 *(b)* 종단면. 육각형 모양의 얇은 세사가 두꺼운 세사를 두꺼운 세사를 둘러싸고 있다. 두꺼운 세사의 삼각형 배열

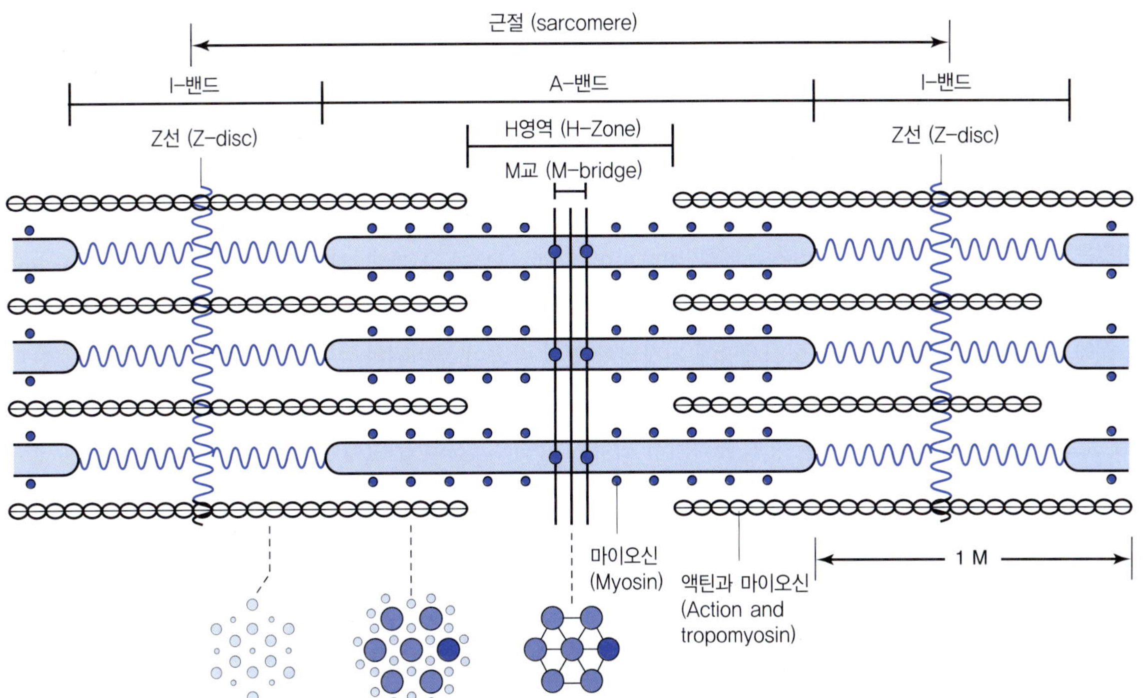

그림 7.4 세사 배열. 종단*(위)*, 횡단*(아래)* 그림은 수축기관을 이루고 있는 근절의 세포골격계*(검정색)*의 기본 요소와 굵은 세사와 얇은 세사*(파란색)*를 보여주고 있다.

마이오신 세사와 A-대(A-band)가 더 어둡기 때문에 A-대(A-band)와 I-대(I-band)의 결합은 골격근의 횡문을 보이게 한다. 그러므로 이름이 횡문근(striated muscle)이라고 한다.

기능 (Function)

하나의 운동단위가 활동전위(action potential)라고 부르는 자극신호에 의해서 자극되면, 마이오신 크로스 브리지(Cross-bridge)가 굽힘을 일으켜 액틴 세사를 근절의 중앙부로 끌어당긴다. 이 과정 중에서 H-대(H-band)는 작아지고 Z-선(Z-discs)은 근절이 짧아지도록 근절의 중앙으로 움직인다. 이 과정을 설명한 이론을 *근세사 활주설(The sliding filament theory)*이라고 부른다. 근절의 길이가 변하는 이유는 액틴과 마이오신 세사가 서로 미끄러져 들어가며 겹쳐지기 때문이며, 그 길이 자체가 변하기 때문은 아니다.

근절이 길어질 때에는 H-대(H-band)가 커지고 근절이 짧아지면 H-대는 작아진다. 근절이 길어지고 짧아지는 동안에 세사의 길이는 변하지 않는다. 단지 마이오신을 포함하지 않거나 (I-band) 액틴(H-zone)을 포함하지 않는 근절 부위의 상대적 크기가 변화될 뿐이다(그림 7.5).

근절을 단축시키는 생화학적 과정은 좀 복잡하고 순간적으로 이루어진다. 근절의 활동에 중요한 두 가지 관상시스템(tubular system)이 있다. 근형질세망(sarcoplasmic reticulum)은 내적 관상 시스템이며, 이것은 근절과 평행하게 배열되어 있고 어망구조 배열로 근절을 둘러싸고 있다. 그리고 이것은 Z-선(Z-discs)근처에서 끝난다.

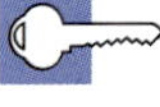

근절의 부분들은 다음과 같이 요약될 수 있다. A대는 어둡고 액틴과 마이오신 세사를 모두 포함하고 있다. H대는 A-band의 일부 중 마이오신 세사만 포함하고 있는 부분이다. I대는 밝고 액틴 세사만 포함하고 있다. 그리고 이것은 Z선에 의해 횡적으로 양분되어 있다. M교는 근절의 중앙에 위치하고 있으며 마이오신 세사를 고정한다. 이것은 또한 H대의 중앙이기도 하다. Z선은 근절의 경계를 나타내며 H대의 양쪽 끝에 있는 액틴세사가 고정되는 곳이다.

가로소관 시스템(transverse tubule : T-tubule)은 근섬유의 내층까지 뻗어 있으며 근원섬유를 둘러싸고 있다. 또한 근형질세망에 수직으로 나열되어 있다. T-관(T-tubules)은 3각 구조(그림 7.6)내에서 2개의 근형질세망 사이에서 Z-선(Z-discs) 가까이 까지 뻗어 있다.

근형질세망과 가로소관 뿐만 아니라, 다른 요소들 또한 근수축에 중요한 역할을 한다. 마이오신 세사의 십자형교는 경첩과 같은 기전을 통하여 액틴세사에 붙었다 떨어졌다 한다. 이 과정은 액틴에 있는 트로포마이오신과 트로포닌 두 개의 단백질에 의해 조절된다. 트로포닌은 트로포마이오신의 붙어있는 프로틴이고 트로포닌은 액틴에 직접적으로 붙는다. 근육이 이완되었을 때, 트로포마이오신은 액틴과 마이오신 세사가 결합으로부터 십자형교를 보호한다. 트로포닌은 액틴과 마이오신에 함께 붙는 단백질이다. 그래서 자기의 역할을 수행하기 위해서 트로포마이오신은 먼저 옆으로 움직여야 한다.

활동전위가 신경으로부터 전달되었을 때 근육과 신경의 접촉부위인 운동종판(motor end-plate)이 화학물질(예 : 아세틸콜린)이 분비되는 곳이다. 가로소관은 신호를 근형질세망으로 보낸다. 그러면 근형질세망에 저장되어 있던 칼슘이 분비된다. 분비된 칼슘은 트로포닌에 붙는다. 결국 이 결합이 트로포마이오신을 옆으로 움직여 트로포닌이 십자형교에 붙도록 한다. 마지막으로 십자형교는 세사를 서로 움직이기 위하여 파워스트로크를 실시한다(그림 7.7).

십자형교(cross-bridges)는 마이오신 ATPase라는 효소를 포함하고 있다. 이 효소는 ATP (Adenosine Triphosphate)를 ADP(Adenosine Diphosphate)로 분해하고 인산(phosphate)으로부터 에너지를 생산하는 촉매이다. 이것이 근절 활동을 위한 에너지원이다. 칼슘 이온이 존재하고 ATP 해당과정이 일어나 십자형교가 다시 꺾어질 수 있도록 가수분해가 일어나는 한, 활동은 계속되고 근활동은 지연된다. 붙고 떨어지는 이러한 연속은 근활동 중에 어떤 것이 붙어있는 반면 다른 것은 떨어져있는 것처럼 근섬유에서 서로 다른 비율로 발생한다.

+전기를 띈 Ca+액틴이 아닌 근형질세망에 저장되어 있기 때문에 근육이 활동을 하지 않는

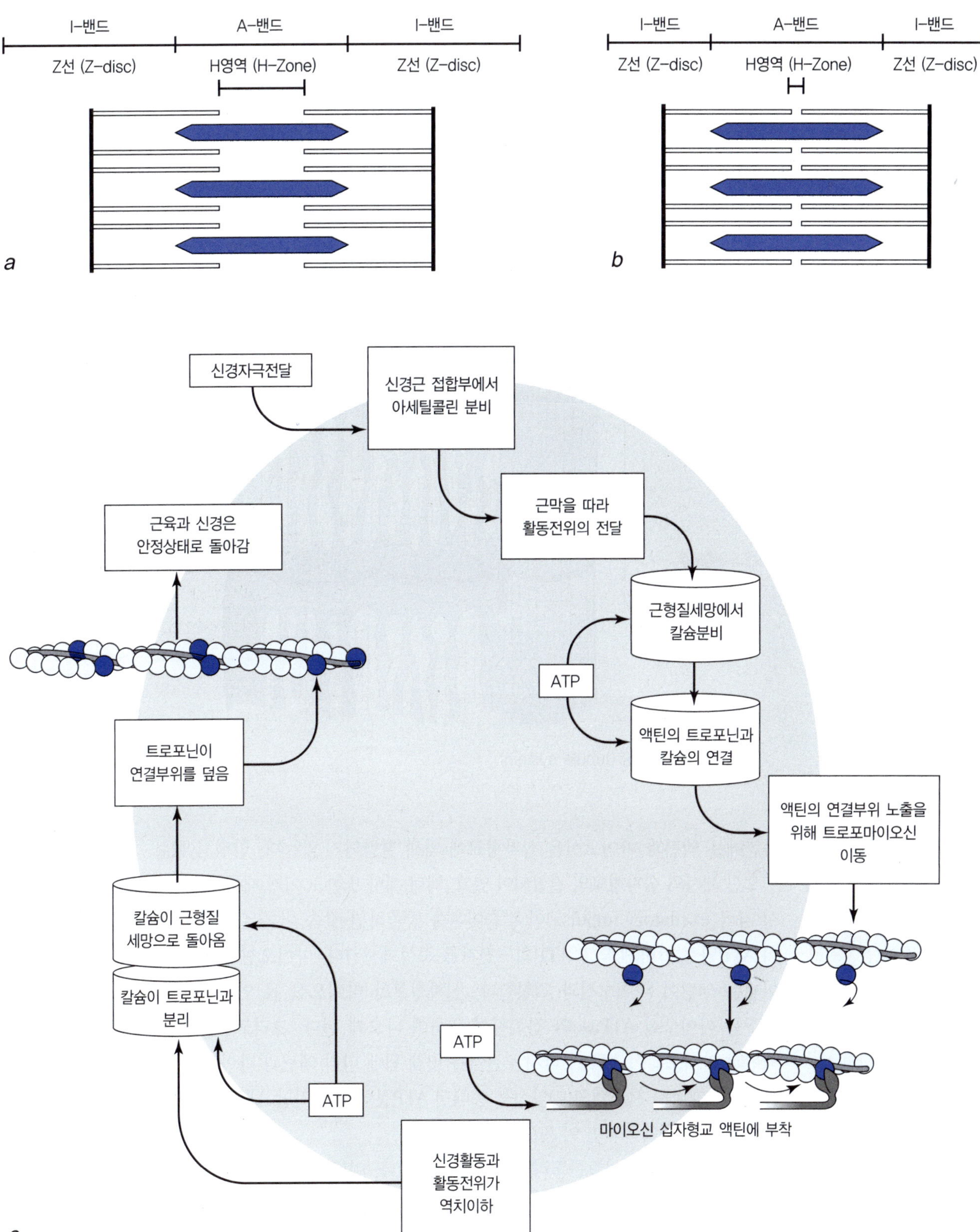

그림 7.5 근절 길이의 변화 : *(a)* 신장, *(b)* 수축, *(c)* 근섬유 수축의 순서.

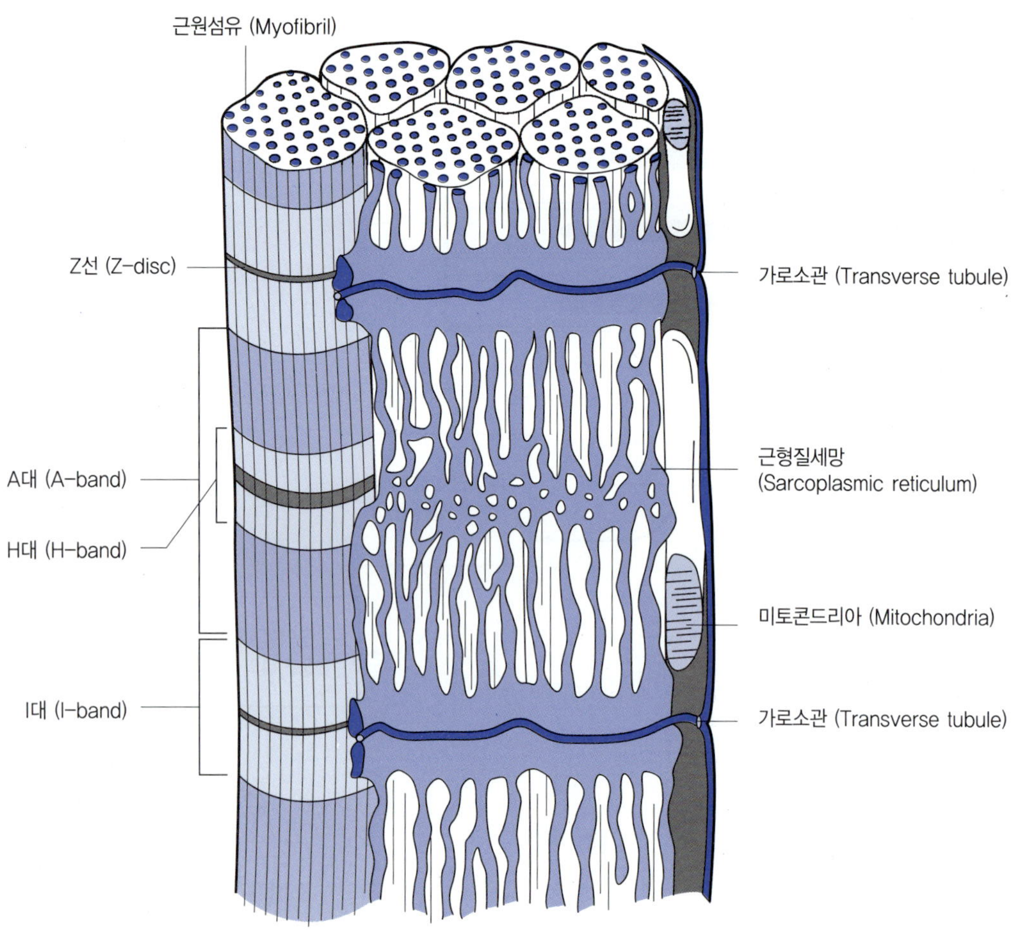

그림 7.6 관상시스템 (tubule system).

> 근육에서의 운동단위는 신경(운동신경세포)와 근섬유로 구성되어 있다. 근섬유 안에는 근절이라고 불리는 작은 수축요소들이 있으며 근절 안에는 액틴과 마이오신 이라고 불리는 세사들이 있다. 근육기능은 운동단위가 흥분성 전달에 의해 자극될 때 일어나는 다양한 과정을 포함하고 있다.

동안에는 액틴과 마이오신은 십자형교에 의해 결합되지 않는다. 안정시에는 – 를 띈 ATP가 마이오신 세사의 십자형교의 결합되어 있고, 액틴 세사 또한 – 이기 때문에 서로 분리되어 있다. 흥분성 자극(excitatory impulse)이 칼슘이온을 방출하면 칼슘 이온은 마이오신 세사의 십자형교에서 ATP와 결합하게 되고 ATP의 –전자를 중성화시킨다. 마이오신이 –전기를 띠고 있기 때문에 이제는 액틴이 마이오신과 결합한다. 십자형교가 마이오신 몸 안쪽으로 기울어져 들어갈 때, ATP는 마이오신 ATPase와 접촉하기 위하여 나오게 된다. 그리고 이 효소가 ATP를 분해하면 액틴과 마이오신이 ATP가 다시 –전기를 띠게 됨에 따라 액틴과 마이오신 때문에 접촉을 깨뜨리게 된다. 에너지 시스템의 다양성을 통해서 ATP분해로 생겨난 ADP는 다시 ATP로 재합성된다. 흥분성 자극이 계속되면 이 싸이클은 반복된다.

근형질세망 역시 **미토콘드리아**를 포함하고 있다. 미토콘드리아는 대사에 필요한 부산물을 포함하고 있기 때문에 근절에서 가장 대사적으로 활발한 부분이다. 그것들은 에너지 생산을 위해 사용되는 글리코겐을 저장하고 있다. 또한 젖산(lactic acid)을 대사하여 ATP를 생산하기 위한 에너지를 만들어 내는데 사용되는 효소도 포함하고 있다. 근형질세망 내에 보다 더 많은 미토콘드리아가 나타나면 날수록 근육은 더 활동적이 된다.

우리는 하나의 운동단위는 근육 내 여러개의 근섬유를 지배할 수 있다는 것을 알고 있다. 이 섬유들은 근육 내 전체에 위치하고 있고 반드시 서로 붙어있는 것은 아니다. 신경종판(nerve's

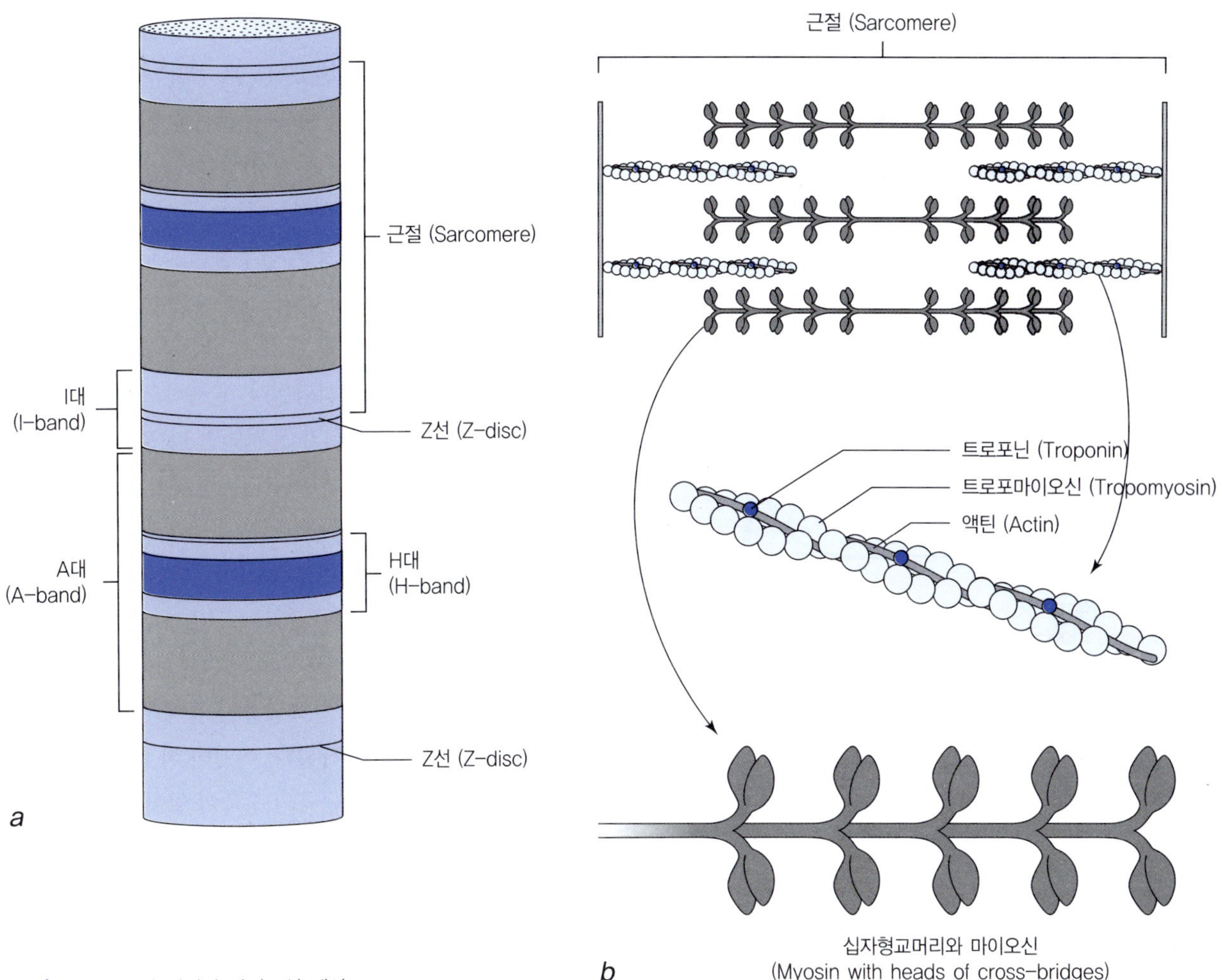

그림 7.7 근절과 액틴과 마이오신 세사.

end plates)의 길이가 모터 포인트(motor point)와 신경이 자극하는 근섬유 사이의 거리에 따라 다르기 때문에 자극은 동시에 모든 근섬유에 도착하지 않는다. 이 때문에 근섬유가 동시에 발화되지 않는 것이다. 이해하기 어려울 수도 있겠지만, 하나의 운동단위에서 이러한 비동시적 발화가 부드러운 근육 수축을 유도하는 것이다.

신경근 생리학 (NEUROMUSCULAR PHYSIOLOGY)

이전 장에서 언급한 바와 같이 많은 감각수용체(sensory receptors) 중추신경계에 정보를 입력하고 근신경계에 영향을 미칠 수 있다. 그림 7.8은 통증과 온도를 인지하는 자율신경종말(free nerve endings), 가벼운 접촉을 감지하는 메시니소체(Meissner's corpuscles), 그리고 압박감을 감지하는 파치니안 소체(pacinian corpuscles)를 포함한 피부의 여러 가지 감각수용기를 나타내며 이들은 모두 구심성 자극을 중추신경계로 전달한다. 이 정보는 척수(spiral cord), 간뇌(brain stem), 소뇌(cerebellum), 대뇌피질(cerebral cortex) 내의 다양한 수준에서 해석된다. 일단 정보를 받고 분석되면 그것들이 받은 자극에 반응하는 운동구조(motor structure)로의 원심성 신경을

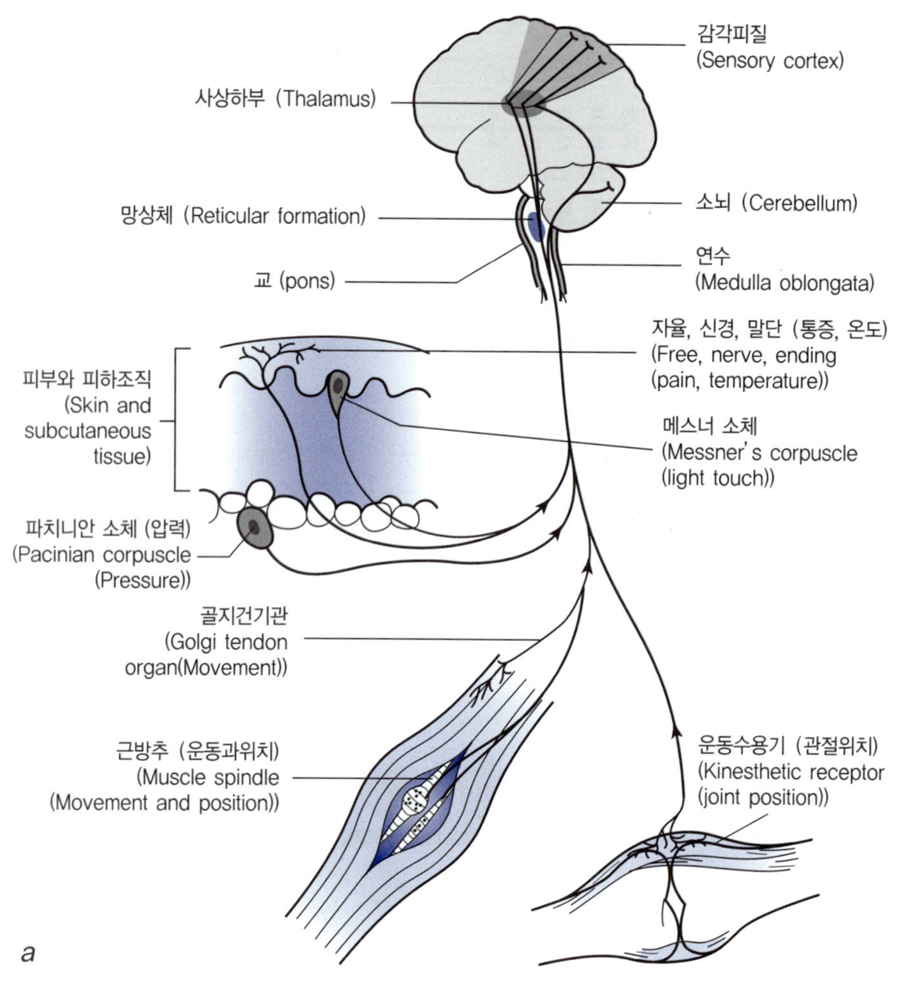

그림 7.8 신경경로 (Neural pathway) : ***(a)*** 감각신경 (sensory); ***(b)*** 운동신경 (motor).

따라서 적절한 척수로를 따라 척수를 지나 전각세포로 전달된다.

자극이 활동전위를 일으킬 만큼 강하면 운동신경이 발화되어 그 운동신경이 지배하는 모든 근섬유가 반응한다. 이 반응은 **실무율**(all-or-none principle)에 따라 이루어진다. 전체 근육 내에서 몇 개 또는 많은 운동단위가 동시에 활성화된다. 원칙적으로 더 많은 운동단위가 동원되면 더 강한 근육의 반응이 일어난다. 전기적 충격의 자극 즉, 활동전위는 운동신경을 따라 신경근 접합부까지 이동한다. 이 접합부에서 활동전위는 근절에서 칼슘이온을 방출하도록 아세틸콜린이 분비되도록 하며, 근육활동이 앞에서 설명된 것처럼 시작된다. 이것이 한 번이라도 일어나면 근육의 수축이 일어난다.

안정막 전위
(Resting Potential)

신경세포와 근세포막의 벽은 안정막전위를 가지고 있다. 신경세포와 근육세포막의 세포외액과 세포내액에는 양이온과 음이온이 있다. 세포 외액에는 소디움(NA^+)과 클로라이드($C1^-$)이온을 가지고 있다. 세포 내액에는 많은 포타시움(K^+)이온과 단백질분자(A^-), 약간의 클로라이드이온을 가지고 있다(그림 7.9).

이 이온들의 분포상태가 안정막 전위이다. 미세전극을 세포의 외측과 내측에 붙이면 축삭의 세포 내액은 70~90mV로 나타낼 것이다. 그림 7.10은 세포막의 내부를 음성으로 외부를 양성으로 나타내고 있는 그림이다. 이것은 이온들의 평형을 이루려는 자연스러운 현상이다. K^+는 세포 밖으로 빠져나가려는 경향이 있고 Na^+는 세포 속으로 들어가려고 하는 성질이 있기 때문에, 이온농도의 평형을 유지하는 일은 소디움-포타시움 펌프(sodium-potassium pump)의 책임이다. 이 지속적인 활동 수준이 안정막 전위를 약 −85mV로 유지하게 만드는 것이다.

흥분성 자극이 발생하면 세포막 주변의 전위 변화가 일어나 활동전위가 발생한다. 막전위는 음성에서 양성이 되며 자극이 지나가면 바로 음성으로 돌아온다. 이 과정은 0.5ms도 걸리지 않으며(Clark, 1975) 마치 호수에 돌을 던져서 물결을 만드는 것과 같다. 돌은 최초의 자극이 되고 물결은 신경축삭 혹은 근섬유를 따라 이동하는 탈분극 전위가 되어 작은 변화를 일으킨 후 원래의 조용한 상태로 돌아간다. 이 과정은 물결이 그것의 종착지인 해변에 닿을 때 까지 계속된다.

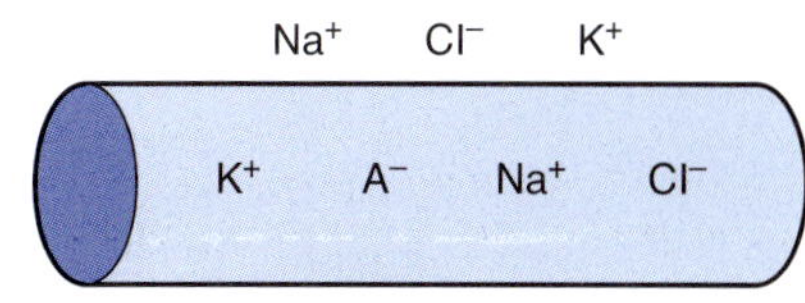

그림 7.9 안정막 전위.

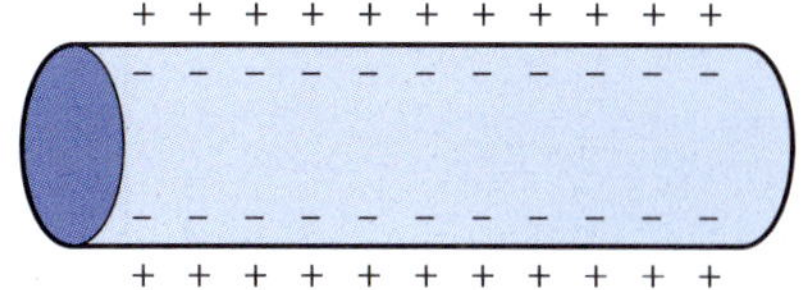
그림 7.10 축삭막에서 전위변화.

생리적 특성 (Physiological Properties)

골격근의 생리학적 특징들은 골격근에서만 나타나며 근육의 정상적인 기능을 위해 중요하다. 치료적 운동을 하는 동안에 세포 수준에서 근육이 어떻게 작용하고 요구에 맞게 반응하는지를 아는 것은 중요하다. 근육의 정상적인 반응을 이해함으로써 손상이 발생했을 때 치료적 운동 중에서 어떤 것이 적절한 방법이고 어떤 것이 손상을 악화시키는 것이 아닌지를 알 수 있도록 하는 것 또한 중요하다. 다음은 몇몇 근육의 생리적 특성에 대하여 간단한 내용을 제공한다.

흥분성 (Irritability)

운동단위의 **흥분성(Irritability)**은 근섬유가 반응을 시작하는데 필요한 자극의 양을 결정한다. 흥분성은 골격근의 생리학적 특성이다. 반응을 일으키기 위해서는 **자극 역치(threshold stimulation)**라고 불리는 최소한의 자극이 필요하다. 자극 역치 이하의 자극은 근육활동을 일으키지 못한다. 자극이 역치수준 이상이라면, 더 많은 운동단위가 반응하거나 하나의 운동단위를 따라서 일어나는 자극의 방출기간이 길어지기 때문에 반응은 더 클 것이다.

근섬유가 약 1ms(Brown, 1980)동안 자극을 받게 되면 막은 탈분극하여 곧바로 다시 자극될 수 없다. 이것을 **절대 불응기(absolute refractory period)**라고 한다. 즉, 하나의 근섬유는 .001 s 이내의 두 개의 자극에 대해 반응할 수 없다. 세포막이 부분적으로 재 분극 될 때 **상대적 불응기**라고하며 이때 자극이 정상적인 역치 수준보다 크다면 반응할 수 있다.

불응기(refractory period)는 그 부분이 발화를 준비하는 동안 활동이 잠시 멈추는 잠복기를 포함한다. 잠복기는 전기적 수축기 뿐 아니라 에너지 생산기에도 발생하며 이는 반응에 대한 기계적 결과이다. 이는 그림 7.11에서 볼 수 있다. 일단 막의 탈분극이 일어나면 에너지 변화가 촉진되고 근육의 기계적 반응이 일어난다.

수축성 (Contractility)

탈분극 후 기계적 반응은 수축이다. 이것이 골격근의 두 번째 생리학적 특성으로 즉, 수축하는 능력이다. 하나의 근섬유 내에서 이것은 단순한 경축반응이다. 한 번의 수축 또는 경축반응은 매 자극마다 발생한다. 근육이 수축을 유지하고 있으면 많은 수의 자극이 계속적으로 일어나야 한다. 기계적 반응의 **수축**은 10%의 잠복기 이후에 나타나며 사이클의 다음 20%를 통해 일어나야한다. 그림 7.11에서 보여주는 것처럼 기계적 반응은 근섬유의 일련의 탄력성요소 때문에 전기적, 대사적 반응보다 더 오래 지연된다.

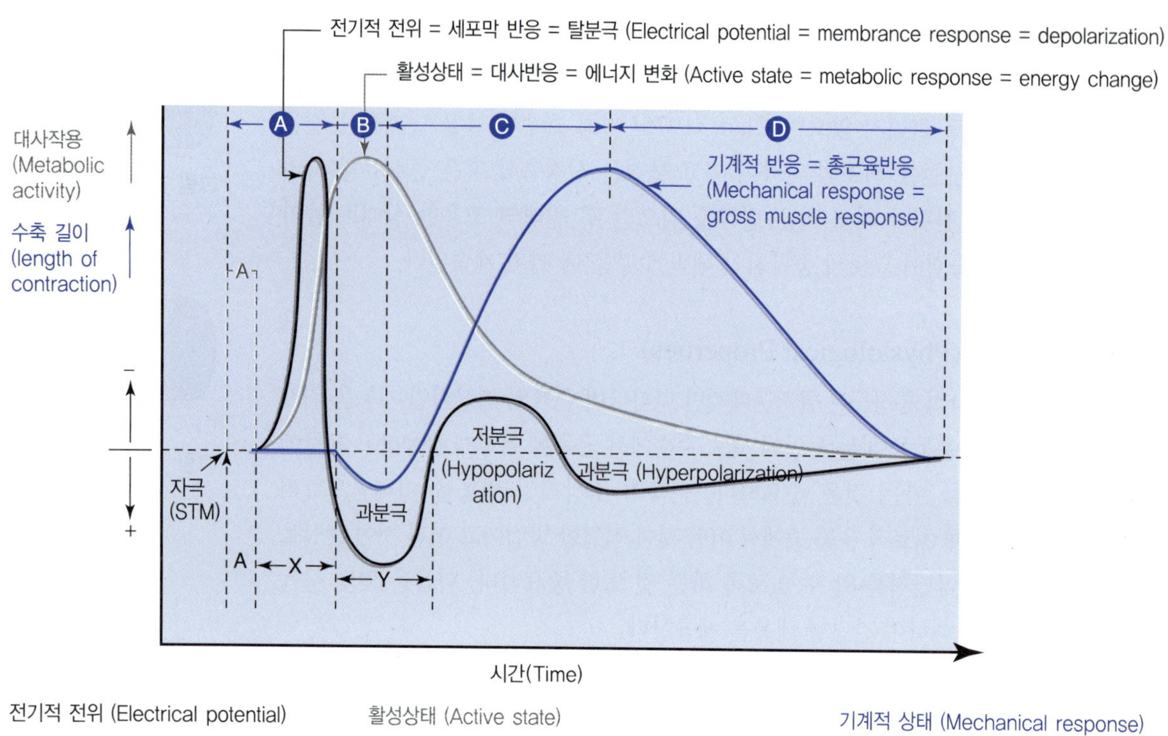

A = 잠복기 (Latent period)*
A+X = 절대불응기 = 탈분극 주가적인 자극에 반응할 수 없다. (absolute refractory period = depolarization ; can not respond to additional stimul)
Y = 상대불응기 (Relative refractory period)
- 재분극시작 (Start of repolarization)
- 높아진 자극에 대한 반응 (responds to ↑ stimuli)

*잠복기 = 자극시험에서 최초로 특정 가능한 반응지점까지 (Latent period = from point of stimulation to point of *first measurable* response)

A = 잠복기 (Latent period)*
- 최고치에서 근수축 시작 (Peak is at the beginning of muscle contraction)
- 탈분극직후 수축 (Begins *very* soon after depolarization of electrical potential)
- 긴대사적 회복기간과 관련 (involves a long metabolic recovery period)
- 최대수축에 도달하기 전에 최대의 크기의 1/2에 있다. (is at 1/2 of its maximum capacity before the muscle reaches maximum contraction.)

10% { A = 잠복기 (Laten period)*, B = 잠복휴기 (Latency relaxation) }
- 십자형교는 단축직전에 근섬유에 장력이 걸리지 않는다면 나타나지 않는다.
- 섬유가 긴장상태에 있지 않는 한 보이지 않음

C = 수축 (contraction) = 20%
D = 이완 (Relaxation) = 70%

그림 7.11 하나의 근육 단수축(경축)내에서 전기적, 화학적, 기계적 반응의 시간관계.

점성 (Viscosity)

점성은 근수축 속도를 제한하는 내적 저항이다. 근육활동 점성에 적용되는 일반적인 원칙은 근수축 속도가 빠르면 빠를수록 내적 저항이 커지고, 근육에 의해 일어날 수 있는 외적인 힘은 더 작아 진다는 것이다. 더 빠른 속도에서는 같은 중량을 들기 위해서 더 큰 힘이 필요하다. 물이 점성을 나타내는 좋은 예이다. 팔을 물밑에 넣고 팔을 천천히 움직이는 것은 상대적으로 쉬울 것이다. 그러나 팔을 될 수 있는 한 빨리 움직이려고 하면 훨씬 더 큰 힘이 든다는 것을 알게 될 것이다.

이것은 환자에게 치료적 운동프로그램을 가르칠 때 상기시켜야 할 중요한 특성이다. 발목을 다친 레슬링선수를 예로 들어보자. 이 선수가 발뒤꿈치를 천천히 들어 올리는 운동(slow heel-raise exercise)을 할 수도 있다. 이때, 22.5kg(50 lb)를 들 수 있다고 해서 같은 무게를 더 빨리 들어 올리는 운동(faster heel-raise exercise)도 할 수 있을 것이라고 기대해서는 안 된다. 그리고 같은 중량과 동작가동범위(ROM)로 움직이면서 같은 반복횟수를 더 빠른 속도로 운동을 할 수 있을 것이라고 기대해서도 안 된다.

신장성과 탄력성 *(Extensibility and Elasticity)*

근육의 개별섬유는 후크의 법칙을 따른다. 즉, 몸체를 늘리기 위하여 가해진 자극은 몸체의 탄력성 범위가 초과하지 않는 한 가해진 힘(길이의 변화)에 비례한다. 근섬유의 탄력적 요소 때문에 스트레치가 일어나면 섬유의 본래 길이로 돌아가려는 성질이 있다. 그러나 근섬유는 또한 플라스틱요소(plastic element)도 포함하고 있기 때문에 충분한 크기와 기간 동안 힘이 가해지면 길이에 변화가 일어난다. 이 원리는 5장에서 다루고 있다.

근육이 스트레칭 될 때, 근육은 활동으로 인해 결합조직이 가열되고 늘어나기 때문에 보다 더 길어질 수 있다. 반대로 일부가 활동을 하지 않으면 곧 딱딱해진다. 관절을 주변의 결합조직은 액체로 남아있기 보다는 젤(gel)상태이며 움직임은 제한이 된다(Kottke, 1982). 어떤 부분이 이러한 상태가 되면 그 부위의 과도한 스트레칭은 모세혈관과 결합조직의 파열을 일으킬 수도 있다. 이와 같은 경직은 활동적인 운동으로 극복될 수 있다. 스트레칭 전에 활발한 운동을 하는 것은 근육의 온도를 높이고 점성을 감소시키며 경직을 완화시킨다. 결국 스트레칭은 준비운동(warm-up) 이후에 실시하는 것이 보다 효과적이다.

경직 *(Stiffness)*

모든 조직과 구조는 경직이 된다. 경직은 조직이나 구조가 모양이나 길이의 변형이나 변화에 저항하는 것이다. 조직이 빨리 폄된다면, 조직이 변화에 대한 경직이나 저항이 느리게 폄되는 것보다 더 클 것이다(Threlkeld, 1992). 조직의 경직이 클수록 조직의 길이를 변화시키려는 힘은 커질 것이다. 조직의 경직은 조직의 구조끼리 그리고 조직의 기질과 서로 어떻게 잘 연결되어 있는지에 따라 다르다. 우리는 폄(신전, extension)에 대한 저항이 증가되면서 조직의 경직을 일으키기 때문에 재활에 있어서 조직의 경직에 대해 관심이 있다. 예를 들면, 우리는 이미 고정이 콜라겐의 구축을 야기시키며 세포 내 윤활유를 감소시켜 단백질 섬유가 서로 붙게 된다는 것을 알고 있다. 이런 진행과정은 조직의 경직을 증가시킨다. 그러나 한편으로는 손상된 조직이 외부 힘에 대한 저항력이 높아지기를 원하는 반면, 외부 힘에 대한 너무 심한 저항은 우리가 경직된 조직을 폄시킬 때 일반적인 움직임으로 돌아오는 것을 어렵게 만들 수도 있다. 이것은 움직임을 되찾는 것이 지연되거나 조직이 치유될 때 더 단단해질 때 확실히 알 수 있다.

조직이 더 단단해지고 외부의 힘에 대한 저항이 높아지기 때문에, 스포츠치료사는 조직의 변화와 다양한 유연성 재개 기술 알고 있어야 한다. 이 기법에 대해서는 이번 장의 뒤편에서 다룰 것이다.

구축 *(Contracture)*

구축은 근육이완의 실패이다. 근육이완은 근수축 후의 정상적인 대사과정을 의미한다. 피로는 최대 수출 발휘능력의 저하와 최대로 이완수준에 이르는 능력저하 모두를 일으킨다. 이에 대한 하나의 이론적 설명은 그림 7-12에 나타난 바와 같이 젖산의 축적이다. 근육이 피로해짐에 따라 안정시 길이가 짧아진다.

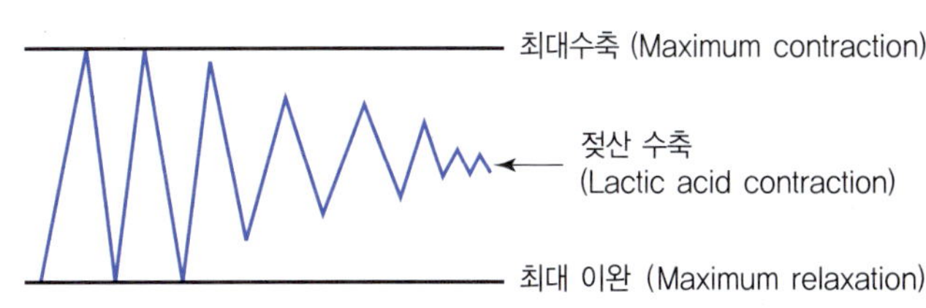

그림 7.12 근구축 (Contracture).

골격근의 생리학적 특성은 흥분성, 수축성, 점성, 신장성과 탄력성, 피로, 가중을 포함한다.

구축은 운동 후의 스트레칭의 중요성을 나타내는 하나의 이유가 된다. 운동으로 근육이 피로해지면 근섬유는 짧아지고 본래의 안정 시 길이로 돌아가지 못한다. 운동 후에 근육의 정상적인 안정시 길이로 돌아가지 못한다. 운동 후에 근육의 정상적인 안정시 길이로 다시 돌아오도록 스트레칭을 하지 않으면, 전체근육은 유연성을 잃게 된다는 이론이 오랫동안 적용되었다.

구축은 또한, 환자가 재활훈련기간의 초기에 보다 더 강하고 보다 더 정확한 치료적 운동을 해야 하는 이유이다. 환자가 피로해지고 근섬유의 안정시 길이가 감소되면, 근육이 정확하게 동작을 수행할 수 없게 되며 따라서 손상위험이 증가된다. 재활치료 초기에 보다 더 어렵고 도전적인 활동을 수행하면 좋은 결과를 얻을 수 있다.

정형외과적 구축과 단순한 근구축을 혼돈해서는 안된다. 정형외과적 구축은 결합조직이 짧아져서 동작의 가동범위를 감소시킨다. 또한 구축을 장기간 반사적 근수축(prolonged reflex muscle contraction)을 뜻하는 **근경축**(muscle spasm)과 혼돈해서도 안 된다.

피로 *(Fatigue)*

피로의 특성은 구축과 밀접한 관련이 있다. 피로는 오래 지속한 운동으로 근육이 극도의 탈진 상태가 되거나, 근활동을 계속하기 위한 충분한 영양소를 공급하는 순환조직의 기능부족 중 어느 하나가 원인이 된다. 국소 근육피로를 일으키는 하나의 물질은 **젖산**이다. 근육활동의 부산물인 젖산은 강한 고강도나 장시간의 근수축 후에 증가된다. 왜냐하면 이와 같은 운동 시에는 젖산을 산화시킬 산소가 충분하지 않기 때문이다. 안정시 근육에서의 젖산량은 0.5~2.2 mmol/kg(근육)이지만, 탈진 시 운동에서의 젖산수준은 25mmol/kg(근육)까지 올라간다(Kraemer, 2000). 젖산은 근육에서 흘러나와 혈액 속으로 들어가는 적은 양이 측정된다. 운동량이 증가함에 따라 혈액내의 젖산이 증가하고 이 젖산량은 얼마나 운동을 강하게 했는지를 판정하는 지표가 된다. 젖산의 축적은 근육의 피로, 근육통과 관련이 있다. 증가된 젖산량에 견디어내는 능력은 사람에 따라 다르고, 어느 정도 지구력을 결정하는 요소가 된다. 같은 수준으로 운동할 때, 체력이 좋은 사람은 그렇지 않은 사람보다 혈액내 젖산수준이 낮다(Conley, 2000).

젖산수준은 운동강도, 운동시간, 트레이닝 상태, 최초 글리코겐 수준, 근섬유 타입에 영향을 받는다. Type II(fast-twitch fiber)는 Type I(slow-twitch fibers)보다 더 빠른 속도로 젖산을 생성시킨다. 단거리 달리기나 중량 들기와 같은 고강도의 운동은 오래달리기와 에어로빅 운동과 같이 저강도로 오래 지속하는 운동보다 더 높은 수준의 젖산을 생산한다. 잘 단련된 사람은 단련되지 않은 사람보다 더 높은 수준의 젖산을 견디어낼 수 있게 된다(Conley, 2000).

오랫동안 운동을 하지 않아 체력이 아주 약한 비단련자와 함께 운동을 한다면 이 점을 명심해야만 한다. 특히 치료적 운동프로그램을 시작할 때 초기단계에서는 더욱 그렇다. 환자가 운동 강도를 견디어내는 능력은 운동하지 않는 상태의 정도에 따라 다르다. 따라서 운동프로그램 시작 초기단계에서는 휴식기간을 두는 것이 좋다.

근육의 혈액순환은 등장성이나 짧은 등척성 운동 보다 오래 지속하는 등척성 운동 시 장애를 받는다. 이와 같은 지속적인 근육운동은 혈류를 제한시켜 다른 형태의 운동 시 보다 피로를 더 빨리 야기한다. 치료적 운동프로그램을 디자인할 때 이것을 고려해야 한다. 이것은 "근력과 근지구력 사이의 관계" 부분에서 피로로부터의 회복에 대하여 보다 더 광범위하게 다룰 것이다.

가중 (Summation)

근섬유가 완전히 이완되기 전에 두 번째의 경축이 일어난다면 더 큰 힘이 발휘된다. 이와 같은 현상을 **힘의 가중** 이라고 하는데 이것은 차가 움직이고 있을 때 뒤에서 받치는 것과 유사하다. 이렇게 되면 자동차는 뒤에서 받치기 전보다 더 큰 힘으로 앞으로 나아가게 될 것이다. 여러 개의 자극이 시리즈로 빠른 빈도로 전달된다면, 근섬유는 계속되는 최대수축인 강축을 일으킨다. 즉, 계속되는 최대수축이 일어난다(그림 7.13). **강직(tetany)**이 지속되는 근육수축이라면, 하나의 **강축(tetanus)**은 세동성 진전이라고 하는 간헐적 수축이다(그림 7.13c).

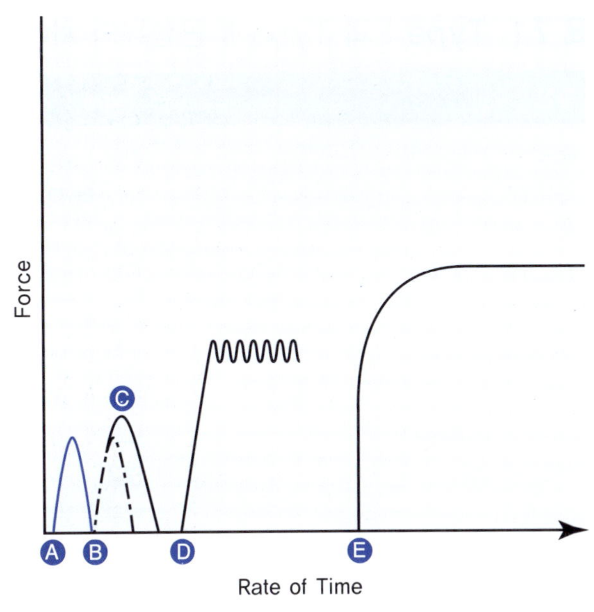

그림 7.13 경축, 경축가중, 강축과 운동 단위의 강직 : A & B, 하나의 경축 C, 두 개 경축의 가중으로부터 발휘되는 힘, D, 강축; E, 강직 때로는 융합된(연합된) 강축파라고도 한다.

속근과 지근섬유 (FAST-AND SLOW-TWITCH FIBERS)

골격근의 **속근(fast twitch)**과 **지근(slow twitch)**섬유로 구성되어 있다. 이 섬유들의 비율은 개인 내에서는 근육에 따라 다르고, 같은 근육이라도 사람에 따라 다르다. 즉, 한 사람의 단거리 달리기 선수의 넙다리네갈래근(대퇴사두근, quadriceps femoris)은 다른 스프린터보다 많은 속근섬유를 갖고 있으며, 햄스트링(hamstrings)보다 더 많은 속근섬유가 있을 수 있다. 이 비율은 유전적으로 그리고 근육의 요구에 의해서 결정된다. 속근섬유가 지근섬유로 또는 반대로 전환되는가는 아직 해결되지 않은 문제이다. 그러나 가자미근(넙치근, soleus)과 같이 중력에 반작용하는 근육은 넙다리네갈래근과 같이 더 많이 움직이고 빠르고 힘찬 움직임에 사용되는 근육보다 지근섬유가 더 많다. 넙다리네갈래근(quadriceps)은 속근과 지근섬유가 조합되어 있다.

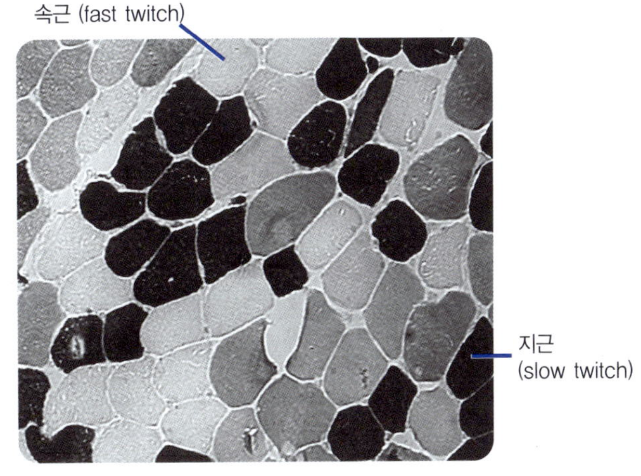

그림 7.14 속근과 지근섬유.

두가지 섬유형태는 외형상, 대사능력, 수축특성에서 차이가 있다. 두 섬유의 이름은 상대적인 활동속도에 따라 붙여졌다. 지근섬유 Type I 또 느린 산화섬유라고 부르며 색깔이 어둡고 자극을 받아 최대한 장력을 발휘할 때까지 110ms가 걸린다(그림 7.14, 그림 7.15). 속근섬유는 Type II, 빠른 산화섬유라고 부르며 색깔이 밝고 최대장력에 도달하는 시간이 50ms 정도로 지근섬유보다 짧다(Wilmore & Costill, 2004)(그림 7.14, 그림 7.15). 지근섬유는 느리게 작용하는 마이오신 ATPase를 가지고 있으며 속근은 빠르게 작용하는 마이오신 ATPase를 가지고 있다. 따라서 속근섬유는 지근섬유보다 ATP를 전환하여 빠른 속도로

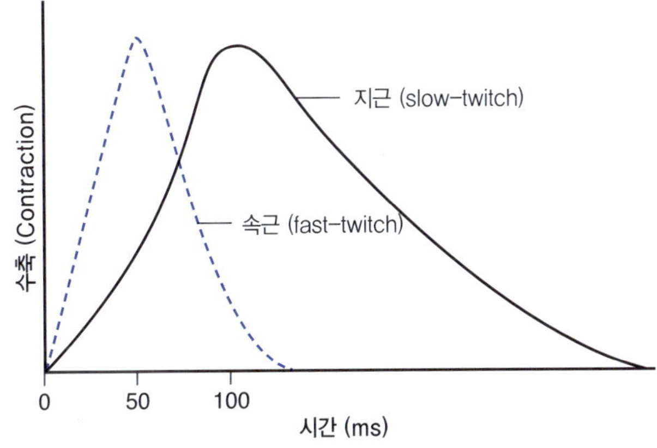

그림 7.15 골격근섬유의 FT와 ST의 수축 이완곡선.

표 7.1 Type Ⅰ과 Type Ⅱ 근섬유의 차이

특성	Type Ⅰ	Type Ⅱ
속도	가장 느림	가장 빠름
축삭크기	보다 더 작음	보다 더 큼
색	적색	흰색
전도속도	느림 : 110ms	빠름 50m
피로저항	가장 큼	가장 작음
동원역치	보다 더 낮음	보다 더 높음
점화속도	최소 및 최대치가 낮음	최소 및 최대치가 높음
마이오신 ATPase	느리게 작용	빠르게 작용
미토콘드리아	많음	적음
운동종류	지구성 운동	단시간 폭발적

에너지를 생산해낼 수 있다. 속근섬유는 또한 더 넓은 근형질세망을 가지고 있어서 근섬유가 자극에 대하여 보다 빨리 반응할 수 있도록 칼슘 이온을 보다 더 많이 효율적으로 방출한다. 지근섬유는 미토콘드리아, 마이오글로빈, 글리코겐 저장량이 더 많기 때문에 장시간, 지속성 운동에 보다 더 적합하다(표 7.1).

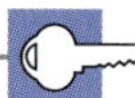

속근섬유와 지근섬유는 모양, 대사능력의 수축 특성에서 차이가 있다.

속근섬유는 Type IIa, Type IIb, Type IIc의 3가지 하부영역으로 나누어 진다. 그러나 Type IIc에 대해서는 거의 알려진 바가 없으며, 근육에서 이 섬유는 평균 1~3%로 아주 적은부분을 차지한다. Type IIa, Type IIb 섬유는 보통 근육내에서 거의 같은 양만큼 있다(Wilmore and Costill, 2004). 비록 Type IIa, Type IIb 사이의 차이는 잘 알려져 있지 않지만, Type IIa 섬유가 근육 활동 중에 Type IIb 보다 더 자주 동원된다고 한다. Type IIb 섬유는 활성화되기 위해서 더 큰 자극이 요구되기 때문에 저, 중 강도의 운동 시에는 동원되지 않고 100m 수영과 같이 높은 강도의 운동 시에 동원된다.

지근섬유는 속근섬유보다 더 많은 양의 미토콘드리아를 가지고 있다. 미토콘드리아는 세포를 위한 주 에너지 저장소이기 때문에 근섬유에 보다 더 큰 산화능력을 부여한다. 미토콘드리아가 많으면 많을수록 그리고 마이오글로빈과 혈류가 많을수록 세포는 적색을 띠게 된다. 보다 많은 에너지원을 이용할 수 있음으로써 지근섬유는 속근섬유보다 더 오랫동안 운동할 수 있다. 이와 같은 이유로 지근섬유는 지구력섬유로 간주되며 마라톤과 같은 낮은 강도의 지구력 활동을 수행하는 능력을 담당하게 된다.

속근섬유는 보다 미토콘드리아가 거의 없으며, 운동을 지속하는 능력이 적다. 그들의 활동은 무산소적이며 피로가 빨리 온다. 그러나 보다 더 파워풀한 운동을 할 수 있으며 400m 달리(그림 7.16)와 같은 높은 파워, 짧은 시간 운동을 담당한다. 속근섬유가 보다 더 강한 힘을 발휘하게 하는 요소는 지근섬유운동단위에 비하여 속근섬유운동단위의 근섬유가 많고 크기 때문이다. 동원되는 섬유의 숫자가 많으면 많을수록 더 큰 힘을 낼 수 있다.

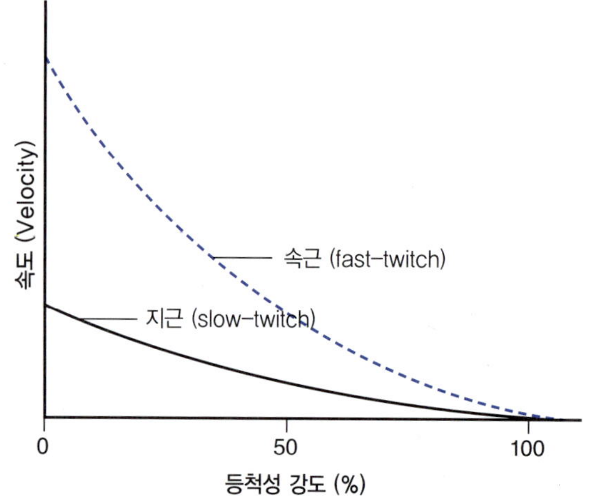

그림 7.16 골격근섬유의 FT와 ST의 힘 = 속도곡선.

근력, 파워, 근지구력 (MUSCLE, STRENGTH, POWER, AND ENDURANCE)

근 기능을 어떻게 향상시킬 것인가를 논하기 전에 여기에 포함되는 요소들을 알아두는 것이 필요하다.

근력 (Muscle Strength)

근력이란 하나의 근육 또는 근육군이 발휘할 수 있는 최대의 힘이다. 건강한 사람은 보통 1RM(one-repetition maximum)으로 측정한다. 1RM은 하나의 근육 또는 근육군이 한 번 들 수 있는 최대무게이다. 어떤 사람이 20.5kg을 가지고 아래팔(전완, forearm) 컬(curl)을 단지 1회밖에 들지 못한다면, 그 무게가 그 사람의 아래팔 컬에 대한 최대근력이 된다. 아래팔 컬 1RM이 22.5kg인 사람은 11.3kg 무게의 1RM을 갖고 있는 한 사람보다 근력이 2배가 되는 것이다.

그러나 근력의 재활 평가는 1RM 방법을 사용해면 안된다. 왜냐하면 이 방법은 손상되거나 약해진 근육에 너무 많이 의존하기 때문에 더 적합한 다른 근력 평가방법을 사용하는 것이 좋다. 더 일반적인 재활 방법은 10-RM을 사용하는 것이다. 이것은 개인이 10회를 들 수 있지만, 11회 이상은 들 수 없는 무게이다. 근력을 결정하는 이러한 방법은 1RM 방법과 비슷하지만, 무게는 그렇게 무겁지 않아서 평가하는 근육에 대한 부하가 그렇게 심하지 않다.

파워 (Power)

파워는 일정시간 내에 움직인 거리에 적용된 힘을 나타낸다. 파워는 대부분의 운동종목에 포함되어 있으며 근력이 속도와 합쳐진 것이다. 농구선수가 180kg의 무게로 래그 프레스하는 시간의 1/2로 빠르게 배구선수가 할 수 있다면 배구선수는 농구선수보다 파워가 2배가 된다. 파워는 수학적으로 다음과 같은 공식으로 나타난다.

$P = F \times d / T$.

여기에 P = 파워(power), F = 힘(force), d = 거리(distance),

그리고 T = 시간(time).

제 3장을 돌아 보면, 일은 *힘×거리(Work = force × distance)*인 것을 알 것이다. 파워는 같은 양의 일을 더 짧은 시간 내에 하던가, 같은 시간 내에 수행하는 작업량을 늘리면 커지게 된다. 그러나 스피드는 조정력, 동작의 효율성, 타이밍에 따라 결정된다(Kotzamanidis, Chatzopoulos, Michailidis, Papaiakovou, & Patikas, 2005; Stamford, 1985). 이 요소들은 어느 정도 근력에 의존하기 때문에 치료적 운동프로그램에서 근력보다 더 늦게 후반부에 향상된다. 파워는 속도 요소를 포함하기 때문에 파워를 향상시키는 방법은 제9장에서 논하기로 한다.

근지구력 (Muscle Endurance)

근지구력이란 하나의 근육 또는 근육군이 최대 부하보다 작은 부하에 대하여 반복 수축하는 능력이다. 근지구력 즉, 운동을 오래 지속하는 능력은 이용 가능한 에너지 시스템과 부과된 힘에 따라 달라진다. 컨디셔닝을 하여 수준을 높이면 전신순환 및 국소 대사기능이 향상된다. 더 큰 부하가 주어질수록 피로는 더 빨리 나타난다. 어떤 사람의 벤치프레스 1RM이 136kg이라면, 그 사람은 113kg보다 68kg를 더 많은 반복횟수로 들어올릴 수 있을 것이다.

근력과 근지구력의 관계
(Relationship Between Muscle Strength and Muscle Endurance)

근력과 근지구력은 운동의 연속체 이다. 고강도와 낮은 반복의 운동, 즉, 연속체의 한쪽 끝에서 근력이 얻어진다. 연속체의 다른 반대 쪽에서는 저강도와 높은 반복횟수로 지구력이 얻어진다. 근력과 근지구력이 얻어지는 사이의 정확한 라인이 어디쯤인가에 대한 연구가 많이 이루어져있다.

3~9번 반복할 수 있는 고강도의 운동이 근력향상에 가장 좋다고 하였다(Berger, 1962). 고강도의 운동은 적어도 90% 1RM 이라고 정의된다(Baechle, Earle, Wathen, 2000). 70% 1RM에서 20번 이상 반복하는 저강도 운동이 기본적으로 근지구력 향상에 좋다. 근력 운동과 근지구력 운동만을 각각 했을 때보다 향상도는 작지만(ACSM, 1998) 70~90% 1RM으로, 6~12회 반복할 수 있는 중도 운동은 근력과 근지구력을 모두 향상시킨다. 대부분의 연구자들은 근력을 향상시키기 위해서는 적어도 최대 근력의 66%의 저항을 주어야 한다고 한다. 근지구력은 높은 저항, 낮은 반복 운동을 통해서 향상시킬 수도 있지만 운동의 반복횟수를 증가시키는 것만큼 효과적이지는 못하다. 반대로 높은 반복 횟수의 운동을 통해서 근력이 향상될 수 있지만 높은 저항의 낮은 반복운동만은 못하다. 일반적인 권장사항으로서 근력향상이 주목적이라면 10회 반복횟수 이하의 운동을 하고, 근지구력 향상이 주목적이라면 15~20회 반복하는 것이 바람직하다. 저항이 최대저항에 가까워질수록 운동의 반복횟수는 적어지고 최대저항에서 멀어질수록 운동의 반복횟수는 더 증가된다. 근력과 근지구력 사이의 관계에서 각각을 향상시키기 위한 상대적인 반복횟수를 그림 7.17에 나타내었다.

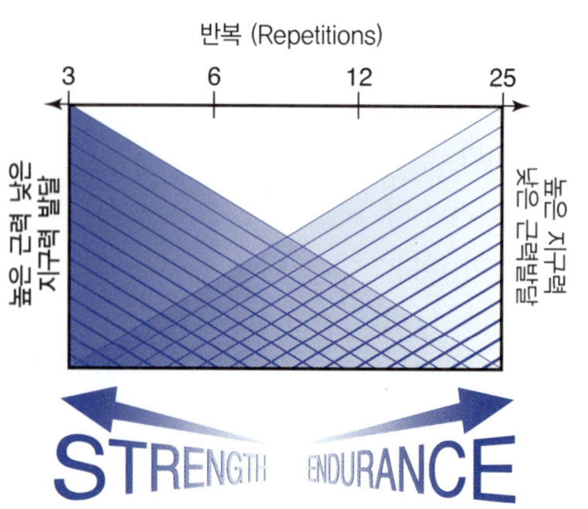

그림 7.17 근력과 근지구력 사이의 관계, 낮은 반복횟수, 높은 저항으로 운동할 때 더 큰 근력이 얻어지고, 반면 높은 반복횟수와 낮은 저항운동으로 더 큰 근지구력이 얻어진다.

key
A = 초기의 빠른 회복
B = 덜 빠르지만 여전히 빠른 회복
C = 장시간 동안의 완전한 회복

A+B = 대사산물 제거
C = 예비력 회복

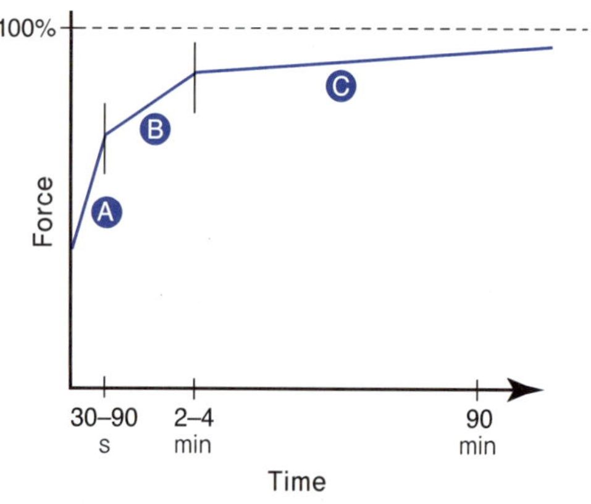

그림 7.18 피로의 회복.

운동 프로그램 중에 근육에 의해 수행되는 일의 양을 트레이닝 양(training volume)이라 부른다. 트레이닝 양은 각 운동의 세트수와 각 세트에서의 반복횟수, 저항정도에 따라 결정된다(Feigenbaurm & Pollock, 1999). 1960년대 초반, 근력 증가를 위해서는 3세트의 운동이 적당하다는 연구결과가 발표되었다(Berger, 1962). 비록 그 이후에 연구가 지속되진 않았지만, 다른 연구자들은 Berger의 연구에 대한 의문을 가져왔다. 보다 최근에 ACSM은 근력 증가에 대한 성명을 발표하였다(ACSM, 1998). 최근 문헌을 바탕으로 그들은 1세트에 8-12회의 반복횟수 또는 피로할 때까지가 근력을 증가시키기 위해 적당하다고 권장하였다(ACSM, 1998). 그러나 우리는 반드시 트레이닝의 양에 대한 대부분의 연구는 정상인을 대상으로 한 것이며 건강한 사람과 손상을 입은 사람의 반응에는 차이가 있고 재활을 하고 있는 손상환자에 대한 트레이닝 양에 대한 최상의 권장량은 아직 없다는 것을 명심해야 한다.

근육을 최적으로 운동하게 하고 피로하게 하기 위해서는 세트사이에 휴식기가 필요하다. 몇몇 연구들이 등척성과 등장성 운동에서 피로와 근회복 사이의 관계를 연구하였다. 등장성 운동 피로로부터 회복은 등척성 운동의 경우보다 더 오래걸린다. 그렇지만 회복곡선은 비슷하다. 그림 7.18에서 보는 바와 같이 회복속도는 30초에서 90초 사이로 빠르다. 그리고 나서 다음 수분 동안 약간 느려진다. 이후에는 아주 느리게 완전히 회복하는 긴 시간의 회복곡선을 나타낸다. 정확한 회복시간은 연구 디자인과 실시된 운동 형태에 다라 달라진다. 그러나 연구자들은 회복속도는 비슷한 패턴을 보인다고 하였다. 등속성 운동의 경우, 최대피로에 도달한 후 운동 전 수준의 90~95%까지 회복하는데 약 4분이 걸린다고 한다(Sinacore, Bander, and Delitto, 1994). 등척성과 등장성 운동 후에는 운동 후 1분 내에 가장 빠른 회복을 나타내어 각각 58%와 72%까지 회복된다고 한다. 1분 이후에는 등척성 운동의 경우 등속성 운동보다 약 35%나 회복이 빠르다고 한다(Clarke, 1971). 이 모든 형태의 운동 후 회복에서 운동 후 30~90초 사이에 초기 빠른 회복이 이루어진다. 그 이후에는 약간 느리지만, 여전히 빠른 회복이 이루어진다. 회복기의 마지막 단계에서 근육이 피로 전 근력수준으로 돌아가는데 40분 이상이 걸리게 된다. Lind(1959)는 그의 연구에서 근육이 완전히 회복 전 근력수준으로 돌아가기 위해서는 90분 이상이 걸린다고 외삽법을 통한 확률로 미루어 추정하였다.

이와 같이 다른 회복속도 때문에 피로가 오는 운동을 한 후에 근육의 피로 회복을 주도하는 서로 다른 회복 시스템이 있을 것이라고 가정되었다(Lind, 1959). 회복 초기의 빠른 회복은 운동 중에 생긴 젖산과 다른 대사적 물질제거 때문에 이루어진다고 생각되었다. 그리고 더 느린 회복은 운동 중에 고갈된 근육의 대사 저장물질을 보충하는 것이 포함될 것이라 생각했다.

이 피로회복에 대한 지식은 치료적 운동프로그램 디자인에 중요한 요소가 된다. 예를 들면, 넙다리네갈래근에 좌상이 있는 하키선수를 치료한다고 하자. 그 사람이 레그 프레스를 피로해질 때까지 한다면 당신은 다음 운동세트사이에 20초에서 1분간의 회복기를 포함시켜야 한다. 넙다리네갈래근을 재활시키기 위해서 등속성 기계를 사용한다면 회복시간은 2~4분이 되어야 한다. 등척성 운동을 할 경우에는 세트사이의 휴식은 약 1분이 되어야 한다.

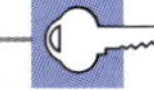

근력은 근육이 발휘할 수 있는 최대의 힘이며, 파워는 일정시간 내에 움직인 거리에 작용한 힘이다. 지구력은 운동을 오래 지속하는 능력이다. 근력과 근지구력을 위한 운동은 높은 저항에서 낮은 저항을 가지고 낮은 반복에서 높은 반복으로 하는 연속체 운동이다.

근력이 필요한 경우에도 때로는 고강도의 운동이 불가능한 경우도 있다. 이런 상황은 보통있는 일이며 특히, 환자의 통증이 저항량을 제한할 때 치료적 운동 시의 초기단계에서 그렇다. 이런 경우에 낮은저항과, 높은반복횟수 운동으로도 근력을 향상시킬 수 있다는 것을 상기하라. 예를 들면, 체조선수가 무릎뼈 건염(patellar tendinopathy) 때문에 레그프레스를 할 때 큰 중량을 견뎌 낼 수 없다면, 작은 중량을 가지고 들어 올리며 반복횟수를 늘리면 필요한 넙다리네갈래근의 근력을 향상시킬 수 있다. 넙다리네갈래근의 근력이 향상되면 나중에는 높은 저항, 저반복 횟수의 운동을 할 수 있게 된다.

환자가 몇 번 반복해야 하는 것은 여러 가지 요인에 따라 달라진다. 즉, 환자가 견딜 수 있는 통증, 치료과정 상황, 시합에 복귀 후 환자의 요구 등이다. 예를 들면, 미식축구 방어라인맨(lineman)의 치료적 운동 프로그램은 근력중심이며, 축구선수의 프로그램은 지구력운동을 포함한다. 근력과 지구력이 모두 필요한 농구선수는 근력과 근지구력을 모두 포함하는 프로그램을 해야한다. 환자가 외과수술 후 1주일에 치료적 운동 프로그램을 시작한다면 저항운동은 새로이 형성되는 조직에 큰 부담을 주지 않도록 가볍게 해야 한다.

높은 저항, 낮은 반복 운동은 속근섬유(Type II) 의 비대를 일으킨다. 중간 저항, 높은 반복운동은 Tape I과 Type II섬유 모두에 영향을 주어 보다 더 전체적인 비대를 일으킨다(Conroy & Earle, 2000).

스포츠치료사는 운동손상과 스포츠 퍼포먼스 내용에 대한 지식을 가져야 하며, 환자의 치료적 운동 프로그램 속에 어느 정도의 저항운동을 포함시켜야 할 것인가를 결정하기 위한 좋은 판단력을 가져야 한다. 환자의 손상을 잘 이해하고 근력 강화운동에 대한 확고한 지식을 갖는 것은 올바른 판단을 내릴 수 있는 기초가 된다.

근력의 발휘 (FORCE PRODUCTION)

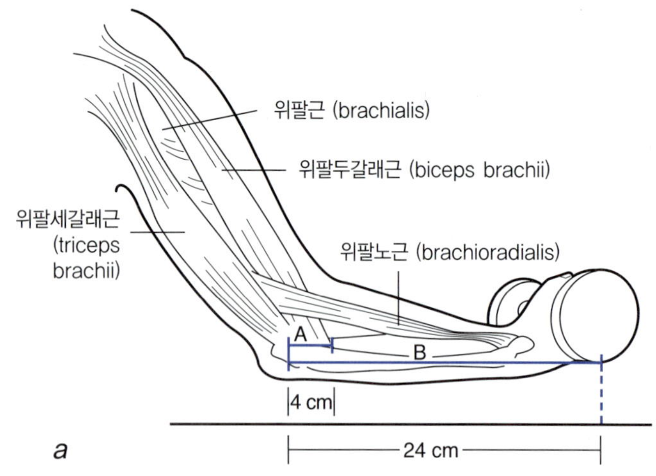

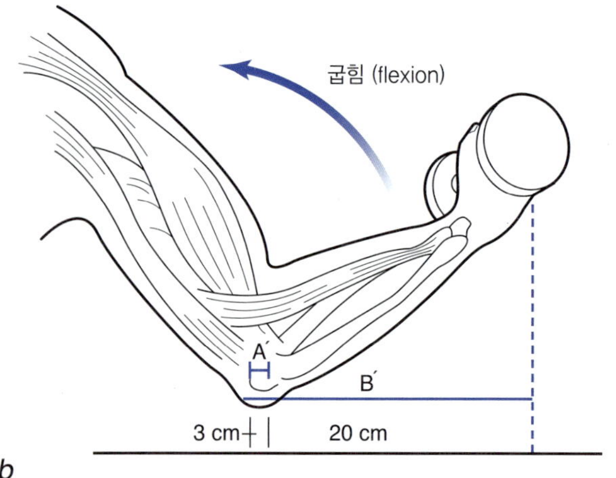

그림 7.19 관절각도가 달라질 때, 이두박근 지렛대 팔의길이 (A–A′)와 저항 지렛대 팔 길이의 변화 (B–B′).

이번 장의 몇몇 개념들은 제3장에서 소개된 바 있으나, 여기서 다시 간단히 되새겨 볼 가치가 있다. 근육의 근력 발휘를 결정하는 모든 요소들을 함께 살펴보는 것은, 제3장에서 논의된 개념들을 명확히 할 뿐만 아니라, 환자의 근력을 결정하는 모든 요소들은 제3장에서 논의했던 개념들을 명확히 할 뿐만 아니라, 환자의 근력을 향상시킬 수 있는 치료적 운동에 대해서 완전히 이해할 수 있게 한다.

근력은 관절각도, 근육과 근절의 길이, 근섬유의 형태와 배열, 수축 속도, 활성화 된 근섬유의 수 및 형태에 의해 결정된다. 이런 요소들에 대해 하나하나 살펴보자.

관절각도 (Joint Angle)

3장에서 언급된 것처럼 관절의 움직임은 근육의 뼈를 끌어당기기 때문에 일어난다. 관절을 회전시키도록(운동) 작용한 힘의 양과 관절을 압박하거나(안정성) 흐트러뜨리도록(불안정성) 작용하는 힘의 양은 관절각도와 발휘된 힘의 벡터에 의해서 결정된다. 관절 운동은 회전 운동이기 때문에, 힘은 **토크**(torque)라 부른다. 토크는 적용된 힘과 지렛대 팔의 길이에 의하여 결정된다; T = F × D(토크 = 힘 × 거리). 관절움직임이 관절의 동작을 따라 움직일때 지렛대 팔의 길이가 변화되어 근육의 토크를 변화시킨다. 예를 들면, 위팔두갈래근을 끌어당기는 운동(biceps curl) 시, 팔꿈치가 90° 에서 125° 까지 움직일 때 저항의 지렛대 팔과 위팔두갈래근은 짧아진다. 저항에 대한 지렛대 팔(무게)이 위팔두갈래근의 지렛대 팔보다 더 큰 변화를 나타내기 때문에 그림 7.19에서 보는 바와 같이 완전한 굽힘(굴곡, flexion)동작이 이루어질 때 더 쉽게 무게를 들어 올릴 수 있게 된다. 관절 각도를 통해서 힘줄(건, tendon)의 지렛대 팔의 길이가 최대일 때 가장 큰 힘이 발휘된다.

길이–장력 (Length-Tension)

근육의 힘의 발휘는 능동적 및 수동적요소를 모두 포함하고 있다, 능동적 요소는 운동단위이고 수동적 요소는 전체근육, 근속, 근섬유속 둘러싸고 있는 결합조직이다. 근육의 능동적 단축능력은 근육의 길이가 줄어들 때 약화된다. 안정 시 길이에서 50% 길이로 짧아질 때, 근육은 능동적 요소만을 사용한다. 근육이 가장 짧은 위치에서는 근섬유의 액틴과 마이오신 세사 사이의 모든 십자형교가 사용된다. 그러나 근육이 짧아지기 전에 늘어난다면, 근육의 수동적 요소인 결합조직 요소는 팽팽해지고 자체의 탄력성 때문에 부가적인 저항력을 발생시킨다. 증가된 근력을 발휘하기 위해서 최적의 근육의 길이는 안정 시 길이보다 약간 길다(그림 7.20). 왜냐하면 수동적 요소로

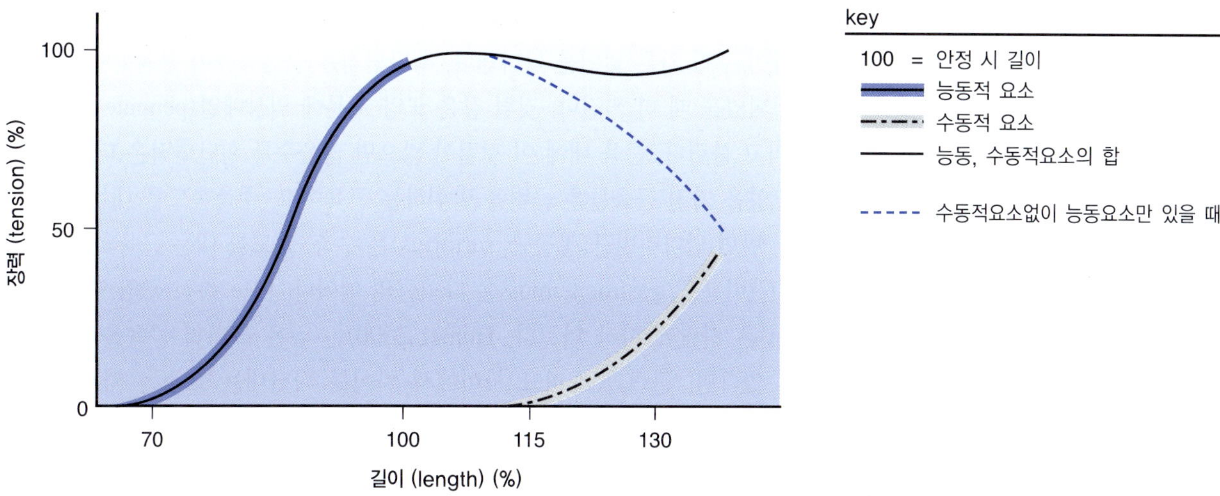

그림 7.20 길이-장력요소 : 능동적, 그리고 수동적 근조직 요소 때문에 안정시 길이보다 약간 더 길 때 근육은 최대의 힘을 발휘한다.

부터 탄성 에너지와 능동적 요소로부터의 액틴-마이오신 십자형교의 힘이 결합되어 있기 때문이다. 그러나 우리가 최적의 길이보다 근육을 더 늘리게되면 액틴 마이오신이 분리되어 십자형교의 결합이 줄어들기 때문에 근력은 적게 발휘된다.

근육이 최대의 힘을 발휘하기에 적절할 때 근육의 탄성 에너지 요소를 사용하기 위해 빠른 스트레칭을 하는 게 유리하다. 이 요소는 고유수용성 신경근 촉진법(proprioceptive neuromuscular facilitation; PNF)과 플라이오메트릭 운동과 같은 운동에 자주 사용된다. 이에 대해서는 나중에 다루기로 한다.

길이-장력 요소는 다관절 근육의 경우 부가적인 고려가 요구된다. 한 개 이상의 관절을 가로지르는 근육의 수행은 그 관절들의 위치에 의해서 크게 영향을 받는다. 예를 들면, 무릎손상을 당한 환자와 함께 운동을 할 때 햄스트링의 최대 수축력을 얻으려고 하면, 스트레칭의 시작 위치는 허리를 굽히고 무릎은 편 상태이다. 환자가 엎드린 자세로 운동을 한다고 하면 허리는 펴지고 햄스트링스는 이미 일부 짧아진 상태이다. 이 자세에서는 햄스트링에 운동 전 스트레칭을 가할 수 없다

근섬유가 줄어들수록 힘을 낼 수 있는 능력은 줄어든다는 것은 널리 알려져있지만, 근섬유가 얼마나 짧아질 수 있는가에 대해서는 알려진 바가 없다. 근섬유의 길이에 대한 연구결과는 섬유가 최대길이의 70%까지 줄어들 수 있다고 보고하였다(Lieber, 1992). 그러나 이러한 연구는 등장성 수축이 아닌 등척성 수축을 본 것이므로 이러한 연구결과로부터 얻어진 정보는 기능적인 움직임에 적용이 되어서는 안된다.

근육 크기와 근섬유 배열 (Muscle Size and Fiber Arrangement)

근섬유는 각각 직렬로 혹은 병렬로 배열되어 있다. 직렬로 배열된 근육은 보다 더 큰 수축속도를 낼 수 있는 긴 근육이다. 근섬유가 병렬로 배열된 근육은 보다 더 큰 횡단면적을 가지고 있고 보다 더 큰 근력을 발휘할 수 있다. 예를 들면, 3개의 근섬유가 끝과 끝이 맞닿아 있도록 직렬로 배열되고 이 섬유들이 동시에 수축할 수 있도록 자극을 받는다면, 이 근육은 한 개의 근섬유가 수축하는 것보다 3배 나 짧게 수축할 것이다(그림 7.21). 3개의 근섬유가 병렬로 배열된 근육은 한 개의 근섬유를 가지 근육보다 3배나 강한 수축을 할 수 있게 된다.

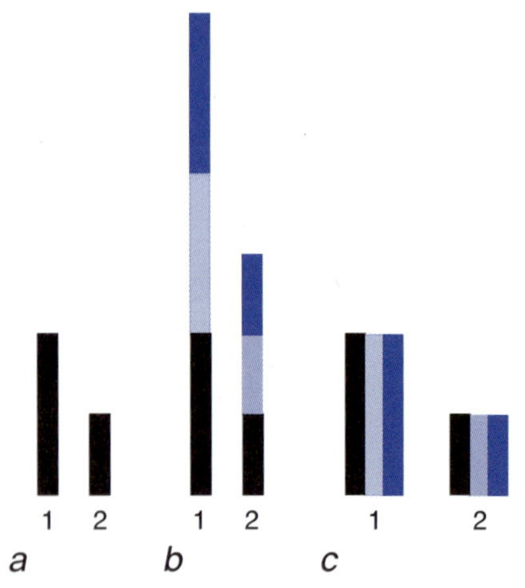

그림 7.21 섬유 배열 : *(a)* 하나의 섬유, *(b)* 세 개 섬유의 직렬배열 *(c)* 세 개 섬유의 병렬배열 세 개섬유의 직렬배열은 하나의 섬유보다 훨씬 더 많이 수축할 수 있다. 그러나 세 개 섬유의 병렬 배열은 직렬배열보다 훨씬 더 큰 힘을 낼 수 있다. 각 근육의 1은 안정시 길이이며 2는 수축된 길이이다.

근육의 횡단면적과 근력은 직접적인 관계가 있다. 횡단면적은 근섬유의 길이에 대하여 수직 자른 넓이를 나타낸다. 횡단면적은 근섬유들이 근육축에 평행하게 배열되었을 때 더 커진다. 깃털 같은 모양 때문에 익상배열(pennate arrangement)라고 불린다. 근육 내에 이 깃털이 많으면 많을수록 횡단면적은 더 커진다. 깃털 모양을 가진 근육들은 근력을 발휘하는 근육이고, 수축속도를 내는 근육은 아니다. 반면 넙다리빗근(봉공근, sartorius)은 수축-속도를 내는 근육의 예이고, 장딴지근(비복근, gastrocnemius)은 다익근의 예이다. 어느 특정 근의 익각(penetration)은 사람에 따라 다르다. Hunter(2000)는 같은 크기의 근육을 가진 두 사람이 있다면, 근력과 스피드 사이에서 차이를 나타내는 요소는 익각이라고 하였다.

수축속도 (Speed of Contraction)

근육이 짧아질 때 발휘되는 힘은 짧아지는 속도와 반비례한다. 빠른 속도로 근육이 수축할 때는 액틴과 마이오신 사이의 십자형교가 작아지기 때문이라고 가정된다(Billeter & Hoppeler, 1992). 예를 들면, 22.5kg를 빠른 속도로 들어 올리는 사람은 같은 중량을 보다 더 느린 동작으로 하면 상대적으로 더 쉽다는 것을 알게 된다.

근육이 길어질 때 발휘되는 힘은 동작속도와 직접적으로 비례한다. 예를 들면, 치료적 운동에서 근육을 늘리는 운동을 사용할 때 환자는 근육이 짧아지는 동작보다 더 큰 저항에 견딜 수 있다. 근력발휘와 근육길이 상이의 관계에 대하여 연구가 있는데, 하나의 연구(Hortobágyi & Katch, 1990)도 근육이 늘어나면서 발휘하는 힘은 근육이 짧아질 때 보다 120~160% 더 크다고 한다. 다른 연구 (Wilmore & Costill, 2004)도 이 수치가 130%에 가깝다고 하였다.

근력의 발휘는 관절각도, 근육의 크기와 섬유배열, 수축속도 그리고 활성화된 근섬유의 수에 의하여 결정된다.

근섬유 수와 섬유형태 (Number and Type of Muscle Fibers)

앞에서 언급한 바와 같이, 큰 근육은 작은 근육보다 더 큰 힘을 낸다. 속도섬유의 운동단위 내에는 더 많은 근섬유가 있기 때문에 속도는 지근섬유보다 더 큰 힘을 낼 수 있다. 두 사람의 무릎 손상 환자에게 치료적 운동을 시킨다면, 넙다리네갈래근(대퇴사두근, quadriceps femoris) 속근 섬유가 더 많은 사람이 적은 사람보다 더 큰 힘을 낼 것이다. 이 때문에 근육의 크기가 같고 같은 손상을 입은 사람이라고 해서 똑같은 힘을 발휘할 수 있다고 결론지을 수는 없다.

근육운동의 유형 (TYPES OF MUSCLE ACTIVITY)

어떤 학자들은 근육활동의 형태를 근수축으로 간주하지만, 이것은 꼭 그렇지만은 않다. 근수축은 근육의 길이가 짧아지는 것을 의미하지만, 근육은 활동할 때 언제나 짧아지는 것만은 아니다. 그러므로 여기서 근수축이라고 하는 것은 근육활동 또는 근육운동이라고 보아야 한다. 정적 운동과 동적 운동의 두 가지 형태의 근육운동이 있다. 정적 운동은 등척성운동이라고 부르며 동적 운동은 등장성과 등속성 운동으로 나뉘어 진다. 더 나아가 등장성 운동은 단축성과 신장성 운동으로 나누어진다.

정적 운동 (Static Activity)

정적(등척성) 운동은 근육의 길이변화 없이 근육의 장력이 발휘될 때 생긴다. 정적 운동은 치료적 운동뿐만 아니라, 일상의 활동과 스포츠 참여에서도 사용된다. 팔과 다리의 확고한 안정성을 확보하기 위하여 몸통 근육들이 정적으로 수축한다.

환자가 팔꿈치와 손을 움직일 때 어깨는 안정하게 고정하는 역할을 한다. 등척성 운동의 장점은 손상을 받았거나 외과적 수술을 받은 부위에 큰 스트레스를 부과하지 않고 근력을 강화시킬 수 있다는 것이다. 예를 들면, 최근에 골절을 당했거나 돌림근띠(회전근개, rotator cuff)치료로 동작이 제한을 받을 때, 등척성 운동은 치료적 운동 프로그램의 시작부터 동작이 허용될 때 사용된다. 등척성 운동은 또한 근육이 너무 약화되어 중력과 그 밖의 외력을 이겨내지 못할 때도 사용할 수 있다. 등척성 운동은 또한 근육이 너무 약화되어 중력과 그 밖의 외력을 이겨내지 못할 때도 사용할 수 있다. 등척성 운동의 단점은 등척성 운동이 이루어지는 각도 내의 20° 이내에서만 근력이 얻어진다는 것이다.

등척성 운동 중에 환자는 **발살바 효과**(valsalva maneuver)를 피해야 한다는 것을 명심해야 한다. 발살바는 환자가 호흡을 멈추고 있어 흉내압이 증가될 때 발생한다. 이렇게 되면 우심방에 돌아오는 정맥환류를 감소시키고 말초정맥압을 증가시키며(혈압증가), 심장에 돌아오는 혈액이 적어지기 때문이 심박출량이 감소된다. 만약 환자가 운동 중에 호흡을 중지하는 것을 보면 발살바 효과의 위험을 줄이기 위하여 호흡하도록 주지시킨다.

등척성 운동에서 최대의 노력이 부과되면 근육내의 장력은 피로 때문에 점차적으로 감소한다. 등척성 운동을 시작한 후 5초에서 75%의 장력이 발휘된다. 10초에서는 처음 근력의 50% 정도 떨어진다(그림 7.22). 이 같은 피로요인 때문에 최대 수축을 오래 지속할 수 없다. 하나의 예로 손상을 입은 선수를 들것으로 운반하는 것을 들 수 있다. 들것을 잡고 악력을 발휘하는 등척성 운동을 수행하는 상지근육은 피로하기 시작하여 근육이 지치게 되고, 어떤 사람은 수 분만 환자를 운반해도 휴식할 것을 요구하기 때문에 운반 팀은 환자운반을 멈추어야 한다.

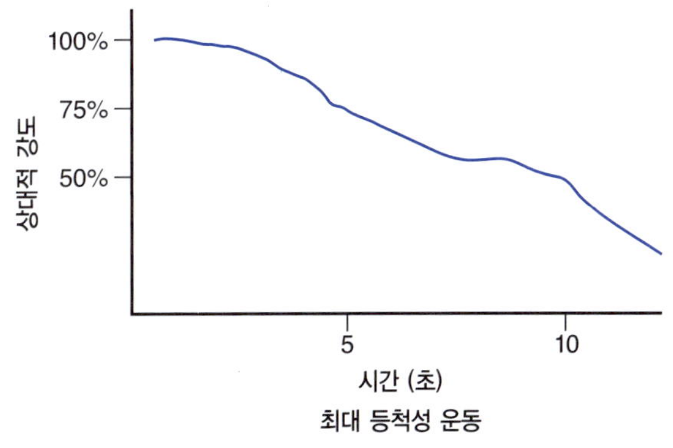

그림 7.22 최대 등척성 근력 발휘.

이 개념은 환자가 등척성 운동을 치료적 운동 프로그램에서 수행할 때 기억해야 할 중요한 것이다. 최대 등척성 운동을 5~10초 이상 할 필요가 없고, 한 번의 최대 등척운동 시간으로 6초가 권장되고 있다(Hettinger & Müller, 1953). 하루 동안 운동의 반복횟수 및 빈도는 근육의 상태, 신체 부위의 움직일 수 있는 능력, 치료과정의 상태에 따라 달라진다.

근력은 그 근육의 최대 근력의 66~100% 노력이 가해질 때 얻어진다. 최대 등척성 근력의 35~66%에 해당하는 운동은 약간의 근력을 향상시킬 수 있지만 그 향상도는 느리다. 대부분의 일상 활동은 스포츠 동작과는 달리 최대근력 20~35%의 장력이 주기적으로 발휘될 뿐이다. 이 정도 수준의 조력 발휘는 근력을 유지한다. 만약 근육이 움직이지 않고 활동하지 않고 있으면, 근력은 일주일에 8% (MacDougall, Elder, Sale, Moroz & Sutton, 1980)에서 하루에 5% 정도 소실된다(Müller, 1970).

근력을 5% (MacDougall et al., 1980)에서 12%(Müller, 1970)까지 증가시키기 위해서는 약 1주일이 걸린다는 것을 명심하라. 이들 수치는 연구마다 서로 다른 실험방법을 사용하고 있기 때문에 연구에 따라 다르다. 그러나 모든 자료는 비슷한 이야기를 하고 있다. 근력이 소실되는 속도는 근력이 얻어지는 속도보다 훨씬 더 빠르다. 하루를 운동하지 않음으로써 소실된 근력을 회복하기 위해서는 1주일 이상 운동을 해야 한다. 이 같은 사실은 운동이 유해한 영향을 미치지 않는다면 근육운동을 계속하는 것이 얼마나 중요한가를 나타내는 것이다. 환자가 손상을 입은 부위를 움직이지 않고 그냥 두어야 한다면, 등척성 운동이 근육의 위축과 약화를 지연시키는 아주 중요한 처치가 된다.

동적운동 (Dynamic Activity)

운동과 관련된 *동적*이란 용어는 근육의 위치에서의 변화를 의미한다. 동적 운동은 이루어지는 운동의 특수한 형태에 따라 다음과 같이 몇 가지로 더 자세히 정의된다.

등장성 운동 (Isotonic Activity)

등장성 운동은 근육의 길이 변화를 포함하기 때문에 동적이다. 근육이 짧아지면 그러한 동작은 *단축성*이라고 불리고 근육의 길이가 늘어나면 *신장성(eccentric)*이라고 불린다. 단축성 동작과 신장성 동작으로 근육의 운동을 구분할 수 있지만, 대부분의 스포츠 활동과 일상생활운동은 이 두 가지 형태의 운동이 함께 사용되고 있다. 예를 들면, 엘보 컬(Elbow curl)에서 중량을 들어올릴 때에는 단축성 운동이고 무게를 떨어뜨릴 때는 신장성 운동이 된다. 마찬가지로, 농구의 리바운드를 위하여 뛰어오르는 것은 단축성 운동이고 이 동작은 신장성 운동 이후에 이루어진다.

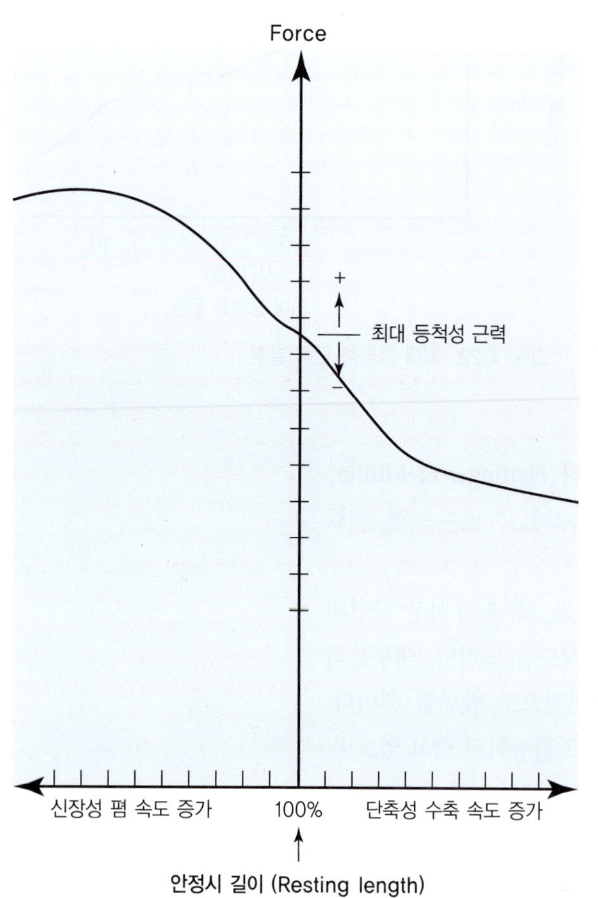

그림 7.23 단축성–신장성 수축시 힘–길이 관계.

신장성 운동은 단축성 운동 시보다 약 20–40% 더 큰 힘을 발휘할 수 있다(Hortobágyi & Katch, 1990). Willmore와 Costill은 신장성 운동이 단축성 운동보다 30%의 힘을 더 낸다고 하였다(Willmore & Costill, 2004). 예를 들면, 단축성 운동으로 18kg의 중량을 끌어올릴 수 있다면, 팔이 내려갈 때에는 같은 근육이 신장성으로 23.5kg을 지탱할 수 있다. 신장성 운동 중에는 근육의 비수축성 요소가 부가적인 힘을 발휘하게 되어 근육이 더 큰 힘을 발휘하게 된다.

단축성과 신장성 운동은 몇 가지 다른 차이도 있다. 단축성 운동을 위하여 더 많은 에너지가 소비되지만, 두 가지 형태의 운동 사이에서 얻어지는 근력에는 차이가 없다. 단축성 운동의 속도가 증가할수록 근육의 힘 발휘능력은 떨어진다. 신장성 운동의 경우에는 이와 반대이다. 즉, 속도가 빨라지면 처음에는 힘이 증가하지만 그 이후에는 변화가 없거나 감소한다. 단축성과 신장성에서 발휘되는 속도의 힘의 차이는 그림 7.23에 나타나 있다.

또한 신장성 운동으로 운동 후에 오는 지연성 근육통(DOMS; delayed-onset muscle soreness)이 더 크게 나타난다. 연구의 결론이 얻어진 것은 아니지만 DOMS는 근육 막에서 일어나는 손상과 근육 내에서 2차적으로 일어나는 감염반응이 결합된 결과로 생각되고 있다(Wilmore & Costill, 2004).

신장성 운동을 포함한 치료적 운동 프로그램을 수행할 때 사전에 몇 가지 점들만 주의한다면 DOMS를 예방할 수 있다. 그 하나의 방법은 근육이 아주 약한 초기에 신장성 운동을 실시하는 것을 피하는 것이다. 다른 방법으로는 환자가 높은 강도의 운동에도 견디어 낼 수 있을 때까지 처음에는 낮은 강도로 시작하여 점차적으로 운동 강도를 높여 가는 것이다. 환자가 더 튼튼해지고 높은 운동 강도에 익숙해지면 DOMS는 잘 일어나지 않는다. DOMS가 일어난다고 해도 다음 단계의 치료적 운동을 반드시 제한하는 것은 아니다. 그러나 DOMS가 나타나면 큰 힘을 발휘할 수 없다는 것을 알아야 한다. 미리 신장성 운동을 사용할 것인지에 대한 결정을 하고, 운동 강도를 낮추면 신장성 운동의 효과를 떨어뜨릴 것인지 아니면 실시하여 근육통의 위험을 높일 것인지를 결정해야 한다. 이것은 환자가 견디어 낼 수 있는지의 여부와 동기유발, 치료적 운동프로그램의 목적, 치료수준, 환자의 현재 근력상태를 기초로 하여 개인이 결정해야 한다.

*등장성*이라는 용어는 같은 장력을 갖는다는 것을 의미한다. 사실 근육에 의해서 발휘되는 장력은 동작의 가동범위에 따라 다르기 때문에 장력이 같다는 것은 정확하지 않다. 장력의 크기는 앞에서 언급된 것처럼 지렛대 팔과 생리학적 원리에 따라 다르다. 등장성 운동에서 발휘되는 가장 큰 장력은 근육이 가동 범위 중에서 가장 약한 위치에서 발휘하는 힘이다. 예를 들면, 환자가 엘보 컬에서 18kg을 든다고 하면, 그 무게가 팔꿈치 굽힘(elbow flexors)이 가장 취약한 위치에서 들 수 있는 최대 중량이 된다. 환자가 서있는 자세에서 운동을 한다면 가장 약한 위치는 중력이 가장 큰 위치–팔꿈치가 90° 굽힘(굴곡, flexion)할 때에서 나타난다. 근육들은 동작을 시작할 때보다 끝날 때 중력의 지렛대 팔의 길이가 짧아지기 때문에, 동작의 끝 단계(생리학적으로 불리한 길이)에서보다 동작이 시작될 때(근육은 최대의 생리학적 길이이기 때문에) 더 큰 중량을 들 수 있다. 팔꿈치 굽힘(elbow flexors)은 90° 각도에서 18kg만을 들 수 있기 때문에 전 동작 범위에서 들 수 있는 최대 중량은 18kg이 된다. 마찬가지로 운동 시작 단계와 마지막 단계에서는 상대적으로 가볍게 느껴지기 때문에 환자는 시작과 끝 단계에서 더 빠른 속도로 중량을 들 수 있다. 따라서 동작범위의 90° 부근에서 중량을 들기가 더 어려워지고 환자의 동작은 느려진다.

등속성 운동 *(Isokinetic Activity)*

등속성 운동은 자체에 동작을 포함하고 있는 동적 운동 형태이다. 이 운동은 특정한 동작속도에서 유지되도록 속도가 조절된다는 점에서 등장성 운동과는 다르다. 등속성이라는 용어는 "같은 동작을 갖는다"라는 의미이며 활동 중에 동작의 속도가 변하지 않는 것을 나타낸다. 동작의 속도가 일정하게 유지되는 반면, 근육에 가해지는 저항량은 근육이 가동범위를 움직일 때 달라진다. 엘보 컬의 예를 다시 들어보자. 등속성 운동이 이루어진다면 환자의 아래팔(전완, forearm)은 동작 중 일정한 속도로 움직이게 된다. 그러나 그와 같은 똑같은 속도를 유지하는 데 걸리는 저항량은 달라진다. 등장성 운동이 수행되는 그 지점에서는 쉬울 것이며, 등속성 운동에서의 저항은 커진다. 등장성 운동이 더 어려운 곳에서는 등속성 형태도 부여된 저항이 더 적다. 이것은 같은 속도로 운동을 할 때 근육군의 근력이 달라지는 것에 적응시키기 위해서이다. 등속성 운동에서는 운동 내내 최대의 출력을 발휘하는 것으로 가정되었다. 등속성 운동은 **가변저항운동**(accommodating resistance exercise)이라고도 불리기도 한다. 그 이유는 동작의 전 가동범위 내에서 주어진 저항이 변하기 때문이다. 오늘날 신장성, 단축성 형태로 등속성 운동을 수행할 수 있는 장비가 있다. 1970년대와 1980년대에 등속성 운동이 아주 유행하였지만 닫힌 사슬운동이 현재의 추세이다.

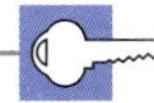

근육은 몇 가지 형태의 운동을 수행한다. 정적운동(static activity)은 장력은 발휘되나 근육의 길이 병화가 없을 때 일어나며, 동적운동(dynamic activity)은 근육의 길이가 변화될 때 일어난다. 등장성 및 등속성 운동(isokinetic activity)은 동적 운동의 특수형태이다.

열린 사슬운동과 닫힌 사슬운동 (OPEN AND CLOSED KINETIC CHAIN ACTIVITY)

사슬운동은 움직일 수 있는 관절에 의하여 연결된 고리이다. 이것은 신체를 기계적으로 설명한 것이다. 신체 내에서 열린 사슬운동과 닫힌 사슬운동은 사지(손과 발) 말단의 용어에서 구별된다. 사지의 말단이 공간에 자유롭게 움직일 때 사슬운동이 열려 있다고 한다. 공을 차거나 던지는 동작은 열린 사슬운동(OKCA)이다. 사지의 원위부가 체중을 지탱하고 몸체가 손과 발 위에서 움직일 때 사슬이 닫혀 있다고 한다. 달리기는 닫힌 사슬운동이다. 일반적으로 열린 사슬운동은 볼을 던진다든가 런닝 중 하지의 스윙과 같은 빠른 속도 동작을 나타내고, 열린 사슬운동은 관절에 적은 힘을 분산시키는 기능적 운동이다. 그렇기 때문에 열린 사슬운동은 치료적 운동 프로그램에서 보다 초기 단계에서 안전하게 사용될 수 있다.

열린 사슬운동과 닫힌 사슬운동 체계는 모두 사슬 내에서 하나의 관절과 그 밖의 관절 사이가 서로 관련되어 있다. 이것은 치료적 운동에서 기억해야 할 중요한 것이다. 왜냐하면 손상을 입은 관절을 재활시킬 때, 사슬 내에서 다른 관절을 무시해버리면 프로그램의 성공은 이룰 수 없기 때문이다. 하나의 관절기능은 배타적인 것이 아니다. 하나의 관절기능은 사슬 내에서의 다른 관절들의 기능을 결정짓는다. 손상을 입은 관절에 가해지는 비정상적인 스트레스가 1도상 입은 관절로 전달되며 사슬 내의 다른 구조에 의해서 흡수되며 이 스트레스가 다른 부위에서 견디어 내지 못하면 부가적인 문제를 일으킬 수 있다. 예를 들면, 야구 투수가 약한 어깨를 가지고 있으면서 투구하는 동안 정확하게 팔을 들어 올려 유지할 수 없다면, 어깨로부터 비정상적인 힘이 전달됨으로서 부가적인 스트레스가 가해지기 때문에 팔꿈치 통증을 일으킬 수 있다.

스포츠에서 대부분의 하지 운동은 닫힌 사슬운동이다. 이와 같은 운동들은 등척성, 단축성, 신장성 운동이다. 닫힌 사슬운동은 근력, 파워, 안정성, 평형성, 협응, 민첩성을 기르기 위해서 사용될 수 있고, 상대적으로 동작속도는 느리고 큰 힘을 발휘할 수 있다. 하지의 닫힌 사슬운동은 걷거나 서 있는 자세로부터 달리기 점프로 이어지는 것과 같은 정상적인 활동에서 일어나는 운동에서 기능을 발휘한다. 닫힌 사슬운동이 사슬 내에서 다른 연결과 독립적으로 움직일 수 있는 연결이 없다면, 모든 연결을 한 부위의 운동에 의해서 영향을 받는다. 이와 같은 이유로 사슬 내의 약한 연결의 기능 부전은 사슬 내의 다른 연결에 의해서 보상받을 수 있다. 그러나 부가적인 스트레스는 일반적으로 다른 연결에 부가된다. 상지 혹은 하지가 체중을 지탱할 때 상지와 하지는 닫힌 사슬운동 내에서 기능을 발휘한다.

열린 사슬운동은 또한 일상생활 속에서, 스포츠 내에서 사용된다. 열린 사슬운동의 예로, 차기, 던지기, 다리펴기처럼 앉은 자세에서 하지 들어올리기 등이 있다. 달리기나 걷기도 열린 사슬운동을 일부 포함하고 있다. 열린 사슬운동에서는 사슬 내의 어떤 연결도 다른 연결과 독립적으로 자유롭게 움직인다. 일반적으로 열린 사슬운동에서 발휘된 힘은 작지만 속도는 크다. 열린 사슬운동 내에서 움직이는 몸체의 부분은 체중을 지지하지 않는다.

열린 사슬과 닫힌 사슬운동은 상체와 하체에서 모두 나타난다(그림 7.24). 그러나 이 두 타입의 운동 형태에 따라 다른 스트레스가 인체에 가해진다. 움직임이 다르기 때문에 스트레스에서의 차이가 나타난다. 열린 사슬운동에서는 근위부에서 동작이 시작되어 원위부로 이어진다. 예를 들면, 어깨의 움직임은 손에서 이루어지는 동작의 출발점이다. 닫힌 사슬운동에서는 관절의 압박이 있고 반대편의 근육들이 서로 작용하기 때문에 안정성이 있다. 스쿼트(squart)에서 햄스트링(hamstrings)은

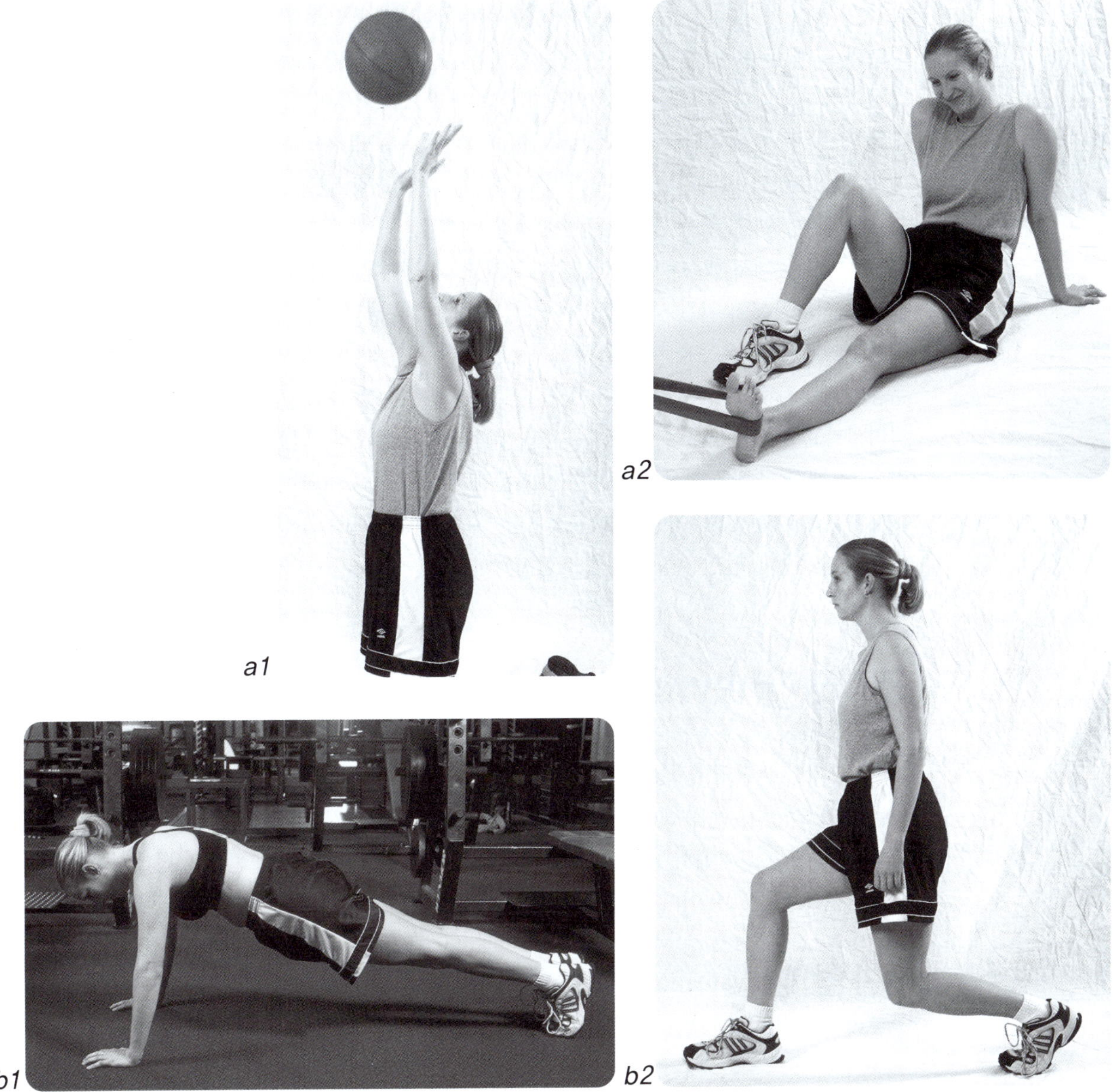

그림 7.24 열린 및 닫힌 사슬운동 (OKCA & CKCA) 상지 *(a1, b1)*와 하지 *(a2, b2)*에서 *a1, a2*는 열린 사슬운동이고 *b1, b2*는 닫힌 사슬운동이다.

무릎 굽힘운동을 일으키는 반면, 넙다리네갈래근(대퇴사두근, quadriceps femoris)은 폄(신전, extension)형태로 작용한다. 결과로 반대편 근육군을 동시에 작용하게 하여 무릎의 안정성이 이루어진다.

무릎에 초점을 계속 맞추어 보며, 열린 사슬운동에서는 무릎 굽힘 시 햄스트링 근육만 작용한다. 열린 사슬운동의 무릎폄에서는 햄스트링은 움직이지 않는 반면, 넙다리네갈래근이 움직인다. 이 운동은 굽힘(굴곡, flexion)으로부터 폄(신전, extension)으로 옮겨감에 따라 다리의 회전력을 증가시킨다. 회전력은 힘의 양(다리의 무게)에다 관절로부터 체지의 원위 끝 부분까지의 거리(지렛대 팔)를 곱한 것이다. 즉, 다리가 폄운동을 할 때 하지를 들어 올리는데 요구되는 작업량은 저항 힘의 회전팔이 커지기 때문에 증가하게 된다. 이것은 다리가 폄 끝 동작에 이를 때 더 큰 힘(근력)이

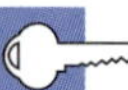

열린 사슬운동과 닫힌 사슬운동 활동은 체지 원위부(distal segment)가 공간 내에 자유로이 움직이는지, 그렇지 못한 지와 관련이 있다.

요구 될 뿐만 아니라, 열린 사슬운동에서 무릎이 굽힘에서 폄으로 갈 때 넙다리네갈래근의 능동적인 수축과 함께 무릎은 큰 힘의 전단력을 받게 된다. 마지막 30° 동안에 특히 그렇다. 이 전단력은 종아리뼈가 넙다리네갈래근 건에 의해서 끌려 전방으로 이루어지는 병진운동의 결과로 나타난다. 닫힌 사슬운동에서 전단력은 햄스트링 근육의 공동수축으로 상쇄된다. 공동수축은 닫힌 사슬운동에서 햄스트링과 넙다리네갈래근의 동시수축을 통해 최종 폄동안 무릎에 대한 스트레스를 줄이고 관절의 안정성을 증가시킨다. 동시수축은 최종 폄동안에 무릎에 대한 더 적은 스트레스를 주며 닫힌 사슬운동에서 햄스트링과 넙다리네갈래근의 동시수축동안에 관절의 안정성을 증가시킨다.

닫힌 사슬운동이 열린 사슬운동보다 더 기능적이지만, 환자가 체중을 지탱하고 있지 않은 상태에서는 열린 사슬운동을 사용할 필요가 있다. 이런 상황에서 열린 사슬운동의 장점은 근력강화 운동이 체중지지가 허용될 때까지 기다릴 필요가 없다는 것이다. 열린 사슬운동 또한 약화된 근육을 격리시키고 정확한 자극이 약화된 근육에 부과될 수 있게 한다. 닫힌 사슬운동에서 한 가지 주의할 점은 한 개의 근육군 이상이 사용되기 때문에 약화된 근육의 올바른 사용보다는 더 강한 근육의 대체가 일어나는 것이 가능하다는 것이다. 치료적 운동프로그램은 최적의 결과를 얻기 위하여 열린 사슬운동과 닫힌 사슬운동을 조합시켜야 한다.

근력평가 (EVALUATING MUSCLE STRENGTH)

제3장에서 관절의 운동은 동작의 가동범위 안에서 근육에 의해 적용된 힘에 의하여 이루어진다는 것을 알았다. 근육이 내는 장력의 크기는 지렛대 팔의 길이와 힘을 주는 각도에 의해서 결정된다. 기능적인 상황에서는 발휘된 힘의 양을 계산할 필요가 없지만, 근육의 상대적 근력에 대한 아이디어는 가지고 있어야 한다.

평가 장비 (Evaluation Equipment)

근력은 여러 가지 방법으로 객관적으로 측정할 수 있다. 등속성 장비는 등속성 근력을 측정할 수 있다. 케이블 장력계는 등척성 근력을 측정할 수 있고 프리웨이터(free weights)나 웨이트 기구는 1RM 최대 등장성 근력을 측정하기 위하여 사용될 수 있다(그림 7.25).

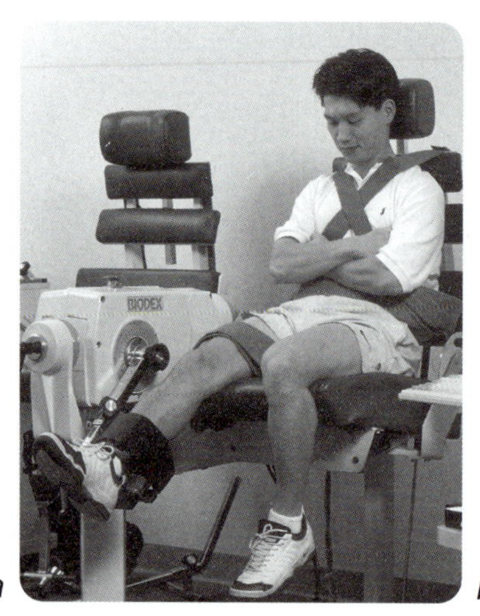

a

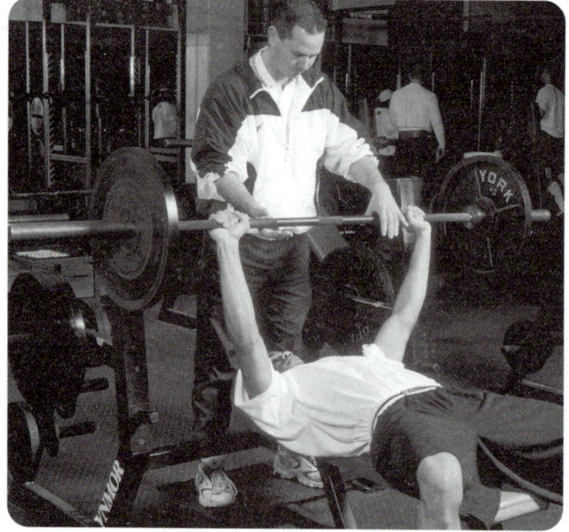

b

그림 7.25 근력 평가 : *(a)* 등속성 검사 *(b)* 1RM.

특정부위나 특정 근군의 근력을 측정할 수 있는 장비 또한 이용될 수 있다. 예를 들면, 악력계(grip dynamometer)와 핀치 근력계(pinch dynamometer)는 각각 악력과 손가락 잡는 근력을 측정할 수 있다(그림 7.26).

도수근력테스트 (Manual Muscle Test)

모든 사람이 등속성 기계나 케이블 장력계가 있는 것은 아니며, 손상을 입은 부위의 1RM을 측정하는 것은 적당하지 못하다. 1RM은 대개는 정상인에서 사용되는 등장성 측정방법이다. 치료적 운동에서는 손상을 입은 부위에 너무 과도한 스트레스를 부과할 뿐 아니라, 손상을 악화시킬 수 있기 때문에 1RM의 평가가 사용되지 않는다.

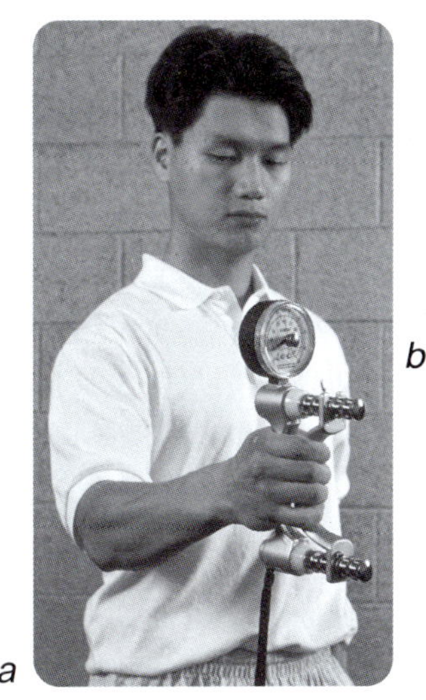

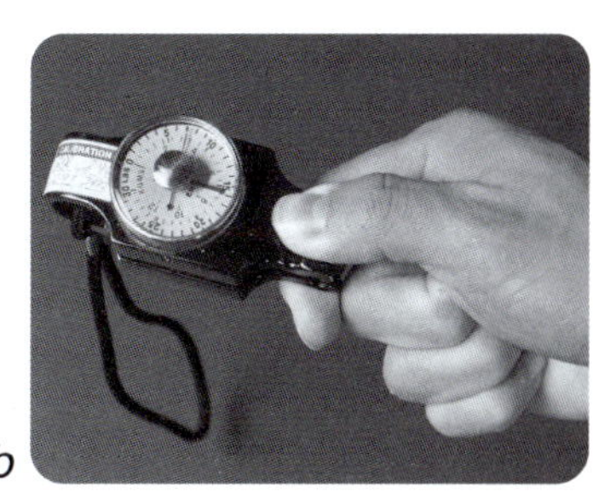

그림 7.26 특수측정장비 : *(a)* 악력계는 악력을 측정하고, *(b)* 핀치 근력계는 손가락의 잡는 근력을 측정한다.

근력을 평가할 수 있는 보다 더 보편적이고 효율적이며 쉬운 방법은 도수근력테스트 방법(MMT)이다. 이 측정의 원리는 될 수 있는 한 따로 분리시켜 관절의 정상 동작범위를 통하여 근육이 관절을 움직이는 능력을 평가하는 것이다. 근력의 정도에 따라 중력은 중요하거나 제외되기도 하고, 그 자체로 이용되거나, 스포츠치료사에 의하여 부과되는 외적 도수력(manual force)과 함께 결합되어 사용된다. 근력은 0에서 5등급까지 점차적으로 증가된다. 때로는 숫자로 등급단계를 나타내는 대신 말로써 등급을 표현하기도 한다. 이때는 대신 기능하지 못함(no function)에서 정상(normal)까지 사용된다.

도수근력테스트는 소아마비 환자의 근력 확인 및 등급을 매기기 위하여 시작되었다. 뉴욕의 의사인 Robert Lovett는 중력과 저항에 비례한 근력에 기초한 MMT를 개발하고, 1912년 처음 사용하였다. Lovett는 그 이후에 생리학자 Dr. E. G. Martin과 함께 공동 연구하여 1916년에 테스트 방법을 출판하였다. 이 처음 실시된 테스트 언어 스코어 시스템(verbal scoring system)이 사용되었다. 1920년대에서 1950년대에 들어서 다른 것들보다 더 개선된 Lovett의 도수 근력테스트(manual muscle test)가 나오게 되었다. 1932년 Arthur Legg박사는 물리치료사인 Janet Merrill과 제일 낮은 두 개 근력 등급을 제외한 +와 −를 사용한 숫자척도(numerical scale)를 사용한 근육 테스트 책을 출판하였다(Hislop & Montgomery, 2002). 지금까지 MMT 척도는 발전되어 왔으며 임상적 시도를 위해 재명명되었다 그리고 연구들은 이것의 임상적 가치와 제한점에 대하여 보다 명확한 청사진을 제공하고 있다. 현재 사용되고 있는 등급은 표 7.2에 요약 및 설명되어 있다.

이 등급이 개발된 이래, (+)와 (−)사인을 사용함으로써 점수를 보다 더 실제상황에 맞게 정의할 수 있게 되었다. 마치 학교의 학점 등급과 같이 근육의 등급결정에서 +/− 시스템은 애매모호한 부분이 어떤 부분으로 가야되는지를 결정하였다. 예를 들면, 저항으로 항중력(antigravity)에 최소의 저항을 견디어내는 삼각근은 4등급 이하이고, 3등급보다는 높다. 따라서 스포츠치료사는 그것은 4−로 등급을 매긴다. 4−/5로 기록된 등급은 근력이 5점 척도에서 4−라는 것을 나타낸다. 어떤 근육이 중력에 반하여 약간 동작을 할 수 있으나, 전 동작 범위의 운동이 불가능할 때 스포츠치료사는 3−/5 등급으로 매긴다. 만약 그것이 중력이 제외된 자세에서는 전 동작가동범위에서 약간의 저항에 견디어낼 수 있으나 항중력적 위치에서는 모든 동작가동범위의 운동을 할 수 없다면, 그러나 아직도 항중력적 위치에서는 동작의 전 가동범위의 운동을 할 수 없다면, 2+/5로 등급이 매겨진다. (+), (−) 체계는 2와 3등급을 제외하고는 일반 사람들 사이에서는 거의 사용되지 않는다(Hislop & Montgomery, 2002). 그러나 4등급과 5등급 사이가 확실하게 다른 선수그룹에서는 (+)와 (−)가 종종 사용된다.

표 7.2 근력 등급

정상근력(%)	숫자등급	글자등급	질적등급	정의
100%	5	N	Normal	중력에 대항하여 전 가동범위의 움직임이 가능하고 움직임에 대한 도수저항을 견딜 수 있다.
	4+	G+	Good+	중력에 대항하여 전 가동범위의 움직임이 가능하고 움직임에 대한 도수저항을 거의 견딜 수 있다.
75%	4	G	Good	중력에 대항하여 전 가동범위의 움직임이 가능하고 움직임에 대한 중간 정도의 저항을 견딜 수 있다.
	4−	G−	Good−	중력에 대항하여 전 가동범위의 움직임이 가능하고 움직임에 대한 약간의 저항만 견딜 수 있다.
	3+	F+	Fair+	중력에 대항하여 전 가동범위의 움직임이 가능하고 일부가동범위에서만 최소의 저항을 견딜 수 있다.
50%	3	F	Fair	중력에 대항하여 전 가동범위의 움직임이 가능하다. 항중력 자세에서 저항이 제공되면 전 가동범위를 움직일 수 없다. 중력을 제거하면 저항을 견딜 수 있다.
	3−	F−	Fair−	중력에 대항하여 전 가동범위의 움직임이 약간 불편하게 가능하다.
	2+	P+	Poor+	중력을 제거하면 전 가동범위의 운동이 가능하다. 항중력 자세에서는 전 가동범위 움직임이 불가하다. 중력을 배제되면 일부 가동범위에서 약한 저항을 견딜 수 있다.
25%	2	P	Poor	중력을 제거하면 전 가동범위의 운동이 가능하다. 중력 제거 자세에서 저항을 견딜 수 없다.
	2−	P−	Poor−	중력을 제거한 자세에서 전 가동범위의 움직임이 약간 불편하게 가능하다.
	1+	T+	Trace+	중력을 제거한 자세에서 일부 운동범위에서만 가능하다.
10%	1	T	Trace	약한 수축이 일어난 증거는 있으나 관절의 움직임은 없다. 건에서의 장력발휘신호가 보이거나 촉진된다. 그러나 관절은 움직이지 않는다.
0%	0	0	Zero	근수축 증거가 없다. 자극에도 근육 내에서 수의적인 반응이 없다.

스포츠치료사가 근육에 도수 저항(manual resistance)를 부과할 때 근육 테스트 등급 4~5의 저항이 사용되는 가장 보편적인 자세는 항중력 위치이다. 저항이 근육에 주어지기 전에 근육은 능동적으로 관절을 전 가동범위를 움직이게 한다. 이 동작이 성공적으로 이루어지면 운동사는 근력등급을 정하기 위하여 도수 저항을 부과한다. 저항은 전 가동범위를 통하여 부과되거나 근력을 측정하기 위하여 여러 위치에서 부과할 수 있다. 등척성 저항이 제공되고 근육이 단관절 근육이라면, 저항은 근육의 움직임이 끝나는 곳에 주어야 한다. 근육이 하나의 관절 이상을 지나간다면, 등척성 저항은 근육의 중간 위치에 주어져야 한다. 테스트 자세가 표준 자세와 다르다면 이것 또한 기록되어야 한다.

저항력을 적용할 때에는 근육이 끌어당겨지는 선과 반대가 되는 방향으로 압을 가해야 한다. 당신이 평가하고 있는 특정 근육이나 근육군을 격리시켜 측정할 필요가 있다면 근육이 끌어당겨지는 선과 반대방향으로 압을 가함으로써 안정성을 유지해야 한다. 측정된 관절에, 또는 주의 관절의 먼쪽에 저항을 주어라. 측정될 근육의 근복(muscle belly)에 손을 대는 것은 피하라. 저항을 점진적으로 부과하고 환자가 견딜 수 있는 최대 저항이 되었다고 판단될 때까지 저항을 높인다. 정확한 결과를 얻기 위하여 가능하면 최대의 저항을 부과하라. 부과한 저항보다 더 큰 저항을 근육이 견디어낼 수 있으면 그 기록은 부정확하다. 환자를 위하여 무엇이 "정상" 인지를 결정하기 위해서는 반대편과 비교하라. 골프선수에게 "정상"인 것이 미식축구에게는 "정상"이 아닐 수 있고, 레크리에이션 단거리 달리기 선수의 "정상"이 단거리 선수에게는 "정상"이 아닐 수 있다.

근육이 항중력적 위치에서 전 가동범위의 운동을 수행할 수 없다면, 그 근육이 적어도 근력등급 2/5에 있는지 아닌지를 결정하기 위하여 중력이 제거된 측정위치에서 테스트를 받게 해야 한다. 항중력 위치에서 전 가동범위 운동이 가능하다면, 2+/5 등급의 근력이 나타나는 지를 결정하기 위하여 그 자세에서 저항이 부과될 수 있다. 그림 7.27은 힙, 무릎. 발목, 어깨, 팔꿈치, 손목 근육의 근력을 측정하는 것을 예로 보여주고 있다.

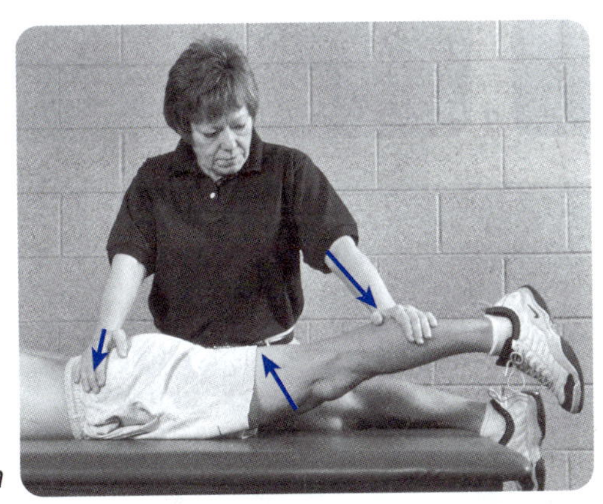
a

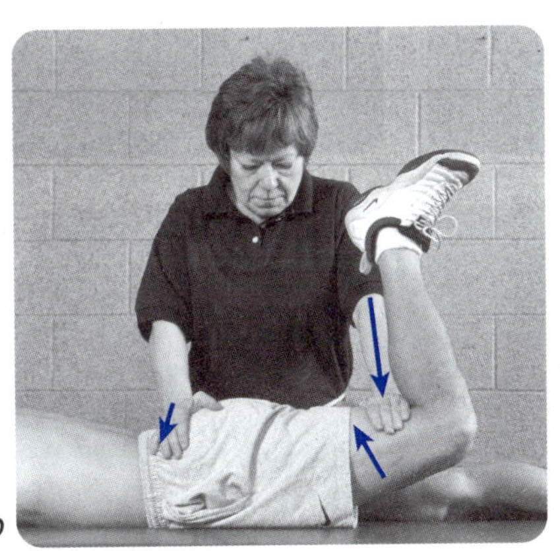
b

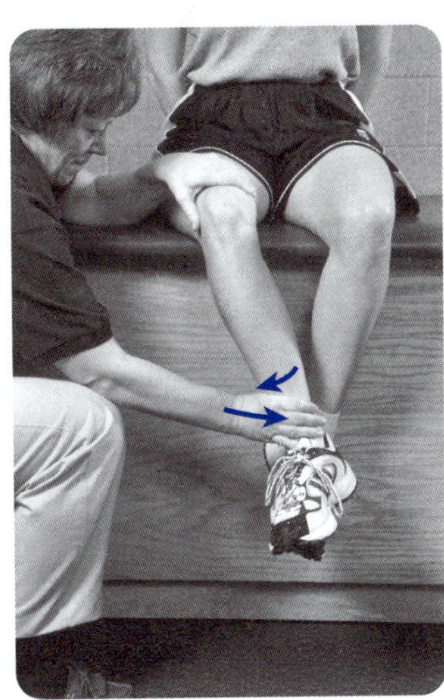
c

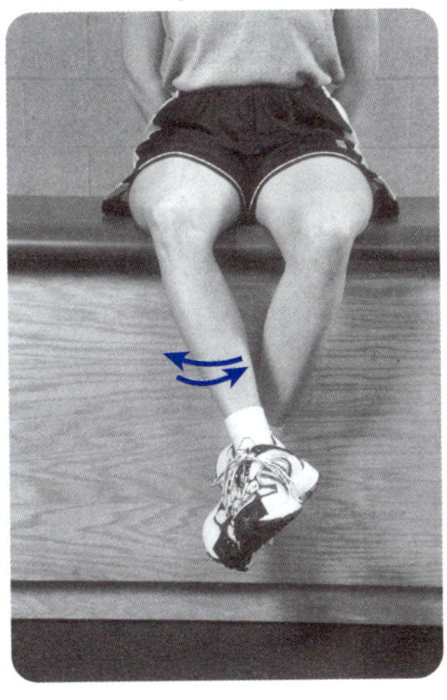
d

그림 7-27 도수근력테스트.
(a) 큰볼기근, 햄스트링과 함께 힙의 폄을 위한 4, 5 등급 테스트. 골반의 롤링과 힙 폄을 막기 위해서는 힙의 안정성에 주의하라. *(b)* 큰볼기근을 분리시킨 힙의 폄을 위한 4, 5 등급 테스트. 힙의 폄 동작을 분리시키기 위해서는 힙과 골반의 안정성이 필요하다. *(c)* 엉덩이의 안쪽돌림근의 4, 5 등급 테스트. 허벅지를 안정시키고, 넙다리뼈를 고정하고 안쪽 회전 동작에 저항하여 다리에 저항을 준다. *(d)* 엉덩이 안쪽 돌림근의 3등급 테스트 엉덩이가 회전을 하는 동안 무릎을 낮추거나 골반을 회전시켜서는 안된다.

필요한 조치 등을 설명해야 한다. 예를 들면, 나는 환자들에게 간혹 "이번 운동은 15회 반복하거나 우리 둘 중 한명이 지치거나, 내가 땀을 흘리기 시작할 때까지 계속해봅시다."라고 말한다. 운동 중간에 같은 크기의 힘을 가하고자 할 경우, 환자에게 그 지점에서 움직임은 멈추되 운동은 계속할 준비를 하라고 미리 말한다. 이러한 준비의 일환으로 운동 기간 동안에 예상되는 것을 환자가 정확히 알도록 하기 위해 운동 전에 운동 범위에 걸쳐 원하는 면을 따라 사지를 조금씩 수동적으로 사용해 보도록 하는 것도 좋은 방법이다.

저항은 환자가 원하는 움직임을 부드럽게 실시할 수 있을 정도로 가한다. 갑작스럽거나 너무 자유롭게 움직여서는 안된다. 운동 기간 동안에 (AAP & fitness, 2001; Akihiko & Shinichi, 1997), 환자는 최대한의 노력을 하고 운동기간에 걸쳐 고른 호흡을 해야 한다. 때로는 이미 언급했듯이 발살바 효과를 방지하기 위해 말로 호흡 신호를 해주어야 한다.

스포츠치료사는 움직임의 대체 또는 원치않는 움직임이나 다른 움직임으로 대체하는 일이 없도록 주의 깊게 관찰한다. 움직임의 대체가 있다면 환자의 움직임을 교정하여, 올바른 운동을 실시하도록하여 적합한 근육이 움직이도록 해야한다.

도수근력테스트와 마찬가지로, 힘은 현재 움직이는 관절의 관절 말단 부근에 가한다. 환자의 근육이 여러분보다 강해서 움직임의 저항을 조절할 수 없으면, 도수 저항을 엉덩이에 가할 때, 무릎보다는 원위부에 속하는 발목관절에 저항을 가할 수 있다. 단 근위의 발목에 힘을 가할 때 무릎에서 통증이 발생되지 않을 경우에만 적용이 가능하다. 말단부에 보다 많은 힘을 가할수록 보다 긴 지렛대 역할을 하는 팔이 필요하며, 동일한 양의 저항을 엉덩이에 가할 때 보다 적은 힘이 요구된다. 이와 동일한 테크닉을 어깨 운동에도 적용할 수 있다. 이 경우, 팔꿈치에 통증이 없다는 조건하에 팔꿈치 대신 먼 쪽의 손목관절에 저항을 가한다. 운동 시 통증이 없어야 하며, 원하는 결과를 위해 저항을 가한다.

장점 (Advantages)

앞서 언급했듯이 도수 저항의 최대의 장점은 장비가 필요 없다는 것이다. 또한 손을 대고 치료를 하는 것이기 때문에 환자와 친밀한 관계를 만들면, 실전 테크닉으로 스포츠치료사에 대한 신뢰와 확신이 높아진다. 이로써 환자는 운동을 더욱 열심히 하게 되며, 환자의 진행상황에 대한 즉각적인 피드백을 제공할 수 있다. 여러분이 실시하는 운동의 변화와 향상을 매번 평가하게 되며, 운동에 대한 환자의 반응에 따라 즉시 운동을 변화시킬 수 있다. 환자의 체력이 나날이 강해지면 저항이나 반복을 즉시 증가시킬 수 있다. 일정한 조건에서 운동 속도를 변경하는 능력, 단축성에서 신장성 운동 변화 능력(단축성 → 신장성) 또는 이들 모두를 포함시키는 능력, 그리고 등척성 저항을 보다 약한 지점의 움직임으로 조절시키는 능력 등이 도수 운동의 특성이다. 운동 진행은 주어진 조건에서 도수 저항을 높이거나 반복 횟수를 높이는 등으로 치료적 운동 프로그램에 맞게 조절될 수 있다.

단점 (Disadvantages)

도수 저항을 이용하는 데는 몇 가지 단점들이 있다. 도수 저항은 환자와의 1대 1 작업을 요구하기 때문에 다른 방법들보다는 시간 소비가 많으며 여러 환자들을 한 번에 다루어야 하는 상황에는 부적합하다.

도수 저항의 또 다른 단점은 체력 변화에 대한 객관적인 해결책을 제공하지 못한다는 것이다.

대신, 주관적인 방법으로서 동일한 스포츠치료사가 매일을 기초로 또는 일정한 기간을 기초로 그 변화를 제시하는 것에 의존한다.

또한 스포츠치료사가 자신이 가하는 힘의 양을 잘 파악하지 못하는 경우, 힘의 양과 환자 상태의 변화에 대한 판단이 흐려질 수 있다. 전문가가 평상시보다 많이 피로한 날에는 환자의 체력이 많이 높아졌다고 잘못 판단하여 환자에게 평상시보다 힘을 덜 가할 수도 있다.

체중 (Body Weight)

체중을 이용하는 운동에는 장비가 필요하지 않다. 환자의 체중 자체는 저항력을 제공한다. 치료적 운동에 적절한 체계를 부여하려면, 진행 단계별로 팔다리와 몸체를 위해 다양한 치료적 운동을 활용할 수 있다.

테크닉 *(Technique)*

운동에 사용되는 체중을 증가시키며 운동 시간을 연장하거나, 반복횟수나 운동 세트 횟수를 늘리는 방법으로 치료적 운동을 진행시킬 수 있다. 예를 들면, 어깨뼈(견갑골, scapula) 돌림근(회전근, rotatores)이 약한 환자의 경우, 그림 7.28a와 같이 팔굽혀펴기 운동에서의 체중의 이용을 증가시키면서 운동을 진행하려면 벽에 대고 팔굽혀펴기를 시작한다. 환자는 의자의 등받이나 주방용 조리대에 양손을 얹은 자세로 시작하여(그림 7.28b), 의자의 앉는 부분에 양손을 얹는 자세(그림 7.28c)로 벽에서부터 몸을 기울여가면서 운동을 진행할 수 있다. 이보다 향상된 자세는 변형된 팔굽혀펴기 운동이다. 근력이 향상됨에 따라, 환자는 정상적인 팔굽혀펴기(regular push-up)자세로 변경할 수 있다(그림 7.28d). 추가적인 저항력을 적용해도 괜찮은 환자의 경우, 발을 양손보다 높게 하는 디클라인 팔굽혀펴기(decline push-up)로 진행할 수 있다(그림 7.28e). 가장 어려운 팔굽혀펴기는 핸드스탠드 팔굽혀펴기(handstand push-up)이다. 이것은 환자에게 체중 저항력을 제공하면서 난이도를 쉬운 것에서부터 가장 어려운 것으로 진행시킬 수 있는 운동의 한 예가 된다.

부가적인 운동 진행방법에는 환자들이 수행하여야 하는 운동의 반복 및 또는 세트 횟수를 증가시키기, 운동의 중간이나 끝 부분에서 등척성 운동을 수행하기, 근력이 강화됨에 따라 운동 지속시간 증대시키기가 포함된다. 또한 운동 속도를 변화시키면 운동의 성과도 달라진다.

최대의 효과를 얻으려면 운동 범위의 전 범위를 활용하여 수행할 수 있는 운동을 환자에게 부과해야 한다. 부분적으로 운동을 실행하면 운동 동작의 일부분에서만 근력 증진이 가능하다. 처음 시작할 때, 환자는 부적절한 근육을 이용한 운동을 움직임의 대체를 피하면서 정확하게 운동을 수행할 수 있도록 조심스런 방법으로 천천히 운동을 수행해야 한다. 근력과 제어력이 향상됨에 따라 기능적 운동을 보다 정확하게 흉내 낼 수 있도록 운동 속도를 증대시킬 수 있다.

피해야 할 일반적인 움직임의 대체 유형에 대한 정보를 제공하는 등 운동을 정확하게 실행하도록 환자를 교육하는 것도 중요하다. 이러한 교육은 부정확한 테크닉을 최소화하여 보다 좋은 성과를 얻을 수 있도록 도움을 준다.

일단 환자에게 정확한 테크닉을 설명하면, 여러분의 도움 없이 운동을 수행할 수 있다. 이러한 방법은 치료적 운동 프로그램에 대한 독립심과 제어력을 확립시켜 환자가 주도적으로 운동을 전개하도록 요구한다.

때때로 이러한 운동을 도해로 설명한 유인물을 환자들에게 제공하는 것도 도움이 된다. 그러한

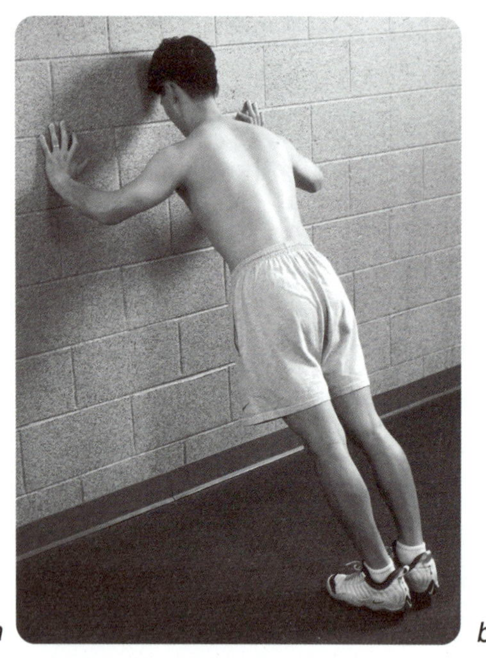
a

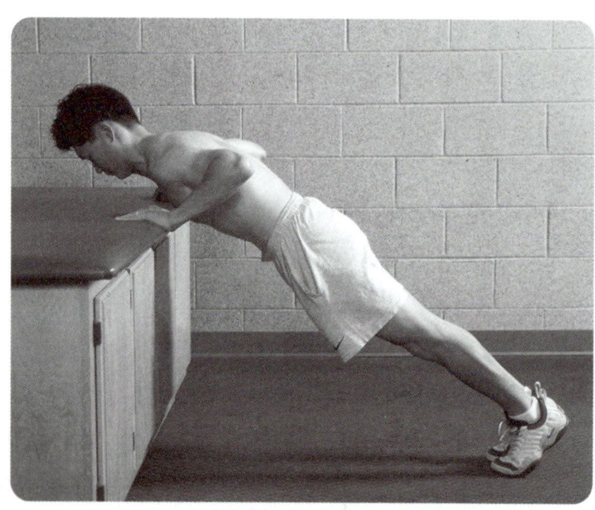
b

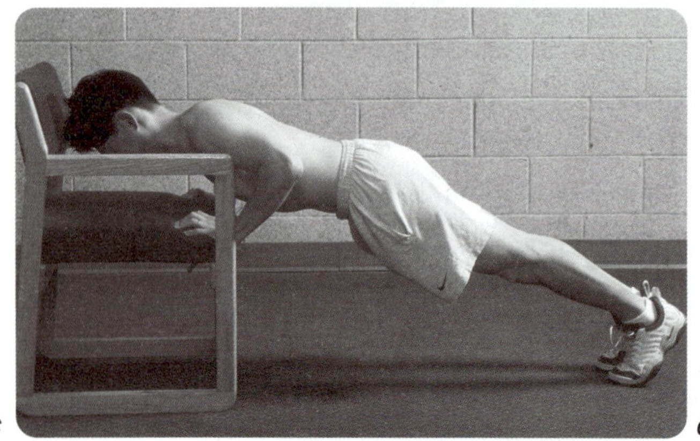
c

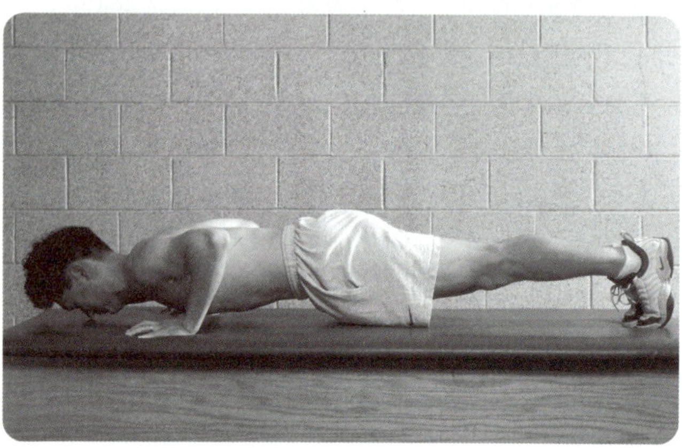
d

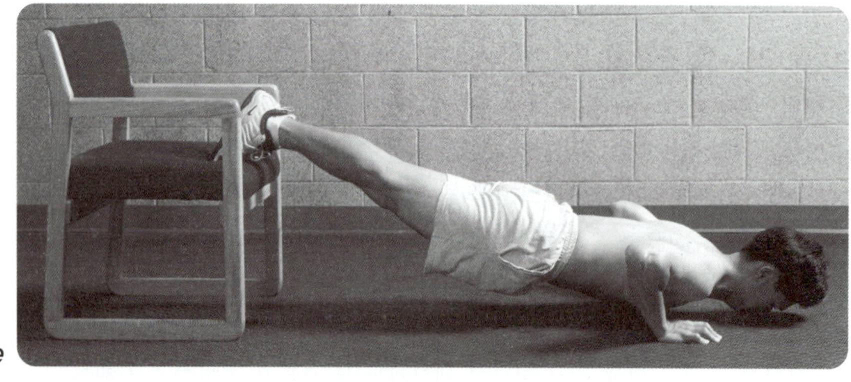
e

그림 7-28 체중을 이용한 저항 점증 팔굽혀펴기 : 가장 쉬운 팔굽혀펴기는 벽을 이용하는 것이다. 그리고 단계가 점점 (*(b)*, *(c)*, *(d)* 마루바닥에서 팔굽혀펴기, *(e)* 머리가 발보다 아래로 내려간 자세) 올라가 어렵게 된다. 그림 *(b)*-*(d)* 사이에서는 지렛대 팔이 길어져서 더 어렵게 된다. *(e)*에서는 팔이 더 많은 체중을 지탱하기 때문에 더 어려워진다.

정보는 정확한 운동 방법을 상기시켜주며 환자가 치료적 운동 프로그램을 따를 수 있도록 도움을 준다.

필라테스는 컨디셔닝과 재활을 위해 많은 사람들이 사용하는 체중 저항 프로그램 형태이다.

필라테스는 11장에서 두 가지 다른 신체인식기법(body awareness techniques)인 휄든크라이스(Feldenkrais) 방법과 알렉산더(Alexander) 기법이 함께 소개될 것이다.

장점 (Advantages)

체중 저항성 운동의 가장 확실한 이점은 운동 장비가 필요하지 않다는 것이다. 진료소, 운동선수용 웨이트 트레이닝실, 집 또는 도로를 비롯한 모든 장소에서 환자는 이러한 운동을 수행할 수 있다. 이와 관련된 이점으로(환자가 정확한 운동 방법을 따르도록 제작된 유인물에 최소한의 비용이 추가될 수 있지만) 비용이 소요되지 않는다는 점이 있다.

그 외에도 일단 환자가 정확하게 운동을 수행하고 독립적으로 운동을 지속할 수 있게 되면, 치료 개선은 스포츠치료사의 전문지식이 필요한 다른 운동에 집중할 수 있다.

선 자리에서 쪼그려 앉고 일어서기(standing squat)와 같은 체중 저항성 운동들은 실제로 기능적인 운동이다. 환자가 스포츠에서 수행하는 기능적 운동들로 자연스럽게 유도하게 되는 운동으로 진행할 때 이러한 운동을 사용할 수 있다.

단점 (Disadvantages)

체중을 이용한 운동의 단점은 환자가 개별적으로 운동을 수행할 경우 정확하게 운동을 수행하고 있는지 여부가 보장되지 않는다는 점이다. 반면, 이러한 운동은 이득이 되는지 여부에 관계없이 시외에서 쉽게 이루어지고 있는 치료 세션이라고 할 수 있다. 이득이 있다면, 환자가 정확한 방법대로 운동을 진행한다면 효과를 볼 수 있다는 점이다. 또한, 분명히 반대의 경우도 사실이다.

때때로, 운동 부분이 지나치게 약하거나 운동을 수행하는 것이 고통스러우므로 환자는 체중 저항성 운동을 견디지 못할 수 있다. 이 경우, 벽에 대고 팔굽혀펴기 또는 독립적인 등척성 운동과 같은 무리가 덜 가는 체중 저항성 운동으로 운동을 시작하여, 부가적인 저항 없이 근육에 긴장을 주는 운동을 하는 것이 좋다. 일단 근력이 향상되면 체중 저항성 운동들을 통합시킬 수 있다.

신체의 어떤 부분은 체중을 이용하는 다른 체중 저항성 운동 및 점진적 운동에 보다 더 많은 기여를 한다. 예를 들면, 손가락과 손목은 특히 손가락 끝을 이용한 팔굽혀펴기(fingertip push-ups)와 같은 운동을 수행할 수 없는 환자가 운동을 시작할 때, 신체의 저항성을 이용하여 운동하는 것이 어렵다.

고무 튜브/고무 밴드 (Rubber Tubing and Bands)

고무 튜브/고무 밴드는 동적 저항 운동을 제공하며, 크고 작은 롤(roll) 형태로 포장되어 있고, 다양한 길이로 절단하여 이용할 수 있다. 또한 각기 다른 색은 저항의 수준을 나타낸다. 여러 회사에서 각각 다양한 색깔의 밴드를 시장에 내놓고 있지만, 낮은 저항 수준에서 높은 저항 수준에 이르는 가장 보편적인 스펙트럼은 황갈색, 노란색, 적색, 녹색, 파란색, 흑색, 은색(회색), 금색(버터색) 등이다. 고무 튜브의 색 코드구조는 고무 밴드와 비슷하다.

고무 튜브와 고무 밴드는 탄성을 이용하여 저항을 제공한다. 제공되는 저항은 튜브나 밴드의 스트레칭된 양(길이)과 직접적으로 관련이 있다(P.A. Page, Labbe, & Tropp, 2000). 튜브와 밴드는 원래 길이의 5배까지 늘어날 수 있다. 튜브와 밴드를 사용하는 대부분의 임상현장에서는 원래 길이의 3배 이상 늘어나지 않도록 사용하고 있다. 튜브나 밴드의 늘어나는 길이를 통해서 저항은 늘어나는 양(길이)에 따라 직접적으로 바뀐다는 것을 알 수 있다(P. Page, 2003).

고무 튜브나 밴드의 길이의 선택은 운동할 신체 부위의 길이와 밀접한 관계를 가지고 있다. 예를 들면, 팔꿈치를 운동하려고 한다면, 손에 이르는 위팔의 길이를 측정해야만 하고, 이를 근거로 튜브나 밴드의 길이를 결정해야 한다.

테크닉 (Technique)

고무 튜브/고무 밴드는 수직평면 운동에서 기능적 패턴에서도 모두 사용한다. 운동에 따라 환자는 자신의 몸이나 또는 문, 책상다리 등의 물체를 사용하여 고무 밴드로 고정시킬 수 있다.

가정에서는 사용 불가능하나 병원에서는 사용 가능한 여타 장비로 실시한 운동을 환자가 대신하기 위해 고무 튜브/고무 밴드를 사용한다. 이러한 이유로, 고무 튜브/고무 밴드가 집에서 운동하는데 유용하다.

고무 튜브/고무 밴드로 실시할 수 있는 운동의 종류는 다양하기 때문에, 특정한 응용테크닉을 설명하기란 어렵다. 각각의 운동에 사용하기 위해 고무 튜브/고무 밴드를 환자에게 제공하기 앞서 일반적인 지침을 제시한다. 근육을 정확히 사용하기 위해, 환자에게 천천히 조심스럽게 운동을 하도록 가르친다. 전범위의 운동(full range of motion)을 하려면 근육의 전 범위에 걸쳐 힘을 키워야 한다. 또한 운동하고 있는 근육은 정확한 운동을 위해 고정되어야 한다. 고정화가 불충분하면 움직임의 대체 및 잘못된 근육 운동을 일으킨다.

어떤 컬러 밴드/컬러 튜브를 사용할 것인지를 결정하기 위해, 해당 근육에 도수근육테스트를 실시한다. 시행착오가 필요하나, 테스트 후에는 컬러 선택의 폭을 좁힌다. 환자가 원하는 반복 횟수로 운동하고 근육을 절강하게 움직였다고 느끼면 적절한 컬러를 선택한 것이다.

환자에게 운동을 보다 잘 따라하게 하려면, 말로 설명하는 것 뿐만 아니라 그림과 사진이 들어 있는 유인물을 나눠주는 것이 좋다. 1장에서 언급한 바와 같이. 여러 연구들은 말과 유인물을 병행하여 설명할 경우, 운동을 정확히 따라하고 실시할 가능성이 매우 증가했음을 보여준다.

장점 (Advantages)

고무 튜브/고무 밴드의비용은 비교적 저렴하다. 일부 병원에서는 환자나 환자의 보험회사에 계산서를 보내서 그 비용을 공제할 수도 있다. 이들 품목은 부피와 무게가 작기 때문에 운송이 쉽고 따라서 환자들은 집으로 가져갈 수 있고, 휴대가 간편하여 어느 곳에서도 사용할 수 있다.

고무 튜브/고무 밴드를 사용하는 운동은 가정에서도 쉽게 할 수 있기 때문에 치료 기간 동안 반복할 필요가 없다. 대신 치료 시간에 스포츠재활의 전문지식을 요구하는 다른 운동을 하는 것이 좋다. 이로써 환자에게 책임감, 자립심, 상처 관리 능력이 생긴다.

컬러 밴드/컬러 튜브의 색 코드는 실행이 쉬운 진행 체계를 제공한다. 환자의 근력이 증가함에 따라 같은 운동으로 보다 큰 저항을 얻기 위해 환자에게 추가 컬러를 제공할 수 있다. 운동 자체는 동일하기 때문에 별도의 지시는 필요없다.

기능적인 움직임과 유사한 운동도 튜브와 밴드로 할 수 있다. 이 운동으로 기능적 패턴에서 근력이 향상된다. 이 방법은 체중 저항과 기타 운동 체계에 그다지 영향을 받지 않는 팔(상지, upper extremity) 근육에 특히 간편하다.

단점 (Disadvantages)

환자는 고무 튜브/고무 밴드 운동을 개별적으로 할 수 있으므로, 환자 개인이 운동을 관리하고 별도의 지시를 받지 않는다. 운동을 하는 것은 환자의 책임이다. 이것은 환자의 태도, 의존성, 동기 부여 등에 따라 장점이 될 수도 있고 단점이 될 수도 있다.

또한 밴드나 튜브가 운동 중에 늘어남에 따라 운동 시 근육이 보다 약한 지점에 도달할 때 보다 많은 저항을 일으킴으로써 저항이 증가하게 된다는 단점이 있다. 저항은 근육이 생리적으로 보다 큰 근력을 발휘하는 길이에 있는 운동을 시작할 때 보다는 운동을 끝낼 때에 더욱 커진다. 그러므로 밴드가 근육에 저항을 제공하지만, 그 저항은 근육이 힘을 발생시키는 능력과 일치하지는 않는다.

병원에서 밴드나 튜브의 비용을 공제할 수 없으면 그 비용을 신속히 합산한다. 환자의 근력이 증가함에 따라 무거운 밴드일수록, 가벼운 밴드보다 값이 비싸며 밴드나 튜브의 공급비용도 증가한다. 한 시설에서 환자에게 큐브나 밴드를 제공하지만 그 비용을 공제할 수 없다면, 추가 예산 공제가 필요하다.

밴드나 큐브를 사용하여 엉덩이와 무릎의 운동을 계획할 수 있는데, 이러한 품목들을 사용하여 운동할 때는 상체 팔다리가 훨씬 많이 쓰인다. 그림 7.29는 상지/하지 근육에 적당한 고무 밴드 운동의 몇 가지 예를 보여준다.

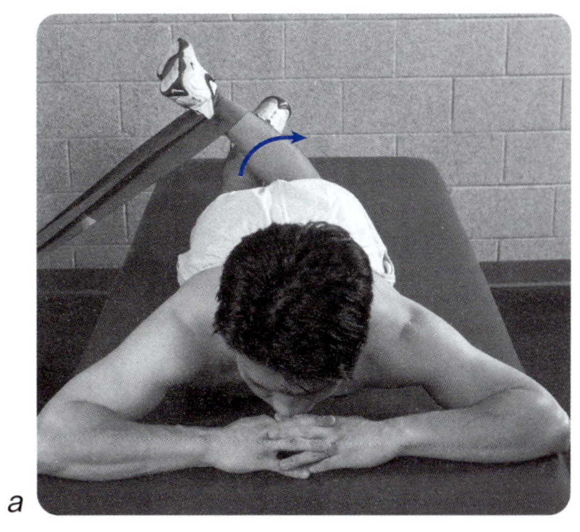

a

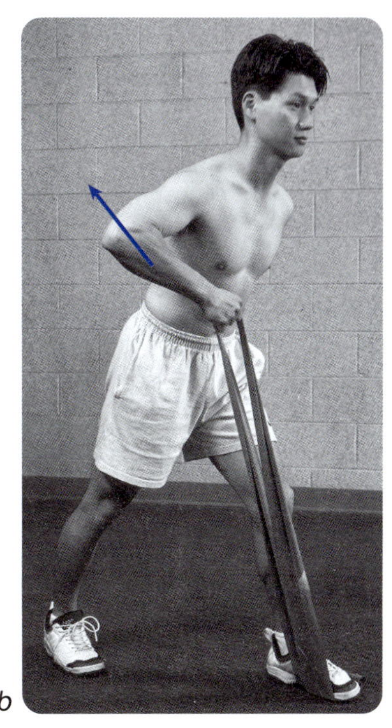

b

그림 7.29 고무밴드 운동 : *(a)* 엉덩이의 내회전 *(b)* 어깨의 수평 외운동(bent row)

프리 웨이트 (Free Weights)

대부분의 사람들은 근력을 강화시키려고 할 때, 프리 웨이트를 생각한다. 프리 웨이트에는 커프웨이트(cuff weight), 바벨 및 덤벨이 포함된다. 이들의 크기와 유형은 다양하다. 웨이트는 운동을 하는 동안 신체의 부분에 부착되거나 환자가 소지하게 된다. 커프 웨이트는 일반적으로 크기를 변경할 수 없다. 어떤 웨이트 기구들은 미리 무게가 설정된 튜브나 커프의 포켓에 위치한 패킷(packets)을 추가하여 변형이 가능하다. 커프 웨이트를 발목이나 손목에 부착할 수 있다.

덤벨과 바벨 중 일부는 조정이 가능하다. 즉, 다양한 웨이트 기구를 막대 봉 위에 설치할 수 있으며, 고리로 단단하게 고정된다. 어떤 덤벨과 바벨은 고정이 되며 이들의 웨이트는 변경할 수 없다. *덤벨*은 한 손을 사용하는 웨이트 기구이며, 일반적으로 크기는 더 작으며 고정된 웨이트 기구나 조정 가능한 기구의 형태가 있다. *바벨*은 양손을 사용해야 하는 크기가 더 큰 프리웨이트 기구이다. 바벨은 하체와 상체의 근력 강화를 위해 사용된다, 막대 봉의 길이는 1.5~2.1m(5~7ft)로 다양하다. 몇 년전까지 재활 후반 단계와 훈련유지를 위해 일반적으로 사용되었던 막대 봉은 표준 올림픽 경기용 막대 봉으로, 무게는 20.5kg(45lb)이고 길이는 약 2.2m(87in)이다. 올림픽 경기용 막대 봉에 웨이트 플레이트를 고정하기 위해 사용된 고리의 무게는 각각 2.25kg(51lb)이다. 플레이트가 설치되어 있는 슬리브(sleeve)는 보다 전통적인 플레이트보다는 큰 것으로, 들어 올렸을 때 플레이트가 막대 봉에 붙어 움직이지 않고 회전한다. 플레이트는 전통적인 플레이트보다 직경이 더 크므로, 환자가 막대 봉을 떨어트렸을 때 부서지지 않으며 웨이트도 손상시키지 않는다.

테크닉 (Technique)

운동을 할 때, 적합하지 않은 근육을 사용하여 운동할 때 나타나는 움직임의 대체 없이 적절하게 근력 강화를 달성할 수 있도록 적절한 교육이 필요하다. 특히 운동을 시작할 때 환자에게 상대적으로 가벼운 웨이트 기구를 사용하도록 하는 것이 도움이 될 수 있다. 이렇게 하면, 환자는 정확한 테크닉을 습득할 수 있고, 운동에 어떠한 근육을 사용해야 하는지를 알게 된다. 운동을 수행하는 신체 부분을 안정화시켜야 하며, 기구 웨이트보다 프리 웨이트로 운동하는 것이 훨씬 어렵다. 일단 환자가 정확하게 운동을 수행할 수 있고 적절한 절차를 이해하고 있다고 확신한다면, 보다 적절한 운동 저항을 제공 할 수 있다.

환자는 운동의 전 범위에서 웨이트를 조절해야 한다. 운동을 진행하는 동안 운동의 전범위에서 근력을 증가시켜야 한다. 환자는 느리고 제어된 방법으로 운동을 수행해야한다. 근력이 향상되고 보다 기능적인 운동을 적용하는 것이 적절해지면, 운동 목적에 따라 운동속도를 증가시킬 수 있다.

프리 웨이트 운동은 기구 웨이트 운동보다 수행하는 것이 훨씬 어렵다. 그 이유는 웨이트를 들어 올리는 동안 웨이트를 제어하는 일도 함께 수행해야하기 때문이다. 운동을 하는 사지는 웨이트에 스스로 안정을 취해야 하며, 동시에 웨이트를 제어해야한다. 이러한 운동에는 특수한 근육을 사용해야 할 뿐만 아니라 주변에 근육들도 사용해야 한다.

운동 반복횟수 및 세트의 목표를 고려한다. 운동을 하게 되는 근육의 강도에 따라 운동 웨이트를 선택하고, 또한 웨이트는 목표를 달성할 수 있을 정도로 가벼워야 하지만 환자가 도전할 수 있을 정도로 무거워야 한다.

환자가 운동을 수행할 자세를 결정하는 것은 가장 큰 저항이 요구되는 운동에서 중요한 부분이다. 예를 들면, 엘보 컬(elbow curl)에서 선 자세에서 가장 큰 저항력은 팔꿈치가 90° 일 때 발생한다. 환자가 반듯이 드러누운 자세로 운동을 수행할 경우, 가장 큰 저항은 팔꿈치가 완전히 뻗은 상태에서 굽힘을 시작할 때의 운동의 시작 시기에 발생한다. 하퇴 굽힘(hamstrings curl) 운동을 위해 환자의 발목에 커프 웨이트를 부착한 경우 최대 저항은 환자가 앞으로 엎드려 누운 경우 무릎의 굽힘이 시작될 때 발생한다. 그러나 선 자세로 운동을 수행하는 경우 최대 저항은 90° 무릎 굽힘부에서 발생한다. 이는 웨이트에 대한 중력의 당기는 힘과 운동을 수행하는 부분의 위치의 관계를 통해 최대 저항력이 결정되기 때문이다. 중력의 당기는 힘이 지렛대 팔과 수직을 이룬다면, 저항은 최대가 된다. 스포츠치료사는 운동에 적절한 자세를 선택하기 전에 운동 시 어느 부분에 근력을 위한 우선적인 강도를 부여할 것인지를 결정해야 한다.

다른 각도에서 최대 저항력을 얻기 위하여 근육의 자세를 변경할 경우, 근육에 대한 스트레스는 변화된다. 예를 들면, 환자가 반듯이 드러누운 자세에서 4.5kg(10lb)로 팔꿈치 구부리기를 수행하다가, 환자가 앉기 자세로 변경할 때 웨이트 내구력은 달라지게 된다. 이제 운동의 시작시기보다 중간에 최대 강도가 적용되며, 근육은 팔꿈치가 90° 로 움직일 때까지 4.5kg을 들어 올릴 필요가 없다. 환자의 운동 자세를 결정할 때 이를 고려해야 한다.

도르래 기구는 프리웨이트 기구의 일종이다. 도르래 보드나 기타 장치에는 웨이트를 최소한 1~2개의 도르래를 부착할 수 있게 하는데, 2개가 가장 많이 사용된다. 도르래는 다양한 운동 자세에 적용 할 수 있도록 조정이 가능하다. 도르래와 로프의 위치는 운동범위에서 근육에 최대 저항을 제공할 위치를 결정하게 된다. 이는 도르래에서 팔다리까지 이르는 로프의 라인이 팔다리에 대해 90° 각도를 이룰 때 발생한다. 그림 7.30은 이 개념을 설명할 것이다.

즉, 여러분은 힘의 각도를 변경하면서 최대 저항력을 변경할 수 있다. 이 경우, 힘의 각도는 중력이 아니라 도르래 위치에 의해 결정된다. 이러한 지렛대 역할을 하는 팔의 개념은 제3장에 서술되어 있다.

환자가 웨이트를 들어올리기 전에 운동기구를 안정하게 고정해야 한다. 이는 웨이트를 들어 올리는 동안 고리가 떨어지지 않도록 이들이 고정되어 있는지 점검해야 함을 의미한다. 환자가 커프웨이트를 사용하고 있다면, 환자가 팔다리를 움직이기 시작할 때 웨이트가 떨어지지 않도록 고정 끈을 적절한 모양을 두고 고정해야한다.

들어 올린 웨이트의 양은 환자의 근력이 향상되는 정도에 따라 조정해야한다. 일단 근력이 향상되면, 웨이트의 저항은 가벼워진다. 운동은 더 쉬워지며, 근력의 변화는 웨이트를 증가시키지 않는다면 발생하지 않는다.

여러분은 환자가 저항의 증가가 적응할 수 있는지 여부를 결정하도록 주기적으로 근력을 재평가해야 한다.

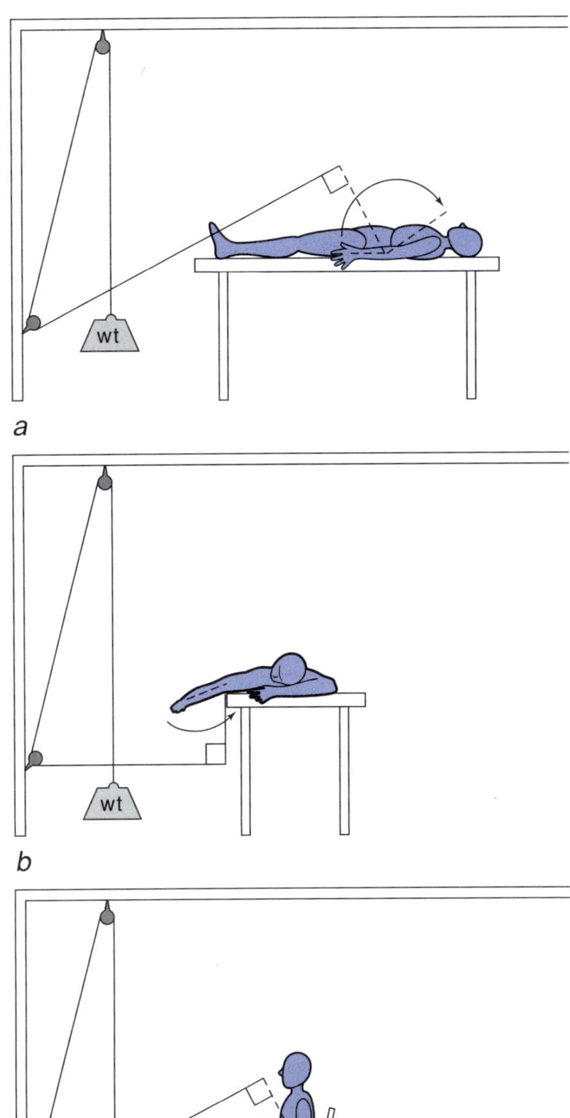

그림 7.30 근력강화를 위한 다양한 도르래 각도 : *(a)* 누운자세, *(b)* 엎드린 자세, *(c)* 앉은 자세. 최대저항은 도르래 케이블이 팔에 90°로 연결될 때 나타난다.

장점 *(Advantages)*

프리 웨이트를 사용하면, 환자에게 부여되는 저항의 양은 스포츠 치료사의 근력에 의해 제한을 받지 않는다. 이는 도수저항에 비해 프리 웨이트가 가지는 가장 확실한 이점이 된다.

오늘날 업계에는 평범하고, 간단하면서 저렴한 것에서부터, 복잡하고, "기발한 아이디어로 고안된(gadgetized)" 비용이 비싼 것에 이르기까지 다양한 프리 웨이트 운동기구들이 있다. 이들의 선택은 운동기구 사용을 위한 예산, 공간, 필요도, 선호도 및 능력에 따라 결정된다.

프리 웨이트는 근력을 증가시키기 위해 많은 다양한 방법으로 사용될 수 있으며, 각도를 변화시키면서 최대 저항을 줄 수 있는 다른 자세에서 사용할 수 있다. 프리 웨이트는 치료적 운동 프로그램에 다양하게 추가될 수 있다.

프리 웨이트의 또 다른 이점은 근력과 근력 향상 정도를 양적으로 측정한 값을 쉽게 결정할 수 있다는 점이다. 이러한 이점은 스포츠 치료사에게 평가 도구로서 역할을 하게 되며, 환자에게 자동적인 동기부여 요소로 제공된다. 스포츠치료사는 환자의 웨이트를 변경할 때 객관적인 향상 정도를 문서로 작성할 수 있다. 이를 통해 들어 올릴 웨이트의 양을 증가시키도록 환자에게 동기부여를 하게 되며, 환자는 웨이트 목표를 달성하였을 때 성취감을 느낄 수 있다.

커프 웨이트(cuff weight)는 손목이나 발목에 부착하는 기능적 운동에 사용할 수 있다. 예를 들면, 부상당한 축구 선수는 발목에 웨이트 커프를 부착하여 운동 중 발로 찰 때 저항을 추가할 수 있다.

단점 *(Disadvantages)*

프리 웨이트의 가장 큰 단점은 안전성이다. 즉, 여러분은 이 운동기구를 사용할 때 항상 이러한 안전성 문제를 고려해야한다. 웨이트가 지나치게 무겁거나 적절하게 사용되고 있지 않는 경우, 부상의 위험은 지속적으로 나타난다. 웨이트를 정확하게 사용하고 운동을 마친 후 적절한 위치에 이들을 두도록 환자에게 교육을 시켜야 한다. 환자는 지나치게 무거운 웨이트는 제어할 수 없다. 이 경우 환자는 웨이트를 떨어뜨리거나 근육을 손상시킬 수 있다.

프리 웨이트를 들어 올리는 것은 등장성 운동이므로, 들어 올린 웨이트의 양은 운동동작 중 가장 약한 부위에서 들 수 있는 것보다 커서는 안 된다. 지렛대 팔의 길이가 변화됨에 따라 저항의 양은 달라지므로, 웨이트는 운동에 걸쳐 일정하지 않게 된다.

마지막으로, 웨이트를 들어 올리는 동작은 지루할 수 있다. 지루함을 느끼는 환자들은 운동을 열심히 하지 않을 수 있다. 또한 운동이 흥미가 없다면 동기를 부여하는 것이 훨씬 어려우며, 환자로 하여금 충실하게 운동을 따르도록 하는 것도 훨씬 어려울 수 있다.

등장성 기구 (Isotonic Machines)

프리 웨이트 이외에도 다양한 웨이트와 기구가 등장성 운동에 사용된다. 일부 기구는 각기 다른 양의 저항을 제공하는 고정 레버 시스템을 갖는다. 기구에 따라 저항의 변화가 각각 발생한다. 가장 일반적으로 사용되는 기구는 웨이트, 저항밴드, 수압(hydraulic pressure)등으로 함께 저항을 변화시킨다. 이러한 종류의 운동장비들은 여러 회사에서 제작된다. 일반적인 종류들로는 수압장치(hydraulic devices), 멀티스테이션 장치(multiple-station units), 개인 프리스탠딩 스테이션(individual freestanding stations), 고무코드 저항 기구 등이 있다.

등장성 기구는 운동 기간 동안 일정한 부하를 제공한다. 프리 웨이트를 사용하면 적용된 부하는 취약 지점에서 근육이 힘을 발휘 할 수 있는 중량을 찾을 수 있다.

일부 기구는 각기 다른 위치에서 웨이트 키를 웨이트의 일정부분에 위치시켜서 허용운동범위를 조절할 수 있도록 설계되었다. 이는 운동의 편위와 들어올릴 웨이트를 변경시킬 수 있다. 예를 들면, 여러분은 먼저 벤치프레스 기구 위에서 먼저 벤치프레스 팔의 근력을 평가하고 원하는 웨이트 부하로 키를 삽입하여 벤치프레스 기구에서의 동작범위(range of motion)를 변경할 수 있다.

이러한 기구의 웨이트가 변화되기 때문에 등척성 운동을 수행할 수 있다. 기구를 이 방법으로 사용하려면, 여러분은 환자가 들어올리기 어려울 정도로 무거운 웨이트에 웨이트 키를 놓거나, 움직일 수 없을 정도로 레버를 잠그면 된다.

기타 간단한 등장성 "기구"는 기계적 저항에 대한 등장성 운동을 제공하므로 이 범주에 포함된다. 이 그룹에는 N-K테이블(R.B Noland와 F.A Kuckhoff라는 2명의 설계자가 고안한 후 명명됨), 핸드 퍼티(hand putty) 및 그립 운동기구(grip exercisers)와 같은 다양한 운동기구들이 포함된다.

테크닉 (Technique)

항상 운동기구를 적절하게 사용하고 운동을 적절하게 수행하는 것과 관련된 교육이 필요하다. 여러분은 환자가 스스로 예전에 수행했던 운동에 대해 언급하였다고 하여 반드시 정확하게 운동을 수행할 수 있다고 단언할 수 없다. 환자들은 종종 약한 체력 때문에 정확하지 않은 방법으로 운동을 수행하거나 부상당하기 전에 수행하기 쉬웠던 운동을 수행하기 위해 잘못된 근육들을 사용할 수 있다. 여러분은 먼저 환자에게 운동에 대해 설명하고, 운동이 정확하게 수행되고 있는지 관찰하면서 환자가 운동을 수행하도록 해야 한다.

다른 근육을 대신 사용하는 움직임에 관하여 이를 관찰하고 주의하기 위해 운동속도를 살피는 것도 중요하다. 적절한 속도와 운동의 수행에 대하여 환자를 교육한다. 이는 특히, 여러분이 프로그램의 후반부에 독립적으로 환자에게 운동을 수행하도록 계획하고 있다면 더욱 중요하다. 운동

속도 변화는 근력이 향상되면 적용한다. 다른 운동에서 설명하였듯이, 환자는 전 범위에서 운동을 수행해야 한다.

장점 (Advantages)

등장성 기구를 사용할 때의 가장 큰 이점은 안전성이다. 기구로 웨이트를 유도하고 제어하므로, 웨이트를 떨어뜨리거나 환자가 기구에 대한 제어력을 상실하여 손상이 발생할 수 있는 가능성이 매우 적다.

많은 환자들은 다중장치(multiple-station units) 들을 통해 동시에 운동을 할 수 있다. 여러분은 한 명의 환자나 다수의 환자가 동시에 운동할 수 있도록 기구에서 순환 프로그램을 쉽게 적용할 수 있다.

일단 운동을 정하고 나면, 환자는 운동사의 도움없이 운동할 수 있다. 스포츠치료사는 반복횟수, 세트 또는 웨이트를 증가시키면서 주기적으로 재평가를 할 수 있다. 그 다음 치료 시간을 보다 더 치료와 직결된 운동에 적용할 수 있다.

반복횟수나 세트횟수, 운동속도, 저항력을 변화시키면서 기구에서 운동의 진행을 쉽게 정할 수 있다. 이러한 파라미터들을 변화시키는 단계는 치료를 위한 운동 프로그램에 다양하게 추가할 수 있다.

대부분의 웨이트 기구는 특별한 웨이트를 지정하거나 임의대로 웨이트를 지정할 수 있다. 이를 통해 근력의 향상에 대한 객관적인 측정이 가능하다. 근력의 향상 정도를 측정하는 작업은 동기부여 요소와 연결되며, 환자 및 스포츠치료사에게 향상정도를 객관적으로 평가할 수 있는 방법을 제공한다.

일부 운동기구들은 가격이 저렴하다. 어떤 운동기구들은 특수 진료소나 개인적인 필요도에 적합하도록 수제작 되거나 변형이 가능하다. 예를 들면, 웨이트 디스크(weight disk), 은못(dowel) 로프(rope)로 손목 운동기구를 제작할 수 있다.

단점 (Disadvantages)

등장성 기구의 단점 중 일부는 프리 웨이트의 단점과 같다. 그 중 하나는 근력이 제일 약한 위치에서 들어 올릴 수 있는 최대 웨이트를 결정하게 된다는 점이다.

운동기구를 사용하는 것은 지루할 수 있다. 기구에서 매일 운동을 수행하는 과정은 환자에게 동기 부여하는 것이 어려울 수 있다. 게다가, 일부 등장성 기구는 가격이 매우 비싸며 상당한 설비 공간이 필요하다. 이는 특히, 개별적으로 독립된 기구의 경우에 적용된다. 다중 장치 기구는 보다 적은 공간이 필요할 수 있지만, 비용은 역시 비싸며, 아직까지 많은 기구들은 설치와 동작을 위해 상대적으로 넓은 공간이 필요하다. 등속성 운동기구는 1970년 초반 이후 계속해서 사용되고 있다.

등속성 기구 (Isokinetic Machines)

이러한 기구는 1970년대와 1980대에 매우 인기가 있었다. 몇몇 제조업체들은 1980년대 동안 등속성 운동기구를 생산하였다. 오늘날, 등속성 운동장비의 중요성은 떨어지고 있으며, 그 수요는 극정으로 감소하고 있다. 오늘날, 등속성 운동장비 제조업체는 겨우 2곳으로 Biodex (Biodex Corporation, Shirley, NY)와 Cybex(Henley Health Care, Cybex Medical Division, Sugarland, TX)이다. 그림 7.31은 Biodex를 나타낸 것이다.

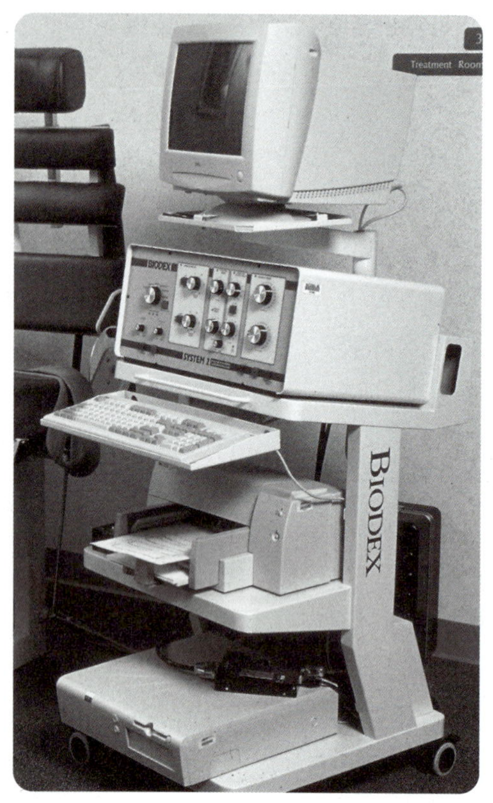

그림 7-31 등속성 기구 (isokinetic machine).

등속성 기구는 일정한 속도로 저항력을 제공하므로, 동작의 가동범위를 통해 저항의 양을 변화시킬 수 있다. 이 때문에 *저항력 조절*이 가능한 기구라고 한다. 일정한 속도를 내려면 가능한 기구를 견실히 해야 한다. 원하는 결과를 얻기 위해 등속성 운동을 적용하는 경우, 환자는 최대한의 근육 운동으로 기구에 저항해야 한다.

테크닉 (*Technique*)

오늘날 기구는 단축성, 신장성 및 등척성으로 저항력을 제공한다. 사용되는 운동 유형은 스포츠치료사에 의해 기구에 설치된 설정내용에 따라 결정된다. 설정사항은 특정 목표에 따라 결정되며, 스포츠치료사가 결정한 운동 유형은 그러한 목표를 달성하는데 있어 최상의 방법이다.

운동을 시작하기 전에 등속성 기구의 속도를 미리 설정한다. 설정 값의 범위는 매우 낮은 값(30°/s 이하)에서 매우 빠른 값(300°/s이상)까지이다. 가장 빠른 값으로 설정해도, 그러한 속도는 기능적 운동이 진행되는 동안의 동작 속도를 따라갈 수 없다. 예를 들면, 공던지기를 하게 되면 팔뚝 속도는 9000°/s보다 훨씬 빨라진다(Braatz & Gogia, 1987). 일상적인 걷기 운동도 약 48Km/h(30mph)라는 다리 스윙속도(swing-through phase speed)를 속도를 낸다. 등속성 기구의 사용을 주장하는 사람들은 초기에 등속성 기구가 기능적 속도를 유사하게 따를 수 있다고 주장하였다. 이제, 우리는 이것이 적용되지 않음을 알고 있는 실제 관절 속도를 측정할 수 있다.

운동기구에서 적절하게 운동을 수행할 수 있도록 환자를 교육시켜야 한다. 운동감각은 환자가 예전에 경험했던 운동에 대해서는 반드시 필요한 것은 아니다. 그 이유는 등속성 운동기구는 운동 중 환자의 속도를 일정하게 유지시켜주지만, 다른 운동기구는 저항력과 속도에 변화를 줄 수 있기 때문이다.

등속성 운동기구는 최대한 운동강도 수준(submaximal level)에서 사용할 수 있다. 이는 특히, 환자가 최근에 부상을 당했거나 환자가 최대 저항력을 견딜 수 없을 정도로 고통을 느끼는 경우에는 중요하다. 환자의 운동 목표가 최대 운동능력 발휘보다 늦은 경우 운동의 목표를 환자에게 설명하는 것이 중요하다.

운동을 시작하기 전에 운동기구를 적절하게 설정해야 한다. 등속성 기구는 다양한 관절에 적용할 수 있도록 다양한 위치에 설치가 가능하다. 기구의 관절을 적절하게 정렬하는 과정은 환자의 관절에 과도한 부담이 발생하는 것을 피하기 위해 필수적이다. 운동을 시작하기 전에, 기구의 지렛대 팔 길이를 결정해야 한다.

환자에 대한 교육 내용에는 운동 중 통증을 피하는 것과 다른 근육에 의한 움직임의 대체를 없애는 것과 관련된 예방조치들이 포함되어야 한다. 움직임의 대체를 최소한으로 하려면 안정성을 위한 고정끈을 사용해야 한다. 환자가 고통을 느낀 경우, 운동 파라미터 설정값을 변경한다.

장점 (*Advantages*)

등속성 운동기구는 전 운동가동범위를 통하여 최대 근육 저항력을 제공하기 위해 일정한 속도와, 저항력 조절이 가능한 운동을 할 수 있게 한다.

최대 및 최대한 수준의 근력 발휘를 위하여 사용할 수 있다. 최대한 근력 이하의 경우에는 손상을 줄이면서 운동이 가능하도록 조절할 수 있다. 마찬가지로, 최대 근력을 발휘하는 운동은 근육이 치료되고 지구력이 향상됨에 따라 근육에 보다 증가된 스트레스를 줄 수 있다. 보다 기능적인 운동 유형을 얻으려면, 운동기구에서 대각선 유형의 운동을 수행할 수 있다. 이는 기능적 운동을 다시 학습할 때 근육에 도움을 줄 수 있다.

이러한 등속성 기구는 측정이 가능하고 재현성이 있는 결과를 산출하며, 운동수행 뿐만 아니라 테스트부과에도 사용할 수 있다. 기구의 컴퓨터는 동작범위 내에서 근육이 발휘한 근력 결과를 기록하며, 동작 내에서 특수한 근력과 관련지어 적용할 수 있다.

컴퓨터 화면의 기록은 환자의 스포츠치료사에게 즉각적인 피드백을 제공한다. 목표 값을 화면에 표시할 수 있다. 목표를 설정하고 그에 따른 노력의 결과가 확인됨으로, 이 정보는 환자에게 동기를 부여하는 역할을 한다. 스포츠치료사는 환자의 노력과 운동동작 중의 취약한 부분 및 기타 치료를 위한 운동에서 강조해야 하는 부분에 대한 즉각적인 정보를 받게 된다.

하나의 세션과 다른 세션에서의 기록을 비교하면, 근력 향상에 대한 피드백을 얻을 수 있다. 기록을 관리하면 환자의 근력향상에 대해 구체적이고 객관적인 변화를 줄 수 있다.

기구의 속도를 변경할 수 있으므로, 환자는 동일한 세션에서 근육의 FT와 ST가 동원될 수 있도록 빠르거나 느린 속도로 운동을 할 수 있다. 근력, 근지구력, 조정력 및 동작속도를 향상시키기 위해 이 운동이 사용된다.

단점 *(Disadvantages)*

등속성 기구에는 2가지 주요 단점이 있다. 한 가지는 비용이다. 운동 기구와 컴퓨터를 포함하여 등속성 기구의 비용은 약 40,000불 이상이다. 이는 많은 시설에서 엄두도 못 낼만큼 큰 비용이다. 또 다른 단점은 등속성 기구에서의 열린 사슬운동이라는 점이다. 이것은 이 운동이 특히 하체의 다리에 대해 기능적이지 못한 결과를 초래한다.

또 다른 단점은 스포츠치료사가 평가를 수행할 때 일정한 결과를 얻기 위해 하나의 세션에서 다른 세션에 이르기까지 속도, 세팅(setting), 자세 등을 일정하게 유지해야 한다는 점이다. 동기 부여가 목적이더라도 운동 중 어떠한 변경 사항도, 결과를 변경시킬 수 있다.

일부 스포츠치료사는 기구의 적절한 구성을 비롯하여, 운동을 실행하기에 지나치게 복잡하고 많은 시간이 소요되는 자세와 운동기구를 변경할 필요가 있음을 지적하고 있다. 이는 특히 기구를 자주 사용하지 않는 경우에 해당된다.

등속성 컴퓨터는 환자의 운동수행에 대한 많은 정보를 제공할 수 있다. 이는 장점이 될 수 있고 단점이 될 수도 있다. 스포츠치료사가 그러한 정보와 함께 치료를 위한 운동 프로그램의 중요성을 이해하고 있다면 이는 이점이 될 수 있다. 그러나 그러한 전문가가 데이터를 이해하지 못하며 중요성을 배우려하지 않는다면 이는 단점이 된다. 이 경우, 스포츠치료사는 그러한 정보로 인해 혼란스럽고 부담이 될 수 있으므로 기구를 사용하는 대신, 이러한 기구를 비실용적인 운동 장비를 취급할 수 있다.

많은 환자들이 치료를 위한 운동에 등속성 운동을 사용하고 있다면, 그들의 차례가 올 때까지 기다려야 한다. 어떤 환자는 몇 가지 운동이나 다양한 자세를 위해 기구를 사용할 수 있다. 이는 많은 시간이 소요되며 그 기간 동안 다른 사람들이 기구를 사용하지 못하게 한다. 스포츠치료사가 환자와 시간을 보내는데 제약이 있는 경우라면, 등속성 기구는 적절한 시간에 이용할 수 있고 사용하기에 편리한 운동기구가 아닐 수 있다.

기타기구 (Other Equipment)

기타 저항을 조절할 수 있는 기구들은 동작가동범위를 통하여 가변적인 저항을 제공한다. 노틸러스(Nautilus, Deland, FL)로 알려져 있는 체육관에서 잘 볼 수 있는 한 운동기구는 캠(cam)이 바다 연체 동물인 배낙지 껍질의 횡단면과 유사하기 때문에 그렇게 명명되었다. 이 종류의 기구는 캠 시스템을 통해 가변적인 저항을 제공한다. 캠은 기구의 지렛대 팔 길이를 변화시켜 저항의 크기를 변화시킨다. 이러한 변화는 근육의 지렛대 팔의 변화와 동시에 발생한다고 가정하면, 근력이 변화함에 따라 기구의 저항력도 변화하게 된다. 그러나 이러한 기구가 모든 신체 크기에 따라 설계되는 것은 아니므로, 기구의 저항력은 동작의 가동범위를 통한 개개인의 근육 길이 변화와 부합하지 않을 수도 있다. 신체가 작은 남성과 많은 여성들의 경우 기구의 지렛대 팔의 길이가 자신의 사지길이와 맞지 않음을 알 수 있다. 이러한 경우, 기구의 사용을 손상을 초래할 수 있다.

> 근력을 증가시키는 기본적인 방법을 체중, 고무 튜빙과 밴드, 프리웨이트, 등장성, 등속성 운동의 사용을 포함한다. 각각은 장 · 단점이 있다.

근력 강화를 위해 다른 기구와 운동기구를 사용할 수 있다. 이러한 장치들 중 일부를 고유 수용성(proprioception)이라는 주제와 관련시켜 다른 장에서 언급하였다. 노틸러스와 기타 기구들은 치료를 위한 운동(특히, 재활의 초기단계)에는 적용될 수 없다. 스포츠치료사는 환자에서 적절한 운동기구를 결정하기 전에 기능, 최소 무게와 증가량 및 각 기구의 작동방법을 파악하고 있어야 한다. 환자의 능력, 치료단계, 신체크기(신장), 손상에 따른 금기 사항 및 제한 등은 어떤 기구를 사용하던지 그 전에 고려되어 하는 요소들이다.

고유 수용성 신경근 촉진 (PROPRIOCEPTIVE NEURO-MUSCULAR FACILITATION; PNF)

신경생리학자 Sherrington박사는 1940년대 후반과 1950년대 초반 사이에 고유 수용성 신경근 촉진(PNF) 운동법을 발전시키기 위해서, Herman Kabat 의학박사가 사용했던 기본 개념을 제시했다. 이 운동범의 근원적 취지는 운동 범위 전반에 적용된 최대의 저항력을 이용하여 수행된 매우 기본적인 운동 패턴의 조합을 활용하는데 있다. 이 방법은 처음에는 신경근 장애의 치료에 유용한 것으로 알려져 있지만, 시간이 지나 정형외과적 장애에 적용 시 탁월한 효과를 갖는다는 사실이 입증되었다. PNF는 손상된 근육과 관절의 유연성 및 근력, 협응력을 회복하는데 도움을 주었다.

촉진 (Facilitation)

오늘날 스포츠치료사가 PNF를 사용하는 것은 "회복(restoration)"이라는 취지에서이다. PNF는 운동 신경 세포로부터의 반응을 촉진하는 피부, 근육, 힘줄, 언어적 신경세포, 청각 신경세포 등의 구심성 감각 기관으로부터 억제성 및 흥분성 자극(impulse)을 결합하여, 결과적으로는 원하는 동작을 할 수 있게 해준다. 예를 들면, 환자의 다리 위에 위치에 스포츠치료사의 손은 피부 감각기관으로 부터의 자극을 감지하고, 해당 근육에 대해 스포츠치료사가 적용하는 신장력

(strerch force)은 근방추(muscl spindle) 및 골지건 기관(golgi tendon organ)을 자극하며, 다리가 움직이는 방향을 볼 수 있는 환자의 능력은 원하는 동작 패턴을 만들기 위한 환자의 안구 운동 시스템을 자극한다. 또한, 이런 활동 중에 스포츠치료사의 지시를 알려주는 신호는 근육 활동을 증가 혹은 감소시키라는 메시지를 보내기 위해 환자의 청각 수용체를 자극한다.

이러한 구심성 자극들은 운동신경 반응에 영향을 미친다. 이 점의 중요성을 확인하기 위해, 간단한 두 가지 테스트를 수행해 볼 수 있다. 반듯하게 누워있는 환자를 대상으로, 한 손은 햄스트링(hamstrings)에 다른 쪽 손은 넙다리네갈래근 위에 놓는다. 환자에게 한쪽 다리를 쭉 편 상태로 들어 올린 자세에서 밀라고 요청하라. 그 환자의 저항력의 정도를 판단해본다. 다음, 양손을 넙다리네갈래근에만 놓고 환자에게 동일한 저항 동작을 수행시켜본다. 햄스트링(hamstrings)에 한 손을 놓고 다른 손을 넙다리네갈래근에 올려놓았던 경우보다 넙다리네갈래근위에 양손을 올린 경우에 보다 큰 저항력을 느꼈을 것이다. 넙다리네갈래근에 대해 촉각으로 알 수 있는 입력(input)으로 구심성 자극은 하나로 통합되어 전방 근육의 촉진 및 이에 대한 억제 작용 모두를 만들어 낸다. 양손이 모두 동일한 표면 위에 있는 경우에는 햄스트링(hamstrings)표면의 지각 신경에서 발생하는 억제 작용 없이 동작을 수행하는 근육으로의 촉진이 제공된다.

운동 직전에 PNF 동작에서 제공되는 신속한 스트레칭은 근방추 및 골지 건 기관들의 자극으로부터 신장 반사(stretch reflex)를 생성해낸다. 이것은 근육의 보다 증가된 반응을 야기한다.

실제적인 운동을 수행하기에 앞서, 활동을 통해서 수동적으로 환자의 다리를 잡아주는 것은 환자에게 자신의 다친 다리가 좌우로 움직여야 하는 방향 및 패턴을 깨닫게 해주는 시각적인 피드백을 제시해 준다. 운동 전에 이러한 것을 수행하지 않는다면, 스포츠치료사는 환자가 자신이 무엇을 해야 하는지에 대해 혼란스러워 할 뿐만 아니라, 근육의 치료성과가 상당히 저하된다는 점을 깨닫게 될 것이다. 환자가 이 패턴을 올바르게 수행할 수 있다는 것에 대한 확신이 확고할수록, 동작은 더 강해질 것이다.

언어적 자극은 일반적으로 운동선수의 경우에 사용된다. 보편적으로 경쟁하는 동안 팀이나 경기자를 응원할 때 이런 방법을 사용한다. 치료자의 입장에서 환자가 최대 운동을 수행하기 바라는 경우, 가능한 한 환자가 최대의 운동을 수행하도록 격려하기 위해 언어적 자극을 사용한다. PNF에서의 언어적 자극도 이와 같은 자극을 제공한다. 또한 이런 자극은 환자가 원하는 활동 패턴을 올바르게 수행하도록 만들어주기 위해서도 필수적이다. 간결하면서도 시기 적절한 말을 이용한 자극은 향상된 근육 반응을 용이하게 해준다.

동작 패턴 (Patterns of Movement)

기본적으로 PNF는 중추 신경계 자극이 단면적인 동작(straight-plane movement)이 아닌 대면 동작 패턴(mass movement pattern)을 만들어낸다는 사실을 전제로 한다. 자연적인 동작은 단면적으로 발생하는 것이 아니라. 나선형으로 움직이면서 동시에 대각선 동작을 병행한다면 다면 동작 패턴으로 나타난다. 즉, 모든 주요 신체 부위가 3가지 다면 요소를 갖는 패턴으로 움직인다. 이러한 대각선 패턴(diagonal pattern)은 굽힘과 폄 요소를 포함한다. 또한 이 패턴은 대각선을 이루기 때문에, 정중선을 향해 가까워지거나(모음 : adduction), 정중선으로부터 벗어나서 멀어지는 동작 (벌림 : adbuction)을 포함하고 있다. PNF 패턴의 3번째 구성요소는 회전이다. 그림 7.32은 이러한 구성요소들을 설명해준다. PNF는 팔다리(사지, extremity)뿐 아니라 몸통에 대해서도 사용될 수 있지만,

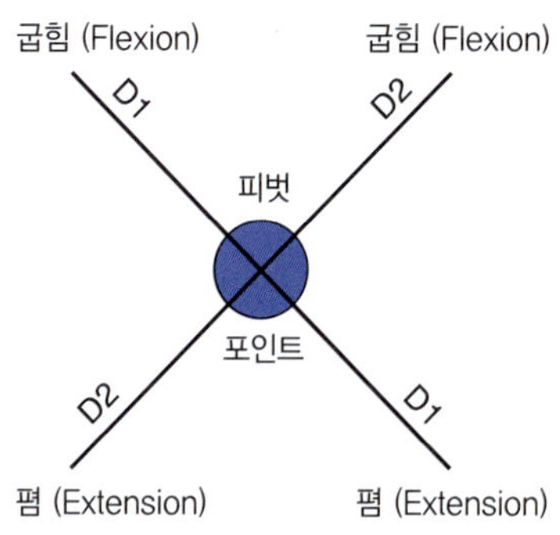

그림 7.32 PNF 패턴. 신경 활동은 동작요소의 대각선면에서 이루어진다.

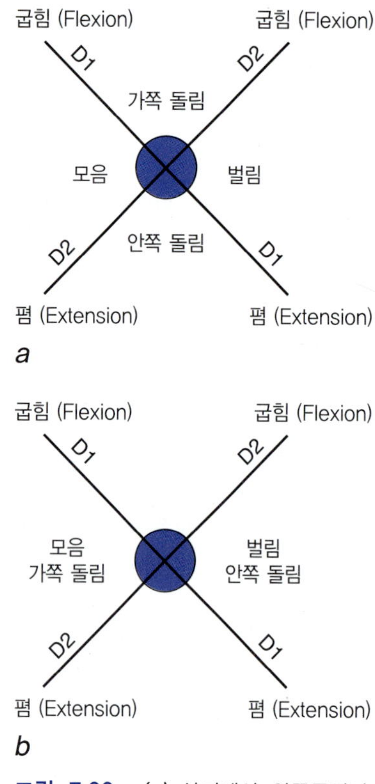

그림 7.33 *(a)* 상지에서 안쪽돌림이 굽힘과 관련되어 있는 반면, 가쪽돌림은 굽힘과 관련되어 있다. *(b)* 하지에서는, 벌림과 안쪽돌림이 일어나는 것과 같이 모음과 가쪽돌림이 함께 일어난다.

여기에서 논의되는 PNF는 근골격 재활에서 PNF로 주로 치료되는 부분이기 때문에 상지 및 하지로 범위를 제한한다.

동작 패턴은 D1과 D2로서 나뉜다. D1 굽힘 패턴과 D1폄 패턴은 각각 굽힘(굴곡, flexion)과 폄(신전, extension)으로 움직인다. D2 패턴도 이와 동일한 방식으로 나뉜다. 상지에서는 가쪽돌림(외회전, lateral rotation)이 항상 굽힘과 함께 일어나고 하지에서는 안쪽돌림(내회전, medial rotation)과 함께 이루어진다는 것을 상기하면 쉽게 기억할 수 있다. 상지의 경우, 어깨가 폄에서 굽힘으로 나아갈 때, 해당 동작이 모음(내전, adduction) 혹은 벌림(외전, abduction)하는 지에 관계없이 항상 바깥쪽으로 돌림한다(그림 7.33a). 따라서 팔이 펴질 때 어깨가 안쪽으로 돌림하고, 이렇게 변화하는 동작은 D1 패턴에서의 모음이거나 D2 패턴에서의 벌림이 된다. 하지에서의 가쪽돌림은 모음을 수반하기 때문에 변인은 굽힘과 폄이다. 힙이 굽힘하여 모음될 때. 돌림동작은 가쪽돌림이다. 그러나 벌림과 굽힘이 같이 일어나면 안쪽돌림(D2)이 일어난다(그림 7.33b). 한편, 힙이 펴질 때는 어떤 패턴인지에 따라, 모음이 가쪽돌림과 같이 일어나거나(D2), 벌림이 안쪽돌림과 함께(D1) 일어난다.

이런 점을 고려해 볼 때, 이것은 스포츠와 일상적 활동에서 흔히 볼 수 있는 자연적인 패턴이다. 예를 들면, 공을 오버핸드로 던질 때 팔은 벌림에서 시작하여 굽힘, 가쪽돌림으로 진행된다. 공을 던지는 동시에 폄, 모음, 가쪽돌림 상태로 팔이 움직이면서 팔로우스로(follow-through)가 된다. 축구공을 차는 것으로도 PNF 패턴을 설명할 수 있다. 공을 찰 때, 다리는 폄, 벌림, 안쪽돌림에서 굽힘, 모음, 가쪽돌림의 팔로우스루 상태로 움직인다.

이런 자연스러운 자세를 기억한다면, 어깨와 힙을 넘어서게 사지 부위를 움직이는 동작 패턴의 원리를 이해할 수 있을 것이다. 그림 7.34과 그림 7.35는 다른 관절 부위의 자세를 그림으로 나타내어 설명하고 있다.

각각의 자세에서, 관절은 동작이 끝나는 시점마다 한쪽 끝에서 다른 쪽 끝으로 움직인다. 예를 들면, 환자가 어깨를 폄, 벌림, 안쪽돌림하면서, 팔꿈치를 신장하고, 아래팔을 엎침(회내, pronation)시키고, 손목을 자뼈(척골, ulna) 쪽으로 폄하고, 손가락을 핀다면, 그 마무리 자세는 D1굽힘 자세, 즉 어깨 굽힘, 모음과 함께 가쪽돌림, 팔꿈치 굽힘, 아래팔(전완, forearm) 뒤침(회외, supination), 손목 노뼈쪽으로 굽힘, 손가락은 굽힘되고 안쪽돌림이 된다. 이때, 어떤 패턴을 이용하던지, 팔꿈치와 무릎이 굽힘에서 폄으로 또는 폄에서 굽힘으로 움직일 수 있다는 점을 명심해야한다. 팔꿈치나 무릎이 동작의 마지막에 있는 자세는 그 동작의 시작에서의 자세와 정반대가 된다.

본질적으로 최근에 PNF에 대해 쓰여진 모든 내용들은 Knott와 Voss(1968)의 연구에 기반을 두고 있다. 오늘날 가장 보편적으로 사용되는 동작의 패턴, 기법, 원리들은 이 저자들이 의학계에

관절 (Joint)	D1 굽힘 (flexion)	D2 굽힘 (flexion)
어깨 (Shoulder) :	굽힘 (Flexion)	굽힘 (Flexion)
	가쪽돌림 (Lateral rotation)	가쪽돌림 (Lateral rotation)
	모음 (Adduction)	벌림 (Abduction)
아래팔 (Forearm) :	뒤침 (Supination)	뒤침 (Supination)
손목 (Wrist) :	노측굽힘 (Radial flexion)	노측굽힘 (Radial flexion)
손가락 (Fingers) :	굽힘 (Flexion)	폄 (Extension)

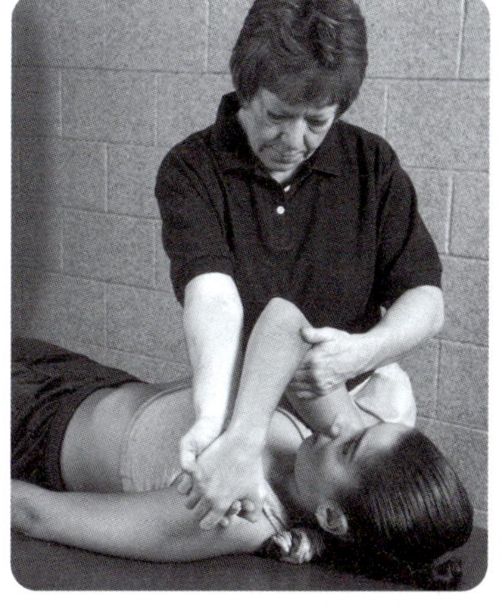

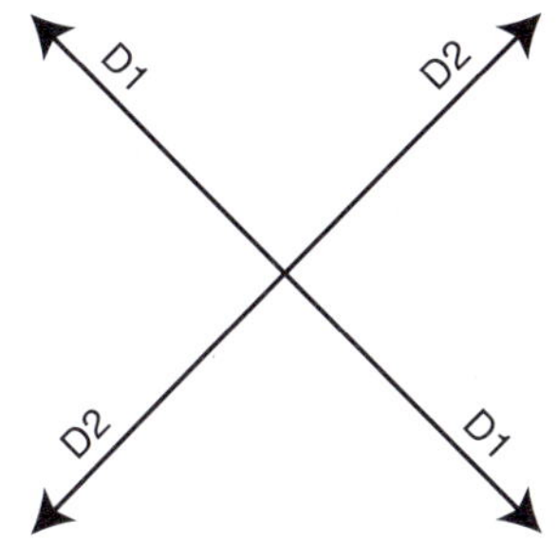

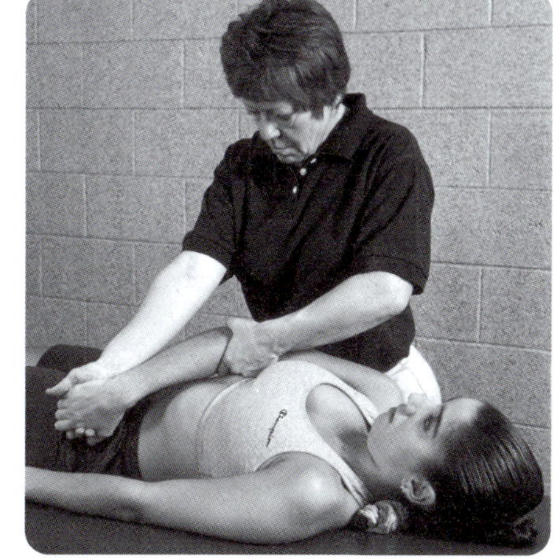

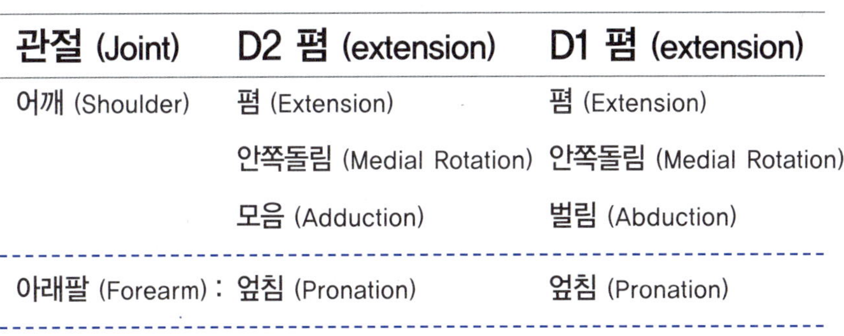

관절 (Joint)	D2 폄 (extension)	D1 폄 (extension)
어깨 (Shoulder)	폄 (Extension)	폄 (Extension)
	안쪽돌림 (Medial Rotation)	안쪽돌림 (Medial Rotation)
	모음 (Adduction)	벌림 (Abduction)
아래팔 (Forearm) :	엎침 (Pronation)	엎침 (Pronation)
손목 (Wrist) :	자측굽힘 (Ulnar Flexion)	자측굽힘 (Ulnar Flexion)
손가락 (Fingers) :	굽힘 (Flexion)	폄 (Extension)

그림 7.34 상지 PNF 패턴.

제공해온 정보에 중점을 둔다. 이들은 최상의 결과를 위해서는 PNF의 응용에서 기본원리를 활용할 것을 주장한다.

원리 (Principles)

적용원리는 자극에 대한 신체의 생리적 촉진 및 억제 반응을 통합하고 적용하는 것이다. 이러한 반응의 효과적인 활용으로 최적의 결과를 낳을 수 있다. 주요 적용 원리는 다음과 같다 :

1. *스포츠치료사의 손의 위치는 심부 및 압력 수용체의 적절한 촉진을 제공하는데 중요한 정보가 된다.* 양손은 환자의 근육을 자극하기 위해 사지가 움직이는 쪽을 향해 근육 표면 상에 놓아야 한다.

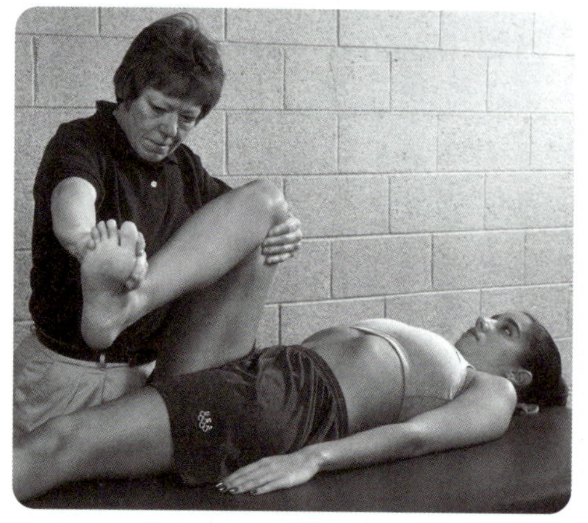

관절 (Joint)	D1 굽힘 (flexion)	D2 굽힘 (flexion)
엉덩이 (Hip):	굽힘 (Flexion)	굽힘 (Flexion)
	모음 (Adduction)	벌림 (Abduction)
	가쪽돌림 (Lateral Rotation)	안쪽돌림 (Medial Rotation)
발목 (Ankle):	발등굽힘 (Dorsiflexion)	발등굽힘 (Dorsiflexion)
	안쪽번짐 (Inversion)	가쪽번짐 (Eversion)
발가락 (Toes):	폄 (Extension)	폄 (Extension)

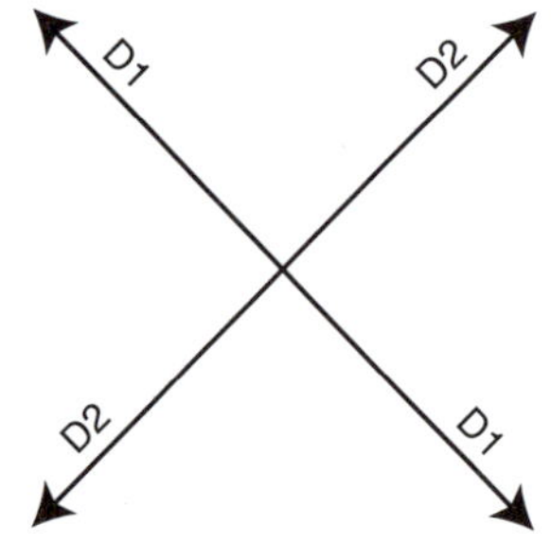

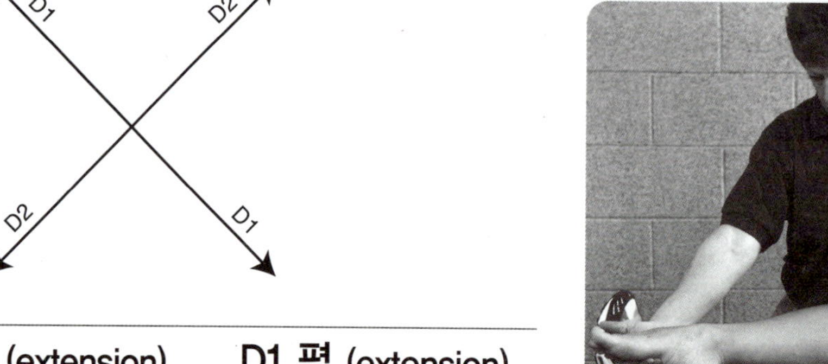

관절 (Joint)	D2 폄 (extension)	D1 폄 (extension)
엉덩이 (Hip):	폄 (Extension)	폄 (Extension)
	모음 (Adduction)	벌림 (Abduction)
	가쪽돌림 (Lateral Rotation)	안쪽돌림 (Medial Rotation)
발목 (Ankle):	발바닥 굽힘 (Plantar Flexion)	발바닥 굽힘 (Plantar Flexion)
	안쪽번짐 (Inversion)	가쪽번짐 (Eversion)
발가락 (Toes):	굽힘 (Flexion)	굽힘 (Flexion)

그림 7.35 하지의 PNF 패턴.

예를 들면, 환자의 힘이 펴지면서, 무릎은 굽힘되고 발바닥굽힘(plantar flexion)자세로 하면, 햄스트링(hamstrings)과 발바닥굽힘(저측굴곡, plantar flexion)한 발바닥이 접점이 되어야 한다.

적절하게 적용되는 압을 이용한 도수 접촉(manual contact) 또한 올바른 방향으로 환자의 사지가 움직이도록 인도하여 준다. 이러한 접촉은 주저하지 말고 정확하고 확실하게 실시하여 환자에게 통증을 주지 않아야 한다.

2. *환자가 최대로 노력을 보이고 있는 경우에는, 중간 정도의 목소리 톤으로 언어적 신호를 준다.* 추가적인 힘이 더 요구되는 경우에는, 비교적 강하고 날카로운 언어적 명령을 사용한다. 이때, 말은 한 단어 또는 두 단어로 이루어진 구절로, 간단하면서도 명료한 의미를 담고 있어야 한다. 예를 들면, "미세요" 또는 "당기세요", "멈추세요" 또는 "긴장을 푸세요", "돌리세요" 또는 "교차

하세요” 등의 말은 모두 환자가 이해하기 쉬우면서 명료한 지시를 내리는 간단한 명령어 들이다. 이와 같은 명령어는 해당 활동과 관련하여 시기적절하게 제공되어야 한다.

3. *기술이 환자에게 통증을 주어서는 안된다.* 통증은 반사적인 이탈을 만들고, 촉진작용보다는 활동의 억제를 야기한다.

4. *근육이 최상의 촉진을 받기 위해서는 운동을 시작하기 전 PNF 패턴에서의 적절한 지시가 중요하다.* 적절한 지시는 근육이 최적의 촉진을 받을 것인가의 여부에 매우 중요한 역할을 한다. 환자는 활동의 순서, 대각선형 패턴, 활동의 알맞은 속도 등을 포함하는 간단한 지시를 받아야 한다. 환자가 운동 전에 예정되어 있는 사항을 알고, 그 운동을 이해하고 있다면, 그 환자는 보다 적극적으로 활동을 수행할 수 있을 뿐 아니라, 근육으로부터 더 강한 반응을 이끌어낼 수 있을 것이다. 운동 실시 전에 동작을 보는 시각적인 자극은 환자의 근육 촉진을 증가시키기 위한 추가적인 피드백을 제공해 준다.

5. *돌림은 사선 동작의 중요 요소이다.* 환자가 동작을 연속적으로 하고 있을 때, 먼쪽 부분에서부터 몸쪽근군을 향해 점진적으로 진행한다. 돌림을 중간가동 범위에서 시작되고, 돌림운동을 마무리 되어야 한다. 먼쪽 부위에서 몸쪽으로 향하는 올바른 동작을 위한 적절한 언어적 자극은 환자가 적당하게 운동을 실행할 수 있도록 도와준다.

6. *관절 표면을 분리하기 위한 견인이나 관절 표면을 압박하기 위한 접근을 하는 것은 관절의 고유수용 신경 말단을 자극한다.* 일반적으로 견인은 잡아당기는 동작에 사용되며, 접근은 밀어내는 동작에 사용된다. 관절이 매우 자극에 민감한 경우, 견인이나 접근은 상처 이상의 기술들은 개별적으로 혹은 조합하여 적용될 수 있다. 해당 환자의 결함 상태 및 필요 요건에 따라 이러한 적용 방법을 결정한다.

7. *동작 패턴의 시작 직전에 실시한 신속한 스트레칭은 근육을 보다 강한 초기 반응으로 촉진하기 위해 스트레치 반사 작용을 일으킨다.* 일부 손상의 경우에는, 스트레칭이 금기시된다. 다시 강조하지만, 신속한 스트레칭을 적용하기에 앞서 주의와 적절한 판단이 필요하다.

8. *동작은 정확하고 자연스러운 가동범위 내에서 수행된다.* 갑작스럽게 움직이지 않도록 한다. 환자의 근육이 최대 근력이 발휘될 때까지 등척성 수축을 시켜주어야 한다. 스포츠치료사는 등척성 운동 시 운동지속시간을 유지(hold)시킨다.

9. *스포츠치료사는 적합한 신체 메카니즘을 사용해야 한다.* PNF 기법에 도수 저항을 적용하기 위해서는, 스포츠치료사가 그 자신의 몸을 효율적이고 안전하게 이용하고 에너지를 보존해야 한다. 적절한 신체 메카니즘은 이것을 가능하게 한다.

기법 (Techniques)

고정-이완(hold-relax), 수축-이완(contract-relax), 느린 역전 유지-이완(slow reversal-hold-relax) 등과 같은 PNF의 스트레칭 기법은 제5장에서 논의한다. 근력 강화를 위해 사용되는 기술에는 반복 수축, 리듬감 있는 시작, 느린 역전, 느린 역전-유지, 리듬감 있는 안정화 등이 있다. PNF 기법이 가동성과 근력을 위해 사용되면 앞에서 제시한 원칙과 동작 패턴을 유지해야 한다.

PNF 기법은 정확한 용어를 이해하지 못하면 혼동할 수 있다. *주동근 패턴*은 근육이 수축상태로 가고 있을 때 수축된다. *길항근의 근육 패턴*은 근육이 길어지는 상태에 도달할 때 일어나며 길항근 패턴의 위치는 동작의 주동근 패턴의 대각선 반대방향이다.

*리듬감 있는 시작*은 동작을 시작할 수 있는 근육의 능력을 증가시키기 위해 사용된다. 이것은

수의적인 이완과 수동적 움직임, 주동근의 반복적인 등장성 활동을 포함한다. 사지는 스포츠치료사에 의해 길항적 패턴의 짧아진 가동범위로 움직여진다. 환자는 그러면 사지를 주동적 근육 패턴으로 움직이도록 요구받는다. 매우 약한 환자들의 운동은 활동적-보조적 운동으로 시작한다. 그리고 저항성 운동으로 진행된다. 보다 발전된 절차에서, 동작의 약한 부분에서의 등척성 운동은 등장성 운동 중 사용될 수 있다. 선수들은 보통 이런 기법에서 최대 효과를 얻는 환자들보다 수준이 높기 때문에 선수들을 다루는 운동사의 환자들에게서는 잘 쓰이지 않는다.

길항근의 역전테크닉은 스포츠 재활에서 가장 보편적으로 사용되는 방법 중의 하나이다. 이 테크닉의 대부분은 일상적인 활동을 모방하고 있는데, 일상적인 활동 및 스포츠 경기 활동을 할 때와 같은 정도로, 처음에 하나의 근육군을 사용한 다음 반대쪽 근육군을 사용하는 방법을 결합하고 있기 때문이다. 이 기법은 동작의 길항적 패턴에서 처음 일어나는 저항적 동작과 함께 동작의 주동적 패턴의 마지막 범위에서 시작한다. 이것은 주동적 패턴에서 일어나는 저항에 바로 따라온다. 기법들은 리듬감 있는 안정화, 느린 역전, 느린 역전-유지를 포함한다.

■ PNF 기법

스트레칭 (Stretching)
유지-이완 (Hold-relax)
수축-이완 (Contract-relax)
느린 역전-유지-이완 (Slow reversal-hold-relax)

근력강화 (Strengthening)
리듬감 있는 시작 (Rhythmic initiation)
리듬감 있는 안정화 (Rhythmic stabilization)
느린 역전 (slow reversal)
느린 역전-유지 (slow reversal-hold)

*리듬감 있는 안정화*는 주동근군과 길항근의 등척성 활동을 이용한다. 스포츠치료사들은 길항근의 등척성 활동을 중단시키지 않을 정도의 저항을 가한 다음, 주동근군의 등척성 활동에 저항을 가한다. 이 방법은 안정화를 향상시키기 위한 공동수축 작용을 야기시킨다. 사지를 움직이지 않은 상태에서, 멈추지 않고 수축 사이에 여러 차례 이 테크닉을 반복한다. 동작범위 내의 여러 지점에서 이것을 반복할 수 있다. 등척성 수축은 길항근에서 먼저 실시된 후 주동근에서 실시된다.

느린 역전은 전 가동범위에 걸쳐 스포츠치료사로부터 길항적 패턴에서 최대 저항을 제공하는 기법이다. 이것은 동작의 주동적 패턴에서 저항 다음에 온다. 예를 들면, 햄스트링이 약한 근육군이라면 운동사는 저항을 하지 D1 패턴으로 주어 엉덩이의 굽힘(굴곡, flexion)-모음(내전, adduction)-가쪽돌림(외회전, lateral rotation) 동작이 일어나도록 한다. 길항적 동작 패턴이 끝나면 운동사는 저항을 D1으로 주어 엉덩이의 폄(신전, extension)-벌림(외전, abduction)-안쪽돌림(내회전, medial rotation)으로 갈 수 있도록 환자의 하지에 위치한 손의 위치를 바꾼다. *느린 역전-유지* 방법에서, 등척성 유지가 동작의 마지막에서 실시된다는 점을 제외하고는 절차는 같다.

PNF를 기초로 한 운동기법은 신체의 여러 부위에서 구심성 수용기로부터 원하는 동작을 일으키기 위하여 자극신호를 사용한다. 이 기법의 하나인 길항근의 역전(반전)은 스포츠재활에서 공통적으로 사용된다. 왜냐하면 이 기법이 일상생활 및 스포츠활동 수행과 유사하기 때문이다.

이상의 기법들은 개별적으로 혹은 조합하여 적용될 수 있으며, 해당 환자의 결함 상태 및 필요 요건에 따라 이러한 적용 방법이 결정된다.

근력강화 원칙 (STRENGTHENING PRINCIPLES)

근력강화운동은 치료를 위한 운동 프로그램에서 언제 시작하는가? 그 대답은 손상의 심한 정도, 상처 조직, 의사의 선택, 환자의 인내성 등에 달려 있다. 일단 치료적 운동 프로그램을 시작하면, 근력강화 운동은 어느 정도 수준에서 시작해야 한다. 처음에는 등척성 운동이나 상처 부위 근처에 집중적으로 실시하는 운동 정도가 될 것이다. 2장에서는 휴식과 활동의 중요성을 언급한다.

운동사는 근력강화운동을 할 때 어느정도 격렬한 지를 변인을 고려해서 주의깊게 판단해야 한다.

스포츠치료사는 환자의 치료를 위해 운동 프로그램에서 근력강화 운동을 실시하는데 대한 확고한 이유를 제시해야 한다. 같은 목표를 갖고 같은 근육을 움직이는 운동들을 한꺼번에 여러 번 실시하는 것은 근지구력을 높이고 지루함을 없애도록 다양성을 제공하지 않는다면, 시간 낭비만 초래하게 될 것이다. 스포츠치료사는 환자의 부족한 점과 환자의 운동에 필요한 요구에 대한 지식 등을 분석하여 결정된 환자에게 맞는 운동 프로그램을 설계해야 한다. 근력 강화 프로그램은 주로 근력과 근지구력 또는 이 두 가지를 모두 결합하는 데 중점을 둔다.

치료적 운동 프로그램에서 환자의 향상도는 개인에 따라 다르게 나타난다. 다른 환자의 향상도를 기초로 한 기대, 또는 스포츠치료사의 기대는 현실적이지도 바람직하지도 않다. 치료 프로그램기간 동안 환자를 계속 관찰하여, 치료에 대한 환자의 반응을 정확히 결정하고 최적의 치료 과정을 유지하도록 한다

근력강화 프로그램은 4가지 원칙에 따라 설계된다. **SNAP**은 강화 프로그램 설계 시 4가지 주요 원칙을 나타낸다 :

Specific exercises(특수한 운동)
No pain(통증이 없음)
Attainable goals(달성 가능한 목표)
Progressive overload(점진적인 과부하)
이제, 이 4가지 원칙을 각각 알아보자.

특수한 운동 (Specific Exercises)

치료적 운동 프로그램에는 환자를 운동에 복귀시킨다는 장기적인 목표를 달성하는 특수한 운동이 포함된다. 이러한 개념이 바로, "**SAID**원칙 (Specific Adaptations to Imposed Demands (주어진 요건에 맞게 적응하기)(Wallis & Logan 1964))"이다. 즉, 근육은 근육에 주어진 요구에 따라 적응하고 움직이게 된다는 뜻이다. 예를 들면, 환자가 가벼운 물체를 많이 반복해서 들어올리면 근지구력이 높아진다. 환자가 근력을 높이고자 한다면, 중량을 1RM에 가깝게 하고 반복 횟수는 6회 이하로 반복한다. SAID원칙은 또한 운동은 적정한 근력증가를 얻기 위해 기능적 운동 중에 근육에 가해진 스트레스와 비슷해야 한다는 것을 뜻한다. 체조의 경우 평행봉에서 파이크(pike) 자세를 유지하는 것과 같이 환자가 참여하는 스포츠가 지속된 활동이 요구될 경우 실시해야 할 근력 운동에는 등척성 엉덩이 굽힘근(굴근, flexor) 및 복부 운동이 포함된다. 환자의 운동이 지속적인 움직임을 요구하지 않는 축구와 같은 경우에는, 등장성 지구력 운동과 파워 관련 운동이 더 요구된다.

운동을 시작하여 지칠 때까지 운동을 하고 운동 후 근육이 가장 빠르게 회복되는 시기는 처음 30~90초이므로, 치료적 운동 프로그램을 설계할 때 이를 반드시 고려해야 한다(그림 7.36). 근육이 활동을 지속함에 따라. 계속되는 반복운동이 피로의 주된 원인이 되므로 최대 근력은 감소한다. 운동 세트는 세트 사이에 30~60초의 휴식을 두어야 한다. 운동시간과 휴식 시간의 이상적인 비율은 1 : 1이다. 환자들은 프로그램 후반부에 휴식이 많거나 적게 필요하다. 이것은 운동 강도와 환자의 목표에 따라 달라진다. 치료적 운동 프로그램 초반에는, 약화된 근육이나 운동을 한 적이 없는 근육의 근력이 급속히 증가된다. 이는 치료적 운동 프로그램의 처음 3~5주 동안 근육 위축

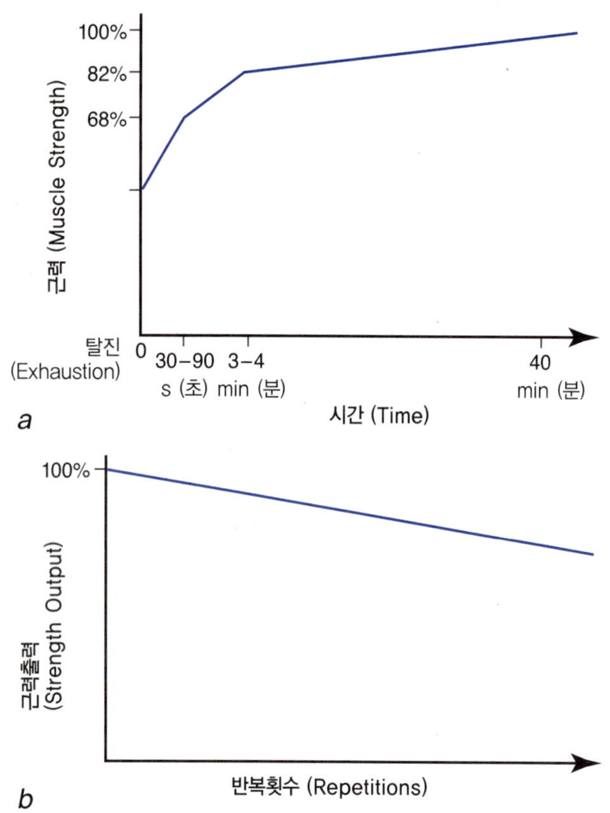

그림 7.36 근력과 회복에 대한 피로의 효과: *(a)* 피로로부터 회복, *(b)* 반복적인 운동에서 발생하는 피로에 따른 최대 근력의 감소경향.

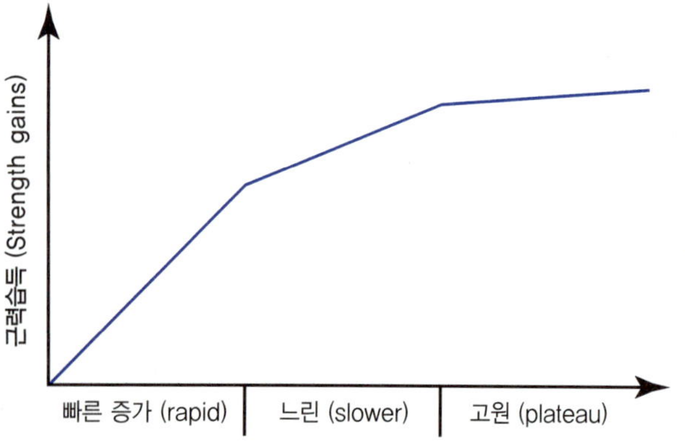

그림 7.37 재활 운동 프로그램에서 근력이 얻어지는 속도.

상태에서 변화 없이 나타난다(Moritani & DeVries, 1979). 대부분의 사람들은 초기의 근력 증가가 근육의 신경 근조직 내에서 신경의 적응 결과라고 믿고 있다(Gabriel, Kamen & Frost, 2006). 근육의 반사 억제는 손상이나 운동을 하지 않음으로서 일어난다. 또한, 수술 후에도 즉시 근육의 약화가 나타난다. 이러한 근육의 급격한 쇠약은 신경 활동의 감소 때문이다. 상처 부위에서 신경의 적응은 신속히 발생되므로, 신경의 적응이 상처부위의 회복에 영향을 주게 된다(Hale, Hertel & Olmsted-Kramer, 2007). 근력은 근섬유와 신경조절로 결정된다. 근력이 초기에 급속도로 증가한 것은 근신경의 동원, 효율성, 협응력, 운동단위에 기인한다고 한다(Gabriel et al., 2006; van der Hoeven, van Weerden & Zwarts, 1993). 증가된 심경 활성으로 협응력이 높아진 협력조의 활성화와 공동수축, 길항조의 억제, 주동근의 촉진에 대한 활성능력과 민감도가 향상 되었다고 한다(de Ruiter, Van Leeuwen, Heijblom, Bobbert & de Haan, 2006). 학습요인 또한 근육 활동의 신경 부분에 영향을 준다.

현재까지는 문서로 입증된 증거가 없지만, 임상적으로 관찰된 것에 따르면 치료적 운동 프로그램의 시간과 기간이 진행 될수록 근력의 증가율은 떨어졌다(Houglum, 1977)(그림 7.37). 일단 신경부분이 제한을 받게 되면, 주로 근섬유 비대증에 의해 근력은 증가된다. 치료를 위한 운동 프로그램의 초기에서 (특히 재활치료기간 동안에) 근력은 최대로 증가되며, 신경의 변화가 근육 크기의 변화보다 훨씬 더 빠르다는 것을 나타낸다. 이러한 비대증 변화는 주로 장기간 동안 중량을 들기 운동을 하거나 비대를 촉진시키기 위해 약물을 복용한 사람들에게서 나타났다(Folland & Williams, 2007).

치료적 운동 프로그램의 초기단계에서, 특히 근육이 운동을 하지 않은 기간이 길어지면, 초기 운동에서는 우선적으로 위축된 근육의 신경 부분을 촉진시키게 된다. 적극적인 운동에 더하여, 신경 경로와 적당한 근육 반응의 촉진을 돕기 위한 전기 자극은 회복이 빠르게 되도록 돕는다.

심한 부상이나 수술 후 치료를 위한 운동 프로그램이 길어지면 고원상태 이후에, 급격한 증가시기, 느린 증가 시기 등의 주기를 관찰할 수 있을 것이다. 이러한 변화는 하나의 주기에 걸쳐 또는 하나 이상의 주기에 걸쳐 변경된다. 변화 방식은 개인에 따라 다르며 예측 불가능하다. 환자가 목표에 도달하기 전에 프로그램 초반에 고원상태에 도달할 경우, 그것은 특별한 이상이 있어서 그런 것이 아니며 환자가 프로그램을 지속하면 근력이 계속 증가할 것이라고 환자에게 설명해 주어야 한다. 고원상태에 있는 이러한 상황은 노력을 해도 어떠한 결실도 얻지 못하기 때문에 환자에게는 어려운 것이다. 이 기간 동안에는 충분한 동기부여 수준을 유지하려면 환자의 인내가 가장 중요하다. 때로는 프로그램을 하루 쉬면서 심리적인 휴식을 취해서 회복 효과를 줄 수 있다.

무통 (No Pain)

근력 강화 운동 기간 동안에 통증이 나타난다면, 이를 없애야 한다. 운동 후 늦게 나타나는 통증이나 운동 직후 통증이 없어야 한다. 통증에 대한 환자의 불만은 사실 약한 근육을 사용한 것이지, 손상 부위에 과도한 스트레스를 준 것은 아니다. 지연된 통증이나 운동 후 통증은 제거되어야 한다. 운동 후 연습의 정도가 너무 심했음을 나타낸다. 이때는 운동의 강도를 낮추고 근력 강화 운동을 연기하는 것이 바람직하다. 통증은 근육 활동의 반사 억제를 야기시켜, 근육이 최적의 근력을 발휘시키지 못하게 한다. 근력 운동은 점진적으로 환자의 인내력 범위 내에서 실시해야 한다. 저항을 너무 빨리 증가 시키면, 부상 부위에 염증이 발생된다. 부종과 통증이 심해지는 것은 염증의 징후이다.

스포츠치료사는 근력 강화 운동을 프로그램에서언제 시작할 것인가를 결정하고, 특수성, 무통, 성취가능 목표 설정, 점증적 과부하와 같은 원리를 따라야 한다.

실현가능한 목표 (Attainable Goals)

환자를 위한 목표는 도전적지만 하나 실현 가능해야 한다. 이는 환자들이 선택된 무게로 주어진 반복횟수와 세트를 움직일 수 있도록 해야 한다는 것이다. 대부분의 환자들은 목표 지향적이며 스스로 또는 다른 사람들에 의해서 주어진 그들의 목표를 달성하도록 결정된다. 만일 목표가 실현 가능하지 않다면 환자에게 주어지는 비현실적인 기대는 당신과 환자를 모두 좌절하게 만들뿐이다. 만일 당신이 운동을 하는 동안 목표를 너무 높게 잡았다는 것을 알게 된다면 목표를 수정하는 것이 최선이다. 그러나 실현 불가능한 목표를 정하는 것과 환자에게 도전적인 목표를 수립하는 것을 혼돈해서는 안된다. 예를 들면, 환자에게 레그프레서를 20회 3세트 하도록 목표를 세운다면, 처음 이 운동을 수행할 때 첫 번째 세트는 20회 반복을 한다. 그러나 두 번째 세트에서 환자는 15회를 반복하고 마지막 세트에서는 10회를 반복할 수도 있다. 당신은 그 또는 그녀의 근력이 향상됨에 따라 3세트를 모두 20회 할 수 있다는 것을 알고 있다. 실현불가능한 목표는 환자가 얼마나 강한 지를 고려하지 않아 환자가 성취할 수 없는 것이다. 예를 들면, 여성은 일반적으로 500파운드의 레그프레스를 실시할 수 없기 때문에 재활을 위한 여성 환자에게 500파운드는 실현가능한 목표가 아니다.

환자의 능력을 예측하는 것은 경험을 통해 얻어지는 것이다. 노련한 의사도 때로는 환자의 목표를 잘못 설정하기도 하지만 환자의 다음 방문까지 알아차리지 못할 수도 있다. 의사와 마찬가지로 당신이 목표를 잘못 설정했다는 것을 발견한다면 당신은 이전 운동시간에 보였던 환자의 반응에 따라 적절히 조절해야 한다. 이런 일은 환자의 능력, 동기 수준, 처치에 대한 반응을 아직 잘 모르는 재활 프로그램의 초기에 더 많이 발생한다.

점증적 과부하 (Progressive Overload)

점진적인 과부하를 제공하는 것이 근육 강화의 기본이다. 근력을 계속해서 증가시키려면, 부하가 점진적으로 커져야 한다. 이 개념을 보통 **'과부하의 원칙'**이라고 한다. 근력이 저항에 적응함에 따라 근육은 새로운 과부하를 받아야 한다. 예를 들면, 위팔두갈래근(상완이두근, biceps brachii)이 8kg을 10번 들어올릴수 있는 경우, 근력을 증가시키려면 8kg을 10번 이상을 들어올려야한다. 만약 매 운동 기간 동안 8kg을 반복적으로 들어 올릴 경우, 근력은 유지되지만 증가되지는 않는다.

근육이 활발히 움직일 수 없거나 상처 부위를 활발히 운동시킬 수 없는 경우, **교차 훈련**(cross-training)으로 근력을 증가시킬 수 있다(Cabriel et al., 2006). 교차훈련은 반대 쪽을 운동할 때 실시하며, 그 결과 반대쪽 팔다리에 근력이 증가 된다. 이러한 방식의 훈련을 *'교차교육(cross education)'*이라고도 하며, 1800년대에 생겨나서 다양한 정도의 성공률을 보여 왔다. 이러한 훈련의 결과는 운동하고 있는 팔다리(사지, extremity)에 주어진 저항의 양에 의존한다. 팔다리의 운동 노력이 커질수록 결과는 좋아진다. 이는 깁스나 부목을 하는 등 환자의 상처 부위가 운동에 제한을 받을 경우, 치료를 위한 운동 프로그램에 적용할 수 있는 유용한 기법이다.

운동의 점증적 진행 (EXERCISE PROGRESSION)

공통적으로 사용되는 점증 과부하 시스템의 몇 가지 형태가 이용가능하다. 각 스포츠치료사는 이 시스템에 대한 지식을 습득하고, 각 환자에게 가장 잘 맞는 시스템을 선택하거나 디자인 할 때 자신의 경험과 잘 결합시켜야 한다.

점진적인 과부하가 다양한 점증적 진행에서 적용될 수 있다. 몇 년 동안 많은 전문가들이 몇 가지 프로그램들을 권장하고 있으며, 재활에서 보다 광범위하게 사용되고 있다.

DeLorme와 Watkins(1948)는 수년간 점진적인 근력 강화를 기본으로 하는 체계를 제공 하였다. 이들은 최대 근력으로 10RM을 사용하였다. 이들은 10번의 반복 횟수를 사용하는 운동을 3세트 할 것을 권장하였다. 첫 번째 세트는 최대의 50%, 두 번째는 최대의 75% , 마지막 세트는 100%의 10RM으로 할 것을 권장하였다(표 7.3).

영국의 Unites Oxford Hospitals의 의사인 Zinovieff는 DeLorme시스템을 이용한 환자들이 10RM운동의 마지막 세트를 끝내기에는 벅차다는 사실을 발견하였다. 그는 첫 번째 시트에서 10RM을 10 반복하는 것으로 시작하여 점진적으로 1번의 연속적인 반복 세트로 각각 75%와 50%로 줄여나가도록 DeLorme와 Watkins(1948)프로그램과 역으로 시스템을 수정할 것을 권장하였다(표 7.4).

많은 저자들은 다른 점증 저항성 운동방법을 전개하고 있다. 보다 빈번하게 사용되는 시스템 중의 하나는 매일 조정되는 점증적 저항운동(DAPRE : Daily Adjusted Progressive Resistive Exercise)기법이다. 이것은 증가된 저항력을 견딜 수 있는 개개인의 능력에 부합하는 매일 운동(1주일 6일) 점증방법인 복합 시스템이다. 표 7.5는 다음 세션의 운동 무게를 결정 할 때의 강도와 반복횟수의 설정방법을 설명한 것이다.

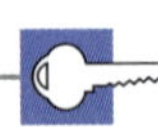

몇몇 일반적인 점증 과부하 시스템이 가능하다.

DAPRE의 필수적인 요소는 운동의 3번째와 4번째 세트에서 환자가 가능한 많은 반복횟수로 운동을 수행한다는 것이다. 개개인이 3번째 세트에서 수행할 수 있는 반복횟수는 다음의 치료 세션을 비롯하여 4번째 세트에 추가할 웨이트의 양을 결정하게 된다. 프로그램의 목표는 가능한 운동세트 중 많은 반복횟수를 환자들이 수행할 수 있도록 하는 것이다. 목표는 5~7회 반복하는 것이다. 환자가 8~12회를 반복하게 되면, 웨이트의 변경은 최소한으로 한다. 그러나 환자가 15~20회를 반복할 경우, 웨이트의 변경은 현저하게 커진다. 이 프로그램은 상처 입은 부분의 근력이 상처를 입지 않은 부분의 근력의 10%이내가 될 때까지 계속해서 진행한다. 이때 근지구력이나 협응력과 같은 다른 결함들로 주의를 집중해야 하며, 근력을 유지할 수 있도록 1주일에 2회 DAPRE 프로그램을 계속 유지한다.

대부분의 스포츠치료사들은 환자의 근력을 점진적으로 증가시키는데 있어 최상으로 생각되는 운동 절차로 전개한다. 근력강화의 초기단계에서 선호하는 프로그램은 6~15회 반복횟수로 2세트를 하도록 조절 할 수 있는 무게를 환자에게 들어 올리도록 하는 것이다. 각각 20~25회 반복하여 3세트로 성공적으로 운동할 수 있을 때까지, 환자에게 가능한 많은 횟수를 반복하도록 하면서 이를 계속 진행한다. 이 경우 웨이트를 증가시키고 반복횟수를 줄인다. 그러나 운동 세션이 진행되는

표 7.3 근력 증진

세트	반복횟수	무게
1	10	50% of 10 RM
2	10	75% of 10 RM
3	10	100% of 10 RM

표 7.4 근력 증진을 위한 Oxford 기법

세트	반복횟수	무게
1	10	100% of 10 RM
2	10	75% of 10 RM
3	10	50% of 10 RM

표 7.5 근력 증진을 위한 DAPRE 시스템

기법

세트	반복횟수	무게
1	10	운동 무게의 50%
2	6	운동 무게의 75%
3	가능한 많이	운동 무게의 100%
4	가능한 많이	3세트에 따라 조정*

조절 지침

이전 세트동안 수행된 반복횟수	3번째 세트에 따른 4번째 세트 무게조절	4번째 세트에 따른 다음날 무게조절
0–2	무게; 반복세트	무게; 반복세트
3–4	0–5 lb씩 증가	동일무게
5–7	동일무게	by 5–10 lb
8–12	by 5–10 lb	by 5–10 lb
13 이상	by 10–15 lb	by 10–20 lb

* 조절 지침 참고
세 번째 세트에 실시되는 반복횟수는 네 번째 세트의 무게를 정한다. 다음날 시작 무게는 네 번째 세트에서 실시된 반복횟수에 의해 결정된다.

동안 환자에게 가능한 많은 횟수를 반복적으로 수행하도록 하는 것이 중요하다. 운동세트 수와 반복횟수는 환자의 일상활동의 따라 달라진다. 일단 환자가 원하는 기본 근력 수준을 달성하면 환자의 요구도에 따라 세트수, 반복횟수 또는 운동 속도를 변화시킨다.

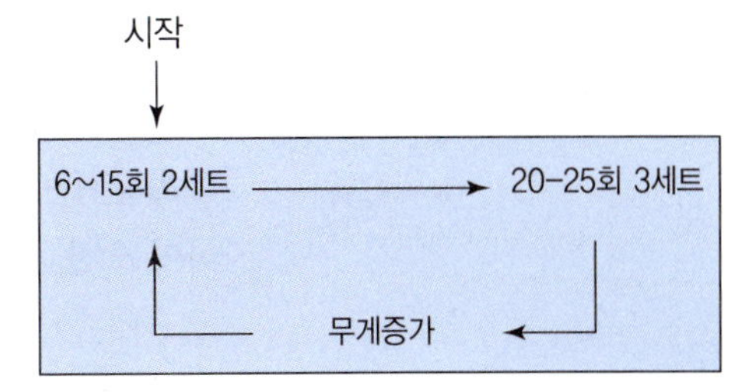

그림 7.38 Houglum 점증.

본 장의 앞부분에서 언급하였듯이, Conroy와 Earle(2000)는 근력을 증가시키기 위해 낮은 반복횟수와 높은 부하를 권장한다. 그림 7.38은 반복횟수를 변화시킴에 따른 근력과 근지구력의 상대적 향상도를 보여주고 있다.

스포츠치료사가 선택하는 프로그램은 어떠한 프로그램이 환자에게 가장 효과적인 것인지를 판단한 내용을 바탕으로 그 자신의 선호도에 따라 결정된다. 우리가 고려하고 있는 모든 프로그램들은 근력을 향상시킬 수 있다고 생각되는 프로그램들이다. 다양한 치료적 운동의 필요성을 많은 환자들과의 오랫동안 경험한 내용을 바탕으로, 여러분은 여러분에게 가장 최상의 것이라고 생각되는 시스템을 찾을 수 있을 것이다. 그때까지는 개인적인 편견없이 다른 프로그램들을 시도해 보고, 여러분에게 최상의 결과를 줄 수 있는 것을 찾으면서 여기에서 설명한 시스템들을 살펴볼 것을 권장한다. 기존의 프로그램을 사용하든 스스로 프로그램을 설계하든 성공을 위한 중요한 요소는 점진적으로 운동을 증가시켜야 한다는 것이다. 이것은 특정 재활 목표를 향하여 운동을 점진적으로 계속하여 환자의 근육을 지속적으로 강화시켜야 한다는 사실을 의미한다. 숙련된 전문가들은 어떻게 최상의 결과를 얻을 수 있는지에 따라 프로그램을 조절한다.

요약 (SUMMARY)

운동단위는 동작을 만드는 엔진이다. 근육과 신경계 밀접한 협동과 협응은 신체에 운동을 만드는 매우 복잡한 생리화학적 기전을 제공한다. 이런 기전은 근육이 힘을 내고 지구력을 생산하도록 한다. 어떻게 우리가 이런 두가지 능력을 만드는지는 어떻게 손상 근육이 재활되는 지에의해 일부 결정된다. 스포츠치료사는 근육활동의 세트와 반복횟수를 이해하여야 하며 사용된 저항 수준이 하나 또는 나머지를 만든다는 것을 알아야 한다. 또한 운동사는 신체 자세의 움직임이 저항에 어떻게 영향을 미치고 신체가 그 저항을 어떻게 견디는지에 대하여 깨달아야 한다. 재활을 위해 저항을 제공하는 많은 방법이 있다. 비용, 공간, 다양성과 같은 몇 가지 요인이 운동사가 어떤 방법이 재활에 가장 효과적인지를 결정하는데 도움을 준다. 적절한 도구의 선택 또한 각 유형과 환자의 능력에 대한 장점과 단점에 의해 결정된다. 동작이 일어나는 동안 근육은 다른 수준, 다른 방법으로 움직임, 또는 느린 움직임, 안정화 등을 제공한다. 스포츠치료사는 근육의 기능을 알아야 하며 요구되는 목적에 따라 최상의 기능으로 재활할 수 있어야 한다.

주요 개념 및 복습 (Key Concepts And Review)

1. 근절이란 무엇이며, 근육활동에서 그 기능에 대해 설명하시오.

근섬유의 수축성단위는 근절이다. 액틴과 마이오신 필라멘트, 그리고 연결교를 통한 이들의 관계는 근절의 길이와 그 활동 상태를 결정한다. 생화학적 과정의 복잡한 시스템과 활동전위 자극으로 칼슘과 ATP방출을 통해 액틴과 마이오신이 서로 미끄러져 들어가게 되어 근절의 길이를 수축시키는 근육활동이 이루어진다.

2. 운동단위의 구성요소들을 설명하시오.

운동단위는 많은 근섬유와 이들을 지배하는 하나의 운동신경으로 구성된다. 운동신경을 통해 자극이 오면, 운동단위 내의 모든 근섬유가 실무율법칙에 따라 수축하게 된다.

3. 활동전위가 어떻게 전달되는지 설명하시오.

근형질세망에서는 칼슘이온을 방출하여 가로세관을 통하여 액틴 세사위에서 트로포닌과 결합하는 Z-디스크까지 보낸다, 이로 인해 액틴 세사 상의 트로포마이신은 들어 올려지고 마이오신 연결교 머리가 액틴과 부착될 수 있게 하여 근절을 단축시킨다. 연결교에 있는 ATPase는 연결교가 다시 움직이고 근육운동을 계속할 수 있도록 에너지를 공급하기 위해 ATP를 분해한다. 칼슘이 존재하는 동안에는 이러한 활동이 지속된다.

4. 속근섬유와 지근섬유 사이의 차이점을 설명하시오.

속근섬유(type II)와 지근섬유(type I) 비교하면, type I섬유는 크기가 더 작고, 붉은 색이며, 전도 속도가 더 느리며, 근육의 피로가 더 느리고, 회복 역치가 더 낮고, 최소 및 최대 점화속도가 낮다. 또한 마이오신 ATPase의 작용 속도가 느리며, 많은 미토콘드리아를 갖고 있으며, 활동이 빠르고 짧은 시간의 폭발적인 운동보다는 지구력 활동에 적합하다.

5. 근력, 근지구력, 파워 관계를 논의하시오.

근육의 기능에는 근력, 근지구력, 및 파워가 포함된다. 운동 활동은 특정 요구도에 따라 다른 정도로 이러한 모든 요소들이 포함되어 있다. 근력과 지구력은 밀접한 관련이 있다. 근력은 힘을 발휘하는 능력이며, 지구력은 오랜 시간에 걸쳐 보다 힘이 덜 드는 운동을 할 수 있는 능력이다. 파워는 시간과 관련된 근력발휘이다.

6. 동적인 운동의 다양한 유형에 대해 설명하시오.

동적인 운동에는 움직임에 따른 근육의 긴장이 수반된다. 동적인 운동은 등장성 운동과 등속성 운동으로 구분된다. 등장성 운동은 단축성 운동과 신장성 운동으로 구분된다.

7. 열린 사슬운동 및 닫힌 사슬 운동 사이의 차이점을 논하시오.

열린 사슬운동은 팔다리 말단이 고정되어 있지 않을 때 발생한다. 반면, 닫힌 사슬운동은 팔다리 말단이 고정되어 있거나 연결되어 있는 경우에 발생한다.

8. 도수근력테스트의 등급 단계에 대해 기술하시오.

근력등급(근력)은 5(정상)–0(기능을 수행하지 않음)의 등급으로 나뉜다. 4등급의 근육은 정상적인 저항이 아니지만, 중력이상의 저항을 견디어 낸다. 3등급 근육은 중력에 대해 팔다리를 들어올릴 수 있는 있지만, 추가적인 근력을 발휘할 수 없다. 2등급 근육은 중력이 제거된 위치에서 운동의 전 범위에 걸쳐 팔다리를 움직일 수 있다. 1등급 근육은 수의 적인 활동을 할 수 있지만 동작가동범위를 통하여 움직일 수 없다.

9. 근육 활동의 단계를 논하시오.

수동적인 운동은 수의적인 근육 활동 없이 외부적인 힘에 의해 이루어진다. 능동적 보조 운동은 수의적 메커니즘과 보조 메커니즘의 조합을 통해서 생긴다. 능동적운동은 외부의 메커니즘의 도움 없이 발생하며, 저항성 운동은 운동이 이루어지고 있는 동작에 대해 저항을 받고 전 동작범위에서 운동을 할 수 있다.

10. 재활과 그 목적을 위해 일반적으로 사용되는 PNF기법을 나열하시오.

리듬감 있는 시작, 느린 역전, 느린 역전–유지 및 리듬감 있는 안정화는 근력강화를 위해 가장 일반적으로 사용되는 PNF기법이다. 운동을 일으키기 위하여 사용되는 기법에는 유지–이완, 수축–이완 및 느린 역전 유지–이완이 포함된다.

11. 근력 강화 운동의 4가지 원칙을 설명하시오,

치료적 운동 프로그램의 개발 시 SNAP지침을 고려해야 한다. SNAP은 특수한 운동(Specific

exercise), 통증없음(No pain), 달성 가능한 목표(Attainable goals), 점진적인 과부하(Progressive overload)이다.

심화 학습 문제 (Critical Thinking Questions)

1. 환자의 어깨굽힘근에 대한 도수저항을 실시한다면 환자의 자세를 바꾸어야 하는가? 왜 또는 왜 그렇지 않은가?
2. 근육이 약화되어 발을 쭉 뻗은 상태에서 도움 없이 들어 올리지 못한다면, 이 기능을 향상시키기 위해서 어떤 단계를 취할 것인가? 당신의 선택이 환자의 퍼포먼스를 어떻게 향상시킬 것인가? 어떻게 환자 자신이 독립적으로 곧게 발을 들어 올릴 수 있을까?
3. 어깨 굽힘 운동에서 중량을 변화시키기 않고 저항을 변화시키기 위해서 사용하는 4가지 기법을 설명하라.
4. 넙다리네갈래근이 약화된 환자를 위하여 넙다리네갈래근을 강화시키기 위하여 사용될 수 있는 3가지 열린 사슬운동(OKCE)과 닫힌 사슬운동(CKCE)를 설명하라. 있다면 열린 사슬운동으로 시작할 것인지 닫힌사슬로 운동할 것인지 무엇으로 결정할 것인가?
5. 환자가 의학적 제한이 아니라 두려움 때문에 하지에 체중을 지탱할 수 없다면, 환자가 점차적으로 체중을 지탱할 수 있도록 어떤 점증운동을 선택할 것인가? 다리가 자신을 지지할 수 있는 믿음을 가지게 하기 위하여 어떤 난관을 극복해야하는가?
6. 앉은 자세나 누운 자세에서 엘보 굽힘운동을 할 때, 무거운 덤벨을 드는 것이 가능한가? 동작 중에 어디에서 중량들기가 가장 어려운가? 왜 그런가? 엘보 굽힘운동을 두 가지 자세 모두에서 하는 것이 좋은 생각인가? 왜 그런가? 어떤 다른 엘보 컬 운동이 덤벨 운동을 적절하게 대신할 수 있는가?
7. 이 장의 서두에서 언급한 Kamryn에게 제시할 수 있는 점증적인 운동을 열거하여라. 각 운동에 대한 자신의 타당한 이유는 무엇이며, 강도 점증에 대한 준거는 무엇인가?

실험실 활동들 (Lab Activities)

1. 당신의 실험실 파트너에서 서서, 누운 자세, 엎드린 자세에서 5 lb를 들고 어깨 굽힘을 하도록 하라. 각 운동의 운동범위 중 어디에서 가장 어렵게 느껴지는가? 왜 그런가? 이것을 당신이 환자의 근력강화 프로그램을 실시할 때 어떻게 연관시킬 것인가?
2. 당신의 실험실 파트너를 누워서 한다리를 벌림하고 펴도록 하라. 그리고 당신의 손을 상대편의 발 위에 올려놓아라. 다른 손을 종아리에 올려놓고 엉덩이를 굽히고 모아서 반대쪽으로 넘기도록 한다. 파트너에게 엉덩이 굽힘을 최대의 저항으로 하도록 한다. 이제 저항적 움직임을 반복하도록 하지만, 종아리에 있는 손을 뗀다. 파트너에 의해 제공되는 저항의 양이 차이점이 무엇인지 발견하였는가? 당신이 생각하는 것이 저항에서의 변화에 대한 이유인가?
3. 실험실 파트너에게 옆으로 계단오르기(lateral step-up)을 실시하도록 시킨다. 이 운동을 위해서 올바른 근육을 사용하지 않고 대체 방법을 사용할 수 있는 가능성에 대해 정의하라. 각 오류에 대해 당신이 환자에게 제대로 운동을 수행할 수 있도록 제공하는 제안이 무엇인지 서술하라.

4. 계단오르기 운동을 실시하고 시작 위치로 돌아온다. 어떤 근육이 계단을 오르기 위해 사용되었는가? 어떤 근육이 내려오기 위하여 사용되었는가? 어떤 종류의 근육 수축이 계단 오르고 내리는데 사용되었는가?
5. 탁자위에서 당신의 아래팔로 끝에 무게가 달린 바를 잡고 아래팔을 엎침(회내, pronation)에서 뒤침(회외, supination)으로 움직인 후 다시 시작 위치로 돌아온다. 양쪽 방향의 움직임 가동범위를 통하여 어떤 근육과 어떤 종류의 근수축이 일어났는지 설명하라. 어떻게 이런 정보가 팔꿈치나 손목의 재활 프로그램에 영향을 미칠것인가?
6. 실험실 파트너에게 엎드려서 당신이 각 위치에 대해 최대 저항을 주는 동안 등척성으로 0°, 45°, 90°, 120°의 각도로 무릎 굽힘을 하여 햄스트링을 수축하도록 한다. 각 각도에서 힘의 생산에 대해 비교해보고 이 차이에 대해 서술해보아라. 길이-장력 곡선과 햄스트링의 운동팔을 고려해라. 어떻게 이런 정보가 초기 근력 프로그램을 실시하는 환자에 영향을 미칠 것인가?
7. 다음 운동을 수행하고 주동근을 확인하라. 동작의 어떤 부분이 근육의 단축성이고 신장성인가? :
   a. 의자에서 일어나기(Getting up from a chair)
   b. 의자에 앉기(Sitting down into a chair)
   c. 수정된 팔굽혀펴기하기(Doing a Modified push-up)
   d. 윗몸굽히기하기(Doing an abdominal curl)
   e. 엘보컬하기하기(Doing an elbow curl)
   f. 프렌치 컬하기(Doing a French curl)
   g. 계단오르기(Walking up stairs)
   h. 계단 내려가기(Walking down stairs)
   i. 수직점프하기(Performing a vertical jump)

   운동이나 동작에 관하여 어떤 깨달음을 얻었는가? 환자를 위한 근력강화 프로그램을 수립하기 위하여 어떤 연관성이 있는가?
8. 다음의 방법을 사용하여 환자들이 넙다리네갈래근의 근력강화 운동을 어떻게 시킬 수 있는지 알아보라 :
   a. 도수 저항(Manual resistance)
   b. 체중저항(Body weight resistance)
   c. 고무밴드/튜빙(Rubber band or tubing)
   d. 프리웨이트(Free weight)
   e. 기구 무게(Machine weight)
   f. 등속성(Isokinetics)
9. 투포환선수가 돌림근띠(회전근개, rotator cuff)의 좌상으로 고통받다 재활 프로그램을 실시하고 있었다. 이것이 그의 근력 운동의 첫 날이 될 것이다. 어떤 운동을 몇 번의 반복횟수로 시작할 것인지 어떻게 결정할 것인가? 각 운동에 대한 정당성을 마련하라. 모든 근력 운동을 수행하는 데 있어 반복횟수를 결정하는 요인은 무엇인가? 이 환자의 돌림근띠를 위한 근력 운동의 점증을 서술하라. 이 환자의 프로그램이 같은 단계에 있는 돌림근띠 좌상으로 고통받는 야구 투수의 경우와 어떻게 다른가? 왜 그런가?

제 8 장

고유감각의 ABC
(The ABCs of Proprioception)

장 석 암

학습목표 (Objectives)

이 장을 마치고 난 후에는 아래의 사항을 설명할 수 있어야 한다 :

1. 고유수용기에 관련된 구심성 수용기.
2. 고유수용성 정보를 운동 신경계에 전달하는 중추 신경계의 부위.
3. 고유수용기.
4. 평형성을 조절하는 시스템.
5. 협응성과 관련된 구성요소.
6. 상체와 하체를 위한 고유수용성 운동의 진행과정.

▶ 고유수용성 운동은 스포츠치료사인 아만다 리즈베트에게 항상 흥미로운 주제이다. 그녀는 학생이지만, 고유수용성의 신경생리와 관련된 어떠한 주제에도 흥미를 느끼고 있다. 그녀는 평형성, 협응성, 민첩성 사이의 상호관계를 이해하고 있으며, 단순한 움직임에서 복잡한 움직임 즉, 서있는 자세, 걷는 자세에서부터 스포츠 장면에서 보이는 매우 수준 높은 기술들이 이루어지기 위해서 평형성, 협응성, 민첩성이 어떻게 상호 작용하여 움직임을 일으키는지에 관해 흥미를 가지고 있다.

아만다는 5종 경기선수인 토니라는 학생에게 엉덩관절(고관절, hip joint) 재활프로그램 초기에 단순한 민첩성 활동들을 실시하였다. 하지만 현재 그는 더욱 강력한 민첩성 활동과 스포츠 동작과 관련된 활동들을 수행할 준비가 되어 있다. 그가 그날 오후 그녀의 프로그램을 실시하기 위해 체력단력실로 들어오기 전에 아만다는 토니를 완전히 회복시켜 성공적으로 스포츠 경기에 복귀할 수 있도록 민첩성 프로그램을 계획한다.

누구나 호랑이 꼬리를 잡을 수 있다.
다음에 해야 할 일이 무엇인지를 아는 것이 오직 살아남는 길이다.
– 작가 미상 –

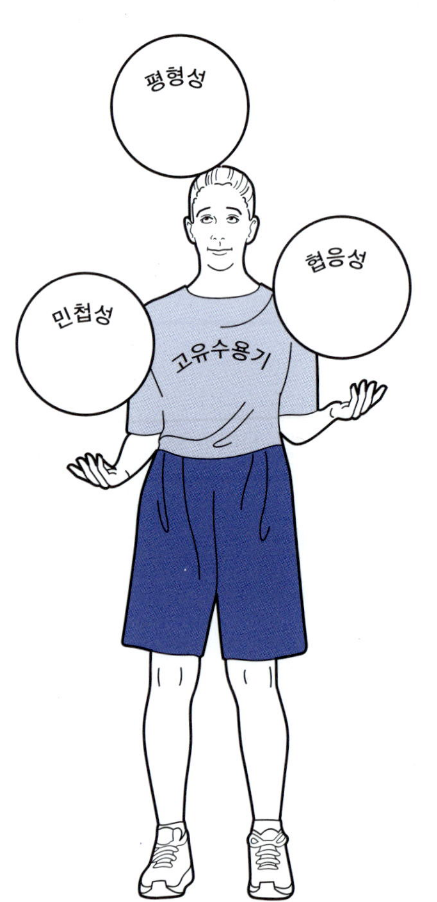

그림 8.1 고유수용기의 구성요소.

민첩성, 평형성과 협응성은 정확하고 빠르게 그리고 더 효율적으로 움직일 수 있게 한다. 이러한 3가지 요인들은 근력과 유연성에 의존하는 복합적인 동작이다. 신체를 움직이기 위한 근육이 부족하다면, 신체의 움직임 조절을 기대할 수 없다. 이와 마찬가지로, 팔다리(사지, extremity)가 운동경기에서 제대로 기능을 발휘하기 위해서는 반드시 유연성과 근지구력을 필요로 한다. 근육의 가동범위가 제한되어 있는 경우에는 활동에서 요구되는 완전한 움직임이 이루어지지 않으며, 운동수행을 위한 정확한 동작이 이루어지지 않고, 활동을 위한 적절한 협응이 이루어질 수 없을 것이다.

민첩성, **평형성**, **협응성**은 고유수용기에 의해 총괄적으로 조절되어진다(그림 8.1). 고유수용감각은 운동수행을 교정하기 위한 기초적인 역할을 하며, 운동장면에서 최고의 운동수행을 하기 위해서는 민첩성, 평형성, 협응성의 상호작용이 필요하다. 즉, 고유수용감각은 부상선수의 운동기술과 관련된 신경감각에 중요한 역할을 하며, 민첩하고 정확하게 수준 높은 스포츠 과제를 수행하기 위한 중요한 요인이라고 할 수 있다. 운동을 잘 수행하기 위해서는 뛰어난 유연성, 근지구력, 근력이 요구되지만, 어떠한 운동기술을 정확하고 지속적이며 정밀하게 수행하기 위해서는 고유수용감각이 매우 중요한 요인으로 작용한다. 따라서 고유수용감각이 운동수행력에 어떠한 영향을 미치는지 알아보기 위해서는 고유수용감각이 무엇이며, 그것이 운동선수의 기술에 어떠한 영향을 주는지 이해해야 한다.

고유수용기는 위치 감각을 전달하고, 정보를 해석하며, 움직임과 자세변화에 따른 자극에 의식적 또는 무의식적으로 반응한다. 고유수용기 근신경계 조절은 피부, 관절, 근육, 힘줄의 내부에 위치한 수용기로부터 수집된 정보에 의해 일어난다.

이러한 고유수용기는 의식적 또는 무의식적으로 자세의 유지, 관절의 위치 인식, 움직임의 생성에 중요한 역할을 담당한다. 고유수용기는 눈으로 확인하지 않아도 손가락이 어디에 위치하는지에 대한 정보를 제공하고, 서 있을 때 평형을 유지하도록 하며, 글씨를 부드럽게 쓸 수 있도록 해준다. 또한 점프, 달리기, 던지기를 가능하게 해주며, 아스팔트 바닥이나 자갈 표면 위로 점프하다가 안정성이 흐트러진 경우 자세를 변화시켜 주고, 공을 던질 때 잘못된 숏 동작을 교정하는 역할을 한다. 이러한 활동들을 적절하게 수행하기 위해서는 우선적으로 유연성, 근력, 근지구력이 요구되지만, 이와 더불어 고유수용기는 동작을 빠르고 효율적으로 변화시키기 위한 민첩성, 안정성을 유지하기 위한 평형성, 정확하고 지속적으로 활동을 수행하기 위한 협응성을 제공하는 역할을 한다.

고유수용기는 피부, 근육, 관절, 힘줄로부터 받은 자극을 중추 신경계(central nervous system; CNS)로 전달하는 감각 수용기이다. 이러한 자극은 근육의 힘줄과 근육활동을 제어하기 위한 신체부위의 위치에 관한 정보를 전달한다. 이러한 고유수용기의 종류에는 앞 장에서 논의된 골지건 기관, 근방추 등이 있다. 또한 나머지 수용기는 중추 신경계에 입력정보를 제공하고 부상 선수의 운동수행력을 결정하는 요인으로 작용한다.

개인의 민첩성, 평형성, 협응성은 고유수용기에 의한 최초의 수용, 해석, 반응에 의해서 결정된다. 고유수용기는 위치에 따라 다음과 같이 분류할 수 있다. 이러한 수용기들을 간단히 살펴보는 것은 부상 선수를 위한 적절한 치료적 운동프로그램을 수행하기 위한 능력을 향상시켜 줄 것이다.

고유수용기의 신경생리 (NEUROPHYSIOLOGY OF PROPRIOCEPTION)

고유수용기는 피부, 근육, 힘줄, 관절에 위치한다. 여기에는 자극의 종류에 따라 반응하는 몇 개의 다른 수용기가 있다(그림 8.2).

피부 수용기 (Cutaneous Receptors)

피부와 피부아래에 위치한 고유감각 구심성 수용기는 주로 손에 관한 연구로 제한되어 왔다. 피부 내의 수용기는 빠른 구심성 신경(fast-adapting afferent)과 느린 구심성 신경 I(slow-adapting I afferent)이 있다. 빠른 구심성 신경은 진동감각에 관여하고, 느린 구심성 신경 I과 느린 구심성 신경 II는 피부 펌과 같은 감각지각에 관여한다. 대부분 이러한 수용기들은 고유수용감각에 중요한 역할을 하지 않는다. 피부 수용기가 피부 펌과 손가락 끝의 접촉에 관한 정보를 제공하기는 하지만, 관절 내의 고유수용기에는 영향을 주지 못하는 것으로 보고되었다(Grigg, 1944). 그러나 부상당한 환자는 피부의 고유수용기에 대한 의존도가 증가된다(Callaghan, Selfe, Bagley, & Oldham, 2002). 이러한 연구들은 손상 당하지 않은 사람은 피부의 고유수용기를 사용하지 않지만, 손상당한 부위는 손상된 관절과 인대의 공백을 메우기 위해서 국소적 피부 수용기에 의존한다고 보고하였다. 맹인이 주위 환경에 대한 정보를 얻기 위해 다른 감각 피드백에 의존하는 것과 마찬가지로 손상받은 사람은 정상 고유수용기가 손상되어 관절의 위치에 관해 필요한 정보를 제공할 수 없을 때 피부 고유수용기를 사용하게 된다.

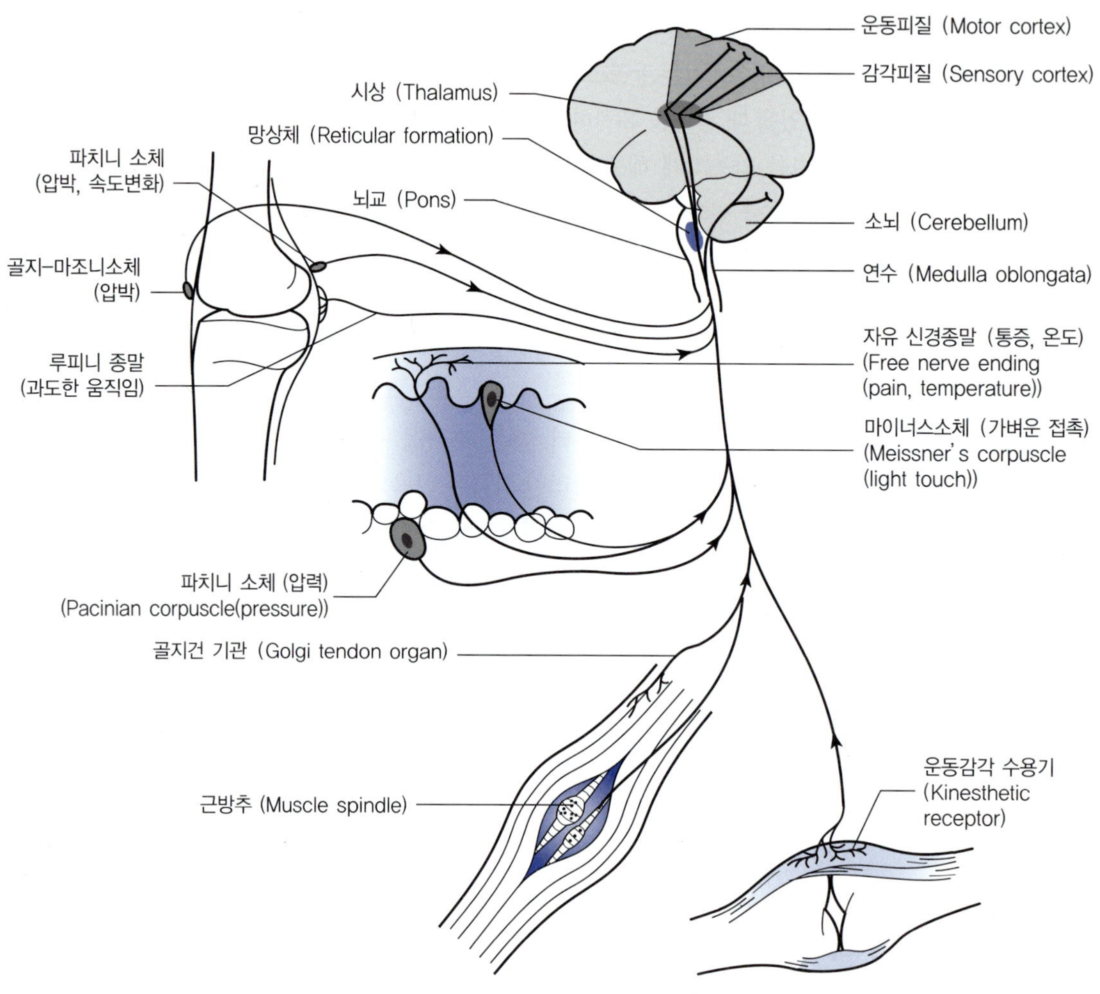

그림 8.2 고유수용기와 관련된 구심성 수용기.

빠른 구심성 수용기는 빠른 자극을 인지하는데, 가속 및 감속과 같은 움직임과 속도를 빠르게 인지한다. 반면에 느린 구심성 수용기들은 지속적으로 유지되는 자극을 인지하고, 느린 움직임에 관한 정보를 제공한다.

근육과 힘줄 수용기 (Muscle and Tendon Receptors)

근방추(muscle spindles)와 **골지건 기관**(golgi tendon organs)은 근육과 힘줄의 1차 구심성 수용기이다. 이러한 감각구조에 대해서는 제7장에 논의되었다. 그것들은 근육과 힘줄에 위치하여 **길항근**(antagonistic)과 **협응근**(synergistic)의 복합적인 근신경 반응을 생성하는 복잡한 구조로 이루어져있다. 골지건 기관은 근 긴장을 인지하고, 근육의 수축과 폄(신전, extension)에 반응한다. 골지건 기관의 자극은 근육의 이완을 초래한다. 반면에 근방추는 근육의 폄에 반응한다. 근방추의 자극은 근육의 수축을 초래한다. 이러한 자극은 올바른 움직임을 수행하기 위해 길항근과 협응근의 작용을 촉진한다. 골지건 기관과 근방추는 근육의 길이에 민감하기 때문에 관절의 위치를 결정하고, 사지의 안정장치 역할을 한다.

관절 수용기 (Joint Receptors)

구심성 수용기는 주로 관절주머니의 결합조직 내에 위치하고 인대에 의해 둘러싸여 있으며, 고유수용감각에 영향을 미친다. 그것들은 Group II, III, IV형 섬유로 분류된다. Group II형 구심성 신경은 축색의 지름이 크기 때문에 전도 속도가 빠르고, Group III, IV형 구심성 신경은 미엘린 수초가 얇거나 전혀 없기 때문에 축색의 지름이 작고 자극의 전도가 느린 특성을 가지고 있다. 작은 지름의 신경은 큰 지름의 신경보다 전도 속도가 빠르지 못하며, 이것은 미엘린 수초가 없고, 전도 시에 크기가 큰 신경섬유보다 저항을 견디지 못하는데서 비롯된다.

커다란 직경의 미엘린 수초가 있는 구심성 신경은 Group II 구심성 신경이다. 이러한 신경말단의 유형에는 루피니 종말과 파치니 소체가 있다. 두 가지 유형 모두 관절주머니에 위치하고 있다. 두 유형 모두 각기 다른 자극에 반응하지만, 이러한 자극은 관절의 움직임 정보를 통해 이루어진다. 루피니 종말은 굽힘부위에 있는 관절주머니에 위치하고 있고, 신경전달 속도가 느리며 결합조직 주위의 자극에 더 크게 반응한다. 이러한 수용기는 관절주머니가 돌림(회전, rotation)을 일으키는 폄(신전, extension)에 의한 자극과 같이 과도한 관절의 움직임에 대해 반응한다. 그것들은 제한된 탐지기이며 불안정한 관절의 보호 장치로 생각된다(Ellaway, 1995).

파치니 소체는 관절주머니, 관절, 관절 주위의 구조 전체에 분포되어 있다. 왜냐하면, 그것들은 빠른 구심성 수용기이며, 압박에 민감하기 때문이다. 특히 움직임의 제한 범위 내에서 관절의 가속과 감속이 일어날 때와 같은 빠른 속도 변화 시에 자극된다(Ellaway, 1995).

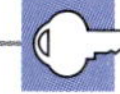

고유수용기는 피부 수용기, 근육, 힘줄 및 관절 수용기로 분류할 수 있다. 이것들은 각도의 변화에 따라 고유수용감각에 영향을 미친다.

또 다른 구심성 신경종말에는 골지-마조니(Golgi-Mazzoni) 소체가 있는데, 이것은 관절주머니에 위치한다. 그것들은 관절 압박에 의해서 자극되어지고 관절의 움직임에 의해서는 반응하지 않는다. 체중부하 활동(weight-bearing activity)은 신경전달 속도가 느리게 전달되는 수용기를 자극한다. 그들은 고유수용감각 측면에서 관절의 압박에 의해서만 작용한다.

작은 지름의 미엘린 수초가 없는 축색은 Group III와 IV 구심성 신경으로 분류된다. Group IV 구심성 신경은 C 섬유이고, Group III 구심성 신경은 지름이 작은 a 섬유이다. 이러한 것들은 통증 수용기와 자유신경종말(free nerve ending)이라고 불리고 신경종말의 외형 때문에 집단화되어 있다. 연부조직과 관절의 구조 전체에 위치한 Group III와 IV 구심성 신경은 통각수용기(nociceptors)이며, 관절이 종말 위치에 있을 때 통증과 염증에 의해서 자극된다. 그것들은 고유수용기로서 역할은 못하지만, 관절에 부하를 주지 않도록 굽힘반응을 일으켜서 관절을 보호할 수 있다(Leroux, Bélanger, & Boucher, 1995).

기타 수용기 (Other Receptors)

인대도 또한 수용기에 포함된다. 이러한 수용기들은 무릎과 어깨 인대에서 볼 수 있는데, 대부분의 인대 수용기들은 무릎의 전방 십자인대(anterior cruciate ligament)에 분포하고 있다. 이러한 수용기는 일반적으로 중간 정도의 움직임에는 활성화되지 않으며 충분한 자극을 통해서만 반응하고, 길항근(agonistic)을 억제하는 반응을 일으킨다(Gabriel, Kamen, & Frost, 2006).

많은 구조 내에서 다양한 구심성 수용기들이 관절의 움직임에 의해서 영향을 받지만, 그것들의 동작이 독립적으로 일어나지 않는다는 사실을 이해하는 것이 또한 중요하다(Strasmann, van der Wal, Halata, & Drukker, 1990). 구심성 신경은 신체에서 서로 협동하여 작용한다. 각각의 구심성 신경은 관절의 자세와 위치에 관한 정보를 중추신경계로 전달하고, 중추신경계는 전달된 정보를 해석하여 정확한 반응을 일으킨다. 예를 들면, 투수가 공을 던질 때 투수의 손을 자세히 관찰해보면, 이러한 사실을 쉽게 이해할 수 있다. 하지만 투구의 운동수행을 완전히 관찰하지 못하면 공을 던질 때의 정확한 변화를 확인하지 못할 것이다. 전체적인 투구법을 관찰하고 관절의 위치와 움직임을 분석해봄으로써 그 사실을 확인할 수 있다.

중추신경계 고유수용기 (CENTRAL NERVOUS SYSTEM PROPRIOCEPTOR SITES)

일단 구심성 신경이 입력정보를 중추신경계로 보내면 신체의 운동반응은 자극을 해석하고 원심성 반응을 일으키는 중추신경계 내의 위치에 의해 결정된다. 중추신경계에는 3가지 부위 척수(spinal cord), 뇌줄기(brain stem), 대뇌겉질(cerebral cortex)이 있는데, 이곳에서 자극에 대한 반응이 일어난다.

척수 (Spinal Cord)

구심성 신경의 배측 가지로부터 나온 자극이 신경세포 간 결합조직(사이신경세포) 또는 직접적으로 척수의 원심성 신경으로 전달되고 복측 가지를 통해 근육으로 전달되는 경로를 척수반사(spinal reflex)라고 한다. 이것은 가장 단순한 형태의 반응이다. 이러한 사이신경세포를 사용하지 않는 반사는 한 신경에서 다른 신경으로 자극이 전달되는데 추가적인 시간이 걸리기 때문에 사이신경세포를 이용하는 것보다 더 빠른 반응을 나타낸다. 이러한 고유수용성 반사는 근육 부목 또는 급격한 철회 동작을 통해 근육을 보호하는 기능을 한다. 예를 들면, 관절에 과도한 자극이 주어졌을 때 부하를 신속하게 감소시키기 위한 근육의 반사 굽힘(굴곡, flexion) 반응을 통해 관절을 보호한다. 또한 반사는 관절의 방향 또는 위치가 갑작스럽게 변화할 때 안정성을 제공한다. 관절 수용기, 근방추, 골지건 기관은 관절의 안정성을 제공하고 손상을 예방하기 위한 반사 반응을 생성하기 위하여 모두 함께 작용한다.

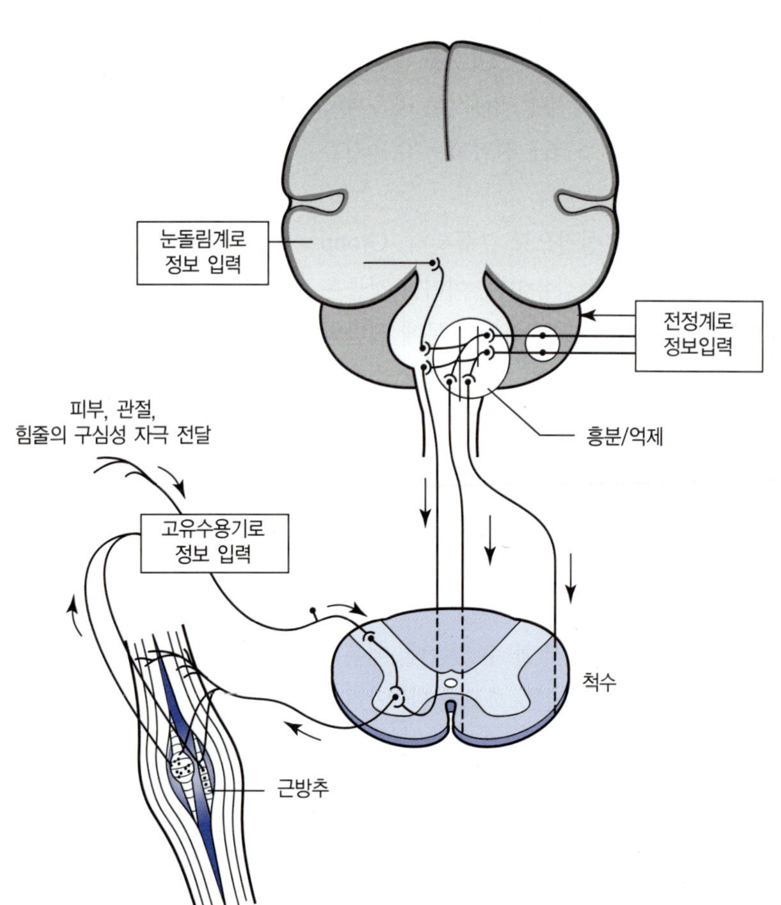

그림 8.3 평형성을 위한 전달경로는 안구 운동계, 전정계, 고유수용기 전달 경로를 포함한다. 평형성을 위한 3개의 신경전달로는 신체의 운동 반응에 영향을 미치는 억제성 자극과 흥분성 자극을 제공한다.

뇌줄기 (Brain Stem)

뇌줄기는 1차 고유수용성 교정중추이다. 고유수용기는 신체의 바른 위치와 자세를 유지하기 위해 뇌줄기로 내려가는 전달경로와 결합되어 있는 척수 내의 사이신경세포를 통하여 정보를 전달한다(그림 8.3). 또한 뇌줄기는 평형성을 유지하는데 도움이 되는 눈의 구심성 시각 중추와 귀의 구심성 전정 중추와 같은 다른 부위로부터 입력정보를 받는다. 뇌줄기는 적절한 반응을 생성해내기 위하여 흥분성 또는 억제성 원심성 자극을 보낸다. 우리는 이러한 감각계의 중요성을 '평형성' 단락에서 더욱 깊게 고찰해볼 것이다.

대뇌겉질 (Cerebral Cortex)

감각경로는 대뇌의 겉질로 전달된다(그림 8.3). 이것은 뇌의 가장 높은 수준이며 의식적인 움직임에 관여한다. 의지적 움직임 제어 중추 움직임의 교정은 학습되어지고, 자동적으로 반응을 일으키기 전에 의식적으로 조절되어진다. 이러한 과정을 이해하기 위하여 타자를 처음 배울 때를 생각해보자. 처음에는 의식적으로 키보드 위에서 손가락을 올려놓고 작업을 한다. 하지만 몇 년 후에는 그렇게 의식적으로 할 필요가 없다. 왜냐하면 활동이 자동화되었기 때문이다. 당신은 거의 실수를 하지 않으며 처음 타자를 배울 때 보다 훨씬 빠른 속도로 활동을 수행하고 있음을 느낄 수 있을 것이다. 이와 마찬가지로 어떠한 활동도 반복적으로 연습을 할 때 무의식적인 수행이 가능하다. 이것은 운동수행이 자동화되고 활동의 인식이 필요하지 않다는 것을 의미한다.

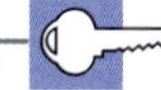

구심성 신경이 입력정보를 중추신경계로 보낸 후 신체의 운동반응은 3개의 중추신경계 부위, 척수, 뇌줄기, 대뇌겉질 자극을 통해 일어난다.

고유수용기와 관련된 민첩성, 평형성, 협응성은 단순한 형태부터 복잡한 형태의 활동까지 관여한다. 이러한 민첩성, 평형성, 협응력은 모두 상호작용하며 서로에게 영향을 미친다. 이것은 민첩성, 평형성, 협응성이 동일한 신경근과 고유수용기를 통해서 작용하기 때문이다. 여기에서는 이러한 기능들을 난이도에 따라서 순차적으로 다루었고, 간단한 것에서부터 시작하여 복잡한 것으로 점진적으로 진행시켜 논의하였다.

평형성 (BALANCE)

평형성은 활동에 가장 기본이 되는 능력이다. 평형성은 서있는 자세와 같이 매우 단순한 동작을 수행하고 올바른 운동수행을 하기 위해서 필요하다. 평형성에 문제가 있는 운동선수는 손상의 위험성이 높다. 손상으로 인해 평형성의 기능이 회복되지 않은 상태에서는 손상이 재발할 가능성이 크게 증가한다(Verhagen et al., 2004).

평형성은 바닥 위에 신체의 중력 중심을 제어하여 균형을 유지하는 신체의 능력이며, 정적·동적 활동에 중요한 요소로 작용한다. 서있는 자세나 앉아 있는 자세는 정적 평형성 활동이고, 걷기, 달리기, 댄스 등은 동적 평형성 활동이다.

평형성은 근력과 중추신경계의 입력정보에 의해서 영향을 받는다. 근력은 치료적 운동프로그램에서 고유수용감각 운동을 실시하기 전에 강조되는 부분이며, 평형성에 큰 영향을 미친다. 이미 언급한 것과 같이 뇌줄기는 전정계, 시각계, 고유수용기로부터 감각 입력정보를 받는다(그림 8.4). 귀, 눈, 고유수용기로부터 받은 입력정보의 통합은 평형성과 자세를 유지하는데 중요하다. 내이(inner ear)가 감염되었을 때, 몸의 균형을 유지하기 힘들었던 기억이 있을 것이다. 평형성을 위한 시각정보의 중요성을 알아보기 위한 간단한 검사는 한 발로 서서 한 쪽 눈을 감는 방법이다. 시각적 정보가 없다면 평형성을 유지하는데 힘들다는 사실을 발견할 수 있을 것이다. 고유수용기가 수술 또는 손상으로 인하여 손상된 경우에도 평형성을 유지하기 힘들다.

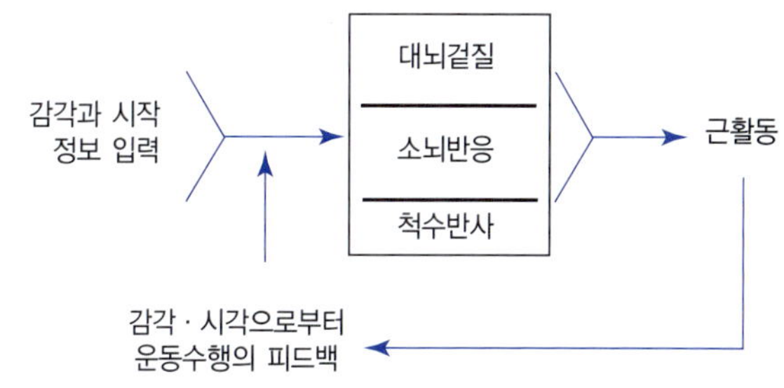

그림 8.4 협응성을 위한 피드백 시스템.

이 외의 다른 요소들도 평형성에 영향을 미치지만, 보통 시각, 청각, 체성감각계보다는 많은 영향을 미치지 못한다. 예를 들면, 부상당한 선수가 평형성에 집중하는 능력은 고유수용감각계 인지부분의 기본이며, 다른 지면에서 기술을 수행하는 능력은 고유수용감각계와 직접적인 관련이 있다. 이러한 이유 때문에 평형성을 높이기 위해 균형을 유지하면서 다른 활동을 하도록 제공하거나 높이가 다른 지면에서 균형을 유지하도록 하는 것은 더 많은 고유수용기 감각을 동원하는 활동이다.

전정계 (Vestibular System)

내이 안에 위치한 **전정계**는 수직, 수평 자세와 움직임에 관한 정보를 중추 신경계에 전달하는 중요한 역할을 한다. 전정계는 자세의 변화를 감지하고 수직자세를 유지하는데 도움을 주는 3개의 반고리관과 두 개의 낭을 포함하고 있다. 소낭(saccule)은 평형성을 조절하고 다른 하나인 난원낭(utricle)은 머리의 앞 · 위 움직임을 감지한다. 두 개의 낭 모두 중력에 반응을 하며, 머리와 신체의 움직임에 민감하다. 내이는 예방수단으로 전정 안구반사를 일으키며, 이것은 신체가 움직일 때 안정성을 유지하는 시각의 기능이다.

눈돌림체계 (Oculomotor System)

시각은 공간에서 신체의 위치와 관련된 피드백을 제공하는데 도움을 준다. 이러한 피드백 시스템을 **눈돌림체계**라고 한다. 눈을 감았을 경우에 눈을 뜨고 있는 경우보다 균형을 잡기 힘들다는 사실을 알 수 있다. 눈을 감고 물속으로 다이빙했을 때 또는 시각기능에 손상이 있을 때 당신은 방향감각이 상실되어 현재 위치가 수면인지 바닥인지 알 수 없게 된다. 많은 활동들이 일어나는 환경에 앉아있을 때도 눈돌림체계와 전정계는 어떠한 움직임을 할 것인지를 함께 결정한다. 때때로 피드백이 올바르게 해석되지 않은 경우, 당신은 움직이지 않고 있음에도 불구하고 움직임 감각은 환경이 움직이고 있는 것으로 인식한다. 예를 들면, 자동차가 밝은 불빛이 있는 곳에 정지하려고 접근할 때, 뒤로 가고 있는 것처럼 느낄지도 모른다.

스케이트 선수, 체조 선수, 무용수와 같이 위치를 급격하게 전환하는 활동을 수행해야 하는 선수들은 현기증을 방지하기 위해 시각 입력정보를 무시하는 학습을 해야 한다. 전정계는 이러한 운동 상황에서의 위치 변화에 대하여 신속한 피드백을 제공하지만, 운동선수는 현기증이나 평형성 상실을 방지하기 위해서 한 물체만 주시하고 다른 움직이는 물체를 무시하는 시각 고정화기법을 사용해야 한다.

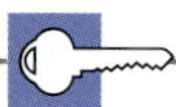

평형성은 전정계, 눈돌림체계, 체성 감각계의 3가지 시스템을 포함한다. 스포츠 치료사는 평형성을 평가하기 위한 간단한 검사를 할 수 있다.

고유감각계 (Proprioceptive System)

고유감각계는 **체성감각계**(somatosensory system)라고도 불린다. 우리는 이미 평형성을 위한 체성감각계의 기능에 대한 중요성에 대하여 논의하였다. 고유수용기의 신경이 부상으로 인하여 손상을 입었을 때 이 시스템의 기능적 능력 또한 손상되게 된다. 이러한 기능이 회복되지 않으면 부상선수는 손상의 재발 위험성이 커지고 운동수행력에 좋지 않은 영향을 주게 된다.

평형성은 반드시 회복되어야 하며, 치료적 운동프로그램에는 부상선수의 운동수행 중 안정성과 안전을 위하여 반드시 평형성과 관련된 운동을 포함시킨다. 이러한 운동은 기초수준에서 시작하며 부상선수의 평형성 향상을 위하여 점진적으로 복잡하고 기능적인 활동들을 실시하도록 한다. 이러한 특정 운동과 기능적 활동들은 다음 장에서 논의될 것이다.

평형성 평가(Balance Evaluation)

부상선수의 평형성 결함을 판정하는 간단한 검사법이 있다. 이러한 검사의 난이도는 부상선수의 운동수행 수준의 증가에 따라 정적인 움직임으로부터 동적인 움직임으로, 간단한 동작에서 복잡한 동작으로 변화시킨다. 롬버그검사(Romberg test)라고 불리는 가장 간단한 검사는 부상선수가 서서 눈을 감는 방법으로 구성되어 있다. 일반적으로 평형성에 이상이 없을 경우 정상적인 반응을 나타낸다. 대부분의 부상선수는 이러한 검사를 어려움 없이 수행할 수 있다. 약간 더 어려운 검사로는 부상당한 발로 서 있는 것이다. 부상선수는 다른 발이 지면에 닿지 않고 또는 손으로 지지하지 않은 상태로 이러한 자세를 30초 동안 유지할 수 있어야 한다. 부상선수가 이러한 검사를 만족스럽게 수행해 낸 후에는 30초 동안 한 발로 서서 눈을 감는 검사를 실시한다. 이러한 정적 검사에 어려움이 있으면, 평형성이 결함되었다고 판단하고 치료적 운동프로그램의 필요성에 대해 설명해 주어야 한다.

협응성 (COORDINATION)

협응성은 스포츠관련 특수 활동과 기능을 수행할 수 있는 또 하나의 고유수용성 기능이다. 협응성은 적절한 강도와 타이밍에 근육의 활동을 통합적으로 작용시켜 움직임을 부드럽게 하는 복잡한 과정이다. 여러 근육들이 통합적 활동을 위해 동원된다. 이러한 근육들은 감각 수용기, 사이신경세포, 대뇌겉질에서 척수까지 하행전도로와 상행전도로, 원심성 수용기의 복잡한 신경학적 연락망으로 결합되어 있다. 일부 근육들은 활동을 위한 자극을 제공하지만, 일부 근육들은 활동이 일어나지 못하게 억제하고, 나머지 근육들은 바람직한 움직임이 일어나도록 협동적 또는 안정성을 위한 자극을 제공한다. 각각의 근육들은 활동을 통합하기 위해 강도와 타이밍에 대한 정확한 반응을 제공해야 한다. 근육이 적절한 반응을 일으키지 못할 정도로 약하다면 활동은 통합되지 못하고 원하는 동작을 수행하지 못한다. 예를 들면, 배구선수가 어깨뼈(견갑골, scapula) 돌림근(회전근, rotatores)의 근력이 충분하지 못하다면 팔은 정확하게 공을 때려서 보낼 수 있는 위치로 가지 못한다. 서 있는 다리의 엉덩관절(고관절, hip) 벌림근(외전근, abductor)이 약한 축구선수는 신체를 견고하게 지지해줄 수 없으며, 반대편 발로 공을 충분히 찰 수 없다. 양궁선수도 활의 무게 또는 시위를 당기는 것을 조절할 수 있는 세모근(삼각근, deltoid)의 근력이 부족하다면 정확성이 떨어지게 된다.

근력이 약하면 특정 활동을 수행하기 위하여 근육들이 더 많이 동원되어야 하고, 이것은 다른 근육에 대해 자극의 과다유출(overflow)을 초래하게 된다. 이러한 예로, 주전자 뚜껑을 여는 단순한 활동을 들 수 있다. 적은 힘에도 주전자 뚜껑이 열리면 손과 팔의 최소 근력만이 작용하지만, 뚜껑이 단단하게 닫혀 있는 경우에는 팔의 근육이 점점 더 팽팽해지고, 악력이 더 강해짐에 따라 턱의 근육도 동원되며, 더 나아가 신체 전 부위의 근력이 작용하여 뚜껑을 열 수 있게 된다.

이와 마찬가지로, 근육이 활동을 수행할 때 적절한 움직임을 하기 위한 충분한 강도에 이르지 못하면, 활동에 필요없는 다른 근육들을 자극해야 하기 때문에 활동을 하는데 더 어려움이 있다. 이러한 지나친 자극은 올바르지 않은 움직임을 초래한다. 이러한 이유 때문에, 손상선수가 치료적 운동프로그램의 협응 활동을 하기 전에 근력을 기르는 것은 매우 중요한 과제이다.

협응성 구성요소 (Coordination Components)

조화로운 움직임을 위해서 특별히 요구되는 것들이 있다. 향상된 협응성을 위한 치료적 운동의 논리적인 진행과정을 간단하게 살펴보도록 하자.

활동 지각 (Activity Perception)

협응성의 모든 요소 중 가장 기초적인 요소로 수의적인 근활동의 지각을 들 수 있다. 관절의 위치와 움직임의 인지는 활동을 수행할 수 있는 기초적인 능력이다. 고유수용기는 이러한 인식을 하기 위한 중요한 요소이다. 또한 시각도 부상선수들에게 활동의 결과에 관한 피드백을 제공하기 때문에 중요하다. 시각의 활동에 대한 반응은 점차 감소하지만, 시각은 새로운 활동을 시작하는 학습초기에 운동패턴이 형성될 움직임의 정확성을 향상시키는 중요한 역할을 한다.

피드백 (Feedback)

조화로운 움직임의 발달과 관련된 학습과정은 컴퓨터 프로그래밍과 비슷하다. 활동을 수행할 때, 중추신경계는 수행의 질을 평가하고, 신체는 올바르지 않은 움직임을 조절하기 위해 정보를 중추신경계로 다시 보낸다. 활동은 이러한 조절이 반복되면서 형성된다. 고유수용기는 이러한 피드백과정에서 가장 중요한 요소이다. 감각 구심성 신경은 정보를 대뇌로 보내서 활동에 대한 정보를 입력하며, 소뇌에서는 근육의 위치, 길이의 자동적인 조절이 일어나며, 척수에서는 반사적 조절이 일어난다(그림 8.4). 인지된 반응 정보는 뇌줄기로 전달되며, 다른 입력정보와 통합되어 척수로 되돌려져 적절한 운동수행을 일어나게 한다.

반복 (Repetition)

반복과 조절을 통해 활동이 점점 정확해지면, 운동수행은 더욱 일관성 있게 이루어진다. 크로스컨트리 스키와 같은 활동을 생각해보자. 눈길 위에 지나간 자국이 많을수록 눈길은 점점 깊어져서 눈길 위를 지나가기 수월해질 것이다. 하지만 지나간 자국에서 일탈하면 눈길을 이용하기 힘들 것이다.

반복은 정확성과 협응성의 발달을 위해 반드시 필요한 부분이다. 활동이 반복될수록 노력은 감소되며, 근육의 과사용이 일어날 가능성이 적어진다. 결국 활동 기억흔적(engram)은 활동을 정밀하고 정확하게 반복 가능하게 한다. 기억흔적은 반복을 통하여 중추신경계에 영향을 주는 효과 또는 수행력이다. 이러한 점에서 조화로운 활동은 자동화되며, 더 이상 의식적인 과정이 필요하지 않게 된다.

억제 (Inhibition)

협응성의 발달은 바람직하지 않은 근육활동을 억제하는데 중요하다. 하지만 억제는 훈련으로 인해 직접적으로 일어나지 않는다(Kottke, 1982). 협응성 발달은 정확하고 통제된 활동의 반복을 통해서 기억흔적이 향상되고 필요 없는 근육을 동원하지 않는 수행 스피드의 증가를 통해 촉진될 수 있다. 수행 초기 단계에 부상선수들은 과사용과 필요 없는 근육 반응 때문에 운동수행에 어려움을 겪는다. 초기단계의 협응성은 인지력과 수의적인 교정이 요구되어지고, 이것은 너무 많은 활동으로 산만해지지 않도록 하는 것이 필요하다. 주의산만(distractions)은 부상선수가 어떠한 하나의 활동에도 충분히 집중할 수 없기 때문에 움직임의 부정확한 패턴을 유도한다. 한 번에 하나 이상의 활동을 수행해야 할 경우에는 순차적인 집중력이 필요하다.

억제는 컴퓨터와 같은 조절 처리 과정이며 결국에는 협응적인 활동을 가능하게 한다. 부상선수는 저강도에서 시작하여 조화로운 패턴이 형성될 때까지 다른 전달경로에서 과사용을 일으키지 않는 기초활동을 실시해야 한다. 올바른 움직임이 기억흔적이 될 때 올바르지 않은 활동을 억제하는 능력이 증가하여 협응성의 향상을 가져오게 된다.

협응성의 구성요소에는 활동의 지각, 피드백, 수행조절과 반복이 포함된다. 협응성 발달은 간단한 것으로부터 복잡한 활동으로 진행될 뿐만 아니라, 반복을 통해 향상시킬 수 있다.

협응성 발달 (Coordination Development)

움직임의 정확성, 움직임의 속도, 근력은 스포츠 활동에서의 협응성에 기초적인 역할을 한다. 이 전에 언급한 것과 마찬가지로, 일단 근력이 형성되면 활동의 반복을 통해 협응성의 발달이 이루어진다. 부상선수는 재활초기에 단순한 활동을 할 필요가 있으며, 점진적으로 더욱 복잡한 기술을 연습한다. 초기에는 단순한 정적 운동이면 충분하다. 협응성 발달은 정적 활동에서 동적 활동으로 진행되어간다. 예를 들면, 일단 부상선수가 폼롤러(foam roller)나 트렘폴린과 같은 안정되지 않은 바닥에 한 발로 설 수 있다면, 그 부상선수는 하체를 위한 평형판과 점핑 동작과 같은 동적 활동을 하거나 상체를 위한 볼 던지기를 할 수 있다.

협응성 발달을 위해서는 단순한 활동으로 시작하고 점진적으로 복잡한 활동으로 진행시킨다. 활동의 스피드, 힘, 복잡성을 증가시키는 것은 협응성 운동의 강도를 증가시키는 방법이다. 모든 협응성 활동은 반복이 필요하다. 이것은 치료적 운동프로그램에서 어떠한 협응성 운동도 반드시 많은 반복이 필요하다는 것을 의미한다. 특히 부상선수의 스포츠 활동과 유사한 운동발달에 중요하다.

운동수행의 정확성은 협응성 발달에 필수적이다. 스포츠치료사는 부상선수가 치료적 운동을 할 때 이러한 사실을 반드시 인식하도록 해야 한다. 일단 부상선수가 피로하면 협응성의 정확성은 감소하고 활동을 계속 지속할 수 없게 된다. 조화롭지 못한 움직임의 지속된 수행은 바람직하지 못한 움직임으로 잠재 기억될 것이다. 또한 이것은 치료적 운동 기간 내에 협응성 운동의 계획 시 고려되어야 할 사항으로 매우 중요하다. 부상선수는 활동에 의해 피로가 쌓이는 운동 후기보다 피로가 없는 운동 초기에 협응성 활동을 수행해야 한다.

민첩성 (AGILITY)

민첩성은 신속한 움직임을 수행할 때 신체의 방향을 조절할 수 있는 능력이다. 운동 상황에서 민첩하게 움직이기 위해서는 유연성, 근력, 순발력, 스피드, 평형성, 협응성과 같은 몇 개의 질적 요소가 요구된다. 민첩성은 방향을 급격하게 전환하고 갑자기 정지·출발할 때 관련이 있는 능력이다.

대부분의 스포츠는 하체의 민첩성이 요구된다. 예를 들면, 미식축구 리시버는 수비 선수를 피해 나가기 위해서 오른쪽, 왼쪽으로 급격하게 방향을 전환할 수 있는 능력이 있어야 한다. 축구 공격수는 상대편 수비수 주위를 공을 가지고 드리블 하기위해서 지그재그로 달릴 수 있는 능력이 필요하다. 농구 선수는 코트를 향해 달려가다가 갑자기 정지해서 점프 슛을 하기 위해서 전력 질주를 할 수 있어야 한다. 상체의 민첩성은 피아노 연주자가 건반에서 손을 신속하게 이동하기 위해 요구되는 것과 같은 능력이다. 예를 들면, 수중폴로 선수는 상대편을 속이고 득점을 올리기 위해서, 하키 골키퍼는 손으로 날아오는 퍽을 막아내기 위해서, 라켓볼 선수는 백핸드에서 포핸드로 전환하기 위해서 민첩성이 요구된다.

민첩성은 매우 진보된 기술이기 때문에 기본적으로 유연성, 근력, 순발력이 요구된다. 적절한 유연성은 스피드와 순발력을 발휘하기 위한 기본적인 요소이다. 순발력은 민첩성을 위해 필요한 요소이고 힘과 속도의 곱으로 나타낼 수 있다(F × D/T). 이 공식을 살펴보면 신체의 이동을 통한 거리의 증가와 시간의 단축에 의해서 순발력이 증가한다는 사실을 알 수 있다. 유연성이 좋을수록 순발력은 더 증가한다. 순발력은 부상선수들을 더욱 신속하게 이동 가능하게 하는 요소이기 때문에 중요한 요소로 작용한다.

근력 또한 민첩성의 하나의 구성요소이다. 뛰어난 근력을 소유하고 있는 부상선수는 힘찬 움직임을 생성하는 관성(inertia)을 제어할 수 있다. 체중이 90kg(200 lb) 이상 나가는 부상선수가 움직이는 동안 그의 체중을 자유자재로 제어할 수 없다면, 그 움직임은 아무런 의미가 없다. 근력은 부상선수의 조종능력을 통제할 수 있는 요인이다.

효과적인 협응성을 위해서는 반드시 스피드가 동반되어야 한다. 이미 살펴본 바와 같이 협응성은 활동을 적절하게 수행하는데 중요하다.

> 민첩성은 유연성, 근력, 순발력을 형성하는 진보된 기술이고, 협응성과 평형성에 의해서 결정된다.

협응된 활동으로서 민첩성을 위한 치료적 운동은 단순한 운동부터 시작하여 기술 수준이 향상된 복잡한 운동으로 진행되어야 한다. 민첩성 운동의 최종 목표는 부상선수가 모든 민첩성 활동에 참가할 수 있도록 하는 것이다. 모든 민첩성 활동은 부상선수의 스포츠 참가와 관련이 있다. 보통 단순한 기술을 포함한 활동은 민첩성 운동 초기에 이용된다. 이러한 활동은 운동기술이나 요구되는 기술의 구성요소이고, 정상속도보다 느린 속도에서 수행된다. 부상선수의 능력이 향상되면 더 복잡한 활동을 할 수 있고, 스피드도 스포츠 참가 선수와 근접할 정도의 능력을 나타낸다.

민첩성 검사 항목은 부상선수의 스포츠 활동과 비슷한 것이어야 한다. 스포츠치료사는 부상선수의 스포츠 종목과 포지션에 대한 요구사항을 이해하고 적절한 민첩성 운동을 제공할 책임이 있다. 예를 들면, 농구선수를 위한 민첩성 활동에는 반드시 측면성을 따라 달리기, 8각뿔 달리기(figure-8 corn running), 갑자기 정지하는 활동, 뒤로 달리기가 포함되어야 한다. 조립라인의 노동자를 위한 민첩성 활동에는 조립 벨트에 있는 물건을 잡고, 포장해서 다음 물건이 오기 전에 상자에 넣기 위한 빠른 시각과 손의 협응성 운동이 포함되어야 할 것이다. 이러한 활동의 수행은 활동의 스피드, 갑자기 방향을 전환하는 능력, 모든 방향에서 부상당한 다리와 부상당하지 않은 다리를 동등하게 사용할 수 있는 능력, 수행의 자연스러움 등이 점진적으로 이루어져야 한다.

고유수용기의 치료적 운동 (THERAPEUTIC EXERCISE FOR PROPRIOCEPTION)

민첩성, 평형성, 협응성은 치료적 운동프로그램에서 유연성과 근력을 자연스럽게 형성시킬 수 있는 요인이다. 평형성과 민첩성은 밀접한 관련이 있고, 정적 평형성 기본운동과 더 복잡한 사전-참가 민첩성 운동을 제외하고는 구별하는 것이 어렵다. 고유수용성 운동은 팔이나 다리 손상과 상관없이 실시해야 하는 중요한 일반적인 진행과정이다. 고유수용성 운동은 치료적 운동프로그램의 과정 중 일부로 정기적으로 이루어져야만 한다.

개관 (General Concepts)

고유수용기를 위한 운동과 관련된 일부 개념들은 이미 소개되어 왔지만, 계속 반복해서 설명할 만큼 중요한 부분이다. 우선 평형성이 발달한 다음에 협응성이 발달하고 마지막으로 민첩성이 발달한다. 이 순서를 통해 민첩성은 협응성의 발달에 달려있고, 협응성은 평형성의 발달에 달려있다는 사실을 알 수 있다. 평형성 운동은 정적 활동부터 시작하고 점진적으로 동적 활동을 실시함으로써 향상시킬 수 있다.

모든 고유수용기를 위한 운동은 단순한 것에서부터 복잡한 것으로 진행되어진다. 단순운동은 부상선수가 하나 또는 두 개의 종목에 집중할 수 있는 활동을 포함한다. 또한 단순운동은 필요없는 근육의 과다유출이 없고, 원하는 근육만을 충분히 활성화시키는 운동을 포함한다. 단순운동은 통제된 상황과 환경에서, 느리고 침착하게 실시한다. 부상선수에게 요구되는 집중 정도가 상위수준에 이르렀을 때에는 주의 산만을 최소화해야 한다.

진행과정 중 복잡한 활동은 부상선수가 단순운동을 완전히 숙달한 다음에 실시한다. 단순한 활동을 빠른 속도로 또는 더욱 강력한 조절과 힘이 요구되는 활동으로 실시함으로써 활동을 복잡하게 만들 수 있다. 또한 부상선수가 한 가지 이상의 과제를 동시에 수행할 수 있는 운동을 포함시킨다. 한 가지 과제수행 시 피드백 기전이 철회될 때와 부상선수가 이러한 단순한 활동을 눈을 감고 수행할 때 더욱 복잡해지게 된다. 부상선수의 능력에 따라서 스포츠 상황과 비슷한 활동에 참가할 수 있도록 진행시킨다.

고유수용성 운동의 목표는 부상선수가 운동수행을 정확하게 실시하도록 하는 것이다. 이러한 것을 촉진시키기 위하여 다양한 고유수용성 활동들을 치료적 운동기간의 후기보다는 초기에 실시하도록 한다. 부상선수가 피로해지면, 협응이 제대로 이루어지지 않기 때문이다.

반복은 수행의 정확성을 위해 항상 강조되어야 할 부분이다. 많은 반복을 통하여 성공적으로 수행력을 향상시킬 수 있다. 스포츠치료사는 발달선상에서의 부정확한 기억흔적을 예방하기 위하여 부상선수의 피로증상을 조심스럽게 관찰해야 한다.

하체 훈련 진행과정 (Lower-Extremity Progression)

다양한 신체부위를 위한 특정 치료적 운동프로그램이 제4부에 설명되었지만, 여기에서는 고유수용성 프로그램의 간단한 내용을 제시하였다.

정적 평형성 활동은 눈을 뜨고 한 발로 서는 것부터 시작한다. 부상선수는 팔을 다리 측면에 붙이고 선다. 목표는 들어 올린 발이 바닥에 닿지 않고 30초 동안 한 다리로 서있는 것이다. 한 발로 서는 것이 어려운 경우에는 세로로 나란히 서는 자세(tandem position)를 취하여 한 쪽 발가락이 반대편 뒤꿈치에 닿도록 선다(그림 8.5a). 이 때 부상당한 다리를 뒤에 놓을 경우 더욱 강도를 높일 수 있다. 이러한 자세로 부상선수는 손을 사용하지 않고 30초 동안 서 있는다. 이 과정이 숙달되면 다음으로 한 눈을 뜬 상태에서 한 발로 30초 동안 서 있는다(그림 8.5b). 그 후 눈을 감고 같은 방법으로 실시한다. 그 다음 평형성 활동은 한 발을 들고 미니 트렘폴린 또는 폼 롤러, 1/2 폼 롤러와 같은 평평하지 않은 표면에서 처음에는 눈을 뜨고 다음에는 눈을 감고 30초 동안 자세를 유지한다(그림 8.5c).

또한 난이도를 증가시키기 위해 부상선수는 한 다리를 든 상태에서 공을 잡는 활동을 할 수 있다. 공의 무게 변화는 적절한 도전과제가 될 것이다.

또한 부상선수는 자신의 운동종목의 포지션에서 실시하는 것과 비슷한 정적 평형성 활동을 실시할 수 있다. 예를 들면, 체조 선수는 평균대 위에 한 발로 서거나 발과 엉덩관절, 무릎의 굽힘이 일어나는 운동을 실시할 수 있다. 테니스 선수는 엉덩이와 무릎을 굽히고 볼 위에 서는 정적 균형운동을 실시할 수 있다. 레슬링 선수는 평평하지 않는 매트 표면에서 정적 평형성 활동을 수행할 수 있다.

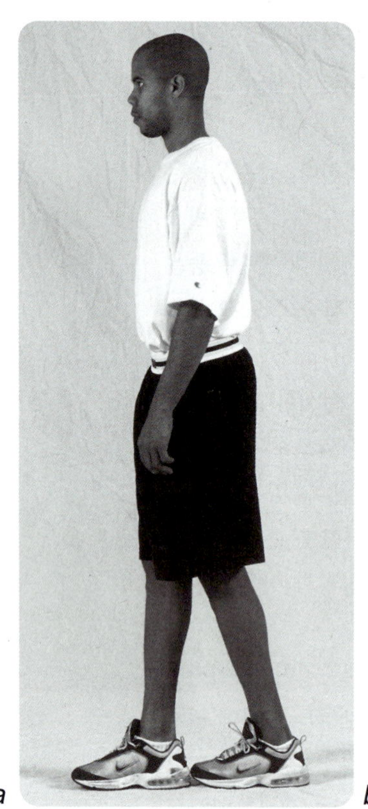
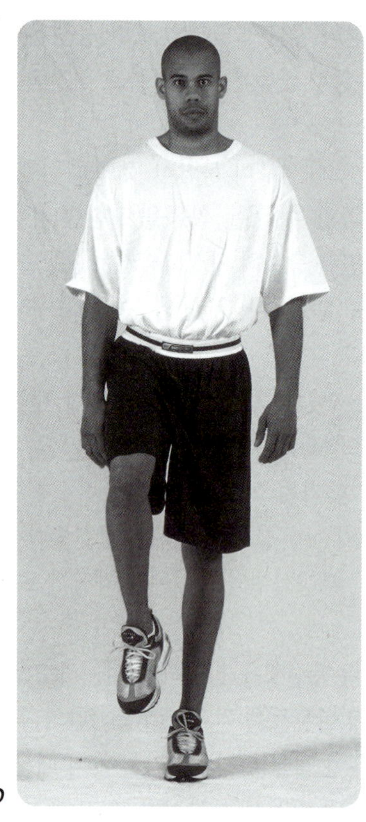
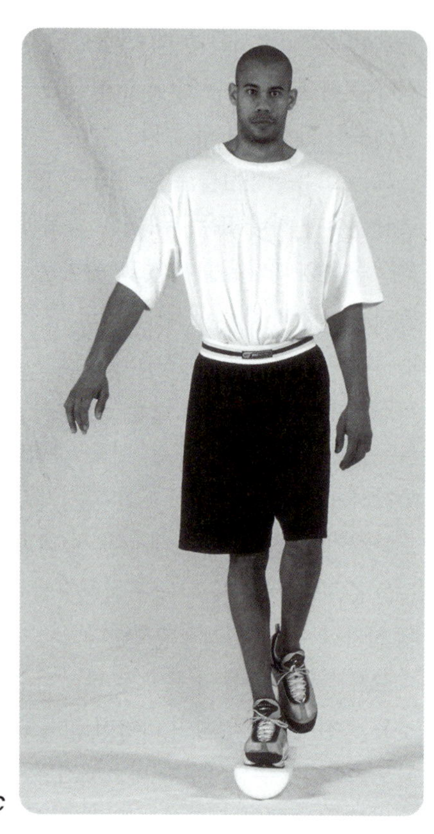

그림 8.5 정적 평형성 운동 진행과정 : *(a)* 탠덤(tandem) 스탠스, *(b)* 한 발로 균형잡기, *(c)* 1/2 폼 롤러 위에서 한 발로 서기.

정적 평형성 활동이 숙달된 후에 부상선수는 점진적으로 동적 평형성을 발달시킨다. 이러한 활동은 달리기, 측면 움직임, 뒤로 움직이는 것과 같은 스포츠 상황과 비슷한 활동이 포함되어 있다. 더욱 난이도가 높은 동적 평형성 활동에는 점핑, 컷팅(cutting), 비틀기, 피벗팅(pivoting) 등이 있다. 부상선수는 낮은 강도의 활동부터 실시하고 느린 속도로 균형을 잡고 조절이 되면 빠른 속도의 활동으로 진행시켜 나간다. 점핑과 같은 일부 활동들은 두 다리를 사용하지만 수행에서 부상선수가 테크닉과 자신감이 생기면, 한쪽 측면 활동으로 점진적으로 진행시킨다. 플라이오메트릭 운동은 치료적 운동프로그램의 마지막 단계에서 실시하는 고유수용성 운동이며, 부상선수가 근력 및 유연성과 조절 능력이 좋다고 판단되는 마지막 단계에서만 실시되는 전문화된 운동이다. 플라이오메트릭 운동은 9장에 자세히 논의되어 있다.

마지막 단계에서의 운동은 특정한 스포츠 상황과 비슷한 것으로 진행된다. 이러한 운동에는 부상선수의 스포츠 참가에 직접적으로 요구되는 민첩성 활동이 포함되어야 한다. 당신은 치료적 운동프로그램의 한 부분을 계획할 때 스포츠에 적용하기 위해 강조해야 할 점을 이해하고 활동의 구성요소를 숙지하고 있어야 한다. 이러한 활동은 부상선수의 민첩성 기술을 향상시키고 스포츠 현장으로 복귀할 수 있도록 자신감을 회복시킨다. 이러한 활동들의 대부분을 기능적 훈련(functional exercise)이라고 부르며, 10장에 자세히 논의되어 있다.

발목과 무릎 상태에서 고유수용기를 향상시키기 위한 브레이스, 슬리브, 테이핑의 사용은 여전히 논란의 대상이 된다. 피부와 피부 아래의 감각 수용기로부터의 고유수용성 입력정보는 움직임을 지각하는데 도움을 준다는 증거들이 있다(Lephart, Kocher, Fu, Borsa, & Harner, 1992). 또한 브레이싱이 고유수용기 기능의 향상시켰다는 증거도 있다(Beynnon, Good, & Risberg, 2002;

Willems, Witvrouw, Verstuyft, Vaes, & De Clercq, 2002). 반대로 관절의 지지(support)와 관절의 고유수용성 능력이 역상관성을 나타낸다는 보고도 있다(Perlau, Frank, & Fick, 1995). 기능적 활동에서 이러한 보조장비 사용이 고유수용감각에 미치는 영향은 논란의 대상이 되고 있는데(Risberg, Beynnon, Peura, & Uh, 1999), 이것은 많은 연구들이 부상선수가 재활을 완전히 마친 상태(Risberg et al., 1999)이거나 정상인(Blackburn, Guskiewicz, Petschauer, & Prentice, 2000)을 대상으로 실시되었기 때문이다. 최근의 고유수용성 감각의 결함을 가진 선수는 부상당하지 않은 선수보다 피부 수용기에 더 많이 의존한다고 보고되었으며(Callaghan et al., 2002), 테이핑이나 브레이싱이 피부 감각 수용기를 자극하며, 감각 모니터의 역할을 하는 것으로 보고하였다. 고유수용기와 운동감각에 관한 대부분의 연구들은 부상선수의 관절 위치 또는 관절 감각의 지각이 향상되었다고 보고하였지만, 이러한 기구들의 사용이 기능적 활동에서 관절의 안정성을 향상시켰다는 증거는 없다(Barrack, Lund, & Skinner, 1994).

브레이스나 슬리브의 사용에 관한 확실한 증거들이 아직까지 없기 때문에, 개인적 특성을 고려하여 사용여부를 결정해야 한다. 부상선수가 더욱 자신감을 가지고 운동경기 활동을 잘 수행할 수 있다면, 이러한 보조 장비들은 충분한 심리적 이익을 제공할 수 있을 것이다.

상체 훈련 진행과정 (Upper-Extremity Progression)

하체가 사용되는 스포츠 활동은 대부분 닫힌 사슬운동(closed chain activities)이지만, 상체 활동은 열린 사슬 운동 및 닫힌 사슬 운동이 모두 포함되어 있다. 열린 또는 닫힌 사슬 운동과 관련된 부상선수의 수행 요구는 치료적 재활운동 프로그램에서 사용되어야 할 고유수용성 운동의 범위를 결정하게 한다. 적절하게 구성된 프로그램은 열린 및 닫힌 사슬운동이 포함되어야 하며, 프로그램의 끝 부분에는 특정한 스포츠의 요구사항에 따라 강조해야 할 프로그램을 결정해야 한다. 예를 들면, 투수는 공을 던지는 유형의 활동을 실시하기 때문에 열린 사슬 고유수용성 운동을 주로 실시한다. 체조선수는 열린 및 닫힌 사슬운동을 모두 수행하기 때문에 열린 및 닫힌 사슬 고유수용성 운동을 결합해서 실시해야 한다. 그러나 사이클 선수는 닫힌 사슬 운동을 실시하기 때문에, 부상선수의 운동프로그램은 주로 닫힌 사슬운동으로 구성한다.

초기의 열린 사슬 고유수용성 운동 시에는 리드미컬한 안정을 촉진하는 고유수용성 신경근 촉진법(PNF)을 포함시킨다. 안정은 닫힌 사슬운동에 의해 리듬감 있게 점진적으로 이루어진다. 닫힌 사슬운동 내에서 운동은 움직임 없는 수축으로 진행되며, 안정된 표면상의 움직임과 불안정한 표면상의 움직임으로 진행시킨다. 예를 들면, 스위스 볼 위에 엎드린 상태에서 손으로 바닥을 잡거나 탁자에 몸을 의지하고 손을 공위에 놓는다(그림 8.6). 이러한 활동은 양 측면을 지지한 상태로 실시하며, 숙련되면 팔만을 이용해서 실시하도록 한다.

1. 부상선수는 발을 공중에 띄운 상태로 스위스 볼 위에 엎드린다. 손을 바닥에 대고 시작한 다음 한쪽 손을 올리고 30초 동안 균형을 유지한다(그림 8.6a).
2. 부상선수는 하체를 탁자에 걸치고 엎드려서 스위스 볼 위에 손을 올린다. 스위스 볼을 앞쪽으로 굴린 다음 30초 동안 자세를 유지한다(그림 8.6b).
3. 두 운동의 진행과정은 팔만 이용하여 볼을 앞뒤로 추진시키고, 옆으로 이동시키는 동작으로 구성된다.
4. 심화 진행과정에서는 저항 움직임을 포함시켜야 한다. 예를 들면, 피터(fitter)나 손으로 하는 저항운동이 있다(그림 8.7).

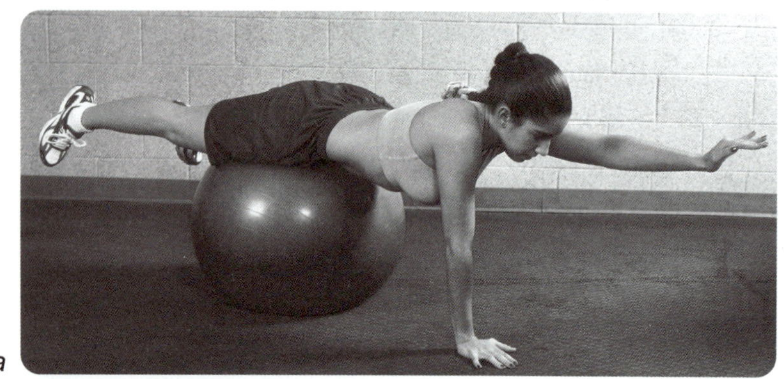

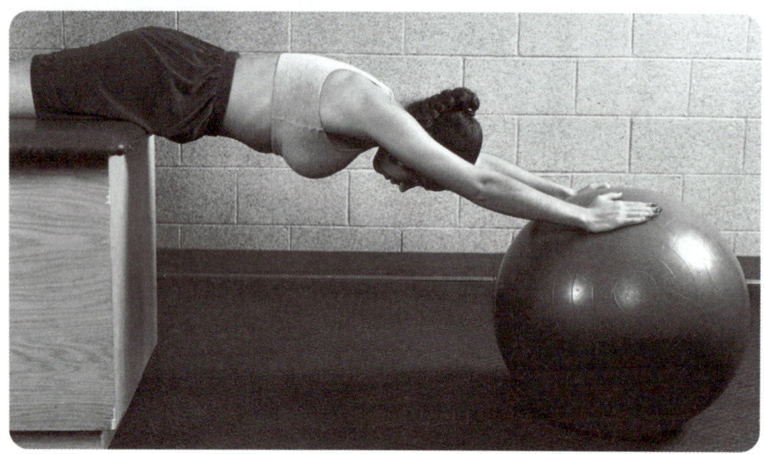

그림 8.6 스위스 볼 위에서 실시하는 상체를 위한 고유수용성 운동 : *(a)* 부상선수는 스위스 볼만을 지지한다. *(b)* 부상선수는 스위스 볼이 움직이는 동안 탁자로 신체를 지지한다.

능동적 · 수동적 위치변경(repositioning)은 초기에 고유수용감각을 얻기 위한 유용한 방법이다. 수동적 위치변경은 스포츠치료사가 수동적으로 부상선수의 팔 한 쪽을 이동시켜주면 부상당한 부위를 동일 위치로 이동시키는 방법이다. 이러한 활동은 눈을 뜬 상태에서 감는 활동으로 진행되어진다. 부상선수가 실수를 했을 때, 시각적으로 바른 자세와 비교한 다음 운동을 반복하여 실시한다.

능동적 위치변경은 스포츠치료사가 부상당한 팔을 이동시켜주고 난 다음, 시작자세로 복귀시키는 것이다. 눈을 감은 상태에서 부상선수는 팔이 이동했던 위치로 팔을 움직인다.

이러한 활동들은 일직선상과 기능적 위치에서 수행될 수 있다. 가장 좋은 반응은 관절가동범위의 끝 부분 근처의 기능적 위치에서 이루어지는 것이다.

기능적 운동은 상체 프로그램과 쉽게 결합할 수 있다. 손으로 하는 저항, 머신, 튜빙을 이용한 운동으로서 고유수용성 신경근 촉진법은 근력과 고유수용감각을 제공한다. 고유수용성 운동은 느린 속도로 시작하며 부상선수가 활동 내내 자신의 팔을 조절할 수 있을 때 속도를 증가시킨다.

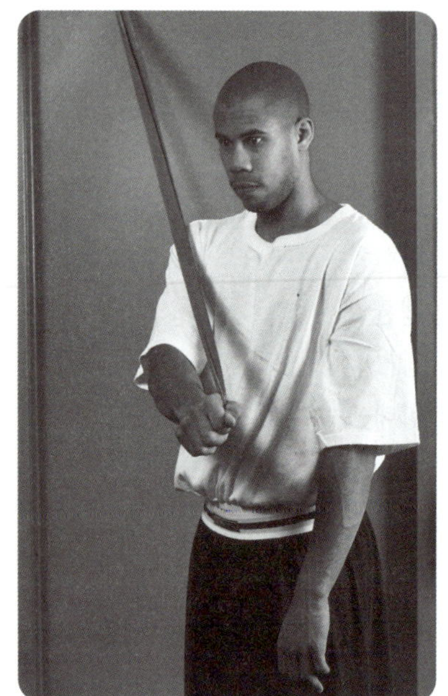

그림 8.7 저항성 고유수용성 운동.

민첩성을 위한 플라이오메트릭 운동이 상체 운동에도 사용된다. 상체를 위한 플라이오메트릭 운동은 9장에서 논의된 바와 같이 신체저항과 메디신 볼을 사용한 운동을 포함한다.

하체 기능운동과 마찬가지로 상체 민첩성 운동은 부상선수가 참가하는 스포츠 종목의 요구에 관한 지식을 통해 설계되어야 한다. 예를 들면, 던지기 스포츠 종목의 부상선수를 위한 기능적 운동은 초기에는 짧은 거리를 던지고, 점진적으로 거리와 속도를 증가시켜서 마지막에는 최대 스피드로 던지는 방법으로 진행시킨다.

요약 (SUMMARY)

고유수용기는 환경 내에서 위치를 지각하는 신체의 감각기관이다. 근육, 힘줄, 인대, 관절주머니와 인대의 수용기는 입력된 정보를 통합하여 반응을 일으키는 중추신경계로 정보를 전달한다. 고유수용기는 평형성에 중요하고, 평형성은 협응성에 중요하고, 협응성은 민첩성에 중요하다. 따라서 고유수용기는 활동의 기본적인 구성요소이다. 관절이나 신체 분절에 손상이 생기면 그 부위의 고유수용기도 손상을 받는다. 고유수용기가 회복되기를 원한다면, 재활 프로그램은 고유수용기를 활성화시키고 적절한 기능을 회복할 수 있는 점진적인 운동 프로그램으로 구성되어야 한다.

주요 개념 및 복습 (Key Concepts And Review)

1. 고유수용기와 관련된 구심성 수용기를 나열하라.

고유수용감각은 치료적 운동프로그램에 중요한 부분으로서 피부, 근육, 힘줄, 관절과 기타 다른 부위에 위치한 몇 개의 구심성 수용기로부터의 입력정보를 통해 결정된다.

2. 고유수용성 정보를 운동 신경계에 의존하는 중추 신경계의 부위를 확인하라.

구심성 수용기는 정보를 중추신경계의 세 개 부위(척수, 뇌줄기, 대뇌겉질)로 전달한다. 가장 신속한 반사는 빠른 전달과 척수로부터의 반응이다. 더욱 느린 반응은 대뇌겉질에서 반응 초기에 일어나는 의식적 수행으로부터 보내진다.

3. 고유수용기와 관련된 민첩성 평형성, 협응성에 관하여 논의하라.

고유수용기의 기초는 민첩성, 평형성, 협응성을 나타낸다. 평형성은 협응성과 민첩성의 기초가 되는 기능이다. 부상선수는 스포츠 활동에서 요구되는 평형성, 협응성, 민첩성을 가져야 한다. 특수한 운동이 이러한 기능을 회복시키기 위해 사용된다. 이러한 운동은 단순한 활동과 함께 프로그램의 초기에 사용되며, 부상선수의 기술이 향상될수록 점진적으로 복잡한 활동으로 진행시켜 나간다.

4. 평형성을 조절하는 시스템을 확인하라.

평형성은 전정계, 눈돌림체계, 체성감각계의 3가지 체계에 의해 영향을 받는다. 이러한 체계는 정적 평형성과 동적 평형성을 유지하기 위해 중추신경계로 입력정보를 제공한다.

5. 협응성과 관련된 구성요소를 서술하라.

협응성은 활동에 대한 인지과정, 중추신경계로부터 활동의 결과에 대한 피드백 획득, 반복의 연속을 통한 활동의 교정, 대뇌겉질의 입력정보 없이 활동이 정확하게 일어날 때까지의 변화과정을 포함한다.

6. 상체와 하체의 고유수용성 운동의 진행과정을 설명하라.

고유수용성 치료적 운동은 난이도가 쉬운 것에서 어려운 것으로, 정적에서 동적으로, 서서히 하다가 빠르게, 단순한 활동부터 복잡한 활동으로 진행시켜 나간다. 스포츠치료사는 선수의 스포츠 종목에 필요한 복잡성과 요구를 이해하고, 선수가 스포츠 현장으로 복귀할 수 있도록 적절한 고유수용성 운동을 실시해야 한다.

심화 학습 문제 (Critical Thinking Questions)

1. 부상선수가 눈을 감고 한 쪽 다리로 서있는 경우, 평형성 시스템의 기능이 제거되는가? 다른 두 개의 평형성 시스템이 한 발로 서있는 활동에서 제거되는 것이 가능한가?
2. 발목염좌를 가지고 있는 부상선수는 한 쪽 다리로 균형을 잡기가 힘들다고 생각되는가? 이유는 무엇인가? 평형성을 향상시키기 위해 사용하는 점진적 운동 3가지를 나열하여라. 난이도가 낮은 운동부터 숙련된 기술이 요구되는 운동으로 프로그램을 진행시키는 기준은 무엇인가?
3. 협응성 운동은 환자가 피로해지기 전에 실시하는 것이 치료적 운동프로그램에서 더욱 효과적이다. 이유는 무엇인가? 프로그램을 실시하는 날, 새로운 협응성 운동을 적용하였을 때 운동수행면에서의 차이점은 무엇인가? 이유는 무엇인가?
4. 평형성 활동에서 협응성 활동으로, 협응성 활동에서 민첩성 활동으로 프로그램을 진행하는 기준 3가지를 설명하여라. 그리고 이러한 기준이 어떻게 선정되었는지에 관해 부상선수에게 설명해주어라.
5. 이 장의 첫 부분에 제시된 시나리오에서 토니의 민첩성 훈련 첫 날 제시할 수 있는 종목 3가지를 나열하여라. 각 운동을 위한 두 개의 종목을 제시하고 기준을 설명하여라.

실험실 활동들 (Lab Activities)

1. 다리 고유수용기 감각을 변화시키기 위하여 초기의 쉬운 동작부터 어려운 동작까지 5단계의 운동 진행과정을 사용하여라. 처음 운동은 정적 평형성 운동을 실시하고, 지속해서 민첩성 운동으로 마쳐야 한다. 각 운동수준에서 수행할 수 있는 파트너의 능력을 기록해두어라. 이전의 운동보다 더 많은 변화를 가져올 수 있는 운동을 선택하여 열거해라. 환자가 다음단계로 프로그램을 진행되는 시점은 어떻게 결정할 것인가?
2. 실험실 파트너의 상지 고유수용기 감각을 변화시키기 위하여 초기의 쉬운 동작부터 어려운 동작까지 5단계의 운동 진행과정을 사용하여라. 각 운동수준에서 수행할 수 있는 파트너의 능력을 기록해두어라. 이전의 운동보다 더 많은 변화를 가져올 수 있는 운동을 선택하여 열거해라. 환자가 다음단계로 프로그램을 진행되는 시점은 어떻게 결정할 것인가?
3. 파트너를 탁자 모서리에 앉혀서 눈을 감고 무릎을 45° 이내로 굽히도록 해라. 각도측정계로 측정하고 자세를 기록해라. 이러한 활동을 3번 반복해라. 반대쪽 무릎을 45° 이내로 굽히고 5초간 자세를 유지시켜라. 눈을 감고 다시 무릎을 45° 펴라. 각도측정계로 측정하고 자세를 기록해라. 이러한 활동을 3번 반복해라.
4. 팔을 옆에 두고 한쪽 다리로 서서 체중을 지지한 다리 쪽으로 모으지 않으면서 체중을 지지하지 않은 다리를 편안하게 들어라. 눈을 뜬 상태로 30초 동안 서 있는다. 팔을 옆으로 올리거나, 체중을 지지하지 않은 다리가 신체 쪽에서 멀어지거나, 발목이 반대쪽 다리를 감싸거나, 몸통이 엉덩이 정렬에서 멀어지거나, 체중을 지지하지 않은 발이 땅바닥에 닿는 경우에는 실수가 발생된다. 실수를 세어라. 눈을 감고 운동을 반복시켜라. 두 활동의 차이는 무엇인가? 이유는 무엇인가? 한 발로 서있는 운동이 부상선수를 더욱 변화시킬 수 있는 두 방법의 차이를 설명해라. 환자가 다음 단계로 프로그램을 진행되는 시점을 결정하는 기준은 무엇인가?

제 9 장

플라이오메트릭 (Plyometrics)

석 민 화

학습목표 (Objectives)

이 장을 마치고 난 후에는 아래의 사항을 설명할 수 있어야 한다 :

1. 플라이오메트릭을 가능하도록 하는 신경근 원리의 역학적인 성분과 신경학적인 성분에 대한 정의를 알아본다.
2. 플라이오메트릭 프로그램 디자인에 관련된 요인을 설명한다.
3. 플라이오메트릭 프로그램 실행에 있어서 3가지 고려사항을 알아본다.
4. 플라이오메트릭에 있어 주의사항과 금기사항에 대해 알아본다.
5. 팔이나 다리에 대한 4가지 플라이오메트릭 운동 프로그램의 개요를 설명한다.

▶ 스포츠치료사인 래리 코렐은 최근에 지역 선수 트레이닝 크리닉에 플라이오메트릭 재활프로그램을 진행하기 위해 고용되었다. 일단 환자가 충분히 회복되면 래리는 그들의 운동 재활프로그램의 마지막 부분인 플라이오메트릭 부분을 실시하였다. 래리는 해박한 경험으로 임상에 대처하며 재활의 마지막 단계에서 환자의 회복을 촉진시키기 위한 프로그램을 고안하고 관리하기에 아주 적임자이다.

래리의 가장 최근 환자는 지금까지의 환자 중에서 가장 도전적인 환자이다. 에드는 시니어 올림픽에 출전하였고, 여러 회사에서 광고모델로 활약하고 있는 70세의 육상 금메달리스트 환자이다. 에드는 몇 주전에 넙다리두갈래근(대퇴이두근, biceps femoris)이 손상되었고, 지금은 재활프로그램의 거의 마지막 단계에 와 있다. 에드는 활기차고 열성적임에도 불구하고 그는 다리의 다른 손상경험이 있으며, 8년 전에는 심장관상동맥 우회수술(cardiac bypass surgery)을 받았다. 심장수술과 그 후 회복프로그램은 그가 육상에 흥미를 자극하게 된 동기였다.

래리는 에드를 흥미로운 도전자로 보고 있으며, 에드를 완전히 회복하게 하여 경쟁적인 수준의 경기에 참가할 수 있도록 하는 플라이오메트릭 프로그램을 설계하고 있다.

목표의 성취는 또다른 시작

JOHN DEWEY, 미국 철학자, 심리학자, 교육학자, 1859–1952

환자들은 유연성, 근력, 유연성, 협응력, 민첩성의 능력을 가지고 있다면 그 다음에는 특정 스포츠나 그 기술을 향상시키고자 한다. 대부분의 스포츠는 격렬하고 방향 전환과 스피드가 빠르며, 힘을 경제적으로 그리고 효율적으로 빠르게 사용하는 능력을 필요로 한다. 환자가 특정 스포츠 활동을 하기 전에 이러한 요소들이 성취되어 있어야 한다. 환자들이 이러한 능력을 이미 가지고 있을 수도 있지만 상해를 유발할 수 있기 때문에 미리 트레이닝을 해야 한다. 환자가 정상적인 환경에서 스포츠 경쟁활동을 할 때 안전하게 하기 위해 상해 전 기술을 습득하는 것은 치료운동과 다시 트레이닝을 하는데 반드시 필요하다.

이러한 활동의 수행은 근신경계 시스템을 필요로 한다. 이는 플라이오메트릭에서 기능적 활동뿐만 아니라 근력과 기능적 활동 간의 전환도 포함되며, 특정한 기능 혹은 스포츠 활동을 포함한다. **플라이오메트릭**은 근육의 단축성 활동에 의해 발생하는 신장성 활동의 빠른 움직임이다. 즉, 플라이오메트릭 운동은 가능한 빠르게 폭발적인 운동 중 근육에서 최대 근력을 촉진시킨다. 최대 파워는 플라이오메트릭의 궁극적인 목표이다. 이전 장에서 파워는 힘과 거리의 곱에 시간을 나눈 값이라고 언급하였다($F \times d/T$). 즉, 빠를수록 파워가 증가한다. 예를 들면, 80kg(176파운드)인 사람이 0.6m(2피트) 점프를 한다면 1초가 걸리며 352(176파운드 × 2피트 ÷ 1)의 파워가 필요하다. 그러나 같은 거리를 절반의 시간에 점프하였다면, 그 파워는 704(176파운드 × 2피트 ÷ 0.5)가 된다.

플라이오메트릭 용어는 육상 코치인 프레드 윌트(Fred Wilt)에 의해 1975년에 사용되었다(Chu, 1998). 이는 그리스어로 *plio(more)*와 *metric(measure)*로 "더 많은"과 "측정"이라는 의미이다. 윌트 전에는 플라이오메트릭이란 용어는 "점프 트레이닝"이라는 용어로 사용되었다. 플라이오메트릭 활동이 처음에는 점프로만 사용되었지만, 1960년대 올림픽에서 동유럽의 코치들에 의해 점프 트레이닝의 좋은 성적이 나타나면서 플라이오메트릭은 1960년대 말부터 유명해지기 시작했다.

플라이오메트릭은 근 활동이 포함되기 때문에 때때로 폄-단축 활동이 나타난다. 건강한 사람은 플라이오메트릭을 사용할 수 있지만 재활프로그램에서는 플라이오메트릭이 일부분으로만 포함된다(Chmielewski, Kauffman, Myer, & Tillman, 2006). 아쉽게도, 대부분의 연구에서는 환자가 아니라 정상적인 사람을 대상으로 하기 때문에 환자에 대한 플라이오메트릭의 효과는 아직 입증되지 않았다. 그러므로 이 장에서는 환자가 아니라 정상인 사람들을 대상으로 하였다. 플라이오메트릭 운동에 적용할 수 있는 환자들에 대한 고려사항은 이 장의 마지막에 제시하였다.

걷기와 같은 매일의 활동은 폄-단축 활동이다. 그러나, 플라이오메트릭은 좀 더 격렬한 활동이며 생리학적, 근신경학적인 요인들이 있지만, 환자의 목표나 수행력을 향상시키고자하는 목표를 가지고 있다.

신경근의 원리 (NEUROMUSCULAR PRINCIPLES)

어떻게 플라이오메트릭이 작용하는가에 대한 이론은 신경근 시스템과 스트레스에 대한 반응에 정보의 기초를 두고 있다. 이러한 원리의 많은 부분은 이전 장에서 논의되었다. 이러한 원리들을 플라이오메트릭의 실제적인 응용에 적용하는 것은 "왜", 그리고 "어떻게" 치료운동 프로그램에 플라이오메트릭을 연결시켜야 하는지에 대한 스포츠치료사의 이해를 돕는다.

플라이오메트릭은 높은 파워 출력을 위해 먼저 근육을 긴장시키고 그 다음에 수축시키는 기술을 의미한다. 그래서 이것은 **스트레칭 운동**(stretch-shortening exercise)이라고도 한다. 스트레칭 운동은 신장-단축의 원리에 기초를 두고 있으며, 이는 근신경계의 역학적, 그리고 신경학적 성분의 지식에 바탕을 두고 있다.

역학적인 성분 (Mechanical Components)

역학적인 요소는 수축 요소와 비수축 요소로 나눌 수 있다. 두 가지 모두 플라이오메트릭의 역할을 설명하거나 간단히 여기에 나타낼 수 있는 중요한 요소이다.

수축 요소 (Contractile Components)

수축적인 요소는 근원섬유이다. 7장에서 논의되었던 것처럼 근원섬유는 근육의 수축적인 요소인 근절로 이루어져 있다. 근육은 인체에서 움직임의 원인이 되는 이완과 수축을 할 수 있는 유일한 구조이다. 근육계의 수축적인 요소는 비수축적인 요소를 조절한다.

신장하는 근육에 대한 연구에서는 교차다리(십자형교, cross-bridges) 분리 속도의 증가와 액틴과 마이오신의 교차다리 수의 증가와 같은 2가지 현상이 나타난다고 제시하고 있다(Rassier & Herzog, 2005; Rimmer, 2005). 그 결과 더 큰 힘이 두 섬유 사이에서 일어나는 결합의 이완을 빠르게 한다. 이러한 활동은 만약 신속히 신장하는 동안 근육이 빠르게 움직이면서 힘(strength)은 여전히 남는다는 점에서 중요하다.

비수축 요소 (Non-Contractile Elements)

비수축적인 요소나 성분들은 근육과 근섬유들을 둘러싸고 있는 결합조직과 근육의 힘줄을 포함한다. 비수축적인 요소들은 그들의 배열에 의해 **직렬 탄력 성분**(series elastic component, SEC)과

평행 탄력 성분(parallel elastic component, PEC)으로 나뉘어진다. 그리고 힘줄, 수초(sheath), 근절들은 직렬 탄력 성분을 이루는 기본적인 구조이다. 그리고 근육의 결합조직은 평행 탄력 성분을 구성한다(Dean, 1988).

직렬 탄력 성분, 평행 탄력 성분, 그리고 수축 요소 간의 상호작용 (Interaction of the Series Elastic Component, Parallel Elastic Component, and Contractile Component)

근육이 강하게 수축할 때, 팔다리(사지, extremity)를 움직일 수 있는 근육의 능력이나 저항하는 힘은 수축 요소이다. 근육이 계속해서 수축하게 되면 직렬 탄력 성분이 늘어나게 된다.

근육이 신장성 운동처럼 강하게 늘어날 때 힘 생산의 원인이 되는 성분은 수축 요소와 직렬 탄력 성분, 평행 탄력 성분이다. 직렬과 평행 탄력 성분은 근육이 신장되어지는 것에 대한 움직임의 저항에 의해 일어난다. 수축 요소는 움직임의 속도와 질을 조절한다. 근육이 신장될 때 수동적인 성분의 힘 기여는 순간적인 운동 중에 생산되어지는 것과 같은 힘을 생산하는 활동적인 성분을 불필요하게 만든다. 이론적인 예를 들면, 단회성으로 아령을 들 때 4.5kg의 힘을 필요로 한다면 아령을 들어올리기 위해 운동 성분들은 4.5kg의 모든 힘을 생산하여야 한다. 같은 무게가 이완 중에 일어난다면, 단지 운동 성분에 의해 생산되어지는 3kg의 신장 힘만 필요로 한다. 그 이유는 1.3kg가 수동적인 성분에 의해 생산되기 때문이다. 근육은 신장 시 같은 힘을 내지 못한다. 신장성과 단축성 힘의 정확한 차이가 근육군에 따라 변한다 하더라도 이 예는 보다 적은 힘이 단축성 활동에서보다 신장성 활동에서 요구되어진다는 것을 설명한다(이 예에 사용된 숫자들은 정확히 해석되어야 한다). 운동 성분들이 신장성인 운동을 할 때 적은 일이 요구되기 때문에 신장성인 운동을 할 때 적은 에너지가 사용된다. 그래서 같은 활동 근육의 힘이 신장성과 단축성의 운동에서 발생되어 진다면, 신장성 운동 시 일반적으로 보다 큰 힘을 생산하게 된다.

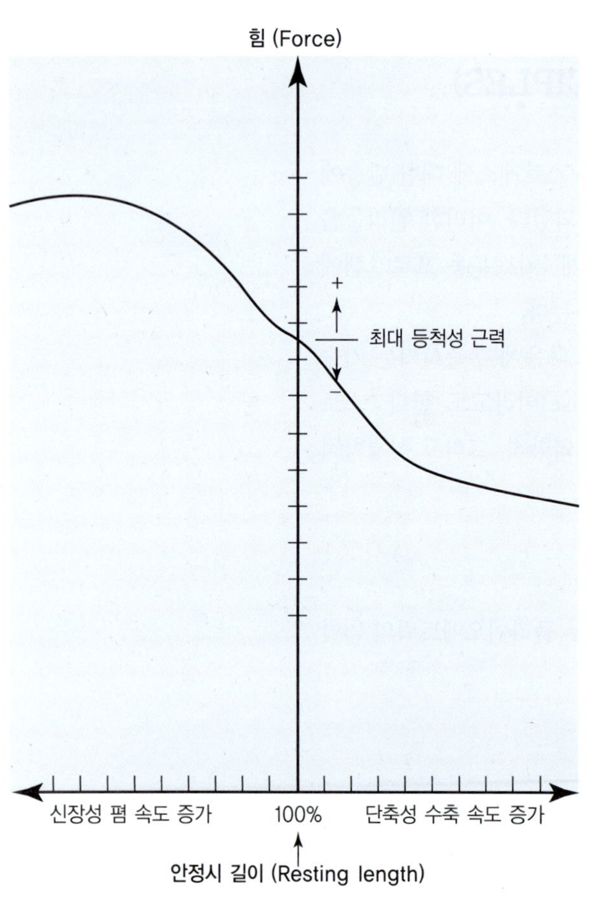

그림 9.1 구심성-원심성 힘-생산 관계.

7장에서 논의되었던 것처럼 힘의 생산은 신장성과 단축성 운동에 따라 차이가 있다(그림 9.1). 빠른 속도의 신장성 운동처럼 낮은 속도의 운동에서 보다 큰 힘을 생산할 수 있게 한다. 그러나 단축성 운동에서는 그 반대이다. 이러한 원리의 중요성은 나중에 플라이오메트릭의 특이성에서의 논의 부분에서 나타나게 될 것이다.

신경학적인 요소 (Neurological Components)

플라이오메트릭에 대한 중요한 역할을 하는 것은 고유 수용체들 근방추와 골지건 기관(GTOs)이다. 근방추는 신장성 운동 중과 같이 중 근육이 늘어날 때 갑작스런 변화에 의해 자극받는다. 이것은 근육의 수축을 촉진하기 위한 근육의 신장이나 **근신장 반사**(myotatic reflex)를 일으킨다. **신장반사**(stretch reflex)는 가장 기본적인 감각운동의 반응 시스템이다. 왜냐하면 이것은 개재 신경원을 포함하고 있지 않지만 대신 구심성의 감각신경(근방추)으로부터 근육에 의해 신속한 반응을 일으키는 원심성 운동신경과 연결되어 척수까지 직접적으로 전달하기 때문이다. 즉, 신장반사는 추가적인 신경이 중계과정에 포함되지 않기 때문에 우리 몸에서 가장 빠른 반사 중에 하나이다. 이것은 오직 시냅스가 하나밖에 없기 때문에 **단일 시냅스 반응**처럼 보인다.

골지건은 근육활동에서 억제 역할을 한다. 근육이 수축할 때 골지건들은 개재신경을 통해 자극되어지는데, 이는 근육의 힘 생산을 제한하기 위해 척수에 충격(impulses)을 주는 것으로 가능하게 된다. 또한 이 반사는 개재신경 때문에 근방추의 반사보다 약간 느리다.

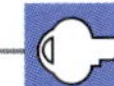

플라이오메트릭은 신경근 시스템의 역학적, 신경학적 성분에 의해 작용한다. 역학적인 성분은 수축적인 요소와 비수축적인 요소를 의미하며, 신경학적 성분은 근방추와 골지건 기관을 의미한다.

훈련 중에 골지건의 자극적인 수준은 골지건으로부터의 반응을 촉진시키기 위해 큰 자극이 필요하므로 증가되어지는 것으로 보이며, 이것은 추가된 신장성 부하에 대한 증가된 내성을 포함한다(Wilk et al., 1993). 신장성 부하의 내성이 증가하면 그것은 아마도 단축성 부분의 동작 중 추가적인 힘의 결과인 강한 신장반사를 만들어내는 능력이 생길 것이다(Lundin, 1985).

골지건 이론에서는 억제하는 역할로 나타나는데 최근에는 골지건이 최대하 운동 중 자극되며 플라이오메트릭 운동 중 실제로 에너지를 저장한다고 보고되고 있다(Roberts, 2002). 그러므로 골지건은 플라이오메트릭 결과 줄어든다기보다는 추가되는 것으로 나타난다.

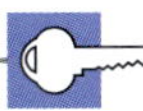

작업과 더불어 플라이오메트릭 운동을 할 때 역학적, 신경학적 시스템은 근력과 파워출력을 증가시킨다.

플라이오메트릭 생산 (PLYOMETRIC PRODUCTION)

플라이오메트릭 운동 중 힘의 생산은 설명한 역학적, 그리고 신경학적 시스템을 통해 촉진된다. 아울러 이러한 것들은 운동경기 중 증가된 근력과 파워를 얻을 수 있다. 비수축적 탄성 원소들은 신장적이고 순간적인 운동 시 힘 발휘에서 중요하다. 비수축성 요소의 운동 방법의 간단한 예는 고무밴드 모델이다. 고무밴드를 늘어뜨려 놓으면 빠르게 짧아진다. 더 많이 늘어뜨려 놓으면 더 많은 힘이 생긴다. 이것은 고무 밴드에 잠재한 탄성에너지 양과 강한 신경성 때문일 것이다. 고무를 늘여뜨렸다가 놓으면, 저장된 탄성에너지는 고무밴드의 되튀김이 일어나는 운동에너지로 변환한다.

플라이오메트릭 운동은 단축성 운동 시 증가된 파워가 발생한다. 이것은 신장성 운동을 하자마자 단축성 운동을 일으켜 탄성 에너지의 변환과 같이 행해져야 한다. 신장성 운동 시 근육이 시작되는 동안 근육에서 일어나는 부하는 비수축성 요소 내 탄성에너지처럼 저장된다. 근육이 신장성 운동에서 단축성 운동까지 하면 탄성 에너지는 단축성 작용 중 방출하면서 힘 생산을 돕는다. 플라이오메트릭 운동 훈련 시 근육의 증가된 파워는 근육 탄성의 증가한 수준과 신경학적 성분에서 생긴 적응에 의한 조화의 결과라고 보여진다(Toumi et al., 2001). 개인의 좋은 수행력은 근육의 협응력에 의해 나타난다. 근육의 동기화(synchronization)도 중요하지만, 근력과 파워도 같은 영향을 미친다. 결국 동기화가 적절해야 한다.

동작의 범위는 플라이오메트릭 수행에 있어 중요한 요소이다. 근육이 더 큰 범위의 운동을 통해 수축할 수 있다면, 더 큰 힘을 생산하는 능력이 증가할 것이다(Sexton & Chambers, 2006). 예를 들면, 무릎을 30° 밖에 굽힐 수 없는 환자는 과거 90° 무릎관절(슬관절, knee joint)을 굽힐 수 있을 때보다 더 높게 점프할 수 없다. 강한 힘은 단축성 운동이 일어나기 전 강한 신장이 일어날 때 생산할 수 있다.

플라이오메트릭 운동과 더불어 운동수행을 향상시키기 위한 또 다른 요인은 신경근의 협응작용을 증가시키는 것이다. 스피드가 증가하고 운동이 보다 정확하게 이루어지면 운동을 수행하는 근력은 향상된다. 에너지와 움직임은 비효율적인 활동에 소모되어지지 않는다. 신경근의 트레이닝은 7장에서 논의한 바와 같이 엔그램(engram)의 발달을 포함한다. 더 나은 협응작용은 운동이 효율적이고 더 짧은 시간에 이루어질 수 있을 때 보다 큰 파워생산을 가능하게 한다.

스피드와 협응작용이 향상되어질 때, 신장성 운동 중 증가된 스피드와 더불어 증가된 근력의 힘-속도 관계에 따라 파워가 증가되는 것처럼 더 큰 파워는 생산되어질 수 있다(그림 9.1). 보다 큰 신장성 운동은 보다 큰 단축성 반응을 일으키고 짧은 시간에 운동을 하는 환자는 더 큰 파워를 생산할 것이다.

플라이오메트릭 운동 국면 (PLYOMETRIC EXERCISE PHASES)

플라이오메트릭 운동은 신장성 국면, 상환 국면, 그리고 단축성 국면 이렇게 3가지 국면으로 나눌 수 있다. 3가지 국면 모두 플라이오메트릭 운동수행에 중요하다. 신장성 국면은 근육이 준비하는 단계이고, 상환 국면은 근육이 전이하는 단계이며, 단축성 측면은 성과를 내는 단계이다.

신장성 국면 (Eccentric Phase)

신장성 국면은 근육이 활발하게 신장하려고 할 때 일어난다. 느슨함이 근육에서 없어지면서, 탄성성분이 이완을 돕게 된다. 이것은 세트(sets)라고 하는 준비 국면으로 근육이 독자적으로 운동을 수행하기 위해 준비하는 과정이다. 이 국면은 반응의 질이 신장의 정도에 의해 결정되기 때문에 근방추의 촉진에 이용된다. 근육의 활동은 자극의 양과 직접적으로 관계한다. 큰 자극에 큰 근육반응이 일어난다. 신장성 국면은 근육의 반응을 향상시키기 위해 자극을 증가시키기 때문에 플라이오메트릭 운동에서 가장 중요한 국면이다.

근방추는 느린 신장보다 빠른 신장에 더 잘 반응한다. 이러한 이유로서 신장의 정도는 신장의 양보다 더욱 중요한 요인이지만, 근육이 빠르게 이완한다면, 천천히 늘어나는 힘보다 더 많은 장력이 일어날 수 있다(Koutedakis, 1989). 가장 좋은 결과는 부분적인 범위의 동작에서 신장성 국면이 빠르게 행해질 때 일어난다.

상환국면 (Amortization Phase)

신장성 국면 다음으로 **상환국면**이 곧바로 따르는데 이것은 신장성에서 단축성 동작까지 걸리는 시간의 양으로 간단히 정의한다. 모든 구간 중 가장 다양하게 나타난다. 어떤 책에서는 변화국면(transition phase) 혹은 연결 국면(coupling phase)이라고도 한다(Chmielewski et al., 2006). *상환국면*에서 가장 중요한 것은 플라이오메트릭의 신장성과 단축성이 정확하게 분리되는 것은 아니라는 것이다. 이 국면은 빠르게 일어난다. 가장 좋은 결과를 위해서는 점프를 하는 동안 이 국면에서 걸리는 평균 시간은 23ms(Bosco, Komi, & Ito, 1981)인 반면, 상대적으로 시간이 길어지면 가장 적절한 상환국면은 15ms 이하로 나타나게 된다(Siff, 2004). 이 국면에서 많은 시간이 소모된다면, 탄성에너지는 열로서 낭비된다. 또한 길어진 상환국면은 신장반사를 억제한다. 상환국면은 전환국면이다. 신장성에서 단축성으로 빠르게 변환하면 더욱 힘있는 운동이 될 것이다.

단축성 국면 (Concentric Phase)

마지막 측면인 단축성 국면은 신장성과 상환국면이 결합된 결과이다. 단축성 국면은 성과국면이다. 이는 짧아지며 부하가 없고 추진이 있는 구간이다. 신장성 운동이 빠르고 상환국면이 신속하게 일어난다면, 단축성 국면은 원하는 힘을 발생할 것이다.

이러한 국면들이 정확하게 일어났다면 마지막 결과 더 높이 뛰고, 더 멀리, 더 빠르게 움직일 수 있다. 연습과 신경학적 촉진이 많아지면, 속도와 근력 생산은 더욱 효율적이 되어간다. 왜냐하면 플라이오메트릭 운동은 운동단위의 동시적인 활동과 빠른 보충을 향상시키기 때문이다. 플라이오메트릭은 스포츠 수행요소들에 영향을 주는 역학적, 신경학적 요소들을 통합시키므로 근력과 폭발적인 파워 사이의 간격을 이어준다(Wilt, 1975).

플라이오메트릭 운동은 세 가지 국면에서 일어난다. 첫 번째 신장성 국면은 근육의 준비를 하는 단계이고, 두 번째 상환국면에서는 세 번째 국면인 단축성 국면으로 접어들기 위한 전환 단계를 수행한다. 그리고 세 번째 국면인 단축성 국면에서는 힘있는 파워를 생산하는 작업을 수행한다.

플라이오메트릭 운동 전 고려사항 (PRE-PLYOMETRIC CONSIDERATIONS)

파워의 향상은 모든 스포츠에서 중요하다. 농구, 배구, 체조, 육상, 야구, 소프트볼, 스케이트 등이 그러한 예이다. 파워가 스포츠 수행에 결정적이고 플라이오메트릭이 파워 향상에 도움을 준다면 플라이오메트릭 운동은 스포츠로 복귀해야 하는 환자들의 치료운동 프로그램에 포함시켜야 할 것이다. 이전에는 플라이오메트릭이 치료운동 프로그램의 일부분이었지만 인체에 적용할 수 있기 때문에 특정 요소들에 대해 알아야 한다.

근력 (Strength)

근력은 플라이오메트릭 운동에 있어 기본적인 것이다. 환자는 운동을 적절하게 조절할 수 있는 충분한 근력을 가지고 있어야 한다. 플라이오메트릭 운동이 어려워짐에 따라 환자도 더 큰 근력을 필요로 한다. 환자는 플라이오메트릭 운동 전 좋은 근력 수준 상태에서는 플라이오메트릭 운동에서 나타날 수 있는 부상에 대한 위험성을 최소화할 수 있다.

보다 큰 근력은 플라이오메트릭 운동 중 보다 나은 힘을 제공한다. 즉, $F \times d/T = P$라고 하면, 보다 큰 힘이 큰 파워를 낸다는 것이다. 추가적으로, 근육이 근비대 때문에 더 큰 횡단 면적을 가진다면 추가적인 신장성 근력을 제공하기 위해 더 큰 탄성요소를 가질 것이다. 플라이오메트릭 운동을 위한 최소한의 근력요구는 다양하고 엄격하다. 보다 낮은 부하의 플라이오메트릭 운동을 위한 권고사항으로는 환자가 체중의 60%의 스쿼트를 5초 안에 5회 실시할 수 있어야 한다는 것이다(Chu, 1998). 건너뛰기(skipping)와 한발뛰기(hopping) 같은 보다 낮은 강도의 플라이오메트릭 운동은 어린 나이에 시작할 수 있다. 환자들은 플라이오메트릭에 대한 지식이 정립되어 있지 않기 때문에 스포츠치료사는 플라이오메트릭 운동의 사용을 결정해야 하며, 이는 논리, 상식, 그리고 환자의 근력과 스트레스의 지식과 더불어 어떤 운동이 요구되는가에 따라 결정된다. 저충격, 저강도 플라이오메트릭으로 시작해서 환자의 반응에 따라 진행된다.

유연성 (Flexibility)

유연성은 플라이오메트릭 운동 전에 고려되어야 할 사항이다. 전에 언급하였듯이 좋은 유연성은 근육의 보다 나은 큰 신장을 가능하게 한다. 보다 나은 신장성 국면을 위해 보다 큰 신장은 보다 나은 단축성 운동을 가져온다. 유연성이 좋지 않은 근육은 최적의 플라이오메트릭 결과를 위한 힘을 만들어낼 수 없다. 근육은 또한 부상의 위협을 받는데, 이것은 유연성이 부족하면 특히 충격과 감속 자극 시 필요한 충격 흡수력의 수준을 떨어뜨리기 때문이다. 예를 들면, 60° 밖에 무릎을 굽힐 수 없는 환자는 40cm(16인치) 높이의 상자에서 점프할 때 생기는 충격을 감당해낼 수 없다. 그러나 무릎을 완전히 굽힐 수 있는 환자는 팔다리(사지, extremity)에서 전달되어 오는 힘을 막으므로 더 효과적으로 충격을 흡수할 수 있다.

각 환자들은 플라이오메트릭 운동을 위한 유연성이 준비되어 있어야 한다. 운동사들은 실제 유연성을 측정하고 환자들이 플라이오메트릭 운동을 수행할 수 있는 충분한 유연성을 가지고 있는지 확인해야 한다.

고유수용성 (Proprioception)

또 다른 플라이오메트릭 운동 전의 고려사항은 8장에서 언급되었던 고유수용성의 ABCs이다. 환자는 플라이오메트릭 활동의 빠르고 힘있는 움직임의 조절을 위해 민첩성, 평형성, 협응성을 가지고 있어야 한다. 이때 요구되는 조절양은 플라이오메트릭 운동의 복잡함과 어려움에 따라 달라진다. 예를 들면, 줄넘기와 같은 플라이오메트릭 운동은 간단하지만 바운딩과 수직점프의 플라이오메트릭 운동은 간단하지 않다. 두 가지 활동 모두 민첩성, 평형성, 협응성을 요구하더라도, 바운딩과 수직점프 플라이오메트릭 활동에서 더 많은 능력이 요구된다. 이러한 이유로 환자가 8장에서 논의되었던 기본적인 정적인, 동적인 ABC 움직임을 수행할 수 있을 때까지는 운동치료 프로그램에서의 플라이오메트릭 활동은 포함하지 않아야 한다.

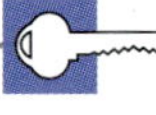

환자들은 안전한 플라이오메트릭 운동을 실시하기 위해 특정한 수준의 근력과 유연성, 그리고 고유수용성 등을 가지고 있어야 한다.

유연성과 근력, 그리고 고유수용성 요소들은 플라이오메트릭 운동에서 사전에 요구되는 사항이기 때문에 운동치료 프로그램의 진보는 중요하다. 1장에서 언급했듯이 각각의 구성요소는 이전 운동에 기초되어지고 다음 운동에 대한 기초로서 작용하며 또한 각각의 변수에서 진보를 보인다. 플라이오메트릭은 우리가 생각했던 다른 어떤 형태의 운동과 차이가 크지 않으며 가장 간단한 것에서부터 어렵고 복잡한 것으로 진행하여 실시해야 한다.

플라이오메트릭 프로그램 디자인 (PLYOMETRIC PROGRAM DESIGN)

플라이오메트릭 프로그램은 환자의 운동경기 참가를 준비하는 전반적인 협응성, 효율성, 속도, 그리고 파워출력의 증대를 위해 설계한다. 대부분의 스포츠는 높은 파워의 출력과 반복되는 근육의 수축과 이완을 초래하는 움직임이 요구된다. 플라이오메트릭 운동들은 치료운동과 기능적 수행을 이어주는 다리역할을 한다. 이러한 운동들은 환자들이 이전의 운동 과정에서 발달시킨 유연성, 근력, 그리고 고유수용성 요소의 성분들을 사용하며, 파워, 속도, 협응력, 움직임의 효율성이 앞으로의 발전을 통한 기능적인 사용을 위해 이러한 성분들을 주입시킨다. 몇몇 플라이오메트릭 운동은 기능적인 스포츠 기술과 비슷하지만, 다른 운동은 간단한 운동에서부터 복잡한 기술을 요하는 기능적인 기술을 향상시킬 수 있도록 한다.

단지 4/5등급의 근력을 가진 환자는 5/5등급의 근력을 가진 환자가 들 수 있는 무게를 들어올릴 것이라는 것을 기대해서는 안되며, 치료운동 프로그램 안에 있는 플라이오메트릭 운동

프로그램을 시작할 때 환자에게 높은 수준의 플라이오메트릭 운동을 하도록 기대해서는 안된다. 운동의 향상은 부상을 피하고 성공적인 결과를 이루는 것이 중요하다. 운동의 향상은 일반적인 운동에서 더욱 특별한 스포츠 활동으로, 간단한 것에서 특별한 것으로, 그리고 저자극 운동에서 고자극 운동으로 행해져야 한다.

우리는 플라이오메트릭 운동 향상을 가져오는 몇 가지의 변인들을 이용할 수 있다. 그것들은 강도, 운동량, 회복, 빈도 등이다.

강도 (Intensity)

강도는 활동이나 운동 중에 적용된 노력의 정도, 범위 및 노력의 크기이다. 그것은 근력 운동에서 사용되는 무게의 양, 유연성에서 근육이 신장되는데 적용되는 힘, 고유수용기에서 민첩성, 평형성, 또는 협응성 활동의 복잡성 등을 말한다. 플라이오메트릭은 활동의 자극이다. 수직 점프의 높이를 증가시키거나, 수평 점프나 던지기의 거리를 증가시키거나, 메디신 볼의 무게를 증가시키거나, 운동의 속도를 증가시키는 운동과 같이 무게를 이용하여 플라이오메트릭에 자극을 변화시킬 수 있다. 또한 운동의 복잡성을 변화시키면서 운동 자극을 증가시킬 수도 있다. 예를 들면, 외발로 뛰기는 두 발을 다 사용하는 것보다 훨씬 자극적이며, 옆으로 이동하면서 뛰는 것이 제자리에서 뛰는 것보다 훨씬 어렵다.

운동량 (Volume)

운동량은 한 번의 운동 중 행해진 일의 전체 양이다. 다리의 플라이오메트릭 운동에서 운동량은 점프 운동 중 발이 지면에 접촉한 전체의 수나 바운딩 동작의 거리로 측정된다. 메디신 볼 운동의 팔 운동량은 반복횟수나 세트의 합계로 측정된다. 플라이오메트릭 운동량의 선택은 운동의 강도나 목적에 달려 있다.

치료운동에는 지침이 설정되어 있지 않았지만, 정상적이고 건전한 조건을 위한 낮은 강도에서 초보자를 위한 다리의 지침은 60에서 100까지의 보행수이다(Chu, 1998). 치료운동 과정에 대한 플라이오메트릭 운동의 적절한 운동량을 결정하기 위해 스포츠치료사는 환자의 능력과 활동에 의한 자극 적응의 지식을 알아야 하고, 이러한 지식을 활용하여 환자의 운동수행량을 관찰하여 계획하지 않으면 안된다.

회복 (Recovery)

회복은 세트와 세트 혹은 운동과 운동 사이 휴식시간의 양이다. 휴식시간의 양은 플라이오메트릭 운동이 파워의 증대에 더 효과적인지 근지구력 증대에 더 효과적인지를 결정해준다. 운동 세트간의 적은 휴식시간은 지구력을 더 증대시킨다. 그러나 긴 휴식시간은 파워의 증대를 더욱 강화시킨다. 일반적인 지침에 따르면 운동 세트 간의 45초에서 60초의 휴식은 파워의 증대를 촉진시킨다(Chu, 1998). 이런 운동과 휴식의 변화 비율은 1 : 5에서 1 : 10정도가 적당하다(Chu, 1998).

예를 들면, 운동 세트를 수행하는 시간이 5초라면, 회복 시간은 25초에서 50초 정도이여야 한다. 운동 시간이 10초 정도 걸리면, 회복 시간은 50초에서 100초 사이이다. 이러한 권장사항은 일반인을 기초로 하였으며 재활을 위해서는 다르게 적용해야 한다.

근지구력의 증대가 플라이오메트릭 운동의 목적이라면, 운동 세트 간의 회복시간은 더 짧아야 한다. 일반적인 가이드라인은 10~15초 정도이다. 이 휴식시간의 양은 근육의 회복이라고 할 수는

스포츠 재활 프로그램을 위한 플라이오메트릭 운동 향상을 위해서는 강도, 운동량, 회복, 빈도와 같은 변인을 이용한다.

없지만, 이로 인해 근지구력은 증가한다.

플라이오메트릭 운동은 서킷 프로그램의 사용을 통해 유산소 운동 조건을 발달시킬 수 있다. 환자들은 휴식시간이 2초를 넘지 않는 12~20분 정도의 다양한 운동을 수행할 수 있다. 서킷 프로그램은 유산소능력, 파워, 그리고 근지구력 수준을 발달시킬 수 있다.

빈도 (Frequency)

또 다른 변수는 치료운동 프로그램에서 사용되는 플라이오메트릭 운동의 빈도이다. 빈도는 운동의 강도와 환자의 내성, 그리고 회복능력에 따라 달라진다. 경험에 비추어 플라이오메트릭 운동 과정 사이에는 적어도 48시간을 할당해야 할 것이다. 건강한 환자의 플라이오메트릭 운동에서 회복까지 걸리는 시간에 대한 연구 조사는 아주 불명확하다. 그리고 운동치료 프로그램에서의 플라이오메트릭의 빈도는 근본적으로 존재하지 않는다. 당신의 판단과 상식, 그리고 스트레스와 환자의 능력에 관한 지식이 개개인 환자의 프로그램에 빈도를 결정하는 열쇠이다.

플라이오메트릭 프로그램의 고려사항 (PLYOMETRIC PROGRAM CONSIDERATIONS)

플라이오메트릭 운동은 일반적으로 다른 종류의 운동보다 강도가 강하기 때문에 그들의 치료운동 프로그램 적용에 관련해 몇 가지 특별한 이슈에 대해 고려하여야 한다. 환자가 사전 플라이오메트릭 고려사항에 만족하고, 플라이오메트릭 활동 시 요구되는 유연성, 체력, 고유수용성 요소 등을 가지고 있다하더라도, 안전하게 참가하기 위한 다른 기준들을 알아야 한다. 추가적으로 플라이오메트릭 운동은 구체적인 면에서 수행되어야 하며, 과정과 목적이 구체적으로 결정되어야 한다.

나이 (Age)

대부분의 어린이들이 달리기, 점프, 뛰기, 뛰어넘기 등의 그들 일상생활에서 플라이오메트릭 활동을 하고 있지만 8~13세의 어린이들에게 플라이오메트릭 활동을 시킬 때에는 주의하여야 한다. 사춘기 이전, 그리고 사춘기에 있는 환자들을 위한 플라이오메트릭 운동은 보다 낮은 운동량과 강도로 실시한다. 예를 들면, 박스나 부하를 주지 않고 양발로 하는 점프는 운동강도가 낮다. 어린이들은 어른보다 플라이오메트릭에서 더 높은 부상의 위험을 가지고 있다. 왜냐하면 그들의 중추 신경 시스템은 아직 덜 성장하였고, 그들의 골지건 기관 활동 역치가 성인보다 낮기 때문이다. 고유수용기의 피드백 메커니즘은 높은 자극의 플라이오메트릭에 대한 필요한 안전 보호장치가 없다. 사춘기 이전 환자의 근육과 뼈 역시 중간 정도의 그리고 높은 자극의 더욱 향상된 플라이오메트릭 운동을 감당하기에 충분히 강하지 못하다(Gambetta, 1986). 신체 성숙의 다변성 때문에 16세 이하의 환자는 중간 정도부터 높은 강도의 플라이오메트릭 운동 참여에 제한을 두는 것이 아마도 안전할 것이다.

체중 (Body Weight)

플라이오메트릭 프로그램의 디자인은 환자의 체중을 염두해 두어야 한다. 100kg(220 lb)이나 그 이상의 체중을 가진 환자들은 가벼운 체중의 환자와 같은 플라이오메트릭 운동에 참여할 수 없다(Allerheiligen & Rogers, 1995). 이러한 환자에게 높은 강도의 플라이오메트릭 운동은 힘줄과 관절에 자극부담이 너무 크다. 예를 들면, 113kg(250 lb)의 환자는 외발로 뛰기를 68kg(150 lb)의 환자가 뛸 수 있는 거리보다 절반 정도밖에 수행하지 못한다. 체중이 무거운 환자를 위한 플라이오메트릭 운동강도는 주의깊게 선택되어야 한다.

경쟁수준 (Competitive Level)

경쟁적인 스포츠에서 활동하던 환자들은 레크리에이션 활동을 하던 환자들보다 중강도나 고강도에 의한 플라이오메트릭 운동이 더 적합하다. 또한 이들은 레크리에이션 활동에 참여하는 환자들보다 더욱 진보된 수행 목적을 가지며, 특히 더욱 강한 스포츠에 참가하고자하는 욕구를 가지고 있다. 모든 환자들을 위한 재활운동 프로그램은 약간의 플라이오메트릭 운동 수준을 포함하고 있지만, 격렬한 스포츠와 관계된 환자들은 보다 고강도의 플라이오메트릭 운동을 요구한다.

표면 (Surface)

다리(하지, lower extremity)의 플라이오메트릭 운동을 위해 가장 좋은 표면은 실내일 수 있고 실외일 수도 있지만 플라이오메트릭 활동에서 나오는 충격을 흡수할 수 있는 것이어야 한다. 이상적인 표면은 스프링이 장착된 바닥, 탄력 있는 매트, 잔디 등이다. 아스팔트, 콘크리트, 그리고 카펫이나 고무가 코팅된 콘크리트 등은 피해야 한다. 바닥이 운동 중에 생산되는 충격의 힘을 흡수한다 하더라도 이것이 플라이오메트릭 활동의 결정적인 요소인 탄력의 반동을 만들어내면 안된다. 바닥이 충분한 반동을 예방하고 각 근육의 단축성 측면을 방해한다면, 바닥은 너무 부드러운 것이다. 고강도의 플라이오메트릭 활동을 위해 이것은 중요한 고려사항이 될 수 있다.

신발 (Footwear)

신발은 좋은 지지물로 제공되며, 충격 흡수를 위한 쿠션을 가지고 있는 신발은 플라이오메트릭 운동 중에 신을 수 있는 가장 적절한 신발이다. 신발이 너무 과다한 충격흡수를 하고 너무 푹신푹신하면 안정적인 착지를 하기보다는 불안정적인 착지의 원인이 될 수 있다. 이러한 상황이라면 운동을 하는 사람은 불안정감이나 적절히 운동을 할 수 없음을 얘기할지도 모른다. 또한 운동 중 착지나 도약에서 불안정성을 관찰할 수 있을 것이다. 신발은 좋은 상태이어야 하고, 지나치게 낡아서는 안되며, 적당하게 끈을 매주어야 하고, 잘 맞는 것이어야 한다.

적절한 테크닉 (Proper Technique)

적절한 테크닉은 아마도 플라이오메트릭 운동의 고려사항 중에서 가장 중요한 것일 것이다. 발의 위치는 점프 운동에서 필수적인 요인이다. 환자는 발의 가운데로 착지하여야 하며 그 다음에는 발의 앞쪽 부분을 이용하여 밀어야 한다(Gambetta, 1986). 환자는 충격의 힘을 배가시키거나 그 때문에 발, 발목, 무릎 등에 영향을 주는 발끝이나 뒷꿈치로 착지해서는 안된다. 발의 가운데 부분으로 착지하는 것은 보다 힘있는 근육의 단축이 일어날 수 있도록 짧은 상환의 시간을 갖게 한다.

몸은 복부와 허리에서 나오는 힘을 충분히 활용하고, 팔을 사용할 수 있게 하기 위해 허리를 곧게 세운 상태로 수직으로 서 있어야 한다. 팔은 플라이오메트릭 점프 시 전체의 약 10% 정도의 힘을 생산하는 역할을 한다. 그래서 행동의 타이밍과 자세 모두 중요한 요인이다(Gambetta, 1986).

허리를 곧게 유지하는 것은 허리의 부상을 예방하고 힘을 빠르게 전달한다.

실행의 특성 또한 중요하다. 스포츠치료사로서 당신은 조심스럽게 환자 수행의 특성을 관찰하여야 한다. 환자가 피로했을 때 수행의 질은 낮아진다. 이것은 부상의 위험과 그릇된 기억심상, 두 가지 문제의 결과로 이어질 수 있다. 적절한 운동 기술과 운동 기능이 떨어지기 시작할 때 운동을 중단시키기 위해 환자의 행동을 자세히 관찰하는 것은 중요하다.

향상 (Progression)

플라이오메트릭 운동에서 부상을 피하기 위해서는 쉬운 것에서 어려운 것으로, 한두 가지 운동에서 많은 운동으로, 일반적인 운동에서 특수한 운동으로 단계적으로 실시해야 한다. 환자의 몸은 과도한 자극에 의한 부상을 피하기 위해 새로운 자극 수준에 적응하기까지 시간을 필요로 한다. 우리가 살펴본 것처럼, 운동 향상을 위한 프로그램의 실행에는 많은 방법이 있다. 운동사는 활동 반응과 활동 진행을 알아보고 상해를 예방해야 한다. 상해부위는 염증반응의 원인이 되기 때문에 통증에 주의해야 한다. 운동사는 반응이 이상하면 바로 프로그램을 바꿔야 한다.

환자들의 치료운동 프로그램이 어떻게 그리고 어떤 플라이오메트릭 운동을 포함시켜야 하는지 결정할 때 몇 가지 사항들을 고려해야 한다. 플라이오메트릭 운동은 특정한 특성을 가지고 있는 사람과 그렇지 않는 사람에게 적합하다. 플라이오메트릭 운동은 특정한 형태의 표면과 운동화 등을 필요로 한다. 이 외에도 운동의 향상과 목표도 고려해야 한다.

목표 (Goals)

프로그램의 목표는 환자가 활약하던 운동종목에 의해 다르게 설정된다. 프로그램 안의 특수한 운동은 개개 환자의 특수한 스포츠 요구조건에 따라 결정된다. 예를 들면, 멀리뛰기 선수는 농구선수와는 다른 플라이오메트릭 점프 프로그램을 실시하여야 하고, 배구 선수들은 레슬링 선수들과는 다른 점프 프로그램을 실시하여야 한다. 치료운동 프로그램의 적절한 때에 플라이오메트릭 운동을 적용하기 위해 자극과 기술, 그리고 환자가 속한 스포츠의 요구사항 등을 이해하여야 한다.

치료운동 프로그램 중 특정한 시간에 환자의 플라이오메트릭 수행을 평가하여야 한다. 플라이오메트릭 활동을 가르칠 때는 언제나 환자의 수행에 대한 기초적인 분석을 실시하여야 한다. 예를 들면, 스탠딩 점프에서 환자가 시도했던 점프 중 첫 번째 시도했던 점프의 높이를 기록하여야 한다. 이는 환자가 프로그램을 통해 향상되어져야만 강도 있는 플라이오메트릭 운동을 적용할 수 있기 때문이다. 환자가 새로운 운동을 시작할 때마다 수행의 기초적인 분석을 기록하고, 새로운 목표를 설정하여야 한다. 추가적인 분석은 특정한 주기나, 매주 혹은 환자가 좀 더 어려운 활동을 수행할 수 있는 준비가 되어있을 때 실시할 수 있다. 스포츠치료사는 이러한 기록들을 이용하여 대상자의 향상에 대한 분석을 계속 유지할 수 있다. 또한 이러한 기록들은 환자들에게 추가적인 동기부여나 목표를 설정하게 한다.

운동 전 주의사항과 금기사항 (PRECAUTIONS AND CONTRAINDICATIONS)

이미 아는 바와 같이, 이것은 모든 치료운동 프로그램의 사전 주의사항이다. 플라이오메트릭 운동은 엄격히 실시되어야 하기 때문에 이 운동들을 각각의 치료운동 프로그램에 포함하기 전에 추가적인 주의사항을 고려하여야 한다 :

- **시간** : 플라이오메트릭 운동은 인체에 높은 자극을 주는 운동이기 때문에 이러한 활동은 장기간동안 수행되어지면 안된다. 이러한 활동들은 또한 환자들이 피로해지고, 체력, 유연성,

그리고 협응성이 최상의 상태보다 낮아지기 전인 치료운동 프로그램 수업 초반에 실시되어야 한다. 플라이오메트릭 운동을 수행하기 전에 워밍업을 해야 하지만 피로가 증가하거나 이로 인한 부상의 위험이 생기기 전에 실시되어야 한다.

- **운동 후 지연 근육통**(DOMS) : 이것은 환자에게 중요한 주의사항이다. 플라이오메트릭 운동은 다른 운동보다 격렬하기 때문에 환자는 운동 후에 통증을 경험할 수 있다. DOMS는 흔한 현상이다. 특히 플라이오메트릭 운동이 치료운동 프로그램에서 시작될 때나 훈련 강도를 높였을 때 흔히 일어난다.

플라이오메트릭 운동을 실시할 때나 실시한 후 운동 후 나타나는 근육통증에 대한 주의사항을 알아본다. 또한 플라이오메트릭 운동을 치료운동 프로그램에서 사용할 때 금기사항에 대해서도 알아본다.

더불어 플라이오메트릭 운동의 몇 가지 금기사항에도 주의하여야 한다 :

- **심한 염증** : 심한 염증이 있는 상태에서의 플라이오메트릭 운동은 피해야 한다. 이러한 운동 강도에서의 운동은 염증을 악화시킬 수 있다.
- **수술 직후의 상태** : 수술 직후의 환자는 플라이오메트릭 운동을 실시해서는 안된다. 근섬유들은 이러한 운동 자극을 견딜 수 없고, 수술 직후의 근섬유들은 저항력이 매우 약한 상태이기 때문에 부상의 위험이 높다.
- **불안정** : 근력이 충분히 관절을 조절할 수 있기 전까지 주요 관절은 불안정한 상태이다. 그러므로, 이럴 때에도 플라이오메트릭 운동을 해서는 안된다. 근력은 어떠한 플라이오메트릭 운동에서도 우선적으로 필요한 요소이다. 근력은 안정적이고 효과적인 플라이오메트릭 운동 실행에 필요한 조절능력을 갖게 한다.

장비 (EQUIPMENT)

플라이오메트릭 운동을 위한 장비는 정밀성을 필요로 하거나 비싸지 않다. 사실은 대부분의 플라이오메트릭 운동은 장비를 필요로 하지 않거나 아주 약간 사용한다. 몇 가지 자주 사용되는 도구들을 살펴보면 다음과 같다.

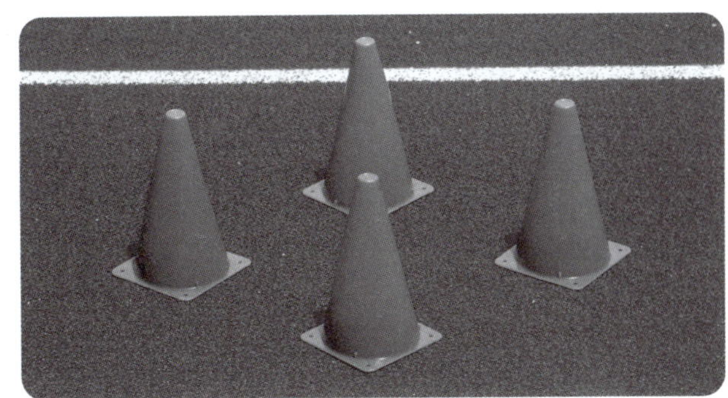

그림 9.2 플라이오메트릭용 콘.

콘 (Cones)

플라스틱 장애물이나 교통콘들이 장애물 점프나 달리기 운동에 사용된다. 이러한 콘들은 유연하기 때문에 착지를 할 때 부딪히더라도 안전하다. 이러한 콘들의 크기는 20~60cm(8~24인치)로 다양하다(그림 9.2).

상자 (Boxes)

상자들은 15~106cm까지 다양한 높이를 사용하며, 디자인도 다양하다. 상자의 윗면은 미끄럽지 않은 표면을 가지고 있어야 한다. 높이가 낮은 상자는 낮은 강도의 운동에 사용되고 높이가 높은 상자는 좀 더 높은 강도의 운동에서 사용된다(그림 9.3).

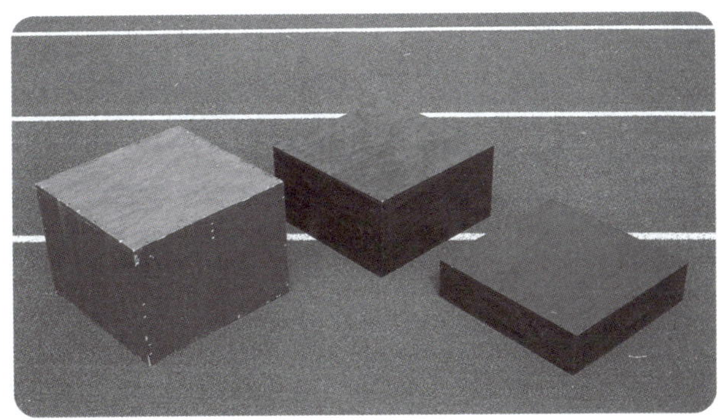

그림 9.3 플라이오메트릭 상자.

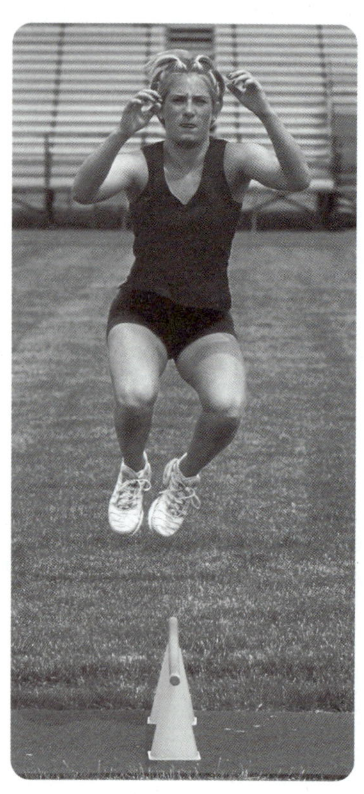

그림 9.4 콘과 봉으로 제작된 플라이오메트릭 허들.

허들 (Hurdles)

허들은 좀더 숙련된 플라이오메트릭 운동에 사용된다. 어떤 것들은 15~100cm(6~4인치)까지의 범위 내에서 조절할 수 있다. 낮은 허들은 두 개의 콘과 봉을 이용하여 쉽게 만들 수 있다(그림 9.4).

메디신 볼 (Medicine Balls)

메디신 볼은 팔의 운동과 상체의 플라이오메트릭 운동에 유용하게 사용된다. 그리고 또한 다리의 플라이오메트릭 운동에서는 추가적인 저항을 줄 수 있다. 메디신 볼들은 다양한 크기, 무게, 표면을 가지고 있다. 표면이 가죽인 볼들은 실내에서만 사용하는데, 습기가 가죽의 표면을 상하게 하여 볼의 수명을 짧게 하기 때문이다. 볼은 다루기 쉬운 크기이어야 하며, 볼의 표면은 손에 쥐고 있는 상태를 유지할 수 있는 것이어야 한다. 한 손만 사용하는 운동을 실시할 때는 볼의 지름이 환자의 손으로 조절할 수 있는 크기여야 한다(그림 9.5).

다른 도구들 (Other Equipment)

다른 여러 종류의 도구들이 다양한 플라이오메트릭 운동에 사용될 수 있다. 점프 로프, 계단, 기타 장애물 등이 일반적으로 자주 사용되는 도구들이다. 이들 도구의 사용은 운동의 목표와 운동치료 전문가의 창의력에 달려있다.

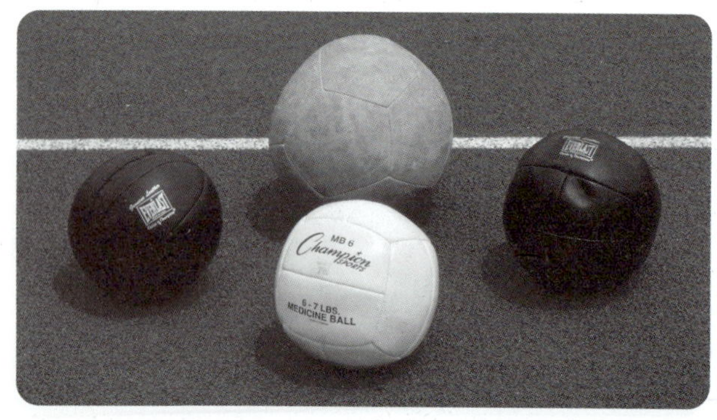

그림 9.5 메디신 볼.

플라이오메트릭 운동은 장비들을 필요로 하지 않지만, 어떤 플라이오메트릭 운동들은 다양한 종류의 기구들을 사용한다. 이러한 기구들은 간단하며 제작하는 것도 쉽다.

다리의 플라이오메트릭 운동 (LOWER-EXTREMITY PLYOMETRICS)

환자가 필요한 근력, 유연성, 그리고 협응성을 가지고 있고 근섬유들이 이러한 운동의 자극을 견딜 수 없을 정도로 손상되지 않았거나 추가적인 염증이 발생하지 않을 정도로 충분히 치료되었다면 플라이오메트릭 운동은 치료운동 프로그램의 일부가 될 수 있다.

향상 (Progression)

다리 플라이오메트릭 운동의 향상은 제자리 뛰기, 스탠딩 점프, 복합점프와 한발뛰기

(hopping), 바운드(bounding), 상자 훈련, 뎁스 점프(depth jump) 등 6종류의 운동과 관계가 있다(Chu, 1998).

제자리 뛰기 (Jumps-in-Place)

제자리 뛰기는 시작과 끝이 같은 장소에서 반복되는 점프이다. 높고 낮음의 범위로 강도가 조절될 수 있다. 낮은 강도의 점프는 단기간의 상황 측면의 향상에 좋은 운동이다. 빠른 리바운드(rebound)의 짧은 상황은 주로 환자의 점프 기술을 향상시킨다. 제자리 뛰기는 환자의 운동종목과 관계가 있어야 한다. 예를 들면, 두 발을 이용한 발목으로 뛰기(hopping)는 농구선수에게 적합하다. 그리고 엉덩이를 비틀고 발목으로 뛰기는 스키선수에게 적합하다. 환자의 기능이 향상되면 환자는 조금 더 어려운 제자리 뛰기를 실시하거나 더욱 진보된 다른 종류의 점프 훈련을 실시할 수 있다.

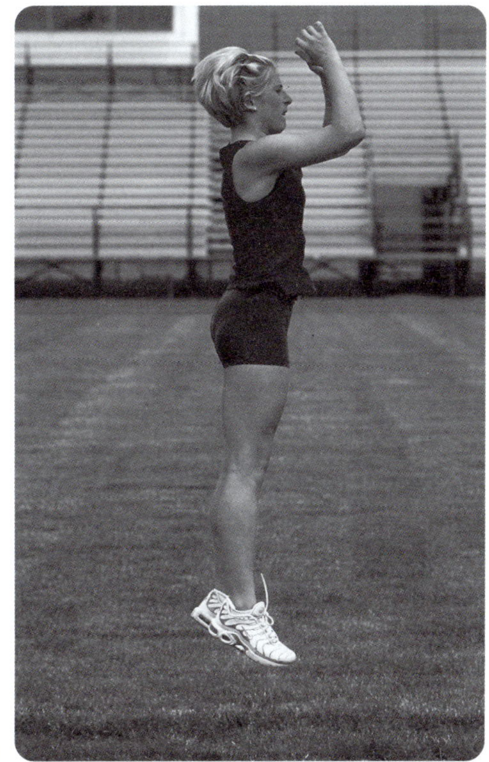
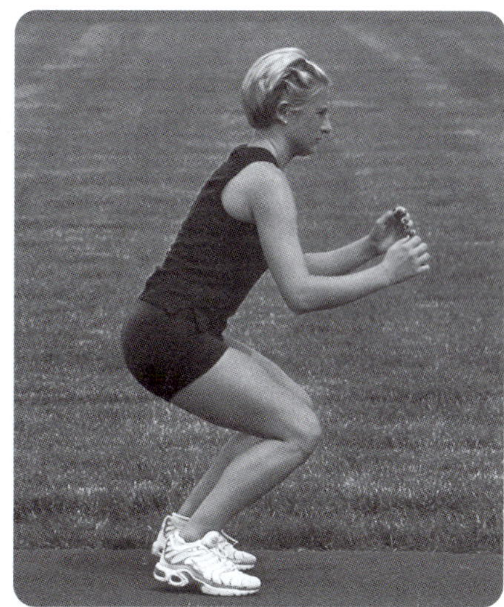
a

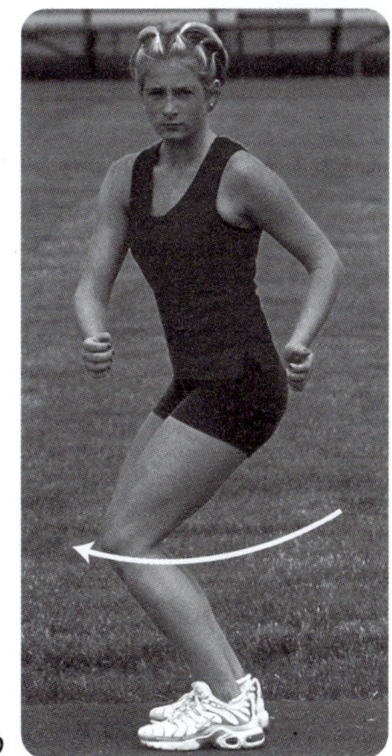
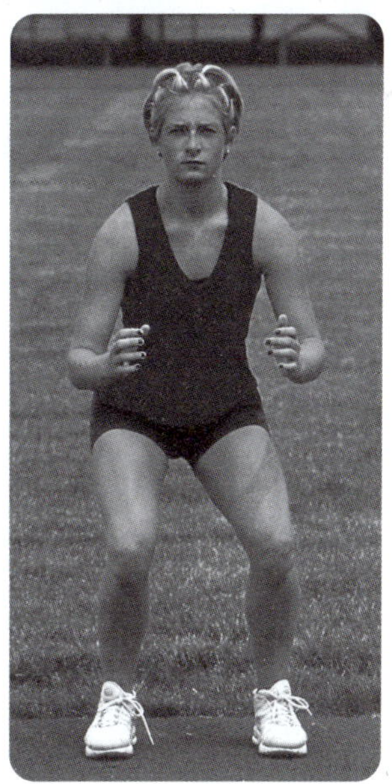
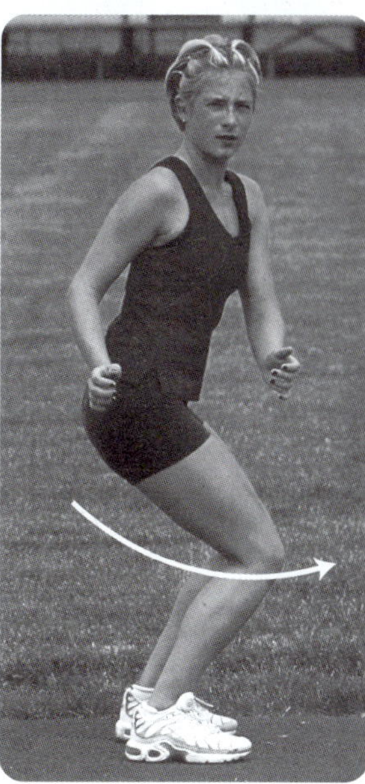
b

그림 9.6 플라이오메트릭 제자리 뛰기 운동. *(a)* 두발 뛰기, *(b)* 엉덩이를 비틀고 발목으로 뛰기.

두발 뛰기 *(Two-Foot Ankle Hop)* 환자는 점프 시에 오직 발목만을 이용하여 가능한 한 높이 뛴다. 무릎은 약간만 굽혀야 한다. 이러한 운동은 특히 농구선수인 환자에게 좋다(그림 9.6a).

엉덩이를 비틀고 발목으로 뛰기 *(Hip-Twist Ankle Hop)* 환자는 좌측으로 90° 몸을 비튼 상태로 두 다리를 같이 사용하여 점프한 다음, 시작 자세로 돌아온다. 그리고 다시 오른쪽으로도 반복한다. 환자는 몸을 비틀 때 엉덩이로 비틀어야지 무릎으로 비틀면 안된다(그림 9.6b). 이러한 운동은 특히 스키선수인 환자에게 좋다.

스탠딩 점프 *(Standing Jumps)*

스탠딩 점프는 동작이 수직이나 수평으로 전력을 다해 움직이는 단일 점프이다. 각각의 시도마다 전력을 다하기 위해 각 시도 간에는 회복기가 필요하다. 이러한 점프 형태의 향상을 위해서는 구성을 잘해야 한다. 예를 들면, 제자리 멀리뛰기로 시작해서 콘 뛰어넘기 점프와 달려서 뛰는 진보된 스탠딩 점프 등으로의 향상이다. 스탠딩 점프는 앞으로 혹은 옆으로 뛸 수 있으며, 장애물을 포함시킬 수도 있다. 환자들은 스탠딩 점프에서 복합 점프와 다른 방향으로 달리기 등을 연결시킬 수 있다.

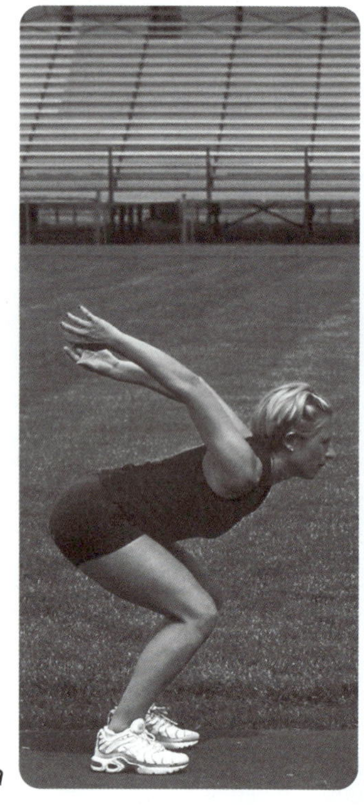
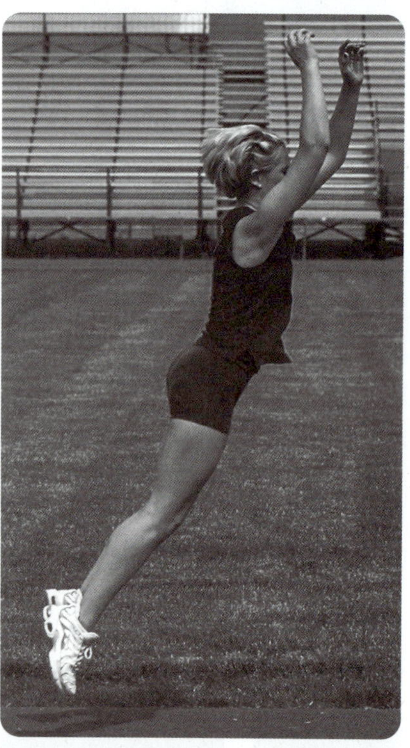
a

제자리 멀리 뛰기 *(Standing Long Jump)* 환자의 다리는 어깨 너비로 벌리고 약간 웅크린 자세에서 점프하는데 가능한 한 앞으로 멀리 뛴다. 이 때 팔의 도움을 받아야 한다. 이 운동은 수영이나 육상 선수인 환자에게 특히 좋다(그림 9.7a).

제자리 장애물 넘기 *(Standing Jump Over Barrier)* 환자는 어깨 너비로 다리를 벌리고 위쪽으로 뛰면서 장애물을 넘는다. 두 다리가 동시에 착지하도록 한다. 환자는 엉덩이를 무릎과 다리 위로 유지하여야 한다(그림 9.7b) 장애물은

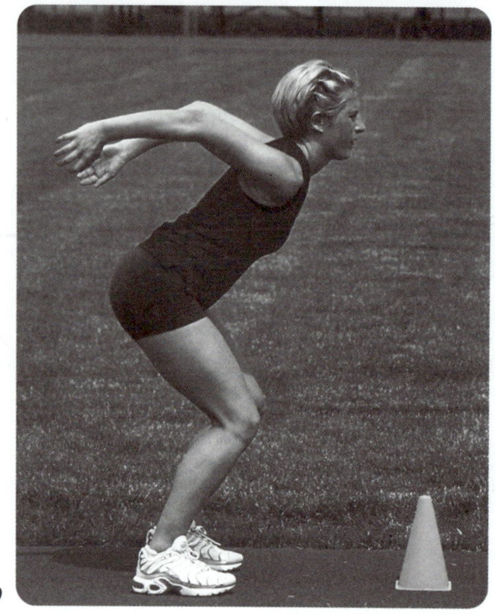
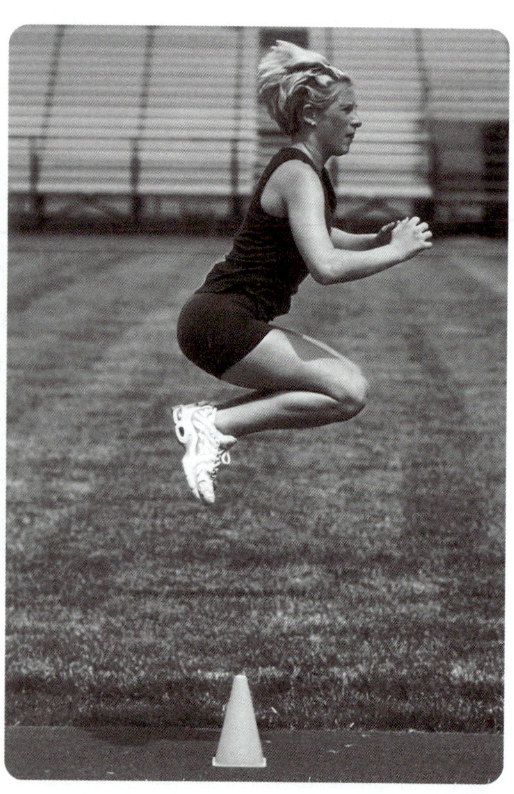
b

그림 9.7 스탠딩 점프 향상의 예 : ***(a)*** 제자리 멀리 뛰기, ***(b)*** 제자리 장애물 넘기.

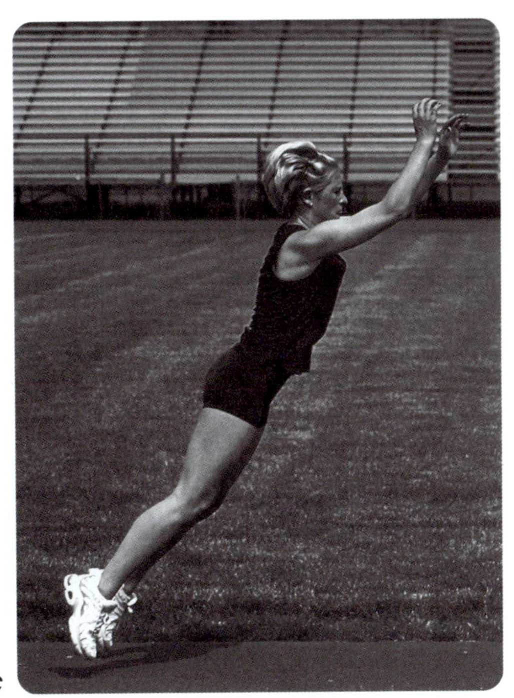
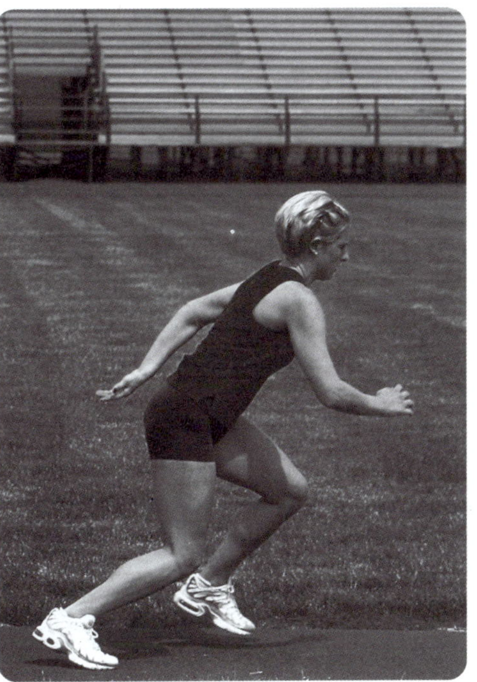

c

그림 9.7 스탠딩 점프 향상의 예 : (계속) (c) 제자리 멀리 뛰기 후 달리기.

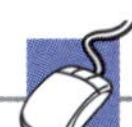

Don Chu의 *[플라이오메트릭 운동으로서의 점프(1998, 2nd edition)]*에서 다리를 위한 플라이오메트릭 점프 운동의 예를 참조하면, 이 책의 플라이오메트릭 운동과 향상을 위한 프로그램에 대한 추가적인 제시를 이해하는데 도움이 된다.

복합 점프를 위해 0.9~1.8m(3~6피트) 넓이로 추가할 수 있다. 이러한 운동은 피겨 스케이트나 농구 선수인 환자에게 특히 좋다.

제자리 멀리 뛰기 후 달리기 *(Standing Long Jump with Sprint)* 팔의 도움을 받으며 환자는 가능한 앞으로 멀리 점프한다. 착지한 즉시 앞쪽으로 10m 정도를 가능한 빠른 속도로 달린다(그림 9.7c). 왼쪽이나 오른쪽으로 달리는 것을 추가할 수 있다. 이러한 운동은 하키, 특히 육상과 축구 선수인 환자에게 좋다.

복합 점프와 뛰기 (Multiple Jumps and Hops)

복합 점프와 뛰기는 뛰기(hopping), 제자리 뛰기와 스탠딩 점프의 기술과 연결된다. 환자는 점프를 쉬지 않고 최대의 힘으로 반복한다. 각 운동 세트의 총 거리는 보통 30m 이하를 유지한다(Chu, 1998). 점프는 한 다리 혹은 양다리로, 직선 방향이나 여러 방향으로, 장애물을 포함하거나 포함하지 않고 수행될 수 있다. 앞에서의 장애물 넘기는 간단한 복합 뛰기 운동의 예이다. 외발 뛰기나 계단 뛰기 등은 보다 어려운 복합 뛰기의 예이다.

외발 뛰기 *(Single-Leg Hops)* 환자는 왼발로 점프하는데, 팔의 움직임을 이용하면서 가능한 위쪽과 앞쪽으로 멀리 뛰도록 시도한다. 그리고 착지 역시 같은 발로 한다. 환자는 다음 점프의 추진을 위해 무게가 실리지 않은 오른발의 앞쪽으로 움직임을 사용한다. 엉덩이와 무릎을 착지하는 발 위로 곧게 유지하도록 환자에게 상기시킨다(그림 9.8a).

계단 뛰기 *(Stadium Hops)* 환자는 두 다리로 한 계단씩 뛰어 오른다. 이러한 움직임은 빠르고 가볍게 하여야 하며 바로 다음 계단으로 휴식 없이 점프한다. 환자는 한 번에 두 계단씩 뛰기나

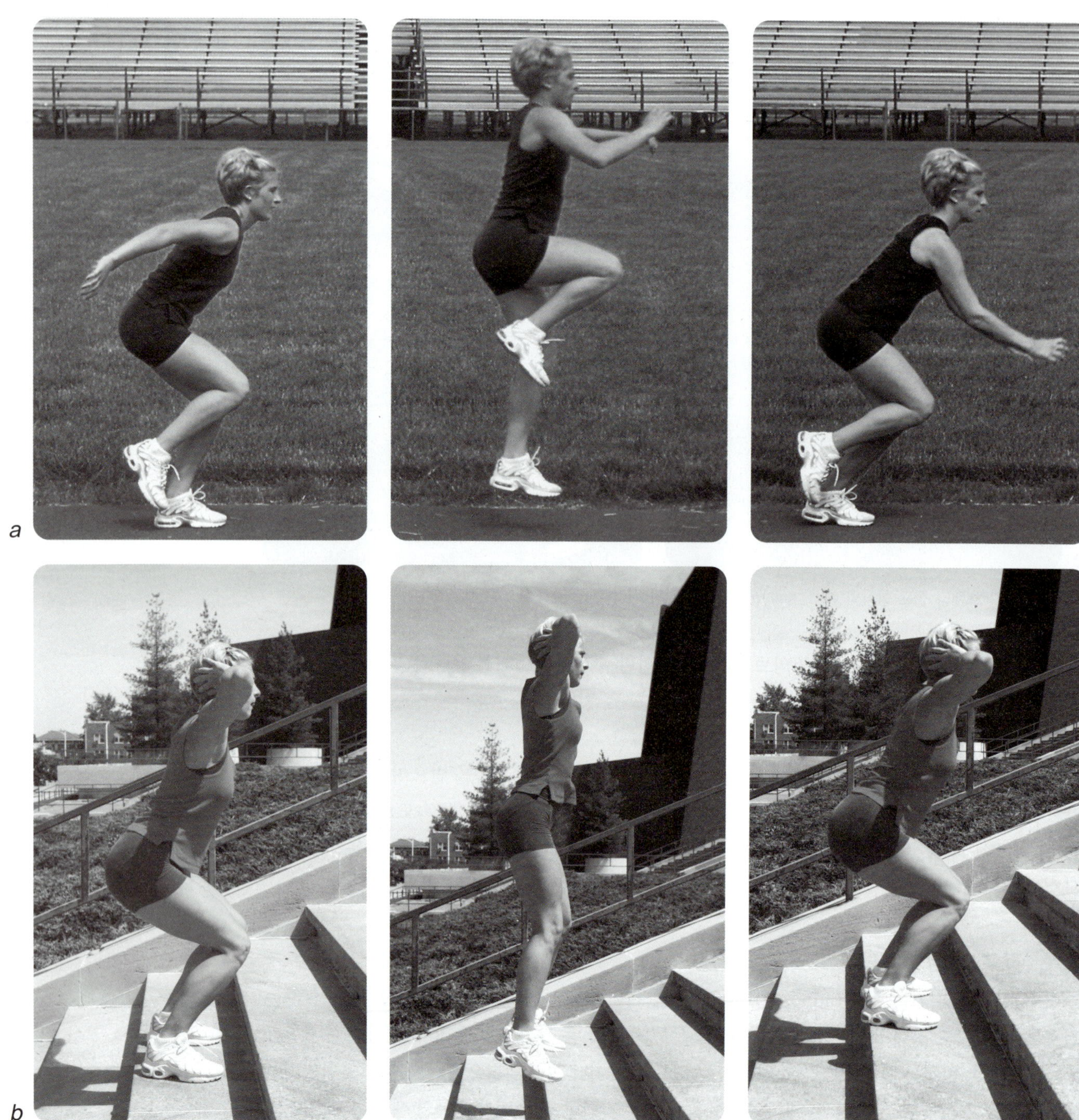

그림 9.8 복합 점프와 뛰기의 예 : *(a)* 외발 뛰기, *(b)* 계단 뛰기.

외발뛰기 등으로 발전할 수 있다(그림 9.8b). 이 운동은 앞에서 제시한 외발 뛰기 운동과 같이 레슬링이나 하키선수인 환자에게 특히 좋다.

바운드 운동 *(Bounding)*

바운드 운동은 큰 보폭으로 뛰는 달리기와 유사하다. 보폭과 속도를 향상시키기 위해 사용된다. 이 운동은 육상 선수들에게 가장 흔하게 사용되는 운동이며, 거리는 보통 30m를 상회하여 실시한다(Chu, 1998). 간단한 바운드 운동은 건너뛰기이며, 향상된 바운드 운동은 외발 뛰기이다. 건너뛰기와 바운드는 환자의 착지와 위쪽이나 앞쪽으로의 점프로 매우 격정적인 빠른 운동이다.

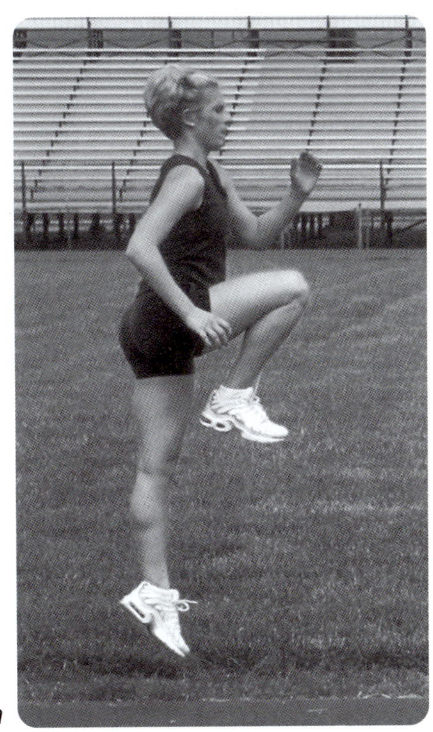
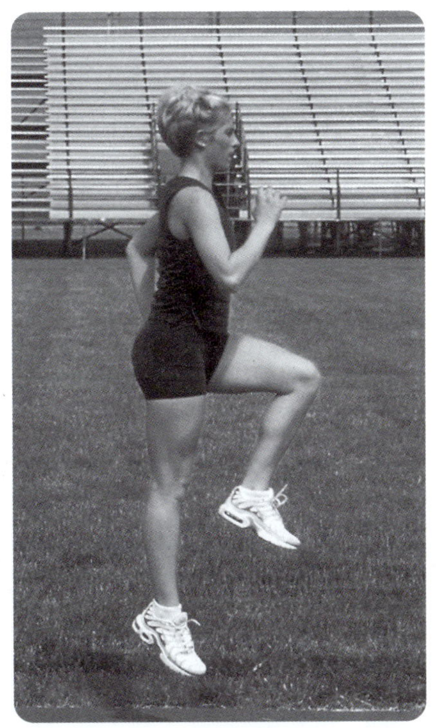
a

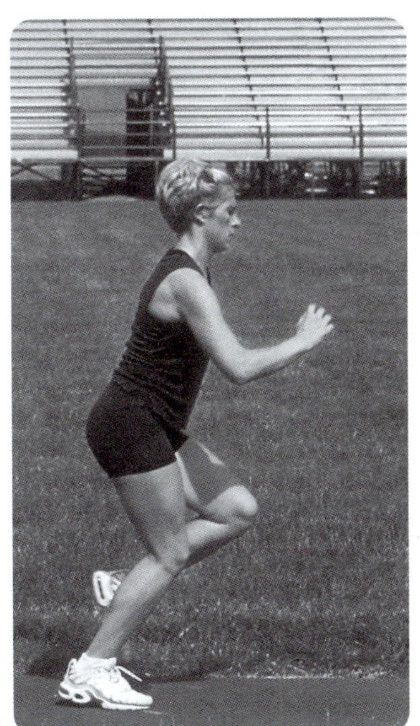
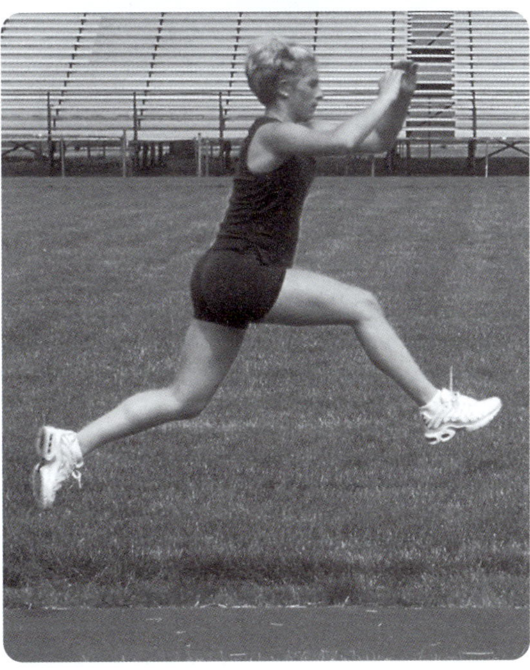
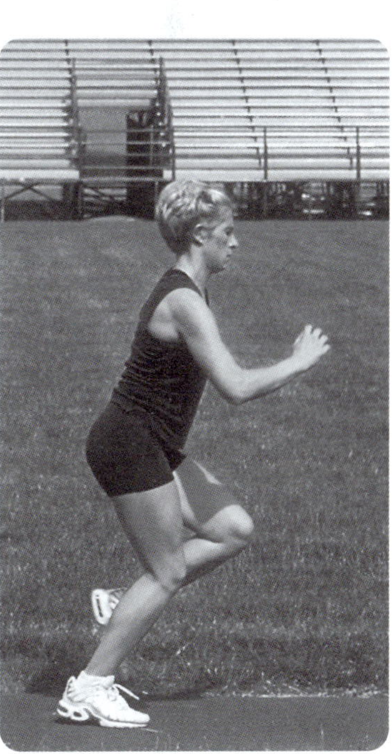
b

그림 9.9 간단한 바운드 운동과 조금 어려운 바운드 운동의 예 : *(a)* 건너뛰기, *(b)* 바운드.

건너뛰기 *(Skipping)* 환자의 오른발 무릎을 90° 로 굽힌 상태로 들어 올리면서 왼팔 역시 90° 로 굽힌 상태로 들어올린다. 그 다음 환자는 반대쪽 팔, 다리로 동작을 바꾸면서 도약한다(그림 9.9a).

외발 바운드 *(Single-Leg Bounding)* 오른발로 서 있는 동안 환자는 왼발과 양팔을 앞쪽으로 추진하는 탄력을 이용하여 가능한 한 멀리, 위쪽으로 움직인다. 착지도 오른발로 한다. 계속해서 멀리, 앞쪽으로 이동하면서 움직이는데, 이 때는 착지를 왼발로 한다(그림 9.9b).

상자 점프 (Box Jumps)

상자 점프 운동은 복합 점프나 뛰기에서 요구되는 기술보다 더욱 복잡한 기술을 필요로 한다. 왜냐하면 이 운동은 다양한 높이의 상자 위로 뛰어오르거나, 뛰어내리기 때문이다. 이런 운동들은 상자의 높이에 따라 운동 강도가 달라진다. 이 운동은 수직점프와 수평점프를 모두 사용한다. 그림 9.10에서는 상자점프의 예를 보여주고 있다.

전방 상자 점프 *(Front Box Jump)* 30cm(2인치) 정도 높이의 상자부터 시작한다. 상자 위로 두발을 사용하여 뛰어오른다. 그리고 뛰어내리는 것을 반복한다. 상자의 높이를 올리거나 한 발로 뛰어오르기, 왼쪽과 오른쪽으로 바꾸는 방법 등으로 난이도를 올릴 수 있다(그림 9.10a).

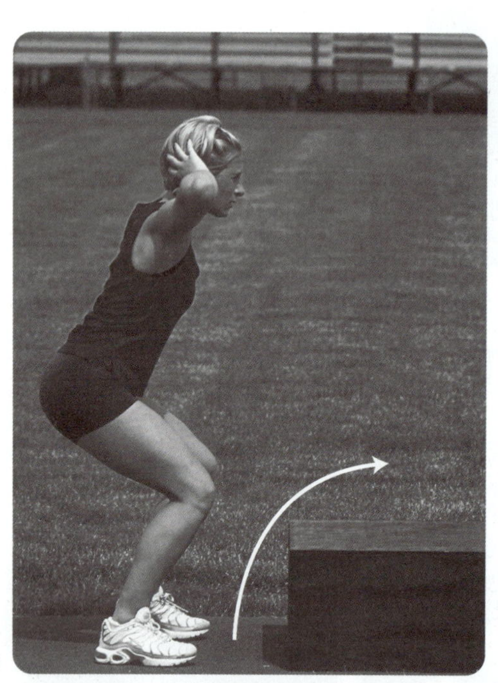

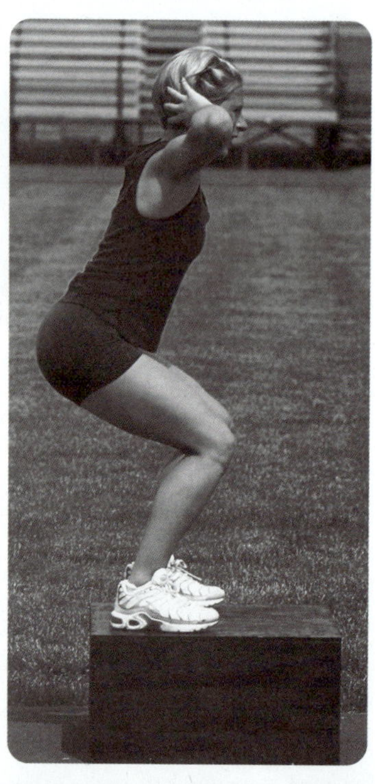

a

피라미드 상자 점프 *(Pyramiding Box Hops)* 높이가 각기 다른 상자 5개를 낮은 것부터 높은 것까지 0.6~0.9m 간격으로 일렬로 배치한다. 첫 번째 박스로 뛰어오른 뒤, 다음 상자 사이에 있는 공간으로 뛰어 내린다. 그리고 다음 박스로 뛰어오른다. 이렇게 마지막 상자까지 반복한다. 동작 시 팔의 반동을 이용한다(그림 9.10b).

뎁스점프 (Depth Jumps)

뎁스점프는 가장 격렬한 플라이오메트릭 운동이다. 이 운동은 환자의 체중과 중력의 증가를 이용하여 강도를

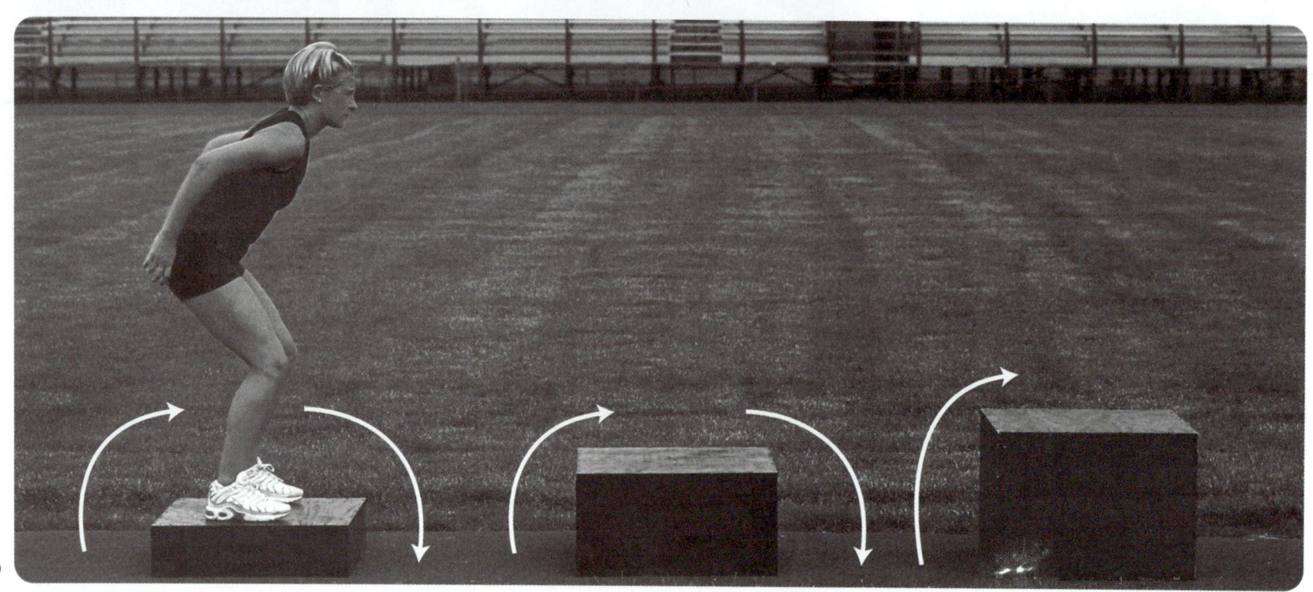

b

그림 9.10 상자점프의 예 : *(a)* 전방 상자 점프, *(b)* 피라미드 상자 점프.

증가시킬 수 있다. 뎁스점프의 동작은 박스에서 가볍게 뛰어내려 땅에 착지하고, 그 즉시 위쪽으로 바운드하는 동작으로 구성되어 있다. 뎁스점프 운동을 실시할 때 환자는 주의를 기울여야 한다. 상자에서 강하게 뛰어 내리는 것은 점프의 거리를 증가시키고 환자에게 미치는 충격을 증가시키기 때문에 이 운동에서는 피하는 것이 좋다.

향상된 뎁스점프의 한 예로는 두발을 이용해 박스에서 내려오면서 수직으로 점프하는 간단한 점프로 시작하는 것과 외발로 착지한 다음 외발로 가능한 높이 뛰어 오르는 더욱 향상된 점프를 하는 방법이 있다. 더 격렬한 운동으로는 보다 높은 박스를 사용하는 것과 한 개 이상의 박스를 사용하여 박스에서 내려온 뒤, 다음 박스로 뛰어오르기 등을 포함할 수 있다.

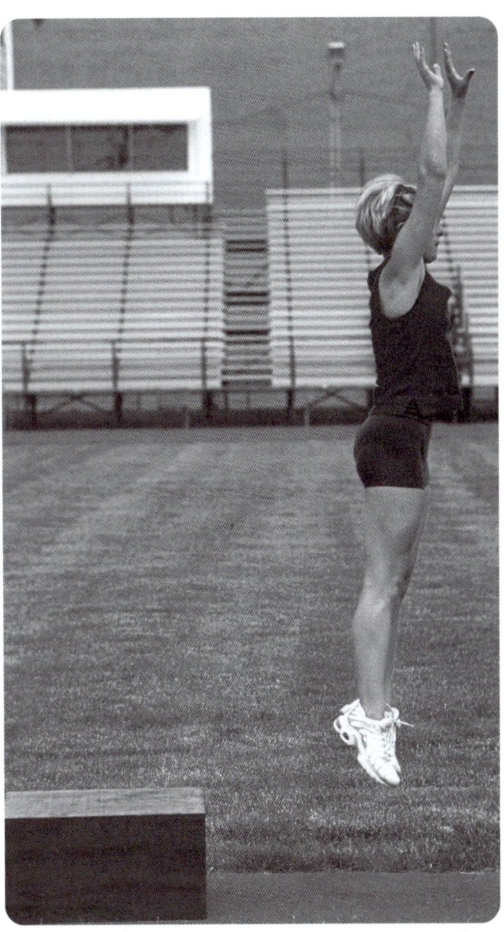

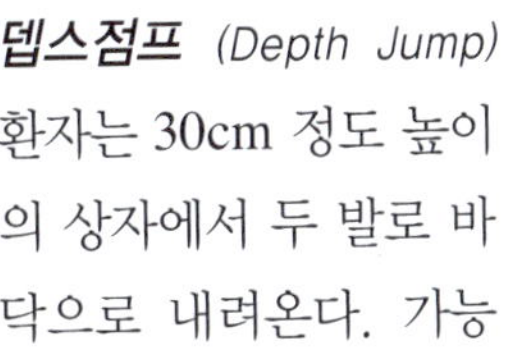

뎁스점프 *(Depth Jump)* 환자는 30cm 정도 높이의 상자에서 두 발로 바닥으로 내려온다. 가능한 빨리 환자는 팔을 위쪽으로 뻗으면서 가능한 높게 뛰어 오른다(그림 9.11a).

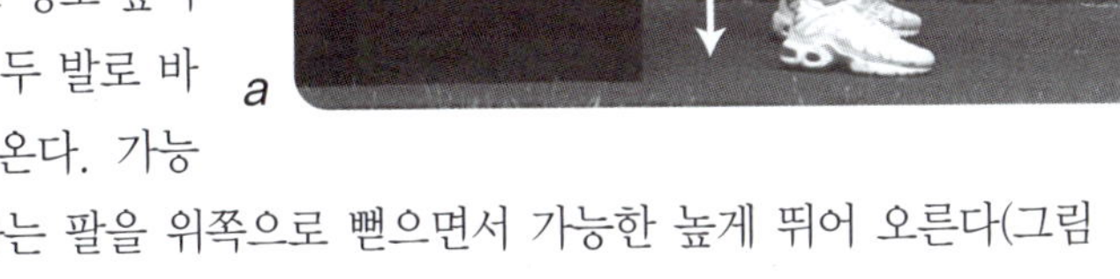

a

외발 뎁스점프 *(Single-Leg Depth Jump)* 환자는 왼발로 30cm 정도 높이의 상자에서 내려온다. 왼발로 착지하면서 가능한 높이 바운드 해 뛰어오른다. 그 다음 환자는 오른발로 같은 동작을 반복한다(그림 9.11b).

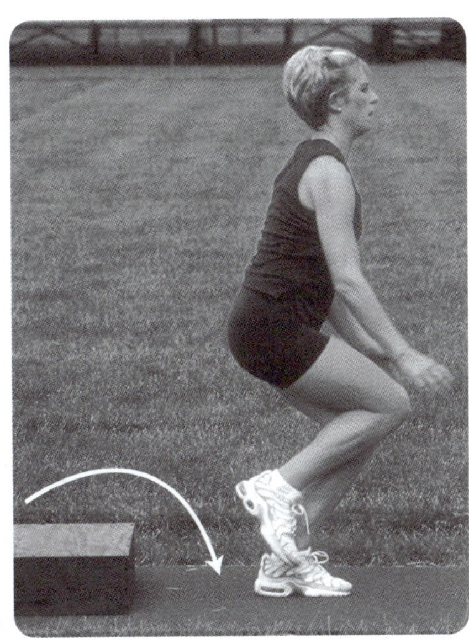

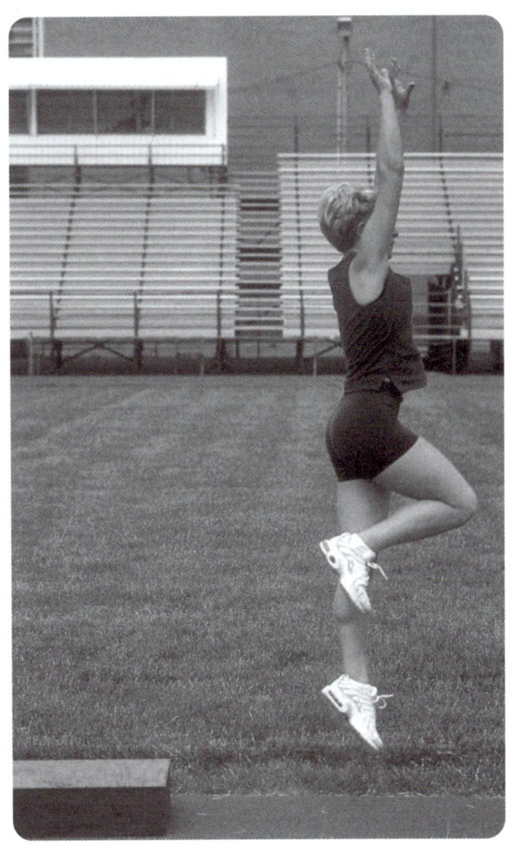

b

그림 9.11 뎁스점프의 예 : *(a)* 뎁스점프, *(b)* 외발 뎁스점프.

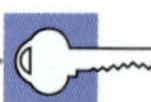

다리의 플라이오메트릭 운동은 바운드와 상자 훈련과 같은 다양한 종류의 점프 운동을 실시한다. 훈련의 강도를 높이기 위해서는 여러 종류의 점프를 혼합하여 사용할 수 있다.

상자의 높이 *(Box Height)* 뎁스점프를 위한 상자의 높이는 주의하여 선택하여야 한다. 상자가 너무 높다면 부상의 위험이 증가한다. 착지할 때 근육으로의 충격이 커지기 때문에 충격을 흡수하는 시간이 너무 길어져 상환 시간이 효과적이지 못하다. 뎁스점프에서 최대 박스 높이를 결정할 때에는 신중해야 한다. 피험자가 신장성에서 단축성으로 움직이는 전환 구간이 너무 길어진다면 상자가 너무 높은 것이다. 상자 높이가 4피트 이상이여야 하지만, 플라이오메트릭 재활 프로그램에서는 이 정도 높이가 필요한 경우도 있다.

Chu(1998)는 뎁스점프를 위한 상자를 선택하는데 있어 다음의 절차를 따르도록 추천한다. 환자는 규정된 방식의 점프 테스트를 실시한다. 테스트 방법은 우선 환자가 착지하고자 하는 지점에 표시를 한다. 그리고 45cm(18인치) 높이의 상자에서 뎁스점프를 실시하고 테스트에서 목표로 했던 지점과 같은 곳에 도달하도록 실시한다. 목표한 지점에 도달했다면, 상자의 높이를 환자가 목표 지점에 도달하기 어려울 때까지 15cm(6인치) 정도씩 높이를 높인다. 환자가 목표 지점에 도달하지 못한 첫 번째 높이가 적당한 뎁스점프의 높이이다. 환자가 45cm 높이의 상자에서도 목표 지점에 도달하지 못했다면, 상자의 높이를 낮추거나 보다 강한 체력에 이르기 전까지 운동을 수행하면 안된다.

운동의 선택 (Selection)

모든 종류의 플라이오메트릭 운동은 강도의 높고 낮음에서 오는 어려움에 따라 향상을 가져오지만, 개인의 운동강도를 결정하기 위해 운동을 분석하여야 한다. 예를 들면, 고강도의 스탠딩 점프는 중강도의 상자 점프보다 강한 운동이다.

환자의 치료운동 프로그램에서 운동의 선택은 환자가 속한 운동종목이나 환자가 참여하고 있는 수준의 요구에 달려있다. 예를 들면, 어떤 환자에게는 여러 가지 강도와 복합적인 점프와 뛰기 동작의 플라이오메트릭 운동이 적합하지만, 다른 환자에게는 더욱 강한 자극의 상자 점프와 뎁스 점프가 적합할 수도 있다. 두 환자가 모두 같은 종목의 선수이지만, 한 명은 취미활동으로 운동하였고, 다른 한 명은 대학 운동선수로서 격렬한 운동을 했다면 이러한 환자들 간에는 같은 종목을 하던 환자이더라도 각기 다른 요구사항을 가지고 있다. 왜냐하면 운동수준에 따른 욕구가 다르기 때문이다. 이것은 운동의 선택에 있어 중요한 고려사항이다.

팔과 상체 플라이오메트릭 (UPPER-EXTREMITY AND TRUNK PLYOMETRICS)

우리는 팔과 상체의 운동을 같이 생각한다. 왜냐하면 메디신 볼을 이용한 팔운동은 상체 근육을, 반대로 상체운동은 팔근육에 강하게 영향을 미치기 때문이다. 어떤 운동은 팔이나 상체에 모두 특별할 수 있다. 팔운동 중의 상체 움직임은 안정을 유지하는데 중요한 역할을 하기 때문이다. 상체 근육 그룹의 근력은 팔의 근력에 아주 중요하며, 팔이 움직일 때 상체의 근육도 같이 움직이기 때문이다.

팔과 상체를 위한 플라이오메트릭 운동은 다리 운동에서처럼 필수적인 고려사항을 가지고 있다. 이 운동은 환자의 운동욕구에 따라 달라지며, 환자가 실시하는 것과 이루고자 하는 목표에 따라 다른 운동 향상을 가져와야 하며, 동작의 속도를 통제하면서 수행되어져야 한다.

강도의 변화로 운동 향상을 가져올 수 있는데, 이것은 메디신 볼의 무게 변화와 동작의 빠르기, 메디신 볼이 던져지는 거리에 의해 결정된다. 메디신 볼 운동은 토스와 던지기 등이다. 토스는 팔을 90° 이내로 굽힌 상태의 짧은 거리의 패스로 정의된다. 던지기는 90° 이상으로 굽힌 상태의 긴 거리 패스로 정의된다(Chu, 1989).

패스 운동은 파트너와 함께, 혹은 리바운더(환자에게 공을 다시 보내주기 위한 기울여진 트램폴린)를 이용하여 수행할 수 있다(그림 9.12).

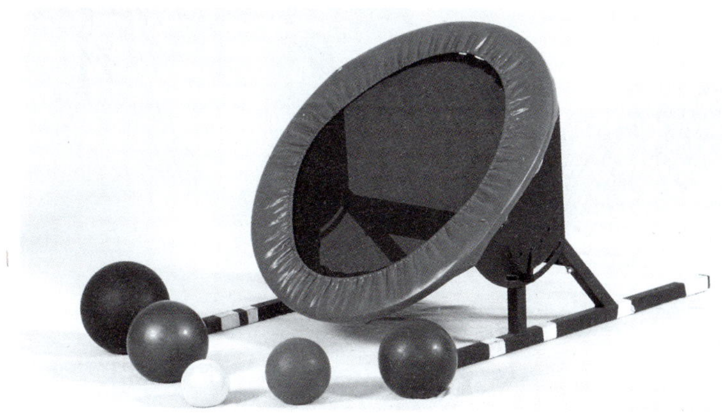

그림 9.12 리바운더와 메디신 볼.

그림 9.13은 메디신 볼을 이용한 팔과 상체를 위한 플라이오메트릭 운동의 예를 보여주고 있다. 가슴 패스 사진은 환자가 3m(10ft) 거리에서 가슴 패스를 하면서 앞쪽으로 다리의 움직임을 이용하여 볼을 던지는 것을 보여주고 있다. 팔이 몸의 앞쪽으로 완전히 펴질 때까지 팔을 뻗어야 하며 손등은 서로 마주보게 하여야 한다. 오버헤드 던지기에서도 팔의 움직임과 같이 다리를 움직여야 공을 머리 위에서 던질 수 있다. 팔로 스로우(follow-through) 동작은 팔을 위쪽과 앞쪽으로 쭉 뻗어야 한다. 두 가지 운동 중 상체의 근육은 적절한 상태의 포지션을 유지하여야 하며 허리는 다리 힘이 상체를 통해 팔로 전달되어지게 하기 위해 곧게 펴진 상태이어야 한다.

다리 플라이오메트릭 운동처럼 팔과 상체 플라이오메트릭 운동도 환자 각각의 요구에 따라 실시되어야 한다. 환자들은 그들이 속한 운동에서 가장 많이 이용하는 근육의 향상을 목표로 하기 때문에 특정한 운동을 해야한다. SAID 원리는 체력 운동에서처럼 플라이오메트릭 운동에서도 중요하다. 7장에서 언급한 바와 같이 SAID 원리는 요구에 따라 부과되는 독특한 적응의 약자이며(Specific Adaptation to Imposed Demand) 운동을 통한 자극의 신체 적응 능력에 관계된 것이다.

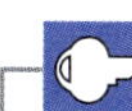

팔과 상체의 플라이오메트릭 운동은 메디신 볼을 이용한 던지기와 토스 방법이 있다.

요약 (SUMMARY)

플라이오메트릭은 최적의 근육 수행력을 위해 역학적, 신경학적 효과를 모두 이용한다. 역학적 원리에서는 잠재적인 에너지를 끌어내기 위해 근육을 구성하는 수축 요소와 비수축 요소를 모두 사용하고, 이를 역학적 에너지로 전환한다.

신경학적 원리는 근신경계 시스템에서의 최적의 결과를 위해 골지건 기관과 근방추 반응을 최대화한다. 이러한 요소들은 플라이오메트릭 움직임이 진행되는 동안 세 가지 국면의 복합적인 반응이다. 세 가지 국면에는 신장성, 상환, 단축성 국면이 있다. 모든 환자가 재활 프로그램에서 플라이오메트릭 운동을 할 수 있는 것은 아니다. 나이, 체중, 경쟁요소와 같은 요인들이 플라이오메트릭 운동 전에 고려되어야 한다. 팔, 다리, 상체를 위한 플라이오메트릭 운동에서는 다양한 장비를 이용한다. 장비는 가격, 프로그램의 목적, 장소의 이용도에 따라 선택할 수 있다.

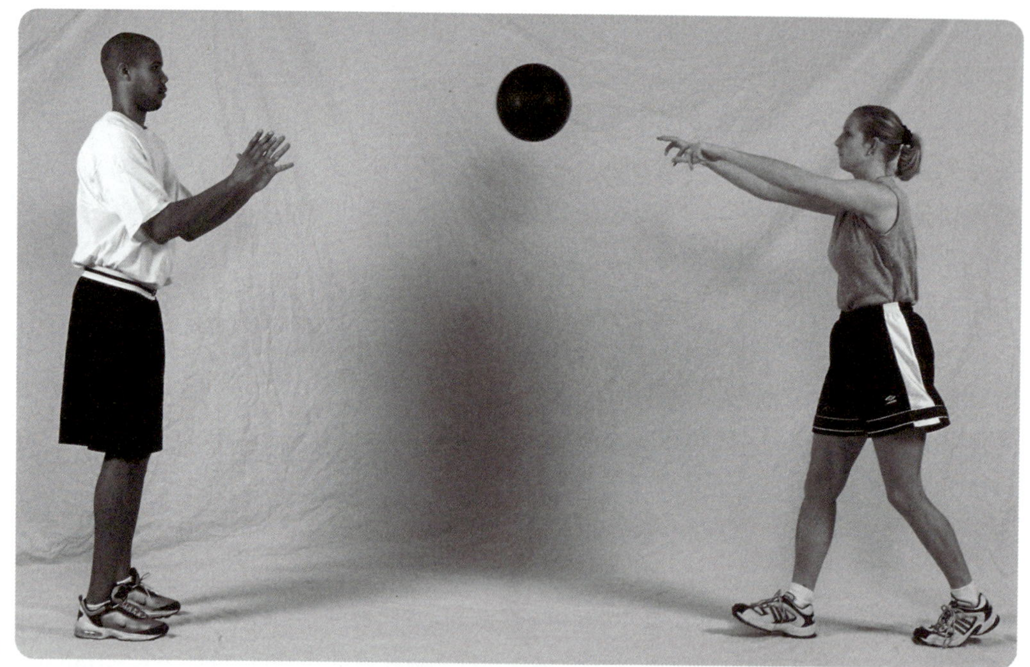

a

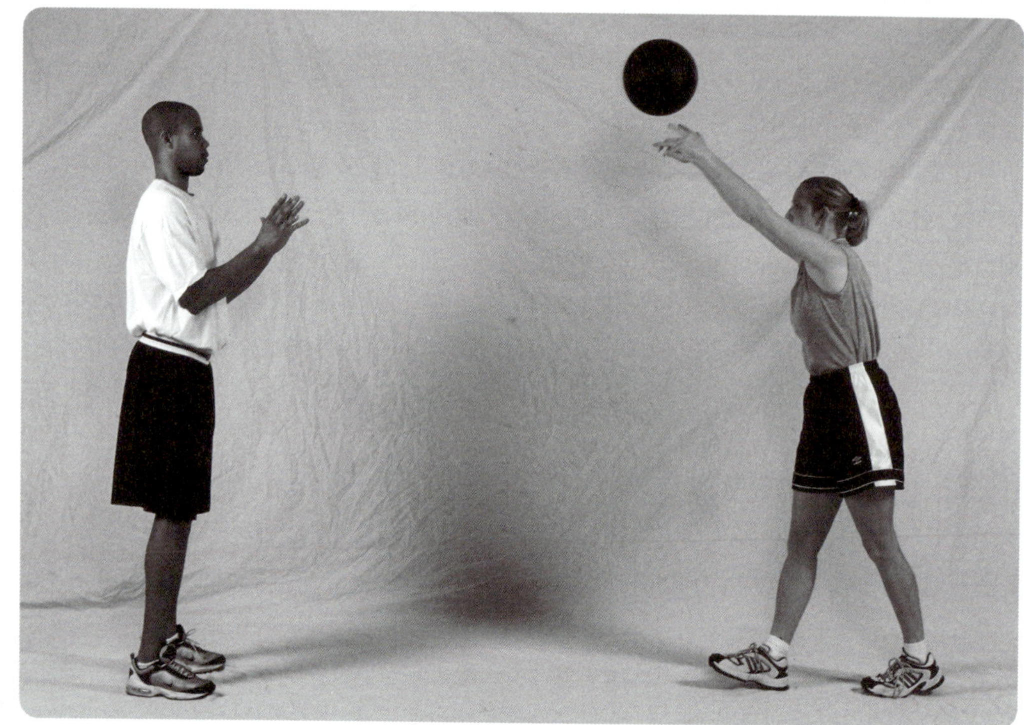

b

그림 9.13 팔 및 몸통의 플라이오메트릭 : *(a)* 가슴, *(b)* 오버헤드 던지기.

주요 개념 및 복습 (Key Concepts And Review)

1. 플라이오메트릭을 초래하는 신경근의 원리에 대한 역학적, 신경학적인 성분을 확인한다.

플라이오메트릭 운동은 처음에 근육이 신장하고 그 다음 근육이 수축하면서 근력이 증가된다. 이런 종류의 운동은 근육의 신장, 수축 원리에 기초한 것이다. 플라이오메트릭 훈련 동안의 근육의 증가된 힘은 근육 탄력 수준의 증가, 근다발과 골지건 기관에서 일어나는 적응의 조화로 보여진다.

2. 플라이오메트릭 프로그램 디자인에 관련된 요인들에 대해 서술한다.

모든 플라이오메트릭 운동은 신장 국면, 상환 국면, 단축 국면의 3가지 국면을 가지고 있다. 신장 측면은 근육의 신속한 변화와 상환 측면을 대비하며 큰 결과를 생산하는 큰 단축을 낳게 한다.

3. 플라이오메트릭 프로그램 실행에 있어서 3가지 고려사항을 나열한다.

플라이오메트릭 프로그램을 디자인할 때 우리는 환자의 신체적 상태와 환자가 속한 스포츠의 요구에 대해 생각하여야 한다. 특히 플라이오메트릭 프로그램을 실행하기 전에 환자는 충분한 유연성과 근력, 그리고 고유수용성 등을 고려해야 한다. 특수한 고려사항은 환자의 나이, 체중, 경쟁 수준, 신발, 표면, 적절한 기술, 향상과 목표 같은 요인들을 포함한다.

4. 플라이오메트릭에 있어 3가지 주의사항과 금기사항을 나열한다.

주의사항은 플라이오메트릭 운동과 관련된 시간의 양, 운동 후 근육통의 가능성이며, 금기사항은 격렬한 염증, 수술 직후 상태, 그리고 불안정 등이다.

5. 팔이나 다리의 4가지 플라이오메트릭 운동 프로그램 진행의 초안을 작성한다.

농구선수를 위한 다리 플라이오메트릭 운동 향상의 예는 두 다리를 이용한 발목 뛰기로 시작해서 외발 발목 뛰기, 옆으로 뛰기, 스탠딩 점프와 도달, 긴 점프 후 달리기와 상자 뎁스점프 등으로 향상되어야 한다.

심화 학습 문제 (Critical Thinking Questions)

1. 플라이오메트릭 점프의 신장성 국면에서 단축성 국면으로의 움직임이 빠르게 일어나지 않는다면, 환자는 신장성 측면이 이루어질 때 높이 뛸 수 없다. 이것은 어떤 이유에서일까? 환자가 신장성 국면에서 단축성 국면으로의 빠른 변화에 대해 이해하지 못하고 두 측면 간의 휴식을 주장한다면 어떻게 해야만 하나? 어떤 설명이나 지도가 수행의 향상을 가져올 수 있을까?

2. 발목 염좌를 가지고 있는 환자가 지금 플라이오메트릭 운동을 위한 준비가 되었다. 환자가 이러한 운동을 시작하기 전에 치료운동 프로그램에 추가할 수 있는 개념들은 무엇인가?

3. 손목 염좌를 가지고 있는 체조선수가 기능적인 운동을 돌아가기 전의 플라이오메트릭 운동의 준비가 되었다. 환자가 기능적인 운동을 준비하기 위한 세 가지 플라이오메트릭 운동들을 확인한다. 당신의 어떤 개념들이 플라이오메트릭 운동에서 기능적인 운동으로의 향상을 가져올 수 있는가?

4. 당신이 일하고 있는 대학의 운동 트레이너 감독이 그들의 재활 프로그램에서 운동트레이너가 플라이오메트릭 운동을 실시하기 전에 환자에게 알려주어야 할 것들에 대해 적어달라고 부탁하였다. 어떤 설명을 적어 줄 것인가? 어떤 주의사항들을 적을 것인가? 환자가 플라이오메트릭 운동 프로그램에 적합한지 아닌지를 결정하기 위한 어떤 개념들이 포함되어 있는가?
5. 이 장의 오프닝 시나리오에서 래리가 에드에게 염려했던 주의사항들은 무엇인가? 플라이오메트릭 운동의 첫 날에 래리가 에드에게 운동시키기 위해 어떤 운동종목을 추천할 수 있는가? 그리고 에드가 운동을 실시할 때 래리는 어떤 것을 조사해야 하는가? 에드가 플라이오메트릭 운동프로그램에서 향상될 수 있다면 당신은 어떻게 그것을 결정할 것인가?

실험실 활동들 (Lab Activities)

1. 다음의 점프들을 수행하고, 각 점프의 높이를 측정하고, 그 결과를 기록한다. 각 점프는 서 있는 자세에서 시작하도록 지도한다. 테스트를 하기 전에 연습을 몇 번 해본다.
   a. 점프 1 : 빠르게 무릎을 약 60° 굽히고 점프
   b. 점프 2 : 천천히 무릎을 약 60° 굽히고 3초 기다렸다가 점프
   c. 점프 3 : 빠르게 무릎을 약 120° 굽히고 점프
   d. 점프 4 : 빠르게 무릎을 약 120° 굽히고 3초 기다렸다가 점프
   e. 점프 5 : 스텝이나 상자에서 내려오는 즉시 점프
   f. 점프 6 : 박스에 점프로 올라간 후 바로 내려오면서 위로 점프

   어떤 점프가 가장 높은가? 결과에 대한 생리학적 이유가 무엇인가? 이러한 결과들은 플라이오메트릭 재활프로그램에서 어떻게 중요한가?
2. 점프를 하면서 가장 유리한 위치, 팔의 움직임과 가장 적절한 힘 생산을 위한 발의 위치를 찾기 위해 점프를 수행한다. 아래 기술된 각 점프를 반복한다. 각 상태에 따라 3종류의 점프를 수행한다. 각 상태에서의 평균 점프 높이를 기록한다. 각 세트에서의 점프는 휴식 없이 빠르게 수행하여야 한다.
   a. 상태 1 : 발은 바닥에 팔의 움직임은 없음
   b. 상태 2 : 발은 바닥에 팔의 움직임 이용
   c. 상태 3 : 팔과 발바닥의 중앙 부분을 이용

   어떤 점프가 가장 높은가? 결과에 대한 생리학적 이유가 무엇인가? 이러한 결과들은 플라이오메트릭 재활프로그램에서 무엇이 중요한가?
3. 좋아하는 운동 종목을 선택해야 한다. 재활 프로그램에서 플라이오메트릭 운동을 수행할 준비가 되어있는 환자가 있다고 가정하자, 환자의 요구에 맞게 다리(제자리 점프, 스탠딩 점프, 복합 점프, 상자 점프 등을 이용) 혹은 팔(박스, 메디신 볼 등을 이용)을 발달시킬 수 있는 프로그램을 디자인한다. 프로그램에는 세트, 반복횟수, 휴식, 강도가 모두 포함되어야 한다. 이러한 운동을 선택하게 된 논리를 서술하고 왜 이렇게 강도를 설정하였는지, 환자가 잘하게 되었다는 것을 어떻게 결정할 것인지에 대해 알아본다.

제 10 장

기능적 운동과 진보된 기능적 운동 (Functional and Activity-Specific Exercise)

석 민 화

학습목표 (Objectives)

이 장을 마치고 난 후에는 아래의 사항을 설명할 수 있어야 한다 :

1. 기능적 운동과 진보된 기능적 운동의 차이를 설명한다.
2. 치료적 운동 프로그램에 기능적 운동과 진보된 기능적 운동의 기여도에 대해 알아본다.
3. 기능적 운동에서 기본과 응용 프로그램의 차이점에 대해 논의한다.
4. 기능적 운동과 진보된 기능적 활동의 발달을 보여주는 다양한 요소들을 나열한다.
5. 기능적 운동과 진보된 기능적 운동에 대한 주의사항을 알아본다.
6. 상체 또는 하체에 대한 기능적 운동의 진행에 대한 예시를 작성한다.

▶ 다인 미스티는 대학 테니스 팀에서 일하는 스포츠치료사이다. 지난 시즌이 끝날 무렵, 팀의 스타 플레이어인 크리스티안은 어깨의 관절낭 손상에 의한 처치를 받았다. 그는 재활 프로그램을 잘 따라가고 있으며, 기능적 활동을 시작할 준비가 되어 있다. 다인은 기능적 활동이 크리스티안의 정상적인 테니스 활동으로 돌아가기 전에 진보된 기능적 활동으로의 진행을 빠르게 할 것이라는 것을 알고 있다. 크리스티안이 테니스 라켓을 잡지 않은지 몇 달이 지나고, 그는 경기를 다시할 수 있을지 염려스러웠다. 다인은 크리스티안이 기능적 재활 프로그램 단계를 마치면 잘 해낼 것이라는 확신을 가지고 있다.

지난 몇 주간 다인은 크리스티안에게 팔꿈치를 옆구리에 붙이고 라켓으로 공을 땅과 공중에서 튀기는 연습을 시켰다. 이제 크리스티안이 스트로크를 할 차례이다. 다인은 재활프로그램의 발달 단계를 구상하였고, 크리스티안의 상태에 맞추어 진전시켰고 다음 단계로 가기 전에 그 전 단계에 충분히 익숙해지도록 하였다. 크리스티안은 다인이 그의 재활 기간 내내 그녀가 일에 충실하였기 때문에 그녀의 능력과 판단을 인정하였다. 다인이 크리스티안의 활동을 재기할 수 있다고 판단하면 그는 할 수 있다는 것을 알고 있다.

모든 사람이 너와 같다면, 모든 인생이 너의 인생과 같다면
세상은 신의 천국이 될 것이다 그런 삶을 살고, 그런 사람이 되어라.
필립 부룩스(PHILLIP BROOKS), 미국 성공회 주교, 1835–1893

이 장은 중요하지만 종종 치료적 운동의 측면에서는 잊혀지기 쉬운 장이다. 손상당한 선수의 프로그램이 대부분 유연성, 근력, 파워, 지구력에 초점이 맞추어져 있기에 경기별로 요구하는 특이적인 프로그램이 망각되는 경우가 있다. 치료적 운동의 마지막 단계에서는 부상선수는 자신의 종목에 특이적인 스트레스를 극복해야 하고 종목에 맞는 기술을 접해야 한다. 또한 선수가 완전한 활동으로 돌아갈 수 있다는 확신을 갖는 것이 필수적이다.

위에 인용된 브룩스 목사의 말과 같이, 대부분의 건강한 선수들은 특별한 선수가 되기를 바란다. 부상을 입은 선수가 성공적으로 현장에 복귀한다면, 부상을 경험하기 전의 자세는 매우 중요하다. 다시 복귀시키기 위해서 스포츠치료사는 치료적 운동 프로그램에 기능적 운동과 진보된 기능적 운동을 접목시켜야 한다.

스포츠치료사는 환자의 운동종목과 포지션 뿐만 아니라, 선수의 책임과 활동까지도 이해해야만 한다. 미식축구에서 공격수와 수비수는 서로 다른 스트레스와 요구를 갖는다. 배구의 세터(sctter)와 공격수는 다른 요구를 갖는다. 또한 창고 매니저와 창고 인부는 서로 다른 스트레스를 경험한다. 스포츠치료사는 부상당한 선수의 종목에서 특이적으로 요구하는 것이 무엇인지 알아야하고 이런 요구를 치료적 운동 프로그램에 어떻게 포함시켜야 하는지를 알아야 한다.

일단 기본적으로 유연성, 근력, 근지구력, 그리고 고유수용기 요소들이 적정 수준까지 달성되면, 운동종목에 필요한 기술과 비슷한 특수한 운동이 프로그램에 포함되어야 한다. 이것은 운동수행력에 있어 선수의 확신을 재고하고 부상으로 인해 손실된 기술을 새로 얻을 수 있는 길을 제시하게 될 것이다.

정의, 기초, 그리고 목적 (DEFINITIONS, FOUNDATIONS, AND GOALS)

특수한 기능적 프로그램과 활동들에 대해 이야기하기 전에 기능적 운동과 평가가 무엇인지, 그리고 이것의 기본과 목적이 무엇인지에 대해 이해해야 한다. 일단 치료적 운동프로그램이 기능적 운동부분으로 어떻게 진행되는지를 알게 되면 기능적 운동을 더 쉽게 적용시킬 수 있게 된다.

정의 (Definitions)

기능적 운동(functional exercises) 혹은 활동이란 치료적 운동프로그램에서 실제적인 활동에 대한 운동을 의미한다. 보통 근력 운동보다 스트레스나 요구사항의 증가로 인한 다방면의 활동을 포함한다. 이런 활동들은 어떤 운동에서 다음 단계의 운동이나 기술로 진행하는 연속성을 가진 운동과 기술들을 포함한다. 즉, 런닝보다는 걷기가, 던지기보다 언더핸드 토스와 같이 먼저 선행되는 활동을 의미한다. 환자들은 진보된 기능적 활동을 경험한 경우 더 발전된 기술을 필요로 한다. 이러한 진보된 기능적 활동(Activity-specific exercises)은 특정 스포츠나 현장에서와 비슷한 기술을 포함한다. 특정 스포츠나 작업환경에 따라 기능적 활동에 필요한 진보된 기능적 활동도 다르게 나타난다. 진보된 기능적 운동은 재활 프로그램의 마지막 단계에 포함된다. 이는 스포츠나 현장에서와 비슷한 스트레스, 요구사항, 기술의 습득과 스포츠나 정상적인 생활로 빠르게 복귀시키는 활동이다. 운동선수에게 있어 재활은 활동 특정 운동 대신에 스포츠-특정 운동을 사용한다. 재활 프로그램의 마지막 단계에서 운동선수들은 스포츠-특정 기간을 경험한다. 부상당한 인부는 책상에 앉은 자세에서 무거운 박스를 이동하거나 옮기는 활동과 같은 활동-특정 운동을 한다. 비록 "스포츠-특정"은 재활 운동의 올바른 용어는 아니지만 재활 프로그램 마지막 단계의 중요한 개념이라는 것을 인식할 수 있다. 그러므로, 활동-특정 운동과 스포츠-특정 운동은 같은 개념이지만 개인적인 특정 요구사항에 따라 개인적으로 수행하는 운동이 다르게 결정된다.

기능적 평가는 재활 운동 프로그램을 통하여 이루어진다. 기능적 평가는 환자가 다음 단계로 넘어가기 전에 운동 또는 기술을 안전하고 정확하게 수행하는 능력을 평가하는 과정이다. 최종적인 기능적 평가는 환자가 현장으로 돌아가기 전에 이루어진다. 안전하게 각각의 치료적 운동 수준을 밟아나가기 위해서 환자는 기능적 검사를 통과해야 한다. 기능적 검사는 환자의 수준에 따라 다양하다. 이런 검사의 종류는 뒤에서 알아보도록 하겠다.

목표 (Goals)

기능적 운동은 3가지 목표를 가지고 있다. 첫 번째 목표는 유연성, 근력, 지구력, 그리고 협응력의 완전한 기능적 수준을 달성하는 것이다. 두 번째 목표는 완전한 기능적 능력을 달성하여 정상적인 스피드, 파워, 조절능력, 그리고 민첩성을 회복하는 것이다. 세 번째 목표는 부상당한 선수의 종목에서의 수행력 뿐만 아니라, 부상당한 부위에 대한 확신을 갖고 회복하는 것이다. 재활 프로그램의 마지막 목표는 최소한 부상당하기 전의 수준과 비슷한 정도까지 안전하고 효율적인 상태로 스포츠 현장으로 돌아가는 것이다.

첫 번째와 두 번째 목표는 치료적 운동을 통해 기본적인 그리고 향상된 기능적 능력으로 성취할 수 있다. 이는 다음 장에서 다시 논의될 것이다. 세 번째 목표는 기능적 운동의 각 단계를 성공적으로 수행함에 따라 향상되어 목표를 달성할 수 있다. 이런 목표를 달성하면, 자신감이 생기지만,

실패하면 자신감은 상실될 것이다. 따라서 스포츠치료사는 도전하여 성취할 수 있는 운동의 목표를 제공하는 것이 중요하다. 경기 중 부상을 당하거나 또는 참여하지 못하면 선수는 자신의 운동수행 기술을 확인할 수 없게 된다. 경기에 참여하지 못하면 부상 전 자연스럽게 수행하던 기술을 잃게 되기도 한다. 부상 전 운동 기술에 대한 자신감 수준을 회복하기 위해 치료적 운동 프로그램에 맞는 비슷한 종목 기술과 비슷한 특이적인 운동을 포함하는 것은 필수적이다.

마지막 목표는 모든 다른 목표들이 달성되었을 때 성취될 수 있다. 이러한 목표는 마지막 결과이며, 치료적 운동프로그램의 중요한 목표가 된다. 이것을 달성하기 위하여 스포츠치료사는 기본적으로 또 응용된 진보된 기능적 활동을 치료적 운동에 포함시켜야 한다. 마지막 기능적 평가는 부상당한 선수가 완전히 스포츠 현장으로 돌아가기 전에 실시되어야 하지만 치료적 운동 프로그램의 마지막 검사는 부상당한 선수가 성공적으로 경기종목에 참여할 수 있는 능력을 갖는지에 초점을 맞추어야 한다.

치료적 운동의 공헌 (CONTRIBUTIONS TO THERAPEUTIC EXERCISE)

기능적 운동은 전체적인 재활과정의 일부분이다. 이런 점에서 기능적 운동은 부상선수가 경쟁적 운동으로 복귀하도록 준비하는데 결정적인 공헌을 한다고 볼 수 있다. 기능적 운동은 부상선수에게 확실한 결과를 주기 위해 복합적 스트레스로 구성된다. 다음 장은 8개의 요구사항과 그에 따른 결과를 언급하고 있다.

정상적인 움직임 (Normal Motion)

기능적 운동은 부상당한 선수의 종목에 맞추어 특별한 움직임을 재생산하도록 디자인되어 있다. 이것은 개별적으로 부상당한 선수가 정상적인 생활로 돌아갔을 때 수행하게 될 정상적인 활동과 비슷한 활동을 할 수 있도록 각 종목과 포지션에 맞추어 디자인되어 있다. 정상적인 활동은 정상적인 움직임을 요구한다. 정상적인 움직임을 할 수 없다면 부상당한 선수는 필요한 움직임을 위해 보상적으로 동원되는 부위에 과도한 스트레스를 받게 되며 이런 부분은 부가적인 부상의 위험을 갖게 된다. 예를 들면, 테니스 선수가 서브를 하는데 필요한 정상적인 어깨의 굽힘(굴곡, flexion)과 폄(신전, extension)을 할 수 없다면, 공을 머리 위로 치기 위해 허리뼈(요추, lumbar)를 과다폄(과신전, hyperextension)함으로써 허리에 부상을 가져올 수 있다.

다양한 근육운동 (Multifaceted Muscle Activity)

몇 가지 다른 형태의 근력운동이 기능적 운동에 사용된다. 이들은 일반적으로 등척성, 구심성, 원심성 운동 등이 혼합되어 있는데 이는 기능적 활동들을 보다 잘 가능하게 하도록 한다. 근육은 근력, 협응력을 가지고 한 동작에서 다른 동작으로 빠르게 움직이는 동작을 조절하고 힘을 가중시켜 근력을 발생시켜야 한다. 런닝과 같은 단순한 동작조차도 다리근은 런닝사이클동안 가속, 감소, 그리고 고정(stabilizer)을 하기 위해 구심성 운동과 원심성 활동을 빠르게 변화시킨다.

다방면 움직임과 복합근육군 수행
(Multiplanar Motion and Multiple Muscle Group Performance)

기능적 활동은 단일 평면에서의 움직임이 아니다. 이들은 회전면, 전면, 그리고 수평면을 포함한 많은 평면에서 동시에 수행된다. 기능적 운동은 원하는 동작을 수행하기 위해 한번에 많은 근육을 동원한다. 기능적 운동은 다양한 면(plane)에서 움직이는 많은 근육의 협응에 의한 기능적 활동과 비슷하다.

다양한 평면(multiplanar)에서 움직이는 동작은 많은 근육의 활성과 억제를 통해 협응적으로 수행된다. 공을 던지는 동작은 어깨, 팔꿈치, 손목, 손의 근육을 사용하는 것 뿐만 아니라 몸통(체간, trunk)과 다리 근육군 등의 다방면적인 움직임 협응을 통해 이루어진다.

안정과 가속변화 (Stabilization and Acceleration Changes)

기능적 동작은 일부의 근육이 신체의 일부분을 안정화시키고 그동안 다른 근육은 고정되어 있던 부분을 가속 또는 감속시키기 위해 근육을 움직이는 과정을 요구한다. 기능적 운동이 스포츠 활동과 비슷한 운동이라면 근육은 기본적인 스포츠 활동의 일부분인 기능적 변화를 수행하기 위해 트레이닝되어야 한다. 던지기를 예로, 어깨가 공을 던지기 위한 플랫폼(flatform)이라면 몸통은 고정되어야 한다. 걷기와 같은 동작에서도 몸이 앞으로 갈 때, 엉덩이와 다리 근육은 고정화되고 측면으로 움직이지 못하게 하여야 한다.

고유수용기의 자극 (Proprioceptive Stimulation)

고유수용기는 신체의 움직임과 자세를 인지한다. 8장에서 언급한 바와 같이 고유수용기는 스포츠 활동에서 중요하다. 고유수용기적 기술은 기본에서 발전되어야 하고, 환자가 스포츠 현장으로 돌아가기 위한 조건을 만족시키기 위해 필요하다. 기능적 운동의 수행은 고유수용기의 이용을 요구하고 환자의 기능적 능력의 향상은 고유수용기적 발달과 직접적인 상관이 있다.

민첩성과 파워의 발달 (Agility and Power Development)

민첩성과 파워는 대부분의 스포츠에서 필요로 하는 중요한 사항이다. 민첩성은 농구선수가 공을 드리블하거나 배구선수가 공을 세터에게 패스하거나 허들 선수가 점프를 하는데 필요하다. 파워는 달리기 선수가 다른 선수들보다 피니쉬 라인에 먼저 도착하게 하고, 미식축구의 수비수가 쿼터백을 방어하고, 조정경기 팀이 시합 마지막에 스프린트 하는 것 등을 가능하게 한다. 민첩성과 파워는 체조선수가 마루운동을 하거나, 피겨 스케이트 선수가 3회전(triple-Lutz) 점프를 하거나 수구선수가 골을 넣을 때 요구되는 능력이다. 민첩성과 파워는 기능적 활동을 수행하기 위해 선수들이 반드시 갖추어야 할 능력이다. 점진적인 기능적 운동은 점증적으로 스트레스를 증가시켜, 환자의 민첩성과 파워를 수행하는 능력을 충분히 향상시킴으로써 스포츠나 경쟁상황에서 적절한 기술수행을 할 수 있도록 한다.

진보된 기능적 운동 기술의 발전 (Activity-Specific Skill Development)

기능적 운동은 선수가 스포츠 현장으로 복귀하게 하는데 그 목적이 있다. 진보된 기능적 운동은 특정 활동(Activity-specific)운동을 발달시키며 재활의 마지막 단계에서 이루어진다. 마지막 활동 단계는 특히 목표에 맞춰진다. 특정 활동(Activity-specific)은 스포츠 활동과 비슷하며 환자에게 현장에 되돌아갔을 때 만나게 되는 상황과 같은 것을 요구한다. 재활 훈련에서 필요로 하는 특정 기술은 스포츠 현장에서 수행하는 기술과 비슷하며, 많은 운동들은 스포츠 연습에서 사용되는 반복연습과 같다.

환자가 정상적인 활동이 불가능할 경우, 활동할 수 있는 능력은 감소한다(Kottke, 1980; Monfils, Plautz, & Kleim, 2005). 정확한 기술의 수행과 정확한 기억에 대한 신경계의 변화가 있을 때에는 이러한 과정에 대해 환자와 의사는 신경생리학적 변화를 확실히 이해해야 한다. 이러한 과정은 다음과 같다: (1) 환자에게 수행할 일을 알려준다; (2) 환자는 수행하는 일에 대해 명확히 이해하여야 한다; (3) 환자가 천천히 정확하게 저항 없이 활동할 수 있도록 한다; (4) 기본적인 일에서 복잡한 일을 성공적으로 수행할 수 있도록 한다; (5) 환자의 수행능력이 향상되면, 활동의 강도를 증가시킨다; (6) 반복되는 활동을 기억하게 한다(Kottke, 1980). 그러므로, 이러한 기준에 따라서 기술의 발전은 점진적, 계획적, 협응적 치료 운동의 시스템으로 진행된다. 환자들이 특정 스포츠 활동을 수행할 수 있을 때까지 간단하고 기본적인 기술에서 시작하여 복잡한 활동으로 진행하며, 이는 치료적 운동 프로그램의 스포츠 영역의 과정이다.

자신감 발달 (Confidence Development)

기본 기능적 운동은 부상당한 운동선수의 재활 운동에서 시작한다. 이는 기초에서 점진적으로 다방면의 활동을 통해 특정 기술 활동을 더욱 향상시킨다.

기능적 운동을 수행하는데 있어 성공하면, 자신감이 생기게 된다. 환자가 스포츠에 참여할만한 준비가 되었다는 것을 보여주려면 현장에서 필요한 기술을 수행하는 능력을 보여주어야 한다. 이는 선수가 운동을 주저없이 자신있게 수행할 수 있도록 하며 부상 부위에 대한 확신을 가질 수 있도록 도와준다.

기본적인 기능적 활동 (BASIC FUNCTIONAL ACTIVITIES)

치료적 운동 프로그램에 있어 기능적 운동과 기능적 평가는 재활 초기부터 시작되어 점진적으로 더 기능적인 프로그램으로 진행되어야 한다. 프로그램은 유연성, 근력, 지구력, 그리고 고유수용기와 같은 기본적인 지표들을 달성하기 위한 운동으로 시작되어야 한다. 이런 지표들은 기능적 수행력에 필요한 목적을 달성하기 위해 선수는 뒤넙다리근(슬괵근, hamstrings)의 유연성을 가지고 있어야 한다. 레슬링 선수는 어깨의 기능적 유연성을 가지고 있어야 한다. 투수는 공을 던지기 위한 기능적인 근지구력을 가지고 있어야 한다. 체조선수는 평균대에 서기 전에 땅에서 한 발로 서기(stroke stand)를 할 수 있어야 한다.

앞에서 언급한 것 처럼, 기능적 운동은 다방면 능력을 필요로 하는 활동이다. 한 발로 서는 것과 같은 기본 기능적 운동은 환자의 치료적 운동 프로그램 초기에 나타난다. 균형 부족을 회복하기 위해 전체 몸무게를 지탱하는 것은 균형에 대한 근력이 충분하다는 것이다.

치료적 운동 프로그램에서 필요로 하는 지표들의 향상을 위해서는 더 복합적인 기능적 활동이 프로그램에 추가되어야 한다. 이러한 운동들은 사이드 셔플(side shuffles), 카리오카(cariocas), 홉(hops), 뒤로 뛰기, 슬라이드 보드(slide board)에서의 운동와 같은 다리(하지, lower extremity) 활동들을 포함한다. 더 복잡한 팔(상지, upper extremity) 기능적 운동에는 조깅, PNF 움직임(고무 튜브, rubber tubing), 던지기(벽에 공을 드리블하기) 혹은 "가위, 바위, 보" 놀이가 있다.

기능적 운동과 관절의 가동범위 혹은 근력의 범위를 증가시키려는 운동의 주요한 차이점에 대해 알아보면, 기능적인 운동은 다방면에서 이루어지는 반면, 사용되지 않는 근육이나 근육군을 사용하는 것과 같은 특정한 목적을 가진다. 기능적 운동과 특정 활동(Activity-specific)에서의 주요한 차이점은 모두 다방면에서 이루어지지만 진보된 기능적 운동 활동은 특정 스포츠 내에서 요구되는 기술을 포함한 반복연습이라는 점이다. 어떤 운동은 진보된 기능적 운동과 기능적 활동이 겹치며, 주로 트랙 혹은 크로스 컨트리 달리기와 같은 달리기 종목이 그러하다.

진보된 기능적 운동 (ACTIVITY-SPECIFIC EXERCISES)

특정 기술 활동의 기능적 진전은 보다 특수한 기술적 활동을 포함한다. 환자는 기술적인 기술을 수행하는데 필요한 기능을 가지고 시작하고, 이러한 기본적인 기술을 습득한 후에 더 복잡한 활동이 추가되어 진행된다. 유연성, 근력, 근지구력, 고유수용기와 같은 기술 활동은 민첩성, 스피드, 파워, 조절능력과 같은 더 발전되고 능숙한 복합능력을 요구한다. 이러한 발전된 기술들의 요구는 초기 프로그램에서 기본적 기술 운동으로 시작하여 숙달되어지면 다른 요소로 넘어가게 된다. 예를 들면, 환자가 농구의 바운스(bouncing)와 같은 기본 조절 운동을 시작하기 전에 관절 가동범위 혹은 근력의 범위를 먼저 확보해야 한다.

기본적인 기술기능에 중점을 둔 기능적 운동은 환자가 이미 습득했거나 플라이오메트릭에 포함되어 있다. 진보적인 기능적운동은 일반 스포츠나 직업에서 요구되는 특정 기능과 기술에 초점을 둔다.

환자는 치료 운동 프로그램에 포함되는 특정 기술 활동을 하기 전에 플라이오메트릭을 수행할 수 있다. 스포츠치료사의 기술은 언제 발전된 단계의 훈련을 할 지, 그리고 부상선수들이 무엇을 해야 하는지를 결정하는 것이다. 이런 기술은 조직이 치유되는 과정에 대한 지식, 다양한 운동과 활동에 의해 적용되는 스트레스의 영향에 대한 지식, 환자가 스트레스에 적응하는 것에 대한 관찰, 운동 과정에 대한 지식, 그리고 선수가 자신의 종목과 포지션에서 필요로 하는 특수한 기술에 대한 지식 등에 기초한다. 운동사의 기술은 얼마만큼의 스트레스를 적용할 것인지, 그리고 치료적 운동 프로그램 동안 언제 스트레스를 적용할 것인지에 대한 판단과 상식을 의미한다.

기능적 운동 과정과 진보된 기능적 운동 과정 (FUNCTIONAL TO ACTIVITY-SPECIFIC EXERCISE PROGRESSION)

고유수용기 지표는 기본적인 기능적 운동에 포함되어 있고, 민첩성은 진보된 기능적 운동에 포함되어 있다. 이것은 고유수용기가 변화하는 변인이기 때문이다. 고유수용기의 복잡성 때문에 이것의 가장 간단한 원심성 결과인 평형성이 기본적 기능 활동의 하나가 되었다. 민첩성은 많은 기술을 요구하고 보다 진보된 기능적 활동으로 간주된다.

일부 기본 기능적 운동은 실제로 스포츠 활동 시 수행하는 특정 활동(Activity-specific)과 비슷한 활동들이다. 기본 기능적 활동의 예로는 아이스 스케이팅에서 한 발로 서기, 불안정한 다이빙 보드에서 서있기, 평균대에서 걷기 등이 있다. 기본 기능적 운동은 기능적 운동과 스포츠 운동과의 구분을 명확히 하기 어렵다.

환자가 특정 기술을 사용할 수 없거나, 수행할 능력이 없는 경우, 기술은 급속하게 감소한다(Monfils et al., 2005). 이러한 경우 부상의 고통때문에 참가하기가 어렵다. 스포츠치료사는 환자가 규칙적인 스포츠나 활동에 참여할 수 있을지 여부를 정확하게 판단해야 하며, 일상적인 활동에서 요구되는 기술의 여부를 알아야 한다. 이러한 기술의 손실은 환자가 일상생활로 돌아가기 전에 다시 기술을 습득해야 한다는 것을 알려준다. 기술 습득의 과정은 의사와 신경외과적 요구에 따라 체계적이고 조직적이여야 한다. 이러한 진보에 대한 변인들의 내용은 다음에 서술되어 있다.

힘과 강도 (Force and Intensity)

힘과 강도는 활동에서 나타나는 저항의 양이다. 힘과 강도는 특수한 활동과 원하는 결과에 따라 다양한 형태가 있다. 이는 7장에서 언급한 SAID 원리에 부합하여 과부하를 제공하는 것이다. 힘과 강도는 약하게 시작하여 부상당한 선수가 증가된 부하를 견디어 낼 수 있을 때까지 증가시킨다. 예를 들면, 배구공을 패스하는 것과 같은 상체의 기능적 운동에서 환자는 장비나 기술 없이 시작한다. 기술이 습득되면, 0.9kg 메디신 볼로 시작하여 점차 1.8kg으로, 그리고 나중에는 원하는 무게에 도달할 때까지 증가시킨다.

속도 (Speed)

속도는 기능적 운동의 비율(rate)이다. 초기에는 스피드가 낮아서 부상선수가 정확한 운동을 시행할 수 있다. 기술이 발달함에 따라, 더 빠른 속도를 요구하게 된다. 예를 들면, 부상이 있는 트랙 달리기 선수는 처음에는 정상적인 속도의 반에 해당하는 속도로 시작하지만, 증가된 스트레스를 조절할 수 있게 되면 스피드를 증가해야 한다. 던지기와 같은 상체 운동에서 환자는 정상속도의 1/4 또는 1/2로 던지기 시작하고, 공을 던지는 기술이 향상되면 던지는 속도를 증가시킨다.

초기 기능적 운동에 대한 특정 속도는 개인적으로 설정될 수 있으며, 다양한 요소에 의해 결정된다. 이러한 요소들에는 환자가 시합에 참여하지 못한 기간, 부상의 정도, 개인의 경쟁능력, 부상 이전의 던지기 거리, 동기 수준, 시합으로 복귀 목적 등이 포함된다. 가장 중요한 것은, 초기 기능적 운동의 속도는 정상 속도 또는 부상 전 속도의 1/4에서 1/2로 시작하여 점차 3/4의 속도로, 그리고 정상적인 속도로 던져야 하는 것이다. 그러나 이것은 매우 일반적인 규칙이며, 항상 환자의 개인적인 상황과 운동이 요구하는 수준 등을 고려해야 한다.

거리 (Distance)

기능적 운동에 있어 거리는 짧은 거리부터 긴 거리까지 다양하다. 거리가 길어지면 길어질수록 활동의 요구도 더 커진다. 하체에 있어서 거리의 증가는 환자가 뛰거나 점프하는 길이가 길어진다는 것이다. 상체에 있어서는 던지거나 치거나 수영하는 길이가 더 길어진다는 것을 의미한다.

기능적 운동에서 스피드를 결정할 때처럼 초기 기능적 운동에서는 이미 언급한 요소들에 따라 개별적으로 특수한 거리를 결정한다. 비록 일반적인 가이드라인으로 정해진 규칙은 아니지만, 보통 부상 전 거리의 1/4에서 1/2 이상의 거리보다 더 먼 거리에서 시작하지는 않는다. 그러나 이러한 초기 거리는 부상 전 16km의 거리를 4개월간 훈련한 마라톤 선수나 공을 55m 던지는 외야수와 같은 선수의 경우 매우 짧게 느껴질 수 있다. 스포츠치료사는 치료에 대한 지식과 판단을 가지고 있어야 하며, 초기 기능적 운동에 대한 적합한 거리를 결정할 수 있어야 한다. 부상 선수의 능력을 과대평가하는 것보다는 과소평가하는 것이 스트레스를 줄이는데 안전하다. 또한 부상 선수의 능력을 과소평가하면 과대평가하여 생길 수 있는 부상을 방지할 수 있다.

복합성 (Complexity)

기능적 운동에 있어 복합성은 포함된 운동이 어떤지, 그리고 어떻게 변화하는지를 의미하는 것이다. 기능적 운동과 진보된 기능적 운동은 단순한 것에서부터 복잡한 것까지 점차적으로 진행된다. 각 진전의 수준은 환자에게 보다 많은 능력과 기술을 요구하게 된다. 예를 들면, 하체의 경우, 점프하는 동작의 진전은 제자리 서서 점프하기부터 시작될 수 있다. 그리고 점차 다단 뛰기로, 앞으로 또는 뒤로 뛰기로, 앞으로 또는 뒤로 다단뛰기로 발전될 수 있다. 상체의 기능적 운동은 테니스 공을 공중으로 튀기는 단순한 활동에서부터 포오핸드 스트로크(forehand stroke), 백핸드 스트로크(backhand stroke), 포오핸드와 백핸드 스트로크로 벽치기, 그리고 코트에서 상대 선수와 포오핸드와 백핸드로 치기 순으로 발전될 수 있다.

또한 단순한 운동을 수행하는 사람에게 한번에 여러 가지의 단순한 운동을 동시에 시킴으로써 복합성을 증가시킬 수 있다. 예를 들면, 눈뜨고 한 발로 서기를 하는 것보다 한 발로 서기를 하는 동안 땅에서 공을 잡는 것이 더 어려울 것이다. 이런 진전은 환자가 평평하지 않은 평면에 한 발로 서기를 하고 땅에서의 공을 잡는 방식으로 진행될 것이다.

스포츠치료사는 초기 기능적 운동의 복합한 정도와 복합성을 얼마나 빠르게 증가시켜야 하는지를 환자의 수준에 따라 결정해야 한다. 이미 규정화된 요소들을 고려하여 잘 판단해야 하며, 환자를 퇴행없이 지속적으로 호전시키기 위해서는 조심스럽게 접근해야 한다.

지지 (Support)

지지란 활동 중 체중을 이겨내는 팔다리(사지, extremity)의 수를 의미한다. 그냥 서 있을 때는 지지면이 두 개이지만, 한 발로 서게 되면 지지면은 한 면이 된다. 한 발로 서 있는 것은 두 발로 서 있는 것보다 어렵다. 한 발로 점프하는 것은 두 발로 하는 것보다 진전된 형태이다. 한 팔로 공을 던지는 동작은 두 팔로 공을 던지는 동작보다 더 어렵다. 한 팔로 push-up을 하는 동작은 두 팔로 하는 것보다 더 어렵다.

운동 형태 (Type of Exercise)

운동의 종류를 보고 활동의 수준이 기본적인 것인지 아니면 진보된 것인지를 결정해야 한다. 일단 스포츠 활동의 구성요소 또는 특수한 스포츠 활동과 비슷한 활동을 먼저 시작한다. 진보된 기능적 운동의 진전은 다른 운동과 같은 원리를 따른다. 예를 들면, 부상당한 크로스컨트리 선수를 위한 기본적인 기능적 운동의 진전은 트레드밀에서 걷기, 트레드밀에서 카리오카(carioca), 트레드밀에서 걷기–조깅의 복합운동이 있다. 이러한 활동의 목표를 위한 진보적인 기능적 운동으로는 정상속도의 반으로 1마일의 거리를 뛰기 시작하여 환자가 정상수준에 다다를 때까지 거리와 강도를 점차 늘려간다. 그리고 환자가 부상 전에 수행했던 강도나 거리를 유지할 수 있다면 속도를 예전의 3/4까지 증가시킨다. 일단 평지에서 정상적인 속도가 가능해지면 언덕을 오르도록 한다.

초기의 활동 특이적 활동들(진보된 기능적 활동)은 환자가 수행의 질에 집중할 수 있도록 가벼워야 한다. 일단 수행이 정확하고 적절하다면, 활동의 난이도를 증가시킨다. 활동의 목표는 정확성에서 스피드, 강도, 거리, 혹은 다른 경쟁적 요구와 같은 다른 요소로 진전시킨다.

진전을 통해, 운동은 도전 가능한 어려운 숙제가 되어야 한다. 이러한 이유 때문에 스포츠치료사의 판단과 평가 기술이 기능적 운동의 페이스(pace)를 결정하는데 중요하다. 환자가 치료적 운동 프로그램을 거의 마쳐갈 때, 그리고 스포츠 현장으로 곧 복귀하게 될 수 있다는 것을 깨달을 때, 선수 자신의 능력과 부상부위에 대한 자신감을 가지고 주저함이나 두려움 없이 경쟁 상황에 돌아가야 한다. 기능적 운동의 마지막 단계로의 진전은 환자가 견딜 수 있는 수준이어야 하며 동시에 자신에 대한 확신을 가지도록 해야 한다.

어떤 운동들은 다른 운동들과 비교했을 때 요구하는 수준에 차이가 있을 수 있다. 예를 들면, 다른 운동이 3/4의 속도를 요구하는 반면, 어떤 운동은 1/2 속도를 요구할 수 있다. 이 장은 단순한 운동과 다소 복합적인 운동을 포함하고 있다. 각 운동의 수준을 정하는 것은 부상 선수의 개인적 능력에 기초하여야 한다.

예방 (PRECAUTIONS)

진보된 기능적 운동은 기본적인 기능적 운동보다 더 복잡하고 더 도전적이며 더 엄격하다. 그 이유는 일반적으로 더 많은 평면에서 움직이고, 더 많은 근육군을 사용하며, 보다 복잡하고 동시에 많은 동작을 실시하고, 보다 많은 민첩성과 정확성이 요구되기 때문이다. 이런 증가된 요구사항들 때문에 환자에게 치료적 운동을 적용할 때 주의해야 할 사항들이 있다.

환자와 만나면 환자에게 각 기간(session)의 목표를 설명한다. 각 기간의 운동은 목적에 맞게 설계되어야 한다. 환자에게 있어 기본적 기술이 재습득될 때까지 더 복잡한 기술은 하지 않는다. 환자의 기술 수행 습득이 틀리다면, 나쁜 습관은 고치고 바르게 수정한다. 재활 기간 동안 설계된 움직임과 활동은 환자의 스포츠나 스포츠 내 포지션에 필요한 활동과 비슷해야 한다. 환자는 기능적 프로그램을 수행하기 전에 준비운동을 해야 한다. 하루 일과가 끝날 때에는 환자에게 다음 치료를 위한 일반적인 요구사항을 알려주고 수행에 대한 피드백을 준다. 만약 다음 과정을 진행하기 전에 환자가 특정한 기술을 원한다면 집에서 할 수 있는 강도, 빈도, 기간에 대한 안내를 제시할 수 있다.

부상 선수에게 운동에 대한 설명을 한다 (Explain the Exercise to the Patient)

운동을 하기 전에 환자들에게 운동을 어떻게 할 것인지, 목적이 무엇인지, 그리고 어떤 자세를 취하고 어떤 동작을 피해야 하는지를 설명해주어야 한다. 예를 들면, 스포츠치료사는 트램폴린에서 한 발로 서기를 설명하거나 보여줄 때, 환자에게 눈을 뜨고 팔을 옆에 붙이라고 말하고 30초 간 자세를 유지시킨다. 이러한 지시는 환자들이 정확히 수행할 수 있도록 한다. 또한 이런 운동을 어떻게 향상시키는지에 대한 특별한 제안을 하게 한다. 부상을 당하지 않은 혹은 더 잘되는 쪽으로 먼저 운동을 시켜 보면, 정확한 자세를 잡는데 도움이 될 수 있다. 이는 특히 스포츠치료사가 잘 서는 다리로 서 있을 때 다리 근육에서 환자가 느끼는 것을 알게 해주면, 부상당한 다리로 설 때도 같은 느낌을 받을 수 있도록 환자가 노력함으로써 다리 근육에 안정성을 증가시킬 수 있도록 도울 수 있다.

통증과 종창을 피한다 (Avoid Pain and Swelling)

부상 당일 또는 다음날 통증과 종창이 남아있어서는 안된다. 통증과 종창의 증가는 운동의 수준이 부상 부위에 견디기 힘들다는 것을 의미한다. 통증과 종창이 발생하면, 환자는 부상 부위가 부가적인 스트레스를 받을 수 있을 때까지 보다 약한 수준의 운동을 실시한다.

환자가 진보된 프로그램에 참여하게 되면, 스포츠치료사는 통증과 부종의 증가를 확인해야 하고 환자에게 증세가 있는 지를 알아보아야 한다.

조직 통합을 이해한다 (Understand Tissue Integrity)

스포츠치료사는 치료의 과정과 어떤 조직이 치료과정을 마치는데 필요한 시간에 대해 알고 있어야 한다. 그들은 조직의 구조적인 통합을 고려하고 기능적 운동을 치료적 운동프로그램에 포함시키기 전에 각각의 특수한 기능적 운동이 포함하고 있는 스트레스의 양을 이해해야 한다.

환자의 자신감 수준을 알아야 한다 (Know the Patient's Confidence Level)

기능적 운동 수행은 환자가 부상당한 부위에 스트레스를 견디어 내는 능력과 활동 수행 능력에 대한 자신감을 가지고 있어야 가능하다. 환자가 정신적 또는 감정적으로 기능적 운동을 조절할 준비가 되어있지 않다면 스트레스나 복합성이 보다 적은 활동으로 시작해야 하며, 수행하는데 익숙해지면 더 복잡한 활동으로 발전시킨다.

프로그램 진전에 따른 내성을 알아야 한다 (Be Aware of Progression Tolerance)

진보된 기능적 운동은 정상 속도, 강도, 난이도보다는 낮은 수준이어야 한다. 이러한 변인들의 증가는 운동이 정상적인 기능적 수행 수준이 될 때까지 지속되어야 한다. 부가적인 변화가 발생하기 전에 신체는 증가된 기능적 수준에 적응해야 한다. 이것은 환자에게 과부하가 지나치지 않으며, 증가된 부하에 대한 자신감을 가질 수 있다는 확신을 가지게 하여 부가적인 부상을 방지하게 한다.

진보된 기능적 운동은 환자의 능력에 따라 점차적으로 진행되기 때문에 재활 프로그램에서 여러가지 중요한 주의사항들을 관찰하는 것이 중요하다. 환자는 운동을 잘 이해해야 하고 스포츠치료사는 환자의 치유과정과 자신감, 내성 수준을 파악해야 한다.

최종 평가 (FINAL EVALUATION)

기능의 평가는 지속적인 과정이다. 치료적 운동 프로그램을 통하여 스포츠치료사는 환자의 기본적인, 그리고 진보된 기능적 운동을 수행하는 능력을 평가한다. 프로그램의 진보라는 것은 환자가 각 평가 단계에 기대되는 수준을 성공적으로 도달했을 때 적용되는 것이다. 한 발로 서기의 경우, 환자가 30초 동안 눈을 뜨고 한 발로 서기를 할 수 있을 때까지 다음 단계를 강요해서는 안된다. 일단 환자가 평가의 단계를 마치면, 다음 단계는 평형성의 단계이다. 그러면 환자가 불안정한 평면에서 또는 평지에서 눈을 감고 한 발로 설 수 있다. 다음에 사용할 특수한 운동은 환자의 운동 종목에 따라 다르다.

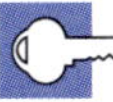

단계별 평가는 환자가 기능적 운동에서 다음 단계로의 진전을 가능하게 한다. 최종적인 기능평가는 개인적인 자료에 기초하여 경기로의 복귀가 가능한가를 목적으로 진행한다.

부상당한 환자가 현장으로 돌아가기 전에 마지막 기능적 평가가 이루어져야 한다. 환자의 수행 능력이 정상적인 환경으로 돌아갈 준비가 충분히 되어 있는 지를 결정하는 평가여야 한다. 마지막 검사는 개인의 수행 능력을 파악할 수 있는 높은 기술과 검사를 포함한다. 이러한 검사는 최대한 개인의 스포츠 종목이나 일과 비슷한 능력을 평가해야 한다. 체조 선수의 경우 기능적 평가는 텀블링 기술, 기구를 다루는 기술 등을 포함하여야 하고, 농구선수는 드리블, 슈핑, 커팅, 그리고 패스 기술을 포함한다. 창고에서 일하는 사람은 특정 무게 물건을 들어올리는 능력, 신체와 안전한 기술을 이용하여 특정 거리내에 이동시키는 능력 등을 포함한다. 특이적 기능 활동은 직업, 스포츠, 스포츠 내의 포지션에 따라 다양하기 때문에 환자의 특정한 요구사항을 잘 파악해야 한다. 특정 활동에 대한 기능적 운동을 정의하고 검사하는데 있어 코치나 책임자의 도움이 필요할 수 있다. 최종적인 기능 검사의 목적은 환자, 의료진, 그리고 코치에게 환자가 현장으로 복귀할 수 있다는 능력을 보여주는데 것을 그 목적이 있다.

현장으로 돌아갈 준비가 되었음을 결정하기 위한 기능적 검사는 명백한 기준을 통과해야 한다. 그 기준 중 하나는 평가 기구가 객관적이어야 한다는 것이다. 검사는 환자가 적합한 목적에 달성하였는지를 평가하고 변화의 정도를 측정하기 위해 초기 검사와 마지막 검사에서 사용할 수 있어야 한다. 기능적 검사는 환자, 코치, 그리고 의료진에게 환자의 진전 정도와 운동 능력 수준에 대한 유용한 정보를 제공한다. 이들은 기능적 운동 프로그램이 현장으로 돌아가기 위해 필요한 변인의 진전에 공헌하였는지를 보여줄 수 있다.

마지막 기능적 평가에서 환자의 수행력을 평가하고 관찰하는 것은 매우 중요하다. 주저하지 않고 스포츠 활동을 수행할 수 있어야 하고, 부상당한 부분을 사용하는데 두려움 없이 팔다리(사지, extremity)를 적절하게 사용할 수 있어야 한다. 부상 선수는 보다 빨리 움직여야 하고, 안정성을 가지고 있어야 하며, 자신감을 가지고 있어야 한다. 선수가 운동을 할 때 어떤 부위가 부상을 입었었는지 알 수 없을 정도가 되어야 한다.

다리의 기능적 운동과 진보된 기능적 운동 진행 (A LOWER-EXTREMITY FUNCTIONAL AND ACTIVITY-SPECIFIC PROGRESSION)

이 장은 다리(하지, lower extremity)의 기능적 운동과 진보된 기능적 운동을 설명하고 환자가 현장으로 돌아가기 전 평가하는 방법에 대해 설명하고자 한다.

기능적 운동 (Functional Exercises)

기능적 운동은 기본적인 준비운동 후에 실시하여야 한다. 다리를 위한 단순한 기능적 운동은 고유수용성 신경근 촉진법(PNF)과 같은 체중지지 운동이 아닌 운동을 상대적으로 초기에 시작할 수 있다. BAPS 보드를 이용한 부분적으로 체중이 지지되는 운동을 치료적 운동 프로그램 초기에 사용할 수 있다. 환자가 체중을 지지하게 됨에 따라 한 발로 서기를 시작할 수 있고, 처음에는 눈을 뜨고 하다가 나중에는 눈을 감고 하게 한다. 이런 동작을 바닥에서 하다가 BAPS 보드(그림 10.1)하다가 트램폴린, 1/2 폼 롤러(foam roller) 또는 밸런스 보드(그림 10.2)에서, 그리고 균형잡는 동작과 공을 잡는 것과 같은 다른 동작을 혼합하여 시행한다. 한 발로 지지하는 활동은 런지(lunge), 계단오르기, 계단 내려오기와 같은 다이나믹한 활동으로 진행시킬 수 있으며, 카리오카(cari-ocas), 뒤로 걷기, 옆으로 걷기와 같은 트레드밀에서의 활동을 기능적 활동으로 이용할 수 있다. 점핑(jumping), 호핑(hopping), 그리고 바운드(bounding) 운동과 플라이오메트릭 운동은 진보된 운동에 이용된다.

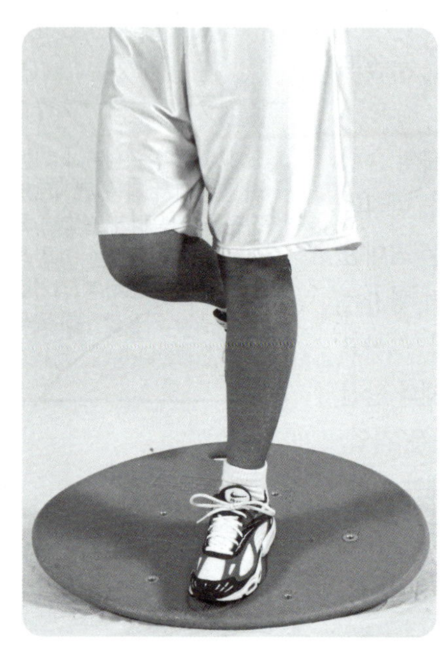

그림 10.1 BAPS 보드.

진보된 기능적 운동 (Activity-Specific Exercises)

진보된 운동에는 걷기, 걷기와 조깅의 혼합, 걷기 없는 조깅 인터벌이 있다. 평지에서의 런닝은 점차 속도와 거리를 증가시키고 옆으로 뛰기, 커팅, 빠르게 방향 바꾸기 등으로 진행시킨다. 그림 10.3a처럼 환자는 왼쪽 발에서 오른쪽 발을 앞으로 내밀고 한 동작에서 다음 동작으로 가능한 빨리 움직이면서 왼쪽 발을 옆으로 움직

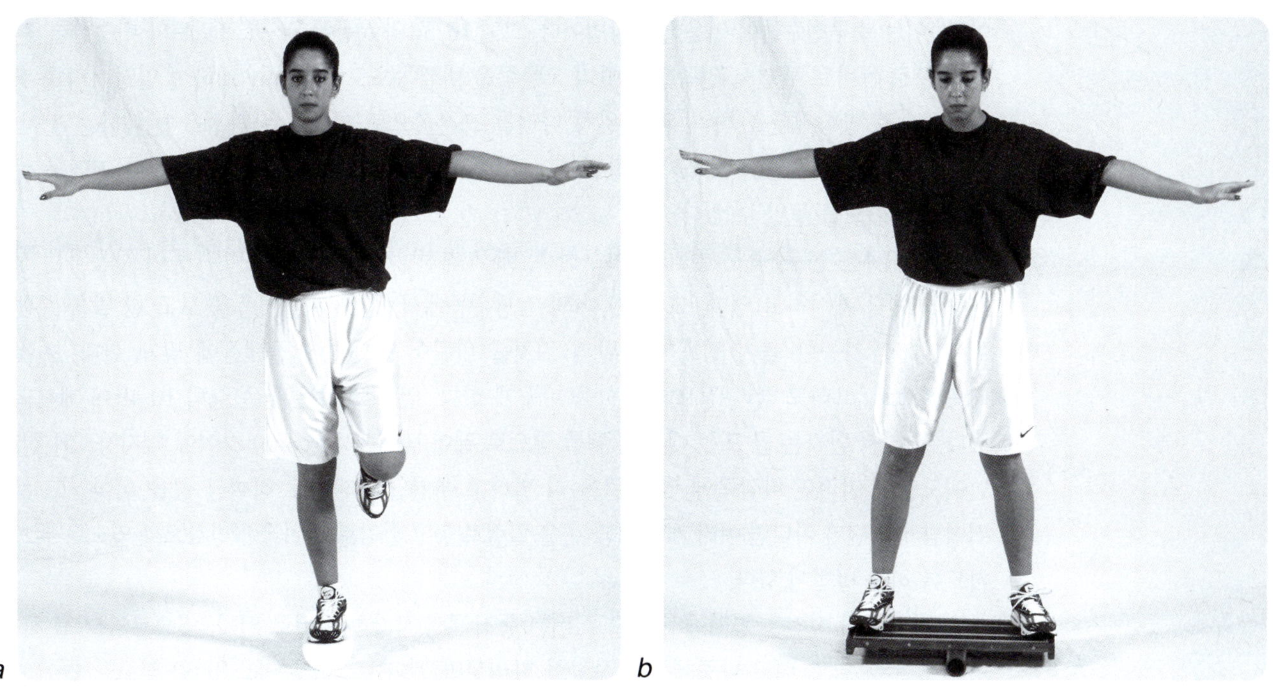

그림 10.2 평형성 운동 : *(a)* 1/2 폼롤러 위에 팔벌려 한다리 서기, *(b)* 밸런스 보드. 자세를 유지하는 동안 팔은 가능한 옆으로 넓게 벌린다.

인다. 그림 10.3b는 환자가 표시가 되어 있는 곳 또는 콘(cone)으로 스프린트하고 다음 표시가 되어 있는 곳으로 물러서고를 반복하는 W-스프린트를 보여준다. 이는 농구선수들이 사용하는 방법이다. 그림 10.3c는 8자 그림과 비슷한데, 8자로 모양으로 되어있는 표시를 따라 환자가 뛰는 것

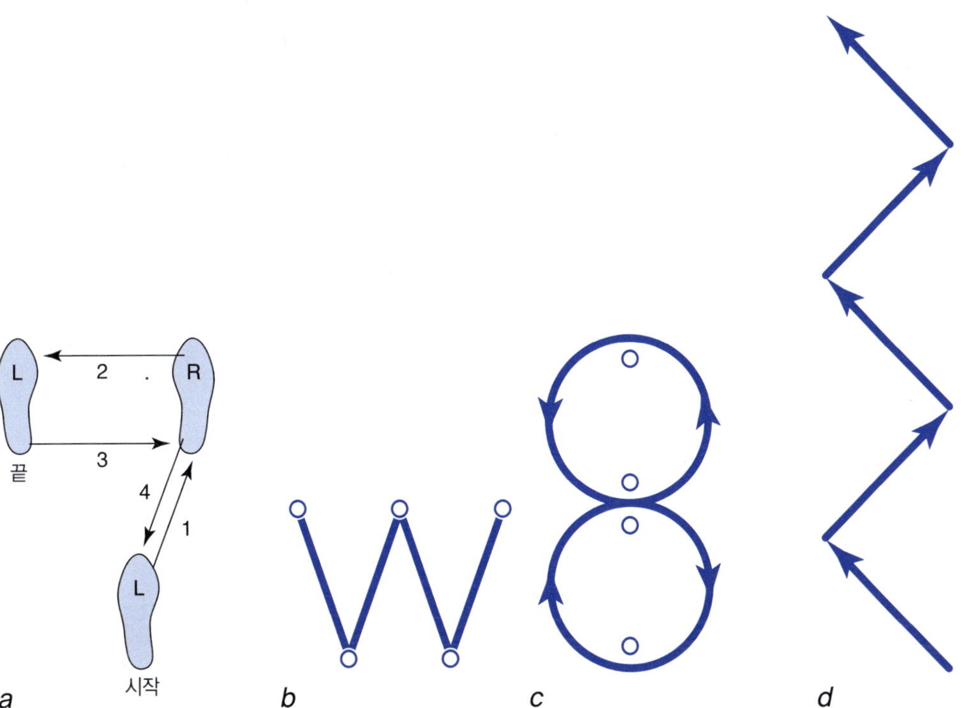

그림 10.3 민첩성 운동, 달리기 : *(a)* 90° 런지, *(b)* W-스프린츠 코스, *(c)* 8자 코스, *(d)* Z-코스(지그재그).

이다. 이는 축구선수들이 이용하는 방법이다. 그림 10.3d의 운동은 W-스프린트와 비슷한데, 환자가 앞으로 똑바로 뛰면서 왼쪽으로 빨리 오른쪽을 바깥쪽으로 피봇(pivot)하여 일정거리를 뛰고 오른쪽으로 방향전환을 하기 위해 왼쪽 다리를 오른쪽으로 피봇하는 과정을 반복하는 것이다. 이는 라크로스 선수들이 이용하는 방법이다. 이런 운동은 보다 빠른 속도로 하거나 거리를 좁힘으로서 난이도를 높일 수 있다.

그림 10.4는 농구, 축구 골기퍼, 야구선수, 배구 최전방 선수, 축구 수비수 등이 사용하는 점핑 운동의 예를 제시하고 있다. 그림 10.4a의 점핑운동에서, 환자는 플랫폼을 보고 한 발을 플랫폼 위에 놓고, 가능한 높이 점프하고 발의 위치를 바꾸어 반대발이 플랫폼에 닿게 한다. 이것을 지속적으로, 그리고 빨리 점프하여 발을 바꾸게 한다. 옆으로 뛰는 것은 그림 10.4b에 제시되어 있다. 여기서 환자는 공 또는 다른 물체를 옆으로 뛰어 넘어서 콘(cone) 사이에 착지하도록 한다. 난이도를 높이려면 바깥쪽에 있는 콘을 더 벌리고 부상당한 환자로 하여금 공을 뛰어넘고 콘을 뛰어넘게 하던가 아니면 여러 개의 공과 콘을 일렬로 놓고 환자로 하여금 양방향으로 옆으로 뛰기를 하도록 하는 방법이 있다.

점핑 활동의 진전은 평지에서 앞으로 뛰는 동작에서 시작하여 뒤로 뛰기, 옆으로 뛰기를 하며, 처음에는 두 발로 뛰고 나중에는 부상당한 다리로만 뛴다. 그 이후 박스(box) 점프로 난이도를 증가시키고 이후 낮은 박스에서 높은 박스로 점차 증가시킨다. 이와 같은 다리(하지, lower extremity)와 런닝의 진전은 그림 10.5와 10.6에 제시되어 있다.

특수한 운동은 환자가 하고 있는 운동 종목에 따라 다르다. 가능하면 런닝과 점핑 운동은 환자가 현재하고 있는 운동에서 요구되는 것과 비슷한 운동을 실시하게 하는 것이 바람직하다.

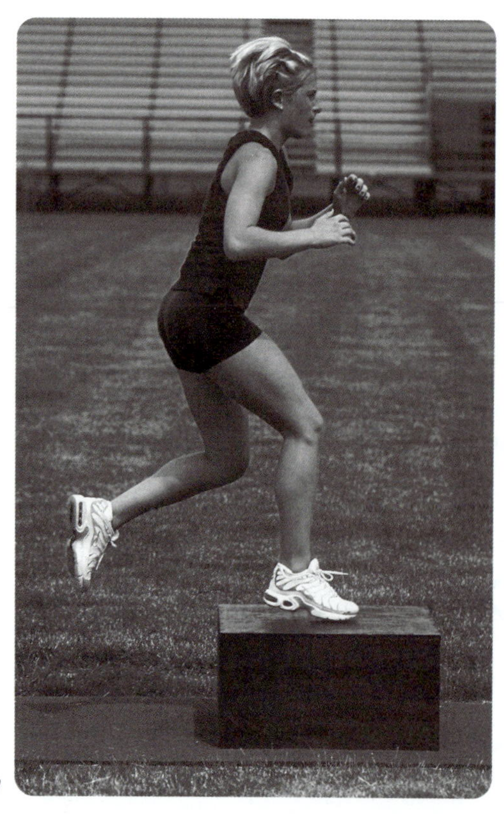

a b

그림 10.4 민첩성 : 점프.

평형성과 민첩성 진행 프로그램

1. 초기 수준

a. 평형성을 위해 양발로 지지 : 정적인 방법
  1) 눈을 감고 선다. 30초
  2) 나란히 선다. 각 30초
    • 눈을 뜨고
    • 눈을 감고
b. 평형성을 위해 한발로 지지 : 정적인 방법
  1) 한발로 눈뜨고 30초간 서기
  2) 한발로 눈감고 30초간 서기
  3) 불안정한 평면에서 눈뜨고 서기, 각 30초
    • 트램폴린
    • 1/2 폼 롤러 (foam roller)
  4) 불안정한 평면에서 눈감고 서기, 각 30초
    • 트램폴린
    • 1/2 폼 롤러
  5) 한발로 서서 다른 복잡한 동작하기
    • 땅 위에 한발로 서서 공 던지고 받기
      – 운동용 공
      – 메디신 볼
    • 평평하지 않은 땅에서 공 던지고 받기
      – 운동용 공
      – 메디신 볼

2. 중간 단계 : 역동적 활동

a. 두발로 지지 : 평형성 보드, 우블 보드 (wobble board)
b. 한발로 지지 : 트램폴린, 점핑
c. 한발로 지지 : 호핑 (hopping)
d. 트레드밀 뒤로 걷기
e. 뱁스 보드 (BAPS board)
f. 피터 (Fitter)
g. 계단 오르기 운동

3. 진보된 수준

a. 런닝 (속도와 거리를 감소시켜 시작하고 점차 정상속도와 거리로 증가시킴)
b. 점핑 활동 (양발로 지지)
  1) 측면 점핑
  2) 앞뒤로 뛰기
  3) 커맨드 (command) 점핑
c. 호핑 활동 (한발로 지지)
  1) 측면 호핑
  2) 앞뒤로 호핑
  3) 커맨드 (command) 호핑
d. 카리오카 (cariocas)
e. 플라이오메트릭 박스 점핑

4. 부상 전 수준

a. 완전한 속도로 스포츠 종목에 특수한 런닝, 점핑, 커팅
b. 정상적인 스포츠 종목에 특수한 반복 기술
c. 스포츠 참여로의 회복
d. 비슷한 활동 (낮은 반복횟수로 시작하여 시간이나 횟수를 증가시킴)

주의 : 점핑과 호핑 활동은 제자리에서 시작되어 점차 선, 목표물로 진행될 수 있고, 지그재그 펌핑과 호핑 운동으로 진행될 수 있다.

그림 10.5 평형성과 민첩성 진행 프로그램의 예.

다리의 기능적 운동 진행

1. 비체중지지 운동

a. 고유수용성 신경근 촉진법 (PNF)
b. 관절의 위치 조절 감각 활동 (Joint reposition sense activities)

2. 부분적 체중지지 운동

a. 아쿠아 운동 (Aquatic exercises)
b. 뱁스 보드 (BAPS board)
c. 고정식 자전거

3. 완전 체중지지 운동

a. 런지 (Lunges)
- 조금 깊은 런지 (Partial depth)
- 매우 깊은 런지 (Full depth; 90°)

b. 런닝
- 평면을 최대 속도의 50%, 정상 거리의 1/4로 런닝
- 평면을 최대 속도의 75%, 정상 거리의 1/4로 런닝
- 평면을 최대 속도의 100%, 정상 거리의 1/4로 런닝
- 평면을 최대 속도의 100%, 정상 거리의 1/2로 런닝
- 평면을 최대 속도의 100%, 정상 거리로 런닝
- 경사면을 최대 속도의 75%, 정상 거리의 1/2로 런닝
- 경사면을 최대 속도의 75%, 정상 거리의 3/4로 런닝
- 경사면을 최대 속도의 75%, 정상 거리로 런닝
- 경사면을 최대 속도의 100%, 정상 거리로 런닝

c. 스프린팅
- 평면을 최대 속도의 50%, 정상 거리의 1/4로 스프린팅
- 평면을 최대 속도의 75%, 정상 거리의 1/4로 스프린팅
- 평면을 최대 속도의 100%, 정상 거리의 1/4 로 스프린팅 – 평면을 최대 속도의 100%, 정상 거리의 1/2로 스프린팅
- 평면을 최대 속도의 100%, 정상 거리의 3/4로 스프린팅
- 평면을 최대 속도의 100%, 정상 거리로 스프린팅

d. 점핑/호핑
- 줄을 두 발로 점핑
- 줄을 한 발로 점핑
- 선을 두 발로 앞 · 뒤로 점핑
- 선을 한 발로 앞 · 뒤로 점핑
- 선을 두 발로 앞 · 뒤로 지그재그 점핑
- 선을 한 발로 앞 · 뒤로 지그재그 점핑
- 6인치 박스를 두 발로 앞으로 점프
- 6인치 박스를 두 발로 옆으로 점프
- 6인치 박스를 한 발로 앞으로 점프
- 6인치 박스를 한 발로 옆으로 점프
- 반복할 수 있는 횟수 이상으로 점차 박스의 높이를 증가시켜서 점프

e. 민첩성
- 왼쪽과 오른쪽 양쪽으로 50%의 스피드로 카리오카
- 왼쪽과 오른쪽 양쪽으로 75%의 스피드로 카리오카
- 왼쪽과 오른쪽 양쪽으로 100%의 스피드로 카리오카
- 8자로 된 원을 카리오카와 같은 방법으로 큰 원에서 시작하여 점차 줄인다.
- 카리오카와 같은 방법으로 지그재그 스프린트
- 민첩성 운동시 방향을 갑자기 바꾸며 기술을 사용

주의 : 이런 운동은 거리, 세트 수 또는 운동 시 사용하는 무게를 증가시킴으로써 난이도를 높일 수 있다.

그림 10.6 다리 운동 진행의 예.

최종 검사 (Final Testing)

다리(하지, lower extremity) 검사를 위해 몇 가지 다른 검사들이 필요하다. 검사는 환자의 스포츠 활동력을 가능한 정확하고 객관적으로 평가할 수 있어야 한다. 운동수행력을 측정하기 위해서는 환자가 기능적 운동을 시작할 때와 현장으로 돌아갈 때 같은 검사를 실시해야 한다.

다리 검사는 시간과 거리를 이용한 런닝 검사, 높이와 거리를 이용한 점프 검사, 그리고 민첩성 검사로 분류할 수 있다. 런닝 검사는 스프린트 또는 거리를 이용해 실시되는데 이는 부상당한 선수의 운동 종목에 따라 다르다.

점핑 검사는 수직 뛰기, 스텝-점프, 반복 뛰기, 그리고 멀리뛰기 등이 있다. 배구 선수의 경우, 수직 뛰기 또는 스텝-점프가 더 기능적인 검사이다. 반면, 육상 선수의 경우에는 다단뛰기 또는 도약-점프 멀리뛰기가 더 기능적인 검사이다.

민첩성 검사는 카리오카(cariocas), 지그재그 런(zigzag runs), 8자 뛰기, 왕복달리기, 상자 뛰기 등을 이용해 측정할 수 있다. 어떤 동작이든 회전과 원의 거리, 각, 그리고 크기는 정확한 비교를 위해 과거에 검사한 것과 같아야 한다. 목적은 이미 정해져 있다. 이런 특정한 목적은 운동선수의 부상 전 수행능력이나 제시된 표준기준에 의해 결정된다.

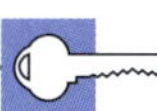

다리의 기능적 진행은 비체중지지 운동과 한발로 서기 운동, 런지와 같은 다이나믹한 운동, 조깅과 런닝과 같은 특정 운동으로 시작한다. 다리의 기능테스트는 환자의 스포츠 활동을 반영해야 하며 가능한 객관적으로 평가해야 한다.

팔의 기능적 운동과 진보된 기능적 운동 진행 (AN UPPER-EXTREMITY FUNCTIONAL AND ACTIVITY-SPECIFIC PROGRESSION)

이 장은 팔(상지, upper extremity)의 운동 프로그램을 설명하고, 팔에 대한 기능적 운동과 기능적 평가에 대해 서술하고 있다.

기능적 운동 (Functional Exercise)

다리의 기능적 운동과 같이, 팔의 기능적 운동은 고유수용성 신경근 촉진법(PNF)과 같은 프로그램으로 시작할 수 있다(그림 10.7). 스위스 볼 위에서의 부분적 체중지지운동 또한 초기

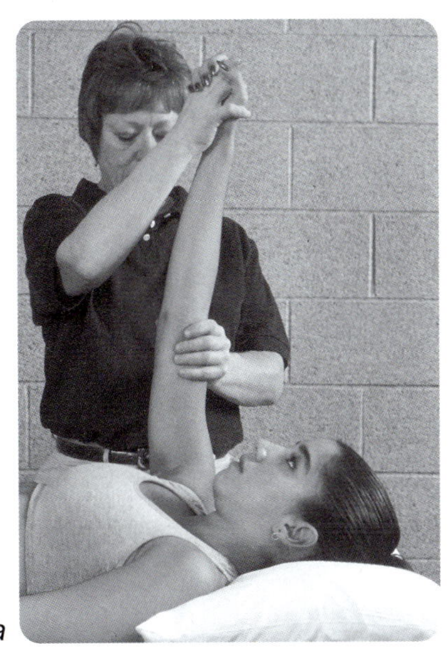

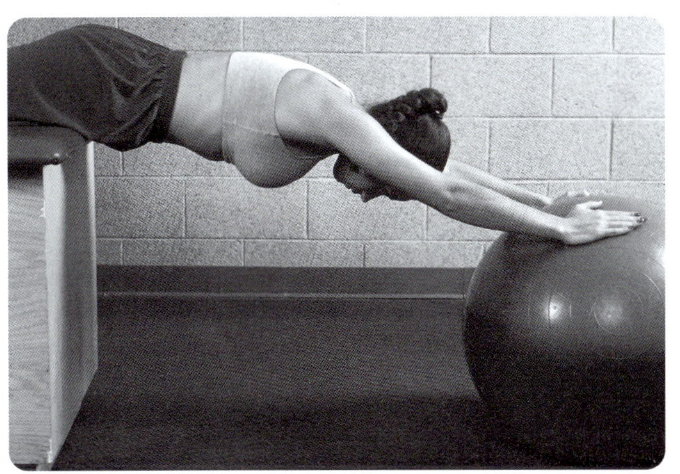

그림 10.7 팔에 대한 기능적 운동 진행 : *(a)* 열린 사슬운동, *(b)* 닫힌 사슬운동.

프로그램으로 사용가능하다. 체중지지 운동처럼 처음에는 안정된 지면에서 운동하다가 불안정한 지면에서 운동을 하는 폐쇄 회로성 운동은 일단, 전체의 체중이 지지되어야 사용할 수 있다. 예를 들면, 환자가 팔을 뱁스 보드(BAPS board) 또는 우블 보드(wobble board)에 올려놓고 팔굽혀 펴기를 하는 방법이 있다. 환자가 움직일 때 두 손은 모두 보드 위에 있어야 한다. 팔굽혀펴기 자세에서 환자는 두 팔로 시작하다가 한 팔로 번갈아 움직이면서 수행할 수 있다. 또 다른 방법으로는 피터 플랫폼(Fitter platform)에서 옆으로 움직이는 방법이 있다. 모든 팔굽혀펴기 자세는 무릎을 대고 하는 변형된 팔굽혀펴기 자세에서 완전한 팔굽혀펴기 자세로 진행시킨다. 어깨뼈(견갑골, scapula) 근육을 손상당한 선수는 특수한 기능적 운동을 하기 전에, 어깨근과 돌림근(회전근, rotatores)을 비롯한 어깨 및 등의 근력과 관절의 가동범위를 먼저 회복해야만 한다.

팔(상지, upper extremity)의 기능적 복합 운동은 환자의 기능적 손실과 스포츠에서 필요한 사항에 따른 어깨, 팔꿈치, 허리, 손 등의 활동을 포함한다. 고무튜브를 이용한 PNF 움직임, 거울을 통해 관찰하는 던지는 동작, 다리 사이로 공 튀기기, 굴림대에 눕는 자세, 의자를 이용한 팔운동, 저글링 등이 이러한 활동의 예이다. 다리(하지, lower extremity) 기능적 운동과 같이, 팔 운동은 다양한 관절과 면의 움직임을 포함하며, 발전된 기능적 운동을 위한 복합적인 활동 수행을 필요로 한다.

진보된 기능적 운동 (Activity-Specific Exercise)

적합한 안정성, 근력, 관절의 가동범위, 조절력을 가지게 되면, 환자는 숏퍼팅(shot putting), 던지기, 골프, 테니스 또는 수영과 같은 특이적인 기능적 운동을 할 수 있게 된다. 던지기의 진행은 적은 횟수로 짧은 거리를 천천히 던지는 것에서 시작한다. 초기 기능적 운동은 정확한 기술과 스포츠에서 요구하는 만회할 기술의 증가를 우선시 한다. 이후 거리, 투구 수, 그리고 던지는 세트 수를 증가시킨다. 그림 10.8은 던지기 프로그램의 예이다.

골프에서의 진행은 퍼터와 짧은 아이언을 이용해서 퍼팅과 칩핑(chipping)을 하는 것을 시작으로 보다 긴 아이언과 완전한 스윙, 그리고 우드를 이용한 완전 스윙 순으로 발달시킨다. 각 클럽으로 스윙은 부분 스윙으로부터 시작하여 클럽을 조절할 수 있으면 완전 스윙으로 가게 된다. 반복은 환자의 지구력을 향상시킨다. 그림 10.9는 골프 프로그램을 보여주고 있다.

우리는 이미 테니스의 기능적 운동의 진전에 대해 간략히 알아보았다. 라켓으로 공을 땅에 튀기는 안정적인 운동은 어깨뼈의 안정화를 돕는 근육과 돌림근이 적절한 조절 능력을 가지고 있으면 시작할 수 있다. 이러한 활동은 공중에서 라켓으로 공을 튀기는 동작으로 발전시킬 수 있다. 보다 진보된 운동은 포핸드에서 백핸드로, 그리고 오버헤드에서 서어브로 발전된다. 그림 10.10은 일반적인 진행 단계를 보여준다.

수영의 진진은 짧은 거리의 스트로크나 짧은 거리를 선택적으로 스트로크하며 성상 속도의 1/2이하로 스트로크를 하면서 시작된다. 거리와 속도는 가능한 범위까지 증가시킨다. 수영의 진전된 프로그램은 세 가지 가이드라인을 가지고 발전시킬 수 있다.

여기서 제시한 점진적 기능적 운동 프로그램은 단지 하나의 예일 뿐이다. 특수한 운동의 진전은 환자의 필요, 능력, 수행수준, 현장에서 벗어난 시간, 부상의 정도에 따라 다양하다. 여기서 제시한 프로그램은 단지 일반적인 가이드라인이며 기능적 운동 프로그램이 어떻게 변화되고 진전되는지 보여주는 것이다.

야구 혹은 소프트볼에서 던지기 (pitching/throwing) 진행 프로그램

1. 초보 수준

a. 40–45 ft 거리
   정상속도의 50%
   30번 던지기 2sets

b. 40–45 ft 거리
   정상속도의 50%
   30번 던지기 4sets

c. 40–45 ft 거리
   정상속도의 75%
   30번 던지기 3sets

d. 40–45 ft 거리
   정상속도의 75%
   30번 던지기 5sets

e. 60 ft 거리
   정상속도의 75%
   30번 던지기 3–4sets

f. 60 ft 거리
   정상속도의 75%
   30번 던지기 5sets

2. 중간 수준

a. 60 ft 거리
   정상속도의 100%
   30번 던지기 3–4sets

b. 100 ft 거리
   정상속도의 75%
   30번 던지기 3–4sets

c. 100 ft 거리
   정상속도의 75%
   30번 던지기 5sets

d. 100 ft 거리
   정상속도의 100%
   30번 던지기 3–4sets

e. 100 ft 거리
   정상속도의 100%
   30번 던지기 5sets

f. 150 ft 거리
   정상속도의 75%
   30번 던지기 3–4sets

g. 150 ft 거리
   정상속도의 75%
   30번 던지기 5sets

h. 150 ft 거리
   정상속도의 100%
   30번 던지기 5sets

3. 진보된 수준

a. 180 ft 거리
   정상속도의 75%
   30번 던지기 3sets

b. 180 ft 거리
   정상속도의 75%
   30번 던지기 5sets

c. 180 ft 거리
   정상속도의 100%
   30번 던지기 3sets

d. 180 ft 거리
   정상속도의 100%
   30번 던지기 5sets

4. 시합으로 돌아가기 전 수준

a. 마운드에서 던짐
   정상속도의 100%
   30번 던지기 3–4sets

b. 마운드에서 던짐
   정상속도의 100%
   30번 던지기 5sets

주의 : 모든 던지는 세션은 준비운동과 정리운동을 포함한다. 준비운동과 정리운동으로 던지는 투구는 가볍게 던진다. 각 세트마다 3–5분의 휴식이 포함되어야 한다. 환자가 다음 단계로 넘어갔을 때 통증의 정도가 심해지면 이전 단계로 돌아가야 한다. 환자가 투수가 아니면 던지는 과정은 위의 순서대로 따르지만, 거리는 운동종목에 따라 변화가 가능하며, 이는 각 종목에서 사용되는 거리나 무게에 의해 결정된다.

그림 10.8 야구 혹은 소프트볼에서 던지기 진행 프로그램의 예.

골프 진행 프로그램

1. 초보 수준

a. 퍼트와 칩핑
퍼트 20개, 거리의 변화
칩핑 10개
b. 퍼트와 칩핑
퍼트 20개, 거리의 변화
칩핑 20개
c. 퍼트와 칩핑
퍼트 20개, 3세트
칩핑 10개, 2세트
d. 퍼트와 칩핑
퍼트 20개, 3세트
칩핑 20개, 3세트

2. 중간 수준

a. 짧은 아이언, 3개 이하
부분 스윙, 각 1 × 20번
b. 짧은 아이언, 3개 이하
부분 스윙, 각 2 × 20번
c. 짧은 아이언, 3개 이하
부분 스윙, 각 3 × 20번
d. 짧은 아이언, 2개 이하
완전 스윙, 각 1 × 20번
e. 짧은 아이언, 2개 이하
완전 스윙, 각 2 × 20번
f. 짧은 아이언, 2개 이하
완전 스윙, 각 3 × 20번
g. 긴 아이언, 3개 이하
부분 스윙, 각 1 × 20번
h. 긴 아이언, 3개 이하
부분 스윙, 각 2 × 20번
i. 긴 아이언, 3개 이하
완전 스윙, 각 2 × 20번
j. 긴 아이언
완전 스윙, 각 3 × 25번
k. 모든 아이언
완전 스윙, 각 1 × 20번

3. 진보된 수준

a. 나무
부분 스윙, 각 2 × 20번
b. 나무
완전 스윙각, 2 × 20번
c. 나무와 아이언
완전 스윙, 각 2 × 20-25번

4. 시합으로 돌아가기 전 수준

a. Par-three 코스
b. Nine-hole 코스
c. 정상 플레이로의 복귀

주의 : 모든 세션은 준비운동과 정리운동을 포함한다. 각 세트마다 최소한 3-5분의 휴식이 있어야 한다. 환자가 다음 단계에서 통증의 증가를 느끼면 이전 단계로 돌아가야 한다.

그림 10.9 골프 프로그램 진행의 예.

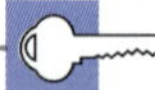

다리 운동과 같이 팔 활동은 환자의 스포츠 활동과 비슷해야 한다. 팔 활동의 최종 검사는 스포츠마다 팔의 사용이 다르기 때문에 매우 다양하게 나타난다.

최종 검사 (Final Testing)

팔(상지, upper extremity)는 다리(하지, lower extremity)보다 평가하는 것과 객관적인 측정 기준을 얻는 것이 더 어렵다. 이것은 스포츠 활동에서 팔의 사용이 다양하기 때문일 것이다. 스피드건을 이용한다면 환자의 투구 속도를 측정할 수 있을 것이다. 그러나, 환자가 투구와 관련이 없거나 스피드건이 없다면 기능적 기술을 객관적으로 측정하는 것은 더욱 어렵게 된다.

최종 목적은 개별적으로 측정되며 환자의 부상 이전의 수행 수준에 기초한다. 골프 선수의 경우에는 18홀에서의 스코어가 될 것이다. 수영 선수의 경우에는 부상 이전의 수행 수준을 갖거나 시합 상황과 같은 수준의 기록이 나오는 것이다. 테니스 선수에 있어서는 서브의 속도를 측정하는 것이 가장 간단하나 운동수행력을 측정하는 것은 쉬운 문제가 아니다. 연속적으로 포핸드와 백핸드 샷을 하여 목표점에 공을 맞춘 개수를 목표로 하여 전과 후를 비교한다면 객관적인 측정이 가능할 것이다. 이런 방법으로 어떤 목표를 세울 때는 현실적이며 달성 가능한 목적을 이루기 위해 코치에게 의견을 묻는 것이 중요하다.

테니스 진행 프로그램

1. 공 튀기기

테니스 공을 공중에서 라켓으로 튀긴다. 처음에는 라켓의 목을 잡고 시작하고 다음에는 손잡이를 잡고 한다.

a. 손바닥이 아래로 가도록 하고 50번 튀기기
b. 손바닥이 위로 가도록 하고 50번 튀기기
c. 손바닥이 아래로 그리고 위로 가도록 하고 50번 튀기기

2. 포핸드 스트로크

벽에 대고 포핸드 스트로크

a. 힘의 50% : 5 × 10
b. 힘의 75% : 3 × 20
c. 힘의 100% : 3 × 40

3. 백핸드 스트로크

벽에 대고 백핸드 스트로크

a. 힘의 50% : 5 × 10
b. 힘의 75% : 3 × 20
c. 힘의 100% : 3 × 40

4. 번갈아 스트로크

벽에 대고 포핸드와 백핸드 스트로크를 번갈아 치기

a. 힘의 50% : 5 × 15
b. 힘의 75% : 3 × 30
c. 힘의 100% : 4 × 40

5. 오버헤드 서어브

벽에 대고 오버헤드 서어브

a. 힘의 50% : 5 × 10
b. 힘의 75% : 3 × 20
c. 힘의 100% : 3 × 40

6. 게임

a. 테니스 한 세트를 친다.
b. 테니스 두 세트를 친다.
c. 테니스 세 세트를 친다.
d. 테니스 전 게임을 친다.

주의 : 모든 세션은 준비운동과 정리운동을 포함한다. 환자는 특정 목표물 혹은 벽면의 목표물에 공을 맞추려고 해야 한다. 환자가 진전된 수준에서 통증의 증가를 느끼면 2-3 세션동안은 이전 단계로 돌아가야 한다.

그림 10.10 테니스 프로그램 진행의 예.

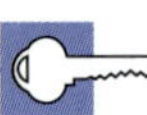

스포츠재활프로그램이 종료되었음을 판단하는 4가지 기준이 있으며 이는 스포츠 현장으로 돌아갈 준비가 되어 있다는 것이다. 이는 손상 자체의 상태, 환자의 기능적 수준, 스포츠 종목에 대한 특정 기술, 자신감을 의미한다.

현장으로의 복귀 (RETURNING THE PATIENT TO FULL PARTICIPATION)

일단 치료적 운동 프로그램이 모두 끝나서 환자가 현장으로 돌아갈 준비가 되면, 특별한 기준에 부합되어야만 최종적으로 현장으로 돌아갈 수 있다. 전체 치료적 운동 프로그램은 스포츠치료사에 의해 디자인되고 관리된다. 프로그램 성공 여부에 대한 진정한 검사는 환자가 현장으로 돌아가는 것이다.

이를 위해 환자는 4가지 기준에 부합되어야 한다 :

1. 부상 부위의 급성적인 증세가 없어지고 현재 통증 또는 종창이 없다.
2. 환자는 완전한 관절가동범위를 가진다. 정상적인 근력, 근지구력, 심혈관 지구력을 갖고, 필요한 운동 수행 기술에 관련된 적절한 고유수용기, 민첩성, 그리고 협응력을 갖는다.
3. 환자는 부상 전에 수행했던 모든 활동을 할 수 있다. 즉, 선수가 운동을 하는 동안에 부상당한 부위가 어디인지 알 수 없을 정도가 되어야 한다.
4. 환자는 자신의 능력에 대한 확신을 갖고 있어야 하며 부상 부위를 사용하는데 있어 주저함이 없어야 하며 부상부위를 사용하여 운동을 수행할 때 메카니즘의 변화가 없어야 한다.

이런 기준에 부합되면 선수는 모든 기능적 평가 검사를 통과할 수 있으며, 스포츠치료사는 치료적 운동 프로그램의 초기에 세운 목적을 달성할 수 있다.

요약 (SUMMARY)

기능적 운동과 진보된 기능적 운동은 다르다. 재활 프로그램에서 기능적 운동은 진보된 기능적 운동에 앞서 나타난다. 이는 근력운동보다는 스트레스나 요구사항이 더 많은 다방면의 활동을 의미한다. 즉, 걷기를 달리기 보다 먼저, 던지기 보다 언더핸드 토스를 먼저 해야한다는 것이다. 특정 활동 경험이 있는 사람들은 더 발달된 기술을 요구한다. 진보된 기능적 운동은 직업 내 특정한 수행 능력을 이용할 수 있는 능력을 포함한다. 기능적 활동은 재활 프로그램의 특정 부분에서 수행되는 환자의 특정 활동을 준비한다. 스포츠치료사는 기능적 운동과 진보적 기능적 운동에서의 현장으로 복귀하기 위한 특정 요구사항에 관련된 특정한 신체적 요구사항을 이해해야 한다. 환자가 농구선수이든 광부이든, 축구선수이든, 컴퓨터 종사자이든, 테니스 선수이든, 배관공이든 스포츠치료사는 각 특정 수행 능력에 필요한 요소와 기술을 이해하고 재활 프로그램을 적절히 통합시켜야 한다.

주요 개념 및 복습 (Key Concepts And Review)

1. 기능적 운동과 진보된 기능적 운동의 차이를 설명하라.

기능적 운동은 치료적 운동 프로그램 초기에서부터 마지막 단계까지 사용된다. 기능적 운동은 재활 프로그램에서 진보된 기능적 운동에 선행되는 활동이다. 보통 발전된 기술 활동을 준비하는 근력 운동보다는 다방면의 활동과 증가된 스트레스와 요구사항을 포함한다. 재활의 마지막 단계에서는 보다 진전된 기능적 활동을 점차 환자에게 적용하게 되며, 마지막 단계에서는 스포츠 종목과 비슷한 기능적 활동을 포함하게 된다. 최종 검사는 환자의 종목에서 요구하는, 그리고 환자가 현장으로 돌아갔을 때 필요한 동작과 비슷한 활동을 이용한다. 이러한 검사는 환자가 완전히 현장으로 돌아갈 수 있을지를 평가한다.

2. 기능적 운동과 진보된 기능적 운동이 치료적 운동 프로그램에 공헌하는 바를 설명하라.

둘 다 환자들이 정신적으로 준비되어 있고 신체적으로 운동이란 스트레스에 준비되어 있을때 사용한다. 성공적인 기능적 활동의 영향은 부상 부위가 일반적인 스트레스를 견디어 내는 것으로 나타난다.

3. 기능적 운동과 진전된 기능적 운동 사이의 차이를 논하라.

기본적인 운동은 치료적 운동 초기에 유연성, 근력, 근지구력, 고유수용기의 기능을 회복하는 것을 돕기 위해 시작된다. 진전된 운동은 특히 환자가 하고 있는 운동종목과 비슷한 특별한 기술적 활동을 포함한다.

4. 기능적 활동의 진전에 있어 변화될 수 있는 요소들을 나열하라.

기능적 운동은 느린 속도에서 빠른 속도로, 단순함에서 복잡함으로, 낮은 강도에서 높은 강도로, 짧은 거리에서 긴 거리로, 그리고 양 발을 이용하다가 한 발로 점차 난이도를 높여야 한다. 기능적 운동의 진전은 SAID 원리의 지속적인 변화를 포함한다. 기능적 운동은 기능적 운동에 부합하는 특징과 대부분의 운동이 가지고 있는 일반적인 특징을 포함한다.

5. 기능적 운동에 대한 주의사항에 대해 논하라.

이전 장에서 설명한 주의점을 알려주고 환자에게 운동에 대해 설명하고, 통증과 부종을 피하고 운동을 디자인할 때 조직의 특성을 고려하고, 환자의 자신감 수준을 파악하고, 프로그램이 진전해 가는 것에 대해 환자가 적응하는 정도를 알 수 있게 해야 한다.

6. 다리(하지, lower extremity) 또는 팔(상지, upper extremity)에 대한 기능적 진전의 예를 작성한다.

프로그램이 마지막으로 갈수록 특별한 프로그램과 운동의 선택은 환자의 운동종목과 포지션에 의해 결정될 수 있다. 다리 프로그램은 초기 치료적 운동 프로그램에서 사용할 수 있는 뱁스 보드와 같은 비체중지지 운동으로부터 시작할 수 있다. 환자가 점차 무게에 견딜 수 있게 되면 한 발로 서기와 같은 운동을 처음에는 눈을 뜨고 하고 다음은 눈을 감고 한다. 이러한 활동은 처음에는 바닥에서 하다가 트램폴린이나 1/2 폼 롤러 또는 평균대에서 하고, 또 그 후 공을 잡는 것과 같은 다른 동작들과 결합함으로서 난이도를 증가시킬 수 있다. 한 발로 서기 활동은 런지, 계단 오르기, 계단 내려오기, 걷기, 조깅 등과 같은 다이나믹한 움직임으로 발전될 수 있다. 런닝은 편평한 땅에서 조깅으로 시작하여 점차 속도와 거리를 증가시키고 옆으로 뛰거나 가로질러 뛰기, 그리고 빠른 방향의 전환 등으로 변화시킬 수 있다.

심화 학습 문제 (Critical Thinking Questions)

1. 이 장 첫머리에 있는 시나리오에 근거하여 크리스티안의 테니스 능력에 대한 자신감을 갖도록 하기 위해서는 무엇을 해야 할 것인가 생각해보자.
   기능적 프로그램의 첫날에는 어떤 운동이 좋은가? 3단계의 진도 계획과 다음 단계로의 진전 기준을 적어본다. 언제 서브와 같은 오버헤드 운동이 가능한 것인가?
2. 크리스티안은 언제 경기로 복귀할 수 있는가? 기준은 무엇이고 왜 이러한 기준을 설정하는가?
3. 무릎을 다친 배구선수의 진보적 기능적 운동이 포함된 재활 프로그램이 끝나가는데 시합으로의 복귀에 민감하다. 성공적으로 프로그램을 종료하기 위해 1주일이 더 필요하다고 판단된다. 첫 날 운동 내용은 어떤 것이고, 다음 단계로의 진전은 어떻게 할 것인가? 각 진전 단계의 기준은 어떤 것인가? 시합에 참가하려면 어떤 동작이 가능해야 하는가?
4. 크로스컨트리 선수가 진보된 기능적 운동 단계에 와 있다. 2분 정도의 짧은 거리는 어려움 없이 달릴 수 있다. 거리, 속도, 지면의 거친 정도를 다음 2주 동안 어떻게 계획할 것인가? 경기 복귀를 위한 2주간의 기능적 운동 진행에 대해 적어보자.

실험실 활동들 (Lab Activities)

1. 컴퓨터 프로그래머인 환자를 대상으로 5개의 팔(상지, upper extremity) 기능적 운동 프로그램을 설계한다. 각 활동의 목표를 설명하고, 활동 수행에 대한 점수를 측정하고 점수 기준에 대해 설명한다. 다음 운동 단계로 진행하는 시점을 어떻게 판단하는지 서술한다.
2. 야구 외야수의 스포츠-특정 팔 기능적 프로그램을 설계한다. 각 활동의 목표와 수행할 활동과 점수를 나열한다. 점수 기준에 대해 설명한다. 다음 운동 단계로 진행하는 시점을 어떻게 판단하는지 서술한다. 이 프로그램은 컴퓨터 프로그래머를 위한 계획과 어떻게 다른지 왜 다른지 설명한다.
3. 배구 선수를 위한 스포츠-특정 다리 기능적 프로그램을 설계한다. 각 활동의 목표와 수행할 활동과 점수를 나열한다. 점수 기준에 대해 설명한다. 다음 운동 단계로 진행하는 시점을 어떻게 판단하는지 서술한다.
4. 4×400m 릴레이 선수를 위한 스포츠-특정 다리 기능적 프로그램을 설계한다. 각 활동의 목표와 수행할 활동 및 점수를 나열한다. 점수 기준에 대해 설명한다. 다음 운동 단계로 진행하는 시점을 어떻게 판단하는지 서술한다. 이 프로그램은 배구선수를 위한 계획과 어떻게 다른지 왜 다른지 설명한다.
5. 발목부상을 당한 농구선수를 위한 재활 프로그램의 마지막 단계이다. 시합에 복귀하기 위한 점진적인 스포츠-특정 기능적 운동 프로그램을 설계한다. 운동진전을 고려하여 프로그램을 구성한다면, 어떤 운동을 수행할 것인지 알아본다.

권장 도서 (Additional Sources)

Cordova, M.L., and C.W. Armstrong. 1996. Reliability of ground reaction forces during a vertical jump: Implications for functional strength assessment. *Journal of Athletic Training* 31:342–345.

Kegerreis, S. 1983. The construction and implementation of functional progressions as a component of athletic rehabilitation. *Journal of Orthopedic and Sports Physical Therapy* 5:14–19.

Kegerreis, S., Malone, T., and J. McCarroll. 1984. Functional progressions: An aid to athletic rehabilitation. *Physician and Sportsmedicine* 12:67–71.

Kegerreis, S., and T. Wetherald. 1987. The utilization of functional progressions in the rehabilitation of injured wrestlers. *Athletic Training* 22:32–35.

Keskula, D.R., Duncan, J.B., Davis, V.L., and P.W. Finley. 1996. Functional outcome measures for knee dysfunction assessment. *Journal of Athletic Training* 31:105–110.

Lephart, S.M., Perrin, D.H., Fu, F.H., and K. Minger. 1991. Functional performance tests for the anterior cruciate ligament insufficient athlete. *Athletic Training* 26:44–50.

Tippett, S.R., and M.L. Voight. 1995. *Functional progressions for sports rehabilitation.* Champaign, IL: Human Kinetics.

제3부

일반적인 치료적 운동 적용
(General Therapeutic Exercise Applications)

마음, 몸, 정신을 교육시키면 시간이 확대될 것이다.
더 많은 것을 성취할 수 있는 새로운 시각을 갖게 될 것이다.
BRIAN KOSLOW, 작가

이 장을 읽어가면서 운동사가 반드시 가져야 할 치료적 운동의 지식을 키우고 정보의 복잡성과 확장성, 그리고 미묘함을 이해할 수 있도록 해야 한다. 제1부에서는 제2부에 필요한 지식을 배우고, 치료적 운동 원리의 바탕에 있는 신체 및 생리적 개념의 기본적인 지식을 배우는 것은 이들 정보의 일반적인 적용이 어떻게 되어가는 지를 알아보기 위해서이다. 제3부는 중요한 일반적인 개념을 다루고 있고 제4부의 기초가 되는 지식으로 구성된다.

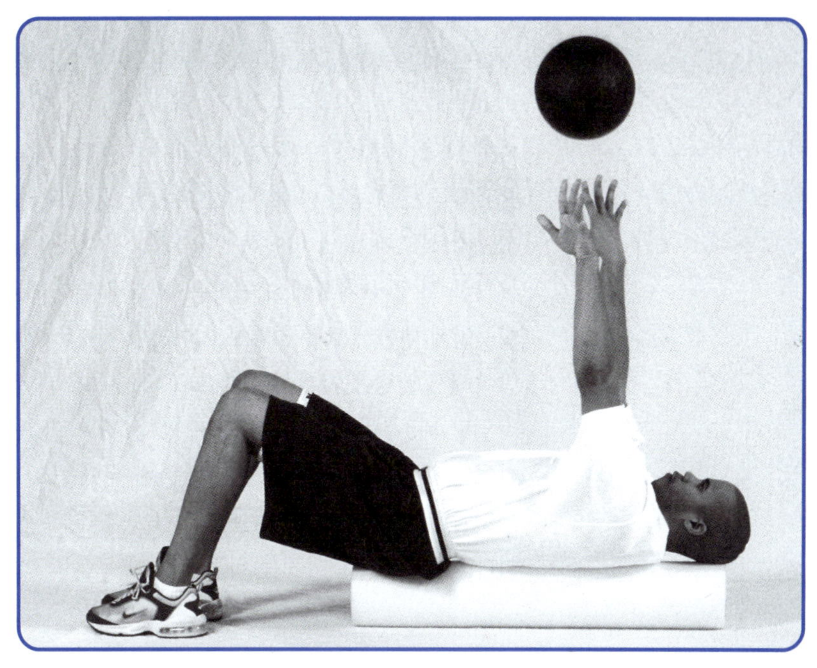

제3부는 자세, 신체역학, 목발 등 보조도구가 있거나 없는 상태에서의 보행에 대해 다루고 있다. 대부분의 손상이나 신체부위에 사용될 수 있는 치료적 운동 프로그램에 대한 정보를 제공한다.

치료적 운동기법과 적용에 대한 정보는 신체 각 부위의 다양한 손상에 유용하게 적용될 것이다.

또한 제3부에서는 손상된 각 분절 외에도 다중 관절 상태나 문제를 포함시키고 있다. 16장에 관절 치환술과 17장에 노화와 치료적 운동프로그램이 미치는 영향이 새롭게 추가된 내용이다. 후반부에는 다중 관절에 영향을 미치는 손상이나 상태에 대한 정보도 얻을 수 있다. 이것이 제4부에서 특정 신체 분절을 추가하기보다는 제3부에 포함시킨 이유이다. 제4부에서는 한 장에서 다른 장으로 반복적인 정보가 필요하지 않기 때문에 제3부에 추가하였고 신체 분절 측면보다는 병리와 치료적인 측면에서 접근하였다.

11장은 자세나 신체역학에 대한 정보를 제공한다. 자세이상, 신체활동에서 몸을 사용하는 방법과 근육 불균형은 손상의 원인이 되거나 치료적 운동의 효과를 반감시키는 주요 인자로 작용한다. 자세, 신체 역학, 신체 인지에 대하여 학습하는 것은 손상되었을 때 발견되지 않는 원인을 알아내는데 정보를 줄 것이다.

12장은 정상 보행과 달리기를 고찰하고 있다. 보조 도구 사용과 정확한 도구 사용에 대한 정보를 제공한다. 또한 안전한 보행을 위한 중요한 주제로서 환자들이 안전하면서 정확하게 보조 도구 사용하는 방법들을 배우게 된다.

13장은 수중 운동과 수중 도구를 통해, **14장**은 폼 롤러와 스위스 볼을 이용한 구체적인 치료적 운동 프로그램을 다루고 있다. 치료적 운동은 이러한 도구들을 사용함으로서 치료적 운동 프로그램의 전반적인 윤곽을 보여주게 된다.

15장은 힘줄염에 관한 치료적 운동법을 다루고 있다. 힘줄염은 신체 여러 부위에 영향을 미친다. 제4부에서 힘줄염을 다루긴 하지만 특정 신체부위의 치료적 운동과 관련되는 힘줄염을 각 장에서도 언급할 것이다. 힘줄염은 장기간 동안 환자를 힘들게 하고 경기로의 복귀를 지연시키는 복잡한 손상이다. 특정 기술이나 과정은 힘줄염을 완화시킬 수 있다. 급성 운동손상과 비교해서 힘줄염의 독특한 특성 때문에 힘줄염 예방에 대한 원리나 개념, 주의사항, 그리고 치료에 대한 최근 동향 등에 많은 관심을 기울이고 있다.

관절 치환술이 젊은 연령대에서 좀 더 빈도있게 발생하기 때문에 **16장**은 관절 치환술에 따른 재활의 최근 자료들을 제공한다. 인공 관절을 오래하고 있거나 조기 퇴행성 관절 질환을 앓고 있는 환자들이 관절 치환술을 하기 위해 외과의사를 찾기도 한다.

제3부의 마지막 장인 **17장**은 다양한 연령대에 속한 환자들을 재활의 관점에서 인지시켜 나간다. 운동사는 조기 유소년시절에 스포츠에 참가하는 선수나 성인이 되어서도 은퇴하기 전에 스포츠에 잘 참가하고자 하는 다양한 연령대의 선수들을 선수훈련 클리닉에서 만날 수 있다. 각 연령대별 독특한 특성이 재활에도 영향을 미치게 된다. 이러한 쟁점들이 17장에 제시되어 있다. 15장에 힘줄염에 대한 정보를 살펴보고 이러한 정보는 제4부의 각 장에 추가되어 있으나 제4부 각 장들은 반복해서 연령에 따른 주제별 별도의 내용을 제시하고 있다.

일단 제3부를 마치게 되면, 제4부는 다소 단순해서 앞서 1, 2, 3부에서 배운 지식을 모두 설명하여 치료적 운동 프로그램과 관련된 문제를 다루고 있다. 제3부를 진행하기에 앞서 각 장에서 원인을 발견하는 기술, 배운 지식을 통해 새로운 지식을 폭넓게 얻을 수 있도록 학습해 나갈 것이다. 몇 가지가 새롭기는 하겠지만, 대부분이 이미 알고 있는 내용일 것이다.

제 11 장

자세와 신체 역학
(Posture and Body Mechanics)

윤 신 중

학습목표 (Objectives)

이 장을 마치고 난 후에는 아래의 사항들을 설명할 수 있어야 한다 :

1. 전면, 후면, 측면의 선 자세에서 올바른 정렬의 주요 요소를 식별할 수 있다.
2. 일반적인 잘못된 자세와 그 원인에 대하여 논의할 수 있다.
3. 일반적인 잘못된 자세를 바로잡기 위한 교정 운동을 설명할 수 있다.
4. 운동경기와 신체활동의 좋은 자세와 적절한 신체 역학의 중요성을 설명할 수 있다.
5. 올바른 신체 역학의 기본 원리를 나열할 수 있다.
6. 치료 프로그램에서 재활의는 적절한 자세 역학 활용 예에 관하여 토론할 수 있다.
7. 펠덴크라이스 방법(Feldenkrais Method)과 알렉산더 기법(Alexander Method)의 차이점과 유사점을 설명할 수 있다.
8. 필라테스 운동법을 수행할 수 있다.

▶ Dan Maki는 지방에 있는 가구 제조 공장에서 상해를 입은 종업원들의 재활을 위해 고용된 공인 운동사이다. Dan은 종업원들에게 올바르게 물건을 들어 올리는 역학을 교육시켰고, 그 결과 손상이 줄어들긴 했지만 여전히 부상이 발생하고 있다.

가장 최근 환자인 Dee는 정상업무에 완전 복귀하기 전에 약간의 직무 활동을 시작할 예정이다. Dee는 약 3주전에 박스를 잘못 들어 등에 손상을 입었다. 처음에 평가할 때 Dan은 Dee의 앉은 자세와 선 자세가 모두 나쁘다는 것을 알았다. 그래서 그는 프로그램 초기에 환자의 자세를 바로 잡았다. 자세 변화를 통해 Dee는 상당한 호전을 가져왔다. Dan은 또 다른 부상이 다시 일어나지 않기를 간절히 원했다. 그래서 Dan은 Dee에게 정상업무에 복귀하기 전에 바르게 물건을 들어 올리는 방법을 가르쳤다.

위대함과 고귀함은 창조물의 건강과 삶을 보존하는 이들의 과학적 판단이다.
MOSHE BEN MAIMON (MAIMONIDES), 라비, 의사, 저자, 1135−1204

이 장은 자세와 신체 역학을 주제로 시작한다. 지금부터 기본 개념 및 치료적 운동프로그램의 요소와 친숙하게 하고 어떻게 적용될 수 있는지를 알아보자. 제3부는 자세와 신체 역학이 수행력과 부상 위험에 영향을 미치기 때문에 본 장에서 시작한다. 개인의 자세나 신체 역학을 향상시키고 싶다면 먼저 무엇이 정상적인 것인지를 정의해야만 한다. 이 장에서는 정상적인 선 자세와 앉은 자세, 병리학적 자세의 일반적 원인과 영향, 그리고 올바른 신체 역학을 다룬다. 여기서 논의되고 있는 신체역학이란 일상 활동, 스포츠 활동과 더불어 환자의 치료기간 동안 운동사의 수행과 관계된다. 흔히 많이 사용되는 신체 인지 기술(body-awareness techniques)도 두 가지 소개될 것이다. 필라테스는 자세조절을 만드는 근력과 유연성에 대한 균형을 형성해주기 때문에 필라테스 운동을 본 장에서 소개한다.

일단 올바른 자세와 적절한 신체 역학에 대한 이해를 증진시킨다면, 손상 특히 만성적인 손상을 평가하고 적절한 치료적 운동프로그램을 개발하는 것이 더 수월해질 것이다. 에너지 보존과 스스로 부상을 예방하고 효율적이면서 효과적인 치료 메뉴얼과 저항 응용 메뉴얼을 제공하고 싶다면 운동사로서 적합한 자세를 이용하는 것이 중요하다.

자세 (POSTURE)

선 자세와 앉은 자세를 포함하는 다양한 신체 분절의 상대적인 정렬. 정면, 후면, 그리고 측면에서 신체의 다양한 분절의 정렬이 정상인지 아닌지를 보여준다. 자세는 여러 신체 분절의 서로 상대적인 정렬이다. 좋은 자세를 가진 사람은 신체 정렬이 균형을 이루어 신체 분절로 가는 부담을 최소화시킬 수 있다. 자세가 나쁜 사람의 경우 신체 분절에 균형이 깨져 여러 신체 분절에 과도한 스트레스를 야기시킨다. 계속적인 스트레스가 시간이 지나면 상대적으로 앉은 수준에서도 해부학적 변화를 가져온다. 이러한 변화들은 개인의 수행능력을 변화시키고 전반적인 신체효율에 영향을 미친다.

사람의 경우 서있는 경우가 드물지만, 정지해 있는 선 자세를 자세 평가의 기준으로 삼는다. 정지 자세는 신체구조와 기능에 영향을 미칠 수 있는 신체부위의 상대적인 균형과 분절에 대한 비정상을 나타내줄 수 있다. 부적절한 자세를 논의하기에 앞서 정상적인 자세를 정의해야 한다.

올바르게 서있는 정렬 (Correct Standing Alignment)

선 자세는 시상면(sagittal), 관상면(frontal), 가로면(transverse)의 세 가지 면에서 평가 할 수 있다. 추선(plumb line)은 기준점으로 이용된다. 이 용어는 "납(lead)"이라는 의미의 라틴어 *납(plumbum)*에서 유래한 것이다.

추선은 끝에 무거운 물체(원래 납으로 만든 추이지만, 무거운 물체라면 어떤 것이라도 괜찮다)가 달린 끈이다. 추를 매달게 되면 끈은 수직선을 형성하게 된다. 환자는 자세가 평가되는 동안 추선 뒤에 선다.

앞 모습 *(Anterior View)*

앞 모습, 혹은 앞면을 보면 추선은 신체를 왼쪽과 오른쪽으로 균형 있게 양분하고 있다(그림 11.1). 환자는 추선으로부터 똑같은 거리에 발이 놓이도록 서야 한다. 손바닥이 넙다리(대퇴, thigh)의 양면을 향한 상태에서 팔의 힘을 빼야 한다. 이 자세에서 추선은 코와 입을 양분해야 하고 가슴뼈(sternum), 배꼽(umbilicus), 그리고 두덩뼈(치골, pubis) 사이 부분을 통과해야 한다. 귓불(earlobes)은 서로 수평을 이루어야 하고, 어깨(shoulders), 손가락 끝(fingertip ends), 유두(nipples), 엉덩뼈능선(장골릉, iliac crest), 무릎뼈(슬개골, patella), 그리고 복사뼈 안쪽(medial malleoli)도 마찬가지다. 무릎뼈는 발이 바로 놓이거나 약간 가쪽으로 돌아간 상태에서 앞으로 똑바로 향해야 한다. 무릎이 안쪽이나 가쪽으로 돌아간 상태에서 앞으로 똑바로 향해야 한다. 무릎이 안쪽이나 가쪽으로 각을 이루지 않은 상태에서 무릎과 발목이 일직선상에 있어야 한다.

뒷 모습 *(Posterior View)*

뒷 모습, 혹은 뒷면은 앞면에서 관찰된 것과 정렬이 유사함을 입증해야 한다(그림 11.2). 추선은 머리를 양분해야 하고, 목(경부; cervical)로부터 가시돌기(극돌기, spinous process)를 따라 허리뼈(요추, lumbar spine)를 통과해야 한다. 귓불. 어깨, 어깨뼈(견갑골, scapula), 엉덩이(둔부, hips), 위뒤엉덩뼈가시(후상장골극, posterior superior iliac spine), 둔주름(gluteal fold), 무릎 뒷면 주름(posterior knee creases), 그리고 복사뼈(거골, talus) 중간 등의 왼쪽과

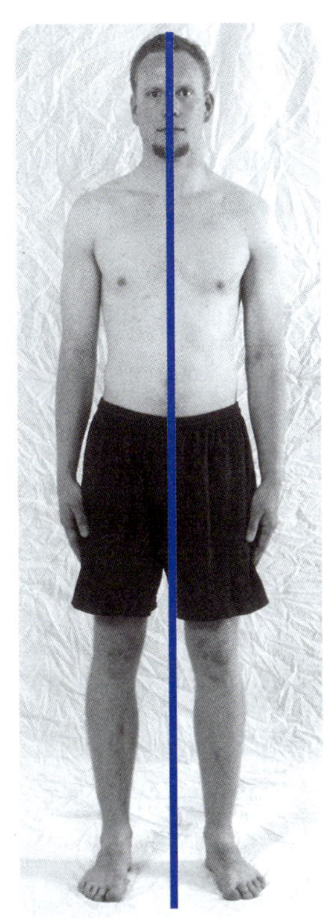

그림 11.1 앞모습.

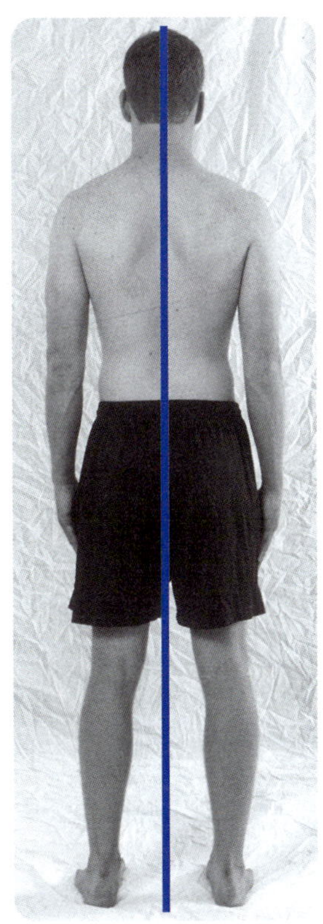

그림 11.2 뒷모습.

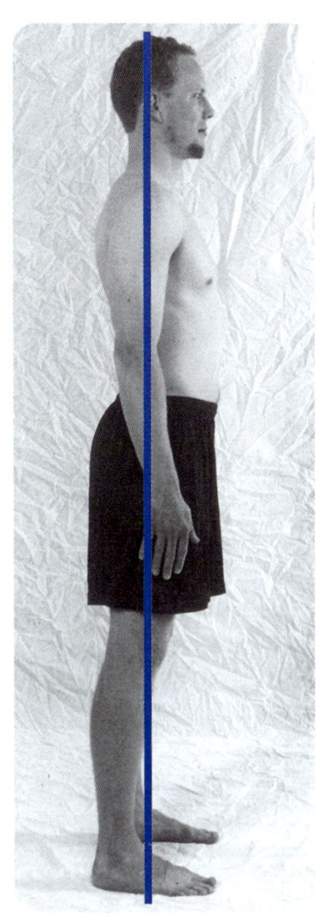

그림 11.3 옆모습.

오른쪽이 수평으로 나타나야만 한다. 어깨뼈(견갑골, scapula)는 2번째와 7번째 갈비뼈(늑골, ribs) 사이 늑강(rib cage)에 있어야 하고, 가시돌기에서 약 5cm(2 in)에 있어야 한다. 발꿈치(calcaneus)은 똑바로 위치해야 하며, 발꿈치 힘줄(calcaneus tendon)은 바닥과 수직이어야 한다. 몸통 근육들은 균등한 발달로 균형이 잡혀 있어야 한다. 어깨는 아래쪽으로 위치하고 힘이 빠져 있어야 한다. 체중은 양발에 균등하게 분배되어야 한다.

옆 모습 *(Lateral View)*

옆 모습을 보면 환자는 추선이 가쪽복사뼈(lateral malleolus)보다 약간 앞쪽에 있는 상태로 서 있다(그림 11.3). 환자가 발목을 기준으로 한 추선에 위치했을 때 머리에서부터 아래로 측면의 정렬을 관찰해야 한다. 추선은 외이도(external auditory meatus), 귓불(earlobes), 목뼈체(bodies of cervical vertebrae), 어깨 관절의 중심, 그리고 큰돌기(대전자, great trochanter)를 통과해서 지나야 한다. 추선은 등과 가슴, 그리고 등과 복부 사이의 중간을 지나야 하고 엉덩관절(고관절, hip joint)의 약간 앞, 그리고 무릎뼈 바로 뒤, 무릎 중심보다 약간 앞을 지나야 한다. 가로선은 위앞엉덩뼈가시(전상장골극, anterior superior iliac spine : ASIS)과 위뒤엉덩뼈가시(후상장골극, posterior superior iliac spine : PSIS)이 연결되어야 한다. 환자는 체중을 뒷꿈치와 앞발사이에 균형있게 둔 상태에서 힘을 빼야 한다. 무릎은 잠겨있는 것이 아니라 똑바로 있어야 한다. 턱(chin)은 약간 안으로 넣어야 하고, 가슴은 약간 위쪽 앞을 향해야 한다. 등과 목의 아래 부위 안쪽으로 부드러운 곡선이 있다.

올바르게 앉은 정렬 (Correct Sitting Alignment)

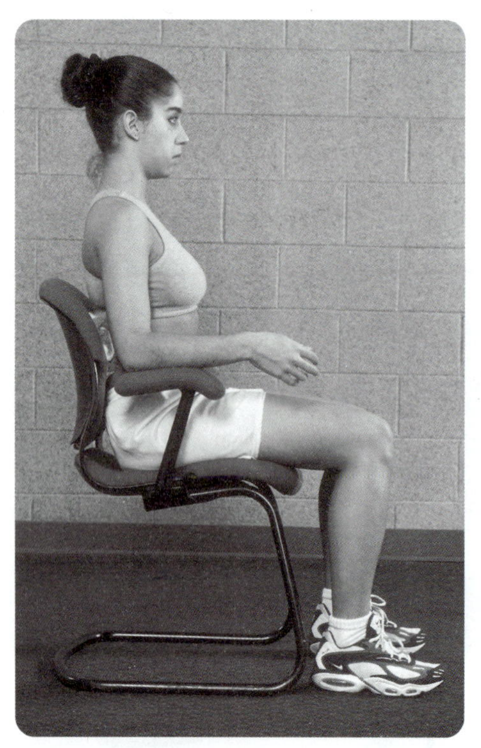

그림 11.4 허리지지대(lumbar-roll)를 이용한 올바른 앉은 자세.

선 자세와 마찬가지로 앉은 자세도 올바르면 신체에 가해지는 스트레스를 최소화한다. 고등학생, 대학생들과 다수의 직장인들은 일상생활에서 많은 시간을 의자에 앉아서 보낸다. 앉은 자세가 올바르지 않으면 부상을 악화시키고, 장시간 앉아 있을 경우 손상을 야기할 수도 있다.

올바른 정렬에서 의자의 시트 높이는 무릎과 엉덩이가 90°인 상태에서 양발이 바닥에 편안하게 놓일 수 있도록 맞춰줘야 한다. 시트의 깊이는 시트 가장자리가 앉은 사람의 무릎 뒤쪽을 압박하지 않아야 한다. 의자의 뒷면은 가슴뼈(thoracic spine)와 허리뼈(lumbar spine)를 지지하고 어깨뼈까지 지지해야 한다. 허리지지대(lumbar roll)는 허리뼈의 곡선을 따라야 하고, 부가적으로 등 아래쪽을 지지해줄 수 있다. 등이 더 높게 올라간 의자는 가슴 전체를 지탱해주어야 하고 등을 편안하게 기댈 수 있도록 해주어야 한다. 의자에 팔걸이가 있다면 어깨를 편안히 해주고 팔꿈치가 90°인 상태에서 아래팔(전완, forearm)이 편안하게 놓일 수 있도록 해주는 높이어야 한다(그림 11.4). 올바른 자세를 취하기 위해서 의자의 높이를 높여야 한다면 무릎과 엉덩이의 위치를 90°로 유지하고, 발이 바닥에 평평하게 유지되도록 하기 위해서 발판이 필요할 것이다. 컴퓨터 키보드를 이용할 때는 아래팔이 90° 또는 약간 더 작게 각을 이루어야 하고, 손목은 손가락이 키보드 위에 놓인 상태에서 중립(neutral) 위치에 있어야 한다.

모든 앉은 자세는 올바른 척추 정렬과 정상적인 척추곡선을 만들어 주어야 한다. 머리가 앞쪽으로 너무 나간다거나 어깨가 앞쪽으로 굽어서는 안된다.

병리학적 정렬 (Pathological Alignment)

불행하게도 시간이 지나면서 대부분의 사람들은 나쁜 자세 습관을 키워 나간다. 어린이에게서 가장 좋은 자세를 관찰할 수 있다. 서고 걷는 것을 배우고 있는 걸음마를 시작하는 아기는 좋은 신체 정렬을 가지고 있으며 똑바른 자세로 움직인다. 초등학교에 입학하기 전에 성장하면서 발달하는 나쁜 습관은 결국 나쁜 자세로 이어진다.

좋은 자세는 우리가 몸을 효율적이면서 효과적으로 사용할 수 있도록 해준다. 그러나 나쁜 자세는 몸에 비정상적인 스트레스를 주고, 운동 중에 요구사항을 증가시킨다(Kendall, McCreary, & Provance, 1993). 시간이 지나면서 나쁜 자세는 어떤 구조는 짧게 만들고 다른 구조는 길게 만들어 두 구조에서 부가적으로 문제점을 유발시킨다. 상대적인 근 길이 변화와 함께 힘의 변화는 7장 길이와 장력간의 관계에서 논의되었다. 이러한 변화는 개인별 움직임에 대한 효율성을 손상시킬 수 있다. 비효율적인 움직임은 활동 중에 이미 스트레스를 받은 부위에 부담을 주게 되고, 시간이 지남에 따라 통증이나 손상을 야기시킬 수 있다(Sahrmann, 2002). 이러한 이유로 운동사는 일반적인 병리학적 정렬에 대해 알고 있어야 한다. 이러한 지식은 운동사가 적절한 교정치료 운동프로그램을 개발하는데 도움을 줄 수 있다.

비정상적인 정렬은 보통 상대적인 용어로 표시된다. 정확한 측정보다는 '경증상(mild)', '중등도(moderate)', '중증(severe) 등으로 구별할 수 있다. 예를 들면, 수영선수가 경증상으로 머리가 앞으로 나와 있거나 체조선수가 중증 허리앞굽음증(lumbar lordosis)을 가지고 있다.

골반과 허리 (Pelvis and Lumbar Area)

골반(pelvis)과 허리(lumbar)에 흔히 나타나는 잘못된 자세는 과도한 허리 앞굽음증(lumbar lordosis), 평평한 허리뼈(flat lumbar spine), 그리고 척추옆굽음증(scoliosis) 등이 있다. 척추옆굽음증은 "가슴 부분(thoracic area)"에서 다뤄질 것이다. 허리 척추앞굽음증은 앞쪽 골반 경사(anterior pelvic tilt), 평평한 허리뼈는 뒤쪽 골반 경사(posterior pelvic tilt)와 흔하게 관련이 있다.

정상적인 허리곡선은 약간 앞으로 굽은 자세(lordotic posture)이지만, 과도한 허리곡선은 허리뼈 다른 분절에 무리한 스트레스를 주게 된다(그림 11.5). "척추앞굽음(swayback)"도 과도한 허리 척추앞굽음증(lumbar lordosis)은 ASIS가 PSIS에 대하여 아래쪽으로 돌림하는 앞쪽 골반 경사(anterior pelvic tilt)에 의하여 나타나기도 한다. 과도한 허리 척추앞굽음증은 단단한 엉덩이의 굽힘근(굴근, flexor)이 허리뼈를 당기고, 등 하부 폄근(신전근, extensor)과 복부 근육(abdominal muscles), 특히 하부 복부 근육 등이 약해서 생길 수 있다. 시간이 지나면서 이러한 비정상적인 자세 정렬은 허리 근막(lumbar fascia)의 긴장(tightness), 척추 앞쪽 세로 인대(anterior longitudinal ligament)의 스트레스 증가, 추간 공간(intervertebral foramen)을 좁힐 수 있는 추간판(vertebral disk) 공간의 협착, 그리고 척추 관절면(vertebral articular facets) 접촉 등이 원인이 될 수 있다. 이러한 변화들은 신경근(nerve root)의 압박, 엉덩뼈신경통(sciatica), 관절염(joint inflammation), 그리고 퇴행성 디스크(degenerative disk)와 척추 변화 등을 가져올 수 있다.

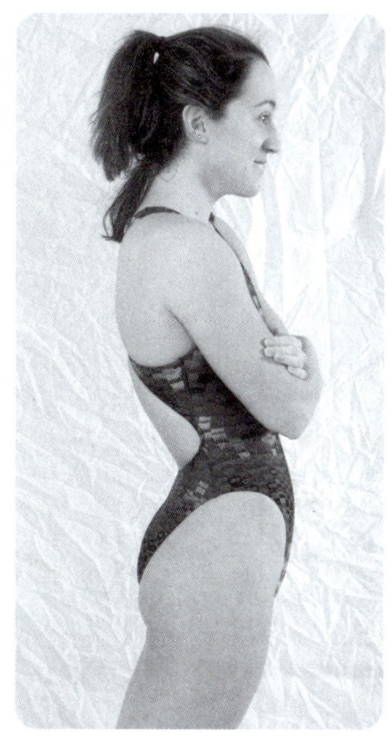

그림 11.5 과도한 허리 앞굽음증.

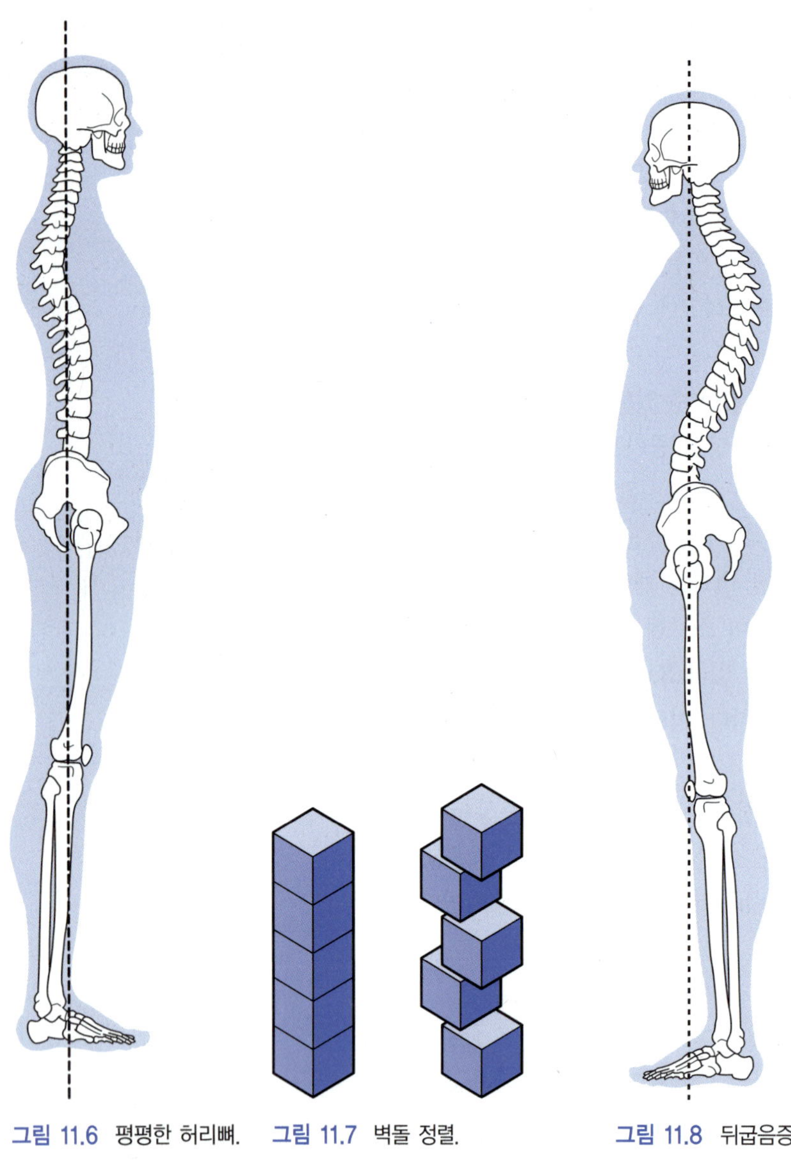

그림 11.6 평평한 허리뼈. 그림 11.7 벽돌 정렬. 그림 11.8 뒤굽음증.

평평한 허리뼈(flat lumbar spine)인 경우에는 허리 척추앞굽음증은 감소하고, ASIS보다 PSIS가 낮아지는 뒤쪽 골반 경사가 있다(그림 11.6). 비정상적인 엉덩이 폄근(신전근, extensor)과 배곧은근(복직근, rectus abdominal) 긴장은 약한 엉덩이 굽힘근(굴근, flexor)과 허리 폄근들이 효과를 상쇄시킨다. 이 자세는 충격력을 흡수하는 허리 척추의 능력을 감소시키고 척추의 뒤쪽 세로 인대(spine's posterior longitudinal ligament)의 스트레스를 가중시킨다.

가슴 부위 (Thoracic Area)

벽돌쌓기를 할 때 벽돌 한개가 아래 벽돌의 바로 위에 정확하게 놓이지 않는다면 그 다음 벽돌은 잘못 놓은 벽돌을 보상하기 위해서 비스듬하게 놓여야만 한다(그림 11.7). 신체도 마찬가지로 균형을 유지하고자 할 때 인접한 구조의 위치를 조절함으로써 잘못된 정렬을 보상해간다.

따라서 가슴 부위에 있어서 그 부위가 허리 분절의 위치에 의존하기 때문에 과도하게 굽어 있거나 과도하게 평평할 수 있다. 가슴 척추에서 경증상의 척추뒤굽음증(thoracic kyphosis)은 정상이지만, 목이나 허리의 척추앞굽음증에 대한 반응으로 과도한 가슴 척추뒤굽음증이나 가슴 부위의 과도한 굽힘은 병리적이다(그림 11.8). 갈비사이근(늑간근, intercostals), 큰가슴근(대흉근, pectoralis major)과 작은가슴근(소흉근, pectoralis minor), 앞톱니근(전거근, serratus anterior), 그리고 넓은등근(광배근, latissimus dorsi) 등의 가슴 근육들은 보통 단단하며, 약한 등뼈 세움근(thoracic erector spinae), 마름모근(능형근, rhomboids), 그리고 등세모근(승모근, trapezius muscles) 등에 의하여 상쇄시킨다. 흉부 척추뒤굽음증은 전형적으로 둥근 어깨 자세(round-shoulder posture)와 관련이 있다. 어깨뼈 또한 척추에서 보통 5cm(2 in.) 이상 떨어져 있을 수 있다.

척추 뒤굽음 자세(kyphotic posture)는 16장에서 이야기될 가슴문증후군(thoracic outlet syndrome)을 유발할 수 있다. 제2의 목(경부, cervical) 문제는 등뼈(흉추, thoracic)의 잘못된 정렬로 인한 목의 과도한 압력으로 인해 발생할 수 있다. 수영종목과 같이 마름모근, 등세모근을 주로 사용하는 선수들은 이 근육들의 신장과 약해진 상태로 인해 피로를 경험할 수 있다.

등 상부(upper back)의 평평함이나 가슴 곡선의 감소는 척추 뒤굽음자세(kyphotic posture)

처럼 흔하지는 않다. 이러한 평평함은 어깨뼈(견갑골, scapula)가 내리 누르고 목을 펴는 악화된 자세로 인해 형성된다; 그러한 결과 어깨뼈 내밈(scapular protractors)과 앞쪽 가슴근(anterior thoracic muscles)의 2차적 약화와 함께 어깨뼈 등뼈 세움근(thoracic erector spinae)과 어깨뼈 뒤당김(scapular retractor)의 긴장을 가져온다. 이 자세는 또한 첫 번째 갈비뼈(늑골, ribs)와 빗장뼈(쇄골, clavicle)사이를 압박(compression)하기 때문에 가슴문증후군(thoracic outlet syndrome)을 유발할 수도 있다.

척추옆굽음증(scoliosis)은 가슴뼈나 허리뼈, 혹은 두 부위 모두에서 동시에 흔히 볼 수 있다. 척추옆굽음증은 정상적으로 곧은 척추의 측면 곡선이고 C-곡선이나 S-곡선으로 분류된다. C-곡선은 보통 볼록(convexity)의 방향에 따라 오른쪽이나 왼쪽을 가리킨다. 제 2의 곡선을 보충하는 C-곡선을 S-곡선이라 한다(그림 11.9). 머리를 평평하게 유지하고자 할 때 신체는 C-곡선을 보충하기 위해 균형을 맞추는 더 작은 측면 곡선을 발달시키고 결과로 S-곡선이 배열(configuration)된다. 또한, 척추옆굽음증은 흔히 척추뼈의 돌림을 포함하기도 하는데 이것이 가슴뼈에서 일어나게 되면 늑강의 한쪽이 반대쪽(contralateral side)보다 더 앞쪽에 있는 상태에서 앞면이나 뒷면에서 갈비뼈의 비대칭을 관찰할 수 있다. 다리 길이의 차이가 척추옆굽음증의 원인이라면, 골반의 경계표(landmarks)는 수평이 아닐 수도 있다. 어깨도 척추옆굽음증인 상태에서는 수평이 아닌 경우가 흔하다.

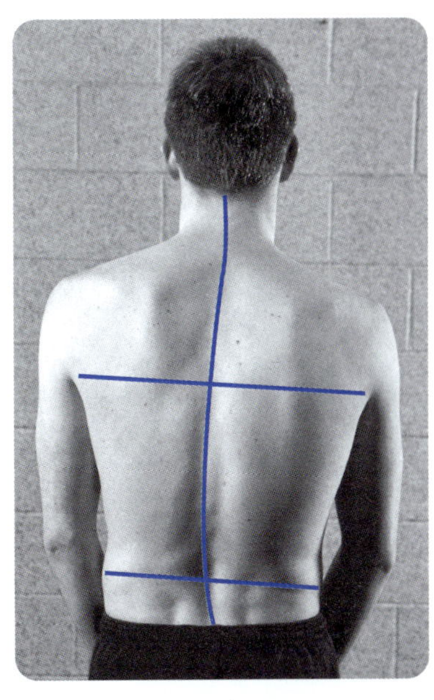

그림 11.9 경증상의 척추옆굽음증. 일치하지 않는 엉덩이, 팔길이, 어깨, 어깨뼈 높이를 주목한다.

척추옆굽음증의 일반적인 원인들은 척추의 선천적인 기형, 다리 길이의 차이, 장기간동안 한 쪽으로의 활동 등을 들 수 있다. 신체활동과 관련이 있는 사람들 사이에서 테니스 선수는 한 쪽으로 치우친 스포츠 활동의 참여로 인하여 종종 척추옆굽음증을 유발시킬 수 있다. 단단한 연부조직 구조를 오목한 쪽에서 발견할 수 있는 반면 신장된 구조를 척추옆굽음증 곡선의 볼록한 쪽에서 찾을 수 있다.

척추옆굽음증은 근피로를 야기시키고 이러한 구조로 약해져서 볼록한 쪽의 인대에 스트레스를 증가시킨다. 2차적인 신경근과 기존 신경근 간의 충돌에 의한 통증은 오목한 쪽에서 야기된다. 척추옆굽음증이 다리길이의 차이에 의한 원인이 된다면 긴쪽 다리는 보통 다리 길이의 차이를 보상하기위해 더 낮은 종족궁을 갖는다.

척추옆굽음증을 가슴이나 허리의 가쪽 이동(lateral shift)과 혼동해서는 안된다. 이동은 골반과 어깨가 동일한 관상면에 있지 않을 때를 나타낸다. 골반이나 어깨가 신체 안쪽선의 왼쪽이나 오른쪽으로 옮겨가는 것이다(그림 11.10). 이 이동은 신체가 통증의 원인으로부터 멀어지려 하기 때문에 근육 경련(muscle spasm)이나 신경근 충돌로 인한 고통으로 인해 생겨날 수 있다. 이것은 흔히 원인이 제거되면 없어지는 일시적인 상태라 할 수 있다.

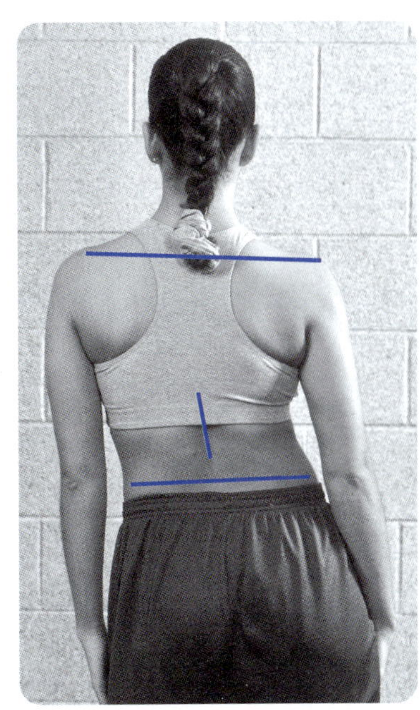

그림 11.10 가쪽 이동(lateral shift). 몸체의 왼쪽으로 이동한 일치하지 않는 엉덩이에 주목한다. 엉덩이와 어깨가 정렬되어 있지 않다.

머리와 목 부위 (Head and Cervical Area)

비정상적인 가슴과 허리의 정렬로 인해 목뼈(cervical spine)는 이에 상응하는 정렬을 하게 된다. 만성적으로 잘못된 자세는 목뼈에 비정상적인 정렬을 유발할 수 있다. 예를 들면, 책상이나 치료대에 팔꿈치를 대고 손으로 턱을 괸 상태로 앉아 있거나 컴퓨터를 하는 동안 머리가 몸보다 앞으로 나온 자세는 목뼈 곡선을 더욱 악화시키게 된다. 척추가 안정된 상태에서 머리를 앞으로 굽히는 자세는 정상적인 목 척추앞굽음증을

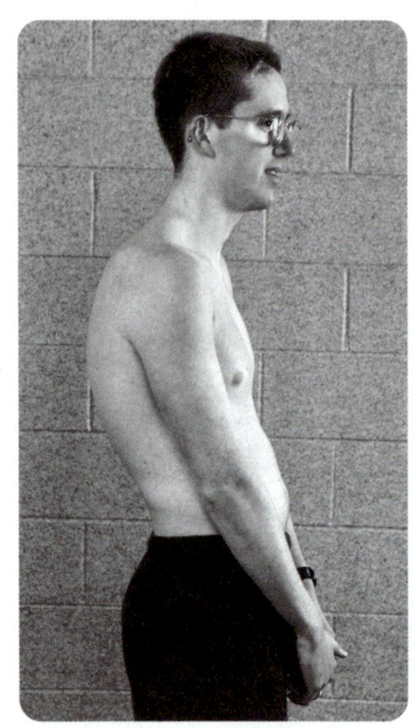

그림 11.11 목 척추앞굽음증, 가슴 척추 뒤굽음증, 그리고 허리 척추앞굽음증.

악화시키거나 목뼈 곡선(cervical curve)을 평평하게 한다. 그러므로 목 척추앞굽음증은 목뼈 하부의 굽힘(flexion)과 목뼈 상부의 폄(extension)을 증가시킨다(그림 11.11).

목 하부 및 흉부 상부 기립근과, 앞방향경사근(anterior neck muscle)의 약함은 어깨올림근(견갑거근, levator scapulae), 목빗근(흉쇄유돌근, sternocleidomastoid), 목갈비근(사각근, scalenes), 뒤통수밑근(suboccipitals), 그리고 등세모근(승모근, trapezius muscle) 상부를 포함하는 목 근육의 긴장에 의해 과중한 힘을 받는다. 이러한 불균형은 비정상적인 목부위 자세를 일으키고, 그 자세를 지속시킨다.

장시간의 잘못된 목부위 자세로 인하여 많은 문제들이 나타날 수 있다. 약하고 긴장된 근육은 피로해진다. 또한, 악화된 목 부위는 목 디스크 압력을 가중시키고, 신경혈관다발(neurovascular bundles)과 충돌하여 가슴문증후군(thoracic outlet syndrome)의 위험을 증가시킬 수 있다. 또한, 장시간의 비정상적인 자세는 목뼈의 전후 세로 인대에 가해지는 스트레스를 증가시킨다. 학교와 대학 운동선수들이 교실에서 자주 팔꿈치를 책상에 대고 턱을 괴고 앉는다. 그리고 업무 중인 사람들은 등을 굽히고 머리를 앞으로 굽힌 자세로 컴퓨터 앞에 앉아 일상을 보낸다. 이러한 자세는 목뼈(cervical spine)의 부담을 더하는 목 척추앞굽음증의 자세를 악화시킨다. 후면의 세로인대의 장시간 스트레스는 오랫동안 머리를 앞으로 숙인 자세를 해왔던 사람들의 기본적인 목뼈에서 "곱사등이(dowager's hump)"와 같은 형태가 된다. 게다가 턱관절(측두하악관절, temporomandibular joint)의 스트레스는 비정상적인 목부위 자세에 의해 악화될 수 있으며, 턱관절의 장애가 생길 수 있다.

다리 *(하지, Lower Extremities)*

다리(하지, lower extremity)의 잘못된 정렬(malalignment)은 발, 무릎, 혹은 엉덩이에서 시작될 수 있고, 종종 닫힌 사슬운동을 따라 다른 구조에 영향을 줄 수 있다. 다리에 있어 일반적으로 잘못된 자세는 과도한 굽힘(굴곡, flexion)이나 폄(신전, extension), 과도한 벌림(외전, abduction)이나 모음(내전, adduction), 그리고 지나친 안쪽(internal)이나 가쪽(external) 돌림(rotation) 등을 들 수 있다. 어른의 넙다리뼈 목(대퇴경, femoral neck)과 넙다리뼈 몸통(대퇴골체, femoral shaft) 사이의 정상 각도는 120°~125° 이다(그림 11.12). 이 각은 유아와 아동이 더 크다. 즉, 갓 태어났을 때 150°에서 십대에 133°까지 감소하다가 어른이 되면 120°~125°에 이른다. 비정상적으로 더 큰 각을 **밖굽이엉덩관절**(외반고, coxa valga), 더 작은 각을 **안굽이엉덩관절**(내반고, coxa vara)라고 한다. 넙다리뼈 목과 넙다리뼈 몸통의 각이 증가함에 따라 밖굽이엉덩관절을 가진 사람들은 가시적으로 팔다리(사지, extremity)가 길어 보인다. 반대로 넙다리뼈의 목과 넙다리뼈 몸통의 각도가 감소함에 따라 안굽이엉덩관절을 가진 사람들은 팔다리가 짧아진다.

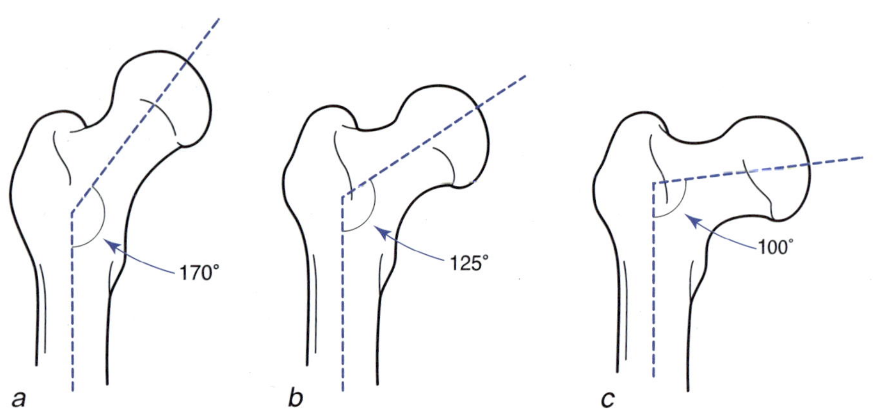

그림 11.12 넙다리뼈 목(femoral neck)과 넙다리뼈 몸통(femoral shaft) 간의 각도 : *(a)* 밖굽이 엉덩관절은 대퇴관절 압력을 증가시킨다. *(b)* 정상위치. *(c)* 안굽이엉덩관절은 넙다리뼈 목에 스트레스를 증가시킨다.

밖굽이엉덩관절인 사람들은 결국에 엉덩이 관절염(hipjoint arthritis)이 일어날 성향이 더 높은데 반해 안굽이엉덩관절(내반고, coxa vara)인 사람들은 넙다리뼈 목(대퇴경, femoral neck)의 골절이 더 일어나기 쉽다. 넙다리뼈(대퇴골, femur) 가로면의 넙다리관절돌기(대퇴과, femoral condyle)에 대해 넙다리뼈 목이 상대적으로 앞으로 돌출해 있는 것이 정상이다. 이 각도는 나이가 들면서 감소한다. 갓 태어난 아기의 넙다리뼈 목과 넙다리관절돌기 간의 각도는 약 30° 인데 반해 어른의 경우는 8° ~15° 이다(그림 11.13). 각도가 증가하는 **앞방향경사**(anteversion)은 엉덩이를 더 크게 안쪽으로 돌림시키고, 무릎뼈(슬개골, patella)를 빗나가게 하며, 서 있는 동안 안짱다리(toeing-in)가 되게 한다. 각도가 감소하는 **뒤방향경사**(retroversion)은 엉덩이를 더 크게 가쪽으로 회전시키며, 서 있는 상태에서 발이 가쪽으로 돌아가도록 한다. 앞방향경사는 엉덩이의 안정성을 감소시키고, 엉덩이를 탈구(dislocation) 위험에 처하게 하는 반면 뒤방향경사는 관절의 안정성을 증가시킨다.

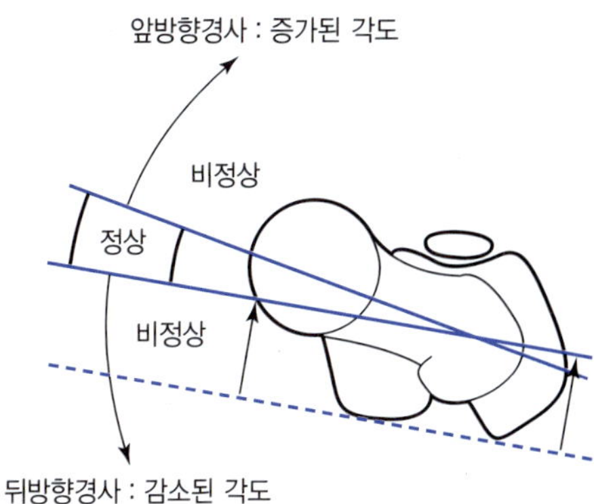

그림 11.13 넙다리뼈 목과 넙다리관절돌기와의 상대적 위치. 어른의 정상적인 앞방향경사는 8° ~15°.

넙다리관절돌기 무릎 정강뼈(경골, tibia)의 정상적인 시상(sagittal) 정렬은 곧게 뻗은 것이다; 두 무릎이 서로를 향해서 구부러진 것을 **밖굽이무릎**(외반슬, genu valgus 혹은 genu valgum)이라고 부른다. 무릎이 가쪽으로 구부러진 것을 **안굽이무릎**(내반슬, genu varus 혹은 genu varum)라고 부른다(그림 11.14). 이러한 잘못된 정렬의 원인은 다양하다. 일례로 이런 것이 한쪽에만 일어난다면, 다리길이의 차이가 그 원인이 될 수 있다. 넙다리네갈래근(대퇴사두근, quadriceps femoris)이 약해지면 밖굽이무릎을 일으킬 수 있다. 밖굽이무릎 기형은 발의 지나친 엎침(회내, pronation)이 원인이 될 수 있고, 안굽이무릎 기형은 족궁(arches)이 높은 것과 관련이 있을 수 있다.

정상적으로 서있는 상태에서, 무릎뼈는 안쪽이나 약간 가쪽을 향하는 발과 함께 정면을 향해야 한다. **무릎뼈가 서로 마주보고 있는 상태를**(squinting patella)이라고 부르며, 이것은 안쪽 엉덩이 돌림(medial hip rotation), 둔부 앞방향경사, 안쪽 정강뼈 돌림(medial tibial rotation)

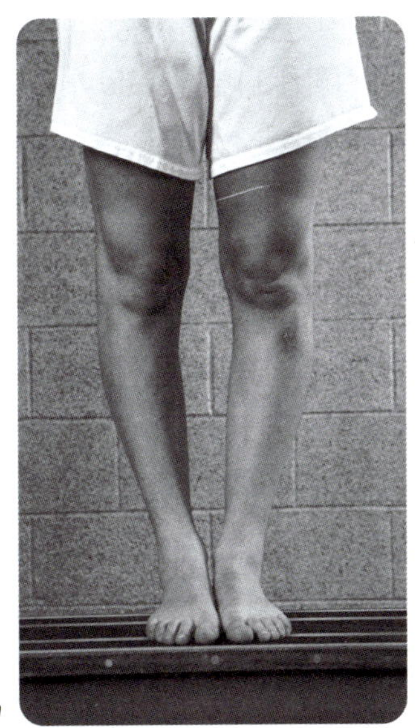
a

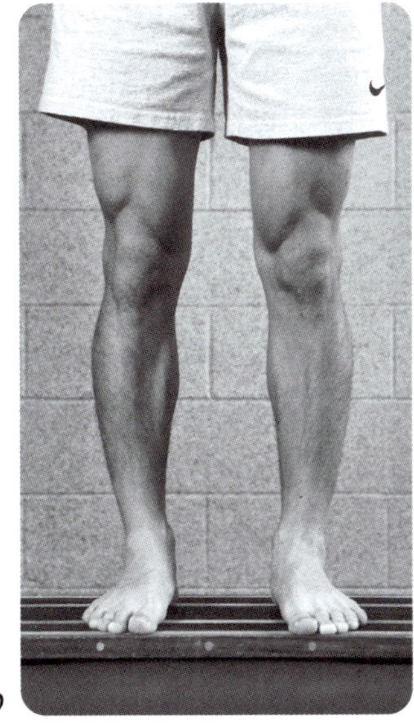
b

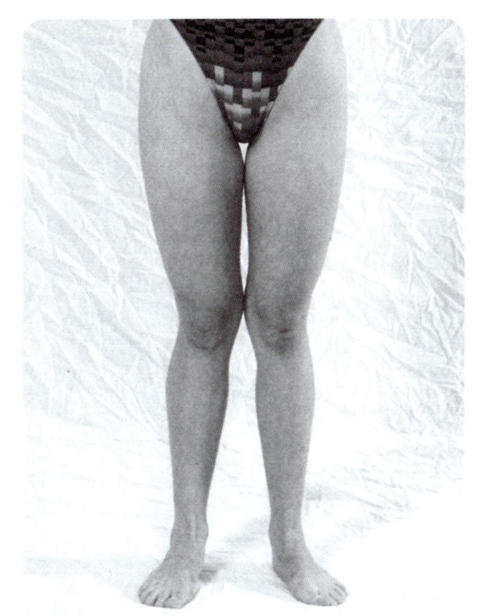
c

그림 11.14 시상 평면에서의 무릎 정렬 : *(a)* 무릎의 안굽이무릎, *(b)* 정상, *(c)* 밖굽이무릎.

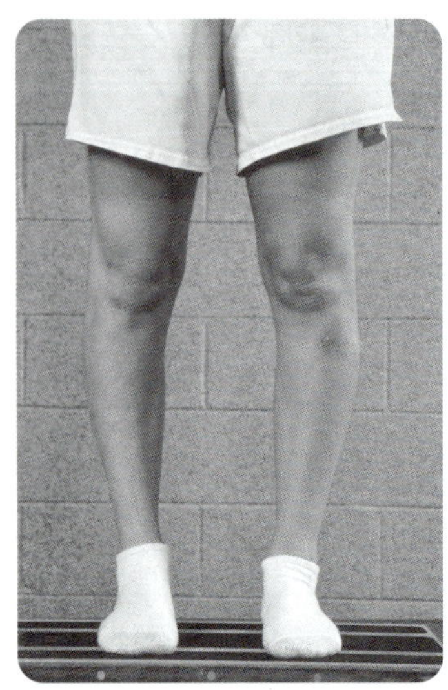

그림 11.15 왼쪽 사시성 무릎뼈.

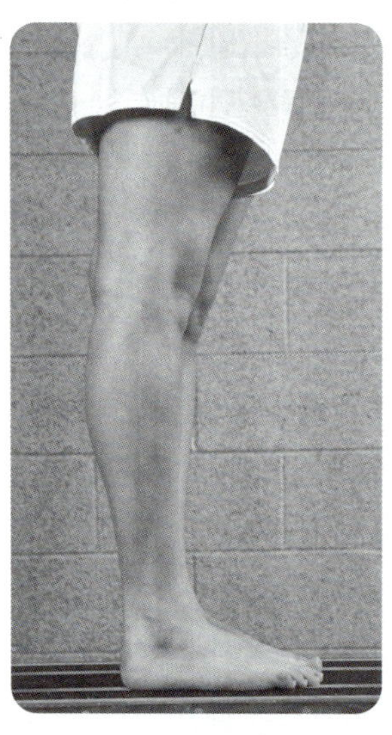

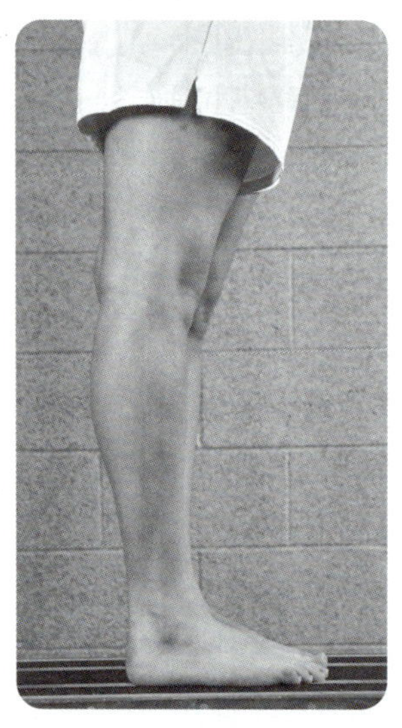

그림 11.16 전반슬.

혹은 발의 가쪽돌림(외회전, lateral rotation)과 관련이 있을 수 있다(그림 11.15). 무릎뼈가 서로 가쪽을 향해있는 상태를 **개구리 눈**(frog's eye) 혹은 **메뚜기 눈**(grasshopper eye)이라고 부른다. 이런 상태는 주로 엉덩이의 가쪽돌림(외회전, lateral rotation)이나 정강뼈(경골, tibia)의 가쪽돌림의 결과이며, 주로 발은 안쪽으로 굽은(안짱다리; pigeon-toed) 형태로 안쪽을 향한다.

관점을 옮기면, 무릎은 잠김(locked) 상태가 아닌 곧게 편 상태이다. 만약 중력 선이 무릎 앞쪽으로 떨어진다면, **전반슬**(genu recurvatum)이라고 불리는 무릎은 과도하게 폄(신전, extension) 상태이다(그림 11.16). 이 자세에서는 무릎인대 구조에 과도한 스트레스가 가해진다. 전반슬은 보통 지나친 허리 척추앞굽음증과 앞쪽 골반 돌림(anterior pelvic rotation)이 동반된다. **정강뼈 염전**(tibial torsion)은 넙다리에 대해 다리 하부가 뒤틀릴 때 일어난다. 이것은 발의 위치에 대해서 무릎뼈의 위치를 바라보았을 때 가장 명확하다. 어른의 경우 발은 보통 몸의 시상축(sagittal axis)으로부터 대략 12°~18°를 향하고 있다. 유소년의 경우 이 각은 5° 정도 작을 수 있다(그림 11.17). 지나친 정강뼈 염전은 보통 발이 가쪽이고 사시성 무릎뼈와 서로 관련이 있고 발이 앞을 향할 때는 무릎이 안쪽으로 돌림되어 있다. 정강뼈 염전을 측정하기 위해서는, 무릎뼈가 똑바로 위를 향하게 반듯이 환자를 눕혀야 한다. 안쪽과 가쪽의 복사뼈(medial and lateral malleoli)를 이등분하는 선은 치료대 상단면과 각을 형성하게 된다; 이것이 정강뼈염전을 측정하는 방법이다(그림 11.18). 정상적인 수치는 20°~25°보다 적어야 한다(Sahrmann, 2002). 과도한 측면 정강뼈 염전은 무릎뼈와 넙다리뼈의 스트레스를 증가시킬 수 있으며, 무릎뼈와 넙다리뼈의 스트레스 증가, 불안정성, 그리고 지방패드 구획(fat-pad entrapment)을 야기할 수 있다.

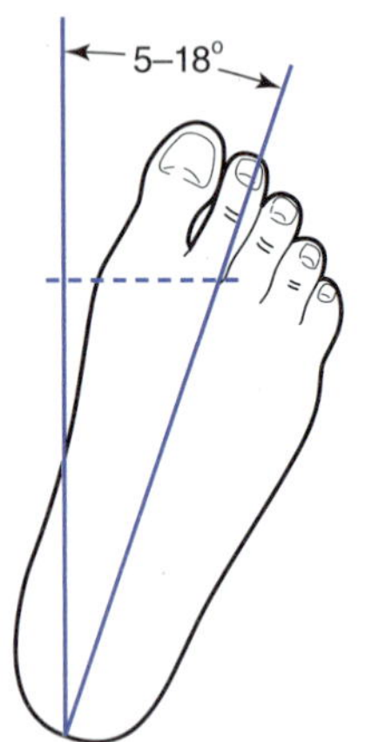

그림 11.17 체중부하에 있어 정상적인 성인의 발 위치.

안쪽 정강뼈 염전은 내반슬과 관련이 있고, 가쪽 정강뼈 염전은 밖굽이무릎과 관련이 있다. 이런 상태들은 그림 11.19에서 보는 것처럼, 특히 아동기에 나쁜 자세로 습관적으로 앉을 때 확실하게 나타날 수 있다.

발의 위치는 무릎과 엉덩이 위치에 영향을 미칠 수 있고 그 역으로도 성립한다. 안쪽의 복선을 그음으로써 안쪽 족궁의 세로 높이를 결정한다. 무게를 지지하든지 안하든지 간에 발배뼈(주상골, navicular) 거친면(조면, tuberosity)은 선 위에 있어야만 한다(그림 11.20). 만약 이 선 위에 있다면 족궁은 비정상적으로 높아진다. 족궁이 높은 것을 **휜발**(요족, pes cavus)이라 부른다. 족궁이 낮은 **편평발**(편평족, pes planus)은 종종 발의 지나친 엎침(회내, pronation)이나 발꿈치뼈 가쪽번짐(종골외번, calcaneus eversion)과 관련이 있으며, 밖굽이무릎이나 넙다리뼈 앞방향경사가 동반될 수 있다.

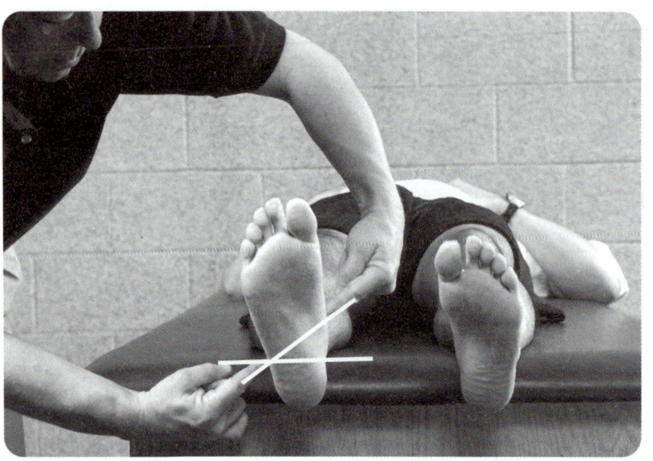

그림 11.18 무릎뼈가 천장을 향한 상태에서 안쪽과 가쪽의 복사뼈 사이의 선이 치료대 상단의 평행선과 개인의 정강뼈 염전을 보여주기 위한 각을 형성하고 있다.

편평발은 걷는 동안 앞발(fore foot)과 뒷발이 과도하게

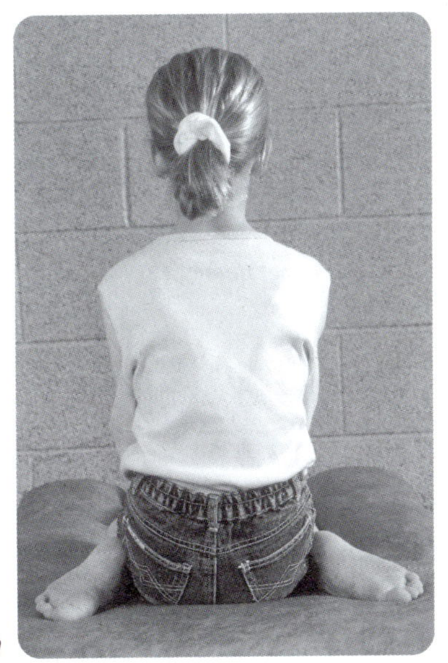

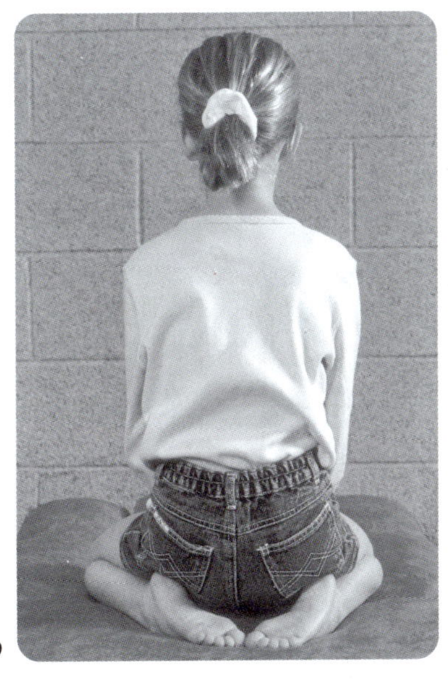

그림 11.19 무릎에 좋지 않은 자세; *(a)* 가쪽 정강뼈 염전 조장; *(b)* 안쪽 정강뼈의 염전 조장.

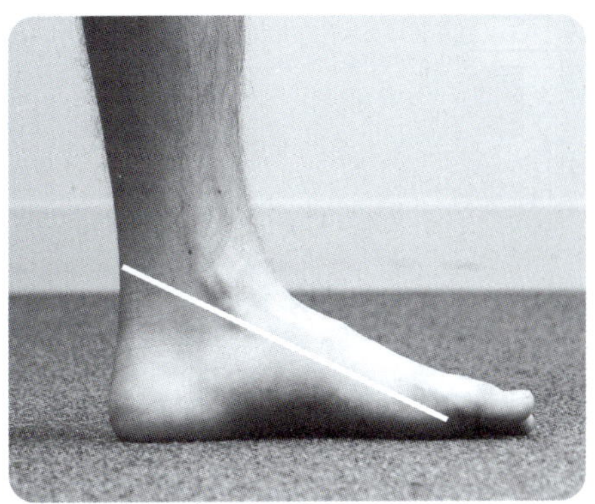

그림 11.20 족궁 위치 : 정상 정열.

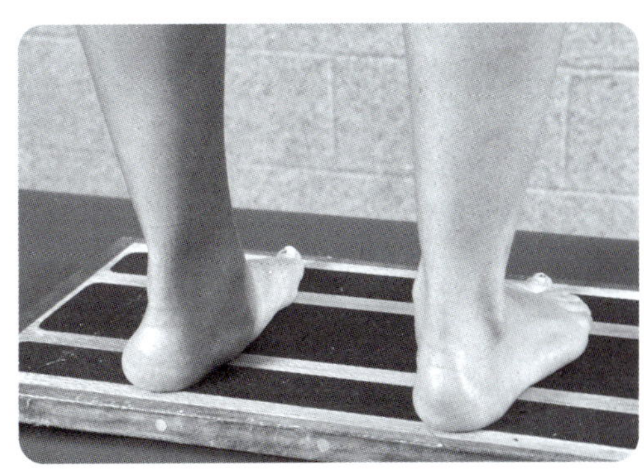

그림 11.21 엎침(pronation). 왼쪽 발꿈치뼈가 벌림된 상태로 있다는 사실에 주목해라.

움직일 수 있을 만큼 매우 유동적이다. 이러한 형태의 발 구조는 튼튼한 기본을 만들어내는 안정성을 가지지 못할 수도 있으며 환자가 순발력이나 민첩성 활동을 수행하고자 할 때 연조직(soft-tissue structure)과 인근 관절에 과도한 스트레스를 준다. 유동성이 크면(hypermobility) 그만큼 안정성의 손실은 더욱 커진다. 발과 발목 조직에 스트레스가 증가하면 발바닥근막염(plantar fascitis), 엄지발가락가쪽휨증(무지외반증, hallux valgus), 아킬레스힘줄염(achilles tendinitis) 등의 손상을 가져올 수 있다.

앞발의 엎침(회내, pronation)의 증가로 인한 발꿈치뼈 가쪽번짐(종골외번, calcaneus eversion)은 발목의 뒤쪽 부분을 살펴봄으로써 확인할 수 있다. 이 상태에서, 아킬레스힘줄은 바닥에 대해서 90° 이하이며, 발꿈치뼈는 가쪽번짐된 상태로 있다(그림 11.21).

자세, 또는 선 자세의 정렬을 포함한 다양한 신체 분절과 관련된 정렬은, 정면, 후면, 그리고 측면에서 신체의 다양한 분절의 정렬이 정상인지 아닌지를 보여준다.

정상인 족궁보다 높은 상태인 휜발(요족, pes cavus)은 발의 구조가 더 경직된 상태와 관련이 있으며 발 앞쪽과 뒤쪽간의 유동성(mobility)이 떨어진다. 이러한 발의 형태는 족궁의 상태가 정상적인 발보다 스트레스를 흡수하는 능력이 떨어지며 만성골절이 되기가 더 쉽다.

유연성의 감소와 스트레스 흡수 능력이 감소된 상태에서 스트레스의 증가는 발의 관절에 부담을 준다. 족궁이 높은 상태는 주로 망치발가락(hammertoes)이나 갈퀴발가락(claw toes)과 관련되어 있으며, 넙다리뼈 뒤방향경사(retroversion)과도 관련되어 있을 수 있다.

정상적인 발가락의 상태는 보통 직선이다. 엄지발가락이 다른 발가락 쪽으로 향해있는 상태를 **엄지발가락가쪽휨증**(무지외반증, hallux valgus)이라 한다. 통상적인 원인은 발의 지나친 유동성(hypermobility)에 있다. 시간이 지나면서 첫 번째 발허리발가락관절(중족지절관절, metatarsophalangeal joint)에 스트레스가 증가되어 발가락이 변형된다(그림 11.22).

발허리발가락 관절이나 발가락뼈사이관절(지절간관절, interphalangeal joint)에서 구부러지거나 과다폄(과신전, hyperextension)된 발가락은 각각 갈퀴발가락과 **망치발가락**의 기형으로 알려져 있다. **갈퀴발가락**(claw toe)는 발허리발가락 관절이 과다폄 되어있고, 근위(proximal)의

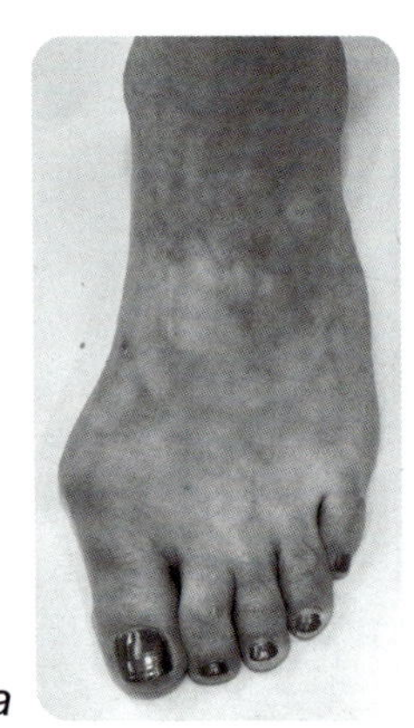

a

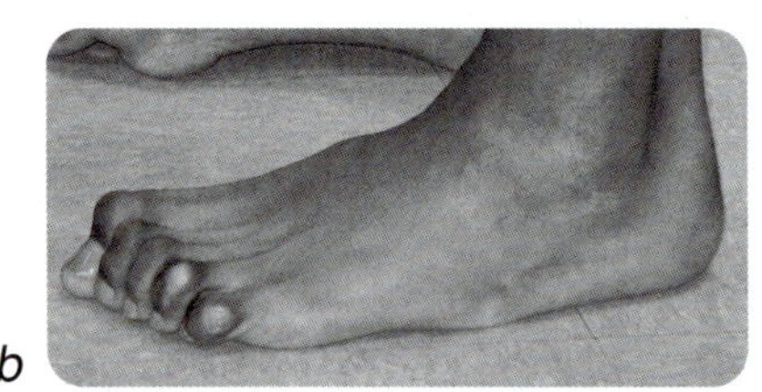

b

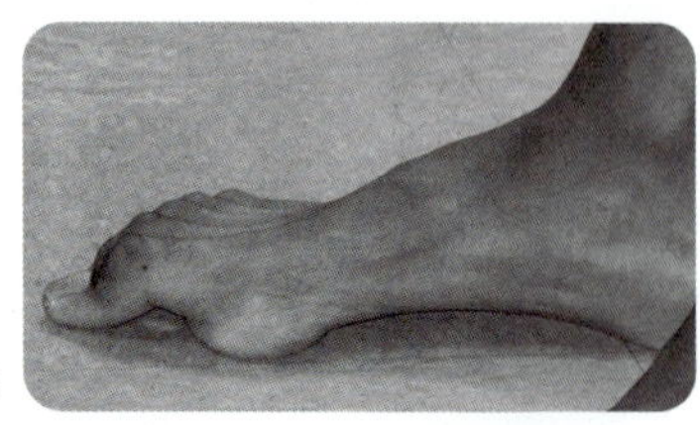

c

그림 11.22 발가락 기형(toe deformities) : *(a)* 엄지발가락가쪽휨, *(b)* 갈퀴발가락, *(c)* 망치발가락.

발가락뼈사이관절(지절간관절, interphalangeal joint)이 구부러져 있다. 망치발가락은 발허리발가락 관절(중족지절관절, metatarsophalangeal joint)이 젖힘(과신전, hyperextension) 되어 있고, 발가락뼈사이 관절의 기절골이 구부러져 있고, 발가락뼈사이 관절의 말절골이 늘어나 있다. 이러한 상태는 흔히 족궁의 세로 높이가 높고 경직된 발에 의하여 동반된다. 발가락의 티눈(corns)과 못박힌 피부(calluses)는 신발의 안쪽과 마찰이 되는 발가락의 높은 부분에 비정상적인 압력을 받아 부차적으로 만들어진다.

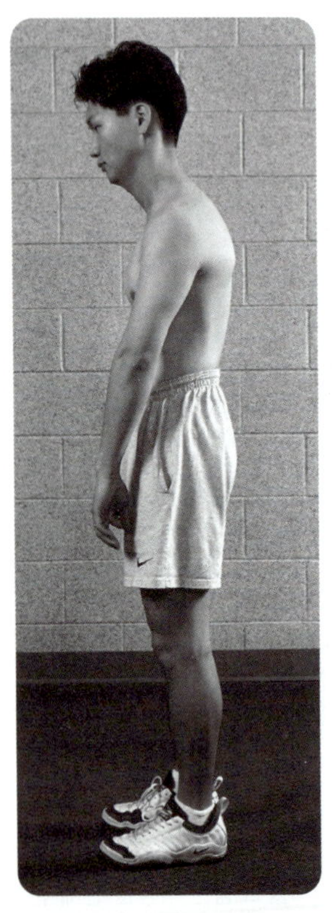

그림 11.23 상지의 편향된 자세.

상지 *(upper Extremities)*

상체의 나쁜 자세로 인하여 주로 영향을 받는 부위는 어깨이다. 어깨가 굽은(rounded shoulder) 좋지 않은 흉곽 자세를 가졌다면 어깨뼈(견갑골, scapula)는 앞쪽으로 내밀게 되고 흉곽(rib cage) 주위를 앞쪽과 아래쪽으로 돌림(회전, rotation)시킨다. 이런 상태는 오목위팔 관절(glenohumeral joint)의 앞쪽 둥근 표면처럼 보이고, 손등(dorsal hand)이 앞쪽을 향하며, 손이 원래 있어야 할 넙다리 측면보다는 오히려 앞쪽에 놓이게 된다(그림 11.23). 이것은 오목위팔 부딪힘증후군(glenohumeral impingement)과 어깨뼈 돌림근(scapular rotators)의 약화, 그리고 앞쪽 팔이음뼈(견갑대, shoulder girdle)의 긴장 등을 유발한다. 이러한 연부조직의 변화는 상지를 사용하는 운동에서 어깨를 비효율적으로 활용하게 되는 원인이 되고 상지 부상에 노출시킬 수 있다.

근육 불균형 (MUSCLE IMBALANCES)

근육 불균형은 주로 자세에 영향을 미친다. 자세를 바로잡기 위해서는 운동사는 환자의 잘못된 자세를 지속시키는 근육 불균형을 판정할 수 있어야 한다.

원인 (Causes)

잘못된 자세는 부위에 작용하는 힘 사이의 비정상적인 관계에서 기인한다. 올바른 자세는 뼈와 관절에 작용하는 힘이 균형을 이룰 때 나타난다. 올바른 자세는 원하는 동작을 취하는데 있어서 신체를 효과적이고 효율적으로 사용할 수 있도록 해준다.

신체가 나쁜 자세를 취할 때 관절과 근육은 이미 스트레스를 받으며 활동은 그 스트레스의 강도를 높여준다. 잘못된 자세로 근육이 원하는 동작을 수행하기 위해서는 더 힘들게 작용을 해야 하며 그럼에도 효율적이거나 효과적이지 못하다. 또한 나쁜 자세는 근육이 최적으로 작용하는데 제한을 가져올 수 있다. 예를 들면, 어깨가 굽은(rounded shoulder) 자유형 수영선수는 스트로크의 회복단계에서 가쪽돌림(외회전, lateral rotation), 벌림(외전, abduction)을 충분히 하는데 어려움이 있고 이에 따라서 입수가 너무 조급해지거나 수영선수는 지나친 몸놀림(body roll)으로 보충해야만 한다. 또한 수영 선수는 어깨뼈(견갑골, scapula)가 위쪽으로 돌림(회전, rotation)하거나 후퇴(retract)하지 않기 때문에 어깨의 충돌 손상(impingement injury)을 겪게 될 것이다. 만약 이 수영선수가 돌림근띠(회전근개, rotator cuff) 힘줄염(건염, tendonitis)으로 방문했는데 자세와 근육 불균형을 교정해주지 못한다면 반복으로 인해 치료에 대한 성공은 오래가지 못하고 손상은 재발하게 될 것이다.

어떤 부위의 통증이 잘못된 자세나 다른 부위의 근육 불균형에서 기인하는 경우가 자주 있다. 통증이 있는 부위가 항상 문제의 근원은 아니다. 예를 들면, 등의 통증을 호소하고, 허리 척추앞굽음증을 가지고 있는 체조 선수는 실제로 등 쪽의 손상이 아니라 엉덩이(둔부, hip) 굽힘근(굴근, flexor)의 긴장으로 인해 등 쪽에 통증을 가지고 있을지도 모른다. 엉덩이 굽힘근은 허리뼈를 당기기 때문이다. 체조선수의 등쪽 통증은 또한 무릎을 과도하게 뻗은 것과 관련이 있을 수도 있는데, 무릎을 과도하게 뻗는 것은 허리 척추앞굽음증을 증가시키면서 골반을 앞쪽으로 당기는 경향이 있다. 이러한 요소들은 복근이 약한 경우, 특히 하복부가 약할 때 하단부의 통증에 상당한 원인이 될 수 있다.

일반적으로 근육 불균형의 원인은 반대 근육이나 근육군이 장시간 혹은 계속되는 신장으로 늘어나거나 약해지는 것뿐만 아니라, 근육이나 근육군의 움직임 또는 유연성이 저하되어 있기 때문이다. 어떤 근육이 짧아지면 그 반대되는 근육은 보상을 위해서 신장되어야만 한다. 바로 이것이 신경학적으로 상호작용하는 신경지배 시스템 때문이다. 이 시스템은 우리가 먹고 걷고 그리고 대부분의 활동을 수행할 수 있도록 한다. 예를 들면, 위팔두갈래근(상완이두근, biceps brachii)을 굽힐 경우 위팔두갈래근은 길이가 짧아지고, 위팔세갈래근(triceps)은 길어진다; 또는 무릎을 굽힐 때 뒤넙다리근(슬괵근, hamstrings)은 짧아지고, 넙다리네갈래근(대퇴사두근, quadriceps femoris)은 길어진다.

하지만 정상 활동에서 신경학적 길이 변화와 휴식 시 근길이에서 시간이 흐름에 따라 길이 변화에는 상당한 차이가 있다. 잘못된 자세에서 한쪽 근육을 지속적으로 단축하거나 장시간 자세를 취하는 것은 근육에 유연성과 힘이 소실되고 반대 근육의 지속적인 신장은 반대근육의 힘과 긴장을 감소시킨다. 제5장에서 설명한 것처럼 최적의 근길이에서 힘을 감소시키는 근길이가 짧아지거나 길어지는 것을 기억해야 한다.

추가적으로 근막 길이의 변화는 변화가 반복될 때 근조직의 길이 변화가 나타난다. 지속적으로 늘어난 상태의 결과를 고무줄 끝에 무거운 것을 매달고 그러한 상태가 일정 시간동안 유지될 경우에 어떤 일이 일어나는지에 비교할 수 있다. 무게를 제거했을 때 고무줄의 긴장(tone)이 이전보다 감소하고, 탄력(spring)이 감소한다. 따라서 마찬가지로 위치적으로 늘어난 근육은 탄력을 잃고 더 약해진다. 한 환자가 균형을 회복하기 위하여 단순히 유연성 운동을 한다면 한 근육의 긴장(tightness)과 반대되는 근육의 약화로 인한 불균형은 스트레칭의 효과를 무력화시키고 계속하여 자세의 불균형을 초래할 것이다.

특정 스포츠는 다른 스포츠에 비하여 자세 편위(postural deviation)를 더욱 유발하기 쉽다. 예를 들면, 등쪽(posterior body region)보다는 앞쪽의 근육 활동을 강조하는 수영이나 복싱과 같은 운동에 참여하는 사람들은 다른 운동선수들에 비해 자세 편위가 더 일어나기 쉽다. 라켓을 사용하는 스포츠와 같은 일측성의 운동은 좌 · 우의 근육 불균형을 조장하고, 허리 척추옆굽음증과 같은 자세 편위의 원인이 될 수 있다.

신체는 노화가 진행될수록 자세의 불균형이 더 현저해진다. 젊은층에서 머리가 약간 앞쪽으로 기운 자세가 중년이 되어서는 중증으로 머리가 앞쪽으로 기운 자세가 되며 나이가 들면서 자연적으로 약해지기 때문에 구조적으로 지지하는 것이 더 힘들어지고 이에 따라 병리학적 자세(pathological posture)는 노화가 진행됨에 따라 더욱 확연해지며 관절과 근육의 스트레스를 더욱 가중시키게 된다.

근육 불균형은 관절 이상으로도 생길 수가 있다. 이러한 이상 증세 스팩트럼은 관절 과다가동(hypermobility)에서 움직임이 거의 없는 상태(hypomobility)로 흐르게 한다. 관절의 운동량이 지나친 상태에서 관절이 과도하게 가동될 때 근육은 관절의 안정성을 제공하기 위하여 더 열심히 활동해야 한다. 이것은 단일평면(uniplanar)이나 다면평면(multiplanar) 관절에 모두 적용된다. 정상적인 가동이 어려운 관절 즉, 저가동성 관절(hypomobile joint)은 움직임이 정상보다 떨어지며, 근육과 관절에 부가적인 스트레스를 준다. 이러한 상태는 또한 다른 신체 분절(segment)에 스트레스를 추가할 수 있다. 예를 들면, 과도한 엎침(회내, pronation) 상태에서 발관절을 지나치게 가동시키게 되면 무릎뼈 힘줄염이 진행될 수도 있다. 이는 닿는곳(insertion)이 장시간 엎침 시에 발생하는 정강뼈 안쪽돌림(internal tibial rotation)으로 안쪽으로 돌림할 때 무릎뼈 힘줄에 2차적으로 부가적인 스트레스를 가한다.

또한 손상이 근육 불균형을 유발할 수 있다. 인대 부상에 뒤따르는 흉터 조직 유착(scar tissue adhesion)은 손상 직후 관절을 고정시킬 경우 관절을 거의 가동할 수 없게 된다. 고정(immobilization)이 미치는 해로운 영향에 대해서는 2장에서 논의되었다.

불균형의 또 다른 원인은 근육 좌상(strain)이다. 손상 입은 근육이 적절하게 재활되지 않으면 정상적인 근력을 되찾지 못한다. 근육 내에 유착이 발생하는 경우, 그 부위는 긴장이 일어나고 유연성이 제한되며 그 부위나 인근 부위에 점점 더 스트레스가 커지게 된다.

치료 (Treatment)

환자의 자세를 평가하고 손상을 유발하거나 손상으로부터 생기는 근육 불균형을 찾는 일은 손상을 평가하는데 중요하다. 또한 손상을 입는 부위뿐만 아니라 전신을 살펴보아야 한다. 다른 부위에서도 자세 불균형이 손상을 초래할 수도 있기 때문이다.

자세 불균형을 바로잡는 것은 환자의 현재 손상을 기술하는 것뿐만 아니라, 재발을 방지하는데 있어 중요하다. 앞서 밝힌 바와 같이, 자세의 불균형이 손상의 원인이거나 기여하는 요소라면 손상의 재발을 방지하기 위하여 재활 훈련의 일환으로 자세 불균형을 바로잡아야만 한다. 그렇게 하지 않는다면, 손상은 재발할 것이다.

자세 불균형을 교정할 때, 운동사는 먼저 긴장된 구조와 반대로 과도하게 늘어난 구조를 확인해야만 한다. 그런 다음 근육 불균형을 바로잡기 위하여 즉, 짧아지거나 긴장된 구조를 신장시키고 약하거나 늘어난 구조를 강화시키기 위하여 환자에게 운동을 제시할 수 있다. 예를 들면, 자유형 수영 선수의 어깨가 둥글게 굽은 상태라면 검사를 통해 앞쪽 가슴근육(anterior chest muscles)이 긴장되고; 어깨뼈 아래 돌림근(downward scapular rotators)이 긴장하며; 그리고 등 위쪽 근육(upper back muscles), 어깨뼈 수축근(scapular retractors), 어깨뼈 위 돌림근육군(upper scapular rotator groups)이 약화되고 늘어나 있음을 알게 될 것이다. 치료 프로그램에는 작은가슴근(소흉근, pectoralis minor), 앞 어깨세모근(삼각근, deltoid), 큰가슴근(대흉근, pectoralis major) 등의 근육을 신장해주는 동작과, 아래 등세모근(승모근, trapezius), 중 등세모근, 마름모근(능형근, rhomboids), 그리고 후 어깨세모근(posterior deltoid) 등과 같은 근육을 동원하고 재훈련하는 활동을 포함해야만 한다. 올바른 자세 정렬을 촉진할 수 있도록 상기할만한 지표를 제공하는 것은 유용하다-예로, 환자의 손목시계 표면 또는 손톱의 색점과 같은 시각적인 암시는 환자가 자기의 자세에 대하여 생각해보고 바로잡을 수 있도록 상기시키는 역할을 한다. 좀 더 직접적인 상기 지표의 예로는 환자가 어깨를 올바르게 정렬하고 유지할 수 있도록 상기시켜주는 테이프를 환자의 어깨뼈(shoulder blades) 사이에 붙인다(그림 11.24).

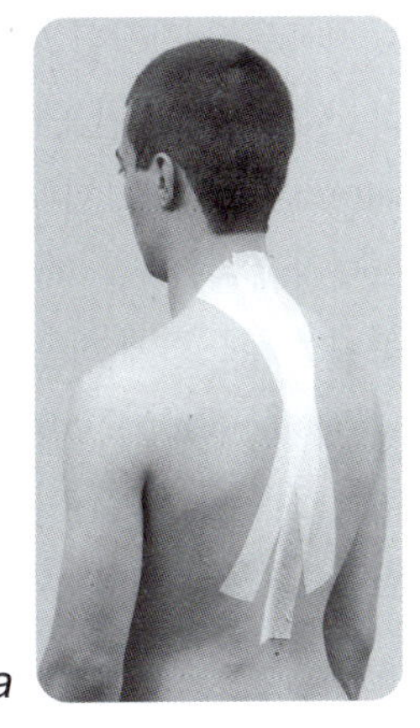
a

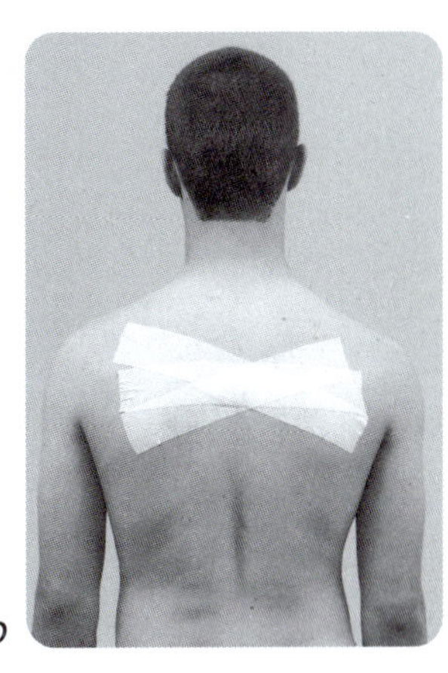
b

그림 11.24 환자가 올바르게 정렬한 자세에서 벗어났다면 pre-tape가 신장시켜 피드백을 해준다. 테이프는 올바른 자세에서 벗어났을 때 피드백을 주게 된다. 견딜만하다면 테이프는 24시간 후에 붙인다. 근피로가 유발되었다면 테이프는 제거해야 한다. *(a)* 적절한 목뼈 자세를 유지하기 위해 테이프는 환자가 올바른 자세를 취하는 동안 목과 가슴 뒤쪽에 붙인다. *(b)* 둥근 어깨를 교정하기 위하여 환자는 어깨를 올바른 정렬로 뒤로 당기고 테이프를 붙이기 전에 Cover-Roll(BSN Medical, Hamburg, Germany)과 같은 pre-tape로 스트레치한 후에 어깨뼈 사이를 붙인다.

의식적인 자세 교정은 나쁜 자세를 개선하는데 필수적이다. 환자는 비정상적인 자세를 인지해야만 하고 그후 습관적인 자세를 바꾸도록 의식적인 노력을 해야만 한다; 그렇지 않으면 자세는 변하지 않는다. 환자가 지속적으로 적절한 운동을 통하여 근육 균형을 개선하고 잘못된 자세를 바로잡으며 점점 더 자주 적절한 자세를 유지한다면 자세는 결국 개선될 것이다.

두 가지 중요한 이유 때문에 환자가 자세를 바꾸는 것은 나중보다 시작 단계에서 더욱 힘들다. 첫 번째는 습관 때문이다. 좋건 나쁘건 간에 버릇은 쉽고 편안하기 때문에 누구나 바꾸기가 힘들다. 두 번째 이유는 약한 근육과 긴장된 근육간의 관계 때문이다. 또한, 긴장된 근육은 약하고 늘어난 근육을 무력하게 하며, 환자가 교정을 시도할 때 적절한 자세를 유지하기 어렵게 한다. 하지만 근육 불균형이 줄어들면 활동은 보다 쉬워진다. 환자가 자세 정렬을 개선시키는 최종적인 목표를 달성하고자 한다면 그 과정 전반을 걸친 의식적인 노력은 매우 중요하다.

자세, 그리고 근육 불균형과 관련된 손상
(Posture- and Muscle Imbalance-Related Injuries)

과정의 이해를 쉽게 하기 위해 몇 가지의 손상의 예와 부적절한 자세와 근육 불균형에 대한 관계를 살펴보도록 하자.

하지 (Lower Extremity)

엉덩정강근막띠(장경인대, iliotibial band; ITB) 마찰 증후군(friction syndrome)은 손상을 입은 선수들, 특히 달리기 선수에게 흔히 있는 문제이다. 통증은 엉덩정강근막띠 부위에 발생하며 대개 무릎의 위-가쪽면(superior-lateral aspect)이나 엉덩이 쪽에 걸쳐 위치한다. 환자는 언덕을 달릴 때 통증이 더 악화된다고 말한다. 검사에서는 엉덩정강근막띠가 긴장된 것을 알 수 있으며, 환자는 보통 때보다 다리가 약간 안쪽으로 돌아간 상태로 서있다. 근육 검사 결과 넙다리네갈래근과 엉덩이의 바깥돌림(외회전, lateral rotation)이 약해지고, 큰볼기근(대둔근, gluteus maximus)도 마찬가지로 약해지는 것으로 드러났다. 엉덩정강근막띠에 걸친 연조직이 검사를 통해서 연조직의 두꺼운 부위를 촉진한 결과 약해진 것으로 드러났다.

치료로는 긴장된 엉덩정강근막띠(장경인대, iliotibial band; ITB)를 폄(신전, extension)시키고, 길어지고 약한 큰볼기근(대둔근, gluteus maximus), 엉덩이 바깥돌림근(외회전근, lateral rotatores), 그리고 넙다리네갈래근(대퇴사두근, quadriceps femoris) 등을 강화시켜주는 것뿐만 아니라 심부 마찰 마사지 기술(deep friction massage technique)로 엉덩정강근막띠의 제한된 부위를 부드럽게 하는 것 등이 있다. 환자에게 가르쳐야 할 것으로는 의식적인 자세의 교정(conscious positional correction), 서있거나 걸을 때 다리를 약간 바깥돌림으로 정렬한 상태를 유지하는 것이다. 마찰 마사지를 하기 전에 열과 같은 방식을 이용하는 것은 연조직을 더 부드럽게 만들어 주기 때문에 마사지 효과를 배가시킨다.

상지 *(Upper Extremity)*

테니스, 골프, 수영, 그리고 체조 등과 같은 상지를 이용하는 스포츠에 참가하는 환자들에게 나타나는 일반적인 상지 손상은 어깨 충돌(shoulder impingement)이다. 이것은 주로 돌림근띠(회전근개, rotator cuff) 힘줄염(건염, tendonitis)으로 나타나며, 환자들은 어깨를 올리거나 등 뒤에 손 올려놓을 때, 또는 무거운 물건을 드는 운동을 할 때 통증을 호소한다. 환자들은 어깨 가동(운동)범위의 중간 정도의 호(middle arch)에서 통증을 느끼고, 충돌(impingement) 검사 결과 양성으로 나타난다. 돌림근띠 힘줄(rotator-cuff tendons)은 큰결절(큰거친면, greater tubercle)을 삽입한 상태에서 촉지 시 더 부드러워진다. 근육 검사를 통해서 작은가슴근(소흉근, pectoralis minor), 앞 세모근(anterior deltoid), 넓은등근(광배근, latissimus dorsi), 그리고 큰가슴근(대흉근, pectoralis major) 등이 긴장되는 것으로 드러났다. 마름모근(능형근, rhomboids)과 어깨올림근(견갑거근, levator scapulae)도 긴장될 수도 있다. 등세모근(승모근, trapezius) 아래와 중간, 가시아래근(극하근, infraspinatus), 그리고 작은 원근(소원근, teres minor) 등이 확실히 약해져 있다. 관절주머니(capsule)은 제한된 영역을 가지게 된다. 어깨는 위쪽 돌림근(회전근, rotatores)이 약하고, 아래쪽 돌림근의 긴장 때문에 위쪽과 뒤쪽 위치로 충분히 돌림되지 않을 것이다.

이러한 상태를 효과적으로 치료하기 위해서는 반드시 잘못된 자세를 바로 잡고, 약한 근육을 강화시켜주며 긴장된 근육을 스트레칭 해주어야 한다. 반대 근육군의 근육 길이와 근력간의 균형이 어깨 충돌을 감소시킬 수 있는 목표가 된다. 환자들이 자세와 정렬을 개선한 상태에서 작업할 수 있도록 환자로 하여금 어깨와 가슴 부위의 적절한 자세를 알 수 있도록 하는 것이 중요하다. 운동으로는 앞쪽 관절주머니, 작은 가슴근, 큰 가슴근, 그리고 넓은등근 등의 스트레칭을 반드시 포함해야만 한다. 근력을 강화시키기 위해서는 등세모근 아래와 중간, 가시아래근(infraspinatus), 그리고 작은 원근 등을 적절하게 운동시켜야 한다. 어깨뼈(견갑골, scapula) 상하 돌림근(scapular upward and downward rotator), 내밈근(protractors)과 뒤당김근(retractors), 그리고 올림근(elevator)과 내림근(depressors) 간에 균형을 되살리는 것은 자세 결함이나 근육 불균형이 일어나는 것을 해결하기 위한 재활 프로그램에 반드시 포함되어야 한다. 왜냐하면 등쪽 근육(posterior muscle)이 늘어나면서 약해지는 것은 어깨 충돌의 원인 중의 하나가 되기 때문에 어깨를 움직일 때 어깨뼈를 적절하게 움직여 주는 내림근, 뒤당김근, 그리고 위쪽 돌림근을 재훈련시키는 것은 돌림근띠(rotator cuff)의 충돌을 감소시키는데 있어 중요하다.

> 부적절한 자세는 종종 근육의 불균형에 의해 지속되어진다. 근육 불균형의 원인은 과사용, 근육군이나 근육의 유연성 또는 움직임의 소실, 자세편향(postural deviation)와 손상 때문이다. 자세편향을 바로잡기 전에 근육 불균형이 존재하는지를 판단할 필요가 있다.

사례 *(A Challenging Example)*

한 가지 예를 더 살펴보고 적절한 프로그램을 구상해보자. 한 농구선수가 와서 특히 리바운드

(rebound)를 위해 점프할 때 무릎뼈 주위의 통증을 호소한다. 일상 중에 또한 계단을 내려갈 때 통증을 느끼고 웨이트실에서 레그익스텐션(leg extension)과 스쿼트 머신(squat machine)을 할 때 통증이 있다. 그가 서있을 때 무릎뼈가 앞쪽을 향하고, 발이 옆쪽으로 돌아가 있다. 체중 부하에서 족궁의 수직 높이(longitudinal arches)가 낮다. 걸어내려 가는(step-down) 운동을 할 때 무릎을 완전하게 통제하지 못하고 몸을 더 낮춤에 따라 안쪽에서 가쪽으로 무릎이 약간 떨리는 것을 인지할 수 있다. 운동범위 검사를 통해서 엉덩정강근막띠(장경인대, iliotibial band; ITB)가 긴장된 것으로 나타났지만, 무릎의 운동범위는 정상이다. 근력 검사에서는 넓은 내복사근(vastus medialis oblique; VMO)이 약한 것으로 들어 반대측 무릎(contralateral knee)에 비하여 내복사근이 위축된 것을 볼 수 있다. 또한 큰볼기근(대둔근, gluteus maximus)과 중간볼기근(중둔근, gluteus medius)이 약해져 있는 것을 알 수 있다. 환자를 오래 앉아있게 하면 무릎뼈가 가쪽보다 안쪽이 더 높은 상태가 된다. 환자가 넙다리네갈래근(대퇴사두근, quadriceps femoris)을 수축시킬 때 무릎뼈 위쪽과 옆쪽으로 따라가는 것을 관찰할 수 있다.

이 환자의 통증의 원인이 무엇이며, 어떤 치료 계획을 제공하겠는가? 계속해서 읽어나가기 전에 잠시 동안 생각하고 자세를 바로잡을 수 있는 운동의 형태와 이 문제를 해결하기 위하여 추천할 진행도 확인해 보아라.

환자의 통증 원인은 무릎뼈의 잘못된 정렬과 잘못된 궤적(maltracking)이다. 즉, 이것은 약해진 넓은 내복사근, 긴장된 엉덩정강근막띠, 그리고 발의 잘못된 정렬(malalignment) 등의 복합적인 원인에 의하여 유발된다. 족궁이 정상보다 낮은 경우 정강뼈 염전(tibial torsion)으로 무릎뼈에 스트레스를 가중시키게 된다. 볼기근(둔근, gluteals)이 약해져 있으면 아래로 내려갈 때 넙다리(대퇴, femoral)가 불안정하게 되고 무릎넙다리 관절에 더 많은 스트레스가 가중될 것이다. 안쪽돌림근(내회전근, medial rotator)의 긴장을 없애기 위해서 엉덩이 돌림근(hip rotator)을 체크해야 한다. 왜냐하면, 엉덩정강근막띠가 긴장하면, 안쪽돌림근이 긴장할 가능성이 크기 때문이다. 무릎뼈는 정상적으로 따라주지(tracking) 않는데 이것은 넓은 내복사근이 약하고 엉덩정강근막띠의 긴장이 넓은 내복사근의 당김을 압도하기 때문이다. 또한, 가쪽넓은근(vastus lateralise)과 넓은 내복사근 간의 불균형이 있을 수 있는데, 그것은 측면의 이동(tracking)에 더해진다. 또한, 엉덩정강근막띠의 긴장은 무릎뼈의 가쪽 경사(lateral tilt)의 원인이 될 수 있다.

이러한 환자의 치료를 위해서는 엉덩이와 엉덩정강근막띠의 스트레칭 운동과 같은 넓은 내복사근의 단계적인 근력강화 운동을 해야 한다. 무릎말단 폄 운동(terminal knee-extension), 스쿼트(squats), 스텝(step) 운동과 런지(lunges)와 같은 이러한 운동은 통증이 없어야 하며 강도, 반복횟수, 세트 수 등을 환자의 근력의 향상 정도에 따라 증가시켜야만 한다. 큰볼기근과 중간볼기근을 강화시키는 것도 중요하다. 예로, 힙익스텐션(hip extension), 힙어브덕션(hip abduction), 클램운동(clam exercise), 사이드라잉 브라이드(sidelying brides). 또한, 무릎뼈를 테이핑해서 바르게 정렬해주는 것도 통증을 감소시켜 줄 것이다. 발을 검사해서 발이 지나치게 엎침(회내, pronation)된 것으로 드러나면 족궁을 테이핑하고, 뒤꿈치 움직임을 제한하는 것이 효과적일 것이다.

운동을 선택할 때에는 반드시 긴장된 근육의 유연성을 향상시켜 주고 약한 근육의 근력을 향상시켜 근육들 간의 균형을 되살릴 수 있도록 구성되어야 한다. 치료방법이 단 한가지만이라든지 혹은 유연성 운동이 유일한 운동 형태라면 재활프로그램은 환자의 불평을 진정시키거나 완전하고 성공적으로 다시 스포츠에 참가하기 어려울 것이다.

신체 역학 (BODY MECHANICS)

신체 역학(body mechanics)은 올바른 신체 역학이 좋은 자세를 유지하기에 더 쉽다는 점에서 자세와 관련되어 있다. 신체역학은 활동 중에 신체를 어떻게 위치시키고 사용할 것인가 하는 그 방법을 말해준다. 올바르지 않은 신체 역학은 여러 가지 신체분절에 가해지는 스트레스를 증가시키지만, 올바른 신체 역학은 신체의 힘과 지레 체계(lever system)를 가장 효과적으로 이용할 수 있도록 해준다. 신체 역학을 올바르게 아는 것은 사람과 치료 견지 모두에서 운동사에게 중요하기 때문에 여기에서는 간략하게 신체 역학에 관해 논의하고자 한다. 개인적인 시각에서 볼 때, 올바른 신체 역학을 사용하는 것은 도수 기법(manual therapy)과 운동을 더 효율적으로 적용할 수 있도록 해준다. 올바른 신체 역학은 에너지를 보존해주고 신체를 가장 효율적으로 사용할 수 있도록 해준다.

치료라는 시각에서 볼 때 특정한 스포츠 활동을 수행하는데 있어서 신체 역학을 올바르게 아는 것은 운동사로서 환자에게 적당한 운동을 제시할 수 있도록 해준다. 그러한 운동은 환자의 운동 수행을 향상시켜주며 또한 개인이 시합에 복귀할 수 있도록 준비시켜주는 교정 기법(corrective technique)을 포함한다.

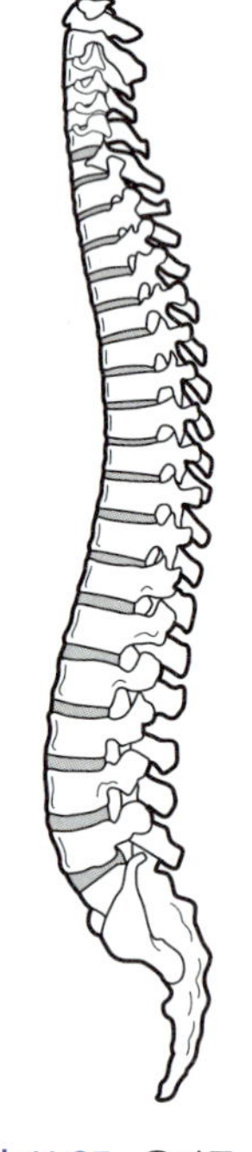

그림 11.25 올바른 척추 배열은 "곧은 척추(straight spine)"이다.

기본원리 (Basic Principles)

수행 중인 활동과 관계없이 기억해야 할 몇 가지 중요한 기본 개념이 있다. 첫 번째 원리는 척추가 곧게 유지되어야만 한다는 것이다. "곧은 척추(straight spine)"란 골반이 중립에 있는(pelvis in neutral) 상태에서 자연스러운 곡선을 그리는 것이다. 곧은 척추는 허리 척추앞굽음증, 가슴 척추 뒤굽음증, 그리고 목뼈 척추앞굽음증 등을 경미하게 가지고 있다. 이런 상태에서 모든 척추는 인접한 허리뼈들과 올바르게 정렬되어 있게 된다(그림 11.25). 골반의 중립은 골반이 전배부의 골반 경사와 후배부의 골반 경사 사이의 중간 위치에 있을 때를 나타낸다. 이러한 상태에서 골반이 받는 스트레스는 최소가 되고, 허리뼈는 균형을 이룬다. 종종 이러한 상태를 중립 척추(neutral spine) 혹은 중립 골반(pelvis neutral)이라고 한다.

하지로부터 나온 힘이 몸통과 상지에 적절하게 전달되도록 하려면 중립 척추를 유지하는 것이 중요하다. 다리, 몸통, 팔 세 부위가 연결된 분절(section)이라고 생각한다면, 이러한 개념을 이해하기가 쉽다. 이 분절이 모두 고정되어 있을 때 한 분절에서 다른 분절로 힘이 쉽게 전달된다. 척추인 중간 분절이 단단하기보다 휘어있다면 한 분절에서 다른 분절로 힘을 전달하기가 더 어렵다. 중간 분절이 고정되어있지 않을 경우 다리 분절에서 만들어진 힘이 사라져 버리기 때문에, 상지 즉, 팔의 힘을 발달시켜야 한다. 이것은 하고자 하는 활동을 하기 위해서 힘을 분배하는데 있어 훨씬 더 어렵고 힘이 드는 방법이다.

이러한 이유에서 운동선수가 운동 특히, 힘의 전달이 요구되는 운동 시 등을 곧게 유지하는 것은 중요하다. 예를 들면, 미식축구의 전위(lineman)는 다리에서 나온 힘을 이용하기 위해서 등을 곧게 펴고 웅크린다; 노동자들이 들어 올리는 힘을 다리에서 팔로 전달하기 위해서 스쿼트에서 등을 곧게 편다; 골프 선수는 다리와 몸통에서 나온 힘을 가중시켜(summation) 공을 페어웨이(fairway)로 멀리 보낼 수 있도록 등을 곧게 편다. 또한 운동사가 등을 곧게 유지하는 것은 치료적 운동을 위해 팔이 아닌 다리의 힘이 손의 저항(manual resistance) 힘을 전달하기 위함이다.

등이 곧게 유지되지 않으면 다리에서 몸통(체간, trunk)과 상지로 힘을 전달하는 것이 불가능하다.

이러한 사실의 중요성을 알아보기 위해서 동료의 허리를 구부리게 해서 그 사람의 등이 곧지 않게 하고 그 다음에는 그 사람이 균형을 잃도록 어깨를 밀어 보아라. 이제 엉덩이를 구부리게 하고 등을 곧게 유지하도록 한 후, 다시 동료가 균형을 잃도록 밀어 보아라. 다리의 힘은 등이 곧게 유지되었을 때에 안정성을 증가시켜 주고, 외력에 대해 더 잘 저항할 수 있도록 해준다는 사실을 알게 될 것이다.

앉거나 물건을 들기 위해서 신체를 낮출 때 등이 곧게 유지되어야 척추에 스트레스가 덜 가해진다. 무릎을 구부리는 것만으로는 충분하지 않다. 무릎은 구부려야 하지만 가슴은 위로 유지하면서 엉덩이를 뒤로 내밀어야 한다. 엉덩이를 뒤로 내밀지 않으면 엉덩이가 아닌 등이 구부러지게 되고 등의 하부가 휘어서 등의 올바른 정렬을 잃게 된다. 가슴을 낮출 경우 척추가 휘어져 곧은 자세를 잃게 된다(그림 11.26b).

무게중심이 낮아지면 신체의 안정성은 증가한다. 이것은 외력에 대한 저항이 필요할 때 중요하다. 예를 들면, 완전히 직립자세로 서있는 동료를 밀어서 움직이게 하는 경우가 중심을 낮추기 위해서 웅크리고 있는 사람을 밀어서 움직이게 하는 것보다 쉬울 것이다. 이것이 바로 미식축구 또는 럭비의 전위가 웅크린 자세를 취하는 이유 중의 하나다.

기저면을 넓히는 것은 안정성을 증가시켜주는 또 다른 방법이다. 동료가 두 발을 모으고 서있다면 두 발을 벌리고 서 있을 때보다 밀어서 균형을 잃게 만들기가 더 쉬울 것이다. 기저면이 더 넓으면 균형을 잃기 전에 무게중심을 옮길 수 있는 영역이 더 넓게 제공되기 때문이다. 물건을 옮길 때 기저면이 넓으면 안정성이 증가 될 것이다.

올바른 신체 역학의 또 다른 원리는 힘이 적용되는 방향으로 서는 것이다. 이것은 다리로부터 전달된 힘을 이용할 수 있도록 해준다. 예를 들면, 공을 앞으로 던질 때 발을 앞뒤로 벌린 자세로 서 있어야 한다. 이것이 몸통이 회전하고 팔이 던지는 동작을 통해서 움직이는 동안 힘이 뒷다리에서 앞다리로 전달되도록 한다. 이 개념을 살펴보기 위해서, 발을 나란히 벌리고 서 있는 자세로 공을 던져보고 발을 앞뒤로 벌리고 선 자세에서 공을 던져 보아라. 발을 앞뒤로 벌리고 섰을 때

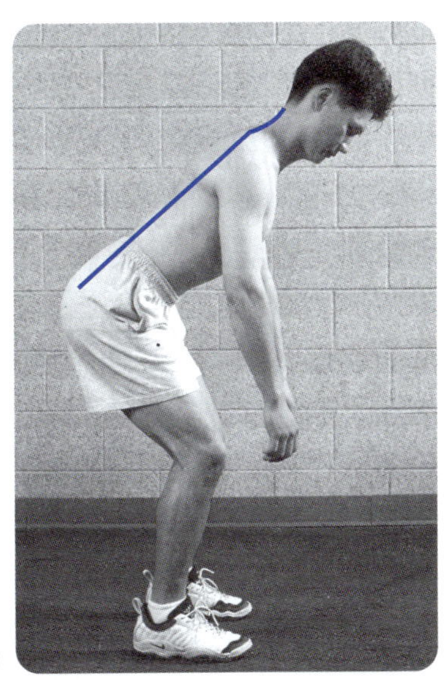
a

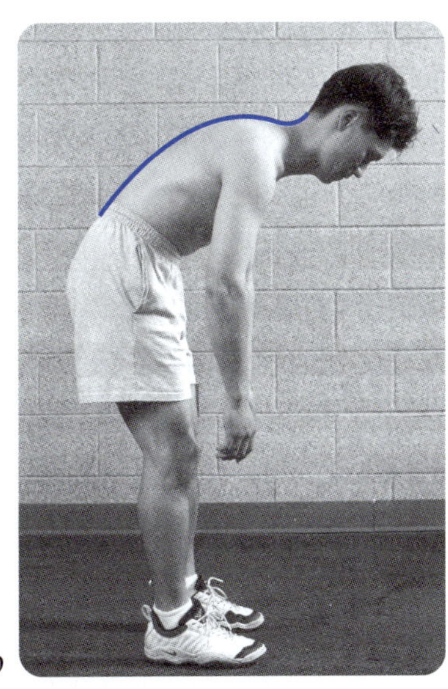
b

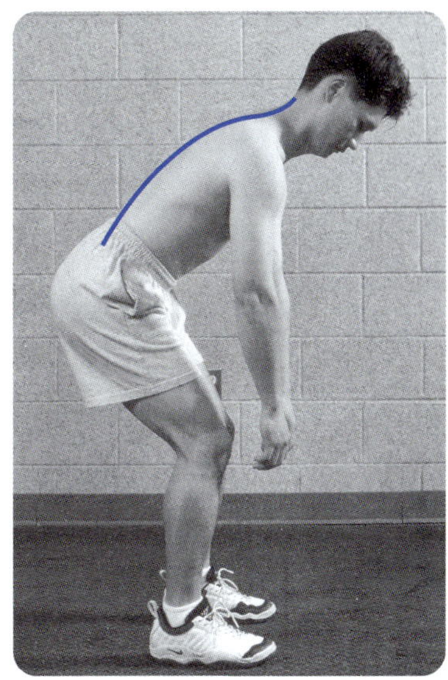
c

그림 11.26 구부릴 때 등을 곧게 유지하기 : *(a)* 무릎과 엉덩이가 구부러지고, 엉덩이를 뒤로 내밀고, 허리의 곡선을 유지하면서 가슴을 위로 유지한다. *(b)* 다리와 등 하부의 자세는 적당하게 잡혀졌지만, 머리와 가슴은 낮아 있다. *(c)* 다리와 가슴의 자세는 적당하지만, 허리는 곡선을 잃었고, 엉덩이를 뒤로 내밀지 않았다.

공이 더 멀리 날아간다는 사실을 알게 될 것이다. 물건을 옮기거나 신체의 한쪽에서 다른 쪽으로 힘을 발휘해야 할 경우 가장 좋은 스탠스는 양발을 어깨 라인과 나란히 맞춰서 서는 것이다. 예를 들면, 치료대 위에 누운 환자의 곧게 편 다리를 버티고 있다면 얼굴을 치료대에 향하게 하고 다리를 나란히 놓은 자세로 서 있어야 한다. 이러한 방법으로 환자가 다리를 들 때, 체중이 환자의 발(낮은 것) 옆에 위치한 다리로부터 환자의 골반(높은 것) 옆에 위치한 다리로 전달될 수 있다. 환자 다리의 무게중심이 그 방향(아래에서 위로)으로 이동하는 동안, 체중이 아래쪽 다리에서 위쪽 다리로 이동하는 것을 이용할 수 있을 것이다.

복부의 힘은 다리(하지, lower extremity)에서 상지로 힘을 전달하는 데 중요하다. 복부가 강하면 등을 곧게 유지하고 등이 받는 힘을 분산시키며 다리에서 팔로 힘을 전달하는 데 도움을 주는 버팀목이 된다. 팔과 다리가 하고자 하는 움직임을 하기 위해서는 척추를 고정시켜 팔과 다리의 움직임을 도와주어야만 한다. 누군가를 시켜 어깨를 굽혔다가 펴는(flexion-to-extension) 움직임을 방해하도록 할 경우 이것을 알 수 있다. 저항에 대항해서 팔을 뻗을 때, 복부가 단단해지는 것을 느껴야만 한다. 또한 엉덩이를 구부리는 것이 방해받을 때에도 복부가 단단해지는 것을 느낄 수 있을 것이다. 부상당한 운동선수의 치료 운동 프로그램은 복부 강화 운동을 포함해야만 한다.

환자의 일상 활동 (The Patient's Daily Activities)

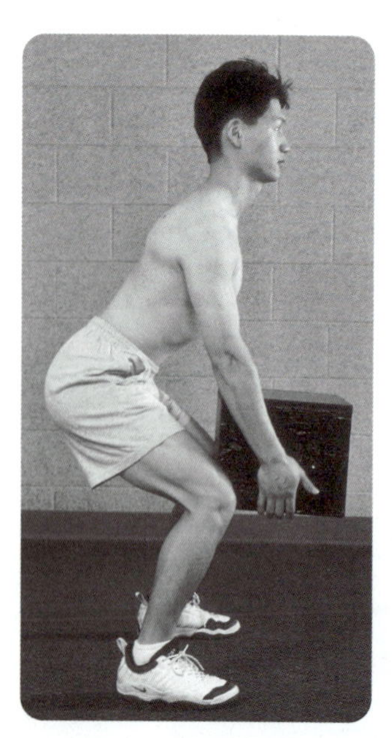

그림 11.27 적절한 들어올리기 기술.

일상적인 활동을 할 때 올바른 신체 역학을 사용하는 것은 중요하다. 왜냐하면 이렇게 함으로써 에너지를 보존하고, 효율적이고 효과적으로 몸을 이용할 수 있도록 하며 등과 다른 분절들의 스트레스를 줄여준다. 이 기술을 이해함으로써 환자 특히, 등에 손상이 있는 환자의 손상 부위의 스트레스를 최소화할 수 있도록 지도할 수 있다.

환자는 일상적으로 책가방, 등짐, 운동 기구, 그리고 운동 가방과 같은 물건들을 들거나 옮긴다. 물건을 드는 방법은 물건의 크기와 무게에 달려 있다. 물건을 들어올리기 전에 물건의 무게를 알아보는 것이 중요하다. 물건이 무겁다면, 앞에서 드는 것이 적절한 방법이다. 이렇게 하기 위해서는 물건을 마주보고, 가능한 한 가까이 서서, 등을 곧게 펴고 엉덩이와 무릎을 구부리며 팔을 물건 위에 똑바로 떨어뜨릴 수 있도록 서야 한다. 물건을 들어올리기 위하여 무릎을 구부릴 때 무릎이 엉덩이보다 높이 위치에 있으면 안된다. 무릎이 90° 이상 구부리게 되면 반월판(meniscus)에 엄청난 스트레스가 가해진다. 엉덩이를 뒤로 내밀고 가능한 무릎을 구부리지만, 90° 이상 되지 않도록 하고 머리와 가슴은 들고 등을 곧게 유지하도록 한다. 복부가 단단한 상태에서 일어서는 자세로 움직이면서 다리를 곧게 폄으로써 물건을 들어 올릴 수 있다(그림 11.27). 물건을 드는 힘을 줄이기 위하여(힘은 무게 × 거리와 같다) 물건을 몸에 가깝게 밀착시켜야 한다. 물건이 몸에서 멀어질수록 물건을 들어 올리는데 더 많은 힘이 든다.

물건을 밀거나 당기기 위해서는 다리를 움직이는 방향(물건을 왼쪽에서 오른쪽으로 옮길 때는 옆으로 나란히; 물건을 앞쪽으로 혹은 몸에서 멀리 옮길 때는 앞뒤로)으로 위치시켜야 한다. 그런 다음, 체중을 한 쪽 다리에서 다른 쪽 다리로 이동시킴으로써 물건을 이동시킨다. 물건을 몸의 오른쪽에서 왼쪽으로 옮기려면, 다리를 나란한 자세를 취하고 물건을 잡은 다음 체중을 오른쪽 다리에서 왼쪽다리로 옮기면 된다. 물건을 사람의 앞쪽에서 조금 멀리 떨어진 곳으로 옮기려면, 다리를 앞-뒤 스탠스로 준비하고 물건을 잡은 다음 체중을 뒤쪽 다리에서 앞쪽 다리로 옮겨 물건을 뒤쪽으로 이동시킨다. 팔이 아닌 다리로 물건을 옮기는 것이다.

오직 한 손으로만 물건을 옮길 경우 특히 오랫동안 물건을 옮겨야 할 때는 물건을 한쪽에서

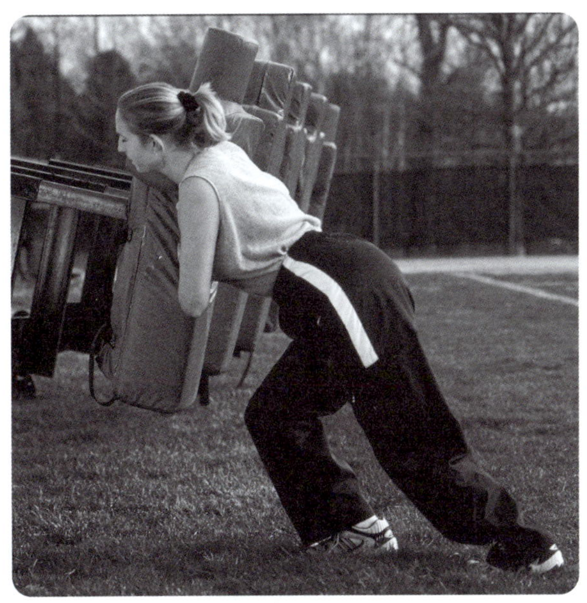
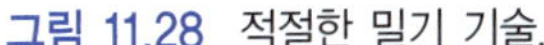

그림 11.28 적절한 밀기 기술.

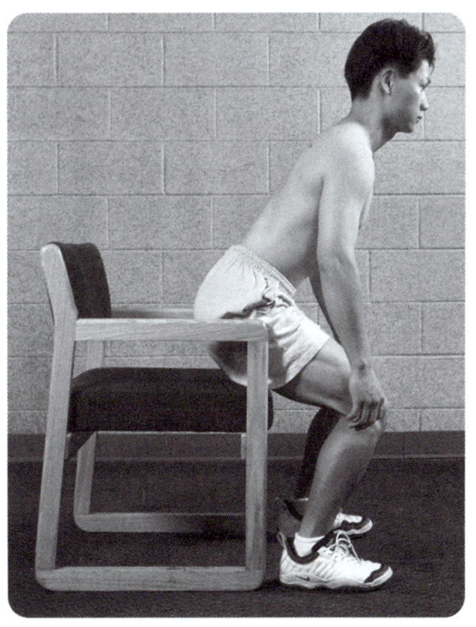

그림 11.29 앉은 상태에서 일어서기의 적절한 자세.

다른 쪽으로 주기적으로 조금씩 옮기는 것이 가장 좋은 방법이다. 물건을 몸에 가까이 두고 허리보다 낮게 하는 것이 부담을 최소화하는데 도움이 된다.

물건을 밀거나 당기는 가장 쉬운 방법은 등을 곧게 유지하고 무게중심을 낮추며 앞-뒤로 넓은 스탠스를 이용하는 것이다. 무게중심을 낮게 유지하면 물건을 옮기기 위해 다리의 힘을 이용할 때 도움이 된다(그림 11.28). 당기기보다 밀기가 더 쉬운데, 그것은 밀 때 체중을 사용하기가 더 쉽기 때문이다.

의자에서 일어서는 동작은 구부릴 때와 똑같은 원리에 따라 이루어진다. 그림 11.29에서 보는 바와 같이 등을 곧게 유지하고 엉덩이와 무릎이 구부러져 있으며 가슴을 위쪽으로 유지하고 있다.

바닥에 엎드리는 가장 알맞은 방법은 먼저 한쪽 무릎을 꿇고 난 다음 기는 자세로 양 무릎을 꿇는다. 그런 다음 엎드리기 위해 손을 내어 짚은 다음 한쪽으로 눕거나 반듯이 드러눕기 위해 구른다. 선자세로 돌아가려면 이 방법을 반대로 한다.

운동 시합 (Athletic Events)

일상 활동처럼 운동 시합에서도 하지에서 상지로 힘을 최적으로 전달하기 위해 등을 곧게 펴야 한다. 또한 복부의 힘(strength)도 이러한 힘을 전달하는데 중요하다. 골반을 중립으로 유지하고, 등을 곧게 펴는 것은 힘의 생성, 손상 예방, 그리고 효율적인 움직임을 위해 중요하다.

모든 활동을 위한 적절한 신체 역학을 기술한다는 것은 이 책의 영역에서 벗어나는 것이다. 그러나 신체 역학에 대하여 제시된 정보를 토대로 운동사는 많은 스포츠 활동의 실행을 위하여 적절한 자세와 위치에 대한 기본 개념을 가지고 있어야 한다. 예를 들면, 카누선수들은 힘을 다리에서 팔로 전달하고, 카누를 빠르고 힘있게 움직일 수 있도록 골반이 중립에 있는 상태에서 등을 곧게 펴야 한다(그림 11.30); 체조 선수들은 평행하지 않는 봉으로 뛰어오를 때 골반이 중립된 자세에 오도록 해야 한다; 역도선수는 무거운 것을 머리 위로 들어 올릴 때 등을 곧게 펴야 한다(그림 11.31); 그리고 포환던지기 선수들은 포환을 멀리 던지기 위해 등을 곧게 펴서 다리의 힘을 상지에 전달해야 한다.

적절한 신체기전은 적절한 자세에 기인한다. 척추를 곧게 유지하기, 체중심 낮게하기와 흔들림판의 기저부 위에 지지를 유지하기에는 중요한 원리가 있다. 정확한 신체기전을 실행하기 위해 매일 활동해야 한다. 또한 운동사는 환자의 신체기전에 반드시 주의를 기울여야 한다.

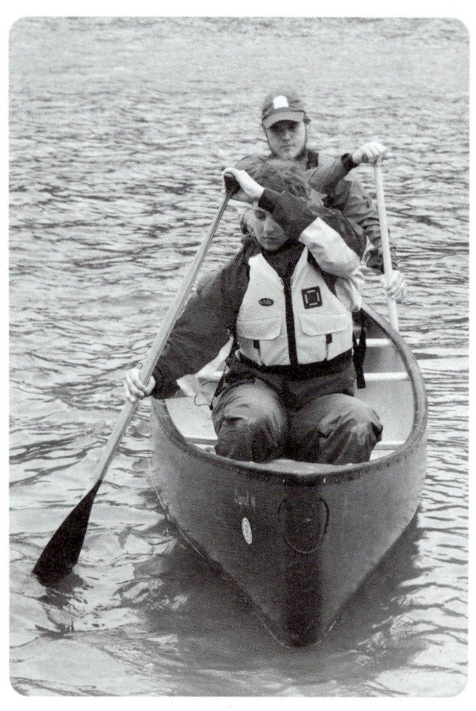

그림 11.30 적절한 기술을 가진 카누 선수들.

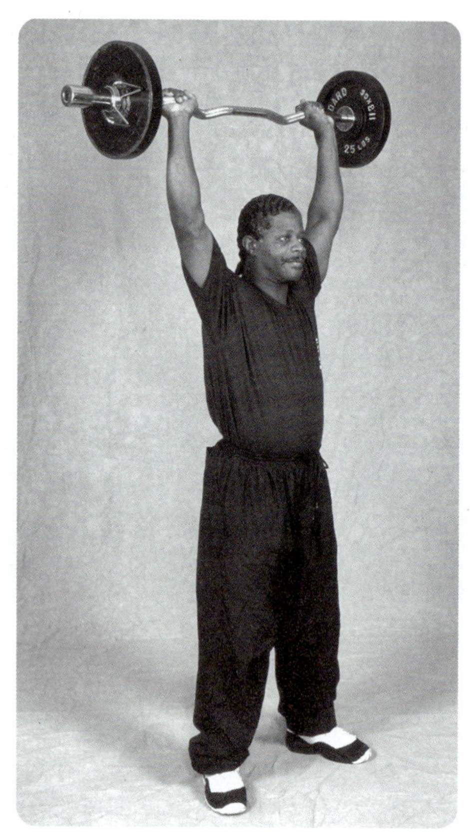

그림 11.31 적절한 역학을 이용하고 있는 역도 선수.

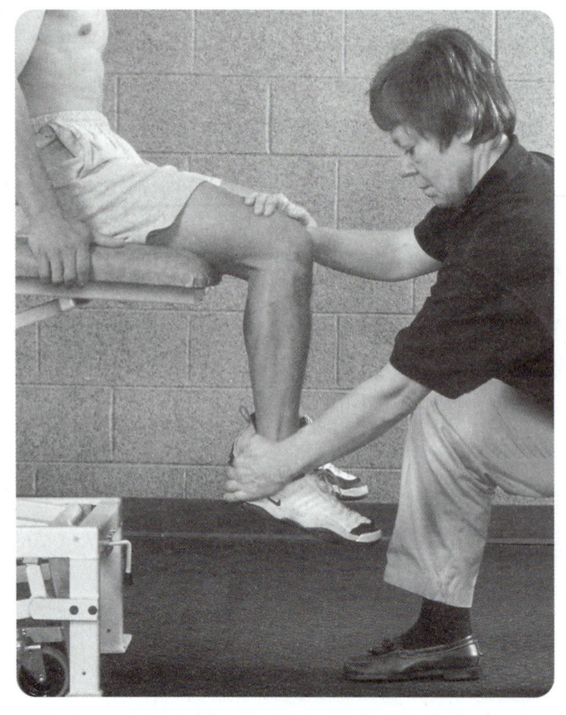

그림 11.32 신체 역학을 적절하게 이용하는 운동사.

운동사의 일상 활동
(The Rehabilitation Clinician's Daily Activities)

환자가 반드시 몸을 효과적이고 효율적으로 이용해야만 하는 것처럼 운동사는 재활 기술을 효과적이면서 충분하게, 그리고 능숙하게 적용하기 위해서 환자의 몸을 정확하게 이용해야 한다. 이것은 운동사가 신체 역학을 올바르게 사용한다는 사실을 말해준다. 체중을 양발에 똑같이 분배하고, 환자에게 가하는 힘의 방향에 따라 발을 적절하게 정렬하며 팔보다는 다리에서 나오는 힘을 이용하는 것 등이 중요하다. 등을 곧게 펴면 팔 힘보다는 다리 힘을 이용하는데 도움이 된다. 동작범위를 통해서 환자의 팔다리(사지, extremity)를 움직이거나 저항할 때 오른쪽에서 왼쪽 발로 이동하고 다시 뒤로 이동하면 몸의 요구사항을 줄이고, 에너지를 보존할 수 있다. 올바르게 정렬된 상태에서 상지의 힘을 빼면 다리(하지, lower extremity)에서 상지로 힘을 전달하기가 더 쉽다. 환자를 치료할 때 신체 역학을 올바르게 이용하는 모습이 그림 11.32에 제시되어 있다.

올바른 신체 역학은 척추를 중간에 위치하도록 하여 신체를 가능한 한 효과적이고 효율적으로 사용할 수 있도록 해준다; 척추가 중간에 위치하면 다리 근육을 힘의 근원으로 강하게 사용할 수 있다. 등을 곧게 유지하고 무릎을 구부리며 움직임에 따라 체중을 이동시키면 손상 위험을 최소화하고 신체의 힘을 최대로 발휘할 수 있다. 이것은 스포츠에 참여하고 있는 운동선수와 운동치료를 수행 중인 운동사, 그리고 일상적인 활동을 하는 모든 사람들에게도 적용된다.

신체 인지 프로그램 (BODY-AWARENESS PROGRAMS)

몇 년 동안 신체움직임을 통한 신체 인지를 향상시키기 위해 많은 프로그램들이 개발되어 왔다. 프로그램 가운데 3가지를 여기에 소개할 것이다. 소개하는 목적은 신체 인지 프로그램을 이용할 때 다양한 방식의 접근으로 익숙하게 하기 위함이다. 이러한 모든 프로그램에 있어서 공통되는 2가지 기본적인 전제는 기술을 통해 신체 인지의 향상으로 자기개선을 가져오는 것과 개인의 움직임 양상과 능력을 결정하는 몸과 마음의 강한 상호작용이 존재한다는 것이다. 단지 통증이나 기능 장애 부위가 아니라 전신을 의미한다. 어떤 운동선수들은 운동기술과 운동수행력을 향상시키기 위해서 이러한 프로그램을 사용한다. 다른 선수들은 정상 신체 기능에 방해가 되는 손상을 치료하는 데도 이 프로그램이 유용하다는 사실을 알고 있다.

펠덴크라이스 방법 (Feldenkrais Method)

Moshe Feldenkrais(1904~1984)는 파리 소르본에서 물리학 박사학위를 받은 러시아 태생의 유대인이다. 그는 유도 검은 띠를 소유하고 있었고 공인 유도 사범이었다. 오래 전 축구로 인해 생긴 무릎 손상으로 고통을 받아왔고 몇 년 후에는 절룩거리게 되었다. 외과의사가 만족할만한 치료를 못했기 때문에 그는 혼자서 의학, 해부학, 치료운동, 그리고 신체 역학을 공부했다. 기계공학과 전기공학에 대한 배경지식은 펠덴크라이스 방법으로 알려진 것을 개발하는데 도움이 되었다. 그는 이 방법을 통해 고통 없이 걷는 법을 스스로 깨달았다. 1950년까지 그는 연구 과학자로서의 자기의 직업을 포기하고 펠덴크라이스 방법을 사용하고 가르치는 일에 자신을 바치기 시작했다.

펠덴크라이스 박사는 여러가지 이유로 개인이 비효율적인 움직임 양상을 만든다고 생각했다. 즉, 그는 문화적 영향, 질병, 손상, 그리고 다른 요인들이 정상적으로 움직일 수 있는 능력을 방해하여 제한된 움직임을 초래할 수 있다고 믿었다. 펠덴크라이스 방법은 치료 프로그램을 시작하기 전에 움직임의 양상과 습관을 평가한다. 사람의 무의식적인 움직임 양상은 근육과 관절, 그리고 이들과 관련된 운동기능과 능력에 영향을 미치는 몇 가지 요소들에 의하여 영향을 받는다고 생각했다; 균형, 공간, 중력에 대한 지각; 자기 이미지; 운동감각(kinesthetic) 인지; 움직임을 개선하기 위해 이러한 요소들을 변화시키고자 그가 접근한 방법에는 사람들이 치료요법을 하도록 하고 자기효능감(self-esteem)을 증진하며 학습 기술을 개선하는 것 등이 있다.

펠덴크라이스 방법으로 고통을 사라지게 할 수 있다. 고통은 스스로 만든 적합하지 않은 근육의 움직임 양상을 조장한다. 움직임은 보통 움직이기 쉬운 방향으로 천천히 일어난다. 그리고 쉬운 움직임을 통해서 개인이 움직임(motion)과 위치를 쉽게 느낄 수 있으며 근육을 이완시키고 새롭고 더 정확한 움직임 양상을 통해서 자세를 바꿀 수 있다.

개인이 진보함에 따라 움직임의 복잡성, 속도, 크기, 그리고 움직임의 궤도(trajectory) 등이 더욱 발달한다. 이러한 과정을 통해서 고통이 감소하고 운동감각과 협응력(coordination)의 인지가 증가한다.

펠덴크라이스 방법에는 육체적인 것에 근거한 재교육의 두 가지 접근이 있다. 하나는 "움직임을 통한 인지(awareness through movement)"이고, 다른 하나는 "기능적 통합(functional integration)"이다. 움직임을 통한 인지에서는 개인 또는 그룹과 함께 하는 활동적인 움직임을 사용한다. 45~60분의 수업에서 지도자는 심상화(imagery)와 주의집중(focused attention)을 이용하는 활발한 움직임을 통해서 환자를 지도해야 한다. 이러한 지도를 통해서 환자는 스스로 신체적 수용(somatic reception)과 움직임에 영향을 미치는 것을 알게 된다. 환자는 심상화와 시각화를 통해서 이러한 인지와 움직임의 지각을 향상시킬 수 있다. 목표는 환자가 몸이 어떻게 움직이는 지를 인지하고 움직이는 동안에 하나의 분절과 다른 분절간의 관계를 인지하여 그들의 움직임에 영향을 미치는 요소를 인지하는 것이다.

수업에는 종종 자주 구르고(rolling), 기고(crawling), 일어서기(standing up) 등과 같은 발육상의 움직임을 포함한다. 자세, 호흡하기, 간단한 움직임과 같은 기능을 위해서 신체 인지(somatic awareness), 시각화(visualization), 심상화(imagery) 등도 수업 내용에 포함된다. 운동은 활발한 것이 아니라 오히려 자아인지(self-awareness)를 향상시켜주고, 감각에 기초한 움직임의 평가를 용이하게 하는 신체정신적인(somato psychic) 연결을 탐구하는 것이어야 한다. 움직임은 종종 개별의 체성감각 체계(somatosensory system)와 인격으로 통합된 근육과 뼈의 통로의 인지 발달, 편안함, 그리고 편안한 움직임 등을 강조하는 아주 작은 동작에서 시작한다. 작은 움직임은 움직임이 기능적이고, 일상생활에 사용될 때 까지는 더 복잡하고, 더 크고, 더 빠른 움직임으로 발달한다. 심상화와 말로 하는 제안은 새로운 움직임의 양상을 일상 활동으로 통합하는 쪽으로 환자를 안내한다.

기능적 통합은 개인의 움직임을 개선하기 위한 특별한 요구사항에 맞추어 설계된 개별화된

■ 펠덴크라이스 방법의 예

펠덴크라이스 방법의 한 예로, Alon이 실시한 간단한 2분 활동 실험(Alon, 1990)을 여기에서 다시 소개한다. 이 실험은 개인의 쳐다보는 능력을 향상시키고 개선하기 위해 설계되었다. 실험 시간은 2분이며 경험에 대한 약간의 변화도 기록하고 이 실험을 수행하기 위해서는 다음의 단계를 거치도록 한다 :

앉은 자세에서 머리를 위로 들고 천정을 쳐다본다. 그리고 이 움직임이 어떻게 작용하는지를 기록한다. 움직이는 동안에 어떠한 점이 어렵게 느껴졌는가? 호흡하기는 어떠한가? 이제, 시선을 발로 옮긴다. 한쪽 신발을 벗고 발바닥을 바닥에 평평하게 놓은 상태에서 할 수 있는 데까지 가능한 한 옆쪽에서 멀리 그 발을 쭉 뻗는다. 발을 뒤꿈치 쪽으로 당기면서 발끝을 아래쪽으로 천천히 구부리기 시작한다. 이 위치에서 발 앞쪽의 볼록한 부분을 바닥에서 들어 올리고 발목의 구부린 각도를 줄인다. 동작을 하는 동안에 발뒤꿈치는 계속해서 바닥에 고정시켜야 한다. 이는 발과 관련된 움직임의 특별한 조화이다. 발을 바닥에 편안한 상태로 다시 두도록 한다. 그리고 몇 번에 걸쳐 전체 과정을 반복한다.

다음 단계로 다시 바닥에 발을 완전히 붙인다. 이번에는 발 앞쪽의 볼록한 부분이 바닥에 있을 때 발가락을 공중으로 들어 올리면서 발끝을 위쪽으로 구부린다. 이 두 가지, 발뒤꿈치를 항상 바닥에 둔 상태에서 발목을 구부리는 것에서 발목을 가쪽으로 뻗는 두 가지 움직임을 여러 번 번갈아 실시한다. 발을 들 때는 발끝이 바닥을 향해야 하며 발 앞쪽의 볼록한 부분이 바닥에 놓여 있을 때 발끝을 천장 쪽으로 들어야 한다. 발목과 발가락을 구부리는데 드는 힘을 줄일 수 있는지를 알아본다. 아마 완전히 새롭고 어색한 배열로 구성되어 있고 직접적인 신체의 힘보다는 다른 어떤 장치를 이용해야 함을 알아차리게 된다. 이렇게 경청하고 설명하는 특징을 스스로 확인한다. 즉, 그것은 운동과 학습 간에 차이를 만드는 특징이 된다.

이제, 발을 평소의 위치에 놓고 머리를 천장을 쳐다보는 것처럼 다시 들어 올린다. 처음보다 좀 더 쉽게 천장이 보이는가?

From R. Alon, 1990, "An Example of the Feldenkrais Method" from *Mindful Spontaneity: Lessons in the Feldenkrais Method.*

수업을 이용한다. 움직임을 통한 인지로서, 기능적 통합은 움직임의 효율성, 협응성, 인지, 자기 조절(self-control)을 개선해 주는 학습에 기초한 방법이다. 접촉, 심상화. 반복, 그리고 안내를 사용함으로써 움직임 인지와 반응을 용이하게 한다. 새로운 근신경 양상이 뿌리를 내리게 되고, 손상을 입은 환자가 활발하게 운동 수행을 할 수 있을 때까지 한 댄스 파트너가 다른 댄스 파트너를 이끌 듯이 지도자의 안내를 통해서 개인의 동작으로 움직임의 새로운 인지와 지각이 창조되고 통합된다.

펠덴크라이스 방법은 배우는데 시간이 걸리는 복잡한 시스템이다. 펠덴크라이스 훈련 전문가는 여러 등급이 있다. 움직임을 통해 인지하게 하는 펠덴크라이스 지도자는 최소한 2년의 교육을 받아야 하며 펠덴크라이스 전문가는 최소한 4년의 교육을 받아야 한다; 보조 트레이너는 최소 7년 동안 활동을 해야 하며; 트레이너는 이 분야에서 최소 11년을 해야 한다. 알바니(Albany), 오레곤(Oregon)에 있는 펠덴크라이스 길드(Guild)는 펠덴크라이스 방법을 위해 공인된 조직이다.

펠덴크라이스 방법에 대한 추가정보는 Feldenkrais Guild of North America의 웹사이트(www.feldenkrais.com)를 참조한다.

알렉산더 기법 (Alexander Technique)

Frederick M. Alexander(1896-1955)는 개인 극단을 소유하고 셰익스피어의 작품들을 공연하는 호주 출신의 배우였다. 마이크로폰(microphone)이 만들어지기 전에 명료한 목소리는 배우 생활에서 매우 중요한 것이었다. 알렉산더가 안고 있던 목소리를 맑게 내지 못하는 장애를 치료하기 위해 의사들이 여러 번 무의미한 시도를 한 끝에, 문제는 자신의 자세와 움직임에 원인이 있다는 사실을 알아냈다. 잘못된 자세, 잘못된 움직임 양상, 그리고 비효율적인 움직임이 건강과 움직임, 그리고 신체의 기능에 어떻게 영향을 미치는지를 스스로 알아냈다. 결국 연극 활동을 포기하고 신체 움직임의 효율성을 향상시킬 수 있는 인체와 기술을 연구하였다. 1900년대 초에 호주에서 영국으로 이주하여 자기의 기술을 가르쳤다.

알렉산더는 자세는 복잡하게 이루어져 있고 똑바로 앉고 서는 동작 뿐 아니라 일상생활에서 중력에 대항하여 몸을 지지하고 균형을 잡는 동작과도 관련이 된다는 사실을 발견하였다. 그의 발견에 따르면, 아이들은 좋은 자세와 좋은 역학을 갖고 있지만 나이가 들면서 생활에서 오는 스트레스와 긴장으로 근육의 긴장이 증가하고 자세와 신체를 사용하는 방법에도 영향을 미치게 된다. 알렉산더는 매일매일의 스트레스가 시간이 지남에 따라 근육의 긴장을 증가시킨다고 믿었다. 이렇게 증가된 긴장으로 인하여 사람들은 신체를 비효율적이고 비효과적으로 사용하게 되며 결국 상해를 입거나 운동수행력이 떨어지게 된다. 이러한 이유 때문에 알렉산더는 배우는 것보다는 배우지 않는 것이 낫다고 주장하였다. 일단 우리가 동작을 수행하는 낡고 옳지 않는 방식을 던져 버리면 신체는 자연스럽고 편안하게 움직일 것이라고 생각하였다.

알렉산더 기술을 통해서 자세, 호흡, 균형, 그리고 협응과 같은 기능을 스스로 진단할 수 있다. 운동감각(kinesthesia)과 균형, 자아 인지, 그리고 자연스럽고 스트레스 없는 움직임 등의 지각(perception)을 증가시킬 수 있는 교육 과정이다. 또한 알렉산더 기술은 훌륭한 예술 활동과 운동선수들의 기능적인 활동을 향상시키는 데에 사용되기도 한다. 개인의 인지, 운동감각, 그리고 행동능력이 향상됨에 따라 통증이 완화되고 움직임을 더 효율적으로 할 수 있다.

알렉산더 기술에는 맨 먼저 수년에 걸쳐서 계속되어온 부적절한 움직임으로 습관이 되어 버린 긴장을 인지하고 그것을 푸는 방법이 들어있다; 그런 다음에 알렉산더 기술은 더 쉽고 능률적이며,

신체가 스트레스를 덜 받으며 앉고, 서고, 움직이는 새로운 방법을 재교육하는 데에 초점을 맞추고 있다. 이 기술의 최종 단계에는 일상생활에서 부딪히는 스트레스를 조절하는 새로운 방식을 개발하여 불필요한 근육의 긴장을 되풀이하지 않도록 한다는 내용을 담고 있다. 행동 수정은 신체의 움직임을 효과적이고 영구적으로 변화시키는데 필수적이다. 신체 인지, 재교육, 자아 인지에 대한 알렉산더 방법은 궁극적으로 개개인이 움직임에 영향을 미치는 선택을 할 수 있도록 고안된 것이다. 자아의 외부(outer)와 내부(inner)를 더 강하게 인지할 수 있도록 재교육 과정이 마련되어 있다.

알렉산더는 신체가 부분이 아니라 전체로써 움직인다는 사실을 발견하였다. 통증이 있는 신체 부위는 통증이나 기능 부전(dysfunction)의 실제 부위가 되기도 하는 다른 부위에 의해서 영향을 받을 수 있다는 사실을 알았다. 또한 개인의 비정상적인 동작이 비정상적임에도 불구하고, 습관적으로 자연스럽게 느껴질 때까지 동일한 반응을 반복적으로 한다는 사실을 알아냈다. 그는 이러한 문제들을 수정하기 위해서 오래된 동작을 제한하고 새롭고 더 정확한 동작을 권장하였으며 새로운 동작이 자연스러워질 때까지 수정된 동작을 반복하도록 하였다. 알렉산더는 새로운 동작을 정확하게 수행하는데 구두의 지시와 접촉이 요구되지 않을 때까지 가볍게 자세를 교정해주고 구두로 알려주기도 하며 자아 인지의 기술을 사용하기도 하였다.

알렉산더의 기술 수업은 보통 30~60분간 지속되고 단체 혹은 개별 수업으로 진행된다. 이러한 수업은 참가자와 지도자간의 협력에 의해서 이루어진다. 참가자는 피드백을 받기 때문에 점점 명확한 감각(sensation)을 느끼게 된다. 일반적으로 8단계 이상이 필요하다.

알렉산더는 "조절(control)"과 "지시(direction)"는 기초적인 1단계와 2단계가 있다고 생각했다. 알렉산더에 의하면 기초적 1단계의 조절은 머리, 목, 등의 신체 중심부에서 유래한다는 것이다. 만약 이러한 기본적인 지시의 자유가 우선적으로 다뤄지지 않으면 2단계의 조절은 불가능하다. 기초 1단계 지시는 목, 머리, 등의 긴장을 해소하는 내용을 담고 있다. 머리의 긴장을 풀기 전에 목의 긴장을 푸는 것이 필수적이며 등의 긴장을 풀기 전에 몸과 머리의 긴장을 해소해야만 한다.

일단 기초적인 지시가 적용되면 2단계의 지시가 뒤따른다. 이러한 지시들은 무수히 많으며 팔다리(사지, extremity)와 관련이 있다. 긴장이 어느 부위에 있느냐에 따라서 2단계의 긴장 해소 부위는 어깨, 엉덩이, 손, 무릎과 그 외의 다른 부위 등이 있다. 예를 들면, 발의 긴장을 풀기 위해서는 발가락을 길게 늘어뜨리면서 바닥에 발을 펴고 있다고 생각하도록 가르치면 된다. 그리고 가슴 윗부분의 긴장을 해소하려면 어깨를 서로 멀리 이완시키도록 가르쳐야 한다.

알렉산더 기술은 동작(action)이라기보다는 하나의 생각(thought)이다. 그것은 실제로 행동을 수행하는 것보다 이완에 대한 개개인의 생각에 강조점을 둔다. 동작을 하려고 시도하는 것은 종종 근육을 풀어주는 대신에 근육의 긴장을 증가시킨다. 개인의 지시와 아주 익숙해지고 조절에 변화를 느낄 수 있도록 여러 번 지시에 따라 연습해야 한다. 동작과 운동수행을 인지하는 것은 그러한 동작과 운동수행의 변화를 더 잘 조절할 수 있도록 해준다.

알렉산더 기술을 지도하기 위한 자격을 얻으려면, 최소 1600시간, 또는 3년의 경험과 교육을 받아야 한다. 알렉산더 기술에 대한 미국 센터는 뉴욕에 본부를 두고 있다.

두 세번의 운동시합과 그 운동의 인지와 의식 수정에 보조 수단으로 알렉산더 기술을 결합하는 것이 도움이 될 수 있다. 달리기와 같은 일반적인 활동은 올바른 동작으로 수행하지 않을 경우 에너지를 비효율적으로 소비하게 된다. 알렉산더 기술을 지도하는 사람들은 달리는 사람이 자아 인지와 자아 교정(self-correction)의 과정을 통해서 그 기술을 수행할 수 있을 때까지 움직임을 수정하기 위해서 구두로 설명해주거나 직접 자세를 교정해준다.

또한 축구에서 알렉산더 기술을 사용할 경우 발차기 기술을 향상시킬 수 있다. 알렉산더 기술을 가르치는 지도자는 축구 선수가 불필요한 근육 긴장을 해소하도록 하고 근육의 움직임을 인지하도록 하며 발차기 기술을 수정하여 보다 능률적이고 효과적으로 움직일 수 있도록 가르친다.

알렉산더 기술에 대한 좀 더 자세한 정보는 http://alexandertechnique.com, www.life.uiuc.edu/jeff/alextech.html, 혹은 www.ati-net.com을 참조하라.

필라테스 방법 (Pilates Method)

Joseph H. Pilates(1880-1968)는 독일에서 태어났다. 필라테스는 천식, 구루병, 류마티스 열병 등으로 고통받는 허약한 소년이었다. 그는 병을 극복하기 위해 요가, 선(Zen), 고대 그리스와 로마 신체조절법(Greek and Romen physical conditioning regimens)을 연습하고 독학으로 공부하였다. 1차 세계대전 전에는 영국에서 수행자이며 복싱선수로 일하면서 살았다. 전쟁 중에 독일 국가 캠프에서 인턴생활을 마치고 일상적인 운동에서 동료 캠프 일원으로서 교육자 생활을 시작하였다. 영국에서 뉴욕으로 옮겨 스튜디오를 열고 무용가들에게 그의 기술을 사용했다.

필라테스는 그의 운동요법을 "조절(Contrology)"이라 하였다. 그는 기법을 조절의 예술이라고 정의하였다. 근육을 조절해야 하는 것으로 믿었으며 그 움직임의 시작은 우리 몸의 복부, 허리, 엉덩이 부위의 심부근에서 부터라는 확실한 믿음을 가졌다. 신체의 균형과 안정성은 이 부위에서 시작되며 이러한 근육을 "파워하우스(powerhouse)"라 명하였다.

필라테스 방법은 조절로 통합된 신체 인지라는 철학에 기반을 두었다. 목표는 전인적인 개선을 위해 유연성, 협응력, 근력, 긴장, 근육 조절, 정신적 조절을 향상시키는 것이다. 필라테스는 순서를 중요시하게 여겨 꾸밈없는 전개를 통한 지속적인 움직임을 주장하였다. 궁극적으로 신체의 재균형과 근력을 발전시키기 위해 한 동작에서 다음 동작으로 움직이는 것이다. 균형은 찾기 위한 요소로서 모든 사람은 다르기 때문에 개인별 프로그램은 개별화되어 구성해야 한다고 설명한다. 이러한 믿음 때문에 그는 동일한 동작을 가르치지 않고 매일 다른 동작으로 지도하여 개인의 요구에 맞는 것을 적응시켜 나가려고 하였다.

장비의 일부는 필라테스 방법에 의해 고안되었지만 필라테스 운동을 위해 반드시 이용할 필요는 없다. 필라테스는 그가 살아있는 동안에 500가지의 운동방법을 만들어냈는데 이는 개인의 요구에 맞는 프로그램을 구성했기 때문이다. 또한 그의 기술과 방법을 수행하기 위해 협회를 조직하지 않았다. 이러한 이유 때문에 오늘날 다양한 교육자, 회사, 사업 등 여러 방면에서 필라테스 방법(Pilates Method)과 다양한 버전에 기초한 프로그램 등이 개발되었다.

필라테스 수업은 워크샵, 사설기관, 헬스클럽, 병원, 클리닉, 체육관 등 세계 어디서나 찾을 수 있다.

필라테스 방법은 몇 가지 기본적인 원칙을 주기적으로 실시하는데 대부분의 옹호자들은 여덟에서 아홉 가지 원칙을 말하고 있다. 첫번째 원칙이 *이완(relaxation)*이다. 이완은 신체가 긴장과 스트레스를 풀고 신체와 정신의 올바른 균형을 제공하는 것이다. 대다수의 사람들이 그 날의 스트레스를 해소하고 필라테스 수업에 더 집중하기 위하여 이완 기법을 사용한다. 이완은 자세와 호흡을 개선시키기 위하여 정확한 시작 패턴을 강화시켜 나간다. 다음의 원칙은 *집중(concentration)*이다. 마음은 근육을 재교육하는데 사용되기 때문에 필라테스 운동은 필요한 수준의 집중을 달성하기 위하여 주의 산만한 환경 없이 수행되어야 한다. 움직임에서 마음에 초점을 두는 것은 신체가 있는 공간에서 감각을 강화시켜 나가게 된다. *조절(control)*은 매 운동연습에서 집중을 배우게 된다.

운동은 조절을 향상시켜가기 위하여 단순하게 시작해서 좀 더 복잡하게 된다. 또 다른 원칙은 *호흡(breathing)*이다. 가로막(diaphragm)과 다른 호흡근을 이용하게 되면 유연성과 가슴우리의 근력을 향상시킬 수 있다. 움직임을 준비하고 운동과 회복의 보조 작용으로서 운동 중에 최적의 호흡을 사용할 수 있도록 한다. 다섯째 원칙은 *중심(centering)*인데 운동과 에너지는 중앙이나 심부에서 시작해서 말단부위로 향해 가도록 하는 것이다. 안정성을 위해 심부근을 이용하는 것은 효율적이면서 안전한 신체 움직임을 가져오게 될 것이다. *자세 정렬(postural alignment)*은 운동을 안전하게 하고 근육의 불균형을 교정하는데 중요하다. 교정한 자세는 적절한 근 활동과 협응력을 강화시켜 줄 것이다. *움직임의 유동(fluidity of movement)*은 조절과 동시에 천천히 적절하게 움직이는 것을 의미한다. 느린 동작은 정확한 활동패턴을 확인하기 위하여 자세와 근작용을 관찰할 수 있도록 해준다. 순서에 의한 운동을 통해 적절한 흐름을 가지고 한 동작에서 다른 동작으로 개인의 움직임을 수행하게 된다. 필라테스는 정교하게 수행하기 때문에 수행하는 것을 좀 더 정확하게 평가하기 위하여 천천히 움직여야 한다. 최종적으로 *정력(stamina)*은 프로그램 과정 중에 달성될 수 있다. 움직임이 좀 더 효율적으로 바뀌면서 지구성이 강화된다. 신체는 스트레스를 적게 받고 에너지를 더욱 보전하게 됨으로서 이전에 심신을 지치게 하는 활동에서 덜 피로하게 된다.

신체 인지 프로그램은 펠덴크라이스 방법, 알렉산더 기술과 필라테스 방법을 포함하는, 움직임의 패턴과 능력의 인지를 통해서 자기 스스로 향상시키는데 초점을 맞추고 있다.

필라테스 장점은 누구든지 체력과 상관없이 프로그램을 시작할 수 있다. 마음과 신체의 협응된

■ 필라테스 방법의 예

필라테스 방법의 진행 예는 The Pilates Body(Siler, 2000)에 제시한 프로그램을 바탕으로 한 것이다.
아래 설명은 초심자를 위해 순서적으로 운동을 설명한 것으로 각 운동은 3-5번을 수행한다 :

1. 바닥 매트에 엉덩이와 등을 대고 무릎과 발은 굽힌 상태로 편안하게 눕는다. 양 팔은 양 옆으로 편 상태로 둔다. 엉덩이를 긴장시키고 양 무릎을 서로 꽉 누르고 숨을 들여 마시면서 배꼽에서 척추까지 끌어당긴다. 천천히 몸을 둥글게 하면서 턱을 가슴에 닿도록 하고 어깨와 몸통이 앞으로 향하도록 한다. 숨을 내쉬면서 몸이 앉는 자세가 되고 다리는 동시에 앞으로 펴면서 신장시킨다. 이러한 동작을 순서대로 하면서 든 턱을 시작으로 가슴에서 가슴을 들고 척추에서 척추를 들고 복부에서 복부를 들고 엉덩이까지 드는 과정을 상상한다. 시작 자세로 돌아와서 숨을 들여 마시고 엉덩이를 꽉 쥐고 미골을 구부려 당기고 무릎을 구부리고 시작 자세처럼 배꼽에서 척추까지 끌어당긴다. 둥글게 마는 순서에서 반대로 숨을 내쉬면서 등이 매트로 펴지는 것을 느낀다. 마지막 동작으로 머리와 팔은 매트 위에 편안한 상태로 내려 놓는다.
2. 첫 번째 운동의 시작 자세에서 시작한다. 배꼽에서 척추까지 끌어당기고 엉덩이는 가쪽 돌림을 하고 한쪽 다리는 천장을 향해 편다. 배꼽에서 척추 자세를 유지하면서 엉덩이를 원을 그리면서 숨을 들여 마시고 모아진 자세에서 움직임을 시작하고 아래로 원을 둥글게 그린다. 원은 엉덩이가 매트에서 들리지 않고 다리는 흔들리지 않고 조절된 상태로 크게 그린다. 3-5번 반복하고 나면 반대방향으로도 자세를 취하고 반대 다리도 반복한다. 처음 자세로 돌아간다.
3. 엉덩이와 무릎에 구부리고 앉은 자세에서 미골이 균형을 이룰 때까지 바닥에서 발을 들고 대퇴 원위를 향해 손을 뻗는다. 턱이 가슴을 향해 구부리면서 공처럼 둥글게 하고 팔꿈치는 옆에서 멀리 떨어뜨린다. 숨을 들여 마시면서 배꼽에서 척추로 끌어당겨 등 뒤를 둥글게 말고 팔과 다리는 서로 가슴에 자세를 취한다. 숨을 내쉬면서 처음 자세로 돌아가지만 발을 바닥에 닿지 않도록 한다. 목, 어깨, 다리가 아니라 복부에서 움직임을 만들어낸다.
4. 등을 대고 누운 자세에서 무릎을 가슴 쪽으로 끌어당긴다. 한쪽 정강이를 손으로 잡고 다른 쪽 다리는 천장을 향해 펴준다. 바깥쪽 손은 구부린 다리의 발목에 위치하고 다른 손을 구부린 다리의 무릎에 위치한다. 동작을 하면서 양 어깨는 힘을 빼고 편안하게 내려놓는다. 배꼽에서 척추로 끌어당기고 턱이 복부에 닿도록 머리와 목은 들어 준다. 숨을 내쉬면서 그 자세를 유지한다. 배꼽에서 척추까지 유지하면서 숨을 들여 마시고 팔과 다리의 위치를 바꾸고 매트에 등을 편평하게 만든다. 다리를 바꿀 때 엉덩이에 힘을 준다.
5. 무릎은 약간 구부리고 다리는 엉덩이 보다 넓게 벌린 상태로 길게 앉는다. 앞을 향해 팔꿈치는 펴고 어깨는 90°로 구부린 상태에서 어깨뼈를 내린다. 이 자세에서 발목을 구부리고 숨을 들여 마시면서 몸통을 길게 늘려준다. 턱이 가슴을 향해 둥글게 내려오면서 배꼽에서 척추까지 가져온다. 엉덩이는 안정된 자세를 유지하면서 숨을 내쉬고 복부를 등쪽으로 끌어당기면서 펴되지 않는 동안 상체를 앞을 향해 움직인다. 숨을 들여 마시면서 구부려진 턱 자세를 다시 반대로 한다. 그런 다음 높게 앉은 처음 자세로 돌아오면서 숨을 내쉰다. 맨 마지막에 허리를 곧게 펴고 앉은 자세에서 어깨뼈를 내려놓는다.

노력으로 신체 인지와 조절을 창조시키려는 목표가 있지만 신체부피를 늘리려는 의미는 아니다. 운동은 통증이 있으면 안된다. 필라테스 방법은 일반적인 건강, 재활, 특정 스포츠 훈련에서 활용할 수 있다. 필라테스 방법에 대한 좀 더 자세한 정보는 www.pilates.com 또는 www.pilates.net을 참조하라.

요약 (SUMMARY)

잘못된 자세는 손상과 손상 회복에 영향을 주기 때문에 환자의 자세는 재활 평가의 일환으로써 평가해야 한다. 자세 평가는 앞, 뒤, 옆에서 본 자세를 평가하고 머리에서 발끝까지 잘못된 정렬을 찾아낸다. 근육 불균형은 대부분 자세 불균형으로 설명할 수 있고 재활프로그램이 긍정적인 회복단계에 있다면 반드시 교정되어야 한다. 올바른 자세 역학은 신체가 좀더 효과적이고 효율적으로 사용할 수 있도록 해줄 뿐만 아니라 손상의 위험도 줄어준다.

주요 개념 및 복습 (Key Concepts And Review)

1. 서있을 때 앞, 뒤, 옆에서 본 올바른 정렬의 주요 요소들을 확인한다.

앞에서 볼 때에는 수직선이 코와 입을 이등분해야 하고 가슴, 배꼽, 두덩뼈의 중심 부분을 지나가야 한다. 어깨, 손끝, 젖꼭지, 엉덩뼈능선(장골릉, iliac crest), 무릎뼈(슬개골, patellae), 안쪽 복사뼈와 같이 귓불도 서로 동일한 위치에 있어야 한다. 무릎뼈는 앞을 똑바로 향해야 하며, 발 또한 일직선이거나 약간 밖으로 향해야 한다. 무릎과 발목은 서로 일치하여야 하되 무릎은 안쪽이나 바깥쪽으로 각이 이루어지면 안된다.

옆에서 볼 때 이등분은 외이도, 귓불, 목뼈(경추, cerival vertebrae), 어깨관절(견관절, shoulder joint)의 중심과 큰 돌기를 지나가야 한다. 또한 등과 가슴 사이 등과 복부 중간쯤으로 통과하여야 하며, 엉덩관절(고관절, hip joint)에서 약간 뒤쪽으로, 무릎뼈 바로 뒤 무릎 중심보다 약간 앞으로 지나야 바람직하다. 수평선은 ASIS와 PSIS가 연결되어야 한다. 환자는 체중이 뒤꿈치와 앞발에 균형을 이룬 상태에서 편안하게 있어야 한다. 무릎은 잠김(locked)없이 똑바로 펴야 한다. 턱은 살짝 안으로 집어넣어야 하며, 가슴은 약간 앞으로 들고 있어야 한다. 등 아랫부분과 목 부분에는 부드러운 곡선이 있어야 한다.

뒷면에서 수직선은 머리를 이등분해야 하고, 목뼈에서 허리뼈로 이어지는 가시돌기(극돌기, spinous process)를 따라가야 한다. 귓불, 어깨, 어깨뼈, 볼기 PSIS, 볼기 움푹한 곳, 무릎 뒤 주름과 안쪽 복사뼈는 좌에서 우로 동일한 위치에 있어야 한다. 어깨뼈는 두 번째와 일곱 번째 갈비뼈 사이, 가시돌기에서 5cm(2 in.) 떨어져 위치해야 한다. 발꿈치뼈는 곧게 뻗어야 하고 발꿈치뼈 힘줄은 바닥과 수직축을 이루어야 한다. 몸통 근육은 평형을 유지하면서 균형이 잡혀야 한다. 어깨는 아래로 이완된 상태에 있어야 하며, 체중은 양 발에 균등하게 분배되어야 한다.

2. 일반적인 자세 결점들을 논하고 그 원인들을 설명한다.

근력 불균형이나 근육이나 근육군의 단축은 일반적으로 자세 결함의 원인이 된다. 이러한 변화는 시간이 지나면서 발생하며 특정 부위에 따라 자세 변화가 많이 일어날 수 있다. 몇 가지 자세 결함의 대표적인 예로는 척추옆굽음증, 척추앞굽음증, 척추뒤굽음증과 같은 앞, 뒤, 측면의 척추기형; 볼기

앞방향경사증과 뒤방향경사증; 사시성 무릎뼈, 전반슬; 밖굽이무릎(외반슬, genu valgum)과 안굽이무릎(내반슬, genu varum), 휜발(요족, pes cavus)과 편평발(편평족, pes planus), 망치발가락, 갈퀴발가락, 윤활막주머니염 등이 있다.

3. 일반적인 자세 결점을 위한 교정운동을 약술한다.

일단 결점에 대한 원인이 확인되면 결점을 감소 또는 경감시키기 위하여 교정운동을 실시한다. 대부분의 경우에 긴장된 부위에 스트레칭과 함께 약한 근육을 강화시키면서 교정하는 것이 기본적이고, 특히 약한 근육을 강화시켜 교정하는 것이 중요하다. 추가적으로 나쁜 습관을 버리고 의식적으로 잘못된 자세를 교정하려는 의지를 가지고 새롭고 올바른 습관을 확립하려는 노력을 있어야 한다.

4. 올바른 자세와 적합한 신체 역학이 운동에 얼마나 중요한지 설명한다.

올바른 자세는 능률을 향상시키고 손상 위험을 줄여주기 때문에 스포츠 활동을 잘하기 위해서는 필수적이다. 나쁜 자세와 역학 때문에 발생하는 불균형은 신체 구조에 스트레스를 가중시키며 손상 위험에 노출된다. 한 부위가 다른 부위의 결함을 보충해주어야 하기 때문에 신체의 효과적이고 효율적인 운동수행을 떨어뜨린다.

5. 올바른 신체역학의 기본원리를 나열한다.

다리에서 나온 힘이 위로 전달될 수 있도록 척추를 "곧게" 유지한다; 안정성을 증가시키려면 무게중심의 높이를 낮추어라; 안정성을 더 크게 하려면 기저면을 넓혀라; 움직이거나 힘을 적용하는 방향으로 서라; 복부와 다리(하지, lower extremity) 근력을 잘 유지한다.

6. 운동사가 치료 중에 쓰는 올바른 신체 역학에 대하여 그 예를 들어본다.

손에 저항을 줄 때 운동사는 환자 가까이 서서 손의 저항을 전달하기 위해서 다리 힘을 이용하며 등을 곧게 유지하고 움직임에 저항하는 방향으로 발을 놓고 선다.

7. 펠덴크라이스 방법, 필라테스 방법, 알렉산더 방법의 차이점과 유사점을 설명한다.

세가지 방법 모두가 신체 피드백 시스템인 기능 장애 교정과 교정 과정의 일부로 자아 인지, 재교육, 그리고 반복에 기초한 것이다. 펠덴크라이스 방법은 움직임의 인지 변화를 통해서 움직임을 개선한다; 이 방법은 자신감을 증진하고 학습기능을 향상시킴으로써 전인적으로 치료 프로그램에 몰두하게 한다. 필라테스 방법은 몸과 마음의 조화로 신체 움직임을 조절한다. 몸통 근육(core muscle)은 움직임을 "파워하우스(powerhouse)"에서 시작하여 한 동작에서 다음 동작으로 부드러운 흐름에 따라 움직이도록 한다. 알렉산더 방법은 잘못된 오랜 습관들을 버리고 자기 평가와 운동감각의 지각과 자연스러운 움직임에 기초한 새로운 습관을 형성시킨다.

심화 학습 문제 (Critical Thinking Questions)

1. 당신은 등허리 손상이 빈번한 산업 진료소(industrial clinic)에서 일하고 있다. 더 효율적인 노력의 일환으로 등허리를 다친 환자들한테 올바르게 물건을 들고 내려놓는 방법이 적혀있는

자료를 구성하려고 한다. 그 자료에 어떠한 내용을 담을 것인가? 어떤 예방책을 포함시킬 것인가? 등허리 해부학과 역학에 대한 일반적인 정보를 어떻게 볼 것인가? 왜 이러한 정보를 포함시키거나 배제시키는가?

2. 당신이 등 위쪽과 목(경부, cervical) 위치가 잘못된 자세를 가지고 있는 어깨 환자를 치료하고 있다. 이러한 문제들이 어깨 부상을 더 복잡하게 만들며 효과적으로 어깨를 치료하기에 앞서 환자의 자세를 교정해야 한다고 생각한다. 가슴과 목 부위 자세가 어깨에 어떻게 영향을 미치는가? 어떻게 하면 이러한 자세를 개선할 수 있는가? 어떤 신호와 지시를 환자에게 줄 것인가?
3. 당신의 비서는 하루 종일 컴퓨터 앞에 앉아 전화를 받으면서 시간을 보낸다. 등 상부와 목이 아프다고 불평하여 당신에게 도움을 청한다. 어느 부위를 집중적으로 검사할 것인가? 그녀의 불평에 대한 원인은 무엇이고 문제점을 경감시키기 위해 그녀 스스로 할 수 있는 일은 무엇인가?
4. 발바닥 근막염이 있는 환자가 다리(하지, lower extremity)에 약간의 불균형를 가지고 있다. 발이 심하게 엎쳐진 것 이외에도 정강뼈 염전과 사시성 무릎뼈를 가지고 있다. 이러한 이상 증세를 보일 때 엉덩이에 불균형을 예측할 수 있겠는가?
5. 이 장의 첫 부분에 나온 시나리오에 근거하여 Dee에게 역학적으로 올바르게 드는 방법을 어떻게 지시할 것인가? 정확히 무슨 지시를 할 것인가? 치료 프로그램에 어떠한 형태의 활동을 포함시킬 것인가?
6. 당신이 치료대에 누워있는 환자의 다리 근신경의 고유수용을 촉진하도록 할 때 신체 역학을 얼마나 정확하게 사용할 수 있는가? 당신의 기저면이 어느 위치에 있는가? 체중을 어떻게 옮길 것인가? 엉덩이를 편 상태에서 최고의 저항력을 주기 위해 신체를 어디에 위치시킬 것인가? 엉덩이를 굽힐 때는?

실험실 활동들 (Lab Activities)

1. 파트너와 자세 분석을 실시한다. 모든 위치에서 잘못된 정렬이나 정상 범위에서 편위된 것을 분별해낸다. 3가지 각도에서 자세를 평가한다. 자세 불균형에서 수정해야 하는 이유가 있는지를 판단한다. 어떤 운동이 이러한 불균형을 감소시키거나 정확하게 해주는지 설명할 수 있겠는가?
2. 디지털 카메라가 있다면 지인들 가운데 자세 불균형이 있는 사람의 사진을 찍어본다. 어떤 부위가 불균형을 보이며, 불균형의 정도는 경미한지, 중증인지, 심각한 상태인지 구별해본다.
3. 3-4명으로 구성된 그룹에서 교정을 돌면서 가능한 찾을 수 있는 만큼 자세 불균형에 대하여 디지털 사진을 찍어본다. 지도자나 다른 팀과 함께 보고서를 위해 특정 시간을 설정한 후에 자세 불균형의 형태나 수를 캡처한다. 가장 많이 자세 불균형 형태나 수를 보이는 팀과 그들을 정확하게 식별해내는 팀이 승자가 된다.
4. 치료대에 파트너를 반드시 눕게 한다. 파트너가 엉덩이를 굽힘(굴곡, flexion)과 폄(신전, extension) 동작에 대하여 수기 저항을 하게 된다면 어떻게 서서 엉덩이의 운동범위에 따라 이동할 것인가? 가장 좋은 자세는 무엇인가? 역학적인 이점을 위해 파트너의 다리 위치에서 가장 좋은 손의 위치는 어디인가? 저항을 좀 더 쉽게 하기 위해 어떻게 움직여야 하는가?

운동을 통해 신체가 주는 것과 비교할 때 팔이 저항을 주는 곳은 어디인가? 이러한 활동을 통해 무엇을 얻을 수 있는가?

5. 치료대 끝에 파트너를 앉게 한다. 파트너가 무릎을 펼 때 수기 저항을 한다. 동작을 쉽게 하기 위해서 어떻게 위치해 있어야 하는가? 파트너의 다리 위치에서 어디에 서 있는가? 파트너의 운동범위에 따라 다리가 움직일 때 당신의 움직임은 어떻게 되는가? 수기 저항 운동을 쉽게 하기 위해서 무엇을 지속적으로 해야 하는가? 이러한 동작을 통해 얻을 수 있는 것은 무엇인가?
6. 테니스 서브, 농구 프리드로우나 레이엎, 축구 킥, 배구 서브나 네트 블럭킹, 풋볼 페스나 프로트 라인 블럭킹, 야구 토스 등과 같이 선수 활동을 파트너와 수행해 본다. 파트너가 유용한 자세 역학을 이용하여 운동수행을 할 수 있도록 하기 위해 무엇을 지도해야 하는가? 교육 방법에 따라 반복해본다. 이때 수행력은 어떠한가? 파트너가 더 나은 자세 역학으로 수행하기 위하여 제공해줄 수 있는 추가적인 조언이나 지도 요점은 무엇인가? 파트너가 정확하게 수행하기 위하여 기억해야 할 기본적인 원칙은 무엇인가? 일단 파트너가 좋은 자세 역학을 이용하여 수행할 수 있게 된다면 던지거나 차는 거리, 힘 발생, 스피드 등 실제적인 수행력 변화는 어떻게 되었는가?

권장 도서 (Additional Source)

Hislop, H.J. and J. Montgomery. 2002. *Daniels and Worthingham's muscle testing. Techniques of manual examination.* Philadelphia: WB Saunders.

제 12 장

보행 및 보행 보조 기구
(Ambulation and Ambulation Aids)

임 비 오

학습목표 (Objectives)

이 장을 마치고 난 후에는 아래의 사항을 설명할 수 있어야 한다 :

1. 보행에 관한 일반적인 개념.
2. 보행 중 관절가동범위의 변화.
3. 보행 중 관여하는 근육의 움직임.
4. 보행과 달리기의 일반적인 역학적 차이점.
5. 근신경계 부상에 따른 비정상적인 보행의 형태.
6. 보조 기구를 이용하는 다양한 보행 형태에 대한 개요.
7. 보조 기구를 이용하는 계단 오르기와 관련된 기술.
8. 보조 기구를 이용하는 보행과 관련된 안전 조치들.

▶ 38살의 활동적인 축구선수 미쉘은 처음 발목을 다쳤을 때, 도저히 걸을 수가 없었다. 2도 발목 염좌로 2주간 캐스트(깁스)를 하고 지내야 했으며, 그 뒤로도 4주간이나 부목을 대어야 했다. 드류 윌리암스가 처음 미쉘을 보았을 때, 그녀는 부목도 떼어 내고 목발도 짚지 않았지만 여전히 정상적인 걸음을 할 수가 없었다. 드류는 동작과 근력을 테스트하기에 앞서 관절의 가동범위와 근력의 결함을 평가하기 위해 보행 분석을 해보기로 했다. 정상적으로 걸을 수 없었기 때문에 당연히 달리기를 시킬 수는 없었지만, 언젠가는 그녀의 달리기 또한 분석해 봐야 한다는 것을 알고 있었다.

미쉘이 여전히 다리를 심하게 절고 있었기 때문에, 드류는 지팡이를 짚고 걷는 법을 가르쳤다. 미쉘은 더 이상 목발을 사용하고 싶어하지 않았으며 정상적으로 걸을 수 있을 때까지 지팡이를 사용하기로 했다. 드류는 지팡이를 사용하는 것에 대한 주의사항을 그녀에게 알려주었으며 바닥과 카페트, 그리고 계단에서 적절히 사용할 수 있을 때까지 그녀 혼자 지팡이를 사용하는 것을 허락하지 않았다.

걷는 것은 최상의 운동이다. 멀리까지 걷는 것을 습관화해라.
THOMAS JEFFERSON(1743–1826)

사람들은 제퍼슨 대통령이 걷기가 운동이라고 주창하기 오래전부터 걸어 왔다. 발끝부터 머리까지, 보행 중에 환자들이 어떻게 움직이는가를 관찰하는 것은 운동사들에게 중요한 정보를 제공할 수 있다. 환자가 정상적인 보행을 하는지 알기 위해서는 정상적인 보행이 무엇인지부터 이해해야 한다. 그리고 환자들에게 보행을 위한 보조기구의 사용을 가르치기 전에 그러한 보조기구들의 역학적 원리와 보조기구를 사용할 때에 예측되어지는 보행에 대해 이해하고 있어야 한다.

보행이라고 하는 것은 그것이 무언인지, 어떤 것들이 관여하는지, 그리고 어떻게 하는 것인지 등을 전혀 생각하지 않고 우리의 일상생활에서 행해지는 행위이다. 우리는 그저 그것을 행할 뿐이다. 부상으로 인하여 정상적인 보행이 방해를 받게 되면, 우리의 일상생활은 어려워지고 에너지 소모가 커지게 된다. 그렇게 되면, 보행은 더 이상 무의식적이나 자동적으로 행해지는 행위가 될 수 없다.

이 장에서는 보행과 달리기의 역학적 원리를 소개하고 보행과 달리기의 차이점에 대해서 알아보도록 한다. 먼저 정상적인 보행과 보조기구의 사용에 대해 생각해 보기로 한다. 이를 위해서 보조기구의 적용 원리, 지면 형태와 보조기구의 사용에 따른 보행 패턴, 그리고 환자에게 적합한 보조기구의 선택 방법을 주제로 다룬다.

정상 보행 (NORMAL GAIT)

보행, 즉 걷기는 우리의 몸을 어느 한 장소에서 다른 장소로 움직이기 위해 사용하는 이동 수단이다. 우리가 걷는 것을 일컬어 보행이라고 한다. 정상적인 보행은 사람에 따라 조금씩 다르지만 기본적인 유사성을 갖고 있다. 실제로 사람들 사이에 얼마나 다양한 체형과 체격이 있는 지를 감안하면, 정상적인 보행에서 개인 간에 나타나는 차이점이 거의 없어 그저 놀라울 뿐이다. 그리고 주된 차이점은 보통 자세의 다양성, 허약함, 구조적인 결함, 그리고 연조직 길이의 변화 등, 11장에서 논의된 것들 중 몇몇 가지에서 그 원인을 찾을 수 있다. 정상 보행에 대한 지식은 운동사들에게 실제적인 것이며, 이를 바탕으로 부상에 의한 비정상 보행을 교정하고 보조기구들의 사용에 대해서도 이해할 수 있을 것이다.

보행주기 (Gait Cycle)

하나의 보행주기는 어느 한 쪽 발의 뒤꿈치가 지면에 닿은 시점으로부터 같은 발이 다음에 다시 지면에 닿는 순간까지의 시간을 일컫는다. 보행주기는 디딤기(stance phase)와 흔들기(swing phase), 두 구간으로 나누어진다. 디딤기는 발이 지면에 닿아 하지에서 일부 혹은 전체 체중을 지탱하는 기간을 말한다. 그리고 디딤기는 다시 3개의 구간으로 나누어진다. 발꿈치딛기(heel strike) 즉, 발꿈치딛기(foot strike)는 발꿈치가 지면과 접촉하는 시점을 말한다. 편평발(foot flat)는 용어 자체가 내포하듯이, 발이 지면에서 평평하게 될 때 일어난다. 사실 발꿈치는 러너들과 병이 있는 사람들의 보행에서는 땅에 닫게 되는 발의 첫 부분이 아닐 수 있다. 그래서 'foot strike' 보다는 'heel strike' 가 더 합당한 용어일 수 있다. 편평발이라는 용어는 발 앞쪽의 전단력이 뒤쪽으로 전도되는 것으로 대체할 수 있다. 왜냐하면 발은 병적인 보행 행태에서는 평평한 위치를 만들어 낼 수 없기 때문이다(Chambers & Sutherland, 2002). 중간디딤기(midstance)는 발바닥 접지가 완료된 시점부터 체중이 발에 실린 채 발 전체가 지면과 접해 있을 때 까지를 말한다. 이 구간을 한다리지지기(single leg support)라고도 하는데, 이는 지면과 접해 있는 발이 전체의 체중을 지탱하고 다른 한 쪽 발은 흔들기의 중간에 있기 때문이다. 발꿈치떼기(heel off)는 체중이 발의 앞 쪽으로 이동하고 발뒤꿈치가 지면으로부터 떨어져 있는 시기를 말한다. 이 시점에는 부분적인 체중이 발에 남아 있고 다른 쪽의 발이 다시 지면과 접하게 된다. 발가락떼기(toe off)는 발이 지면에서 완전히 떨어져 흔들기가 시작되는 시점을 말한다. 이 시기를 *추진기(push off)*라고도 하는데, 이는 하지가 인체를 앞으로 밀어내고 계속해서 보행의 두 번째 국면으로 이어지기 때문이다.

두 번째 보행 국면인 흔들기(swing phase)는 발이 지면과 접해 있지 않아 체중이 하지에 실리지 않는 시기를 말한다. 흔들기는 발가락떼기와 동시에 시작되며 초기 흔들기, 체공 중기, 체공 말기로 구분된다. 발가락떼기 직후 하지는 초기 흔들기를 시작하며, 가속 구간이 시작되는데, 이 시기에 하지의 전방으로의 추진력이 증가되어진다. 흔들기의 중간 시점을 스윙드루(swing through)라고 한다. 하지는 지면과 부드럽게 접촉할 수 있고 새로운 보행 주기를 시작할 수 있도록 전방으로의 추진을 감속하는 체공 말기 즉, 발꿈치딛기 시점까지인 감속구간에서 스윙드루를 계속한다. 임상 보행 분석에서 사용되는 용어는 보행에 관한 실험 연구보고서에서 종종 볼 수 있는 용어로 대체되어 사용될 수도 있다. 즉, 발꿈치가 지면과 접촉하는 순간을 초기 접촉(initial contact)이라고 하며, 발에 가해지는 체중의 부하가 점차 증가되는 발바닥 접지기를 부하반응(loading response)이라고도 한다. 또한, 발꿈치떼기는 발디딤말기(terminal stance)라고 하며 전흔들기(preswing)로 가는 과정이다. 흔들기는 발가락떼기와 동시에 시작되어 초기 스윙(initial swing), 중기 스윙(midswing), 그리고 발디딤말기(terminal stance)라고 한다. 스윙 국면은 전흔들기 후에 시작하여 초기 스윙, 중기 스윙, 스윙 말기로 나누어진다. 일부 실험 연구가들과 운동사들은 이러한 개념들을 사용하기를 더 좋아하는데 그 이유는 세부 구간이 더 많고, 이러한 개념들이 보행을 분석하고 그 결과를 보고하는데 보다 더 일관성이 있기 때문이다.

운동사들이 일반적으로 사용하는 용어들은 다양하다. 운동사들은 보행분석에 사용하는 용어들의 선택에 있어 그들이 배운 방법과 그들이 직관적으로 배운 지식에 의존하고 있다. 여기에서는 각각의 개념에 대해 친숙해질 수 있도록 두 그룹의 개념들을 모두 소개하기로 한다.

지지기의 시작과 흔들기의 종료시점을 한 보행주기로 이를 100%로 하면, 이 중에서 지지기는 약 60%를 차지한다. 지지기 중, 발꿈치가 지면에 닿은 후 발바닥 전체가 지면과 닿을 때까지가 보행주기의 0~12%를 차지한다. 중간디딤기는 다음의 12~30%를 차지하며, 발꿈치떼기는 30%에서 시작되어 흔들기가 시작되는 발가락떼기까지 계속된다(그림 12.1). 나머지 40%가 흔들기에 해당한다. 보행 속도가 증가하게 되면, 지지기와 흔들기의 비율이 비슷하게 된다. 달리기에 있어서는 흔들기의 비율이 지지기의 비율보다 오히려 커지게 된다.

보행 중의 디딤기 가운데 처음과 마지막의 10%는 양다리에 의해 인체가 지탱되어 진다(Ounpuu, 1994). 이러한 현상은 한쪽 발뒤축이 지면과 접촉하기 시작하고 다른 쪽 발이 디딤기의 마지막 단계일 때 즉, 발가락떼기 직전에 일어난다. 이런 형태의 디딤기를 **양다리지지기**라고 한다.

인체중심의 이동 경로 (Center-of-Gravity Pathway)

보행 중, 인체의 무게중심은 전방으로 추진되어 진다. 그리고 관절과 하지의 위치가 변함에 따라 그 위치도 변화하게 된다. 변화의 발생과 그 중요성에 대해 이해하기 전에 다음의 몇 가지 중요한 개념들을 확인하기로 하자.

걸음거리(stride length)는 한 번의 보행 주기에서 한 쪽 발꿈치가 지면에 닿고 같은 쪽 발꿈치가 다시 지면에 닿은 곳 까지의 거리를 말한다. **1보 거리**(step length)는 한 쪽 발꿈치 접지점부터 다른 한 쪽 발꿈치 접지점까지의 거리를 말한다. 걸음거리는 개인의 신장과 밀접한 관계가 있지만, 평균 걸음거리는 대략 156cm(61 inch)이다(Lehmann, 1990).

체중이 한 쪽 하지에서 다른 쪽 하지로 이동함에 따라 발생하는 인체의 좌우 움직임을 **보폭**(stride width)이라고 한다(그림 12.2). 그 거리는 중간디딤기 시점의 한 쪽 발의 중앙선과 다른 쪽 발의 중앙선과의 거리를 말한다. 보폭 또한 개인의 체격 혹은 체중과 같은 결정 요인이 있기는 하지만, 평균 보폭은 8cm(약 3 inch)이다(Lehmann, 1990).

일분 간 걷는 발자국 수(분속수)는 개인에 다라 커다란 차이를 보인다. 보고된 연구 결과들에 의하면, 정상 발자국 수는 분당 60회(Lehmann, 1990; Murray, Drought, & Kory, 1964)에서부터 101~110회(Winter, 1987)까지 다양하다. 조깅, 달리기, 그리고 전력 질주에서처럼 분속수가 증가하면 디딤기와 흔들기는 영향을 받게 된다. 정상적인 달리기의 역학적 원리에 대해서는 이 장 뒷부분에서 다루기로 한다.

인체가 전방으로 추진되어실 때, 인체는 가능한 효과적인 동작을 취하려고 한다. 인체중심의 움직임을 최소한으로 유지하는 것은 효율적인 움직임의 일례이다. 하지가 바퀴 모양이 될 수는 없다. 그렇다면 인체를 효과적으로 전방으로 이동시키는 다관절 구조가 최선일 것이다. 바퀴 체계가 되면 인체가 평평한 바닥을 걸을 때는 매우 효율적이지만, 평평하지 않은 표면 위에서의 움직임은 매우 어렵게 될 것이다. 인체는 보행 시 골반에서 발에 이르는 관절들의 위치 변화를 이용하여 인체중심의 움직임 경로 변화를 최소화하며, 또한 여러 가지 지면의 형태와 지형에 적응한다.

인체가 부드럽게 효율적으로 앞으로 나아가기 위해서, 인체는 전방으로 나아갈 수 있는 충분한 힘을 발현해야 하는 한편, 인체의 위치가 변하더라도 인체가 안정을 유지할 수 있도록 움직임과

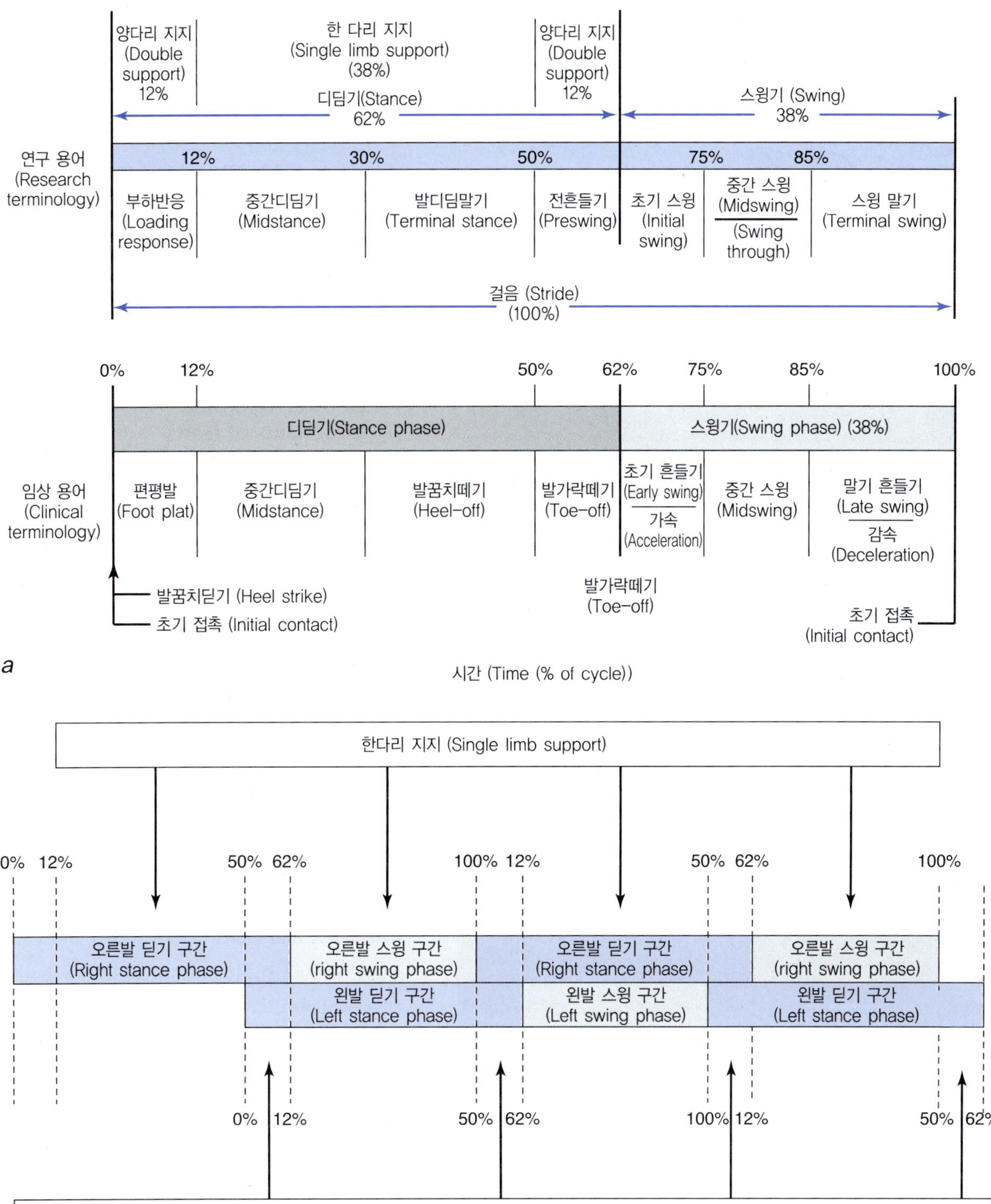

그림 12.1 *(a)* 한쪽 다리의 보행 주기, *(b)* 양쪽 다리의 보행 주기.

모멘트를 조절할 수 있어야만 한다. 또한 인체는 한 쪽 하지에서 다른 쪽 하지로 이동되는 체중에 의한 충격을 흡수해야만 한다. 보행이 효율적이며 효과적이기 위해서는 이런 모든 능력과 조절 기능을 유지해야만 한다. 이들 중 어느 한 요소의 결함이 보행의 부자연스러움, 높은 에너지 소모,

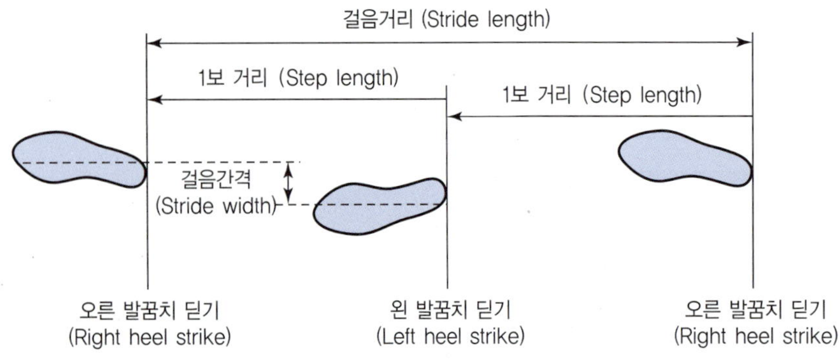

그림 12.2 걸음거리와 걸음간격.

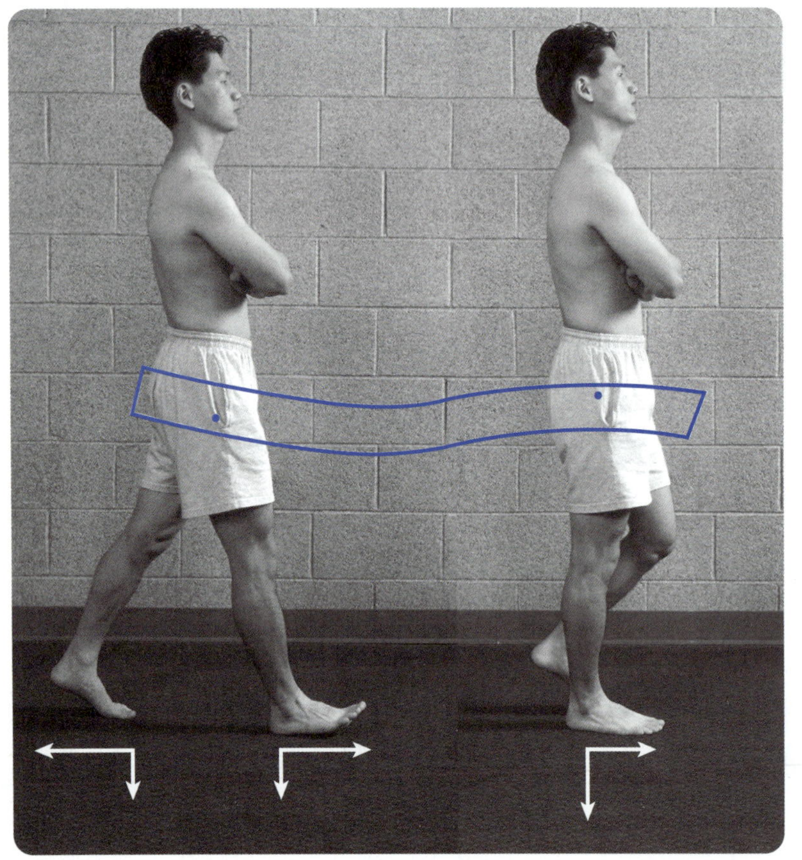

그림 12.3 굴모양 곡선 운동 (sinusoidal motion).

그리고 부상을 유발할 수도 있다. 인체가 바퀴 위에서 움직이는 것이 아니기 때문에, 두 발로 이동하는 가장 효과적인 방법은 수학에서의 사인 곡선과 같이 무게 중심이 아래위로 평균 4cm(1.6 inch) (Chambers & Sutherland, 2002) 내외에서 움직이는 것이다. 인체의 중심은 파형과 같은 움직임에 의해 에너지를 보존하고 지면과 접촉 시 충격을 적게 한다(그림 12.3).

보행의 결정인자들 (Determinants of Gait)

인체의 무게 중심은 이동 간에 수직 · 수평 방향으로 사인곡선 형태의 움직임을 보이면서 움직인다. 이런 사인곡선 형태의 움직임은 Saunders와 그의 동료들이 명시했던 6가지의 보행 결정인자로부터 처음 생각되어졌다(Saunders, Inman, & Eberhart, 1953). 그들은 보행 중 필요한 에너지 소비가 인체 무게 중심을 최대한 움직이지 않음으로써 최소화 될 수 있다고 이야기한다. 보다 최근의 연구들이 그들의 이론이 맞지 않다고 하고 있으나, 그들의 초기 이론은 보행 시스템에서 몸통과 골반과 사지가 어떻게 협응 하는가에 대한 개념을 찾는데 도움을 준다(Childress and Gard, 1997; Gard and Childress, 1999). 이러한 이유로 위의 개념을 여기에 소개하였다.

골반 돌림 *(Pelvic Rotation)*

골반의 돌림은 수평면에서 수직축을 중심으로 일어난다. 한쪽 발이 전방으로 나아갈 때, 골반은 하시의 1보 거리를 크게 하기 위하여 전방으로 돌림한다. 골반은 양하지 지지기 시 최대 4° 한쪽으로 돌림한다. 하지의 길이를 길게 함으로써, 인체의 중심이 필요 이상으로 내려가지 않는다(그림 12.4). 같은 과정 중 반대 쪽 골반도 4° 돌림한다. 골반의 돌림은 총 8°, 혹은 한 쪽에 4° 씩이다.

골반 기울기 *(Pelvic Tilt)*

중간디딤기 시 골반은 지지하고 있는 하지로부터 아래쪽으로 기울어져 흔들기에 있는 하지쪽의 골반이 지지하고 있는 하지의 골반보다 낮다(그림 12.5). 이 움직임은 지지기에 있는 하지의 벌림근

(외전근, abductor)에 의해 조절된다. 이 때, 인체의 중심은 두 골반 사이의 한 가운데 위치하기 때문에 흔들기의 하지의 높이가 낮아지면 인체 중심의 높이도 낮아진다. 이런 움직임에 의해 중간디딤기 시 인체중심을 5° 낮추고 인체중심의 높이를 3/16 낮게 한다.

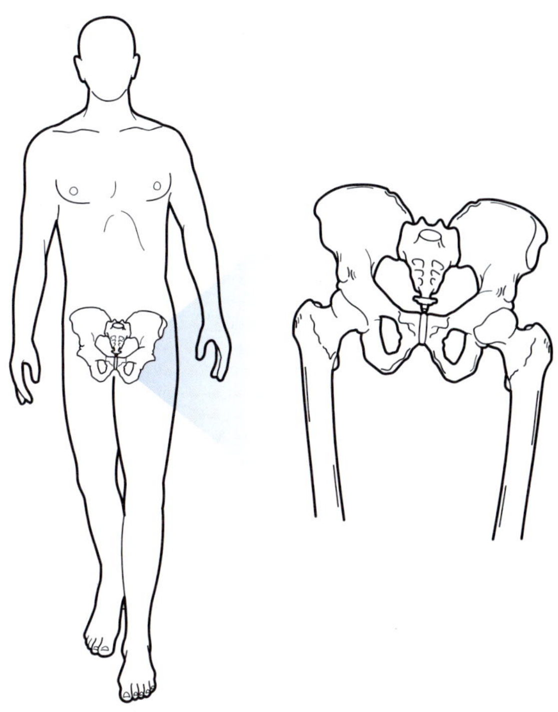

그림 12.4 골반 회전은 걸음의 길이를 증가시켜 인체 무게 중심의 수직 변위를 감소시킨다.

중간디딤기 시 무릎관절의 굽힘 (Knee Flexion at Midstance)

발꿈치딛기에서 하지는 신장되어 있는 상태이다. 그러나 지면과 접촉한 직후부터 굽힘(굴곡, flexion)하기 시작하여 중간디딤기까지 15° 굽힘한다(그림 12.6). 이러한 무릎관절의 굽힘은 사인 곡선의 최대 높이에 이른 인체의 무게중심을 낮추는 역할을 한다.

발목관절 움직임 (Ankle Motion)

발목관절(족관절, ankle joint)만의 움직임에 의한 인체중심은 발꿈치딛기와 발가락떼기에 가장 높으며 중간디딤기에 가장 낮다. 이 움직임은 그림 12.7에서 볼 수 있듯이 무릎관절의 움직임과 반대다. 이러한 복합적인 움직임은 인체중심의 높이 변화를 작게 하고 사인 곡선 형태의 움직임을 부드럽게 한다.

지지기 시 골반 돌림, 골반 기울기 그리고 무릎관절과 발목관절의 움직임 등의 종합적인 효과는 인체중심의 높이 변화를 2.5cm(1 inch)로 작게 하는 역할을 하여 인체중심의 최대 수직 높이 변화를 5cm 이하가 되게 한다.

골반의 좌우 움직임 (Lateral Motion of Pelvis)

사람이 안정되게 서 있기 위해서는 인체중심이 발의 기저면에 있어야 한다. 두 발로 서 있을 때의 인체중심은 두 발 사이에 위치한다. 한 발로 서기 위해서는 인체중심이 지지하고 있는 발 위로 이동되어야 한다. 두 하지의 넙다리가 평행하게 되어 있다면,

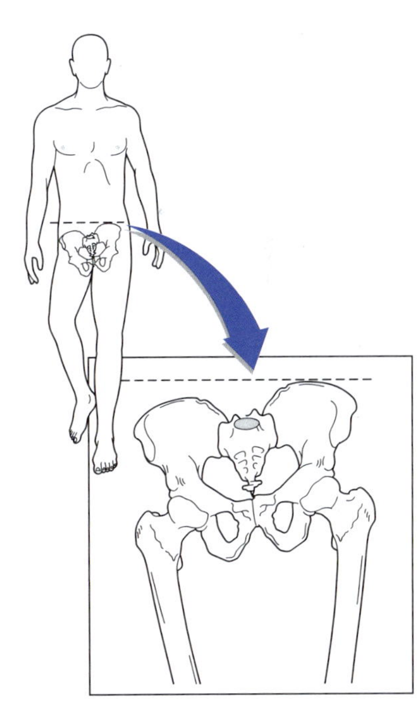

그림 12.5 골반 기울기는 인체 무게 중심의 수직 변위를 감소시킨다.

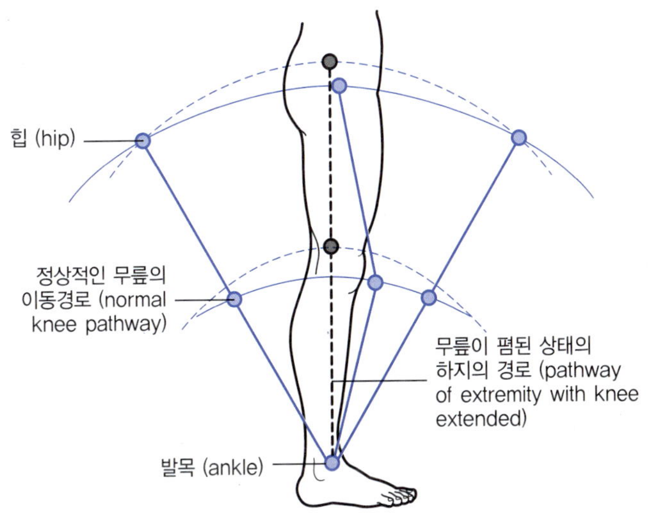

그림 12.6 중간디딤기에서의 무릎 굽힘은 중간디딤기 시의 무게 중심의 수직 변위를 감소시킨다.

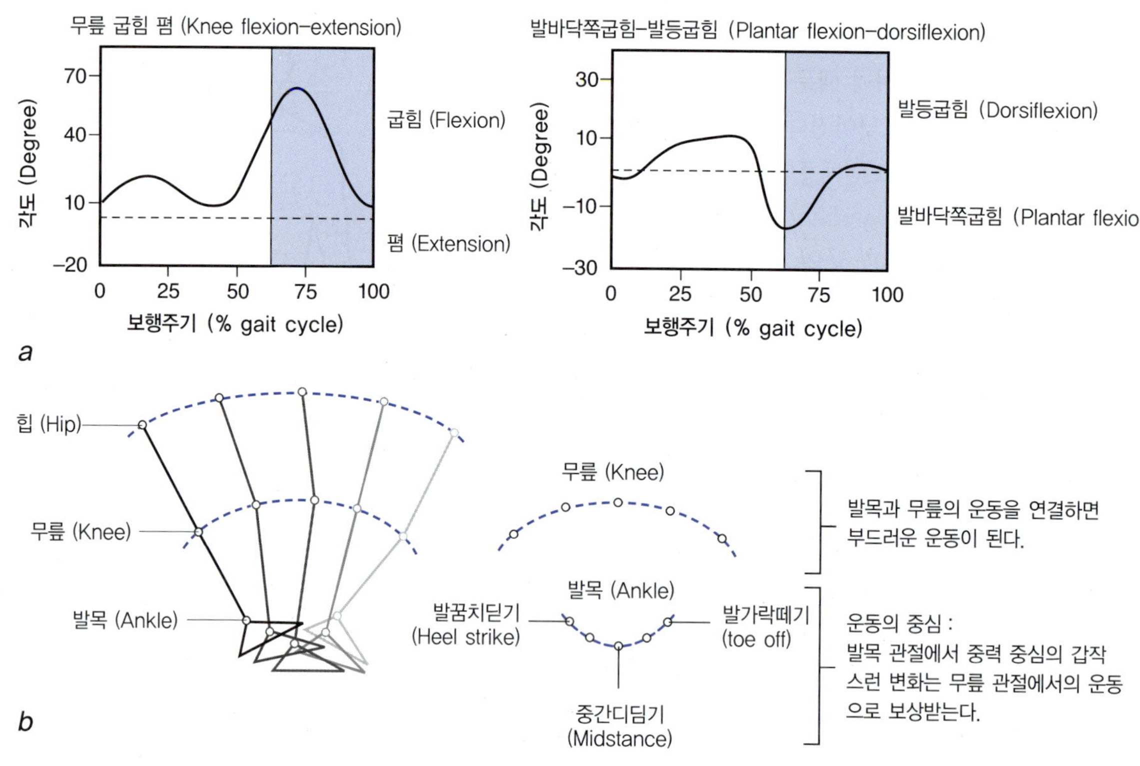

그림 12.7 보행 시 무릎과 발목의 움직임. 무릎과 발목의 상반되는 움직임은 무게 중심의 수직 변위를 감소시킨다.

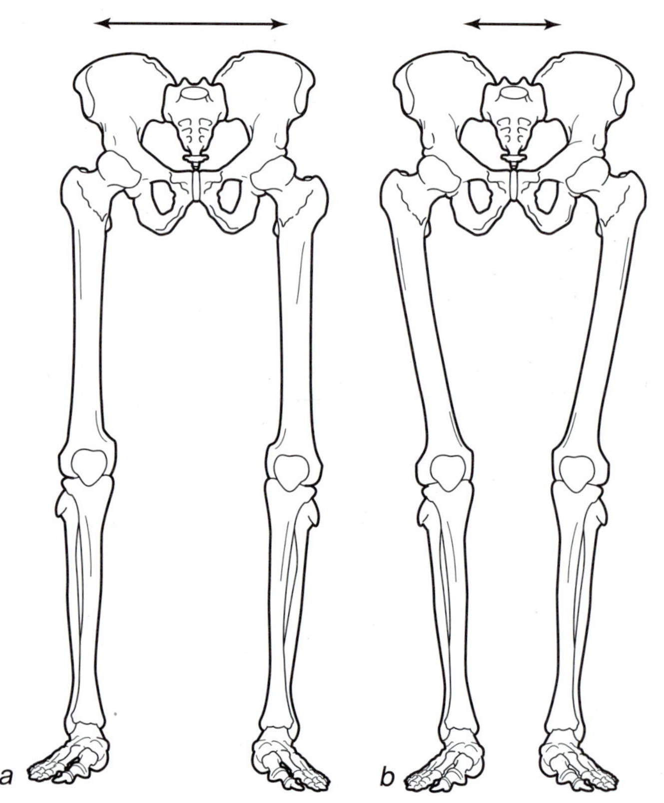

그림 12.8 좌우 골반 이동에서 무릎관절과 발목 관절의 정렬. 모음된 넙다리뼈 정렬은 보행 시에 좌우 움직임을 감소시킨다. *(a)* 넙다리뼈가 평행하면 보행 시에 좌우로 15cm의 움직임이 필요하다. *(b)* 정상적인 힙관절각은 보행 시 힙관절의 좌우 움직임을 5cm 이내로 최소화시킨다.

한다리지지기 시에 지지하고 있던 한 쪽 하지에서 다른 쪽 하지로 체중을 이동시키기 위해서는 최대 15cm(6 inch)의 골반 이동이 있어야 한다(그림 12.8). 그러나 넙다리뼈(대퇴골, femur)가 곧게 되어 있지 않고 모음되어 무릎관절에서 가쪽들림(외반, valgus)된 상태이기 때문에, 성인에 있어 한 쪽 하지에서 다른 하지로의 좌우 골반 움직임은 4.3cm(1.7 inch)이다. 5cm(2 inch) 보다 작은 골반의 좌우 움직임도 사인 곡선 형태를 보여 주며, 보행 시에 하지의 움직임을 가능한 부드럽게 해준다.

사인 곡선에서 최대 위치는 한 쪽 하지를 기준으로 중간디딤기 시의 골반의 위치와 양다리지지기 시 골반의 중간에서 발생한다. 또한 사인 곡선에서의 최고점은 각 하지의 중간디딤기 시에 발생하며 최저점은 양다리지지기 시에 발생한다.

운동현상학적 보행 분석 (Gait Kinematics)

보행 시 발생하는 동작의 사인 곡선은 관절의 가동범위의 변화에 기인한다. 이러한 변화의 일부는 그다지 크지 않지만 부드럽고 에너지 효율성이 높은 동작을 위해서는 중요하다. 움직임 자체는 전후면, 좌우면, 그리고 수평면에서 일어난다. 어느 한 면에서의 동작이 제한을 받으면, 자연스러운 보행을 할 수 없다. 그러므로 운동사들은 관절 동작의 움직임 과정, 각도, 그리고 발생 시기에 대해 이해하고 있어야 한다.

몸통과 상지 *(Trunk and Upper Extremities)*

몸통은 보행주기의 전 과정에 걸쳐서 곧게 선 자연적인 자세를 유지한다. 이것은 인체중심이 기저면 위에 있도록 하기 위해서 필요한 것이다. 몸통의 움직임은 골반의 움직임과 조화를 이루어 골반이 한 방향으로 돌림할 때 몸통은 다른 방향으로 돌림한다(그림 12.9). 팔 흔들기는 몸통 돌림 시 몸체의 근육활동과 몸체를 움직이기 위해 필요한 에너지의 양을 감소시키는데 도움을 준다. 이러한 골반과 몸통 움직임의 조화가 부드럽고 안정되며 효율적인 보행이 되도록 하는 것이다.

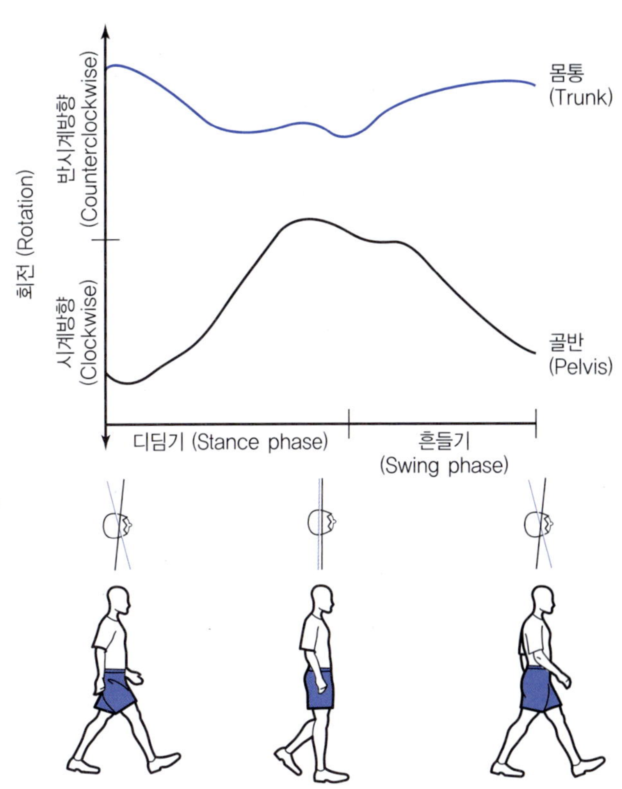

그림 12.9 몸통과 골반의 회전.

골반 *(Pelvis)*

골반의 움직임은 엉덩뼈능선(장골릉, iliac crest)의 움직임 개념에서 정의되어 진다. 엉덩뼈가 전방으로 움직이면 골반의 앞 기울기, 후방으로 움직이면 골반의 뒤 기울기가 된다. 그림 12.10의 그래프는 골반의 좌우면, 전후면, 그리고 수평면에서의 움직임을 보여 준다.

발꿈치딛기에서 중간디딤기 *(Heel Strike to Midstance)* 발꿈치딛기 시, 골반은 지면과 평행을 이루며 전후면상에서 5° 가량 전방으로 돌림된 상태를 이룬다. 인체가 중간디딤기로 진행함에 따라 골반의 전방으로의 기울기는 감소된다. 좌우면 상에서 보면, 발꿈치딛기 시에 골반은 4° 정도 위로 올라간 상태이며 초기 접지 이후 내려오기 시작한다. 또한 발꿈치딛기에서 중간디딤기로 진행할 때 골반은 내측으로 4° 돌림한다.

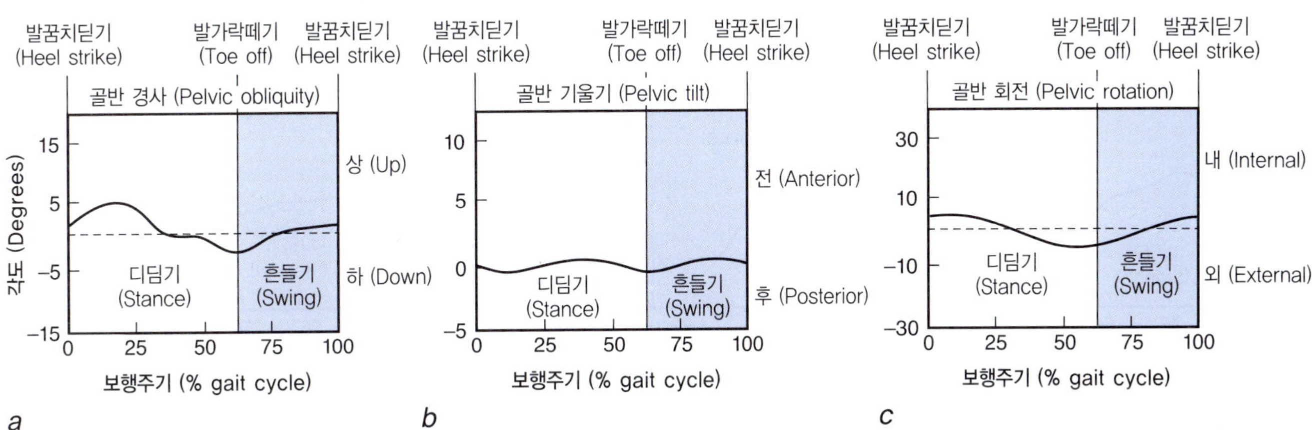

그림 12.10 *(a)* 관상면, *(b)* 시상면, *(c)* 수평면에서의 골반의 움직임. 보행 시 골반의 움직임은 3면에서 일어난다.

중간디딤기에서 발가락떼기 *(Midstance to Toe-Off)* 하지가 지지기 종료시점에 이를 때까지 골반은 5° 후방돌림을 한다. 이 기간 중, 좌우면 상에서의 골반은 좌우의 움직임이 8°에 이르기까지 계속해서 내려온다. 지지기의 마지막 순간을 보면, 골반은 8° 측면으로 돌림하여 발꿈치딛기 시 4° 안쪽으로 돌림되어 있던 상태에서 4° 측면으로 돌림되어 있는 상태로 되어 있다.

초기 흔들기 *(Early Swing)* 초기 흔들기의 골반은 지면과 평행을 이루며 전방으로 5° 의 돌림을 시작한다. 좌우면 상에서 보면, 골반은 내려가 있던 상태에서 위로 올라가는 움직임을 시작한다. 수평면에서의 돌림은 4° 가쪽돌림된 상태에서 체공말기에 4° 안쪽돌림된 상태를 이루기 위해 점차적으로 안쪽으로의 돌림을 시작한다.

말기 흔들기 *(Late Swing)* 전후면 상에서 골반은 체공중기에 전방으로 돌림되어 있던 상태에서 후방으로 돌림된다. 좌우면상에서의 골반은 체공초기에 최대로 내려와 있던 상태에서 체공말기에 약간 올라간 상태가 되기까지 계속해서 올라가는 움직임을 보여 준다. 골반은 또한 흔들기가 종료될 때까지 안쪽으로의 돌림을 계속한다. 보행 중 골반에서의 총 움직임은 전-후 기울기 5°, 좌-우 기울기 8°, 그리고 8° 수평 돌림을 보인다.

엉덩관절 *(Hip)*

엉덩관절 움직임 또한 좌우면, 전후면, 그리고 수평면에서 일어난다(그림 12.11).

발꿈치딛기에서 중간디딤기 *(Heel Strike to Midstance)* 발꿈치딛기 시 엉덩관절은 30° 의 굽힘(굴곡, flexion), 2°에서 6°의 모음(내전, adduction), 그리고 약 5° 정도의 측면 돌림을 보여 준다. 지지기가 진행됨에 따라 굽힘각과 벌림은 점차 작아지고, 안쪽 돌림상태에서 가벼운 측면 돌림 상태로 변한다.

중간디딤기에서 발가락떼기까지 *(Midstance to Toe-Off)* 중간디딤기 후반부의 엉덩관절은 발꿈치떼기에 10° 폄(신전, extension)되었던 상태에서 발가락떼기 시 5°~0° 폄 상태로 변한다. 발꿈치떼기에 중간 위치에 있던 엉덩관절은 발가락떼기에 4° 벌림(외전, abduction) 상태가 된다. 중간

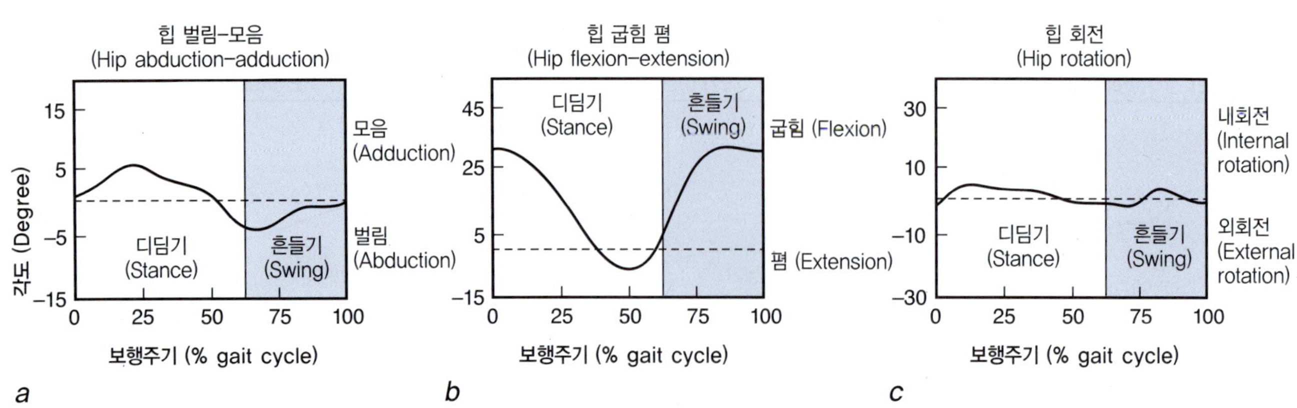

그림 12.11 *(a)* 관상면, *(b)* 시상면, *(c)* 수평면에서의 힙 관절의 움직임. 보행 시 힙 관절의 움직임은 3면에서 일어나며 시상면에서 가장 크고 수평면에서 가장 작게 발생한다.

디딤기 후 안쪽으로 돌림된 상태에 있던 엉덩관절은 발꿈치떼기에 중간 위치로, 그리고 계속해서 발가락떼기에 4° 측면 돌림된 상태까지 움직임을 계속한다. 중간디딤기부터 발가락떼기 사이에서 일어나는 엉덩관절 폄의 일부는 골반의 후방 돌림에 기인한다.

초기 흔들기 *(Early Swing)* 엉덩관절이 20° 굽힘되는 체공초기에는 엉덩관절은 평균적으로 최대 5°의 벌림(외전, abduction)을 유지하며 계속해서 약간의 벌림된 상태를 지속한다.

말기 흔들기 *(Late Swing)* 체공말기 엉덩관절은 전후면에서 흔들기 종료 직전 30°의 굽힘각을 이룰 때까지 움직임을 계속한다. 또한 좌우면에서는 최대의 벌림 상태를 보이는 체공초기에서부터 중간 위치로 되돌아오는 발꿈치딛기 직전까지 계속 모음한다. 수평면에서의 움직임은 안쪽돌림에서 중립으로, 가쪽돌림으로, 그리고 발꿈치딛기 직전 다시 가벼운 안쪽돌림으로 오락가락한다. 보행 중 엉덩관절에서의 총 움직임은 전후면에서 43° 굽힘-폄, 좌우면에서 13°의 모음-벌림, 그리고 수평면에서 8°의 안쪽-가쪽돌림이다.

무릎관절 (Knee)

무릎관절은 보행주기의 흔들기가 진행되는 동안 가장 많은 움직임을 보여 준다. 무릎관절의 돌림운동은 보행주기 전체를 통해서 일어난다. 그리고 이것은 아마도 정강이뼈의 돌림과 엉덩관절의 돌림이 동시에 일어나는 동조화현상에 의해 영향을 받을 것이다.

발꿈치딛기에서 중간디딤기 *(Heel Strike to Midstance)* 발꿈치딛기 시 무릎관절은 완전히 펴진 상태에 가깝다. 이 때 정강이뼈는 8~10° 가쪽으로 될림되어 있다. 하지에 체중의 부하가 증가함에 따라, 무릎관절은 15° 굽힘되며 정강이뼈의 안쪽돌림이 일어나기 시작한다(그림 12.12)

중간디딤기에서 발가락떼기까지 *(Midstance to Toe-Off)* 중간디딤기에 이를 때쯤, 무릎관절은 지지기의 최대 굽힘을 이루고 계속해서 발가락떼기의 완전 폄을 위해 움직임을 시작한다. 중간디딤기 직전 최대의 정강이뼈 안쪽돌림이 일어난 후 중간디딤기 후반부에 가쪽돌림이 다시 일어난다. 최대 가쪽돌림은 발가락떼기 바로 직전에 일어난다. 발가락떼기 직전 무릎관절은 발바닥쪽 굽힘 과정에 있어 무릎관절을 굽힘시키는 발목관절의 수동적인 모멘트에 의해 35° 굽힘 되어진다.

초기 흔들기 *(Early Swing)* 무릎관절은 계속해서 최대 60°까지 굽힘을 계속한다. 이것으로 인해 흔들기간에 발이 지면에 끌리지 않게 된다. 인체는 에너지를 보존하려고 하기 때문에 흔들기에 발이 지면으로부터 떨어지는 거리는 0.87cm(0.3 inch)에 불과하다(Rodgers, 1988). 몸이 피로하거나 제한된 동작을 해야 하는 경우 발이 땅에 끌리지 않게 하기 위해서는 부족한 거리이다. 발바닥떼기에 최대의 가쪽돌림 상태에 있던 정강이뼈는 안쪽돌림을 시작한다. 하지만 흔들기가 끝날 때까지 가쪽으로 돌림되어 있는 상태는 지속된다.

체공 말기 흔들기 *(Late Swing)* 무릎관절은 흔들기의 전반부에 60°의 굽힘을 이룬 후, 굽힘각이 0°를 이루는 발꿈치딛기 직전까지 점진적으로 계속 폄하게 된다. 무릎관절의 전후면 상에서의 가동범위는 최대 60°이며, 정강이뼈는 최대 18°의 돌림을 한다. 지지기의 무릎관절 최대 굽힘은 중간

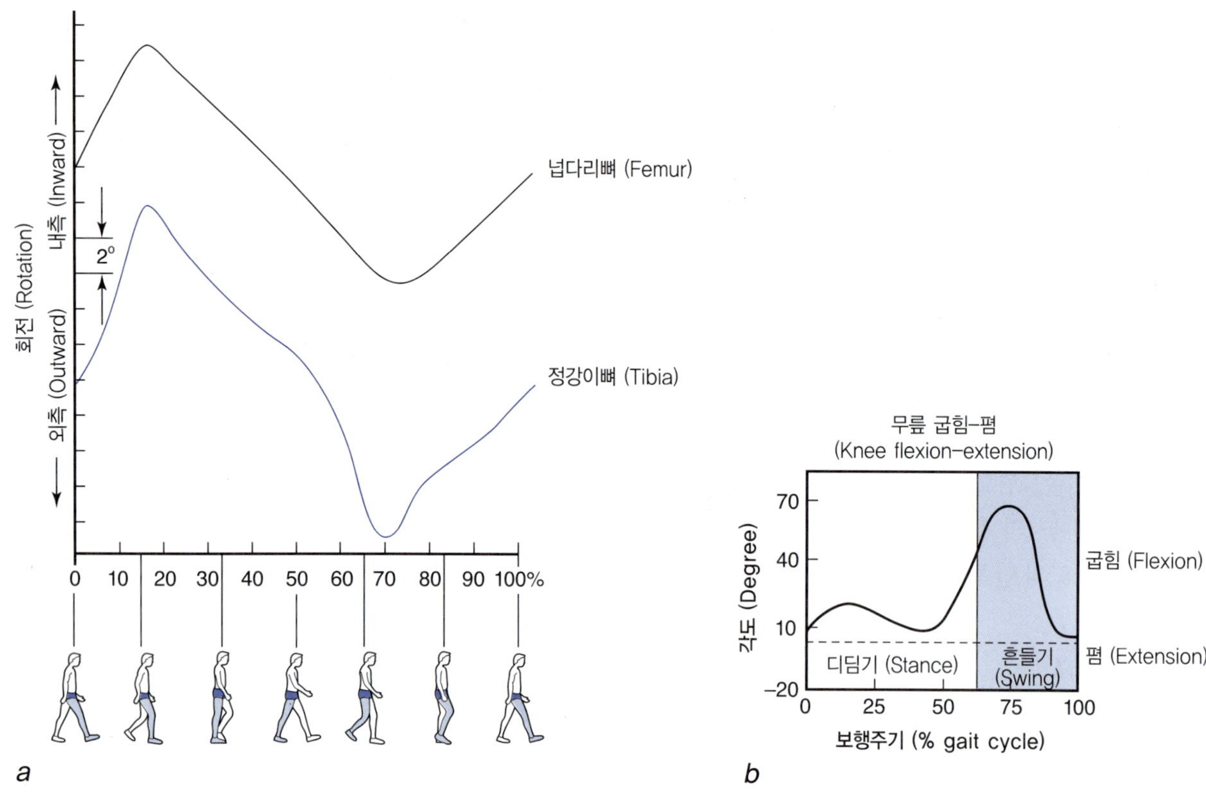

그림 12.12 무릎관절 움직임. *(a)* 엉덩관절과 무릎관절의 최대 안쪽 돌림은 중간디딤기 직전에 최대 가쪽돌림은 체공초기에 들어가는 지지기의 종료 시점에 발생한다. *(b)* 무릎관절의 최대 폄은 중간디딤기 이후에 발생하며 최대 굽힘은 흔들기에 발생한다.

디딤기에 나타나며, 흔들기 시 최대 굽힘은 중간흔들기에 나타난다. 무릎관절 최대 안쪽돌림은 실험연구가들이 사용하는 개념인 '체중부하기' 즉, 발꿈치딛기와 중간디딤기 사이에 발생하며, 최대 가쪽돌림은 발가락떼기에서 발생한다.

발목관절 *(Ankle)*

보행 중 발목관절(족관절, ankle joint)과 발은 함께 작용하며 평탄하지 않은 지면에서 인체가 움직일 때 균형을 잡을 수 있도록 해준다. 발목관절은 인체를 전방으로 나아가는 동작과 안정을 유지하는 역할을 하며 발의 관절들은 좌우 균형을 유지하는 역할을 한다. 발과 발목은 매우 복잡한 구조라서 개인간에 그 구조와 기능의 차이가 심하다. 따라서 발목관절의 움직임에 관한 측정치는 이 책에서 다룬 다른 측정치들과 마찬가지로 일반적인 평균을 의미한다.

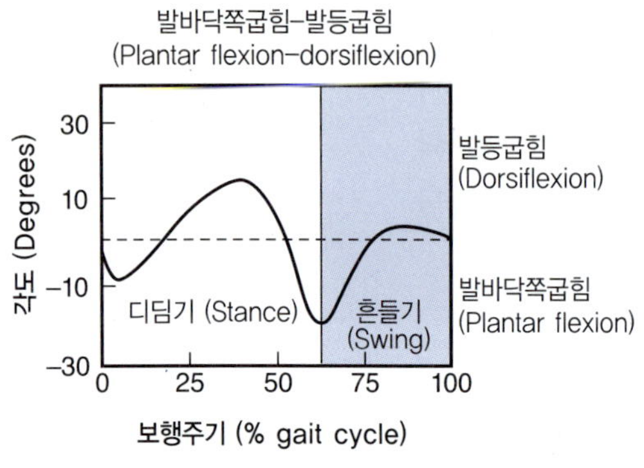

그림 12.13 발목관절의 움직임.

발꿈치딛기에서 중간디딤기 *(Heel Strike to Midstance)* 발목과 발가락은 발꿈치딛기 시에 중립 위치에 있다(그림 12.13). 점차 체중이 하지에 부하됨에 따라 발목은 중간지지기전에 5° 의 발바닥쪽굽힘을 보이게 된다. 목말밑관절(subtalar joint : 목말뼈와 발꿈치뼈 사이의 관절)은 충격력을 흡수하기 위해 엎침운동을 하게 된다. 발가락은 중간디딤기간을 통하여 중립 자세를 유지한다. 일단 중간디딤기에 도달하면, 발목은 10° 의 발등굽힘

(배측굴곡, dorsiflexion)을 한다. 이 10°는 인체가 기저면 위로 이동될 때 하지가 부드럽게 미끄러지는 듯한 동작을 할 수 있도록 도와준다. 이 발등굽힘각이 작으면 중간디딤기로 들어갈 때 인체가 비틀거리는 원인이 된다. 발꿈치딛기가 이루어지면, 발꿈치뼈(종골, calcaneus)이 가쪽번짐(외번, eversion)을 하게 되는데 이 동작은 목말밑관절(거골하관절, subtalar)의 엎침(회내, pronation)운동을 유발한다. 이 엎침운동은 중목말관절(중거골관절, midtarsal) 부위를 유연성있게 해줌으로써 여러 형태의 지표면에 적응할 수 있도록 해준다. 엎침운동은 또한 발이 충격흡수기와 같은 역할을 할 수 있도록 한다. 목말밑관절은 안쪽번짐(내번, inversion)이 시작되는 중간지지기 직전까지 가쪽번짐 상태를 유지한다. 족궁의 종궁(longitudinal arch)은 발꿈치딛기 후부터 길이가 늘어나기 시작하여 중간디딤기 시 최대가 된다. 발꿈치가 접지할 때 발은 발꿈치 중간선의 약간 좌측 부분이 지면과 접하게 된다. 인체가 전방으로 나아가며 체중이 점차 하지로 이동하면, 체중은 발꿈치의 앞부분 즉, 중목말관절 부위로 이동하게 된다.

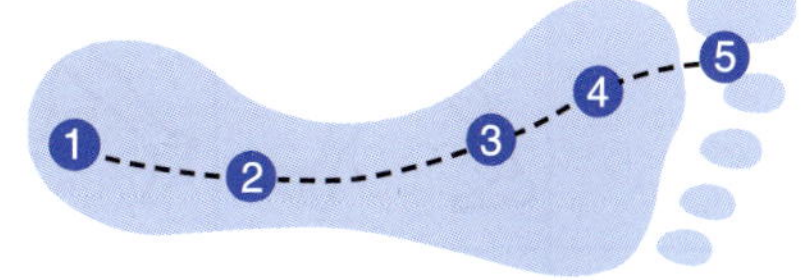

key
1 = 초기 접촉 (발꿈치딛기)
(Initial contact(heel strike))
2 = 부하반응 (발바닥딛기)
(Loading response(foot flat))
3 = 중간디딤기 (Midstance)
4 = 발디딤말기 (발꿈치떼기)
(Terminal stance(heel-off))
5 = 전흔들기 (발가락떼기)
(Preswing(toe-off))

그림 12.14 보행 중의 체중이동 : 발꿈치딛기 시작 시 외측 후방 발꿈치로 접지하며 디딤기 구간에 점차 발바닥 앞쪽으로 이동. 중간디딤기의 체중은 중목말관절 머리 약간 뒷부분에 위치하며, 발가락떼기 시의 체중은 주로 첫째와 둘째 중목말관절 머리 부분에 위치한다.

중간디딤기에서 발가락떼기까지 *(Midstance Toe-Off)* 중간디딤기가 지나 10° 발등굽힘 상태에서 있던 발목은 발가락떼기가 될 때쯤 20° 발바닥쪽 굽힘 상태로 된다. 발꿈치뼈(calcaneus)은 안쪽번짐을 시작하여 목말밑관절의 뒤침운동을 유발하고, 이로 인하여 발은 발가락떼기에 앞으로 나아가는 추진력을 낼 수 있도록 안정된 상태가 된다. 종궁은 길이가 짧아지고, 발가락과 중목말관절 사이의 관절(metatarsophalangeal joint)은 중간디딤기 이후 30° 펴하며 발가락이 지면으로부터 떨어지기 직전 최대 60°가 될 때까지 폄을 지속한다. 발가락관절(interphalangeal joints)은 보행주기의 지지기와 흔들기를 통하여 중립의 위치를 유지한다. 보행중 체중이동은 그림 12.14와 같다. 중간디딤기의 체중은 중목말관절 머리 약간 뒷부분에 위치하며, 발가락떼기의 체중은 주로 첫째와 둘째 중목말관절 머리 부분에 위치한다.

초기 흔들기 *(Early Swing)* 발가락이 지면으로부터 떨어지고 나면, 발목은 중립 자세가 될 때까지 발등굽힘을 계속하여 흔들기 중간 부분에 이르면 중립의 위치에 있게 된다.

말기 흔들기 *(Late Swing)* 발목과 발가락은 나머지 흔들기간을 통하여 거의 중립의 위치를 유지한다. 목말밑관절은 흔들기간 중 가쪽번짐된 상태를 유지한다. 전후면 상에서 발목의 발바닥쪽 굽힘과 발등굽힘 사이의 움직임의 범위는 30°이다. 한 보행주기 중 일어나는 하지의 움직임은 상당한 것이다. 그림 12.15는 보행 중 관절의 움직임을 간단하게 요약한 내용이다. 보행 중 일어나는 동작은 매우 빠르며 대부분의 움직임은 비디오카메라와 같이 느린 동작을 볼 수 있는 기기의 도움이 없이는 육안으로 감지하기가 거의불가능하다. 영상분석 장치가 없다면, 환자가 편안한 속도로 트레드밀에서 걷게 하고 정면, 측면, 그리고 후면에서 환자를 관찰하는 것도 유용한 일이다. 우선 전체적인 보행을 살펴보고 걸음거리, 걸음간격, 그리고 분속수 등 비정상 보행의 인자들이 있는지 주목한다. 다음에는 각각의 분절에 주목하고 관절의 비정상적인 움직임이 없는지 살펴본다. 골반의 기울기, 발꿈치떼기와 발가락떼기 시기, 디딤기와 흔들기의 무릎관절의 위치, 체중부하기의 종골의 위치 파악 등이 이에 속한다. 분절의 움직임을 관찰함에 있어서 근위를 먼저 관찰하느냐 혹은 원위를 관찰하느냐 하는 것은 중요하지 않고, 다만 항상 일관성을 유지하여 어느 분절도 간과하지 않으면 되는 것이다.

정상 보행 (Normal Gait)

	디딤기 (Stance) 60%					흔들기 (Swing) 40%		
	발꿈치딛기 (Heel strike) (Initial contact)	발바닥딛기 (Foot flat) (Loading response)	중간디딤기 (Midstance)	발꿈치떼기 (Heel-off) (Terminal stance)	발가락떼기 (Toe-off) (Preswing)	초기 흔들기 (Early swing) (Initial)	체공 중기 (Midswing)	체공 말기 (Late swing) (Terminal)
몸통 (Trunk)	수직 중립	수직 중립	수직 중립	수직 중립	수직 중립	수직 중립	수직 중립	수직 중립
골반 (Pelvis)	수평 전방 회전	수평 5° 전방 회전 상방 가쪽돌림	수평 중립 회전	수평 5° 후방회전 하방 가쪽돌림	수평, 후방 회전 하방 가쪽돌림	수평, 전반으로 움직이면서 후방회전 외측은 아래에 위치 한다	수평, 위로 움직이면 중간지점에서 가쪽돌림	수평 5° 전방회전
힙 (Hip)	30° 굽힘 약간 모음, 중립에서 회전	30° 굽힘 약간 모음 약간 회전	폄, 약간 모음 약간 내회전	10° 과폄, 약간 벌림	중립, 폄 약간 내회전	20° 굽힘 외회전	굽힘중 외회전	30° 굽힘 약간 외회전에서 내회전으로 진행
무릎 (Knee)	완전 폄 정강이뼈 외회전	5° 굽힘 정강이뼈 내회전	폄 진행	완전 폄	35° 굽힘	60° 굽힘 정강이뼈 외회전	30° 굽힘 진행 정강이뼈 외회전	폄 진행
발목 (Ankle)	중립	15° 발바닥쪽 굽힘 엎침	10° 발등 굽힘 뒤침 개시	발바닥쪽굽힘 개시 뒤침 진행	20° 발바닥쪽 굽힘	중립으로 이동	중립	중립
발가락 (Toes)	중립	중립	중립	중족지절간 관절 : 30° 폄, 지절간관절 : 중립	중족지절간 관절 : 60° 폄, 지절간 관절 : 중립	중립	중립	중립

그림 12.15 한 보행주기 중 시상면에서의 엉덩관절, 무릎관절, 그리고 발목관절의 운동역학적, 운동학적 움직임 요약.

계속 ▶

엉덩관절 (Hip)

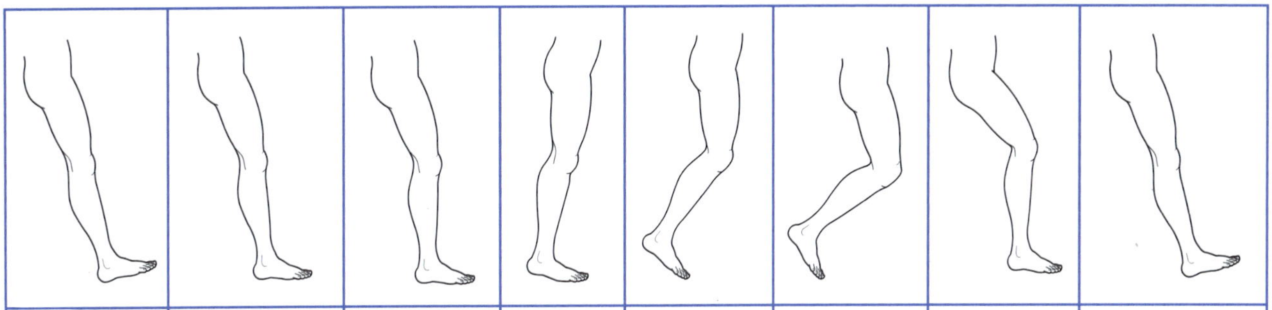

초기 접촉/발꿈치딛기	부하반응/발바닥딛기	중간디딤기/한다리지지	발디딤말기/발꿈치떼기	전흔들기/발가락떼기	초기/초기 체공	체공 중기/스윙드루	말기/체공 말기
0% 관절가동범위 30° 굽힘 중립 벌림 모음 회전	0-15% 30° 굽힘	15-40% 완전 폄	40-50% 10° 과다 폄	50-60% 중립 폄	60-75% 20° 굽힘	75-85% 20°-30° 굽힘	85-100% 30° 굽힘
근육활동 큰볼기근 중간볼기근 넙다리근막긴장근 햄스트링 수축	큰볼기근 중간볼기근 넙다리근막긴장근 햄스트링	큰볼기근 넙다리근막긴장근	폄 예방을 위한 힙 굽힘근	초기 이행을 위해 힙 굽힘근	힙 굽힘근	힙 굽힘근	감속 위한 햄스트링

무릎관절 (Knee)

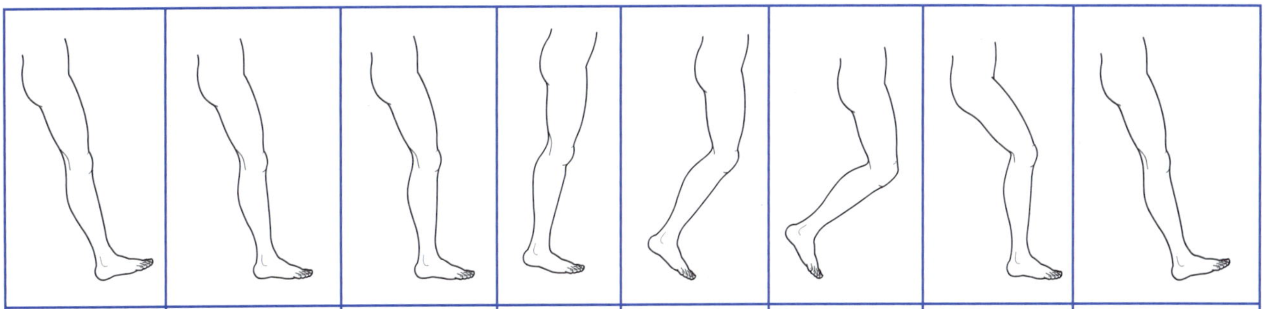

초기 접촉/발꿈치딛기	부하반응/발바닥딛기	중간디딤기/한다리지지	발디딤말기/발꿈치떼기	전흔들기/발가락떼기	초기/초기 체공	체공 중기/스윙드루	말기/체공 말기
0% 관절가동범위 완전폄	0-15% 15° 굽힘	15-40% 완전 폄으로 이동	40-50% 완전 폄	50-60% 35° 굽힘	60-75% 60° 굽힘	75-85% 60°에서 30°굽힘	85-100% 0°로 폄
근육활동 넙다리네갈래근	넙다리네갈래근 활동이 가장 높은 시점 햄스트링이 힙폄근으로 작용	넙다리네갈래근이 중간기 처음 1/2 동안 수축 무릎이 펴지고 넙다리네갈래근 수축 종료	None	None	넙다리두갈래근(단두) 궁둥구멍근 두덩정강근 수축	None	넙다리네갈래근과 햄스트링 하지 감속위해 수축

그림 12.15 *(계속)* 한 보행주기 중 시상면에서의 엉덩관절, 무릎관절, 그리고 발목관절의 운동역학적, 운동학적 움직임 요약.

발목관절 (Ankle)

초기 접촉/ 발꿈치딛기	부하반응/ 발바닥딛기	중간디딤기/ 한다리지지	발디딤말기/ 발꿈치떼기	전흔들기/ 발가락떼기	초기/ 초기 체공	체공 중기/ 스윙드루	말기/ 체공 말기
0% 관절가동범위 중립	0–15% 15° 발바닥쪽 굽힘	15–40% 중립에서 10° 발등쪽굽힘	40–50% 힙이지, 힙접 지전 반대발, 발바닥쪽굽 힘 진행	50–60% 20° 발바닥쪽 굽힘	60–75% 10° 발바닥쪽 굽힘	75–85% 중립	85–100% 중립
근육 활동 발등굽힘근은 중립 유지	발등굽힘근 발등굽힘근의 발충격 예방	발바닥쪽굽힘근 정강이뼈의 전진 조절	발바닥쪽 굽힘근 정강이뼈 조절, 발등굽힘 억제	발등굽힘근 작용 시작	발등굽힘근 발끝이지 촉진	발등굽힘근 중립 유지	발등굽힘근 중립 유지

그림 12.15 *(계속)* 한 보행주기 중 시상면에서의 엉덩관절, 무릎관절, 그리고 발목관절의 운동역학적, 운동학적 움직임 요약.

운동역학적 보행분석 (Gait Kinetics)

보행 중에 일어나는 움직임은 신체에 작용하는 힘의 결과이다. 이러한 힘들은 주로 근육, 지면 반력, 중력, 운동량에 의해 발생된다.

근육 *(Muscles)*

보행 중 일어난 움직임은 인체에 작용한 힘에 기인하는 것이다. 이러한 힘은 주로 근육, 지면 반력, 중력, 그리고 모멘트를 포함한다. 보행에서의 근육의 기능은 가속, 감속, 그리고 안정을 유지하는 것이다. 가속은 근육의 단축성 수축에 의한 결과이다. 감속은 보행 중 부드럽고 조절된 동작을 할 수 있도록 인체나 분절의 모멘트를 감속하는데 필요한 것이다. 감속은 가장 일반적으로 근육의 신장성 수축에 의한 결과이다 안정을 위해 작용하는 근육은 분절의 움직임이 안정되도록 받침해 줄 역할을 하도록 이용되는 것이다. 안정은 등척성 수축에 의해 이루어진다. 일부 근육은 보행 중 때로는 가속하는데, 그리고 때로는 감속하는데 이용된다. 그리고 다른 근육들은 주로 인체와 분절의 안정을 위해 이용된다.

보행 중 모든 근육들이 지속적으로 작용하지 않는 것은 확실하다. 보행에 있어서 어떤 한 근육의 주기적인 활동은 그 근육이 휴식을 취할 수 있는 시간적 여유를 준다. 보행에 이용되는 근육은 단시간 최대한의 활동을 하는데, 이러한 활동 전후에 미약한 활동을 하거나, 활동을 전혀 하지 않아 근육이 충분히 회복할 수 있도록 하기 때문에 필요한 경우 보행을 오랫동안 지속할 수 있는 것이다. 보행이란 우리의 인체를 한 장소에서 다른 장소로 이동시키는 것으로, 보행에서 지속적인 근육의 활동을 필요로 하지 않는다는 것은 매우 중요한 일이다.

에너지는 디딤기에 가장 많이 소모되며 흔들기에는 적게 소모된다. 근육활동량은 디딤기의 처음 10%와 흔들기의 마지막 10%에 가장 많다. 중간디딤기와 흔들기의 대부분은 상대적으로 근육활동량이 적다. 근육은 가속과 감속기간 중에 활동을 많이 한다. 흔들기에는 상대적으로 근육활동이 없는 기간이며 이는 디딤기의 마지막 단계에서 발생된 모멘트에 의해 하지가 앞으로 나아가게 되어 근육의 활동이 필요 없기 때문이다. 근육의 활동은 흔들기의 마지막 단계에서 하지가 접지하려고 할 때 증가한다.

여기서 보행에 관여하는 근육에 대해 간단히 살펴보기로 하자. 보행에 있어서 어떤 근육들이 중요한 역할을 하는지 안다면, 교정 보행 훈련 방법이나 운동 중에 당한 부상 때문에 생긴 보행의 결함을 위한 치료적 운동 방법을 찾기가 쉬울 것이다.

보행에 필요한 근육을 살펴보기 위한 손쉬운 방법은 그것들의 기능에 따라 분류를 하는 것이다. 예를 들면, 충격 흡수 기능, 안정 기능, 가속 기능, 그리고 감속 기능 등으로 분류하는 것이다. 일부는 중복이 될 수도 있는데, 이는 충격흡수를 위해서는 감속이 필요하기 때문이다. 또한 근육이 영향을 미치는 여러 분절에 따라 좀 더 세분화하는 것도 도움이 될 것이다. 다음 과에서 설명되어지는 근육들의 활동요약을 그림 12.16을 참조하여 살펴보기 바란다.

충격을 흡수하는 근육 *(Shock Absorbers)* 초기 접지 후 부하 반응까지의 처음 15%의 기간 동안에 넙다리네갈래근(대퇴사두근, quadriceps femoris)은 충격력을 흡수하는 역할을 한다. 이 힘들은 지면에 접촉 시 몸의 충격력으로부터 기인하는데, 지면은 신체 충격력에 대한 반작용력으로 신체를 밀어낸다. 이 원리는 작용 반작용 법칙이라 불리는 뉴턴의 제3법칙에 기인한다. 이동 속도에 따라 지면반력의 크기는 정상 보행에서는 110%에서(Perry, 1992) 700%까지 다다를 수 있다(Williams, 1985). 근육들은 하지의 관절들을 신장시킴으로써 이 힘을 흡수한다. 초기 접지 시, 발의 폄근(신전근, extensor)들은 땅에 발이 철썩 부딪히는 것을 예방하기 위해 충격을 흡수하는 기능을 한다.

넙다리네갈래근은 무릎관절의 굽힘을 감속시키며 보행주기의 초기 15%동안 발생하는 무릎관절의 굽힘량을 조절해 준다. 초기 접촉기에 발의 발등굽힘근은 발가락 쪽이 지면으로부터 떨어져 있게 하기 위해 최대의 근육활동을 하며, 그 순간이 지나면 움직임을 부드럽게 해주는 감속과 충격흡수 기능을 하여 발이 지면에 닿는 것을 조절하는 역할을 한다.

안정을 유지하는 근육 *(Stabilizers)* 엉덩관절 폄근과 몸통의 근육은 한 쪽 하지에서 다른 쪽 하지로 체중이 이동할 때 몸통이 중립의 위치를 유지하여 골반이나 몸통이 한 쪽으로 기울어지는 것을 막아주는 역할을 한다. 큰볼기근(대둔근, gluteus maximus)은 하지가 체중을 지탱할 때와 한 쪽 하지에서 다른 쪽으로 체중이 이동할 때 몸통이 앞쪽으로 기울어지는 것을 막아주어 척추의 안정화에 기여하고 중간볼기근(중둔근, gluteus medius), 작은볼기근(소둔근, gluteus minimus), 그리고 넙다리근막긴장근(대퇴근막장근, tensor fascia lata)은 골반이 넙다리뼈(대퇴골, femur) 위를 벗어나지 않도록 하며, 척추세움근(척추기립근, erector spinae muscle)은 머리, 팔, 그리고

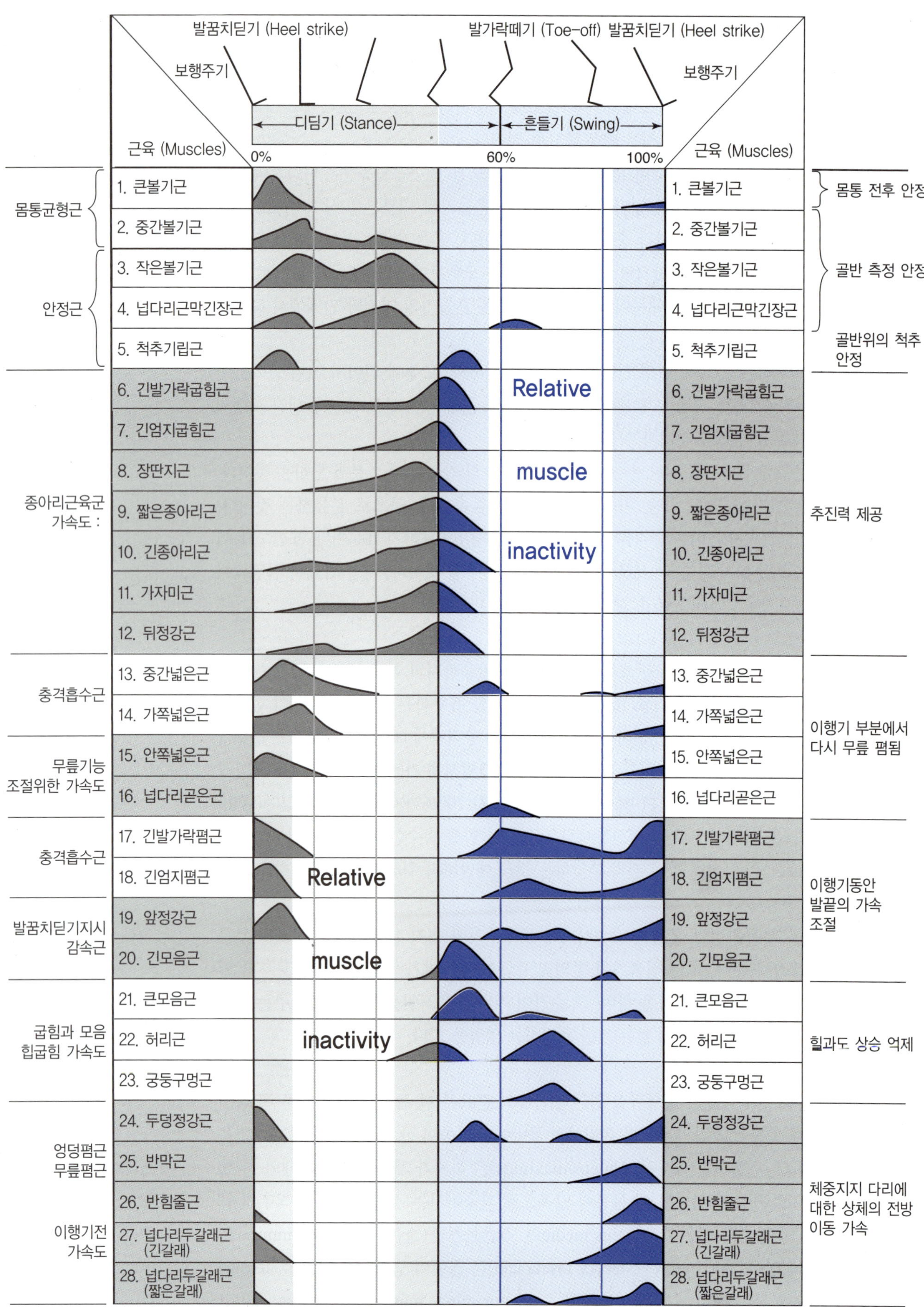

그림 12.16 한 보행주기 중 시상면에서의 엉덩관절, 무릎관절, 그리고 발목관절의 운동역학적, 운동학적 움직임 요약.

몸통이 골반 위 쪽에서 균형을 잡게 도와준다. 넙다리근막긴장근(대퇴근막장근, tensor fascia lata)은 또한 체공초기에 골반을 안정되게 하여 골반이 측면으로 기우는 것을 방지하는 역할을 한다.

가속기능을 하는 근육 *(Accelerators)* 넙적다리(대퇴, thigh)와 하지에서 가속 역할을 해 주는 근육들은 보행주기 중 여러 시간대에서 활동한다. 종아리의 후면에 있는 가속 기능을 하는 근육들의 경우 하지를 전방으로 가속하는 디딤기 말기에 최대의 활동을 하는데, 이는 지면을 발로 밀어내며 인체가 앞으로 나아가는 흔들기에 하지가 수동적으로 가속을 할 수 있도록 도와 준다. 이 근육들은 체중 부하기의 중간 시점에 활동을 시작하여 체중이 하지에 전달될 때 조절 기능과 균형을 유지하는 역할을 한다. 이러한 활동은 가쪽번짐과 안쪽번짐에 관여하는 장딴지 외측 근육에서 특히 눈에 띈다. 종아리근(비골근, peroneus)과 뒤정강근(후경골근, tibialis posterior)은 대부분의 체중부하기를 통하여 함께 작용하기 때문에, 만약 발이 제 기능을 하지 못하여 하지에 미치는 부하가 증가하면 힘줄염(건염, tendonitis)이 발생하는 것을 쉽게 감지할 수 있다.

흔들기의 발가락과 발의 발등굽힘근(배측굴곡근, dorsiflexor)은 발이 땅에 끌리지 않도록 작용하며, 흔들기가 끝나고 발 꿈치가 접지할 때 발이 완전한 위치를 이루도록 한다.

넙다리에서 가속하는 기능을 하는 근육은 흔들기의 초반과 중반에 주로 작용하며 엉덩관절의 굽힘을 도와 발이 지면에 끌리지 않게 한다. 이 근육들은 흔들기에 있는 하지를 모음(내전, adduction)시켜 체중을 지지하고 있는 하지에 가깝게 유지하며 다른 쪽 하지가 하지 디딤기에 몸통을 세우게 하여 에너지 소비를 감소시키는 역할을 한다.

감속 기능을 하는 근육 *(Decelerators)* 흔들기의 뒤넙다리근(슬괵근, hamstrings)은 엉덩관절의 체공 속도를 감속시켜 초기 접촉 시에 발의 접지가 부드럽게 이루어지도록 한다. 뒤넙다리근은 또한 디딤기의 맨 초기 단계에서 인체를 앞으로 전진시켜 지지하는 하지 쪽으로 가져오는 역할을 할 때 가속하는 기능을 한다.

일찍이 언급한 충격 흡수 기능을 하는 것으로 분류되었던 넙다리네갈래근이 감속 기능을 하는 근육으로도 분류되는 것을 주목할 필요가 있다. 충격 흡수는 근육의 감속기능에 의해서 이루어진다. 이것은 디딤기 초반 발등굽힘근의 역할에 있어서도 마찬가지다.

지면반력 *(Ground Reaction Forces)*

지면반력은 보행 중 인체와 지면 사이에서 일어나는 힘을 말한다. 어떠한 방향으로 움직이기 위해 지면에 발이 닿는 순간 나타나는 지면반력은 하나 이상의 면에서 힘이 나타난다. 하나는 지면과 평행하게 옆으로 미는 전단력(Shear force)이고, 또 다른 하나는 지면에 수직으로 작용하는 수직력이다. 전단력은 전 · 후와 좌 · 우 방향으로 일어난다. 초기 접촉 시에 나타나는 전 · 후 전단력은 전방으로의 전단력이며 발가락 들림기에 발생하는 힘은 후방으로의 전단력이라고 한다. 얼음판 위에서 초기 접촉 시에 발을 헛디디면 전방으로의 전단력에 의해 하지가 앞 쪽으로 나아가 엉덩방아를 찧게 된다. 반대의 경우에 있어서도 마찬가지로 뒤로 미는 발이 미끄러지면 하지가 뒤 쪽으로 미끄러져 앞으로 넘어지게 된다.

걸음거리를 작게하면 전 · 후 전단력은 감소하지만 수직력은 증가한다(그림 12.17). 이러한 이유 때문에 얼음 위에서 걸을 때는 걸음 거리를 짧게 해서 걷는 것이 안전하다: 이는 초기 접촉 시에 발이 앞으로 미끄러지게 하는 전방 전단력이 작고, 발가락 들림기에는 후방 전단력 또한 작아지기

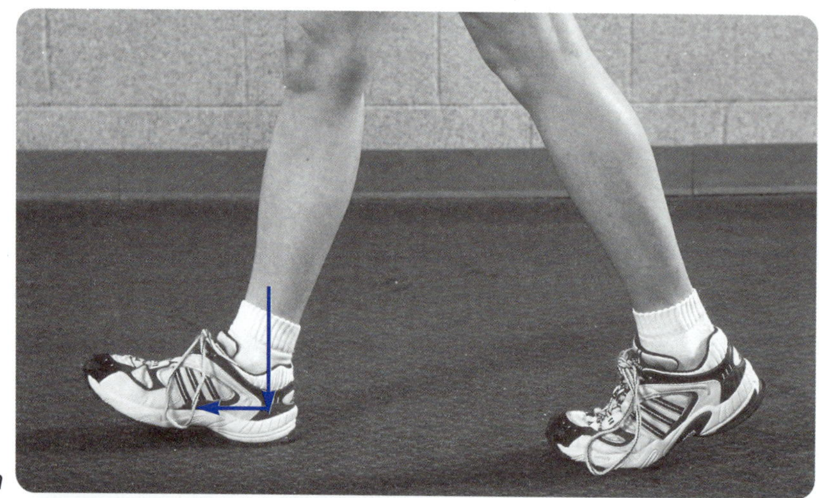

a

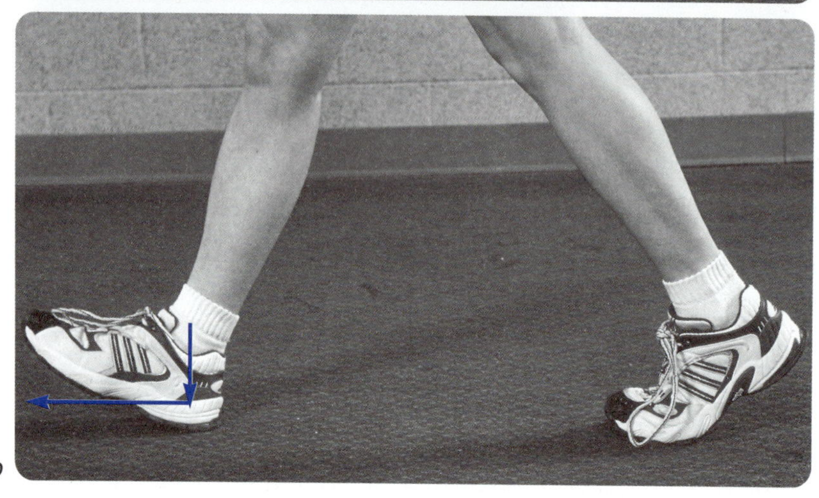

b

그림 12.17 걸음을 짧게 하면 전·후 전단력이 작아진다. *(a)* 짧은 걸음은 전·후 방향의 힘 벡터 보다 수직 방향의 힘 벡터를 만들어 낸다. *(b)* 걸음을 길게 하면 수직방향의 힘 벡터보다 전·후 방향의 힘 벡터가 커진다.

때문이다. 게다가 짧은 걸음거리를 유지하려면 시작과 끝 구간에서의 접촉 면적이 늘어난다.

전·후 전단력은 초기접촉 시에 인체를 감속하는 힘을, 그리고 지면에서 떨어지기 전에는 인체를 가속하는 힘을 나타낸다. 좌·우 전단력은 초기 접촉기에는 주로 발을 내측으로 미는 전단력이 발생하며, 체중이 점차 발의 앞부분으로 이동됨에 따라 외측으로 미는 전단력이 발생된다. 좌·우 전단력은 체중이 한 쪽 하지에서 다른 쪽 하지로 어떻게 이동하는지를 보여준다.

체중이 지탱하는 동안의 수직력은 체중의 영향을 받는다. 수직력의 크기는 보행주기를 통하여 변화하는데 이는 초기 접촉 시의 충격흡수와 감속, 그리고 발이 지면을 밀어내고 흔들기로 들어가기 위해 가속하는 것을 잘 반영해 준다. 최대 수직력은 인체가 전방으로 추진되고 발이 지면에서 떨어지기 위해 가속되어지는 추진 시에 발생한다. 반면 가장 작은 수직력은 양 하지 모두 지지하는 시점에서 나타난다(그림 12.18).

보행의 요소에는 보행 주기, 인체 무게 중심의 경로, 보행 운동학 그리고 지면반력 등이 포함된다. 하지의 부상은 이러한 요소들의 비정상적인 형태를 초래하는데, 이는 환자들의 병적인 보행에서 나타난다.

보행과 근골격계(근육뼈대계, musculoskeletal)의 부상을 평가하기 위해서는 지면반력에 대해 잘 이해하고 있는 것이 매우 중요하다. 발에 가해지는 일부 지면반력은 가속기에 가장 커진다. 이것은 달리기나 기타 지면반력을 이용해서 하게 되는 운동들에 있어서 치료를 하게 될 때 매우 중요한 정보이다. 예를 들면, 어느 투수가 중목말관절(중거골관절, midtarsal)과 발허리발가락관절

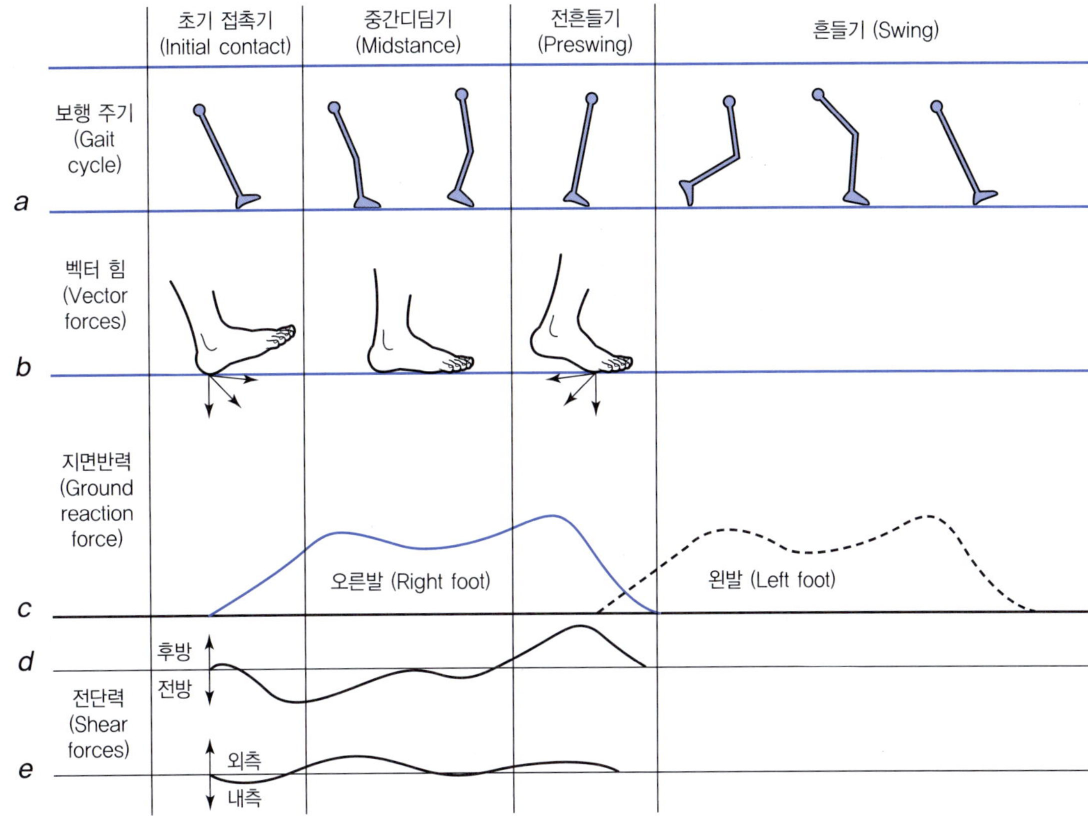

그림 12.18 보행 시의 지면반력.
Adapted from D.E. Klopsteg and P.D. Wilson, 1954, *Human limbs and their substitutes* (Washington, DC: National Academy of Sciences).

(중족지절관절, metatarsophalangeal joint)에 통증을 느끼고 있다면 손에서 공을 놓을 때 어려움을 겪게 되고 이로 인해 치료를 요구할 것이다. 왜냐하면, 통증이 있는 관절 부위에 가해지는 지면반력이 던지는 동작 이후에 강한 영향을 미치기 때문이다.

보행 분석 (GAIT ANALYSIS)

걷는 동안 근육과 관절의 활동에 대한 이해를 마친 지금, 보행을 분석하는 것은 앞서 설명한 것과 같은 요인들에 대한 비교를 하는 것이다. 보행을 분석하는데 있어서는 항상 자신만의 방식을 만들어 완벽한 측정을 이뤄내야 한다. 보행을 분석할 때 신발을 신고 벗는 것에 따라 그 값에 차이가 있을 수도 있다. 보행분석을 하는 동안에는 최대한 간단한 복장을 통해서 신체 모든 부분을 관찰할 수 있어야 한다.

보행에 대한 전반적인 견해는 첫 번째 평가에서 발생한다. 보행 리듬을 살펴보자. 왼쪽과 오른쪽에서 보여지는 리듬이 같은가?

다음으로 전체적인 움직임을 살펴보자. 움직임이 발생할 때 몸을 어떻게 이동시키는지 살펴보자. 걷는 동작이 부드럽게 이뤄지는가? 아니면 불완전 하게 보이는가? 엉덩이와 어깨는 서로 반대 방향으로 회전하며 걷는가? 그리고 두 분절의 회전 각은 왼쪽과 오른쪽에서 비슷하거나 같은가?

고르지 않거나 제한된 움직임은 문제점을 나타낼 수 있다. 걸음은 어떠한가? 불균형한 걸음은 서로 같지 않는 다리 길이와 한쪽 다리의 기능적인 제한으로 나타난다. 팔의 스윙은 양쪽이 같고 편안한가? 이러한 팔 스윙은 어깨 또는 팔꿈치에서 발생하는가? 팔꿈치에서 발생한다면 그것은 어깨에 문제가 있을 수 있다. 몸통과 목은 골반 위로 곧게 서 있는가? 만약 몸통이 골반 앞쪽으로 기울어져 있다면 골반에 있는 근육 또는 엉덩관절 굽힘근이 약한 것이 원인일 수 있다. 또한 머리가 몸통 앞으로 기울어져 있다면 어깨와 목에 존재하는 근육들에 문제가 있을 수 있다. 보행 중 두 다리가 2인치 이상 떨어져 있는가? 그렇다면 균형 감각 또는 외측 엉덩관절 근육에 이상을 가지고 있을 수 있다.

전반적인 평가를 마친 후에는 지속적으로 걷는 도중에 발생하는 관절과 관절의 움직임을 분석한다. 앞, 뒤, 측면에서 관찰하는 것이 움직임을 관찰하기에 가장 좋다. 발 또는 몸통 어느 쪽부터 관찰을 시작하는지는 상관없지만 선택에 따라서 일부 분절은 지나칠 수 있다. 선택을 했다면 분절을 앞면 뒷면 측면에서 관찰할 수 있고 다음과 같은 방식으로 모든 분절의 움직임을 찾아낼 수 있다. 분석 대상자의 지구력에 문제가 있다면 한쪽 면을 통해 모든 정보를 얻은 후 다른 쪽 면으로의 이동을 하는 것이 시간을 단축시킬 수 있을 것이다.

앞, 뒤면으로부터 평가된 디딤기에서의 골반의 움직임, 무릎의 정렬, 발과 뒤꿈치의 위치는 머리의 위치 어깨의 움직임과 관련되어 있다. 발목관절의 후방에서 볼 때 보여지는 발가락의 수를 통해서 정강뼈 비틀림 또는 엉덩관절 가쪽돌림 현상을 파악할 수 있다. 그리고 만약 확인할 수 있다면 발바닥이 얼마만큼 보여지는지를 확인해 보자. 양 발에서 차이가 있다면 그것은 한쪽 발에서의 걸음 거리 차이 또는 아킬레스 건의 압박을 찾을 수 있다. 발꿈치뼈가 발꿈치를 딛는 순간 엎침(회내, pronation)하는지, 그리고 중간디딤기에 안쪽번짐을 하는지 또는 디딤기 내내 엎침하고 있는지를 살펴보자. 디딤기에 전체적으로 나타나는 긴 엎침은 과도한 발의 유연성을 보여준다. 발이 지면에 닿을 때 발 뒤꿈치의 외측면이 닿는가? 아니면 중간 혹은 내측면이 닿는가? 평소보다 과한 엎침은 땅에 발이 닿는 위치에 따라 나타날 수 있다. 이번엔 발 전체를 보자. 발이 땅에 접촉 시에 엎침하는가? 또는 발의 외측부터 닿는가? 이러한 움직임은 높은 아치로 인한 발 뒷부분의 제한적인 움직임을 통해 나타난다. 혹시 지면에 발이 닿을 때 발의 중간 부분이 닿는가? 만약 발 뒤꿈치보다 닿는 곳이 중간 부분, 또는 더 먼곳으로 바뀌게 되면 걸음 거리는 짧아지게 된다. 발 뒤꿈치가 일찍 땅에서 떨어지는가? 이것은 넙다리네갈래근(대퇴사두근, quadriceps femoris)의 약화 또는 아킬레스건의 압박때문에 나타날 수 있다. 후방에서 두 정강이를 볼 때 외형이 어떠한가? 다르게 보여진다면 이는 양쪽 정강이의 근력의 차이가 있음을 보여준다.

무릎을 살펴보자. 좌 · 우의 형태가 같은가? 아니면 내외측면에서의 차이가 나타나는가? 후자가 나타난다면 이는 정강뼈 뒤틀림 또는 과도한 엉덩관절 내회전이 원인일 수 있다. 발 뒤꿈치를 이용해 발을 움직일 때, 양쪽 무릎은 전방에 그대로 위치하는가? 아니면 외회전 또는 내회전을 시작하는가? 디딤기 후 나타나는 무릎의 지나친 회전은 하지 전체의 압박이나 약함을 의미한다. 발목과 무릎 그리고 엉덩이에서 나타나는 정렬이 바깥쪽으로 굽었는지 안쪽으로 굽었는지 확인해 보자. 또한 왼쪽과 오른쪽 허벅지 사이의 크기를 관찰해 보자.

계속해서 더 위로 올라가보자. 양쪽 면에서 보여지는 큰볼기근(gluteus maximus)의 크기나 형태를 뒤쪽에서 살펴보자. 걷는 동안 엉덩관절이 유지되는가? 아니면 스윙구간에서 한쪽으로 기울어 지는가? 한쪽으로 기울어지는 경우는 중간볼기근(gluteus medius)의 좌우 비대칭 때문에 나타난다. 한쪽 다리가 정상적인 범위 내에서 흔들어 지는가? 아니면 미치지 못하게 흔드는가?

범위에 미치지 못한다면 그것은 엉덩관절(고관절, hip joint) 굽힘근(굴근, flexor)의 약화와 엉덩관절의 유연성이 줄어들었기 때문이다.

등허리 부분의 피부는 좌 · 우측에서 골반과 어깨의 움직임과 마찬가지로 대칭적인 움직임을 보여야 한다. 피부의 움직임이 대칭이 아닌 한쪽으로 치우쳐 있다면 그것은 허리 부근의 통증으로 나타난다. 체중부하가 양쪽 허리에 균등하게 분포되는가? 또는 좌우 근육의 양이 차이가 있는가? 차이가 있다는 것은 허리 부근에 문제를 야기시킬 수 있다.

뒤쪽 면에서 분석한 것과 마찬가지로 앞쪽에서 살펴보는 것은 뒤쪽 면에서 관측한 결과를 재확인하는 것이다. 뒤쪽에서 발꿈치를 본 것과 같이 이번에는 발가락을 살펴보자. 좌 · 우가 같은가? 좌우 각각의 발이 같게 회전하는가? 발가락의 발등굽힘이 같은가? 체중이 실릴 때, 두 발 사이의 수직 아치에 대한 차이를 볼 수 있는가?

또한 앞정강근(전경골근, tibialis anterior)의 길이가 차이가 있는가? 발이 지면에 있을 때 무릎뼈가 정면으로 보이는가? 만약 무릎뼈가 가운데로 쏠려 보인다면 이것은 과도한 엎침(회내, pronation) 또는 정강뼈 뒤틀림 그리고 무릎뼈와 넙다리에 문제를 가질 수 있다. 무릎은 곧게 뻗어 있는가? 만약 바깥쪽으로 굽어져 있다면 넙다리네갈래근이 약할 것이다. 엉덩이는 뒤쪽 면에서 봤을 때와 마찬가지로 앞쪽에서도 유지가 되어 있는가? 배꼽이 정면에 위치해 있는가? 아니면 한쪽으로 기울거나 돌아가 있는가?

외측면에서는 기존에 관찰되었던 부분에서 추가적인 내용을 보여주거나 새로운 것들을 보여줄 수 있다. 외측면에서의 평가는 발꿈치닫기, 중간디딤기, 발꿈치떼기에서의 무릎의 위치, 그리고 머리, 몸통, 엉덩이의 정렬, 하지의 흔들거림; 팔 흔들거림; 골반의 움직임, 그리고 발꿈치 닫기, 발꿈치떼기, 발가락떼기가 나타나는 타이밍을 통해 이루어진다. 다시 발에서부터 시작하면 좌우 각각의 발이 땅에 닿을 시에 몸통으로부터 일정한 거리에 놓여져야 한다. 그리고 뒤꿈치가 지면으로부터 떨어질 시에도 균일한 간격으로 나타나야 한다. 그렇지 않을 경우는 다리길이의 차이, 또는 엉덩관절의 폄근, 굽힘근 또는 엉덩관절에서 보여지는 부분이 원인일 수 있다. 발꿈치가 땅에 닿을 때 발목관절의 위치는 중립적인가? 스윙구간에서 역시 중립을 유지 하는가?

측면에서의 관점을 더 위로 올라가서 보면, 지속적으로 걷기의 성향을 파악할 수 있다. 무릎이 펴져서 지면에 닿을 때, 체중에 의해 무릎이 바로 굽혀지는 것이 느껴지는가? 무릎이 펴진 상태로 유지된다면 이것은 넙다리네갈래근의 약화와 엉덩관절이 제 역할을 못하기 때문이다. 하체가 신체중심의 뒤로 이동하게 될 때 엉덩관절은 발꿈치가 떨어짐과 동시에 굽힘되기 시작하는가? 하지가 흔들리는 동안 약 60° 정도 굽힘되는가? 이 정도의 각도가 생기지 않는다면 그것은 아마 굽힘하는 움직임에 있어서 제한이 있을 것이다.

엉덩관절의 경우, 스윙하는 구간에서 가장 큰 굽힘이 발생하는데 중간 스윙지점에서 볼 때 부드럽고 정상적으로 움직이는가? 그리고 엉덩관절은 디딤기에서 발꿈치가 떨어지기 직전 최대로 펴지게 된다. 위 시점에서 엉덩관절이 정상적으로 최대 펴짐이 되는가? 아니면 어느 정도 굽힘된 상태가 남아 있는가? 굽힘이 남아 있다면 그것은 엉덩관절의 굽힘근이 압박을 하거나 폄근이 약해서 나타나는 것이다. 보행 중 골반은 그 상태를 유지해서 움직이는가? 아니면 앞으로 나오거나 기울어져 있는가? 기울어져 있다면 엉덩관절의 굽힘근의 압박을 받기 때문이다.

측면의 관점에서 볼 때 보행 전체적으로 머리와 어깨, 골반은 상태가 같이 유지되어야 한다. 머리는 어깨와 똑바로 유지되어야 하고 어깨는 엉덩이와 골반위로 곧게 유지되어야 한다. 위의 분절이 앞으로 나오게 되는 경우 앞쪽의 구조가 긴장되고 뒤쪽의 구조가 약해서 일어나는 것이다.

보행평가가 완료되면, 편차는 구조적 조사에 의해 확인 된다. 예를 들면, 환자의 몸통이 앞으로 기울어진 상태로 보행을 하게 된다면 엉덩관절의 폄근(신전근, extensor) 강도 평가와 굽힘근(굴근, flexor)의 유연성 평가를 통해 보행 편차의 원인을 찾게 된다. 현상의 원인이 명확해 지면 치료적 운동 프로그램을 통해 문제점을 교정하게 된다.

병적인 보행 (PATHOLOGICAL GAIT)

어느 분절이 부상, 허약함, 유연성의 상실, 통증, 혹은 나쁜 습관에 의해 보행 중 제 기능을 발휘하지 못하면 병적인 보행을 유발한다. 인체가 계속 보행을 하려고 하면, 인체는 정상적인 기능 상실을 보완해야만 한다. 이로 인해 다른 분절이 과도한 스트레스를 받아 약화되고 이러한 상태가 지속되면 다른 부상을 유발할 수도 있다. 여기서는 근골격계(근육뼈대계, musculoskeletal)의 부상으로 인한 전형적인 병적 보행에 대해서 살펴보기로 한다.

중간볼기근 보행 (Gluteus Medius Gait)

부상을 당해 오랫동안 한쪽 하지에 체중을 부하할 수가 없거나, 엉덩관절 부위에 부상을 당했다면 중간볼기근(중둔근, gluteus medius)이 약해질 수 있다.

환자가 다시 체중을 지탱할 수 있게 되더라도 중간볼기근이 너무 약해서 한발 디딤기에 한쪽으로 골반이 틀어지면서 균형을 이루기 어렵다. 이 경우, 부상당한 하지의 초기 접지부터 부상당하지 않은 하지의 초기 접지 때까지 부상당하지 않은 쪽으로 골반이 쳐지는 것을 흔히 볼 수 있다. 이것이 소위 말하는 **트랜델버그**(trendelenburg) 또는 **중간볼기근 보행**이다.

중간볼기근이 약할 때, 골반은 체중을 지지하지 않는 반대편으로 쳐지는데, 이는 안정을 유지하기에 필요한 충분한 근육활동을 하지 못하기 때문이다. 환자는 이를 보완하기 위하여 자신의 몸통을 약한 엉덩관절 쪽으로 이동시키기도 한다. 이런 동작은 반대 쪽의 척추세움근(척추기립근, erector spinae)과 대퇴방형근(quadratus lumborum)이 수축하도록 하여 골반을 들어올리게 한다.

넙다리네갈래근 보행 (Quadriceps Gait)

엉덩관절 혹은 넙다리네갈래근(대퇴사두근, quadriceps femoris)의 수술이나 심한 부상은 넙다리네갈래근의 근력 약화를 초래해 보행 중 정상적인 기능을 하지 못한다. 심지어 넙다리네갈래근의 근력을 강화한 후에도, 환자는 근력이 약했을 때 생긴 나쁜 보행 습관 때문에 병적인 보행을 할 수도 있다. 넙다리네갈래근 보행을 하는 환자는 발꿈치딛기 시에서 중간디딤기에 이르기까지 엉덩관절(고관절, hip joint) 폄을 유지한다. 넙다리네갈래근이 너무 약하면, 발꿈치 단기 직후에 비틀거리게 되는데 이는 무게중심을 엉덩관절 앞으로 유지하기 위해서 몸통을 앞으로 움직이고 넙다리뼈(대퇴골, femur)를 뒤 쪽으로 움직이려는 힘에 의해서 발생할 수 있다. 엉덩관절 폄근은 발꿈치딛기 후 엉덩관절이 그 상태를 유지하도록 안정시킨다.

발목관절의 가동범위가 제한될 때의 보행 (Ankle Tightness)

발목을 삐게 되면 발등굽힘의 가동범위가 작아져 고통을 받게 되고, 병적 보행을 하게 된다 발목이 발바닥쪽굽힘에서 갑자기 발등굽힘 운동을 하게 되는 중간디딤기에는, 환자는 비틀거리며 앞으로 나아가게 되고, 엉덩관절의 폄(신전, extension)이 증가되는 것을 경험하게 되며, 발등굽힘

(배측굴곡, dorsiflexion)을 하는 시간을 감소시키기 위하여 발뒤축을 빨리 들게 된다. 그리고 발등굽힘을 완전하게 하지 못하면 초기 접촉부터 부하가 가해질 때까지 급속한 움직임이 일어날 수 있으며, 환자는 흔들기에 발가락이 지면에 끌리지 않도록 하기 위하여 부상당한 쪽 골반을 들어 올리거나 엉덩관절과 엉덩관절 굽힘을 증가시키기도 한다.

엉덩관절에 통증이 있을 때의 보행 (Antalgic Gait)

부상을 당해 통증을 느끼며 걷는 동작에서는 전형적이고 명확한 병적 보행을 관찰할 수 있다. 환자는 보행을 할 때 통증을 지닌 하지의 사용시간을 줄이려고 하며 그 쪽 하지에 실리는 스트레스를 최소화하려고 시도한다. 초기 접촉 시에 발생하는 발꿈치딛기는 일어나지 않고 스트레스를 최고화 하기 위해 발의 중간 또는 원위부로 딛는 현상이 일어나게 된다. 이는 걸음거리를 변화하게 하고 보율(cadence) 역시 비대칭적으로 변하게 된다. 엉덩관절의 질환이 커지면 중간디딤기에 엉덩관절이 심하게 굽힘된다; 그리고 흔들기의 엉덩관절 동작이 최소화된다. 흔들기의 충분치 못한 동작을 보완하기 위하여, 환자는 부상당하지 않은 쪽 하지가 중간디딤기에 있을 때에 다친 하지의 골반을 들어 올리고 발 앞부분으로 지면을 딛거나, 회선형태의 체공을 하는데 이는 모두 발이 지면에 끌리지 않게 하기 위한 것이다.

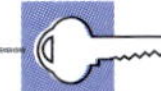

병적인 보행은 부상과 근력 약화와 유연성의 저하, 고통, 또는 나쁜 습관에 의해 일어난다. 정상 보행과 마찬가지로 병적인 보행의 관찰은 평가에 대한 전반적인 개요 파악과 분절의 평가와 함께 진행된다.

정상적인 달리기 (NORMAL RUNNING GAIT)

달리기 자체가 달리는 속도에 따라 다르듯, 달리기와 보행은 다르다. 달리기는 디딤기가 짧고 흔들기가 길다는 점에서 보행과 다르다. 양다리지지기도 없고 **이중부유기**라 정의하는 어느 쪽 하지도 체중을 지탱하지 않는 경우도 있다.

달리기에서 두 발이 모두 지면에서 떨어지게 되는 시점은, 한 쪽 하지가 흔들기의 초반부에 있고 다른 쪽 하지가 흔들기의 후반부에 있을 때 일어난다(그림 12.19). 이러한 달리기의 특성은 달리는 속도 변화에 따라 변하기 때문에 달리기의 분류가 정의될 필요가 있다.

달리기 속도, 나이, 피로도, 지면의 상태, 신발, 달리는 기술 수준 등을 포함한 여러 요인들이 달리기의 역학적 원리에 영향을 미친다. 달리기의 속도를 비교하는 연구가들은 그 분류를 무척 다양하게 하고 있다. 예를 들면, 어느 연구에서는 천천히 달리는 것을 초속 4m, 혹은 1.6km를 6분 42초에 달리는 것으로 정의하였다. 빨리 달리는 것은 초속 8m, 혹은 91m를 11.4초에 달리는 것으로 정의하였다(Dillman, 1975). 또 다른 연구에서는, 1시간에 19.3km 정도를 달리는 것을 달리기로 정의하고, 1시간에 27.6km로 달리는 것을 빠른 달리기로 정의하였다(Mann and Hagy, 1980). 보행속도가 일반적으로 평균 초속 1.4m인 반면에, 달리기의 속도는 다양하여 걷는 속도의 약 2~5.5배에 달한다(Perry, 1990). 이러한 다양성 때문에 달리기의 분석과 그 결과의 비교가 쉽지 않다.

대부분의 경우에는, 달리기에서 사용되는 개념은 보행에서 사용되는 것과 같다. 그러나 달리기에는 약간의 부가적인 개념들이 사용된다. 런닝걸음은 한 쪽 발의 발가락떼기부터 다른 쪽 발의 발가락떼기 시점까지로 정의하고, **런닝주기**는 두 번의 런닝걸음을 포함한다. 왜냐하면 달리기에서는 **발뒷꿈치 딛기**와 같은 현상이 항상 일어나지는 않기 때문이다. **주기 시간** 또는 거리 시간은 한 1보 거리가 행해 질 때까지의 시간의 양을 말한다. **걸음속도**의 경우는 주기 시간의 반대 개념을 의미한다. 앞에서 말한 바와 같이 이중부유기는 하지에 체중의 부하가 없는 시기를 말하며, 달리기는 디딤기와 이중부유기로 구분하기로 한다.

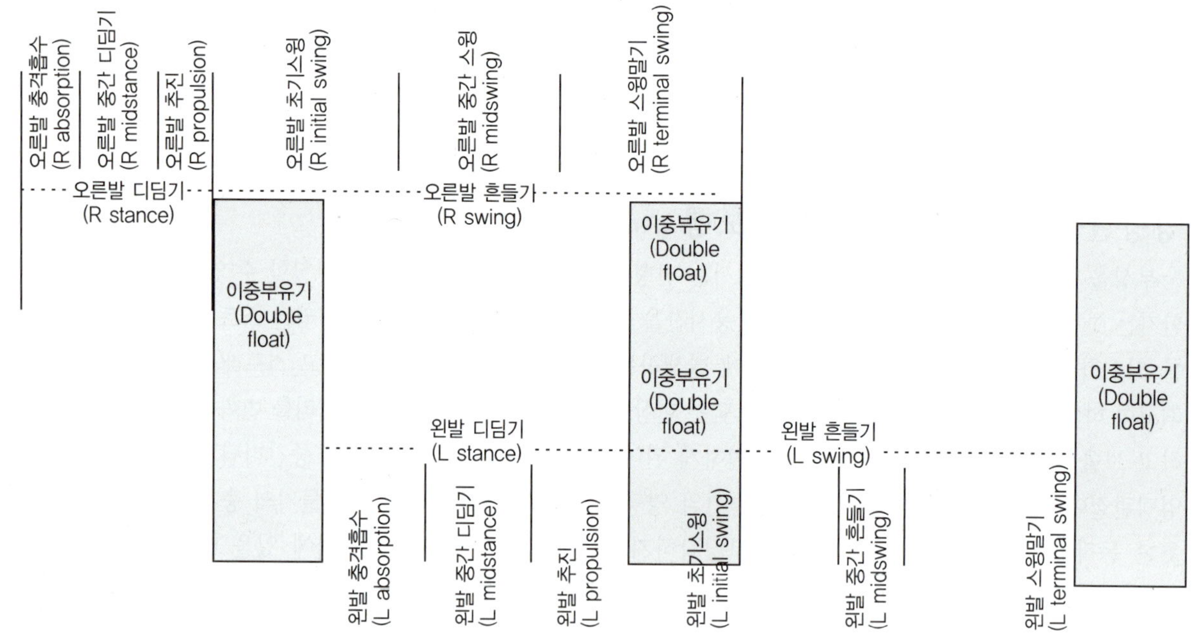

그림 12.19 달리기의 모델 : 이중 부유기는 달리기의 특징으로 어느 하지도 지지하지 않을 때 발생한다.
Adapted from S. Ounpuu, 1994, "The biomechanics of walking and running," *Clinics in Sports Medicine* 13: 843-862.

걸음거리와 걸음속도 (Stride Length and Stride Rate)

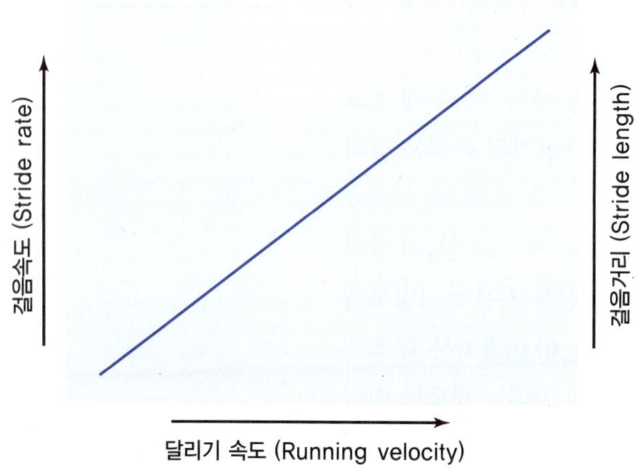

그림 12.20 걸음거리, 걸음속도, 달리기속도의 관계. 달리기속도가 증가 할수록 걸음거리, 걸음속도 역시 증가한다.

달리는 속도에 대한 정의가 연구자 사이에서 차이가 있기는 하지만, 달리기에 대한 정보는 일부 기본적인 관찰을 위해 유용하다. 걸음거리와 걸음속도는 달리는 속력이 증가함에 따라 증가한다. 주기 시간은 속도가 증가함에 다라 감소하게 된다. 속도가 약 초속 7m 이상 되면, 걸음 거리는 증가하지 않고 걸음 속도는 계속해서 증가한다(그림 12.20).

관절의 움직임 (Joint Motions)

일반적으로, 속도가 증가하면 초기 디딤기에 있어서 엉덩관절 굽힘, 무릎관절 굽힘 그리고 발목관절 굽힘에 의해서 낮은 신체 중심을 가지게 된다.

속도가 증가할 때 중간 스윙기의 엉덩관절 굽힘각은 증가하며, 엉덩관절의 위치는 최대 속력 달리기를 제외하고 체중 부하를 받는 시기에서 작은 변화가 나타난다. 전체적으로는, 속도가 증가함에 따라 엉덩관절의 운동 범위는 증가한다(그림 12.21).

엉덩관절의 움직임은 속도가 변함에 따라 변한다. 엉덩관절과 같이 속도가 증가하면 엉덩관절의 굽힘각은 커지고 폄각은 작아진다. 최고 속도로 달릴 때는, 엉덩관절이 완전히 펴지는 시기가 없으며, 한 주기를 통하여 단지 굽힘각의 크기를 다르게 할 뿐이다. 일부 연구에서는 발꿈치떼기 시 속도의 증가에 따라 엉덩관절의 폄이 일어나지만 완전한 폄은 일어나지 않는다고 나타났다(Williams, 1985). 스윙구간의 엉덩관절 굽힘각은 120°를 상회한다(Williams, 1985). 증가된

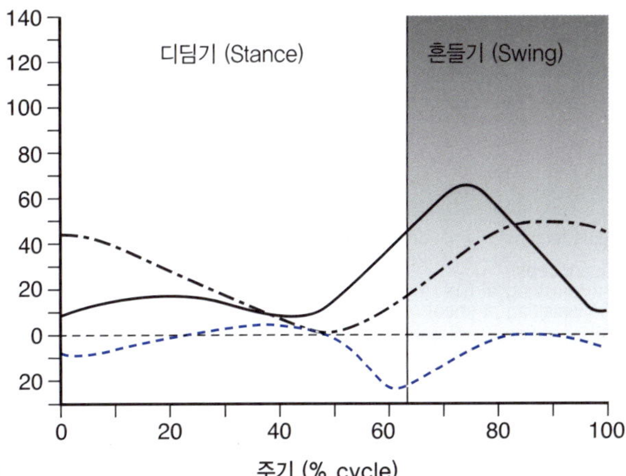

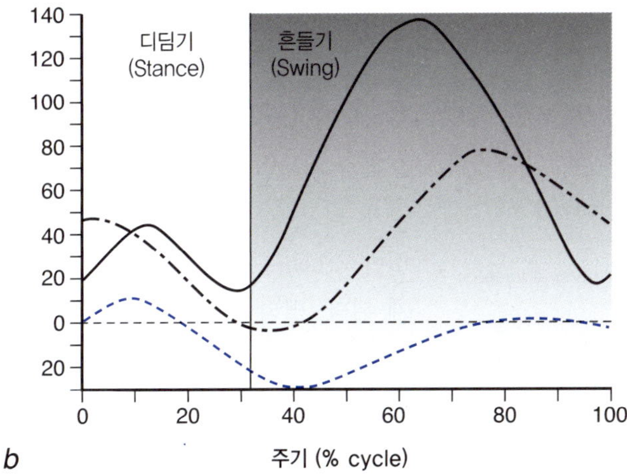

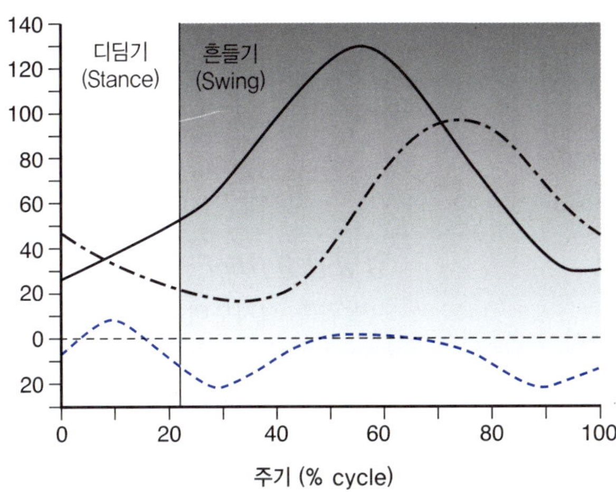

그림 12.21 시상면에서 보행 시에 나타나는 관절가동범위 *(a)* 걷기 *(b)* 달리기 *(c)* 전속력 달리기. 속도가 증가하면 흔들기의 시간이 증가하고 관절의 가동범위가 변한다.

굽힘각은 충격력을 더욱 감소시켜 주지만, 그만큼 더 많은 넙다리네갈래근의 근육활동이 요구된다. 이 주제는 다음에 다뤄질 '역학적 분석' 에서 논의하기로 한다.

발가락떼기시의 발목관절 발바닥쪽굽힘각은 59°에서 75° 사이를 보여준다(Williams, 1985). 접지기 초기에 발의 어느 부위가 지면과 접지하게 되느냐 하는 것은 엉덩관절, 엉덩관절, 그리고 발목관절의 각도에 따라 달라지게 된다. 달리기를 할 때에는 대부분 발바닥의 중간 부위로 지면에 닿게 된다. 일반적 원칙에 의하면, 빨리 달릴 때는 발바닥 중간 부위로 접지하고 천천히 달릴 때는 발바닥 뒷부분으로 접지한다(Williams, 1985).

몸통을 곧게 세우는 것이 달리기의 가장 좋은 자세라고 생각되지만, 대부분의 연구결과는 사람들이 달릴 때에 한 주기를 통하여 상체를 앞으로 기울이고 있는 것을 보여주고 있다(Williams, 1985). 상체의 전방기울기는 초속 7m의 속도로 달릴 때에 4~7°를 보이다가 초속 9.2m의 최고 속도로 달릴 때에는 11.6°로 증가했다.

지면반력 (Ground Reaction Forces)

속도가 증가하면 지면반력도 증가한다. 달리기와 보행에서 수직력은 두 번 최고점에 이른다. 첫 번째는 초기접지기에 발생한다. 달리기에 있어서 매우 빨리 발생하는 이 최고점을 충격 최고점(impact peak)이라 한다. 두 번째 최고점은 디딤기의 후반부에 발생하는데 이를 활성 최고점(action peak)이라 한다. 이는 발가락떼기 직전 가속 시 근육활동의 영향을 받기 때문이다(그림 12.22).

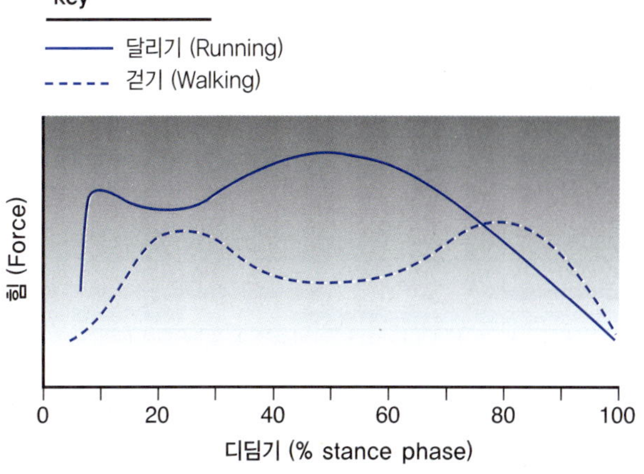

그림 12.22 걷기와 달리기 시에 나타나는 지면반력. 달리기 시에는 지면반력의 최고값이 빠르게 나타난다.
Based on data from Ounpuu, 1994.

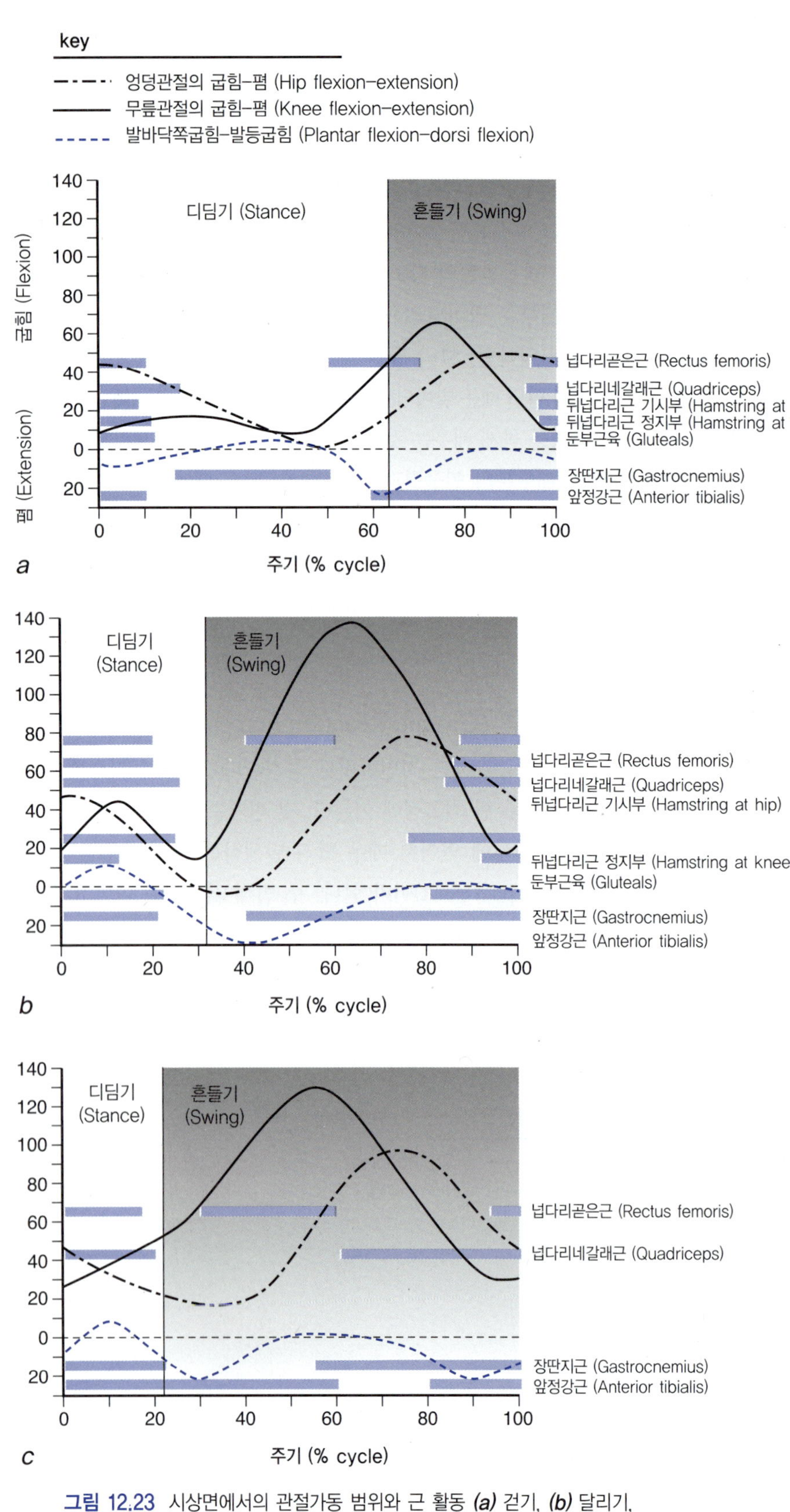

그림 12.23 시상면에서의 관절가동 범위와 근 활동 *(a)* 걷기, *(b)* 달리기, *(c)* 전속력 달리기.
Based on data from Mann & Inman, 1964.

달리기를 할 때의 수직력은 수학적으로 관절의 위치와 조화를 이루어 관절 모멘트를 결정한다. 관절 모멘트는 관절에 가해지는 스트레스다. 달리기 시의 엉덩관절 굽힘 모멘트는 보행 시 보다 7.7배 정도 크다. 또한 달릴 때의 엉덩관절과 발목관절의 굽힘 모멘트 역시 걸을 때 보다 2배 정도 크게 나타난다.

체중, 지면의 형태, 신발, 속도, 그리고 발이 어디에 접지하는지 등 모든 요소들이 충격력에 영향을 미친다. 부드러운 지면에 접지하면 충격 최고점이 없을 수도 있다. 좋은 런닝화는 나쁜 런닝화에 비해 충격 최고점이 낮다. 발의 중간, 혹은 앞 부분으로 접지하게 되면 발뒤꿈치로 접지하는 것보다 충격 최고점이 현저하게 낮다; 발뒤축으로 접지하면 한번의 충격 최고점을 갖게 되고, 중간 부분으로 접지하면 일반적으로 두 번의 충격 최고점을 갖게 된다. 빨리 달릴 때의 지면반력은 천천히 달릴 때보다 높게 나타난다.

운동역학 (Kinetics)

근육활동은 달리는 속도와 연구방법에 따라 크게 다르지만, 일반적인 결론은 그림 12.23에서 보여주는 바와 같이 속도가 증가하면 근육활동도 증가한다는 것이다.

엉덩관절 (Hip)

발뒤축 접지부터 디딤기를 통해 뒤넙다리근은 단축성 수축을 하여 엉덩관절의 폄 운동을 돕는다. 특히 반막모양근(반막양근, semimembranosus)은 넙다리두갈래근(biceps femoris)보다 1.4배 정도 큰 힘을 만들어 엉덩관절의 폄 운동을 돕는 역할을 한다(Perry,

1990). 뒤넙다리근(슬괵근, hamstrings)은 또한 몸통이 기울어질 때 단축하여 안정시키는 역할을 한다. 넙다리곧은근(대퇴직근, rectus femoris)은 발바닥이 접지할 때 더 많은 활동을 하게 되며 디딤기의 끝부분에 가서 그 활동이 감소한다. 넙다리곧은근은 또한 엉덩관절이 굽힘(굴곡, flexion)하는 체공말기에 단축성 활동을 한다. 흔들기의 후반부에 뒤넙다리근과 폄근(신전근, extensor)은 신장성 수축을 하여 엉덩관절의 굽힘 속도를 감속함으로써 다음 디딤기를 준비할 수 있도록 한다.

무릎관절 (Knee)

넙다리네갈래근, 특히 가쪽넓은근(외측광근, vastus lateralis)과 안쪽넓은근(내측광근, vastus medialis)은 발이 접지할 때 매우 큰 활동을 한다; 그들은 넙다리곧은근과 더불어 디딤기 초반까지 계속해서 활동한다. 디딤기 전반에 걸쳐 넙다리네갈래근의 역할은 매우 크다. 그들의 활동은 디딤기가 거의 끝나면 감소하지만, 흔들기의 마지막 단계 즉, 접지와 체중부하기를 준비하는 단계에 이르러 다시 활동을 시작한다.

달리는 속도가 증가하면 디딤기와 흔들기에 넙다리네갈래근이 활동하는 시간의 양도 증가한다. 뒤넙다리근은 흔들기의 후반부에 적극적인 활동을 시작하는데 이는 무릎관절에서 발이 지면과의 접촉을 준비하도록 하기 위함이다. 뒤넙다리근은 디딤기의 중간 시점까지 지속적으로 활동하며 앞정강근(전경골근, tibialis anterior)이 앞으로 나가는 것을 막기 위한 것으로 보인다. 뒤넙다리근과 넙다리네갈래근은 디딤기 후반부에 무릎관절의 부가적인 안정을 돕기 위하여 동시에 수축한다.

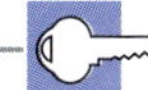

러닝 보행은 걷기 보행과 여러 면에서 다르다; 걸음거리, 걸음속도, 관절 움직임, 지면반력 그리고 운동역학 등.

발목관절 (Ankle)

앞정강근(tibialis anterior)과 하퇴 삼두근(triceps surae group)은 발이 접지할 때의 충격으로부터 안정을 유지할 수 있도록 한다. 다리 뒤쪽의 근육은 중간입각 기간을 통하여 지속적인 활동을 하며 넙다리네갈래근의 기능이 증가되도록 정강이뼈의 안정을 돕는다. 달리기를 할 때 발바닥으로 접지하게 되면, 앞정강근은 발의 내밈을 통제하기 위하여 즉시 신장성 수축을 한다. 또한 종아리세갈래근(하퇴삼두근, triceps surae)은 인체가 흔들기로 들어가는 순간 추진력을 발현하기 위하여 단축성 수축을 한다. 이는 특히 빠른 속도에서 더 잘 나타난다(Williams, 1985).

보조기구를 이용한 보행의 운동원리 (MECHANICS OF AMBULATION WITH ASSISTIVE DEVICES)

이제 정상 보행의 운동원리에 대해 이해하고, 보조기구를 이용한 복잡한 보행에 대해서도 쉽게 이해할 수 있을 것이다. 보조기구는 보행 시 부가적인 안정이 필요하거나, 하지체중의 부하를 없게 혹은 적게 하기 위하여 사용된다. 보조기구의 사용은 환자가 안전하게 걷도록 하고 다른 사람의 도움없이 걸을 수 있도록 해준다. 일반적으로, 보조기구는 환자가 정상적으로 걷지 못할 때 체중을 지탱하기 위하여 사용되어진다. 기구의 사용 목적은 비정상적인 보행이 더 악화하지 않도록 하여 또 다른 부상이 발생하지 않도록 하는 것이다.

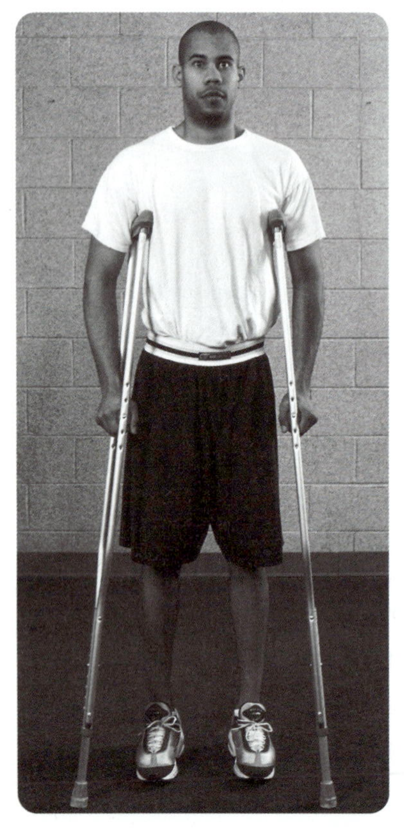

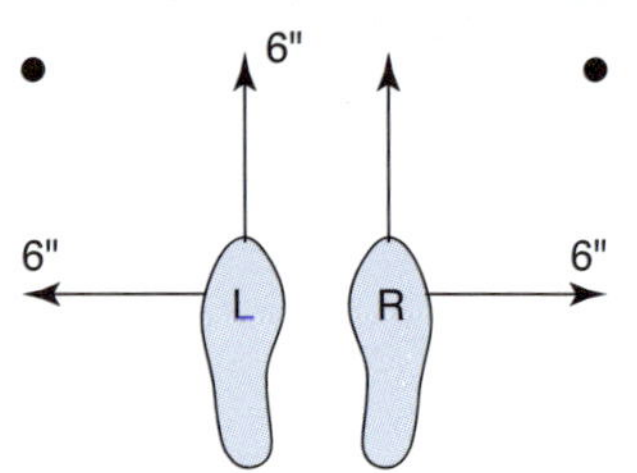

그림 12.24 목발의 아래쪽 끝이 발 바깥쪽으로 약 15cm(6 inch), 그리고 앞쪽으로 15cm 멀게 하고, 어깨의 긴장을 풀었을 때 적당한 높이는 겨드랑이와 패드 사이에 손가락 2~3개가 들어갈 수 있는 공간이 있어야 한다. 팔꿉관절은 20~30° 굽혀져야 된다.

보조기구의 종류 (Types of Assistive Devices)

걷는데 사용되는 보조기구의 종류에는 여러 가지가 있다. 그 중에서 환자의 나이, 운동신경, 민첩성, 키와 몸집, 균형감각, 다친 정도, 그리고 편안함의 정도에 따라 보조기구의 종류는 결정된다. 표 12.1에서는 재활 시 사용되는 여러 종류의 보조기구가 나열되어 있다.

몸에 맞추기 (Fitting)

환자가 어떤 보조기구를 사용하기 전 기구를 환자의 키에 적당하게 맞춰야 한다. 겨드랑이 아래에 끼는 목발은, 목발의 아래쪽 끝이 발 바깥쪽으로 약 15cm, 그리고 앞쪽으로 15cm 떨어지게 하고 측정해야 한다(그림 12.24). 겨드랑과 목발 위쪽의 패드사이에는 손가락 두 세개가 들어갈 정도로 공간적인 여유가 있어야 한다. 손잡이는 목발의 길이가 제대로 맞춰진 상태에서 팔꿉관절(주관절, elbow joint)이 20~30° 구부러지는 높이로 지면과 평행한 위치에 있어야 한다. 아래팔 목발은 손잡이의 높이가 넙다리뼈의 큰돌기(대전자, great trochanter)와 같은 높이에 오도록 조절하여야 한다. 이렇게 하면 중간디딤기에서 팔꿉관절이 30° 가량 굽혀져야 한다. 지팡이의 길이는 양팔을 편한 상태로 몸에 붙이고 지팡이를 다리 옆에 위치하게 한 상태에서 맞춘다. 지팡이의 손잡이 끝이 반드시 손목의 위치에 오도록 해야 한다.

목발을 사용한 보행 패턴 (Gait Patterns With Crutches)

보조기구의 사용에 있어서 기본 개념은 균형의 중심이 기저면에 있도록 유지하는 것이다. 환자가 보조기구를 사용할 때 더욱 안정된 것은 기저면이 증가했기 때문이다(그림 12.25). 보행 패턴은 일반적으로 지면과 접하는 지지점의 수에 따라 다르다. 보조기구와 양하지가 이러한 지지점에 포함된다.

두 점 보행 (Two-Point Gait)

두 점 보행은 부상당한 하지가 부분적으로 체중을 지탱할 수 있을 때 하게 된다. 부상당한 하지는 목발과 함께 이동하지만 약간의 체중이 그 쪽 하지에 실리게 된다. 부하되는 양은 환자의 통증이나 의사의 진단에 따라 달라진다. 이 보행에 있어서 목발은

표 12.1 보행에 사용되는 보조기구들

보조기구	보조기구의 종류	WB상황	선발분야	사용법	메모
보행기	1. 들것 2. 앞바퀴 3. 네바퀴	PWB NWB extremity FWB or PWB	균형보조필요 낮은 자기수용 고령의 환자	환자가 서 있을 때 보행기의 높이가 대전자에 왔을 때가 가장 적절하다	부상이 많은 운동선수가 아닌 이상 잘 사용되지 않는다. 계단을 오르내리는데 불편하지만 보행기는 가장 안정된 보조기구이다.
지팡이	1. 보행용지팡이 2. 큰4족지팡이 3. 작은4족지팡이 4. 일자 지팡이	PWB	지팡이는 지지대 부분이 커질수록 균형감도 높일 수 있다. 이것이 보행할 때 고통을 줄여 주기도 하다. 반신마비가 왔을 때 UE대신 보행용 지팡이를 사용하기도 한다. 4족지팡이는 균형뿐만 아니라 몸무게도 지탱할 수 있기 때문이다.	반대손에 사용하고 손잡이는 대전자 있는 부분, 팔꿈치가 20°–30° 정도 굽혀진 상태가 적절하다. 또 다른 방법으로는 환자가 차려 자세로 있을 때, 지팡이의 손잡이가 손목까지 왔을 때이다.	반대손에 사용하고, 지팡이가 둔근 중맥쪽에 들어가는 무게를 줄여준다. 지팡이는 사용자가 쓰는힘의 25%까지 줄여줄 수 있다(Kumar, Roe et al. 1995). 환자들은 지팡이나 목발을 균형, 힘, WB증가를위해 사용하기도 한다.
목발	1. 일반 목발 2. 아래팔 목발	NWB PWB	일반 목발은 환자가 균형을 잘 잡을 수 있을 때이다. 아래팔 목발의 경우 평생 목발만 짚고 다녀야 하는 사람들이 사용 하는 경우가 대부분이다.	목발의 맨 윗부분과 환자의 겨드랑이와의 간격이 손가락 2-3개 정도가 들어갈 수 있을 때가 가장 안정적이다. 손잡이는 다른 보조기구와 같은 방법으로 사용하면 된다. 아래팔 목발은 팔꿈치와의 거리가 있어야 한다.	목발은 보행기보다는 유동성이 더욱 좋다. 목발은 계단이나, 장애물, 그리고 몸을 더 쉽게 숙일 수 있다. 또한 이동도 보행기에 비해 빠르다. 이것들은 얼음, 눈, 그리고 비위험하다. 목발은 젊고 민첩한 환자들이 사용하고 아래팔 목발은 손을 사용 할 수 있지만 서있는 동안 손에 끼고 있어야 하는 불편함이 있다.

부상당한 하지와 동시에 앞으로 이동한다. 체중의 일부분은 다친 발에 부하되고 나머지 체중은 양손에 부하된다(그림 12.26). 그런 다음 다치지 않은 하지는 반대 쪽 하지를 흔들어 통과하며 정상적인 걸음을 하게 된다.

세 점 보행 (*Three-Point Gait*)

세 점 보행은 두 점은 보조기구에 의해, 나머지 한 점은 발에 의해 지면과 접촉이 이루어지기 때문에 붙여진

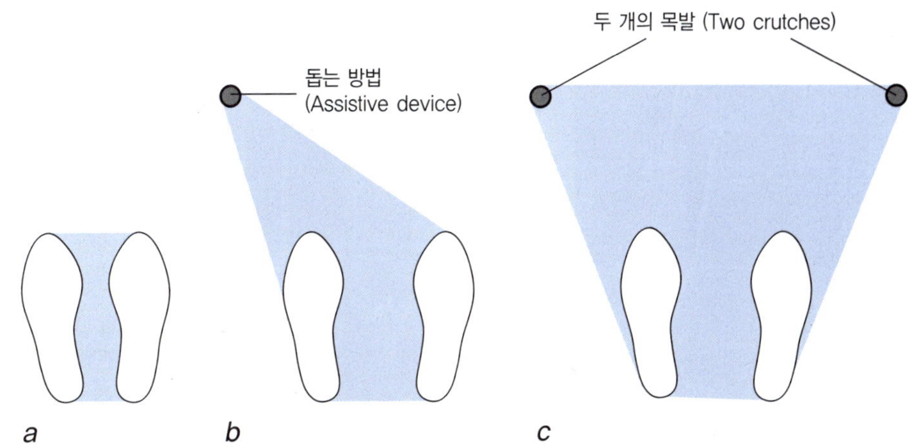

그림 12.25 보조기구를 *(a)* 사용하지 않을 때, *(b)* 지팡이나 한 개의 목발을 사용할 때, *(c)* 두 개의 목발을 사용 할 때의 기저. 보조기구를 사용할 때는 기저면의 면적이 증가한다. 환자의 인체중심이 기저면 내에 위치하는 한 환자는 안정되다.

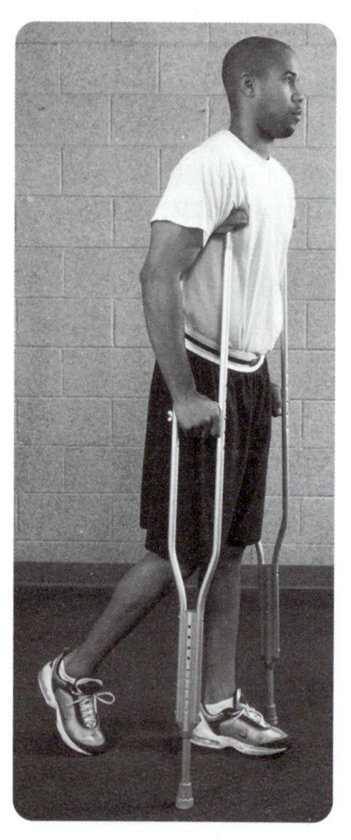

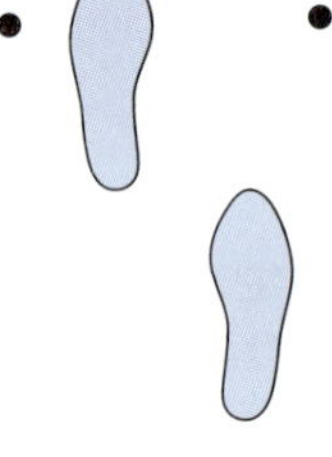

그림 12.26 두 점 보행은 다친 하지로 체중의 일부를 지탱할 수 있을 때 사용된다. 목발은 다친 하지와 함께 체중의 일부를 지탱한다.

이름이다. 이 보행은 환자가 한 쪽 하지에 체중을 전혀 부하할 수 없을 때 사용된다. 그래서 체중이 가해지지 않는 보행(NWB : non-weight-bearing)이라고 불리기도 한다. 선수가 이런 부상을 당했을 때는 겨드랑이에 끼는 목발이 가장 자주 사용된다. 아래팔(전완, forearm) 목발도 세 점 보행에서 사용될 수 있다. 세 점 보행에서는, 환자는 목발을 부상당한 하지와 동시에 앞으로 가져간다; 그런 다음 체중을 목발의 손잡이에 의지 하고 손잡이를 밀면서 체중을 지지하던 하지를 옮겨 목발이나 목발을 지난 위치로 이동시킨다(그림 12.27)

개별적인 스윙으로 목발로 체중이 가해진 다리를 옮기는 보행을 **3점 걸음**(swing-to gait)이라고 한다. 만약 체중을 지지하는 하지를 목발보다 훨씬 앞쪽까지 이동해 착지하면 **목발뒤흔들걸음**(swing-through gait)이라고 한다. 목발뒤흔들걸음은 3점 걸음에 비해 균형을 잘 잡아야 하고 자신감이 있어야 한다. 목발의 사용에 자신이 없는 환자는 처음 목발을 사용할 때 3점 걸음을 한다; 환자가 점차 자신감을 찾으면 목발뒤흔들걸음을 한다. 목발뒤흔들걸음은 3점 걸음보다 빠르기는 하지만 더 나은 균형의 유지와 조정 능력을 요구한다.

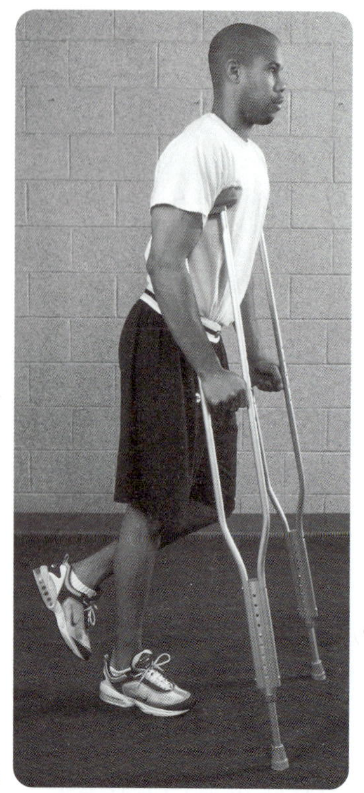

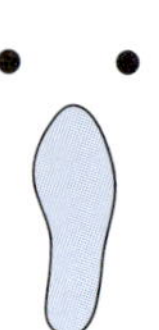

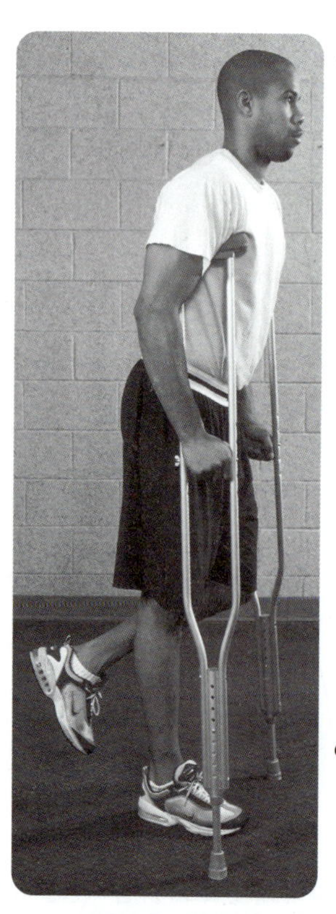

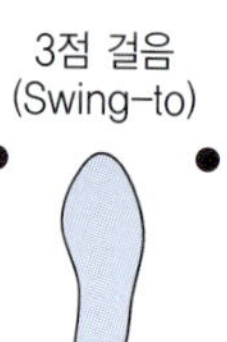

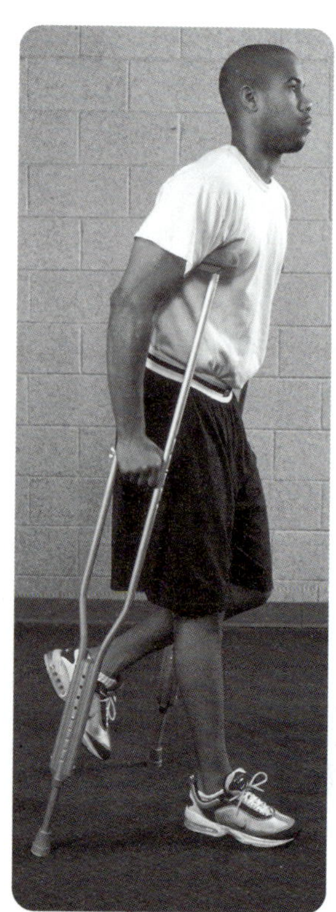

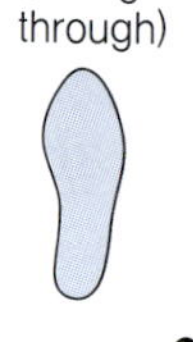

그림 12.27 세 점 보행에서는 환자는 목발을 몸 앞에 위치하게 한다. *(a)* 그리고 체중을 지탱하는 하지를 목발의 위치까지 옮기거나. *(b)* 혹은 목발의 앞까지 옮긴다. *(c)* 체중은 3점 걸음이나(swing-to) 목발뒤흔들걸음(swing-through) 기간에 온전히 팔로 지탱한다.

네 점 보행 (*Four-Point Gait*)

네 점 보행은 환자의 하반신의 양쪽 발 모두 다쳤을 때 사용된다. 이 보행법은 하나의 목발을 가지고 대칭이 되는 각각의 하지를 사용하는 것이다. 예를 들면, 왼쪽 목발은 오른쪽 발, 그리고 오른쪽 목발은 왼쪽 발과 함께 움직이는 것을 말한다. 이런 보행법은 한쪽의 하지만 다쳤을 때에는 사용 되지 않는다.

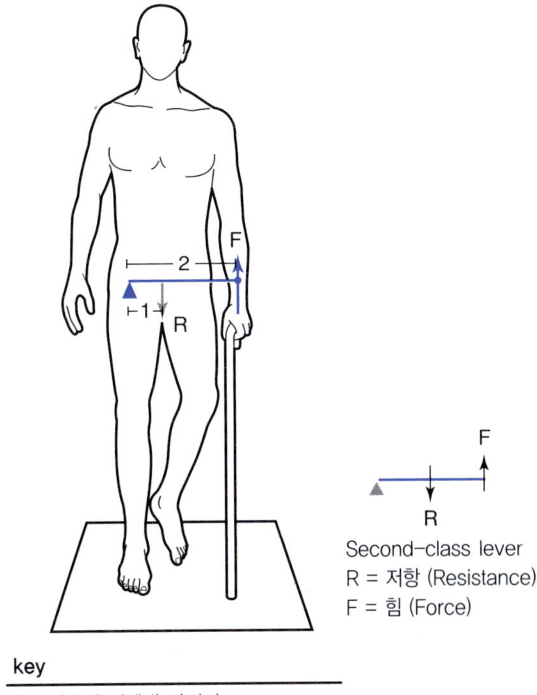

그림 12.28 한 개의 보조기구를 사용하는 보행.

한다리 지지 보행 (*Single Support*)

지팡이나 하나의 목발만 사용하여 보행하게 되는 경우에는 그것을 다친 하지의 반대 쪽 손으로 잡는다. 하나의 보조기구만을 사용하는 경우는 체중을 지탱하기 보다는 안정을 유지하는데 도움을 주게 되는데 왜냐하면 하나의 지팡이나 목발은 단지 체중의 25%만을 지탱하기 때문이다(Kumar, Roe, & Scremin, 1995; Lehman, 1982). 한 쪽만을 지지하는 경우는 실제적으로 2종 지레 체계에 속한다. 그것은 상지로부터, 효과적이면서도 적은 힘으로 다친 하지에 효과적인 보조 역할을 하게 한다. 다친 쪽의 엉덩관절은 지팡이나 목발의 지레작용의 축이 된다. 머리, 팔, 그리고 몸통(HAT)은 축과 지팡이 혹은 목발 사이에 위치하는 저항이다(그림 12.28). 만약 지팡이나 목발을 다친 쪽 손으로 잡게 되면 체중을 분산시키는데 도움이 되지 않는다. 그리고 환자는 HAT의 무게를 지팡이와 다친 하지의 중간에 위치하게 하려고 다친 쪽 외측으로 비틀거리게 된다. 한 쪽만을 지지하는 보행에서는, 지팡이나 목발은 다친 하지와 동시에 앞으로 이동한다. 환자가 다친 쪽 하지로 체중을 지탱하고 다치지 않은 하지가 전방으로 나아갈 때 체중의 일부는 보조기구에 부하된다. 이런 형태의 보행은 균형을 유지하기 위하여 큰 보조가 필요치 않거나, 환자가 체중을 지탱할 수는 있다. 통증, 가동범위, 허약함 등으로 비정상 보행을 할 때 이용된다.

지면 형태에 따른 보조기구 (Assistive Devices on Various Surfaces)

환자들은 보조기구를 사용하며 보행할 때, 계단 혹은 램프와 같은 여러 가지 형태의 지면을 통과하기도 한다. 따라서 환자들은 감독 없이 보조기구를 사용해도 좋다는 허락을 받기 전에 반드시 올바른 지도를 받을 필요가 있다. 환자가 안전하다고 판단될 때까지는 부상을 당하거나 넘어질 위험이 크기 때문이다.

계단 (*Srairs*)

계단을 오르내릴 때 난간이 있다면, 환자는 그것을 이용해야만 한다. 난간을 이용하는 것이 목발을 사용하는 것보다 계단 오르내리기에 안전하다. 환자가 두 개의 목발을 사용한다면, 그는 난간을 잡지 않은 손에 두 개의 목발을 잡도록 한다.

계단 오르기는 두 개의 기본적인 개념을 내포한다. 첫째, 계단을 오를 때는 다치지 않은 하지가 먼저 올라가고 내려올 때는 다친 다리가 먼저 계단을 내려온다. 이것은 약간 혼동스러울 수도 있어

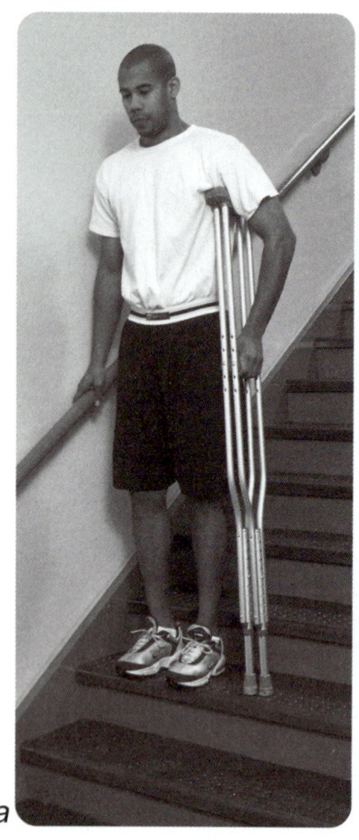
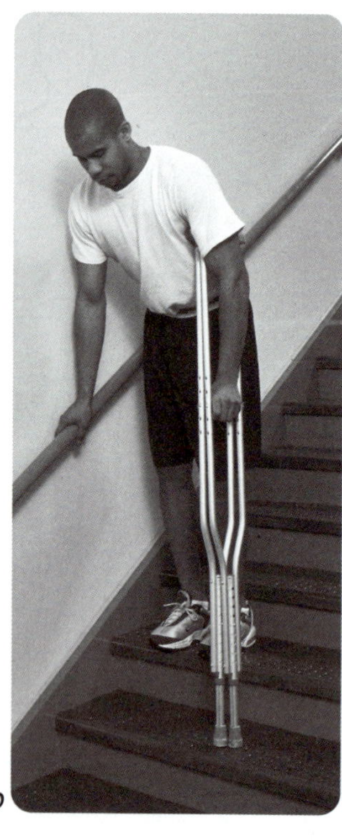
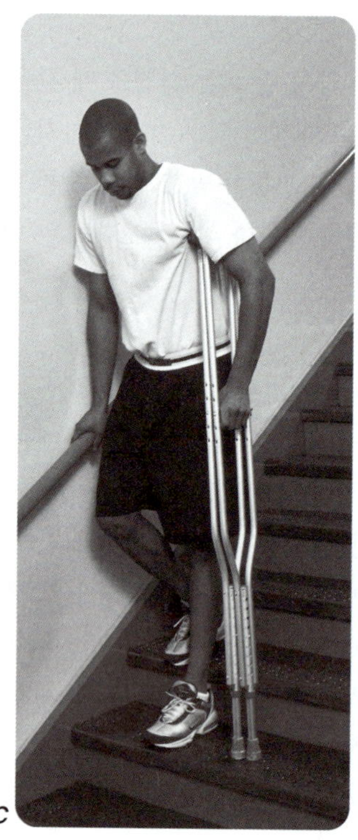
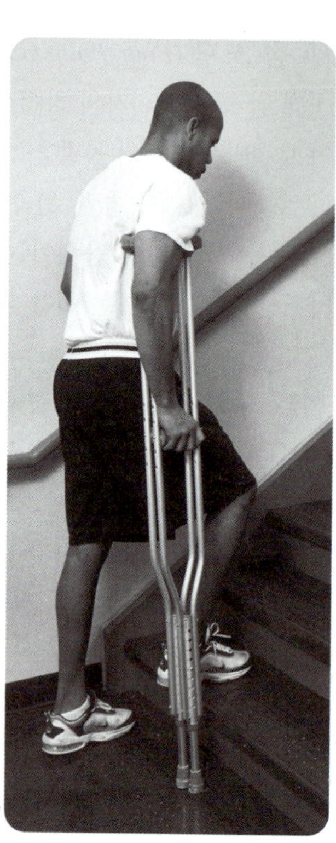

그림 12.29 목발을 사용하여 계단을 오르내릴 때 : *(a)* 난간이 있는 경우에는 한 손으로 목발을 잡고 난간을 이용한다. *(b)* 목발로 아래계단을 딛고 나서 난간을 잡은 손을 움직여서 목발을 잡은 손과 같은 높이가 되도록 한다. *(c)* 몸을 아래계단으로 낮추면서, 체중을 손으로 지탱하고 다친 하지로 먼저 아래계단을 밟는다. *(d)* 계단을 오를 때는 다치지 않은 하지부터 시작한다. 그리고 목발은 다치지 않은 하지가 윗 계단을 확실하게 밟을 때까지 다친 하지와 함께 아래계단에 머물러야 한다.

간단히 생각나게 하는 것을 이용할 수 있다. "선한 자는 천국으로 올라가고 악한 자는 지옥에 떨어진다"는 환자들이 쉽게 기억할 수 있을 것이다.

둘째, 보조기구는 항상 다친 하지와 함께 움직인다. 달리 말해서, 다친 하지는 목발과 같은 계단을 밟는다. 예를 들면, 계단을 내려갈 때, 환자는 계단을 한 손으로 잡고 반대 손으로 두 개의 목발을 잡는다(그림 12.29a). 목발로 한 계단 아래를 짚고(그림 12.29b); 그 다음 다친 하지를 목발이 있는 계단으로 이동한다(그림 12.29c). 환자는 팔과 다친 다리로 체중을 지탱하고(체중을 지탱할 수 있다면) 다치지 않은 하지를 같은 계단으로 내린다. 계단을 오를 때는 반대의 순서로 진행한다; 다치지 않은 하지를 같은 계단으로 내린다. 계단을 오를 때는 반대의 순서로 진행한다; 다치지 않은 하지를 먼저 올린다(그림 12.29d); 그리고 목발과 다친 하지를 같은 계단으로 들어 올린다.

계단에 난긴이 없다면, 세난 대신에 양 손에 목발을 사용해야 한다. 이것은 처음 몇 번 시도할 때는 덜 안전하고 집중력을 필요로 한다; 하지만 난간을 잡고 오르는 것과 같은 개념으로 하면 가능하다. 차도와 인도를 구분해 주는 턱 같은 곳을 오르내릴 때도 실제로 난간 없는 계단에서와 같은 방법으로 하면 된다.

램프 *(Ramps)*

램프들은 각각 다른 경사도를 가지고 있는 경우가 많다, 하지만 어떤 경우라도 보조기구를 사용해 보행하는 원리는 마찬가지이다. 램프를 지날 때에 가장 중요한 점은 계단에서와 같이 목발과 다친 다리를 함께 이동시키는 것이다. 또 하나 중요한 점은 안전을 위하여 오르내릴 때에 모두 보폭을 짧게 하는 것이다. 일반적으로 램프를 내려갈 때에 보폭을 길게 하는 경향이 있는데 이는 넘어질 염려가 있어 위험하다.

환자는 또한 램프를 내려갈 때 상체를 곧게 유지하도록 하는데 왜냐하면 자연적인 패턴이 상체를 앞으로 굽히는 것이기 때문이다. 이 또한 앞으로 넘어질 염려가 있으나, 보폭을 짧게 한다면 위험을 줄일 수 있다.

이동 (Transfers)

보조기구를 사용하는 환자는 의자에서 일어나고 앉을 때도 위험할 수 있다. 정확한 사용법을 알아야 안전하다. 환자는 한 손으로 두 목발의 손잡이를 잡아 의자 앞쪽 옆에 곧게 세운다. 다른 한 손으로 의자와 팔걸이를 잡고 팔걸이가 없으면 의자 바닥을 짚는다. 환자는 목발과 의자를 동시에 밀며 일어선다. 그리고 보행을 시작하기에 앞서 목발을 겨드랑이 밑에 낀다. 이것은 목발을 하나, 둘 혹은 지팡이를 사용할 때 모두 사용하는 기술이다.

안전교육과 사전 주의 사항 (Safety Instructions and Precautions)

보조기구를 사용하는 보행은 에너지 소모가 많고 특히 기구를 잘못 사용하거나 혹은 부적합한 기구를 사용하게 되면 부상에 노출되기 싶다. 따라서 이런 위험 요소들을 최소화하기 위하여 사전 주의가 요망된다.

장비 (Equipment)

목발의 끝부분, 손잡이, 그리고 겨드랑이 패드 등이 닳지는 않았는지 또는 손상되지는 않았는지 항상 검사해야 한다. 지면을 딛는 목발이나 지팡이의 끝부분이 손상되면 체중을 지탱하게 될 때 미끄러질 수 있다. 금이 가거나 파손된 손잡이와 겨드랑이 패드는 사용하는 중에 헐거워져서 환자가 넘어지게 한다.

목발에 스크루가 사용되었으면, 그것은 제대로 작동하고 단단하게 고정되어 있어야 한다.

환경적인 요인 (Environmental Factors)

작은 바닥깔개 같은 것도 보조기구를 사용하는 환자들에게 위험을 제공하는 환경적인 요소 가운데 하나이다. 이러한 형태의 양탄자 위를 걸을 때 환자는 걸려 넘어지지 않도록 특별히 주의해야 한다. 가장 안전한 방법은 환자가 완쾌되어 보조기구 없이 보행할 수 있을 때까지 양탄자를 치워두는 것이다.

눈비가 오거나 얼음판 위를 걸을 때는 더 많은 주의가 필요하다. 미끄러운 지면에서는 환자가 넘어질 위험성이 더 커진다. 이럴 때는 더 천천히 걷고 짧은 보폭을 취하도록 교육하여야 한다. 목발이 앞쪽으로 너무 멀리 있으면 이미 언급한 바와 같이 전 · 후 전단력 벡터가 수직 하방으로의 벡터보다 커져 목발의 번장으로 미끄러지고 환자가 넘어지게 된다.

다른 사람들이 곁을 지나가다 우연하게 목발에 걸리거나 혹은 걷어차는 것을 방지하기 위하여, 환자는 목발이나 지팡이를 몸의 측면보다는 앞쪽에 놓아두는 것이 좋다. 하지만 너무 멀리 놓아 다른 사람들에게 장애물이 되지 않도록 한다. 겨드랑이 목발을 사용하는 경우, 지나치게 몸 바깥쪽으로 목발을 짚는 것은 환자의 팔에 지나친 압력을 주게 된다. 보조기구는 앞쪽으로 적당히 멀리

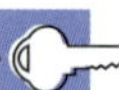

운동사들은 보조기구를 이용한 보행에 대한 이슈에 관해 이해하고 있어야 한다. 이런 이슈는 개인에 맞는 적절한 보조기구의 피팅과 올바른 보행 패턴, 지면 형태에 따른 적절한 이용, 그리고 안전한 조치와 예방을 포함한다.

있어 경제적인 보행이 되도록 하되 너무 멀어 환자의 균형이 깨져 넘어질 위험성이 커져서는 안된다.

겨드랑이 목발 (Axillary Crutches)

환자는 반드시 겨드랑이 목발 사용에 대해 교육받아야 한다. 겨드랑이 패드의 사용 목적은 환자가 이것에 의지해 쉬게하는 것이 아니라, 몸통의 외측 부위에 대해 쿠션 역할을 해주어 목발이 겨드랑이에서 미끄러져 나오지 않게 하는 것이다. 이 패드에 의지해서 겨드랑이를 쉬게하면 겨드랑이를 통과하는 노쪽 신경(radial nerve)에 손상을 줄 수 있다. 환자의 체중은 겨드랑이가 아니라 팔에 의해 지탱되어져야 한다.

요약 (SUMMARY)

먼저, 병에 의한 보행을 평가하기 전에 우리는 일반 보행에 대해 이해를 해야 한다. 이 것에는 두 종류의 보행방법으로 디딤기(62%)와 흔들기(38%)가 있다. 각각의 보행방법들을 우리가 보행에 대해 관찰할 수 있게 나누어 보았다. 디딤기는 접지시작과 발꿈치 딛기, 편평발과 부하반응, 중간 디딤기, 발디딤말기와 발꿈치떼기, 그리고 전흔들기와 발가락떼기가 있다. 흔들기에는 초기흔들기와 가속기, 중간 흔들기, 그리고 말기 흔들기, 감속기가 있다. 이런 보행의 결정은 필요한 몸의 덜 과장된 사인곡선을 만들어 필요한 만큼 이동을 할 수 있도록 한다. 각각의 관절은 보통 보행을 할 때 특정한 각도로 움직이게 된다. 보행속도가 증가함에 따라, 관절 각도 또한 증가하게 된다. 보행이동을 할 때에 근육은 가속, 감속, 안정감을 줄 수 있게끔 힘 조절을 하게 된다. 보행할 때 발의 반응은 발이 지면과 접지시작을 했을 시 전흔들기를 거치면서 발이 땅을 밀어내가 때문이다. 걸음의 크기에 따라, 힘은 아래쪽으로 전해진다. 그와 마찬가지로, 앞뒤뿐만 아니고 여러 방향으로 적용된다. 일반 보행을 할 시에 잠시 양다리지지기가 생길 때가 있다. 그러나 달리기에는 그런 틈이 존재하지 않는다. 달리기는 오직 디딤기와 부유기만이 존재한다. 보행 시 보조기구를 사용하는 것은, 걷는 사람이 다쳐서 그 몸무게를 지탱해줄 만한 것이 필요할 때 사용된다. 이는 몸무게에 따른 제한적 영향을, 부분적 또는 무게가 없는 끝부분에 영향을 주는 것으로 나타난다. 굳이 몸무게 지탱을 하지 않아도 될 경우에도 목발이나 보행기가 이동에 쓰이기도 한다. 만약의 경우에, 조금이라도 몸무게를 지탱하여야 한다면, 한쪽 목발 또는 지팡이가 사용된다. 특정 상황에서 사용되는 여러 가지 기구들은 평면지면, 계단, 그리고 언덕이나 경사면에서의 보행에 필요로 하기도 한다. 환자가 보조기구를 사용할 때엔 그 보조기구가 환자의 키높이와 맞는지부터 확인 하여야 한다. 그리고 제대로 된 보행법과 사용법을 제대로 인지하였을 시에만 환자는 누구의 도움없이 그 보조기구를 사용하여야 한다.

주요 개념 및 복습 (Key Concepts And Review)

1. 보행에서 사용되는 일반적인 개념.

보행주기는 디딤기와 흔들기, 두 구간으로 구성된다. 디딤기는 초기 접촉 혹은 발꿈치딛기; 부하반응 혹은 편평발; 중간디딤기; 발가락떼기 혹은 발디딤말기; 전흔들기 혹은 발가락떼기로 나눠진다. 흔들기는 체공시작 혹은 체공 초기; 체공 중기; 체공 말기로 구분된다. 정상보행에 있어서 디딤기는 보행주기의 약 60%를 점유한다. 양다리지지는 부하반응기와 전흔들기에 발생한다.

2. 보행 중 관절의 가동범위와 변화.

접지가 시작될 때, 엉덩관절은 30° 굽히고, 무릎관절은 완전히 편, 그리고 발목관절은 중립 상태에 있다. 중간입각이 될 때까지 엉덩관절은 계속 펴져있고, 무릎관절은 15° 굽혀진 상태에서 펴진 상태로, 발목관절은 15° 발등굽힘 상태에서 10° 발바닥굽힘 상태로 변한다. 발가락 들림기의 엉덩관절은 10° 펴진 상태에서 중립상태가 되며 무릎관절은 35° 굽혀진 상태가 되고, 발목관절은 20° 발등굽힘 상태가 된다. 흔들기에, 엉덩관절은 20°에서 30° 굽혀진 상태로 움직이며, 무릎관절은 60° 굽혀진 상태에서 점진적으로 펴는 운동을 하며, 발목관절은 중립 상태를 유지한다.

3. 보행에 관여하는 근육의 활동.

근육은 충격을 흡수하는 근육, 가속해 주는 근육, 감속해 주는 근육, 그리고 안정을 돕는 근육 그룹으로 나눠진다. 근육은 일정한 주기 형태의 활동을 하며, 최대 활동은 하지의 움직임 변화를 준비하는 단계인 중간입각 초반과 후반, 그리고 흔들기의 초반과 후반에 발생한다.

4. 달리기와 보행의 역학적인 차이점.

달리기는 한 주기 동안 어느 하나의 지지도 받지 않는 두 번의 공중기를 가진다. 달리기의 디딤기는 접지시작, 중간입각, 그리고 발가락떼기로 구분한다. 속도가 증가함에 따라 흔들기가 디딤기보다 길어지고, 속도와 관련하여 활보장의 길이가 곡선 형태로 증가하며, 모든 관절의 가동범위도 증가한다.

5. 운동 경기 중 당한 부상에 따른 일반적 비정상 보행 형태.

무릎관절 부위에 부상을 당해 오랫동안 무릎을 폈을 때, 넙다리네갈래근의 약화가 수반된다. 이는 무릎관절에서의 넙다리네갈래근의 조절이 필요치 않게 되고, 무릎관절이 잠긴 상태(locked knee)를 유지하는 것은 무릎관절이 굽혀지는 것을 막아주기 때문에 발생한다.

6. 보조기구를 이용하는 여러가지 형태의 보행에 대한 개요.

세 점 보행은 부상당한 쪽 하지에 체중을 부하할 수 없는 상태에서 두 목발을 사용하는 것이다. 세 점 보행에서는 3점 걸음(Swing-to), 그리고 목발뒤흔들걸음(Swing-through)이 이용된다. 네 점 보행은 부상당한 하지에 체중의 일부를 부하할 수 있는 경우에 사용한다. 부상당한 하지를 두 목발 사이에 위치하도록 한다; 체중의 일부는 다친 하지에 그리고 나머지 일부는 목발에 부하된다. 지팡이나 한 개의 목발을 사용할 때는 그것을 다친 하지의 반대쪽 손으로 잡고, 체중은 다친 하지와 지팡이에 동시에 부하된다.

7. 보조기구를 이용하는 보행에 있어 계단을 오르내릴 때의 요령.

계단을 오를 때, 환자는 먼저 다치지 않은 하지로 윗 계단을 밟고, 체중을 난간이나 목발에 의지하면서 뛰어오르듯이 하여 다친 하지를 같은 계단으로 올린다. 계단을 내려갈 때 환자는 목발과 다친 하지를 먼저 아랫 계단으로 내려놓은 다음 다치지 않은 하지를 내려놓는다.

8. 보조기구를 이용하는 보행에서 취해야 할 안전조치.

보조기구는 환자에게 적당하게 맞도록 조절되어야 하며, 사용 전에는 목발의 끝부분, 패드, 그리고 손잡이의 마모 상태를 점검해야 한다. 환자가 독자적으로 보조기구를 사용하도록 허가하기 전에 여러 형태의 지면에서의 사용법과 이동 요령을 교육해야 한다. 교육 내용에는 미끄러운 지면에서의 목발 사용, 목발에 의한 겨드랑이의 압력을 없애는 요령, 그리고 다치지 않은 하지에 체중을 싣는 요령이 포함되어야 한다. 작은 바닥깔개와 같은 것은 환자의 주변에서 없애고, 환자는 사람들의 목발에 걸려 넘어지는 것을 방지하기 위하여 목발을 몸에 가깝게 유지하는 법을 교육받아야 한다.

심화 학습 문제 (Critical Thinking Questions)

1. 환자가 발등굽힘(배측굴곡, dorsiflexion)과 발바닥쪽굽힘의 가동범위에 제한을 받는다면, 어떤 보행 결함을 발견할 수 있을 것으로 기대하는가? 그것은 무릎관절(슬관절, knee joint)과 발목관절(족관절, ankle joint)의 움직임의 타이밍에 어떤 변화를 주는가? 환자는 중간입각에 정상적인 무릎관절 동작을 할 것인가? 만약에 그렇지 않다면, 왜? 발목관절 동작의 결함을 보완하기 위하여 환자는 어떤 동작으로 대체할 것인가?

2. 환자의 넙다리네갈래근(대퇴사두근, quadriceps femoris)이 약하면, 환자의 무릎관절은 중간입각에 완전 펴진 상태를 보일 것이다. 왜 이런 현상이 나타날까? 그렇다면, 중간입각에 정상적인 무릎관절 굽힘(굴곡, flexion)이 이루어지게 하기 위해서 어떻게 해야 하는가?

3. 엉덩관절(고관절, hip joint) 굽힘근(굴근, flexor)이 유연하지 못하면, 보행에 어떤 변화가 생길까? 골반 회전에 발생될 수 있는 변화는 무엇인가? 유연하지 못한 엉덩관절 굽힘근은 분명한 짧은 하지가 보여주는 증상을 보일 것인가?

4. 엉덩관절 벌림근(외전근, abductor)이 약하면, 어떤 비정상 보행을 발견할 수 있을 것으로 기대하는가? 이런 형태의 보행을 교정하기 위하여 무엇을 해야 하며, 어떻게 교정 작업이 역할을 할 것인지 역학적 원리에 대해 설명하라.

5. 목발을 사용하는 보행을 위한 교육에 사용할 안내서를 만들고 있다. 한쪽 하지에 체중을 전혀 지지할 수 없는 환자를 위한 교육이라고 가정한다면, 어떤 교육 내용을 포함시킬 것인가? 어떤 지면 형태에 대해 교육할 것인가?

6. 본 장의 첫 부분에 있던 시나리오에 기초하여, 드류는 지팡이를 사용하여 걷는 미쉘에게 어떤 교육을 해야만 하는가? 어떤 유의사항을 포함해야 하는가? 그는 언제 다시 미쉘이 달리기를 시작할 것인지 결정하기 위하여 어떤 기준을 적용해야 하는가?

실험실 활동들 (Lab Activities)

1. 3-4명씩 그룹을 지어 개인의 보행을 평가해보자. 정면, 측면, 뒷면의 걸음걸이를 평가한다. 각 개인에 대한 보행을 구분한다. 보행에 있어서 다른 점이 생기면 잘못된 부분의 목록을 작성하고 시정하도록 연습하자.

2. 당신의 그룹과 같이 학교상점과 학생 동아리가 있는 곳에서 사람들의 걸음걸이를 살펴보자.

얼마나 많은 보행의 잘못된 부분을 기억하는가? 당신은 잘못된 보행의 원인을 확인할 수 있는가? 어떻게 당신의 그룹과 다른 사람들의 다른 점을 찾을 수 있는가?

3. 목발로 실험 파트너를 측정하자. 지팡이로 실험 대상을 측정하자. 그들에게 목발과 함께 한쪽 다리를 NWB를 사용하여 걷게 하자. 그들에게 한쪽다리에 PWB를 사용해서 걷게 지시하자. 의자에서 오르고 내리고, 딱딱한 표면에서 걸어 다녀보고, 경사로를 올라갔다 내려와 보고, 계단을 오르락내리락 하는 연습을 해보자.

4. 3점 보행을 사용하여, 목발을 짚고 캠퍼스를 산책하자. 목발을 짚고 캠퍼스를 걸어 다니면서 가장 어려웠던 점은 무엇인가? 무엇이 가장 놀라운가? 당신은 목발을 짚고 주위사람들에게 어떻게 반응 했는가? 왜 당신은 주의를 하거나 스스로 두려운 기분이 들었는가?

권장 도서 (Additional Sources)

Childress, D.S., and S.A. Gard. 1997. Investigation of vertical motion of the human body during normal walking. *Gait and Posture* 5:161.

Gard, S.A., and D.S. Childress. 1999. The influence of stance-phase knee flexion on the vertical displacement of the trunk during normal walking. *Arch Phys Med Rehabil* 90:26.

제 13 장

수중 치료적 운동 (Aquatic Therapeutic Exercise)

김 창 균

학습목표 (Objectives)

이 장을 마치고 난 후에는 아래의 사항을 설명할 수 있어야 한다 :

1. 물속에서의 운동 능력에 영향을 주는 물의 물리적 요소를 확인하고 논의한다.
2. 보조적인 수중 운동장비와 저항적인 수중 운동장비 간의 차이점을 확인하고 설명한다.
3. 수중 운동을 위한 예방 조치 및 금기사항.
4. 수중 치료 운동의 3가지 이점.
5. 신체 각 부위를 위한 3가지 수중 운동과 그것들의 목적을 이해한다.

▶ Casey Marran은 인증받은 운동 트레이너가 되기 전 여름에 지역 해변에서 수영 강사로 일을 해 왔다. 그녀는 물속에서 몸을 지지하거나 저항하는 데 이용할 수 있는 물의 물리적 특성과 방법을 잘 알고 있었다. 도시의 커다란 스포츠 의학 전문 시설에서 수중 운동사로서 일하고 있는 그녀는 스포츠 의학적 지식과 물에 대한 애정을 완벽히 결합하여 현재 자신의 위치에 대하여 대단히 만족해하고 있다. Casey의 환자들의 손상 정도는 매우 다양하며 각기 다른 수준의 재활 프로그램에 참여하고 있다. Casey는 다양한 종류의 운동 기구와 물의 특성을 이용할 수 있기 때문에 이러한 생활을 즐긴다. 그녀는 몇몇 환자들에게 물을 이용하여 쉬운 하지 활동을 통하여 체중 관련 문제를 제거해주고 다른 환자들의 경우엔 활동 강도를 높이기 위해 물의 저항을 이용하기도 한다. 또 다른 환자들에게는 심폐혈관계를 강화시키기 위해 물의 저항을 이용하기도 한다. 몇몇의 체중 문제 환자들에게는 좀 더 큰 체중 저항을 높이기 위해서는 낮은 물속에 있도록 하고, 반면에 다른 사람들은 체중 부하를 좀 덜 느끼도록 깊은 물속에서 활동하도록 한다. 몇몇 환자들은 저항운동의 강도를 높이기 위해서는 덤벨을 이용하는 반면에 다른 사람들은 단순히 물의 인력과 점착성을 이용해서 변화시킨다. 환자들은 단지 재활 활동 시작 단계에서는 움직이기 위해서 물에 들어간다. 반면에 재활 활동의 마지막 단계에 있는 환자들은 물을 이용하여 강도 높은 운동 프로그램을 제공한다.

우리는 우리가 그것들을 만들 때
같은 종류의 생각만 이용하여 문제를 해결할 수 없다.
ALBERT EINSTEIN, 물리학자, 1879–1955

고정된 틀 밖에서의 사고(thinking)는 도전에 직면할 수 있지만, 또한 재미있을 수 있다. 환자들을 위한 치료적 운동 프로그램을 만들 때 창조적인 것이 중요하다. 많은 운동사들은 이용할 수 있는 수영장 풀을 가지고 있지만 그것을 이용하지 않는다. 우리가 환자들을 위하여 만들 수 있는 가장 좋은 운동은 가끔 수중 운동일 것이다.

이 장은 앞의 장에서 얻은 운동에 대한 지식을 새롭게 이용할 수 있는 정보를 포함한다. 수중 운동에 대한 일반적인 개념과 원리를 처음에 소개할 것이다. 몸통, 하지, 그리고 상지에 대한 운동의 예를 차례로 논할 것이다.

물을 이용한 치료는 오랫동안 존재해 왔다. 고대 그리스와 로마에서도 치료적으로 물을 사용하였다. 기포 목욕법(whirlpools)과 허바드탱크(Hubbard tanks) 치료법의 개발은 1900년대 초기 물의 이용을 촉진하였다. 최근에는 전통적인 효과보다는 운동을 더욱 강조하는 수치료에 대한 관심이 고조되고 있다. 이 장에서는 온열로서 그것을 이용하기보다는 물을 이용한 치료적 운동을 강조한다.

수중 치료적 운동은 물속에서 일어나는 치료적 운동을 응용한 것이다. 수중에서 운동은 가능한 좀 더 빨리 운동을 시작하도록 허용하면서 지상에서 운동을 할 수 없는 환자들에게 이점이 있다. 그것은 또한 하지 손상으로 체중을 이동할 수 없는 환자들에게 운동의 수단을 제공한다. 수중 치료적 운동은 환자들에게 심혈관계 컨디셔닝, 유연성, 근력, 그리고 근지구력을 위한 활동을 포함하여 전신 운동 프로그램을 제공한다. 따라서 수중 운동은 초기 재활 프로그램으로 제공되어 환자들이 지상에서의 운동을 수행할 때까지 계속할 수 있다.

물의 물리적 특성 및 원리 (PHYSICAL PROPERTIES AND PRINCIPLES OF WATER)

어떻게 물이 신체의 움직임에 영향을 미치는지 그리고 사람이 수중 운동을 하기 전에 운동이 필수적이라는 것을 이해하는 것이다. 이러한 특성들이 공식에 의하여 특별히 정의 내려질 수 있지만 여기에서는 수학적 응용에 정확한 초점을 맞추는 것이 아니다. 그것은 단지 수중에서 운동시 수학적 공식으로 얻어지는 지식으로 물의 물리적 특성의 영향을 이해하는 것을 올바르게 인식하는 것이 중요하다.

비중 (Specific Gravity)

비중은 상대 밀도(relative density)라고 불리는데, 이것은 물의 밀도에 대한 물체의 상대적인 밀도이기 때문이다. 따라서 같은 부피만큼의 물의 무게에 대한 물체의 무게의 비율이다. 물의 비중은 1이다. 물체의 비중이 1보다 크다면 그것은 물속에 가라앉을 것이고 그것의 부피당 상대적인 무게는 물보다 크다고 생각할 수 있다. 1보다 비중이 더 작다면 그것은 물에 뜰 것이고, 1과 같다면 물표면 바로 밑에 뜰 것이다.

인체의 비중은 각 개인별로 다양하며, 또한 인체 내에도 신체 부위별로 다양하다. 사람의 비중은 신체의 제지방과 체지방, 그리고 체지방의 분포에 달려 있다. 지방의 비중은 0.8이고, 뼈의 비중은 1.5에서 2.0, 그리고 제지방 근육의 비중은 1.0이다(Hay, 1993). 인체 비중 값의 평균 범위는 0.95에서 0.97이다(Davis & Harrison, 1988). 인체의 평균 비중은 이 1.0보다 작기 때문에 사람은 대개 뜨게 된다. 일반적으로 여자는 남자보다 체지방을 더 많이 갖기 때문에 남자보다 더 잘 뜬다. 마른 근육질 사람은 1.10정도의 비중 값을 갖고 비만인 사람은 0.93의 비중 값을 가질 것이다(Edlich et al., 1987). 물에 뜨는 능력의 차이는 이러한 개인의 다양한 비중 값들 때문이다. 근육질이며 지방량이 적은 환자는 물에 뜨는 것이 어려워 수중 운동 프로그램 중에는 물에 뜨는 장비들이 필요하다.

부력 (Buoyancy)

아르키메데스의 부력의 원리에 따르면 인체가 부분적으로 혹은 완전히 물에 잠기게 되었을 때 인체가 잠긴 부피에 해당하는 물의 무게와 동일한 힘이 위로 오르도록 작용한다고 한다. 1보다 작은 비중을 갖는 인체는 물의 무게가 인체의 무게보다 작기 때문에 뜬다는 점을 생각해본다면 부력과 비중은 서로 밀접하게 연관되어 있다. 예를 들면, 0.95의 비중을 갖는 사람의 경우에 인체의 95%가 잠기고 5%는 물 표면에 뜰 것이다. 물의 양과 인체 무게의 95%가 대치되는 것이다. 비중 값은 실제로 뜰 수 있는 인체의 양과 가라앉는 인체의 양을 나타내며 가라앉는 인체의 무게는 대치되는 물의 무게와 동일하다.

부력중심 (Center of Buoyancy)

부력중심은 대치된 유체의 중력중심이며 부력이 인체에 작용하는 지점이라고 할 수 있다. 물속에서 두 가지 반대되는 힘이 인체에 작용한다. 부력은 위로 향하는 힘이며, 중력은 아래로 향하는 힘이다. 각각은 평형을 이루는 중심점을 갖고 있다. 인체가 평형상태로 떠 있다면 부력중심과 중력중심은 서로 수직으로 배열되어 있는 것이다(그림 13.1).이 위치에서 몸은 균형을 이룬다.

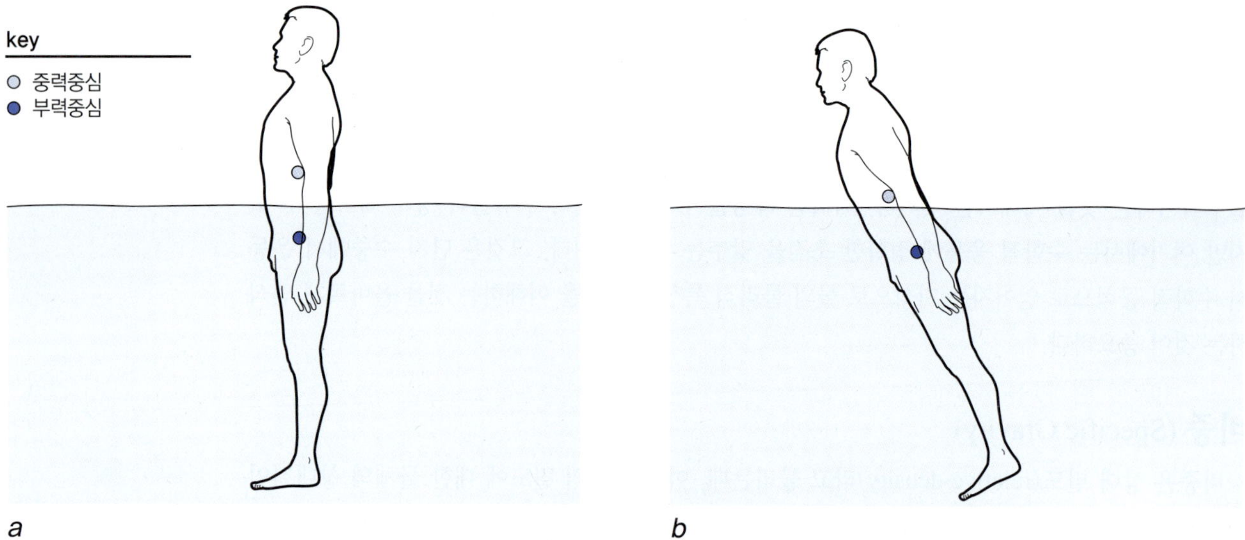

그림 13.1 부력중심과 중력중심이 서로 수직관계가 아니면 물속에서 인체가 회전하지 않도록 활동적으로 움직여야 한다. *(a)* 몸은 평형상태이다; 중력과 부력의 중심이 수직으로 정렬되어 있을 때. *(b)* 몸은 평형상태가 아니다; 중력과 부력의 중심이 수직으로 정렬되어 되어 있지 않을 때.

부력중심과 중력중심이 서로 수직관계가 아니면 인체는 평형상태를 이루지 못하며 구르거나 뒤집혀지게 된다. 예를 들면, 무릎 사이에 킥보드를 끼운다면 부력중심은 다리를 위로 뜨게 작용할 것이다.

수력학 (Hydrodynamics)

움직이는 물체의 크기, 모양, 그리고 속력은 물속에서 유체의 저항에 영향을 받게 된다. 유체 속에서 인체의 움직임에 영향을 미치는 요소들은 서로 연관되어 있다.

점성 (Viscosity)

점성은 유체 내에서 움직임시 나타나는 저항이고 유체 분자들의 마찰에 의한 원인이다. 가까이 인접한 물 분자간의 인력인 응집력(cohesion), 인체에 대한 물 분자의 인력인 점착력(adhesion), 물 표면에서 물 분자간에 발생하는 인력인 표면장력이 이해를 도울 수 있는 물리적 특성들이다. 물 분자간, 그리고 물 분자와 인체 간에 작용되는 응집력과 점착력에 의해 물속에서 움직임 시 저항이 발생하는 것이다. 표면장력은 몸 혹은 인체 분절이 물속에서 물 밖으로 또는 그와 반대되는 동작을 하면서 물 표면을 깨뜨릴 때 저항력을 발생한다.

끌기 (Drag)

끌기는 물속에서 움직이는 인체에 대한 물의 저항력이다. 다음의 세 가지 유형의 끌림이 존재한다 : 형태, 파장, 그리고 마찰 끌기(Koury, 1996).

형태끌기 *(Form Drag)* 형태끌기는 물체가 유체에 마주칠 때 그리고 물체의 크기와 모양에 의해 결정되는 저항력이다. 물체가 클수록 작은 물체보다 더 큰 끌기를 한다. 넓은 물체는 유선형의 물체보다 더 큰 끌기를 갖게 된다. 형태끌기는 교류(turbulence)와 직접적으로 연관이 있는데

형태끌기가 클수록 교류도 더 커진다. 교류는 물체를 뒤로 끌어당기는 경향을 지니는 물체 뒤에 저압 지역을 생성한다(그림 13.2).

물속에서 움직이는 유선형의 물체는 층류(laminar flow) – 움직임 저항을 최소화하는 물의 부드러운 움직임을 발생시킨다. 교류가 적게 발생되면 형태끌기도 작게 발생된다. 모든 물 분자는 인체를 지날 때 같은 속도로 움직인다. 물 분자가 각기 쉽게 그리고 물체 뒤로 부드럽게 움직이게 되면 유체의 마찰력은 작아지게 되는 것이다. 반대로, 넓은 모양의 물체는 물속을 움직일 때 교류의 흐름을 발생시킨다. 물체 뒤쪽으로 커다란 교류를 발생시키기 때문에 형태끌기는 더욱 커지게 된다. 물 분자가 물체로 다가가 앞뒤로 움직일 때 수층(water layer)은 불규칙하게 움직인다. 이것이 물체 뒤에서 다시 만날 때 수층의 원형 움직임의 원인이다. 이렇게 움직이는 물체에 대항하여 작용하는 수층 원형의 움직임은 **소용돌이(eddy)**라고 한다. 소용돌이에 의해 야기되는 일련의 교란에 의해 물체 뒤에 생성되는 하얀 물거품 등의 흔적(wake or trail)이 남게 된다(만들어지는 소용돌이 양에 따라 몸체 뒤의 버블이나 하얀 물거품을 볼 수 있는 것과 같이).

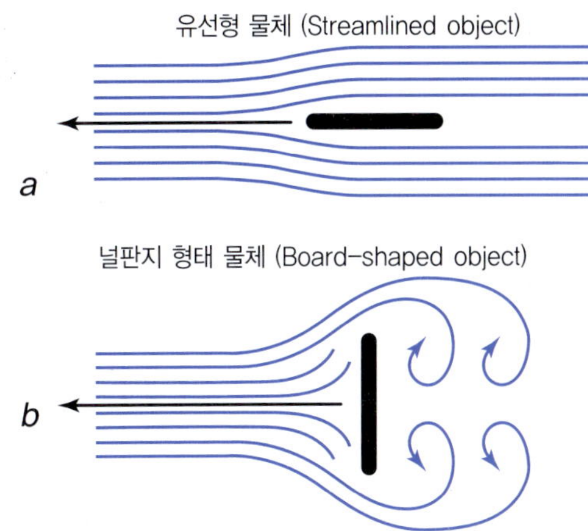

그림 13.2 형태끌기 : *(a)* 층류(laminar flow), *(b)* 교류 흐름(turbulent flow). 형태끌기는 물체가 물에서 움직일 때 그 뒤에 교류(소용돌이)를 일으킨다. This article was published in *Aquatic exercise therapy*, A. Bates and N. Hanson, pg. 26, Copyright Elsevier 1996.

형태끌기는 저항을 운동으로 바꾸는 수단으로써 수중치료적 프로그램으로 이용할 수 있다. 몸 혹은 인체 분절의 위치 변화는 형태끌기를 증가하거나 감소할 수 있다. 예를 들면, 물속에서 손바닥을 아래로 하고 팔을 수평으로 움직이면 수직 위치에서 보다 팔에 적은 형태 끌림이 작용한다. 하지를 짧게 하거나 길게 하면 각각 형태끌기를 감소하거나 증가할 수 있는 데 팔을 길게 할수록 짧은 팔보다 많은 양의 물을 밀 수 있기 때문이다. 손 페달이 손의 표면을 증가하는 것과 같이 보조 기구를 사용하거나 긴 페달이 팔의 지렛대 길이를 증가하는 것과 같은 또 다른 기구는 운동 중 저항을 증가하는 추가적인 형태 끌림을 제공한다.

***파장끌기** (Wave Drag)* 파장끌기는 물의 소용돌이에 의한 저항력이다. 물체의 속력이 크면 클수록, 파장끌기 또한 커진다. 움직임이 물속에서 이루어지면 파장끌기는 감소한다. 물 흔적(water wake)의 양이 파장끌기의 지표이다. 파장끌기를 줄이기 위해 수영장에 물도랑을 만들기도 한다. 교류가 많은 물에서 운동하는 것은 고요한 물속에서 운동하는 것보다 더 큰 저항력을 만든다. 운동하는 동안 자세를 자주 그리고 빠르게 바꿈으로서 파장끌기를 많이 발생시킬 수 있다. 또한 운동 속도를 증가시키는 것은 파장끌기를 증가시키는 요인이다. 예를 들면, 물속에서 걷게 되면 물 밖에서 걷는 것보다 5–6배의 저항력을 느끼게 된다. 그러나 물속에서 뛴다면 물 밖에서 보다 그 저항력은 40배로 늘어난다(McWaters, 1988).

***마찰끌기** (Frictional Drag)* 마찰끌기는 물의 표면장력의 결과이다. 이것은 치료적 운동에서 중요한 요인이라기보다는 경쟁적인 수영 선수들에게는 중요한 요소가 된다. 마찰끌기는 경기 시간에 영향을 주는 중요한 요인으로 수영 선수들은 경기 전 신체 털을 제거하여 그것을 감소할 수 있다. 최근에 특별한 새로운 섬유로 만들어진 수영복이 마찰항력을 줄이는 것으로 알려져 있다.

유체 압력 (Hydrostatic Pressure)

파스칼의 법칙에 의하면, 유체에 의한 압력은 유체에 잠긴 물체의 모든 표면적에 동일하게 작용한다고 한다(그림 13.3). 물체가 보다 더 깊게 잠기면 압력은 더욱 커질 것이다. 물 표면에서의 대기압은 14.7psi(pounds per square inch)이다. 발을 물에 잠그면 물의 압력은 0.43psi 증가한다(Edlich et al., 1987). 정수압은 부종을 감소시키고 부종을 증가시킬 위험 없이 운동을 할 수 있게 하는 요소이므로 수중 운동은 부종 환자들에게 적합한 운동 환경을 제공할 것이다.

비중, 부력, 부력의 중심, 그리고 유체역학을 포함하는 몇 가지 중요한 물의 물리적 특성은 물속에서 운동 시 사람들에게 영향을 준다.

수중에서 체중부하 (Weight Bearing in Water)

수중에서 부력과 중력은 반대되는 힘으로 작용하기 때문에 물속에 더욱 깊게 잠길수록 하지 무게는 줄게 된다(그림 13.4). 남자의 중력중심은 여성의 중력중심보다 높기 때문에 물깊이에 따라서 부담되는 체중의 비율은 남자와 여자에 있어서 조금 다양하다. 예를 들면, 신체가 칼 돌기까지 잠기게 되면, 여자의 경우에는 그들 체중의 28%를 부담하는 반면에 남자의 경우엔 체중의 35%를 부담하게 된다(Thein & Brody, 1998).

이러한 비율은 재활의 초기 상태에 특히 유용한 정보이다. 예를 들면, 손상을 입은 농구 선수의 경우 둔부 깊이 정도의 물에서는 하지의 체중 부담은 50%정도이므로 하지의 치료적 운동을 수행할 수 있게 된다. 환자가 하지에 보다 더 큰 체중 부하를 감당할 수 있게 될 때에는 보다 얕은 물에서 운동을 수행할 수 있게 된다.

물속에서 걷는 속도의 변화는 물속에서 부담해야 할 체중에 변화를 준다(Harrison, Hillman, & Bulstrode, 1992). 일반적으로, 물속에서 빨리 걷는 사람일수록, 체중 부하율은 더욱 커지게 된다. 예를 들면, 체중 부하를 50% 정도 늦은 속도로 걷기 위해서는 겨드랑이 이하의 물의 깊이에서 걸어야 한다. 반면에 빠른 속도로 걸으려면 겨드랑이 이상의 깊이에서 걸어야 50%의 체중 부하를 감당하게 되는 것이다.

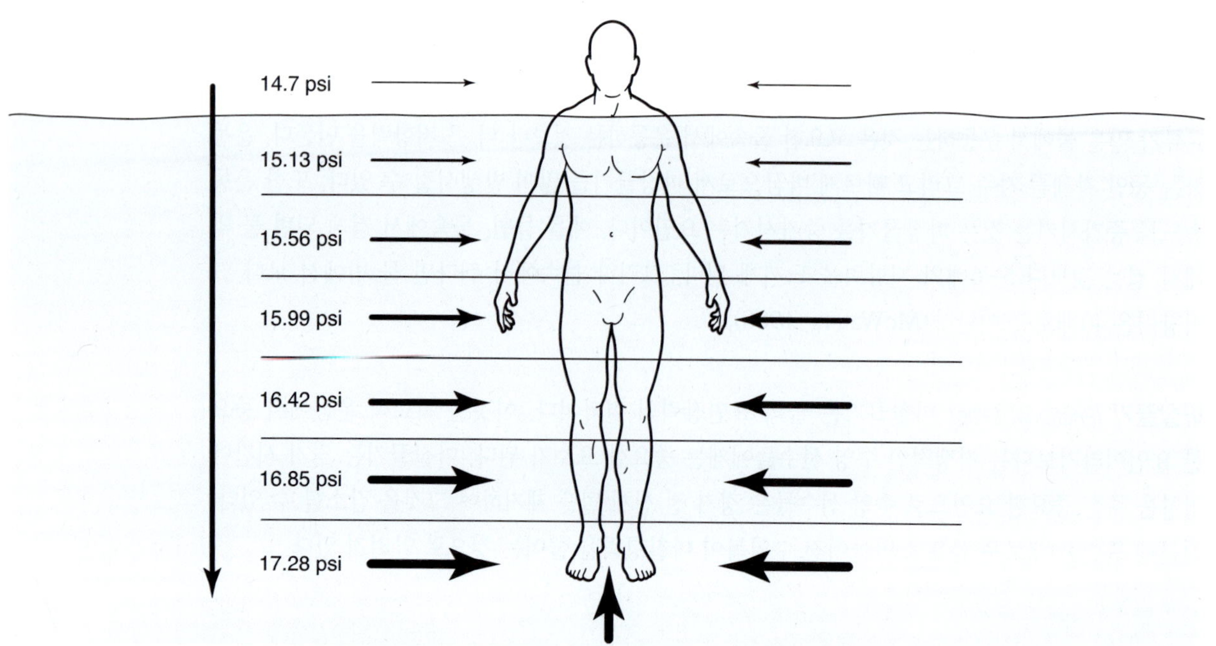

그림 13.3 파스칼의 법칙.

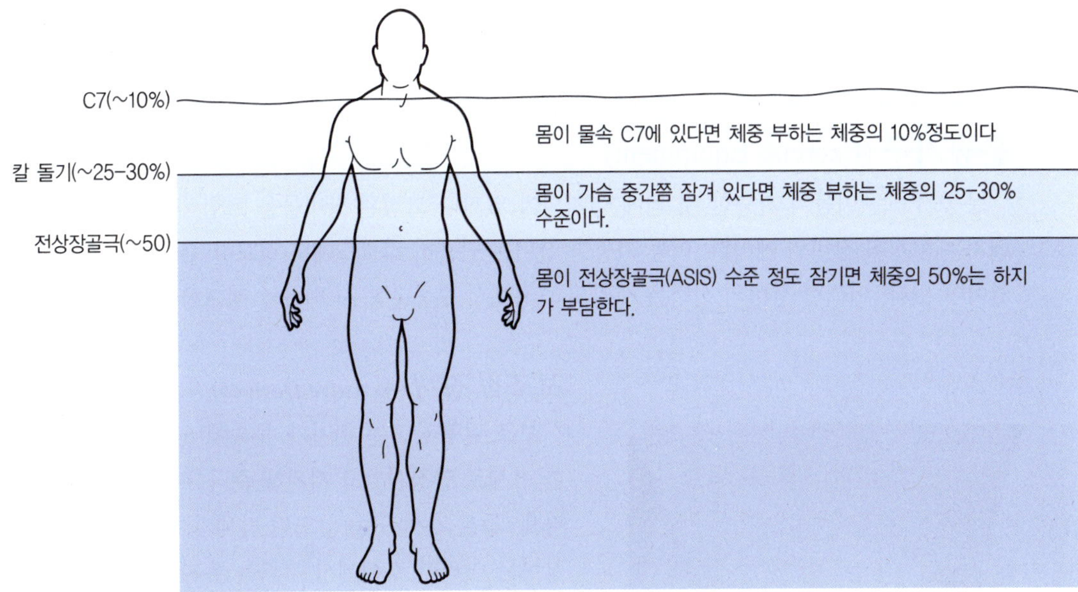

그림 13.4 수중에서 체중 이동.

장비 (EQUIPMENT)

최근 몇 년 동안 많은 장비 회사들이 다양한 형태의 수중 운동장비들을 생산하고 있다. 수중 장비는 안전장비와 운동장비로 나뉠 수 있다. 운동장비는 보조적인 것과 저항적인 것으로 사용되고 분류한다.

안전장비 (Safety Equipment)

수영장에서 필요한 특수한 안전장비는 풀의 규모와 정적정도(state regulations)에 달려있다. 안전장비는 링 부이(ring buoys), 세퍼드 크룩(shepherd's crook), 그리고 구조 튜브(rescue tubes)와 같은 다양한 구조장비를 포함한다. 링 부이는 물에서 밧줄로 잡아끌어 구조하는데 유용하며 세퍼드 크룩은 수영장 가장자리에서 사고시 구조하는데 유용하다. 구조 튜브는 두 줄의 로프가 붙어 있어 한 명 이상을 구조할 수 있다. 또한 신체를 감쌀 만큼 충분히 유연하다.

등 받침대는 풀에서 안전장비 항목 중 하나이어야 한다(그림 13.5). 이러한 것은 나무, 플라스틱 또는 섬유 유리로 만들어졌고 목과 머리를 잡아매고 지지해야 한다.

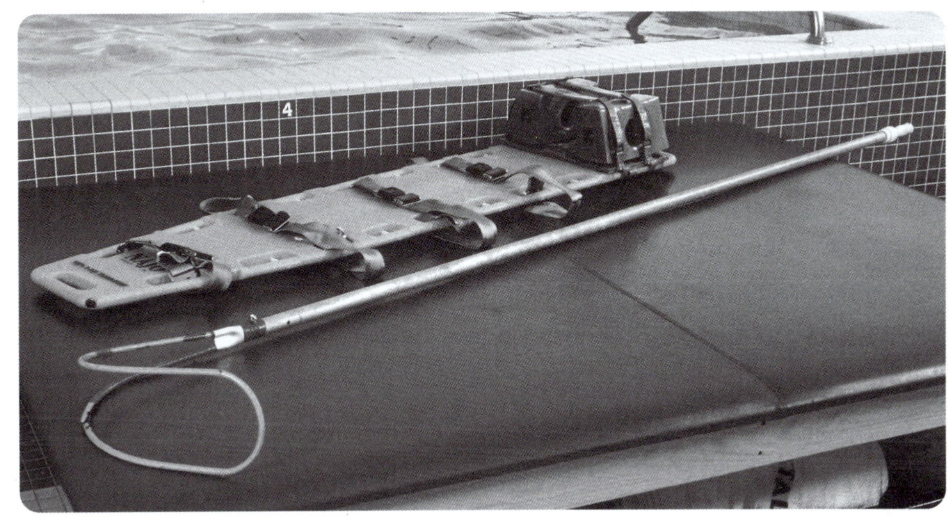

그림 13.5 안전장비. 세퍼드 크룩 혹은 다른 처치 장비와 등 받침대를 항상 이용할 수 있어야 한다.

두 번째 안전장비는 기본적인 응급처치 장비들을 포함해야 한다. 일반적인 응급처치 품목에 추가하여 고무장갑, 귀마개, 코마개, 그리고 방수 붕대를 갖추어야 한다.

운동기구 (Exercise Equipment)

운동기구는 이동이 가능한 것 외에 설치되어 있거나 고정된 장비들을 포함해야 한다. 레일과 벤치는 고정식 장비의 예이다. 이동 가능한 장비는 단순히 킥보드에서 정교한 수중 운동장비까지 있어야 있다. 이러한 장비의 선택은 재활의 과정에서 수중운동 시 비용과 정교함에 달려 있다.

보조적 장비 (*Assistive Devices*)

보조 운동장비는 환자가 물속에 있는 동안 바람직한 자세로 안정시키고 지지해 준다; 이것은 똑바로 선 자세, 누운 자세 또는 엎드린 자세가 될 수 있다. 부양장비는 이러한 자세에서 부력을 유지하게 한다. 또한 운동 동작을 도와주고 관절의 부가적인 움직임을 제공해 주기도 한다. 다음 영역에서는 주로 사용되는 장비들을 다룰 것이다.

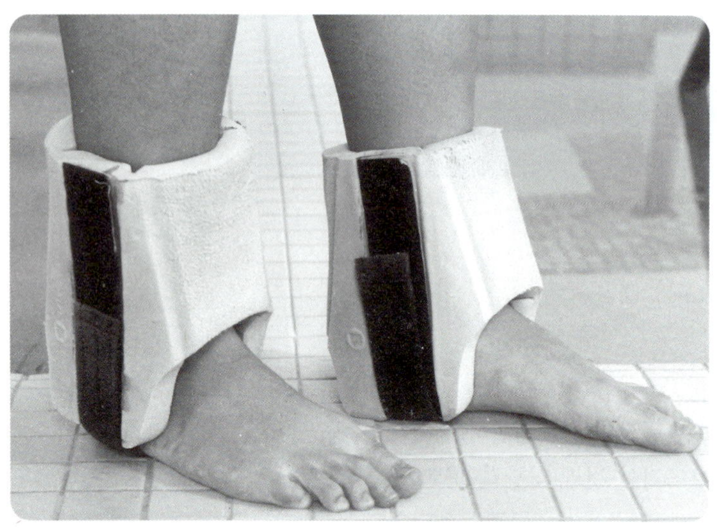

그림 13.6 부양커프.

부양커프 *(Flotation Cuffs)* 부양 커프는 위팔(상완, upper arms) 또는 발목에 끼우는 것으로 팔과 다리에 부력을 제공한다(그림 13.6). 발목에 사용하면 보행을 용이하게 하거나 관절운동에 부력을 제공한다.

풀 부이 *(Pull Buoys)* 풀 부이는 보통 스티로폼으로 된 장비로 허벅지 사이에 끼우고 팔 운동 시 다리와 하체에 부력을 제공한다(그림 13.7).

조끼와 벨트 *(Vests and Belts)* 조끼와 벨트는 깊은 물에서 팔과 다리 운동시 몸통이 부력을 유지하는데 이용한다. 또한 깊은 물에서 달리기와 엎드리거나 누운 자세로 운동할 때 사용한다(그림 13.8). 이 장비들은 인체와 분리되어 떠오르지 않도록 편안하고 포근하게 잘 맞도록 해야 한다. 또한 팔과 다리의 움직임을 방해하지 않도록 주의해야 한다.

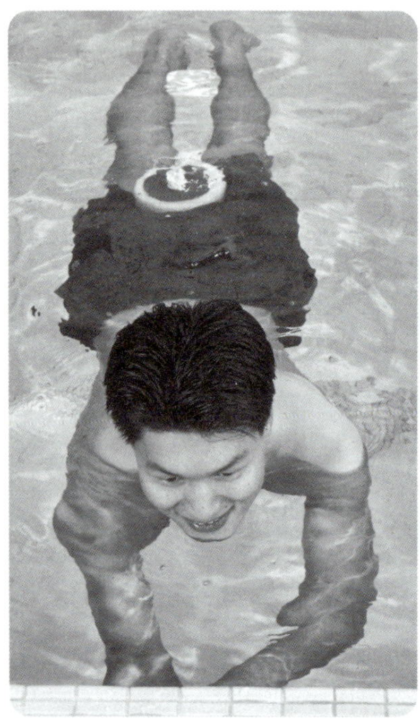

그림 13.7 풀 부이.

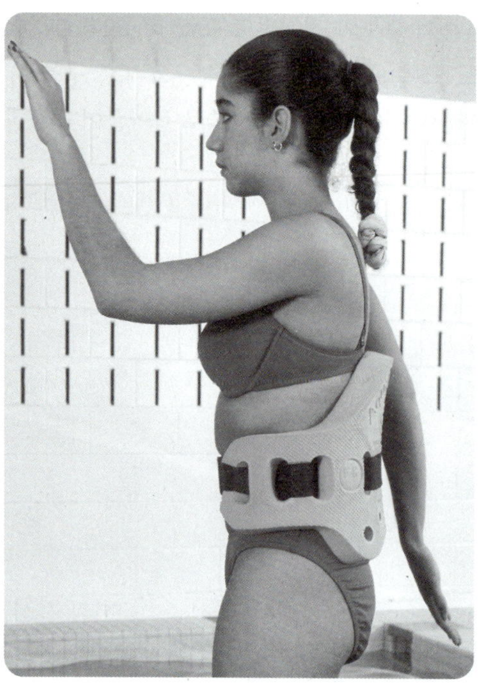

그림 13.8 부양 벨트.

킥보드 *(Kickboards)* 킥보드는 팔, 다리, 머리, 혹은 몸통에 부력을 제공한다. 그것들은 부드럽거나 딱딱한 재료로 만들어졌고 수직, 엎드리거나 누운 자세에서 이용할 수 있다. 장비들은 물표면 또는 물속에서 사용할 수 있다(그림 13.9). 손으로 킥보드를 사용할 때 불편한 점은 장시간 운동을 하면 어깨에 피로를 유발하게 된다는 점이다.

수중덤벨 *(Water Dumbbells)* 수중덤벨은 일반적인 덤벨과 모양이 비슷하지만 이들은 스티로폼으로 만들어졌으며 손잡이는 덧대어져 있다(그림 13.10). 덤벨은 부력을 이용하기 위하여 겨드랑이 밑이나 무릎 밑에 끼워서 사용할 수 있다. 덤벨은 킥보드와는 달리 어깨에 부담을 주지 않고 팔에 부력을 제공한다. 손잡이의 길이는 다양하다 : 짧은 것은 겨드랑이 밑에 끼워 쓰거나 한손씩 잡아서 사용하고 긴 것은 무릎 밑이나 양손으로 잡아서 사용한다.

다른 부양 장비 *(Other Buoyancy Equipment)* 다른 부양 장비는 이너 튜브(inner tube), 수중 매트리스, 스키 벨트(ski belts), 그리고 경부 부양 장비(cervical float collar) 등이 있다.

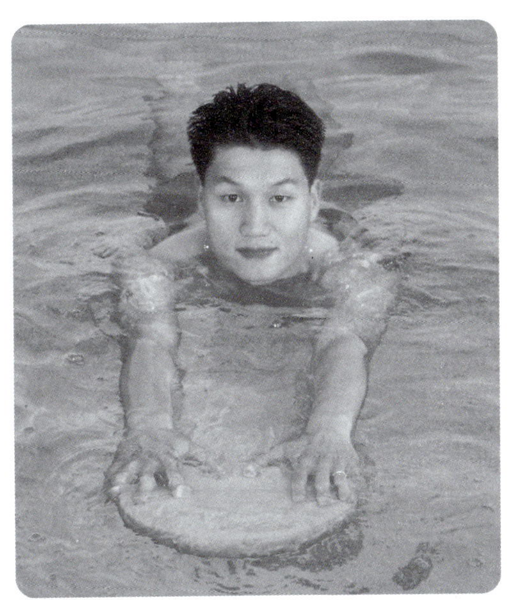

그림 13.9 킥보드.

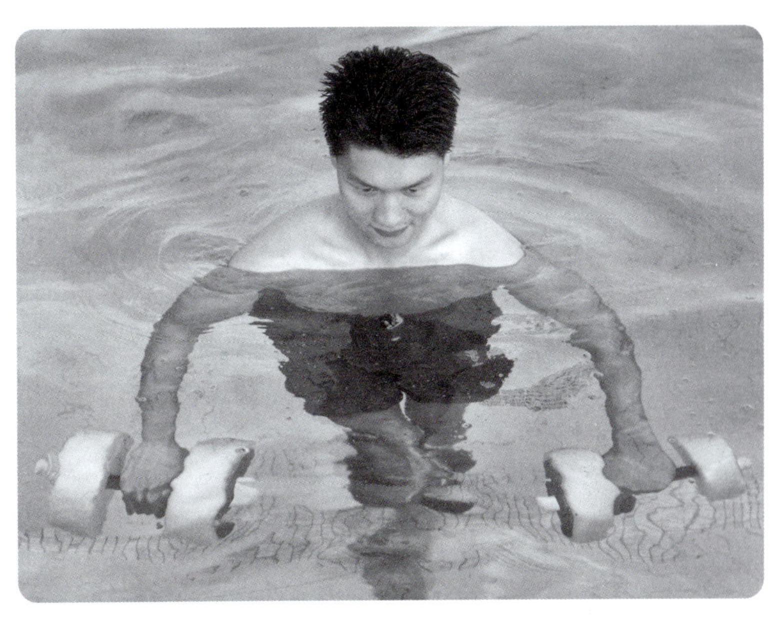

그림 13.10 수중덤벨.

저항 장비 *(Resistive Devices)*

저항 장비는 근력 혹은 지구력을 증진하기 위해 운동 강도를 높이는 데 사용할 수 있다. 이것들은 신체 분절의 표면적을 증가하거나 움직임 속도를 증가할 필요가 있고 부력 혹은 무게를 추가하여 운동 강도를 증가한다.

하지 *(Lower Extremity)* 하지 저항 장비는 하지 운동 시 저항을 증가하도록 고안되어 있다. 이들은 물에서 환자들이 보행할 때 마찰력을 증가하거나 하지의 형태끌기나 파장끌기를 증가시킨다.

*수중 신발*은 환자가 얕은 물에 있을 때 이용하고 수영장 바닥에 발이 닿을 수 있다. 이것들은 수영을 하거나 킥을 할 때는 사용하지 않는다. 물에서 하지의 무게를 증가하고 다리 끌기를 증가한다. 수중 신발의 고무 밑창은 마찰력을 제공하여 환자들이 걷고, 뛰고 점프를 할 수 있게 한다.

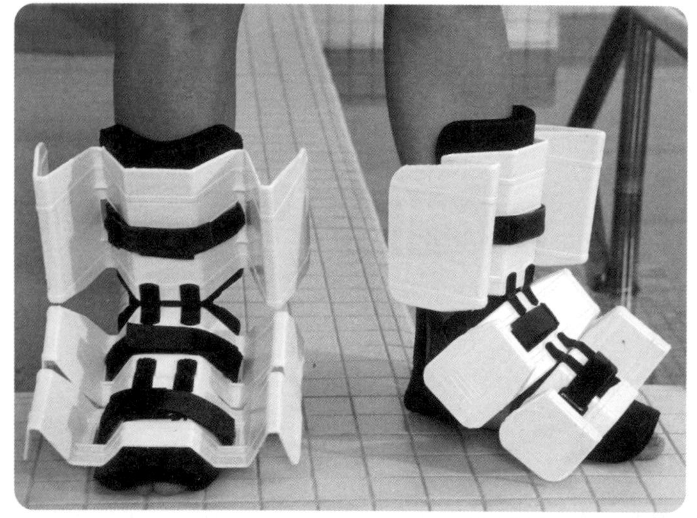

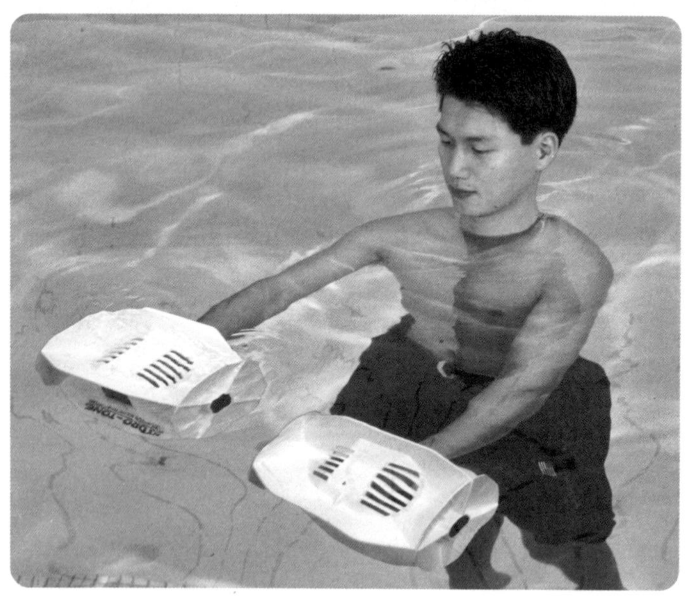

그림 13.11 부츠와 벨.

이러한 신발 바닥은 여러 활동에 있어서 안정성을 제공할 뿐만 아니라 저항을 증가하여 마찰력을 증가하는 결과를 가져온다.

*핀(Fins)*은 모양이나 길이에 있어서 종류가 다양하며 끌기를 증가하기 때문에 저항을 높여 준다. 제한된 발목 관절의 움직임이 힘든 환자는 핀의 길이가 짧은 것이 적절하다. 짧은 핀일수록 물에서 다루기가 쉽고 길이가 긴 것보다 저항이 적어 수영을 할 때 킥을 잘 수행할 수 있도록 한다. 사용하는 핀은 너무 꼭 끼면 물집이나 경련이 생길 수 있듯이 환자에게 잘 맞아야 한다.

*부츠(boots)*는 발과 발목을 감싸 운동 중 형태끌기나 파장끌기를 높여 준다(그림 13.11). 부츠의 앞 혹은 옆면에 있는 넓은 판은 운동 중의 물의 소용돌이를 일으켜 하지의 형태 또는 파장끌기를 높이는 원인이다. 이러한 부츠는 운동 강도를 높이기 위해서 운동 중, 걷기 그리고 달리기 활동에도 이용할 수 있다.

상지 (Upper Extremity) 상지 저항 장비는 하지 저항 장비와 마찬가지로 형태 혹은 파장끌기나 소용돌이를 증가시킴으로서 상지의 저항을 높여 주도록 되어 있다.

*물갈퀴 장갑(webbed gloves)*은 팔을 위한 장비로서는 가장 적은 저항력을 제공한다. 이것들은 다른 장비들보다 수중 운동 프로그램에 사용하기에 용이하다. 장갑은 라이크라나 나일론, 네오프렌으로 만들어져 있어 부드럽고 유연하다. 따라서 환자들이 운동 중 손을 쥐었다 펼 때 물의 저항을 감소 혹은 증가시켜 준다.

*패들(paddles)*은 손에 들고 쓰거나 가죽 끈으로 손에 부착시켜서 사용한다. 크기와 모양에 있어서 여러 가지 종류가 있다. 크기가 클수록, 형태 혹은 파장끌기는 높아져 저항력이 커지게 된다. 패들은 평평하고 원판으로 구부리거나 펼 수 있어 저항을 증가하거나 감소시킬 수 있는 것을 제외하고 덤벨과 비슷하다. 일반적으로는 딱딱한 플라스틱으로 만들어진 패들은 장갑보다는 더 많은 저항력을 제공한다.

*벨(bells)*은 팔에 다른 어떤 장비들보다도 더 큰 저항을 제공하여 수중 운동 프로그램의 마지막 단계에 적당하다. 부츠와 마찬가지로 이들은 교류와 형태끌기, 그리고 파장끌기를 발생시켜 저항을 제공한다. 이들은 구조면에서 부츠와 비슷하고(그림 13.11) 측면 판이 있거나 중심부가 비어 있다.

> 대부분의 수중 기구는 안전기구와 운동기구를 포함한다. 수중에서 운동 시 사용하는 운동기구는 풀에서 환자를 안정시키거나 지지할 수 있는 보조 기구와 운동 강도를 증가할 수 있는 저항 기구 형태를 포함한다.

심혈관계 장비 (Cardiovascular Devices) 심혈관계 장비는 분리된 수중 컨테이너 혹은 물에 잠긴 특별한 트레드밀에서 사용하기도 한다. 독립된 컨테이너는 환자가 걸을 때 교류를 발생시킴으로써 저항을 이용하게 된다. 이런 장비들은 비싸지만 수영 설비가 갖추어지지 않은 경우, 수중 운동을 할 수 있는 한 방법이 될 수 있다.

지시사항, 이점, 주의사항, 그리고 금기사항 (INDICATIONS, ADVANTAGES, PRECAUTIONS, AND CONTRAINDICATIONS)

수중 운동이 다른 운동 형태의 금기되는 재활 프로그램 초기 단계에서 시작할 수는 이점이 많으나, 수중 운동이 모든 사람에게 가능한 것은 아니다. 치료적 수중 운동 프로그램을 결정하기 전에 시스템에 대하여 운동사는 지시사항과 제한점 그리고 위험에 대하여 인지하고 있어야 한다.

지시사항 (Indications)

치료 요법 수중 운동 프로그램은 근골격계(근육뼈대계, musculoskeletal) 손상과 관련이 있는 증상과 징후들을 갖고 있는 환자에게 지시하는 것이다. 이러한 것에는 통증, 부종, 근 경련, 움직임 제한, 허약, 제한된 지구력 혹은 체중 부담 상태에 포함한다. 수중 운동은 심혈 관계 컨디셔닝 혹은 팔다리(사지, extremity)와 관련 없는 정상적인 상태를 유지하는 방법으로 이용한다.

이점 (Advantages)

수중 운동을 함으로써 얻을 수 있는 이점은 지시사항에서 이미 언급하였다. 수중 운동은 특히 환자들이 팔다리에 손상을 입어 체중을 견디지 못하는 경우에 유용하다. 반면에 환자가 지상에서 활동에 제약을 받는 경우에 물속에서는 다양한 활동을 수행할 수 있다. 물의 온기는 근육을 이완시켜 주는 역할을 한다. 부력은 관절의 부담을 감소시켜 이동을 할 때 아픔을 완화해 준다. 또한 고통을 느끼는 자극의 경로와 온도를 지각하는 감각은 같은 경로로 이동을 하게 되는데 물의 온기는 온도 지각 체계에 자극을 줌으로써 고통을 줄여 주게 된다. 이러한 경련의 제거와 고통의 감소는 2장에서 다루어지는 고통과 경련을 동반하는 손상 주기를 중단시키는데 도움을 준다.

관절의 압박을 완화하고 근육의 이완은 손상 부위를 더 쉽게 움직일 수 있게 한다. 게다가 부력 장비는 손상 부위의 근육에 가해지는 압력을 더욱 완화시켜 주고 더 쉽게 이동할 수 있도록 한다. 인체에 대한 중력의 감소는 지상에서 체중 이동이 힘들 때 몸의 활동을 가능하게 한다. 이것이 근육의 무게와 균형을 유지하도록 한다. 걷는 물의 깊이를 줄여 나감으로써 점진적으로 환자가 체중을 견딜 수 있도록 한다. 물의 깊이가 낮을수록 체중 부하는 더 커진다.

환자의 신체에 대한 인식과 균형을 촉진시키고 지나친 스트레스 없이 조직이 새롭게 생성된다는 점을 강조하여 운동 초기에 지시사항이 환자가 건강한 태도를 유지하고 향상시키는데 도움을 줄 수 있다. 손상된 부위에 혈액 순환이 좋아지면 영양과 신진대사가 활발히 이루어져 치유 과정에 도움을 준다. 물에서의 움직임은 부종이나 고정화로 인한 고통을 없애거나 감소한다. 고통이나 부종이 감소되어 고통-손상 주기에 긍정적인 영향을 주게 되면, 치료 효과도 높아지고 회복이 더욱 쉬워질 것이다. 운동을 시작하는 능력이 빠를수록 운동에 참여하는 것을 늦추어 컨디션이 좋아지지 않는 것을 막는 데 도움을 준다.

주의사항 (Precautions)

어떤 운동을 막론하고, 운동사는 주의사항을 알고 수중 재활 프로그램에 관해서는 각별한 주의를 기울여야 한다. 수중 프로그램의 수행에 있어서 환자의 능력에 대해 조금이라도 의심이나 문제가 있으면 사전에 담당 의사와 상담하는 것이 필수적이다.

물에 대한 두려움 (*Fear of the Water*)

환자가 물을 두려워할 경우에는 인내와 격려가 요구된다. 환자에게 확신을 주기 위해서 매우 얕은 물일지라도 부양 조끼를 착용하도록 하는 것이 좋다. 손상이 허락하면 얕은 물에서 운동을 시작해야 한다. 운동사로서 여러분은 환자가 물에서 안정감을 느낄 때까지 환자를 보조 해주고 손을 잡아 줌으로써 신체적으로 지지할 수 있도록 해 주어야 한다. 물을 대단히 무서워하는 환자에게 수중 운동 프로그램을 강요해서는 안된다.

약물 치료 (*Medications*)

심장박동이나 혈압, 호흡에 영향을 주는 약물 또는 호흡, 심호흡계 기능에 영향을 주는 몇 가지 약물 치료는 수중에서 운동을 하는 환자의 능력에 영향을 줄 수 있다. 운동사는 환자가 물에 들어가게 하기 전에 의사 혹은 약사와 반드시 상의를 하여야 한다.

귀 감염 (*Ear Infections*)

환자가 만성적인 귀 감염이 있다면 물에 들어가기 전 귀를 적절히 보호할 수 있는 기구를 착용해야 해야 한다. 운동 시 감염의 위험을 줄이기 위해서 머리가 물에 잠기지 않도록 고안되어야 한다.

특수한 상태 (*Specific Conditions*)

당뇨나 심혈관 질환, 중풍과 같은 어떤 조직의 질환을 겪고 있는 환자는 수중에 있는 동안 상태를 주의 깊게 체크해야 한다. 환자가 수영장의 화학 약품에 예민하다면 부작용을 관찰하는 것이 필수적이다.

환자가 수영 선수라 할지라도, 절대로 수영장에 혼자 들어가서는 안된다. 환자가 수중 운동을 하는 동안에는 반드시 동반자가 있어야 한다.

금기사항 (Contraindications)

어떤 특별한 상태나 상황에서 환자는 수중 치료 운동을 위해 수영장에 들어가게 허용해서는 안된다. 이러한 것들이 무시되면 심각한 결과를 초래할 수 있는 절대적인 금기사항이다.

질환 (*Illness*)

전염병이 있거나 다른 사람들을 감염시킬 위험이 있는 환자는 물에 들어가는 것을 허용해서는 안된다.

심한 감기나 유행성 감기에 걸린 환자가 회복될 때까지는 물에 들어가서는 안된다. 비뇨기 부위가 감염된 환자 역시 물에 들어가서는 안된다. 환자의 체온이 100°F(38°C)라면 수중 운동을 뒤로 미루는 것이 좋다. 단지 체온의 문제 때문이 아니라 병의 징조일 수 있기 때문이다. 체온이 물의 온도와 운동으로 인하여 더 오를 수도 있다.

개방성 상처 (*Open Wounds*)

외상은 물에 들어가기 전에 치료되어야 한다. 수술 후 회복 시간은 대략 7일 정도 걸리게 된다. 그러나 어떤 부위라도 수술 상처가 벌어지게 되면 물에 들어가서는 안된다.

기타 의료적 조건 (*Other Medical Conditions*)

몇몇 경우는 젊은이들에게 흔하게 발견되지 않지만 정보로서 알아둘 필요가 있다. 수중 운동 프로그램에 참여하지 않아야 하는 금기사항으로는 기관 개구술, 심각한 신장 질환, 과거 3개월 내에 방사선 치료를 받은 경우, 제어할 수 없을 정도로 심한 발작 경련 등이 있다.

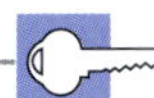

기타 요인들 중에 중요한 수중 요법의 하나는 체중 부하에 문제를 가진 환자가 아닌 사람들이 수중 운동을 할 수 있다는 점이다. 주의 사항과 금기사항은 약물 투여, 다양한 의료적 상태, 그리고 병과 관련이 있다.

수중 치료적 운동의 원칙 및 지침 (AQUATIC THERAPEUTIC EXERCISE PRINCIPLES AND GUIDELINES)

지상에서의 치료 운동과 마찬가지로 수중 치료적 운동은 몇 가지 절차에 따라야 한다. 환자들이 기능적이고 특별한 운동 활동을 하기 전에 운동 범위와 유연성 운동부터 시작하여 근력, 그리고 지구력 운동을 거쳐 협응력과 민첩성으로 진행한다. 운동 전후에는 준비운동과 정리운동을 해야 한다.

준비운동 시간은 물의 온도에 따라 결정한다. 전용 수중 치료 수영장의 보통 물의 온도는 92° ~ 98°F(33° ~ 37°C) 정도가 되어야 한다. 일반 수영장은 이보다 더 낮은 80° ~ 85°F(27° ~30°C) 정도가 되어야 한다. 수영장 물이 차가울수록 준비운동을 좀 더 길게 해야 한다.

정리운동은 심혈관계 운동을 포함하여 특히 중요하다. 정리운동에는 걷기, 가볍게 뛰기, 혹은 깊은 물 혹은 얕은 물에서의 노젓기 등이 있다. 환자에게 수중 운동이 끝나고 나면 물을 섭취하도록 알려주는 것이 중요하다. 왜냐하면 따뜻한 물의 온도는 환자가 땀을 흘리는 것을 인식하지 못하기 때문이다.

물 특성 관련 원칙 (Principles Related to Water Properties)

운동사는 관찰 결과를 바탕으로 수중 운동의 중점을 어디에 둘 것인지 판단을 하고 발견된 문제점을 고치는 방향으로 진행하는 것을 결정한다. 지상에서의 운동에 사용되는 진행에 관한 원칙이 똑같이 수중 운동에서도 적용된다.

게다가 앞에서 언급된 물의 특성 -정수압, 끌기, 교류, 부력- 때문에 수중 운동에는 다른 요소들이 개입될 수 있다. 이러한 요인은 수압, 끌기와 소용돌이, 그리고 부력을 포함한다.

수압은 한 부위에 부종의 영향을 줄 수 있다. 물이 깊을수록 수압이 커지기 때문에 얕은 물보다는 깊은 물에서 붓기가 있는 팔다리(사지, extremity)를 운동하는 것이 좋다.

팔의 지레가 길어질수록 형태끌기가 증가한다. 팔이 직선일수록 저항은 커지게 된다. 여러분은 저항기구의 위치를 변화하여 팔의 지레-팔 길이를 추가로 변화할 수 있다. 짧은 지레 팔로 운동을 시작하는 것이 최선이며 근력이 증가함으로서 지레 팔의 길이를 점차 길게 한다. 저항 장비가 신체 중심으로부터 멀어질수록 지레 팔의 길이가 길어지는 효과를 준다.

저항은 물의 특성을 이용하여 인체분절에 의해 발생할 수 있다. 활동 속도를 빠르게 증가함으로서 움직임에 대한 저항력이 증가한다. 앞서 언급한 장비들을 이용하여 저항 표면 넓이를 증가하고 수면 위를 향하여 움직이는 물체 그리고 부양을 이용하는 것은 물의 저항을 증가하여 추가적인 근력을 얻을 수 있다.

부력은 부력의 중심과 중력의 중심의 상대적인 위치에 따라 운동을 쉽게 혹은 어렵게 만들 수 있다. 물이 깊어질수록 부력은 인체에 더욱 중요한 요소가 된다.

수중 운동 단계 (Aquatic Exercise Progression)

수중 운동 프로그램이 심혈관계 및 손상을 입지 않은 부위의 상태를 유지하는데 도움을 줄 수 있다고 하지만, 그러한 운동을 자세히 다루지 않을 것이다. 여기에서 강조하는 것은 손상을 입은 부위에 관한 것이다. 심혈관계를 위한 운동으로는 일반적으로 달리기, 물 밟기, 그리고 수영을 포함한 깊은 물에서의 운동을 권장한다. 팔다리가 손상되지 않은 바람직한 운동이 있다면 이 장의 후반부에 나타난 더 진보된 운동을 이용할 수 있다.

초기-단계 운동 (Early-Phase Exercises)

어떤 지시를 허용한다면 수중 치료 과정의 초기 단계에서는 적절한 깊이의 물에서 걷는 연습, 운동 범위, 그리고 초기 활동을 강화하는 것을 포함한다. 걷기 훈련은 올바른 걷기 방법과 적절한 자세, 그리고 좋은 균형을 강조한다. 운동사는 11장과 12장에서 언급한 적절한 자세와 걷는 시기 그리고 운동 중단 등에 대한 지식을 바탕으로 해야 한다. 이 단계의 목적은 물속에서 정상적인 보행 자세와 운동 가동 범위를 회복하는 것이다.

운동 범위에서 부력의 기구를 이용하는 것이 유용하다. 부력 기구는 팔다리를 수면에 이르게 하고 운동 범위를 쉽게 얻을 수 있다. 수면에서 끌기는 최소화하여 움직임 시 적은 노력이 요구된다. 시작 시 저항 운동은 낮은 수준이고 저항 기구 없이 제공한다. 수중에서 인체 분절이 가진 끌기의 이용은 활동을 강화하는 초기 단계에서 충분하다. 움직임 시 속도는 물이 제공하는 저항이 적어 초기에 천천히 움직인다. Koury(1996)는 운동 초기에는 반복 횟수 10에서 15회로 한 두세트 할 수 있는 낮은 강도의 저항을 추천하지만 정해진 세트와 반복수는 개인에 따라 다르게 결정하고 환자의 체력 수준과 인내력, 그리고 능력과 프로그램 목표를 기준으로 한다. 반복수와 세트를 증가하는 것은 운동 진행에 따라 결정한다. 방법은 개인의 인내력, 정상 활동 정도, 치료 정도, 그리고 체력 수준에 따라 특별히 결정된 과정에 따라 선택한다.

중간-단계 운동 (Middle-Phase Exercises)

환자의 상태가 호전됨에 따라 근력과 지구력의 회복-이것이 중간 단계의 목적이 되는데-이 더욱 강조된다.

점성-끌기와 부력이 만들어 내는-움직임을 허용하는 점성은 근력을 증가하기 위해서 저항을 제공한다. 움직임의 속도와 지레-팔 길이는 저항을 변화할 수 있는 다른 방법이다. 물이 깊을수록 팔다리에 작용하는 압력이 커지고 안정성을 취하기 위한 노력도 증가하기 때문에 추가적인 저항을 제공한다.

저항 장비를 이용할 때는 짧은 물체부터 시작하여 점차 긴 물체를 이용함으로써 강도를 높일 수 있다. 물의 저항이 증가하거나 그것의 옆 부분이 더 커지기 때문에 물체가 더 큰 항력을 발생하면 더 큰 저항을 만들어낸다. 물체가 팔다리를 따라 더 멀리 위치한다면 더 큰 저항을 제공한다. 저항을 커지게 하는 이러한 각각의 방법은 부가적인 수준의 힘듦을 만든다.

초기-단계 운동에서 수행함으로서 반복수 혹은 세트를 증가하여 운동 강도를 증가할 수 있지만 이것은 근력보다는 지구력을 증가하는데 도움을 줄 것이다. 그러나 낮은 속도로 근력을 얻을 수 있을 것이다. 이러한 원리는 7장에서 논의할 것이다.

발전-단계 운동 (Advanced-Phase Exercises)

수중 운동 프로그램의 후반부 단계는 수중 운동의 목적 즉, 정상적인 회복의 ABC-민첩성, 평형성, 협응력-를 이룰 수 있도록 한다. 이것은 환자가 지상 활동에서 받을 수 있는 자극을 견딜 수 있도록 해준다.

보행-훈련 활동은 빠른 페이스의 걷기, 혹은 달리기, 옆으로 걷기, 카리오카, 그리고 뒤로 걷기 등을 포함한다. 가볍게 뛰기, 점핑, 쪼그리고 앉기, 그 밖의 갑자기 방향을 바꾸는 활동 역시 이 단계에 적합하다. 눈을 뜬 상태 혹은 감은 상태에서의 협응력 운동 역시 이 단계에 포함될 수 있다.

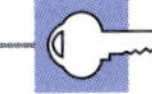

운동사는 다른 종류의 운동 형태 진행에 따라 일련의 수중 운동에 환자를 움직여야 한다.

근력 활동은 운동사가 더 강도 높은 저항 장비를 이용하거나 속도를 높임, 그리고 하나 이상의 활동을 동시에 시키거나 반복 횟수나 세트 수를 늘림, 저항 장비의 모양이나 크기를 변화시킴으로서 강도를 지속적으로 높여 나갈 수 있다.

지상 운동은 이 단계나 중간 단계에서 시작해야만 한다. 여하튼 수중 임상 프로그램은 프로그램에 대한 환자의 관심, 운동사의 선호, 재활 목적, 그리고 장비와 수영장 이용 가능성에 따라 계속해야 한다.

완료-단계 운동 (End-Phase Exercises)

환자가 수중 치료적 운동을 계속하려면 이 단계가 수중 운동의 마지막 단계가 된다. 지상 운동을 하기 때문에 수중 운동은 전체 운동 프로그램의 시간 중 짧은 부분을 차지하거나 멈추어야 한다; 그러나 몇몇 환자들은 운동에서 얻은 만족감 때문에 물에서의 운동을 계속할 것이다. 이 단계의 목적은 환자가 그들의 활동에 대한 특정한 요구를 준비하는 것이다.

이 단계에서 환자는 그들이 하는 운동에서 요구되는 기술- 적극적인 협응력, 민첩성, 그리고 빠른 움직임-등을 모방하고 올바른 자세를 이용하여 특정 운동 기술을 수행할 수 있게 연습한다. 고난도의 활동은 물속에서 박스 점핑 연습과 벤치 스테핑과 같은 플라이오메트릭 등을 포함한다. 특정-운동 활동으로는 물에서 골프 크럽, 테니스 라켓, 혹은 야구 배트 등과 같은 장비를 이용하는 것이다.

진행 지침 (Progression Guidelines)

진행하는 과정에서 운동사는 환자의 상태를 면밀히 관찰하고 환자에 대한 정확한 보고서를 의사에게 보고를 해야 한다. 운동 프로그램에 의한 환자의 반응과 운동 수행의 질을 관찰해야 한다. 환자가 어려움 없이 정확하고 민첩하게 요구하는 운동을 수행하면 다음 단계로 넘어간다. 또한 운동사는 환자의 유연성, 근력, 그리고 평형성과 기록의 향상과 변화를 측정해야 한다.

환자는 운동 후에 통증이나 붓기, 혹은 다른 증상에 대하여 운동사와 상담해야 한다. 아무런 문제가 없을 경우에는 다음 단계의 프로그램으로 넘어간다.

환자에게 계속해서 일정한 비율로 점증적 부하를 지속하는 것이 필요하지만, 환자가 운동 스트레스에 적응하지 못하거나 손상이 재발하여 고통을 주지 않도록 빠르게 진행되어서는 안된다.

깊은 물속에서 운동 (DEEP-WATER EXERCISE)

수영을 할 수 없는 환자라 하더라도 깊은 물속에서 운동을 할 수 있다. 깊은 물속에서 운동을 함으로써 얻을 수 있는 이점을 이 장에서 다루고자 한다.

깊은 물속에서 운동 시 가장 중요한 이점은 체중 부하를 느낄 수 없고 몸에 가해지는 충격이 전혀 없다는 것이다. 특히 이것은 환자가 운동은 하고 싶어 하나 약간의 충격도 감당할 수 없고 체중을 견뎌내지 못하는 경우에 중요하게 작용한다. 예를 들면, 무릎뼈 힘줄염(건염, tendonitis)이 있는 농구 선수의 경우, 고통 때문에 제한받지 않고 물속에서 뛸 수 있다. 깊은 물속에서의 달리기는 재활하는 과정에서 심혈관계 체력과 근력을 유지하는 데 도움을 줄 수 있다. 피로 골절을 입은 육상선수도 또 다른 이득을 얻을 수 있는 예이다.

깊은 물속에서 운동 시 가장 중요한 이점은 체중 부하를 느낄 수 없고 몸에 가해지는 충격이 없다는 것이다.

깊은 물에서 중력은 부력과 반대 방향으로 작용하기 때문에 수중에 잠긴 몸에 작용하는 중력은 작다. 물속에서는 발목에 체중이 실려도 중력과 부력이 상쇄되어 발목에 무리가 가지 않는다. 이것은 염증 혹은 척추 디스크 압박 등의 고통이 있는 환자에 중요할 수 있다.

깊은 물에서의 운동은 본질적으로는 구심성 운동이다. 감염된 힘줄, 근육, 또는 뼈의 외상은 원심성 운동이 배제된다면 감소될 수 있으므로 깊은 물에서의 운동은 좋은 강화 운동으로 제시될 수 있다.

■ 최적의 이점을 위한 몇 가지 제안

깊은 물에서 운동할 때 긴장을 풀고 근육을 효율적으로 이용하기 위해서는 바른 자세를 유지하는 것이 중요하다. 머리는 물 밖으로 나오게 하고 나머지 몸은 적절하게 정렬해야 한다. 목은 앞으로 움직이지 않고 턱은 지나치게 목뼈를 전방으로 내밀어 위로 내밀지 않아야 한다. 허리뼈와 등뼈는 11장에서 언급한 바와 같이 적절한 기립 자세를 유지해야 한다(그림 13.12). 부양 조끼나 벨트는 깊은 물속에서 환자가 좋은 자세를 유지하는데 도움을 줄 것이다. 척추가 자연스러운 자세로 있지 않으면 중력과 부력의 중심은 수직선상에 정렬하지 못할 것이다. 이렇게 되면 환자는 깊은 물속에서 수직 자세를 유지하는 것이 어려울 것이다.

환자가 좋은 자세로 척추를 유지하기 위해서 가슴은 펴고 복부와 둔부는 약간의 긴장을 유지해야 한다. 이렇게 하면 지상에서와 마찬가지로 물속에서도 바른 척추 자세를 유지할 수 있다.

깊은 물에서 운동 시 팔 운동은 팔꿈치가 아닌 어깨부터 시작해야 한다. 팔은 지상에서 달리기 할 때와 같이 움직이기 시작할 때 어깨부터 펌프 작용을 해야 한다.

지상에서의 달리기와 마찬가지로 둔부의 굽힘과 폄 운동은 무릎의 굽힘과 폄 운동과 동시에 일어나게 된다. 발목은 다리 폄 운동 시 발바닥 굽힘이 일어나고 둔부 굽힘시 발등 굽힘이 일어난다.

깊은 물에서 달리기를 할 때 척추는 앞 쪽으로 약간 기울어진 자연스런 상태로 있어야 한다(그림 13.13). 물에서 움직임은 몸통이 아닌 팔다리에 의해서 움직인다. 몸통 근육과 복부, 등의 폄근은 팔과 다리에 의해 몸통이 앞으로 나아갈 때 몸통에 대한 안전장치로 필요하다.

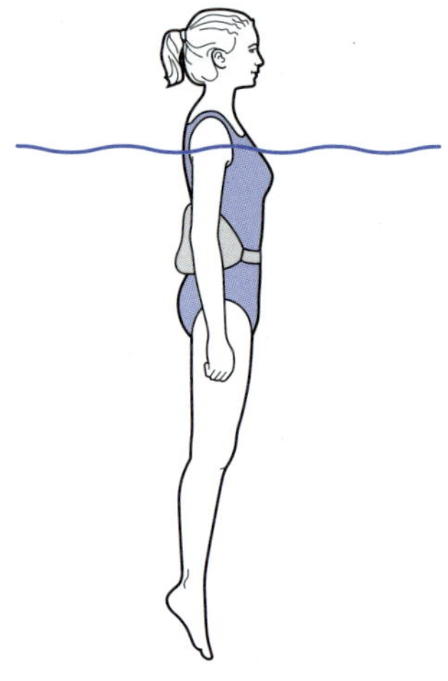

그림 13.12 올바른 수직 정렬 자세.

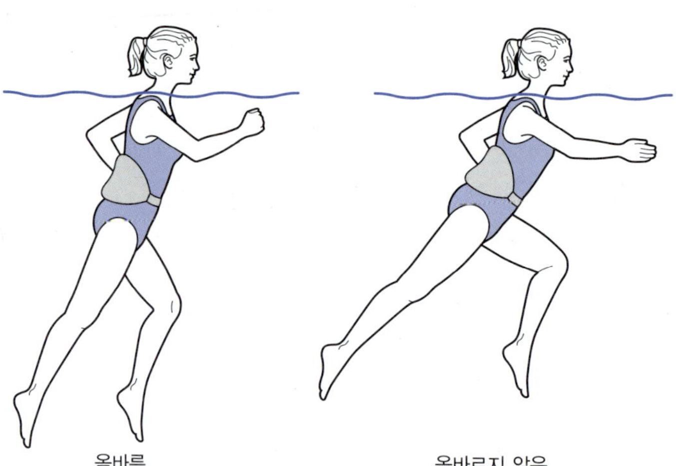

그림 13.13 깊은 물에서의 달리는 자세.

수중 치료적 운동 (AQUATIC THERAPEUTIC EXERCISES)

이 장에서는 척추, 하지, 그리고 상지에 대한 다양한 수중 운동을 제시할 것이다. 우선 수중 운동에 대한 몇 가지 특이한 관련 사항에 대하여 언급할 것이다. 물에서의 굴절에 관한 점과 관련하여 운동사가 환자의 수중 운동을 관찰할 때 영향을 받게 되는 것이 첫 번째 사항이다. 광선이 대기로부터 물로 통과할 때 대기에서와 비교하여 낮은 물의 밀도 차이에 의해 구부러진다. 이러한 빛의 굴절이 수영장 바닥을 실제보다 더 가깝게 느끼게 하고 물에 잠긴 환자의 몸체는 뒤틀린 것처럼 보이게 한다(그림 13.14). 잠긴 신체 부위는 물에 잠기지 않은 다른 부위와는 다른 각도로 구부러진 것처럼 보인다. 이것은 수영장 가장자리에서 서서 수중 운동을 하는 사람의 자세나 몸의 부위를 정확하게 판단하는 것을 어렵게 만든다. 이때 고유 감각에 어려움이 있거나 직접적 지시 없이 올바르게 자신의 몸을 조정하지 못하면 운동사는 물속에 환자와 함께 들어가 자세를 올바르게 해주는 것이 필요하다.

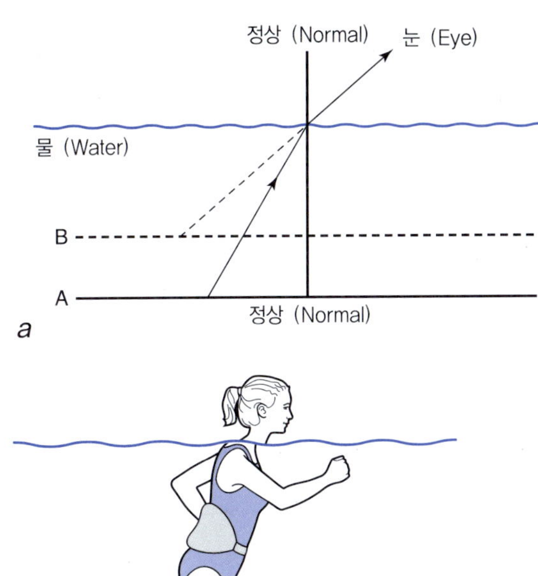

그림 13.14 *(a)* 빛의 굴절은 수영장 실제 바닥 A가 B처럼 보이는 원인이다. *(b)* 굴절은 신체 분절의 정렬을 착각하게 한다.

깊은 물에서의 수중 운동을 하는 동안에 환자는 조끼나 스키 벨트를 착용해야 한다. 핀을 사용할 경우에는 깊은 물에서의 운동을 더욱 어렵게 만들 수 있으므로 그것을 사용하기 전에 운동의 목표를 결정해야 한다.

또 다른 점은 얕은 물에서의 운동과 관련이 있다. 수영장 바닥에 발이 닿게 되는 운동을 하는 환자에게는 아쿠아 슈즈를 사용할 것을 권장하는데 아쿠아 슈즈는 환자의 발을 보호할 뿐만 아니라 마찰 저항을 제공하여 환자가 중심을 잡기 쉽게 해주기 때문이다.

여기서 설명하는 운동은 단지 가정으로 의도된 것이며 점진적인 시리즈로 표현하였다. 운동들이 모든 것을 포함하는 것과는 거리가 있다. 실제로 가능한 운동은 환자의 능력과 운동사의 상상력 그리고 지식에 의해 제한된다. 치료적 프로그램의 목적을 알고, 손상의 범위를 이해하고, 환자의 능력을 알고, 물의 물리적 특성을 안다면 운동사의 독창성에 따라서 어떠한 운동들도 수중 치료적 운동 프로그램에 통합시킬 수 있을 것이다.

마지막으로 운동사는 환자의 물에 대한 자신감, 체중을 견디는 정도, 그리고 운동 치료 목적에 따라서 운동을 위한 물의 깊이를 정할 줄 알아야 한다.

운동의 목적에 따라 여기 있는 몇 가지 운동이 다음 장에 제시되어 있다. 그러나 많은 강화 운동들에 있어서 이 운동은 어떠한 근육을 강화하도록 되어 있는지 등에 대한 자세한 설명은 다루지 않을 것이다. 동력학과 수중 법칙에 대한 지식을 이용하여 각각의 운동이 근육을 위한 것들인지 시도해 보기를 바란다.

척추 운동 (Exercises for the Spine)

수중 척추 운동 시 기억해야 하는 중요한 개념은 환자는 모든 활동 시 척추를 바르게 유지해야 한다. 이것은 척추를 좋은 정렬로 유지하여 척추에 가해지는 스트레스를 최소화하여 척추와 몸통을 가장 효율적이고 효과적이면서도 정확하게 사용하도록 해준다. 환자가 운동 중에 적절하게 척추 정렬을 유지할 수 없으면 운동의 강도, 복잡성, 그리고 요구 수준을 낮춰주어야 하고 환자는 요구수준을 습득할 때까지 낮은 수준의 운동에 중점을 두어야 한다. 환자가 아주 기본적인 운동에서조차 척추를 바르게 유지하는데 어려움을 겪는다면 운동사는 환자와 함께 수영장에 들어가서 촉각을 통해 감각 중추에 피드백을 주는 것이 필요하다. 이러한 피드백은 환자가 바른 척추 정렬 상태를 감지하고 올바르게 유지할 수 있도록 도움을 줄 것이다.

여기에 소개된 많은 운동은 지상에서의 운동들과 비슷함을 알 수 있을 것이다. 환자들이 운동을 따뜻한 물속에서 수행할 때 훨씬 쉽고 더 편안하게 느낄 것이다.

얕은 물에서 척추 운동 (Spine Exercises in Shallow Water)

이 장에서는 많은 운동 가운데 몇 가지 척추 운동을 제안하고자 한다. 이 운동은 경추에서 시작하여 골반으로 이동하고 가장 쉬운 것부터 어려운 것으로 진행할 것이다.

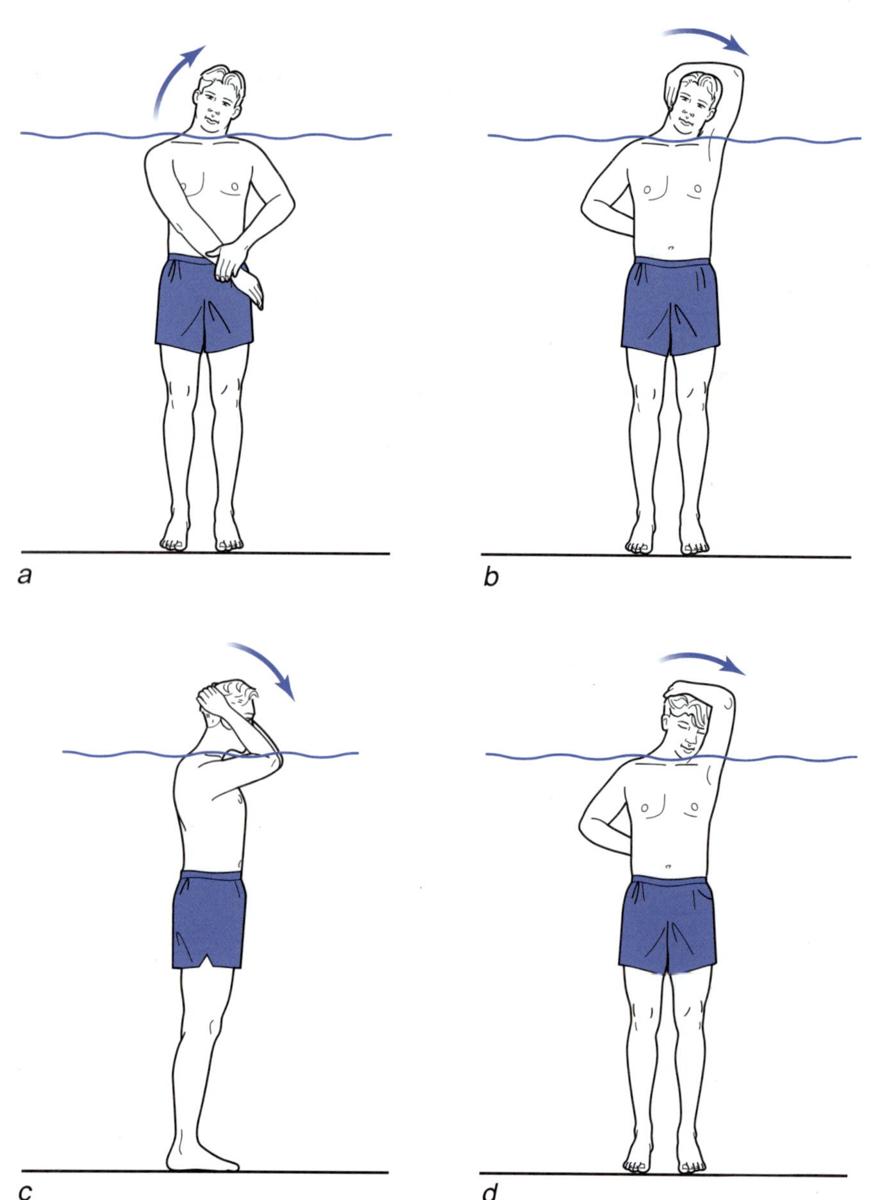

그림 13.15 얕은 물에서의 목의 스트레칭 : *(a)* 목 측면의 능동적 스트레칭, *(b)* 왼팔의 보조에 의한 목의 오른쪽 측면 스트레칭, *(c)* 양팔 무게의 보조에 의한 목 근육 전방 스트레칭, *(d)* 오른쪽 어깨올림근의 스트레칭.

■ **목 스트레칭.** 목 측면을 스트레칭하기 위해 환자는 그림 13.15a에 나와 있는 것과 같이 오른 팔을 아래로 잡아당기면서 몸 앞쪽으로 교차시키고 목을 왼쪽으로 구부린다. 목과 팔 위치는 왼쪽으로 스트레칭 한다. 그림 13.15b는 왼팔을 머리 뒤로 넘겨서 교대로 스트레칭 하는 방법이다. 이 자세에서 등 뒤에 반대 팔을 유지하는 동안 왼팔은 부드럽게 스트레칭 한다. 이러한 운동을 교대로 올바로 해야 한다. 목을 앞으로 구부리는 것이나 측면 스트레칭 하면서 돌리 것, 혹은 목보다는 오히려 몸통을 구부리는 것이 가장 일반적인 교대 운동이다. 그림 13.15c의 목을 구부리는 스트레칭에서 환자는 양손을 머리 뒤쪽에 두고 턱은 가슴 쪽으로 구부리고 손으로 머리를 잡고 부드럽게 앞과 아래로 잡아당긴다.

어깨올림근의 스트레칭(그림 13.15d)은 목을 겨드랑이 쪽으로 약간 돌려주는 것을 제외하고 그림 13.15b와 비슷하다. 목을 너무 멀리 돌리거나, 몸통 측면 굽힘, 그리고 몸통 굽힘을 포함하여 주의하여 교대로 실시한다.

■ **척추 폄-굽힘 운동.** 수영장 벽을 잡고 발을 어깨 넓이로 벌려 서서 환자는

운동을 수행하는 동안 계속 팔을 펴고 있어야 한다(그림 13.16). 둔부를 벽 쪽으로 밀었다 뒤로 뺀다. 벽 쪽으로 밀 때 가슴은 위쪽으로 들려지게 되며; 엉덩이를 뒤로 뺄 때는 척추가 둥글게 되도록 노력한다.

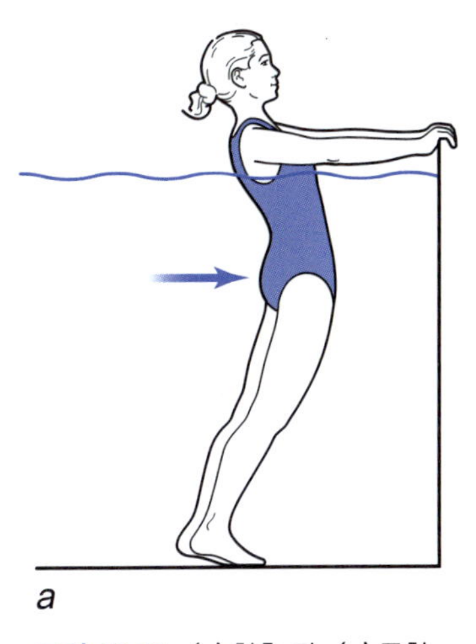

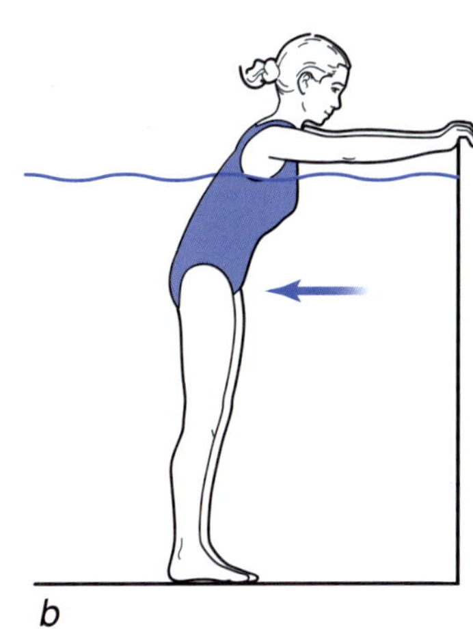

그림 13.16 *(a)* 척추 폄, *(b)* 굽힘.

- **측면 스트레칭.** 발을 어깨 넓이로 벌리고 서서 한쪽 팔을 머리 위로 올려서 몸을 교차시켜 위쪽으로 쭉 편다(그림 13.17). 둔부에서 측면으로 기대고 몸통을 회전하는 것으로 포함하여 교대로 실시한다.
- **골반 구부리기.** 그림 13.18과 같이 환자는 등을 수영장 벽에 기대고 벽 가장자리를 잡아 몸을 지지하도록 한다. 요추부는 수영장 벽에 편평하게 유지하고 복부에 힘을 주고 무릎과 엉덩이가 이루는 각도가 90°가 될 때까지 다리를 들어 올린다. 이 자세에서 환자는 하복부에 더욱 힘을 주어 벽으로부터 골반을 천천히 떨어지도록 한다. 골반은 다리를 내리기 전에 벽에 기댄다. 운동하는 동안 고통을 느끼면 환자는 둔부를 구부리고 등을 구부리는 방법이 좋다. 환자는 수영장 벽에 낮은 등 부위를 기대고 유지하도록 지시한다. 올바른 자세를 유지할 수 없으면 한 번에 한쪽 다리를 올리도록 지시하고 운동을 적절하게 수행할 수 있는 충분한 힘이 얻어질 때까지 교대로 실시한다. 다른 방법은 다리를 들어 올리는 것보다는 발로 수영장 바닥을 밀어 몸을 올리는 것이다.

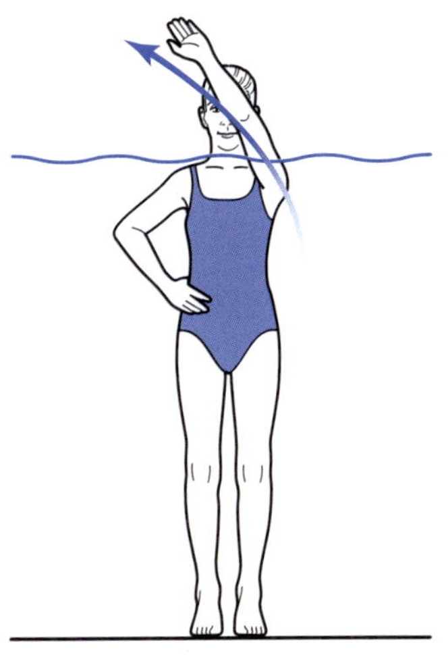

그림 13.17 측면 몸통 스트레칭.

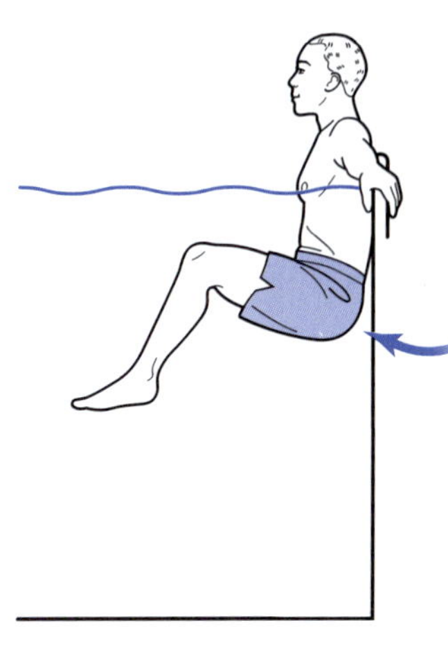

그림 13.18 골반 굽힘.

- **선 자세의 복부 운동.** 환자는 가슴 앞에 부력 장비나 공을 갖고 선다(그림 13.19). 척추를 굽히기 위해 복부를 수축시키는 자세를 적어도 5에서 10초 지속한다. 골반의 기울기는 운동하는 동안 유지해야 한다. 이러한 운동은 13.19b의 그림에서처럼 회전식 복부 운동으로 변형할 수 있다. 복부 운동을 하기 전에 몸통은 10° 정도 한쪽으로 회전한다. 그러한 움직임을 반대쪽으로 반복한다. 골반을 자연스럽게 유지하지 않으면서 팔로 잡은 볼을 아래로 밀고 복부보다는 둔부를 이용하여 회전하는 다른 운동 방법이 있다.

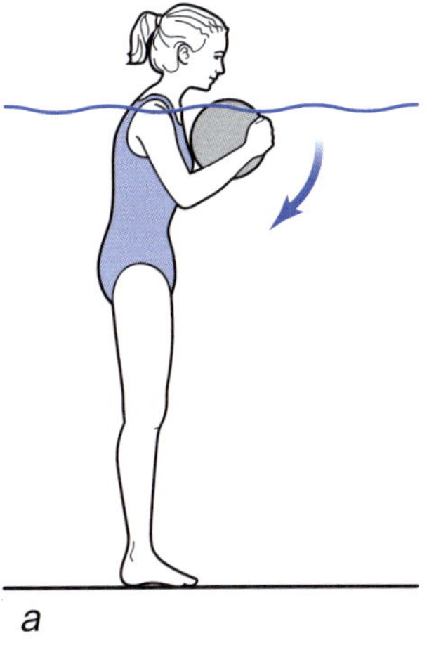

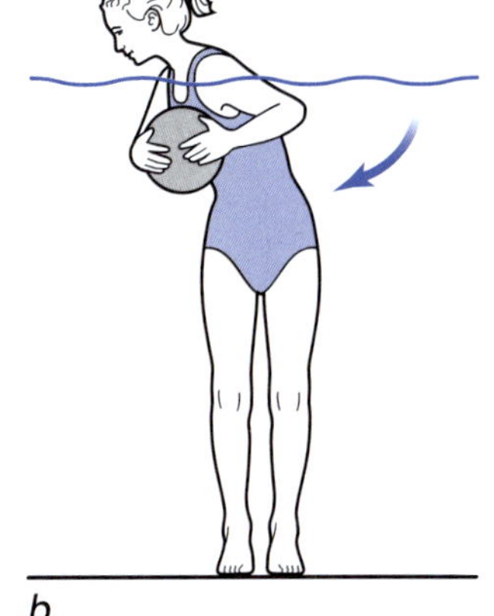

그림 13.19 *(a)* 서서 복부 운동 *(b)* 회전 복부 운동.

- **몸통 회전.** 복부를 팽팽하게 하고 바르게 선 자세에서 환자는 부양 장비 킥보드를 팔로 잡고 천천히 한쪽에서 반대쪽으로 몸통을 돌리도록 한다. 움직이는 동안 복부의 긴장을 유지하도록

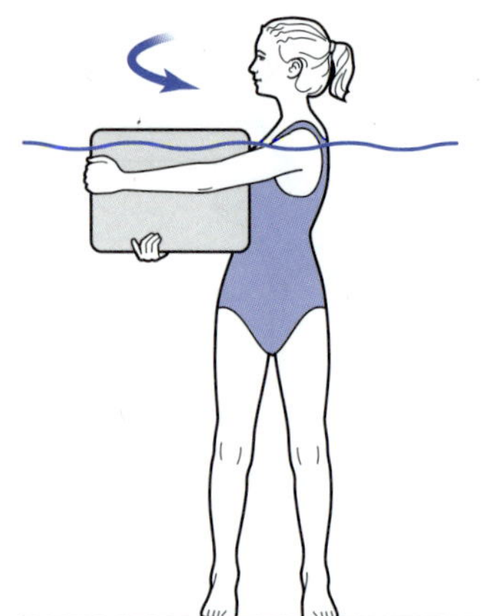
그림 13.20 몸통 회전.

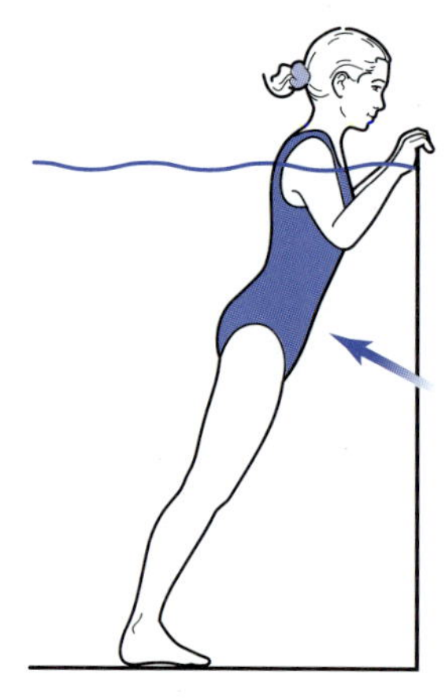
그림 13.21 벽 밀기.

한다(그림 13.20). 통증이 느껴진다면 통증이 유발되지 않는 범위에서 실시해야 한다. 이 운동은 저항 장비의 표면 넓이를 증가하여 강도를 높일 수도 있다. 복근보다는 둔부와 무릎의 회전을 포함하여 운동 전 범위에 걸쳐 같은 위치에서 보드와 팔을 유지하기 보다는 팔로 보드를 미는 다른 운동을 포함한다.

▪ **벽밀기 운동.** 벽밀기 운동은 흉추를 강화시키는데 효과적이다. 수영장 벽을 마주보고 떨어져 서서 운동을 하는 동안 환자의 둔부나 등이 구부러지지 않도록 한다(그림 13.21). 운동하는 동안 발은 바닥을 확실히 지지하고 움직이지 않도록 한다. 수영장 벽에 양손을 짚고 양팔은 곧게 펴도록 한 후 운동을 시작한다. 가슴이 수영장 벽에 닿을 때까지 발목과 팔을 구부려 앞으로 기대고 마지막으로 팔이 곧바로 펴질 때까지 벽을 민다. 등을 곧게 유지하지 않거나 둔부가 먼저 나가지 않고 반복한다.

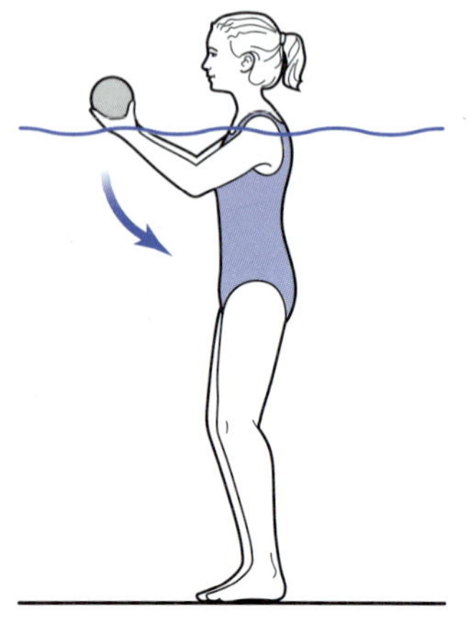
그림 13.22 끌어 내리기.

▪ **끌어 내리기.** 어깨 넓이로 양발을 벌리고 서서 허리의 부담을 줄이기 위해 양쪽 무릎은 약간 구부린 자세를 취하고 척추는 반듯한 자세에서, 덤벨을 끌어내리는 운동을 반복한다(그림 13.22). 팔꿈치는 구부리고 척추는 반듯이 편 자세로 이 동작을 한다. 힘이 증가함으로서 운동하는 동안 팔꿈치를 폄한 자세로 유지 한다. 덤벨을 움직이기 위하여 몸통을 구부리는 운동을 반복한다.

깊은 물에서 척추 운동 (Spine Exercises in Deep Water)

깊은 물에서 척추 운동을 수행하기 위해 환자는 몸통을 조절하는 능력을 갖추어야 한다. 운동을 하는 데 어려움이 있는 환자는 허리 깊이 혹은 가슴높이의 깊이에서 운동을 수행해야 한다.

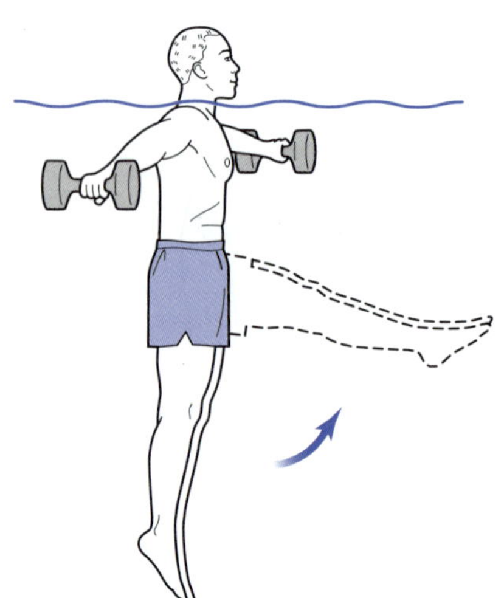
그림 13.23 양발 들어올리기.

▪ **양다리 들어올리기.** 부양 장비를 손으로 잡거나 팔에 끼우고 척추가 반듯이 펴지도록 유의하면서 엉덩이 관절이 직각을 이룰때까지 무릎을 쭉 편 상태로 양다리를 들어 올린다(그림 13.23). 운동할 때 복부는 반드시 수축한 상태가 되어야 한다. 환자에게 이 운동이 너무 어려울 경우에는 척추를 반듯이 펴는 상태를 유지하는 것에 중점을 두고 한 다리만 올리던지 무릎을 구부려서 엉덩이 관절과 무릎관절이 직각을 이룰 때까지 들어 올리는 운동을 하도록 한다. 등을 구부리면 척추는 펴지지 않는다. 다른 대안은 무릎을 구부리고 하지의 지렛대 팔의 길이는 짧게 한다.

▪ **몸통 돌리기.** 튜브를 사용하여 물속에서 환자는 수직 상태를 유지하도록 한다(그림 13.24). 둔부와 무릎 관절은 구부린 자세로 양옆으로 몸 틀기를 한 방향씩 실시하여 복사근이 사용되도록 한다. 양다리를 좀 더 펼수록 운동 강도를 높일 수 있다. 대안은 복부를 구부리는 것보다 둔부나 어깨로 운동을 시작하는 것이다.

▪ **측면 굽힘.** 튜브를 사용하여 엉덩이와 무릎 관절을 90° 직각으로 구부린다(그림 13.25a). 이 자세로 왼쪽 엉덩이부터 왼쪽 늑골 쪽으로 끌어올린다. 이 운동을 하는 동안 등은 구부러지거나 뒤틀리지 않도록 한다. 작은 튜브를 발에 하나 더 끼워주고 운동함으로써 운동

강도를 더욱 높일 수 있다(그림 13.25b). 다른 대안은 반대 쪽을 들어올리기 전에 시작하는 자세에서 뒤로 움직이기 전에 등을 구부리고 다리를 움직이면서 다른 쪽으로 원을 그린다.

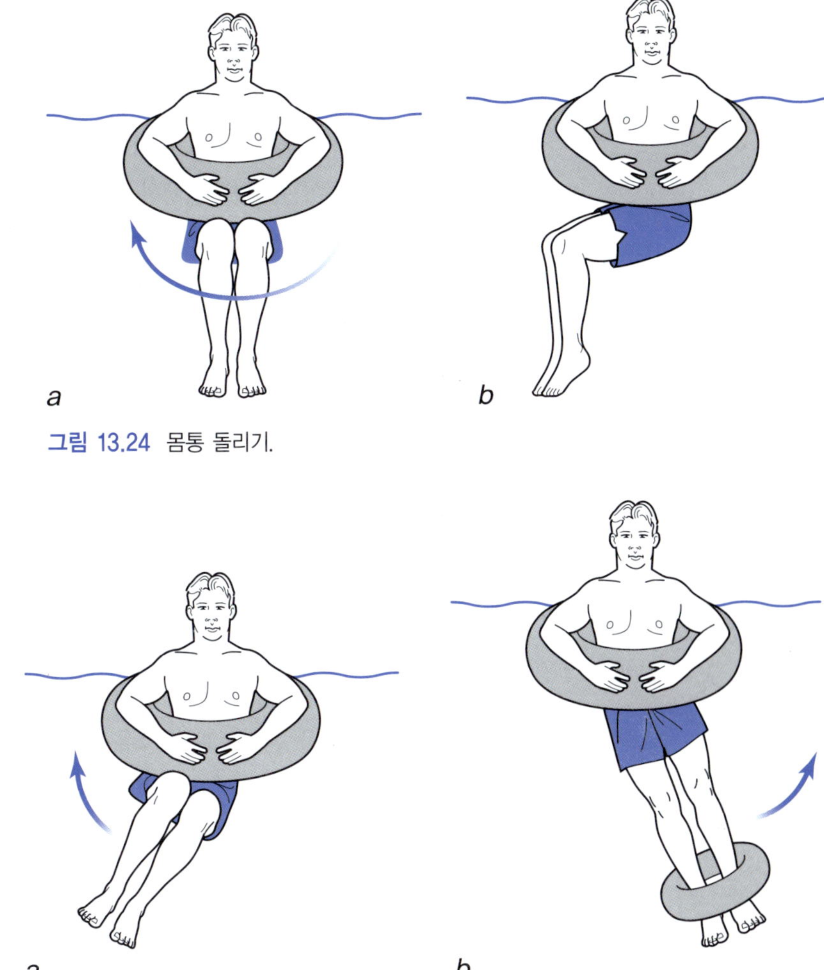

그림 13.24 몸통 돌리기.

그림 13.25 *(a)* 측면 굽힘 그리고 *(b)* 발에 부양 장비를 추가하여 저항을 높여 준다.

하지를 위한 운동 (Exercises for the Lower Extremities)

여기에서는 얕은 물에서의 단순한 운동부터 시작하여 깊은 물 운동으로 진전시켜 알아보도록 한다. 기억해야 할 것은 환자가 깊은 물에서 운동을 할 수 있게 되더라도 얕은 물에서의 운동을 계속 유지해야 한다는 것이다. 환자의 운동 수행 능력, 목표, 그리고 환자가 물을 편하게 느끼는 정도의 평가에 의해 얕은 물에서 깊은 물로 옮겨가는 시기를 결정하게 된다.

얕은 물에서의 보행과 평형성 (Ambulation and Balance Activities in Shallow Water)

다음은 얕은 물에서의 몇 가지 운동의 예이다. 이 운동은 물 깊이를 깊게 하여 운동 강도를 높일 수 있다. 앞서 언급한 바와 같이 환자는 각 운동 시 몸을 조절할 수 있어야 한다.

- **앞으로 걷기.** 이 운동은 걷기 훈련으로 유용하다. 12장에서 설명되었듯이 환자가 물속에서 올바른 걷기 패턴을 유지하는 데 도움을 준다. 바른 몸통의 안정감을 갖도록 주의한다. 필요하다면 시작 단계에서 균형을 유지하기 위하여 뜰줄(buoy line)을 이용하거나 수영장 벽을 잡고 걷도록 한다. 대안은 땅에서 걷는 동안에 기대되는 걷기 도구를 포함한다. 환자의 특별한 대안은 특정 손상과 관련이 있다. 예를 들면, 무릎이 손상되었다면 스윙하는 단계에서 충분히 구부릴 수 없고 하지부의 발을 포함하여 대측성(contralateral)의 발끝을 세우는 데 쉽지 않다.
- **뒤로 걷기.** 이 운동은 특히 몸통과 다리의 폄근을 위한 운동이다. 게다가 이 운동은 균형과 협응력에 유익하다. 뒤로 걸을 때 발끝부터 발꿈치를 닿게 하는 걸음걸이로 걷도록 강조하고 같은 보폭으로 적절한 체중 이동을 이루며 걷도록 한다. 환자는 적절한 몸통 정렬을 유지하도록 한다. 가장 일반적인 대안은 전방으로 몸통을 기울이는 것이다.
- **발끝으로 걷기.** 환자가 발끝으로 걷는 운동은 근력과 고유 감각 능력을 강화하는 것이다. 대안은 대측성 스윙을 하는 동안 바닥에 가능한 한 너무 높이 발끝을 올리지 않거나 뒤꿈치를 세우는 것을 주의하여야 한다.

▪ **발뒤꿈치로 걷기.** 발뒤꿈치로 걷는 운동은 발등굽힘(배측굴곡, dorsiflexion) 및 고유 감각 운동에 효과적이다. 주의사항은 적당한 넓이로 발을 벌린 후 발끝을 높게 세우지 않고 발끝을 바닥에 대고 둔부 굽힘(굴곡, flexion)을 포함한다.

▪ **외다리 중심잡기.** 환자는 외다리로 서서 반대 발은 앞으로 보낸 후 중심 잡기를 30초간 지속한다(그림 13.26). 이 운동을 진행하기 위하여 버티고 있는 다리가 아닌 다리를 앞 뒤, 그리고 양옆으로 움직이는 운동을 해준다. 이 운동은 정적 평형성을 개선하는 데 효과적이다. 주의사항은 몸통을 이용하여 팔다리를 움직이고 체중 이동시 구부리거나 체중 이동이 없는 무릎 구부림, 그리고 몸통을 기대는 것을 포함한다.

▪ **런지.** 앞으로 크게 한발을 내딛은 후 뒤에 있는 다리를 앞쪽 다리로 가져와 붙이는 동작이다. 이 운동은 둔부와 무릎의 근력 그리고 운동 범위를 늘이는 데 효과적이다. 좋은 몸통의 정렬은 이 동작에서 필수적이다. 환자는 또한 앞으로 하는 런지 외에 뒤로, 그리고 옆으로 실시하여 둔부 폄과 벌림(외전, abduction)을 증가할 수 있다. 이러한 운동은 균형과 근력 향상에 좋다. 주의사항은 체중을 이동하거나 무릎을 충분히 구부리지 않고 몸통을 기대는 것으로 포함한다.

▪ **그렙바인.** 이 명칭은 남미 춤의 일종인 카리오카(carioca) 또는 브레이드 스텝(braid step)에서 연유되었다. 먼저 한쪽 다리를 옆으로 두고 이 다리를 교차하여 뒤쪽에 다른 다리를 둔 후 꼬여져 있는 앞쪽의 처음 스텝을 밟은 다리를 바깥으로 둔 후, 다른 다리를 가져다 붙인다. 이 운동은 평형성과 협응력을 높임으로써 고유감각의 개선에 효과적이다. 주의사항은 환자가 물속에서 움직일 때 같은 방향으로 나아가는 것보다는 오히려 몸통을 회전하는 것을 포함한다.

▪ **뛰기.** 물속에서 걷는 것과 유사하게 물속에서 뛰기는 가능한 한 육상에서 달리는 기술을 모방해야 한다. 환자는 팔을 이용하여 자세를 바르게 유지하도록 하고 앞으로 기울이지 않도록 해야 한다. 앞으로 뛰기, 뒤로 뛰기, 그리고 멈춤은 육상에서 달리기에 앞서 얕은 물에서 실시하도록 한다. 중요한 주의사항은 충분한 속도와 움직임을 얻기 위하여 다리보다는 몸통을 사용하는 것으로 포함한다.

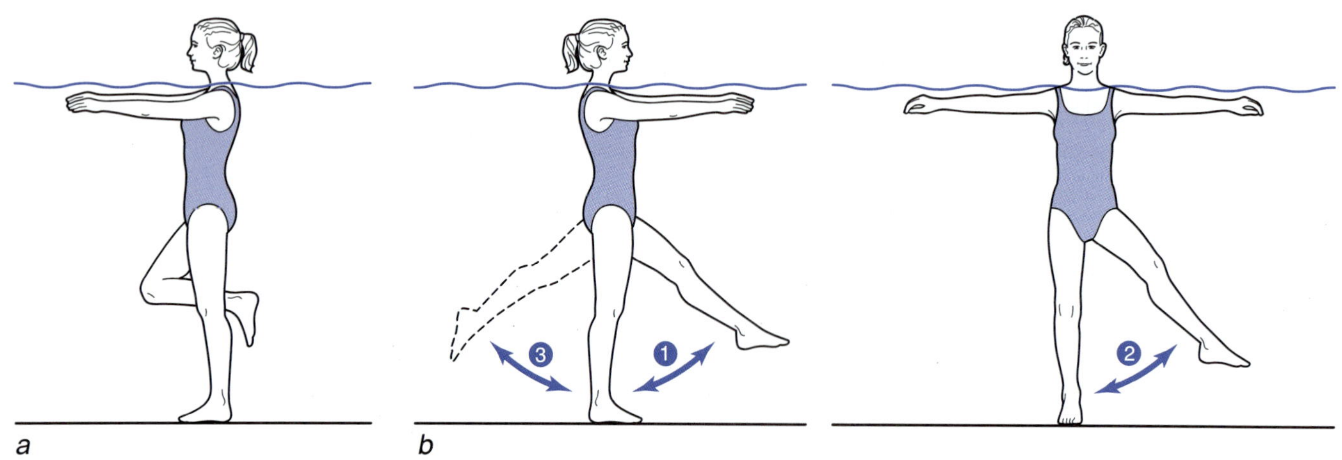

그림 13.26 외발 서기 평형성 : *(a)* 정적, *(b)* 대측성 다리 움직임. 운동하는 동안 복부와 둔부근은 긴장을 유지하면서 몸통은 안정되고 바르게 유지해야 한다.

얕은 물에서의 둔부 운동 *(Hip Exercises in Shallow Water)*

아래의 모든 둔부 운동하는 동안 몸통의 안정성이 매우 중요하다. 반드시 수직의 몸통 정렬을 유지하도록 주의시켜야 하며, 이 동작을 수행하는 동안 복부의 긴장은 계속적으로 유지해야 한다. 환자가 몸통 정렬을 잘하지 못하면 하지 운동에 추가하여 전에 말한 바와 같이 상체 활동을 하는 것이 필요할 것이다.

■ **둔부 펌근.** 이 운동은 둔부 펌근(신전근, extensor) 스트레칭과 굽힘근(굴근, flexor)의 강화 운동으로 이용할 수 있다(그림 13.27). 환자는 한쪽 다리를 뒤에 두고 양다리를 앞뒤로 벌려서 서도록 한다. 운동하는 동안 척추는 반듯이 편 자세를 유지한다. 복부에 긴장을 유지할 때 올바른 척추 정렬을 하는데 도움이 된다. 뒷다리 무릎은 펴고 발뒤꿈치는 바닥에 대고 둔부를 앞으로 민다. 이 운동을 하는 동안 볼기근(둔근, gluteals)을 단단하게 조인다. 주의사항은 등을 뒤로 구부리고 바닥의 뒤꿈치를 들어 올리고 무릎은 구부리는 것으로 포함한다.

■ **둔부 모음근 스트레칭.** 둔부 모음근 스트레칭 하는 동안 양다리를 벌리고 선다(그림 13.28). 운동이 되지 않는 쪽 다리의 무릎을 구부려 그쪽으로 체중이 실리도록 한다. 이때 운동이 되는 쪽다리의 무릎은 곧게 펴고 몸통은 똑바로 선 자세를 유지하도록 한다. 주의사항은 관련 있는 쪽 옆으로 몸통 굽힘 혹은 회전, 둔부 굽힘 혹은 둔부 쪽으로 회전을 포함한다.

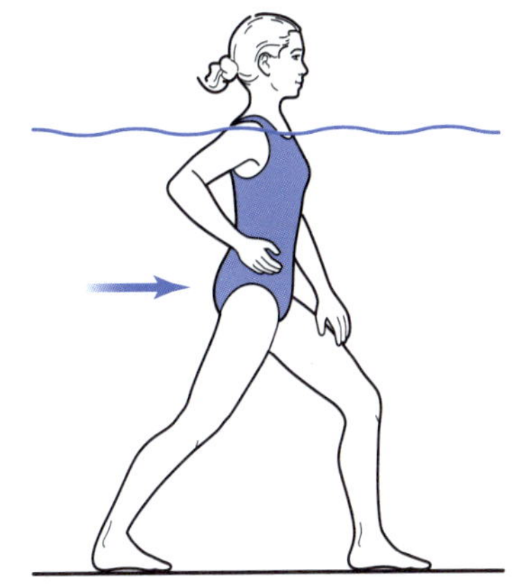

그림 13.27 둔부 펌 그림.

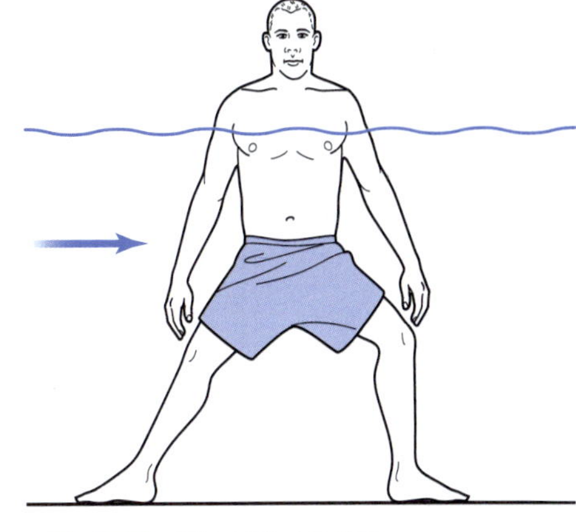

그림 13.28 둔부 모음 스트레칭.

■ **둔부 안쪽-가쪽 회전운동.** 이 운동은 한쪽 근육군을 강화시키는 동안 다른 근육군을 스트레칭 시킬 수 있다. 환자는 수영장 벽이나 레일을 잡고 운동이 되는 쪽 다리의 무릎과 둔부를 구부리고 발바닥을 반대편 정강이에 갖다 댄다(그림 13.29). 이 때 위에 놓인 무릎을 안쪽 회전근이 가능한 스트레칭 되도록 바깥쪽으로 회전시킨다. 가쪽 회전근을 스트레칭 하기 위해 무릎을 안쪽으로 가져온다. 이때 둔부는 함께 회전되지 않도록 주의한다. 주의사항은 골반 혹은 몸통 회전을 포함하거나 서 있는 팔다리를 포함하여 몸 전체를 회전한다.

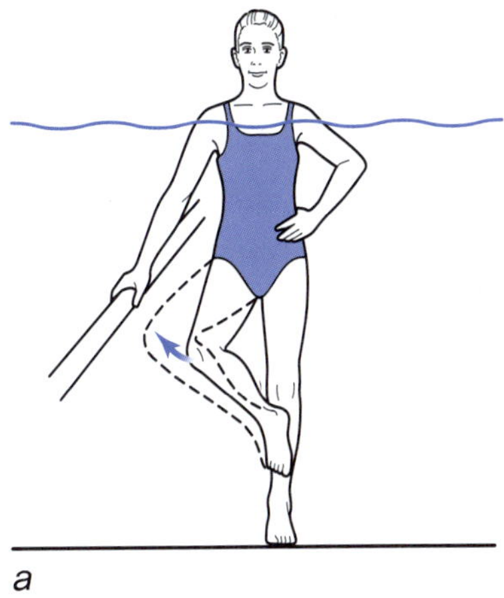

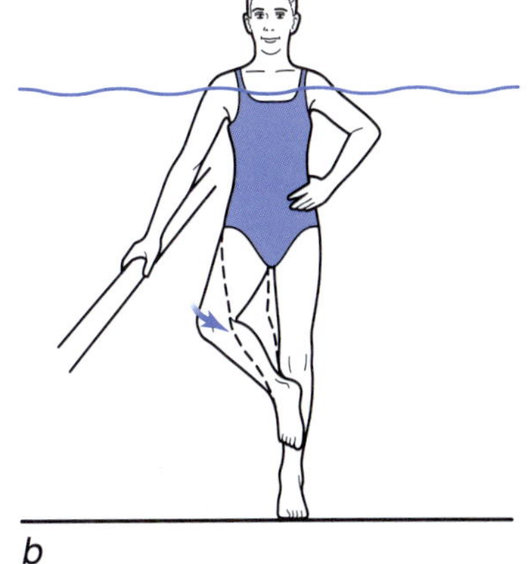

그림 13.29 엉덩관절 회전 : *(a)* 한쪽 회전, *(b)* 중앙 부위 회전.

■ **8자 그리기.** 이 운동은 회전운동의 대안적인 운동법으로 운동 범위를 늘리는 것보다는 저항을 더 제공해주는 운동 방법이다. 무릎이나 발목으로 그리는 것이 아니라 둔부에서부터 시작하여 다리 전체로 물속에서 8자를 그리도록 한다. 이러한 운동을 진행하는 동안 물속에서 고유감각신경

근육촉진 패턴과 평형 주법을 포함한다. 이 운동의 일반적인 주의사항은 골반 회전과 무릎 혹은 발목으로부터 회전하는 것을 포함한다.

얕은 물에서의 무릎 운동 (*Knee Exercises in Shallow Water*)

다음 제시되는 운동 중 처음의 두 가지 방법은 유연성 운동이며 다른 방법은 강화 운동이다. 초기 강화 운동은 저항 요인으로서 단지 다리를 이용해야 한다. 점점 환자의 힘과 제어 능력이 강화되면 활동 시 끄는 장비를 추가 사용하거나 다리의 제어 능력을 유지하면서 가능한 오랫동안 운동을 빠르게 수행하여야 한다.

■ **넙다리네갈래근 스트레칭.** 이 스트레칭은 육상에서의 운동 방법과 비슷한데 환자는 운동하려는 다리의 발목을 뒤로 잡고 둔부 쪽으로 끌어올린다. 이때 무릎은 바닥 쪽을 향하도록 하고 몸통은 바로 선 자세를 유지하도록 한다. 주의사항은 둔부 굽힘, 몸통 굽힘, 그리고 뒤보다는 둔부 쪽으로 발을 잡는 것을 포함한다.

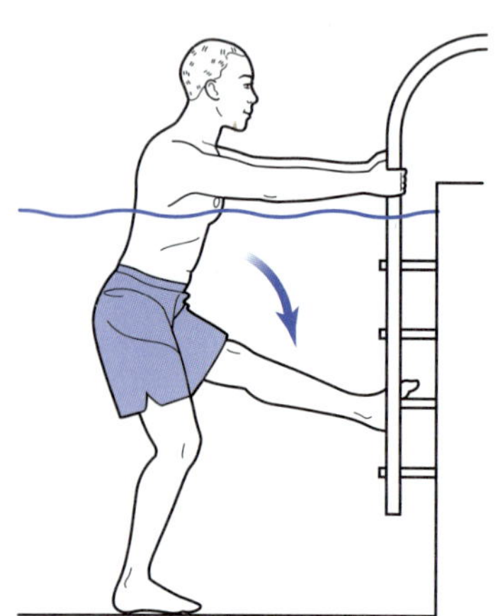

그림 13.30 햄스트링 스트레칭.

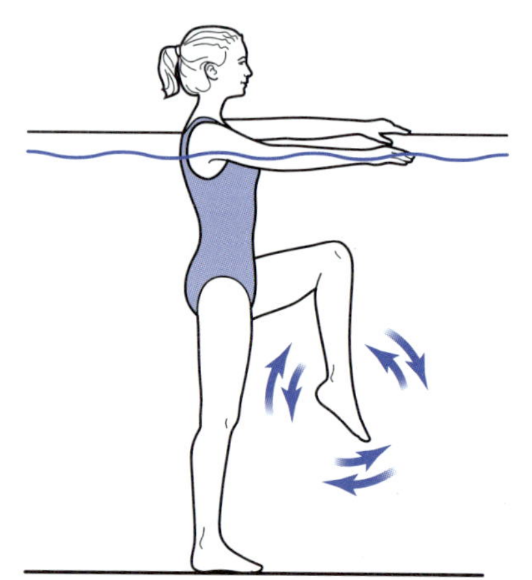

그림 13.31 외다리 자전거 타기.

■ **햄스트링 스트레칭.** 운동하려는 다리를 수영장 벽이나 계단 위에 둔다. 무릎은 약간 구부리고 점차 스트레칭에 적응함으로서 펴 주도록 한다(그림 13.30). 운동하는 동안 뒤쪽이 아닌 둔부를 몸통 쪽으로 기울이고 바른 몸통 정렬을 유지한다. 대안은 골반의 후방 회전과 둔부를 펴 주는 것을 포함한다.

■ **외다리 자전거 타기.** 환자는 수영장 벽을 잡고 자전거 타는 형태로 한쪽 다리의 엉덩관절(고관절, hip joint)과 무릎 관절을 구부렸다 폈다 한다(그림 13.31). 몸통은 바르게 유지하고 움직이지 않도록 주의한다. 이 운동에 적응되면 수영장 벽을 잡지 않고 하도록 하여 좀 더 어려운 동작으로 발전시킬 수 있다. 대안은 몸통을 이용하여 팔다리를 움직이게 하고 하지 힘을 이용하는 것보다는 팔을 이용하여 힘을 옮기는 것으로 포함한다. 또한, 둔부 벌림이나 회전이 보이지만 둔부, 무릎, 그리고 발목은 서로 수직 정렬을 유지해야 한다.

■ **스쿼트.** 어깨 넓이로 다리를 벌리고 서서 환자는 넙다리(대퇴, femoral) 부위가 수영장 바닥과 거의 평형을 이룰 때까지 천천히 무릎을 구부리도록 한다. 운동하는 동안 척추는 바르게 정렬되도록 한다. 이 운동을 어렵게 발전시키기 위해서는 수영장 벽을 잡지 않고 수행하도록 한다. 좀 더 향상된다면, 물속에서 점프 스쿼트를 실시하도록 한다. 엉덩관절 굽힘, 엉덩관절 돌리기, 엉덩관절 벌림, 그리고 관련 없는 팔다리 쪽으로 체중은 이동은 이 운동시 주의하거나 올바로 해야 하는 것이 주의사항이다.

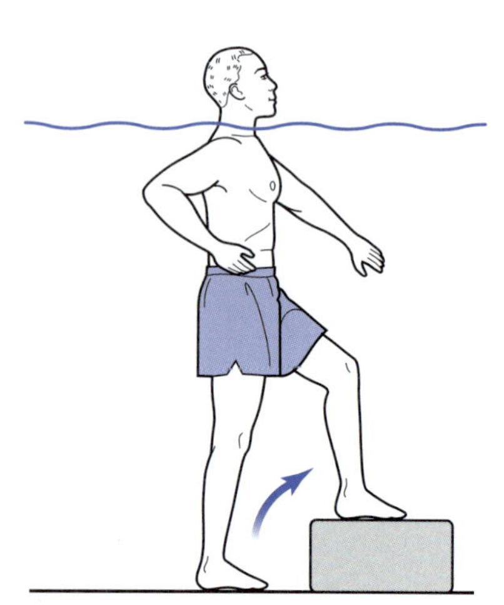

그림 13.32 계단 오르기.

■ **스텝 운동.** 한쪽 다리를 박스, 계단, 혹은 플랫폼 위에 두고 무릎과 둔부근을 이용하여 다른 다리를 박스 위에 있는 다리 옆에 둔다(그림 13.32). 운동하는 동안 몸통은 기울지 않도록 주의하도록 하며 앞, 뒤, 양옆으로 각각 스텝 운동을 수행하도록 한다. 환자는 몸통을 기울이거나 엉덩관절을 올리는 것을 피하는 것이 이 운동 시 주의사항이다.

얕은 물에서의 발목 운동 (Ankle Exercises in Shallow Water)

여기에서 설명할 발목 운동은 육상에서의 운동과 매우 비슷하지만, 체중을 감당하여 운동하는데 제한이 있는 환자에게 있어서 수중 운동은 매우 이상적이다. 환자는 보다 깊은 물에서 시작하여 점점 체중을 감당할 수 있는 능력이 커질수록 얕은 물로 옮겨 운동하는 것이 좋다.

- **장딴지근-가자미근 스트레칭.** 환자는 수영장 벽을 바라보고 다리를 앞뒤로 두고 서는데 이때 운동하려는 다리는 뒤쪽에 둔다. 뒤에 둔 다리의 발뒤꿈치는 수영장 바닥에서 떨어지지 않도록 유지하며, 무릎은 똑바로 펴고 체중을 앞에 둔 양팔과 다리 쪽으로 옮기도록 한다. 이것은 장딴지근(비복근, gastrocnemius)의 스트레칭 운동이다. 가자미근(넙치근, soleus)을 스트레칭 시키기 위해서는 다리를 약간 앞쪽으로 가져오고 무릎을 약간 구부리도록 하는데, 이때 발뒤꿈치는 떨어지지 않도록 하면서 체중을 앞으로 옮기도록 한다. 이 스트레칭에서 볼 수 있는 주의사항은 둔부 굽힘, 수영장 바닥에서 발뒤꿈치 들어올리기, 무릎 굽힘, 그리고 한쪽으로 팔다리를 회전하는 것으로 포함한다.
- **발뒤꿈치 올리기.** 이 운동 초기 단계에서는 안정성을 갖기 위해 수영장 벽을 잡고 시작하도록 한다. 무릎을 똑바로 세우고 천천히 발뒤꿈치를 들어 올리는데 이때 몸이 기울어지거나 움직이지 않도록 주의한다. 이 운동 또한 벽을 잡지 않고 운동하면 더욱 어려워질 수 있다. 주의사항은 발뒤꿈치를 올리고 무릎을 구부리고 몸을 위로 움직이는 것보다는 앞으로 흔들고 체중을 관련 없는 팔다리 쪽으로 전환하는 것이다.
- **발목 강화 걷기.** 환자는 발 가쪽을 이용하여 발끝으로, 발뒤꿈치로, 그리고 마지막으로 발 안쪽으로 수영장 길이와 넓이 방향으로 걷기를 실시한다. 얕은 물에서 보폭 길이와 스피드 증가, 또는 저항장비를 사용함으로써 운동강도를 높일 수 있다. 볼 수 있는 주의사항은 무릎 바깥굽음(외반, valgus), 혹은 안쪽굽음(내반, varus) 위치, 둔부 회전, 그리고 몸 기울기를 포함한다.
- **뜀뛰기.** 환자는 척추 정렬을 이룬 상태에서 팔을 보조적으로 사용하여 앞으로 점프를 실시한다(그림 13.33). 충격을 완화하기 위해 무릎은 약간 구부리도록 한다. 양쪽 다리에서 한쪽 다리로 실시하거나 얕은 물 쪽으로 옮겨 실시하거나, 반복 횟수를 늘리거나 스피드를 올려 운동 강도를 높일 수 있다. 주의사항은 수직으로 지면으로 떨어지지 말고 척추 중립이 흔들려 몸통 구부리는 것은 피하는 것을 포함한다.

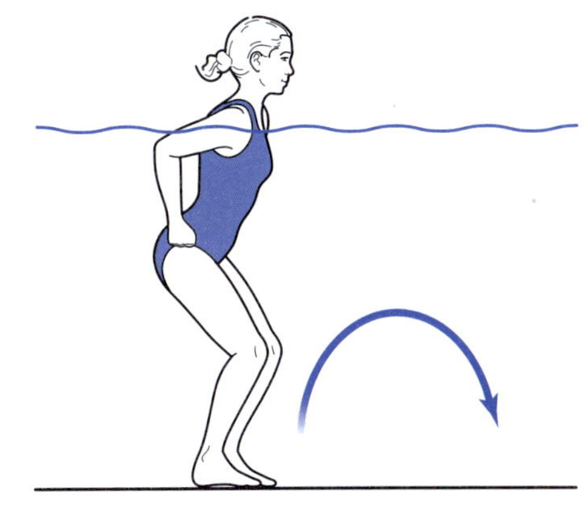

그림 13.33 뜀뛰기.

깊은 물에서의 보행 활동 (Ambulation Activities in Deep Water)

다음의 운동들은 체중 부하를 감당하기에 제한적인 경우에 적합하다. 깊은 물에서의 자전거 타기와 달리기는 하지 운동 뿐만 아니라 심혈관계 운동에 좋다. 이 집단에서 어떤 운동 시 가장 일반적인 대안은 힘과 움직임 시 하지를 이용하는 것보다는 몸통이나 팔을 이용하는 것이다.

- **길게 걷기.** 엉덩이에서부터 시작하여 의도적으로 큰 보폭으로 걷는 운동으로서 운동하는 동안 척추는 바른 자세를 유지해야 한다.
- **자전거 타기.** 환자는 수직 자세에서 자전거 타기를 실시해야 하는데 둔부와 무릎 움직임을 크게 하여 자전거 타기와 같은 움직임을 모방하여야 한다.

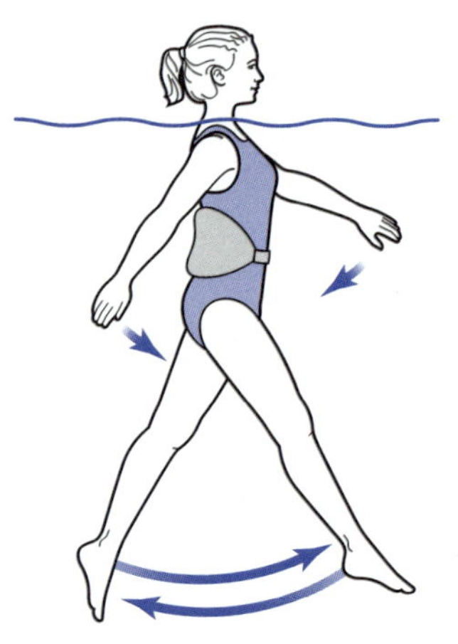
그림 13.34 크로스컨트리 스키 걷기.

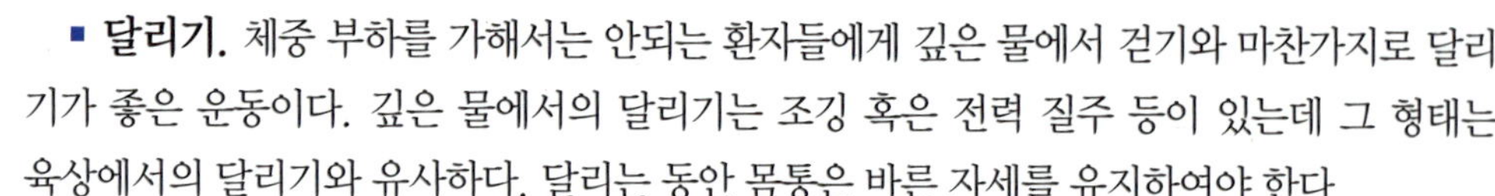
▪ **달리기.** 체중 부하를 가해서는 안되는 환자들에게 깊은 물에서 걷기와 마찬가지로 달리기가 좋은 운동이다. 깊은 물에서의 달리기는 조깅 혹은 전력 질주 등이 있는데 그 형태는 육상에서의 달리기와 유사하다. 달리는 동안 몸통은 바른 자세를 유지하여야 한다.

▪ **크로스컨트리 스키.** 환자는 팔다리가 서로 반대되는 크로스컨트리 스키 타는 동작과 유사한 동작을 행하도록 한다. 그림 13.34와 같이 척추는 바른 자세를 유지하여야 한다.

깊은 물 둔부 운동 *(Hip Exercises in Deep Water)*

깊은 물에서의 운동은 환자가 몸을 바르게 하는 것에 유의하여 운동을 수행할 때 얕은 물에서의 운동보다 더욱 어려울 수 있다. 복부를 긴장시키고 가슴을 높이도록 지시하는 것이 효과적이다. 깊은 물에서의 운동 초기 단계에서는 부양 벨트를 이용하는 것이 좋다. 이러한 운동 시 주의사항은 몸통 움직임에 가장 주목해야 한다; 몸통 움직임은 나쁜 몸통과 척추 조절을 나타내는 것으로 신체가 바닥에 접촉시 안정되지 않을 때 명백하게 나타나는 것이다. 환자가 이러한 운동 시 몸통 안정을 유지할 수 없으면 운동에 집중할 수 없거나 운동 시 필요한 힘을 발휘할 수 없다. 후자가 원인이라면 깊은 물에 들어가기 전에 얕은 물에서 운동을 수행하도록 지도한다.

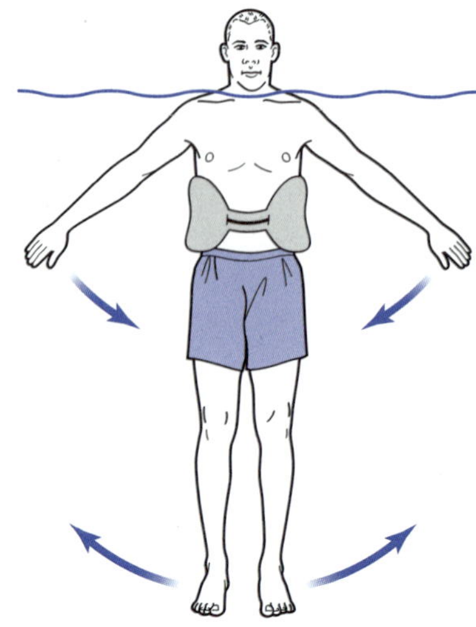
그림 13.35 점핑 잭.

▪ **점핑 잭.** 척추는 바르게 펴고 팔꿈치와 무릎을 쭉 편 상태로(그림 13.35), 양팔은 벌린 상태로 시작하여 양다리를 옆으로 벌릴 때 양팔은 모아 주는 식으로 서로 상반되게 운동을 한다.

▪ **양쪽 무릎 들어올리기.** 양쪽 무릎을 가슴 쪽으로 동시에 끌어올린다. 이때 척추가 바른 자세를 유지하도록 유의한다(그림 13.36).

▪ **무릎 구부려 가쪽 회전.** 환자는 척추를 수직으로 세우고(그림 13.37), 양 무릎을 구부리면서 동시에 외측으로 회전시킨 후 다시 시작 자세로 돌아온다.

▪ **둔부 벌림 운동.** 환자는 수직으로 앉은 자세에서 양 무릎을 쭉 펴 준다. 엉덩관절을 양옆으로 동시에 벌린 후 다시 시작 자세로 돌아온다. 이 운동은 그림 13.38에서 보는 바와 같이 90° 굽힘 자세에서 둔부의 벌림 운동을 하는 것은 더 어렵다.

▪ **발차기.** 양다리 혹은 외다리로 누운 자세 혹은 엎드린 자세에서 발차기는 둔부에 유익하다. 이 운동을 위한 주의사항은 무릎보다는 둔부에서 움직임을 시작하는 것이다.

깊은 물에서 무릎 운동 *(Knee Exercises in Deep Water)*

여기에서 설명한 무릎 운동은 양다리를 동시에 수행하거나 발에 저항 장비를 붙이고 수행하면 더 어려울 것이다.

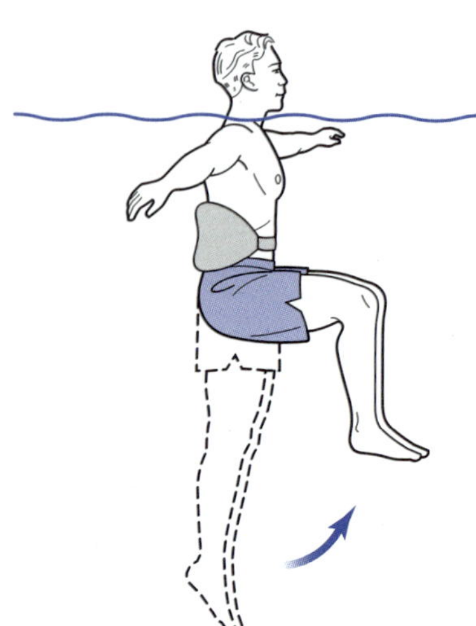
그림 13.36 양쪽 무릎 올리기.

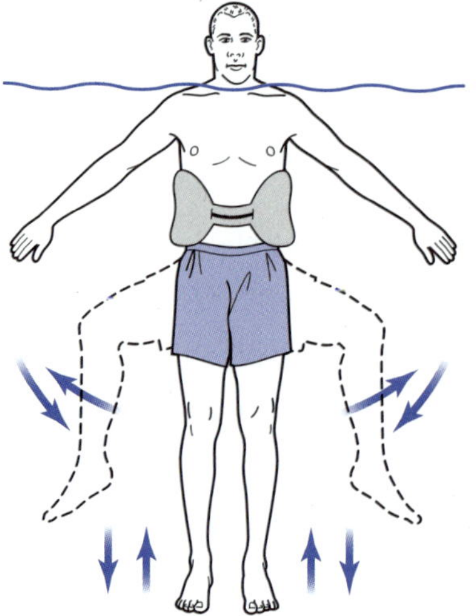
그림 13.37 무릎 굽힘 가측 회전.

■ **양 무릎 굽힘.** 척추를 바로 펴고 수직으로 편 상태에서 환자는 동시에 양 무릎을 구부려 무릎이 바로 아래 방향으로 유지한다(그림 13.39). 이 운동을 위한 주의사항은 둔부를 구부리는 것이다.

■ **앉은 자세에서 무릎 폄.** 엉덩관절을 90° 로 구부려 양쪽 넙다리는 붙이고 환자는 무릎을 완전히 펴 준다(그림 13.40). 운동하는 동안 수직 자세를 유지한다. 이 운동을 보다 더 어렵게 하려면 양쪽 무릎을 동시에 펴도록 한다. 일반적인 주의사항은 둔부를 뻗는 것이다. 환자가 몸통 조절을 잘하지 못하면 몸통은 구부린다.

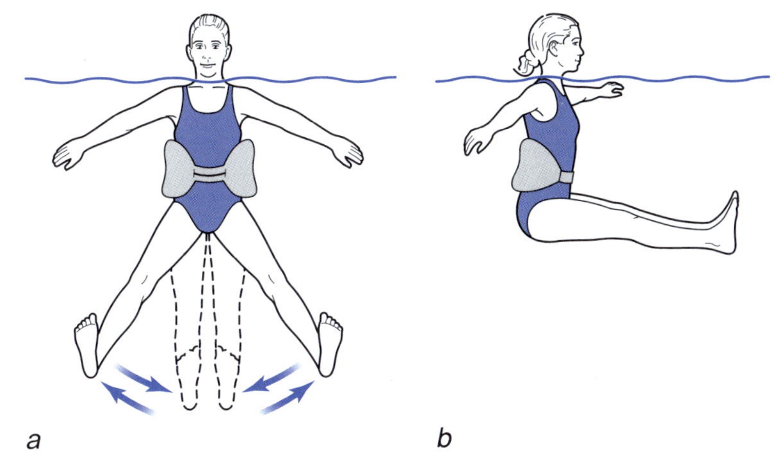

그림 13.38 90° 둔부 굽힘 상태에서 벌림 : *(a)* 전면, *(b)* 측면.

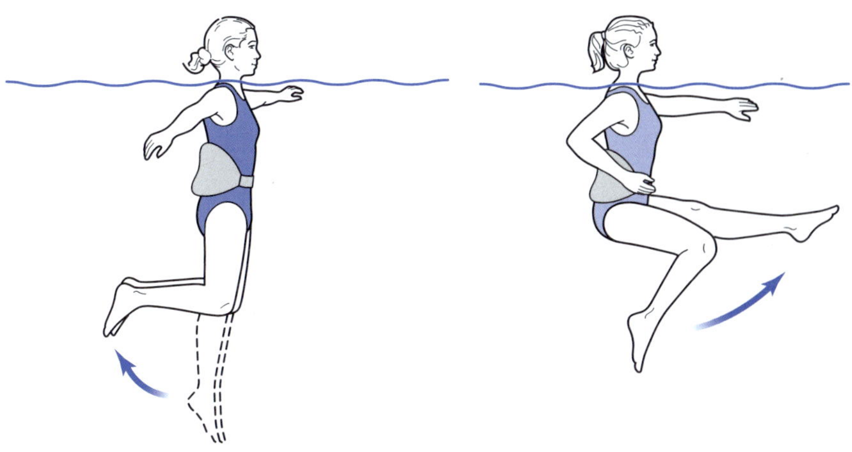

그림 13.39 양 무릎 굽힘.

그림 13.40 앉은 자세에서 무릎 폄.

상지 운동 (Exercises for the Upper Extremities)

하지의 운동과 마찬가지로 다음에 제시되는 상지의 운동은 치료적 운동의 형태로서 단지 몇 가지만 제시되었을 뿐 이것만이 완전한 운동은 아니라는 것을 명심하기 바란다. 상지에서는 체중 부하가 하지 운동에서처럼 중요한 사항은 아니지만, 수중 운동은 환자에게 상지 재활에 있어서 다른 방법을 제시해 준다. 활동의 다양성은 환자에게 치료적 운동 프로그램에 흥미를 더해줄 수 있고, 그 다양성은 더구나 운동사 자신에게도 상당한 재미가 있을 것이다.

얕은 물에서 어깨 운동 (Shoulder Exercises in Shallow Water)

상지 운동의 종류는 어깨 운동부터 시작하여 상지로 진행하며 이때 스트레칭으로 시작하여 강화 운동으로 발전시켜 나아간다.

■ **가슴근육 스트레칭.** 어깨보다 깊은 물속에서 팔꿈치는 편 상태로 양팔을 어깨 높이까지 들어 수평으로 양옆으로 가쪽번짐(외번, eversion)하고 어깨 날개를 조인다. 이때 손바닥은 위를 향한다. 일반적인 주의사항은 어깨를 들썩하는 것이다.

■ **관절주머니 스트레칭.** 어깨 높이에 팔을 위치하고 환자는 관련 없는 쪽의 팔로 관련된 팔의 팔꿈치를 잡고 관련된 팔을 후방 관절주머니를 스트레칭 하기 위하여 가슴을 가로질러 잡아당긴다(그림 13.41a). 전방 관절주머니를 스트레칭 시키기 위해서 양팔을 뒤로 잡아 위쪽으로 좀 더 올리기를 시도한다(그림 13.41b). 그림 13.41c는 양팔을 머리 위로 들어 올려 하방 관절주머니를

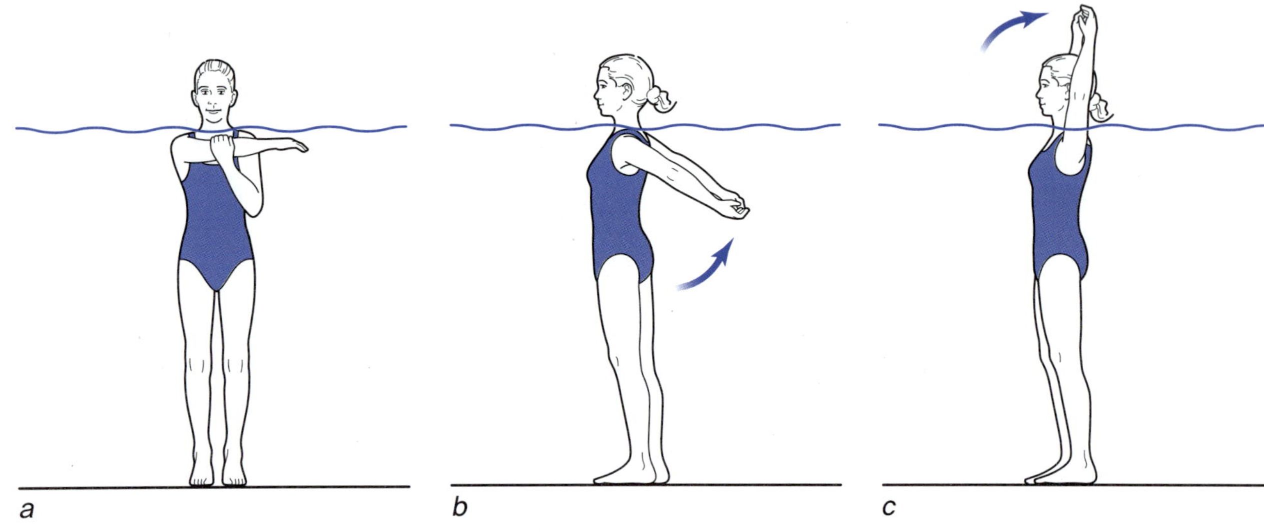

그림 13.41 관절주머니 스트레칭 : *(a)* 후방, *(b)* 전방, *(c)* 하방.

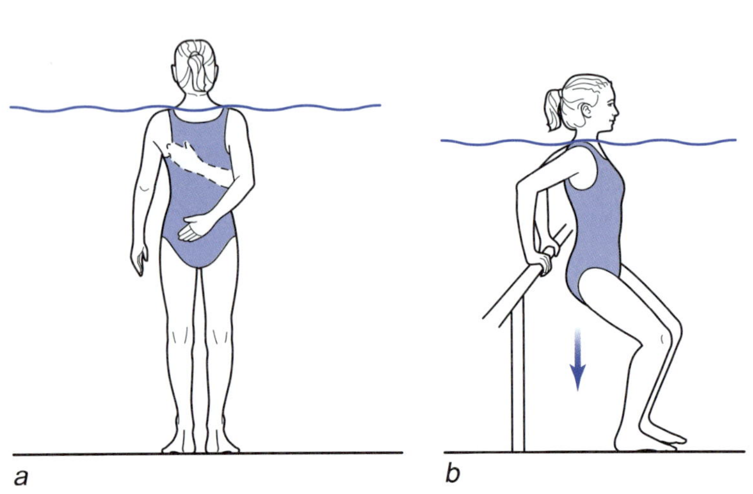

그림 13.42 가쪽 회전 스트레칭, *(a)* 능동적, *(b)* 수동적.

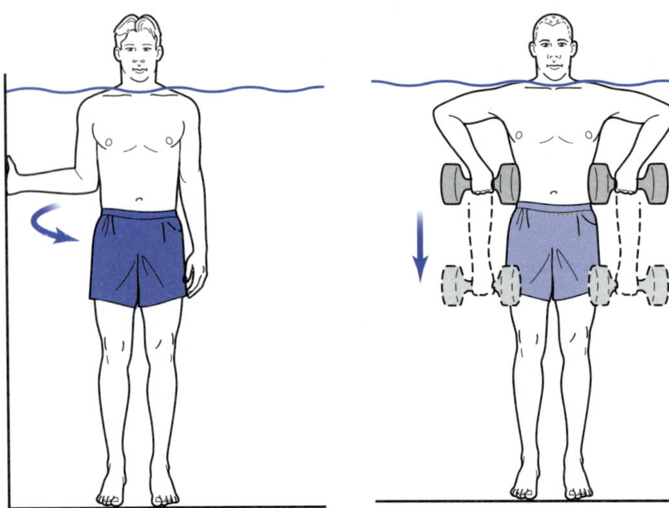

그림 13.43 안쪽 회전근 스트레칭.

그림 13.44 어깨 들었다 내리기.

스트레칭하기 위한 그림이다. 이때 등을 구부리거나 몸통을 구부리는 것은 이 운동에서 주의사항이다.

■ **가쪽 회전근 스트레칭.** 가쪽 회전근을 스트레칭하기 위해 환자는 운동시키려는 팔을 등허리 위에 둔다(그림 13.42a). 바른 자세를 유지하고 팔꿈치를 구부려 될 수 있는 한 높이 닿도록 시도한다. 이 스트레칭 주의사항은 등 뒤로 바를 잡고 체중을 실어 무릎을 구부리는 운동이다(그림 13.42b). 이 운동에서 주의사항은 몸통 굽혀 앞으로 향하고 손목은 펴는 것이다.

■ **안쪽 회전근 스트레칭.** 환자는 수영장 벽 가까이에 선다. 팔꿈치를 직각으로 구부려 손바닥을 수영장 벽에 댄다(그림 13.43). 손바닥은 벽면에서 떨어지지 않도록 하고 팔꿈치는 옆구리에 붙인 상태로 몸통을 수영장 벽으로부터 회전시킨다. 이 운동은 안쪽 회전근 스트레칭 하는 것이다. 주의사항은 수영장 벽에서 떨어져 몸통보다는 골반을 회전하고 팔꿈치를 펴는 것을 포함한다.

■ **어깨 들었다 내리는 운동.** 이것은 어깨 강화 운동이다. 덤벨이나 다른 부양 장비를 이용하여 양팔이 어깨높이 정도까지 떠오르도록 한 후(그림 13.44), 팔꿈치가 펴질 때까지 덤벨을 내린다. 일반적인 주의사항은 몸통을 이용하여 몸을 앞 방향으로 구부리고 내리는 것이다.

■ **어깨 벌림-모음.** 팔꿈치는 편 상태로 저항 장비를 이용하여 양팔을 어깨 높이까지 벌려 주었다가

출발 위치로 가져온다. 몸통은 바르게 유지한다. 몸통 굽힘은 가장 일반적인 주의사항이다.

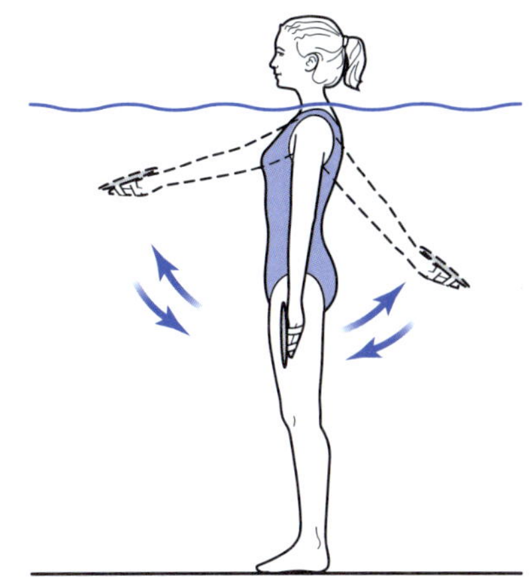

그림 13.45 어깨 굽힘–폄.

- **어깨 굽힘–폄.** 이 운동은 앞의 운동과 유사하지만 양팔을 어깨 높이까지 들어 굽힘에서부터 손이 둔부를 지나 과다폄(과신전, hyperextension)할 때까지 움직인다(그림 13.45). 몸통 굽힘은 가장 일반적인 주의사항이다.
- **수평 벌림–모음.** 이 운동에서 팔꿈치는 쭉 편 상태로 양팔을 어깨 높이로 유지한다. 이때 척추는 바로 편 상태이어야 한다. 환자는 양손에 저항 장비를 잡고 수평으로 벌림(외전, abduction)과 모음 운동을 실시한다. 등을 구부리거나 굽히는 것은 이러한 움직임시 주의해야 할 형태이다.
- **안쪽 돌림–가쪽 돌림.** 팔꿈치는 옆에 두고 척추는 바로 편 자세에서 양손에 저항 장비를 잡고 팔을 움직여 안쪽 돌림과 가쪽 돌림을 실시한다. 단지 한쪽 방향만 원한다면 물속에서 손의 흐름을 감소하기 위하여 출발 위치로 돌아와 회전한다. 주의사항은 어깨 벌림 혹은 모음을 포함한다.

얕은 물에서 팔꿈치 운동 (Elbow Exercises in Shallow Water)

스트레칭 운동은 물에서 수행할 때 더 편안하다. 특히 팔꿈치는 육상에서보다 물에서 스트레칭 하기에 좋다. 근력 운동도 수영장에서 수행할 때 유익할 수 있다. 아래 활동을 고려해야 한다.

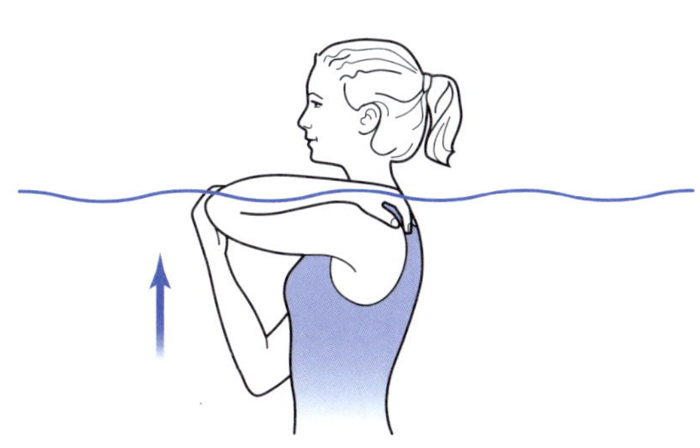

그림 13.46 팔꿈치 폄근 스트레칭.

- **팔꿈치 폄근 스트레칭.** 팔꿈치 폄 운동 범위를 넓히기 위해 환자는 최대한 팔꿈치를 구부리도록 한다. 이때 다른 팔을 이용하여 힘을 추가하여 손을 상완골 쪽으로 눌러 주면 더욱 효과적이다(그림 13.46). 일반적인 대안은 어깨 굽힘이다.
- **앞팔 굽힘.** 저항 장비를 이용하여 팔꿈치 폄근을 강화하기 위해서 환자는 어깨는 벌리고 손은 물 표면을 향해 움직임이면서 팔꿈치를 구부린다. 어깨와 몸통은 운동하는 동안 안정된 자세를 유지해야 한다. 몸통을 펴는 것은 일반적인 주의사항이다.
- **뒤침–엎침.** 팔꿈치를 직각으로 구부려 옆구리에 두고 양손에 저항 장비를 잡은 상태로 손바닥이 위를 향한 자세에서 바닥을 향한 자세로 천천히 운동 범위를 넓혀 운동한 후 다시 처음 자세를 취한다. 이때 몸통과 어깨는 안정된 자세를 취한다.
- **팔꿈치 폄.** 팔꿈치는 옆구리에 두고 손바닥이 바닥을 향한 상태를 유지하면서 저항 장비를 잡고 팔꿈치를 완전히 구부렸다가 펴주는 운동을 실시한다. 손바닥은 아래를 향하고 대안은 몸통 굽힘과 어깨 폄을 포함한다.

깊은 물에서의 상지운동 (Upper-Extremity Exercises in Deep Water)

깊은 물에서 하나의 상지 관절 운동 시 다른 상지 관절이 동시에 작용하기 때문에 깊은 물에서 상지 운동 시 이 모두를 고려해야 한다.

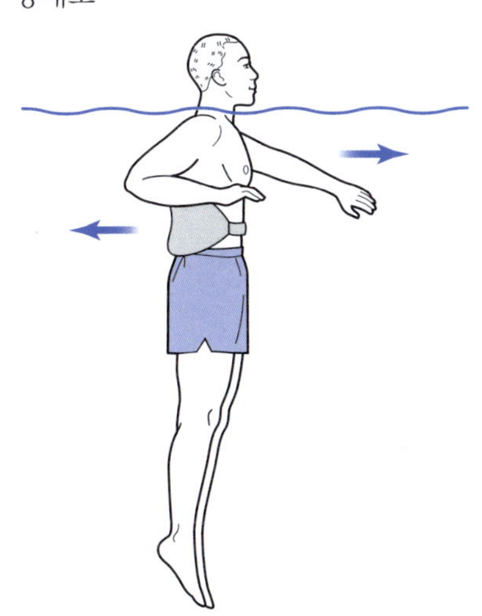

그림 13.47 팔꿈치 구부려 당기기.

- **팔꿈치 구부려 당기기.** 몸을 수직으로 정렬하고 팔을 대략 어깨 높이로 유지한다(그림 13.47). 팔꿈치를 90° 로 구부려 한쪽 팔을 뒤로 가고 다른 팔은 팔꿈치가 완전히

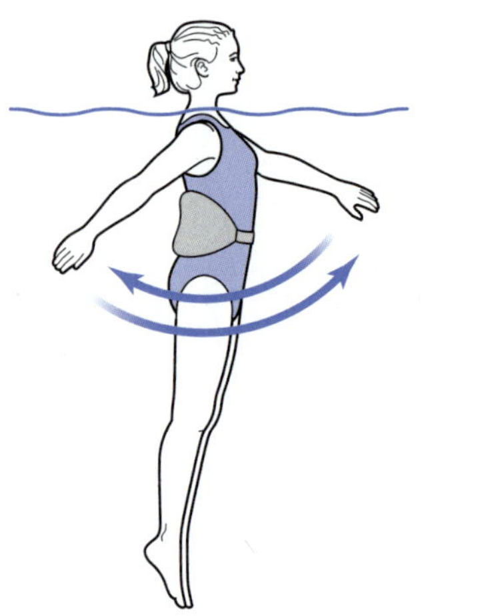
그림 13.48 팔 펴서 당기기.

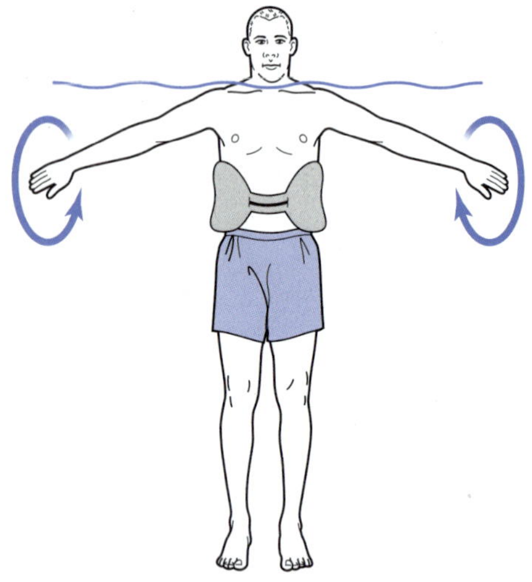
그림 13.49 팔 원그리기.

펴질 때까지 앞으로 가져간다. 이때 상지는 교대로 이루어진다. 몸통은 운동하는 동안 회전하지 않는다.

■ **팔 펴서 당기기.** 몸을 수직으로 정렬하고 팔꿈치를 쭉 펴고 몸통은 안정되고 곧바로 세우고 과폄될 때까지 앞뒤로 어깨를 흔들어 준다(그림 13.48). 어깨를 구부림으로써 손바닥은 위로 향한다; 어깨를 폄으로서 손바닥은 바닥을 향한다. 대안은 어깨를 펴는 동안 몸통을 구부리는 움직임과 어깨를 굽힐 때 몸을 펴는 움직임 그리고 어깨를 벌릴 때 어깨보다는 몸통을 이용하여 팔꿈치를 펴는 것을 포함한다.

■ **팔 원그리기.** 수직 자세에서 양팔을 어깨 높이로 한다(그림 13.49), 팔꿈치를 펴고 팔로 시계 방향 그리고 반시계 방향으로 원을 그린다. 이때 원의 크기, 움직임 속도, 혹은 손에 잡은 저항 장비를 바꿀 수 있다. 팔꿈치를 구부리는 것은 가장 일반적인 주의사항이다.

■ **평영.** 몸은 수직으로 세우고 팔은 어깨 높이로 유지한다. 평형 치기하는 동안 수평에서 어깨 보음을 시작하여 수평으로 완전히 벌리는 운동 범위까지 움직인다. 주의사항은 전체의 운동 범위에 걸쳐 몸통은 구부리고 팔은 아래로 떨어뜨리고 어깨는 움직이지 않는 것으로 포함한다.

■ **어깨 밀기.** 수직 위치에서 벤치프레스와 같이 체중으로 양팔은 어깨 높이를 유지하면서 가슴으로부터 양팔을 앞으로 밀어내는 운동을 실시한다(그림 13.50). 이 운동 시 저항을 증가하기 위해서 저항 장비를 사용하거나 속도 혹은 반복 횟수를 늘리는 것이다. 특히 저항을 추가할 때 골반의 중심이 무너지는 것이 주의사항이다.

■ **팔꿈치 밀기.** 수직 위치에서 환자는 팔꿈치와 어깨를 굽혔다 폈다 하고 교대로 실시한다(그림 13.51). 이 운동은 몸 앞에서 상하 움직임 시 발생한다. 운동 전범위에 걸쳐 팔다리를 움직이지 않는 것과 팔이 몸의 측면으로 움직이지 않는 것이 주의사항이다.

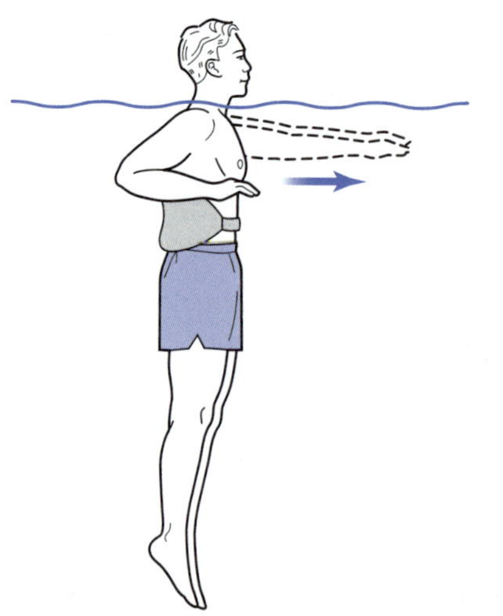
그림 13.50 어깨 밀기.

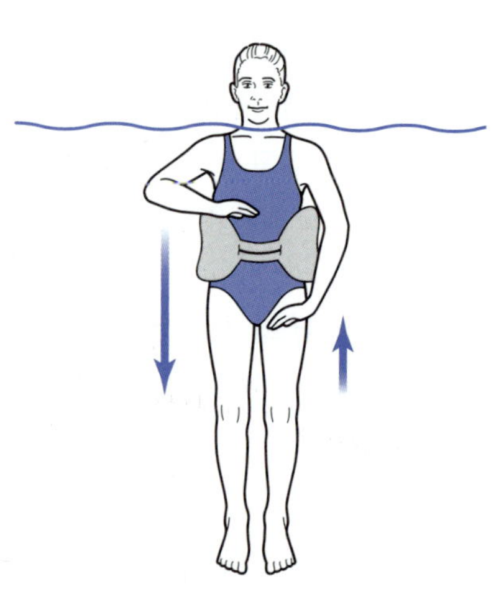
그림 13.51 팔꿈치 밀기.

■ **웨이브.** 수직 자세에서 환자는 상지를 어깨 높이로 벌린 채 위치한다. 팔꿈치를 펴고 운동의 전범위에 걸쳐 손목을 교대로 구부렸다 펴 주는 운동을 실시한다. 주의사항은 팔꿈치를 구부리고 팔은 양쪽으로 떨어뜨리고 전 범위에 걸쳐 움직임 시 손목은 움직이지 않아야 한다.

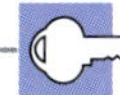

많은 수중-기반 치료적 운동은 딱딱한 지상에서 실시하는 운동과 유사하다. 마른 땅에서 운동할 때와 같이 척추와 하지 그리고 상지를 위한 대부분의 수중 운동은 점진성이 더 많이 요구된다.

요약 (SUMMARY)

비중은 물의 그것과 비교하여 물체의 밀도이다. 물의 비중은 1이다. 그래서 어떤 것의 비중이 1보다 크면 가라앉을 것이고 1보다 작으면 물에 뜰 것이다. 인체의 평균 비중은 0.95에서 0.97이다. 물에서 몸이 움직이는 것은 물의 저항인 끌기 때문이다. 몸에 대한 끌기가 클수록 더 큰 저항을 만든다. 부력이 물에서 몸을 지지하는 힘으로 이용하는 것과 같이 끌기는 저항의 힘으로 이용할 수 있다. 수중 운동은 신체 분절이 체중을 움직일 수 없거나 너무 약해서 저항 힘을 지탱할 수 없는 초기 재활 프로그램에서 이용한다. 깊은 수심의 위치에 몸이 있다면 하지로 체중을 적게 지지하는 것이다. 보조적 수중 장비는 신체에 미치는 부력을 증가시켜 주거나 끌기와 저항을 제공하는 데 이용한다. 어떤 치료적 운동을 할 때 수중 운동에는 이점과 불이익이 있고 금기사항이 있다; 전문의는 재활 운동 프로그램에 수중 운동을 포함하기 전에 이러한 요인을 알아야 한다.

주요 개념 및 복습 (Key Concepts And Review)

1. 수중에서 운동에 영향을 미치는 물의 특성을 확인하고 논의한다.

비중, 부력, 부력 중심 그리고 수력학 등을 포함한 물의 특성은 환자의 수중 운동에 영향을 준다. 물의 비중은 1이다. 신체의 비중이 1보다 작다면 신체는 물위에 뜨게 된다. 그러나 비중이 1보다 크다면 물에 가라앉게 된다. 부력은 비중이 1보다 작을 때 작용한다. 물 위에 떠 있는 상태에서 똑바로 서 있기 위해서는 부력의 중심과 중력의 중심이 일직선상에 있어야 한다. 그렇지 않으면 환자는 똑바로 선 자세를 유지하기 위해 움직여야 한다. 수중에서 움직일 때 작용하는 저항을 끌기라 한다. 끌기가 클수록 저항이 크다는 것이다. 움직임의 속도를 빠르게 하거나, 교류, 물표면 상태, 그리고 물의 깊이 등이 끌기에 영향을 줄 수 있다.

2. 보조 수중 장비와 저항 수중 장비를 정의하고 차이점을 설명하고 각각의 예를 든다.

보조적 수중 장비는 신체에 미치는 부력을 증가시켜 준다. 그 예는 킥보드와 부양 벨트가 있다. 저항 장비는 항력을 증가시켜 신체를 움직이기 힘들게 만든다. 예는 패들과 부츠가 있다.

3. 수중 운동에 있어서 주의사항과 금기사항에 대하여 열거한다.

가장 일반적인 예방 조치는 환자의 두려움과 연관된다. 다른 예방 조치는 환자에 따른 특정 약물 복용 여부, 귀 감염, 그리고 특정 의학적 경우 등이 있다. 예를 들면, 간질 환자의 경우 수영장에 있는 것은 위험할 수 있으므로 면밀히 주의를 기울여야 한다. 병이나 외상, 그리고 의학적 상태 등의 금기사항이 있는데 이러한 것들은 환자나 수영장에 있는 다른 사람들에게도 위험할 수 있다. 이러한 경우에 환자는 물에 들어가서는 안된다.

4. 수중 치료 운동의 3가지 장점을 인식한다.

수중 운동은 치료 운동 프로그램의 초기에 실시할 수 있다. 체중을 견디지 못하는 환자도 지상 운동 전 수중 운동을 시작할 수 있기 때문이다. 수중 치료는 근관절의 고통을 줄여 주고 환자의 재활 프로그램에 다양한 변화를 줄 수 있다.

5. 각 신체 부위에 대한 세 가지 수중 운동을 열거하고, 그 목적에 대하여 인식한다.

몸통 수중 운동의 예로는 얕은 물에서의 유연성을 기르기 위한 스트레칭이 있다. 하지를 위한 운동으로는 무릎 근육 특히, 넙다리네갈래근(대퇴사두근, quadriceps femoris) 강화를 위한 얕은 물에서의 스텝 운동이 있다. 상지 운동으로는 어깨 근육 강화를 위한 수중 덤벨을 이용한 어깨 누르기 운동이 있다.

심화 학습 문제 (Critical Thinking Questions)

1. 물 위로 머리를 내놓기 위해서 계속 움직여야 하는 환자가 있는 반면, 몇몇 환자들은 왜 물에 떠 있는데 아무런 어려움을 겪지 않는 것일까? 이와 관련된 원리는 어떠한 것인가?

2. 당신이 교육하는 환자가 발목을 다쳐서 체중을 견딜 수 없지만, 물에서 심혈관계 운동을 하기 원한다면 어떤 프로그램을 권할 것인가? 저항 운동을 위해서는 물의 깊이를 어느 정도로 해야 할까?

3. 당신이 어깨 재활을 돕고 있는 소프트볼 선수가 물을 두려워한다고 하자. 수중 운동은 선수의 어깨 움직임과 근력 향상에 도움을 주기 때문에 선수를 물에 들어가게 하고 싶을 것이다. 어떻게 선수의 두려움을 없애고 수영장 안에 들어가도록 할 것인가? 어떤 운동부터 시작할 것이며, 물의 깊이는 어느 정도로 할 것인가?

4. 지상에서 운동을 하는 데에 환자의 움직임은 좋으나 둔부 움직임 특히, 근육의 벌림에 힘이 부족하다. 환자의 수중 운동 프로그램에 사용할만한 저항 장비를 열거하고, 각각에 대한 진행 방침을 제시하라.

5. 최근에 등을 다친 환자에게 적합한 간단한 중심 안정화 운동(core stabilization exercise)을 정의하고 4-단계의 진행 방침을 제시하라. 각각의 단계에서 다음 단계로 넘어가는데 있어서의 기준은 어떻게 세울 것인가?

실험실 활동들 (Lab Activities)

1. 허리 깊이의 수중에서 서 있는 동안 아래 방법에 따라 손을 움직여야 한다.

a. 손가락을 모으고 손은 물 표면과 평행이 되도록 한다.

b. 손가락을 모으고 손은 물 표면과 수직으로 한다.

c. 손가락을 벌리고 손은 물 표면과 수직으로 한다.

d. 손으로 페달을 잡고 물 표면과 수직으로 한다.

움직임의 속도는 가장 쉬운 것부터 시작하여 가장 힘들게 수행한다. 어떤 것이 가장 쉽고 어떤 것이 가장 힘든가. 그리고 왜 그렇게 해야 하는가?

2. 허리 높이의 물속에서 수영장을 가로질러 걸어라. 가슴 높이의 물속에서 수영장을 가로질러 걸어라. 목 높이의 물속에서 수영장을 가로질러 걸어라. 걸을 때 가장 힘든 물의 깊이는 어느 때인가? 왜? 발로 체중을 가장 느낄 수 있는 물의 깊이는 어느 때인가? 왜?
3. 문제 2와 같은 깊이에서 수영장을 가로질러 뛰어라. 어느 깊이가 가장 힘든가? 왜?
4. 가슴 높이의 물속에서 골반을 바르게 유지하고 다리를 바꾸면서 어깨 굽힘-폄 운동을 수행하라. 깊은 수심에서 지금 반복하라. 훨씬 힘든 운동은 어느 것이고 왜인가?
5. 가슴 높이의 물속에서 골반을 바르게 유지하고 팔을 교대로 하면서 어깨 굽힘-폄 운동을 수행하라. 깊은 수심에서 그러한 운동을 반복하라. 어느 운동이 어렵고 왜인가? 이러한 운동의 결과는 무엇인가 그리고 수영장에서 재활 운동으로 문제 4의 것 중 하나를 가르쳐라.
6. NEWT을 시작할 때 하지 손상을 위한 수중 프로그램을 만들고 전신 체중 운동을 부분적으로 진행하라. 하지 운동 시 골반 안정화를 포함하여 운동 설계하는 것을 잊지마라.
7. 상지 손상을 위한 수중 프로그램을 만들어라. 상지 운동 시 골반 안정화를 포함하여 운동 설계하는 것을 잊지마라.

제 14 장

스위스 볼과 폼 롤러
(Swiss Balls and Foam Rollers)

정 진 욱

학습목표 (Objectives)

이 장을 마치고 난 후에는 아래의 사항을 설명할 수 있어야 한다 :

1. 어떻게 스위스 볼과 폼 롤러가 전통적인 운동으로서 흥미를 더할 수 있는지 설명해야 한다.
2. 스위스 볼과 폼 롤러의 사용에 의한 재활척도 준거를 마련한다.
3. 스위스 볼과 폼 롤러의 사용과 관련한 안전요인, 주의사항, 그리고 금기사항에 대하여 논의한다.
4. 스위스 볼의 적절한 빈도, 강도, 반복횟수에 대하여 설명한다.
5. 스위스 볼을 이용한 몸통, 상지, 그리고 하지를 위한 각각의 부위별 운동의 내용과 목적을 제시한다.
6. 폼 롤러를 이용한 몸통, 상지, 그리고 하지를 위한 각각의 부위별 운동의 내용과 목적을 제시한다.

▶ 오웨인 터너(Owain Turngher)가 몸담고 있었던 스포츠의학 시설에 있는 운동기구들 중 가장 선호하는 기구는 스위스 볼과 폼 롤러였다. 이러한 기구들은 환자들에게 재활프로그램에 대한 욕구와 흥미를 제공할 것으로 믿었다. 그는 폼 롤러 만큼 상체근육을 향상시키는데 좋은 장비도 없다고 하였다. 오웨인(Owain)은 정기적으로 허리 부상뿐만 아니라, 하체나 상체 부위에 심한 손상을 입은 환자들의 치료에 이러한 기구들을 이용하는 것이 재활치료에 많은 도움이 된다고 보고 있다.

그가 폼 롤러를 이용한 재활치료 방법을 선호하는 만큼이나 상 · 하체, 그리고 허리의 재활 치료에 다양한 운동방법이 가능한 스위스 볼을 이용하였다. 가능하면 스위스 볼과 폼 롤러 두가지 기구를 이용하여 환자들의 치료프로그램에 적용하였다. 때때로 환자들의 재활프로그램을 가정에서도 가능하게 되었을 때, 스위스 볼과 폼 롤러를 제공하여 가정에서 운동이 가능하게 하였다.

오웨인(Owain)의 환자인 마이크 사비에르(Mike Xaviar)가 가정에서 스위스 볼과 폼 롤러를 가지고 운동할 준비가 되어있는 것을 볼 수 있었다. 오웨인(Owain)은 마이크(Mike)가 아직 가정에서의 운동프로그램을 재미있어하지 않지만, 스위스 볼 운동을 하면서 곧 흥미를 느끼게 될 것으로 보고 있다. 마이크(Mike)와의 첫 약속은 스위스 볼을 마이크의 집에 두고 가겠다는 것이었다. 오웨인(Owain)은 마이크(Mike)가 가정에서 스위스 볼을 가지고 운동을 하게 되면 머지않아 다양한 방법을 이용한 운동을 할 것으로 확신하였다.

게임 즉, 즐거움은 몸과 마음에 의욕을 고취시킨다.

벤자민 프랜클린(BENJAMIN FRANKLIN), 1706–1790. 작가, 과학자, 발명가, 미외교관

근골격계(근육뼈대계, musculoskeletal) 부상에 따른 재활과 치료방법이 해가 가면서 변하고 있다. 오늘날 사용하는 많은 기술들은 20년 전만해도 잘 알려지지 않은 방법인 것처럼, 운동치료 방법의 변화 중에는 스위스 볼과 폼 롤러의 이용이 있다. 두 기구는 상대적 신규 분야로 정형외과적 혹은 재활치료의 중심에 있으며, 오늘날에는 주로 운동치료 프로그램에 이용하고 있다. 이 기구들은 창의적인 운동에 이용되고, 원하는 목표를 성취하거나 운동에 흥미를 더하는데 있다.

이 장에서는 환자들이 스위스 볼과 폼 롤러를 이용하여 재활프로그램이나 이용 기술, 운동의 예를 다루면서 전반적으로 어떻게 사용하는지에 대한 소개를 다루고 있다. 또한 운동치료 프로그램 중에 스위스 볼과 폼 롤러에 대한 제반사항, 주의사항, 그리고 금기사항의 대한 지침을 제시하고 있다.

스위스 볼이나 폼 롤러 사용에 따른 운동의 효과를 증명하는 연구결과물은 부족한 형편이다. 임상적인 실질적 연구가 부족하지만, 스위스 볼과 폼 롤러 같이 불안정한 표면을 이용한 운동의 목표가 부가적인 근육군의 활동이나 환자의 안정성 증대 및 다양한 감각을 키워 줄 것이다. 몇몇 연구자들 중 한 연구자는 척추에 대한 스위스 볼 운동과 다른 운동 간의 초기 안정화에 적은 수준의 근력동원 차이를 보였다고 하지만; 그 연구는 근육 검사에 있어 부가적인 결과를 산출해내지 못했다(Drake, Fischer, et al., 2006), 단지 주요 운동군과 다른 근육군과 비협력적인 것을 보았다. 불행하게도 드라크(Drake)등은 환자가 아닌 건강한 사람을 피검자로 하였고, 환자를 대상으로 하거나 혹은 보다 적극적인 운동은 그 결과를 변화시킬 수 있을 것으로 결론지었다(Drake,

Fischer, et al., 2006). 분명히, 스위스 볼이나 폼 롤러 연구는 초기에 이루진 것이었다. 아직까지 스위스 볼이나 폼 롤러 이용의 이론적 증거 및 반증의 자료가 부족하지만, 임상에 있는 연구자들은 임상실험이나 그들이 선택한 환자의 결과물에 의존할 수 밖에 없을 것이다.

스위스 볼 (SWISS BALLS)

대형 비닐로 된 스위스 볼은 이탈리아 완구 제조업체에 의해 개발되었고, 처음 생산된 1963년에는 짐내스틱(Gymnastik)으로 후에는 짐닉(Gymnic)으로 명칭이 변경되었다. 스위스의 소아과 의사인 Elsbeth Kšng박사가 보바스(Bobath)방법으로 이용하였고, 영국의 물리치료사인 Mary Quinton은 스위스 볼을 소아의 신경재활 프로그램에 이용하였다. 1960년대에는 스위스의 물리치료사인 Susan Klein-Vogelbach가 정형외과적으로 문제가 있거나 그 밖에 의학적으로 문제가 있는 성인들을 대상으로 교육 도구로써 스위스 볼을 이용하기 시작하였다.

스위스 볼이라는 용어가 유래된 것은 스위스(Posner-Mayer, 1995)에서 처음으로 임상에 적용하는 것을 본 미국의 물리치료사가 본국에 도입한 이후부터이다. 스위스 볼이 1970년대 초반에 미국에 소개되었지만, 1980년대 후반까지 인기를 얻지 못했다. 오늘날 척추재활을 포함하여, 상 · 하지의 근력강화 및 유연성, 평형성, 협응성과 몸의 자각 등 정형외과적 치료 등 많은 시설에서 이용하고 있다.

스위스 볼 난이도 (Swiss-Ball Challenges)

대부분의 환자들은 볼을 가지고 하는 운동을 즐기고 있다. 볼은 지루한 운동으로부터 벗어나게 해준다. 또한 스위스 볼 활동은 일반적인 운동보다 도전을 하게 만든다. 스위스 볼을 가지고 하는 치료적 운동은 흥미를 불러일으키고, 다양한 활동성을 제공해주고, 환자에게 보다 더 열심히 수행하게 하도록 동기를 부여해 주기도 한다.

스위스 볼은 재활변수의 다양한 범위 내에서 도전을 제공한다. 스위스 볼 운동은 유연성, 근력, 근지구력, 평형성, 협응성, 그리고 고유수용성 기능을 향상시킨다(Naughton, Adams et al., 2005). 스위스 볼은 운동은 닫힌 사슬(close chain) 및 열린 사슬(open chain) 활동을 이용한다. 스위스 볼은 신체 움직임의 변수들이 적극적일수록 환자로 하여금 난이도의 증가가 발생하게 하여 지속적인 도전을 하게 만든다. 또한 스위스 볼은 환자들의 근신경계 자극에 도움을 줄 수 있다.

단순한 활동에 부가적인 동작을 혼합할 경우 복잡해지고 난이도가 높아진다. 예를 들면, 환자들이 서 있는 자세는 상대적으로 단순한 활동이지만, 물위에 떠 있는 보트 위에 서 있거나 내리막 경사에서 스키를 타는 것과 같은 형태의 움직임은 더욱 더 도전적일 수 밖에 없다. 의자에 앉아 있는 동작은 그다지 많은 균형감각을 요구하지 않지만, 스위스 볼에 앉아 있는 경우에는 더 많은 균형감각이 필요하다. 치료대에 누워 있는 동작은 쉽지만 스위스 볼 위에 엎드린 자세로 한 손만이 지면에 닿게 할 경우, 균형유지에 더 많은 노력이 요구된다.

스위스 볼 위에서의 활동은 표면이 안정적이지 못하기 때문에 균형을 잡기 위해서는 더 많은 노력이 필요하다. 스위스 볼에서의 협응력이 더욱 힘든 것은 자세 유지와 균형을 잡기위한 하나 이상의 신체분절과 체계가 동시에 동원되어야 하기 때문이다. 환자들이 스위스 볼 위에서 한가지 이상의 동작을 수행하게 된다면 협응력은 더욱 어렵게 된다.

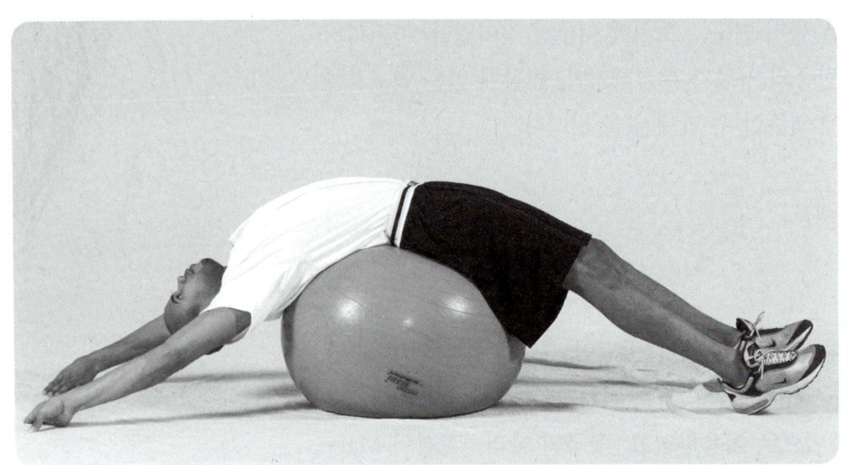

그림 14.1 중력을 도움을 받는 스위스 볼 스트레치.

체중은 활동 중 저항을 제공하는데 다양한 자세에 있어 이용할 수 있다. 스위스 볼 운동 중 체중의 이용은 운동을 더욱 힘들게 만든다. 불안정한 표면은 운동수행 시 근육의 더 많은 동원을 요구할 뿐만 아니라, 동원근육의 수도 증가하게 만든다. 반복횟수나 세트의 증가 및 운동형태의 난이도 증가는 근력 및 근지구력을 개선시킬 수 있다.

스위스 볼을 이용함으로써 유연성 향상 또한 기대할 수 있다. 많은 사람들이 스트레칭 운동을 하기 위하여 볼의 안락한 부분을 찾는다. 스위스 볼 또한 편안하면서 스트레칭 시 중력의 도움을 받는 방법으로 이완시킬 수 있다(그림 14.1).

신체활동 중에는 시각계, 청각계, 전정계, 그리고 체성감각계로부터 감각정보를 획득하여 수행의 정확성과 질적인 측면을 피드백하여 몸이 받는다. 운동수행을 조절하는 것은 신체가 수용한 피드백에 근거를 두고 있으며, 8장에서 설명한 바와 같이 다양한 신경 수준에서 해석한다. 스위스 볼 운동 시 관절이나 몸위치 인식의 촉진은 지속적인 위치의 변화 때문이고, 활동이 정확하게 이루어지는 동안에 신체는 반드시 그러한 변화에 적응하고 적절하게 대응해야 한다.

스위스 볼 난이도의 증가 (Increasing Swiss-Ball Challenges)

변수에 상관없이 스위스 볼 위에서 도전하는 과정에서 운동발달을 제공할 수 있다. 스위스 볼 운동의 변형된 형태로 체중, 고무튜빙, 밴드, 폴리(도르레) 혹은 근력증대를 위한 일반적인 저항 방법과 같은 부가적인 저항 장비들을 이용할 수 있다.

다른 변경은 지지 기반을 감소시키는 것을 포함한다. 예를 들면, 환자가 양손을 바닥에 대고 볼 위에서 중심을 잡는 것은 손의 좁은 지지면 때문에 활동이 보다 힘들 것이다. 당신의 환자가 한 손을 지면에 댄 상태에서 몸은 볼 위에서 지지하고 있는 수행은 더욱더 힘들 것이다(그림 14.2).

제3장의 지식을 기본으로 하여 팔-지렛대 길이의 증가는 활동을 힘들게 할 것이다. 예를 들면, 스위스 볼에서의 팔굽혀펴기나,

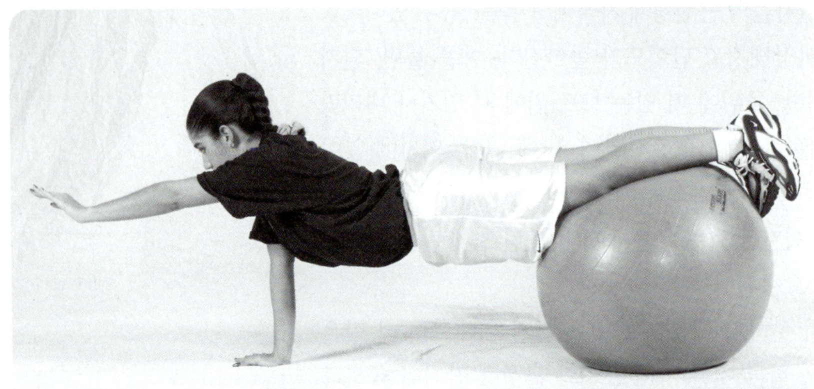

그림 14.2 스위스 볼에서의 지지면의 감소에 따른 활동 난이도 증가; *(a)* 두팔, *(b)* 한팔.

볼이 넙다리에서 정강이 아래까지 움직일 경우 동작의 난이도를 배가시킬 것이다(그림 14.3).

볼 위에서 이동하는 거리의 증대는 운동을 더욱 더 힘들게 하는 또다른 방법이기도 하다. 증대된 활동범위의 지속적인 유지는 더 많은 근섬유의 동원이 필요하고, 이것은 근육이 더 강한 강도로 운동을 해야 한다. 예를 들면, 스위스 볼을 가지고 스쿼트할 때 스쿼트의 동작 범위가 증대된다면, 그 자체로 운동의 난이도는 증가하게 된다(그림 14.4).

많은 다른 운동처럼 움직임의 속도 증가는 운동의 난이도를 증가시키게 되나 스피드를 조절함으로써 안전을 약속받을 수 있다.

장비와 운동 부위
(Equipment and Exercise Area)

현재 스위스 볼의 몇 가지 생산품들이 있다. 짐닉(Gymnic)과 피지오볼(Physioball)이 스위스 볼 이름으로 잘 알려져 있는 것들이다. 이러한 볼들은 개인의 체중을 견뎌낼 수 있는 만큼 충분한 내구성이 있는 제품이다. 짐닉(Gymnic) 볼은 454kg (1,000 lb)을 지탱할 수 있는 반면에 피지오볼(Physioball)은 299kg(660 lb)의 부하까지 견딜 수 있다.

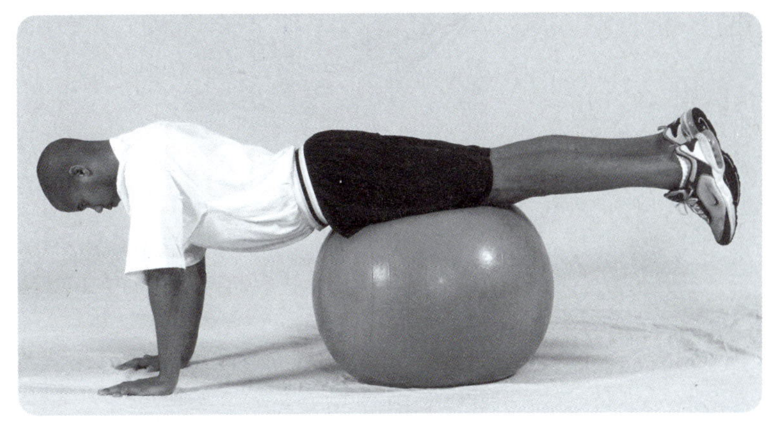

a

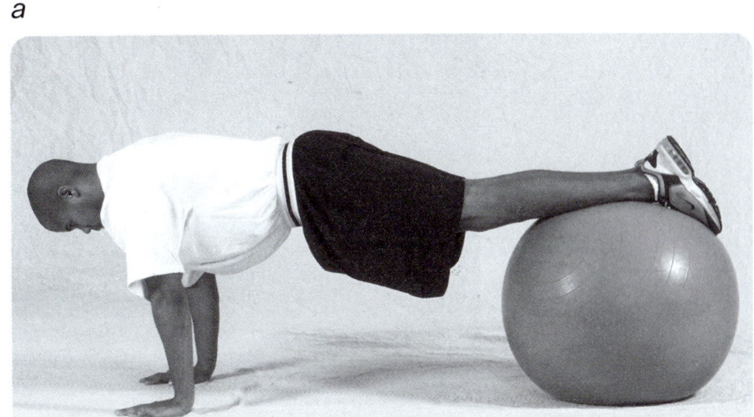

b

그림 14.3 팔-지렛대 길이의 증가는 활동의 난이도를 증대시킨다. 볼을 넙다리로부터 ***(a)***, 먼 다리 ***(b)***까지 이동한다.

스위스 볼의 크기는 다양한 형태가 있다. 각 회사의 메이커마다 볼의 크기에 따라서 서로 다른 색상을 지닌 볼들이 생산되고 있지만, 크기에 따른 선택이지 색깔에 따른 선택은 아니다. 볼의 크기는 볼의 지름에 의해서 결정된다. 볼 크기의 선택은 키에 의해서 결정된다. 표 14.1에 제시한 것처럼 키의 크기에 따른 개인에 맞는 적합한 스위스 볼의 크기에 대한 목록을 제시하고 있다. 환자가 스위스 볼 위에 앉았을 때 엉덩이와 무릎의 각도가 약 90°가 되어야 한다. 환자의 키가 표 14.1에 있는 수치의 중간에 해당된다면, 한 단계 더 큰 볼을 선택하여 환자에게 맞게 공기압을 약간 빼서 사용할 수 있도록 한다.

스위스 볼을 가지고 운동을 할 수 있는 장소의 바닥 표면은 견고해야 하고, 부드러우면서도 미끄럽지 않아야 한다. 딱딱한 매트, 리놀륨(linoleum), 딱딱한 나무 바닥, 그리고 얇은 두께의 양탄자가 좋은 표면 재료라 할 수 있다. 표면이 거칠거나 울퉁불퉁한 상태는 좋지 않다. 바닥 표면이 평평하지 않고 모래나 돌조각 같은 이물질이 바닥에 있으면 스위스 볼에 구멍이 날 수 있기 때문에 야외에서 사용해서는 안된다. 스위스 볼 운동 시에 주변 가구나 혹은 물체에 충돌하여 부상당할 수 있는 위험 요인들이 없고, 충분히 공을 굴릴 수 있으며, 움직일 수 있는 공간이 확보되어야 한다.

안전 요인들 (Safety Factors)

운동사들은 스위스 볼을 이용하여 운동을 시작할 때 몇 가지 안전 요인들을 준수하여야 한다.

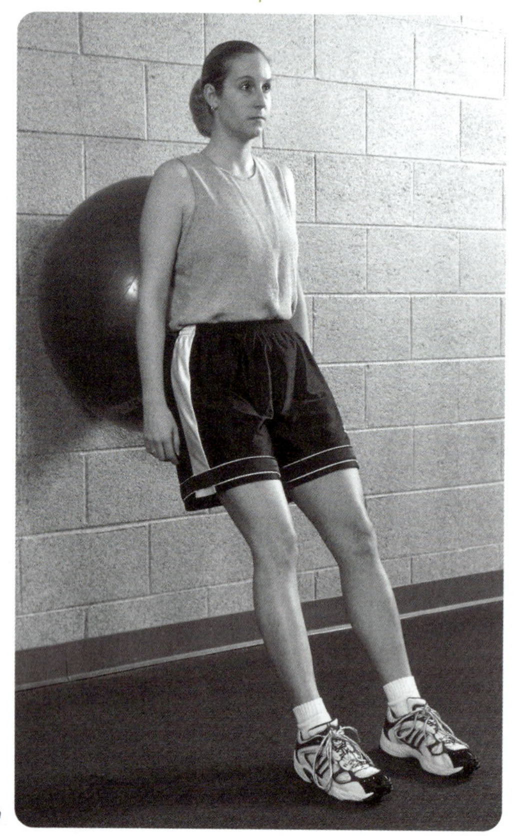
a

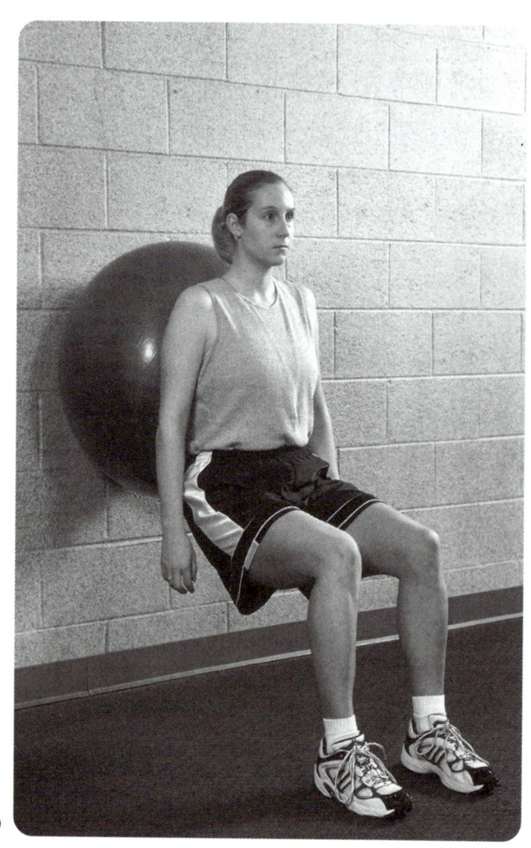
b

그림 14.4 스위스 볼 위에서 대근활동에 필요한 큰 ROM의 확보를 위한 동작. *(a)* 약간 구부린 동작, *(b)* 완전히 구부린 동작.

표 14.1 스위스 볼 크기

환자의 키(cm)	높이(cm)	지름(inch)
152 이하	45	18
153-170	55	21
171-189	65	25
190-209	75	29
210 이상	85	33

운동을 하는 환자들의 복장은 볼에 구멍을 낼 수 있는 벨트의 버클이 없는 복장을 착용하게 한다. 신발의 바닥은 미끄럽지 않고, 스파이크가 없는 고무 재질의 운동화를 착용하게 한다. 외부에서 사용하던 신발로 스위스 볼을 이용할 경우, 신발에 묻어있는 모래가 바닥에 떨어져 공에 구멍을 낼 수 있기 때문에 신발 바닥을 충분히 검사한 후 실시한다.

환자들의 옷은 움직임이 자유로운 운동복을 입어야 한다. 무릎을 꿇게 될 경우 피부의 찰과상을 방지하기 위하여 땀복이나 보온효과가 있는 옷을 입어야 한다. 이러한 형태의 바지는 피부가 볼에 붙는 현상을 방지하고 움직임을 제한하거나 피부가 공에 닿는 불쾌감을 감소시키는 작용을 한다.

환자들이 스위스 볼을 가지고 운동을 할 때 허리를 구부리거나 뒤틀거나 회전과 같은 동작을 혼합해서는 안된다. 자칫 허리에 부상을 입을 수도 있다. 운동은 통제 범위 내에서 이루어져야 하고, 너무 빠르게 되면 동작이 부정확하게 된다.

환자들의 머리 스타일이 길 경우, 가지런히 묶어서 시야를 가리거나 운동방향 설정에 문제가 되지 않도록 해야 한다.

금기사항 (Contraindications)

금기사항들이 주로 젊은 층에서 나타나는 것은 아니지만, 운동사들은 성인들에게 주로 나타난다는 사실을 알고 있어야 한다. 볼의 사용을 무서워하고, 볼에서의 낙상에 대한 두려움을 가진 사람이나 볼 사용에 안심이 안되는 사람은 스위스 볼을 사용해서는 안된다. 통증의 증가, 어지러움, 혹은 그 밖의 탐탁하지 않은 증후군을 가진 환자는 운동을 중지하여야 한다. 예를 들면, 체중을 지지하지 말아야(non weight bearing) 하는 환자들은 볼에 앉아 있는 동안 안정을 취하고자 발을 이용해서는 안된다.

■ 스위스 볼의 관리

초기에 언급했듯이 스위스 볼은 밖에서 사용해서는 안된다. 스위스 볼은 땅에 있는 딱딱한 물체나 혹은 날카로운 이물질과 모래 같은 물질에 의해서 쉽게 파손을 당한다. 또한 스위스 볼은 램프나, 난로, 열선, 직사광선을 피해야 한다.

스위스 볼은 실온에서 팽창시켜야 한다. 공기구입기, 공기매트 펌프, 혹은 자동차 수리점에 있는 공기주입기를 이용하여 볼의 공기압을 팽창시킬 수 있다. 자전거 바퀴에 공기를 주입하는 펌프는 볼의 공기압을 팽창시키는데 그다지 적합하지가 않다고 볼 수 있는데 그 이유는 스위스 볼 자체에 필요한 공기량이 많기 때문에 자전거 타이거 공기 주입기를 사용하게 되면 시간이 너무 오래 걸리기 때문이다. 공이 딱딱해지면 최대한으로 팽창한 상태라고 볼 수 있지만 이미 언급하였듯이 환자의 키에 비해 약간 작은 볼이 필요할 때 최대로 팽창한 상태보다는 약간 덜한 상태가 좋다.

스위스 볼의 세척 시 따뜻한 비눗물과 헝겊이나 마른 수건으로 볼의 표면을 닦는다. 연마제나 화학 청소용 세제는 볼에 상처를 주기 때문에 사용하지 않는 것이 상책이다.

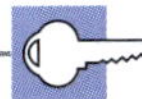

스위스 볼은 유연성, 근력, 근지구력, 평형성, 협응성과 고유수용기를 개선시키는데 사용할 수 있다. 볼의 크기는 환자의 키 또는 앉아 있을 때 무릎의 각도에 따라 선택할 수 있다. 안전 요인들은 허리를 구부리거나 뒤틀거나 혹은 심한 회전과 같은 동작을 혼합해서는 안되는 것을 포함하여, 몇 가지 금기사항을 알고 있어야 한다.

스위스 볼 운동 (SWISS-BALL EXERCISES)

많은 스위스 볼 운동이 몸통의 안정을 위해서 사용하지만 그 뿐만 아니라, 상체와 하체의 근력 강화에도 사용할 수 있다. 지금부터 설명하고 있는 스위스 볼 운동 방법들은 전체적인 운동형태가 아닌 단지 몇 가지 선례에 불과하다. 수 많은 운동치료처럼 특정 스위스 볼 활동은 환자들의 신체적 제한이나 운동사들의 지식과 상상력에 한정될 수 있다.

몸통운동 (Trunk Exercises)

모든 스위스 볼 운동 시 환자는 골반-중립 자세를 유지하도록 지도해야 한다. 이러한 자세를 유지하기 위하여 환자들은 반드시 자신의 골반 중립 위치를 알아야 하고, 자세 유지를 위한 근육 중에서 특히 배의 장력을 유지시켜야 한다.

반동과 차기 (Bounce and Kick)

이 운동은 몸통의 안정을 위한 것으로 환자는 스위스 볼 위에 골반을 중립적인 자세로 취하고 앉는다. 척추와 힙의 회전없이 볼 위에서 반동을 시도한다. 반동하는 동안 다리를 번갈아 가며 차기를 하는 것과 동시에 반동하고, 한 번의 반동에 한 번의 차기를 한다(그림 14.5). 이러한 동작이 서로 상반되는 팔과 다리 동작을 병행했을 경우 더욱 어렵게 된다.

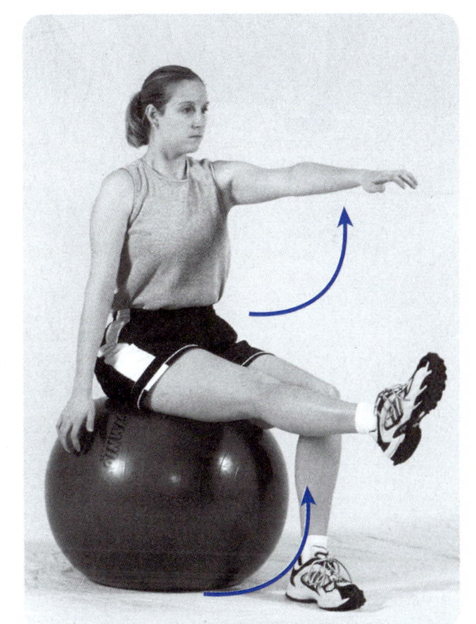

그림 14.5 반동과 차기.

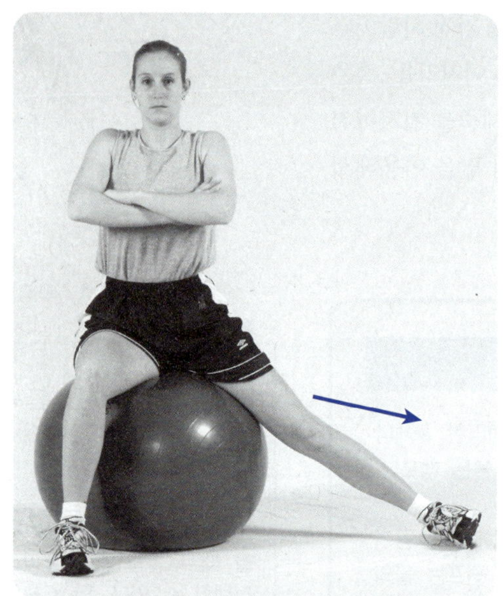
그림 14.6 측면으로 다리 뻗기.

가쪽으로 다리 뻗기 (Side Foot Reach)

이 운동 또한 몸통 안정화를 위한 것으로, 환자는 스위스 볼 위에 골반을 중립자세로 팔짱을 끼고 앉는다(그림 14.6). 스위스 볼에서 튀어오를 때마다 한쪽 다리를 가쪽으로 뻗고, 다시 처음에 앉아 있던 상태로 되돌아온다. 다리의 동작은 반동 동작과 함께 실시한다. 반대쪽 다리도 같은 방법으로 가쪽으로 움직인다. 이러한 동작은 팔다리가 움직이는 방향과 같은 가쪽 방향으로 움직이면 더욱 더 도전적인 운동의 형태가 된다.

가쪽 활주 (Lateral Glide)

가쪽 활주는 골반의 유연성 향상을 위한 운동이다. 환자는 스위스 볼 위에 골반을 중립적인 자세를 취하고 앉도록 한다(그림 14.7). 손은 무릎에 놓은 상태로 골반을 한쪽 방향으로 밀고 또 반대 방향으로 밀고, 골반을 중립적인 자세로 재차 유지한다. 환자는 다리를 이용하지 않고 몸통 근육만을 이용하여 수행하도록 한다.

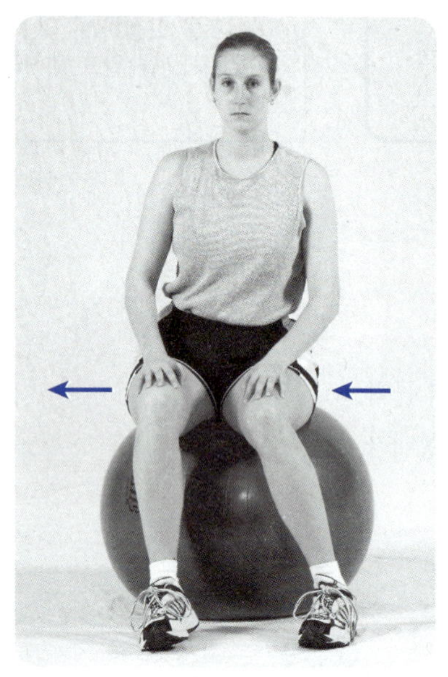
그림 14.7 좌우로 활주.

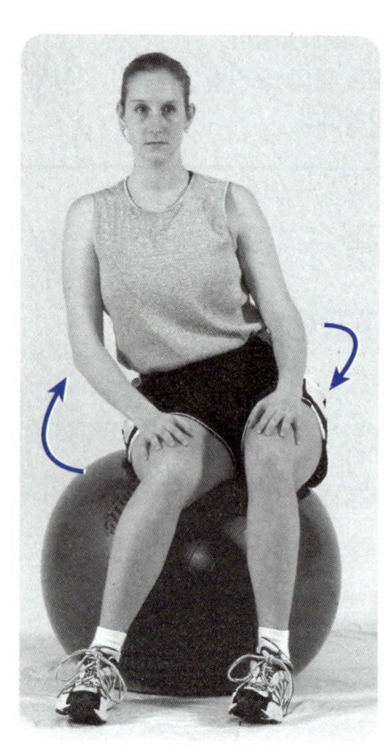
그림 14.8 골반 좌우로 회전.

골반 회전 (Pelvic Circles)

이 운동은 골반의 유연성 향상을 위한 것으로, 환자는 골반을 중립적인 자세로 스위스 볼 위에 앉아 골반을 먼저 시계방향으로 회전을 시킨 후 다시 반대 방향으로 회전을 한다(그림 14.8). 이때 동작을 구현하면서 다리를 이용하지 말고 골반과 상체근육을 이용한다. 다리와 어깨의 움직임은 최소화하도록 한다.

볼 위에 앉아 몸통 돌리기 (Trunk Rotation in Sitting)

이 운동은 몸통의 유연성 향상을 위한 것으로, 환자는 골반을 중립적인 자세로 스위스 볼 위에 앉은 상태로 팔은 90° 벌린다. 이 상태에서 몸통을 왼쪽으로 회전시키고, 오른팔은 몸통의 회전 방향으로 뻗은 상태에서 오른발은 뒷사람 방향으로 편다(그림 14.9). 다시 처음의 자세로 돌아와 반대 방향인 오른쪽으로 같은 동작을 반복해서 취하도록 한다.

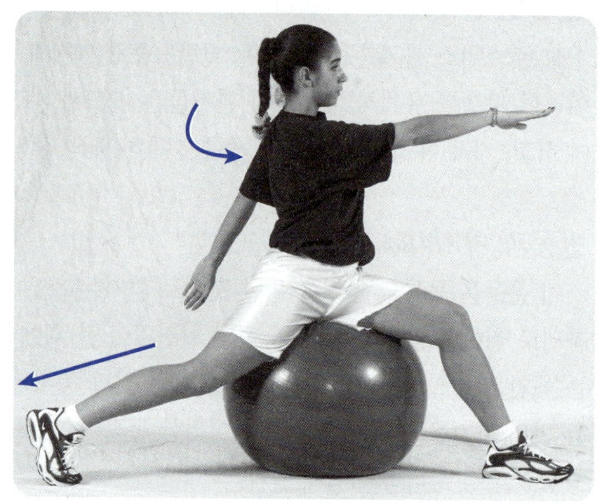
그림 14.9 스위스 볼 위에 앉아 몸통 돌리기.

누워 몸통 돌리기
(Trunk Rotation in Supine)

이 운동은 단지 스위스 볼 운동의 다양성을 제시하고 있는 동작이다. 환자는 바닥에 누운 상태에서 무릎과 힙을 구부리고, 스위스 볼을 손에 든 상태에서 팔은 쭉 뻗고 공을 위로 곧장 든다. 척추를 안정시키기 위해 배근을 견고하게 유지하고, 스위스 볼을 잡고 있는 손과 다리는 반대로 회전한다(그림 14.10). 힙의 동작은 힙이나 다리의 움직임이 아닌 허리 시작부 및 배빗근(복사근, oblique abdominal muscles)으로 움직이도록 한다.

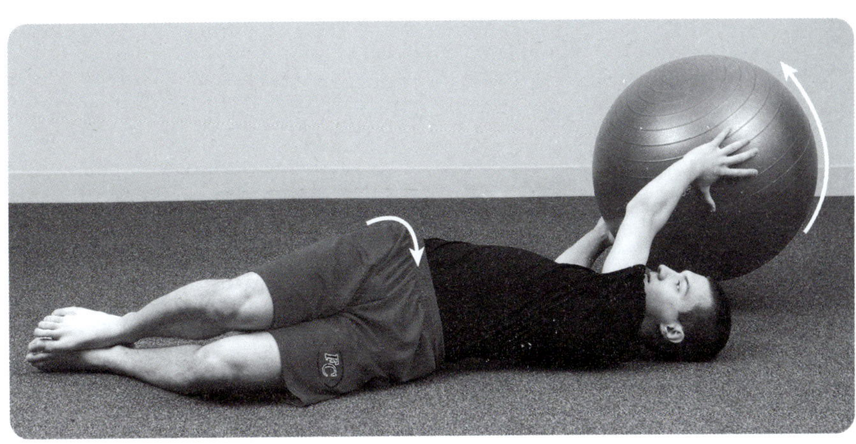
그림 14.10 누워 몸통 돌리기.

무릎꿇고 스트레치
(Stretch in Kneeling)

이 동작은 등을 위한 스트레칭이면서 어깨를 위한 스트레칭이기도 하다. 환자는 바닥에 무릎을 꿇은 상태에서 두 손으로 스위스 볼을 잡은 상태에서 머리 앞에 공을 둔다. 환자는 스위스 볼에 대해 절하듯이 볼을 굴려 앞에 둔다(그림 14.11). 팔꿈치는 곧바로 펴고 환자의 위 몸통을 바닥 쪽으로 내리도록 한다.

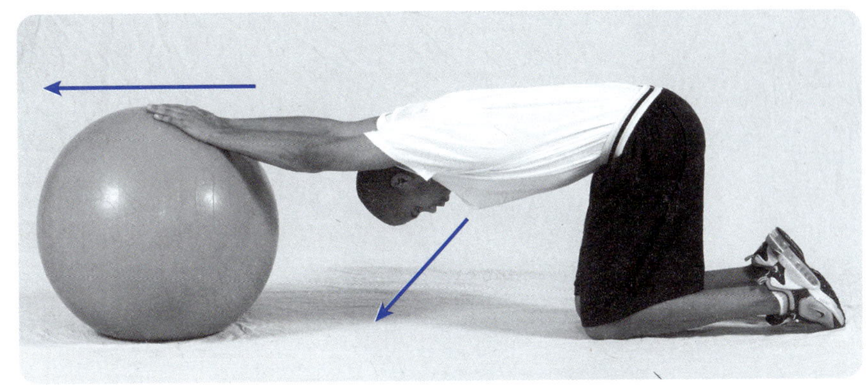
그림 14.11 무릎꿇고 스트레치.

옆구리 스트레치 *(Lateral Stretch)*

이 스트레치는 몸통 측면 스트레칭을 위한 동작으로서, 환자는 스위스 볼의 가쪽에 무릎을 대고, 스위스 볼 위에 측면으로 누운 상태에서 한 손은 바닥에 대도록 한다(그림 14.12). 위팔은 머리위로 가져가 펴도록 하며, 볼의 가장 높은 위치를 가로질러 측면으로 눕도록 한다.

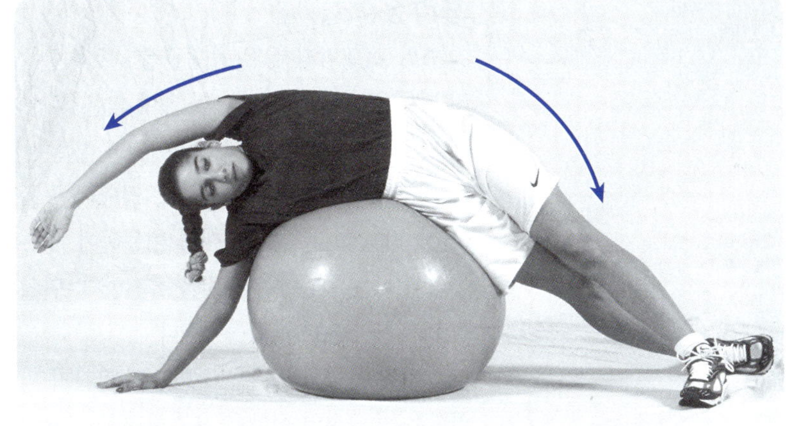
그림 14.12 옆구리 스트레치.

등 스트레치 *(Thoracic Stretch)*

환자는 다리 폭을 자신의 어깨 넓이로 하고 스위스 볼 위에 앉는다. 그리고서 스위스 볼 위에 등으로 누워 엉덩이가 스위스 볼에 닿을 때까지 굴리도록 하여, 바닥을 향하게 하고 어깨뼈(shoulder blades)가 볼에 닿도록 한다(그림 14.1, p. 458). 그리고서 환자는 팔을 머리위로 올려 볼 위치를 움직이게 하고, 그렇게 되면 머리는 바닥에

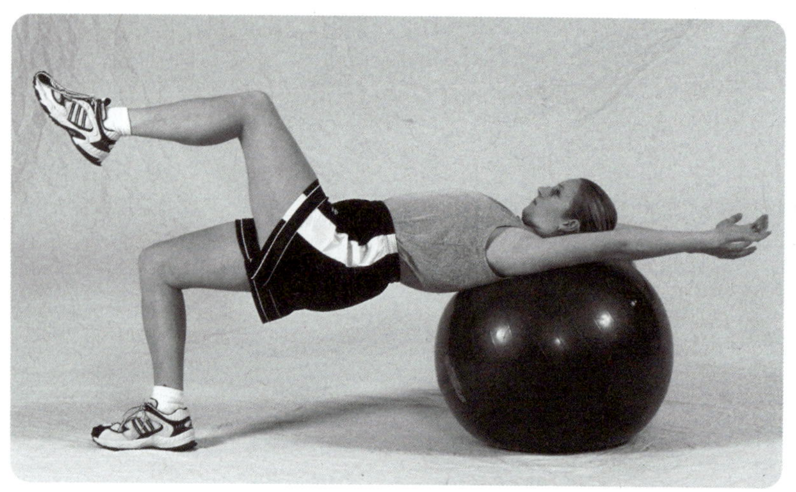

그림 14.13 볼 위에 누워 다리들기.

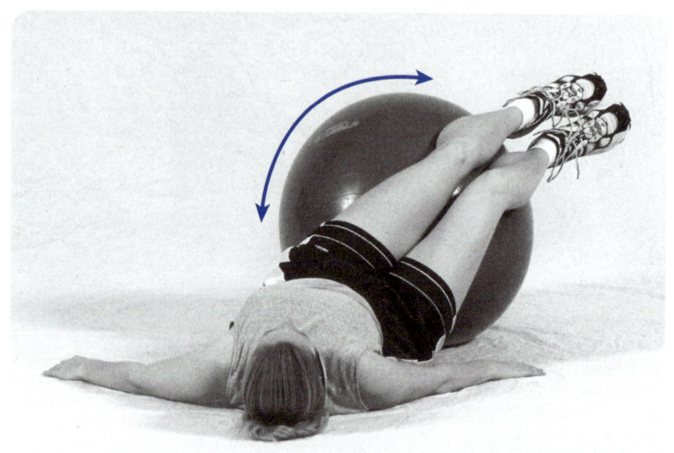

그림 14.14 엉덩이 회전.

가까운 쪽으로 움직이게 되고, 무릎은 공을 지탱하고 있는 등과 힙이 곧바르게 된다.

누워 다리들기 *(Supine Leg Lift)*

이 운동은 등의 폄근(신전근, extensor)을 강화하는 운동으로, 환자는 스위스 볼 위에 앉아 머리와 어깨가 볼 위에 지탱할 때까지 머리 반대쪽으로 걷는다(그림 14.13). 반면에 골반은 중립적인 자세를 유지하고, 마치 걷는 동작으로 다리를 들어올린다. 허리와 엉덩이를 고정하고, 골반이 바닥으로 떨어지지 않도록 한다. 이 동작을 하면서 팔을 머리위로 들어 올리는 동작을 가미할 경우 더욱 힘들게 된다.

엉덩이 회전 *(Hip Rotation)*

엉덩이 회전은 배빗근(복사근, abdominal oblique)을 강화하는 운동으로서 환자는 바닥에 누워, 두 다리는 스위스 볼 위에 올려놓고, 양팔은 바깥으로 넓힌다(그림 14.14). 이 상태에서 가능한 다리가 스위스 볼 위에서 떨어지지 않는 범위 내에서 무릎을 이용하여 좌우로 회전을 하도록 한다. 배를 고정하고, 힙을 이용하여 동작을 시작한다. 등은 구부리지 말고, 어깨는 운동 중에도 바닥에서 떨어지지 않고 유지하도록 한다.

브리징 *(Bridging)*

브리징(교각자세)은 등폄근을 강화하는 운동으로서 두가지 자세로 수행할 수 있다. 그 중 한가지 방법은 환자가 스위스 볼 위에 앉은 후 어깨뼈(견갑골, scapula)가 스위스 볼 위에 닿게 하고, 힙이나 다리는 스위스 볼에서 멀어지고, 발은 어깨넓이 상태로 바닥에 유지한다(그림 14.15a,b). 골반은 중립적인 자세를 유지하고, 엉덩이를 들어 올리는 동안 배는 견고하게 유지한다. 힙의 올림(거상, elevation)은 엉덩이를 이용하여 하도록 하고, 다리나 무릎을 이용해서는 안되며, 골반은 이 동작을 하는 동안에는 중립을 유지한다. 만일 환자가 골반을 중립적인 상태로 유지하면서 걷기동작을 가미한다면 더욱 힘들어진다.

브리지 운동의 또다른 방법으로 환자가 바닥에 누운 상태에서 스위스 볼 위에 발을 올려놓는다. 골반은 중립적인 상태를 유지하면서 엉덩이는 바닥으로부터 떨어져 힙을 들어올리고, 배는 견고하게 고정한다(그림 14.15c). 환자가 팔을 몸에서 멀리 위치해 있거나, 팔짱을 낀 상태에서 가슴에 손을 대고 하는 동작 혹은 양손을 머리 위에 위치시키고 할 경우 난이도에 변화를 줄 수 있다.

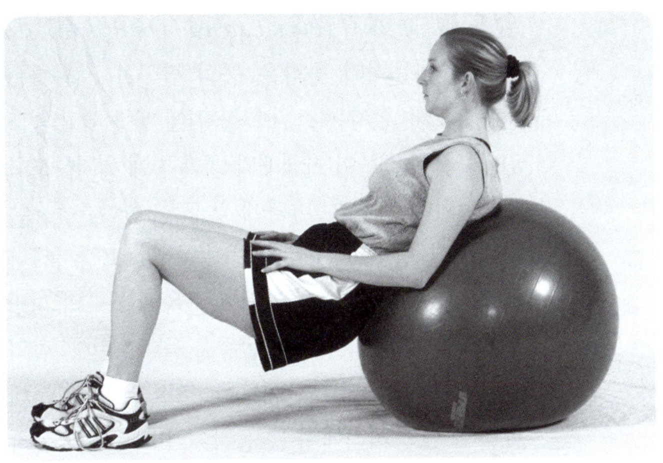
a

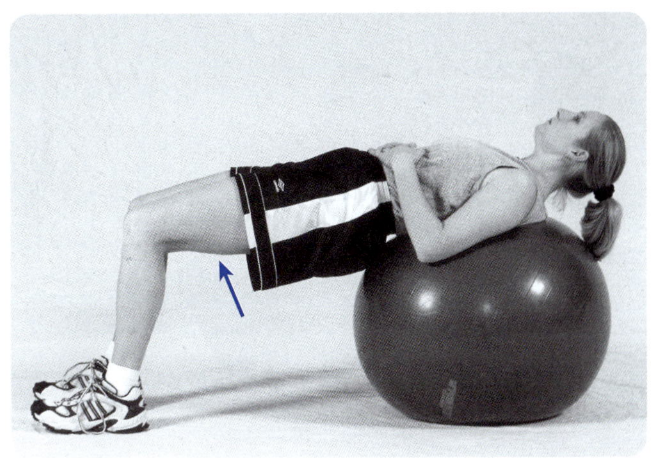
b

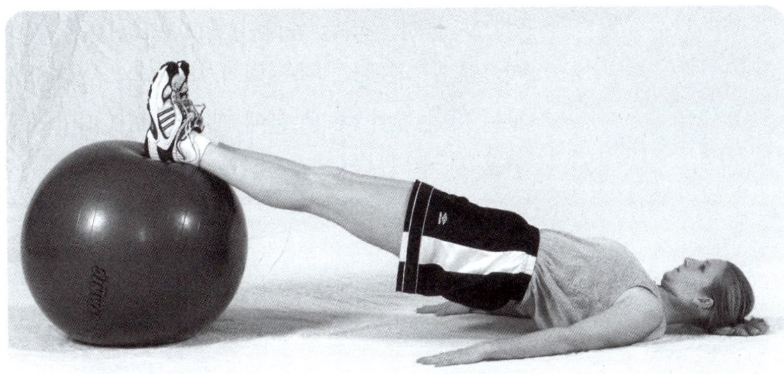
c

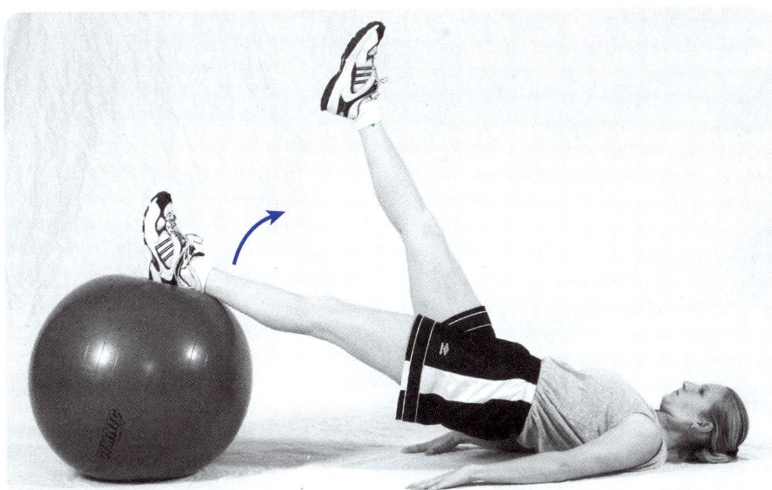
d

그림 14.15 브리징 *(a)* 시작 자세, *(b)* 종료 자세, *(c)* 변형 자세-볼위에 다리를 올려놓는 등척성 자세, *(d)* 변형 자세-골반은 중립을 유지한 상태로 다리를 번갈아 들어올리기.

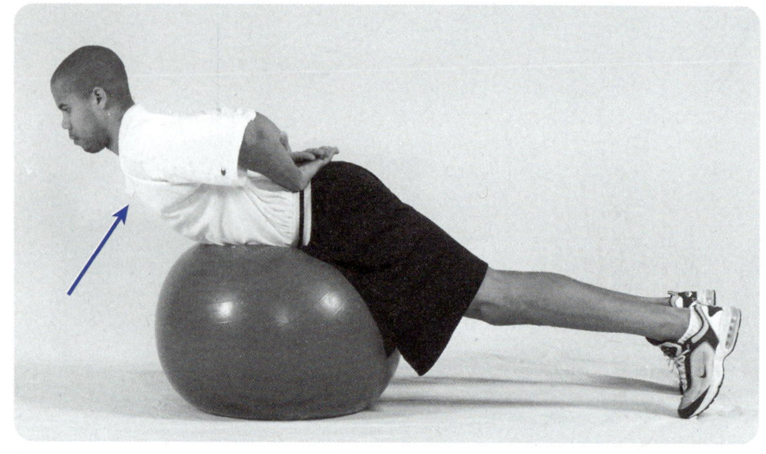

a

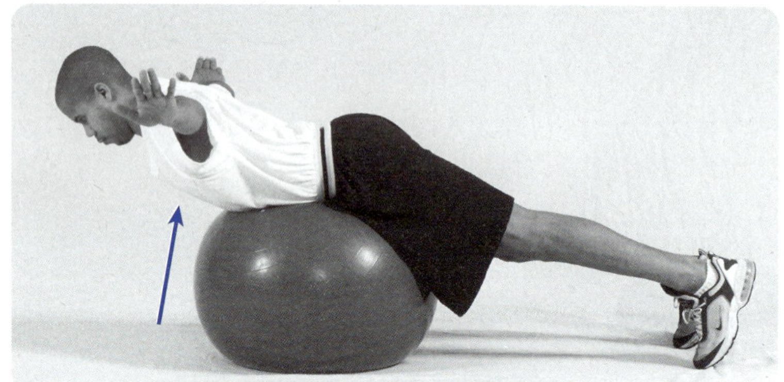

b

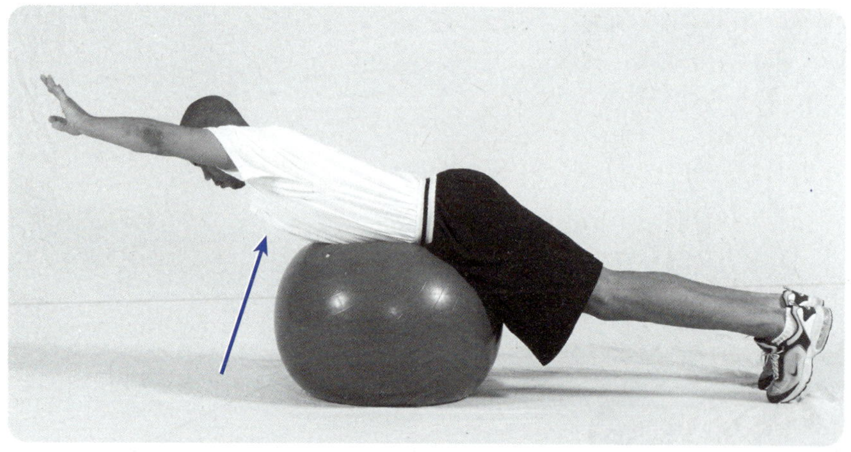

c

그림 14.16 점진적인 등펴기. 팔의 위치 변경은 무게중심의 변화를 가져와 운동의 난이도를 꾀할 수 있다. 점진적인 등펴기의 부가적인 난이도는 그림 d–f까지 보여주고 있다.

엎드려 등펴기 (Back Extension in Prone)

엎드려 등펴기 동작은 등의 폄근을 강화하는 운동으로서, 환자는 스위스 볼 위에 배를 대고 엎드린다; 스위스 볼이 아랫배와 골반 밑에 위치하도록 하고, 환자의 발은 바닥에 놓도록 한다. 몸통은 중립적인 상태로 있는 골반 쪽으로 고정시킨다(그림 14.16a). 환자는 엉덩이 근육과 척추의 허리 부분의 근육에 힘을 주어 몸통을 들어올린다. 팔의 위치를 변경하면서 난이도를 조절할 수 있는데 팔을 모아 등허리에 두는 동작이나 아니면 바깥쪽으로 넓히는 경우(그림 14.16b), 혹은 두 팔을 머리 앞으로 들어 올리는 동작이다(그림 14.16c). 부가적으로 난이도를 창출해내기 위해서는 그림에서 보는 바와 같이 다리부분에 의자를 놓고 다양하게 연출할 수 있다(그림 14.16d, e, f).

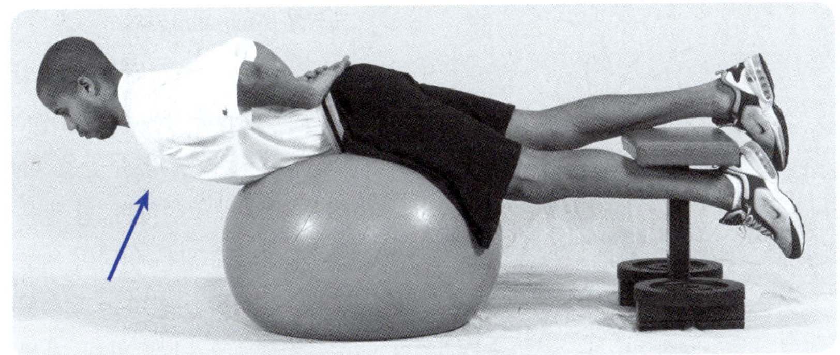

d

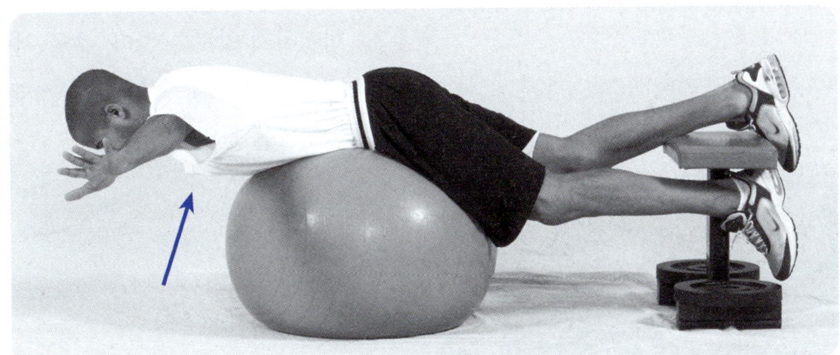

e

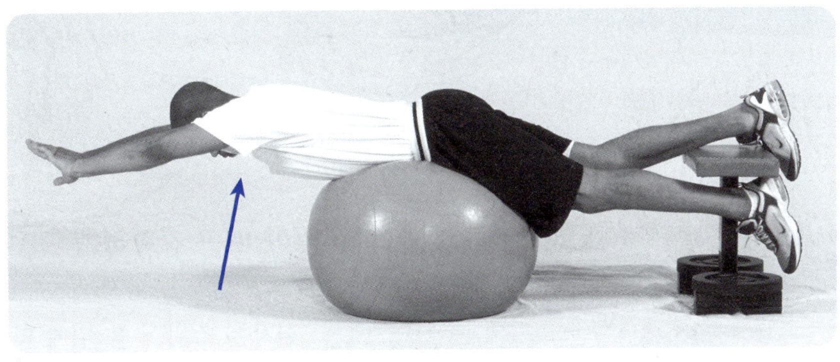

f

그림 14.16 (계속)

엎드려 다리들기 (Prone Leg Lift)

엎드려 다리들기는 몸통의 폄근(신전근, extensor)을 강화하는 운동으로서, 환자는 스위스 볼 위에 손을 이용하여 엎드리고, 발은 볼 높이로 들어올린다. 스위스 볼은 아랫배와 골반 밑에 오도록 한다. 환자는 다리를 들어올리기 위해 엉덩이에 힘을 주고, 골반은 중립을 유지하며 무릎은 곧바로 펴도록 한다(그림 14.17).

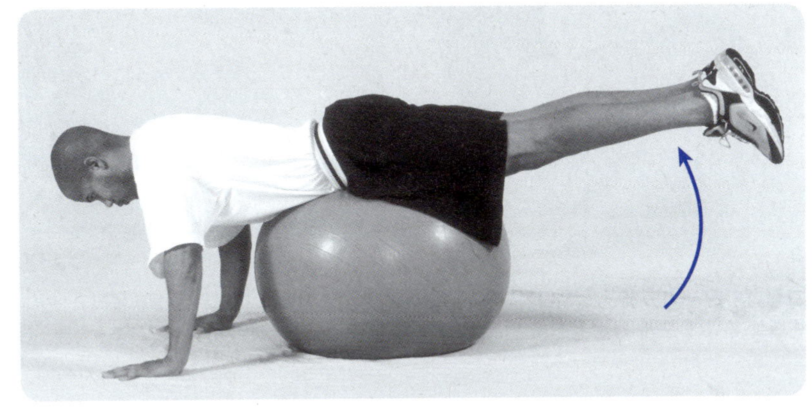

그림 14.17 엎드려 다리들기.

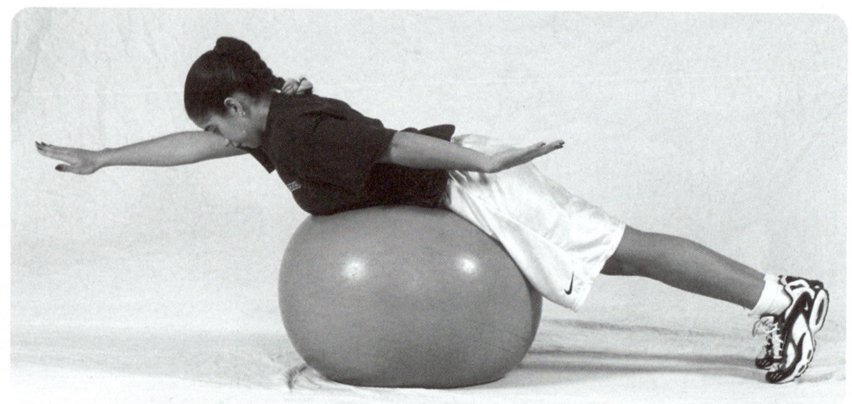

a

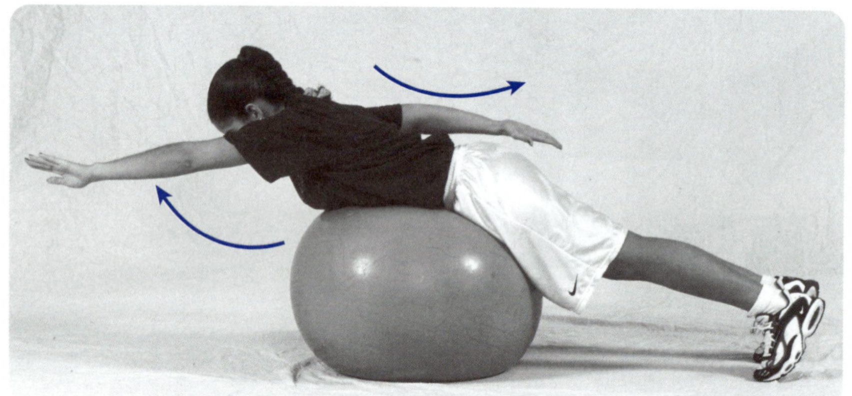

b

그림 14.18 수영.

수영 (Swimming)

수영 동작은 등 중앙 부분을 강화하는 운동으로서, 환자의 배밑에 볼을 위치하게 하여 엎드리고, 양 무릎은 펴도록 하고, 발은 바닥에 고정하며, 한 팔은 머리 앞으로 뻗고 반대 팔은 엉덩이 위로 오게 한다(그림 14.18a). 환자는 척추를 중립적으로 유지하고 팔은 반대 자세를 취한다(그림 14.18b). 팔은 움직이더라도 몸통은 회전하지 않도록 한다. 운동 시에 볼에 체중을 실어주는 동작을 취하게 되면 운동의 난이도를 높일 수 있다.

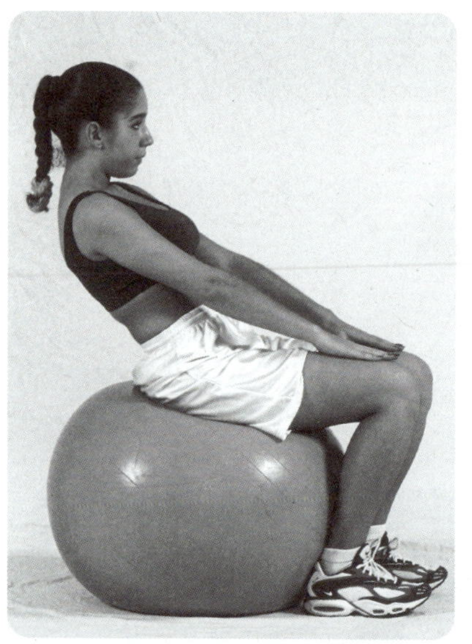

a b

그림 14.19 앉아 배근 강화하기 : *(a)* 팔을 앞으로, *(b)* 한팔은 머리위로 들어올리고, 반대 팔은 반대쪽 무릎에 오게 하는 동작을 반복한다면 빗근에 자극을 줄 것이다.

앉아 배근 강화하기 (Seated Abdominal Strengthening)

환자는 스위스 볼 위에 앉아 골반을 중립적으로 유지하고, 다리폭은 어깨넓이로 한다. 골반을 중립적인 상태로 유지하면서 척추가 아닌 힙으로부터 움직여 몸을 볼의 후방으로 기울인다(그림 14.19a). 운동 시 팔의 위치를 변경하면서 난이도를 조절할 수 있다. 난이도가 가장 적은 동작은 힙 앞으로 손을 뻗는 동작이다. 팔이 머리 위로 앞으로 움직일 때 운동의 난이도를 증가시킬 수 있다. 그림 14.9 b에서 보는 것처럼 한쪽 팔은 머리위로 들어 올리고, 반대 팔은 반대쪽 무릎에 오게 하는 동작을 반복한다면 빗근에 자극을 줄 수 있다.

발목으로 볼 들어올리기 (Ball Lift)

이 운동의 목적은 하복부를 강화하는데 있으며, 환자는 바닥에 눕고, 골반은 중립적인 상태로 둔다. 볼은 발목 사이에 두고 들어올리고, 힙은 90° 구부림 상태로 유지한다(그림 14.20a). 아랫배를 단단히 하고 무릎은 90°로 하여 굽혔다 폈다를 반복한다. 이 운동에 대한 발달로 힙이 구부러지고 펴진 상태를 유지하는 힙의 위치에 따라 무릎이 구부리고 펴지는 것으로 난이도를 조절할 수 있을 것이고, 또한 하체가 바닥 아래쪽으로 내려올 때는 동시에 무릎이 펴지는 것이다(그림 14.20b). 여기서 중요한 것은 이 동작을 취하는 동안 하복부에 긴장을 유지하고, 등은 바닥에 닿도록 해야 한다.

운동의 난이도를 증가시키기 위해서는 환자가 공을 든 다리를 번갈아 가면서 회전시키는 것이다. 다시한번 골반은 중립적인 상태로 유지하고, 척추의 아랫부분은 바닥에 닿도록 한다(그림 14.20c).

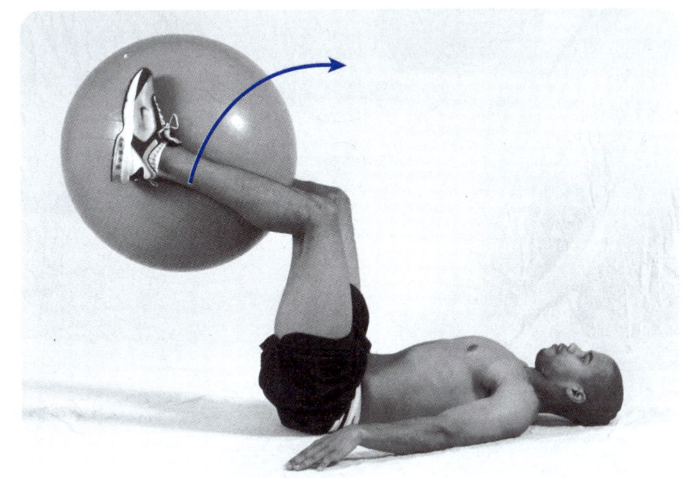
a

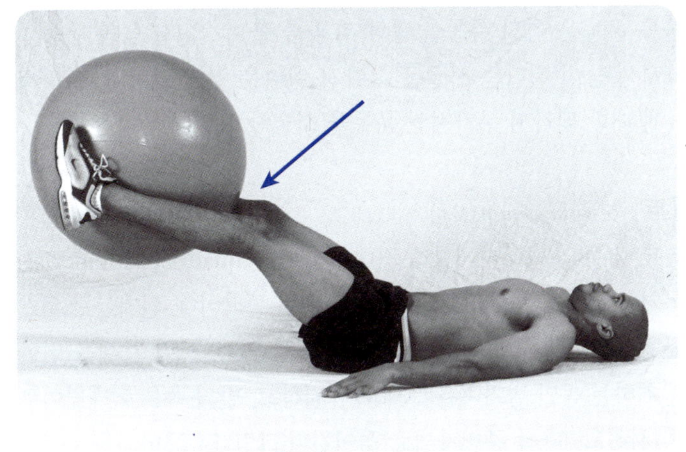
b

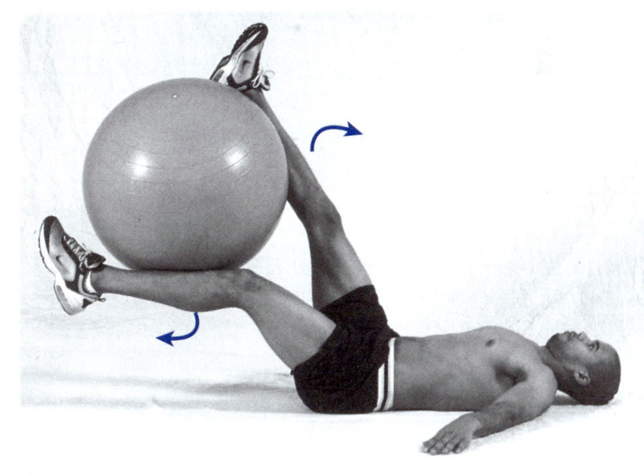
c

그림 14.20 발목으로 볼 들어올리기 : *(a)* 힙은 90°로 하고 무릎은 편다, *(b)* 등이 지면과 평평하게 밀착하면 다리는 내린다, *(c)* 척추를 중립상태로 하여 다리를 회전한다.

가쪽 윗몸일으키기 (Side Sit-Ups)

가쪽 윗몸일으키기 동작은 빗근을 강화하기 운동으로서, 환자는 무릎을 꿇고 스위스 볼 옆 바닥에 위치한다. 이때 엉덩이와 몸통 부위가 볼에 닿아야 하고, 볼에 기대었을 때 위쪽에 있는 다리는 펴서 볼의 가쪽에 누운 자세를 취한다(그림 14.21). 그후 환자는 힙을 스위스 볼 옆에 접촉한 상태로 유지하면서 가쪽으로 윗몸을 일으킨다. 이 운동의 발전적 측면으로는 무릎이 바닥으로부터 떨어진 상태로 실시하거나 가쪽의 몸통만이 스위스 볼과 접촉한 상태에서 운동을 실시하는 것이다.

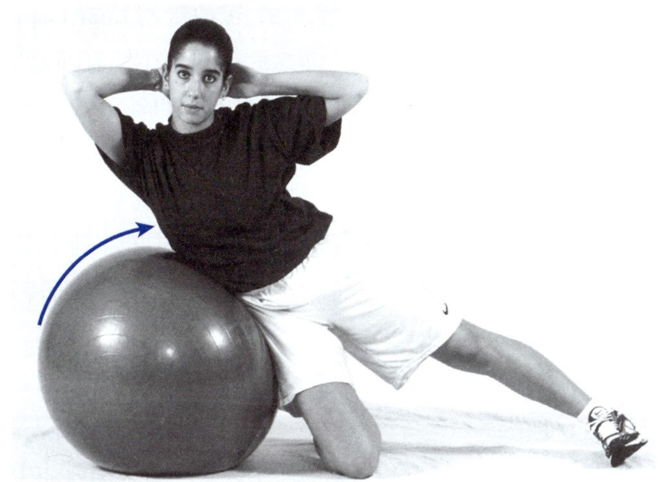

그림 14.21 측면 윗몸일으키기.

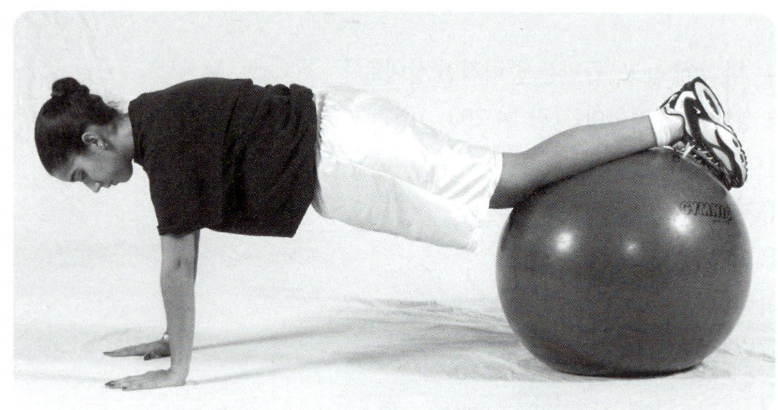

a

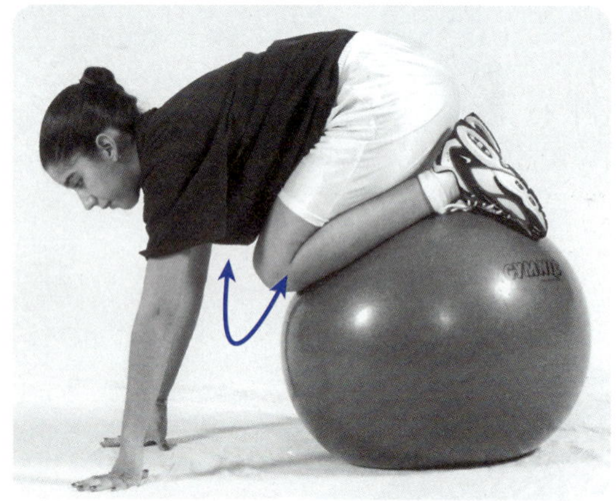

b

그림 14.22 엎드린 자세에서 걷기 : *(a)* 시작 자세, *(b)* 종료 자세. 이 운동의 부가적인 효과를 위해 화살표 방향처럼 스위스 볼을 이리저리 굴릴 수 있다.

엎드려 걷기 (Prone Walk-Out)

엎드린 자세에서 걷기 동작은 배근을 강화하기 위한 운동으로서, 그림 14.22a처럼 다리아래에 공을 두고 팔굽혀펴기 자세로 두 팔을 이용하여 체중을 지지하고 있는다. 골반의 중립은 기본 운동을 마칠 때까지 유지하여야 한다.

이 운동의 변형은 무릎이 가슴방향으로 이동하는 동안 골반은 중립상태를 유지해야 한다(그림 14.22b). 그림 14.22b에서 보는 바와 같이 환자의 다리는 넙적다리(대퇴, thigh) 부위를 스위스 볼에 밀착시키고, 스위스 볼을 한 방향으로 굴리고 나서 다시 다른 방향으로 굴리는 동작을 함으로써 난이도를 조절할 수 있다. 이 변화 또한 빗근에 효과를 주는 운동이다.

하지 운동 (Lower-Extremity Exercises)

특정 몸통 운동은 하지 운동을 통해 효과를 볼 수 있다. 몸통 운동인 동시에 하지 운동이 된다는 사실은 그다지 어려운 것이 아니다. 따라서 하지 운동에 대한 몇가지 부가적인 운동을 서술하고 있다.

역 스쿼트 (Reverse Squats)

역 스쿼트 운동은 넙다리네갈래근(대퇴사두근, quadriceps femoris), 종아리, 볼기근(둔근, gluteals)을 강화하기 위한 동작이다. 환자는 스위스 볼을 벽에 두고, 스위스 볼 높이를 허리에 맞춘 후 엎드린 자세를 취한다(그림 14.23a). 환자는 이 동작을 취하는 동안 발가락은 그대로 유지하고, 발의 폭은 어깨넓이로 한다. 스쿼트를 편안한 자세까지 실시하고, 다시 준비자세로 돌아간다(그림 14.23b). 이 운동을 한발로 실시하였을 때 더욱 힘이 든다.

옆으로 다리들기 (Side Leg Lift)

옆으로 다리들기는 힙의 벌림근(외전근, abductor)을 강화하기 위한 운동으로 환자는 그림 14.21에서 보는 바와 같이 무릎을 구부리고 옆으로 누워 스위스 볼에 기대고 있는 상태에서 윗몸일으키기 형태와 유사하다. 몸통 선상에 있는 다리의 무릎은 펴고 다리의 끝 즉, 발쪽은 천장을 향하도록 한다. 올린 다리는 시상면(sagittal plane)에서 움직이지 않도록 한다. 환자가 정확하게 운동을 실시했다면 힙이 과다폄(과신전, hyperextension)상태가 될 것이다. 이 운동을 하는 도중에 힙이 구부러지거나, 무릎이 구부러지고, 혹은 몸통을 회전하지 않도록 한다.

반 스쿼트 (Half Squat)

반 스쿼트는 넙다리네갈래근을 강화하는 운동으로서, 벽에 공을 대고 허리로 고정한 상태로 벽을 등지고 선다. 다리폭은 어깨넓이로 하고, 충분한 공간을 확보한 상태에서 무릎의 각도가 90° 이상의 구부러짐을 넘지 않는 범위 내에서 실시한다(그림 14.4). 무릎을 심하게 구부리는 자세는 무릎

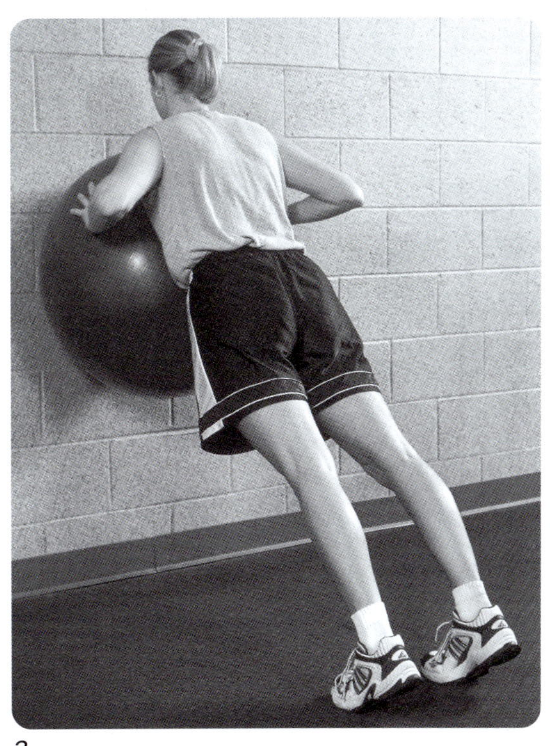
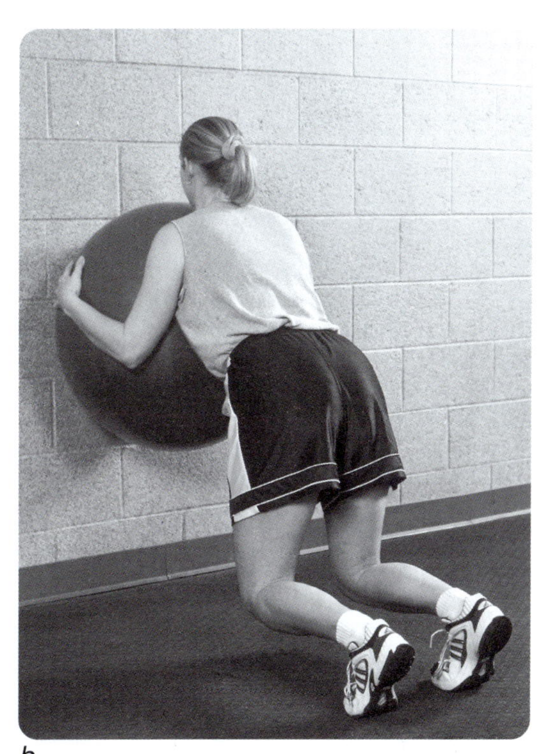

a b

그림 14.23 역 스쿼트 : *(a)* 시작 자세, *(b)* 종료 자세.

넙다리 관절에 과도한 스트레스를 주기 때문에 사양해야 한다. 이 운동을 하면서 무릎에 통증을 느낄 시에는 다리를 발쪽으로 위치하거나 스쿼트의 깊이를 줄이도록 한다.

무릎 구부리기 (Hamstring Curl)

무릎 구부리기는 무릎을 강화하기 위한 운동이다. 환자는 그림 14.15a처럼 등을 바닥에 대고 누운 자세에서 스위스 볼 위에 다리를 올려놓는다. 엉덩이는 몸통과 다리를 곧게 편 상태로 들어 올린다. 환자는 엉덩이를 들어 올린 상태로 유지하는 동안 무릎을 구부려 스위스 볼을 엉덩이의 가까운 쪽으로 이동시키고, 무릎을 펴 처음의 자세로 돌아간다. 이 운동의 발전적인 형태로 바닥에 지탱하고 있는 팔을 가슴에 위치하게 하거나 머리 위로 드는 동작을 들 수 있다. 또다른 형태로 환자가 처음에 두 다리를 다 사용하고, 그 다음에는 운동과 관련된 다리와 반대되는 다리를 서로 겹치게 하고, 마지막으로는 단지 스위스 볼 위에 있는 다리만을 사용하게 한다.

옆으로 누워 볼 들어올리기 (Sidelying Ball Lift)

옆으로 누워 스위스 볼 들어올리기는 힙과 몸통근을 강화하기 위한 운동으로서, 환자는 옆으로 누워 무릎과 힙이 펴진 상태를 유지한다 ; 바닥에 있는 팔은 머리쪽에 두고, 위에 있는 팔의 손은 그림 14.24a처럼 바닥에 두어 안정화를 취하도록 한다. 발과 다리사이로 볼을 잡고, 골반은 중립을 유지한다. 양다리는 가능한 한 바닥에서 높이 들도록 하고, 다리와 척추는 곧바로 유지한다 (그림 14.24b).

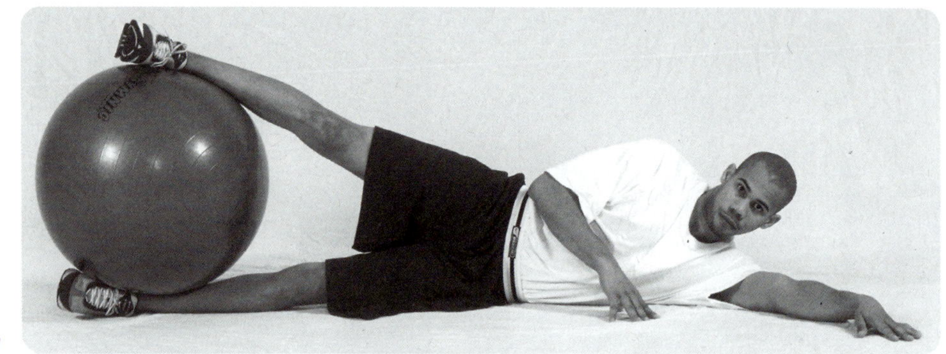

a

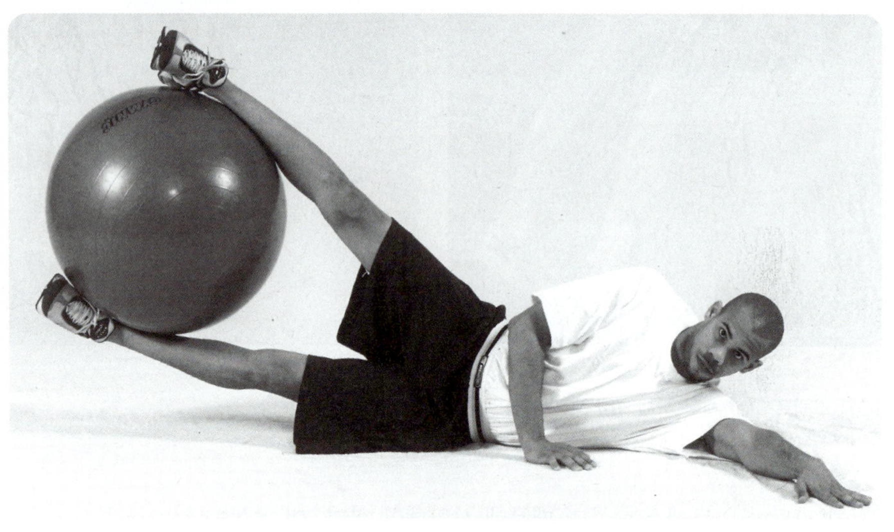

b

그림 14.24 옆으로 누워 볼 들어 올리기 : *(a)* 시작 자세, *(b)* 종료 자세.

발끝으로 글자쓰기

(Ankle Motion Exercise)

발끝으로 글자쓰기는 하지강화를 위한 운동이다. 환자는 볼위에 다치지 않은 발을 올려놓고 골반을 중립시킨다; 그리고서 다치지 않은 발로 글자를 쓰는데 이때 볼이 지면을 벗어나지 않을 정도의 강도로 누르면서 쓰도록 한다 (그림 14.25).

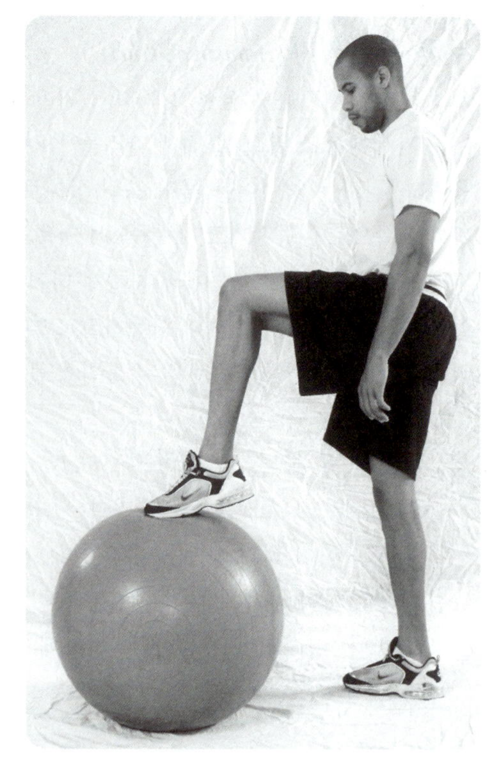

그림 14.25 발끝으로 글자쓰기.

상지 운동

(Upper-Extremity Exercises)

스위스 볼을 특정한 몸통운동 또는 하지 운동뿐만 아니라 상지 운동조차도 가능하다. 여기에 언급하지 않았지만 많은 상지 운동이 고무밴드나 튜빙 뿐만 아니라 메디신 볼 운동을 병행하여 스위스 볼 운동을 실시한다면 금상첨화가 될 것이다.

엎드려 팔들기 (Prone Fly)

엎드려 팔들기는 어깨뼈 견인(scapular retractors)을 강화하는 운동으로서, 환자는 스위스 볼을 아랫배나 위쪽 넙다리부에 위치하게 한 후 엎드린다. 다리는 곧바로 펴고, 발가락은 바닥면과 접촉하게 한다. 환자의 팔은 가슴 앞에 두고, 팔꿈치는 구부린다(그림 14.26). 환자는 팔꿈치를 천장쪽으로 들어올리는 동안에 어깨는 약 90° 가 되도록 하고, 양 어깨에 힘을 준다. 하중은 저항을 제공하는데 이용된다.

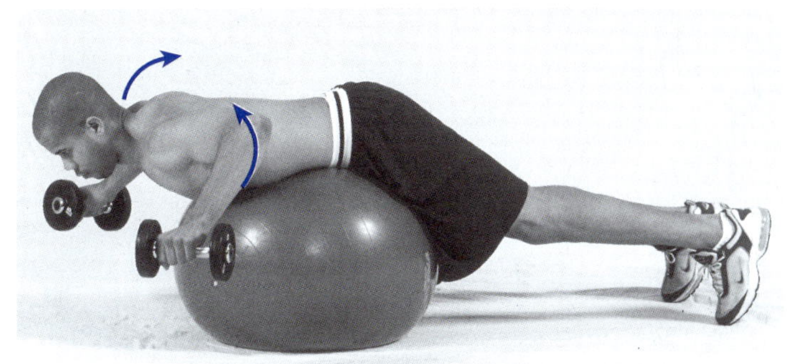

그림 14.26 엎드려 팔들기.

세갈래근 펴기 (Triceps Extension)

환자는 그림 14.15a에서 보는 바와 같이 허리의 아래와 중간에 볼을 놓고 지지하면서 몸을 앞으로 굽히거나 스위스 볼에 앉는다. 배의 긴장 유지는 골반의 중립적인 자세를 유지하기 위해서 필요하다. 팔은 팔꿈치를 구부린 상태로 머리 뒤로 올리거나 손은 어깨 뒤에 놓는다. 팔을 머리 뒤에 둔 상태에서 팔꿈치를 곧게 편다.

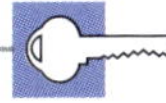

스위스 볼 운동은 몸통의 안정화, 유연성 및 근력을 증대시킬 수 있고; 스위스 볼을 이용한 수많은 상지 및 하지 강화동작이 있다. 상지 운동은 고무밴드나 튜빙, 아령과 같은 장비를 병행하여 실시한다면 스위스 볼 운동의 효과를 배로 누리게 될 것이다.

팔굽혀펴기 (Push-Ups)

환자는 손으로 바닥을 짚고, 발은 지면에서 떨어진 상태에서 스위스 볼을 몸의 중심에 놓고 엎드린다(그림 14.27a). 두 손의 경우 가능한 한 가까이 놓도록 하고, 동작이 완전히 끝날 때까지 팔굽혀펴기를 하고, 이때 척추는 곧바로 펴서 균형을 유지한다(그림 14.27b). 이 동작에서 보다 발전적인 형태는 스위스 볼을 넙다리 쪽으로 옮긴다거나 다리 아래에 놓을 경우(그림 14.27c), 혹은 몸의 위치가 이와는 반대로 손이 스위스 볼 위에 있고, 발은 바닥에 놓여 있는 상태일 경우이다(그림 14.27d).

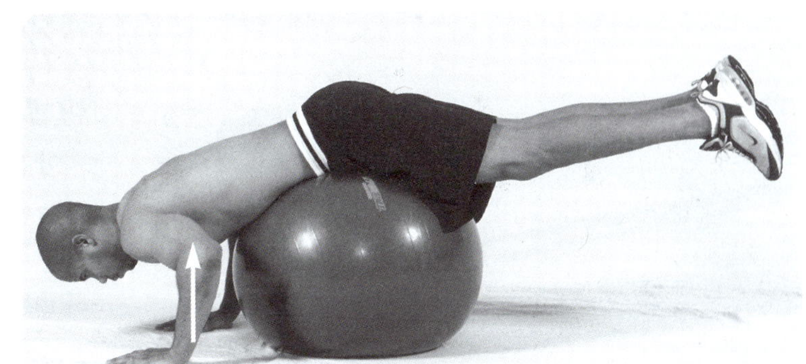

a

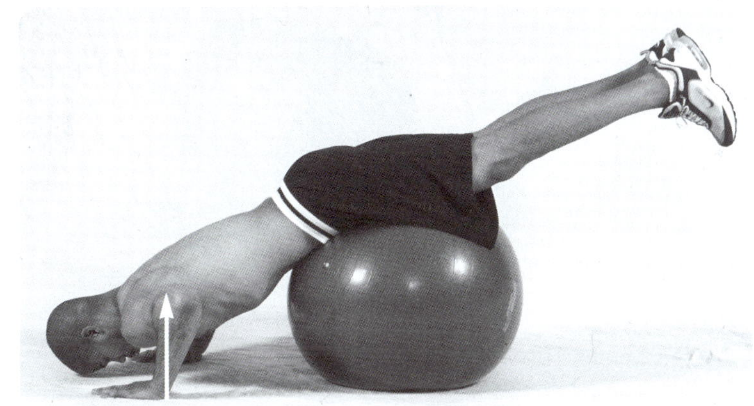

b

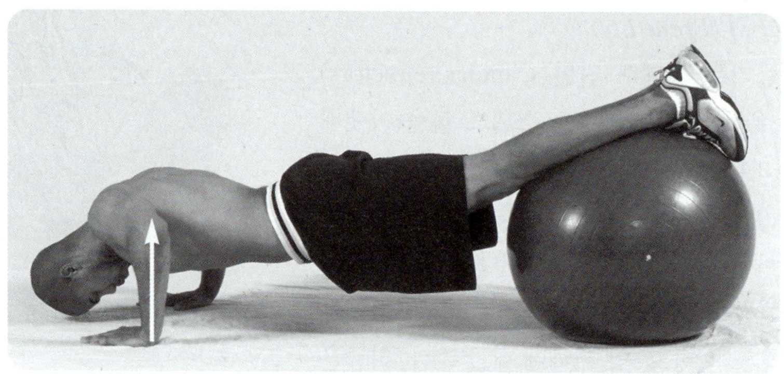

c

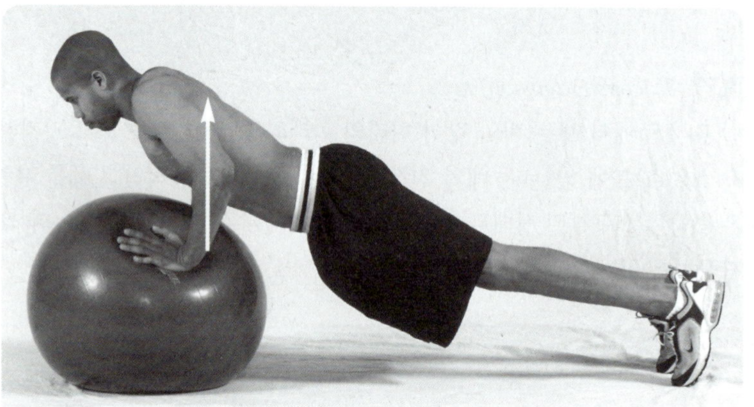

d

그림 14.27 팔굽혀펴기의 발달 *(a–c)* 지렛대의 길이를 길게 함으로써 이 동작의 난이도를 증가시킬 수 있으며; *(d)* 팔을 이용하여 불안정한 상태에서 동작을 할 경우 더욱 힘들다.

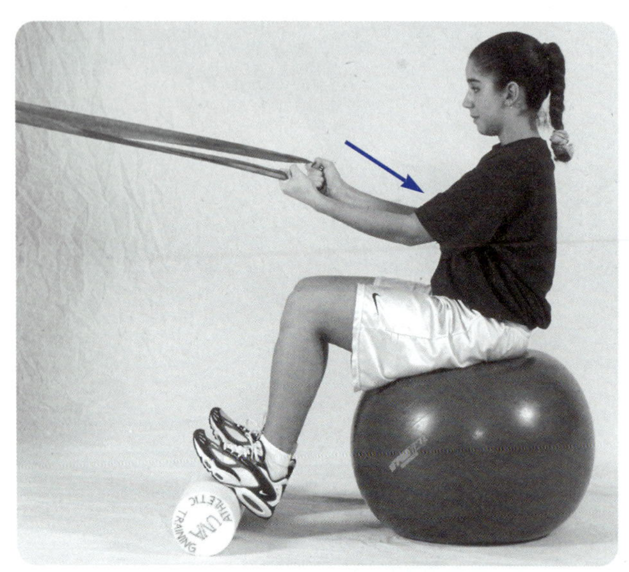

그림 14.28 어깨뼈 견인.

어깨뼈 견인 (*Scapular Retraction*)

이 운동은 스위스 볼과 함께 고무밴드나 튜빙을 병행하여 실시하는 것이다. 환자는 스위스 볼 위에 앉은 상태에서 폼 롤러에 발을 올린 경우에는 운동의 난이도가 증가하지만, 폼 롤러 없이 다리를 바닥에 직접 대고 있는 상태는 덜 힘든 자세가 된다. 환자가 스위스 볼에 앉아서 균형을 유지하는 동안 밴드를 당기고 어깨근에 힘을 주는 동작 및 팔꿈치를 어깨 아래에 위치하게 한다(그림 14.28). 고무 튜빙, 메디신 볼 그리고 다른 장비를 이용하는 상지 운동은 스위스 볼을 이용함으로써 보다 다양한 경험을 할 수 있다.

폼 롤러 (FOAM ROLLERS)

Moshe Feldenkrais는 폼 롤러를 치료도구로서 처음 사용한 사람 중 한명이다. 이미 11장에서 논의되었듯, 그는 Feldenkrais 방법으로 폼 롤러를 이용하였다. Feldenkrais는 1972년까지 나무로 만든 폼 롤러를 사용하였고, 그가 폼 롤러를 도입하였을 때는 미국에 있을 때였다.

최근에 폼 롤러의 사용은 신경재활이나 정형외과 그리고 스포츠 시설에서 광범위하게 사용하게 되었다. 매년 폼 롤러 사용과 관련한 전문가 워크숍과 세미나가 각국에서 개최되고 있다.

치료운동에 있어 폼 롤러의 이용은 평형성 및 고유수용성 능력을 개선시키고, 근의 재활에 도움을 줄 뿐 아니라 유연성과 근력을 향상시킨다. 폼 롤러 자체가 원통형으로 바닥에 닿는 면이 적기 때문에 빠르고 쉽게 움직인다; 폼 롤러 위에 서있는 상태에서 운동할 경우 환자의 평형반응 개선에 이용할 수 있다. 스위스 볼과 같이 폼 롤러의 표면이 안정감이 없기 때문에 폼 롤러 위에서의 운동 수행은 평지보다 더 많은 수고가 필요할 것이다. 폼 롤러의 사용은 환자들의 고정화된 운동으로부터 탈피할 수 있고, 일반적인 운동에서 얻을 수 있는 운동의 목표보다 더 많은 결과를 만들 수 있다. 폼 롤러는 상대적으로 고가 장비가 아니며, 치료시설이나 가정에서 사용할 수 있다.

폼 롤러 디자인 (Foam-Roller Design)

대부분의 폼 롤러는 에탄올수지(Ethafoam)로 만들어지며, 폴리에틸렌 상품 ; 다른 재품들도 폴리에틸렌으로 만들어진다. 모든 형태는 원통형이고, 길이, 둘레, 그리고 밀도에 따라 다양한 모양을 선보이고 있다. 지름이 7.6, 10.0과 15.2cm인 제품이 있고, 길이는 30cm부터 약 180cm에 이르는 크기의 제품도 있다. 폼 롤러의 반을 잘라 이용하고 싶다면, 날카로운 칼로 원통의 반을 잘라 바닥은 평평하게 하고 윗부분은 정상적인 폼 롤러처럼 사용할 수도 있다.

에탄올수지(Ethafoam) 폼 롤러는 밀도가 높기 때문에 159kg(350 lb)까지 지탱할 수 있다. 제품 자체에 부력을 가지고 있기 때문에 환자가 물속에서 하는 운동프로그램에 폼 롤러를 이용할 수도 있다. 폼 롤러의 밀도가 높아 부드러운 연골섬유나 관절의 움직임에 효과적이며, 근력강화를 위한 기구로도 충분하다. 그 뿐만 아니라 고유수용기의 기능 개선에도 사용할 수 있다. 부드러운 폴리우레탄 롤러는 보다 풍부한 안정성을 제공해준다. 폴리우레탄 폼 롤러는 에탄올수지의 폼 롤러에 비해서 누웠을 때 편안함을 제공해주지만, 그 자체의 형태가 보다 빠른 형태 변형을 가져올 수 있고, 반복적으로 굴리는 동작에 불편함을 가져다 줄 수 있는 단점이 있다.

주의사항과 금기사항 (Precautions and Contraindications)

운동사들이 폼 롤러를 사용하기 전에 몇 가지 주의해야 할 사항들을 반드시 주지하여야 하며, 금기사항에 대하여 환자에게 반드시 알려주어야 한다. 타박상, 여드름 혹은 피부에 문제 문제가 있는 경우 운동사들은 피부 반응에 주의깊게 관찰하여야 한다.

중이염이나 귀에 문제가 있어 어지러움과 같은 증세를 일시적으로 경험한 환자는 폼 롤러 사용을 잠시 연기하거나 세심한 감독 하에 실시되어야 하며, 천천히 동작을 취하고, 적절한 동작이 이루어지도록 지원해야 한다.

관절의 과다한 이용, 분만 후 과한 동작, 그리고 급성 골절과 같은 조건에서는 폼 롤러를 사용하는데 주의가 요구된다. 폼 롤러의 수행에 따른 위와 같은 상황에서는 과도한 동작은 증상을 악화시킬 수 있기 때문이다.

환자가 구토, 경미한 두통, 창백한 얼굴과 빠른 호흡과 같은 증상을 보일 경우 폼 롤러 사용을 금한다. 폼 롤러 사용에 관한 확실한 금기사항은 일반상식이라고 할 수 있다. 통증증가, 어지러움, 구토, 이명상태와 같은 증상에서는 폼 롤러의 사용을 금지해야 하는 것처럼 체중 전체가 분절에 지지하는 제한된 활동도 금지해야 한다. 그 밖의 염증증상의 악화로 인해 현재 항응고제를 쓰고 있는 근섬유통증, 류머티스 관절염, 그리고 부종과 같은 결체 조직의 이상 현상이나 골다공증과 같은 증상은 나이들 어른들에게 자주 발생하지만 젊은 성인에게는 잘 타나나지 않는다.

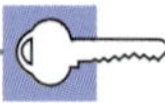

폼 롤러는 관절과 신체위치의 인지, 고유수용기, 유연성 및 근력의 향상에 도움을 준다. 주의해야 할 사항은 다양한 피부상태나 과도한 동작의 구현에서는 주의해야 하고, 운동사들은 여러 가지 금기사항을 환자에게 사전 숙지하도록 지도하여야 한다.

폼롤러 운동 (FOAM-ROLLER EXERCIESES)

스위스 볼을 이용한 운동방법의 소개처럼 폼 롤러에 대한 운동 역시 전체적인 프로그램을 제시하지 않고, 몇 가지 기본적 예를 제공해주고 있다. 여기에 제시한 기본적인 운동의 형태를 바탕으로 다양한 운동을 하는데 응용할 수 있으면 한다. 또한 폼 롤러 운동은 스위스 볼, 고무 튜빙, 고무 밴드, 혹은 다른 운동장비와 병행하여 사용할 수 있다. 다음 제시하는 운동은 인체의 분절별로 나누어 설명한다.

몸통 운동 (Trunk Exercises)

여기에 설명하고 있는 몸통운동에 대한 몇가지 운동은 상지와 하지를 위한 운동이다. 어떤 운동은 스트레칭 운동이고, 어떤 운동은 근력강화를 위한 운동이고, 또 다른 운동은 스스로 마사지 효과를 위한 운동이기도 하다. 마사지 기술은 첫부분에 제시하였다.

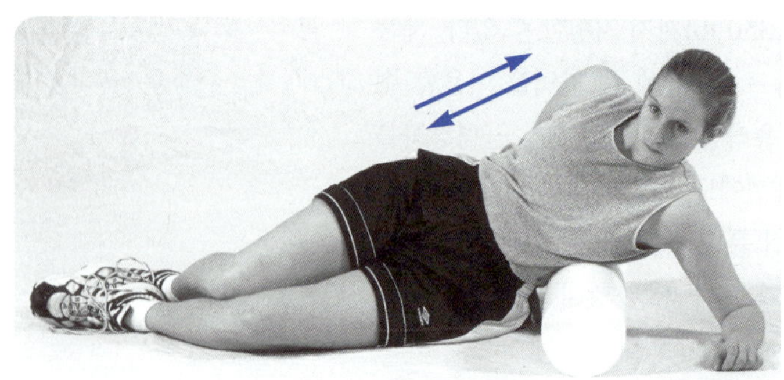

그림 14.29 허리근 마사지.

허리근 마사지 (Quadratus Massage)

이 운동은 허리근(quadratus)의 가동범위를 증대시키기 위한 허리근을 이완시키는 마사지 동작인 것이다. 환자의 자세는 그림 14.29에서 보는 바와 같이 폼 롤러의 4/3 정도에 위치하고, 반정도 구부린 상태에서 폼 롤러가 허리근의 아래에 오도록 한다. 허리근을 이완시키기 위해 폼 롤러를 앞뒤로 부드럽게 굴린다.

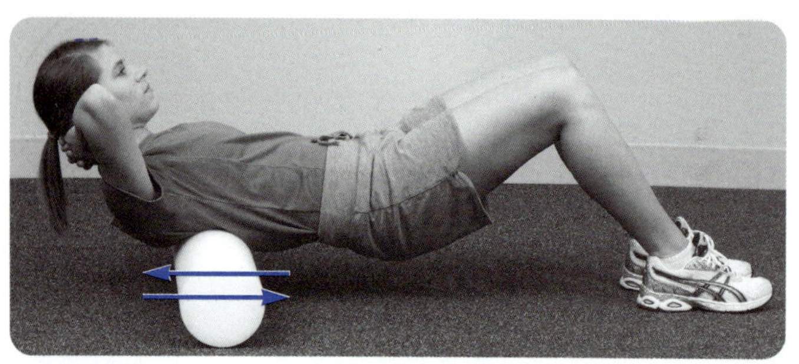

그림 14.30 등 마사지.

등 마사지 (Thoracic Massage)

이 운동은 등 부위를 마사지 하여 근육을 이완시키고, 가동 범위를 증대시키는데 있다. 환자는 폼 롤러를 신체와 수직 방향으로 놓고 그 위에 천장을 보고 누워 있는 자세를 취한다. 폼 롤러는 등 부위 아래에 놓도록 한다(그림 14.30). 환자는 손으로 머리를 지탱하고, 바닥으로부터 엉덩이를 든 상태로 유지하고, 발은 지면과 평행하게 유지한다. 그후 폼 롤러를 부드럽게 갈비뼈 아래부터 어깨 위쪽 방향으로 굴린다.

허리 가동운동 (Low-Back Mobilization)

이 운동의 목적은 허리의 유연성을 개선시키기 위함으로, 환자는 다리 넓이를 어깨폭으로 하고; 폼 롤러는 팔꿈치에 끼고 허리 뒤로 가로지르게 한다. 환자는 폼 롤러를 허리모양으로 아치를 만들어 뒤로 젖힌다.

고양이 등 스트레치 (Cat Stretch)

고양이 등 스트레치는 두 개의 폼 롤러를 이용하여 등의 유연성을 강화시키는 운동이다. 환자는 무릎을 꿇은 상태에서 두 무릎이 하나의 폼 롤러에 닿게 하고, 두 손은 또다른 폼 롤러에 놓고 사지를 모두 이용한 형태를 취한다. 환자는 가능한 배에 힘을 주어 최대로 오르게 하여 아치 형태를 만들고 난 후 바닥 쪽으로 허리를 이완시키는 동작을 취한다.

팔다리를 이용한 균형잡기 (Quadruped Balance)

이 운동은 평형성과 골반의 안정화를 개선시키는데 목적이 있으며, 두 개의 폼 롤러를 가지고 실시하는데 한 폼 롤러는 무릎을 꿇은 쪽에 두고, 한 폼 롤러는 팔쪽에 두도록 한다. 이 운동을 하는 동안에 골반은 중립적인 상태를 유지하고, 환자가 오른 다리를 들면 왼팔을 드는 자세를 취하면서 팔다리(사지, extremity)를 교대하면서 균형을 잡는 동작을 취한다(그림 14.31).

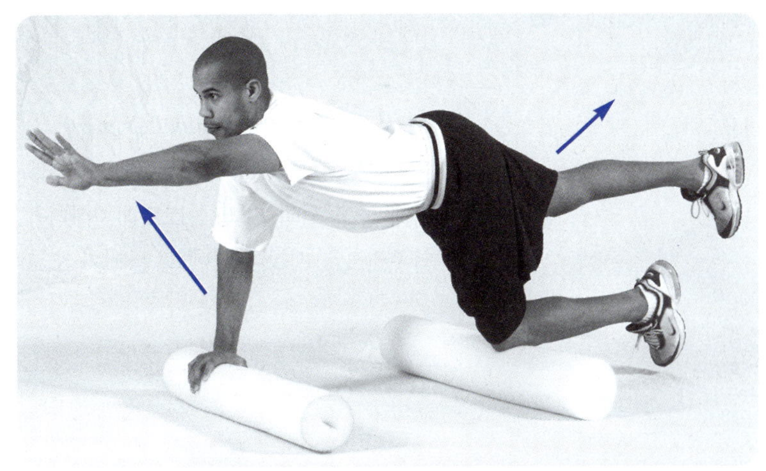

그림 14.31 팔다리를 이용한 균형잡기.

누워 하복부 운동 (Supine Lower Abdominal Exercise)

이 운동은 하복부의 근력강화를 목적으로 하며, 환자는 무릎을 구부린 상태로 바닥에 눕는다. 폼 롤러는 무릎 사이에 놓도록 한다(그림 14.32). 환자는 하복부에 힘을 주고, 무릎을 가슴쪽으로 들어올리고 등은 바닥에 그래도 유지한다. 이 동작을 마칠 때까지 등은 아치를 그리지 않도록 한다.

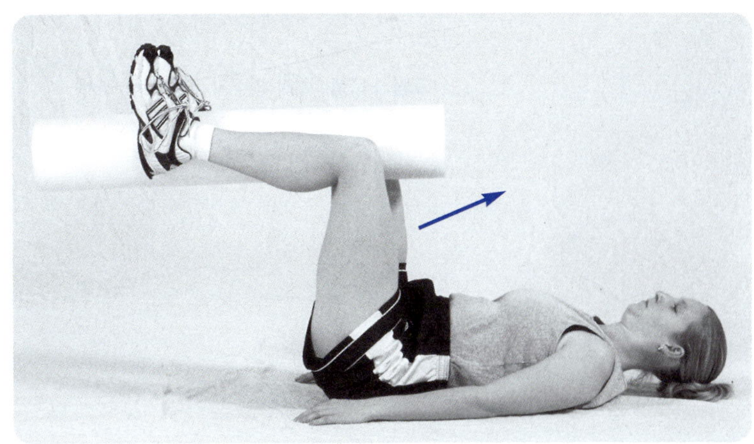

그림 14.32 누워 하복부 운동.

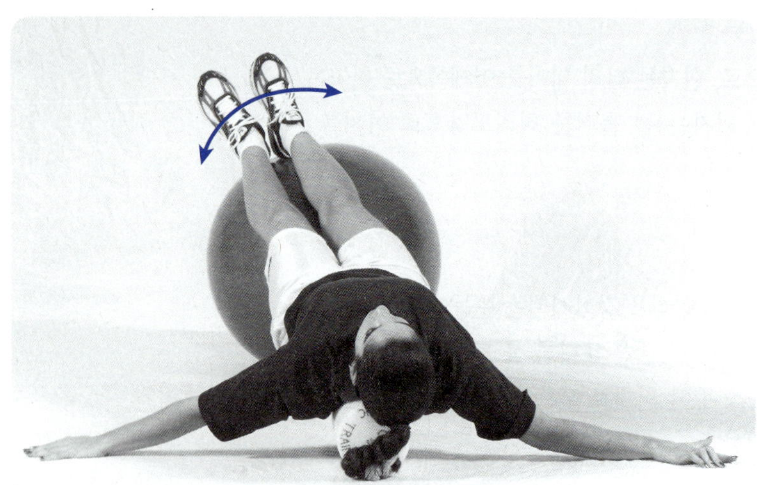

그림 14.33 빗근 운동.

누워 빗근 운동 *(Supine Oblique Exercise)*

이 운동은 빗근을 강화하는데 목적이 있으며, 환자는 폼 롤러를 등에 대고 눕고, 발은 스위스 볼 위에 놓는다(그림 14.33). 환자는 무릎을 편 상태로 유지하면서 스위스 볼을 좌우측으로 굴린다. 등은 아치를 만들지 않는다.

허리 펴주기 *(Abdominal Crunch)*

이 운동은 배근육(복근, abdominals)을 강화하는데 목적이 있으며, 환자는 폼 롤러를 넙다리 위에 놓고 팔과 다리를 스트레치한다(그림 14.34a). 다음 팔과 다리를 폼 롤러 쪽으로 모은다. 최종적으로 정강이 밑에 폼 롤러가 오도록 한다(그림 14.34b).

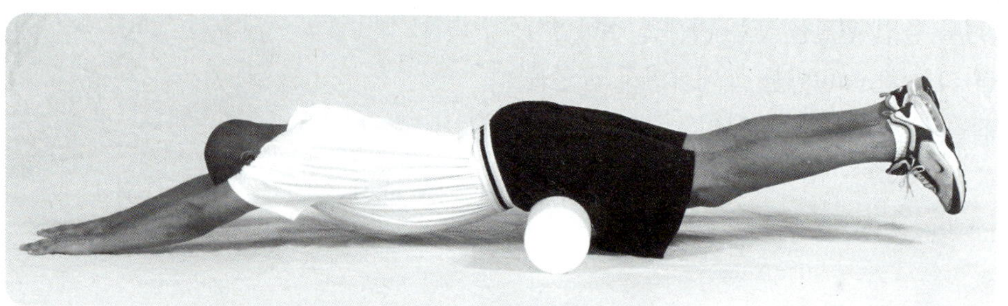

a

그림 14.34 허리 펴주기 : *(a)* 시작 자세 *(b)* 마지막 자세.

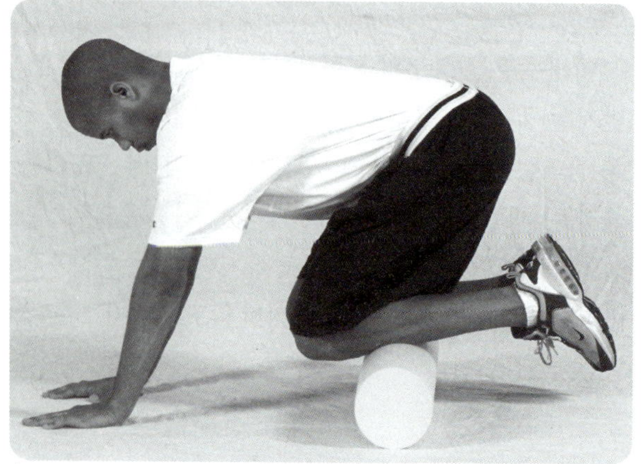

b

옆구리 돌리기

(Rotational Crunch)

이 운동은 빗근을 강화하는 목적이 있으며, 환자는 넙다리를 스위스 볼 위에 놓고, 양손은 반 폼 롤러를 잡는다(그림 14.35a). 환자는 무릎을 가슴 쪽으로 가져간 다음 힙을 회전시키는데 처음에는 한쪽으로 다음에는 반대 쪽으로 하게 되면, 둔부 가쪽이 볼에 닿게 된다(그림 14.35b). 골반의 중립 위치는 운동 중에 지속적으로 유지한다. 이 운동의 난이도를 높이려면 폼 롤러의 평편한 면이 위로 오게 하면 더욱 힘들어진다.

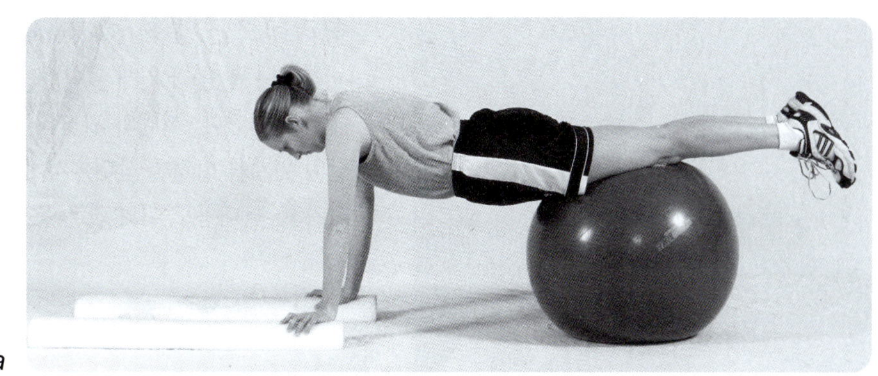

a

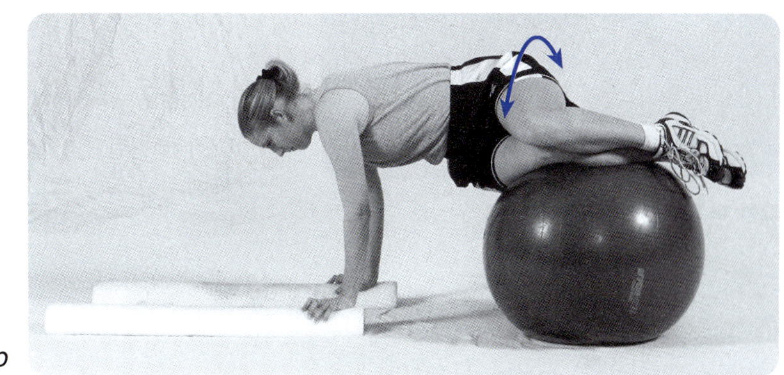

b

그림 14.35 옆구리 돌리기 : *(a)* 시작 자세, *(b)* 무릎을 구부려 힙의 한 방향에서 시작하여 반대 방향까지 돌린다.

브리징 *(Bridging)*

이 운동은 무릎을 강화하기 운동으로서 힙을 펴고 등을 편다. 환자는 발을 폼 롤러에 수평으로 놓고, 바닥에 눕는다(그림 14.36a). 환자는 힙을 위로 들고 폼 롤러를 엉덩이 방향으로 굴린다. 이러한 운동의 난이도를 높게 하기 위해서는 한 다리만을 이용하면 힘들어진다(그림 14.36b). 운동이 진행되는 동안 골반은 중립적인 자세를 취한다.

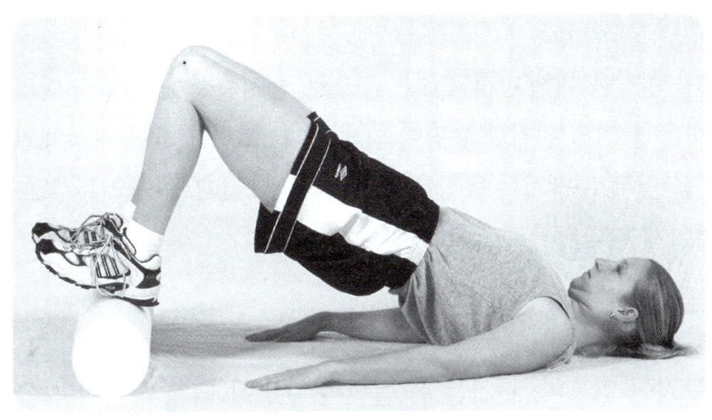

a

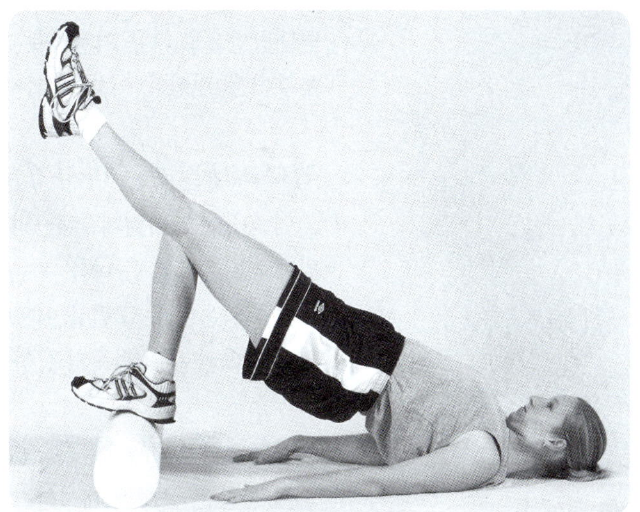

b

그림 14.36 브리징 : *(a)* 시작 자세 *(b)* 마지막 자세.

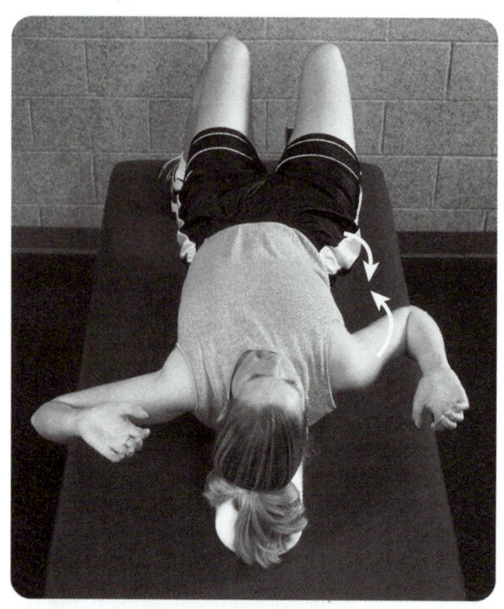

그림 14.37 허리네모근 강화.

허리네모근 강화 (*Quadratus Lumborum Strengthening*)

환자는 폼 롤러 위에 일직선상으로 눕는다. 무릎은 구부리고 발바닥은 바닥에 밀착시킨다. 어깨와 팔꿈치는 골대모양으로 90° 각도를 유지한다. 환자는 팔의 위치를 고정한 상태에서 오른쪽 팔꿈치를 오른쪽 주머니 방향으로 이동시키고, 반대쪽도 이와 같은 동작을 반복한다(그림 14.37).

하지운동 (Lower-Extremity Exercises)

하지를 위한 폼 롤러 운동은 마사지 기술을 포함하여, 유연성, 근력강화, 그리고 고유수용기기능을 강화하는데 목적이 있다.

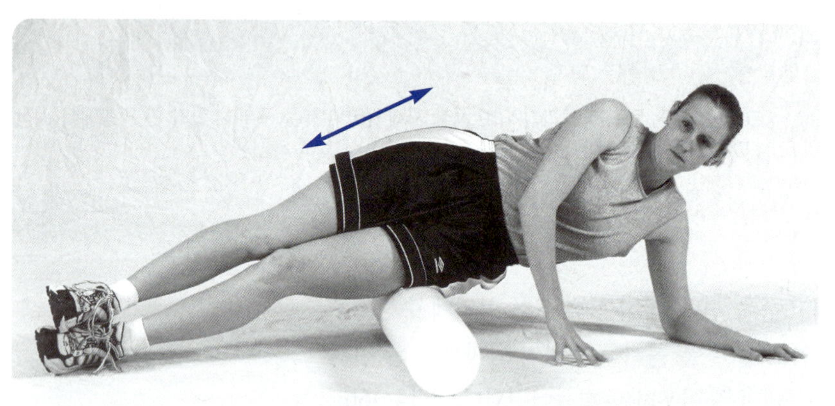

그림 14.38 엉덩정강근막띠(iliotibial-band) 마사지.

엉덩정강띠 마사지 (*Iliotibial-Band Massage*)

이 운동은 엉덩정강근막띠(장경인대, iliotibial band)의 유연성을 증대시키고자 마사지를 하는 것이다. 환자는 왼쪽 팔꿈치를 구부린 상태에서 왼쪽 방향으로 눕는다. 폼 롤러는 왼쪽 넙다리 아래에 두고, 왼다리는 오른다리 앞의 아래에 두도록 한다(그림 14.38). 환자는 부드럽게 폼 롤러를 무릎에서부터 엉덩이 쪽으로 굴리게 되면 많은 부드러운 부위에 집중해서 할 수 있다. 반대방향으로 누운 자세에는 오른쪽 부위의 마사지를 할 수 있다. 부드러운 부분은 유조직 제한 부분이 될 것이다. 이 마사지는 제한된 부분이 없어 불쾌감을 일으키지 않는다.

넙다리네갈래근 마사지 (*Quadriceps Massage*)

이 운동은 넙다리네갈래근의 유연성을 향상을 위해 마사지 하는 것으로, 환자는 폼 롤러를 넙다리 밑에 가로질러 놓은 나음, 누운 자세와 폼 롤러의 위치가 수평이 되게 한다. 그런 자세에서 상체의 하중을 양손에 두고 팔을 이용하여 몸을 앞뒤로 당기는 동작을 하게 되는데, 이때 폼 롤러는 부드럽게 넙다리 부위 앞쪽의 상하로 움직이게 한다.

서서 균형잡기 (*Standing Balance*)

이 운동은 균형을 개선하고 하는 목적이 있으며, 환자는 폼 롤러와 수평이 되게 하여 양발을 이용하여 선다(그림 14.39). 폼 롤러에서 떨어짐을 방지하기 위해 양손을 사용하여 의자나 손잡이, 지지대를 잡고 이용할 수 있다. 폼 롤러가 앞으로 움직일 때 뒤로 넘어지는 것을 방지하고자 환자는 힘을 주어야 하고, 폼 롤러 위에서 걸음을 하기 전에 무게중심이 가운데에 오도록 지도하여야 한다. 환자의 균형이 완전할 때 지지동작을 취한다. 균형유지를 위해 처음 시도하는 것이라면 운동사의 보조적인 역할이 필요할 수도 있다. 운동이 너무 힘들 경우 한 개의 반 폼 롤러를 가지고 균형훈련을 실시하거나, 반 폼 롤러를 뒤집어서 할 수도 있다. 이 운동의 난이도를 높이려면 한발을 이용하여 균형잡는 훈련을 하면 된다. 또한 폼 롤러 위에서 텐덤(tandem)서기(왼발 발가락에 오른발 뒤꿈치 붙이기)자세는 보다 더 어려울 수 있다.

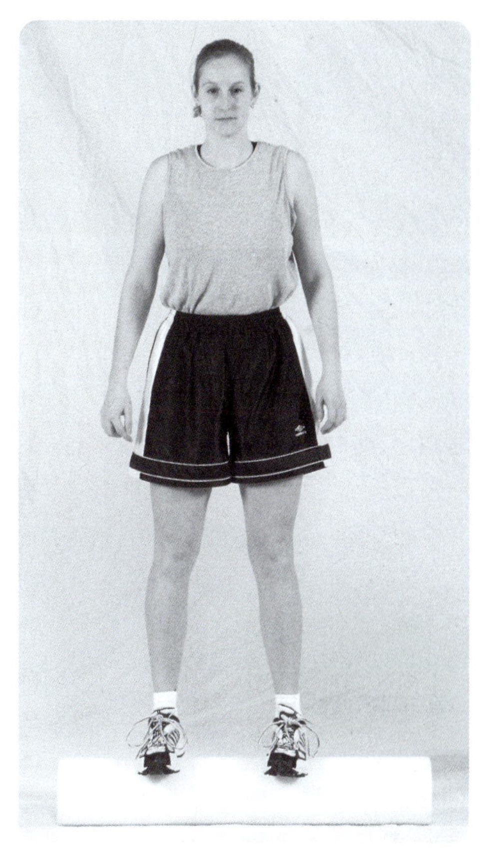

그림 14.39 서서 균형 잡기.

앞정강근 스트레치 (Anterior Tibialis Stretch)

환자는 바닥에 무릎을 꿇고, 폼 롤러는 몸의 후방에 옆 방향으로 놓는다. 발등에서 먼 부분이 폼 롤러의 위에 오게 한다. 그리고서 환자는 발등에서 먼 쪽 부분이 폼 롤러에 위치한 상태에서 뒤꿈치 쪽으로 기대어 앉는다.

종아리근 스트레치 (Gastrocnemius Stretch)

환자는 폼 롤러의 한쪽면의 평형한 부분에 발을 대고 뒤꿈치는 바닥에 닿게 한 상태에서 스위스 볼을 가지고 있는 자세를 취한다. 무릎은 펴고 고정을 시키지 않은 상태에서 균형을 유지하게 위해 팔을 사용하는 동안 몸을 약간 앞으로 기울인다.

가자미근 스트레치 (Soleus Stretch)

환자는 의자나 스위스 볼 위에 앉은 상태에서 발은 뒤집어 놓은 폼 롤러위에 놓는다(그림 14.40). 그리고서 뒤꿈치를 바닥에서 밀도록 한다.

스쿼트 (Squats)

환자는 폼 롤러를 수평으로 놓고, 폼 롤러 위에서 발은 어깨넓이로 폼 롤러의 가운데에 서 있는다. 환자는 스쿼트를 하는데 균형을 유지하기 위해 팔을 앞으로 내밀도록 한다(그림 14.41). 이 운동은 상급자 운동으로 균형과 자세 유지에 유익하다. 환자는 균형을 잡을 때까지 한 손을 이용하여 고정된 물체나 보조자에 의지하여 안정을 취할 필요가 있다.

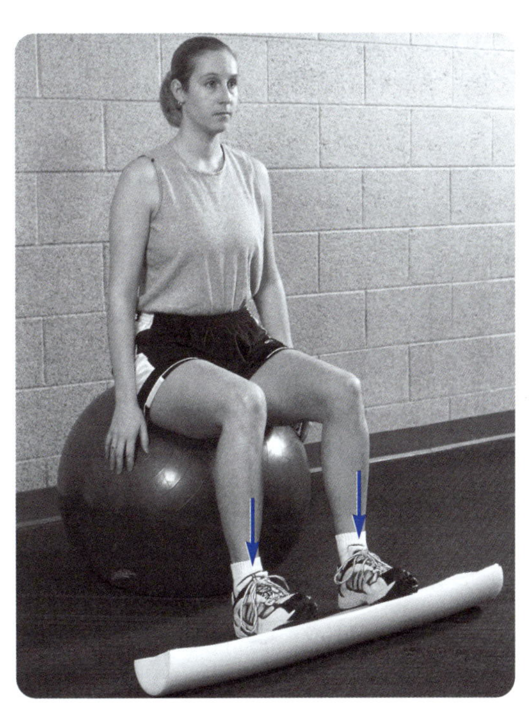

그림 14.40 앉아 가자미근 스트레치.

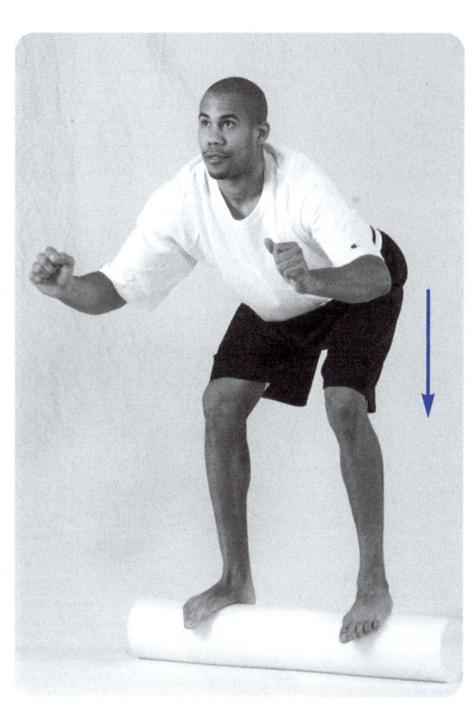

그림 14.41 스쿼트.

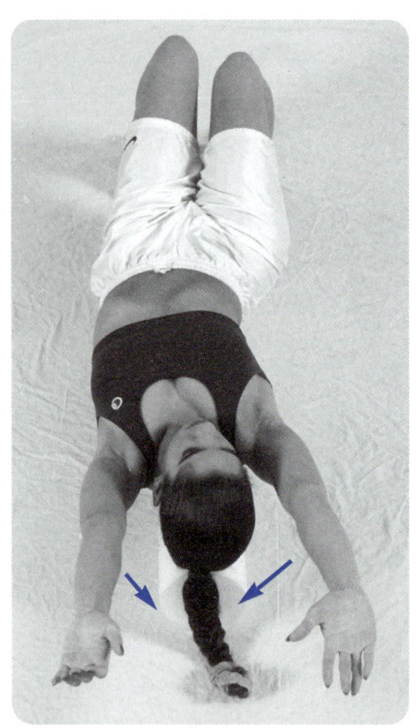

그림 14.42 팔뻗기.

상지운동 (Upper-Extremity Exercises)

상지를 위한 폼 롤러 운동은 마사지 기술을 포함하여, 유연성, 근력강화, 그리고 고유수용기 기능을 강화하는데 목적이 있다,

팔뻗기 (Arm Stretches)

환자는 힙과 함께 폼 롤러와 일직선으로 누워, 무릎은 구부리고, 발은 바닥과 닿게 하고 폭은 어깨넓이 정도로 유지한다. 그리고서 환자는 팔을 90°로 벌리고, 다시 135°, 그리고 머리 위로 팔을 이동한다(그림 14.42). 이러한 동작을 취하는 동안 팔꿈치와 팔은 바닥 방향으로 당기려고 노력한다.

팔굽혀펴기 (Push-Ups)

환자는 바닥에 무릎을 구부리고, 양손의 넓이는 폼 롤러 위에 어깨폭으로 하고, 그후 팔굽혀펴기를 한다. 손은 폼 롤러 위에 올려놓고 무릎의 위치를 변경함으로써 운동의 난이도를 높일 수 있다. 한 손은 하나의 폼 롤러에 다른 한 손은 또다른 폼 롤러에 올려놓고 실시하거나, 무릎 아래에 폼 롤러를 놓고 팔굽혀펴기를 실시할 수도 있고, 마지막으로 양손은 폼 롤러 위에 놓고 다리는 스위스 볼 위에 올려놓고 팔굽혀펴기를 한다면 난이도가 높아질 것이다.

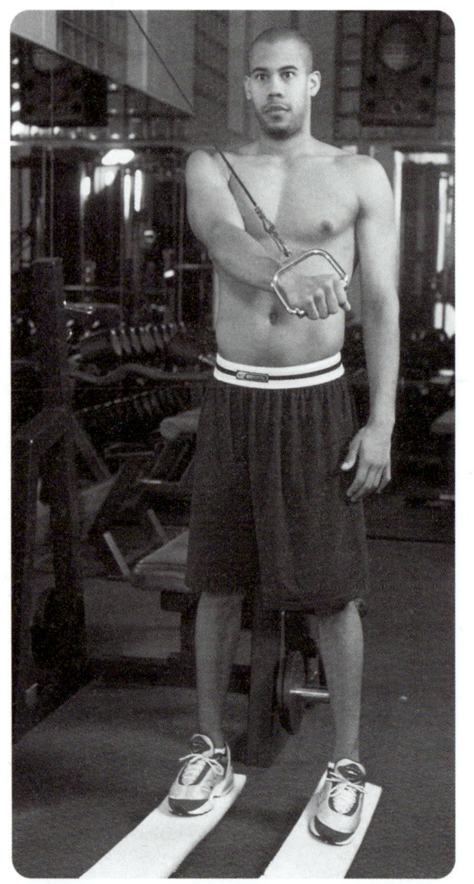

그림 14.43 서서 저항밴드 운동.

서서 저항밴드 운동 (Resistance-Band Exercises in Standing)

고무 튜빙이나 밴드를 이용한 단독적 혹은 복합적으로 이루어진 운동 형태는 폼 롤러에서도 가능하다. 초기 수준의 운동은 평평한 곳이 위로 향하게 한 상태인 반 폼 롤러에서(그림 14.43)하고, 보다 발전된 방법으로는 완전한 폼 롤러 위에서 서서 실시하는 형태이다.

누워 저항밴드 벤치프레스 운동 (Resistance-Band Bench Press in Supine)

환자는 폼 롤러 위에 힙과 무릎을 세우고, 발은 바닥에 닿은 바로 누운 자세를 취한다. 저항밴드는 가슴정도의 폼 롤러 아래에 둔다. 환자는 각각의 손으로 밴드를 움켜잡고, 팔꿈치가 완전히 펴질때까지 손을 천장쪽으로 밀어낸다. 이 운동은 한쪽 팔 또는 양팔을 이용해서 할 수 있다(그림 14.44). 밴드를 겹쳐서 하거나 두 개의 밴드를 이용할 경우, 강한 밴드를 이용할 경우 난이도가 높은 운동이 될 것이다.

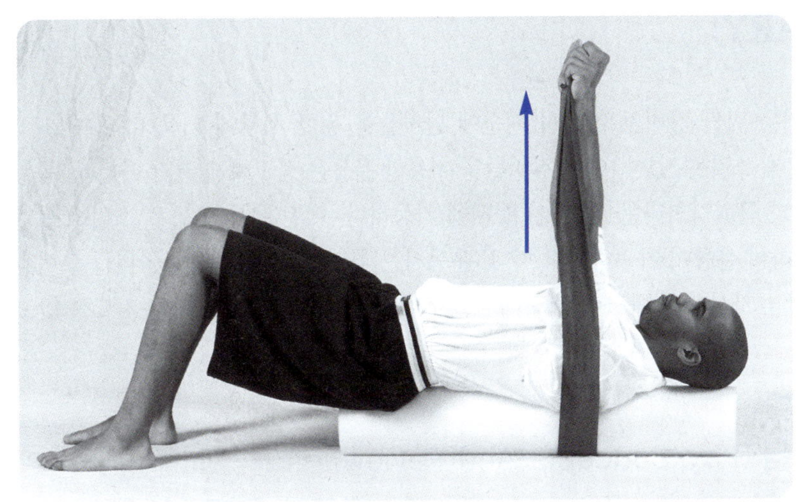

그림 14.44 누워 저항밴드 벤치프레스 운동.

누워 볼 던져올리기 (*Ball Toss in Supine*)

환자는 폼 롤러 위에 힙과 무릎을 세우고, 발은 바닥에 닿은 바로 누운 자세를 취한다. 그후 스위스 볼이나 메디신 볼을 천장쪽으로 던져 올린다(그림 14.45). 이 운동은 환자가 던진 볼을 균형을 잃지 않으면서 잡는데 목적이 있다. 어깨를 강조할 경우 볼을 잡기 위해 어깨를 수평으로 구부리고, 볼을 던져 올릴 때는 수평으로 펴도록 한다. 팔꿈치가 운동의 목적이라면 어깨는 상대적으로 안정적으로 유지하고 팔꿈치는 구부리고 펴는 것은 상대적으로 볼을 잡고 놓고 하는 수행에 적합하기 때문이다. 이 자세에서 손목 운동을 위해서는 팔꿈치를 유지하고, 손목의 손가락이 반대편으로 향하는 것으로부터 볼을 잡고 던지는 동안 구부리고 자뼈(척골, ulna)가 반대로 될 때까지 어깨는 상대적으로 안정을 취한다.

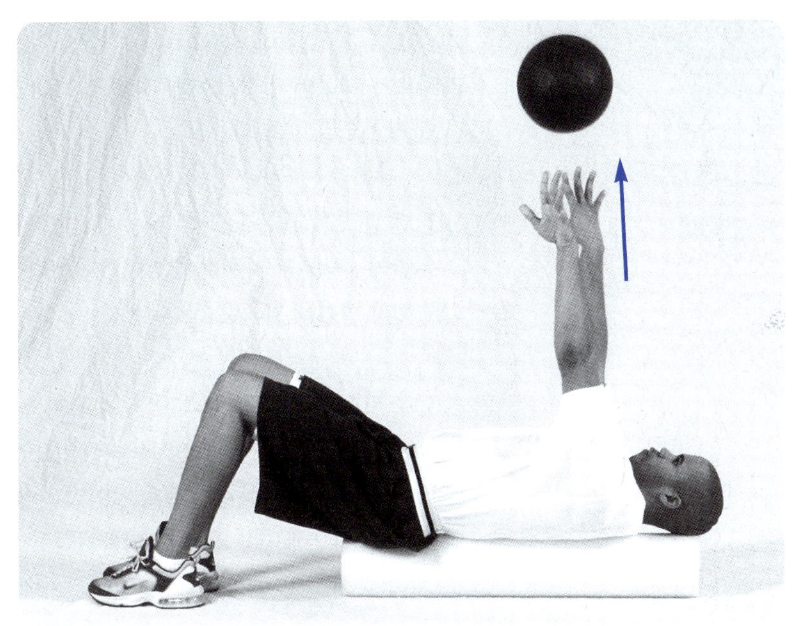

그림 14.45 누워서 볼 던져 올리기.

위팔세갈래근 밀어내기 운동 (*Triceps Press*)

환자는 몸을 앞에 두고 무릎을 편상태로 바닥에 앉는다. 하나의 폼 롤러는 발목 아래에 두고, 짧은 폼 롤러는 힙 주변의 몸 가까이에 둔다. 환자는 팔과 어깨를 펴서 힙 주변에 있는 폼 롤러를 사이에 두고 엉덩이를 들어 좌우측으로 올렸다 내렸다를 반복한다. 어깨의 강화에도 많은 효과가 있을 것이다.

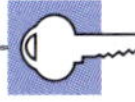

환자는 폼 롤러를 가지고 몸통, 하체 및 상체 운동을 수 있으며, 스위스 볼이나 고무 밴드, 튜빙과 같은 장비가 없어도 가능하다.

요약 (SUMMARY)

스위스 볼과 폼 롤러는 비싼 장비가 아니기 때문에 환자들을 위한 재활에 더욱 더 흥미있고, 도전의식을 고취시키는데 쓰일 수 있다. 이런 장비들을 이용한 운동은 상 · 하체 뿐만 아니라, 몸통 운동에 쓰이며, 유연성과 근력강화라는 2가지가 동시에 가능하다. 어떤 운동 종목은 스위스 볼과 폼 롤러를 동시에 이용하여 운동이 가능하기도 하다. 운동사는 환자가 혼자서 그런 장비들을 이용하여 운동을 하기 전에 금기사항을 반드시 지적해 주고, 사용법과 주의사항에 대한 지도를 받고 이용하면 좋을 것이다.

주요 개념 및 복습 (Key Concepts And Review)

1. 어떻게 스위스 볼과 폼 롤러가 기존의 운동에 흥미를 더할 수 있는가?

스위스 볼과 폼 롤러는 운동 중에 안정적이지 못한 표면을 제공한다. 그래서 열린사슬(open chain), 닫힌사슬(close chain) 운동에 이용할 수 있다. 또한 유연성, 근력, 평형성 등의 개선을 가져오기 때문에 환자들에게 지속적으로 난이도를 증가시켜 다양한 운동에 도전할 수 있는 의욕을 불러일으킬 수 있다.

2. 스위스 볼과 폼 롤러의 사용에 의한 재활 변수들에 기여하는 바는?

유연성, 근력, 근지구력, 평형성, 협응력, 관절과 몸의 위치 인식에 스위스 볼과 폼 롤러 운동을 함으로써 변인에 자극을 줄 수 있다.

3. 스위스 볼과 폼 롤러의 이용에 관한 안전요인, 주의사항, 금기사항에 대하여 논의해보자.

안전요인에 있어 환자들의 복장은 움직임이 자유로운 복장을 착용하고, 벨트 버클과 같은 물체로부터 벗어나야 한다 ; 신발은 견인력을 제공할 수 있는 고무밑창이 있는 것이 좋고; 볼 위에서 반동을 줄 경우에 구부리거나, 뒤틀거나, 그리고 척추를 회전해서는 안된다; 너무 긴 머리는 동작 중 시야를 가려 방향설정에 방해를 주기에 묶어야 하고; 운동의 속도는 통제 범위 내에서 실시해야지 너무 빠르지 않도록 한다. 운동사들은 환자들이 특정한 운동을 수행하기 전에 자세한 설명과 좋은 시범을 보여야 하고, 장비의 보관이나 자신에게 맞는 정확한 크기의 볼의 선정 방법을 지도해야 하며, 이런 장비를 이용하는데 어떻게 해야 하는지 의구심이 갈 경우 환자는 사용해서는 안된다. 금기사항으로는 스위스 볼이나 폼 롤러에서 떨어지는 것에 대한 공포나 두려움이나 어지러움이나 통증의 증가에 따른 약물을 복용하고 있다면 금지하는 것이 좋다.

4. 자신에게 맞는 정확한 크기의 스위스 볼 선정방법에 대하여 설명하라.

환자가 발을 바닥에 붙이고 스위스 볼에 앉았을 때 힙과 무릎의 각도가 90°가 되어야 한다.

5. 스위스 볼을 이용한 몸통운동, 상지 및 하지 운동의 종류와 목적을 밝히시오.

등을 펴는 브리지는 근력강화를 위한 운동이다; 척추에 있어 힙의 회전은 엉덩이의 근육을 강화할 수 있는 운동이다; 골반을 볼위에 올려놓고 하는 팔굽혀펴기는 초기 상체 강화 운동을 제공할 수 있다.

6. 폼 롤러를 이용한 몸통운동, 상지 및 하지 운동의 종류와 목적을 밝히시오.

폼 롤러에 누워서 가슴으로부터 무릎을 낮게하는 운동은 하복부를 강화하는 운동이다 ; 폼 롤러 위에 옆으로 누워서 폼 롤러를 따라 넙다리 부위 측면으로 폼 롤러를 굴리는 것은 허리와 엉덩이 부위를 마사지 기법이다 ; 양팔을 옆으로 벌린 상태에서 폼 롤러를 척주의 아래에 놓고 하는 운동은 어깨의 앞부분을 스트레치 하기 위한 동작이다.

심화 학습 문제 (Critical Thinking Questions)

1. 스위스 볼은 재활의 초기에 사용할 수 있기 때문에 약해진 어깨근의 안정화를 위한 운동으로 스위스 볼을 사용할 것인지 결정해야 한다. 스위스 볼을 가지고 할 수 있는 3가지 낮은 수준의 운동을 결정하라. 스위스 볼을 가지고 할 수 있는 보다 섬세한 어깨 운동은 무엇인가? 스위스 볼을 가지고 하는 상체운동을 몸통 운동에도 사용할 수 있다.

2. 허리에 손상을 입은 환자에게 스위스 볼을 주기로 결정하였다. 판단하기에 환자가 집에서도 스위스 볼 운동을 할 준비가 되었다고 느끼고 있다. 환자가 스위스 볼 운동방법을 좋아하기 때문에 운동의 수를 10가지로 제한하고자 한다. 환자에게 10가지 미만의 운동 방법을 설명하고 추천할 종목의 타당성에 대하여 설명하라.

3. 환자가 방학동안 집에서 스위스 볼을 사용하고자 구입하고 싶었지만, 어떤 크기의 공을 사야하는지 모르고 있다. 그에게 스위스 볼 구입 방법에 대하여 어떻게 설명할 것인가?

4. 배근육(복근, abdominals)이 약한 환자가 여름동안 가정에서 스위스 볼이나 폼 롤러를 가지고 재활치료 운동을 원하고 있지만 둘 다 할 수는 없다. 스위스 볼과 폼 롤러 중 어떤 종류의 운동 기구를 추천할 것이며, 그 이유는 무엇인가? 환자가 선택한 장비를 이용하여 운동할 수 있는 4가지 종목을 제시하라.

실험실 활동들 (Lab Activities)

1. 스위스 볼의 크기가 정확한지에 대한 선정시 랩 상대를 평가한다.

2. 아래 보기의 스위스 볼 운동 중 랩 상대를 지도하기 위한 5가지 몸통운동을 선정한다. 각 운동을 하면서 환자의 골반을 중립적인 상태로 유지하도록 하게 한다. 랩 상대가 각 운동을 수행할 때 잘못된 부분을 말로서 해결해 준다. 각 운동의 목표를 제시한다.

a. 반동과 차기
b. 가쪽으로 다리 뻗기
c. 가쪽 활주
d. 골반 회전
e. 앉아 몸통 돌리기
f. 누워 몸통 돌리기
g. 무릎꿇고 스트레치
h. 옆구리 스트레치
i. 등 스트레치
j. 엎드려 등펴기

k. 누워 다리들기
l. 엉덩이 돌리기
m. 브리징
n. 엎드려 다리들기
o. 5파운드 들고 수영하기
p. 앉아 배근 강화
q. 발목으로 볼 들어올리기
r. 측면 윗몸일으키기
s. 엎드려 걷기

3. 아래 보기의 스위스 볼 운동 중 랩 상대를 지도하기 위한 3가지 하지운동을 선정한다. 각 운동을 하면서 환자의 골반을 중립적인 상태로 유지하도록 하게 한다. 랩 상대가 각 운동을 수행할 때 잘못된 부분을 말로써 해결해 준다. 각 운동의 목표를 제시한다.
a. 가쪽으로 다리 들기
b. 반 스쿼트
c. 역 스쿼트
d. 무릎 구부리기
e. 옆으로 누워 볼 들어올리기
f. 발끝으로 글자쓰기

4. 아래 보기의 스위스 볼 운동 중 랩 상대를 지도하기 위한 3가지 상지운동을 선정한다. 각 운동을 하면서 환자의 골반을 중립적인 상태로 유지하도록 하게 한다. 랩 상대가 각 운동을 수행할 때 잘못된 부분을 말로써 해결해 준다. 각 운동의 목표를 제시한다.
a. 엎드려 팔들기
b. 세갈래근 펴기
c. 팔굽혀펴기
d. 어깨뼈 견인

5. 본 교재에 없는 몸통, 상지, 하체 운동에 대한 독창적인 스위스 볼 운동을 작성하시오. 각 운동의 목표를 제시한다.

6. 아래 보기의 폼 롤러 중 랩 상대를 지도하기 위한 다섯가지 몸통운동을 선정한다. 각 운동을 하면서 환자의 골반을 중립적인 상태로 유지하도록 하게 한다. 랩 상대가 각 운동을 수행할 때 잘못된 부분을 말로써 해결해 준다. 각 운동의 목표를 제시한다.
a. 허리근 마사지
b. 등 마사지
c. 허리 가동화 운동
d. 고양이 등 스트레치
e. 팔다리를 이용한 균형잡기
f. 누워 아랫배 운동
g. 누워 빗근 운동
h. 배 구부리기

i. 옆구리 돌리기
j. 브리징
k. 허리 네모근 강화

7. 아래 보기의 폼 롤러 중 랩 상대를 지도하기 위한 3가지 하지운동을 선정한다. 각 운동을 하면서 환자의 골반을 중립적인 상태로 유지하도록 하게 한다. 랩 상대가 각 운동을 수행할 때 잘못된 부분을 말로써 해결해 준다. 각 운동의 목표를 제시한다. 운동을 할 때 반 폼 롤러를 혹은 완전한 폼 롤러를 사용해도 된다.
a. 엉덩정강근막띠(장경인대, iliotibial band) 마사지
b. 넙다리네갈래근(대퇴사두근, quadriceps femoris) 마사지
c. 서서 균형잡기
d. 앞정강근(전경골근, tibialis anterior) 스트레치
e. 종아리근(비골근, peroneals) 스트레치
f. 가자미근(넙치근, soleus) 스트레치
g. 궁둥구멍근(이상근, piriformis) 스트레치
h. 스쿼트

8. 아래 보기의 폼 롤러 중 랩 상대를 지도하기 위한 3가지 상지운동을 선정한다. 각 운동을 하면서 환자의 골반을 중립적인 상태로 유지하도록 하게 한다. 랩 상대가 각 운동을 수행할 때 잘못된 부분을 말로써 해결해 준다. 각 운동의 목표를 제시한다.
a. 팔 스트레치
b. 팔굽혀펴기
c. 서서 저항밴드 운동
d. 누워 저항밴드 운동
e. 누워 볼 던져 올리기
f. 세갈래근 이용한 볼 패스

9. 스위스 볼과 폼 롤러를 병합하여 실시하는 몸통, 하지 및 상지 운동을 설계하시오. 각 운동의 목표와 근육에 미치는 효과를 제시한다.

권장 도서 (Additional Sources)

Craeger, C.C. 1996. *Therapeutic exercises using foam rollers.* Berthoud, CO: Executive Physical Therapy.

Institute of Physical Art. 1991. *Integrating function: The foam roller approach.* Steamboat Springs, CO: Institute of Physical Art.

제 15 장

힘줄의 염증에 대한 운동치료법 (Therapeutic Exercise for Tendinopathy)

정 진 욱

학습목표 (Objectives)

이 장을 마치고 난 후에는 아래의 사항을 설명할 수 있어야 한다 :

1. 힘줄 염증의 정의를 내릴 수 있다.
2. 힘줄 염증의 다양한 병인에 대하여 논할 수 있다.
3. 힘줄 염증 반응을 설명할 수 있다.
4. 힘줄 염증의 초기 치료를 좌우하는 매개 변수를 확인할 수 있다.
5. 힘줄 염증 치료 프로그램의 진행 과정을 제시할 수 있다.

▶ 엘라 벨라(Ella Bella)는 자신의 직업에 종사하는 동안, 힘줄의 염증(tendinopathy)을 가진 선수들을 많이 보아왔다. 그녀는 선수들에게 힘줄의 염증이 발생하면 초기에 보고하도록 강조하고 있으나, 선수들은 한결같이 치료하기가 훨씬 더 어려워질 때까지 기다리는 것처럼 보인다. 치료와 관련된 여러 문제들은 발생 초기 단계에 찾아왔다면 그렇게 어렵지 않았을 것이다.

엘라는 힘줄의 염증 치료가 급성 손상처럼 다뤄질 수 없다는 것을, 더욱 그러하다는 것을 알고 있다. 그녀는 힘줄의 염증 환자들을 치료하는 일을 좋아하는데, 그것은 자신이 힘줄의 염증 발생 원인을 규명하고 또한 힘줄의 염증이 재발하는 위험을 줄이는 탐정이 되어야 하기 때문이다. 이제 그녀는 고등학교 4×200미터 릴레이 팀에 있는 어떤 주자를 관리하고 치료하는 일을 맡고 있다. 그 팀은 도내 육상 경기에서 1위를 차지할 것으로 예상되고 있으나, 엘라는 그 육상 경기 전에 타일러(Tyler)라는 선수가 효과적으로 치료받지 못하면 그 팀이 1위를 하지 못할 것을 알고 있다. 그녀는 타일러를 위한 최선의 치료 성과를 결정하기 전에, 타일러에게 아킬레스 힘줄의 염증이 일어나게 된 이유들을 찾아내고 그 힘줄의 염증이 어느 정도인지를 판정해야 한다.

당신이 하는 일이 영향력이 있는 것처럼 행동하라.
당신이 하는 일은 정말 중요하다.
WILLIAM JAMES, 1842–1910, 미국인 철학자이자 심리학자

힘줄의 염증(tendinopathy)이 신체의 많은 부분에 영향을 줄 수 있기는 하지만, 이것을 특정한 신체 부분에 관한 각 장에 포함시키기보다는 따로 분리된 장에서 논하는 것이 의미가 있다. 힘줄의 염증을 따로따로 보는 것은, 힘줄의 염증 치료가 급성 상황(acute condition)에 대한 치료와 다르다는 점에서 이치에 맞다. 그럼에도 힘줄의 염증 치료는 신체의 모든 부분에 본질적으로 비슷하다.

용어 정리 (TERMINOLOGY)

힘줄(건, tendon)은 힘이 전달되는 도중에 기능을 하며 또한 힘줄이 근육과 뼈 사이에 자리하고 있다는 특징상, 힘줄은 일이나 운동 중에 엄청난 스트레스와 긴장을 겪게 된다. 우리는 여러 힘줄 내부에 일어나는 병리가 어떻게 전개되는 지는 이해하지 못하지만, 힘줄의 구조 내에서 자주 손상이 일어난다는 것은 알고 있다. 힘줄 병리를 논함에 있어서 발생하는 혼동 가운데 일부는, 힘줄 상태를 묘사하는 데에 사용되는 용어들이 무수히 있다는 데에 있다. 이들 용어는 관련된 특정 조직을 가리킨다. 힘줄윤활막염(tenosynovitis)은 힘줄을 둘러싸고 있는 윤활막(synovial sheath)에 발생한 염증을 말한다. 힘줄옆조직염(paratendinitis)은 윤활막이 없는 힘줄의 힘줄주위조직막(paratenon sheath)에 염증이 생기고 두꺼워진 것을 말한다. 힘줄염은 *tendonitis*라고도 표기되며, 힘줄에 염증이 발생한 것을 말하는 포괄적인 용어이다. 힘줄 병증(tendinosis)은 비염증성 상태로서, 거듭된 외상으로 인하여 힘줄이 아주 미세하게 찢어지는 현상을 수반한다. 이 용어들은 각각 생체 검사를 한 다음에서야 정확하게 적용될 수 있는데(Maffulli, Khan & Puddu, 1998; Wang,

Iosifidis, & Fu, 2006), 생체 검사는 환자들에게 일반적으로 이루어지지 않는다. 따라서, 이들 용어는 힘줄(건, tendon)의 염증 상태를 설명하는 데에 더 이상 사용되지 않는다. 이 용어들은 종종 서로 바뀌어 사용되고 있지만 부정확하게 쓰이고 있으므로, 현재의 업무 처리 모범 관행에서는 이 용어들을 사용하지 않도록 하고 있다. 그리고, 통증, 부종 및 기능 저하의 징후와 증상을 보이는 힘줄의 상태를 말하고 식별하는 데에 tendinopathy라는 용어를 쓰자는 제안이 나오고 있다. 따라서, 이 본문에서는 *tendinopathy*라는 용어를 사용하고자 한다.

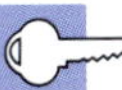

힘줄염(tendinopathy)은 통증, 부종 및 손상된 기능이 나타나는 힘줄을 식별하는 데에 사용되는 용어이다.

힘줄의 구조 (TENDON STRUCTURE)

힘줄의 염증에 대한 인식과 그 치료법을 발전시키기 위해서는, 먼저 힘줄의 구조와 기능을 이해해야 한다. 구체적인 구조는 힘줄마다 어느 정도 다르지만, 힘줄은 모두 어떠한 기본적인 성분들로 이루어져 있다. 정상적인 힘줄은 섬유모세포(fibroblasts) 및 세포외 기질(extracellular matrix)을 포함하는 콜라겐 묶음으로 구성되어 있으며, 이 세포바깥 바탕질은 주로 물과 Type I 콜라겐, 그리고 바탕질(ground substance)로 이루어져 있다. Type I 콜라겐은 힘줄의 주된 섬유 성분이다. 힘줄은 점성과 탄성을 갖고 있는데, 이는 다중당단백질화합물(glycosaminoglycans), 당단백질(glycoproteins) 및 바탕질에 있는 기타 물질들 때문이다. 이들은 세포바깥 바탕질을 지탱해 주는 겔(gel)과 같은 구조를 하고 있다. 힘줄은 점탄성이기 때문에, 5장에서 논의된 점탄성 조직의 특성을 모두 갖고 있다. 힘줄의 혈관과 신경은 힘줄바깥막(epitenon)에 들어가 있는데, 이것은 힘줄을 둘러싸고 있는 느슨한 그물코 모양의 조직을 말한다. 힘줄바깥막은 콜라겐 묶음들 사이에 넓게 뻗어있는 힘줄속막(endotenon)과 밀접한 관련이 있다. 윤활막은 아킬레스 힘줄 및 두갈래 힘줄(biceps tendon)과 같이 평균 이상의 마찰 스트레스를 받는 힘줄들을 에워싸고 있다. 막(sheath)에는 힘줄에 공급할 주된 혈액이 들어가 있다. 막에는 두 개의 층이 있는데, 하나는 바깥 섬유증 층(outer fibrotic layer)이고 또 하나는 얇은 내부 층이다. 그리고 이 두 개의 층 사이에 아주 적은 양의 윤활액(synovial fluid)이 있어 이 높은 스트레스 범위에 있어 마찰을 줄여준다.

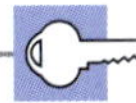

힘줄은 기본적으로 섬유모세포 및 세포바깥 바탕질을 포함하고 있는 콜라겐 다발로 이루어져 있다. 힘줄은 부하를 받으면 더 뻣뻣해지며, 스트레스-긴장의 원리를 받게 된다.

힘줄은 근육 힘줄(myotendinous) 결합지점에서 근육과 연결되고, 골 힘줄(osteotendinous) 결합지점에서 뼈와 연결된다. 이 두 곳은 세포의 구성 면에서 매우 특수하며, 근이 각각의 구조에 안전하게 연결되어 있도록 해 준다. 이들 지점에서는 힘줄의 염증이 일어나는 경우가 거의 없다.

보통 휴식을 취하고 있을 때에, 힘줄은 곱슬곱슬한 물결 모양을 하고 있다. 그러나, 부하가 가해짐에 따라 힘줄은 딱딱해지며 5장에서 설명된 바와 같이 스트레스-긴장의 원리(stress-strain principles)를 받게 된다. 힘줄의 장력(tensile strength)은 힘줄이 그에 가해지는 스트레스를 얼마나 잘 견디느냐에 따라 결정된다. 힘줄의 장력은 그 근육이 만들어내는 최대 힘(maximal force)의 약 4배가 된다는 의견도 있다(Elliot, 1965). 힘줄의 장력은 그 근육의 힘 생성보다 훨씬 더 크다. 따라서 장력 이외에도 힘줄의 염증 손상을 유발시키는 다른 요인들이 있는 것이 분명하다. 이 추가적인 요인들이 정확히 무엇인지는 앞으로 밝혀져야 될 것이다.

병인 (ETIOLOGY)

힘줄의 염증(tendinopathy)의 발생 원인은 아직 분명하지 않으며, 이 질병의 원인에 관하여 여러 다른 이론들이 전개되어 왔다. 그 중에서 3가지 이론이 널리 퍼져 있는데, 그 어느 이론도 질문에 답을 다해주지는 못하고 있다. 이 중에 하나는 기전적 스트레스에 근거한 것으로, 이 요인은 힘줄에 압력을 그 정상적인 스트레스 범위 내에서 반복적으로 가하지만 결국에는 그 힘줄이 제기능을 못하게 하는 피로를 유발하는 것이다(Rees, Wilson, & Wolman, 2006). 반복적인 압박이 그 손상의 원인이라고 한다면, 그 부분에 들어가는 섬유모세포가 흉터 조직(scar tissue)을 만들어내고 그 구조를 약화시킬 것이라는 말이 된다. 이 이론은 흉터 조직 형성에 대한 것은 뒷받침해주고 있으나, 최대하 수준에서 가해진 압박이 어떻게 이 병을 유발하는가에 대해서는 설명을 하지 못하고 있다.

두 번째 이론은 혈액의 공급량에 기초하고 있다. 힘줄에 양질의 혈액 공급량이 부족하게 되면 제기능을 못하게 되고, 관류(perfusion)를 받기 쉽다는 것이다. 혈관은 힘줄의 염증(tendinopathy)이 있는 곳이 아니라, 힘줄과 근육, 그리고 힘줄과 뼈가 연결되는 곳에 제일 많이 있다. 혈관질(vascularity)이 줄어들어 인식되는 힘줄에는 아킬레스힘줄, 무릎뼈(슬개골, patella)힘줄, 뒤쪽 정강뼈(경골, tibial)힘줄, 가시위근(극상근, supraspinatus) 등이 있다(Fenwick, Hazleman, & Riley, 2002). 여기가 흔히 힘줄의 염증이 발생하는 곳들이며, 대부분 혈관부족(hypovascularity) 자리에서 문제가 발생한다(Fenwick et al., 2002). 일단 힘줄의 염증이 발생하면, 그 자리에는 혈관과다(hypervascularity) 현상이 있다. 그러나 그 쪽으로 혈액 공급량을 늘린다고 하여 그 곳을 치료하는 데 도움이 되지는 않으며, 실제로는 통증 및 상태의 만성(chronicity)을 진행시키는 것처럼 보인다(Fenwick et al., 2002). 혈관질이 증가된 상태에서 이러한 반직관적인 힘줄의 염증 활성화가 이루어지는 이유는 알려져 있지 않으나, 이는 힘줄의 염증 병인학의 한 이론으로서 혈관질 감소를 지지하는 것에 반대하는 주장을 내어놓고 있는 것이다.

세 번째 이론은 신경에 근거한 이론으로, 다양한 연구자들의 조사결과에 기반을 두고 있다. 통증 신경 전달 물질이 몇몇 힘줄의 염증 자리에서 발견되어 왔는데, 비만 세포(mast cell)와 신경 세포 끝의 힘줄 사이에는 밀접한 관련이 있으므로, 힘줄을 만성적으로 과다하게 사용하게 되면 불균형한 신경 촉진이 이루어져서 비만 세포 활동이 활성화될 수 있다(Rees et al., 2006). 2장에서 본 바와 같이, 비만 세포는 힘줄의 염증에 있어서 중요한 두 요소, 즉 국부적인 혈액 흐름 및 섬유모세포 생산을 늘린다. 유감스럽지만, 신경 이론은 아직까지 완전히 검증이 되지 않았으며, 확인되기 전까지 더 많은 연구가 있어야 한다.

아마도 힘줄의 염증에는 이 이론들이 서로 연관되어져 있을 것이다(Rees et al., 2006). 그 상태를 둘러싸고 그 어떤 이론이 자리하고 있든지 간에, 그 결과는 똑같이 통증과 부기, 그리고 기능 저하이다. 충격이 과도하게 있을 때에는 직접적으로 타격을 가하는 것과 같은 누적된 외상(cumulative trauma)나 급성 외상(acute trauma)의 형태를 띨 것이다. 힘줄의 염증 사례는 대부분이 과사용 손상으로 생각되는데, 과사용 손상에서는 누적된 외상이 원인인 것으로 보인다. 외상성 힘줄의 염증에서, 힘줄은 갑작스럽고 심각한 손상을 입으며, 또다른 부하를 입기 전에 회복할 시간을 충분히 갖지 못하여 고장이 나는 것이다. 통증, 부종, 그리고 기능 감소는 힘줄의 염증에서 임상적으로 나타나는 내용들이다.

힘줄의 염증은 많은 요소로 된 상태일 것 같다. 그렇지 않다면, 자신들의 힘줄에 심한 압력을 주는 사람들은 모두가 힘줄의 염증에 걸리게 될 것인데, 사실은 그렇지 않다. 따라서 임상학자들은 힘줄의 염증이 있는 개인들과 관련이 있는 요인들 가운데 힘줄의 염증의 원인이 될 가능성이 있는 것들을 모두 조사하고 확인해야 한다.

힘줄의 염증 환자들에게 반드시 검사해야 할 요소들이 있는데, 그 이유는 이 요소들이 힘줄의 염증의 발병 및 확산 모두에 영향을 끼칠 수 있기 때문이다. 이 요소들은 외인성 요인과 내재성 요인의 두 부류로 나누어진다. 외인성 요소에는 지나치게 자주 부하를 가하는 것, 부적절한 장비 또는 신발류, 훈련상의 오류, 그리고 직업상 등이 있을 수 있다(Rees et al., 2006). 내재성 요인으로는 일반적으로 나이, 성별, 병리역학(pathomechanics), 그리고 마르판 증후군(Marfan)이나 진성 당뇨병(diabetes mellitus)과 같이 유전적 또는 후천성 전신병 등이 포함된다(Rees et al., 2006).

외인성 요인에서, 부하에 의해 발생하는 문제로는, 지나친 과부하, 과도한 기간 및 장거리 운동, 그리고 과한 속도 증가 등이 포함된다. 예를 들면, 언덕 달리기 운동에서 속력이나 거리, 또는 경사도를 늘리는 것, 점프 운동의 강도를 늘리는 것, 너무 멀리, 너무 열심히, 너무 빠르게, 또는 너무 여러 번 반복해서 던지는 것, 그리고 쉬지도 않고 컴퓨터에서 너무 오래 타이핑하는 것 등이 있다. 부하 문제는 그 어떤 형태의 것이든지 문제가 될 수 있으나, 근본적으로는 모두가 부하량(workload)을 힘줄이 견딜 수 있는 수준 이상으로 늘린다는 것이다. 경험상, 주당 10~15%정도의 운동부하 증가는 일반적으로 안전하고 견딜만하다고 본다.

잘못된 기술 및 수행 역시 힘줄에 스트레스를 줄 수 있다. 예를 들면, 테니스 선수가 백핸드 시 볼을 뒤에서 치게 되면, 가쪽위관절융기염(외측상과염, lateral epicondyle)의 폄근(신근, extensor) 힘줄(tendon)이 충격을 더 심각하게 받게 되는 것이다.

부적절한 장비와 서 있는 지면 또는 운동장으로 인해서 몸에 가해지는 힘이 달라질 수도 있다. 예를 들면, 테니스 선수의 라켓 그립이 너무 두꺼우면 라켓을 쥐기 위해 그립을 더 세게 잡아야 하는데, 이런 경우 힘줄이 들어가는 팔꿈치(elbow)가 스트레스를 더 받게 된다. 신발을 너무 꽉 묶는 경우에는 발의 폄근 힘줄이 받는 압력이 늘어나 힘줄에 염증이 생길 수가 있고, 충격을 흡수하는 나무 바닥이 아니라 다소 미끄러운 콘크리트 바닥에서 농구를 하는 경우에는 선수들이 무릎뼈(슬개골, patella) 힘줄이 염증(tendinopathy)에 걸리기 쉬울 수 있다. 너무 짧은 컴퓨터 책상 의자를 사용함으로 인해서 손목굴증후군(carpal tunnel syndrome)이 생길 수도 있다.

구조적 이상 및 근육 불균형은, 정상적인 생체 역학을 변경시킴으로써 힘줄에 충격을 더하는 내적인 요인이 된다. 달리면서 지나치게 발을 모음(내전, adduction)시키면 중간 부위의 아킬레스 힘줄 및 뒤쪽 정강신경(tibialis tendons)이 수축을 하는 중에 심한 스트레칭 현상이 일어나게 된다. 돌림근띠(회전근개, rotator cuff)가 약하면, 어깨가 움직일 때 위팔뼈 관절오목의 아래쪽으로 매끄럽게 들어가지 않는다. 그래서 연조직(soft tissue)이 다치기 쉽게 되는데 이것은 특히 팔을 들어 올리는 동작에서 그러하다. 뼈 또는 어깨지지막 도르래에 눌리는 힘줄, 그리고 높은 마찰력에 쉽게 영향을 받는 힘줄이 힘줄의 염증에 민감하다. 예를 들면, 두갈래근(이두근, biceps)에서 힘줄의 염증이 흔히 발생하는 곳은 가로인대(transverse ligament)가 두갈래 고랑(bicipital groove)에서 힘줄을 잡고 있는 지점이다.

힘줄이 스트레스를 받게 되면 그 스트레스를 받아들이려고 하는 과정에서 자기의 습성을 바꾸게 되는 경우가 있다. 근육과 뼈, 그리고 그 밖의 다른 구조와 마찬가지로, 힘줄도 비대해지거나(hypertrophy), 개조를 함으로써 그 과부화된 압박에 반응을 한다. 문제는 그럼 어느 정도의 압박이 있을 때에 과부하로 힘줄을 손상시키지는 않으면서 비대하게 만드는가 하는 것이다. 이 문제에 대해서 연구자들은 아직 답을 하지 못하고 있다.

힘줄의 염증에는 힘줄의 막(sheath)이 두꺼워지는 것, 섬유증(fibrosis) 부분이 있는 것, 조직이 두꺼워지는 것, 그리고 작은 혹이 만들어지는 것과 같은 힘줄 내부의 변화가 수반된다.

임상적인 관점에서 볼 때에, 명확한 연구 결론이 없는 상황에서 가장 좋은 대답은 운동사들이 관찰을 통해 얻은 기법에서 와야 한다. 현재로서는, 압박에 대해 환자의 힘줄의 염증(tendinopathy)이

그 모든 형태의 힘줄의 염증의 근본적인 원인은 반복적인 압박에서 유발되는 상태 및 급성 외상에서 일어나는 상태를 포함하여 그 해당되는 힘줄에 압박이 지나치게 있었다는 것이다.

어떻게 반응하는지를 모니터하고 이에 맞게 치료상의 운동 프로그램을 조절하는 것이 적절한 부하 적용을 결정하기 위한 최선의 방법이다. 통증, 염발음 또는 부종이 커진다는 것은 과부하가 지나쳤다는 것을 보여주는 임상적 징후이다.

힘줄 반응 (TENDON RESPONSE)

힘줄의 염증(tendinopathy)이 발생하면 통증과 부종, 그리고 기능 감소가 생긴다고 하였는데, 이 외에도 몇 가지 변화들이 생기는 것으로 기록되어 있다. 육안으로 보이는 수준에서는, 힘줄의 막이 두꺼워진다는 것이다. 또한, 섬유증 부분 및 두꺼워진 결합 조직(connective tissue)도 종종 촉진으로 알 수 있으며, 표면상의 힘줄에 작은 혹들 및 유착이 있는 것도 촉진할 수 있다. 힘줄은 염증이 있는 것처럼 보이지는 않지만, 콜라겐 분해 현상이 분명히 있다(Tasto et al., 2004). 염증이 생긴 힘줄에는 정상 수준의 프로스타글란딘(prostaglandin), 염증을 중재하는 세포(Alfredson, 2006), 그리고 신경계 통증 조절물(Alfredson & Cook, 2007)의 흔적도 있다. 따라서, 힘줄의 염증은 프로스타글란딘이 중간에 개재된 상태라기보다는 신경성으로 조정되는 상태일지도 모른다(Alfredson, 2005). 힘줄의 염증이 있으면서 혈관질이 증가한 과정은 실제로는 혈관신경이 증가한 것이다. 그러므로 혈관의 공급과 함께 통증 형태의 신경 입력이 커지게 된다. 힘줄의 염증은 프로스타글란딘 중재와 관계된 염증이 아니기 때문에, 힘줄의 염증을 치료할 때에 NSAID(비스테로이드성 항염증약)을 쓰는 것은 검증된 것으로 보이지 않는다(Alfredson, 2006).

힘줄의 염증에 걸릴 수 있는 징후에 힘줄이 어떻게 반응하는가 하는 것은 힘줄이 그러한 위협을 얼마나 잘 견뎌낼 수 있느냐에 달려 있는데, 이것이 앞서 논의한 바 있는 병인학적 요소이다. 건강한 힘줄이라면 메트리스 적응을 통해서 그러한 위협에 적응할 수 있을 것이다. 그러나 힘줄은 자신이 기존에 갖고 있던 내적 및 외적 요소가 어떠한가에 따라, 그러한 위협을 견뎌내지 못할 수도 있으며(그림 15.1), 증상이 나타나게 된다.

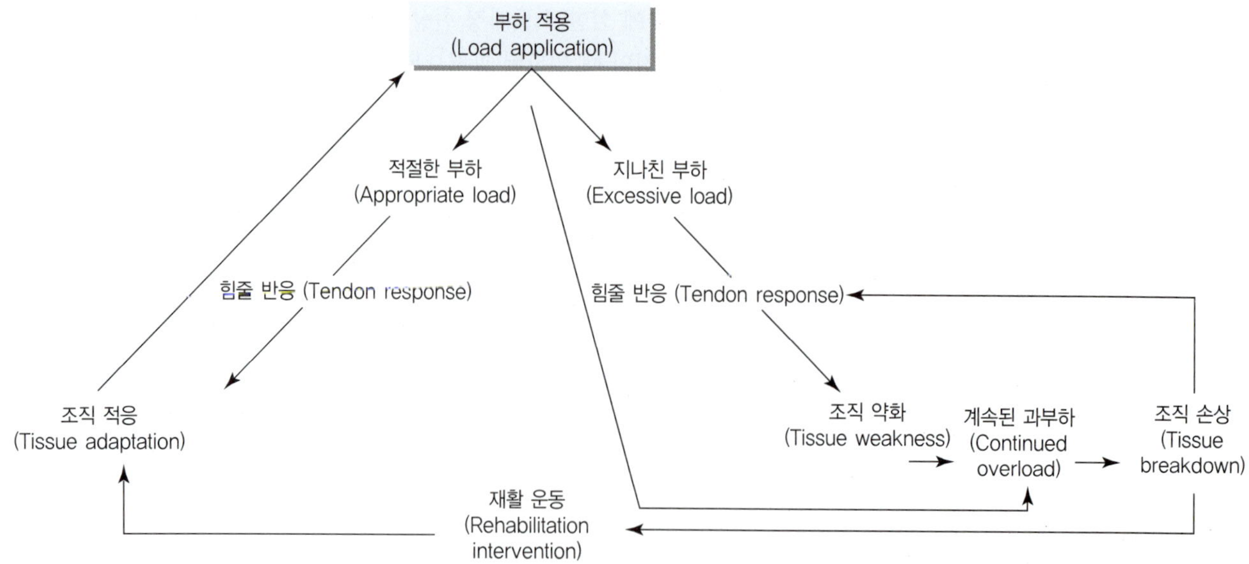

그림 15.1 부하 적용 및 힘줄 반응 : 힘줄 부하가 충분히 회복할 시간도 없이 지나치게 된 경우에는, 조직손상이 발생할 수 있다. 조직이 적절하게 적응할 수 있도록 하면서 부하가 이루어질 때 힘줄의 건강이 유지된다고 본다.

일반적인 치료 (GENERAL TREATMENT)

힘줄의 염증(tendinopathy)을 치료한다는 것은 환자에게 힘줄의 염증을 유발하는 내적 및 외적 요인들을 확인하여 조절하는 일을 포함하는 일로써, 이것은 아무리 강조해도 지나치지 않다. 운동사가 힘줄의 염증의 원인이 되는 이들 요인들을 바꾸지 않는다면, 환자들은 힘줄의 염증이 재발되는 고통을 겪고 결국에는 환자는 물론 운동사에게도 좌절감을 주는 만성적인 상태에 이르게 될 것이다.

힘줄의 염증의 원인을 알아내기 위해서, 운동사들은 환자의 병력을 철저히 알고 있어야 한다. 즉, 환자, 코치 또는 감독을 통해 부하 변화 및 잘못된 기법에 대한 정보를 알아보고, 환자의 수행을 개인적으로 관찰하고, 장비 사용과 운동장 및 경기장 바닥도 조사하며, 근육의 불균형 및 구조적인 비정상적 상태를 평가해야 한다. 힘줄의 염증 재발을 방지하기 위해서는, 환자가 안전하게 운동에 전념하도록 보내기 전에 힘줄의 염증의 원인이 되는 요소들을 전부 수정해 주어야 한다.

운동사들이 힘줄의 염증을 다루는 데 있어서 겪는 제일 어려운 문제들 가운데 하나는 힘줄이 치유 과정의 어디에 있는지를 알아내는 것이다. 첫 번째 치료에 대한 환자의 반응 및 증상을 보는 것은 운동 과사용 힘줄의 염증이 치유 단계의 어디에 와 있는지를 알아보는 것이 제일 좋은 방법일 것이다. 손상의 치유 단계는 정확히 찾아내는 것이 중요한데 그것은, 이 장의 후반부에 설명되겠지만, 바로 이 작업이 치료의 방향을 결정하기 때문이다. 따라서, 초기에 치료법을 결정하는 일이 가장 어렵다. 그 목표는 환자가 손상 부위를 악화시키지 않고 진전을 보일 수 있도록 돕는 것이다. 그 손상된 힘줄이 치유 과정의 어디에 와 있는지를 제대로 모르면 이 목표를 이루기가 어려워진다. 힘줄염의 통증을 반드시 먼저 억제한 다음에 치료적 운동을 시작하도록 한다. 증상의 강도를 아는 것도 여러분이 초기 치료법을 결정하는 데 길잡이가 될 수 있다. 치료를 얼마나 적극적으로 해야 할 지에 대하여 확신이 없다면, 더 적극적으로 치료를 했다가 통증과 부종을 가중시키는 것보다는 신중을 기하고 보다 덜 적극적인 치료를 하는 것이 좋다. 여러분이 초기에 치료를 함에 있어서 나타나는 시행착오의 결과가 얼마나 정확한가는 여러분이 환자의 손상 반응 및 조직 치유 단계를 얼마나 잘 알고 있는지, 관찰 및 병력 파악을 잘 하고 있는지, 그리고 판단을 잘 내리고 있는지에 달려 있다. 힘줄이 여러분이 한 치료 때문에 더 민감해진다면, 그 힘줄염은 이제 쉽게 염증을 일으킨다는 것을 알고 그에 맞게 앞으로의 치료법을 조정할 수 있을 것이다. 처음에 어떠한 치료가 증상을 개선시키거나, 또는 아무런 영향을 주지 않는다면 그 다음 단계로 치료를 진행할 수 있다.

힘줄염은 본질적으로 증상에 근거를 두는 진단이다. 따라서 증상은 치료의 강도를 정하는 데 있어서 근본적인 지침이 된다. 증상이 심하고 오래되면 될수록, 치료법은 덜 적극적이다. Stanish et al, (2000)의 연구에 기초한 일반 지침서를 참고하면 힘줄의 상태가 어느 정도인가를 확인하고 적절한 초기 치료법을 선택하는 데에 도움을 받을 수 있다(표 15.1). 예를 들면, 수업을 들으러 걸어가는 중에 아킬레스힘줄에 통증을 느끼는 환자가 있다면, 여러분은 그 힘줄의 염증이 염증성이라는 것을, 그리고 그 환자가 운동을 거의 견딜 수 없을 것임을 이해할 것이다. 이에 반해, 달리기를 하는 동안에만 아킬레스힘줄에 통증을 느끼는 환자가 있다면 초기 치료 방법에 치료적 운동을 포함시킬 수가 있다.

재활 프로그램이 시작해서 끝날 때까지 치료에 대한 환자의 힘줄 반응을 지속적으로 관찰하는 것이 중요한데, 통증과 부종은 주목해야 할 핵심적인 징후들이다. 증상이 조금이라도 심해진다면 이것은 치료법이 과함을 암시하는 것이다. 증상이 악화되는 것을 완화하기 위해서는 활동을

표 15.1 힘줄의 염증 분류*

분류	Level 1	Level 2	Level 3	Level 4	Level 5	Level 6
강도	약함	약함	보통	보통	심각함	심각함
통증	통증 없음	과도하게 운동했을 때에만 통증이 있으며, 활동을 멈추면 통증도 멈춤	과도하게 운동했을 때 통증이 있으며, 활동 후 1~2시간 지속함	보통 수준의 활동으로 통증이 있으며, 활동 후 4~6시간 지속함	그 어떤 운동으로도 통증이 급격히 증가하며, 활동 후 24시간까지 지속함	일상 생활의 활동 중에 통증이 있음
통증으로 인한 수행 제한	없음	없음	일반적인 운동에는 변경이 없으나, 심한 운동은 제한함	일반적인 운동 활동을 수행할 수 없음	그 어떤 스포츠나 활동에도 참여할 수 없음	Level 5와 마찬가지이며, 일상 생활 중의 일부 활동에 어려움이 있음

* Stanish 등 (2000)의 연구에 기초한 범주 수정.

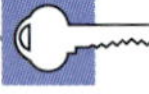

모든 형태의 힘줄염과 관련된 치료법 지침에는 그 상태의 원인 찾기 및 원인이 되는 요소 수정하기라는 두 가지 가지 필수적인 요소가 포함되어 있다. 치료법은 그 상태의 자극 감수성에 따라 달리 선택한다.

줄이는 것 외에도 열이나 전기를 이용한 양식 ,그리고 약물 치료가 사용될 수 있다.

치료적 운동은 힘줄의 염증(tendinopathy) 치료에 있어 매우 중요한 부분이지만, 적절한 경우에만 사용되어야 한다. 그렇지 않으면 상태를 더 악화시킬 수 있다. 치료적 운동를 하면, 일반적으로 유연성 운동이 중요한 구성 요소가 된다. 단축성(concentric) 운동과 신장성(eccentric) 운동은 힘줄에 스트레스를 가하며, 힘줄이 정상적인 기능적 활동을 하도록 준비시키는 데에 매우 중요한 역할을 한다. 이 중에서 신장성 운동은 힘줄의 염증 치료에 특히 중요한 역할을 한다(Eriksson, 2006; Jonsson & Alfredson, 2007; LaStayo et al., 2003; Woodley, Newsham-West, & Baxter, 2007). 신장성 운동이, 아직까지 밝혀지지 않은 어떠한 작용 원리를 통하여, 신혈관 형성(neovascularization)을 거꾸로 함으로써 힘줄의 건강을 증진시키고 힘줄염의 징후와 증상을 줄인다는 증거도 있다(Ohberg, Lorentzon, & Alfredson, 2004). 그러나 어떠한 메카니즘을 통한다고 할지라도 그 최종적인 결과는 통증을 감소시키고 체력을 강화하는 것, 그리고 정상적 기능을 하는 최적의 상태로 돌아가는 것이다. 일단 힘줄의 염증의 징후와 증상이 해결되면, 그 환자는 정상적인 활동을 하기에 앞서서 단축성 운동, 플라이오메트릭(plyometric) 운동, 그리고 민첩성 운동을 거쳐 가도록 한다.

신장성 운동은 힘줄의 염증을 치료하는 데 있어서 그 모든 치료적 운동 프로그램의 일부가 되어야 한다. 어떤 인체 분절이 관련되어 있든지, 신장성 운동은 힘줄의 염증을 해결하는 데에 핵심적인 역할을 한다. 적당한 때에 이러한 운동을 일찍 시작하는 것이 힘줄의 염증을 잘 치료하기 위한 환경이 된다. 다음으로는 점진적인 치료 디자인 및 단계를 취하는 근거를 소개하고자 한다. 신장성 운동 및 기타 치료상에 고려할 사항들, 그리고 진행 과정이 포함되어 있다.

구체적인 치료 (SPECIFIC TREATMENT)

힘줄의 염증(tendinopathy) 치료를 위한 재활 프로그램은 논리적인 진행 단계를 따라 나가는데, 이것은 환자가 자신의 운동에 다시 전적으로 참가하고 일상적인 활동에 복귀할 수 있도록 하기 위하여 신중히 계획된 것이다. 그림 15.2는 힘줄의 염증 치료를 위한 이러한 재활 진행 단계를 설명하고 있다. 이것은 여섯 단계로 구성되어 있으며, 각각의 단계는 힘줄의 치유 정도 및 각 단계 내에서

단계	심혈관 및 관련되지 않은 분절 유지	통증 조절	신장성 운동	ROM 운동	근력 및 근지구력	민첩함	기능적 활동 및 활동 중심 적 운동
1. 힘줄의 염증 분류 레벨 5, 6							
2. 힘줄의 염증 분류 레벨 3, 4							
3. 힘줄의 염증 분류 레벨 2, 3							
4. 힘줄의 염증 분류 레벨 2, 3							
5. 힘줄의 염증 분류 레벨 1, 2							

그림 15.2 힘줄의 염증 치료 단계 및 재활 : 1 단계는 일상적인 활동 중에 느끼는 통증을 줄이는 데에 중점을 둔다. 2 단계는 일상적 활동 중의 통증이 진정되었을 때 신장성 운동 및 유연성 운동으로 시작한다. 환자의 부상이 호전됨에 따라, 3 단계에서 근력 운동을 추가한다. 4 단계는 민첩성 운동으로 시작해서 최종적으로 5 단계로 나아가며, 여기서 기능적 활동들을 추가시켜 나중에 운동에 충분히 참가할 수 있도록 준비시킨다.

힘줄이 치료 요인에 보이는 반응에 따라 결정이 된다. 이렇게 대략적으로 단계가 구분되어 있기는 하지만, 환자가 어느 한 단계에서 다음 단계로 가는 문제는 개인별로 하나하나 결정되어야 한다. 그 어떤 때라도 특정 치료 시기에서 다음 단계로 가는 과정에서 증상이 악화되기를 바라지 않을 것이기 때문이다. 만일 그런 일이 생긴다면, 환자를 치료의 다음 단계로 보내기 전에 반드시 그 이전 단계로 돌아가서 힘줄이 그 스트레스에 적응할 수 있는 시간을 주도록 한다.

초기의 힘줄의 염증 재활 치료는 다른 손상에 대한 초기 재활 치료와 유사하다. 환자들의 심혈관 상태 및 단일 분절과 팔다리(사지, extremity)의 변수 요인을 유지하는 것 외에도, 운동사들은 통증 및 기능장애를 경감시키기 위한 기술들을 사용한다. 통증을 완화시키는 데 효과적인 양식으로는 레이저, 초음파, 냉동 요법(cryotherapy) 및 치료적 마사지 등이 있다(Rees et al., 2006).

6장에서 설명된 바와 같이, 교차–마찰법(cross-friction) 마사지는 새롭게 형성된 콜라겐 및 그 주위에 있는 구조들 사이의 유착을 풀어놓는 데에 도움을 준다. 이러한 접근은, 환자가 움직이려고 할 때 정상적인 조직의 유동성을 방해하고 국부 조직을 자극함으로써 지속적으로 불편한 느낌을 유발할 수 있다. 또한 교차–마찰법 마사지는 활줄(bowstring) 효과를 유발함으로써 힘줄에 장력을 가할 수도 있다(Gross, 1992).

신장성 운동은 여러 양식으로 통증이 해결되기 전에 재활 프로그램에서 초반부에 시작된다. 환자에게 일상 생활의 여러 활동을 방해하는 힘줄염(tendinopathy)에 의한 통증이 있다면, 그러한 활동상에 통증이 생기지 않을 때까지 기다렸다가 신장성 운동을 시작하는 것이 현명하다. 연구자들이 신장성 운동에 대하여 변함없이 추천하는 프로그램이 있는데, 그것은 12주 동안 매일 1~2차례 15번 반복하는 것을 3세트로 하는 것이다(Alfredson, Pietila, Jonsson, & Lorentzon, 1998; Jonsson, Wahlstrom, & Ohberg, 2006; Young, Cook, Purdam, Kiss, & Alfredson, 2005).

Stanish 등은 속도를 변화시키는 변수로 신장성 운동을 추천하였다(Stanish, Curwin, & Mandel, 2000). 신장성 운동은 느린 속도로 시작해서 그 주의 마지막에 빠른 속도에 도달할 때까지 이틀마다 속도를 높인다. 신장성 운동을 지지하는 사람들 중에는 속도를 변수로 쓰지 않고 향상의 방법으로 저항을 늘리는 이들도 있다(Alfredson et al., 1998; Jonsson et al., 2006; Young et al., 2005). 그러나 그들은 언제 그러한 진행이 이루어져야 하는지 그 어떤 구체적인 목표도 제시하고 있지 않다. 표 15.2는 프로그램 4가지를 모두 결합하여 힘줄의 염증 프로그램을 위한 신장성 운동 진행 프로그램의 구성을 나타내고 있다. 신장성 운동을 하면서 통증이 생길 것으로 예상되는데(Alfredson, 2006), 임상적 경험으로 볼 때 환자가 첫 번째 세트 후에 느끼는 통증이 아주 적거나 없을 때 제일 좋은 결과가 나오는 것으로 보인다. 그러나, 마지막 세트에 이르러 환자들은 대개 통증을 보고하며, 이는 특히 그 프로그램의 처음 몇 주 동안에 그러하다. 환자가 운동을 계속할 수 있는 한, 12주 전체를 통해 진행이 계속된다.

신장성 운동의 초기 재활 단계에서 운동의 속도를 구성요소로 고려하는 것이 중요한 이유는, 5장에서 논의된 바와 같이, 근육의 힘-속도 관계와 관련이 있다. 이 원리에 따르면, 편심성 활동이 빠르면 빠를수록 가해지는 힘도 더 크다. 힘줄에 가해지는 장력은 신장성 운동의 속도가 증가할 때 늘어난다. 이러한 진행이 이루어지면 힘줄의 내성이 커짐에 따라 부하를 서서히 증가시킬 수 있고, 근력도 늘어나게 된다. 이렇게 늘어난 운동 속도를 환자가 견뎌내면 저항력도 증가한다.

힘줄의 염증 발생 요인이 되는 유연성 감소는 여러 사례에서 볼 수 있는데, 유연성 운동은 힘줄의 염증 재활 프로그램의 일부가 되어야 한다. 힘줄이 신장성 운동에 적응하면서, 다른 근력 운동도 시작할 수 있다. 이 초기 강화 근력 운동에는 저부하, 고반복 단축성-신장성 운동 등이 포함된다. 근지구력 활동은 힘줄에 부담을 덜 주면서도 근력향상도 할 수 있게 하지만, 이러한 활동에 대하여 환자가 어떻게 반응을 하는지 주의 깊게 살펴보도록 한다. 환자들은 지구력 운동으로 근력운동을 시작하며, 종종 그 다음에는 근력을 강조하는 운동으로 비교적 빨리 나아갈 수 있다. 이것이 얼마나 빨리 일어나느냐 하는 것은 그러한 활동에 힘줄이 어떻게 반응하느냐에 달려 있는데, 통증은 그 프로그램을 이끌어가는 가장 유용한 신호이다.

> 힘줄의 염증에 대한 구체적인 치료 프로그램의 구성요소로는, 그 상태의 단계와 일치하는 진행 단계상의 운동 이외에도 통증 및 기능장애 완화가 있을 수 있다.

3단계 마지막 중간 부분에서 그리고 4단계로 들어갈 때, 근력이 제일 강조되고, 힘줄이 신장성 운동 및 단축성 운동을 견디고 있을 때 환자는 플라이오메트릭(plyometric) 운동 단계로 나아간다. 이것은 낮은 수준에서 충격이 적은 운동이어야 하며, 환자가 견디는 것에 맞추어 나아가야 한다.

환자가 4단계로 넘어가는 이 기간에서는 민첩성을 가장 중요시 한다. 근력 및 유연성 운동은 계속되지만, 기능적 활동을 주된 내용으로 하는 마지막 단계를 환자가 준비함에 따라 운동의 강도가 더 증가하게 된다. 반복하여 말하지만, 그 어떤 진행 과정 중에서이라도 증상이 재발하거나 악화되는 경우에는 환자를 이보다 낮은 단계에 이틀 정도 더 있게 하여 힘줄이 그 수준의 스트레스에 적응할 수 있도록 시간을 더 주어야 한다.

힘줄의 염증 발생 및 치료 사례 (EXAMPLES OF TENDINOPATHY CASES)

힘줄의 염증 손상 치료를 위한 재활 프로그램을 설명하는 데 가장 좋은 방법은 그 실례를 드는 것이다. 여기서는 두 개의 실례에 대해서 설명하고자 하는데 하나는 하지, 또 다른 예는 상지에 대한

표 15.2 신장성 운동 진행 (Eccentric Exercise Progression)

일(day)	속도	반복	세트	메모
1	느림	15	3	환자가 새로운 속도로 처음 반복하는 데에 크게 통증을 느끼면, 하루 더 그 이전의 속도로 시작한다.
2	느림	15	3	
3	중간	15	3	
4	중간	15	3	
5	빠름	15	3	
6	빠름	15	3	
7	빠름	15	3	
주(Week)	**저항**	**반복**	**세트**	**메모**
2	시작할 때의 무게 UE: 1 lb – 3 lb LE: 5 lb – 10 lb	15	3	모든 세트는 2주째부터 빠른 속도로 실시된다. 첫 번째 세트에서 새로운 무게로 운동해서 통증이 심하게 발생하는 경우, 환자는 3일간을 더 이전의 무게 수준에서 다시 시작한다. 점진적으로 증가하는 것은 첫날과 똑같다. 모든 환자들이 이렇게 추천되는 무게로 시작하는 것은 아니다. 환자의 사이즈, 체력, 및 운동에 대한 반응, 다뤄지게 될 특정한 근육, 및 기타 개별적인 요인에 따라 구체적인 무게가 결정된다.
3		15	3	
4		15	3	
5		15	3	
6		15	3	
7		15	3	
8		15	3	
9		15	3	
10		15	3	
11		15	3	
12		15	3	

UE : 상지; LE = 하지

것이다. 마지막 실례로는 여러분에게 어떤 적절한 재활 프로그램의 윤곽을 그려보라는 질문을 하고자 한다.

하지 사례 (Lower-Extremity Case)

20살의 대학생 크로스컨트리 선수인 샐리(Sally)는 약 3개월 전부터 시작된 오른쪽 아킬레스힘줄 통증을 호소하였다. 이 학생은 다양한 형태의 지형에서 일주일에 약 65km를 달렸다. 처음에는 언덕을 뛸 때만 통증을 느꼈으나, 병원을 방문했을 당시에는 학교 교정을 걸을 때 조차도 통증을 느끼고 있었다. 결국 통증이 너무 심해 뛰지도 못할 상태가 되어 치료 기관을 찾았다.

검사 (Examination)

검사 결과, 샐리는 가벼운 진통 보행(antalgic gait)이 있었다. 걸음걸이의 입각기(stance phase)에 장기간의 엎침(회내, pronation)이 있었으며, 통증 때문에 오른쪽 다리로는 외발점핑은 할 수가 없었다. 스트레칭 운동을 한다고 말하기는 하였지만, 발뒤꿈치를 목말밑중립(subtalar neutral)에서 안정시킨 상태에서 발목 발등굽힘(배측굴곡, dorsiflexion)은 0°로 나타났다. 아킬레스힘줄을 따라 부풀어 오른 곳이 만져졌으며, 힘줄의 먼쪽(원위부) 정지점에서 위로 약 8cm되는 부분에 혹이 하나 있었다.

치료 (Treatment)

샐리는 당분간 달리기 운동을 중단하라는 지시를 받았다. 그리고 고정되어 있는 자전거를 왼쪽 다리만 사용해서 타는 방법으로, 또는 수영장에서 심혈관 컨디셔닝(cardiovascular conditioning)을 유지하라는 조언을 받았다. 팔, 왼쪽 다리, 그리고 몸통을 사용한 저항 운동은 무엇이든지 계속할 수 있지만, 오른쪽 다리로는 그 어떤 운동도 하지 못하게 되었다.

그리고 목발을 받아 오른쪽에 부분적으로 체중을 지지하도록 지시를 받았는데, 체중 지지는 걸음을 걸을 때 통증이 없는 한도까지만 할 수 있었다. 샐리의 첫 번째 치료 방법으로는 과도한 엎침(회내, pronation)를 줄이기 위하여 초음파 치료의 일종인 음파영동(phonophoresis), 얼음찜질, 그리고 스트래핑(strapping) 등이 사용되었다.

그 다음 날 그녀는 더 좋은 기분으로 치료 센터를 찾았다. 음파영동 치료법이 반복되었고 교차-마찰 마사지를 하였는데, 처음에는 만져서 아프지 않은 부분에, 그 다음에는 그녀가 통증을 견딜 수 있는 범위 내에서 다른 아픈 부분에, 그리고 작은 혹 부분에 마사지를 하였다. 스트래핑으로 통증이 좀 줄어들었고, 그래서 과도한 엎침을 영구적으로 교정하기 위한 방법으로 스포츠의료용 신발깔창을 하도록 치수를 재었다.

세 번째 방문했을 때는 통증 없이 캠퍼스를 걸어 다닐 수 있어서 목발 사용을 중단하게 되었으며, 장딴지근(비복근, gastrocnemius)과 가자미근(넙치근, soleus)을 위한 적당한 스트레칭 운동을 지시 받았다. 또한 15회 반복 3세트의 단계적 편심성 운동 프로그램도 시작하게 되었다. 계단 끝에 서서 왼쪽 하지만 사용해 발 뒤꿈치 들어올리기를 하고, 그 다음에는 오른쪽 하지만 사용해 신장성 단계의 내려가기 동작을 하도록 지시받았다. 그녀는 이 동작을 처음 이틀 동안은 천천히 하는 것으로 시작했고, 그 다음 이틀 동안은 보통 속도로 했다가 마지막에는 빠른 속도로 할 수 있었다. 샐리는 두 번째 세트를 한 후 약간의 통증을 느꼈고 세 번째 세트를 한 후에는 통증이 더 있었다고 하였지만, 담당 운동사는 그녀에게 그것은 정상적인 운동 반응이라고 알려주었으며 계속 하라고 알려 주었다. 교차-마찰법 마사지를 스스로 관리하는 방법도 배웠다.

6주째가 되어 몸 상태가 좋아서 운동 프로그램에 동심성 활동을 포함시켰으며, 곧 트램폴린(trampoline) 점핑 활동, 측면 운동(lateral-movement), 및 빨리 걷기까지 포함시키는 방향으로 진행되었다. 빨리 걷기는 선택적 걷기와 조깅으로, 그 다음에는 조깅으로, 그 다음에는 평지에서 달리기로, 마지막으로는 언덕 달리기로 진전되었다.

상지 사례 (Upper-Extremity Case)

24세의 오른손잡이 야구 투수 톰(Tom)은 오른쪽 어깨에 통증이 있었다. 그는 이러한 통증이 세갈래 결절(deltoid tubercle) 쪽에 나타나며 가끔은 팔의 측면 쪽에서 팔꿈치까지 퍼져 내려간다고 하였다. 오른쪽으로는 잠을 잘 수가 없었다. 통증이 시작된 것은 2달 전 즉, 그가 한 경기에서 7이닝 동안 공을 던진 후 그 다음 시즌의 초반이었다. 보통 그는 공을 던지는, 특히 커브볼에서, 마지막 두 이닝 중에 통증을 느꼈는데, 투구를 마친 다음에 통증이 2~3시간 정도 지속하곤 하였다. 또 작년 시즌보다 현재 시즌에 더 많은 투구를 하고 있었다. 비시즌 중에 스키를 타다가 넘어지면서 오른쪽 어깨로 떨어졌지만 손상을 입었다는 생각은 그 당시 하지 못했다. 이틀 정도는 그저 따가울 뿐이었고 치료를 받을 생각은 하지 못했다. 시즌 전에는 독감에 걸려서, 대부분의 정기 시즌 전 훈련 프로그램에 들어가지 못한 상태였다.

검사 (Examination)

목의 관절 운동 범위 및 스트레스 정도는 정상이었다. 어깨의 관절 운동 범위는 투수로서는 정상이었지만, 어깨를 올릴 때 가운데 곡선 부분, 특히 벌림(외전, abduction)시 통증이 있었다. 현재 약해져 있었으며, 어깨뼈(견갑골, scapula) 면에서의 벌림 동작 및 바깥돌림(외회전, lateral rotation)에 대한 저항 수기요법을 하는 중에 통증이 있었다. 손을 등 뒤에 놓고 등을 따라 위로 들어 올리는 동작을 할 때에는 어깨가 아팠다. 어깨 큰결절(큰거친면, greater tubercle)을 만질 때에도 통증이 느껴졌다. 이러한 검사 결과는 가시위근(극상근, supraspinatus muscle)에 힘줄의 염증이 발생했을 때와 일치하는 것이었다. 그의 병력은 힘줄의 자극 감수성이 중간 정도임을 보여 주었다.

치료 (Treatment)

손상 부위의 과민성 정도가 보통 수준이었기 때문에 Tom은 첫 번째 치료에서 운동을 시작할 수 있었는데 그 첫 치료에는 가시위근에 신장성 운동을 하는 것이 있었다. 운동사는 어깨를 수동적으로 올린 다음, Tom에게 신장성으로 중력에 저항해 팔을 옆구리 쪽으로 내리도록 하였다. 어깨뼈 돌림근 운동도 시작되었고, 얼음찜질로 치료 방법을 마무리 했다. 집에서 하는 운동으로는 가시위근에 대한 신장성 운동을 15회 반복 3세트 실시하였다. 그리고 팔굽혀펴기, 체스트 프레스(chest press), 플라이(flys)와 같은 어깨뼈 돌림 운동도 통증이 없는 범위 내에서 할 수 있었다. 신장성 운동은 Tom이 중량장비를 가지고 운동할 수 있는 정도까지 나아갔는데, 웨이트는 1파운드로 시작해서 8파운드까지 점차적으로 진행되었다. 건강 상태가 계속해서 좋아짐에 따라, 메디신볼을 사용하는 민첩성 운동 및 플라이오메트릭(plyometric) 운동이, 그리고 튜빙운동도 곧 추가되었다. 10장에서 전체적으로 그려진 것과 비슷한 단계별 던지기도 톰에게 권하였다. 그래서 토스(toss)하는 것에서 시작하여 던지기로 올라갔으며, 견딜 수 있는 범위 내에서 그 던지는 속도와 거리를 늘려갔다.

■ 힘든 사례 (A Challenging Case)

오른손잡이 19세 테니스 선수 죠(Joe)는 오른쪽 팔꿈치에 통증을 호소하고 있다. 이 통증은 팔꿈치의 바깥쪽에 있으며 때로는 아래팔의 윗부분까지 퍼져 내려간다. 통증은 약 4개월 전에 시작되었는데, 그것은 그가 테니스 라켓을 새로 하나 구입하여 두 리그에서 경기하기 시작한 지 약 3주가 지나서였다. 통증이 사라질 때까지 한 달 동안 테니스를 하지 않았지만, 다시 운동을 하게 되면 통증이 또 느껴졌다. 테니스 경기 또는 연습을 매일 하고 있는데, 무거운 것을 들어 올리려고 할 때 그리고 악수를 할 때 특히 백핸드에서 팔꿈치가 불편하다는 것을 느끼고 있다.

검사(Examination)

오른쪽 팔꿈치와 아래팔이 모든 면에서 완전한 관절 운동 범위를 보이고 있고, 목과 어깨 또한 정상적으로 움직이며, 손목을 후방으로 폄시킬 때에 통증이 있다. 악력은 오른손 쪽이 왼손 쪽보다 8kg 약하게 나타난다. 가쪽위관절융기를 촉진으로 검사한 결과, 위측 위관절융기에 전반적으로 부종이 있으며 가볍게 만지는 데에도 통증이 있다. 아래팔의 몸쪽 손목, 폄근, 배쪽에도 촉진에 의한 약간의 통증이 있다.

분석하기 위한 질문

1. 첫 번째 치료 단계에 무엇을 포함시키겠는가?
2. 죠에게 집에서 해야 하는 것과 해서는 안되는 것에 대하여 어떤 내용을 지시하겠는가?
3. 어떤 식으로 그의 치료 프로그램을 전개시키겠는가?
4. 신장성 운동 프로그램의 진행을 어떻게 구성할 것인가?

요약 (SUMMARY)

과거에는 힘줄의 염증(tendinopathy) 또는 기타 수많은 용어로 사용되었던 힘줄의 염증은 통증, 부기 및 기능감소의 징후과 증상을 보이는 힘줄 상태를 식별하는데 현재 사용되고 있는 용어이다. 힘줄의 염증에는 염증성 과정이 수반되지 않기 때문에, *tendinitis*는 정확한 용어가 아니다. 그 상태는 힘줄 자체, 그 막, 또는 힘줄 주위조직에 영향을 줄 수 있으나, 그 구체적인 문제는 확인하기가 어려우며 기본적으로는 똑같이 다루어진다. 따라서 의료계는 이러한 상태들을 하나로 모아 *tendinopathy*라는 일반적 용어를 쓰고 있다.

힘줄 염증의 원인을 이해하기 위해 크게 3가지 이론이 나와 있으나, 아직까지 입증된 것은 하나도 없다. 힘줄의 염증 사례는 대부분이 여러 가지 요인에서 출발했을 것 같다. 그러므로 그 출처나 상태와 관계없이, 제일 먼저 그 징후와 증상을 유발하는 것이 무엇인지를 파악해야 한다. 일단 그 원인이 밝혀지면 이들 원인을 바로 잡기 위한 조치를 취한다. 힘줄의 염증에 가장 효과적인 재활 운동은 편심성 운동이다. 또한, 이 상태에서 완전히 회복하기 위해 유연성 및 근력증가가 필요할 수도 있다. 그러나, 힘줄의 염증에서 효과적으로 회복하기 위해 신장성 운동을 일찍, 그리고 적어도 중간 단계에까지 사용한다.

주요 개념 및 복습 (Key Concepts And Review)

1. 힘줄의 염증에 대해서 정의하시오.

힘줄의 염증은 통증, 부종 및 기능 감소를 보이는 힘줄의 과민 반응이다. 외과적 수술을 통해 절개하여 노출되지 않는 이상, 거기에 정확히 어떤 구조가 관련되어 있는지 판단하기는 어렵다.

2. 힘줄의 염증 발생의 다양한 병인학을 논하시오.

힘줄의 염증은 외상성 상태 또는 운동 과다 상태로 일어날 수 있다. 힘줄의 염증과 관련하여 널리 퍼져 있는 세 가지 이론으로 기전적(mechanical) 이론, 혈관(vascular) 이론, 그리고 신경(neural) 이론이 있다. 기전적 이론은 그 원인을 과도한 또는 반복적인 스트레스에 기초하여 설명한다. 힘줄이 파열되는 것은, 힘줄이 또다른 스트레스를 받기 전에 회복할 기회도 없이 누적된 외상성 장애가 가해지기 때문이라는 것이다. 혈관 이론에서는 힘줄에 가는 혈관 공급량이 감소되어 그 결과 조직이 손상된 것이 힘줄의 염증의 원인이라고 본다. 그러나 병이 생긴 힘줄에 신혈관(neovascular) 공급량이 증가해 있다는 증거가 있다. 신경 이론에서는 병이 생긴 자리에 신혈관이 자라고 성장함으로써 어떤 신경 화학 물질이 생기게 되는데 이 물질이 통증을 유발하고 섬유모세포의 반응을 높인다고 본나. 힘줄의 염증의 원인에는 이들 이론이 다 들어가 있을 것 같다. 외적 요인들과 내적 요인들도 힘줄의 염증과 관계되어 있을 것이다.

3. 힘줄이 치료에 어떻게 반응하는지 설명하시오.

일반적으로 염증을 유발하는 프로스타글란딘에서 염증이 일어난다는 증거가 힘줄의 염증에는 보이지 않는다. 프로스타글란딘이 그 부분에 있지 않기 때문에 NSAID(비스테로이드성 항염증약)은 힘줄의 염증의 경우에는 평소와 같은 도움이 되지 않는다. 힘줄의 염증을 해결하는 데에는 편심성 운동 치료법이 가장 효과적인 것으로 밝혀져 있다. 편심성 운동은 아직까지는 밝혀지지 않은 어떠한 메카니즘을 통해 신혈관 형성을 거꾸로 함으로써 힘줄의 건강을 증진하고 힘줄의 염증의 징후 및 증상을 줄이는 것으로 생각된다. 연구자들은, 어떤 신체 분절이 관련이 있든지 간에, 하루에 한두번 하는 프로그램으로 편심성 운동을 12주 동안 15회 반복해서 3세트를 실시했을 때 꾸준히 긍정적인 결과가 온다는 것을 지금까지 확인해 왔다.

4. 힘줄의 염증 치료 프로그램 진행의 구성 단계를 작성하시오.

힘줄의 염증의 치료는 5단계로 구분된다. 그 발생 원인을 바로 잡는 것, 그리고 감염되지 않은 분절의 컨디션 상태를 유지하는 것 외에도, 치료는 유연성, 근지구력, 근력, 민첩성, 그리고 기능적 운동 수행력을 회복하는 데에도 초점을 맞추어야 한다. 이러한 목표들은 프로그램을 신중히 진행시킴으로써 이루어지는데, 힘줄이 심각한 염증을 가지고 있고 일상적인 활동을 방해한다면 물리치료로 시작한다. 유착을 풀고 통증을 감소시키기 위해 교차-마찰법 마사지도 사용되며, 신장성 운동과 유연성 운동은 가능한 한 이른 시기에 시작한다. 이들 방법은 하나하나 모두 환자에게 지시해 주며 적어도 매일 실시한다. 운동사들은 관찰하고 환자들은 힘줄 치료에 대하여 반응을 보고하는 것이 진전의 속도를 결정짓게 된다. 힘줄 치료에 대해서 부정적인 반응을 보인다면 운동사는 그 해당 환자를 그 이전의 운동 스트레스 레벨로 돌려서 지시된 대로 다시 시작해야 한다. 재발 가능성을 줄이기 위해서는, 운동사가 그 근원적인 요인을 찾아내어 바로 잡는 것이 중요하다.

심화 학습 문제 (Critical Thinking Questions)

1. 아킬레스 힘줄에 염증이 있는 환자가 지난 3주간에 걸쳐 치료를 잘 받아 왔고, 모든 치료적 운동에 잘 반응하였다. 그런데, 오늘 치료가 더 필요해 온 것이다. 그리고 호소하기를, 어제 치료를 받은 다음부터 통증을 느꼈는데 그것이 자신이 제일 처음 느꼈던 통증과 똑같다고 한다. 어제 당신은 그 환자가 해 오고 있던 편심성 운동의 반복 횟수를 늘렸다. 오늘 할 치료에 무엇을 포함시킬 것인가? 어제 시도한 프로그램을 다시 시도하는 데 있어서 무엇을 기준으로 할 것인가?

2. 어떤 테니스 선수가 이번 시즌에 두 번째로 테니스 엘보가 있다고 호소하고 있다. 지난해 그녀는 시즌 후반기에 이와 같은 형태의 통증을 경험했지만, 휴식을 취해서 통증이 사라졌다. 그녀는 자신의 이러한 증상에 대해서 당신이 어떤 처치를 할 것인지, 왜 이러한 문제가 재발하는지, 그리고 2년 전에 팔뚝을 삐었던 것과 어떻게 다른지 알고 싶어 한다. 그녀의 질문에 어떻게 대답할 것인지 설명해 보시오.

3. 종아리뼈 힘줄의 염증으로 지난 6주 동안 뛸 수 없었던 한 농구 선수가 당신이 하는 재활 프로그램에 참여하여 좋은 반응을 보여 왔고, 이제 달리기를 시작할 준비가 되어 있다. 첫째 날의 달리기 프로그램은 어떤 형태로 진행할 것이며, 어떻게 그 환자가 정상적인 달리기 활동으로 나아가도록 할 것인가?

실험실 활동들 (Lab Activities)

1. 다음에 나오는 발뒷꿈치 들기 운동을 계단에서 실시한다.

a. 발뒷꿈치를 최대한 든 상태에서 느린 속도로 뒷꿈치 내리기. (3×15) 2분 휴식.

b. 발뒷꿈치를 최대한 든 상태에서 보통 속도로 뒷꿈치 내리기. (3×15) 2분 휴식.

c. 발뒷꿈치를 최대한 든 상태에서 빠른 속도로 뒷꿈치 내리기. (3×15) 2분 휴식.

각각의 운동 세트 중에서 언제 당신의 종아리가 화끈거리는 것을 느끼기 시작했나? 어느 속도에서 운동하기가 제일 쉬워 보였나? 이유는?

2. 힘줄의 염증이 있는 환자를 다루고 있다면, 속도를 늘리는 방법 이외에 편심성 운동 프로그램의 진행을 향상시킬 수 있는 방법을 설명한다.

3. 5파운드 또는 8파운드를 사용하여 다음의 손목폄근운동을 실시한다. 이 때 손목은 탁자 위의 가장자리에 걸친다. (3×15)

a. full wrist extension에서 full wrist flexion으로 느린 속도로 떨어뜨리기

b. full wrist extension에서 full wrist flexion으로 보통 속도로 떨어뜨리기

c. full wrist extension에서 full wrist flexion으로 빠른 속도로 떨어뜨리기

어디에서 화끈거렸다고 느꼈나? 화끈거림이 시작된 반복 시점이 매 속도마다 달랐나? 어느 속도로 했을 때 무게가 가장 가벼운 것 같았나? 이유는?

4. 테니스 엘보(tennis elbow)가 있는 환자를 치료하고 있다면, 속도를 늘리는 방법 이외에 편심성 운동 프로그램의 진행을 증가시킬 수 있는 방법을 설명한다.

5. 이 장의 첫 부분에 있던 시나리오로 되돌아가서, 엘라는 타일러의 아킬레스 힘줄의 염증의 원인을 찾아내고 그러한 상태를 바로 잡았다. 외부 치료 방식은 조금도 포함시키지 말고, 타일러의 상태에 적절하다고 판단되는 치료적 운동 프로그램과 진행에 한정해 그 방법을 그린다. 신장성 프로그램 및 다른 운동들도 다 포함시킨다.

제 16 장

관절 치환술을 위한 치료적 운동 방법

(Therapeutic Exercise for Joint Replacement)

이 중 철

학습목표 (Objectives)

이 장을 마치고 난 후에는 아래의 사항을 설명할 수 있어야 한다 :

1. 전치환술에 대한 다양한 용어와 전문생략어를 이해할 수 있다.
2. 관절 치환의 과정을 이해하고 골관절염의 진행과정을 확인할 수 있다.
3. 골관절염이 발생했을 때 관절을 악화시키는 이차적 요인들을 평가할 수 있다.
4. 무릎의 골관절염이 있는 젊은 환자들에게 유용한 치료적 선택방법을 제시할 수 있다.
5. 전체 엉덩관절 치환술 후 치료방법에서 지침사항을 확인할 수 있다.

▶ Floyd Williams는 지난 2년 동안 도시에 있는 대규모 스포츠 클리닉에서 운동사로 활동해오고 있다. 그는 Cue Creek 대학에서 트레이닝 관련 학위를 취득 후 환자들을 대상으로 한 치료적 운동 처방을 수행해 왔다.

그녀의 이름은 Jan Violet으로 무릎 치환술(knee replacement)을 받은 환자이다. 병력을 살펴보면, 그녀는 31살이며 Twinsdale 고등학교에서 학교 대항 필드 하키 선수로 활동했었으며, 이로 인하여 심각한 무릎 손상이 발생하여 무릎 전체에서 관절성형술(arthroplasty)이 필요로하게 되었다. 6주전 무릎 수술을 실시하였으며, Floyd가 그녀를 만났을 때, 수술 부위가 잘 아문 것을 확인할 수 있었고, 한 개의 목발(crutch)로 걷는 것이 가능함을 알 수 있었다. 그러나 그녀가 다른 보조 도구의 의지없이 걸으려고 했을 때, 그녀는 약간에 절음 증상이 나타났다. 그녀의 관절 가동범위는 Floyd가 예상한 것과 같이 15°부터 90°까지 였으며, 그녀의 엉덩이 근력은 중간볼기근(중둔근, gluteus medius) 4/5이며, 큰볼기근(대둔근, gluteus maximus)은 4/5였다. Floyd는 예전에 엉덩관절(고관절, hip joint) 전치환술을 받은 환자를 운동시킨 적은 있으나, 무릎 전치환술은 이번이 처음이다. 그는 이미 그녀에 대한 재활 프로그램을 머리 속에 계획하였다.

사람의 마음이 새로운 생각에 의해 한번의 깨달음을 얻게되면
원래의 모습으로 결코 되돌아 오지 않는다.
– 작자미상 –

이번 주제가 운동사들과는 거의 무관하다고 여겨질수도 있겠지만, 치환술을 다루게 될 이번 장(chapter)은 선수 트레이닝을 위한 최초의 재활 교본일 것이다. 수많은 운동사들이 관절 치환술 환자를 다루게 된다면, 이 책은 운동사들에게 있어서 수술의 주의점 및 기술들에 대한 이해를 도와줄 것이다. 이번 장에서는 수술적 기법들과 주의점들에 대해서 다루게 될 것이다. 이 장을 끝으로 당신의 마음은 새로운 지식으로 가득찰 것이며, 여러 형태의 환자들을 다룰 수 있는 폭넓은 기법들을 갖게 될 것이다. 또한 이번 장을 읽게 됨으로써 opening scenarion에서 묘사된 Floyd의 환자인 Jan이 어떻게 치료되는 지를 상상할 수 있게 될 것이다. 당신이 그녀에게 처방할 것을 상상하며 여기서 제시하는 이론적 근거를 토대로 하여 사용해 보자.

최근 몇년간 관절 치환술의 급속한 발전은 어린 환자에게 더욱 현실성 있는 관절 성형술이 가능하도록 발전되어져 왔다. 가끔, 연기할 수 없을 만큼 수술이 필요할 때도 있다. 불행하게도, 젊은 사람이 관절 치환술을 받아야 한다면, 아마도 그들은 살면서 관절의 유지를 위해 재수술을 받아야 할 것이다. 기술이 계속적으로 발전한다면, 인공관절은 꾸준하게 향상될 것이며 수명 또한 길어질 것으로 예상된다.

퇴직 후 사람들은 매우 활동적으로 움직이며, 최근 자료에 의하면 이 도시에서 자격을 취득한 운동사들의 절반이상이 스포츠 클리닉이나 병원에서 근무를 하기 때문에 이번 장은 반드시 포함되어야 할 필요가 있다. 추가적으로, 우리는 관절 전치환술을 경험한 프로 선수들을 관찰해 왔으며, 가끔 그런 수술을 경험 후에도 스포츠 현장으로 복귀하는 것 또한 보았다. 예를 들면, 국제 농구협회에 소속되어 선수 생활을 했으며, 최근까지 심판으로 활동한 Leon Wood는 엉덩관절 전치환술을 받은 후 사무직으로 전향했으며, 켄사스 시티 로얄즈의 좌익수 Bo Jackson, 프로 골퍼

Jack Nicklaus와 31살 프랑스 사이클 선수 Floyd landis 모두 엉덩관절 치환술 후 모두 스포츠 현장으로 복귀하였다. 또한 많은 프로 스포츠 선수와 같이 테니스 선수인 Jimmy Connors도 은퇴 후 엉덩관절 전치환술을 받았다.

운동사로 다양한 환경에서 근무하고 있는 운동사들은 전치환술 환자를 다루게 될 것이며, 그러한 환자들은 그들이 원하는 스포츠 및 레저 활동으로 돌아가기를 원할 것이다. 성공적인 프로그램을 통하여 환자를 지도하는 것이 운동사들의 책임이다. 그러한 환자들에게 최상의 재활 프로그램을 적용하기 위해서, 운동사는 관절 치환술의 영향에 대한 자세한 내용과 주의점, 적절한 신체 및 생리적인 효과 또한 속속들이 알고 있어야 한다.

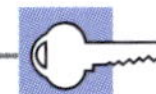

기술의 진보로 인하여 전치환성형술을 받는 환자의 대상이 점점 젊어지고 있는 추세이다. 전문 운동선수들은 전치환술 시행 후 스포츠 활동으로 복귀할 수 있다.

관절 치환술의 역사 (HISTORY)

질병 또는 상해를 통하여 발생된 관절염 후의 심각하고 불편한 통증들은 약해진(worn) 관절의 기능적인 보완책(substitutions)을 찾기 위해 수술을 실시하게 되는 첫 번째 요소들이다. 1800년대 후반부터 관절의 오목한 부분 또는 볼록한 부분에서 관절 절반의 부분치환이 필요한 수술을 실시했을지라도, 전치환술이 실현된 것은 20세기 중 · 후반부터 가능해졌다. 첫 번째 전치환술을 실행할 수 있게 승인받은 의사는 영국의 외과의사 겸 연구자인 John Charnley였다. 1958년에 그는 환자의 엉덩관절(고관절, hip joint) 넙다리뼈머리(대퇴골두, head of femur)와 절구(관골구, acetabulum) 모두를 치환술하였으며, 치아용 접착제인 골 시멘트를 사용하여 금속구(metal ball)와 Teflon 소켓을 단단하게 고정하였다. 그러한 초창기 엉덩관절 수술들은 성공적이었다.

최초의 플라스틱과 금속을 이용한 무릎관절(슬관절, knee joint) 치환술은 John Charnley에서 근무하는 정형외과의사 Frank Gunston에 의해 골 시멘트를 이용하여 최근 10년간 실시되었다. 무릎관절은 인공 무릎뼈를 추가시킨 외과의사 John Insall에 의해 더욱 개선되었다. Insall은 마찬가지로 골 시멘트를 사용하였으나, 더욱 정교하게 손질되어 준비된 인공 임플란트(implant)를 위한 골들을 준비할 수 있는 장비들을 첫 번째로 고안해 냈다.

어깨관절(견관절, shoulder joint) 전치환술은 엉덩관절 및 무릎관절에 비해서 더 오래 전부터 현재까지 연구되어져 왔다. 어깨관절은 현재 방식까지 최소한 4세기 동안 발전되어져 왔다. 많은 외과의사들은 위팔뼈머리(상완골두, humeral head)와 관절와소켓(socket)을 다루어 왔을지라도, 몇몇의 경우 *역구형 어깨관절 전치환술*(*reverse total shoulder arthroplasty*, 또는 rTSA)이 실시되는 어려운 상황에서 성공률이 높음을 알 수 있었다(Nicholson, 2006). rTSA는 오목한 관절 표면을 상완에 위치시키고 볼록한 부위를 어깨뼈(견갑골, scapula)에 위치시킨다. 이번 장에서는 무릎관절과 엉덩관절 성형술 만큼 잘 알려진 어깨관절 전치환술을 자세하게 다루었다.

현재 실시되는 관절 치환술은 고분자 물질(polymer materials)과 같은 티타늄과 내구성 높은 합금인 크롬 코발트를 이용하여 만들어진다. 이런 과학적이며 기술적인 발전은 금속 관절 사이에서 발생될 수 있는 마찰을 최소화시킬 수 있도록 지난 수년간 발전되어져 왔다. 그러한 금속들은 더욱 강해졌으며, 내구성 및 관절로서의 수명 또한 길어졌다. 최초의 관절 전치환술은 10년 미만의 수명을 가지고 있었으나, 현재는 90%이상이 10–20년 사이의 기능 보존이 가능한 것으로 나타났다(Bauman et al., 2007).

현재의 전치환술에 사용되어지는 재료들은 인체에서 거부 반응이 일어나지 않게 생체에 적합한 것들을 사용하고 있다. 컴퓨터를 활용한 기법들은 수술 후 가장 이상적인 기능 회복이 가능한 부위의 착점(insertion)을 검출하는데 사용된다. 많은 신체 관절들은 현재 인공관절을 이용하여 치환술을 할 수 있게 되었다. 가장 공통적으로 치환되어지는 관절들은 엉덩관절(고관절, hip joint)과 무릎관절(슬관절, knee joint)이며, 어깨관절(견관절, shoulder joint), 팔꿉관절(주관절, elbow joint), 발목관절(족관절, ankle joint), 손가락 및 발가락과 같은 손가락뼈사이관절(지절간관절, interphalangeal joints)들까지 인공관절 치환술이 가능해졌다.

관절 치환술을 위한 징후 (INDICATIONS FOR JOINT REPLACEMENT)

관절 치환술은 여러 이름으로 혼용되어 사용되어지고 있다. 가장 공통적으로 사용되는 것은 **관절성형술**(arthroplasty) 또는 *전관절 성형술(total joint arthroplasty)*로 사용되고 있다. 특정 관절을 위한 수술들은 다음과 같이 설계되어졌는데, 예를 들면, 무릎관절 치환술은 total knee arthroplasty, TKR, 또는 TKA로 잘 알려져 있다. 마찬가지로, 엉덩관절 전치환술은 total hip arthroplasty, THR 또는 THA로 불리어 진다. 이런 수술에 대한 사전 지식이 없는 사람들은 치환술에 대한 토론 시, 수술이 실시되어질 위치 끝부분 전체가 제거되어 치환된다고 상상할 것이다. 그러나 이는 잘못된 생각이다. 제거되어 치환되게 될 관절 부위는 관절 표면을 형성하고 있는 뼈의 관절 부분만을 실시하는 것이다.

그러나 우리는 전치환술에 대해 논의하기 전에 왜 그러한 수술이 요구되는 지를 알아볼 필요가 있다. 이는 그러한 수술로 인하여 여러 장점을 얻게 될 환자들을 인식시킬 수 있게 할 중요한 부분이기도 하다. 또한 이런 부분이 치료를 위한 대안점들(alternatives)을 없애줄 것이며, 치료가 실행될 시에 이런 부분은 논의가 이루어져야 할 것이다.

관절염 변형의 진행 (Progression of Arthritic Changes)

관절염의 형태는 여러 가지가 존재하며, 관절성형술을 실시하기 위한 관절염의 상태들은 우선적으로 류마티스 관절염과 골관절염이 가장 일반적이다. **골관절염**은 관절의 첫번째 또는 두번째 외상의 결과로 발생된다. 사람들이 나이가 들면, 관절 연골이 얇아지고 건조해 지면서 관절의 연골부위가 퇴행과정을 겪게 된다. 골관절염은 관절의 퇴행이 이루어지는 상태이기 때문에, 이를 *퇴행성 관절 질환(degenerative joint disease)* 또는 DJD라고 언급되기도 한다. 관절 연골이 약해지게 되면, 골 자체의 보조물이 없어지게 된다. 관절 연골에는 통증 수용기(pain receptor)가 없으나 골에는 존재하므로, 골관절염이 진행중인 관절의 체중지지나 활동 시 단계적으로 증가되어져서 악화되는 통증을 경험하게 된다. 통증의 정도는 일상생활을 하기에는 어느 정도 무리가 없으나, 하지와 관련된 걷기 등은 어려움을 호소하게 된다. 또한 상체관절에서 발생되는 골관절염은 기능을 약화시키는데 움직임이 가능하더라도 머리 위로 실시되어지는 동작과 기능적인 움직임이 어렵게 된다.

골관절염은 7백만 이상의 미국인들에게 공통적으로 발생된 질환이며, 65세 이상의 인구에서 절반이 넘는 수가 이런 질환을 경험하고 있다(Weng and Fitzgerald, 2006). 국제적으로 실시된 임상 조사에서 2002년도에 570,000명 이상의 환자가 엉덩관절(고관절, hip joint) 또는 무릎관절 치환술을 경험한 것으로 나타났다(Weng and Fitzgerald, 2006). 이 숫자는 향후 20년간 그 비율이 뚜렷하게 상승할 것으로 기대된다. 관절 상해로 고통 받고 있는 많은 사람들이 현재부터 앞으로 20년간 관절 치환술을 받게 될 것이다.

골관절염은 확실한 통증 및 장애가 나타나더라도, 생명을 위협하는 상태는 아니다. 이런 이유에서 비록 DJD에 영향을 받는 사람들이 특정 범주안에 들었더라도 관절성형술을 선택하기에는 좀 더 많은 생각이 필요로 하게 된다. 관절성형술의 가장 위험한 요소 중에 하나는 괴사(death)로 인하여 나타나는 색전증(embolism)의 발생이다(Brady, Masri, Garbuz, & Duncan, 2000). 그런데 장애가 발생된 골관절염에서 효과적인 치료로 왜 관절성형술이 고려되는 것일까? 그 이유는 삶의 질에 있다. 통증이 일상생활을 방해할 정도이며, 단순한 활동에서도 통증이 발생되고, 스포츠 참여와 같은 즐거운 활동들이 불가능해 진다면, 환자들은 그들의 삶에 대한 가치가 뚜렷하게 감소됨을 느끼게 된다.

관절성형술 후에 삶의 질 변화는 위험 요인보다 더 큰 이익들이 일관되게 나타났다. 현재 수술 전 주의점들, 재활 기법들과 수술 후 과정들을 더불어 수술에서 가장 위험한 요인인 색전증에 대한 위험성이 줄어들었다. 전치환술은 언제나 마지막 치료로 고려되어야 하지만, 통증과 불편함이 삶에 질을 위협한다면, 관절 치환술은 가장 효율적인 선택일 수 있다.

진찰과 선별 (Examination and Selection)

관절 수술에 앞서 의사는 환자를 관찰 및 평가하여야 한다. 성공적인 수술을 위한 더욱 적절한 성질 중 하나는 환자 자신의 자기효능감과 기대이다(Hawker, 2006). 환자가 수술이 효율적이며 절차에 대해 잘 알고 있고, 수술 후 기대되어지는 것들에 대해 확신을 한다면, 환자들은 재활 프로그램에서 더욱 효과가 나타날 것이며, 수술을 통해서 좋은 결과를 얻을 수 있을 것이다.

운동사들은 수술에 앞서 환자들이 최상의 근력 및 움직임을 확보할 수 있게 수술 전에 자기 효능감 및 수술 효과에 대한 기대를 갖는데 도움을 줄 수 있다.

또한 수술 전 보조 장비를 이용한 적절한 걷기 교육은 치료에 더욱 효과적일 것이다. 운동과 걷기를 시작하게 될 시기의 환자들에게 수술 후 앞으로 이루어지게 될 과정에 대해 알려준다면 운동의 형태와 수술 후 치료와 대략적인 소요 기간을 예상할 수 있을 것이다. 이는 환자와 환자를 돕는 사람들에게서 현실 가능한 기대치를 만들어 줄 것이다. 이러한 정보 전달은 환자들의 감정 완화에 중요한 영향을 미칠 것이다.

환자는 성공적인 결과를 위하여 의사 및 운동사에게 신뢰를 가져야 한다. 환자들은 최초의 운동사 및 수술 전 치료를 해준 운동사, 친구와 수술 경험이 있는 관계자들, 직장 동료에게 수많은 정보 및 자료를 얻게될 것이다. 동일한 업종에 근무하는 운동사들에게 있어서, 이는 환자들의 질문을 받게 되는 어떠한 의사이든지 고려한다면 정직과 전문적인 관점을 제공하는데 중요한 요인이라 할 수 있다. 당신이 의사 추천을 받는다면, 한명을 추천하는 것은 어리석으며, 최소한 3명 정도가 가장 적절하다.

관절성형술전 치료 선택 과정 (Progression of Prearthroplasty Treatment Options)

골관절염 발생 과정은 오랫동안 지속되어 발생된다. 대략 20대 후반이나 30대 초반에도 발생 가능하며, 청소년기에 심각한 상해 경험을 통해 골관절염이 진행 중인 사람들은 한번 또는 여러번의 관절 수술을 받게되거나, 상해가 발생된 부위에서 영향을 미치는 관련 분절의 상해를 경험하게 된다. 예를 들면, 운동선수가 돌림근띠(회전근개, rotator cuff) 손상으로 인하여 어깨의 불안정성을 경험하게 된다면, 나중에 관절오목위팔 관절에 골관절염이 발생될 수도 있다. 골관절염이 있는 환자가 젊다면, 여러 가지 수술을 통하여 전치환술을 막는 것이 최상의 방법이다. 통증 초기에 하게 되는 시도들은 동작의 변화나 관절의 스트레스 최소화, 활동의 감소와 같은 잠재적이며 자발적인 노력들을 본인 스스로 실시하게 된다. 환자들은 통증이 심해지거나 그것으로 인하여 생긴 장애가 발생 후 의사를 찾게 된다. 관절통 발생 초기, 많은 사람들은 통증 완화를 위해 약에 의존하게 된다. 몇몇은 처방전이 있거나 그렇지 않은 항염증제를 복용하게 된다. 그러나 장기간의 복용은 간 또는 신장에 여러 가지 문제점을 발생시키게 된다. 여러 사람들은 통증완화를 위해 비처방 약품인 글루코사민 콘드로이틴(glucosamine chondroitin)을 복용하기도 한다. 2장에서 언급한 것과 같이, 관절 연골에는 연골 세포외 기질의 수분 함유량을 적절하게 유지시켜주는 글루코사민과 콘드로이틴으로 구성되어있다. 몇몇 연구에서는 이러한 약물의 사용이 움직임을 향상시키고 통증을 완화시켜준다고 말하고 있다(Brief, Maurer, and DiCesare, 2001). 그러나 관절염으로 진행됨으로써, 약물을 통한 통증 완화 효과는 나타나지 않으며, 환자들은 통증의 완화를 위한 다른 방법을 찾고 있는 자신을 발견하게 된다.

관절염으로 진행됨으로써, 더욱 안좋은 상태가 나타날 것이며, 2장에서 언급했던 것과 같이, 연골의 회복과 재생을 위한 다양한 수술적 기법들은 첫 번째 수단으로 사용될 것이다. 그러한 과정들은 연마 관절성형술, 연골하골 천공술, 미세 천공술 등이 있다. 이러한 조치는 관절 표면에 줄기세포(stem cell)가 안착될 수 있도록 하기위해 연골하골 부위에 출혈을 발생시키는 것이다. 그러한 줄기세포는 관절 연골의 세포들과 차이가 있다. 증상 부위 및 크기, 수술 후 치료 효과를 높이기 위해 몇 해 동안은 잘 보호 되어져야 할 것이다. 골연골 plugs와 자가조직 연골세포 이식(autologous chondrocyte transplantation)은 손상된 관절 연골의 회복시키기 위한 수단으로써 2장에서 다루었다. 그러한 수술 후에 환자들은 적절한 재활을 통하여 완전하며 정상적인 활동으로 복귀하게 된다. 2장에서 말했던 것처럼, 점프와 충격이 있는 활동들은 제한한다면, 재생 또는 회복을 위한 수술을 받은 젊은 사람들은 노인에 비해 오래 지속되는 결과들이 나타나고 있다.

관절경을 이용한 제거는 단기간의 통증을 완화하기 위한 기법이다. 이 수술은 환자가 기능적인 움직임을 할 수 있을 정도로 통증을 완화시켜 주지만, 회복을 시켜주거나 건강한 관절로 만들어 주지는 않는다. 일시적인 처치는 환자에게 일시적인 완화만을 준다. 환자의 활동 정도와 제거실시 전의 퇴행 정도에 따라 "일시적"이라는 것은 몇 달에서 길게는 2년 정도 밖에 안된다. 70세 이하의 젊은 환자들에게서 마지막 방법은 관절성형술이다. 관절경 수술을 받은 사람이 50세 정도이거나 또는 더 젊은 상태라면, 비시멘트성 관절성형술일 가능성이 있다. 20년 또는 더 후에 시술이 필요하다면 시멘트를 사용하지 않았던 것이 더욱 쉽게 관절성형술을 실시할 수 있다.

퇴행성 변화 및 기능부전 (Degenerative Changes and Dysfunction)

앞에서 언급하였듯이, 통증은 골관절염에서 최초의 장애 요인이며, 이는 모든 활동을 제한하는 요인이다. 이는 해결할 수는 없지만 약을 통해 잠시 지연시킬 수 있다. 그러나, 결국 퇴행은 통증 발생 부위의 활동을 억제하게 된다. 몇몇 사람들은 통증에 대한 높은 내성을 가지고 있으며, 통증에 낮은 내성을 가지고 있는 사람들에 비하여 patient's objective findings가 더욱 뚜렷하게 나타날 것이다. 그러나 이는 통증에 낮은 내성력을 가진 사람들이 퇴행변화가 뚜렷하게 나타난다는 것은 아니다. 객관적인 테스트(objective tests)에서 완전한 관절 퇴행이 있는 골관절염으로 입증된 사람들은 상당히 높은 통증이 발생될 것이다. 이러한 일련의 단계들이 통증을 약화시키지 못한다면, 환자들의 기능적인 활동에 제한을 줄 것이다.

환자들이 관절성형술을 실시할 지를 결정할 때까지, 관절은 또다른 손상을 초래하게 된다. 관절내의 골 돌출부에 있는 골증식체의 존재 여부와 관절 공간의 손상 정도는 X-ray를 통해서 쉽게 판독할 수 있다. 관절의 관여 정도에 따라 시각적인 기형 또한 나타날 수 있다. 예를 들면, 무릎관절 골관절염에서는 공통적으로 내반슬(genu varum)이 나타나며, 엉덩관절의 골관절염이 발생하게 되면, 그렇지않은 하지에 비하여 더욱 짧아지는 현상이 나타난다.

그리고 관절 주변 근육들은 위축이 일어난다. 통증으로 환자들이 어려움을 겪게 되면, 근육들은 뚜렷하게 약화가 오며, 이런 근육 약화가 활동 시 관절을 더욱 악화시킨다.

사용이 적어지고 근육이 약화되면 움직임 또한 감소하게 된다. 추가적으로, 관절의 구조적 손실은 일반적인 움직임을 불가능하게 한다. 이러한 움직임의 손실은 수많은 요인에 영향을 받게 되는데, 통증이 있음에도 불구하고 환자들의 기능적 활동 수준과 장애가 발생되는 시점을 포함하게 된다. 움직임 전체에서의 통증과 관절 움직임의 끝부분에서 공통적으로 발생된다.

하지 관절에서 이러한 영향을 받는다면, 보행은 병적 요인이 되며, 통증성 보행 장애가 나타나게 될 것이다. 보행의 보조(cadence)는 건측 하지에서 시간이 경과됨에 따라 비대칭적으로 될 것이다. 건측의 보폭 길이는 더욱 짧아질 것이며, 영향을 받는 하지는 초기 접지기(initial contact)와 전유각기(preswing phase)에서 불균형이 나타날 것이다.

상지 또는 하지에 골관절염이 발생하였다면, 전체 관절에 영향을 미칠 수 있다. 예를 들면, 팔꿉관절(주관절, elbow joint)에 골관절염이 발생하였다면, 움직임의 감소로 인하여 어깨관절(견관절, shoulder joint)과 손목관절(수근관절, wrist joint)의 약화가 나타날 것이다. 이것과 마찬가지로 하지에서는 발목관절(족관절, ankle joint)에 골관절염이 발생하였다면 무릎관절과 엉덩관절에 약화가 발생될 것이며, 움직임에도 많은 영향을 미칠 것이다. 그러므로 골관절염의 발생 시 관련 관절 전체를 고려한 재활 적용이 필요시 된다.

외과적 처치 (SURGICAL PROCEDURES)

나이가 70세 이하이거나 몸무게가 200 lb(91kg)이상인 환자들은 전치환술을 실행해서는 안된다고 생각했었다(Hawker, 2006). 그러나 새로운 기법과 장비들의 발달로 인하여 이는 더 이상 진실이 아니게 되었다. 머지않아 골관절염을 경험하게 되는 45-64세의 미국남성은 2백만명이 넘을 것이다(Bauman et al., 2007). 이제 곧 새로운 인공 보형물로 관절성형술을 실시한 후 신체활동이 가능한 환자를 보게 될 것이다. 우리는 환자를 위한 가장 이상적인 재활 프로그램을 계획하기 전에 우선 관절성형술이 실시되어지는 외과적 수술에 정확한 이해가 필요하다.

수술의 개관 (Overview)

현재 관절성형술은 전 부분에서 다양하게 실시되어지고 있다. 이번 장은 관절 치환술에 대한 일반적인 정보와 앞으로 가장 많이 접하게 될 수술 중 하나를 다루게 될 것이다. 수술의 종류는 엉덩관절, 무릎관절과 어깨관절이다.

다른 여러 기법들 중 그 사용 횟수가 적은 수술로 부분 치환술(hemiarthroplasty)이 있다.

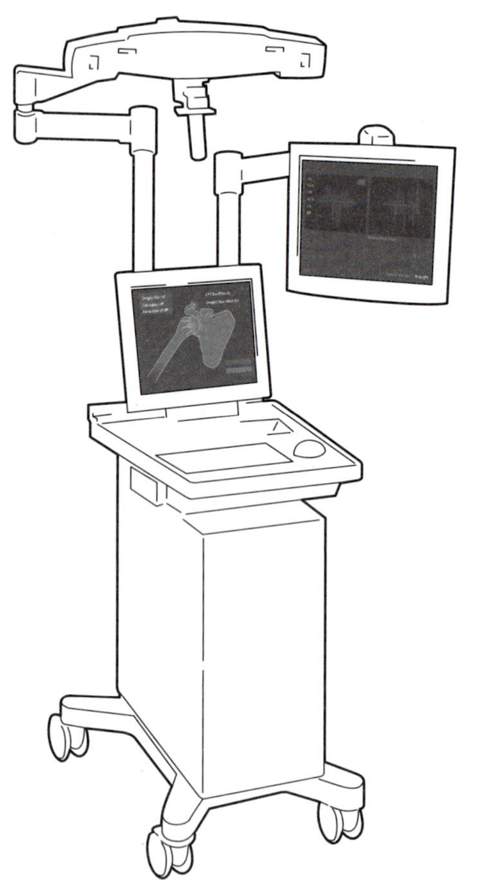

그림 16.1 컴퓨터이용 전관절 치환술 장비.

이름에서 알 수 있듯, 관절의 절반만을 치환하는 수술이다. 이는 어깨관절(견관절, shoulder joint) 및 엉덩관절(고관절, hip joint)과 같은 볼록한 부분 또는 오목한 부분과 관련이 있다. 무릎관절(슬관절, knee joint)에서는 넙다리 · 정강이뼈 부위 또는 관절의 내 · 외측 절반까지 실시 가능하다. 관절성형술이 관절의 내측 또는 외측에서만 제한적일 시에는 *단관절 대치술(unicompartmental knee replacement)*을 실시하게 되며 이는 무릎에서 자주 활용되어지는 시술법이다. 부분치환술은 이번 장에서는 논의하지 않았다.

관절 치환술을 위한 수술 과정은 기술적, 물리적 및 생역학적으로 굉장히 복잡하다. 관절 표면들은 다른 부분과 가지런하게 배열을 이루고 있어야 하며, 그렇지 못한 관절의 경우, 상 · 하지 관절에서 부적절한 회전, 길이의 차이 발생, 볼록한 부위와 오목한 부위의 불일치 등이 일어날 수 있다. 컴퓨터를 이용하게 되면 관절 치환술 부위의 가장 이상적인 위치를 얻을 수 있더라도, 모든 기관 및 시설에서 이 장비를 이용하는 것은 아니다(그림 16.1). 이런 장비가 준비되지 못한 시설에서 근무를 하는 의사들은 인공 보형물의 크기, 위치 및 배열 등의 정확성을 위해 그들의 경험과 준비된 도구에만 의존을 해야 한다. 치환 시 사용되는 보형물의 크기는 각 환자들에게 적절하게 맞추어져야 한다. 환자들에게 적절한 관절의 크기는 외과적인 수술의 발전으로 예상할 수 있으나, 다양한 크기의 금속 보형물은 수술이 이루어지는 동안 소독을 실시해야 되므로, 정확한 크기는 수술에서 관절이 확인 가능할 때 선택할 수 있다. 인공관절을 제조하는 사람들은 가장 적절한 인공관절의 크기를 결정하기 위해 수술에 참석하기도 한다. 마지막으로 수술 중 감염은 굉장히 위험한 요소이므로 이것은 관절전치환술의 실시에서 필히 피해야 하는 요소이다. 수술 중 감염이 발생하였다면, 관절은 골수염에 걸릴 수 있으며, 이는 관절의 생존을 위협하는 상태로까지 발전될 수 있다.

관절 표면에 실시되어지는 이식(implantation)은 골(bone) 시멘트를 이용하는 방법과 그렇지 않은 방법으로 나뉠 수 있다. 시멘트 없이 실시되어지는 치환술은 보형물의 안정성을 확보하기 위해 보형물 주변에 골의 형성에 의존하게 된다. 대부분의 의사들이 어린 나이일수록 보형물의 삽입 시 시멘트를 사용하지 않고 고정되어지는 방식을 선호하고 있지만(Weng and Fitzgerald, 2006), 이것이 환자들에게 있어서 최고의 방법이라고 말할 수 없으며, 단지 선택은 시술을 담당하는 의사 자신의 선호하는 방식에 따르면 된다.

시멘트를 이용하여 관절 성형술을 실시한 환자의 경우, 수술 후 바로 완전 체중 부하가 가능하다. 몇몇 의사들은 시멘트를 사용하지 않은 관절성형술에서는 체중 부하를 제안할 수 있으나, 또 다른 의사들은 완전체중 부하를 실시시키는 경우도 있다. 시멘트를 이용하지 않은 엉덩관절성형술 후에 체중 부하를 제안할 시에는 발가락만을 딛게 하는 부하 방법으로 6주간 실시하게 된다. 6주 이상 지나면, 환자는 완전 체중 부하를 실시하면 된다.

엉덩관절 치환술 (Hip Joint Replacement Surgery)

엉덩관절 성형술 또는 치환술(THA 또는 THR)은 나이와 상관없이 실시될 수 있는 관절성형술이다. 추가적으로 관절염 상태에서 이미 언급하였지만, THA는 넙다리뼈머리(대퇴골두, femoral head)의 손상 발생 부위에서 무혈관 괴사(avascular necrosis)가 발생된 경우 요구되어지는 방법이다. 이런 수술과 재활 뒤에 환자들은 몇년 전에 잃어버렸던 활동성과 기능 회복을 얻으므로 왜 이런 과정을 일찍 시작하지 않았는지 놀라게 된다.

THA를 위한 수술적 접근들에는 차이가 있다. 전방에서의 접근은 절개 부위를 넙다리빗근(봉공근, sartorius)과 넙다리근막긴장근(대퇴근막장근, tensor fascia latae)에 위치시킨다. 이러한 접근방법은 골반 벌림근(외전근, abductor)들은 피할 수 있으나, 더 많은 의사들은 수술 후 재활의 영향을 미치는 요소로 골반 벌림근들의 최소한의 절개를 위해서 외측 접근법을 선호하기도 한다(Brander and Stulberg, 2006). 전·외측과 직접적인 외측 접근법은 가장 많이 선호되어지는 수술적 접근 기법들이다. 두개의 수술 기법들이 골반 벌림근의 약화를 야기 시키더라도, 이 두 수술법이 탈구(dislocation)에 대한 위험성을 최소화한다. 다른 방법으로 후·외측 접근법은 중간볼기근(중둔근, gluteus medius)에는 영향을 미치지 않지만, 이런 수술 기법이 탈구의 위험성을 가장 높일 수 있다(Brander and Stulberg, 2006). 큰볼기근(대둔근, gluteus maximus)에는 손상이 생길 것이며, 작은 바깥돌림근(외회전근, lateral rotatores)은 후·외측 접근법에 의해 완화될 수 있다.

엉덩관절성형술의 수술적 접근법 중 가장 최근 기법은 최소 침습 THA의 사용이 포함된다. 길이는 8-10인치(20-25cm)이며 최소침습 수술은 2인치(5cm) 길이보다 작은 하나 또는 두개의 작은 봉합(sutures)를 이용한다(Ulrich et al., 2007). 하나의 절개 과정은 전방 또는 전외측 부위의 접근법을 이용하게 된다. 두개의 절개를 이용 시에는 후방에서 접근하며 넙다리를 수직으로 하여 THA의 볼 부위의 넙다리 줄기의 위치에 적용한다. 최소침습 수술의 목표는 연부 조직의 손상을 최소화하며 수술 후 발생하는 환자의 통증을 경감하게하여 재활 시작을 더욱 빠르게 하는데 있다. 그러나 과거의 사용하던 전통적인 방식의 THA 보다 현재의 수술적인 기법들의 기대 효과보다 문제가 있음이 나타났다. 몇몇 연구에서는 최소침습 수술법이 초기 회복에 효과가 있음이 나타났으나, 다른 연구에서는 두 기법의 차이가 장기간에서는 나타나지 않았다(Berry et al., 2003; Brander and Stulberg, 2006; Pagnano et al., 2006; Ulrich et al., 2007).

접근법과 상관없이 엉덩관절이 드러나게 되면 그 관절은 탈구된다. 넙다리뼈 경부에서 넙다리뼈머리를 제거한 후 관골구와 적절하게 맞는 인공 보형물(prosthesis)을 준비한다. 인공 관절이 적용될 치환술의 양쪽 끝부분에 시멘트를 바르고 적당한 위치에 맞추어 골 부분에 끼워 넣는다. 그 후에 관절을 다시 맞추어 넣는다(그림 16.2). 그 다음 단계로 의사들은 세밀하게 수술부위를 봉합하면 된다.

수술 후에 가장 큰 수술 합병증은 심부 정맥 혈전증(DVT)과 엉덩관절 탈구이다(Brady et al., 2000). 환자들은 수술실에서 혈전색전증(TED)호스나 stocking을 착용하게 되며, 이는 몇 주 동안 지속된다. 엉덩관절 탈구의 위험률을 높일 수 있는 동작들은 엉덩관절 모음(내전, adduction)과 굽힘(굴곡, flexion)이며, 그러한 동작들은 2개월까지 제한되어지는 경우도 있다. 환자들은 수면 동안에 엉덩관절이 모음이 될 수 있는 것을 막기 위해 다리 사이에 벌림 베개(abduction pillow)를 하고 자게 되며, 이는 수술 후 3개월간 지속하게 된다. 앉을 경우, 환자들은 2개월간 높은 받침대를 이용하여 앉아야 하며, 그래야만 엉덩관절(고관절, hip joint)이

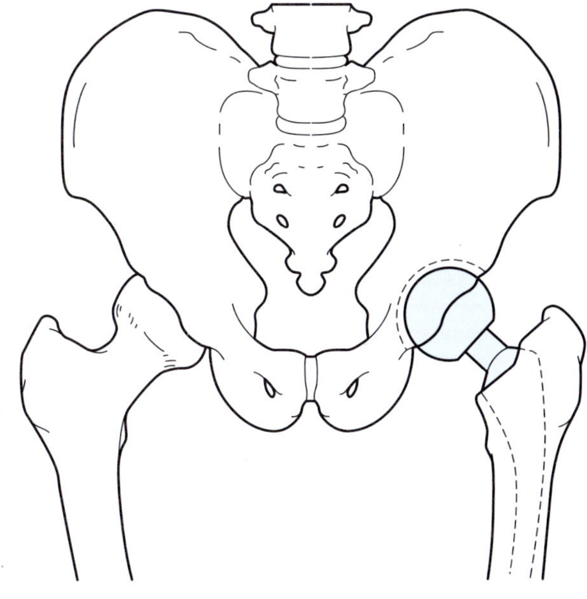

그림 16.2 전엉덩관절 성형술 (THA).

90° 이상(대략 100°)이 되게 된다. 이는 90° 또는 그 이하에서 발생될 수 있는 후방 탈구를 예방할 수 있다. 추가적으로 6-8주까지는 다리를 꼬거나 중심선에 맞추어 걷지 못하게 지시해야 한다. 후방 절개를 통한 수술이 이루어 졌다면 0° 이상의 엉덩관절 안쪽돌림(내회전, medial rotation)을 피해야 하며, 외측 또는 전외측에서 실시 되었다면 폄(신전, extension)과 바깥돌림(외회전, lateral rotation)을 피해야 한다. 중간볼기근(중둔근, gluteus medius)이 절개되었고 수술을 통하여 재봉합 하였다면, 환자는 스트레스가 발생되기 전 수술 부위가 회복될 수 있게 수술 후 6주까지 벌림(외전, abduction) 활동을 피해야 한다.

무릎관절 치환술 (Knee Joint Replacement Surgery)

무릎관절 전치환술 또는 관절성형술(TKR 또는 TKA)은 통증 완화가 필요한 환자에게 다른 치료를 실패한 무릎관절 골관절염에 있어서 효과적인 치료법이다. Centers for Disease Control (2008)에 따르면, 2002년 미국에서는 380,000명 이상이 TKA수술을 받은 것으로 나타났다. 그러한 질환에 있어서 공통점은 노인 운동선수의 무릎관절에서 젊을 때 발생된 상해의 결과로 통증이 발생됨을 알 수 있었다.

전관절성형술은 젊은 환자에게는 잘 실행되지 않는다. 이런 이유에서 대부분의 의사들은 발생 위치에서 인공 보형물에 시멘트를 바를 것이다. 몇몇 의사들은 합성 TKA(hybrid TKA) 사용을 선호하는 경향이 있다. 이런 TKAs는 포말형 넙다리부품(porous-coated femoral component)을 이용하게 되며, 이는 골수강에 시멘트를 바르지 않고 골 내부의 형성에 의해 고정되게 된다. 시멘트를 이용한 TKAs에서는 수술 후 바로 완전 체중 부하가 실시 가능하며, 몇몇 의사들은 시멘트를 이용하지 않은 TKAs에서도 바로 완전 체중 부하를 실시할 것을 권장하고 있다. 완전 체중 부하가 권유되지 않는다면 수술 후 6주까지는 발가락만을 이용한 지지가 허용된다.

무릎관절 전치환술에 사용되는 3가지 기본 인공 보형물이 있는데, 이는 넙다리(대퇴, femoral), 정강뼈(경골, tibia), 그리고 무릎뼈(슬개골, patellae)로 구분된다. 넙다리와 정강이뼈 부품은 주로 금속(metal)으로 사용되며, 넙다리 부위와 접촉이 일어나는 정강이뼈 부위는 폴리에틸렌 판이 두 금속 표면 사이의 발생될 수 있는 마찰을 감소시킨다. 몇몇 새로운 금속 대 금속 제품들은 금속 대 폴리에틸렌 부품보다 더 장기적인 사용이 가능할 것으로 예상되지만, 현재에는 금속 대 폴리에틸렌 관절이 최첨단의 제품으로 여겨지고 있다. 무릎뼈는 버튼과 같은 부품으로 구성되어 있으며, 새롭게 사용되는 무릎뼈의 뒷부분은 폴리에틸렌 구조로 되어있다.

THAs와 마찬가지로 TKAs의 형태적인 차이가 있다. 다양한 TKAs 사이의 첫번째 차이점은 후방 안정성과 관련이 있다. 첫 번째 형태는 후방 십자 인대와 같은 역할을 하며, 다른것은 후방 안정성을 유지해준다. 둘 다 전 · 후방 안정성에 관여하나 첫 번째 것은 PCL과 같은 안정성을 주나, 두 번째 것은 두 삽입 부위의 순응(conformity)을 통하여 전 · 후방의 안정성을 확보한다. 외과 의사들은 무릎뼈 치환술을 권장하거나 무릎뼈를 남겨서 무릎뼈 버튼을 설치하지 않는다. 무릎뼈 치환술을 시행하지 않은 사람들은 수술 후 몇 주간에 걸쳐 부종과 전방 무릎뼈 통증을 호소하게 된다(Brander and Stulberg, 2006). 무릎뼈 치환술은 무릎뼈의 후방부를 깎아내고 무릎뼈 후방 표면에 버튼을 부착하게 된다(그림 16.3).

THA와 마찬가지로 컴퓨터를 이용한 기법을 통하여 TKA에 대한 정보를 알아낼 수 있으며, 이는 뼈의 절단, 크기 및 인공 보형물의 방향 등을 더욱 정확하게 산출할 수 있게 되었다. 컴퓨터를 이용한 기법은 TKA를 실시하는 의사들에게 전부 실행되어지지는 않았다. 그러나 적절한 위치에 임플란트한 관절 치환술은 최상의 생존률을 나타내기 때문에 모든 의사들은 관절성형술에서 임플란트할 때 이 시스템을 도입해야 한다고 예상한다. 현재 사용되어지고 있는 재료와 고정 기법들로 인하여, 의사들은 컴퓨터를 이용한 무릎관절 전치환술은 20년 이상 지속될 수 있을 것으로 생각하고 있다 (Brander and stulberg, 2006).

TKAs에 대한 수술적인 접근들은 전방에서 시행한다. 의사들은 개인적인 선호도에 따라 넙다리네갈래근힘줄을 통한 무릎뼈 내측도달법(medial parapatellar approach), 안쪽넓은근(내측광근, vastus medialis)을 통한 넙다리네갈래근밑 도달법(subvastus approach) 또는 안쪽넓은근 절개 도달법 (vastus-splitting approach)으로 시행한다. 절개 부위는 8인치 (20cm)이상이며, 엉덩관절과 마찬가지로 최소 침습 기법이 무릎에서 실행 가능하다. 이러한 기법은 무릎뼈의 상부표면부터 정강이뼈 결절까지 절개가 실시되어 진다. 전통적인 절개 또는 최소 침습 절개는 금속 철심(metal staples)으로 봉합된다.

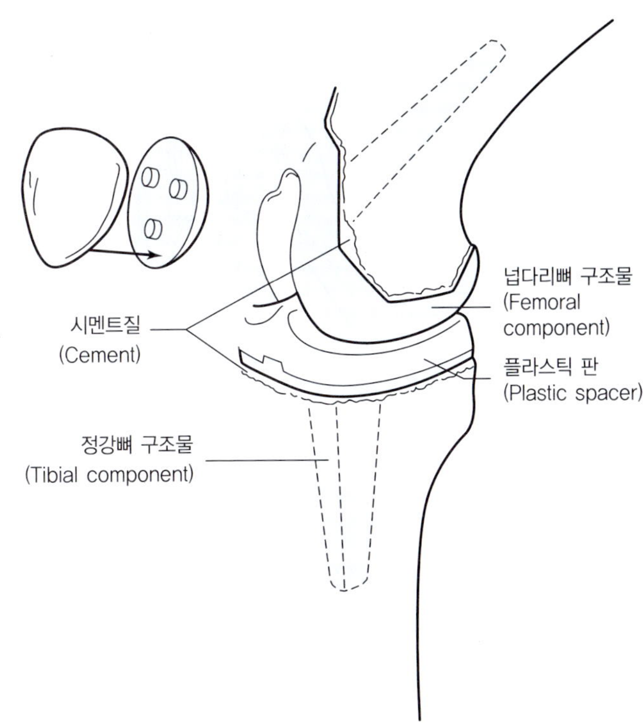

그림 16.3 전무릎관절 성형술 (TKA).

여러 개의 피부, 근막과 근육층을 수술과정에서 개방해야 하고 무릎뼈는 외측으로 탈구시켜야 무릎관절이 나타난다. 곁인대(측부인대, collateral ligament)에 손상이 없다면 손상없이 유지시켜야 한다. 전방십자인대는 잘라내야 하지만, 앞에서 언급했듯이 후방십자의 상태와 수술하는 의사의 선호도에 따라 남기거나 또는 제거해야 한다. 정확한 절골술을 통해서 관절염이 발생된 관절 표면을 제거하고 정강이뼈와 넙다리뼈를 부품을 삽입할 수 있는 부분으로 준비해야 한다.

어깨관절 치환술 (Shoulder Joint Replacement Surgery)

전어깨관절성형술 혹은 관절 치환술(TSA or TSR)은 어깨의 퇴행성관절염이 심각할 때 실시되는 최후의 수술 요법이다. 불행히도 종종 65세 이하의 연령에서도 이러한 조건으로 수술하는 경우가 있다. 이러한 사람들을 위한 최상의 선택은 위팔뼈머리(상완골두, humeral head)를 대체하는 외과적 조치로써 반관절성형술 혹은 표면재성형술(resurfacing)을 시행하는 것이다. 그러나 최상의 결과로서는 반관절성형술보다는 오히려 어깨관절성형술이 더 낫다고 볼 수 있다(Dines et al., 2006). 어깨관절성형술 시행 환자는 엉덩관절성형술이나 무릎관절성형술 시행 환자들 보다 연령대가 젊다(Dines et al., 2006).

어깨관절성형술의 예후가 좋은 환자들의 특징은 돌림근띠(회전근개, rotator cuff)가 온전한 환자들이다. 어깨관절성형술이 선택의 여지없이 돌림근띠를 재건할 수 없다면, 어깨관절 성형술이 필요하다(Nicholson, 2006).

어깨관절성형술의 두 가지 주된 형태가 있는데 위팔뼈머리와 관절테두리(관절순, labrum)를 하나로 하는 일체형(그림 16.4a)과 관절의 볼록면이 어깨뼈에 부착되고 오목면이 위팔뼈가 되도록 하는 방법이다(그림 16.4b). 연구에 의하면, 이식수술 후 6년 이후 기능의 감소가 발생되었기 때문에 최신 어깨관절성형술은 심각한 어깨 장애가 있는 사람들을 위해 권장되고 있다(Nicholson, 2006). 그러나 보철물의 결함 혹은 수술에 앞서 매우 심한 어깨 결손이 있었는지 또는 어깨뼈부위에

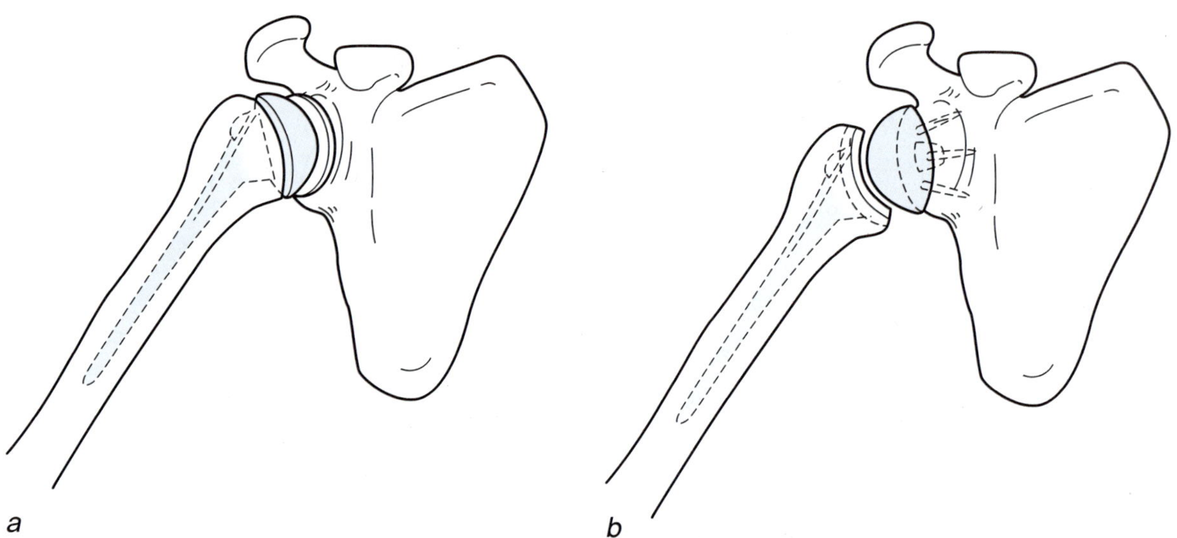

그림 16.4 어깨관절 전치환술(total shoulder arthroplasty; TSA). *(a)* 전통적인 어깨관절 전치환술 *(b)* 역형 어깨관절 전치환술 (reverse TSA).

스트레스가 증가되어 돌림근띠(회전근개, rotator cuff)의 변형이 발생되었기 때문에 이러한 현상이 발생되는지는 명확하지는 않다(Dines and Levinson, 1995). 최신 어깨관절성형술은 1994년 이후 유럽에서 널리 이용되었음에도 불구하고, 미국에서는 2003년 이후 시행되었는데(Nicholson, 2006), 새로운 수술방법에 대한 장기간의 이점과 단점이 현재로써는 확실히 규명되지 않았기 때문에 상대적이라 할 수 있다.

> 70세 미만의 환자들은 전관절 치환술의 현재 공통적인 수혜자들이다.

어깨관절성형술 절차는 다소 다양하지만, 기본 기술은 외측 지점에서 부리돌기(오훼돌기, coracoid process)까지 겨드랑이 아래쪽이 아닌 전방쪽의 절개법을 포함하고 있다. 가슴힘줄과 어깨밑근힘줄은 분리되고 위팔뼈머리(상완골두, humeral head)는 절개된다. 위팔뼈머리 대체는 시멘트질로 채워지거나, 시멘트질 없이 골수공간(medullar canal)에 위치시킨다. 시멘트질을 이용하지 않는 기술은 보철물을 안전하게 뼈내에 증식될 수 있도록 고정시킨다. 그리고 나서 관절테두리는 인공 관절테두리가 시멘트질로 채워지기 전에 보철물을 준비시킨다. 떨어진 힘줄은 재부착시키고 수술부위는 봉합된다. 피부층은 스테플(Staples)이나 실(Steri-Strips)로 봉합한다.

수술 후 환자는 어깨를 안쪽돌림(내회전, medial rotation), 모음(내전, adduction) 그리고 약간 전방 굽힘(굴곡, flexion)시킨 상태로 슬링(sling) 혹은 고정처치한다. 돌림근띠 재건술과 같은 다른 수술법이 어깨관절성형술과 함께 시행되었다면, 수술 후 다른 제한조치가 있을 것이다. 수술 임상의와 운동사 사이에 상호 정보교환은 적절한 재활관리를 위해서 이루어져야 한다.

어깨관절성형술의 공통된 금기사항은 수동적 관절가동범위로 제한시키는 것이다. 수동적 관절가동범위는 안쪽돌림 30°로 제한시키고, 수술 후 4-6주 동안은 벌림(외전, abduction) 0°를 준수해야 한다. 이것은 전방관절주머니과 어깨밑근(견갑하근, subscapularis)과 가슴힘줄을 보호해서 이식 수술기간동안 재부착 될 수 있도록 하기 위한 것이다.

기타 관절 치환술 (Other Joint Replacement Surgeries)

앞에서 말한 것처럼, 관절 치환술은 신체 대부분의 관절에 적용이 가능하다. 그러나 가장 일반화되어 있는 관절들은 엉덩관절, 무릎관절, 어깨관절이다. 당신은 이런 관절성형술의 하나를 수술

받은 환자를 치료해야 할 가능성이 높다. 이번 장은 앞서 기술한 3개의 관절들을 다룰 것이며, 다른 관절 치환수술들은 이 장 범위에서 벗어나 있다. 그러한 다른 관절 치환술 기법에 대한 여러 관절 치환술 교본과 저널 기사들은 쉽게 이용할 수 있을 것이다. 이런 수술들에 관심이 있다면, 추가적인 정보를 위해서 관련 자료를 계속 수집해야 할 것이다.

특수한 재활의 고려사항 (SPECIAL REHABILITATION CONSIDERATIONS)

전치환술을 실시한 경우, 환자는 의사에게 수술 후 치료에 대해 물어봐야 할 것이다. 운동사는 주의점, 위험요소, 환자에게 일정하게 적용되어지는 재활을 잘 알고 있어야 한다. 다음에서 다루는 것과 같이 각각의 관절 치환술에는 주의하고 숙지해야 할 것들이 있다.

재활의 개관 (Overview)

대부분이 서로 다른 상해와 의사에 따라 수술들이 다르기 때문에, 특정한 재활의 진행은 논리적인 방법으로 실시되어야 한다. 이런 진행 과정은 치유시간을 고려해야하며 현재 과정에서 다음 과정으로 목표치가 성공적으로 진행될 수 있는 기초가 된다. 앞에서 말했던 것과 같이 통증, 경직, 부종의 문제들을 즉시 완화하는 것이 첫 번째 목표이다. 이런 과정은 관절가동범위와 유연성 확보, 그런 후 근력과 지구력의 획득을 위해 강조되어질 것이다. 이러한 것들은 규정화되어진 것이기 때문에 환자는 기능적 · 활동적인 운동 전에 균형, 민첩성과 협응력의 향상을 이끌 수 있게 진행하여야 할 것이다. 환자가 일반적인 기능적 활동이 가능해진다면 재활 프로그램은 마무리된 것이다.

다양한 관절 치환술에서 몇몇 부분은 공통된 것도 있고 다른 면에서는 수술에 따라 매우 구별되어지는 것들 또한 존재한다. 각 관절에 있어서 그러한 것들의 유사한 것과 차이들에 대해 잘 알고 있는 것이 중요하다. 운동사는 실시되어지는 수술 과정의 형태에 대해 잘 알고 있어야 한다. 주의점들은 항상 기억하고 있어야 하며, 의사가 환자에게 실시한 수술 기록을 가지고 있다면 꼭 참고하여야 한다.

엉덩관절 (Hip)

환자들은 THA 수술을 받은 후 당일 재활훈련을 실시하게 된다. 인공 보형물에 시멘트를 이용하였다면, 환자는 완전체중부하(FWB) 또는 가능한 정도의 체중부하(WBAT)를 하게 된다. 인공 보형물에 시멘트를 사용하지 않았다면, 환자들은 발가락 접촉 체중부하(TTWB) 또는 touch-down 체중부하(TDWB)도 제한되어질 것이다. 목발 또는 보조기는 걷기를 2주간 실시하게 되며, 환자가 보조기구의 도움 없이 걷기 전 4주간 지팡이를 이용하여 움직이게 해야 한다(Hartzband, 2006). 병원에서의 운동들은 등척성 엉덩관절(고관절, hip joint) 모음(내전, adduction), 벌림(외전, abduction), 굽힘(굴곡, flexion), 폄(신전, extension)과 발목 펌프(ankle pumps)로 구성된다. 다른 등척성 운동들은 quad sets와 hamstrings sets으로 구성된다. 그러한 운동들은 straight-leg raises(SLR), heel slides, 그리고 short-arc quadriceps(SAQ) 폄 운동들로 진행된다. 환자들의 엉덩관절의 절개가 후외측에서 실시되었다면, 엉덩관절 굽힘은 90°로 제한되어야 하고 안쪽돌림(내회전, medial rotation)은 0° 로 제한된다. 수술 부위가 전 · 외측 또는 외측 상부 엉덩관절(고관절, hip joint)에서 실시되었다면, 엉덩관절 폄, 바깥돌림(외회전, lateral rotation)과 모음(내전, adduction)은 0° 이상은 제한시켜야 한다. 중간볼기근(중둔근, gluteus medius)이 절개 후 다시 재결합 되었다면 활동적인 벌림(외전, abduction) 동작은 6주간 제한된다.

THA 동안에 8-12주간 엉덩관절 굽힘은 100° 이상, 모음 0° 이상, 낮은 의자에 앉는 것은 제한되는 것을 명심해야 한다. 언제든지 앉게 된다면, 환자들은 높은 곳에 앉아야 한다. 수술 후 처음 3개월간 의자에는 베개를 이용하여 앉고, 화장실의 변기는 높게 앉으며, 부드럽고 쿠션있는 소파는 피해야 한다. 다리 사이에 끼는 베개(bolster)는 잠자는 동안 사용해야 한다. 인공 보형물에 시멘트를 바르지 않았다면, FWB는 수술 후 6주간 금지시켜야 한다.

THA환자들이 병원에 머무는 기간은 3-7일로 약간씩 차이가 있다. 몇몇 환자들은 집으로 복귀하기 전에 재활실로 옮겨갈 수도 있다. 일반적으로 환자들은 치료시설로부터 나오기 전에 혼자서 자기 스스로 돌볼 수 있는 능력이 되어야 하고, 침대로의 이동이 가능해야 하며, 스스로 보행이 가능하게 되어야만 한다.

환자가 집에 있다면, 의사는 추가적인 재활 프로그램을 만들어 주어야 한다. 그런 치료들은 집에서 할 수 있거나 외래 시설에서 실시할 수 있는 형태여야 한다. 오른쪽 하지에 치료를 받았다면, 환자는 수술 후 최소 3-4주간 기능적으로 회복이 될 때까지 운전을 할 수 없다.

환자가 처음 치료실 방문 시, 운동사는 환자의 미세한 통증, 감소된 가동 범위, 감소된 근력, 나빠진 균형감, 최적의 보행(gait)보다 낮아진 움직임 등을 찾아내야 한다. 그러므로, 그러한 결점들을 보완하는 것이 재활의 목표이다. 환자의 엉덩관절 동작 처음보다 50° 제한될 수 있으나, 환자들이 퇴원할 때까지는 엉덩관절 굽힘을 최소한 100° 와 폄 시 0° 가 되어야만 한다. 처음에 비해 가장 많이 약해진 근육들은 엉덩관절 벌림근과 폄근이다. THA 수술에서 중간볼기근이 절개되었다면 근육의 근력회복은 보통 6주까지 지연되며, 재활이 시작되기 전 의사는 근육의 상태를 꼭 확인해 봐야 한다.

환자의 상체가 약화되었다면, 보조장비를 이용하여 쉽게 걸을 수 있게 도와주어야 하므로 근력이 강화되어야 한다. 상지 근육들 중 손목 폄 · 굽힘근, 세갈래근(삼두근, triceps), 큰가슴근(대흉근, pectoralis major), 큰원근(대원근, teres major), 넓은등근(광배근, latissimus dorsi), 돌림근띠(회전근개, rotator cuff), 어깨내림근(견갑하근, subscapularis muscle) 등이 목발이나 보조기를 이용하여 걷는 동안에 활성화된다. 정상적인 보행(gait) 패턴은 운동사에 의해 회복될 수 있다. THA환자는 전형적으로 수술한 엉덩관절이 바깥돌림되어 걷는 경향이 있다. 이런 기법과 편차는 정확하게 맞아야 한다.

외래 환자의 운동은 엉덩관절의 가동범위 운동이 실시되어야 한다. 그러한 것들은 처음에 활발하게 실시되어야 하며, 6주까시 환자가 충분한 관절의 범위가 확보되지 못하였다면, 수동적으로 범위를 확보해야 할 것이다. 수술의 상처가 아물었다면, 환자는 수영장에서 실시할 수 있는 여러가지 운동을 실시할 수 있을 것이다. 수중에서 실시하는 저항운동과 보행(gait)활동은 전치환술 환자에게 좋은 효과를 줄 것이다. 초기 근력 운동은 부하가 없이 서서하는 등장성 엉덩관절 폄, 굽힘, 벌림과 바깥돌림 운동을 시작하며, 그리고 부하가 가중된 항중력 자세에서 실시하는 free weight 또는 장비를 이용한 저항 운동을 실시하게 된다. 가장 약화된 근육은 엉덩관절 벌림근과 폄근이며, 특히 이 근육들은 강화되어야 한다. 발목관절 저항 운동과 마찬가지로 넙다리네갈래근(대퇴사두근, quadriceps femoris)과 햄스트링 저항 운동은 할 수 있는 범위에서 진행시켜야 한다.

환자가 완전 체중 부하가 가능해 졌을 때, 환자가 할 수 있는 범위에서 서서 실시하는 균형 운동을 실시해야 한다. FWB가 가능하다면, 스쿼트, 스텝업, 레터럴 스텝 업, 힐 레이즈, 트레드밀 워킹과 다른 무게 부하 운동들을 실시해야 한다. 보행 훈련 진행은 두 개에 목발 이용 또는 한 개의 보조기를 이용하며 이후 한 개의 목발 이용 또는 지팡이를 이용하고 보조 장비 없이 땅이나 계단을 걷게 한다.

엉덩관절(고관절, hip joint) 굽힘(굴곡, flexion)에 주의점들이 사라지게 되면, 환자들은 예전에 피하던 활동에 있어서 향상된 근력과 움직임의 진행이 가능해진다. 환자가 엉덩관절 폄이 10°까지 가능해진다면 더욱 좋겠지만, 엉덩관절 폄이 최소 0°, 굽힘이 110°가 된다면 복귀를 기대할 수 있다. 환자들이 골프, 테니스 또는 수영과 같은 스포츠 활동에 참가하기를 원할 것이며, 그래서 재활의 추가적인 목적은 그러한 환자들을 위한 것이며, 또한 환자들은 그러한 목표를 달성하기 위해서 다른 추가적인 운동들을 실시하게 될 것이다. 선행 연구에서 THA를 실시한 환자들은 수술 후 6개월 이내에 골프에 참여할 수 있다고 하였다(Liem et al., 2006).

무릎관절 (Knee)

THA 환자들과 마찬가지로, TKA 환자들은 수술 후 바로 재활을 시작한다. 환자들은 병실에 비치된 지속적 수동 운동기(CPM)적절이 사용하게 되며, 이것은 하루 6-8시간 동안의 사용이 요구될 것이다. 움직임은 0부터 40°까지 범위에서 실시되며, 매일 10°씩 증가시키면 된다. 몇몇 의사들은 CPM을 재활의 한 부분으로 사용하지만 그렇지 않은 의사들도 있다. CPM의 사용이 수술 후 통증, 부종과 약물 사용을 감소를 시키지만, CPM의 사용이 장기적으로 봤을 때 사용 그룹과 안한 그룹의 차이는 미비하였다. 그래서 CPM장비의 사용이 선행연구들에서 논란의 여지로 남아 있다(O' Driscoll and Nicholas, 2000).

THA 환자들의 경우와 마찬가지로, TKA 환자는 수술 후 당일 가능 범위 내에서 목발과 보조기를 이용한 체중 부하 걷기를 실시한다. 입원환자 운동은 heel slides, quad sets, gluteal sets, hamstrings isometrics, ankle pumps, and SLR 등이 있다. 보통 수술 3-5일 후, 환자가 스스로 다리 들기가 가능해진다면, 적절한 보조기를 이용하여 안전한 보행을 실시하며, 퇴원을 하게 된다. 자택 요양(home care)또는 외래 환자 재활은 병원에서 퇴원 후 바로 실시하게 된다. 외래환자의 주목표는 일상 생활로의 복귀와 보조기 없이 보행할 수 있는 충분한 근력확보, 대부분의 일상 생활이 가능한 최소한의 활동이 되기 위해서는 굽힘은 110°까지 가능해야 하며, 폄 시에 사용되는 넙다리네갈래근은 전 범위에서 충분한 근력이 확보되어야 한다. 환자들은 골프, 테니스, 또는 수영과 같은 스포츠 활동으로의 복귀를 원할 것이며, 그러한 이유에서 환자들은 치료의 목적으로 재활을 실시해야 한다.

통증, 부종 및 연부조직 유착의 감소는 재활의 주된 목표이다. 그러한 기능 장애는 운동 범위를 제한하고, 환자들의 활동을 도울 수 있도록 그런 문제점들을 완화시키기 위해 재활의 적용이 필요하다. 무릎관절 전치환술 환자들은 수술 후 120-130°의 관절 가동 범위를 기대할 수 있으며, 그러한 동작들은 활동적인 환자에게 더욱 뚜렷하게 발생된다. 활동적인 관절 가동 범위는 병원 입원 중에 시작되고, 외래 치료에서도 지속된다. 관절 범위의 확보는 무릎관절 폄에서 가장 중요한 부분이다. 굽힘 또한 중요하지만, 완전한 폄 범위를 확보하지 못한다면, 보행 및 다른 체중부하 활동에서 관절이 쉽게 피로(premature wearing)해 질 것이다. 환자들은 주로 앉아 있는 경향이라면, 차의 승하차 시의 활동과 계단 오르기 같은 일상상인 활동이 쉽게 할 수 있는 110°의 굽힘

각도를 확보할 수 있지만, 스포츠 활동으로의 복귀를 원한다면, 120−130°의 무릎관절(슬관절, knee joint) 각도가 권장된다.

수술 부위가 치료되었다면, 수중 운동과 보행 훈련은 부종감소, 보행 향상과 근력 및 심혈관 기능 수준을 향상시키는데 효과적일 것이다. 무릎관절 전치환술 환자들은 평영 발차기(breast-stroke kick)를 실시해서는 안된다. TKA 환자들에게 좋은 수중 운동은 큰 걸음으로 전 · 후 · 옆으로 걷기, 가슴 높이의 수면에서 점프(hopping)하기, 발가락으로 걷기, 쪼그리고 앉았다 일어나기(squating) 및 깊은 수면에서 달리기 등이 있다.

환자는 최소 4−6주간 보조 장비를 이용한 WBAT를 실시해야 할 것이다. 보조 장비는 정상 보행과 폄근의 처짐(extensor lag) 증상이 없을 때까지 중단해서는 안된다. 운동사는 재활 시 그러한 요소들을 성취할 수 있도록 노력해야만 한다.

햄스트링, 넙다리네갈래근(대퇴사두근, quadriceps femoris), 엉덩관절(고관절, hip joint) 폄근(신전근, extensor)과 벌림근(외전근, abductor) 근력은 보통 TKA 환자에게서 낮아지게 된다. 환자들에게서 수술 전 장기간 통증과 보행 변화(deviation)로 나타난 근력 약화는 환자들이 극복해야만 하는 것들이다. 추가적으로, 수술은 사전에 근력 약화보다 더욱 큰 약화를 가져온다. 발목관절(족관절, ankle joint) 발바닥굽힘근(저측굴곡근, plantar flexor)과 발등굽힘근(배측굴곡근, dorsiflexor)들은 몇 달 또는 몇 년간 사용을 하지 않는다면 근력이 약화될 것이다. 그런 근육들의 근력 강화 운동은 외래 환자 프로그램과 집에서 할 수 있는 프로그램에 반드시 근력 회복을 위해서 포함되어야 한다. 현존하는 부종을 없애려고 한다면, 특히 넙다리네갈래근과 같은 근육의 근력회복을 위해 기능적 · 신경근 전기 자극을 사용하게 될 것이다. 환자는 현재 넙다리네갈래근의 통제 및 완전한 무릎관절 폄이 이루어지지 않는다면 보행에 사용되는 보조 장비를 중지해서는 안된다. 더욱 저항성 있는 운동들은 수술 후 4−6주쯤 실시해야 한다.

무릎뼈의 움직임이 제한되었다면, 무릎뼈 가동화기법(patellar mobilizaion)을 실시해야 한다. 무릎뼈의 제한은 넙다리정강관절의 완전 굽힘력을 감소시키며, 산책과 같은 평상시 활동이 어렵다면, 외래 재활 실시 첫날부터 외측 · 중심 · 하방 및 상방의 가동화 기법을 실시해야 한다. 수술 6−8주 후, 환자의 무릎관절 가동 범위에 제한이 있다면, 넙다리뼈에 근접해 있는 정강이뼈에 가동화기법을 실시해야 할 것이다. 연부 조직의 유동성이 반대편과 유사하지 않다면, 연부조직 가동화기법은 무릎관절 기능 향상에 도움을 줄 것이다. 이런 연부 조직에 대한 처치는 무릎뼈의 처치와 동일한 시기에 시작하면 된다.

지속적인 상체의 움직임이 발생하는 동안에 양발서기, 한발서기 및 불규칙한 지면에서의 서기 등과 같은 전형적인 균형 훈련은 고유수용성감각(proprioception) 향상에 좋은 활동들이다. 그런 동작들은 환자가 보조 장비 없이 보행이 가능할 때 실시하게 된다. 또한 step-ups, 외측 step-ups, lunges, 볼을 이용한 런지와 같은 근력과 균형 운동들은 이 때 실시하게 된다.

환자가 관절 범위, 유연성, 근력과 제어 능력이 향상되었다면, 민첩성과 기능적인 훈련을 스포츠 및 운동 전에 실시하게 된다. 그런 특이적인 활동들은 환자 자신의 의지에 따라 다르게 나타난다. 몇몇 환자들은 운동선수들이 복귀할 수 있을 정도의 유사한 능력까지 향상되는 반면 몇몇 환자들은 미용 체조(calisthenics) 후 바닥에서 일어나거나 차에서 승 · 하차시와 같은 단순한 회복만 가능해질 것이다. 환자가 가지고 있는 목표가 무엇이더라도 재활 프로그램의 마지막 부분은 환자가 준비한 것 이상으로 설계되어야 한다. 그래야만 재활이 끝나기 전에 목표를 달성할 수 있을 것이다.

의사와 환자에 따라 다르지만 보통 TKA 수술을 받은 환자들은 8-10주에서 4-6개월까지 어떤 스포츠 활동으로든 복귀할 수 있다. 수술 후 환자들의 스포츠 활동은 조정, 수영, 사이클, 댄스 및 골프와 같은 충격이 적은 운동들을 실시하게 된다. 달리기 또는 점프와 같은 충격이 강한 운동에 참여하기를 원하는 환자들은 자신의 의사와 상의를 해야 한다. 운동사는 의사와 상의 없이 이런 활동을 허락할 수 없다.

어깨관절 (Shoulder)

가끔 의사들은 TSA 환자들에게 CPM을 사용한다. 팔은 3-6주까지 sling을 착용하게 되고, 운동과 샤워 시에만 제거하게 된다. 수동적인 운동인 진자운동과 tabletop 운동들은 초기 운동으로 실시되어진다. tabletop 운동은 치료대 위에 환자의 손을 체중 부하 상태로 놓는다. 이 자세에서, 환자의 몸은 수평 벌림 및 모음을 통해서 옆으로 이동하며 상체도 함께 움직이게 된다. 몸통 굽힘은 양쪽손을 치료대 위에 놓은 상태에서 어깨관절을 굽힘으로 움직이게 하고, 환자는 어깨관절을 내 · 외측 회전하며 손으로 부터 몸쪽 안과 밖으로 회전하게 된다(그림 16.5). 어깨관절을 위한 체중부하 운동은 고유수용감각을 활성화 시키며, 통증감소 및 주동 · 길항근의 동시수축(cocontraction)에 도움을 준다(McMullen and Uhl, 2000). 능동적인 동작보다는 수동적인 동작이 세모근(삼각근, deltoid)과 어깨밑근(견갑하근, subscapularis)의 스트레스 및 관절 스트레스를 감소시키기 위해서 초기 재활에 사용된다. 수동적 바깥돌림(외회전, lateral rotation)과 능동적인 안쪽돌림(내회전, medial rotation)은 어깨밑근힘줄을 당기는 것을 감소시키기 위해 처음 몇 주간은 제한한다. 팔꿉관절(주관절, elbow joint), 손목관절(수근관절, wrist joint)과 손을 위한 능동적인 운동들은 지속적으로 실시하게 된다.

환자가 운동을 실시하지 않을 시, 팔에 sling을 작용해야 한다. 밤에, 환자는 반듯하게 누워 팔을 후방으로 지지한 채 있어야 하며, 그래야만 팔이 과다폄(과신전, hyperextension)되는 것을 방지할 수 있다.

환자는 수술 후 2주내 외래 환자용 재활 프로그램을 실시하게 될 것이다. 첫 번째 달에는 근력의 회복보다 움직임의 회복에 주력하는 것이 중요하다. 첫 번째 달이 끝날 무렵 환자는 최소한 90° 굽힘과 벌림, 약 70°의 안쪽돌림 및 최소한 45°의 바깥돌림이 되어야만 한다(Wilcox, Arslanian, and Millett, 2005). 회전과 벌림 동작들은 어깨면(scapular plane)에서 실시되어야 한다.

수술 후 처음 2개월간은 돌림근띠(회전근개, rotator cuff)와 다른 관절오목위팔 근육을 위한 근력운동을 피해야 하지만, 어깨뼈 근육들은 이 시점에서 강화시킬 수 있다. 도수저항운동(manual resistance)은 관절오목위팔 관절에서 스트레스 없이 어깨뼈의 올림(거상, elevation), 내림(하강, depression), 내밈(전진, protraction)과 뒤당김(후퇴, retraction)과 관련된 근육들을 강화시킬 수 있다. 중 · 약 정도 무게로 실시하는 손목관절(수근관절, wrist joint) 및 손과 관련된 저항운동은 수술 후 3주 후부터 실시할 수 있다. 8-10주에 환자들은 돌림근띠와 세모근을 포함하는 어깨관절 관련 근육들을 위해서 낮은 무게, 고 반복 운동들을 시작하게 된다. 가벼운 아령(dumbell)과 고무 튜빙(rubber tubing)운동들을 시작하게 되며, 환자는 이 때 sling을 제거하게 된다. 회전과 벌림은 어깨면에서 실시하게 된다. 완전한 어깨관절의 움직임은 8-12주에 나타나게 된다. 어깨관절에서 갑작스러운 jerking, lifting 또는 twisting 동작들은 탈구의 위험을 감소시키기 위해 피해야 한다. 스위스 볼과 같은 고유수용성운동, 낮은 수준(60° 이하의 올림)저항 운동과 체중부하

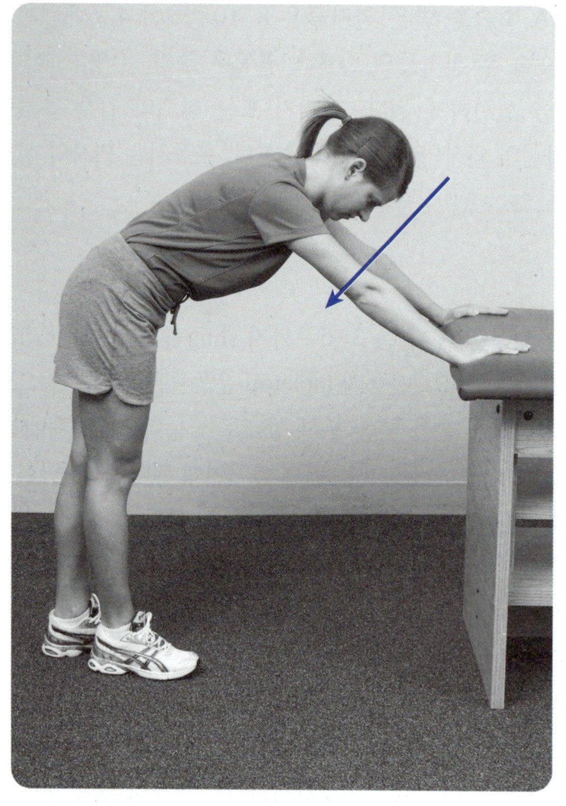
a

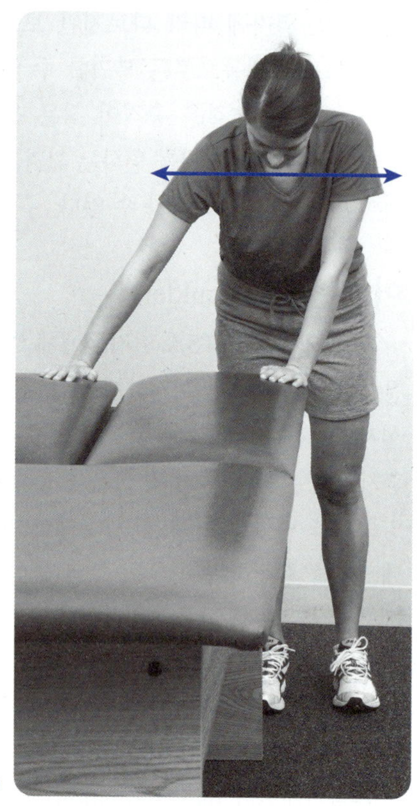
b

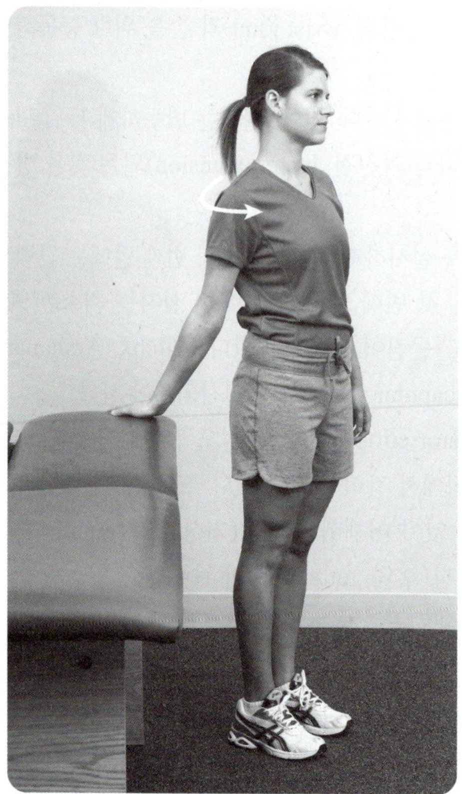
c

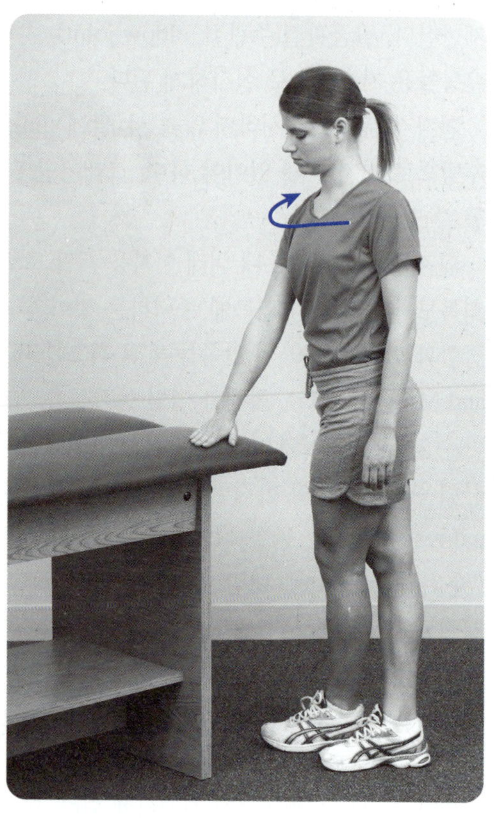
d

그림 16.5 전어깨관절성형술 환자를 위한 관절가동범위 향상 체중지지 운동.
(a) 환자는 치료대 위에 손을 고정시키고 굽힘으로 어깨를 이동시키기 위해 전방으로 늘려준다 *(b)* 치료대 위로 손을 고정시킨 채 환자는 몸을 측면으로 이동시킨다. *(c)* 환자는 손을 고정시키고 몸을 팔에서 어깨가 바깥돌림될 때까지 회전시킨다. *(d)* 환자는 한손을 고정시키고 어깨가 안쪽돌림될 때까지 몸을 회전시킨다.

저항 운동과 같은 활동들은 관절오목위팔 및 어깨뼈 근육들을 향상시키는데 사용된다. 12-16주 후, 환자는 돌림근띠(회전근개, rotator cuff) 손상 환자와 유사한 정도의 근력 수준으로 진행해야 한다(19장 참조).

환자는 수술 후 4-6개월에 기능적 · 특이적 운동을 실시해야 하며, 일반적인 활동들을 실시한다. 특이적인 어깨관절 치환술을 시행함에 따라, 환자의 기능은 회복되지만 정상적인 관절가동범위는 회복할 수 없다. 역구형 어깨관절 전치환술(rTSA) 실행 후 굽힘 범위는 80°에서 120°로, TSA는 120°에서 150°로 바뀌게 될 것이다.

요약 (SUMMARY)

더욱 젊은 환자들은 관절 전치환술을 받게 된다. 수술적 기법과 치환술 분야가 날로 향상됨으로써, 관절 치환술을 받는 사람들은 더욱 어려질 것이다. 그런 과정에 참여하는 사람들은 일상생활을 방해받을 수 있는 기능장애와 통증을 발생시키는 류마티스 또는 골관절염에 시달려 왔다. 운동사들은 품질 및 수명을 향상시킬 수 있는 기법 및 장비들로 전치환술을 받은 환자를 관리하게 될 것이다. 지금도 엉덩관절 치환술은 20세기 환자들에게 시행되어지고 있으며, 무릎관절 치환술은 앞으로도 20년 이상 지속될 것이다. 몇몇 전치환술 후 스포츠 활동들은 하게 될 것이다. 대부분의 인체 관절을 위한 인공 보형물들이 있더라도, 이번 장에는 가장 보편적으로 실시되고 있는 관절들(엉덩관절, 무릎관절과 어깨관절)을 논의하였다. 각각의 관절 치환술은 독특한 성질과 고려사항을 가지고 있다. 대부분의 재활 과정은 보통 수술 후 당일 실시되며, 그런 과정은 2개월간 지속된다. 재활 프로그램들에는 무릎관절, 엉덩관절 및 어깨관절에 대한 설명들이 자세히 나와 있다.

주요 개념 및 복습 (Key Concepts And Review)

1. 전치환술에 대한 다양한 용어와 줄임말(abbreviations)들을 잘 알아야 한다.

관절 전치환술은 관절성형술로도 잘 알려져 있다. 엉덩관절의 전치환술은 엉덩관절 전치환술(THR) 또는 엉덩관절성형술(THA)이라는 용어를 사용한다. 마찬가지로, 무릎관절 전치환술은 TKR 또는 TKA라는 용어를 사용한다.

2. 골관절염의 진행 정도와 어떻게 관절 치환술을 실시할 것인지 파악해야 한다.

골관절염은 어린 나이에 관절에서 발생된 외상으로 생기게 된다. 사람들이 나이가 들수록 관절연골이 닳고 얇아져 결국 관절 표면에 퇴행이 발생되게 된다. 일단 연골에서 손상이 발생되면, 골 표면의 보호막이 사라지게 된다. 연골에는 통증 수용기(pain receptors)들이 없는 반면, 골에는 통증 수용기가 존재한다. 환자는 골관절염이 발생된 관절에 체중 부하가 가해지거나 관절이 활동하게 되면, 단계적으로 증가되고 악화되어가는 통증을 경험하게 될 것이다.

3. 골관절염 발생 시 추가적인 영향을 일으킬 수 있는 2차적인 요인들을 파악해야 한다.

통증에 의해 2차적으로 발생된 통증과 감소된 기능은 근육 약화와 움직임의 감소를 발생시킨다. 그 다음 근육 약화와 관절 범위 손실은 이미 약화된 관절에 더 큰 스트레스를 가하게 된다.

근육이 약화되고 관절의 상태가 악화되면 외형적으로 기형은 더욱 확실하게 나타날 것이다. 보행패턴(gait pattern)은 벗어나게 되며, 통증은 정상적인 기능을 손실시키고 일상 활동의 어려움을 발생시킨다.

4. 무릎관절에 골관절염이 있는 젊은 사람에게 도움이 되는 것들을 알아야 한다.

관절 통증 초기에, 많은 사람들은 통증 완화를 위해 약물을 처방받게 되며, 그런 사람 중 몇몇은 항염증성 약물을 사용하기도 한다. 그러나 장기간의 사용은 간에 문제를 일으킬 수도 있다. 몇몇의 사람들은 관절 통증을 완화시키기 위하여 처방전 없이 살 수 있는 약물인 글루코사민 콘드로이틴을 복용하기도 한다. 그러나 골관절염이 진행됨에 따라 약물을 통한 통증완화는 기대하기 어려워지며, 환자들은 통증의 완화를 위해서 다른 방법들을 모색하게 된다.

몇몇 의사들은 수술을 실시하기 전에 관절에 주사를 넣기도 하고 재활을 시키기도 하며 둘다 병행하는 경우도 있다. 관절연골의 재생과 치환시키기 위해 권장되어지는 다양한 수술 기법들은 보통 첫 번째 수술 방법들을 사용한다. 그러한 조치들은 연골하골의 출혈을 일으켜 관절 표면에 줄기세포의 유입을 가능하게 한다. 그 다음 줄기세포들이 연골 세포들 안에서 구분짓게 된다. 증상이 발생되는 부위와 그 크기에 따라 수술 후 치료가 결정되며, 회복하기 위해서는 몇 년간 잘 보호해야 할 것이다. Chondral plugs와 생성된 연골세포 이식은 손상을 입은 연골을 위해 대체 수단으로 논의되어져 왔다. 환자들은 그러한 수술 뒤에 적절한 재활을 통해 일상생활로 복귀하게 된다. 관절경을 이용한 괴사된 조직 제거는 단기간의 통증을 완화시키기 위한 방법이다. 이런 수술은 환자들에게 기능적인 활동을 더욱 활발히 할 수 있게 통증을 완화해주지만, 회복을 시켜주는 것은 아니며, 관절을 더욱 좋게 만들어 주지 않는다. 특히 70세 이하의 환자들에게는 관절성형술이 마지막 방법이다. 관절성형술을 받은 환자의 나이가 50세 전 · 후이면, 시멘트를 이용하지 않은 관절성형술을 실시했을 것이다. 20세 또는 그 뒤로 수술이 필요시에는 시멘트를 이용하지 않은 관절성형술을 실시하게 된다.

5. 엉덩관절 전치환술 후 처치와 주의점에 대해 확인해 두어야 한다.

100° 이상의 엉덩관절(고관절, hip joint) 굽힘(굴곡, flexion), 0° 이상의 모음(내전, adduction), 낮은 의자에 앉기 등은 8–12주간 지속되어야 한다. 앉을 시 환자는 표면을 높여야 한다. 베개는 의자와 화장실 변기에 앉을 때 이용해야 하며, 환자는 수술 후 3개월간은 쿠션이 좋은 의자에 앉지 말아야 한다. 이 시기에 수면 시, 다리사이에 베개 받침을 사용해야 한다. 금속 인공보형물들에 시멘트가 사용되지 않았다면, 수술 후 처음 6주 동안에는 완전 체중 부하를 금지해야 한다.

심화 학습 문제 (Critical Thinking Questions)

1. 6주전 오른쪽 THA 수술을 받은 60세 환자가 있다. 현재 외래 치료로 재활을 시작하려고 한다. 그의 재활 목표는 골프를 다시 치는 것이며, 수술 전 그는 주당 2회씩 리그 팀에서 활약했었다. 당신은 그의 현재 상태에 대한 조사를 실시해야 한다. 그는 오른쪽에 WBAT 목발을 실시하고 있다. 당신은 어떤 치료를 실시할 것인가? 당신은 준수해야 할 상황에 대해 생각해보고 주의해야 할 것들을 적어보자.
2. 3주전 왼쪽에 TKA를 실시한 50세의 테니스 선수가 있다. 그녀는 WBAT가 실시되어졌지만,

40°에서 폄근의 기능이 떨어져 여전히 목발을 이용하고 있었다. 굽힘 가동 범위는 90°이며 그녀의 햄스트링과 중간볼기근(중둔근, gluteus medius) 및 큰볼기근(대둔근, gluteus maximus)의 근력은 4/5였다. 그리고 그녀의 넙다리네갈래근(대퇴사두근, quadriceps femoris)의 근력은 3/5였다. 현재 그녀의 운동 프로그램에 포함되어야 할 것들은 무엇인가? 또한 그녀가 집에서 할 수 있는 프로그램은 무엇이 있는가?

3. 앞에 제시하였던 것들을 참고하여, Jan의 무릎관절 폄각도가 단지 15°밖에 안되는 것을 보고 주의해야 할 것은 무엇인가? Floyd를 위한 최고의 운동 프로그램은 무엇이며, Jan이 현재 해야 할 것은 무엇인가? Jan이 가지고 있는 문제점은 무엇이며, Floyd의 그런 문제점들을 해결하기 위한 장 · 단기간의 목표들은 무엇인가?

실험실 활동들 (Lab Activities)

1. 온라인 상에서 인공관절의 제조 시 두가지 차이점을 알아보자. 그들이 만들어내는 관절들의 형태(상태)를 확인하자. 회사에서 만들 당시의 성분과 각각의 이점이 무엇인지, 관절들에 있어서 각자가 강조하고자 하는 것의 차이점이 있는지 조사하자. 어떻게 회사들의 관절들이 유사한지를 알 수 있도록 다른 조사를 실시하자. 그 두 회사의 조사가 끝난 뒤, 당신이 내릴 수 있는 결론은 무엇인가?
2. 당신이 속한 곳에서 전치환술을 할 수 있는 의사를 확인하자. 당신이 수술 중 어떤 하나를 참관할 수 있는지 알아보자. 당신이 확인해 온 수술로부터 이번 수술에서 어떠한 차이점들이 있는지 5가지만 나열해 보자. 이번 경험으로 가장 흥미로웠던 것은 무엇인가?
3. 수술 후 일반적인 유의점에 따라, 엉덩관절 굽힘과 엉덩관절 모음의 큰 제한이 발생된 THA 환자가 있다면, 당신이 그를 치료하는 병원과 집에서 일상생활, 일어서기, 앉기가 가능할 수 있도록 실시해야 하는 것들을 나열해보자. 예를 들면, 그가 엉덩관절이 100° 이상 구부릴 수 없다면, 신발은 어떻게 신게 가르칠 것인가? 그들이 임상치료동안에 해야 할 것들이 무엇이며, 당신이 치료를 위해 해야 할 것들, 그가 집에서 해야만 하는 일반적인 활동들을 모두 생각해보자.
4. 당신에게 수술 후 4주차에 들어서는 TKA환자가 방문하였다. 그녀의 무릎관절 움직임은 25–95°까지 였다. 그녀의 넙다리네갈래근은 위축되어있었다. 그녀의 엉덩관절 폄근, 엉덩관절 벌림근, 넙다리네갈래근 및 햄스트링은 약화되어 있었다. 그녀가 한때는 목발을 제거할 수 있을 정도로 완전한 무릎관절 폄과 좋은 보행을 하고 있었지만, 현재는 두개의 목발로 계속 이용하여 걷기를 하고 있다. 운동 프로그램을 만들고, 그녀가 좋아하는 활동인 볼룸댄스를 할 수 있도록 환자에게 필요한 각각의 운동프로그램을 진행하자. 당신은 그녀의 재활프로그램이 끝날 수 있도록 운동의 점진적인 목록을 만들어야만 한다. 그러나 그러한 운동들에 대한 일정표를 확인할 필요는 없다.
5. 당신은 THA환자를 운동시키고 있다. 모든 운동과 각각의 운동에서 다음 난이도를 증가시키기 위한 기준들을 차트로 만들어보자. 엉덩관절, 무릎관절과 발목관절 운동을 포함하여 당신이 쉽게 이용할 수 있는 장비들이 무엇인가 생각해보자.

제 17 장

치료적 운동의 연령별 고려사항 (Age Considerations in Therapeutic Exercise)

이 중 철

학습목표 (Objectives)

이 장을 마치고 난 후에는 아래의 사항을 설명할 수 있어야 한다 :

1. 많은 사람들이 스포츠 활동에 참여함에 따라 스포츠 손상이 빈번하게 발생하는지를 인식할 수 있다.
2. 청소년이나 고령인들이 스포츠 손상에 대한 관련지식 부족을 평가할 수 있다.
3. 유소년 선수나 고령의 선수들에 있어 운동손상에 대해 관리하는 방법을 인식시키는 것이 중요함을 인식할 수 있다.
4. 터너(Tanner) 성장 시스템에 근거한 성장과 발달의 개요(outline)를 제공하고, 왜 소년과 소녀들이 이러한 과정에서 여러형태로 분류되는지 이해할 수 있다.
5. 젊은 선수들을 위한 전방십자인대 재건술과 관련된 문제들을 확인할 수 있다.
6. 나이 많은 환자들을 위한 치료적 운동프로그램을 제공하고자 할 때, 미리 갖추어야할 예방책들을 설명할 수 있다.

▶ Chaz Michaels는 고등학교에서 대학교까지 정형외과적 시스템이 갖춰진 운동선수 전문재활 클리닉에서 근무한 다양한 경력의 소유자이다. 그가 스포츠 클리닉에서 근무하면서 새롭게 접한 10대부터 80대 환자까지 여러 연령대의 고객들이 있다. Chaz로서는 처음으로 35살 이상의 선수와 일을 하는 것이다. 그가 이 클리닉에 오랫동안 있었음에도 불구하고, 그는 좀 더 나이가 있는 운동선수와 일을 하는 것이 얼마나 즐거운 일인지 새삼 놀랐다. 그가 가장 좋아하는 선수는 70살의 테니스 선수인 Lorrie이다. 그녀는 고등학교 때부터 테니스를 쳤다. Chaz는 그녀가 공을 받기 위해 네트로 달려가다가 그녀의 팔꿈치로 굴러 떨어졌을 때 다친 팔꿈치 탈구로 고통을 받고 있어서 치료를 하고 있다. 그녀는 다시 코트로 돌아가는 것에 대해서 염려를 하고 있지만, Chaz는 자신의 20대 환자들에게 하듯이 그녀에게 부담을 주는 것에 대해서 자제를 하고 있다. 그는 Lorrie의 재활 프로그램을 수행하기 위해서는 물리적 그리고 생체학적인 고려를 해야 한다는 것을 깨달았다.

노년의 사람들이 공통으로 나누는 놀라운 비밀은
70, 80대가 되어도 별로 변하지 않는다는 것이다.
당신의 육체는 변했지만, 당신은 전혀 변하지 않았다.
DORIS LESSING, 1919– ; 영국의 노벨문학상 수상 작가

이 책의 두 번째 장이다. 이 장은 나이와 건강을 위해 생각하는 여러 환자들에 대해서 말하고 있다. 이것은 여러 나이대의 사람들에게 발생되는 근골격계(근육뼈대계, musculoskeletal) 부상을 위한 매우 필수적인 부가설명이다. 추가로, 각기 다른 나이대의 사람들은 각자의 고려할 점들이 있다. 사춘기 직전과 사춘기의 환자들은 마치 25살의 육체를 가지지 못한 중년의 환자와 같이, 작은 어른이 아니다. 이번 장에서는 이러한 특수한 나이대가 고려한 점에 대해서 말하고 있다.

지난 반세기 동안 전세계 스포츠와 레저활동에 있어서 많은 것들이 변해왔다. 첫째로, 출생 자체가 많아졌다. 둘째로, 스포츠와 레저활동에 대한 참여도가 개인적으로도 전보다 많이 증가했다(Kallinen and Markku, 1995; Koester, 2002). 3백만명 가량의 청소년기 아이들의 조직화된 스포츠 활동에 의해서 매년 부상을 당하는 것으로 분석된다(Koester, 2002). 대부분의 스포츠 클럽들과 학교 대항의 스포츠 경쟁은 수백만의 학생들과 예비 선수들에게 가능한 일이다.

미국의 내과 의사들은 어린이들과 이보다 나이가 있는 어른들이 그들의 개인적인 건강한 생활을 증진시키기 위해서는 운동을 할 것을 주장한다(Fernhall and Unnithan, 2002). 수명 연장의 기대가 높아진 만큼 과거에 비해 노년의 사람들을 위한 훨씬 조직화된 스포츠 활동들이 있다. 연장자 어른들은 경쟁적인 행사를 위한 여러 가지 기회들이 있다. 자치 도시의 조직화되고 클럽과 연계된 행사들 뿐만 아니라 경주나 토너먼트와 같은 기회들도 있다; 노년의 사람들을 위한 노년 올림픽과 같은 국내 또는 국외 경쟁 행사가 있다.

삶의 단계, 활동 단계, 그리고 건강관리 (STAGES OF LIFE, ACTIVITY LEVELS, AND HEALTH CARE)

출생에서부터 죽음까지, 우리의 몸은 지속적으로 변화한다. 어떠한 변화들은 몸의 이득이 되기 위해, 어떠한 것들은 유지를 위해, 그리고 어떠한 것들은 안 좋은 쪽으로 변화한다; 그러나 그것들은 우리가 자라남에 따라 우리 안에서 전부 일어나고, 발전하고, 나이를 먹게 된다. 이러한 자연스러운 진행들은 성장의 단계와 청소년기 단계에서 성숙과 적응을 위한 유년시절의 발달로부터 시작되고, 능력과 기능의 복귀인 마지막 단계에 이르게 된다. 유년시절에는 우리의 육체는 기능을 배우고 균형, 서기, 걷기, 공 토스하기 등과 같은 동작을 학습한다. 이러한 시간이 지나면 우리의 신경, 근육, 근육적응과 같은 체계들은 변화를 위해 운동수행을 위해 필요한 외적 압력 또한 함께 같이 적응하게 된다. 유년기 단계에서는 우리의 몸은 계속해서 소위 말하는 우리가 하는 일들이 세련될 수 있게 개선되고 적응되게 하려고 가르치는 것들을 발전하고 적응을 한다. 이러한 것들은 춤을 추는 것이나 차를 운전하는 것, 신체적인 오차를 해결하는 것이나, 저글링과 같이 보기에는 처음에는 복잡하지만, 순식간에 자동적으로 학습되기 때문에 활동적이 될 수 있다. 그러나 노년의 나이로 접근할수록 우리는 한때는 단순했던 활동들이 더 이상 단순하지 않은 것을 발견한다. 점점 이전과는 다르게 충동에 빠르게 반응을 보이는 것에 어려움을 느끼게 된다; 우리의 반응이 느려짐을 통해 넘어지는 것이 점점 빈번해지고; 젊었을 때 했던 것처럼 페어웨이로 멀리 골프공을 날리는 것도 불가능해진다; 그리고 달리고 나서 뒤넙다리근(슬괵근, hamstrings)(뒷다리 관절뒤의 힘줄, 무릎힘줄)을 스트레칭하는 것도 더 어렵다. 청장년기로 옮겨가는 이들 중 몇몇은 느리고, 몇몇은 남들보다 빨리 진행된다, 그리고 몇몇은 한 단계에서 다른 이들보다 많은 시간을 보내기도 한다. 그러나 우리는 언젠가는 탄생부터 죽음 단계를 이동하는 점에서는 변함이 없다.

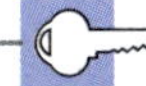

미국에서는 모든 연령대에서 조직적인 스포츠 활동을 한다.
운동사는 어느 연령대의 환자를 만날지 모른다.

이러한 여러 가지 단계가 현재에 직면한 환자들에게 실시할 임상의 재활요법이 가져야 할 단계들이다. 환자의 나이는 얼마나 되었는가? 그들의 성숙화의 진행 정도는 어느 정도인가? 이 환자를 위해 내가 창조하고 싶은 재활 프로그램에 어떻게 영향을 끼칠 것인가? 이 환자의 나이 때문에 고려되어야 할 점은 무엇인가? 내가 이 선수와 일을 한다면, 나는 이 환자의 나이에 대해서 생각해야 하는 이유는 무엇인가? 이 장에서 밝히고자 하는 내용들이 이 질문들에 대한 답이 될 것이다.

모든 스포츠 분야에서 유소년 리그의 폭발적인 증가와, 계속해서 레크리에이션, 레저활동을 하고 있는 베이비부머(baby boomers)와, 은퇴할 나이가 다가오는 그리고 은퇴한 사람들 등 운동 관련 부상에 시달리는 환자들의 범위가 더 이상 넓어질 수 없을 만큼에 이르렀다. 임상의 외래환자 클리닉처럼 우리는 여러 가지 유형의 직장생활도중 부상을 가진 30대가 넘는 많은 환자들을 볼 수 있다. 더군다나 우리는 이러한 각자의 특수함을 알 수 있고, 우리는 나이가 치료법에 의해 강요된 요구를 수용하는 신체의 반응에 얼마나 작용하는지에 대해서 종종 고려하지 않는다. 이러한 요구들을 위한 신체 반응은 개인적인 나이에 의해 직접적으로 결과가 나온다. 그래서 이번 장에서는 이러한 요점에 주목하는 것이다. 이 장에서 이러한 정보를 얻게 되고 4장을 보면, 환자를 위해 운동치료 프로그램을 개발하게 되면 당신의 환자의 나이가 재활법을 설계하는 데에 있어 고려해야할 가장 중요한 요소가 됨을 기억해야 한다.

일과 레저시간의 유행 (Trends in Works and Leisure Time)

일이 개인의 시간을 소비하게 된 것은 그리 오래된 일이 아니다. 지난 반세기 동안, 산업이 발전하면서, 그리고 컴퓨터의 발전을 통해 사람들은 일에 할애하는 시간보다 레저활동에 더 많은 시간을 보내게 되었다(Ausubel and Grübler, 1995).

이것은 오랜 일을 하는 날로부터 많은 레저시간으로 삶이 변화될 때까지 꾸준한 변화를 통해 레저활동이나 개인적으로 그 활동에 참여하는 사람들의 숫자가 증가하였다. 성별과 여러 경제적인 배경에 따른 활동 단계가 구분되고, 일상적인 활동에 이르기까지 다양화되고 있다. 이러한 활동들은 여러 다른 유형의 레크리에이션, 리그, 그리고 경쟁 스포츠 등과 같이 양궁, 볼링, 컬링, 댄스, 펜싱, 골프, 테니스, 스쿼시, 수영, 아이스 스케이팅, 하키, 라켓볼, 농구, 축구, 조정 등을 포함하고 있다.

부상의 영향 그리고 건강관리 (Impact on Injury and Health Care)

건강 서비스는 인간의 수명연장에 영향을 준다. 덧붙여 건강 서비스는 거의 모든 나이대의 소비자들에 의해서 가장 자주 이용되어지는 서비스이다(Ausubel and Grübler, 1995). 이러한 건강 관련 직업들은 오래 살기 위한 이들 뿐만 아니라 청소년기와 같이 아직 직장생활에 들어서지 못한 이들에게 도움을 준다(Backx et al., 1989). 운동에 참여하는 각각의 남녀노소들은 부상역학의 용어에 대해서 많이 알지 못하는 사람이지만, 스포츠 활동에 참여하게 되면 부상은 발생할 수 있다는 사실에 대해서는 알고 있다. 또한 상해에 있어서 치료와 재활에 대한 최신 정보들은 우리가 일반적으로 적용하게 되는 젊은 성인 선수들에게 맞추어져 있으며, 이는 유소년 혹은 노장의 선수에게 적용하기에는 차이가 있다.

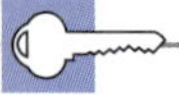

모든 연령대의 계층들이 의료서비스를 이용하듯이 노인들을 비롯해서 젊은 사람들이 운동 생활에 참여하고 있다.

생활 속의 육체적인 활동 (Physical Activity Throughout Life)

우리가 제공하는 이러한 스포츠 재활훈련에 대한 정보는 청소년기에 대한 주제를 포함하는 다수의 연구들을 통해 얻어진다. 많은 연구들이 대학 캠퍼스에서 이루어지므로, 모든 연구들의 나이 범주는 18~25세이다. 이러한 주제들은 사춘기 시절을 지나 아직 신체의 기능이 저하되지 않는 시점의 신체활동에 기초를 둔다. 좀 더 젊은 사람들의 스포츠 부상과 관련된 연구들이 몇몇 있다. 그러나 나이에 따른 신체발달의 연속성과 신체능력의 회귀에 대한 연구가 같은 시기에 많아졌다. 다음 섹션은 신체적인 변화가 가장 뚜렷한 유소년과 청소년 시절인 사춘기에 대해 말하고 있다. 사람들이 스포츠 활동 중 부상으로 재활 클리닉을 처음 찾는 것도 이 시절이다.

소아과적 고려사항 (PEDIATRIC CONSIDERATIONS)

의학계의 관점에서 볼 때, 소아과는 탄생에서부터 사춘기 완성 사이에 속하는 사람들을 포함한다(Steadman, 1990). 한세대 전, 컴퓨터기술 시대 전, 아이들은 조직된 스포츠보다 좀 더 자유로운 활동에 치우쳤다. 최근 세대의 아이들은 신체적 교육을 교실에서부터 사회에 기초가 되는 팀 스포츠, 그리고 자유로운 놀이에 이르기까지 그 영역이 확대되었다(Backx et al., 1989). 그러나 아이들의 대부분의 스포츠 참여는 조직된 스포츠 활동으로 이루어진다(Koester, 2002). Koester는 자유놀이의 감소로 인해 어린 아이들이 부상으로부터 보호되는 최소한의 기초적 신체 정립상태가 완성되기 전에 스포츠 활동을 시작하게 된다고 주장한다(Koester, 2002).

소아과 영역에서 부상의 발생시점이 증가하면서 이러한 환자들을 치료하기 위해선 재활 및 내과의들에게 기대되어지는 고려할 점들은 어떠한 것들이 있을까?

일반적인 생리학적 고려사항 (General Physiological Considerations)

가장 중요한 소아과 환자들과 관계된 생리학적 고려사항은 환자 발달 단계와 부상의 구조에 있다. 부상의 엄격함과 부상에 대한 환자들의 반응의 방법, 진단과정이 반드시 고려되어야 할 요소들이다.

아이들은 작은 어른이 아니다. (Kids Are Not Small Adults)

18세 이하의 아이들은 생리학적으로나 신체적 성숙도가 어른과 다르다. 마찬가지로 그들은 재활 프로그램에 있어서도 어른들과 같이 취급되어져서는 안된다. 적응훈련은 재활과 손상관리에 있어서 안전하고 적절한 과정에 맞게 각자의 신체적 그리고 생리학적 성숙 단계에 맞춰서 이루어져야 한다.

성장과 발육 (Growth and Development)

우리가 식별한 이러한 집단의 독특한 재활프로그램과 성장과정에서 우리는 이러한 모습들에 영향을 주는 성장과 발육의 요소들에 대해 확실히 인지해야한다. 그리고 청년의 성숙도를 분별할 여러 시스템이 있다. 다른 것보다 많이 쓰이는 시스템이 바로 표 17.1에 나타난 Tanner의 성장표이다. 이것은 1970년대 중반에 처음 개발된 시스템이고 어린이들의 발달된 비율의 변화를 반영하여 나중에 수정되어졌다. Tanner 시스템은 두 번째 성적인 특성과, 키 변화의 비율, 그리고 근육의 발달에 대한 다른 발달 단계를 발견했다. 전형적인 사춘기 성장 패턴은 성장 멈춤에 나타나는 감속의 단계 전에 가속의 단계와 함께 시작된다. 골단이 닫히게 되면 성장은 멈추게 되고 대략 여자아이는 18살, 남자아이는 20살 쯤이다. 여자아이는 이러한 성장 패턴을 빨리 시작하고 빨리 끝나게 되고, 대부분 2년 정도는 같은 이성 또래의 성장보다 앞선다. 또한 사춘기가 진행되는 정확한 나이 또한 각자가 다르다. 평균적으로 여자아이는 9살, 남자아이는 11살에 시작된다. 사춘기의 시작은 신체적인 능력에 있어서는 남자아이와 여자아이는 차이가 없다. 그러나 어린아이가 사춘기에 들어서게 되면, 힘과 크기차이는 두 성별 사이에서 신체적 능력의 차이를 가져온다. 그러나 준청소년기와 청소년기 모두 신체적 질이 매우 어른의 그것과는 차이가 있다. 다음 이어지는 논의는 운동사가 중요하게 고려할 요소들에 주목하고 있다.

표 17.1 Tanner의 성장표

Tanner 1단계	청년기	남성의 특징	여성의 특징
I	사춘기 이전	털이 나지 않음	털이 나지 않음, 작은 가슴
II	초기 청소년기	털의 색이 짙어짐, 고환의 비대	털이 드물게 자람; 작고, 높은 가슴
III	중간 청소년기	굵고 곱슬한 털; 증가된 음경 크기	굵고 곱슬한 털; 크고 높아진 가슴
IV	중간 청소년기	음경의 지속적인 성장	유륜의 형성 그리고 가슴의 발달로 인한 유두의 분리
V	청소년기의 끝	성인의 생식기	성인의 생식기

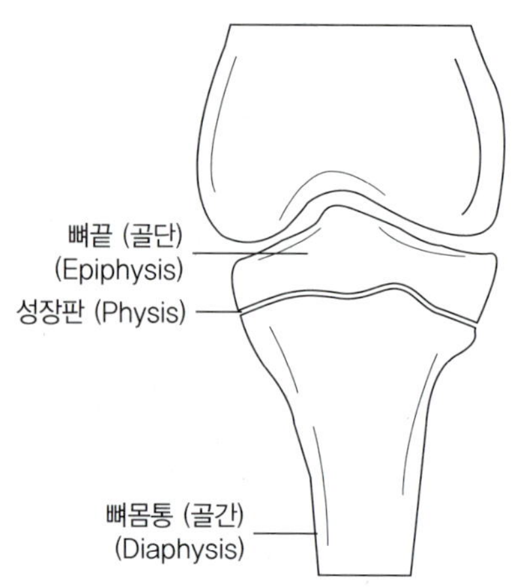

그림 17.1 긴 뼈의 성장. 성장판은 긴 뼈의 연골의 단면으로 뼈의 길이를 크게 만든다.

뼈 *(Bone Factors)* 아이들의 뼈는 사춘기가 끝날 때까지 자라난다. 세로 뼈대 성장은 성장판에서 일어난다. **성장판**은 세로 뼈대의 끝 옆에 위치하여 새로운 뼈를 만들어내고, 긴 뼈의 성장을 제공하는 복잡한 연골성의 모체이다. 이러한 연골뼈는 성장판의 원심끝에 위치하여 뼈 끝의 이음매를 만들어낸다(그림 17.1).

Salter and Harris는 여러 범위의 성장판 부상을 위한 하나의 부상분류법을 개발했다. 그들의 분류시스템은 표 17.2에서 나타냈다. 또다른 성인이 아닌 사람의 뼈의 단편은 뼈곁돌기이다. **뼈곁돌기**는 힘줄이나 인대에 붙거나 파생되는 뼈이다(그림 17.2). 뼈가 성숙되기 전에, 이러한 부위들은 지나치게 부러지거나 물리적으로 압박을 받은 뼈에 민감하다. 성장판에 대한 압박감은 뼈 성장의 중심에 해를 주는 골절을 초래하고, 뼈의 성장을 막는다. 뼈곁돌기에 대한 골절은 뼈에 붙어있는 힘줄의 늘어남을 초래한다. 어른 뼈에 비해 어린 뼈일수록 더욱 회복력이 있고 탄력이 있다. 그래서 어린 뼈는 골절 다음에 오는 굉장한 고통을 참을 수 있다. 이러한 뼈가 회복력이 있고 탄력이 있어서, 어린아이들의 골절과 어른들의 골절은 다르다. 미숙한 뼈들은 한쪽은 부러지고 한쪽은 휘어지는 골절인 "불완전굽힘골절"이나 부분 골절에 시달린다. 골절이 골단이나 성장판을 포함하는 골절일 경우에는 뼈의 성장이나 정렬, (또는 둘 다) 영향을 끼칠 수도 있다. 이러한 이유로, 추가적인 치료가 이러한 골절에는 필요하다.

관절 연골 요인 *(Articular Cartilage Factors)* 어린이와 청소년기의 관절 연골의 경우 특별한 전단응력이 발생되면 마치 성장판이 자극을 받을때 고통을 참는 것과 동일하다(Micheli et al., 2006). 즉, 부상이라는 자체가 이들의 관절 구조인 셈이다. 어쨌든, 여기에는 이러한 나이대의 관절 연골은 어른들보다 빠른 치유를 보인다는 증거가 있다(Riegger-Krugh et al., 2008). 중요한 것은 이러한 부상들이 즉각적으로 발견되어져야 하고, 진단에 따라 처방된 적절한 치료가 상당한 고통을 수반하였지만, 조직 치료의 퇴보를 야기하는 만큼은 아니다. 추가로, 여기에는 관절 연골의 용량이

표 17.2 Salter-Harris의 뼈끝 골절 분류

분류	특성	원인	요약
I	연골의 분리부터 뼈골절	박리 혹은 전단력	일반적인 뼈끝의 부상은 이른 나이에 발생된다.
II	성장판과 뼈몸통끝 내의 (그러나 뼈끝은 아닌)관련된 골절	전단 혹은 박리; 10살 이상의 어린이에게서 발생	뼈끝 연골의 부상은 흔한 것이다. 성장 연골 세포는 계속 유지되므로 성장은 계속해서 지속된다.
III	성장판과 뼈끝의 골절	관절 내의 전단력	부상은 일방적이지 않으며 수술을 필요로 할지도 모른다.
IV	골절 뼈끝을 통해 성장판에서 부터의 관절내 골절	충격 혹은 비틀림 스트레스	전체 분할은 존재한다. ORIF(개방고정과 내부 고정)는 필요한 것을 막고 뼈끝 연골과 성장이 정지하도록 막는다.
V	성장판 부분이 눌러 압축된 골절	뼈 끝에 물리적인 힘을 가하는 중 수평적인 동작이나 스트레스의 결과; 평면적인 관절에서 발생	이러한 상해는 흔히 염좌로 이어진다. 3주 동안 체중에 관련한 제한은 좋지 못한 예후이다.

앉아서 활동하는 아이들에 비해 활동적인 아이들에게 두배 이상으로 관절 연골이 많으며, 연골이 증가된다는 증거가 있다(Jones et al., 2003). 이것은 아마도 나중에 나이가 들게 되면 활동적인 아이들이 골관절염 발전이 더딜 것이라고 나타낸다.

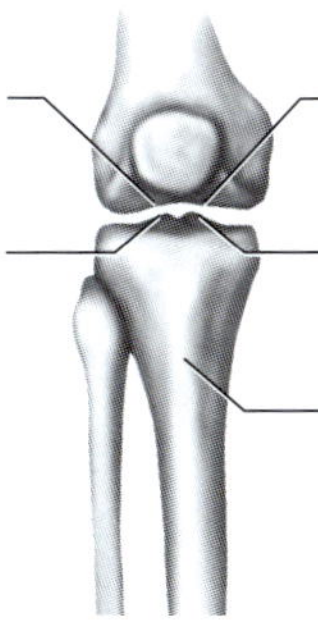

그림 17.2 견인골당 뼈의 증식으로 힘줄이나 인대가 붙는다.

근육 요인 *(Muscle Factors)* 사춘기 이전의 여자와 남자아이들은 동등한 근육 균형과 힘을 필수적으로 가지고 있다. 한 어린아이가 사춘기에 들어서게 되면, 근육의 크기와 힘은 여자아이 보다 남자아이가 보다 커지게 된다. 남자아이의 대단한 남성호르몬의 단계가 이러한 발전된 변화의 원인이 된다. 그러나 양쪽 그룹 모두 그들이 성장하면서 발현하는 뼈의 힘보다 큰 근육을 위한 필수적인 힘을 가지고 있다. 아이들이 스포츠 활동에 참여하게 되면 특별히 이 기간이 뼈겉돌기 부상이 일어날 수 있는 기간이다. 이러한 부상들에 대한 한 가지 원인으로는 근육의 이완이 뼈의 이완에 자극을 받아서, 뼈가 자라남에 있어서 근육도 발생하는 것이다.

최근 몇 년간 준청소년 어린아이들이 근력운동을 하는 것에 대한 논쟁이 있었다. 이러한 활동에 대해 반대하는 사람들은 준청소년인 아이들이 이러한 근력운동을 한다면, 개인적으로 뼈끝 부상과 필요하지 않은 두 번째 고통에 연결이 된다고 믿는다(Faigenbaum et al., 1996). 그러나, 미국 대학병원의 소아과에 의해 출판된 국가정책에서는 근력운동 프로그램이 어린 선수들에게 해로운 영향을 주지 않았다고 말하고 있다(AAP, 2001). 다음 내용은 준청소년들과 청소년기의 아이들을 위한 AAP 근력운동 지침과 추천 글이다 :

지침 *(Guidelines)*

1. 적당한 기술이 습득이 되기 전까지 낮은 저항의 운동부터 시작하라.
2. 8~15번의 반복이 수행되면, 작은 단위로 무게를 더해나가라.
3. 운동은 모든 근육의 그룹을 포함해야하며 모든 이음새를 이용한 움직임을 수행해야 한다.
4. 힘의 증가를 얻기 위해서는 최소한 20~30분의 연습이 있어야 하며, 적어도 주당 2~3회, 그리고 힘이 증가 되는대로 계속해서 무게와 반복횟수를 늘려라.
5. 주당 4회 이상으로 근력운동을 하는 것은 더 이상 큰 도움이 되지 않는다.

추천글 *(Recommendations)*

1. 적절한 저항훈련기술이 사용되거나 안전 예방이 수반될 때 근력훈련 프로그램은 안전하고 효과적일 수 있다.
2. 개인적으로 신체적, 골격적인 성숙도가 다다르기 전에는 경쟁적인 웨이트리프팅, 파워리프팅, 보디빌딩, 그리고 가장 무겁게 해서 드는 것은 피해야 한다.
3. 소아과 의사가 추천하거나 근력훈련 프로그램을 평가를 하면 다음 논점들이 반드시 포함되어야 한다.
   a. 근력훈련 프로그램을 시작하기 전에, 소아과 의사에 의한 의학적인 검사가 이루어져야 한다. 바람직하게 여러 가지 근력훈련 방법들의, 해롭거나 이로운 면에 친숙한 스포츠의학 내과의사로부터의 소위 면접이라는 것이 필요하다.

b. 일반적인 건강이득이 목표라면 산소호흡은 저항훈련과 같이 생각되어져야 한다.
c. 근육훈련 프로그램은 준비운동과 마무리운동으로 구성되어야 한다.
d. 특수한 근력훈련 운동은 방해없이 처음에 배워야 한다. 한 가지 운동 기술이 습득이 되면 증가된 부하가 더해질 수 있다.
e. 진보된 저항운동은 무게와 저항이 증가되기 전 올바른 유형으로 8~15번 반복된 성공적인 경쟁이 필요하다.
f. 일반적인 스트레칭 프로그램은 주요한 근육그룹을 포함해야 하며, 완전한 범위의 움직임이 포함된 운동으로 되어야 한다.
g. 근력 훈련 간 부상이나 질병의 징후들은 운동 전에 질문으로 계속해서 평가해야 한다.

힘줄 요인 *(Tendon Factors)* 급성장 중에 근육의 성장은 뼈가 길어지고 난 뒤에 나타나기 때문에 근육의 힘줄은 뼈곁돌기 부착점에서 장력이 증가된다. 근조직과 비교해서 뼈 부착점은 탄성이 적기 때문에 뼈돌기판은 반복적인 피로누적에 의한 상해가 빈번히 발생되는 부위이다. 추가적인 요인으로는 급성장기 동안 근육의 길이변화가 지연되는데, 이는 고유한 장력이 힘줄을 따라 근육에서 부착점까지 장력의 전달이 뼈돌기판에 전달되기 때문이다. 상해가 나타나는 뼈돌기 판의 공통된 형태는 발꿈치뼈(Sever's disease), 내측 위팔뼈관절융기(Little League elbow), 그리고 정강이뼈 결절(Osgoods Schlatter's disease)부위이다.

신경 요인 *(Neurological Factors)* 신경계는 근력과 운동기술수행에 반응하는 근육계를 조절한다. 기술수행은 정확하고 효율적으로 기술을 수행하는 능력으로 설명된다. 정확성과 효율성은 기술이라고 하는 특별한 수행의 반복으로 습득되는데 타고난 신경근에서 교정되고 수정되는 것이다(Kottke, 1982). 근력의 증가는 사춘기 전의 아이들에서 나타나지만 성인들의 경우처럼 근육의 크기의 증가는 아니다. 신경의 변화와 근신경 동원의 증가가 사춘기 이전의 아이들에게 근력의 증가의 이유라고 할 수 있다(Bar-Or and Rowland, 2004).

열조절 요인 *(Thermoregulatory Factors)* 사춘기 이전의 아이들은 성인들처럼 원활한 발한기전을 가지고 있지 않는데 성인과 아이들은 열발산 능력이 다르다. 사춘기 이전의 아이들은 어른들보다 열 전달율이 더욱 높다(Williams, 2007). 이는 혈액이 신체내 열생성을 감소시키기 위해 표면에서 전환되는 것을 의미하는 것으로 이는 아이들이 운동 중 피부 착색이 증가하는 것과 같은 것이다. 어린이는 어른보다 단위 신체면적당 더 많은 열을 발산한다. 이것은 더 많은 에너지를 소비하는 것과 같은 의미이다. 어린이와 어른이 동일한 스피드로 달리기를 하면, 어린이는 어른에 비해 1킬로그램 당 20%의 열을 소비한다(Williams, 2007).

땀을 흘리는 것은 열을 증발로 소실시키는 것을 의미한다. 어린이는 어른처럼 땀샘을 많이 가지고 있지만 어른만큼 땀을 잘 생산할 수 있다는 것을 의미하는 것은 아니다. 땀 배출을 통한 열 손실은 땀을 만들어낸 양과 땀이 어떤 현상에 어떻게 반응 했는가에 의해 좌우된다. 아이들은 어른들이 생산하는 땀의 양의 절반에도 미치지 못한다(Williams, 2007). 추가적으로 사춘기 이전, 중간 시기보다 사춘기 이후의 남자아이들이 여자아이들보다 땀을 더욱 많이 발산한다(Williams, 2007).

열을 손실시키는데 있어 땀 흘림의 중요성이 제시됨과 함께, 사춘기 이전과 중간 시기의 아이들은 더운 환경에 더욱 열악할 수 밖에 없다. 높은 온도에서 아이들은 전해물보다 수분을 더 많이 잃게 됨으로 자주 쉬면서 손실된 수분을 보충하는 것이 중요하다.

치료(건강유지) 목적의 운동에 대한 고려
(Considerations in Therapeutic Exercise)

사춘기 전, 중, 후반의 나이 그룹은 신체적, 심리적 성숙도에서 서로 많은 차이를 보인다. 운동사로서, 우리는 이러한 다양성을 인식해야 한다. 그러한 인식이 이 나이 그룹 내의 개인들에게 최적의 재활 프로그램을 제공할 수 있도록 도와줄 것이다. 이전 섹션에서 간단히 논의한 대로, 중학교의 시작과 고등학교 끝나는 시기(환자들의 첫 번째 상해를 보게 되는 시기)동안 신체는 많은 변화가 일어나는 것이 분명하다. 우리가 이러한 환자들과 그들의 상처를 다루는 방법은 신체적, 감정적으로 깊은 영향을 끼칠 수 있다.

청소년 시기 환자들의 (학생나이) 스포츠(운동) 상해
(Sport Injuries in School-Aged Patients)

미국의 절반 이상의 남학생과 1/4 이상의 여학생들이 조직화된 스포츠(운동)에 참여하고 있다 (Omey and Micheli, 1999). 어린 운동선수들을 위한 조직화된 스포츠의 큰 증가로 인해, 운동사들은 스포츠 상해를 입은 어린 환자들을 치료할 가능성이 높아진다. 자유로운 활동보다 조직화된 스포츠를 하는 동안 상해가 더 많이 일어나기 때문이다(Backx et al., 1989). 더 많은 학교들이 어린 환자들을 치료할 뿐 아니라, 상해가 일어나는 것을 볼 수 있는 자격요건을 갖춘 운동사들을 고용하고 있다.

자연적으로 어떤 종류의 상해가 이들에게 일어나는지에 대한 의문이 들게 된다. 학생들에게 일어나는 36%의 상해는 스포츠로 인해 일어나며 (Bijur et al., 1995) 가장 흔한 상해인 타박상과 삐는 것은 농구와 필드하키에서 가장 자주 일어난다(Backx et al., 1989). 이 나이 또래에게 일어나는 상당수의 상해가 운동과다증후군을 포함한다(Andrish, 1984).

Sever's 병(발뒤꿈치통증), 스트레스 골절, 정강뼈거친면뼈연골증, 무릎힘줄염, 골단증 그리고 tendinopathies는 일반적인 장기적인 질병이다(Andrish, 1984). 종종 이러한 상해는 과도한 스트레스가 뼈나 부드러운 조직에 가해지는 성장 집중기 동안에 일어나거나 부실한 기술 시행때문에 일어난다. 대부분의 골절은 13~16세의 또래에게 일어나고 Salter-Harris type II이다. 이는 빠른 성장과 자연적 성장원리에 따른 약함 때문이다(Wasserlauf and paletta, 2003).

원인과 상관없이 환자들의 통증 호소의 양상은 어른들과 비슷하다. 그러나, 치료 과정은 환자가 여전히 성장하고 있고 상해 부위가 아직 성숙하지 못했기 때문에 어른에 비해서 같은 레벨의 스트레스를 견딜 수 없다는 점 때문에 복잡해진다.

심하게 삔 것은 수술을 해야 할 정도로 심각할 수 있다. 전방십자인대(ACL) 파열은 십대들과 사춘기 직전의 아동들에게 빈번하게 발생한다(Kocher, 2006). 골격이 미성숙한 환자들은 특별한 고려를 해야 한다. 가장 중요한 고려사항은 접목 이식 중에 환자의 골단 성장판을 피하는 것이다. 따라서 의사는 환자의 생리학적인 나이를 알아서 성장판 손상을 예방해야 한다. 그림 17.3에서 볼 수 있듯이 Kocher의 그룹은 ACL 재건술이 환자의 생리학적 나이에 따라 3개의 그룹으로 다양화시켰다(Kocher, 2006) :

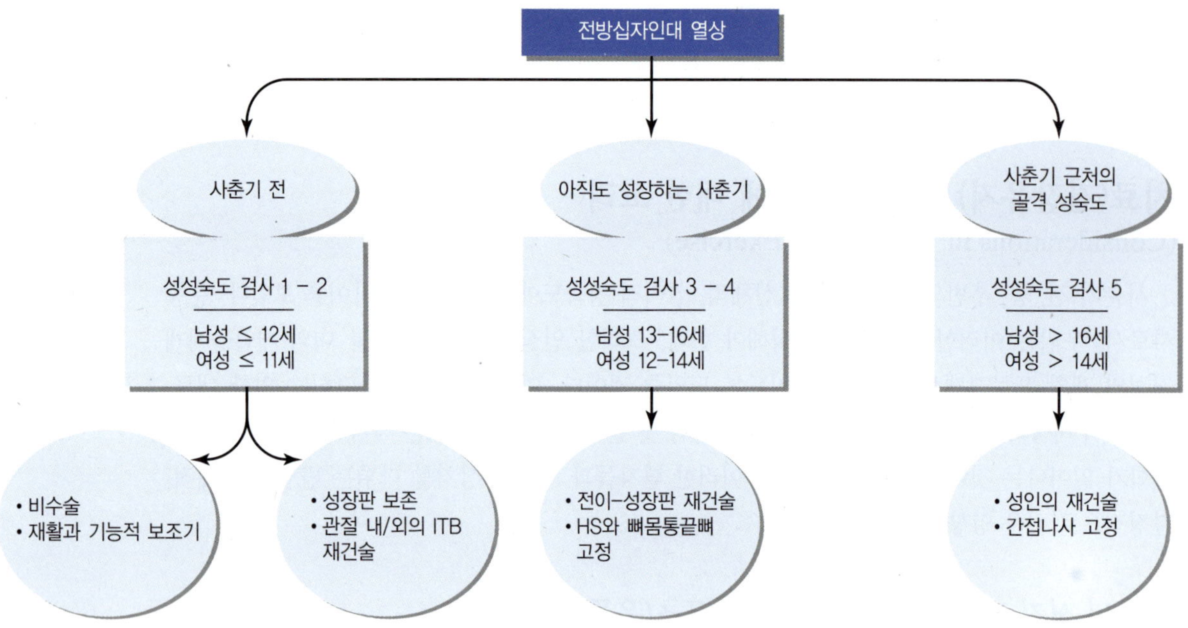

그림 17.3 미숙한 skeletally 환자에서의 전방십자인대 손상을 위한 외과적인 결정.

- 사춘기이전 : 수술을 시행하지 않거나, 기능적 부목을 사용해서 보호하거나, 엉덩정강근막띠 증후군 접목을 이용하여 신체-보완과 결합된 내부 관절 재건과 추가 관절 재건을 시행한다.
- 큰 성장을 앞둔 청소년기 : 자가 무릎힘줄을 성장판에서 멀리 고정한 경골단판 ACL 재건술 시행.
- 골격 성숙이 되어가는 나이 든 청소년 : 무릎뼈 힘줄 중앙 1/3 지점이나 자가 무릎힘줄을 이용한 간섭 나사 고정을 하는 고전적인 성인 ACL 재건 수술 시행.

유소년 환자들의 스포츠 손상의 재활에 대한 고려사항

(Rehabilitation Considerations for Sport Injuries in School-Aged Patients)

외과 의사들이 수술 기술을 성장과 발달 단계에 맞추어야 하듯이, 운동사들도 그들의 프로그램을 조정해야 한다. 생리학적, 신체적 미성숙 문제뿐 아니라 어른 환자들의 흥미를 지속시키고 재활 활동에 집중하도록 하는 것 또한 어려운 일이다. 어린 환자들은 운동을 정확하게 하는 것의 중요성을 깨닫지 못하고 정확하고 의식적인 운동을 하기보다 최대한 빨리 끝내려고 한다. 이러한 환자들을 데리고, 임상가들은 그들의 상상력을 동원하여 운동을 재미있게 해야 할 뿐 아니라 안전하고 충분한 회복을 달성할 수 있어야 한다. 운동은 정확하게 시행되고 적절히 완성하는지 조심스럽게 살펴보아야 한다.

최대한 빨리 적절한 보호를 제공하는 것이 미래와 상해결과를 연결 짓는 가장 중요한 열쇠이다. 자세 일탈이 이 나이 또래에서 발견되어진다. 때로 이러한 일탈은 운동 상해를 일으킨다. 운동사들은 재활 프로그램의 하나로 자세 일탈의 가능성을 두고 어린 환자들을 살펴야 한다. 얼음이나 전기자극 등의 방법을 이용해 염증, 고통, 부종을 완화시키는 즉각적인 조치를 취할 수 있다. 유연성을 복귀시키려는 ROM 운동은 고통, 부종을 감소시킨다. 인내력을 기르는 활동에 주로 강조하는 강화된 운동이 그 다음 과정이다. 마지막 단계는 구체적인 운동 활동보다는 자기수용, 균형, 민첩성이다.

이러한 재활 프로그램을 준비하고 계획하는 것은 어른과 비교해서 어린 환자들의 신체적 다양성을 고려해야 한다. 그러한 요소들은 이미 제시되어졌고, 다음으로는 재활과 관련하여 어떻게 고려해야 하는지를 볼 것이다.

뼈와 관절 연골 요인 *(Bone and Articular Cartilage Factors)* 뼈(뼈끝, 성장판, 관절연골)와 관련된 상해를 다룰 때, 가장 중요한 사항은 이러한 골격에 추가적인 상해를 입지 않도록 예방하는 것이다. 어린 환자들은 뼈가 빨리 회복되지만, 자라고 있는 뼈에 손상이 입혀지면, 고통–과도한 스트레스라는 결정적인 사인–을 초래하는 활동을 피하도록 해야 한다. 재활은 단계적인 진행과정적이다. 대부분의 골단 상해는 좋은 결과가 나온다. 대부분은 석고나 부목으로 고정된다.

고정 다음과 같은 일반적인 제한된 부분이 팔꿈치 관절이다. 아이들이 많은 골절 중 빠른 손상으로는 재활을 필요로 하지만, 팔꿈치 관절 고정은 종종 전체 운동을 복원하는 공동으로 동원되거나 빠르게 동원되는 치료를 필요로 한다.

고정 다음으로 임상 전문가들의 목표는 염증을 줄이고 운동을 할 수 있도록 복원하는 것이다. 능동적 관절가동범위 운동은 관절의 운동성을 회복하는 데 충분하다. 필요한 경우, 보조 관절가동범위 운동 및 관절 움직임을 촉진시키는 형태의 다른 유형의 치료운동이 사용된다. 관절이 안정된 경우는 공동적으로 동원되는 풀 모션을 복원하기 위해 캡슐 모션 제한을 보여준다. 이러한 패턴은 공동 동원으로 종종 공동 유체 이동성을 증가와 고통을 줄이고 지원하기 위해 재활에 사용되어야 한다.

근육과 힘줄의 요인 *(Muscle and Tendon Factors)* 나이와 상관없이 선수들은 강화운동을 시작해야 한다. 운동은 사춘기 이전 시기의 선수와 젊은 사춘기 선수들에게는 감독과 인내에 대한 두 가지 요인에 대한 연습에 참여하도록 하는게 중요하다.

오히려 높은 무게보다, 연령별 그룹에는 많은 반복, 낮은 저항의 운동이 복싱 경기에서 더 많은 혜택을 줄 것이다. Tanner stage 5단계는 모든 젊은 선수들이 낮은 저항에서부터 시작하여 최대한의 이상으로 올리는 것이 좋다. 횟수는 최소 8회 정도로 하면 심한 근 피로는 나타나지 않는다. 이러한 단계는 재활 진행에 있어 저항을 증가시키기 전에 반복 횟수를 늘리는 것이 좋다. 동기 부여가 되도록 사춘기 이전의 환자들의 경우 저항을 늘리기 전에 20–30회 반복하여 최대로 수행하는 것이 좋다. 각 운동프로그램 사이에는 1–2분 정도의 휴식이 필요하며 프로그램을 통합해야한다. 임의로 어떤 운동을 수행하기 전에 연습 문제에 대해 적절한 실행을 할 수 있도록 설명하고 주의시켜야 한다.

손상부위 반대쪽 말단에 대한 저항운동 적용 프로그램은 젊은 부상선수 모두에게 유용한 운동이다. 그러나 말단부를 기점으로 반대쪽 끝부분의 강도를 사용하는 재활 운동 방법을 증명할 증거는 없다(Hellebrandt and Waterland, 1962). 수동적인 저항은 운동 이외의 게임형태의 활동을 더 좋아하는 젊은 환자들에게 매력적인 활동이 될 수 있다.

신경과 체온조절의 요인 *(Neurological and Thermoregulatory Factors)* 사춘기 전 시기의 환자는 자신의 근육량의 증가가 많이 나타나지 않을 정도의 강도 증가를 하게된다. 이러한 환자는 재활을 지속적으로 반복하므로써 신경근육학적 경로가 활성화되어 기억심상을 생성하기 때문에 반복적인 운동을 해야 정확성도 향상된다(Kottke, 1982). 환자가 스포츠 관련 기능적 활동에 적극적으로 참여하면 재활 프로그램의 마지막 단계를 시작하는 중요한 요소로 여겨진다. 적절한 순서대로 실행을

활성화하기 위해 환자가 성공적으로 할 수 있는 운동으로 스포츠 관련활동을 해야한다. 연습을 더 많이 할수록 정확도의 향상이 성공적일 수가 있다.

이미 앞에서 언급하였던 체온조절 요인으로 인하여, 운동 후 아이들의 얼굴에 자주 홍조가 나타나는 것을 발견하게 될 것이다. 이것은 정상이다. 덥고 습도가 있는 경우 특별히 주의가 필요하고, 휴식이 더 필요할 경우, 휴식과 자주 물을 섭취하며 운동해야 하는데 성인에 비해 젊은 사람의 체온조절은 효과적이지 않기 때문이다. 운동 프로그램 중 주의깊은 관찰이 필요하다. 청소년기 환자들은 사춘기 전 환자들에 비해 더욱 효과적인 발한 기전을 가지고 있으므로, 이러한 주의가 필요하지는 않다.

노인 고려사항 (GERIATRIC CONSIDERATIONS)

우리는 사춘기 동안 자신의 몸이 계속 성숙되며 20대 및 30대 초반에 물리적 컨디셔닝을 통해 최대 잠재력에 도달한다. 반대로 노화과정에 접어들면 천천히 진행되어 나중에 우리 자신의 능력이 감소되는 것을 인식하게 된다. 이것은 정상적인 노화 과정이다. 어쩌면 이러한 신체적 변화를 우리가 정신적으로 인식하기에 어려움도 있을 것이다. 노장 선수를 치료하기 전, 우리는 그들의 신체적 변화를 잘 알아야 하며, 우리가 젊은 선수들을 치료할 때와 같은 기대를 노장선수에서는 동일하게 얻을 수 없다는 것을 인식해야만 한다.

일반 생리학적 고려사항 (General Physiological Considerations)

베티 데이비스는 "나이 먹으면 계집아이처럼 약하게 행동해서는 안돼!"라고 말했다. 그녀는 나이와 신체적 변화와의 관계가 항상 연관관계가 있다고는 말하지 않았다. 예전의 임상사례를 보면 노인환자들은 젊은 환자만큼 주목을 받았었다. 일반적으로 노인환자들이 젊고 활기찬 기분을 가지고 있으면서 많은 세월을 살았다는 것과 누가 그들을 치료하며 실현시켰는지 놀라운 일이었다.

연령별 신체변화 (Body Changes With Age)

20-30년에 걸쳐서 노인들의 신체적 변화는 점점 쇠퇴하기 시작한다. 20세에 이르러 신체능력의 최대정점에 도달하여 그 능력이 발휘되며 그 후 해년마다 1%씩 줄어들기 시작하여 50-60세와 75세 사이에는 신체적 변화가 40% 수준까지 감소하게 된다(Kemp, 2005). 일부 시스템의 경우 훨씬 더 느리게 다른 것 보다 노화 과정이 나타나기도 하지만, 우리의 신체적 시스템은 모든 연령대별에서 이러한 과정을 늦출 수는 있다. 이번 장은 간단히 시스템을 정형화하여 리뷰한 것이다. 우리가 주된 관심 분야는, 골격, 근육 및 신경 분야이다. 일반적으로 결합 조직이 뻣뻣하게 된다. 유연성이 감소하고 염좌 및 변형 등 부상의 위험이 증가하는 것은 근육, 힘줄, 관절 및 결합 조직에 둘러싸여 다른 구조에 영향을 미친다.

***근육적 요인** (Muscular Factors)* 20세부터 시작되어 80세에 이르면 근육 시스템의 약 40%가 감소된다(Narici and Maganaris, 2007). 근육감소증(sarcopenia)는 노화에 따른 근육 질량의 감소로 사용되는 용어이다. 근육감소증은 모든 크기의 감소와 근육 섬유의 형태, 쓰지 않는 근육으로 인한 근육의 감소가 발생된다(Narici and Maganaris, 2007). 25세 이후부터는, 신체의 근섬유의 수는 감소하기 시작한다(Thompson, 2002). 크기 감소와 함께 근력과 파워도 감소하게 된다.

운동 시 마이오신 헤드의 기능이 최소화되어 액틴과 마이오신의 사이의 가능한 결합의 수가 제한받게 되며, 그 결과 근력 발현이 더욱 약하게 나타날 것이다. 근력은 70세까지 매 10년 마다 15%씩 감소하게 되며, 그 이후에는 30%씩 감소하게 된다(Poluri et al., 2005).

수축의 속도 또한, 나이와 함께 근육의 피크 출력의 지점이 더 지연되고 감소한다(Runnels et al., 2005). Type I 섬유보다 빠른 속도로 빠른 유형의 Type II 근육 섬유의 기능이 감소한다. 넙다리네갈래근(대퇴사두근, quadriceps femoris)에서 속근섬유는 약 20%를 감소하고, 지근섬유에는 삼십년에서 사십년 동안 유지되는 지근섬유에 비해 속근섬유가 20% 더 많이 감소하게 된다(Thompson, 2002). 일반적으로 노화와 관련하여 그 과정을 감소시키고 근육의 강도에 영향을 미칠 수 있다는 몇몇 증거들도 있다(Ahmed, Matsumura, and Cristian, 2005).

근지구력은 나이와 함께 감소된다. 이러한 근 지구력의 감소는 근육의 수축 감소와 대사 활동의 약화로 인해 나타나게 된다(Thompson, 2002). 모세혈관도 나이에 따라 약화된다. 근지구력의 약화와 혈류량의 감소는 모세혈관 밀도에 영향을 줄 가능성이 있다. 이러한 현상으로 인하여 미토콘드리아의 수가 줄어들어 활용할 수 있는 글루코스의 양이 줄어들게 되며, 인산크레아틴의 효과적인 재합성이 어렵게 된다.

반면에, 노인들에서는 운동을 통하여 근 기능 향상과 같은 긍정적인 효과를 얻을 수 있다. 일관성 있게 증명 되어지고 있는 연구들에서 근력과 근지구력의 증가는 운동을 통하여 향상되게 된다(Frontera, 2006; Reeves, Narici, and Maganaris, 2006). 근육 크기, 속도 및 협응 또한 운동을 통하여 향상되게 된다(Ahmed et al., 2005).

골격적 요인 *(Skeletal Factors)* 남녀노소 누구든지 뼈와 관절에 관여한 골격 시스템을 고려해야한다. 관절 표면 윤활막(활액막, synovial membrane)과 연골하뼈로 영양은 관절 연골 조직으로 덮여있는 반면 신체의 활액 관절은 섬유골성 인대와 캡슐로 구성되어 있다. 활액 액체는 또한 관절에 윤활류를 제공한다. 관절의 외부 압력으로부터 조직을 보호하기 위한 내용은 2장을 참고하길 바란다. 단위 시간당 단백질의 당원(proteoglycan)이 낮게 생성되는 것과 신체연령과의 관련이 있다(Ahmed et al., 2005). 이러한 변경 사항은 공통적으로 표면에 스트레스 증가로 이어지는데, 관절 연골 내에 수분량의 감소된 결과이기도 하다. 불행히도, 관절 연골의 두께가 감소하는 시점이다(Lane and Bullough, 1980). 결국, 연골의 석회화가 발생하고 차후에 퇴행성관절염으로 진행된다(Ahmed et al., 2005).

여성의 폐경이후 골감소증과 골다공증을 동반하게 되는 것으로 알려져 있다. 골감소증은 골다공증으로 발전할 수 있는 경증 및 중증의 골밀도 손실을 말한다. 골다공증은 골밀도 손실로 나타난다. 골다공증은 개인의 골절 위험에 처하게 된다. 두 가지 요인은 칼슘 결핍이나 골에서의 탈광화작용과 관련이 있다.

뼈 질량 손실은 남·녀 모두에서 자연적으로 발생하는 현상이다. 우리는 25-30세 사이에는 튼튼한 뼈를 가지고 있다. 시간이 흘러 40~50대가 되면, 뼈밀도의 감소가 시작되며, 처음엔 서서히 감소하다가 폐경기에 접어들게 되면 급속하게 나타나게 된다. 이 시기에는 골아세포 이후 뼈 질량 감소가 흡수되는 것과 동일한 속도로 칼슘을 대체할 수 없다.

그러나, 운동은 뼈와 관절에 긍정적인 효과가 있다. 뼈의 강화는 체중 부하 활동을 통하여 향상되며(Milgrom et al., 2001), 뼈 건강 또한 운동을 통하여 향상될 수 있다(Mazzeo et al., 1998). 운동은 뼈와 관절에 긍정적인 영향을 준다.

신경적 요인 *(Neural Factors)* 신경 시스템에 변화로는 고유수용성감각, 움직임 감지, 그리고 협응력에 영향을 미치는데, 이러한 요인은 연령에 따라 변경될 수 있다.

근-힘줄 반사를 포함한 자율 반사의 경우 민감성이 약화되고 자극에 따른 반응은 길어지게 된다. 이러한 변화는 노인에서 갑작스러운 자세 변환에 어려움을 줄 수 있다. 신경근육학 감소의 또 다른 측면은 근섬유에 감각 수용체로부터 신경 자극의 전달 속도가 감소된다는 것이다(Mase et al., 2006; Thompson, 2002). 즉, 균형과 움직임의 속도는 고령화와 장애인들에게 나타나며 이러한 요소는 신경 입력의 다양한 변화와 신경근육학 시스템의 입력 속도에 의해 영향을 받는다.

만성질환자를 처방할 때, 다른 신경학 요인을 고려해야한다. 이러한 요소는 고유 수용성 시스템 이외의 감각 시스템을 포함하고 있다. 청력 손실은 대부분 사람들에게 자연적으로 나타난다. 느려진 신경전달 메카니즘으로 인해 나이든 사람들이 젊은 사람보다 듣고 파악하는데 오랜 시간이 걸린다. 당신은 신속히 이야기해야 하지만 환자들의 경우에 이해하는데 어려움이 있을 수 있다. 또한, 나이로 인한 기억력 감퇴 이외에도 상대적으로 건강한 환자들도 그들에게 주어진 지시사항을 잊을 수 있다.

추가로 기존의 신경병리학적 기전은 젊은층에게 해당되는 내용으로써 노인들의 반응을 임상적으로 설명하기에는 다소 어려운 부분이 있다. 예를 들면, 사람들이 서있거나 걸을 때 불안정한 표정을 짓거나, 감각 신경 장애가 있는 당뇨병이나 심장 혈관 손상질환자들의 경우에서 신경조직이 더욱더 감소되는 것으로 설명될 수 있다. 만성질환자는 백내장이나 기타 다른 원인에 의해 시력을 잃었다면, 그들은 어려운 가정 운동 지침을 읽고 습득하기 어렵다. 청력에 장애가 있는 환자들의 경우에는 제대로 지시를 들을 수 없다.

노인환자의 재활고려사항

(Rehabilitation Considerations Regarding Injuries in Older Patients)

운동은 노화과정에 긍정적인 영향을 미친다는 많은 증거들이 있다(Frontera, 2006; Mazzeo et al., 1998; McDermott and Mernitz, 2006). 이러한 이유로, 나이든 선수들의 경우에는 일반 노인들 보다 체력의 저하가 낮게 나타날 수 있다. 그것은 나이로 인해 개인이 반드시 약하고 쇠퇴하는 속도가 빠르다고 가정해서는 안된다. 운동은 나이든 성인에서 생리학적, 물리적인 매개 변수를 상당수 향상시킨다. 예를 들면, 심장 혈관 기능, 근육 강도, 균형과 조정, 유연성, 지구력은 정기적인 운동 프로그램으로 모두 증가한다(Hara and Shimada, 2007). 여러 연구들에서 노인들의 근력 운동 프로그램을 통해 근육량이 증가되면, 젊은 사람들 보다 노화에 더욱 긍정적인 효과가 있다는 것을 나타내고 있다(Frontera, 2006). 정기적으로 운동프로그램에 참여하는 노인들은 그렇지 않은 노인들에 비해 질환의 유병율이 낮다고 보고되고 있다(Shigemastu and Okura, 2006).

미국스포츠의학회(ACSM)에서는 고령자를 대상으로 정기적인 운동프로그램의 참여와 올바른 식이요법이 건강을 유지하는 중요한 요소로써 권장하고 있다(Mazzeo et al., 1998). 재활과 치료적 운동은 각 조건에 맞게 조절해야하는 사항이므로 ACSM 프로그램은 여기에 포함되지 않는다. 심박수에 의한 운동강도, 빈도, 시간은 치료적 운동 프로그램에 반드시 고려되어야 하는 요소이다.

심혈관계 *(Cardiovascular System)* 고령의 운동선수의 심혈단계 능력을 평가하기 위해서는 젊은 선수의 능력에 준해서, 지구력 활동을 하는동안 대상자의 심박수를 확인해야 한다. 환자의 생리적 반응을 임상적으로 진단할 때까지, 심박수과 혈압을 모니터링 할 수 있다. 미국 심장 협회의 권고사항은

최대심박수를 220에서 자신의 나이를 빼고 최대심박수의 50-80%의 강도로 목표심박수를 정하여 그 숫자를 곱하는 방법으로 설정하였다; 이러한 지표는 개인에 대한 최대 목표심박수이다. 표 17.3은 연령별 목표심박수에 대한 참고자료로 제공한다. 당신이 한동안 운동을 하지 않은 나이든 운동선수와 함께 작업하는 경우, 최대 심박수의 50% 강도가 재활 첫 단계에 좋은 출발점이 될 수 있다. 이는 나이든 선수들이 정상적인 운동 심박수를 체크하고 운동강도의 목표를 제시하기에 바람직하다. 이를통해 환자의 능력이 정상적으로 목표심박수에 도달할 수 있도록 해준다.

근신경계 *(Neuromuscular System)* 근육의 발현 능력을 비교하면 노인환자들의 경우 젊은 사람에 비해 운동을 통해 느껴지는 반응이 더욱 느리게 나타난다고 보고되고 있다(Reeves et al., 2006). 운동을 통해 노인환자의 힘줄의 강도 및 유연성을 회복시킬 수 있다(Narici and Maganaris, 2006). 이러한 연구는 운동이 어느 정도 노화 요인을 완화시킬 수 있다는 사실을 나타낸다.

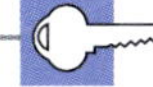

노인들의 목표심박율은 연령과 신체적능력에 따라 정해야한다.

일반적으로 근위축으로 인해 작은 부상들이 발생된다. 이러한 것은 각 종목의 선수들과 모든 연령대별로 다르게 발생한다. 연령이 증가함에 따라 발생되는 근력과 근육량의 변화는 부상이나 관절의 고정처치 이후에 나타나는 현상과 비슷하다고 보고되었다(Natri et al., 1996). 근력과 근기능을 향상을 시킬 수 있다고 가정했을 때 비활성된 근육은 노화상태와 비슷하다고 보고, 만성질환자에게 근력을 증가시킬 수 있는 치료적 운동에 사용되는 진단적 도구로 사용해야 한다. 이러한 근거를 바탕으로 나이든 환자들에게 근력운동 트레이닝을 시켜야 하는게 사실적으로 나타났다 (Frontera, 2006).

근력을 향상시키는 것을 만성질환자들에게도 적용할 수 있지만, 생리적 효과는 젊은 환자들에 비해 다소 느리다. 사실, 이러한 생리학 이점들은 여러근육의 복합적인 기전에 의해 만들어진다고 할 수 있다. 지구력 향상 속도도 젊은 환자들보다도 느리다. 민첩성 운동은 젊은 사람들에 비해

표 17.3 연령별 목표 심박수

나이	최대 심박수 (MHR)	목표 심박수 최대심박수의 50%	목표 심박수 최대심박수의 55%	목표 심박수 최대심박수의 60%	목표 심박수 최대심박수의 65%	목표 심박수 최대심박수의 70%	목표 심박수 최대심박수의 75%	목표 심박수 최대심박수의 80%	목표 심박수 최대심박수의 85%
40	180	90	99	108	117	126	135	144	153
45	175	88	97	105	114	123	131	140	149
50	170	85	94	102	111	119	128	136	145
55	165	83	91	99	107	116	124	132	141
60	160	80	88	96	104	113	120	128	136
65	155	78	86	93	101	110	116	124	132
70	150	75	83	90	98	105	113	120	128
75	145	73	80	87	94	102	109	116	123
80	140	70	77	84	91	98	105	112	119
85	135	68	74	81	88	95	101	108	115

근수축 속도가 느리기때문에 적정수준에서 실시되어야 한다.

고유수용성감각 훈련을 통해 근신경계를 향상시킴으로 균형성, 조정력, 그리고 민첩성에 긍정적인 영향을 미칠 수 있다. 젊은 사람은 외발서기 자세로 균형성 훈련을 30초정도 할 수 있지만, 노인들은 일반적으로 외발서기 자세로 균형을 시간을 정해두고 할 수 없다. 그러나 65-84세 노인을 기준으로 외발서기 자세를 19초 이상 유지할 수 있다면 여러가지 근거를 고려해보면 건강하다라고 정의할 수 있다(Baezner et al., 2008). 젊은 사람들의 경우에는 그 이상의 균형성을 유지해야 하며, 지속적인 훈련이 이루어지면 단시간내에 균형능력은 더욱 향상될 수 있다. 부상이 발생되면 균형성의 수행능력이 현저히 감소되며 그로인해 부상 선수들의 균형능력에 결함이 생기게 된다. 이러한 경우 균형성 향상 프로그램을 통해 외발서기 자세 측정 시 19초이상 도달할 수 있도록 해야 한다.

운동치료 시 고려사항 (Considerations in Therapeutic Exercise)

만성질환자를 위한 치료적 운동 프로그램을 설계할 때 고려해야 할 요인 중 일부는 이미 설명되었다. 이 장에서는 필요한 고려사항을 요약한 것이다.

노년층 환자가 젊은 환자에 비해 움직임이 다소 느리기 때문에 사전검사와 평가가 필수적이다. 저하된 청력으로 인해 의사소통의 부재가 나타날 시에는 모든 환자에 문제가 있을 수 있으므로, 천천히 그리고 분명하게 말할 수 있는 것이 의사소통의 중요한 요소가 된다. 여성의 경우 낮은 톤이 고음의 목소리보다 더 듣기 좋고, 의사전달은 알아듣기 쉽게 설명해야 한다. 환자의 나이가 문제가 될 수 있다는 것을 기억하자. 환자가 집에서 운동프로그램을 실시 할 경우, 정확한 내용을 설명하는 것 외에 추가적으로 다이어그램과 큰-글꼴의 설명이 첨부된 유인물을 사용하여 도움이 될 수 있어야한다. 환자에게 효과적 운동프로그램을 제공하기위한 방안으로 특별히 주의하고 고려해야 할 사항을 잘 전달하여 환자들이 처음으로 운동을 시작할 때 어려움을 줄여줄 수 있도록 도움을 주어야한다.

만성질환자는 혈액순환이 원활하지 못할 수도 있기 때문에 젊은 환자에 비해 부상기간이 길어지고 치료가 더 오래 걸릴 수 있다. 다른 환자와 마찬가지로 프로그램 진행에 있어서 환자와의 의사소통을 통해 중재하는 것이 바람직하다. 재활과정에서 통증과 부종과 같은 염증반응이 나타나는 운동프로그램은 재조정되어야 한다. 최상의 영양과 충분한 수분섭취 모두 최적의 재활치료에 매우 중요하다는 것을 환자에게 상기시켜야 한다.

만성질환자는 유연성이 줄어들 수 있다. 유연한 사람과 여성, 그리고 젊은 환자들에 비해 다리 힘줄의 유연성은 상대적으로 적다(Youdas et al., 2005). 만성질환자의 특성을 고려했을때, 근육조직과 힘줄 조직에 과도한 스트레칭은 피해야 한다. 그러나 스트레칭 운동은 정상가동범위 이내에서 유연성이 부족한 환자에게는 반드시 적용되어야 한다. 동적 스트레칭은 만성질환자에게는 권장하지 않는다. 10~15초 동안 천천히 네 번 반복되는 형식의 스트레칭 운동이 전 연령집단에 모두 안전하게 적용될 수 있다.

근력강화 운동은 노장의 운동선수들의 치료적 운동 프로그램의 필수 사항이다. 고령자를 포함한 모든 인구에 대한 근력운동 프로그램을 설정하고 시행방법을 위한 권장 사항은 ACSM과 다른 학술단체에 의해 제시되었다(Feigenbaum and Pollock, 1999). 단, 정형외과와 스포츠 - 부상노인 학회에 의해 지침이 마련되었다. 이 분야의 연구에 따른 근거가 부족하여 본인의 경험을 바탕으로 프로토콜과 기존의 관련 증거를 가지고 고안했다. 이미 언급했듯이 일반적으로 근육 강도,

근육 지구력, 그리고 근육 질량을 감소했다. 불안정한 균형과 이러한 근육의 변화와 노화로 인하여 나타나는 관절 연골의 약화 때문에, 근육의 강도를 향상시키는 가장 좋은 방법은 근육의 지구력을 개선하지만 과도한 스트레스의 관절과 과도한 다이어트는 몸을 약화시키는 것 같다. 이런 운동들은 근력과 근지구력을 향상시키며, 관절의 과부하없이 근조직을 활성화시킨다. 과도한 부하를 피하는 것은 무게 증가로 인한 불균형 및 낙상을 예방할 수 있다. 예를 들면, 본인의 성향은 12-15회 2세트 반복 후 다시 12-15회 3세트 반복하고, 이동하기 전에 20-25회 3세트 반복적으로 함께 시작하는 것이다. 만성질환자에게는 위 3단계 중 첫 단계를 최소의 강도로 설정하고 반복적인 목표를 세울 수 있고 점차적으로 강도를 증가시킨다. 증가되기 전에 특정 목표를 사용하여 횟수를 늘리고 무게는 환자의 연령, 피트니스 수준 및 장기 목표를 포함한 다양한 요소에 따라 달라진다.

처음 사용하는 강도는 환자의 반응에 따라 조절하는 게 좋다. 환자들이 목표한 세트와 반복횟수 이상으로 수행하였으며, 더욱 많은 무게 사용을 원하는 만큼 매우 가벼운 무게로 실시했다면, 운동에 대한 수정이 필요할 수도 있다. 하지의 여러 관절 및 근육들이 사용되는 닫힌사슬운동은 독립적인 근육이 사용되는 열린사슬운동에 비하여 더욱 강력한 저항력을 발휘하게 된다. 예를 들면, 5파운드(약 2kg)와 같은 낮은 무게는 환자들이 열린사슬운동을 할 수 있겠지만, 동일한 환자가 체중의 절반이 포함되는 하프 스쿼트를 실시한다면 발목과 둔부 근육의 활용을 도모할 수 있을 것이다.

반사와 자세의 변화반응은 이전 환자에서 빠르게 나타나지 않는다. 당신은 균형을 요구하는 새로운 운동을 사용하는 경우, 당신이 가능한 범위에 보호하기 위해 환자를 인지하는 목표에 신중해야한다. 느리게 진행되거나 환자는 낙하위험이 적어야 새로운 운동을 관리할 수 있도록 도움이 될 수 있다. 예를 들면, 당신이 바닥에 외다리 자세에서 환자의 작업을 하게 되고 트램폴린 전에 폼 패드로 사전에 환자들에게 설명해줘야 한다. 진행 사이에 사용하는 작은 단위가 낙상을 방지하는데 도움이 되며 또한 환자 스스로의 자신감을 제공한다. 또한, 외다리 자세와 목표가 젊은 환자의 예상대로 30초로 하지 않으며 일부 고위 중년 환자가 30초를 달성하실 수 있지만, 기억력 쇠퇴가 나타나는 연령 그룹에 대한 평균은 19초이다. 균형능력의 진행은 젊은 환자에서보다 느릴 것이다. 강화와 마찬가지로, 그것은 다른 새로운, 어려운 수준을 발전하기 전에 환자가 1부터 3세션에 대한 특정 수준으로 유지하도록 하는 게 유용하다. 온찜질 및 냉찜질은 운동프로그램의 중요한 부분이다(Kallinen and Markku, 1995). 10분 고정식 자전거나 타원형의 운동과 같이 심장 속도와 환자의 개별 수준은 표 17.3의 지표를 토대로 연습 삼아 활동을 유지하는데 도움이 될 수 있다. 핫팩을 이용하여 운동 대비 시 근육을 따뜻하게 해준다. 치료적 운동 프로그램의 정리운동에 유연성 운동은 최적의 좋은 방법이다; 또한 근육을 따뜻하게 해줌으로써 최적의 길이를 제공한다(Warren, Lehmann, and Koblanski, 1976).

요약 (SUMMARY)

연령대 별로 다양한 개인 스포츠와 평생 동안 운동에 참여해야 한다. 젊었을 때부터 나이가 들수록 활동하는 동안에는 부상에 대한 위험이 있다는 것이 단순한 사실이다. 그룹 내 사람들이 부상을 경험하게 되면 사람들은 회복과 활동 복귀를 위한 치료를 위해 임상의에게 의지하게 된다.

따라서 임상가는 환자들에게 연령대별로 회복과 재활의 진행은 있다고 이해시켜야한다. 젊은 선수들이 나이든 선수보다 더 빨리 치유될 수 있지만, 자신의 성장에 영향을 미칠 수 있는 관절 손상의 위험도 있다. 젊은 선수와 유사한 상해를 입은 노장 선수들은 젊은 선수에 비하여 치료를 하지 않거나 재활 과정에 참여하지 않는다 재활 프로그램 진행에 젊은 선수와 비슷한 패턴으로 같은 속도로 비슷한 고통을 나타낸다. 이 장의 중요한 특징은 부상 후 재활치료시점과 복귀하는 시점을 젊은 성인을 기준으로 하는 그룹에 비교해서 언급하고 있다.

주요 개념 및 복습 (Key Concepts And Review)

1. 오늘날 많은 사람들이 스포츠에 참여하고 있으며, 그 이유로 많은 상해가 발생하고 있다.

의료기술의 발달로 인해 사람들의 수명이 연장되고 베이비 부머 세대들이 퇴직후 건강에 대한 관심증가로 스포츠 활동 참여도가 높아졌고 또한, 유소년리그와 조직화된 스포츠 클럽이 활성화 됨으로써 많은 사람들이 스포츠 활동에 참여함으로 인해 스포츠 상해가 빈번히 발생되고 있다.

2. 유소년이나 고령자에 관한 스포츠상해연구가 많지 않은 이유는?

많은 대학실험실에서 이루어지는 스포츠 재활관련 연구는 피험자의 연령 범위가 대개 18–25세인 성인을 대상으로 이루어지고 몇몇의 선행연구에서만 유소년과 고령자를 대상으로 연구가 이루어졌기 때문에 이에대한 연구자료가 부족한 실정이다. 추후에는 이들의 스포츠상해연구가 절실히 필요한 상황이다.

3. 사춘기 이전의 선수와 고령의 선수들의 부상을 관리하는 방법이 왜 중요한가?

미국 통계에 따르면, 공인자격을 취득한 운동사의 절반이상이 임상재활클리닉에서 근무하고 있는 것으로 조사되었다. 이곳에서 사춘기 이전 및 고령환자들은 스포츠 손상후 재활을 하게된다. 이러한 환자들이 많다는 것은 이러한 집단층의 활동인구가 증가되었음을 의미한다. 임상현장에서 재활의 업무를 담당하는 사람들은 해당 그룹의 성공적인 재활을 위한 최적의 프로그램 기법을 숙지해야 한다.

4. Tanner 시스템을 기반으로 한 남자와 여자의 성장과정 단계의 내용과 그 차이점을 설명할 수 있다.

Tanner 시스템을 통해 성별의 특징과 발달 단계, 양상 및 근육발육상태를 이해할 수 있다. 사춘기 동안 성장의 패턴은 성장이 멈추는 감속단계전에 성장의 가속되는 단계가 나타난다. 골단이 닫히는 시짐은 여사는 18세 남자는 20세에 나타난다. 성장 패턴이 일찍 나타나면 멈추는 시점이 보통 빨리 끝난다. 평균적으로 사춘기는 여자 19세, 남자 11세 정도에 시작한다.

5. 젊은 운동선수를 위해 ACL 재건술과 관련되는 문제를 확인해야 한다.

환자의 성장판은 열린 상태로 있기 때문에, 재건술로 인해 아직도 성장하는 뼈 손상을 입히는 것을 피해야 한다. 또한, ACL 부상이나 반월판의 부상으로 인해 관절의 불안정성이 발생되어 조기 관절염을 발생할 가능성이 높다. 재활치료 시 고려사항으로 뼈끝판(골단판, epiphyseal plate) 또는 관절연골의 손상 없이 최적의 치유를 위하여 수술 후 재활이 반드시 실시되어야 한다.

6. 고령의 환자에게 치료적 운동프로그램을 제공할 때 반드시 고려되어야 할 사항은 안전 및 예방조치에 대해 자세히 설명되어야 한다.

지침은 환자가 듣기 어려울 때는 천천히 설명하고 목소리는 낮추어 설명해야한다. 정상적인 인쇄 및 이미지적인 시각 지침을 제공하면 모든 환자나 특히 나이, 시력에 문제를 가진 사람들에게 좋다. 유연성 운동은 다른 연령 그룹과 마찬가지로 수행할 수 있다. 운동강도는 낮은 강도로 12-15회 3세트 반복하여 시작하고, 점진적으로 20-25회 반복으로 진행해야한다. 처음단계에서 몇 일 동안은 이러한 과정을 환자에게 적용하고 나서 다음 강도로 진행해야한다. 균형성과 협응력 향상 운동과정에서 처음에는 낮은 단계로 나중에는 단계별로 조금씩 증가시켜야 한다. 준비운동과 마무리운동은 각 단계마다 실시해야한다.

심화 학습 문제 (Critical Thinking Questions)

1. 11살의 치어 리더가 오른쪽에 비해 왼쪽 뒤꿈치에서 더 많은 통증을 호소하며 종골 골단염 진단을 받은 후 당신에게 진찰을 응했다. 그녀의 어머니는 자신의 딸은 매우 열정적이며, 앞으로 다가올 두 달간의 시즌에 참여하기를 원한다고 말했다. 딸은 시합 시 오른쪽 및 왼쪽 뒤꿈치의 움직임은 매우 부드럽게 움직인다고 말한다. 그러나 그녀는 고통때문에 이동할 수 없다. 이때 환자와 그녀의 어머니에게 이 상황을 어떻게 설명할 것인가? 당신은 그녀의 재활 프로그램으로 무엇을 할 것인가? 주의사항은 무엇이라고 생각하는가? 당신은 다가오는 치열한 시즌에 대한 환자와 그녀의 어머니에게 이러한 상황을 어떻게 전달할 것인가?

2. 15세의 농구 선수가 3주 전에 자가조직의 ACL 재건술을 받았다. 그는 여전히 오른쪽 하지에 부분적인 체중 지지만 가능했으나, 의사는 재활 실시를 권하였다. 외과 의사는 환자가 수술까지 포함하여 부분 체중 지지를 6주까지만 계속하고 싶어한다. 그 시기에 환자는 목발을 없앨 수 있으며, 자신이 절뚝거리며 걸을 수 있다고 했다. 지금 그와 함께 전체 무게지지를 가지고 정상적으로 걸을 수 있도록 6주간 무엇을 할 것인가?

3. 55세의 경쟁력있는 골퍼는 자신이 골프하면서 돌림근띠(회전근개, rotator cuff)가 찢어졌다. 그는 크게 패인 부분을 쳐서 그의 어깨에 끊어지는 통증을 느꼈다. 그는 지난주에 돌림근띠를 수술했다. 외과 의사는 그의 재활 프로그램을 시작하기위해 당신에게 환자를 보낸다. 그녀는 환자가 3주간 슬링을 착용하기를 권유하지만, 환자는 연습 중에는 슬링을 제거하기 원한다. 그녀는 6주간의 첫 번째로 환자가 굽힘(굴곡, flexion)의 범위를 80° 이내로 하고, 폄(신전, extension)을 45°, 0°에서 어깨를 움직이지 않게 하였다. 당신과 함께 1, 2주 동안 운동시 환자의 통증, 경련이 없이 붓기를 완화하기 위해 슬링을 주로 해달라고 했다. 어떻게 다음 2주 동안에 슬링운동치료를 하여 환자를 관리할 것인가? 당신은 의사의 요청을 이행하기 위해 무엇을 할 것인가?

실험실 활동들 (Lab Activities)

1. 십대와 노인의 X-ray를 찾은 후 그들이 어떤 차이가 있는지 비교 분석한다.

2. 사춘기가 나타나기 전, 청소년기, 성인기에 대해 3개의 항목으로 그룹을 만든다. 이 책의 각 목록에서 각 연령별 그룹에 대한 치료적 운동 프로그램을 구성하는데 있어 각 항목을 확인

하고 고려하여 구성한다. 특별한 고려사항(청각 등) 및 진행속도에 있어 주의사항 같은 다른 요인들을 확인하여 프로그램을 구성하여야 한다.

3. 모든 젊은 사람과 성인들의 운동프로그램에 대하여는 ACSM을 토대로 구성한다. 2번에서와 마찬가지로 각 항목을 확인하고 해당그룹에 각각에 대해 권장사항 목록을 추가시킨다. 유사점과 차이점을 구별하여 어떠한 이유로 그러한 상황이 나타나는지 식별하고 설명해야 한다.

4. 자신의 가족 중 한명과 본인의 자세를 비교한다. 본인의 연령대와 비교하여 자세에 차이가 발생하였나? 그들의 자세 개선을 위해 본인이 할 수 있는 것은 무엇인가?

5. Chaz는 설문지를 참고 후 Lorrie를 위한 재활 프로그램 설계에 필요한 신체 및 생리적 고려사항을 파악할 수 있었다. Chaz가 재활 프로그램에서 가장 중요하게 다루어야 할 사항은 무엇인가?

제4부

특별한 응용 프로그램
(Specific Applications)

개개인의 삶의 질은 그들이 선택한 분야와 관계없이, 의무를 다하는 노력만이 정비례한다.

VINCE LOMBARDI, NFL football coach, 1913-1970

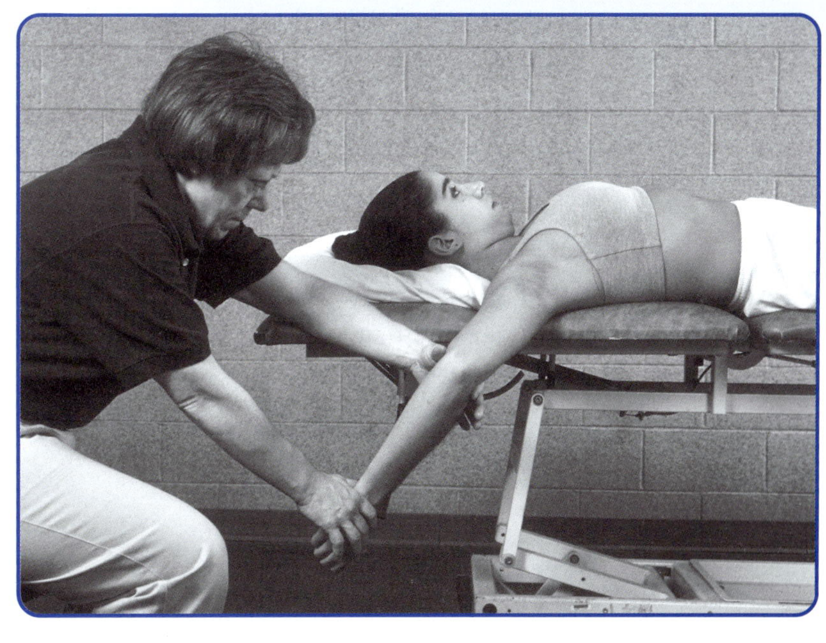

제1부, 2부, 그리고 3부는 이 책의 마지막 부분을 위한 기초지식으로 구성되어 있다. 앞에서 배운 지식들은 제4부를 잘 이해하도록 하는 준비과정이라고 할 수 있다. 제4부는 앞에서 얻어진 모든 정보와 지식을 전체 치료적 운동 프로그램의 다른 일부분에 넣을 수 있을 것이다. 제4부는 신체 각 부분을 위한 치료적 운동 프로그램들로 구성하였다. 프로그램은 발목 염좌(sprain)가 청소년이나 대학생 또는 개인에 의해 유발되는 것과 상관없이 구분되지 않았으며, 농구, 배구 또는 일하는 중의 활동과 상관없이 구분되지 않았다. 손상을 위한 치료적 프로그램이 개인별로 구분되는 시점은 치료의 마지막 단계이며, 환자가 특수한 기능적인 운동을 시작할 때 특정한 활동으로 복귀를 허락하게 될 것이다.

제1부가 일반적인 진행의 과정을 제공하지만, 제4부는 손상의 재활을 위한 요리책은 아니다. 요리책은 필요하지도 않지만, 있어도 실제로 활용하지 못한다. 제1부, 제2부, 제3부로부터 얻은 정보가 여러분 자신만의 재활프로그램들을 계획하는 도구들이 된다. 환자는 개별화된 프로그램이 반드시 필요하기 때문에, 요리책과 같은 접근방법은 무관하고 소용없다. 제4부에서 제공되는 운동들과 치료 기법들을 제대로 활용하기 위해서는, 여러 가지 지식과 기법들을 잘 조합하여 치료하고 있는 각각의 환자들을 위해 가장 적합하고 유용한 프로그램을 작성하여 적용하느냐에 달려 있다.

지금까지의 내용은 운동사는 환자가 가능한 안전하고 효율적으로 회복하기 위한 최종 목표를 이루기 위하여 법률, 기술적용, 논리, 그리고 상식의 문제 해결자, 혁신자, 그리고 교육자로서의 조합을 가져야 한다. 추리의 능력은 손상의 상태에 대한 평가, 손상원인의 명확한 분석, 재손상의 기회를 감소하고, 치료를 통한 환자의 반응을 재평가하여 결과를 긍정적으로 이끌어가는 것이다.

문제 해결자로서, 운동사는 환자가 기대에 미치지 않을 때 치료 프로그램, 운동, 진행단계를 조정할 수 있어야 한다. 개별적인 프로그램은 개별적인 결과가 나타나며, 그래서 운동사는 문제점을 잘 파악해야하며, 각각의 환자를 위하여 필요에 따라서는 프로그램을 조정하여야 한다.

혁신자로서, 운동사는 성공적인 치료 목표를 시도하고 치료적 운동 프로그램을 진행하는 중에 환자의 불만을 해소하기 위해 프로그램을 흥미롭고 동기유발을 일으킬 수 있게 만들어야 한다. 장비가 제한되어 있다면, 최소의 도구들을 사용하여 흥미있는 프로그램과 도전적인 프로그램을 만드는 것은 운동사의 상상력에서 나온 대단한 판단력이다. 이러한 제한된 재원의 상황에서도 환자가 수행할 수 있게 흥미롭고 도전적인 치료운동 프로그램을 만들 수 있다.

치료적 프로그램을 통해 운동사는 교육자이기도 하다. 환자는 손상이후에 "해야 할 것과 하지 말아야 할 것"에 대한 교육을 받는다 — 무슨 활동이 동작을 수행하는데 중요하고 어떤 활동은 상해가 심해지는 것을 방지하기 위해 피해야 한다. 환자는 손상, 재활 프로그램 과정, 특정의 운동을 위한 근거와 가정의 운동의 중요성에 관해서 교육받는다; 이러한 각각의 것은 환자의 협조와 프로그램의 성공을 확신하는 필수 요소이다. 운동사는 손상의 변화와 같은 프로그램과 프로그램 발전을 통해 환자를 교육한다. 운동사의 지식, 이해, 관찰기술, 평가기술, 적용기술, 상식과 논리를 적용하는 능력 등, 이 모든 것은 재활과정의 성공에 기여한다. 재활은 환자의 평형성 프로그램을 제공하기 위해 이런 모든 요소들을 포함한다 — 하나의 예로, 환자가 가능한 빨리 안전하게 복귀하는 목표를 향해 효율적이고 효과적으로 진행되기 위해선 보호할 수 있는 적정한 단계에서 스트레스를 제공해야 한다.

함께 참여하는 재활 프로그램의 이러한 모든 주의사항들에 따라서, 운동사는 환자와 운동사를 즐겁게 만들어야 한다는 결론이다.

좋은 기대를 갖고 진행하는 이 재활은 무언가의 성취만을 위한 지식과 기술이 아니라, 환자들로 하여금 자신의 최선을 다하게 만드는 재활활동을 통해 무언가 자신이 추구하는 방향으로 매일매일 치료가 진행되는 것을 이야기한다.

프로그램 고려사항 (PROGRAM CONSIDERATIONS)

재활 프로그램의 특이한 요소와 복합성은 여러 가지 요소들에 의해 결정된다. 이러한 요소들은 손상의 크기, 손상의 형태, 복잡하게 관련된 신체분절, 환자의 활동, 환자의 손상에 대한 반응(생리적, 감정적, 그리고 정신적), 그리고 환자의 목표 등을 포함한다. 모든 것들은 손상 평가 계획과 재활 프로그램 수행을 고려하여야 한다.

평가 (Examination)

재활프로그램 전에 시행되고, 운동사는 손상이 치유되는 과정과 손상으로 인한 심각성이 얼마나 되는지를 결정하기 위하여 평가한다. 만약 손상이 매우 심각하다면, 치유단계는 고려하지 않고,

치료는 서서히 시작해야 하고 초기에는 손상부위를 진정시키기 위해 물리치료(modalities)를 시행한다. 환자가 3일전에 재건수술(reconstructive surgery)을 했다면, 초기 치료에서는 강한 활동과 같이 공격적으로 하면 안된다. 반면에, 손상이 매우 심각하지 않고 치유과정이 잘 이루어지고 있다면, 운동사는 초기 치료단계에서 매우 공격적으로 할 수 있다. 초기 치료에 무엇을 포함할 것인지와, 치료 반응에 대한 주의 깊은 관찰 등의 두 가지는 초기 치료 과정과 전 · 후 과정 동안 필요하다. 현재의 치료과정은 항상 이전 치료 과정에 대한 손상의 반응에 의해 결정된다.

물리치료 (Modalities)

전체 재활 프로그램은 통증 조절과 치유 개선을 위해서 물리치료를 포함한다. 물리치료는 전체 프로그램에서 초기에 제공되며 환자가 완전하게 복귀하는데 회복과정의 주요한 수단은 아니다. 통증의 조절과 치유가 진행되는 동안, 치료적 운동은 재활과정에서 중요하게 강조되어야 한다. 이 책의 본문에는 치료적 운동에 대한 특정한 정보를 포함하고, 비록 통증-조절을 위한 물리치료와 관리를 위한 노력과 치유과정의 촉진을 포함하고 있는 완전한 재활 프로그램은 아니지만, 다음의 장들을 읽고 정리해야 할 것이다.

운동을 시작하기 전에 완전히 통증이 없어지지는 않는다. 사실, 거의 환자가 운동을 시작하기 전에 통증이 완전히 없어질 때까지 기다리는 것은 바람직하지 않다. 그러나, 통증과 부종(swelling)은 재활기간동안 관찰되어야 하고, 특히, 새로운 조직의 형성 시기인 재활운동 프로그램 초기 1/2 기간 동안은 나중보다 운동으로 인한 과도한 압력으로 더욱 민감할 수 있다. 통증과 부종 모두는 신경 억제인자(neural inhibitors)로 작용하며, 환자의 재활과 치료적 운동의 수행능력을 떨어뜨린다(Fahrer et al., 1988; Leroux, Bélanger, & Boucher, 1995).

히포크라테스의 충고를 기억하라 : "해가 되지 않는다." 환자의 프로그램을 추진할 때인지 아닌지 확신할 수 없다면, 프로그램을 추진하는 것이 적당하다고 확신할 때까지 하지 않는다. 만약 운동프로그램을 하는 동안 부종이나 통증이 지속된다면 이러한 위험요소들을 줄이기 위해 얼음을 운동시간 이후에 사용하는 것이 바람직하다.

치료적 운동 프로그램 동안 적용된 스트레스에 대한 환자의 참을성을 더욱 정확히 추적진단(impression)을 해야 하고, 재설계 단계에서 손상이 더욱 발전할 수 있기 때문에 운동시간 이후 얼음의 사용은 선택적이며, 부가적인 생리적 이익보다는 환자의 선호도나 편안함과 더욱 관련된다.

체력수준의 유지 (Maintenance of Conditioning Level)

이 책에서는 주기적으로, 심혈관계 건강과 손상받지 않은 부분의 체력수준 유지의 중요성을 강조했다. 이것은 전체 치료프로그램에서의 필수적인 측면이지만, 제4부에서는 언급되지 않는다; 하지만, 재활프로그램에서 이러한 부분을 위한 운동을 항상 포함해야 한다. 이 책에서 논의된 운동은 단지 손상된 부분과 관련된 것을 포함한다.

내용소개 (CHAPTER SEGMENTS)

제4부에 각각의 장은 이전 장에서 다루어진 주제의 여러 측면의 특성을 포함한다. 제4부에 있는 각 장의 첫 부분은 일반적인 고려사항과 개념, 원리, 그리고 제2부에서 명시된 적용에 적합한 특수한 테크닉을 포함 한다 : 연부조직과 관절 가동화. 다음 부분은 정상적인 운동범위, 근력, 그리고

근지구력과 협동, 그리고 민첩성의 목표를 달성하기 위한 점진적인 치료기술에 대하여 다루고 있다. 한번 이러한 요소들에 익숙해지면 이 장의 다음 부분인 "특수 재활 적용(Special Rehabilitation Applications)"에서 그것들을 적용하는 방법을 배울 것이다. 이 부분에서는 사례연구(case study)를 통하여 특수 프로그램의 고려사항, 주의사항, 또한 독특한 치료적 운동의 적용을 요구하는 손상을 다룬다. 사례연구에서는 그 문제에 대해 어떤 특수한 답을 주지는 않는데, 이는 그 연구가 학생과 지도자 간에 논쟁을 자극하는 수단이기 때문이다. 해답은 운동사들의 선택과 사용가능한 장비들에 따라, 사례들의 특수성에 의해 움직이고 유연성이 있기 때문에 각 문제마다의 정답은 없다. 물론 각 사례연구를 위해 프로그램을 구성할 때는 특수고려사항, 금기사항(contraindication), 치유시간, 그리고 손상의 독특한 정보들을 알아야 한다.

연부조직 가동법 (Soft-Tissue Mobilization)

기법의 적용을 재검토하기 위하여 이러한 특수기술을 다루는 이전 장을 참고하고자 할 수 있다. 이 장에서의 연부조직 가동법은 6장에서 논의된 완전한 범위에서의 연부조직 기법은 포함하지 않는다. 주된 기법은 근막이완(myofascial release)과 통증유발점 이완(trigger point release)에 대하여 논의되었다. 당신은 이러한 특이적 기술이나 그 밖의 연부조직 가동법이 개인의 상황에서 적응증(indicate)이 될 수도 있고, 그렇지 않을 수도 있다는 것을 인지해야 한다; 당신은 적절할 것인지 아닌지를 결정하기 위하여 환자의 손상을 평가해야 한다. 이러한 기법들의 논의에 대한 목적은 전체 재활과정에서 연부조직가동법이 영향을 미칠 수 있는 중요한 역할을 높이 평가한다는 것을 예로 입증한다.

이 장들에서 논의된 연부조직 통증-연관 패턴(pain-referral patterns)은 Travell과 Simons (1983, 1992)의 많은 연구 자료에 기초하였다. 다른 통증-연관 패턴은 공동 신경 패턴에 기초한다.

관절의 가동법 (Joint Mobilization)

6장에서 언급했듯이, 관절의 가동은 부수적 움직임(accessory movements)이나 생리적 움직임(physiological movements)이 수반된 복합적 기법이다. 관절가동을 사용할 때, 운동사는 움직임이 운동사 손에 의한 것이 아닌 그들의 신체에서 만들어진다는 것을 기억해야 한다; 환자는 운동사에 의해 운동지각(perception of the movement)이 더욱 증가되고 더욱 안정된 감각을 가지게 된다. 손은 운동사의 몸으로 운동범위를 만드는 것의 수단이다.

관절가동은 모든 상황에서 사용되는 것은 아니다. 가동의 긍정적인 결과는 일반적으로 4~5일 이내에 발생한다(Maitland, 1991). 6장에서 언급했듯이, 관절의 가동은 1, 2등급의 운동(movement)을 사용하여 통증을 즉각적으로 치료하고, 3~4등급의 관절경직(joint stiffness)을 치료한다. 이러한 운동은 신동운동(oscillatory motions) 또는 지속적인 운동을 할 수 있다. 이러한 기법이 필요하다면 6장을 참고하면 된다. 제4부에서 관절 가동법의 대부분은 Kaltenborn과 Maitland 연구의 조합을 기초로 하였다. 여러 학자들이 수많은 변화와 기술을 개발해왔다. 관절의 가동법에서의 특별한 설명에 대한 참고할 수 있는 자료가 이 책 뒤에 있다.

치료적 운동 단계 (Therapeutic Exericse Phases)

치료적 운동 단계는 2장에 언급된 재활 단계의 내용과 조금은 다르다. 첫 번째 차이점은 치료적 운동 프로그램이 재활의 아주 초기적 관점은 포함하지 않는다는 것이다. 물론, 재활의 초기 단계에서의 강조는 앞 장에서 다루었듯이 염증제어와 치유과정을 보호하는 것이다. 운동사들이 전체 재활 과정에 대한 구성요소와 그러한 프로그램을 어떻게 적용할 것인지 알아야 하지만, 이 장에서는 치료적인 운동과 도수적(manual)인 기술만을 다루고 있다.

물리치료가 재활 프로그램의 첫 번째 단계라면, 재활 프로그램의 치료적 운동 부분이 3개의 추가적인 단계로 나뉠 수 있다: 초기(2단계), 중간(3단계), 그리고 후기(4단계) 운동 단계. 프로그램의 관리에서, 운동의 과정은 명확하게 구술되었다; 그러나 과정의 구성 요소에서는 과정을 보다 쉽게 이해하고, 확인하기 위하여 구성 요소를 구분해 놓았다.

1단계 : 비활동단계 (Phase I: Inactive Phase)

재활 프로그램의 초기단계는 손상의 2차적인 문제점에 영향을 주기 때문에 매우 중요하다: 통증, 근 경직(muscle spasm), 그리고 부종(edema). 조직에 대한 자극과 손상으로부터 나타나는 문제를 감소하기 위한 상대적인 무활동(inactivity)이 중요하다. 이러한 요인이 최적의 환경에서 조절되고 치유된다면, 남아있는 단계로의 스케줄을 진행할 수 있다.

이러한 단계에서의 목적은 통증, 부종, 그리고 근 경련을 감소시키는 것이다. 추가적인, 목적은 신체 분절(segment)과 심폐기능에 영향을 미치지 않을 정도의 적당한 체력수준을 유지하는 것이다. 이 단계 동안 분절이 손상된다는 것은 치유의 염증단계이며, 그래서 치료 프로토콜의 부분을 주의해야 한다. 손상부위를 악화시키는 것은 금기시되어야 한다. 이러한 목표를 달성하기 위한 것은 열치료와 전기치료, 마사지, 그리고 그 밖의 도수치료와 같은 약간의 항목을 이용하는 것이다. 환측의 조직, 특이적 손상과 손상의 심각성에 따라, 움직임이 가능할 수도 아닐 수도 있다. 운동을 시작한다면, 손상되기 쉬운 조직에 지장을 주거나 위협해서는 안된다.

2단계 : 활성단계 (Phase II: Active Phase)

2단계는 손상된 분절의 염증이 지나가고 증식기(proliferation phase)일 때, 시작한다. 조직의 강도는 콜라겐 섬유의 생성을 통하여 점차적으로 증가하고 구조는 약간의 스트레스를 견디기에 충분하게 탄력이 있게 된다. 그러므로, 손상된 분절의 활동은 허용될 수 있다. 통증, 부종, 그리고 근 경련은 더 이상 존재하지 않거나 작은 사안일지라도, 비활동기에서 이용되는 다양한 절차와 함께 계속해서 해결하는 것이다. 문제가 아직 해결되지 않았다면, 2단계 동안 이러한 요인들은 해결된다.

이러한 단계동안의 목적은 운동범위와 유연성을 향상시키는 것이며, 근력 증가의 시작과, 평형성과 고유감각(proprioception)을 향상시키는 것이다. 이러한 단계에서의 치료는 관절과 연부조직의 가동화와 같은 움직임(mobility) 기술과 운동범위 운동을 포함한다. 운동이 최근 염증기에 시작되었다면, 그때는 운동범위가 유일한 운동이 된다. 활동기에서는 조직들의 안정성 증가와 더불어 근력과 고유감각 운동이 시작된다. 염증의 단계가 끝나게 되면, 운동사는 새로이 발전되는 조직에 적용되는 스트레스의 양에 대하여 더욱 주의해야 한다. 경우에 따라서, 운동은 손상 후 3주까지는 허락되지 않을 수 있다.

운동범위와 유연성은 2단계 동안 회복시켜야하는 중요한 요인이다. 관절과 연부조직 가동 기술과 함께, 수동적, 능동적, 그리고 보조적(assistive) 운동 또한 움직임 향상을 위해서 이용되어야 한다. 초기 근력 운동은 손상의 심각성에 따라 다르고 등척성(isometric)과 동심성(concentric), 동심성-편심성(eccentric) 모두 또는 편심성 운동과 같은 범위 활동을 포함해야 한다. 등척성 운동은 종종 다양한 각도와 중간범위(midrange), 해부학적 자세 등에 따라서 수행될 수 있으며, 움직임과 의학적 동작 제한에 달려있다. 근력 운동은 보통 직선면(straight plane)에서 수행되며 환자가 기능 동작을 통하여 팔다리를 움직이며 직선면에서의 충분한 근력에 도달할 때까지 대각선이나 기능적 자세에서는 진행되지 않는다. 근력운동이 많은 반복회수와 낮은 무게로 시작하는 것은 일반적이다. 이는 무거운 저항에 의해 발생되는 비트는 힘(shear force)의 내성이 충분히 강하지 못한 관절의 스트레스를 줄인다. 고유감각 운동은 단순한 단계에서 시작되며 환자가 낮은 단계의 활동을 잘 수행할 수 있는 능력을 갖출 때까지 좀더 복잡한 운동으로 진행되면 안 된다.

3단계 : 저항단계 (Phase III: Resistive Phase)

환자는 3단계로 진행될 때까지, 운동범위는 거의 또는 완벽하게 정상으로 회복된다. 부종과 통증은 더 이상 문제가 아니다. 근력과 근지구력은 향상되었지만 여전히 부족한 상태이다.

이러한 단계는 저항단계로 우리의 주요한 목표가 근력, 민첩성, 그리고 근지구력에서 어떤 부족한 파라미터(parameter)를 완전하게 회복하여 환자가 최종적인 재활단계로 이동할 수 있도록 하는 것이다. 당김힘(tensile strength)이 이전 단계보다 현저하게 큰 저항단계 동안, 운동사와 환자는 여전히 부족한 상태의 회복에 집중하여야 한다. 3단계는 재설계단계에서의 치유의 증식 단계 마지막 어느 곳에서 시작한다. 이 단계의 시작을 위한 결정요소는 진행에 대한 의사의 선호도와 프로그램에의 환자의 반응을 포함한다. 이러한 단계동안의 목표는 회복한 파라미터를 유지하고, 환자의 근력, 근지구력, 그리고 민첩성을 정상적인 수준으로 회복시키는 것이다.

운동은 이 전에 수행된 것 보다 더욱 공격적인 근력과 근지구력 운동을 포함한다. 게다가, 민첩한 활동을 발달시키기 위한 더욱 공격적인 고유감각 운동이 포함되어야 한다. 움직임이 정상일지라도, 치유과정동안 근원섬유(myofibril) 활동 때문에 발생하는 계속적인 수축으로 움직임의 감소를 막기 위해서 이 단계에서는 유연성 운동이 계속되어야 한다. 유연성이 아직 정상이 아니라면, 더욱 적극적인 스트레칭을 이 단계 동안 시행한다. 환자가 1장에서 논의된 것처럼, 운동범위, 근력, 근지구력, 그리고 고유감각을 계속해서 증대시킬 수 있는 지속적인 운동과정을 포함하는 좀 더 적극적인 운동을 시작하는 시기이다. 전환기에 근력운동이 필요하다. 이 단계의 초반부에 환자는 우선 직선면에서 근력운동을 수행할 수 있다. 그러나 환자가 이 단계가 끝날 무렵에는, 대각선 및 움직임의 기능적인 패턴을 위해서 많은 운동이 지속되어야 한다. 이것은 근력이 어느 수준까지 향상되어감에 따라 환자가 신체분절이 움직이는 동안 팔다리의 조절을 유지시킬 수 있게 함으로써 가능하다.

고유감각 운동은 이 단계에서 좀더 복잡하다. 이것들은 복합적인 임무를 포함하고 있으며, 그 목적은 환자가 다음 단계의 기능적 활동들에 대한 스트레스에 대비할 수 있도록 도와주는 것이다.

4단계 : 적극적인 단계 (Phase IV: Aggressive Phase)

3단계의 운동은 환자가 4단계 운동을 하기 위한 준비이며, 파워, 근력, 그리고 협응(coordination)은 민첩한 활동에서 공동으로 긴장된다. 이번에는, 또한 환자가 정상적인 활동으로 돌아갈 때 직면할 수 있는 모든 스트레스에 적응할 수 있는 이러한 단계동안의 운동이기 때문에 공격적인 단계로 불린다. 환자가 마지막 단계에 도달할 때까지 유연성, 근력, 근지구력은 거의 정상 수준에 가까워진다; 그래서 환자는 정상적인 활동으로 복귀하기 위한 대비로 손상된 부위에 한층 긴장을 위한 더욱 진보된, 적극적인 활동을 위한 준비를 한다. 이 시점에서, 실제적인 부족량은 환자의 기능적인 활동과 수행에 달려있다. 그래서 이러한 단계에서의 목표는 환자가 모든 손상-전 참여로 되돌아갈 수 있도록 허락할 수 있는 환자의 기능적인 능력과 활동-그리고 스포츠-특이적 활동들을 회복하는 것이다. 유연성과 근력 활동은 현재 유지 수준에 있고 중요한 것은 순조로운 이행과 정상적인 참여를 위한 회복을 위한 환자의 미세한 조율에 있다. 이것들을 다루고 있는 장들에서 기능적 운동들을 언급할 지라도, 그들의 요구사항이 매우 많고 매우 다양하기 때문에 완전하게 활동-특이적 운동을 하지 못한다. 기억해야 할 것은 기능적 활동들은 마지막 단계에서 필수적인 부분이고 항상 치료적 운동 프로그램의 한 부분이어야 한다. 기능적 활동들은 활동-특이적 운동들의 진행을 포함해야 한다. 기능적인 활동들은 낮은 스트레스, 스피드, 힘(force), 그리고 거리와 함께 시작하고 스트레스에 대한 환자 신체의 조절과 같은 이러한 파라미터의 증가를 위해서 계속되고 환자는 수행-특이적 활동들을 적절하게 수행하기 위한 더 좋은 기술과 능력을 얻게 된다.

운동의 연속성 (Exercise Continuum)

각 단계에서의 운동은 재활의 연속성으로 진행된다. 연속성은 이전에 모든 파라미터로 설명되었고, 그 단계에 따른 운동이 아래의 그림에 나타나 있다. 도표는 파라미터에 의해 치료적 운동 프로그램의 진행을 나타내고 프로그램의 운동 단계에 따라 파라미터가 나뉜다. 진행은 하나의 단계에서 다음 단계로 가는 치료적 운동 프로그램의 모든 운동의 연속성이다. 이는 때때로 운동이

치료적 운동의 연속성

2단계: 능동적 | 3단계: 저항성 | 4단계: 적극적

출발 |---------------------------------------| 도착

운동범위 (ROM):

| 수동적 운동범위 (PROM) |
| 능동-보조 운동범위 (AAROM) - - |
| 능동적 운동범위 (AROM) ------ |
| 연부조직 가동화 (Soft-tissue mob) ----------------|
| 관절 가동화 (Joint mob) --------------------|
| 능동적 스트레치 (Active stretches) ------------------→ 지속(maintenance)
| 수동적 스트레치 (Passive stretches) ---------------|

근력/근지구력 (Strength/Endurance):

| 등척성 (Isometric) |
| 점진적인 등장성 (Progressive isotonics) ------------- → 지속(maintenance)
| 등속성 (Isokinetics) ---------|

ABCs:

| 평형성 (Balance) ------|
| 협응 (Coordination) --------------|
| 민첩성 (Agility) --------------|
| 점진적인 플라이오메트릭 (Progressive plyometrics) |

기능적 그리고 활동-특이적 (Functional and activity-specific)

| 가벼운 기능적 (Easy functional) ------|
| 복합적 기능적 (Complex functional) ------|
| 활동-특이적 (Activity-specific) - - -|

이 도표는 프로그램의 능동적, 저항성, 그리고 적극적인 단계에서 치료적 운동의 진행을 나타내고, 운동범위, 근지구력, 고유감각과 기능적인것과 활동-특이한 운동을 포함한다.

능동적이거나 저항성 운동단계 또는 저항성이거나 적극적인 운동단계인지를 결정하는 것이 어렵고, 특이적 운동은 하나의 손상과 함께 하나의 단계와 일치할 수 있고 다른 손상과 함께 또 다른 단계와 일치할 수 있다. 이것이 연속성의 본질이다.

총정리 (PUTTING IT ALL TOGETHER)

운동 단계 연속성의 목적은 환자를 위한 특수한 프로그램을 작성해주기 위한 것이라기 보다 치료적 운동 프로그램에 있어 어떻게 하면 환자의 상태를 개선시킬 것인가에 대한 당신에게 정신적 심상(mental image)을 주기 위한 것이다. 어느 단계에서 일치되는 운동을 아는 것은 운동의 난이도와 진행을 확인하고 환자가 다음 단계로 이동할 수 있는지 확인하는 것은 중요하지 않다.

연속적인 재활 프로그램을 만드는 것은 윤곽이 뚜렷한 것은 아니고 더욱 혼란스럽고, 환자는 1개의 파라미터와 함께 능동적 단계에서 할 수 있고 다른 파라미터와 함께 저항성 단계에서 할 수 있다. 예를 들면, 운동범위는 잘 유지하고 근력은 4/5 수준에 머물러 있는 환자는 치료적 운동 프로그램의 저항성 운동 단계에 있는 것이지만 그 환자의 평형성 능력은 여전히 능동적 운동 단계에 머물러 있는 경우가 있을 것이다. 각각의 분절은 다른 분절이 너무 강조되지 않는 한 능력이 강조되어야 한다 예를 들면, 충돌(impingement)과 어깨 회전근의 약화(weakness)를 가지고 있는 경우, 올림(거상, elevation) 운동으로 열린 사슬 운동(open chain exercise)을 하지 않도록 해야 하고, 그러한 운동을 하게 되면 손상을 더욱 악화시키게 될 것이다; 어깨뼈(견갑골, scapular) 근육의 근력이 부족하면 그 근육들은 충돌을 예방하기 위해 적절히 어깨뼈를 고정해 줄 수 없을 것이다. 이러한 경우에, 환자의 협응능력(coordination abilities)이 향상될 수 있더라도, 그 환자의 근력은 부족한 상태로 나타나고, 그래서 근력 향상 전에 협동능력을 향상시키는 것은 손상을 악화시킬 것이다.

치료적 운동의 개별화 (THERAPEUTIC EXERCISE INDIVIDUALIZATION)

이 책을 통해 설명된 것처럼 각각의 환자를 위한 치료적 운동 프로그램을 고안하는 것이 중요하다. 두 환자들이 발목 염좌를 가지고 있다고 하더라도 그들은 같은 비율로 진행되지 않을 것이고, 그래서 진행이 일괄적으로 나타난다는 기대는 적절하지 않다. 이러한 환자들은 그들의 운동 프로그램 내의 다른 종류의 운동으로 구성되어야 할 것이다. 개개인의 손상과 그에 대한 신체적 반응, 환자의 능력과 목적, 그리고 방법은 프로그램과 운동사가 선택된 운동을 결정, 발전과정의 비율, 그리고 치료적 운동 프로그램의 최종적 성과에 대한 반응이다. 또 다른 많은 지침에 대한 각 개인의 기대는 환자와 운동사 모두에게 불만을 가져오게 될 것이다.

운동사는 계속적으로 환자의 활동을 관찰해야 하고 치료가 요구된 효과를 가지고 왔는지 치료 전, 중, 후를 평가해야 한다; 그리고 바람직하지 않은 효과가 나타났다면 치료를 변경하도록 준비해야 한다. 환자의 치료 후의 반응들을 관찰하는 것으로 정보를 얻은 것은 치료 프로그램의 효과를 평가하기 위한 필수적인 과정이다. 통증, 부종, 그리고 다른 해로운(deleterious) 효과들이 치료

후에 발생된다면, 그 프로그램은 손상을 입은 부위에 필요 이상의 자극을 준 것이고 운동강도 수준을 감소시키는 것을 고려하여야 한다. 회귀(regression)없는 발전과정은 운동사의 신념이 되어야 할 것이다. 즉, 프로그램은 증상을 악화시키는 손상의 지나친 자극이 없도록 모든 파라미터들을 개선시키는데 충분한가하는 이의를 제기하여야 한다.

장의 전개 (CHAPTER PROGRESSION)

제4부는 척추(18장)와 상지(19~21장); 마지막 22~24장은 하지의 치료적 운동 프로그램을 포함하고 있다. 상지와 하지의 많은 문제가 척추로부터 비롯되는 관계로 이와 같이 전개했다. 척추는 상 · 하지의 재활에도 중요한 대상이 되는데, 허리 근력은 상 · 하지의 안정성과 운동성에 필수적인 역할을 하기 때문이다.

치료적 운동 프로그램에서 사용되는 모든 운동을 제시하는 것은 불가능하다. 이러한 장들은 가장 일반적으로 사용되는 활동을 포함하고 게다가 각각의 파라미터의 특별한 활동을 소개하였다. 언제나처럼, 운동사는 손상과 치유과정의 지식, 환자 능력에 대한 이해, 사용가능한 시설 및 장비, 상상력 등은 치료적 운동 프로그램의 유일한 제한 요소가 된다. 치료적 운동 프로그램은 환자에게나 운동사에게 재미있고 도전거리가 되어야 한다. 운동사는 환자가 자극을 받을 수 있는 운동을 제공하기 위하여 충분한 상상력을 발휘해서 환자와 함께 재활 과정을 즐기도록 해야 한다. 운동사는 다음 장들을 읽고 치료적 운동 프로그램에서 환자에게 도전적이고 자극받을 만한 추가적인 운동들을 고안해야 한다.

제 18 장

척주와 엉치엉덩관절 (Spine and Sacroiliac)

조 지 훈

학습목표 (Objectives)

이 장을 마치고 난 후에는 아래의 사항을 설명할 수 있어야 한다 :

1. 목뼈와 허리뼈를 위한 3가지 유연성 운동의 설명.
2. 목뼈와 허리뼈를 위한 3가지 근력 운동의 설명.
3. 3가지의 점진적인 척추 안정화 운동의 확인.
4. 3가지 엉치엉덩 근에너지 기법과 그들이 사용하는 동안 적응증의 확인.
5. 목뼈 염좌를 위한 치료적 운동 프로그램의 개요.
6. 디스크 손상의 치료적 운동 프로그램의 지침.
7. 허리뼈 긴장과 관절면 손상을 위한 치료적 운동 프로그램의 차이점에 대한 논의.
8. 근력강화 프로그램 시작을 위한 활동의 연속적인 순서
9. 윌리엄즈의 굽힘 운동 프로그램과 맥켄지의 허리 운동 프로그램의 개요.
10. 맥켄지의 자세 증후군, 기능장애와 장애 사이의 다른점.
11. 다양한 맥켄지 장애에 대한 설명.

▶ 리타가 보는 환자들 중 절반가량이 허리손상 환자들이다. 죠이는 그녀가 재활을 시키고 있는 고등학교 선수이며 이들 중 하나이다. 지난 주 그는 높이뛰기 방법을 연습 중에 가까이 다가가는 순간 미끄러져 허리에 손상을 입었다. 현재 근육 경직은 가라앉았으며 리타는 근막이완 요법으로 죠이의 허리뼈(요추, lumbar) 주위의 연부조직 가동성을 개선시켰다. 죠이의 엉치엉덩관절(천장관절, sacroiliac joint)은 그가 미끄러졌을 때 삐뚤어졌으며 리타는 근에너지 기법과 집에서의 운동을 이용하여 이 문제를 해결하였다. 그녀의 초기 분석에서 현격한 몸통근육의 약함이 발견되었으므로 그녀는 죠이의 배와 허리의 힘을 발전시킬 계획을 가지고 있다. 리타는 이러한 계획이 죠이에게 더 이상의 손상으로부터 지켜줌은 물론, 그의 높이뛰기 또한 향상될 것이라는 확신을 가지고 있다.

용기는 친숙함 안에서 놓아 주는 권한이다.

RAYMOND LINDQUIST, 미국 목사, 저자

이 장에서는 앞에서 설명된 기법을 적용하고 우리들의 상상력으로 하여금 치료적 운동 프로그램을 탄생시키게 하는 치료운동의 재미있는 부분을 시작하게 된다. 우리는 재활에서 과학적 예술적 혼합을 시작할 것이다. 우리는 이제 과학적 지식을 교묘한 방식에 적용하여 환자에게 완전하고 자극적이며 도전적인 치료적 운동 프로그램을 제공하여 보다 안전하고 빨리 회복시킴으로써 정상적인 활동과 참여를 최대한 회복할 수 있게 하는 기회를 갖는다.

대체로, 척추는 운동사에게 팔다리(사지, extremity)와 마찬가지로 친숙함이 없다. 그 결과, 운동사는 척추의 손상에 시달리는 환자와 일하는 것을 즐기지 않는다. 이 장은 당신에게 척추와 친숙해지게 할 것이고, 당신에게 팔다리 손상이 가까워지기 쉽고 조치할 수 있는 것처럼 척추 손상을 실현하는 것을 허락할 것이다.

척추와 엉치엉덩관절은 몇 가지 다른 부분들로 구성되어져 있다. 어떤 부위도 다른 척추 부위에 영향을 주지 않는 분리된 손상을 입을 수 있다. 또한 다른 부위에 영향을 주거나 다른 부위로부터 영향을 받을 수 있는 손상을 입을 수도 있다. 척추와 엉치엉덩관절이 서로 밀접한 관계이기 때문에 우리는 척추와 엉치엉덩관절을 함께 고려한다.

척추는 부위에 따라 비슷한 점과 독특한 특징을 함께 가지고 있다. 예를 들면, 가슴뼈 부위의 경우 각각의 척추뼈(척추, vertebra)는 갈비뼈(늑골, ribs)와 함께 붙어 있으며, 목뼈(경추, cervical spine)에는 고리뼈(환추, atlas)와 팔신경얼기(상완신경총, brachial plexus)가 있고, 허리뼈 부위에서는 허리신경얼기(요신경총, lumbar plexus), 큰 척추뼈 몸체, 그리고 엉치뼈(천골, sacrum)와 연결되는 등의 특징이 있다. 비슷한 섬으로써의 예를 들면, 모든 척추뼈는 세 부위에 가시돌기(극돌기, spinous process)와 가로돌기(횡돌기, transverse process)가 있으며 디스크에 의해 서로 분리되어진다는 것이다.

이 장에서는 주로 척추의 일반적인 재활의 개요에 대해 알아보고자 한다. 또한 재활 프로그램에 영향을 줄 수 있는 척추만을 위한 특별한 요소에 관해서도 소개된다. 많은 책들은 척추의 해부학과 기능에 관하여 많이 다루었고, 그래서 이 장에서 척추에 대해 습득되어지는 것들이 모든 것에 관하여 다루어지는 것은 아니다. 하지만 이 장에서는 가장 일반적으로 나타나는 척추와 척추관련 손상에 있어 당신이 운동사로서 겪게 될만한 해법자료를 설명하는데 방향을 맞추고자 한다.

척추는 복잡한 구조이며 교육 프로그램에서 종종 등한시되고 있는데 이는 상체나 하체에 비해 특수성을 가지고 있기 때문이다. 척추를 다른 손상이 예상되는, 그리고 치유가 필요하다고 생각되는 부위와 같은 방향으로 접근하기 보다는 우선 많은 경우 이 척추라는 표제에 관한 접근법에 대해서 무지와 두려움에 의한 우려를 갖게 된다. 이러한 무지란 척추가 이해하기에는 너무 힘든 신비로운 몸의 부분으로 생각하고 있기 때문이고, 두려움은 척추의 단순함을 평가하는데 이러한 복잡함이 방해하기 때문이다.

척추는 복잡하다. 어깨도 그렇고, 무릎도 그렇다. 우리 몸 중에 아직 많은 부위에 대해 더 배우고 이해하여야 한다. 그렇다고 해서 우리가 이러한 부위의 손상에 관해 주저할 필요는 없다. 척추도 복잡성 등에 개의치 말고 다른 부위와 같이 운동손상 등에 역점을 두는 것처럼 그렇게 하면 되는 것이다. 이 장에서는 가장 쉽게 볼 수 있는 척추손상과 그와 관련된 전형적인 치료적 운동프로그램의 윤곽에 대해 다루도록 한다.

따라서 이 장의 끝부분으로 가게 되면, 척추는 더 이상 우리가 피해야 할 몸의 한 부분이 아니라 단순함과 복잡함을 함께 판단하며 다룰 수 있는 부분이 되어 있어야 한다.

마비를 가져오는 척수 손상을 포함하는 비극적인 손상은 스포츠 참여에 환자를 회복시키는 목적과 함께 치료적 운동을 위하여 보여지는 손상 중에는 없으며, 그래서 여기에서는 논하지 않는다.

일반적인 재활의 고려사항들 (GENERAL REHABILITATION CONSIDERATIONS)

얼마전 까지만 해도 보수적인 척추 손상의 치료에는, 특히 허리 손상에 대해서는 장기간 동안 침대에서 쉬어야만 하는 방법 등이 동원되었다. 하지만 전문의료진들은 움직이지 않는 것이, 특히 장기간 그냥 쉬기만 하는 것이 얼마나 이롭지 못한가에 대하여 깨달은 이후로 척추 손상에 관한 표준 치료방법이 달라졌다. 현재의 치료법에는 최소한의 휴식과 최대한 빨리 개인과 손상의 특성에 맞게 적절한 활동으로 진행하는 것이 포함된다(Kasai, 2006).

윌리엄즈 굽힘 운동 (Williams' Flexion Exercises)

수년간, 윌리엄즈 굽힘(굴곡, flexion) 운동이 최적의 허리운동으로 인정되어 왔다. Paul Williams는 척추앞굽음증(전만, lordosis)이 허리통증의 원인이라고 생각했던 정형외과 의사였다. 윌리엄즈 굽힘 운동은 굽힘을 강조하고 활동을 포함하는 일련의 6개의 운동이다(Williams, 1955)(그림 18.1) :

- 운동 #1 : 복부근육을 강화하기 위한 무릎을 굽힌 자세에서 하는 윗몸일으키기.
- 운동 #2 : 엉덩이 근육의 강화를 위한 골반 기울이기.
- 운동 #3 : 척추세움근을 늘이기 위한 한쪽 무릎 가슴으로 당기기와 양쪽 무릎 가슴으로 당기기
- 운동 #4 : 척추세움근과 넙다리뒤근을 늘이기 위한 앉아서 무릎 펴고 발가락 닿기.
- 운동 #5 : 넙다리근막긴장근과 엉덩넙다리인대를 늘리기 위한 네발 자세에서 한쪽 무릎은 가슴 앞쪽 아래로 두고 다른쪽 엉덩이와 무릎 펴기.
- 운동 #6 : 넙다리네갈래근의 강화를 위한 서있는 자세에서 시작하여 최대로 웅크려 앉기.

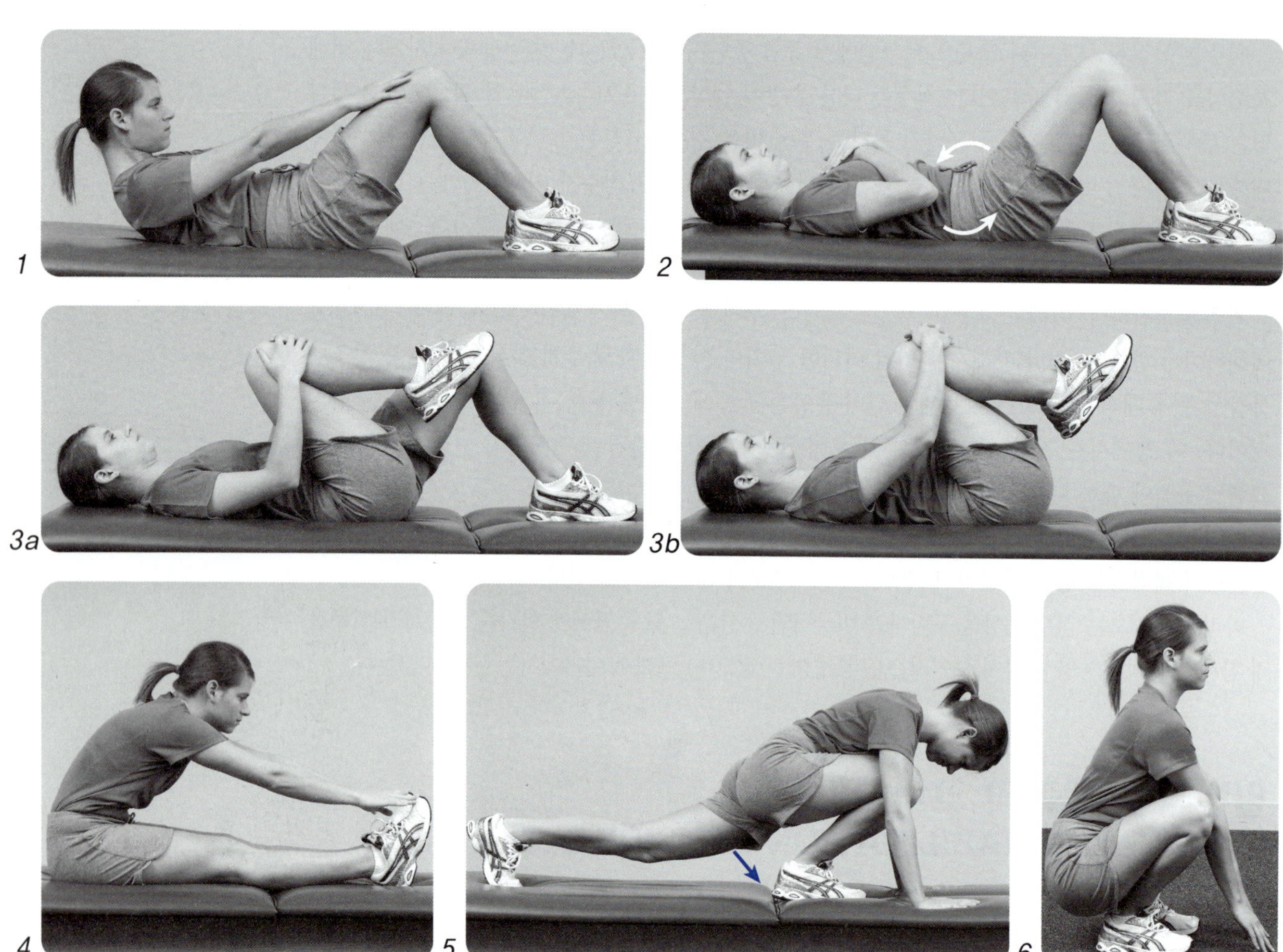

그림 18.1 윌리엄즈 굽힘 운동 #1~6, 기술은 본문 참조.

맥켄지 허리 프로그램 (Mckenzie Back Program)

이후, 폄(신전, extension) 운동이 새로운 선택조건으로 자리를 잡았는데 이는 굽힘(굴곡, flexion)운동에 의해 디스크 손상이 더 악화되는 환자들이 생겼기 때문이다. 폄 운동은 뉴질랜드의 물리치료사 로빈 맥켄지에 의해 발전된 것으로, 몸통을 폄으로써 디스크 뒤쪽에 가해지는 압력을 해소하는데 중점을 둔 것이다(McKenzie, 1981). 그는 디스크가 허리통증의 주요한 원인이라는 것이었다. 디스크의 문제는 사람들이 많은 시간을 앉아있는 자세와 굽히는 다른 자세를 쓰기 때문에 나타나는데, 디스크 압력의 완화를 위해 충분히 편 상태에서 움직이지 않는다. 그러므로 그는 디스크 압력의 완화를 위해 주로 폄 운동을 하는 것을 지지했다. 부가적으로, 그는 3개의 점진적인 증후군인 허리의 문제를 자세 증후군(postural syndrome), 기능이상(dysfunction)과 장애(derangements)로 분류하였다.

맥켄지에 의하면, 자세 증후군은 점진적인 만성 허리 통증에 있어서 첫 번째 스텝이다. 이러한 상태는 심각하지 않고 10대와 20대 초기 동안에 나타난다. 환자는 특히 오랫동안 앉아있는 이후에 허리, 목이나 어깨뼈사이(interscapular)에서 통증을 경험한다. 이러한 단계에서 통증은 간헐적으로 나타나며, 환자의 검사는 기본적으로 음성이 나타난다.

불행하게도, 올바른 자세와 습관을 유지하지 않으면, 그 상태는 다음 증후군인 기능장애로 진행할 수 있다. 이 단계 동안에는 초기 변화가 있다고 알려져 있다. 그것은 관절 움직임의 부분적인 감소, 운동범위의 감소, 그리고 연부조직 운동성이 감소되는 것이다. 그러나 이 단계 동안의 신경학적 검사는 음성으로 나타난다. 환자는 간헐적이거나 변함없는 통증과 경직을 호소할 수 있다. 연부조직과 관절 가동성에서 자세와 장애는 환자가 진보적으로 최종단계에 가는 것을 예방하기 위하여 반드시 수정을 해야 한다.

맥켄지는 가장 심한 상태로 장애(derangements)를 결정했다. 환자 통증의 근원은 디스크의 구조 주위의 염증으로 변한 것이었다. 시간에 걸쳐서, 나쁜 자세는 척추의 위치를 바꾸고, 디스크의 변화와 퇴행을 일으키는 진보된 스트레스를 가져오게 된다. 맥켄지는 장애를 7가지의 다른 유형으로 구분하였다. 첫째로 뒤쪽 디스크의 병리적 현상인 6가지와 앞쪽 디스크에 이상이 있는 7번째를 포함한다 :

- 장애 #1 : 약간의 디스크 돌출(bulge)이 가운데이거나 허리의 통증이 비대칭으로 있다. 통증은 디스크가 돌출되면서 섬유테(annulus)의 뒤쪽과 뒤세로인대(후종인대, posterior longitudinal ligament)의 자극에 의해 발생된다.
- 장애 #2 : 돌출된 디스크는 중등도의 크기가 되고 엉덩이(buttock) 통증이 발생될 수도 있다. 검사는 환자가 편평한 허리뼈를 가지고 있으며 위치를 바꿀 때나 장시간 앉아있을 때 약간의 통증을 유발하는 것을 밝혀낸다. 장애 #1을 위한 운동과 자세의 활동 뿐만 아니라, 엎드린 자세로 누워있을 때 환자는 경감을 발견할지도 모른다.
- 장애 #3 : 돌출된 디스크는 더 많이 눈에 띄고, 통증은 엉덩이나 심지어 넙다리 뒤로 통증이 일어난다. 비록 눈에 보이는 어떤 변형도 없지만, 통증은 더 강하다. 이때, 목적은 팔다리(사지, extremity)의 아래쪽으로 연관되는 통증을 감소시키는 것과 "집중되는" 통증이나 더욱 몸쪽으로 이동하여 통증이 가운데 척추에 국한되는 것을 감소시키는 것이다. 엎드린 자세에서 몸통 폄의 운동을 반복하는 것은 이전의 운동에서 추가되었다.
- 장애 #4 : 통증은 한 다리의 무릎 아래로 뚜렷하게 나타나고, 환자는 허리뼈(요추, lumbar)의 변화를 보인다. 신경 뿌리의 안쪽으로 돌출되면 통증은 같은 방향으로 변화가 있으며(그림 18.2a), 장애가 신경뿌리의 가쪽일 경우에는 통증의 반대쪽으로 향해 변화가 생긴다(그림 18.2b). 이것은 신경 뿌리에 대한 압력을 줄이는 신체의 방법이다. 이 장애를 다루는 첫 번째 단계는 변화를 바르게 수정하는 것이다. 그 단계 이후, 이러한 장애 치료는 통증에 가장 중요한 효과인 폄 운동을 제공하고 이후 장애 #1과 같은 치료 프로그램을 따라하는 것을 포함한다.
- 장애 #5 : 디스크의 퇴행은 환자가 한쪽 무릎 아래까지 연관 통증을 경험하게 된다. 어떠한 변형도 검사에서 나타나지 않는다. 그러나 섬유테(annulus fibrosis)의 점진적인 돌출은 신경뿌리와 경막의 자극을 야기 시킨다. 환자의 통증이 더 강해지고 편한 자세가 줄어들지 몰라도, 치료 목표는 폄(신전, extension) 운동의 반복을 통해 통증에 집중시키고 장애 #1을 위해

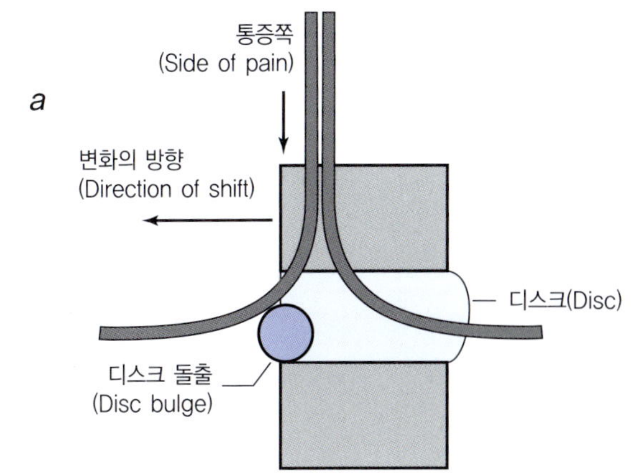

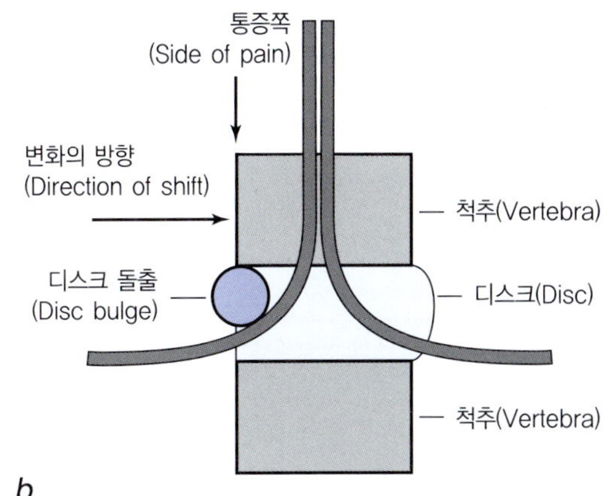

그림 18.2 신경뿌리에서의 압력으로 디스크 돌출. *(a)* 압력이 신경뿌리 안쪽으로 나타난 돌출. *(b)* 압력이 신경뿌리 가쪽으로 나타난 돌출.

다른 치료 방법을 계속한다. 그것은 아마도 환자가 뒤로 폄하지 않은 상태에서 옆으로 눕거나 엎드려 폄 운동을 수행하기 위해 필요할지도 모른다.

- 장애 #6 : 이 장애는 섬유테를 통해 디스크가 탈출된다. 한쪽 다리 통증은 무릎 아래에서 발까지 내려갈지도 모른다. 환자는 감각이상(paresthesia), 약함(weakness)과 저림(numbness)의 느낌을 보고한다. 이 시기에서의 치료는 현재 나타나는 집중되는 통증과 같은 어떠한 증상을 감소시키는 것이고, 환자는 섬유테의 추가적인 상처 때문에 2～3개월은 굽힘(굴곡, flexion)을 피해야 한다. 또한, 치료는 환자들이 참을 수 있도록 장애 #1과 같은 절차를 포함한다.
- 장애 #7 : 언급한 것과 같이, 이 장애는 디스크가 앞쪽으로 돌출되는 것과 앞세로인대(전종인대, anterior longitudinal ligament)가 늘어나는 것을 견디게 한다. 이런 유형의 장애는 드물게 발생한다. 엉덩이와 넙다리 통증은 이 조건과 함께 보일지도 모르며 환자는 대개 고정된 허리앞굽음증을 가지고 있다. 치료는 굽힘 활동의 반복을 바로 누워 참여시키고, 그 이후에는 서서 참여시킨다.

맥켄지는 허리 통증을 다루는 것은 다리의 몸쪽(proximal)에서 더 먼쪽(distal) 부위와 허리뼈 부위 가운데 쪽으로 점진적인 움직임들을 *집중시켜* 확인시키는 방법으로 접근했다. 허리 통증은 다리와 연관된 통증보다 더 견딜만하고, *집중적인* 통증은 척추와 연관된 통증과 먼곳으로 치료하는데 있어서 중요한 요인이다. 그의 생각은 환자가 통증에 대한 조절과 통증을 다루기 위한 단순한 운동의 사용을 허용하는 것을 포함했다. 그 때문에, 맥켄지는 순차적으로 환자에게 주어지는 6개의 운동을 제시하였다(그림 18.3 p.563) :

- 운동 #1 : 5분간 엎드려 누워있기. 환자가 엎드려 눕는 것이 불가능하면, 허리뼈와 골반 부위 아래에 한 개의 베개 또는 두 개를 놓는 것이 필요할지도 모른다. 환자의 통증이 진정됨에 따라, 환자가 베개 없이 엎드려 있을 수 있을 때까지 베개는 하나씩 제거한다.
- 운동 #2 : 환자가 엎드려 누워 있을 수 있으면, 환자는 5분 동안 팔꿈치를 어깨 아래까지 세워 엎드려 눕는다. 골반은 바닥과 편평하게 해야 한다. 환자의 ASIS가 바닥 위에 없으면, 골반이 바닥과 편평해질 때까지 환자의 어깨에서 팔꿈치를 앞으로 더 놓게 한다. 유연성이 얻어지는 것에 따라, 팔꿈치는 어깨의 바로 아래까지 움직이게 한다.
- 운동 #3 : 환자가 올바른 위치에서 팔꿈치와 더불어 엎드려 누워있는 것에 성공했으면, 운동은 엎드려 팔굽혀 펴기가 된다. 다시 한번, ASIS는 바닥과 편평하게 해야하며 팔꿈치는 완전히 펴서 팔굽혀 펴기를 한다. 손은 어깨 근처에서 몸통을 위쪽으로 밀기 위해 시작하나, 이를 치료대 위에 유지할 수 없다면, 유연성을 얻게될 때까지 손 위치의 조정은 필요할 것이다. 이 운동은 10회씩 하루에 6~8번을 반복 수행한다. 환자가 팔굽혀 펴기 위치의 끝으로 이동할 때마다, 환자는 시작 자세로 돌아가기 전에 척추와 엉덩이 근육의 긴장이 풀리는 자세로 남는다.
- 운동 #4 : 다음 운동은 서 있는 상태에서 몸통 펴하기이다. 환자는 양손을 허리에 작게 위치하고 무릎이 아닌 허리에서 몸통을 뒤를 향해서 폄한다. 이 운동은 6~8회씩 하루에 6~8번을 반복 수행한다.
- 운동 #5 : 이 운동은 앉은 상태에서 "고양이－소" 자세를 하는 운동이다. 환자는 허리뼈 뒤쪽으로 굽어진 채로 고꾸라져 있는 자세에서 시작한다. 그 다음, 환자는 앞쪽골반경사 상태로 움직인다. 각 위치는 동작의 극단적인 끝에 있어야 한다. 이 운동은 15～20회씩 하루에 세 번을 반복한다.

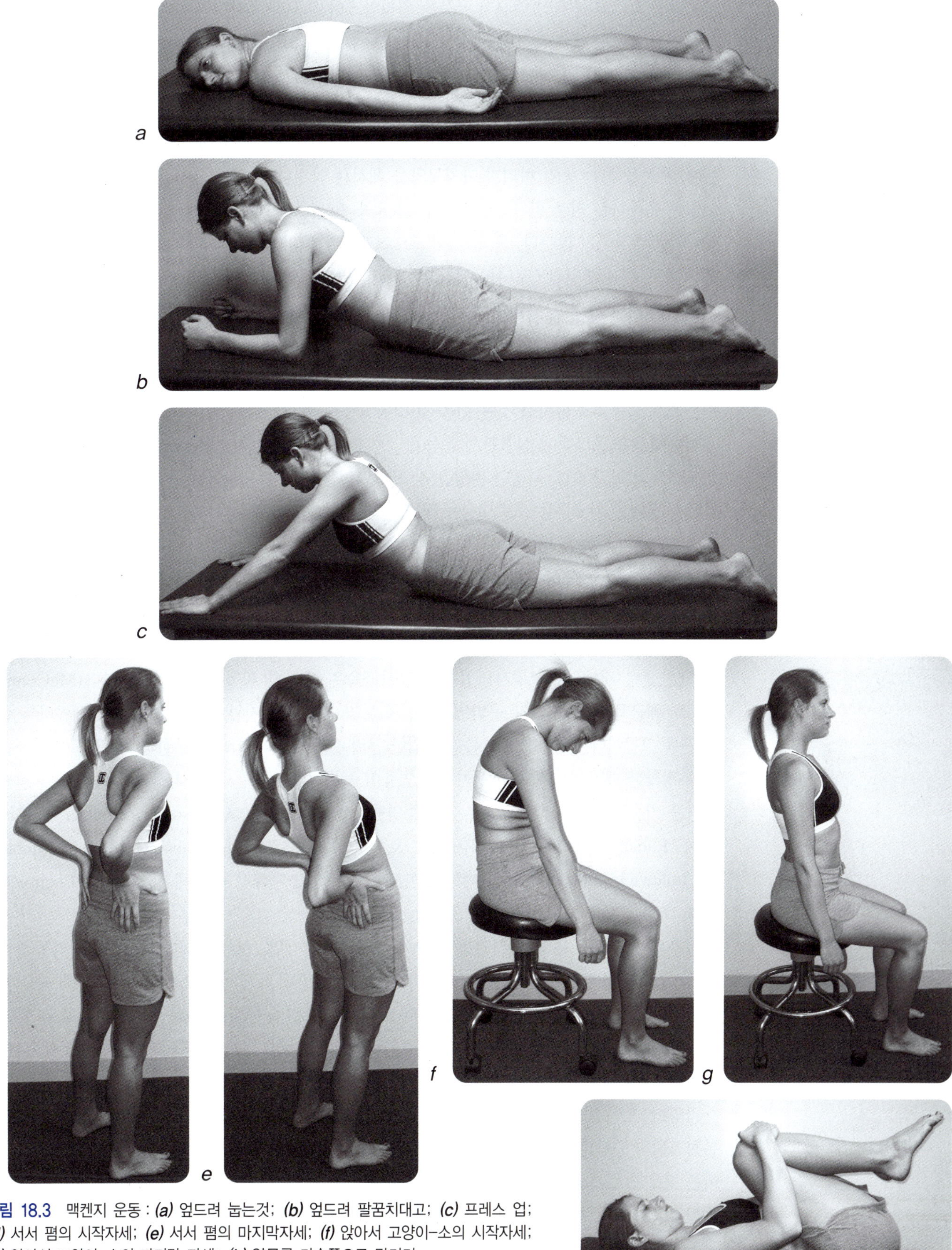

그림 18.3 맥켄지 운동 : *(a)* 엎드려 눕는것; *(b)* 엎드려 팔꿈치대고; *(c)* 프레스 업; *(d)* 서서 폄의 시작자세; *(e)* 서서 폄의 마지막자세; *(f)* 앉아서 고양이-소의 시작자세; *(g)* 앉아서 고양이-소의 마지막 자세; *(h)* 양무릎 가슴쪽으로 당기기.

- 운동 #6 : 최종적인 맥켄지 운동은 윌리엄즈의 운동과 유사하다. 그것은 가슴에 양쪽 무릎을 가지고 오는 것이다. 이 운동은 10회씩 하루에 6~8번을 반복한다.

각각의 다리를 가슴쪽으로 이동하고 다른 다리를 올리는 동안 가슴에 잡고 있는 다리는 출발지점으로 되돌아가고 난 후, 두 번째 다리가 내려가는 동안 첫 번째 다리는 출발위치에 놓고 있는데, 운동을 하는 동안 허리가 아치모양을 해서는 안된다.

많은 운동사는 척추 환자들을 위해 굽힘(굴곡, flexion)이나 폄(신전, extension) 운동의 순수한 방식으로 주장하지 않는다. 즉, 하나의 프로그램은 활동의 조합을 사용하고 환자의 문제와 필요성을 기초로 하여 개별적으로 취급된다(Beattie, 1992).

척추를 위한 완전한 재활 프로그램은 물리치료(modalities), 치료적 운동, 매뉴얼 기술과 환자교육을 일반적으로 포함한다. 매뉴얼 기술은 연조직과 관절 가동법(joint mobilization)을 포함한다. 척수 손상은 스위스 볼, 폼 롤러와 수중운동에 잘 반응한다. 당신이 배운 것에, 이러한 치료운동 프로그램을 포함하는 것은 쉬울 것이다.

척추재활 프로그램에 심혈관계 운동을 포함하는 것은 중요하다(Mannion, Taimela, Müntener, & Dvorak, 2001). 특정한 손상은 각 프로그램을 위해 필요사항을 구술한다. 운동사는 환자의 결함을 명확한 치료운동 프로그램을 정하기 전에 확인해야 한다.

심혈관계의 활동에 더하여, 척추를 위한 치료운동 프로그램은 척수의 안정성 설명, 자세 교정과 신체 역학 설명을 통상적으로 포함해야 한다(Rydeard, Leger, & Smith, 2006). 그것은 또한 유연성 운동, 근력 운동과 근지구력 활동을 포함해야 한다(Hubley-Kozey, 2005; Liebenson, 2006). 엉덩이의 긴장과 약화 특히, 돌림하는 것에서 허리 통증과 연관성이 있다. 그래서 움직임을 제한했던 것에 따라 평가되었던 엉덩이근육은 유연성 활동을 포함해야 한다(McConnell, 2002). 배근육(가로근, 곧은근과 빗근)과 척추 폄 근육은 지지와 안정성을 척추에 제공하는 중요한 근육 그룹이다. 그래서 이 그룹들을 위한 근력 운동 또한 포함되어야 한다. 최근의 증거는 근육도 부정확한 패턴에서 염증이 생기거나 염증이 늦어진다고 하는 점에서 허리 통증이 있는 환자가 신경근 기능이상을 가지고 있는 것을 증명했다(Ebenbichler, Oddsson, Kollmitzer, & Erim, 2001; Radebold, Cholewicki, Panjabi, & Patel, 2000; Zazulak, Hewett, Reeves, Goldberg, & Cholewicki, 2007). 만성 허리통증 환자는 고유감각 재교육을 통해 향상되었다(Ebenbichler et al., 2001; Kofotolis & Kellis, 2006).

척추의 어느 한 분절이 저가동성(hypomobile)이라면, 보통 인접한 분절도 저가동성이다(Sahrmann, 2002). 관절 가동술(mobilization)을 적용하기 전에 반드시 각 척추뼈의 움직임을 주의하여 조사해야 한다. 움직임의 시험에서 어떠한 분절에 대한 임의적인 관절 가동술은 환자의 증상이 증가할 수도 있고, 감소하지 않을 수도 있다. 당신이 관절 가동술을 사용하는데 의심이 되면, 그것을 사용하지 마라.

다양한 척추 분절에 다가가는 것은 많은 유사점을 가지고 있고, 비록 하나의 분절에서 인접한 분절까지의 증상과 치료가 자주 겹치더라도, 이 장에서는 분절 각각의 치료를 논의하고 쉽게 확인하는 것을 만들기 위해 다룬다. 당신은 명심해야 한다. 그러나, 하나의 분절과 그 손상은 또 다른 분절과 자주 직접적으로 관계가 있다. 예를 들면, T4에서의 아픈 조짐은 목의 기능 장애와 자주 관련되고, 허리 통증은 엉치엉덩관절의 기능 장애에 관계가 있을 수 있다.

재활기법 (REHABILITATION TECHNIQUES)

척추 손상의 치료는 지난 몇 년간 많이 변화되어 왔다. 척추를 위한 전형적인 치료적 운동 프로그램은 많은 요소를 가지고 있으며, 자세와 안정성 교육과 더불어 유연성, 근력, 그리고 근지구력을 포함한다.

연부조직의 가동술이 관절 가동술에 앞서 설명되어질 것이다. 이 밖에 유연성, 안정성, 근력, 그리고 민첩성과 협동성에 초점을 둔 운동 방법에 대해서는 차후 부분에서 설명하기로 한다. 연부조직의 가동술로는 너무나 많은 형태가 존재하지만, 여기에서는 몇 가지만을 설명하고자 한다. 또한 늘 생각하고 있어야 할 것은 다른 곳에서 쓰이는 연부조직의 가동술이 이곳에서 설명된 기법에 비해 훨씬 더 적합하게 여겨질 수 있지만, 이것은 개인의 특성과 특정 손상에 따라 달라지게 된다는 것이다.

척추 동맥 부전 (Vertebral Artery Insufficiency)

목의 손상을 다루는 것에 앞서, 운동사는 환자에게 가능한 척추 동맥 부전이 없는지 조사해야 한다. 비록 그런 문제가 어린 운동선수에게서는 드물지만, 목뼈(경추, cervical) 또는 나쁜 자세의 손상은 척추동맥의 저항력 또는 기능부전(insufficiency)을 만들지도 모른다. 그런 조건과 함께 환자를 치료하는 것은 뇌줄기 허혈(brainstem ischemia)과 같은 심각한 합병증을 만들 잠재성이 있다.

확실하게 척추 동맥의 기능부전을 찾는 능력은 논란이 있다(Childs et al., 2005). 그러나, 어떠한 확실한 검사방법이 나타나 있지 않기때문에, 운동사는 목 환자에서 수동적 치료 관리에 앞서서 현재의 표준으로서 수행되는 기존의 검사에 의지한다.

가능한 환자가 척추 동맥 기능부전이 있는지 확인하기 위해, 정적이고 동적인 테스트는 목의 치료 이전에 수행되어야 한다. 만약 환자가 척추 동맥 관련의 어떤 증상을 보고하면 이 검사는 특히 중요하다; 이 조짐은 현기증(dizziness), 약간 어지러움(light headedness), 구역(nausea), 흐린 시력(blurry vision), 귀울림(tinnitus), 두통(headaches) 또는 얼굴의 감각 결손을 포함한다.

5개의 정적인 테스트는 수동적이고 환자가 앉거나 서거나 바로 누운 상태에서 수행되어야 한다. 운동사는 환자의 머리와 목을 왼쪽에서 오른쪽으로 최대한 돌림(회전, rotation)시키고, 중앙 목 부위의 과도한 척추앞굽음증(전만, lordosis)은 환자의 목을 최대한 연장시키며, 왼쪽에서 오른쪽으로 최대한 돌림과 폄(신전, extension)을 반복한다. 각각의 위치에서는 운동사가 환자의 눈을 관찰하며 눈동자의 크기나 눈떨림의 변화와 환자의 어떤 증상의 보고를 물어보며 10초간 유지한다.

2개의 활동적인 테스트는 환자가 앉거나 서있고 운동사가 환자의 뒤에서 수행된다. 첫 번째 검사에서 운동사는 환자의 어깨를 안정되게 하고, 환자가 머리와 목을 최대한 왼쪽에서 오른쪽으로 돌림하도록 하고, 각각의 위치에서 10초간 유지한다. 두 번째 검사에서, 운동사는 환자가 10초간 왼쪽과 오른쪽으로 몸을 반복적으로 돌림하는 동안 환자의 머리를 안정되게 잡아줘야 한다. 환자가 두 번째 검사 외에 첫 번째 검사에서 증상이 나타나지 않으면, 문제는 전정계(vestibular system)와 관계가 있다. 두 번째 검사와 함께 보고된 증상은 척추 동맥 기능부전을 나타낼 수 있다. 양성의 검사는 의사에게 보고되어야 하고, 그 이상의 검사가 제공될 때까지 환자는 목을 돌림하는 자세를 피해야 한다.

연부조직 가동술 (Soft-Tissue Mobilization)

6장에서 기술된 다양한 연부조직 가동을 위한 기법들이 있지만, 이곳에서는 통증유발점 이완과 근막 이완술에 관하여 강조될 것이다. 운동사가 연관된 통증의 유형을 발견하고 관계 근육들을 알 수 있다면, 위의 기법들을 사용하면 될 것이다. 이곳에서 열거하는 통증유발점, 연관통증, 그리고 이완 기법 등은 Travell과 Simons이 연구한 것에 기초한다(Travell & Simons, 1983).

목뼈 *(Cervical Spine)*

위 등세모근(상승모근, upper trapezius), 어깨올림근(견갑거근, levator scapulae), 목빗근(흉쇄유돌근, sternocleidomastoid), 목갈비근(사각근, scalenes), 널판근(판상근, spleni), 그리고 목 뒤쪽 근육들을 포함한 목뼈(경추, cervical spine)의 주요 근육들은 종종 연부조직에 제한을 가져온다. 따라서 후속하는 곳에서 이들 근육들의 치료법에 관해 다루고자 한다. 목의 근육들의 유발점 치료는 여기에 존재한다.

■ 목뼈의 통증유발점 이완 (Trigger Point Releases for the Cervical Spine)

위 등세모근 (상승모근, Upper Trapezius)

통증전이 유형(Referral Pattern) : 목뒤쪽, 꼭지돌기(mastoid process), 관자(temple)와 머리의 뒤쪽 부분, 뒤통수와 턱의 각(angle of jaw; 하악각) (그림 18.4a).

통증유발점의 위치(Location of Trigger Point) : 목과 어깨 사이 각의 이음부.

촉진을 위한 환자의 위치(Patient Position for Palpation) : 바로 누운 자세.

촉진을 위한 근육의 위치(Muscle Position for Palpation) : 통증 방향의 어깨 쪽으로 약간 기울어져 있는 환자의 머리와 약간 늘어진 근육.

허혈성 치료(Ischemic Treatment) : 목과 어깨의 근육 부위 사이를 움켜쥐거나(그림 18.4b) 꼬리쪽(caudally)으로 직접 유발점에 압력을 가한다.

스프레이와 스트레치 치료(Spray-and-Stretch Treatment) : 머리를 반대쪽으로 돌림시키고 목을 굽힌 상태에서 가벼운 늘이기를 한다. 얼음 스트로크의 방향은 어깨뼈봉우리(견봉, acromion)로부터 머리뼈 바닥을 향해 위쪽 방향이다.

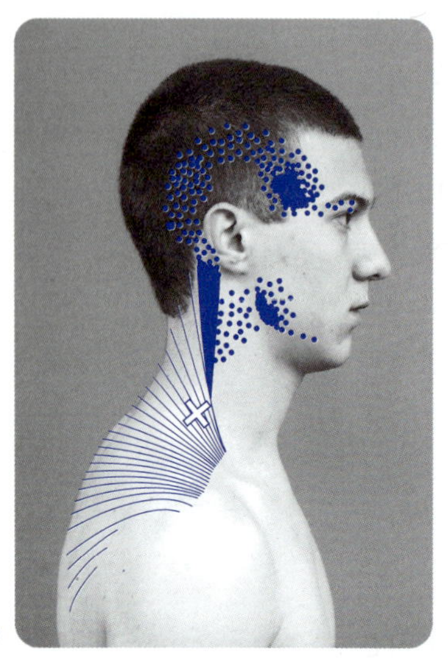
a

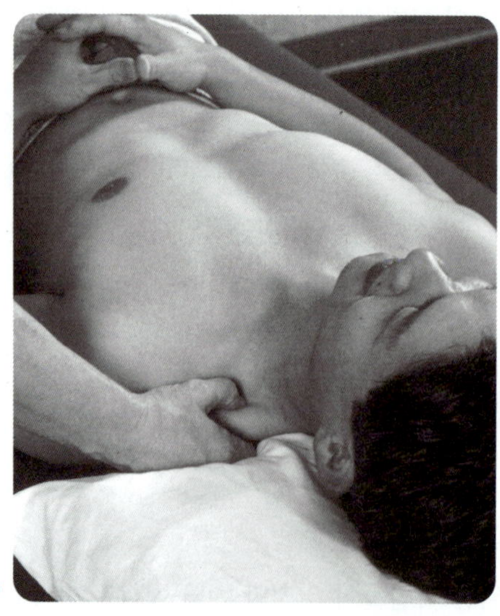
b

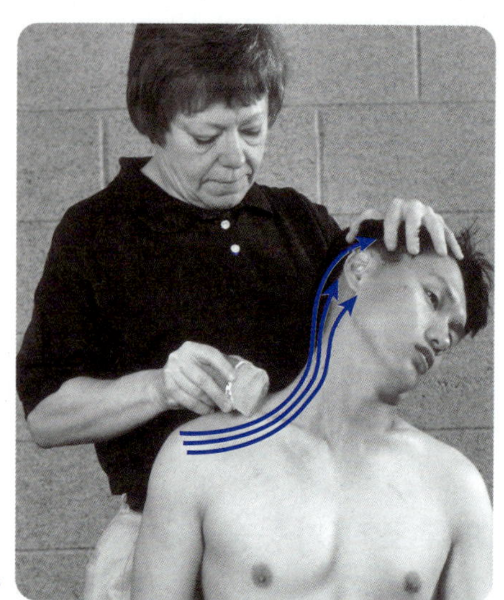
c

그림 18.4 위 등세모근 : *(a)* 통증 유형(×표시 통증유발점), *(b)* 근막 이완, *(c)* 얼음찜질과 스트레치.

어깨올림근 (견갑거근, Levator Scapulae)

통증전이 유형(Referral Pattern) : 어깨올림근에 발생하는 통증 전이는 목과 어깨 사이의 척추뼈 가장자리(척추연) 또는 어깨 뒤에서 가장 극심하게 나타난다(그림 18.5a).

통증유발점의 위치(Location of Trigger Point) : 어깨뼈(견갑골, scapula)의 척추뼈각위의 어깨올림근이 먼쪽으로 닿는 곳 또는 목뼈의 각.

촉진을 위한 환자의 위치(Patient Position for Palpation) : 환자가 반듯이 눕거나 옆으로 누운 상태에서 행해질 수 있도록 한다. 얼음찜질과 스트레치는 앉은 상태에서 시행.

촉진을 위한 근육의 위치(Muscle Position for Palpation) : 근육이 약간 이완되도록 운동사가 환자의 머리를 받쳐준다.

허혈성 치료(Ischemic Treatment) : 그림 18.5b처럼 손가락으로 유발점을 누른다.

스프레이와 스트레치 치료(Spray-and-Stretch Treatment) : 같은 방향의 팔은 고정시키고 머리는 반대쪽 앞으로 기울인 상태에서 실시하도록 한다. 올바른 늘이기는 얼음으로 머리주변을 마사지하는데, 이 때 머리 아래쪽에서 근육의 방향을 따라 실행한다(그림 18.5c).

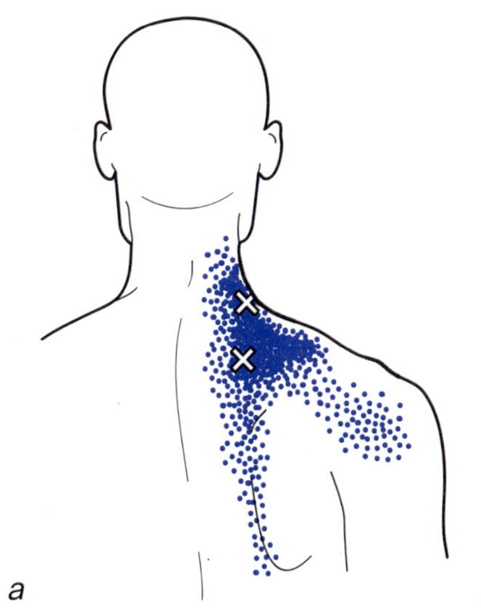

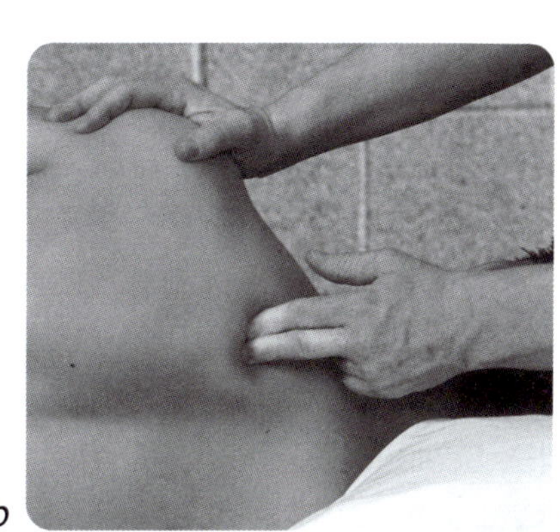

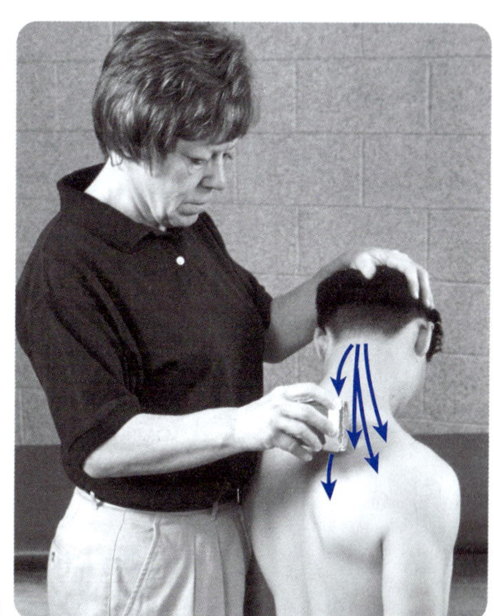

그림 18.5 어깨올림근 근막 이완 : *(a)* 통증 유형(×표시 통증유발점), *(b)* 통증유발점 이완, *(c)* 얼음찜질과 스트레치.

목빗근 (흉쇄유돌근, Sternocleidomastoid)

통증전이 유형(Referral Pattern) : 양쪽의 복장뼈(흉골, sternal)와 빗장뼈 머리(clavicular head)의 통증은 얼굴과 머리에서 나타날 수 있다. 대부분의 일반적인 부위는 눈 안쪽과 뒤쪽, 눈 주위, 이마, 볼, 이빨, 혀, 인두, 그리고 복장뼈의 위쪽 측면이다.

통증유발점의 위치(Location of Trigger Point) : 이 근육의 복합적인 유발점은 그림 18.6a와 b에서 나타난다.

촉진을 위한 환자의 위치(Patient Position for Palpation) : 바로 누운 자세.

촉진을 위한 근육의 위치(Muscle Position for Palpation) : 머리를 같은 방향으로 기울인다.

허혈성 치료(Ischemic Treatment) : 통증유발점의 근육을 꼬집듯이 움켜쥐거나 증상이 있는 근육에 수직으로 압력을 가하는 방법을 사용한다.

스프레이와 스트레치 치료(Spray-and-Stretch Treatment) : 얼음찜질과 스트레치는 빗장뼈

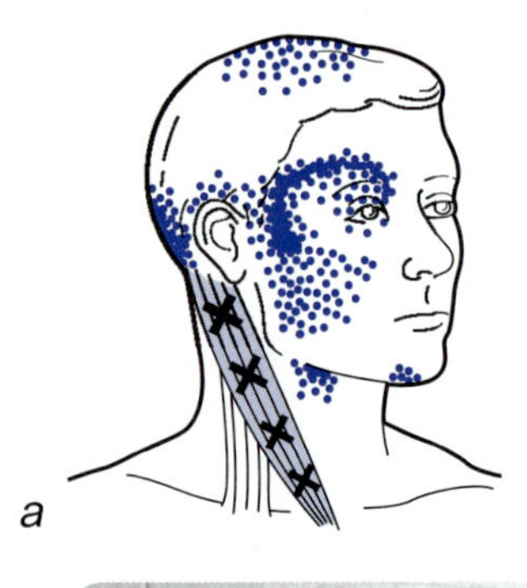

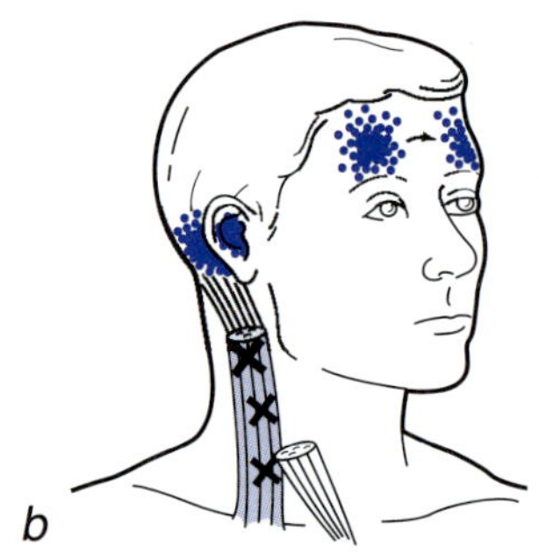

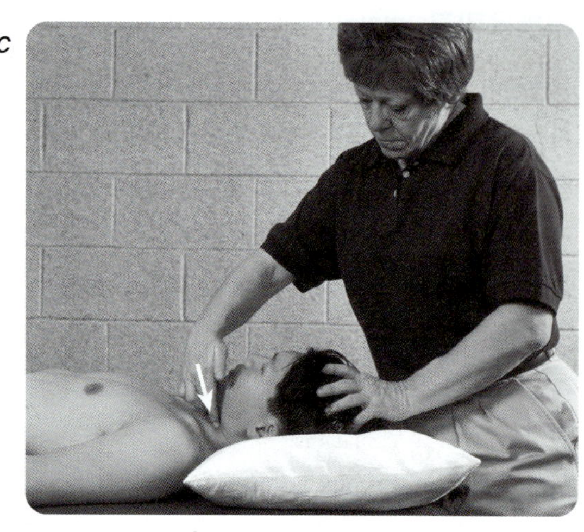

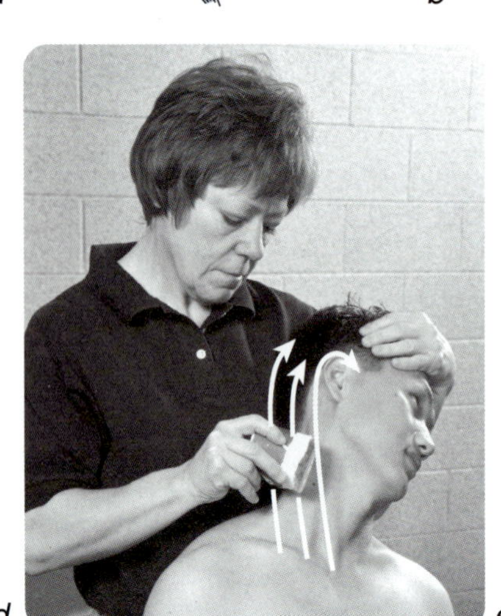

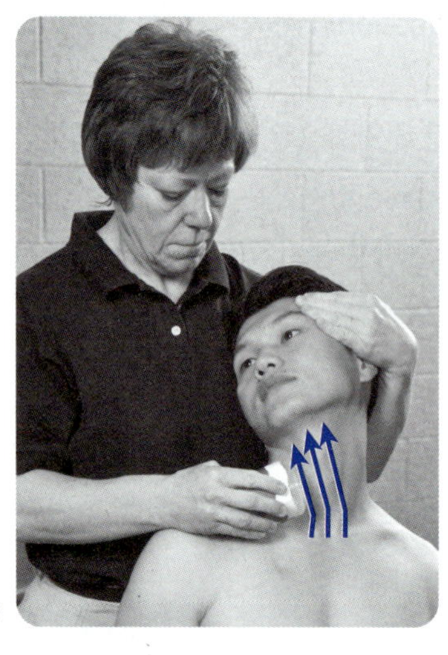

그림 18.6 목빗근 근막 이완 : ***(a–b)*** 통증유발점 연관 통증의 형태(× = 통증유발점), ***(c)*** 빗장뼈 머리의 이완, ***(d)*** 빗장뼈 머리의 얼음찜질과 스트레치, ***(e)*** 복장뼈 머리의 얼음찜질과 스트레치.

머리쪽으로 치료할 경우, 환자가 앉은 상태에서 같은 쪽의 고정시킨 팔과 고정될 목을 반대쪽으로 젖히게 한 다음 치료하고(그림 18.6d). 복장뼈(흉골, sternal) 머리에 있는 근육을 치료할 경우에는 목을 같은 쪽으로 펴게 한다(그림 18.6e). 얼음 스트로크는 머리 쪽을 향해 빗장뼈(쇄골, clavicle) 윗부분에서부터 쓸어올린다.

목갈비근 (사각근, Scalenes)

통증전이 유형(Referral Pattern) : 앞, 중간, 그리고 뒤의 목갈비근 전체에 대해서 다루어 보기로 한다. 유발점은 머리를 앞쪽으로 향한 자세에서 보여진다. 목갈비근의 통증전이 유형은 가슴 앞쪽을 따라 어깨와 팔의 바깥쪽, 어깨뼈(견갑골, scapula)의 척추 가장자리, 아래팔(전완, forearm)과 손의 노뼈(요골, radius)방향, 엄지손가락의 뒤쪽과 집게손가락과 손허리뼈(중수골, metacarpal), 어깨뼈사이 부위에서 나타날 수 있다(그림 18.7a, b).

통증유발점의 위치(Location of Trigger Point) : 뒤쪽 목빗근(흉쇄유돌근, sternocleidomastoid), 머리쏙의 빗장뼈(쇄골, clavicle)에 위치하고 있다. 목갈비근은 목빗근 바로 측면에 위치한다. 바깥쪽의 목정맥이 앞쪽 목갈비근을 가로지르는 것을 확인한다. 앞쪽 목갈비근의 유발점은 목정맥의 꼬리쪽에서 바깥쪽에 위치한다. 목갈비근의 가운데 부분은 깊숙이 위치해 있는데 즉, 앞쪽 목갈비근 바로 측면과 빗장뼈 바로 윗부분에서 찾을 수 있다. 가운데와 목갈비근 앞의 사이에 위치한 빗장밑동맥은 빗장뼈 뒤의 첫 번째 갈비뼈(늑골, ribs)를 지나침으로서 만져질 수 있다. 목뼈의 가로돌기는 목갈비근 가운데에 압력이 가해질 때 촉진으로 나타난다.

촉진을 위한 환자의 위치(Patient Position for Palpation) : 바로 누운 자세에서 허혈성 압박(ischemic compression)을 한다(그림 18.7c). 앉은 상태에서 얼음찜질과 스트레치.

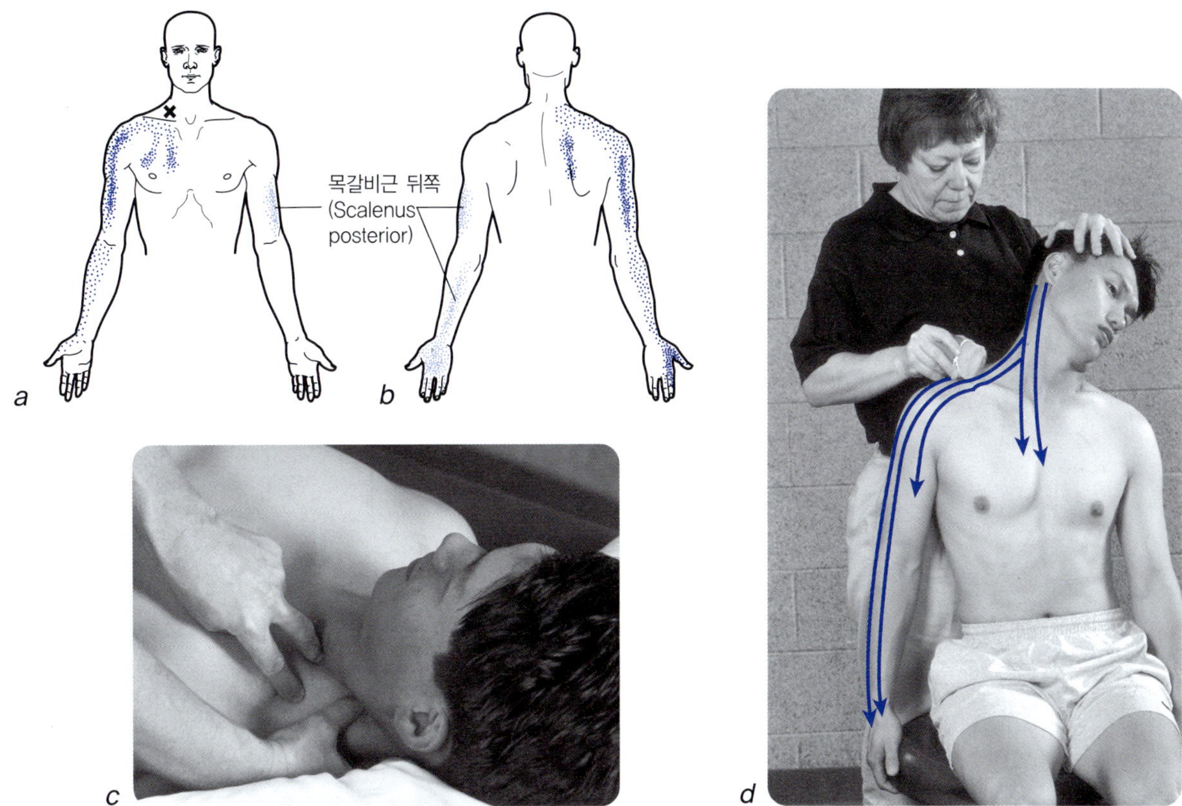

그림 18.7 *(a)* 앞쪽과 가운데 목갈비근의 연관 통증 통증유발점 유형, *(b)* 뒤 목갈비근의 연관 통증 통증유발점 유형, *(c)* 목갈비근 근막이완 : 왼손의 두 손가락은 앞쪽과 가운데 목갈비근에 위치하고, 오른손의 엄지손가락은 두 근육 사이의 고랑에 위치한다. *(d)* 목갈비근의 얼음찜질과 스트레치.

촉진을 위한 근육의 위치(Muscle Position for Palpation) : 목갈비근의 허혈성 압박을 위해 베개를 머리 아래에 두어 편안하고 약간 이완되게 한다. 팔은 고정하고 목은 젖힌상태에서 얼음찜질과 스트레치를 한다.

허혈성 치료(Ischemic Treatment) : 손 끝으로 유발점을 직접 누른다. 어깨와 팔에 연관통이 나타날수 있다.

스프레이와 스트레치 치료(Spray-and-Stretch Treatment) : 환자가 앉은 상태에서 팔은 고정시키고 행한다(그림 18.7d). 머리는 뒤로 젖히고 목은 고정된 상태에서 치료한다. 얼음 스트로크는 머리쪽 근육에서부터 어깨와 팔을 따라 아래쪽을 향하게 하여 행한다.

주의(Notations) : 이 부분에 있는 혈관에 압력이 가해지는 것을 피해서 치료해야 한다. 이 근육의 유발점은 머리를 앞으로 한 자세를 한 사람에게 빈번하게 발생된다.

머리널판근과 목널판근 (Spleni Capitis and Cervicis)

통증전이 유형(Referral Pattern) : 통증은 머리 윗부분, 눈의 뒷부분, 목의 아래부위, 그리고 머리를 따라 나타난다(그림 18.8 a~d)

통증유발점의 위치(Location of Trigger Point) : 머리널판근(두판상근, spleni capitis)의 유발점은 꼭지돌기 부착면의 바로 먼쪽에 위치해 있다(그림 18.8d). 하부 목뼈 가로돌기 뒤쪽에 위치하고 있는 목널판근(경판상근, spleni cervicis)의 경우 위 등세모근(상승모근, upper trapezius)과 어깨올림근(견갑거근, levator scapulae)을 이완 시킬 수 있게 같은 방향으로 목을 가쪽 굽힘을 시켰을 때

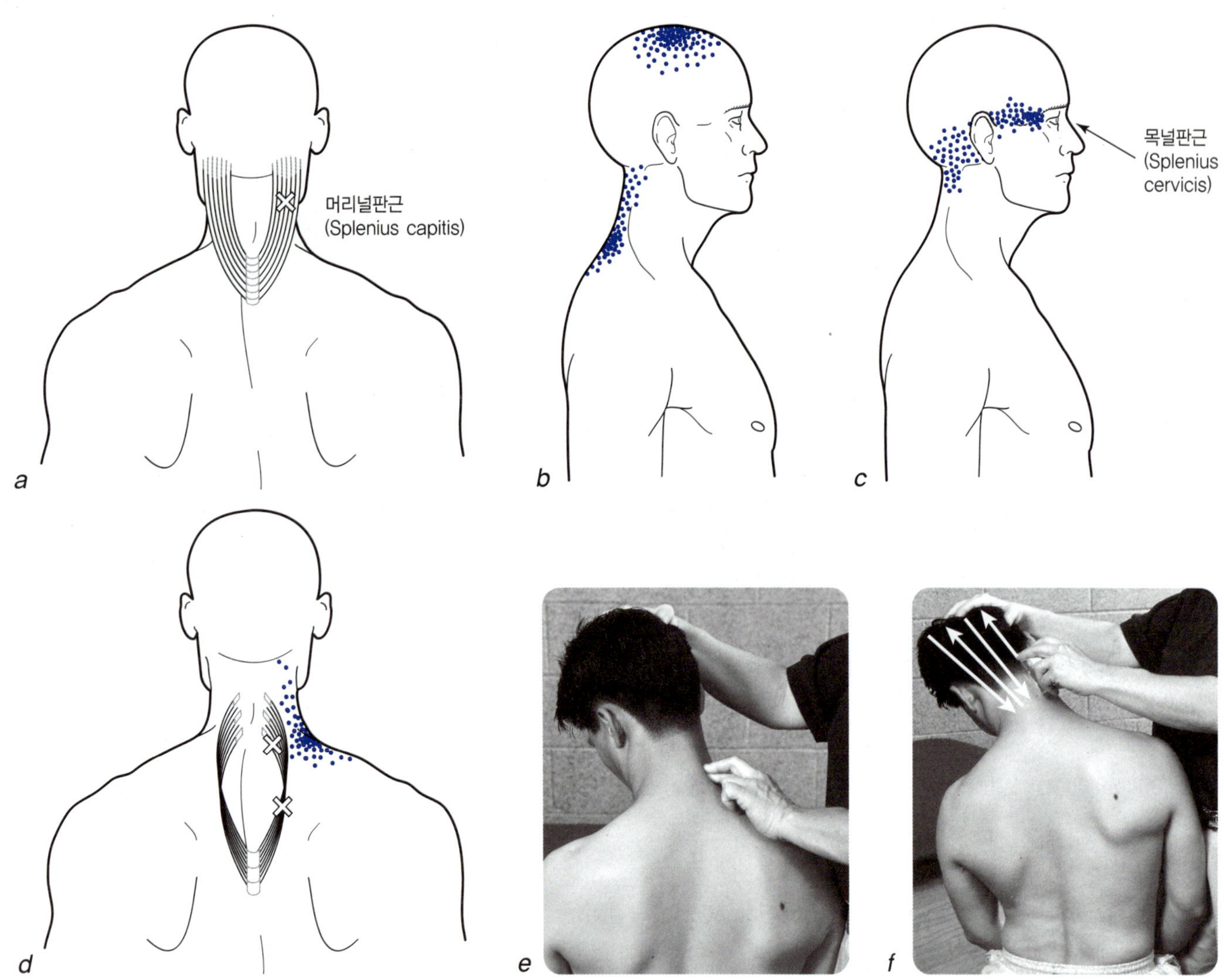

그림 18.8 널판근 근막 이완 : *(a–c)* 머리널판근의 연관 통증 통증유발점 유형, *(d)* 목널판근 위와 아래의 연관 통증 통증유발점 유형, *(e)* 통증유발점 이완 *(f)* 얼음찜질과 스트레치.

위치를 알 수 있다. 목널판근(경판상근, spleni cervicis)은 하부 목뼈 가로돌기에서 촉진된다. 유발점은 위 등세모근(상승모근, upper trapezius)과 목빗근(흉쇄유돌근, sternocleidomastoid) 사이에 위치한다.

촉진을 위한 환자의 위치(Patient Position for Palpation) : 바로 누운 자세 또는 앉은 자세.

촉진을 위한 근육의 위치(Muscle Position for Palpation) : 목은 돌림(회전, rotation)시키고 가쪽굽힘(측굴, lateral flexion)을 시켰을 때 반대쪽으로 통증이 있다.

허혈성 치료(Ischemic Treatment) : 손가락의 편평한 부위로 유발점을 직접 누른다(그림 18.8e).

스프레이와 스트레치 치료(Spray-and-Stretch Treatment) : 얼음찜질과 스트레치는 환자가 앉은 상태에서 실시하도록 한다. 얼음은 아래쪽 목으로부터 위 아래로 문지른다(그림 18.8f).

주의(Notations) : 이 근육의 유발점은 머리를 앞으로 한 자세를 한 사람에게 자주 발생된다.

뒤목근육 (Posterior Cervical Muscles)

통증전이 유형(Referral Pattern) : 뒤목근육(그림 18.9a)은 목의 기저부와 뒤통수밑(suboccipital)

부위 위쪽에 일반적으로 위치하고, 목의 아래는 어깨뼈(견갑골, scapula)의 척추쪽 가장자리, 그리고 같은쪽 머리의 관자놀이(temple)에 수평으로 둘러싸며 방사된다. 뒤통수밑 근육은 뒤통수(occiput), 눈, 그리고 이마(forehead)로 방사되어진다. 자주 손상을 당한 환자들이 머리 안쪽의 통증을 호소하는데, 때때로 그들은 모호한(vague) 두통이나 머리가쪽면 전체에 나타나는 두통을 호소하기도 한다(그림 18.9, b–f).

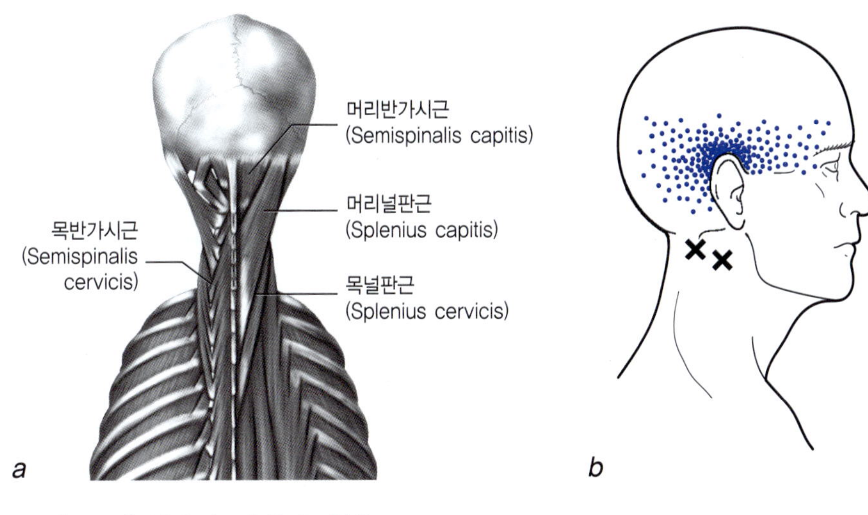

통증유발점의 위치(Location of Trigger Point) : 그림 18.9, b–f 참조. 통증유발점은 일반적으로 뒤통수의 목의 기저부에서 척추 가쪽까지 나타난다.

촉진을 위한 환자의 위치(Patient Position for Palpation) : 허혈성 치료(ischemic treatment)를 위하여 환자의 머리를 운동사쪽으로 하여 바로 눕는다. 스프레이–그리고–스트레치를 위한 앉은자세.

촉진을 위한 근육의 위치(Muscle Position for Palpation) : 바로 누운 자세에서, 머리는 환자가 편안한 위치에 바르게 중심을 맞춘다. 앉은 자세에서, 머리는 양쪽 근육의 치료를 위해 앞쪽에 위치한다. 한쪽 치료를 위해, 목은 앞쪽으로, 옆으로 굽힘(굴곡, flexion)시키고 통증이 있는 반대쪽으로 회전시킨다.

허혈성 치료(Ischemic Treatment) : 치료대의 손으로 압력을 위쪽으로 제공하기 위하여 치료대 윗면을 이용하여 손가락패드(finger pad)부위로 함께 직접적인 압을 가한다(그림 18.9g).

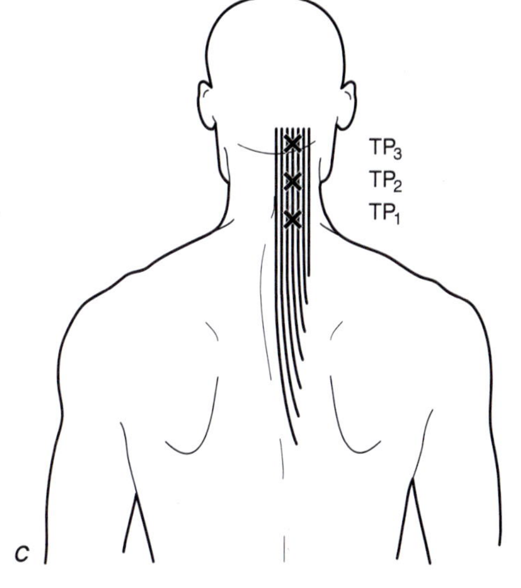

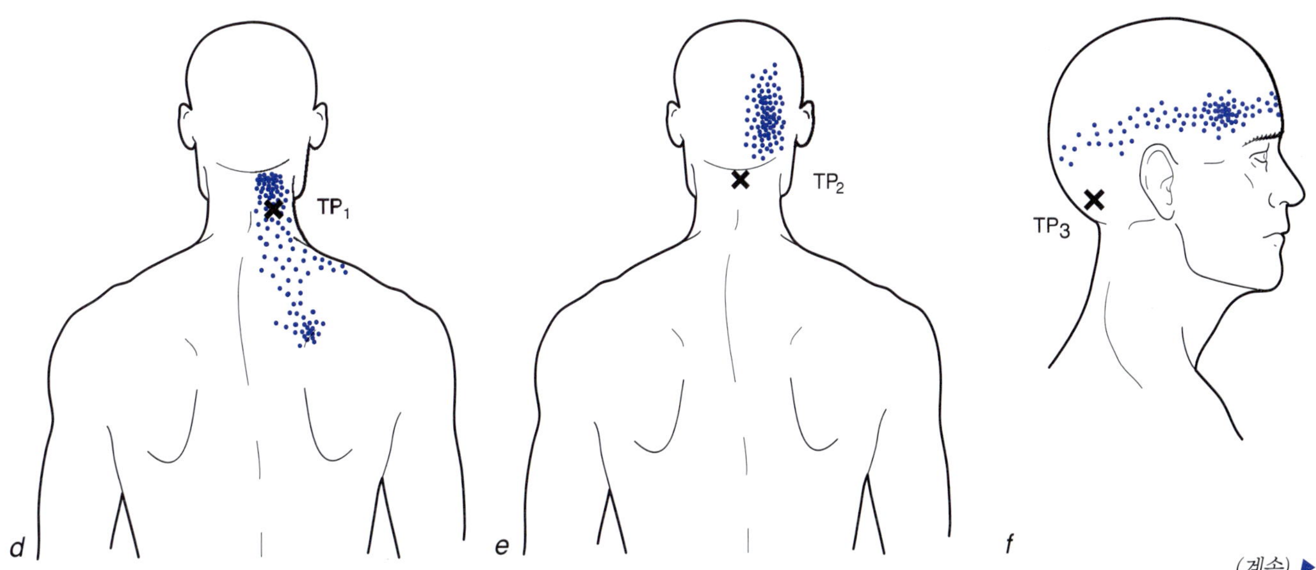

(계속) ▶

그림 18.9 뒤목근육 근막 이완 : *(a)* 근육 위치. 통증–전이 유형 *(b)* 뒤통수밑 근육, *(c)* 뒤목근육, *(d)* 뭇갈래근, *(e)* 목반가시근과 *(f)* 머리반가시근. 뒤목근육.

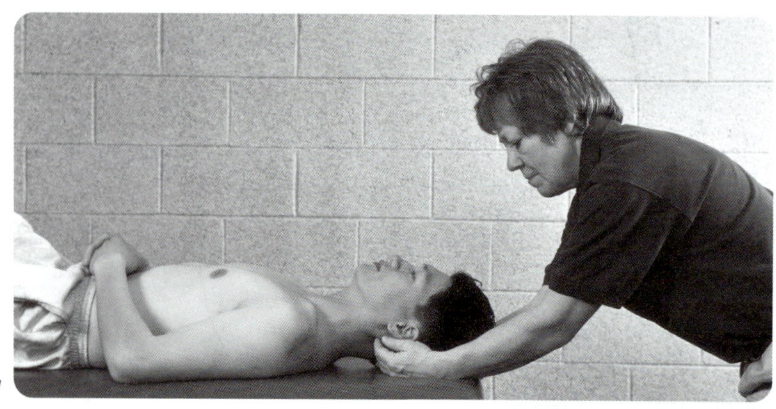

g

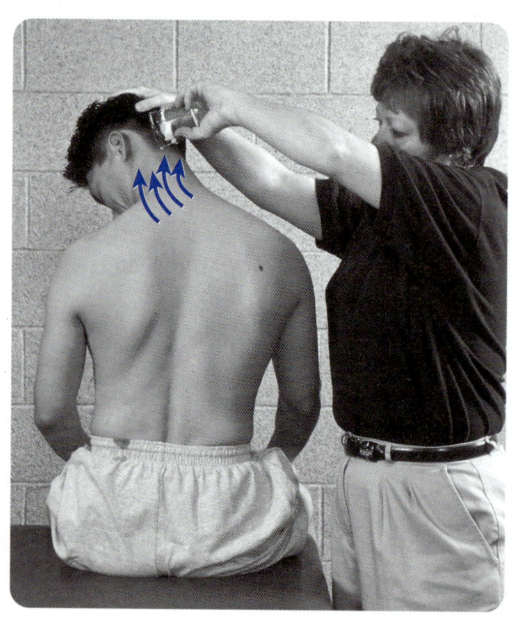

h

그림 18.9 (계속) 뒤목근육 근막 이완 : *(g)* 뒤목근육을 위한 통증유발점 이완. *(h)* 뒤쪽 목 돌림근을 위한 아이스-그리고-스트레치.

스프레이와 스트레치 치료(Spray-and-Stretch Treatment) : 머리와 목 위치는 치료되고 있는 특정의 근육에 의존한다. 평행의 반가시근(반극근, semispinalis muscles)은 머리가 앞으로 나간 자세에서 양방향으로 치료될 수 있다. 먼쪽(distal)에서 몸쪽(proximal)에 가까운 닿는곳(insertion)으로 향하는 돌림근(회전근, rotatores)은 목을 앞으로 굽히고 목을 돌려 이 근육이 폄된 상태에서 치료할 수 있다(그림 18.9h). 얼음으로 목의 기저부에서부터 머리 쪽으로 마사지한다.

주의(Notations) : 뒤목근육에는 두 가지가 있는데, 하나는 표면에 다른 하나는 심부에 위치해 있다. 표면에 좀 더 많은 뒤목근육이 있는데 이는 머리반가시근(semispinalis capitis), 목반가시근(semispinalis cervicis), 뭇갈래근(다열근, multifidi), 그리고 돌림근(회전근, rotatores)을 포함한다(그림 18.9a). 반가시근 바로 밑에 많은 작은 근육들이 있는데, 뒤통수밑 근육(suboccipital muscles)이라고 한다. 이것은 크고(major), 작은(minor) 머리곧은근(rectus capitis muscles)과 위(superior)와 아래(inferior) 머리빗근(oblique capitis muscles)을 포함한다.

등뼈와 허리뼈 (Thoracic and Lumbar Spine)

종종 등뼈(흉추, thoracic) 부위에서 연부조직의 가동으로 치료되는 근육은 어깨(shoulder)와 어깨뼈(견갑골, scapular) 근육이다. 이 내용은 19장에서 논의되었다. 앞에서 보여진 바와 같이 몇몇 목근육은 어깨뼈부위로 방사될 수 있고, 그래서 환자가 어깨나 등부위쪽에 명확한 손상없이 어깨뼈쪽에 고통을 호소한다면 그 원인은 목 부위에서 찾아낼 수 있을 것이다. 마찬가지로, 몇몇 허리 통증은 볼기근(둔근, gluteals)과 넙다리근(대퇴근, thigh muscle) 쪽으로 전이된다; 이와 같은 부위는 23과 24장에서 논의되었다.

등근육은 일반적으로 허리뼈 부위로 통증이 방사되고 허리와 등 근육이 같이 폄(신전, extension) 작용을 하기 때문에 여기서 우리는 등과 허리 근육을 함께 설명하기로 한다. 이 두 부분은 따로 분리하는 것이 매우 어렵다. 치료 또한 서로 겹쳐지기 때문에, 두 부분을 같이 연결하여 생각하는 것이 타당하다고 하겠다.

등, 허리, 그리고 엉치뼈(천골, sacral)부위로 통증이 방사될 수 있는 허리와 등부위의 근육은 등과 허리주위 근육, 허리네모근(요방형근, quadratus lumborum), 그리고 뒤톱니근(serratus posterior)을 포함한다. 다음 장에서 통증전이의 유형, 통증유발점, 그리고 아이스와 스트레치 치료에 대하여 다루어 보기로 한다.

등과 허리뼈의 통증유발점이완 (Trigger Point Releases for the Thoracic and Lumbar Spine)

척추주위 근육 (Paraspinals)

통증전이 유형(Referral Pattern) : 중간 등의 표면 주위근은 어깨뼈(견갑골, scapula)나 가슴 앞쪽으로 방사통이 나타날 수 있으며(그림 18.10, a, b); 아래 등의 표면 주위근은 위로는 어깨뼈까지(그림 18.10c), 앞쪽으로는 아래 복부(그림 18.10d)까지, 또는 아래쪽으로는 허리와 엉덩이까지(그림 18.10e) 그 통증이 방사될 수 있다.

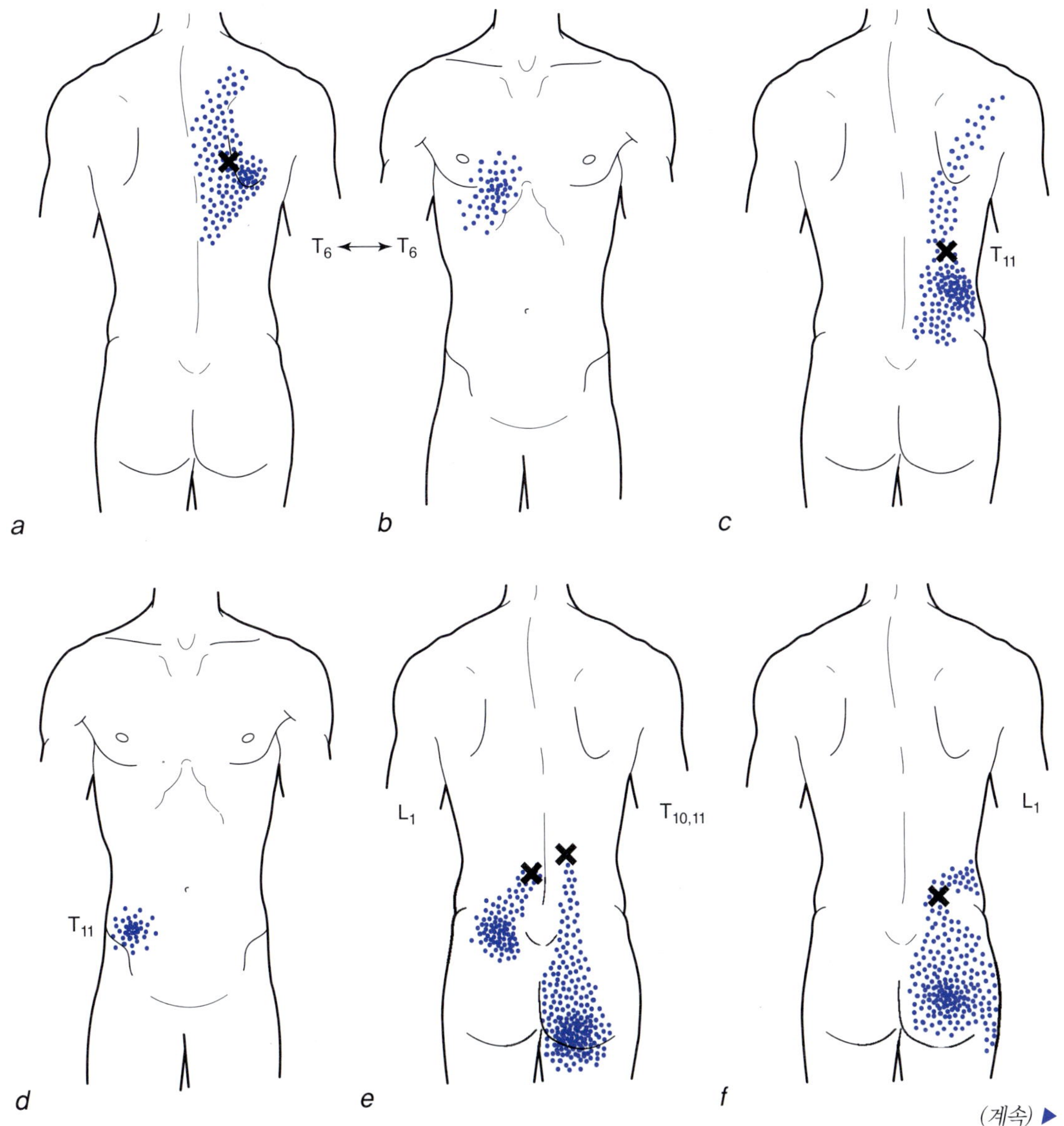

(계속) ▶

그림 18.10 척추주변근의 통증-전이 유형 (× 통증유발점 부위를 표기) : *(a–f)* 표면 척추주변근.

등부위 뭇갈래근(다열근, multifidi)에서의 방사통은 통증유발점 근처의 가시돌기(극돌기, spinous process)에서 나타나기도 하고(그림 18.10, g,h), 허리부위 뭇갈래근에서의 방사통 역시 복부까지 나타날 수 있다(그림 18.10, f, i). S1 부위의 뭇갈래근도 꼬리뼈(미골, coccyx)까지 방사통이 이어진다(그림 18.10h).

통증유발점의 위치(Location of Trigger Point) : 이러한 근육들의 통증의 임상상은 그림 18.10, a-f를 참조하라. 통증유발점은 척추주위 근육 위쪽에 위치하고, 일반적으로 몸쪽에서 허리뼈쪽으로 통증이 방사된다. 몇몇의 등부위 통증유발점은 앞쪽으로 나타날 수 있고 더불어 머리쪽

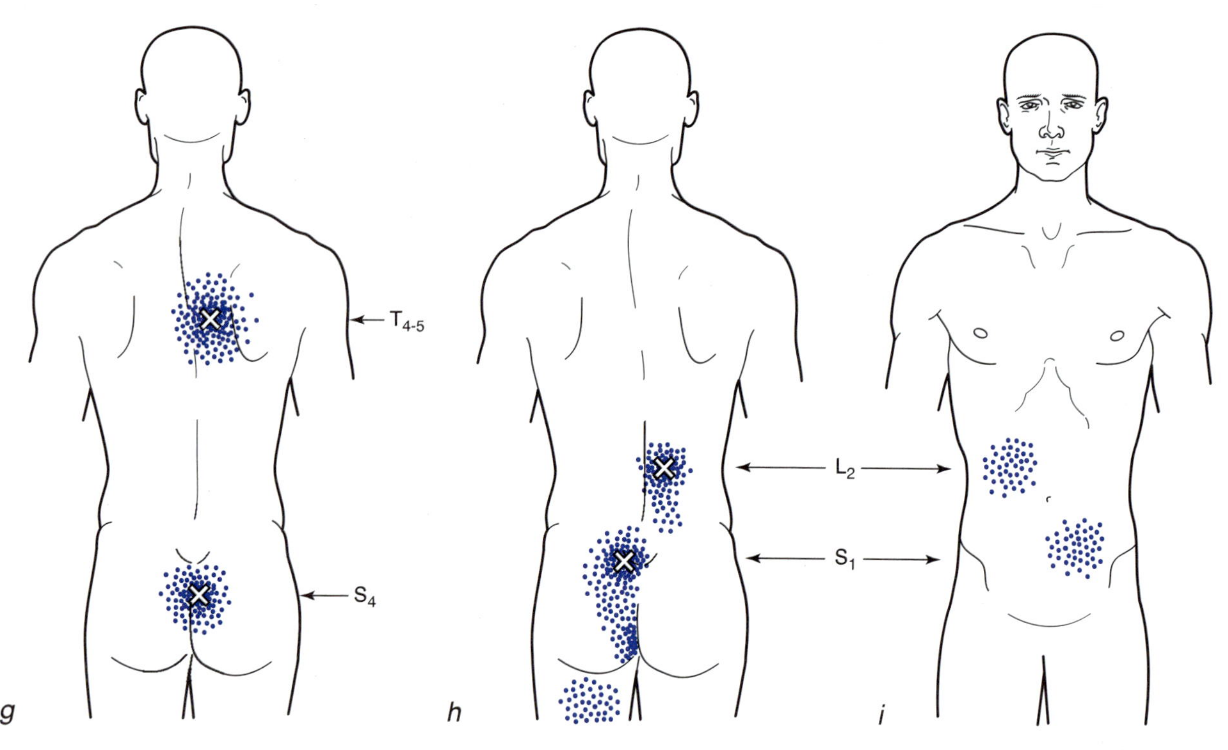

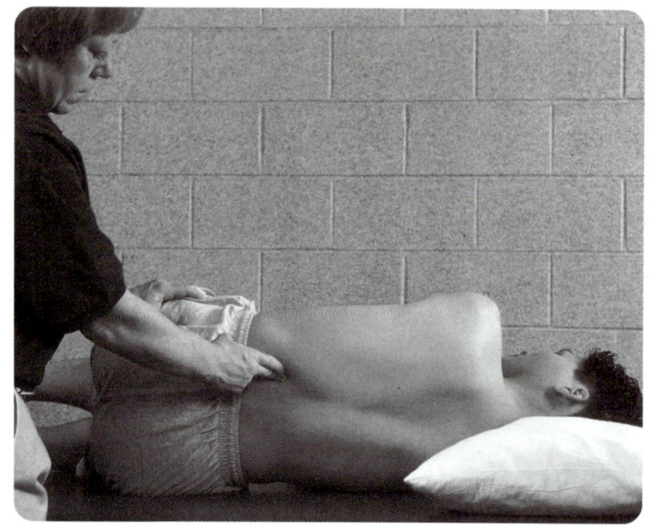

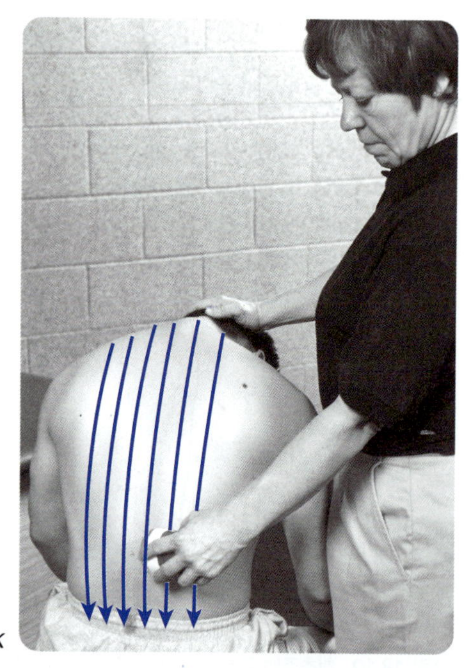

그림 18.10 *(계속)* 척추주변근의 통증-전이 유형 (× 통증유발점 부위를 표기) : *(g–i)* 심부 척추주변근. 척추주변근 통증-전이 유형 : *(j)* 근막이완, *(k)* 아이스-그리고-스트레치.

(cephalad)에서 꼬리(caudal)쪽으로 통증유발점이 나타날 수 있다.

촉진을 위한 환자의 위치(Patient Position for Palpation) : 허혈성 압박(ischemic compression)을 위해 엎드린 자세 또는 옆으로 눕는다.

촉진을 위한 근육의 위치(Muscle Position for Palpation) : 허혈성 압박(ischemic compression)을 위해 편안한 자세를 취한다. 스프레이와 스트레치를 위해 앉아있는 동안 앞으로 굽혀서 스트레치 한다.

허혈성 치료(Ischemic Treatment) : 환자의 방사통이 재발되는 통증유발점의 부위 위쪽으로 압을 적용한다.

스프레이와 스트레치 치료(Spray-and-Stretch Treatment) : 아이스와 스트레치는 몸통을 굽힘(굴곡, flexion)한 상태에서 환자를 앉은 자세에서 적용한다(그림 18.10k). 아이스는 머리에서 엉치뼈(천골, sacral)까지 머리쪽(cephalad)에서 꼬리(caudal)쪽으로 실시한다. 척추부위의 심부 근육 치료를 한다면, 얼음 마사지가 각도에서 행해지는 동안 환측의 돌림(회전, rotation)과 굽힘의 스트레치를 해야한다.

주의(Notations) : 이러한 근육의 군은 심부와 표면 근육을 포함한다. 표면 근육인, 엉덩갈비근(장륵근, iliocostalis muscles)과 가장긴근(longissimus muscles)은 척추세움근(척추기립근, erector spinae)으로 간주될 수 있다. 심부근육은 돌림근, 반가시근(반극근, semispinalis), 그리고 뭇갈래근(다열근, multifidi)을 포함한다; 뭇갈래근육군이 일반적으로 통증을 가장 많이 유발한다.

허리네모근 (요방형근, Quadratus Lumborum)

통증전이 유형(Referral Pattern) : 전형적인 허리네모근의 통증은 깊은 통증(deep ache) 또는 날카로운 통증으로 나타날 수 있다. 표면 섬유의 통증은 엉덩뼈능선(장골릉, iliac crest)이나 큰돌기(대전자, great trochanter)에서 나타나거나, 샅고랑(groin)부위를 둘러싸면서 나타날 수 있다. 심부 섬유는 아래쪽에서 엉치엉덩관절(천장관절, sacroiliac joint)까지 또는 엉덩이의 아래 부위까지 이어질 수 있다(그림 18.11a).

통증유발점의 위치(Location of Trigger Point) : 표면의 통증유발점은 가쪽으로, 엉덩뼈능선의 머리쪽이나 12번째 갈비뼈(늑골, ribs)의 먼쪽(distal)에 위치한다. 심부의 통증유발점은 척추 주변 근육의 가쪽에 위치하고 있다.

촉진을 위한 환자의 위치(Patient Position for Palpation) : 건측방향으로 옆으로 눕는다.

촉진을 위한 근육의 위치(Muscle Position for Palpation) : 팔을 머리위로 뻗어서 갈비뼈가 올라가도록 하고 치료대 바로위에 무릎에 다른 쪽 다리의 무릎과 넙다리를 굽힘시켜 엉덩뼈(장골, ilium)가 낮아질 수 있도록 올려놓는다(그림 18.11b). 환자가 위의 자세로 눕는데 너무 뻣뻣하거나 통증을 느낀다면, 무릎을 아래쪽 발목위에 놓거나 근육의 늘임(신장, stretch)을 줄일 수 있게 베개를 사용하도록 한다.

허혈성 치료(Ischemic Treatment) : 환자의 방사통이 재발되는 통증유발점 위쪽으로 압을 적용한다.

스프레이와 스트레치 치료(Spray-and-Stretch Treatment) : 아이스와 스트레치는 통증유발점 이완과 비슷한 자세에서 환자에게 적용하고, 그러나 이때 아래쪽 다리에 비해 위쪽 다리는 앞쪽으로 나와 있어야 하며 넙다리 먼쪽과 다리가 치료대 밖으로 나오도록 해서 충분히 스트레치 될 수 있도록 하여야 한다(그림 18.11c). 얼음마사지는 머리쪽에서 꼬리뼈쪽으로 쓸어내리듯이 한다.

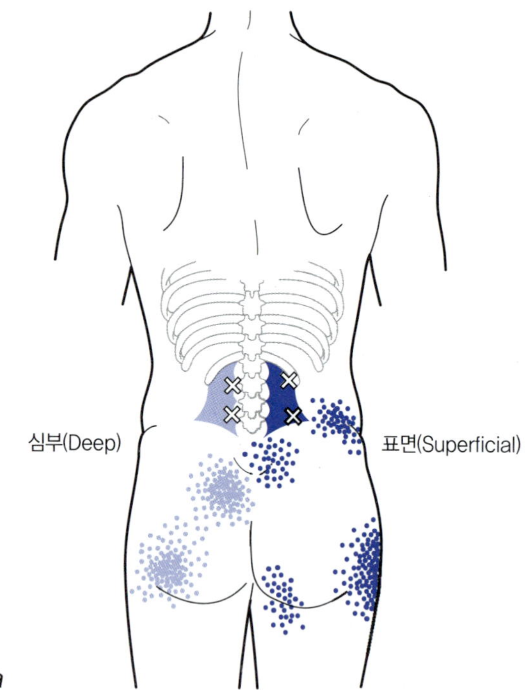

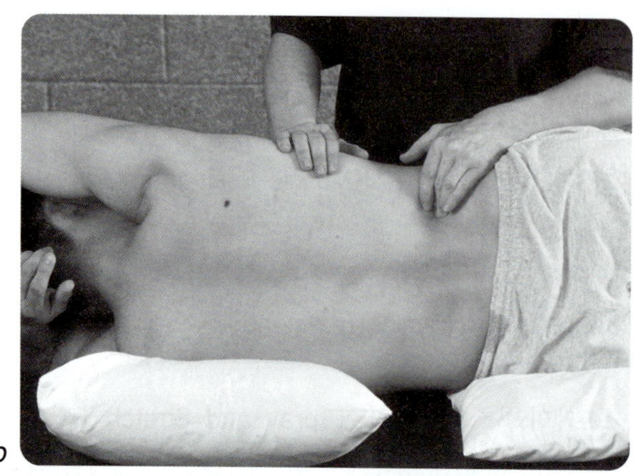

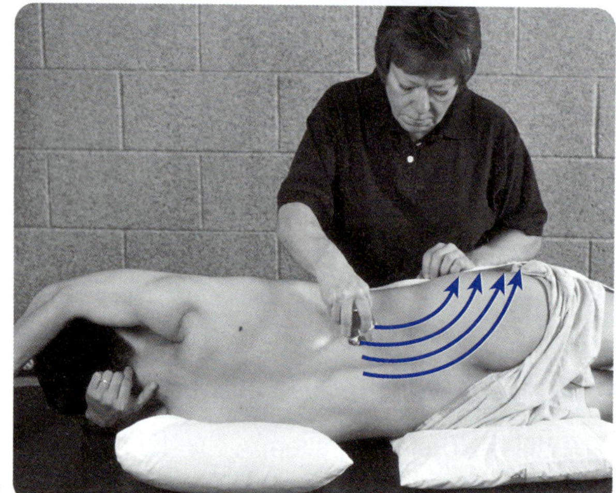

그림 18.11 허리네모근 : *(a)* 통증-전이 유형, *(b)* 통증유발점 이완, *(c)* 아이스-그리고-스트레치.

주의(Notations) : 이러한 근육의 유형은 종종 잘못된 디스크 증후군을 가져오고 가벼운 허리통증으로 방치하게 될 수 있다. 통증은 깊은 흡입(inhalation) 시에 수반되거나 보행 시에 통증을 유발할 수 있다.

아래뒤톱니근 (Serratus Posterior Inferior)

통증전이 유형(Referral Pattern) : 통증은 주로 이 근육에서 국한되며 다른 부위로 옮겨지지 않는다.

통증유발점의 위치(Location of Trigger Point) : 갈비뼈(늑골, ribs) 닿는 곳의 가까운 근육의 가쪽 부위와 척추주변의 가쪽 근육(그림 18.12b).

촉진을 위한 환자의 위치(Patient Position for Palpation) : 허혈성 압박(ischemic compression)을 위해 옆으로 누운 자세. 스프레이와 스트레치를 위한 앉은 자세.

촉진을 위한 근육의 위치(Muscle Position for Palpation) : 허혈성 압박(ischemic compression)을 위해 편안한 자세를 취한다. 스프레이와 스트레치를 위해 앞으로 굽힘과 돌림한다.

허혈성 치료(Ischemic Treatment) : 통증유발점의 부위 위쪽으로 압력을 적용한다.

스프레이와 스트레치 치료(Spray-and-Stretch Treatment) : 몸통은 굽힘과 돌림시키고 아이스는 척추에서 몸통 가쪽까지 위와 가쪽으로 쓸어내리듯이 마사지 한다(그림 18.12c).

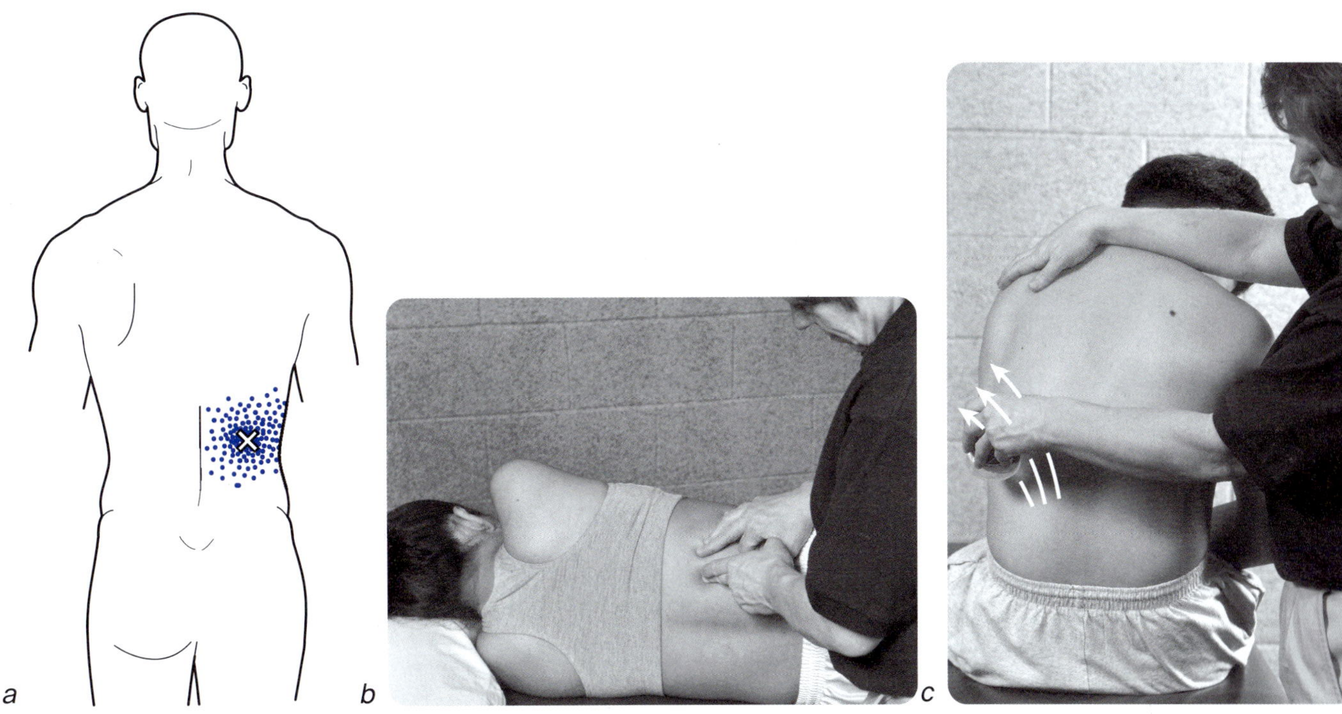

그림 18.12 뒤톱니근(serratus posterior) : *(a)* × 로 표시된 통증유발점과 방사형태, *(b)* 오른쪽 뒤톱니근 통증유발점 이완하기, *(c)* 왼쪽 뒤톱니근의 얼음찜질과 스트레치.

주의(Notations) : 이 근육은 뒤 9번째 갈비뼈 안쪽에서부터 L2 가시돌기까지, 뒤 아래 갈비뼈 부위에서의 국한된 위치에서 성가신 통증을 유발한다(그림 18.12a).

자가 연부조직의 가동술 (Self Soft-Tissue Mobilization)

연부조직 가동화의 기술인 이것은 환자에게 아무런 도움 없이 스스로 할 수 있도록 가르쳐 주어야 한다. 여기에는 압력이 줄어든 한 개 또는 두 개의 테니스 공이 사용된다. 두 개의 공이 사용된다면 서로 묶어 주거나(그림 18.13) 양말에 담아서 사용한다. 환자는 테니스 공이 뻣뻣해진 연부조직 밑에 놓여지도록 눕는다. 환자는 테니스 공의 압력만이 느껴지는 압통까지 테니스 공 위에 누워 있는다. 공은 같은 현상이 있는 다른 부위로 옮겨서 이 기술을 반복한다. 이러한 기술은 등과 허리 부위에 이용된다; 또한 다른 연부조직 중에 하나인 엉덩이와 넙다리에도 이용 가능하다.

그림 18.13 테니스공 이완. 신체 무게가 통증유발점에 또는 제한된 부위를 밀 수 있을 정도로 환자는 긴장을 풀고 눕는다.

관절가동술 (Joint Mobilization)

분명한 것은, 척추 관절의 움직임을 위한 부가적인 움직임의 정도는 주위관절(peripheral joints)과는 매우 다르다는 것이다. 정상적인 움직임을 결정하기 위한 능력을 갖기 전에, 다양한 상태를 가진 여러 연령대의 다른 환자들의 서로 다른 척추 움직임을 평가해봐야 한다. 허리뼈(요추, lumbar spine)에서의 정상적인 움직임은 목뼈(경추, cervical spine)와는 다르고 관절의 움직임도 19세 환자와 40세 환자가 다르다. 환자의 관절 운동의 치료를 결정하고 실행할 때는 위와 같은 일반적인 차이점에 대하여 인식하고 고려하여야 한다.

관절가동술은 통증 감소 또는 움직임 향상을 위해서 사용된다. 일반적으로 저가동성 관절(hypomobile joint)에 인접한 저가동성 척추 관절을 찾는 것은, 각각의 척추 수준의 관절 가동화를 적용하기 위하여 사전에 평가되어야 한다. 과가동성 관절(hypermobile joint)은 동원해서는 안되지만, 치료는 제한된 관절의 움직임을 향상시키기 위해서 필요할 것이다.

특별한 적용 기술에 대하여 언급하기 전에, 기본적인 원리에 대한 틀을 잡을 필요가 있다. 목뼈와 머리가 정상적인 정렬이라면, 목뼈하부와 허리뼈 하부는 약간 앞쪽으로 만곡된다.

관절의 움직임을 위한 가장 좋은 자세는 열림자세(open-packed position)이기 때문에, 이 부위의 척추는 가동화가 수행되기 전에 약간 굽힘(굴곡, flexion)된 상태로 관절을 가운데에 위치하게 해야 한다. 머리를 아프지 않은 쪽으로 돌려서 C2(2번째 목뼈)에서부터 C7(7번째 목뼈)까지의 척추뼈구멍(vertebral foramen)을 열어보자. 또한 환자의 머리를 아픈쪽으로 가쪽 기울임을 시키는 방법도 이 구멍을 여는 방법이다. 위쪽 목과 아래쪽 목에 적용되는 가동술은 서로 다르다.

운동사는 손가락, 엄지(thumb), 손만을 사용하는 대신에 자신의 몸무게를 환자에게 가해지는 힘으로 변환해야 한다. 힘의 근원으로써 몸을 사용하는 것은 관절 가동화를 위하여 손가락의 감각으로 허락한다; 환자는 더욱 편안하다; 손가락, 엄지와 손에 스트레스가 감소한다; 운동사의 에너지 소모도 줄이게 된다.

초기 가동술은 가벼워야 한다. 치료 때문에 증상이 증가하면 안된다. 치료의 강도를 결정하기 위하여 적용 전, 중, 후에 평가가 필요하다. 가동술 적용의 강도를 결정하는데 제한이 되는 가장 기본적인 요소는 근 경직(muscle spasm)과 통증이다. 근경직이 자주 발생한다면, 3 또는 4 단계의 가동화를 수행하지 못할 것이다. 이러한 현상이 발생하면, 가볍게 1과 2단계의 가동화를 수행해야 한다. 먼쪽으로 방사통이 심해지는 가동화의 경우에는 중지하거나 통증의 정도를 감소시킬 수 있는 방법으로 수정되어야 할 것이다. 6장에서는 관절가동술을 위한 적응증(indication), 지침(precaution), 그리고 금기(contraindication)사항을 설명한다.

비록 척추를 위한 많은 가동술은 존재하지 않지만, 이 장에서는 척추의 각 부위에 대한 몇 가지를 언급할 것이다. 기초적인 기술로 중앙을 뒤에서 앞으로 움직인는 것(PA : posterior-anterior)과 한쪽만 뒤에서 앞으로 움직이는 방법이다. 중앙의 PA는 ↓ 로 나타내고 오른쪽 또는 왼쪽의 한쪽면의 PA는 ⌐↓ 또는 ↓¬ 으로 나타낸다. 갈비뼈 가동화에 관한 표시는 오른쪽 갈비뼈를 위하여 ‾‾↓, 왼쪽 갈비뼈를 위하여 ↓‾‾ 의 방향에 따르도록 한다. 이번 부분에서 우리는 몇몇 특정한 위치에 대한 추가적인 기술에 대하여 알아보도록 한다.

건강관리 자격을 위한 자격기관에서의 교육이 요구되고, 보다 복합적인 기술의 감각과 이해력을 향상시키기 위한 평생교육코스의 참여가 요구된다.

목뼈 (Cervical Spine)

가장 일반적으로 사용되는 목뼈 관절 가동술은 다음 부분에서 서술된다. 이러한 기술의 설명은 손의 움직임으로 주로 강조하게 된다. 적용을 위한 특정한 단계는 환자의 상태와 치료 목적에 의해 결정되고, 하지만 I과 II단계는 통증완화를 위해 사용되고, III과 IV단계는 운동범위를 향상시키기 위해 사용되는 것을 기억해야 한다. 관절 가동술을 복습하기 위해서는 6장을 참조해야 한다.

■ 목뼈의 관절 가동술 (Joint Manipulation of the Cervical Spine)

세로 움직임 (Longitudinal Movement)

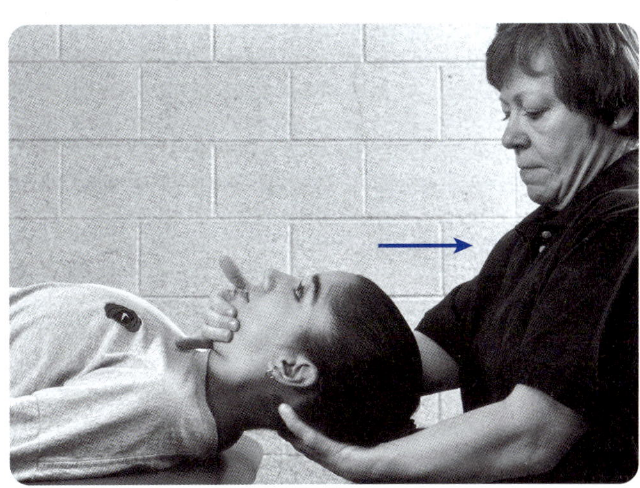

그림 18.14 목을 세로방향으로 움직이는 관절 가동화.

휴식자세(Resting Position) : 몸과 함께 머리의 정상적인 정렬.

가동술(Mobilization Technique) : 떼어당김(신연, distraction).

적응증(Indications) : 환자의 신뢰(confidence)를 얻기 위해 사용되는 이완술.

환자자세(Patient Position) : 바로 누운 자세.

운동사와 손의 자세(Clinician and Hand Position) : 운동사는 치료대의 끝에서 서거나 앉는다. 환자의 머리를 운동사의 한 손으로 머리 뒤에서 잡는다; 엄지와 손가락은 뒤통수에 있다. 다른 손은 턱(chin) 아래 위치한다(그림 18.14).

가동술 적용(Mobilization Application) : 상체의 자세를 유지하는 동안, 운동사는 목을 뒤로 구부려서 부드럽게 세로(longitudinal)방향으로 잡아당긴다.

주의(Notations) : 위치를 잡기 위하여 턱에 놓여진 손은; 턱에 직접적으로 힘을 가하는 것이 아니다. 이것은 가동화 치료를 하기 위하여 자주 사용되는 기법이다.

중앙뒤앞 가동화 (Central PA Mobilizations)

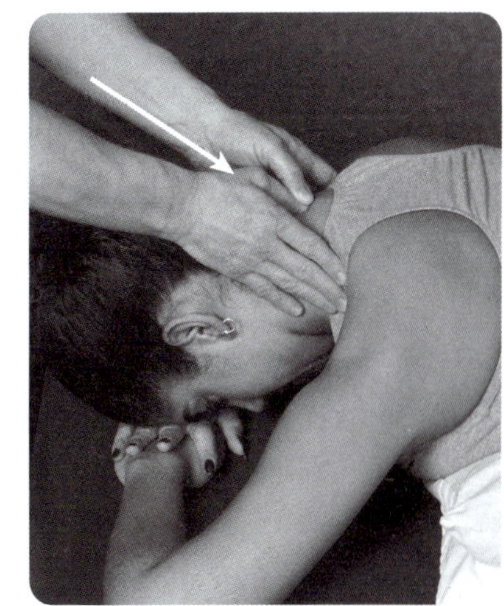

그림 18.15 목을 위한 중앙뒤앞(Central PA) 가동화.

휴식자세(Resting Position) : 운동사는 치료를 위한 특정한 분절을 확인하기 위하여 목뼈(경추, cervical spine)는 좋은 정렬을 할 수 있게 한다. 가장 빈번한 이러한 자세는, 전체 척추에 대한 적절한 상대적인 정렬 또는 특정한 관절을 확인하기 위하여 가볍게 굽힘(굴곡, flexion)된 자세이다.

가동술(Mobilization Technique) : 앞쪽 미끄러짐운동(anterior glide).

적응증(Indications) : 중간부분 통증, 한쪽 면 통증 또는 경직; 감소된 움직임.

환자자세(Patient Position) : 환자는 턱을 가볍게 밀어 넣고 손을 이마에 대고 엎드린다.

운동사와 손의 자세(Clinician and Hand Position) : 운동사는 머리에 서고 목의 선을 따라 엄지손가락에 힘을 뺀 채로 척추에 손가락을 댄다(그림 18.15). C1과 C3는 일반적으로 촉진하기에는 너무 어렵다; 그러나 C2, C4, C5, C6, 그리고 C7은 일반적으로 손쉽게 찾을 수 있다.

가동술 적용(Mobilization Application) : 운동사는 자신의 몸에서 나오는 무게를 손으로 옮겨 뒤쪽에서 앞쪽으로(PA) 압을 가한다.

주의(Notations) : 압은 초기에는 가볍게 시행한다; 교정은 환자의 반응에 따라서 I과 II단계를 이용하여 시행한다.

편측뒤앞 가동술 (Unilateral PA Mobilizations)

휴식자세(Resting Position) : 운동사는 치료를 위한 특정한 분절을 확인하기 위하여 목뼈는 좋은 정렬을 할 수 있게 한다. 가장 빈번한 이러한 자세는, 전체 척추에 대한 적절한 상대적인 정렬 또는 특정한 관절을 확인하기 위하여 가볍게 굽힘된 자세이다.

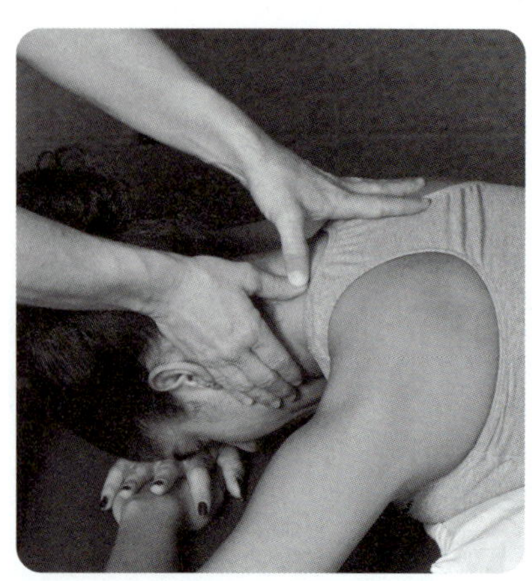
그림 18.16 목의 한쪽면 가동화.

가동술(Mobilization Technique) : 한쪽 면에서 앞쪽 미끄러짐 운동(Anterior glide), 일반적으로 통증이 있는 면.

적응증(Indications) : 아래 목뼈(경추, cervical spine)와 목의 한쪽 면 통증을 위한; 감소된 움직임.

환자자세(Patient Position) : 환자는 턱을 가볍게 밀어 넣고 손을 이마에 대고 엎드린다.

운동사와 손의 자세(Clinician and Hand Position) : 운동사는 치료할 쪽으로 가서 선다. 엄지손가락은 관절지주(articular pillar)에 30° 정도의 각도로 댄다(그림 18.16).

가동술 적용(Mobilization Application) : 압은 관절지주에서 자세를 유지하고 안쪽으로 직접적으로 계속해서 PA 방향으로 엄지손가락으로 시행한다.

주의(Notations) : 머리는 약간 숙여질 수 있지만, 압이 정확하게 적용되었다면 돌림(회전, rotation)의 움직임은 나타나지 않는다.

등뼈 (Thoracic Spine)

목뼈(경추, cervical spine)부터 허리뼈(요추, lumbar)까지 가시돌기(극돌기, spinous process)의 상대적인 정렬의 변화와 뼈대에서 뼈의 배열과 위치를 봐야 한다. 관절 가동술 적용 시 힘을 가하는 각도는 관절의 면을 따라 주어지는 힘으로 바뀌어야 한다. 이것은 척추를 통한 가동술을 수행 시에 꼭 알아두어야 할 매우 중요한 것 중 하나이다. 등뼈(흉추, thoracic)를 위한 관절 가동술은 여기서 제시된다.

■ 등뼈의 관절 가동술 (Joint Manipulation of the Thoracic Spine)

중앙뒤앞 가동술 (Central PA Mobilizations)

휴식자세(Resting Position) : 등뼈는 치료대에 엎드려 있는 환자와 함께 상대적으로 바닥과 평행해야 한다.

가동술(Mobilization Technique) : 앞쪽 미끄러짐 운동(anterior glide).

적응증(Indications) : 가운데 또는 한쪽 면 증상.

환자자세(Patient Position) : 환자는 턱을 가볍게 밀어 넣고 손을 이마에 대고 엎드린다.

운동사와 손의 자세(Clinician and Hand Position) : 운동사가 선 위치의 특정한 등뼈의 분절에서 치료한다. 위쪽 분절이 치료된다면 운동사의 서 있는 위치는 환자의 머리쪽이고(그림 18.17b), 중간과 아래쪽 분절이 치료된다면 운동사는 옆에 위치한다(그림 18.17c). 엄지손가락은 가시돌기(그림 18.17a) 바로 위에 있고, 엄지손가락의 안정을 위해 손가락 끝은 등을 가로질러 펼친다.

가동술 적용(Mobilization Application) : 압은 표면에 경사지게 가해져야 하기 때문에, 등뼈를 따라 손의 움직임이나 자세도 계속 바꾸어 주어야 한다. 힘은 몸을 통해 팔을 거쳐 엄지 손가락으로 이어지고 손가락은 여전히 힘을 뺀 상태를 유지해야 한다.

편측 뒤앞 가동화 (Unilateral PAs)

휴식자세(Resting Position) : 등뼈는 치료대에 엎드려 있는 환자와 함께 상대적으로 바닥과 평행해야 한다.

가동술(Mobilization Technique) : 앞쪽 미끄러짐 운동(anterior glide).

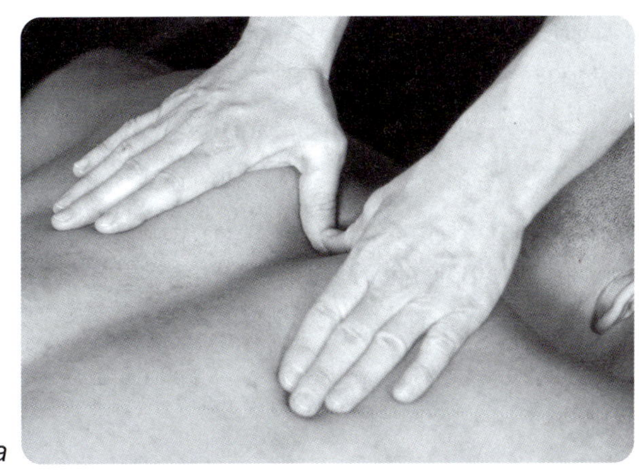

a

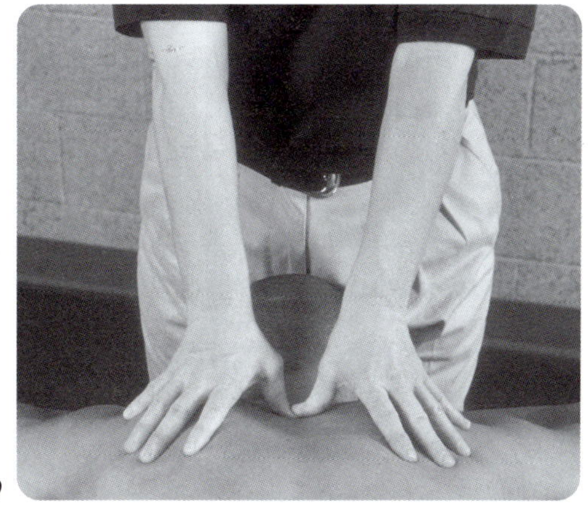

b

그림 18.17 등뼈 중앙뒤앞 가동화 : *(a)* 엄지손가락은 가시돌기 위에 있어야하며, 한쪽의 엄지가 누르고 있는 동안 다른 한쪽의 엄지는 보강작용을 하게 된다. *(b)* 위쪽 등뼈 가동화는 운동사가 환자의 머리쪽에 서있는 동안 가장 쉽게 수행된다. *(c)* 아래와 중간 등뼈 가동화는 운동사는 환자 옆에 서서 수행된다.

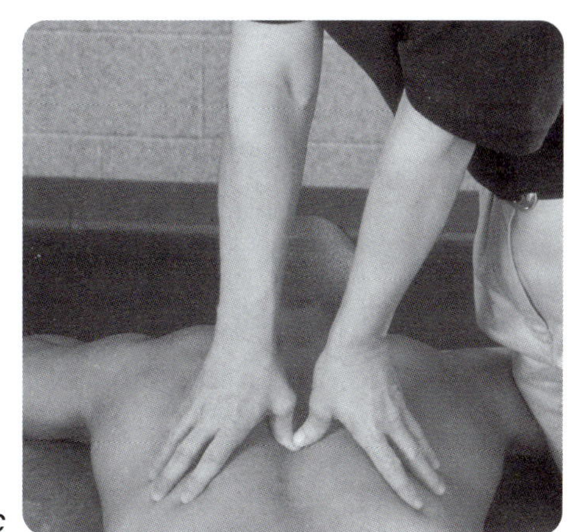

c

적응증(Indications) : 한쪽 면 증상을 위해 시행된다.

환자자세(Patient Position) : 환자는 머리를 치료 받을 쪽으로 돌리고 엎드려 눕는다. 팔은 치료대 옆쪽으로 들어올린다.

운동사와 손의 자세(Clinician and Hand Position) : 운동사는 치료를 위해 옆으로 서고 운동사의 손은 환자 등에 위치하고, 엄지손가락 패드(pad) 부위는 가로돌기(횡돌기, transverse process)에 위치하고 손가락들은 등 위를 지지한다(그림 18.18). 운동사의 어깨와 팔은 운동사 손 위에 직각으로 놓는다.

가동술 적용(Mobilization Application) : 힘은 표면에 수직으로 가한다.

주의(Notations) : 운동사 손의 움직임은 몸통과 다리 움직임의 결과로서 나타나는 것이며, 엄지손가락의 움직임과는 관계가 없다. 치료의 면은 일반적으로 통증이 있는 면이다.

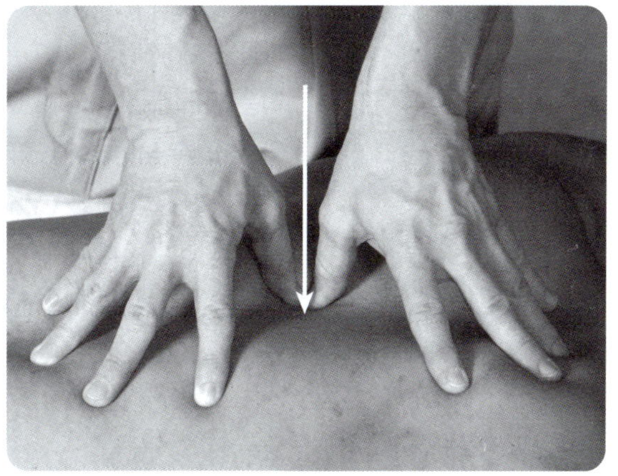

그림 18.18 편측 등뼈 뒤앞 가동화.

편측 갈비척추 뒤앞 가동화 (Unilateral Costovertebral PAs)

휴식자세(Resting Position) : 등뼈는 치료대에 엎드려 있는 환자와 함께 상대적으로 바닥과 평행해야 한다.

가동술(Mobilization Technique) : 앞쪽 미끄러짐 운동(anterior glide).

적응증(Indications) : 통증과 갈비뼈관절의 제한.

환자자세(Patient Position) : 환자는 머리를 치료 받을 쪽으로 돌리고 엎드려 눕는다. 팔은 치료대 옆쪽으로 들어올린다.

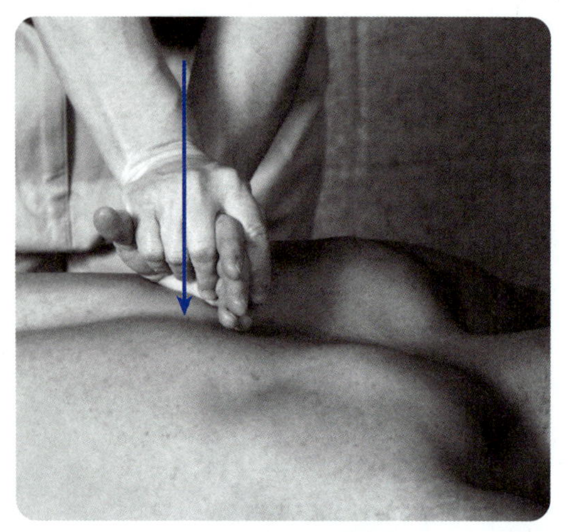
그림 18.19 편측 갈비척추 뒤앞 가동화.

운동사와 손의 자세(Clinician and Hand Position): 운동사 손의 자뼈모서리(ulnar border)는 갈비척추관절 위쪽의 갈비뼈를 따라 위치시키며, 이때 다른 손은 둘째 손허리뼈(second metacarpal) 위쪽에 위치시킨다(그림 18.19). 자뼈모서리의 위치는 대략 가시돌기(극돌기, spinous process)로부터 손가락 두 개 너비 정도이다.

가동술 적용(Mobilization Application): 압은 몸통으로부터 어깨를 통해 손을 지나는 과정으로 수직으로 관절면에 가한다.

주의(Notations): 치료 적용을 위한 손가락 두개 폭의 위치는 운동사가 아닌, 환자 손가락의 폭을 기초로 한다.

허리뼈와 엉치엉덩관절 (Lumbar Spine and Sacroiliac)

목과 등부위와 마찬가지로, 허리뼈(요추, lumbar)도 가운데와 편측으로 PA 움직임으로 치료할 수 있다. 부가적으로, 돌림 가동화는 허리뼈 각각의 부분에 치료보다는 허리뼈 전체에 영향을 주는 기술이다. 다음 부분에서 허리뼈를 위한 다양한 가동화가 제시된다.

■ 허리뼈와 엉치엉덩관절뼈의 관절 가동술
(Joint Manipulation of the Lumbar and Sacroiliac Spine)

중앙뒤앞 가동술 (Central PA Mobilizations)

휴식자세(Resting Position): 허리뼈는 치료 치료대에 엎드려 있는 환자와 함께 상대적으로 바닥과 평행해야 한다.

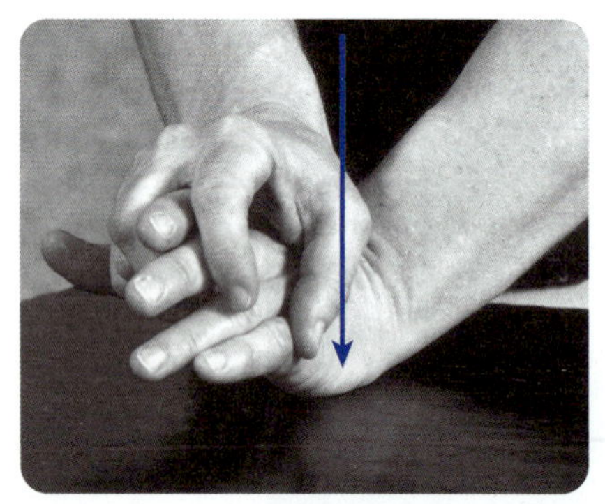
그림 18.20 오른손과 함께 강하게 왼손으로 자뼈모서리를 이용한 중앙 뒤앞 가동화.

가동술(Mobilization Technique): 앞쪽 미끄러짐 운동(anterior glide).

적응증(Indications): 저운동성과 중앙 또는 한쪽 면 통증과 장애(derangements).

환자자세(Patient Position): 환자는 엎드려 눕는다.

운동사와 손의 자세(Clinician and Hand Position): 운동사는 허리뼈 부분에서 환자의 옆에 선다.

가동술 적용(Mobilization Application): 치료하는 손의 힘을 강하게 하기 위하여 다른 손과 함께 한 손의 자뼈(척골, ulna) 측면에 치료를 위한 힘을 적용하여 시행될 수 있다(그림 18.20). 운동사의 어깨는 그의 손 위에 수직이어야 한다.

주의(Notations): 압은 몸통으로부터 어깨를 통하여 관절면에 수직으로 가한다.

편측 뒤앞 가동술 (Unilateral PAs)

휴식자세(Resting Position): 허리뼈는 치료대에 엎드려 있는 환자와 함께 상대적으로 바닥에 평행해야 한다. 환자 배 아래 베개는 허리뼈 수준을 유지하기 위하여 필요할 수 있다.

가동술(Mobilization Technique): 앞쪽 미끄러짐 운동(anterior glide).

적응증(Indications): 한쪽 면 증상.

환자자세(Patient Position): 환자는 치료를 위한 측면으로 머리를 돌리고 엎드려 눕는다.

운동사와 손의 자세(Clinician and Hand Position): 운동사는 치료를 수행할 방향에 서서 엄지손가락을 교차시킨 채로 세워서, 치료를 수행할 부분의 가쪽 가시돌기에 위치한다(그림 18.21).

가동술 적용(Mobilization Application) : 압은 어깨로부터 관절면에 수직으로 가해야 한다.

주의(Notations) : 운동사의 어깨는 그의 손가락을 이완시키면서 손에 직접적으로 가해져야 한다.

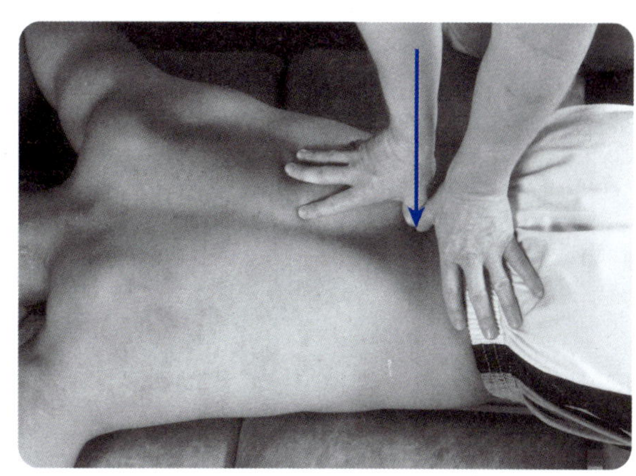
그림 18.21 편측 허리뼈 가동화.

돌림 (회전, Rotation)

휴식자세(Resting Position) : 모든 단계에서의 자세는 옆으로 눕지만, 특별한 자세는 단계에 의해 결정된다. 허리뼈(요추, lumbar)는 엉덩이 굽힘의 정도에 따라서 중간범위에서 굽힘(굴곡, flexion)-폄(신전, extension)하는 자세를 취한다.

가동술(Mobilization Technique) : 전체적인 움직임으로의 돌림 미끄러짐 운동.

적응증(Indications) : 움직임의 한쪽 면 제한 또는 한쪽 면 허리 또는 다리 통증.

환자자세(Patient Position) : 환자는 머리 아래 베개를 놓고 아프지 않은 쪽으로 돌아눕는다. 어깨 윗부분은 거의 옆으로, 팔꿈치는 쉬고 있는 아래팔(전완, forearm)과 함께 굽힘한다. 얼마만큼의 압력이 가해지는가에 따라 하지의 위치가 결정된다. I과 II단계에서는, 엉덩이와 무릎이 위쪽 다리가 아래쪽 다리보다 약간 더 굽힘되도록 한다. III단계에서는, 어깨 위쪽을 부드럽게 돌림시켜서 가슴을 천장을 향하게 하고 몸통을 3/4 정도 돌려준다. 아래쪽 다리는 I, II단계보다 더 편다; 위쪽다리는 안쪽 넙다리관절융기(medial femoral condyle)를 치료대에서 또는 끝에서 약간 벗어난 곳에서 굽힘하고, 발목은 아래다리 쪽 발목에 걸리게 된다. IV단계 운동은 위쪽 다리가 치료대 아래쪽으로 더욱 펴되면서 시행된다(그림 18. 22c).

운동사와 손의 자세(Clinician and Hand Position) : 운동사는 골반에 손을 놓는다. 3단계에서, 운동사는 환자 어깨에 한 손을 놓고 다른 손은 손가락을 앞으로 하여 골반에 놓는다. 환자가 생각보다 더욱 폄된 상태의 경우에는 손을 엉덩뼈능선(장골릉, iliac crest) 부분에 놓고 운동사는 어깨 근처에 위치한다(그림 18.22b); 그러나 환자가 생각보다 굽힘된 상태라면 손은 큰돌기(대전자, great trochanter) 주변에 올리고 운동사는 환자 골반 근처에 위치한다. IV단계에서, 운동사는 환자 뒤 치료대 또는 치료대 아래에 무릎을 꿇을 필요가 있으며 힘은 운동사의 어깨로 환자의 골반에 있는 손까지 더욱 쉽게 바로 전달될 수 있다.

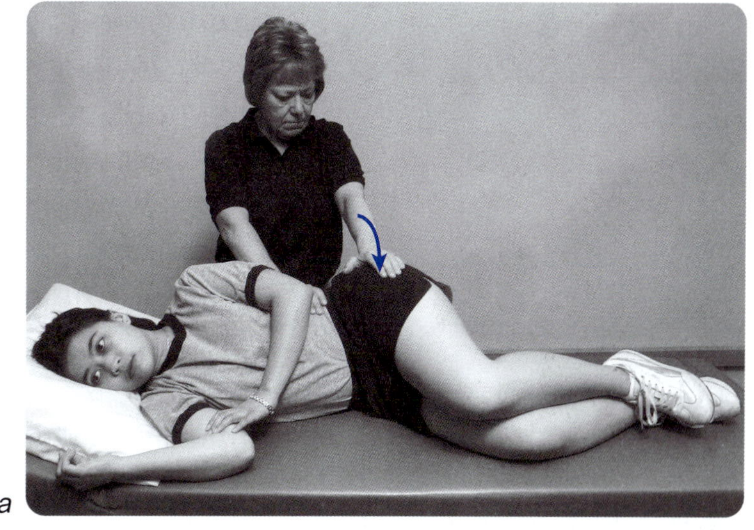

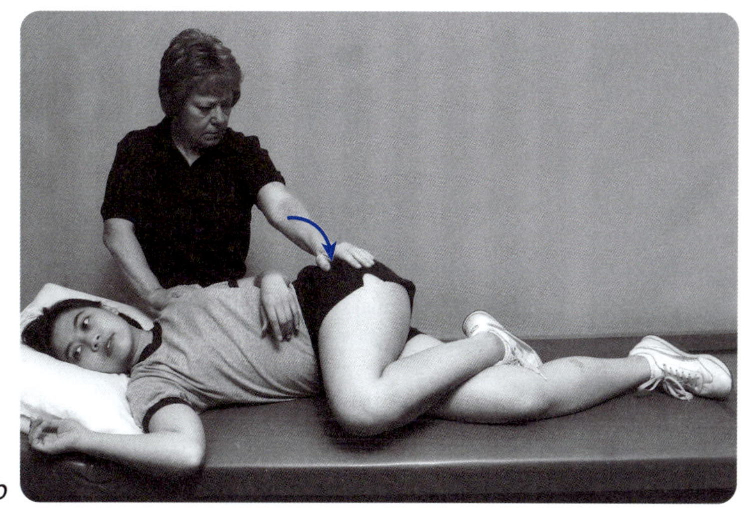

그림 18.22 편측 허리뼈 가동화 : *(a)* I 과 II 단계 돌림, *(b)* III단계 돌림.

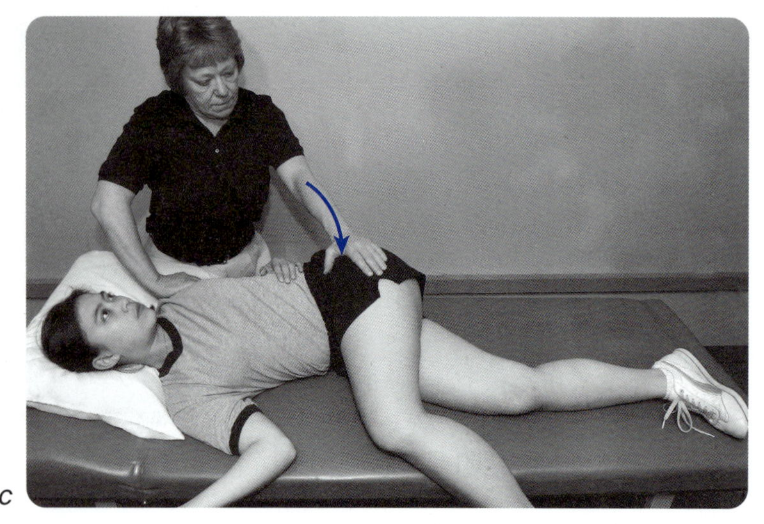

c

그림 18.22 *(계속)* 편측 허리뼈 가동화 : *(c)* IV단계 돌림.

환자 허리 뒤에서의 운동사 무릎은 또한 안정화를 도울 수 있다.

가동술 적용(Mobilization Application) : I과 II 단계에서는, 운동사에 의해 골반의 가벼운 로킹모션(rocking motion)이 나타난다(그림 18.22a). 로킹모션은 환자의 골반위의 손에 의해서 일어나는 움직임이지, 어깨에 의해 일어나는 것이 아니다.

주의(Notations) : 각 단계에서의 움직임은 골반을 돌림시켜야 하지, 앞뒤나 위아래로만 움직여서는 안된다.

엉치엉덩관절 뒤앞 압력 (Sacroiliac PA Pressures)

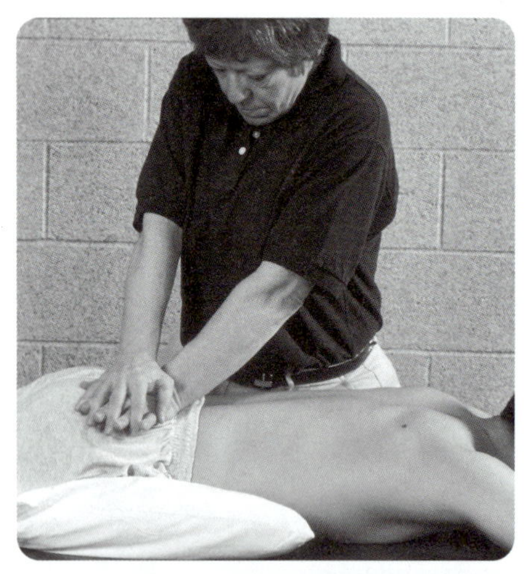

그림 18.23 엉치엉덩관절 뒤앞 가동화. 운동사가 치료하는 위치가 그림에서는 반대로 나와있다. 하지만 이것은 단지 기법을 행하는 모습이 잘 보여지기 위한 것이다.

휴식자세(Resting Position) : 엉치뼈(천골, sacral)는 골반과 허리뼈 아래 베개를 놓고 중립자세에서 눕는다.

가동술(Mobilization Technique) : 가운데 또는 한쪽 면에서 앞쪽 미끄러짐 운동(Anterior glide).

적응증(Indications) : 통증 또는 움직임의 제한.

환자자세(Patient Position) : 엎드린 자세.

운동사와 손의 자세(Clinician and Hand Position) : 운동사는 치료해야 하는 쪽으로 선다. 한 손으로 다른 한 손위에 놓고 힘을 보강하여 주며, 엉치뼈 위에 이 손을 얹는다.

가동술 적용(Mobilization Application) : 뒤에서 앞쪽으로의 압은 엉치뼈의 마지막 부분에서부터 머리쪽에서 꼬리쪽으로의 방향으로 움직이는 것을 반복하여 SI 분절에서 적용된다(그림 18.23).

주의(Notations) : 엉치엉덩관절(천장관절, sacroiliac joint)이 복잡하기 때문에, 뒤에서 앞으로의 압은 머리쪽, 꼬리쪽, 안쪽, 또는 가쪽으로 하며, 이런 방법이 조합되어 사용되어질 수도 있다.

유연성운동 (Flexibility Exercises)

목뼈 아래부위는 등뼈 시작부분과 연결되어 있고, 허리뼈는 등뼈 마지막부분과 엉치뼈, 그리고 엉덩이로 이어지기 때문에 목뼈와 허리뼈부위의 유연성을 위한 운동은 때로는 다른 부위까지 이어지기도 한다. 스트레칭은 20분정도 이루어지고 4~5회 반복적으로 시행된다.

이번 장에서 각각의 유연성 운동에 관한 설명은 그 실행에 있어서의 올바른 방법 뿐만 아니라 피해야 하는 일반적으로 행하는 잘못된 대체행위도 포함될 것이다. 이 잘못된 행위는 환자가 가능한 많이 움직이려 하다가 생기는 경우가 많다. 당신은 이 패턴들을 주의깊게 살펴보고 환자가 비효율적으로 스트레칭하는 것을 바로잡아 주어야 할 것이다.

■ 목, 등, 그리고 허리뼈를 위한 유연성운동 (Flexibility Exercises for the Cervical, Thoracic, and Lumbar Spine)

축방향 폄 (Axial Extension)

신체분절(Body Segment) : 목.

재활 단계(Stage in Rehab) : I과 II.

목적(Purpose) : 이러한 운동은 환자가 정상적인 목의 정렬과 정확한 자세로 되돌리는 것을 돕는다.

자세(Positioning) : 환자는 치료대 위나 바닥과 같은 딱딱한 표면에 바로 눕는다. 베개를 사용하지 않는다.

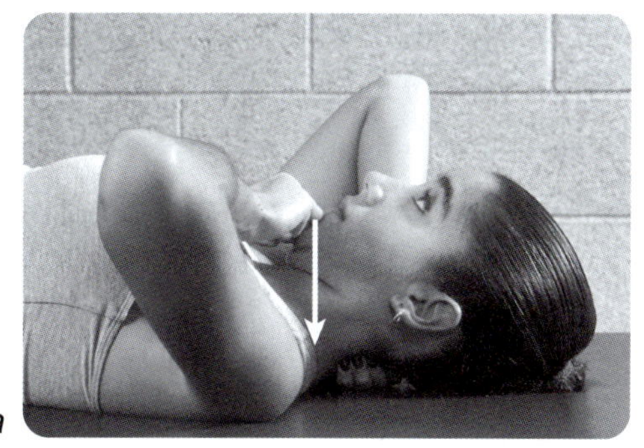

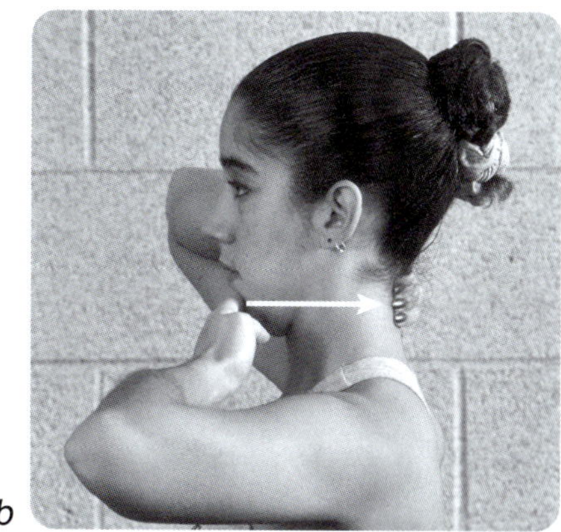

그림 18.24 축방향 폄 *(a)* 바로누운 자세와 *(b)* 앉은자세.

수행(Execution) : 환자는 목뼈 가시돌기에 한 손의 손가락끝을 대고 다른 한 손은 턱 아래를 잡는다(그림 18.24). 그런 다음 앞쪽 손으로 턱을 가슴으로 당기듯이 하면서 목을 손가락 끝쪽으로 당기듯이 밀어준다.

실수동작(Possible Substitutions) : 목이 뒤쪽으로 움직이는 것보다 오히려 머리를 기울이는 것.

주의(Notations) : 환자가 이러한 활동이 익숙해지면 의자에 앉은 자세에서 수행할 수 있다. 환자는 검지와 엄지손가락으로 턱을 잡고 다른 한 손은 손가락 끝으로 위쪽 목뼈를 따라서 잡는다. 목에 위치한 손이 목을 뒤로 밀리는 것을 느낄 때까지 턱에 위치한 손으로 턱을 밀어준다(그림 18.24b).

목 뒤당김 (Cervical Retraction)

신체분절(Body Segment) : 목.

재활 단계(Stage in Rehab) : I과 II 동안 내내.

목적(Purpose) : 이 운동은 목 뒤쪽 근육의 스트레치와 자세를 향상시키는데 사용된다.

자세(Positioning) : 앉은 자세 또는 바로누운 자세.

수행(Execution) : 턱을 밀어넣고 머리는 턱이 같은 수준에 머물러있는 동안 뒤로 당긴다(그림 18.25). 머리는 이러한 활동을 하는 동안 위나 아래로 기울어지면 안된다.

실수동작(Possible Substitutions) : 머리가 앞으로 기울어지고 목뼈가 앞굽음증으로 이동하는 것이다.

주의(Notations) : 복잡한 움직임 때문에 또한 거북 운동이라고 불린다.

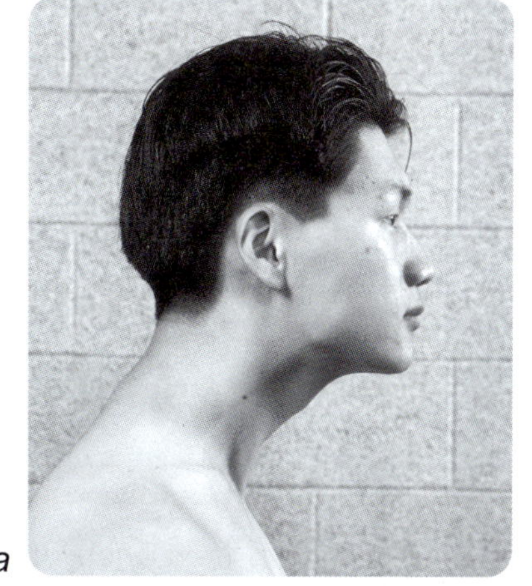

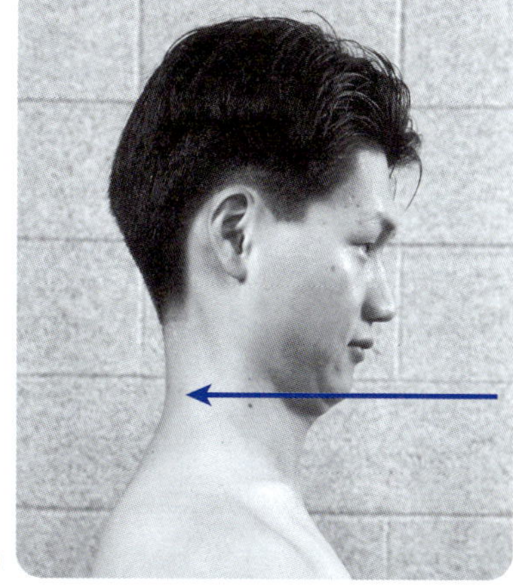

그림 18.25 목 뒤당김 : *(a)* 앞으로 내밀기, 시작 자세; *(b)* 뒤로당김, 끝나는 위치.

목 굽힘 (Cervical Flexion)

신체분절(Body Segment) : 목.

재활 단계(Stage in Rehab) : I과 II과 동안 내내.

목적(Purpose) : 뒤근육의 스트레치.

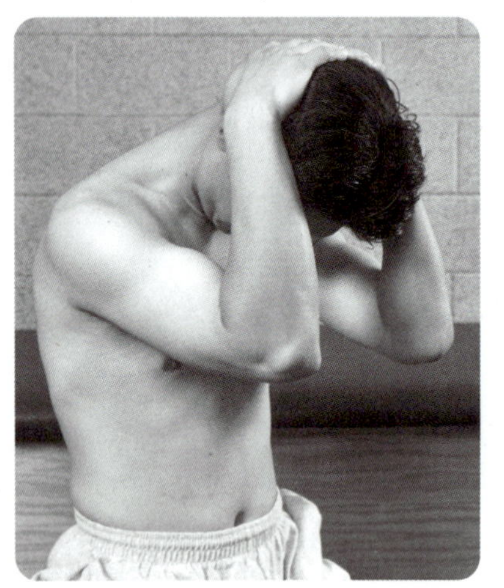

그림 18.26 목 굽힘.

자세(Positioning) : 앉은 자세.

수행(Execution) : 턱을 밀어넣고 환자는 머리를 앞쪽으로 숙이고, 턱을 가슴쪽으로 당겨준다.

실수동작(Possible Substitutions) : 이 운동에서의 일반적인 실수동작은 목을 구부리는 것이 아니지만, 위 목뼈가 직선을 유지하는 동안 지렛목(fulcrum)으로 아래 목뼈를 사용하는 것이다. 이러한 경우가 발생하게 되면, 환자에게 위의 척추를 아래쪽으로 움직이면서 목의 긴장을 풀도록 지시하여야 한다. 환자에게 뒤 목에서 나타나는 불필요한 힘으로 인해 팔로 당기지 않도록 상기시켜야 한다.

주의(Notations) : 약간의 과도한 압은 부가적인 스트레치를 제공할 수 있다 : 환자는 손을 머리 위에 놓고 어깨는 이완시킨다. 팔의 무게는 충분한 스트레치를 제공할 것이며, 그래서 환자는 머리를 당기면 안되고 반면, 팔꿈치를 늘어뜨리고 팔은 이완시켜 놓는다(그림 18.26).

위등세모근 스트레치 (Upper Trapezius Stretch)

신체분절(Body Segment) : 목.

재활 단계(Stage in Rehab) : II와 이후.

목적(Purpose) : 위 등세모근(상승모근, upper trapezius)의 분리.

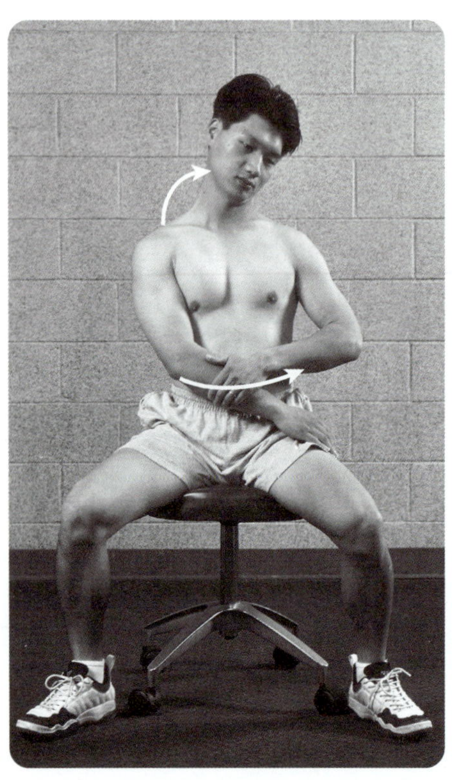

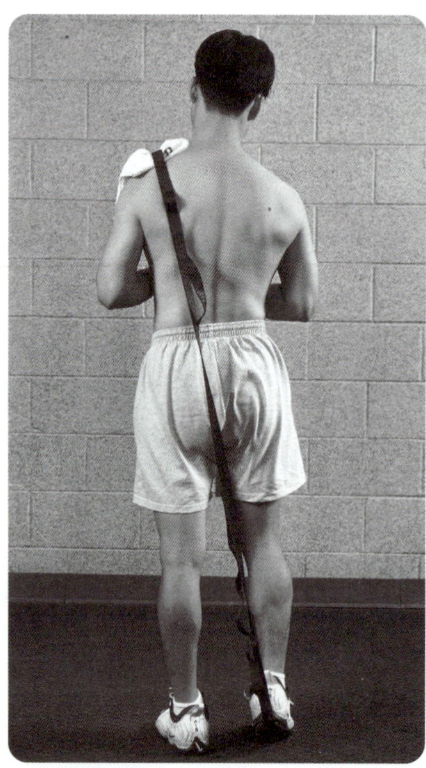

그림 18.27 위등세모근 스트레치 : *(a)* 능동적 스트레치, *(b)* 스트레치 끈을 이용.

자세(Positioning) : 앉은 자세; 때때로 환자는 바로 누운 자세에서 시작할 필요가 있다. 그래서 돌림(회전, rotation)과 앞으로 굽히는 것은 최소화해야 한다.

수행(Execution) : 환자는 스트레치하고자 하는 쪽의 손목을 잡고 몸쪽으로 가로질러 당긴다. 머리는 어깨에서 떨어져 기울인다(그림 18.27a). 머리를 반대 방향으로 구부리는 것은 스트레치를 증가시킬 수 있다.

실수동작(Possible Substitutions) : 이 운동에서의 일반적인 실수동작은 똑바로 머리를 반대 방향으로 구부리는 것 대신에 어깨를 움츠려 올리고, 목을 돌리거나, 머리를 앞으로 숙이는 것이다.

이러한 경우가 발생하게 되면, 환자는 코를 앞쪽으로 그대로 유지하고, 어깨를 안정화하기 위하여 손위에 앉도록 해야 한다.

주의(Notations) : 스트레치의 대안으로는 스트레치용 끈(stretch strap)을 이용하여 치료를 위한 어깨를 감싸는 것이다. 반대 발의 발가락은 바닥의 끈을 고정하기 위해 사용된다(그림 18.27b). 환자는 이 끈을 발가락으로부터 뒤쪽의 발뒷꿈치를 지나 몸 앞쪽으로 잡아당겨 발뒤꿈치가 이 끈을 따라 올려지도록 한다. 타월 또는 다른 패드로 끈을 지탱하는 어깨가 편해질 수 있도록 받쳐주면 좋다. 뒷꿈치를 아래로 향해 끈을 팽팽하게 하면서 위 등세모근(상승모근, upper trapezius)에 힘을 가한다. 이러한 자세동안, 환자가 끈이 있는 목쪽으로 스트레치되는 느낌이 있을때까지 목은 끈으로부터 떨어져서 가쪽으로 스트레치 한다.

목갈비근 스트레치 (Scalene Stretch)

신체분절(Body Segment) : 목.

재활 단계(Stage in Rehab) : II와 이후.

목적(Purpose) : 3가지의 다른 자세에서 위등세모근의 분리.

자세(Positioning) : 목갈비근(사각근, scalenes)은 3가지의 다른 부분을 가지고 있기 때문에, 3가지의 자세로 스트레칭을 해야 한다. 이러한 스트레치는 앉은 자세 또는 바로 누운 자세에서 수행될 수 있다.

수행(Execution) : 한쪽 팔은 곧게 펴서 엉덩이 아래에 위치시킴으로써 모든 자세에 있어서 지렛대 역할을 하게 되며 반대쪽 팔은 머리를 넘어서 반대쪽 귀 위쪽에 위치한다. 뒤목갈비근(후사각근, posterior scalenes)의 경우에는, 얼굴을 반대 겨드랑이 쪽으로 향해야 한다(그림 18.28a). 중간목갈비근(중사각근, medius scalenus)의 경우에는, 얼굴은 기울이는 동안 계속 앞을 보아야 한다(그림 18.28b). 앞목갈비근(전사각근, anterior scalenes)을 스트레칭하기 위해서는, 얼굴을 같은쪽 방향으로 돌리고 환자는 천장을 보아야 한다(그림 18.28c). 머리 위에 가로질러 놓인 손으로 스트레칭을 장애나 통증 없이 가벼운 힘으로 적용할 수 있다.

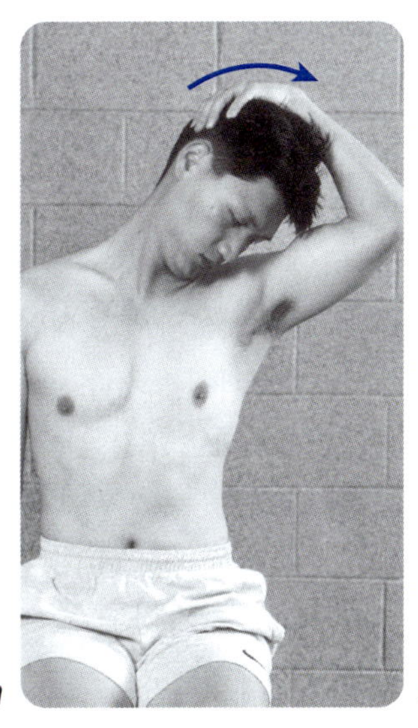
a

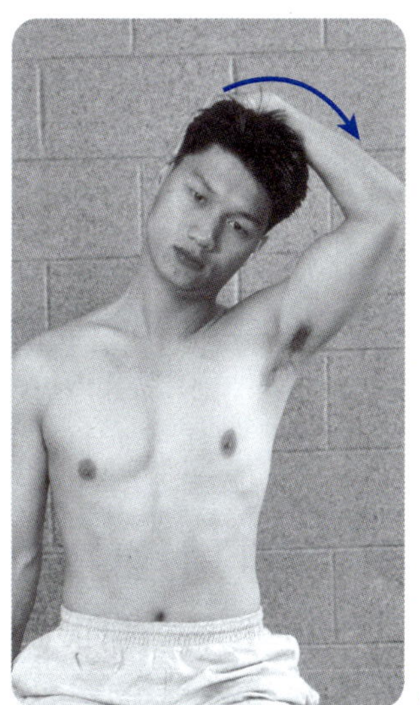
b

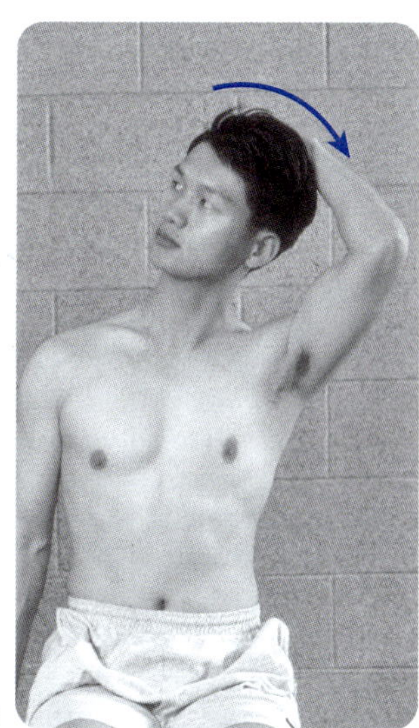
c

그림 18.28 목갈비근 스트레치 : *(a)* 뒤, *(b)* 중간, *(c)* 앞.

실수동작(Possible Substitutions) : 이 운동에서의 일반적인 실수동작은 스트레칭을 하는 동안 어깨를 움직이거나 옆으로 기울이는 것이다. 이러한 경우가 발생하게 되면, 환자는 바로 누워서 운동을 수행해야하고, 환자에게 실수동작을 인식시켜주어야 한다.

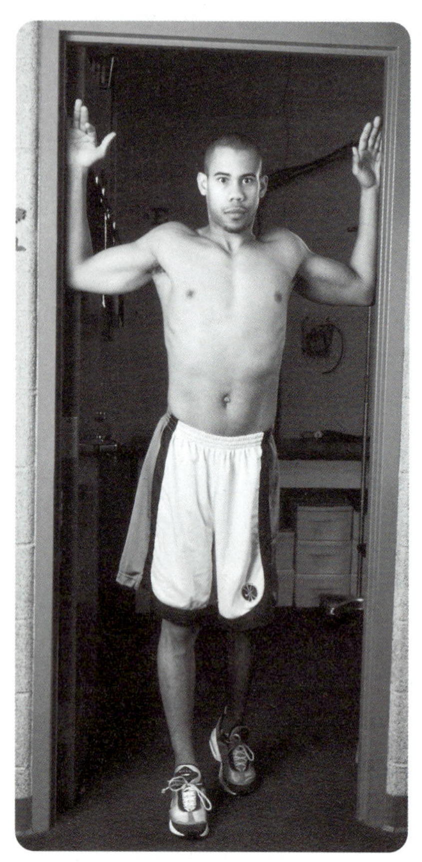

그림 18.29 중간 가슴근 스트레치.

가슴근 스트레치 (Pectoral Stretch)

신체분절(Body Segment) : 목.

재활 단계(Stage in Rehab) : II와 이후.

목적(Purpose) : 나쁜 목의 자세에 일반적인 원인이되는, 가슴근(흉근, pectoral muscles) 스트레치.

자세(Positioning) : 환자는 아래팔(전완, forearm)을 문틀에 기대고 출입구에 서고, 팔꿈치를 어깨와 같은 높이로 해서 한 발을 다른 발보다 앞에 놓는다.

수행(Execution) : 환자는 출입문을 통하여 밀도록 한다(그림 18.29). 이 운동은 모서리 있는 곳을 찾기는 힘들겠지만, 모서리에서 수행될 수도 있다.

실수동작(Possible Substitutions) : 이 운동에서의 일반적인 실수동작은 특히, 환자가 작고, 문틀(doorframe)이 너무 클 때, 긴장된 어깨쪽으로 몸을 돌림하는 것이다. 이러한 경우가 발생하게 되면, 환자의 양팔을 문틀과 같은 높이로 유지하도록 해야 한다.

주의(Notations) : 문틀 대신 모서리를 사용하는 것은 운동을 효과적으로 시행하는데 도움을 줄 수 있다.

복장뼈 올리기 (Sternal Raise)

신체분절(Body Segment) : 목.

재활 단계(Stage in Rehab) : I과 II 그리고 이후.

목적(Purpose) : 목뼈와 등뼈 위쪽의 자세를 향상시키기 위한 것.

자세(Positioning) : 서 있거나 앉은 자세.

수행(Execution) : 환자는 어깨뼈(견갑골, scapula)를 뒤쪽을 향해 내리는 동안 복장뼈(흉골, sternum)를 들어올리게 된다.

실수동작(Possible Substitutions) : 이 운동에서의 일반적인 실수동작은 허리뼈를 복장뼈를 올리는 것보다 큰호흡(big breath) 또는 젖힘(과신전, hyperextension) 시키는 것이다. 환자에게 허리뼈의 안정화를 위하여 배근육(복근, abdominals)을 동시에 수축하라고 지시해야 한다.

척추 비틀기 (Spinal Twist)

신체분절(Body Segment) : 등허리(Thoracolumbar).

재활 단계(Stage in Rehab) : II와 이후.

목적(Purpose) : 중간과 허리 스트레치.

자세(Positioning) : 의자 또는 바닥에 앉은 자세.

수행(Execution) : 바닥에 앉아서, 환자는 한쪽 다리를 펴진 반대쪽 다리위에 교차하고 교차한 발은 펴진 다리의 바깥쪽에 위치하게 한다. 펴진 다리 옆에 팔꿈치는 굽힘된 무릎 바깥쪽으로 하고, 다른쪽 팔은 팔꿈치를 편채로 몸 뒤쪽에 둔다. 환자는 그 다음 몸을 쭉뻗은 팔쪽으로 비튼다. 이러한 운동을 의자에서 한다면 팔걸이가 없고 등받이만 있는 의자에서 해야한다. 발은 바닥에서 떨어지지 않도록 유지하면서 몸을 의자 뒤쪽으로 비틀어주면 된다. 한 손은 의자 뒤쪽을 잡고 다른 한 손은 그림 18.30에서 보여주는 것처럼 무릎의 가쪽을 잡는다. 환자는 손으로 잡아당기면서 스트레치 할 수 있다.

실수동작(Possible Substitutions) : 이 운동에서의 일반적인 실수동작은 스트레치와 함께 엉덩이가 돌림(회전, rotation)된다는 것이다. 환자는 의자에서 비트는 스트레치를 하는 동안 넙다리(대퇴, thigh)의 바깥쪽에 손을 놓아야한다고 지시해야 한다. 스트레치할 때의 정확한 실수동작은 바닥에서 수행하는 것이고, 환자는 안정된 힘을 적용하기 위하여 넙다리에 손을 이용하여야 한다.

주의(Notations) : 넙다리는 스트레치하는 동안 움직이면 안된다.

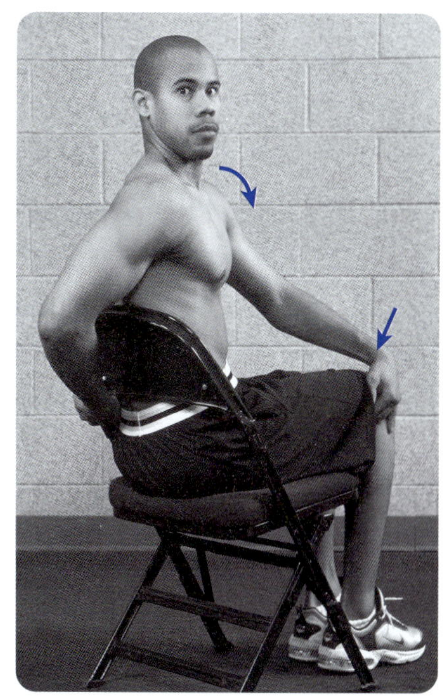

그림 18.30 척추 비틀기 스트레치.

허리네모근 (요방형근, Quadratus Lumborum Stretch)

신체분절(Body Segment) : 등허리.

재활 단계(Stage in Rehab) : I과 II 그리고 이후.

목적(Purpose) : 허리네모근과 넓은등근(광배근, latissimus dorsi)의 스트레치.

자세(Positioning) : 환자는 바닥에 앉는다. 한쪽 넙다리는 무릎을 굽힘하여 벽과 평행하게 하고, 굽힘(굴곡, flexion)한 발의 바닥은 반대쪽 펴진 쪽과 벽과 수직으로 넙다리 안쪽에 놓는다(그림 18.31).

수행(Execution) : 벽에서 떨어진 팔은 같은 편 다리 앞에 위치하고 벽에서 가까운 쪽의 손으로 벽을 밀어내면서 몸을 벽과 멀어지게 한다. 엉덩이는 바닥에 있어야 하고 골반은 중간에 있어야 한다.

실수동작(Possible Substitutions) : 이 스트레치의 일반적인 실수동작은 골반이 중간에서 밖으로 움직이는 것과 몸통이 굽힘되는 것이다. 환자의 골반이 중간위치를 유지하게 해야하고, 골반이 중간에 있는 동안 최대한 몸을 멀리 숙일 수 있도록 해야 한다.

주의(Notations) : 더욱 많은 스트레치를 제공하기 위한 대안의 자세는, 환자는 가쪽돌림(외회전, lateral rotation)과 완전하게 벌림(외전, abduction)된 머리 위로 해서 팔을 벽에 놓고 반대쪽 앞으로 기울인다.

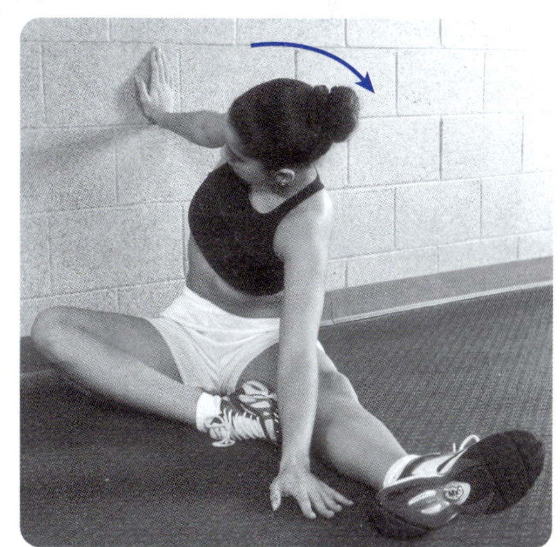

그림 18.31 허리네모근 스트레치.

지속적인 옆으로 구부리기 (Prolonged Side-Bending)

신체분절(Body Segment) : 등허리.

재활 단계(Stage in Rehab) : II와 이후.

목적(Purpose) : 가쪽 몸통부위 스트레치. 이 운동은 또한 관절면(facet)을 열고 닫는데 사용될 수 있다.

자세(Positioning) : 환자는 경직된 쪽 몸이 위로 가도록 옆으로 눕고, 경직된 부위 아래쪽에 수직으로 몸통부분의 보조를 위한 타월이나 베개를 말아서 놓는다.

수행(Execution) : 위쪽 팔은 머리 위로 넘겨두고 위쪽 다리는 곧게 편다(그림 18.32). 스트레치의 각도에 따라서 말아진 타월이나 베개의 크기가 증가 또는 감소할 수 있다.

실수동작(Possible Substitutions) : 몸통 굽힘은 이 운동의 일반적인 실수동작이다. 환자는 몸을 골반에 비해 상대적으로 바르게 펴도록 유지하는 것이 가장 큰 효과를 얻을 수 있다.

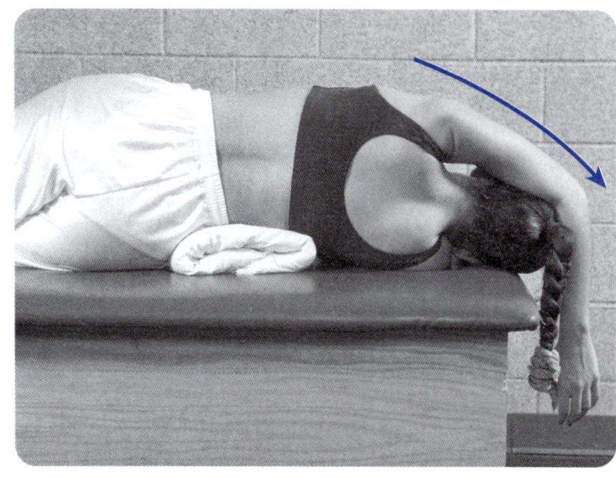

그림 18.32 지속적으로 옆으로 구부려 스트레치.

주의(Notations) : 자세에 따라, 이 운동은 허리부위 또는 중간이나 아래 등부위를 스트레치 하는데 사용될 수 있다.

앞으로 굽히는 스트레치 (Bent-Over Stretch)

신체분절(Body Segment) : 등허리.

재활 단계(Stage in Rehab) : II와 이후.

목적(Purpose) : 허리뼈(요추, lumbar)와 등뼈(흉추, thoracic) 스트레치.

자세(Positioning) : 환자는 발을 어깨넓이로 넓히고 발을 바닥에 대고 의자에 앉는다.

수행(Execution) : 목에서부터 시작해서 서서히 앞으로 구부리고 이에 따라 척추를 굽힘(굴곡, flexion) 상태로 유지한다. 환자는 다리 안쪽에서부터 가쪽으로 발목을 손으로 감싸고 잡아당기면 다른 형태로의 스트레칭을 할 수가 있다. 처음의 자세로 돌아올 때는 손을 무릎에 올리고 몸통의 근육을 사용하기 보다는 팔을 사용해서 몸을 일으켜야 한다.

실수동작(Possible Substitutions) : 엉덩이로부터의 움직임이 가장 일반적인 실수동작이다. 환자는 굽힘하도록 지시하고 각각의 분절이 끝지점으로 구부리는 것처럼 움직이는 것을 느끼도록 한다.

주의(Notations) : 갈비뼈(늑골, ribs)가 등뼈의 움직임을 제한하기 때문에, 등뼈는 가능하지만 제한된다. 등뼈의 갈비뼈 또는 척추의 비정상적인 제한된 움직임은 어깨의 움직임과 폐의 흡입(inhalation)을 감소시킬 수 있다.

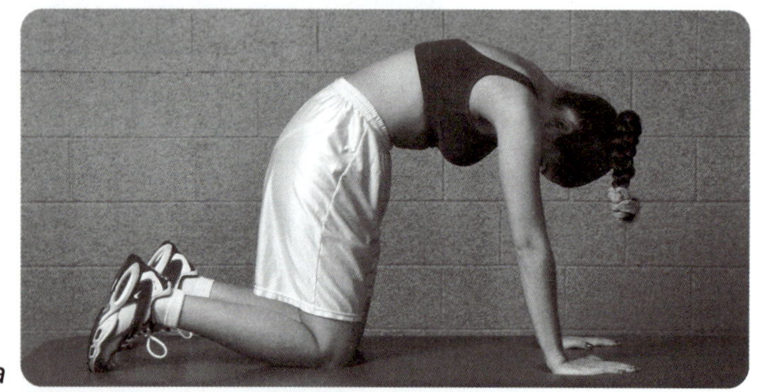
a

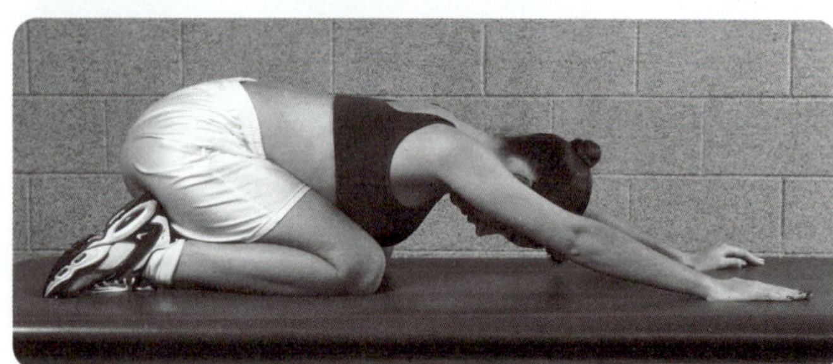
b

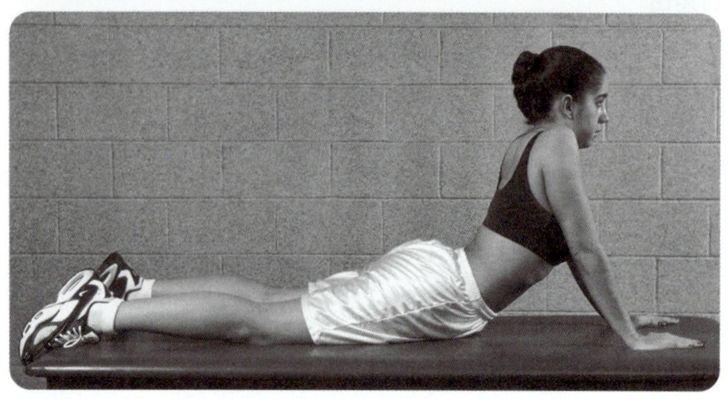
c

그림 18.33 허리 굽히고 펴기 스트레치 : *(a)* 시작 자세, *(b)* 허리 굽히고 펴기 굽힘동작의 마지막자세, *(c)* 허리 굽히고 펴기에서 허리 폄 동작의 마지막자세.

허리 굽히고 펴기 (Lumbar Rock)

신체분절(Body Segment) : 허리.

재활 단계(Stage in Rehab) : II와 이후.

목적(Purpose) : 허리와 엉덩이 스트레치.

자세(Positioning) : 환자의 손과 무릎이 팔꿈치와 일직선이 되도록 해야하며, 손은 어깨너비로, 무릎은 엉덩이 아래 위치해야 하고, 손은 어깨 아래 위치해야 한다.

수행(Execution) : 허리를 아치모양으로 하고, 엉덩이를 뒤쪽 발목을 향해 내리면서 자연스럽게 어깨는 바닥을 향해 내려가도록 한다(그림 18.33, a & b). 손 또는 무릎은 움직이지 않도록 하며, 환자는 그 다음 시작 자세인 앞으로 움직이고, 환자는 팔굽혀펴기 자세가 될 때까지 계속 앞으로 움직인다(그림 18.33c).

실수동작(Possible Substitutions) : 일반적인 실수는 손을 제자리에 고정시키기 보다는 움직이게 되는 것이다. 이러한 동작이 관찰되면, 환자의 손을 고정시키도록 주의를 주어야 한다.

무릎 가슴에 대기 (Knees to Chest)

신체분절(Body Segment) : 허리.

재활 단계(Stage in Rehab) : I, II단계와 그 이후.

목적(Purpose) : 허리와 엉덩이 스트레치.

자세(Positioning) : 환자는 무릎을 구부린 채로 똑바로 눕고 발은 바닥에 놓는다.

수행(Execution) : 한쪽 무릎을 가슴으로 하는 운동에서, 환자는 골반의 안정성을 위해 처음에 복부근육을 긴장(tighten)되게 하고, 그 다음 가슴쪽으로 한쪽 무릎을 끌어올린다. 팔로 무릎을 가슴쪽에서 고정시킨다. 이보다 더 심화된 양쪽 무릎을 가슴으로 하는 스트레치에서, 환자는 배근육의 긴장에 의해서 골반을 안정화시키고, 그 다음 무릎을 가슴쪽으로 끌어올린다. 무릎을 유지하는 동안, 환자는 다른 무릎을 가슴쪽으로 끌어올리고 양쪽 무릎을 팔을 이용해 가슴쪽으로 잡아당긴다. 다리를 내릴때는, 한다리씩 차례대로 내린다.

실수동작(Possible Substitutions) : 가장 일반적인 실수는 골반의 중립을 잃어버리고 허리가 아치모양을 하는 것이다. 이러한 현상을 막기 위하여, 끌어올리기전에 배근육의 긴장을 유지하는 것과 각각의 다리를 내리는 것을 환자에게 주의를 주어야 한다.

주의(Notations) : 양쪽다리를 가슴으로 스트레치하는 경우, 아치모양으로부터 허리를 보호하기 위해서 한쪽다리를 올리고 내려야 한다.

가쪽 몸통 스트레치 (Lateral Trunk Stretch)

신체분절(Body Segment) : 허리.

재활 단계(Stage in Rehab) : II단계와 그 이후.

목적(Purpose) : 가쪽 허리뼈 스트레치.

자세(Positioning) : 환자는 엉덩이와 무릎을 구부린 채로 똑바로 눕고, 발은 바닥에 편평하게 놓고 팔을 옆으로 뻗는다.

수행(Execution) : 한쪽 무릎을 다른쪽 무릎 위로 가로질러 놓고, 양 어깨는 그대로 바닥에 놓은 상태에서, 위쪽다리를 옆쪽으로 다리 아래 쪽으로 위쪽 다리를 잡아당긴다(그림 18.34).

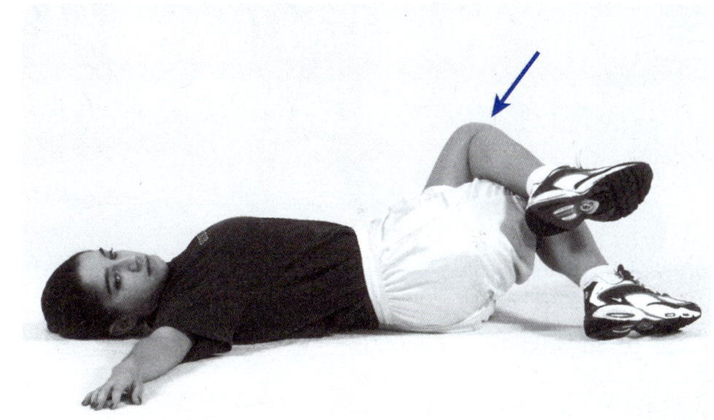

그림 18.34 가쪽 몸통 스트레치.

실수동작(Possible Substitutions) : 일반적인 실수는 같은 쪽 어깨가 바닥에서 떨어지면서 더욱 적게 스트레치는 되는 것이다. 이러한 실수가 관찰되면, 어깨 안정성의 중요성에 대하여 환자에게 주의를 주어야 한다.

주의(Notations) : 더욱 허리뼈의 국소적인 스트레치를 위해, 엉덩이는 대략 90° 굽힘되어야 한다.

토마스 엉덩이 굽힘근 스트레치 (Thomas Hip Flexor Stretch)

신체분절(Body Segment) : 엉덩이.

재활 단계(Stage in Rehab) : II단계와 그 이후.

목적(Purpose) : 허리뼈(요추, lumbar spine) 스트레스를 감소시키기 위한 엉덩허리근(장요근, iliopsoas) 스트레치.

자세(Positioning) : 환자는 넙다리(대퇴, thigh)의 절반 정도만 치료대에 걸치고 앉는다. 환자는 양 무릎을 가슴에 대고 바로 눕는다.

수행(Execution) : 한 쪽 넙다리를 무릎 안쪽에서 감싸잡고 다른 한 다리는 치료대 아래로 그냥

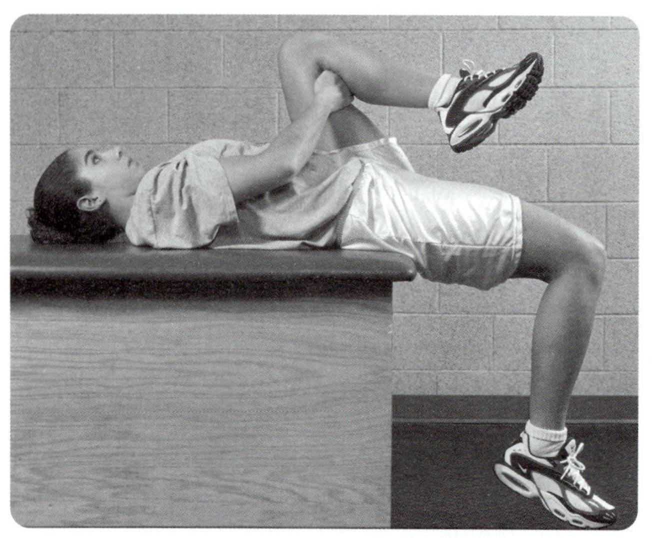

그림 18.35 토마스 엉덩이굽힘근 스트레치.

뻗는다. (아래쪽 다리의) 넙다리는 무릎을 90°로 굽힘(굴곡, flexion)시킨 상태에서 엉덩이의 돌림(회전, rotation)이나 벌림(외전, abduction)의 다른 동작없이 몸의 중심선을 따라 일렬로 스트레치 되어야 한다(그림 18.35).

실수동작(Possible Substitutions) : 엉덩이 스트레치의 가쪽돌림(외회전, lateral rotation)과 벌림이 일반적인 실수다. 환자가 굽힘된 엉덩이의 적절한 안정성을 가지지 못한다면, 허리는 치료대로부터 떨어져서 아치모양을 할 수 있다. 환자에게 스트레치되지 않은 다리를 가슴쪽으로 확실하게 잡아당기라고 주의를 주어야 한다.

주의(Notations) : 스트레치 자세에서의 정상적인 유연성은 허리를 치료대에 완전하게 댄 자세로 넙다리가 편히 쉴 수 있게 해주어야 한다.

다리 뻗어 올리기 (Straight-Leg Raise)

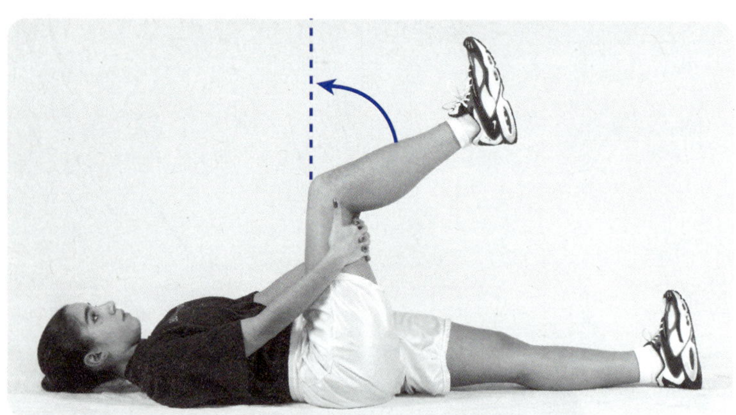

그림 18.36 뒤넙다리근 스트레치.

신체분절(Body Segment) : 엉덩이.

재활 단계(Stage in Rehab) : I, II단계와 그 이후.

목적(Purpose) : 뒤넙다리근(슬괵근, hamstrings) 스트레치.

자세(Positioning) : 바로 누운 자세.

수행(Execution) : 환자는 한 다리는 폄시킨 상태로 다른 쪽 넙다리 뒤쪽을 손으로 감싸 다리를 들어올린다. 환자는 무릎뒤쪽 또는 넙다리 뒤쪽에서 스트레치가 되는 느낌이 들때까지 손으로 잡은 다리의 무릎을 폄한다(그림 18.36).

실수동작(Possible Substitutions) : 이 운동의 일반적인 실수는 스트레치를 경감시키기 위해 반대쪽 엉덩이를 굽힘하는 것이다. 환자는 운동하는 동안 다른쪽 다리를 완전히 폄상태를 유지해야만 한다.

주의(Notations) : 뒤넙다리근의 긴장도가 허리의 유연성에 기여할 수 있다. 다양한 방법이 뒤넙다리근 스트레치를 위해 이용되지만, 이 운동은 척추에 최소한으로 스트레스를 주는 방법이다.

궁둥구멍근 스트레치 (Piriformis Stretch)

신체분절(Body Segment) : 엉덩이.

재활 단계(Stage in Rehab) : I, II단계와 그 이후.

목적(Purpose) : 가쪽돌림 스트레치 특히, 궁둥구멍근(이상근, piriformis).

자세(Positioning) : 환자는 무릎을 굽힘된 상태에서 바로눕고 발을 바닥에 놓는다.

수행(Execution) : 환측 다리의 무릎은 다른쪽 다리 위쪽으로 교차시키고, 양 무릎을 가슴까지 잡아당긴다. 환자는 아래쪽 무릎을 잡고 양쪽 무릎을 가슴쪽으로 잡아당긴다(그림 18.37a).

실수동작(Possible Substitutions) : 일반적인 실수는 엉덩이가 스트레치되어 보다 적게 돌림되는

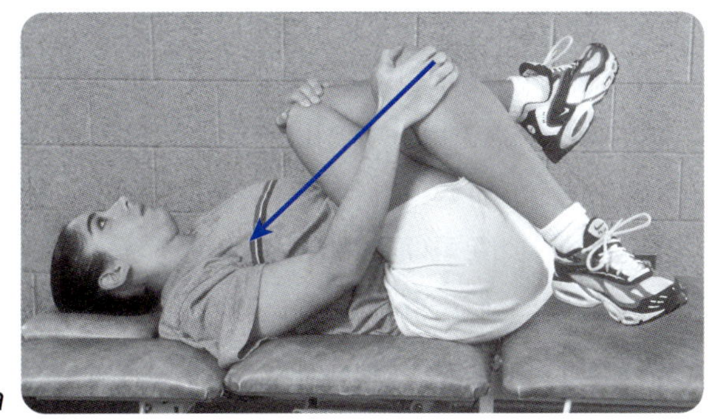

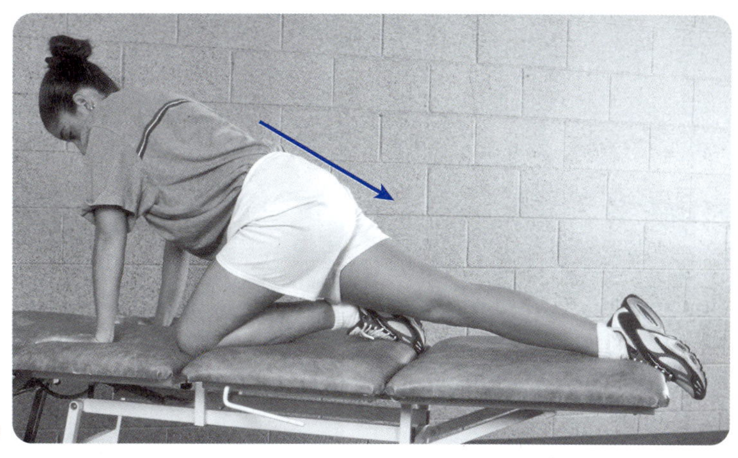

그림 18.37 궁둥구멍근 스트레치 : *(a)* 바로 누운 자세, *(b)* 팔다리를 이용한.

것이다. 무릎을 가슴까지 잡아당긴 후에 위쪽으로 교차시킨 무릎쪽의 어깨 끝까지 양 무릎을 잡아당긴다.

주의(Notations) : 궁둥구멍근(이상근, piriformis)은 허리통증의 일반적인 원인이다. 궁둥구멍근 스트레치의 다른 방법은, 환자가 환측 다리와 환측 엉덩이 뒤쪽으로 건측 다리를 교차시키고 무릎에 손을 댄다. 환자는 엉덩이를 뒤쪽으로 움직이고, 건측다리는 폄(신전, extension)시키고 환측 다리의 무릎은 굽힘(굴곡, flexion)시킨다(그림 18.37b). 이 운동의 일반적인 실수는 양쪽 엉덩이에 고르게 몸무게를 분배하는 것보다 폄된 엉덩이 쪽으로 움직임을 수행하는 것이다. 이러한 실수가 관찰되면 환자는 돌림하지 말고 허리를 펌하도록 주의를 주어야 한다.

엉덩정강띠 스트레치 (Iliotibial Band(ITB) Stretch)

신체분절(Body Segment) : 엉덩이와 넙다리.

재활 단계(Stage in Rehab) : I, II단계와 그 이후.

목적(Purpose) : 가쪽 긴장 근육과 연부조직 스트레치.

자세(Positioning) : 무릎을 폄시키고 바로 눕는다.

수행(Execution) : 한쪽 발이 반대쪽 다리의 바깥쪽으로 나가도록 다리를 교차시킨다. 밑으로 교차된 다리 쪽의 팔로 넘어온 다리를 잡고서 바닥쪽으로 당긴다(그림 18.38).

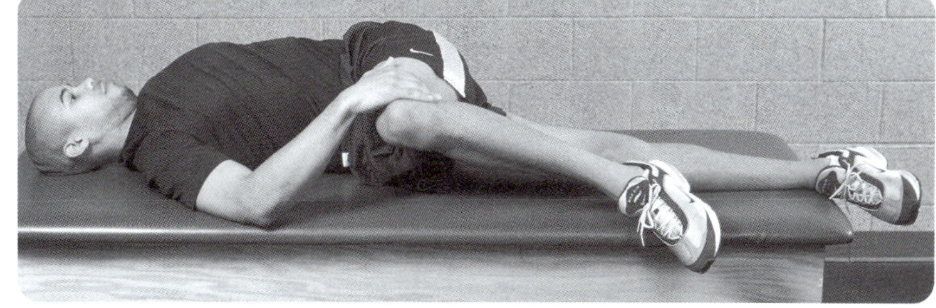

그림 18.38 엉덩정강띠 스트레치.

실수동작(Possible Substitutions) : 이 운동의 일반적인 실수는 같은 쪽 어깨가 바닥에서 떨어지는 것이다. 이 운동을 하는 동안 환자 몸통의 적절한 안정성에 주의를 주어야 한다.

주의(Notations) : ITB에서의 긴장도는 허리에 영향을 줄 수 있다.

가쪽이동 (Lateral Shift)

신체분절(Body Segment) : 허리.

재활 단계(Stage in Rehab) : I단계.

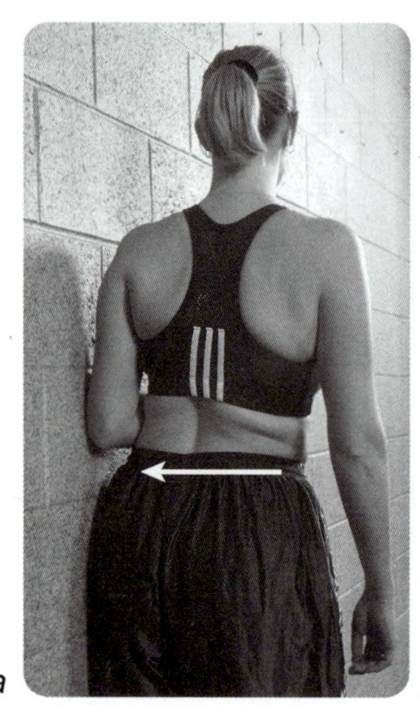
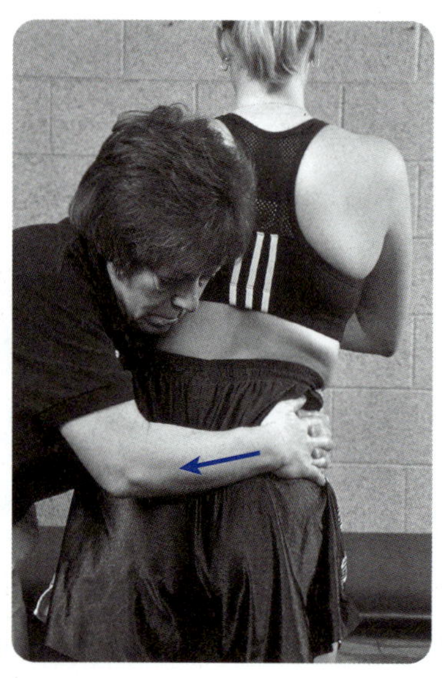

그림 18.39 가쪽이동 : *(a)* 혼자서 하기, *(b)* 도움받아 하기.

목적(Purpose) : 가쪽이동 수정과 척추 재구성.

자세(Positioning) : 환자는 가쪽이동된 허리를 벽과 약간 떨어진 채로 벽 옆에 선다.

수행(Execution) : 어깨 수평을 유지하고, 환자는 골반을 벽쪽으로 이동한다(그림 18.39a).

실수동작(Possible Substitutions) : 이 운동에서 일반적인 실수는 어깨가 벽 쪽에서 멀리 기울어지거나 엉덩이가 벽 쪽으로 기울어져 있으면 안되며, 두 가지 경우가 병행되어 있어도 안된다. 이러한 경우가 발생하면, 환자가 거울 앞에서 운동을 하게 하거나 운동사의 손을 환자의 어깨위에 닿지 않게 올려 놓게하고, 환자의 어깨가 운동사의 손을 닿지 않는 상태로 행하여질 수 있게 주의를 주어야 한다.

주의(Notations) : 수동적인 스트레치를 수행할 경우, 운동사는 기울어져있는 쪽으로, 환자 옆에 선다. 운동사는 그 다음 자신의 어깨로 골반을 운동사 쪽으로 잡아당기는 동안 환자의 허리에 경사지게 놓으면서 환자를 안정화시킨다.

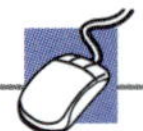

광범위한 스포츠 의학 자원과의 링크를 위해, *의사와 스포츠 의학* 웹 사이트인 www.physsportsmed.com을 참조해라.

서있는 자세에서 폄 (Standing Extension)

신체분절(Body Segment) : 허리.

재활 단계(Stage in Rehab) : I, II단계와 그 이후.

목적(Purpose) : 몸통 폄(신전, extension)을 증가시키고 오래 앉아 있거나 앞으로 굽힘(굴곡, flexion)했을 때 발생되는 긴장을 풀어준다.

자세(Positioning) : 환자는 서있고 양손을 허리쪽에 놓는다.

수행(Execution) : 환자는 머리를 뒤쪽으로 젖힘(과신전, hyperextension)하여 무릎과 엉덩이 폄을 유지하면서 뒤쪽으로 늘려준다.

실수동작(Possible Substitutions) : 일반적인 실수는 엉덩이가 뒤쪽으로 이동하고 무릎을 굽힘해서 뒤쪽으로 기울어지는 것이다. 이러한 현상이 발생하면, 환자는 엉덩이를 뒤로 움직이는 것을 막기 위하여 환자가 보정기구를 뒤에 대고 수행하도록 해야한다.

자세, 몸통, 그리고 골반 안정화 운동
(Posture, Core, and Pelvic Stabilization Exercises)

척추에 손상을 입은 환자라면 누구나 자세에 영향을 받는다. 자세는 손상으로부터의 예방과 회복에 있어서 모두 중요한 역할을 한다. 환자가 잘못된 자세를 가지고 있으면서, 자세를 수정하지 않는다면, 나쁜 자세는 지속적으로 손상에 영향을 미치고 회복을 어렵게 할 것이다. 올바른 자세를 유지하는 것과 신체를 올바르게 사용하는 방법의 교육 또한 재활 프로그램의 일부가 될 수 있다. 11장에서는 자세에 관한 필수적인 논의에 관해 언급한다.

몸통 *(Core)*

우리는 척추 그 자체가 큰 부담은 보조하지 못한다는 것을 알고 있다; 척추자체는, 단지 5 lb

(약 2kg)의 적용에도 붕괴된다(Panjabi et al., 1989). 그러므로, 척추는 주변의 근육들로부터 안정성과 지지의 거대한 양을 받는다. "중심"으로서 알려져 있는 것에 관해서 몸통의 안정성은 자주 논의된다. 우리가 몸통에 대해 말할 때, 우리는 몸통근육과 근육들의 능력을 참조하고 기능적인 움직임을 위하여 몸통을 안정화한다. 역학적인 원리의 기초는 2장에서 논의되었고, 파워 전달이 있다면, 그것은 안정된 구조를 통하여 발생한다는 것을 우리는 알고 있다. 몸통이 상지와 하지 사이에서 전달되는 수단이기 때문에, 중심은 컨디셔닝과 재활 프로그램을 수행하는데 있어서의 중요한 요인이다(Clark, Fater, and Reuterman, 2000).

배 근육은 움직임동안 몸통의 안정성을 위한 복강내 압력을 증가시키기 때문에 척추의 효과적인 보조기로 제공하는 것을 kennedy(1967)가 제안한 이후 20세기 후반부에서부터 몸통에 대한 관심이 증가하였다. 그 이후, 우리는 척추의 지지와 안정성에서 복강내 압력의 중요성을 이해하였다. 복강내 압력이 발생되면, 그것 위에 놓이는 전단하중(shear loads)과 압축을 이겨내기 위하여 몸통을 단단한 원통으로 전환시킨다(Norris, 1995).

이러한 복강내 압력을 만들어 내기 위하여, 배근육(복근, abdominal muscles), 골반저근육(pelvic floor)과 가로막(횡격막, diaphragm)의 공동적인 노력과 협응이 필요하다(Norris, 1995). 명백한 근육을 넘어, 배근육, 가로막과 골반저근육은 안정성을 위한 복강내 압력을 제공하는 것에 있어서 중요한 역할을 한다. 엉치엉덩관절(천장관절, sacroiliac joint)의 통증과 더불어 환자가 이러한 근육의 동원이 적은것을 통증이 없는 개인들과 비교해야 한다는 것을 증명하기 위한 근거가 있다(O' Sullivan et al., 2002).

경직(stiffness)은 허리통증의 치료와 예방에 있어서의 요인이다. 경직은 능동적 · 수동적 요소의 조합으로 인한 결과이다. 수동적인 요소는 허리뼈와 몸통부위의 주변 인대, 주머니(capsules)와 근막(fascia)이다. 표면근육(superficial msucles)과 심부근육(deep muscles)은 척추를 위한 경직을 제공하는 역할을 수행한다. 강한 근육은 약한 근육 하나보다 더욱 경직된다. 인대가 손상되었다면, 그 다음 근육은 이전의 수준으로 회복되지 않을 것이기 때문에 근육은 구조로부터 경직의 손실을 보상해야 한다. 많은 허리 손상들은 손상된 부위 주변 불활성 조직(inert tissues)을 포함하고, 두 번째로 근육을 포함한다. 이러한 조직들에서 경직 손실은 경직을 통한 안정성을 제공하기 위한 환자의 능력을 감소시킬 것이다.

몸통 근육을 정의하는데 있어, Bergmark(1989)는 몸통을 움직이는 것과 몸통의 안정성이 구별되고, 몸통의 안정성은 작은 근육(local muscles)과 몸통의 움직임은 큰 근육(global muscles)과 관계가 있다. 그는 작은 근육이 지레 – 팔길이 때문에 안정화를 제공하는 신체의 중앙 근처의 근육으로서 작용하며, 그 밖에는 제공할 수 없다는 것을 확인했다. 다른 한편으로는, 그는 큰 근육은 움직임의 중앙에서 충분하게 멀리하게 되고, 더 많은 척추분절을 포함하는 더욱 긴 지레팔을 가지고 있기 때문에 큰 근육이 전체의 몸통 움직임을 제공할 수 있다고 제안했다. Bergmark의 생각 이후에 얼마 지나지 않아 Panjabi는 작고 큰 근육이 척추의 안정성에 필요한 생역학적인 모델의 발달을 통하여 나타낸다는 것을 알게 되었다(Panjabi et al., 1989). 작은 근육과 큰 근육을 구분하는 것은 무관할지도 모른다. 그러나, 그들의 기능은 다르고, 허리통증(LBP)을 가지고 있는 어떠한 환자를 위한 치료적 운동프로그램을 설계하기 전에 우리는 이러한 차이점을 이해해야 할 필요가 있다.

큰 또는 표면 근육은 배쪽으로 배곧은근(복직근, rectus abdominals)과 등쪽으로 척추옆근육(paraspinal muscles)을 포함한다. 이러한 큰 척추옆근육은 몇 개의 척추 범위에 근육을 포함한다;

이러한 근육을 총괄하여 척추세움근(척추기립근, erector spinae muscle)이라 불리고 가장긴근(longissimus)과 엉덩갈비근(장륵근, iliocostalis)을 포함한다. 작은 또는 몸통근육은 안정화로 알려져 있으나, 명확하게 확인되지는 않았다. 다른 빗근(obliques)을 포함하는 동안(Radebold et al., 2000), 배가로근(복횡근, transverse abdominis)과 뭇갈래근(다열근, multifidi)만이 유일한 몸통근육으로 생각하였다(Wilke et al., 1995). 배속빗근(내복사근, internal oblique muscle)과 배바깥빗근(외복사근, external oblique muscles)는 때로는 몸통근육으로 때로는 큰 근육으로 논의된다. 비록 이 근육들이 몸통의 움직임을 제공하지만, 또한 안정성을 제공한다 – 이러한 이유로 두 그룹의 근육을 분류하기 위한 시도가 자주 일어나는 혼란이다. 우리가 재활을 논의할 때 우리는 곧 이 화제로 되돌아올 것이다.

허리 폄 근육이 주로 타입 I 근 섬유를 포함하기 때문에, 그것들은 장기적인 활동을 제공하기 위하여 설계된다(Thorstensson and Carlson, 1987). 그러나 허리통증을 가지고 있는 사람이 그들의 작은 허리 근육에서 더욱 낮은 근지구력을 가지고 있는 것을 보여준다(Nourbakhsh and Arab, 2002). 게다가, 허리통증 환자는 허리통증이 없는 환자와 비교해서 고유감각(proprioception)과 위치감각(position sense)의 감소가 나타난다(O' Sullivan et al., 2003). 허리통증과 관련된 또 다른 중요한 요인은 허리통증 후에 폄근과 허리의 동원패턴(recruitment patterns)의 기능장애이다(Ebenbichler et al., 2001). 몸통 또는 팔다리의 움직임 이전에 정상적인 대상자에서 길항작용으로 배가로근이 수축한다; 이것은 움직임에 앞장서서 척추를 안정화시키기 위하여 발생하는 것으로 생각된다(Radebold et al., 2000). 그러나, 허리통증의 대상자에서 근육이 동원되거나 동원되지 않을 때, 다른 근육은 그들의 위치에서 사용된다; 이것은 허리에 부가적인 스트레스로 작용되고, 게다가 불활성조직과 다른 근육들은 허리뼈 근육의 위치에서 강한 긴장을 준다. 즉, 조사에서 허리통증이 있는 환자가 정확하고 연속적인 패턴으로 근육을 사용하지 않거나 안정성과 경직을 제공하는데 있어 효과적으로 근육이 정확하게 동원되지 않는 것과 근육은 매일같이 활동하는 동안 척추에 지지를 제공할 수 있는 지구력이 없는 것을 증명하였다.

게다가, 허리의 안정성 부족은 다른 신체 분절의 손상 요인이 된다. 몸통의 불안정성은 무릎 손상 원인이 되며, 앞십자인대(전십자인대, anterior cruciate ligament) 손상과 무릎뼈통증증후군(patellofemoral pain syndrome)을 포함한다(Leetun et al., 2004). 그 밖의 하지 손상은 불안정성과 관련이 있고, 불균형(imbalances)은 발목 염좌를 포함한다(Leetun et al., 2004).

몸통 안정성 제공의 방법을 논의할 때, 우리는 몸통 근육들 보다 더욱 많은 것을 고려해야 한다. 엉덩이 근육 또한 엉덩이 움직임만을 제공하지 않고, 골반에 부착되고, 또한 골반과 몸통 움직임에 영향을 주기 때문에 포함된다(Ekstrom, Donatelli, and Carp, 2007). 몸통 안정성의 토론은 몸통 근육, 몸통 굽힘근과 폄근 그룹과 골반 안정화로부터 보조까지 자주 관련된다. 골반 안정화는 엉덩이 근육을, 특히 허리네모근(요방형근, quadratus lumborum), 엉덩이 폄(신전, extension), 엉덩이 모음근(내전근, adductor)과 엉덩이 돌림근(회전근, rotatores)을 포함한다. 허리통증을 가지고 있는 환자는 엉덩이 모음근과 돌림근의 결핍이 있다(Leetun et al., 2004).

몸통 안정성은 앞쪽과 뒤쪽 몸통 근육의 수축으로 향상되는 것을 나타낸다(Bergmark, 1989). 불행하게도, 몸통을 둘러싸고 있는 근육의 위치와 근섬유 정렬 때문에, 이러한 모든 근육을 촉진하는 한가지의 운동은 없다. 그러나, 배가로근과 뭇갈래근이 모든 몸통 움직임에서 활동적인 유일한 근육이라는 것을 보여준다(Wilke et al., 1995).

우리가 척추와 안정화의 중요성을 인지하면서, 우리는 몇 가지의 요인이 허리통증을 가지고 있는 환자를 위한 재활 프로그램에 관계된다는 것을 알았다. 이러한 요인은 우리가 다음을 포함하는 이러한 환자의 일반적인 문제인 것으로 인지하고 작성되었다 :

1. 감소된 고유감각. 고유감각의 부족과 더불어, 우리는 평형성과 활동의 협응이 부족할 것이라는 것을 알고 있다.
2. 감소된 근지구력. 비록 근력이 요인이지만, 특히 운동선수와 노동자들에서, 근지구력은 어쩌면 매우 큰 요인이다; 근지구력은 근력보다 더욱 부족할 수 있고 안전한 기능적인 활동 수행을 위해서 회복되어야 한다.
3. 근육의 동시활성(coactivation) 부족. 몸통 활동을 하는 동안 몸통근육이 수축하지 않는다면, 척추의 경직과 안정성은 부족하게 되고 손상의 위험성이 증가될 것이다.
4. 지연된 몸통 근육의 동원. 만약 안정화가 수행할 때 열에 의해 상실되면, 안정성은 소실되고 더욱 더 많은 스트레스가 다른 주변의 구조에 발생한다.
5. 감소된 안정성. 이러한 요인의 모든 것은 몸통 불안정성의 상황이 나타난다. 이러한 상황이 개개인의 손상 위험성을 증가시키는 것은 아니지만, 또한 몸통을 통하여 전달되는 힘을 제한하면서 최적의 기능적인 수행을 막을 수 있다.

이러한 주어진 문제는, 허리통증을 가지고 있는 환자의 치료를 위한 목적으로 그것들을 해결하기 위하여 설계되어야 한다는 것이다. 허리통증을 가지고 있는 환자를 위한 치료적 운동 프로그램은 다음을 포함한다 :

1. 몸통 고유감각과 평형성 활동
2. 몸통 근육의 근지구력과 이차적인 근력 운동
3. 몸통 근육의 재교육(reeducation)과 협응활동과 동원을 위한 재트레이닝(retraining)
4. 움직임의 모든면에서 몸통 움직임을 위한 운동
5. 허리네모근(요방형근, quadratus lumborum)과 다른 엉덩이 근육들을 위한 근력 운동
6. 몸통 안정화를 포함한 기능적인 활동을 위한 점진적인 진행

어떠한 치료적 운동 프로그램에서 기초적인 것은 척추를 낮은 스트레스의 위치에 배치하는 능력에 있다. 이러한 위치는 많은 이름들로 알려져 있으며, 다음에 논의되었다.

골반중립 (Pelvic Neutral)

안정된 골반은 활동에서 팔다리(사지, extremity)가 수행할 수 있는 플랫폼 형태로서 제공된다. 서서 런닝하는것 또는 서서 평형성을 유지하는 것과 같은 기초적인 것이다. 그것은 치료적 운동을 수행하고 있는 환자에게 미리 교육해야 한다. 이번 장에서, 우리는 골반중립이 무엇인지, 왜 중요한지, 환자에게 어떻게 교육시키는지 논의할 것이다.

골반 안정성은 또한 *허리 안정성*, *몸통 안정성*, *중심 안정성*, *척추안정성*, 또는 *허리엉치뼈(lumbosacral) 안정성*과 관련된다. 이러한 다양한 용어들은 친밀함을 강화하기 위하여 이번 장에서 공유될 것이다. 골반 안정성은 근력과 몇 가지의 몸통 근육의 조절에 의지한다; 배빗근(복사근, abdominal obliques), 배가로근(복횡근, transverse abdominis), 뭇갈래근(다열근, multifidi),

몸통 안정화근, 엉덩이 돌림근(회전근, rotatores), 볼기근(둔근, gluteals) 그룹. 허리네모근(요방형근, quadratus lumborum)과 넓은등근(광배근, latissimus dorsi) 또한 안정성 역할을 한다. 운동사는 활동을 수행하기 전에 이러한 근육의 근력과 근지구력 향상을 위한 프로그램을 설계하는 것이 중요하다.

개개인이 좋은 골반의 안정성을 가지기 전에, *골반중립*의 위치를 유지할 수 있어야 한다. 골반중립은 허리뼈에 놓일 때 가장 적은 양의 스트레스 위치가 된다. 때때로 이 자세는 *허리뼈 중립(lumbar neutral)*, 또는 *중립 척추(neural spine)*라고 불린다. 골반중립은 특히, 허리통증을 가지고 있는 개인에서 이러한 위치에 있는 것이 익숙하지 않고 발견하는 것이 어려울 수 있다. 나는 골반중립을 위한 방법에 관한 교육을 시키기 위한 환자의 가장 좋은 자세는 앉아 있을 때라는 것을 알게 되었다. 환자가 앉아 있을 때, 운동사는 오른쪽과 왼쪽 ASIS에 손가락을 놓는다. 환자에게 골반을 가능한 뒤쪽으로 움직이고 끝 위치에서 주의하도록 지시하고, 그 다음 골반을 가능한 앞쪽으로 움직이고, 끝 위치에서 주의하도록 지시한다. 지금 환자는 각각의 끝 위치에서 움직이고, 환자가 움직임의 끝 사이에서 중간 위치에서 균형을 잡게될 때까지 점차적으로 더욱 작은 운동범위에서 움직인다. 이것이 환자의 골반중립이다; 척추가 골반위에서 균형을 잡게되는 것이 골반 움직임의 중앙이다. 골반중립은 개별화되고, 골반을 움직이는 개개인의 능력과 이용할 수 있는 운동범위에 의존한다. 환자가 골반중립을 발견하고 잡을 수 있을 때를 설명하는 것이 중요하고, 모든 활동을 하는 동안 이러한 자세를 유지하는 것에 대한 필요성을 환자에게 강조하는 것이 중요하다. 이러한 자세를 유지하는 것은 안정화 근육이 약간의 수축이 요구될 것이다. 환자가 팔과 다리 움직임과 함께 골반중립을 유지하는 것이 어려울 때, 다음의 몇 페이지에서 제공되는 운동이 초기 단계에서 사용될 수 있다. 이러한 운동의 목적은 환자가 골반중립을 유지하는 동안 팔과 다리의 움직임을 수행하도록 하는 것이다. 잘못된 수행의 수정이 될 수 있도록 환자의 수행에 대한 세심한 주의가 고려되어야 하고 정확하게 수행할 때는 격려가 주어져야 한다.

안정화 운동의 점진적인 진행 (Stabilization Exercise Progression)

환자가 내부 몸통근육을 촉진(facilitating)하는데 도와주는 두 가지 운동은 배꼽넣기(abdominal hollowing)와 복부를 긴장시키는(abdominal bracing) 것이다. 배꼽넣기는 배가로근(복횡근, transverse abdominis)과 뭇갈래근(다열근, multifidi)을 동원하지만 배곧은근(복직근, rectus abdominals)과 배바깥빗근(외복사근, external oblique muscles)은 촉진하지 않기 때문에 어떤 것이 더 좋은 운동인지에 대한 의견차이가 있다(Richardson, Jull, Hodges, & Hides, 1999). 복부를 긴장시키는 운동은 그러나 배가로근과 더불어 배속빗근(내복사근, internal abdominal oblique)과 배바깥빗근을 촉진한다(McGill, 2001). 때문에, 최적의 몸통조절을 위하여 작은 근육과 큰 근육의 사용이 필요하고, 재활 프로그램에서 두 가지 운동이 사용되는 것이 추전된다고 언급되고 있다.

배가로근 동원 활동 *(Transverse Abdominis Recruitment Activities)* 배꼽넣기 운동은 환자를 엉덩이와 무릎의 굽힘과 함께 발은 지면에 놓고 바로 누운자세에서 초기에 수행된다. 환자는 스스로 중립 척추(neutral spine)의 자세를 취한다. 운동사는 그 다음 환자가 중립 척추자세를 유지하도록 하면서 척추쪽으로 배꼽을 잡아당기는 것에 의해서 복부를 넣으라고 지시한다(Jull & Richardson, 2000). 환자가 배를 들이마시지 않으면서 배꼽을 집어넣는 것이 중요하다. 이 자세를 5초간 유지하는 것을 시작으로 반복한다. 환자가 조절 능력이 향상되면서, 30초까지 시간을 증가시킨다.

환자가 이러한 운동을 어려워한다면, 혈압측정띠(blood pressure cuff)를 사용하여 도움을 받아야 한다. 환자는 무릎을 굽혀 바로 누운 자세에서, 혈압측정띠를 환자의 허리에 편안하게 놓아야 한다. 띠는 40mmHg로 팽창시킨다. 환자는 골반중립 자세로 움직이고, "척추쪽으로 배꼽을 잡아당기라고" 지시한다. 운동사는 혈압측정띠 측정기를 주시하면서 환자가 활동을 성공적으로 수행하는지를 관찰할 수 있다. 압력이 현저하게 올라간다면, 환자는 또한 골반중립이 소실되고 골반이 뒤쪽으로 기울어진다; 압력이 현저하게 감소한다면, 환자는 골반이 앞쪽으로 기울어지는 움직임이 나타난다. 환자에게 시각적 피드백 기전으로 혈압 측정기를 주시할 수 있게 한다. 복부의 촉진은 또한 적절하게 근육을 동원하여 환자를 도울 수 있다. 혈압 측정기 판독에서 3~5° 이상의 변화 없이 환자가 배꼽을 척추쪽으로 잡아당길 수 있다면, 배가로근(복횡근, transverse abdominis)의 동원을 정확하게 나타낸 것이다.

배가로근의 활동을 더욱 촉진하기 위한 것과 환자에게 촉각의 피드백을 제공하기 위한 또 다른 기술은 위앞엉덩뼈능선(전상장골릉, anterior superior iliac crest)의 위쪽과 안쪽에 손가락끝을 놓는 것이다. 환자는 배꼽넣기 운동에서 복부의 근육이 들어갔다 나왔다 하는 것을 느낄 수 있을 것이다. 각각의 이러한 운동은 근력과 근지구력의 발전에 따른 조절이 목적이다.

복부를 긴장시키는 것은 몸통의 경직을 만들어내기 위한 모든 배근육의 활성화이다. 근육 활동의 강도 때문에, 이차적인 폄근육군의 활성화가 나타난다. 이러한 앞쪽, 가쪽과 뒤쪽근육 긴장은 움직임의 제한 없이 뻣뻣함을 제공한다(Grenier & McGill, 2007). 다시, 이러한 등척성 고정은 초기에는 5초 동안 유지되지만, 환자의 조절능력이 향상되면 30초까지 증가시킬 수 있다.

치료적 운동 프로그램에서 이러한 두 가지 운동을 시행하는 것은 촉진(facilitate), 근력을 위해 중요하고 몸통 근육의 근지구력 향상을 위해 중요하다. 그러나, 이러한 근육을 활성화시키기 위하여 적절한 안정성이 요구되는 방법은 무엇인가? 최대 수축은 기능적인 활동에서는 필요하지 않다. 기능적인 활동을 하는 동안 요구되는 이러한 몸통 근육의 힘의 강도는 개인이 중립 자세를 유지하는 동안 지속적인 최대하라는 것을 알게 되었다(Cholewicki, Panjabi, & Khachatryan, 1997). 그러므로, 최대 수축은 필요하지 않지만, 지속적인 최대하 수축은 필요하다(McGill, Grenier, Kavcic, & Cholewicki, 2003).

환자가 좋은 배꼽넣기의 수행을 보여주고, 배가로근의 강한 수축력을 만들 수 있다면, 환자에게 수축의 양을 조절하기 시작하도록 한다. 최대와 중간의 차이는 일반적으로 환자에 의해 쉽게 만들어지고, 그래서 환자가 가능한 만큼 배가로근을 수축시키고, 그 다음 환자에게 배가로근을 50% 이완시키고 고정하도록 지시한다. 환자가 수축수준의 변화에 있어 편하게 느낀다면, 환자에게 최대하 수축(50%의 50%)의 50%로 수행하도록 지시한다. 이것은 기능적인 활동을 하는 동안 몸통 안정성을 유지하기 위해 대략적으로 필요한 힘의 양이다(최대수축의 25%). 물론, 활동과 함께 극도의 노력이 요구되고, 몸통 안정성의 요구 또한 증가하고, 그러나 25%는 매일 기능적인 활동을 위해 요구되는 것의 평균이다. 환자가 25%의 몸통 수축을 유지하고 수정이 가능하다면, 환자에게 하루 동안 내내 이러한 긴장을 유지하도록 권장해야하고, 그것이 자동적으로 되고 중립 상태가 되도록 한다.

뭇갈래근 동원 활동 *(Multifidus Recruitment Activities)* 뭇갈래근은 촉진하기에는 너무 깊고, 그래서 환자가 근육을 정확하게 사용하고 있는지 아닌지를 결정하는 것은 어려울 수 있다. 그러나 우리는 골반저근(pelvic floor muscles)이 사용될 때 뭇갈래근(다열근, multifidi)이 사용된다는 것을 알고

있다. 골반저근을 활성화시키기 위하여, 환자에게 제공되는 언어적 신호(verbal cue)가 있다, "마치 당신이 배뇨 중간에 멈추는 것처럼 근육을 조이게 해라." 뭇갈래근을 직접적으로 촉진은 못하지만, 언어적 신호가 제공되는 환자의 허리뼈 가시돌기의 인접한 곳에 손가락끝을 놓는다면 간접적으로 뭇갈래근이 긴장되는 것을 느낄 수 있다. 근육이 약화되었다면, 당신의 손가락 끝에서 매우 적은 압력을 느낄 수 있다.

환자는 무릎을 굽혀 바로눕히고 골반중립에서, 언어적 신호를 제공한다, "마치 당신이 배뇨 중간에 멈추는 것처럼 근육을 조이게 해라." 다시 한번, 허리뼈부위에 40mmHg로 팽창시켜 놓은 혈압측정띠는 환자의 수행 정도에 관한 피드백을 운동사와 환자에게 제공한다. 배가로근(복횡근, transverse abdominis)을 운동할 때, 혈압이 상당히 증가 또는 감소한다면, 환자는 골반중립이 소실된다. 근육의 긴장은 골반의 위치 변화없이 제공되어야 한다. 이러한 경우라면, 환자에게 위앞엉덩뼈가시(전상장골극, anterior superior iliac spine)의 위쪽과 안쪽에 손가락끝을 놓아서 촉각의 피드백을 제공한다; 환자는 배꼽넣기 운동에서 복부의 근육이 들어갔다 나왔다 하는 것을 느낄 수 있을 것이다. 각각의 이러한 운동은 근력과 근지구력의 발전에 따른 조절이 목적이다.

배가로근과 뭇갈래근의 결합된 활동 *(Combining Transverse Oblique and Multifidus Activity)* 배가로근과 뭇갈래근이 개별적으로 활성화되었다면, 운동사는 바로 환자에게 양쪽을 활성화시키기 위하여 "바로 배꼽을 척추쪽으로 잡아당기고, 마치 당신이 배뇨 중간에 멈추는 것처럼 근육을 조이게 하도록" 지시한다. 이러한 결합된 활동은 복부와 뒤쪽 근육을 동원하여 긴장시키는 운동의 형태이다. 환자가 이러한 활동을 정확하게 수행한다면, 혈압 측정기의 변화는 없을 것이다.

이러한 두 가지 운동에 더하여, 다른 기초적인 운동은 중심 프로그램 초기에 시작될 수 있다. 환자가 골반중립을 알고, 배꼽넣기와 긴장시키는 운동을 수행할 수 있다면, 점진적인 운동의 다른 두 가지 형태인 죽은벌레운동(dead bug exercises)과 사냥개자세운동(bird dog exercises)이 사용될 수 있다. 죽은벌레운동은 중립척추를 유지하는 동안 바로 누운 자세에서 팔과 다리를 움직이는 것을 포함하고, 사냥개자세운동을 하는 동안 무릎과 손으로 수행되지만, 유사한 활동을 포함한다. 이러한 운동의 목적은 몸통 근력을 강화하는 것이고 동시에 적당한 중립의 위치를 유지하는 동안 환자에게 단순한 팔다리(사지, extremity) 움직임을 수행하게 하는 것이다.

죽은벌레운동은 수행에서 환자에게 피드백을 제공하기 위해 혈압측정띠와 함께 적어도 초기 단계에 수행되어야 한다. 환자가 어떠한 운동을 하는 동안 혈압측정기가 크게 올라간다면, 그것은 더욱 더 작은 운동범위에서 시작할 필요가 있다; 환자는 골반 안정성이 유지되는 운동범위에서만 운동을 수행해야 한다. 더욱 큰 조절능력이 이루어지는 것에 따라, 더욱 큰 운동범위에서 가능할 것이다.

"죽은벌레운동" 또는 "벌레운동"은 팔과 다리 움직임으로 수행되는 자세 때문에 지명되었다. 같은것이 "bird dog" 운동에서 적용된다. 이러한 바로 누운 자세와 사족의(quadruped) 운동은 각각, 보다 쉬운 것에서 부터 어려운 것으로 나타낸다. 환자가 골반중립 자세를 유지하는 동안 상지나 하지 활동을 위한 고무밴드의 저항을 이용하여 환자는 서서 운동을 진행한다. 죽은벌레와 사냥개자세 운동이 중립척추에서 유지되지 않을 때 환자를 바로잡아야 한다. 이러한 정정은 무엇이 틀리게 수행되고 있는 지에 관해 환자에게 말하는 것에 의해 완전하게 되고, 기술을 바로잡기 위해 무엇을 해야 하는지에 대한 지시를 제공하는 것이다. 엉덩이는 돌리면 안된다; 허리뼈는 굽힘(굴곡, flexion) 또는 폄(신전, extension)하면 안된다; 그리고 앞쪽 또는 뒤쪽으로 골반이 기울면 안된다.

만약 환자가 어떠한 운동을 하는 동안 안정성을 유지하는 것이 어렵다면, 당신의 언어와 촉각의 단서를 주는 것과 더불어, 어려움의 수준 이전의 운동으로 되돌아갈 필요가 있다. 복부와 엉덩이 근육은 각각의 운동에서 엉덩이, 골반, 그리고 허리의 정확한 수행에 필요한 안정화를 제공하기 위하여 긴장되어야 한다. 운동사는 환자가 언어적 또는 촉각적 단서 없이 운동을 수행할 수 있을 때까지 적절한 기술에 관해서 지도 또는 상기시켜야 한다. 허리 손상과 더불어 모든 환자는 이러한 죽은벌레 또는 사냥개자세 운동을 수행할 필요는 없고 몇몇의 경우는 더욱 쉬운-단계의 운동을 통하여 빠르게 진행할 수 있다. 이러한 운동을 수행 시 환자가 가지고 있는 어떠한 어려움은 골반의 안정화는 제한이 나타나고 환자는 운동을 정확하게 수행할 수 있을 때까지 운동을 해야 한다.

환자가 한 가지 운동을 능숙하게 하면, 환자는 다음의 운동을 진행한다. 이러한 운동은 쉽게 보여질 수 있지만, 그것들을 시도한다면, 당신은 운동이 정확하게 수행될 때 보게 되면 단순하지 않다는 것을 빠르게 실감할 것이다. 이러한 운동은 환자가 폼 롤러(foam roller)에 누워서 수행하면 더욱 힘들다.

각각의 운동은 운동사로부터 "척추쪽으로 배꼽을 잡아당겨라"와 "마치 당신이 배뇨 중간에 멈추는 것처럼 근육을 조이게 해라."의 언어적 단서와 함께 서면으로 작성한다. 환자의 배가로근(복횡근, transverse abdominis)과 뭇갈래근(다열근, multifidi)이 조절되면, 운동을 수행한다.

이러한 각각의 죽은벌레 운동은 직선의 움직임보다 대각선 패턴(diagonal pattern)에서의 팔과 다리 움직임을 수행하는 것이 매우 어려움을 만들 수 있다. 이러한 변화는 빗근(oblique muscles)의 동원이 요구될 것이다.

환자가 바로누워서 안정화 운동을 수행할 수 있을 때, 진행은 사족자세(quadruped position)에서 운동이 시행될 수 있다. 죽은벌레운동과 같이, 사족운동은 보다 쉬운 것에서 부터 매우 어려운 단계까지 진행방식을 나타낸다. 죽은벌레운동과 같이, 이러한 운동은 환자가 운동을 더욱 어렵게 만들뿐만 아니라, 빗근을 또한 동원하여 직선의 움직임보다 대각선 패턴(diagonal pattern)에서의 팔과 다리 움직임을 수행하는 것에 의해 더욱 진보시킬 수 있다.

■ 죽은벌레와 사냥개자세 운동 (Dead Bug and Bird Dog Exercises)

팔 움직임에 의한 척추안정화 운동 (Supine Stabilization With Arm Movement)

운동형태(Exercise Type) : 죽은벌레.

재활단계(Stage in Rehab) : I, II 단계.

목적(Purpose) : 척추 안정화에 대한 환자에게 팔의 저항력을 제공하기 위함.

자세(Positioning) : 무릎과 엉덩이를 굽힘하고 바로 누운 자세에서, 발은 치료대에 놓는다.

수행(Execution) : 한쪽 팔을 머리위로 들어올리고, 그 다음 다른 팔을 교차시키는 방식으로 한다(그림 18.40). 몸통을 안정화시키고, 팔이 움직이는 동안 골반이나 척추가 움직이면 안된다.

단서와 주의(Cues and Notations) : 단서는 중립척추

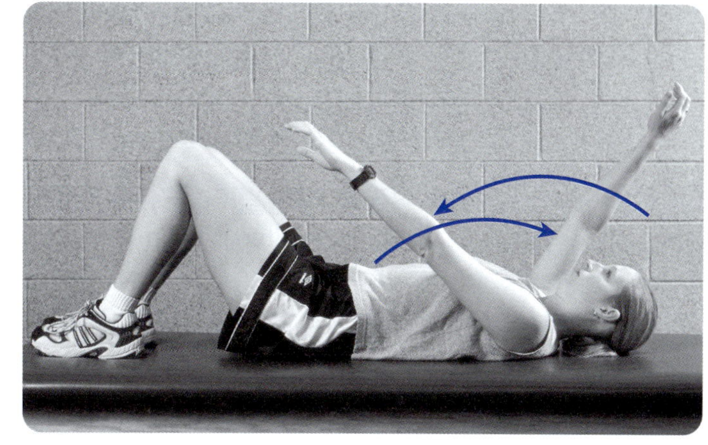

그림 18.40 팔을 이용한 죽은벌레 척추안정화 운동.

자세를 취하고 유지하도록 하고, 움직임을 수행하는 동안 환자는 골반중립을 유지해야 하고, 호흡을 해야 한다.

다리 움직임에 의한 척추안정화 운동 (Supine Stabilization With Leg Movement)

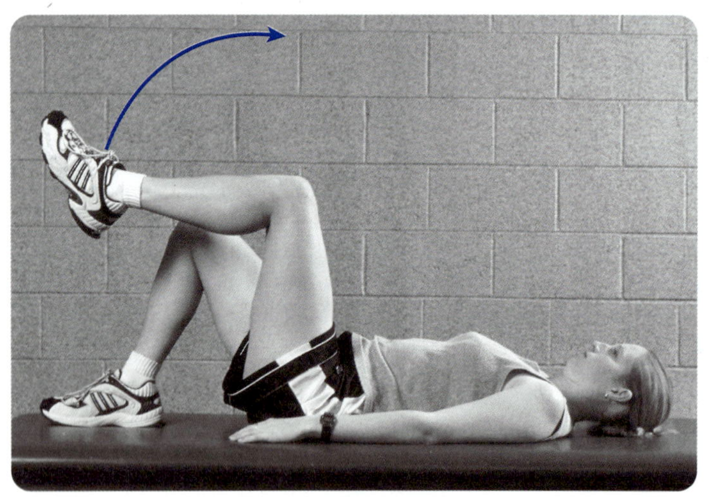

그림 18.41 다리를 이용한 죽은벌레 척추안정화 운동.

운동형태(Exercise Type) : 죽은벌레.

재활단계(Stage in Rehab) : I, II 단계.

목적(Purpose) : 아래쪽 복부근육 강화와 척추 안정화를 위한 저항성 증가를 제공한다.

자세(Positioning) : 엉덩이와 무릎을 굽힘(굴곡, flexion) 상태로 바로 누운 자세.

수행(Execution) : 중립척추 자세를 하는 동안, 환자는 배근육(복근, abdominals)이 골반중립을 유지하기 위해서 긴장하고 있는 상태에서 엉덩이가 움직이지 않도록 하고, 한쪽 무릎을 가슴쪽으로 들어 올리고 그 다음 다리를 뻗는다(그림 18.41).

단서와 주의(Cues and Notations) : 엉덩이는 올라가거나 돌림(회전, rotation)하면 안되고 허리는 아치가 되면 안된다. 움직임은 부드럽게 해야 한다. 환자는 다리를 처음상태로 내려놓은 다음에 반대쪽 다리를 같은 방법으로 시행한다.

팔과 다리 움직임에 의한 척추안정화 운동 (Supine Stabilization With Arm and Leg Movement)

운동형태(Exercise Type) : 죽은벌레.

재활단계(Stage in Rehab) : I, II 단계.

목적(Purpose) : 배근육강화와 팔과 다리를 움직이는 동안 척추 안정화.

자세(Positioning) : 엉덩이와 무릎을 굽힘 상태로 바로 누운 자세.

수행(Execution) : 골반중립이 유지되는 동안 한쪽 팔과 반대쪽 다리는 동시에 들어 올리고 내린다(그림 18.42). 움직임은 팔과 다리가 대칭이 되도록 반복한다.

단서와 주의(Cues and Notations) : 움직임은 부드럽게, 그리고 몸통의 움직임이 나타나면 안된다. 골반은 운동하는 동안 중립을 유지해야 한다. 허리는 한 쪽에서 다른 쪽으로 돌아가면 안되고 아치모양을 그려서도 안된다.

팔과 다리 들어올려 죽은벌레 척추안정화 운동 (Supine Stabilization With Arms and Unsupported Legs)

운동형태(Exercise Type) : 죽은벌레.

재활단계(Stage in Rehab) : I, II 단계.

목적(Purpose) : 이 운동은 팔과 다리를 독립적으로 움직이는 동안 골반중립을 유지하고 배근육 강화를 위한 고난이도 운동이다.

자세(Positioning) : 엉덩이와 무릎을 굽힘 상태로 바로 누운 자세.

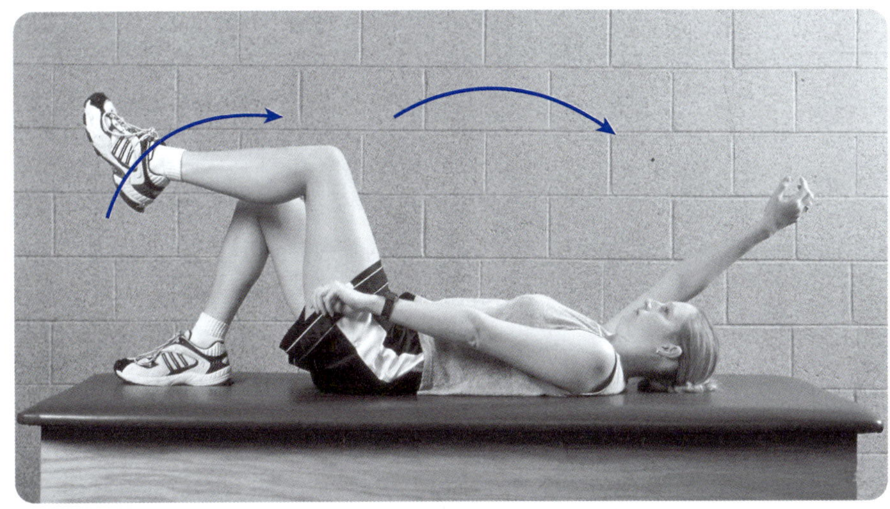

그림 18.42 팔과 다리를 이용한 죽은벌레 척추안정화 운동.

수행(Execution) : 목과 어깨는 운동하는 동안 편안한 자세를 유지해야 한다. 배근육은 환자가 팔을 들어 올리고 다리가 바닥에서 떨어질 때 긴장되어야 한다. 환자는 점차적으로 같은 쪽 팔이 굽힘하는 동안 다리를 펴하도록 하고, 그 다음 반대쪽에서 사지와 함께 자세를 역으로 한다(그림 18.43).

단서와 주의(Cues and Notations) : 허리는 바닥에서 떨어져서는 안되며, 엉덩이는 돌아가면 안된다.

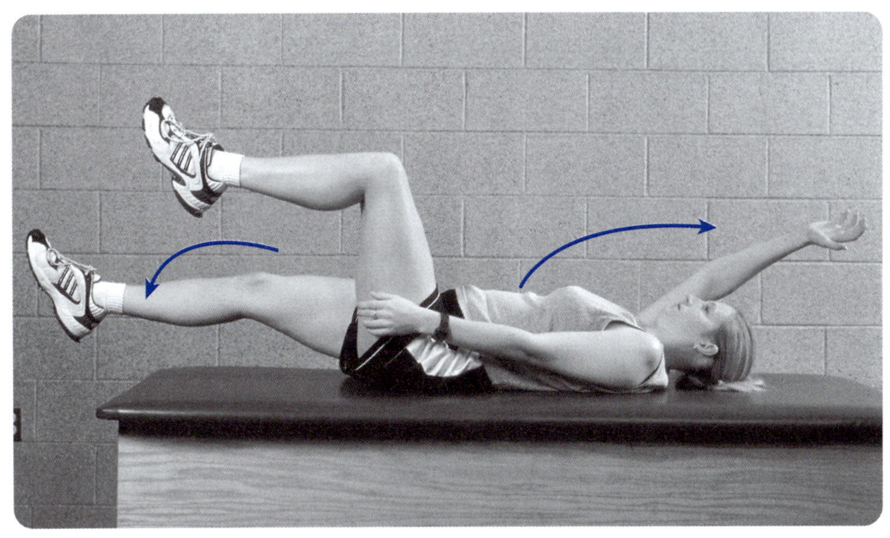

그림 18.43 팔과 다리들어올려 죽은벌레 척추안정화 운동.

엎드려 팔들기 (Quadruped Arm Raise)

운동형태(Exercise Type) : 사냥개.

재활단계(Stage in Rehab) : I, II 단계.

목적(Purpose) : 척추 안정화.

자세(Positioning) : 척추 중립에서 사족자세.

수행(Execution) : 한 팔을 올렸다 내렸다 하는 운동으로 반대쪽도 반복한다(그림 18.44).

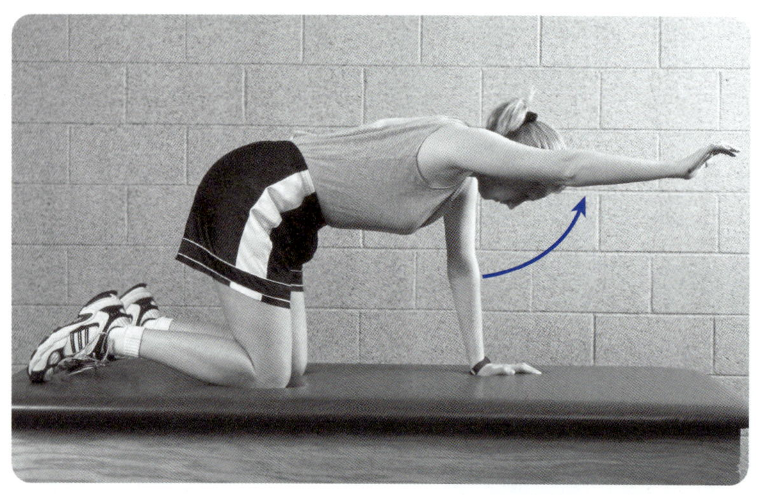

그림 18.44 엎드려 팔들어 올리는 사냥개 운동.

단서와 주의(Cues and Notations): 운동을 하는 동안 엉덩이와 허리는 움직이면 안된다. 환자 스스로 엉덩이의 움직임을 쉽게 느끼게 하기 위해서는 0.9 ~1.2m(3~4ft) 정도의 나무토막(stick)이나 맞춤못(dowel)을 허리에 가로질러 놓는 것이 좋은 피드백 기술이다. 맞춤못은 허리의 평형성을 맞추는데 도움을 준다. 환자가 운동하는 동안 나무토막이 한쪽으로 떨어지는 것을 보게되면, 환자의 골반중립이 유지되지 못하여 엉덩이가 돌림(회전, rotation) 되었다는 것을 나타낸다.

엎드려 다리들기 (Quadruped Leg Raise)

운동형태(Exercise Type): 사냥개.

재활단계(Stage in Rehab): I, II 단계.

목적(Purpose): 골반 안정화를 강조.

자세(Positioning): 환자는 골반중립과 함께 사족자세를 한다.

수행(Execution): 환자는 한쪽 다리와 반대팔을 펴고, 엉덩이와 뒤넙다리근(슬괵근, hamstrings)을 긴장시켜 뒤로 뻗는다. 운동하는 동안 골반, 몸통, 또는 허리는 움직이면 안된다.

단서와 주의(Cues and Notations): 팔다리(사지, extremity) 움직임은 부드럽게 지속적(steady)으로 해야 한다. 팔운동을 할 때, 환자가 골반을 움직이지 않게 하기 위하여 나무토막은 허리뼈에 가로질러 놓는다.

엎드려 팔다리 들기 (Quadruped Arm and Leg Raise)

운동형태(Exercise Type): 사냥개.

재활단계(Stage in Rehab): I, II 단계.

목적(Purpose): 척추의 폄근(신전근, extensor) 강화와 안정화를 강조.

자세(Positioning): 사족자세와 중립척추 자세.

수행(Execution): 환자는 한 팔과 반대쪽 다리를 들어 올리고, 그 다음 반대쪽 팔과 다리 운동을 반복한다(그림 18.45). 어깨, 엉덩이와 허리는 운동하는 동안 움직이면 안된다.

단서와 주의(Cues and Notations): 엉덩이는 올라가거나 내려가면 안되고, 허리가 돌아가면 안된다. 운동하는 동안 환자의 피드백을 위하여 허리에 나무토막을 가로질러 놓는다.

도수저항과 함께 엎드려 팔과 다리 들어올리기 (Quadruped Arm and Leg Raise With Manual Resistance)

운동형태(Exercise Type): 사냥개.

재활단계(Stage in Rehab): I, II 단계.

목적(Purpose): 척추 폄근과 배근육 강화 및 안정화 강조.

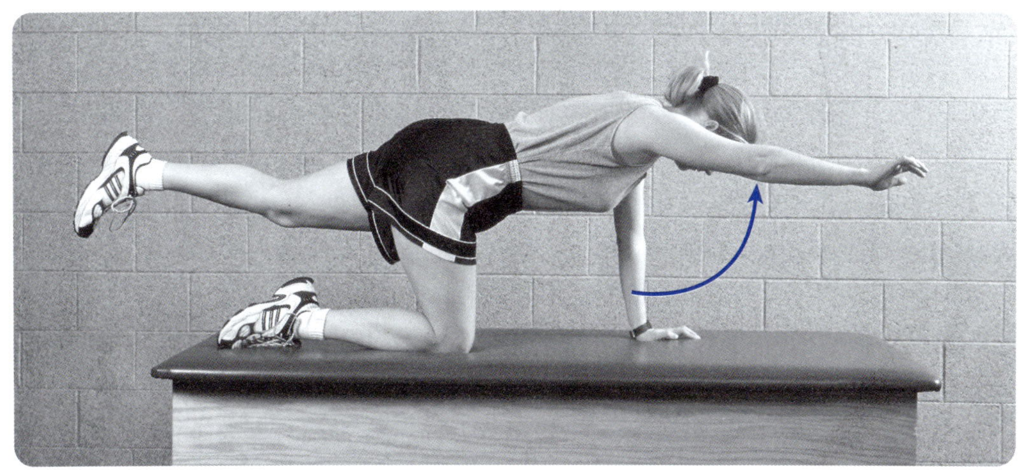

그림 18.45 엎드려 팔과 다리 들어올리는 사냥개 운동.

자세(Positioning) : 중립에서 허리뼈(요추, lumbar spine)와 함께 사족자세. 환자는 통증을 느끼는 허리쪽의 팔과 반대쪽 다리를 들어올린다.

수행(Execution) : 운동사는 악수하는 듯한 자세(handshake position) 손을 잡는다. 운동사와 환자는 "줄다리기(tug of war)"를 시행한다; 운동사가 환자의 몸을 반대쪽으로 이동시키는 동안 줄다리기에서 힘의 각도 때문에 환자의 어깨는 굽힘(굴곡, flexion)에서 폄(신전, extension)까지 움직인다; 운동사는 환자의 오른쪽과 왼쪽 옆으로 가로질러 움직이고 저항을 제공하는 동안 환자의 몸 앞으로 이동한다.

단서와 주의(Cues and Notations) : 환자는 활동하는 동안 적절한 몸통 긴장과 함께 골반중립을 유지해야 한다.

***추가적인 활동** (Additional Activities)* 골반 또는 척추 중립을 유지하는 동안 환자가 이러한 운동을 익히게 되면, 몸통 안정화 운동의 진행은 고유감각 기능과 근신경계 조절능력을 회복하기 위하여 이러한 기초적인 운동부터 역동적인 활동까지 진행한다. 환자가 모든 활동을 하는 동안 좋은 몸통 안정성을 유지하는 것이 중요하다. 이것은 척추를 보호하고 환자가 좋은 골반의 안정성과 더불어 하지의 힘은 더욱 신속하게 상지로 전달되기 때문에, 더욱 숙련되게 더욱 큰 힘으로 신체활동을 수행할 수 있도록 한다.

위에 나타난 운동에서, 몸통 움직임은 더욱 공격적이 되고 더욱 많은 복합적인 면(multi-planar)이 된다. 더욱 진보된 저항 활동은 중립자세를 유지하는 동안 저항밴드를 이용하여 하지와 상지의 대각선(diagonal) 운동 수행을 포함한다. 관찰 시 주의점은 중립자세를 유지하는 것을 확인하는 것이다. 당신의 언어적, 촉각의 단서의 실패로 이러한 활동을 하는 동안 중립 척추의 소실이 나타나는 환자를 수정하기 위해서 환자가 수행하는 것을 보기 위한 거울을 놓는 것이 필요할 수 있다. 저항은 심할 필요가 없다; 가벼운 저항 특히, 이러한 진행초기에 환자가 정확하게 운동을 수행하기 위해서는 적절한 조절능력을 유지하도록 하고, 지속적으로 점진적인 과정을 계속해서 만들 것이다.

몸통의 안정화를 위한 더욱 진보된 운동은 엉덩이, 복부, 그리고 허리 폄근을 위한 근육 운동을 포함한다. 이러한 운동은 다음 단원의 근력운동과 24장에서 논의되었다. 환자가 각각의 활동을 통한 골반중립자세를 유지하는 것을 확인하기 위한 모든 이러한 운동은 수행에 관한 운동사의 세심한 주의가 필요하다.

근력운동 (Strengthening Exercises)

이러한 운동의 목적은 근력과 근지구력을 향상시키는 것이다. 우리는 가벼운 운동을 시작으로 더욱 도전적인 운동으로 진행될 것이며, 우선 목을 위한 운동과 그 다음 허리를 진행할 것이다. 근력증가를 위해 사용될 수 있는 그 밖의 운동인 수중운동은 13장에서 논의되었고, 스위스 볼과 폼 롤러(foam-roller) 운동은 14장에서 논의되었다. 환자는 각각의 이러한 운동을 진행하는 동안 골반중립 자세를 유지해야 한다.

허리에 부착되어 있는 어깨와 허리를 포함하는 허리 환자를 위한 근력운동은 다른 장에 있다. 넓은등근(광배근, latissimus dorsi), 마름모근(능형근, rhomboids), 등세모근(승모근, trapezius), 뒤넙다리근(슬괵근, hamstrings), 큰볼기근(대둔근, gluteus maximus), 중간볼기근(중둔근, gluteus medius), 그리고 엉덩이 가쪽돌림근(외회전근, lateral rotatores)은 전체적인 허리 안정화 프로그램의 부분으로 모두 강화되어야 한다.

목 운동 *(Cervical Exercises)*

등척성 운동의 뚜렷한 장점은 환자들이 생활 중에 개인적으로 수행할 수 있는 치료적 운동 프로그램으로 초기부터 시행하였다.

다음의 등척성 운동은, 목 근육의 근력강화를 위한 더욱 공격적인 운동으로 시행되었다. 이것들은 "저항성 목 운동"으로 분류되었다. 그것은 도수저항 또는 저항밴드, 도르래, 웨이트기구와 같은 다양한 장비로 수행되었다. 웨이트기구 운동을 수행 시, 부적절하게 적용된다면, 더욱더 많은 스트레스가 목뼈에 가해져 손상의 위험성이 증가하기 때문에 주의하는 것이 중요하다. 각각의 분절에서 발생하는 움직임과 함께 운동을 통해 적절한 목의 정렬이 유지되어야 한다 – 아래 목뼈는 지렛점으로 사용해서는 안된다.

■ 목근육을 위한 근력운동 (Strength Exercises for the Cervical Muscles)

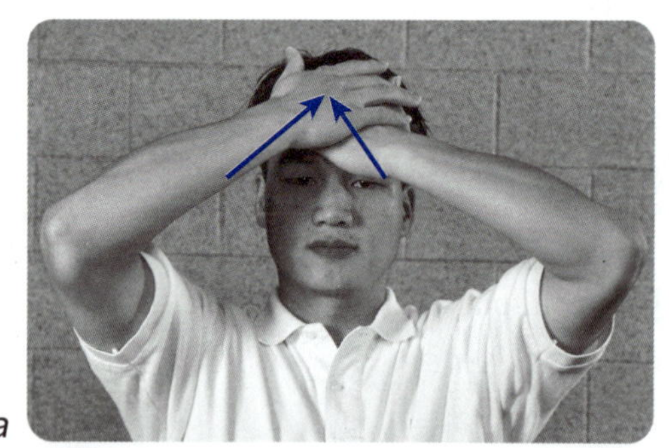

a

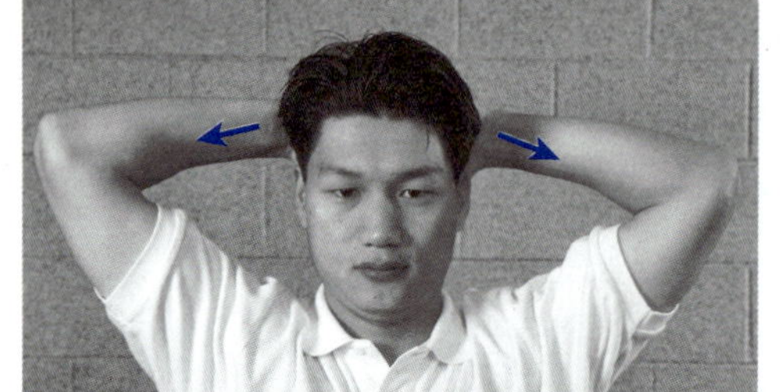

b

그림 18.46 목의 등척성 운동 : *(a)* 굽힘, *(b)* 폄.

등척성 운동 (Isometrics)

신체분절(Body Segment) : 목.

재활단계(Stage in Rehab) : II단계.

목적(Purpose) : 모든 면에서의 초기 근력강화운동.

자세(Positioning) : 환자는 중간범위에서 목을 잡고 앉은 자세 또는 바로 누운 자세에서 적절하게 정렬된 자세를 취한다.

수행(Execution) :

1. 앞쪽 굽힘(Forward flexion) : 환자는 이마에 손바닥을 대고 턱에서 가슴쪽으로 눌러주고, 이때 머리에 대고 있는 양손은 이 움직임에 저항한다(그림 18.46a).
2. 폄(Extension) : 환자는 두 손을 머리 뒤로 놓고 머리가 뒤로 젖히는 동작을 취하며, 위와 같이 양손은 이 움직임에 저항한다(그림 18.46b).
3. 가쪽 굽힘(Lateral flexion) : 환자가 손을 귀쪽에 두고 귀를 같은 방향 어깨쪽으로 움직이는 동안 저항한다(그림 18.46c). 이와 같은 동작을 반대 쪽도 반복한다.

4. 돌림(Rotation) : 환자가 한손을 얼굴 한쪽에 대고 같은 방향 어깨 쪽으로 시선을 돌리는 동안 저항한다(그림 18.46d). 이와 같은 동작을 반대 쪽도 반복한다.

실수동작(Possible Substitutions) : 각각의 이러한 운동에서 일반적인 실수는 목의 정렬에서 벗어나 수행하는 것이다.

단서와 주의(Cues and Notations) : 각각의 운동은 정확한 자세 정렬에서 머리와 목과 함께 수행되어야 한다. 환자가 자신의 잘못된 자세를 인지하기 어렵다면, 거울 앞에서 이러한 개념이 이해가 될 때까지 운동을 반복하는 것이 좋다.

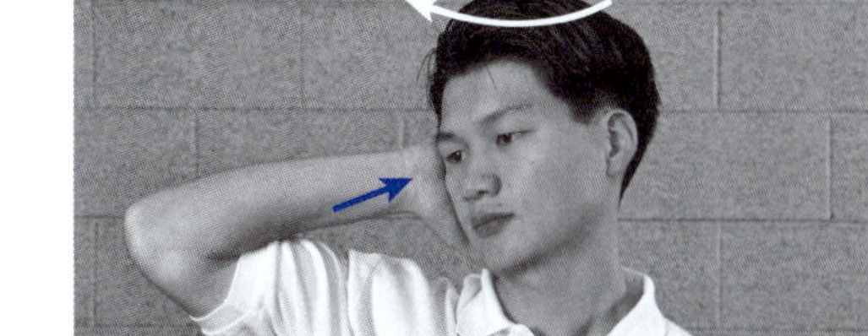

그림 18.46 *(계속)* 목의 등척성 운동 : *(c)* 가쪽 굽힘, *(d)* 돌림.

엎드려 목 수평들기 (Prone Neck Retraction)

신체분절(Body Segment) : 목.

재활단계(Stage in Rehab) : II, III 단계.

목적(Purpose) : 목 뒤쪽의 근육을 강화시키고 정렬에 도움이 된다.

자세(Positioning) : 머리가 치료대 바깥으로 나오도록 엎드린다.

수행(Execution) : 턱을 당기고, 뒤통수가 위쪽으로 올라가도록 들어올린다(그림 18.47). 어깨도 힘을 주어야 한다. 정상에 이르렀을 때 5~10초간 정지한다.

실수동작(Possible Substitutions) : 목을 젖힘(과신전, hyperextension)하거나 천장방향으로 젖힘(tilted)할 수 있다.

단서와 주의(Cues and Notations) : 지도시 환자들에게 턱을 붙이고, "마치 서랍을 열고 닫는것"과 같이 설명하는 것이 이미지를 떠올리는데 도움이 될 것이다.

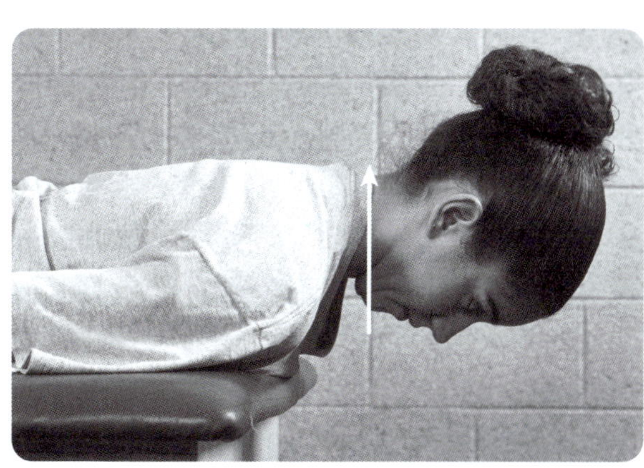

그림 18.47 엎드려 목 수평들기.

옆으로 누워 머리들기 (Side-Lying Head Lifts)

신체분절(Body Segment) : 목.

재활단계(Stage in Rehab) : II, III 단계.

목적(Purpose) : 가쪽 목 근육 강화.

자세(Positioning) : 환자는 머리를 치료대 밖으로 나가게 해서 옆으로 눕는다.

수행(Execution) : 환자는 머리로 완전한 원을 그리도록 위쪽 어깨의 끝쪽으로 올린다.

실수동작(Possible Substitutions) : 원을 만들지 못 할때는 이마 앞쪽으로 목을 움직인다.

단서와 주의(Cues and Notations) : 정확한 동작과 움직임이 되도록 구두로 지적해 준다.

위쪽 등 운동 (Upper-Back Exercises)

많은 위쪽-등 운동은 어깨 운동도 되는데, 많은 어깨 근육이 위쪽-등 부위에 위치해 있기 때문이다.

■ 상부 등 부위를 위한 근력 운동 (Strength Exercises for the Upper Back)

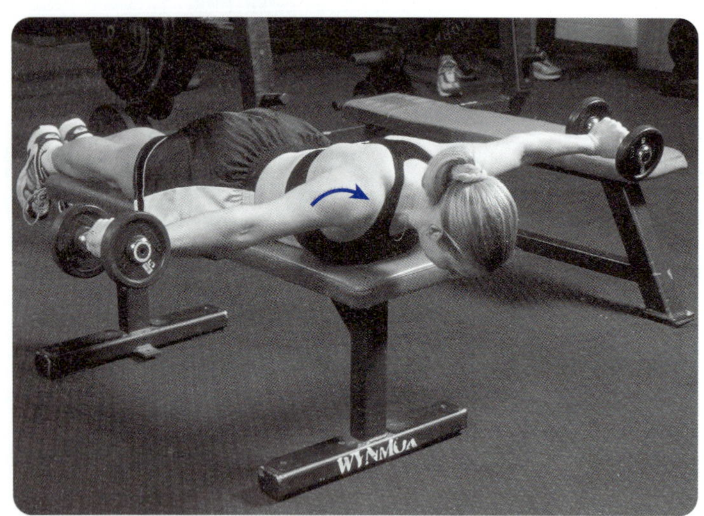

그림 18.48 프론 플라이.

프론 플라이 (Prone Fly)

신체분절(Body Segment) : 위쪽 등.

재활단계(Stage in Rehab) : II단계.

목적(Purpose) : 마름모근(능형근, rhomboids), 중간 등세모근(승모근, trapezius), 그리고 목(경부, cervical)과 등뼈(흉추, thoracic)의 폄근(신전근, extensor) 강화.

자세(Positioning) : 벤치에 엎드려 바닥에 팔을 내려놓는다. 환자는 또한 치료대에서 머리와 어깨가 떨어지도록 할 수 있다.

수행(Execution) : 환자는 덤벨을 어깨뼈(견갑골, scapula)가 서로 붙을 정도로 천장으로 들어올린다(그림 18.48).

실수동작(Possible Substitutions) : 자주 이 운동을 수행 시 팔만을 들어 올리고 어깨뼈를 조이지 못한다.

단서와 주의(Cues and Notations) : 환자는 완전히 어깨뼈를 후퇴시켜 수행하도록 지도해야하며 어깨뼈의 날카로운 부분이 맞닿도록 해야 한다.

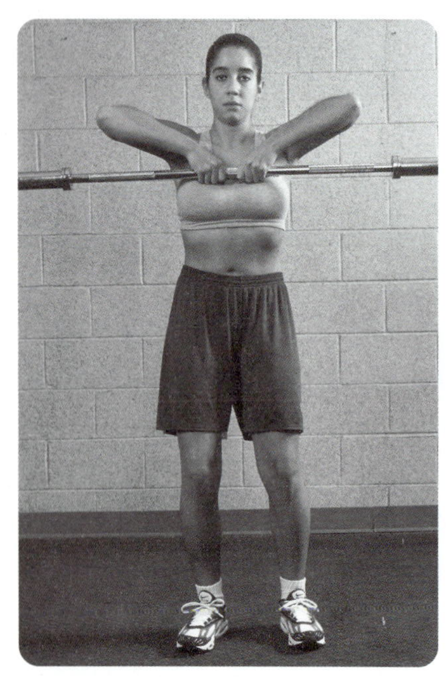

그림 18.49 업라이트 로우.

업라이트 로우 (Upright Row)

신체분절(Body Segment) : 위쪽 등.

재활단계(Stage in Rehab) : II, III 단계.

목적(Purpose) : 위쪽-등, 등세모근, 그리고 어깨세모근(삼각근, deltoids) 강화

자세(Positioning) : 환자는 직립 상태에서 도르래, 중량 또는 저항 밴드를 이용하여 두 손을 모으는 자세를 취한다.

수행(Execution) : 골반의 중립 자세를 유지하기 위해 복부근에 힘을 주고 환자는 턱의 앞쪽 위쪽으로 장치를 들어 올리고 팔꿈치는 손목보다 높게 한다(그림 18.49).

실수동작(Possible Substitutions) : 팔꿈치가 계속 내려갈 때는 세모근(deltoids)과 돌림근띠(회전근개, rotator cuff)에 작용하는 저항을 줄인다.

단서와 주의(Cues and Notations) : 환자 지도 시 팔꿈치는 위쪽으로 유지시키며 손목을 곧게 펴도록 한다.

업라이트 프레스 (Upright Press (Also Called a MilitaryPress))

신체분절(Body Segment) : 위쪽 등과 목.

재활단계(Stage in Rehab) : II, III 단계.

목적(Purpose) : 어깨세모근, 등세모근, 그리고 몸통 안정화근의 강화.

자세(Positioning) : 앉거나 선 자세로 역기를 들고 팔꿈치를 어깨 수준까지 굽혔다 편다.

수행(Execution) : 배근육은 몸통안정화를 유지하고, 환자가 역기를 위로 들어올리고 머리위 천장으로 들어 올릴때 허리가 뒤로 젖힘되지 않도록 힘을 준다(그림 18.50).

실수동작(Possible Substitutions) : 허리가 젖힘되고 어깨가 움츠러드는 것이 일상적으로 나타난다.

단서와 주의(Cues and Notations) : 실수하지 않도록 구두로 지적한다 : 지도시 환자의 골반이 중립이 되도록 하고, "등골(back pocket)로 어깨뼈(견갑골, scapula)가 당겨져" 복부가 움푹 들어가지 않도록 한다.

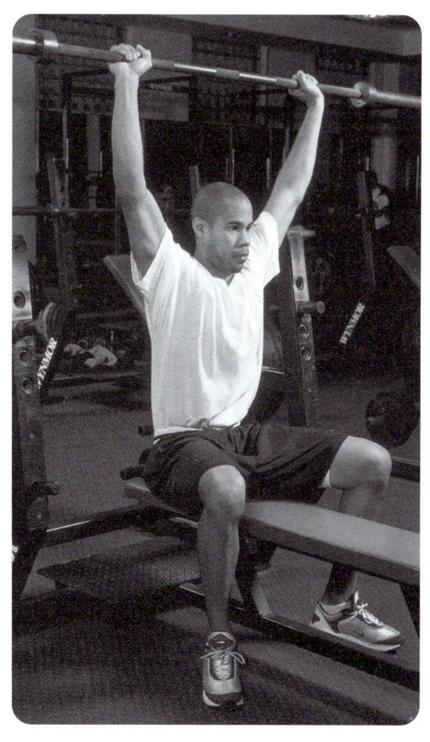

그림 18.50 업라이트 프레스.

불러운동 (Bouhler Exercises)

신체분절(Body Segment) : 중간과 허리.

재활단계(Stage in Rehab) : II, III 단계.

목적(Purpose) : 중간 등 근육과 아래 승모근 강화.

자세(Positioning) : 환자는 벽에 기대서고, 팔꿈치는 머리위와 귀뒤에 위치하여 쭉 편다.

수행(Execution) :

1. 환자는 엄지로 벽을 밀고 5초간 유지하고 잠시 쉬었다를 반복한다 (그림 18.51a).
2. 환자는 엄지손가락을 서로 마주하게 하고 팔로 벽을 미는 동작을 반복한다 (그림 18.51b).
3. 팔은 수평으로부터 45° 내리고 벽을 밀며 팔꿈치는 펴져 있어야 하고 어깨뼈는 후퇴되어야 한다(그림 18.51c).

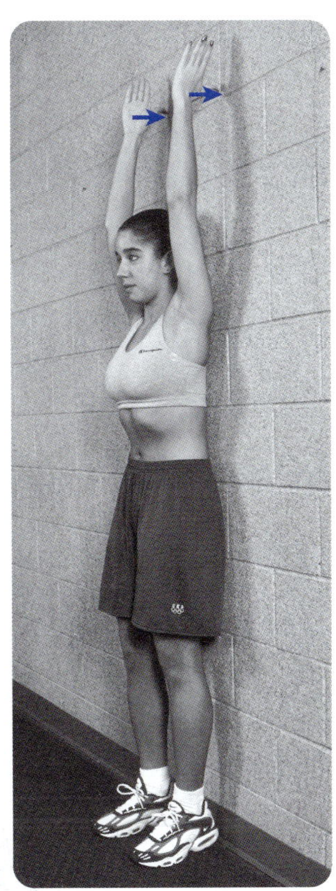

a

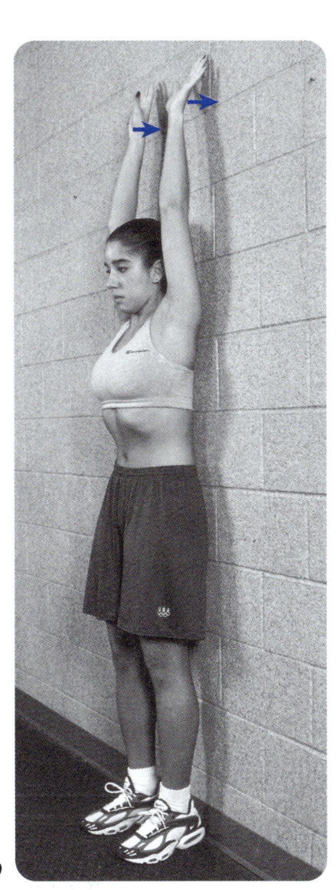

b

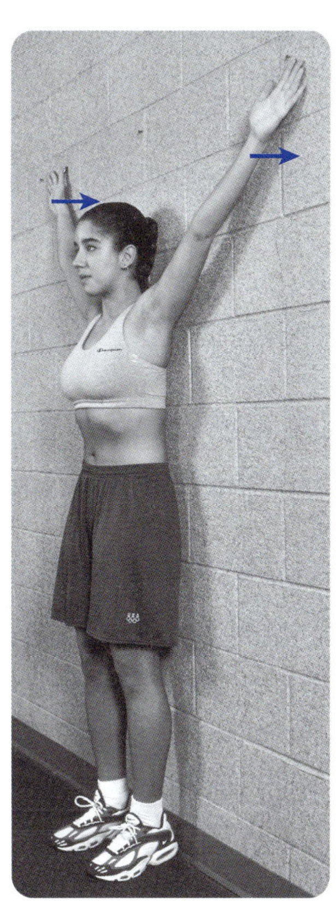

c

그림 18.51 불러운동 : *(a)* 엄지로 벽밀기, *(b)* 엄지손가락이 서로 마주보며 벽밀기, *(c)* 45° 각도로 하여 벽밀기.

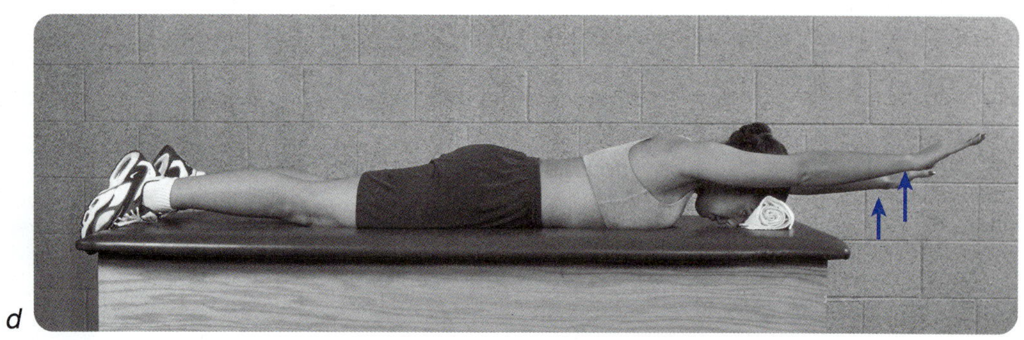

그림 18.51 *(계속)* 불러운동 : *(d)* 엎드려하기.

실수동작(Possible Substitutions) : 일반적으로 벽에서 너무 멀어져 등이 굽혀지는 것이다. 양호한 허리뼈 안정화는 정확한 시행에 도움이 된다.

단서와 주의(Cues and Notations) : 각각의 자세에서 환자는 등이 굽힘(굴곡, flexion)되는 것을 예방하고 몸통 안정화를 위해 복부근육을 강하게 조여야한다. 이 운동의 점진적인 방법은 엎드린 자세(그림 18.51d)로 하거나 엎드린 자세에서 중량을 부과하는 것이다.

허리, 복부, 그리고 골반운동 (Lower-Back, Abdominal, and Pelvic Exercises)

스위스 볼과 폼 롤러(14장), 그리고 메디신 볼(9장)을 이용한 몸통과 복부 운동을 기억할 것이다. 이는 복부와 허리 강화를 위한 진보적인 운동프로그램에 병합하기에 용이하다. 당신은 근력강화 프로그램에서 적절하게 이러한 각각의 운동 난이도를 판단하고 이들을 적합한 시간에 적절히 배합할 수 있어야 한다. 이 장에 제시된 대부분의 운동 방법은 골반 또는 허리엉치(요천추, lumbosacral) 안정화에 효과적이다.

이 장에 포함된 운동 중 하나는 복부 컬 또는 윗몸일으키기이다. 그러나, 제시된 목록은 주의가 요구된다 : 허리에 고강도의 부하가 가해지기 때문에 복부 근력 강화에 추천되지는 않는다(Norris, 2001). 그러므로, 디스크 기능저하로 인한 허리통증(LBP) 환자는 이러한 운동이 매우 위험할 수 있다. 추가적으로, 그 운동은 복부 운동으로서 크런치 운동만큼 효과적이지는 않다(Norris, 2001).

■ 허리, 복부, 그리고 골반을 위한 근력 운동 (Strength Exercises for the Lower Back, Abdomen, and Pelvis)

뒤쪽으로 골반 기울이기 (Posterior Pelvic Tilt)

신체분절(Body Segment) : 허리.

재활단계(Stage in Rehab) : II단계.

목적(Purpose) : 볼기근과 복부근육 강화와 뒤쪽으로 골반 기울이기 자세에 도움이 됨.

자세(Positioning) : 다리를 펴고 반듯이 눕거나 다리를 구부리고 발바닥을 바닥에 붙이고 팔은 옆에 자연스럽게 놓는다.

수행(Execution) : 환자는 복부와 엉덩이에 힘을 주고 등으로 바닥을 누른다. 골반은 뒤쪽으로 돌림(회전, rotation)시켜준다(그림 18.52).

실수동작(Possible Substitutions) : 일반적인 실수는 골반을 움직이기 위해 복부나 허리를 이용하기보다는 다리를 움직인다는 것이고, 골반을 기울이는 것보다는 허리를 휘게 만들며, 복부근육을 긴장시키는 것보다 복부를 가쪽으로 미는 움직임이다.

단서와 주의(Cues and Notations) : 이 운동은 후면 디스크에 압력이 가해지는 선 자세나 들어올리는 자세에서의 사용은 추천되지 않는다(Hubley-Kozey, 2005). 척추분리증이나 후관절(facet) 손상과 같은 젖힘(과신전, hyperextension) 상태는 예외로 한다.

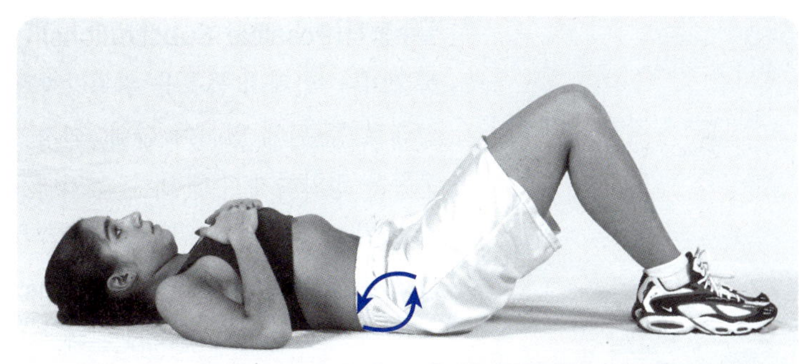

그림 18.52 뒤쪽으로 골반 기울이기.

복부 컬 (Abdominal Curl)

신체분절(Body Segment) : 허리.

재활단계(Stage in Rehab) : II, III단계.

목적(Purpose) : 배곧은근(복직근, rectus abdominals)과 배바깥빗근 강화.

자세(Positioning) : 누운 자세로 다리를 쭉 편다.

수행(Execution) : 턱을 가슴으로 당기면서 구부려 일어서 앉는 자세로 천천히 몸을 일으킨다. 마지막 자세는 완전히 몸을 일으키는 자세는 아니다(그림 18.53). 배근육을 긴장하여 척추쪽으로 배꼽이 움직이게 되는 상태가 되어야 한다. 굽힘은 움직임 전체를 통해 일어나야 한다. 탑 포지션에서 수 초간 멈추거나 손에 중량을 들고 수행하는 것은 운동을 더욱 어렵게 만든다. 이 운동을 할 때 배근육을 이용하는 대신, 엉덩이의 굽힘근(굴근, flexor)을 이용할 수 있기 때문에 발을 고정시키지 않고 행하게 된다.

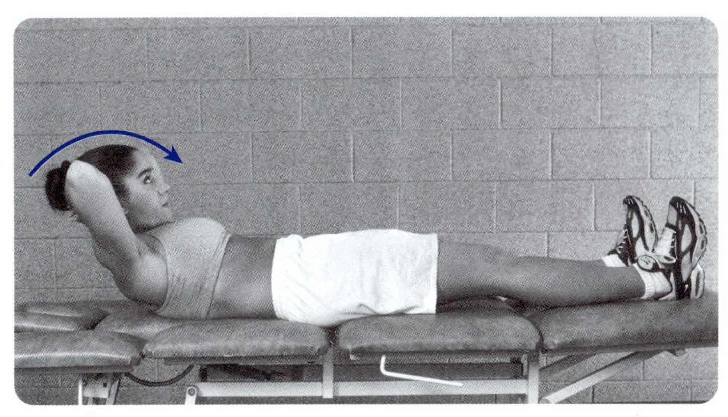

그림 18.53 복부 굽히기.

실수동작(Possible Substitutions) : 허리는 아치가 되어서는 안되며, 움직임은 목을 굽히는 것으로 시작해야하며 이후 허리로 진행되어야 한다.

단서와 주의(Cues and Notations) : 이 운동은 척추에 무리가 가는 운동으로 주의해서 해야 한다.

복부 크런치 (Abdominal Crunch)

신체분절(Body Segment) : 허리와 아래 등.

재활단계(Stage in Rehab) : II, III단계.

목적(Purpose) : 배곧은근과 배바깥빗근 강화.

자세(Positioning) : 환자는 손을 머리 뒤로 한 후 무릎을 굽혀 눕고, 이때 발을 바닥에 붙인상태를 유지한다.

수행(Execution) : 배근육은 긴장을 유지하며 척추 중심으로 당겨지듯 유지하고, 머리와 어깨는 천장방향으로 들어올린다. 이때 몸통이 굽혀져서는 안된다(그림 18.54). 정상의 위치해서 이 자세로 10~20초간 정지한다.

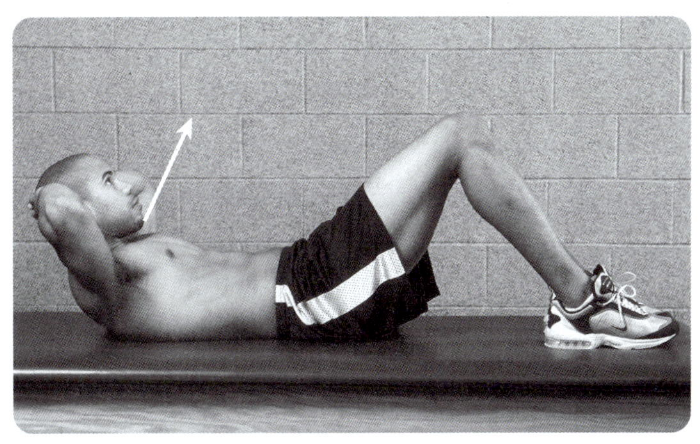

그림 18.54 복부 크런치.

실수동작(Possible Substitutions) : 환자의 몸통이 천장이 아닌 무릎쪽으로 향하게 된다면 잘못된 동작이다. 환자가 몸통을 위쪽방향으로 들어올릴 때 팔꿈치는 어깨뼈(견갑골, scapula)가 수축된 상태로 등 뒤에 있어야 한다. 환자가 허리통증(LBP)에 대해 불평을 한다면, 근육이 너무 약해 운동을 정확하게 수행할 수 없거나, 환자가 동작을 하는 동안 충분히 복부근육의 긴장을 유지할 수 없기 때문이다.

단서와 주의(Cues and Notations) : 환자가 발을 바닥에서 띄워 다리가 고정되지 않게 되면 이 운동은 더욱 힘들어지게 된다. 이 운동은 9장에 소개된 메디신 볼 토스와 함께 복부 크런치를 병합한다면 더욱 보다 상급 단계의 운동이 될 수 있다.

배바깥빗근 컬 (Oblique Abdominal Curl)

신체분절(Body Segment) : 허리.

재활단계(Stage in Rehab) : II, III단계.

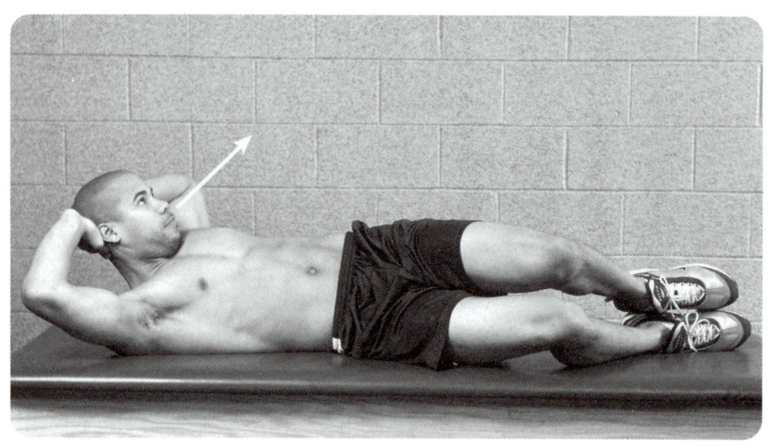

그림 18.55 대각선 복부 굽히기.

목적(Purpose) : 배 속, 바깥빗근 강화.

자세(Positioning) : 환자는 엉덩이와 무릎을 굽히고 발을 바닥에 붙인 채 바로 눕는다.

수행(Execution) : 환자는 한쪽 엉덩이가 바닥위에 다른 한쪽 엉덩이는 하늘을 보도록 몸통을 틀어 눕는다. 보다 난이도가 높은 동작으로는 어깨 위에 손을 올리거나, 머리 위에 손을 올리고, 환자는 엉덩이의 윗부분 쪽으로 컬동작을 하며, 가능한 머리와 어깨 위와 앞으로 들어올린다(그림 18.55). 발은 바닥에 고정시키지 않는다.

실수동작(Possible Substitutions) : 일반적인 실수는 동작의 운동범위를 통해 시작해서 지속적으로 하는 것이 아니고, 동작의 끝부분에서 돌림(회전, rotation)을 시작하는 것이다.

단서와 주의(Cues and Notations) : 대안으로 환자는 크런치 동작을 하는 동안 반대편 무릎쪽으로 팔꿈치를 돌림시키고 눕는 동작을 하는 것이다. 이 방법이 어려운 것은 몸통의 돌림을 위해서 엉덩이의 돌림이 쉽게 되며, 몸통 돌림은 환자가 어깨 위로 들어올리기 전에 너무 빠르거나 너무 늦게 시작되거나 그 돌림은 관성력으로 인해 수행될 수 있다는 것이다.

누워 다리운동 (Supine Leg Exercises)

신체분절(Body Segment) : 허리.

재활단계(Stage in Rehab) : II, III단계.

목적(Purpose) : 아래 배곧은근(복직근, rectus abdominals)과 골반중립 촉진 강화.

자세(Positioning) : 환자는 무릎을 굽혀 눕는다. 팔은 가지런히 두거나 복부 위로 올려놓는다.

수행(Execution) : 바로 누운자세에서 운동을 하는 동안 내내 중립을 유지해야 한다.

1. 양다리는 엉덩이가 90°가 되도록 이동시킨다. 환자는 천천히 한쪽 다리를 굽혀 치료대로 낮추고, 다시 90°로 엉덩이를 굽힘 자세로 되돌리며 이는 골반을 중립으로 유지하는 동안 이루어져야 한다. 이 동작은 다른 다리도 반복한다.

2. 한쪽 엉덩이는 무릎이 폄(신전, extension)된 상태에서 굽힘(굴곡, flexion)해야 하고, 발끝은 천장을 향해야 한다. 다리는 바닥으로 천천히 내려야 한다(그림 18.56a).
3. 환자는 한쪽 다리를 펴는 동안 다른쪽 다리는 처음 시작 위치로 돌아오는 동작을 번갈아 할 수 있으며, 그래서 양쪽 다리는 치료대에 닿지 않도록 하며 동시에 서로 반대 움직임이 나타난다(그림 18.56b).
4. 다음 단계로, 환자는 양쪽 무릎을 펴고 양발을 천장방향으로 들어 올리는 것이다. 환자는 천천히 허리에 아치가 되지 않도록 하여 바닥으로 내린다(그림 18.56c).
5. V자 윗몸일으키기는 허리가 중립을 유지시키고 수행해야한다(그림 18.56d).

실수동작(Possible Substitutions) : 운동을 하는 동안 척추의 중립이 유지되지 않으면 골반이 한 쪽에서 다른 쪽으로 말리거나 허리가 굽게 된다.

단서와 주의(Cues and Notations) : 환자는 중립자세와 배근육(복근, abdominal muscles)에 긴장을 유지해야하는 것을 기억해야한다. 환자가 다음 단계로 운동이 가능하나 다음단계의 운동을 정확히 수행하지 못하고 하지의 저항팔에 대한 작용팔의 길이가 짧아져 무릎이 굽혀지면, 중립을 유지하는 운동을 수행해야 한다.

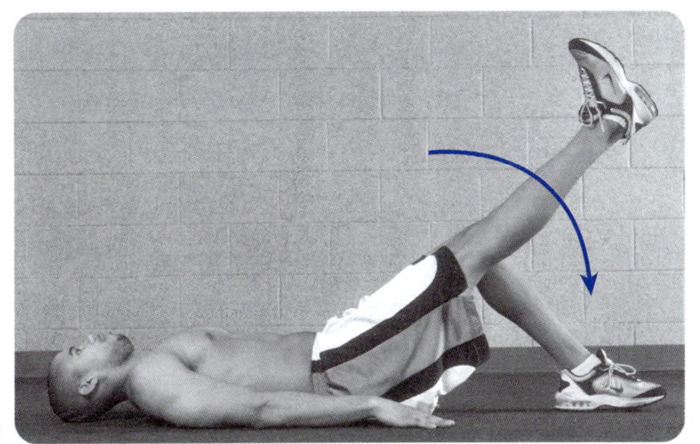
a

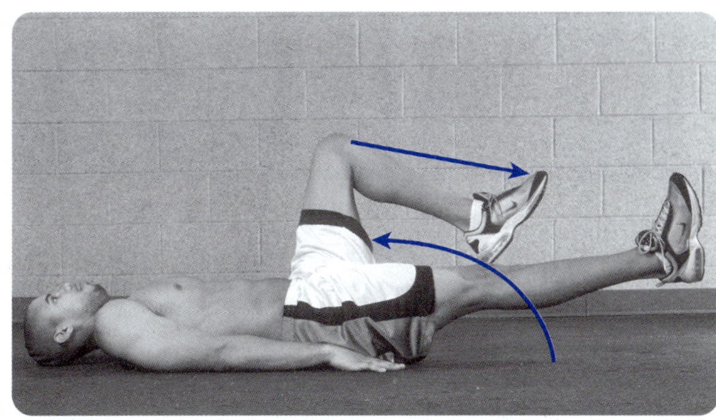
b

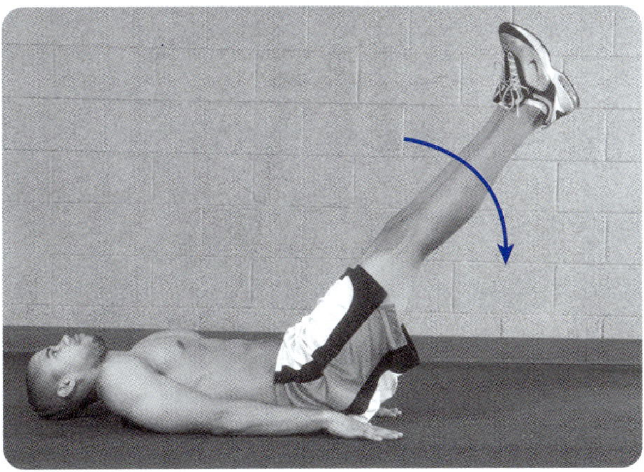
c

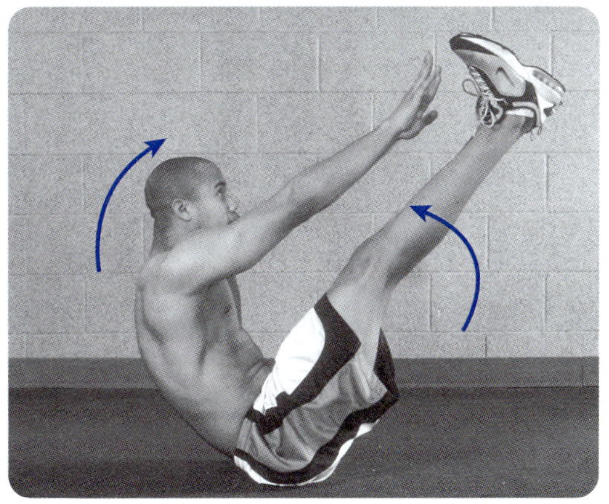
d

그림 18.56 바로누워 다리 운동 : *(a)* 다리 내리기, 한쪽; *(b)* 다리 밀어내기, *(c)* 다리 내리기 , 양쪽; *(d)* V자 윗몸일으키기.

사이드 브릿지 (Side Bridge)

신체분절(Body Segment) : 허리.

재활단계(Stage in Rehab) : II, III단계.

목적(Purpose) : 빗근(obliques)과 허리네모근(요방형근, quadratus lumborum) 강화.

자세(Positioning) : 환자는 어깨 아래 팔꿈치 자세와 엉덩이와 무릎은 폄(신전, extension)하고 반 기대는 식으로 옆으로 눕는다.

수행(Execution) : 중립자세에서, 환자는 엉덩이를 들어 올려 어깨에서 발까지 인체의 자세를 하나의 라인으로 만든다. 이 자세로 5초간 유지한다.

실수동작(Possible Substitutions) : 몸통 굽힘(굴곡, flexion) 또는 가쪽돌림(외회전, lateral rotation)이 자주 나타나는 패턴이다.

단서와 주의(Cues and Notations) : 그들이 실제로 잘 정렬되어 있을 때 하지말단이 몸통 아래에 있는 것처럼 느껴질 수 있음을 환자에게 알린다. 운동이 너무 어렵다면, 정지시간을 줄이거나 선자세에서 엉덩이를 끌어 올리는 것으로 시작한다.

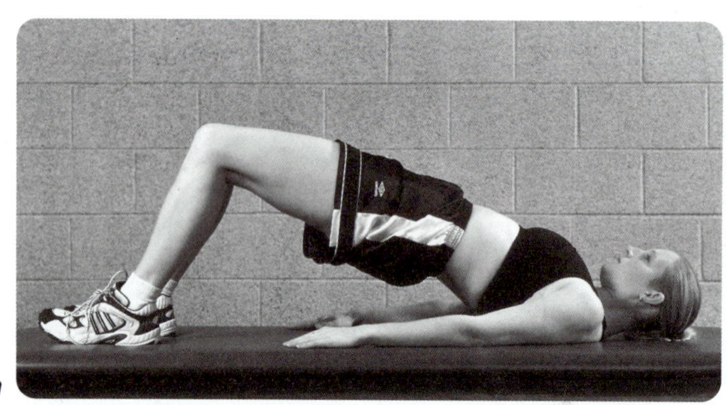

a

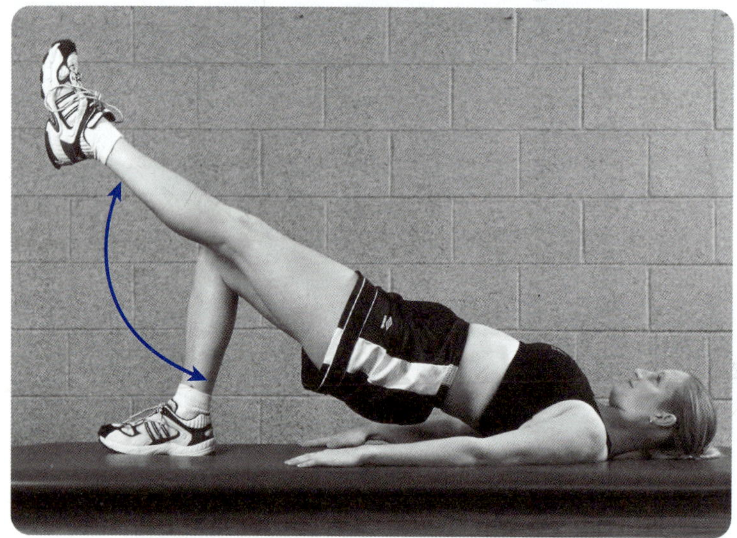

b

그림 18.57 다리모양 진행 : *(a)* 다리모양, *(b)* 다리 올리기.

브릿지 (Bridging)

신체분절(Body Segment) : 허리.

재활단계(Stage in Rehab) : II단계.

목적(Purpose) : 몸통 폄근(신전근, extensor)과 안정성 강화.

자세(Positioning) : 환자는 무릎을 굽힘(굴곡, flexion)하여 눕는다.

수행(Execution) :

1. 중립자세에서, 환자는 몸통과 넙다리가 일직선이 되도록 엉덩이를 바닥에서 들어올린다(그림 18.57a). 이 자세를 15~60초간 유지한다.
2. 이 운동을 다음 단계는 다리형태를 만드는 것이며 골반을 중립자세로 유지하면서 다리모양으로 유지하면서 행진하듯 다리를 들어올린다. 환자는 이 운동 중에 몸통으로부터 넙다리(대퇴, thigh)에 이르기까지 일직선이 유지되도록 배근육(복근, abdominals)과 볼기근(buttocks)을 사용해야 한다.
3. 이 운동과 관련하여 보다 점진적인 운동으로 환자는 동일하게 다리 자세로 그 자세를 유지하기 위하여 허리근육에 긴장을 유지하고 복부근육과 볼기근을 사용해야한다. 환자는 우선 엉덩이의 움직임 없이 무릎을 최대한 들어올리고, 내리고, 다른 다리도 동일하게 운동을 수행한다(그림 18.57b).

실수동작(Possible Substitutions) : 엉덩이가 떨어지지 않도록 하거나 한쪽으로 말려들어 가지 않도록 해야 한다.

단서와 주의(Cues and Notations) : 엉덩이를 가로질러 막대를 위치시키고 바닥과 평행하게 위치할 때 골반의 위치가 변한다면 환자에게 알려줄 수 있을 것이다. 만약 막대가 떨어지거나 한쪽으로 치우치면, 안정성은 확보되지 않는 것이다.

옆으로 윗몸 일으키기 (Side-Lying Sit-Up)

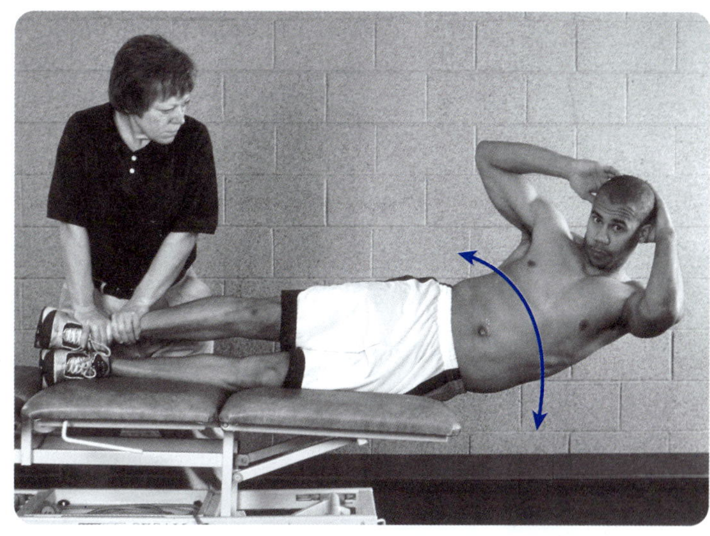

그림 18.58 옆으로 누워 윗몸일으키기.

신체분절(Body Segment): 허리.

재활단계(Stage in Rehab): III단계.

목적(Purpose): 허리네모근(요방형근, quadratus lumborum)과 빗근(obliques) 강화.

자세(Positioning): 환자는 다리를 고정시키고 옆으로 눕고 다리는 펴하여, 몸통과 일치시킨다.

수행(Execution): 손은 교차시켜 가슴에 두거나 보다 어려운 자세로는 팔을 머리뒤로 위치시킨다. 환자는 가능한 옆구리 쪽으로 최대한 높이 굽힘하고, 엉덩이로부터 들어 올리는 것이 아니라 굽힘하도록 한다(그림 18.58).

실수동작(Possible Substitutions): 몸통을 굽힘하여 움직이는 것이 가장 일반적인 실수다.

단서와 주의(Cues and Notations): 운동하는 내내 골반은 중립을 유지하도록 환자에게 주지시키고, 몸통과 다리 사이에 좋은 정렬을 유지하도록 주지시킨다.

가쪽으로 몸통 돌리기 (Lateral Trunk Rotation)

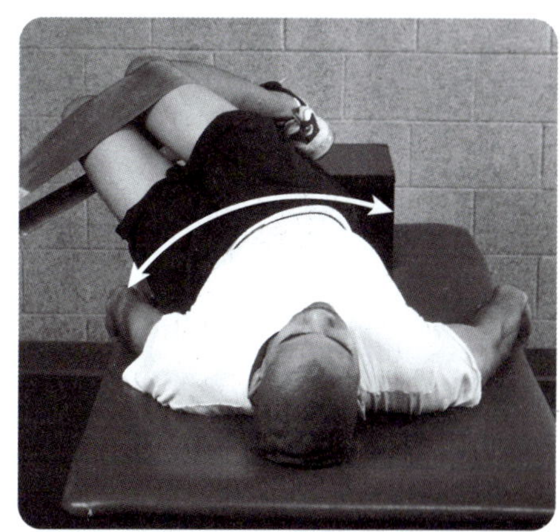

그림 18.59 가쪽 몸통 돌림: 시작위치-무릎을 모아서 엉덩이와 무릎을 굽힘시킨다.

신체분절(Body Segment): 허리.

재활단계(Stage in Rehab): III단계.

목적(Purpose): 빗근과 허리네모근 강화.

자세(Positioning): 환자는 무릎을 굽힘(굴곡, flexion)하여 눕는다.

수행(Execution): 저항 밴드나 도르래 시스템을 무릎 주변에 감싼다. 발은 바닥의 벤치나 바닥에 둔다. 환자는 도르래나 밴드를 당겨 무릎을 옆으로 내린 후 다시 바로 세우는데 골반을 움직여 등이 바닥에 편평하게 되도록 하고, 배근육(복근, abdominals)과 허리근으로부터 시작되도록 한다(그림 18.59).

실수동작(Possible Substitutions): 몸통이 움직이는 것이 일반적인 실수이며 무릎으로부터 움직임이 시작되어야 한다.

단서와 주의(Cues and Notations): 정확한 동작을 유지하기 위해 환자의 복부와 허리에 손을 대고 자세를 인지시킨다.

런지 (Lunges)

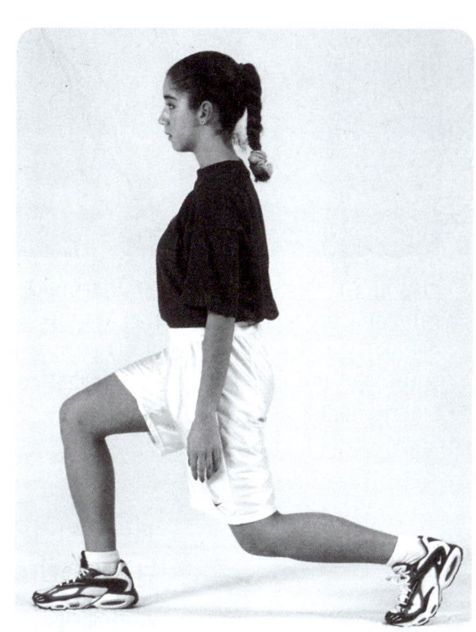

그림 18.60 런지.

신체분절(Body Segment): 허리.

재활단계(Stage in Rehab): III단계.

목적(Purpose): 배근육(복근, abdominal muscles), 넙다리근(대퇴근, thigh muscles), 그리고 볼기근(둔근, gluteal muscles) 강화. 이 운동은 또한 하지 말단 운동 동안 몸통 안정화를 촉진시켜준다.

자세(Positioning): 환자는 척추를 중립으로 하고 선자세를 유지한다.

수행(Execution): 복부에 힘을 주고 등을 곧게 한 후 환자는 아래로 부드럽게 런지 자세를 취한 후 원래 자세로 되돌아온다(그림 18.60).

실수동작(Possible Substitutions) : 몸통이 중립을 벗어나 굽힘(굴곡, flexion)되고, 몸통이 기울어지거나 돌림(회전, rotation)되고, 엉덩이와 어깨가 동일면에서 벗어나는 움직임이 나타난다.

단서와 주의(Cues and Notations) : 환자에게 중립자세, 몸통 바로세우기, 그리고 어깨와 동일면으로 골반을 유지하도록 구두로 지적을 해준다. 이 동작 수행이 어렵다면, 동작의 조절이 잘될 때까지 보다 작은 런지 스텝을 실시한다.

엎드려 몸통 폄 (Prone Trunk Extension)

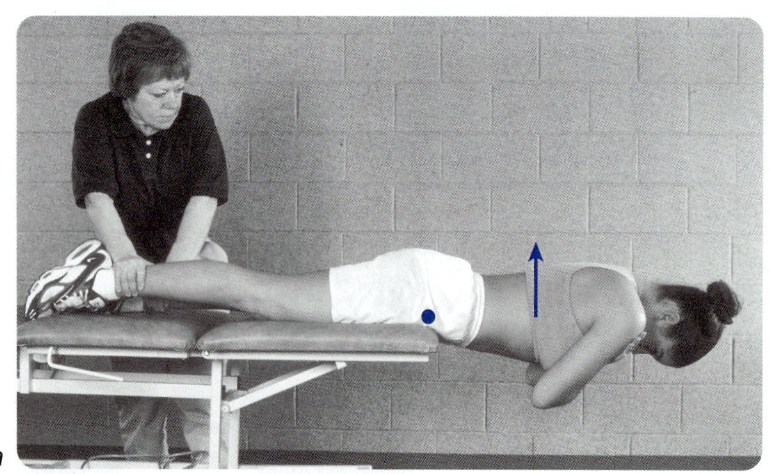

a

b

그림 18.61 엎드려 몸통 폄 : *(a)* 치료대 위에서 시행할 때 도움주기, *(b)* 로마식 의자에서 혼자서 하기. 이 움직임은 큰 볼기근의 수축과 함께 엉덩이가 움직인다. 허리는 어떠한 위치나 기구의 사용과는 관계없이 운동하는 동안 반드시 펴야한다. 그림에서의 점은 어디서 이 움직임이 일어나는지를 나타낸 것이다.

신체분절(Body Segment) : 허리.

재활단계(Stage in Rehab) : III단계.

목적(Purpose) : 허리폄근, 볼기근(둔근, gluteals), 그리고 뒤넙다리근(슬괵근, hamstrings) 강화.

자세(Positioning) : 환자는 치료대, 스위스 볼, 또는 로망 체어의 끝에 엎드린 자세를 취한 후 엉덩이를 해당 물체의 끝부분에 30° 굽힘 상태를 유지한다. 발은 다른 사람(그림 18.61a)이나 장비(그림 18.61b)를 통해 고정한다. 환자 아래 있는 좌석은 너무 앞쪽으로 굽힘되지 않도록 예방해준다.

수행(Execution) : 손은 옆이나 머리뒤로 두며, 환자는 하지를 정렬시키고 몸통을 들어올리기 위해 볼기근을 수축한다. 가슴을 가로질러 등뒤와 머리 뒤로 손을 움직이는 것은 저항을 증가시키며 운동을 어렵게 하는 방법이다. 환자가 로망체어에서 완전히 폄된 상태로 운동을 마스터하면 폄 운동을 하는 동안 몸통을 돌림시키는 좀더 점진적인 운동을 할 수 있다. 환자는 이 운동을 할 때 복부 굽힘 동작과 비슷하게 하지만, 방향이 반대가 되는 것이라고 생각하거나 환자가 메디신 볼이나 양 손에 공을 쥐고 돌림을 한다면, 이 운동은 더 어려워 질 것이다. 환자는 이 운동을 배근육과 몸통 폄근이 충분히 강화되었다고 생각될 때까지 수행해서는 안되며 메디신 볼을 이용하여 가쪽 윗몸일으키기나 몸통돌리기를 할 때 아무런 어려움이나 통증이 없어야 한다.

실수동작(Possible Substitutions) : 가장 일반적인 실수는 몸통을 들어올리기 위하여 볼기근육을 사용하기보다는 허리를 아치로 만드는 것이고, 엉덩이보다는 허리를 굽히는 동작이다.

단서와 주의(Cues and Notations) : 엉덩이에서 굽힘이 일어나지 않는다면 자세를 다시 취한다. 허리에 아치가 만들어지면 구두로 수정을 지시한다.

엎드려 다리들기 (Prone Leg Lift)

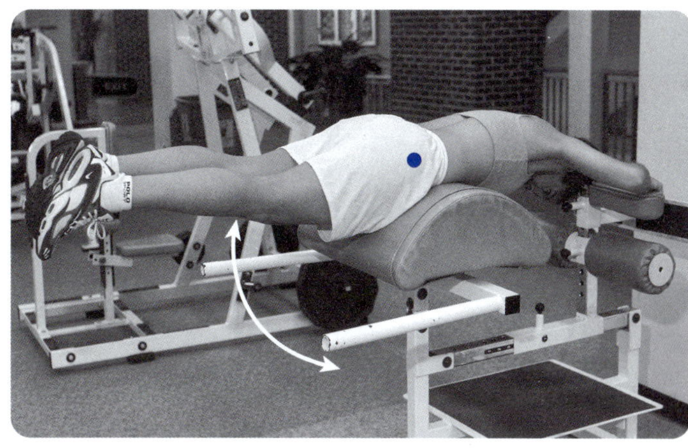

그림 18.62 엎드려 다리 들어올리기. 점은 어디서 이 움직임이 일어나는지를 나타낸 것이다.

신체분절(Body Segment) : 허리.

재활단계(Stage in Rehab) : III단계.

목적(Purpose) : 몸통 폄근(신전근, extensor), 배근육(복근, abdominals), 그리고 볼기근(둔근, gluteals) 강화.

자세(Positioning) : 환자는 엎드려 몸통들기와 반대 자세를 취한다. 이 시기에 몸통은 치료대나 로망체어에 기대져 있어야 하고, 다리는 치료대나 장치에서 떨어져 있어야 한다.

수행(Execution) : 환자는 바닥과 평행이 될 때까지 다리를 들어 올려 엉덩이가 조이도록 한다. 골반은 중립을 유지하고 장치에 기댈 수 있도록 하며 척추가 아닌 엉덩이에서 굽힘(굴곡, flexion)이 일어나야 한다(그림 18.62).

실수동작(Possible Substitutions) : 움직임은 허리에서 시작되며 볼기부분에서 시작되는 것이 아니며, 환자는 허리의 젖힘(과신전, hyperextension)을 이용하여 관성을 이용하여 다리를 위쪽으로 흔든다.

단서와 주의(Cues and Notations) : 다리를 들어올리기 위하여 엉덩이를 조이고 들어올리는 속도를 조절하도록 환자를 교육한다. 이러한 동작이 어렵다면, 저항팔을 짧게 하기 위하여 무릎을 약간 굽히는 것을 지도한다.

렛풀다운 (Lat Pulldown)

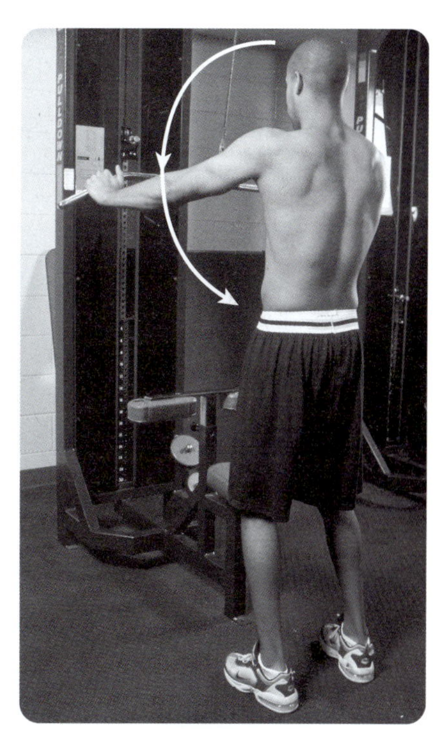

그림 18.63 넓은등근 풀다운.

신체분절(Body Segment) : 허리.

재활단계(Stage in Rehab) : II단계.

목적(Purpose) : 넓은등근(광배근, latissimus dorsi) 강화.

자세(Positioning) : 운동은 오버헤드 도르래 바를 이용하며, 환자는 어깨 너비로 손을 위치시키거나 그 보다 약간 넓게 하여 팔꿈치를 폄상태로 한다.

수행(Execution) : 배근육은 운동하는 내내 긴장을 유지하고 골반은 중립을 유지한다. 환자는 팔꿈치를 거의 폄(신전, extension) 상태로 바를 아래로 내린다(그림 18.63).

실수동작(Possible Substitutions) : 일반적인 실수는 팔꿈치를 너무 많이 굽히며, 어깨를 움츠리거나 척추를 굽힘(굴곡, flexion)시키는 것이다.

단서와 주의(Cues and Notations) : 넓은등근은 등, 허리뼈에서 안정을 유지하는 게 중요한데 이 근육의 있는 곳이 아래 등 가시돌기(극돌기, spinous process), 허리근막, 엉덩뼈능선(장골릉, iliac crest)에서 시작하며, 배바깥빗근(외복사근, external oblique muscles)과 함께 있기 때문이다.

민첩성과 협동성 운동 (Agility and Coordination Exercises)

환자가 한번 근력 강화 운동을 마치면, 보다 강력하고, 빠른 움직임, 그리고 기능적으로 다양한 움직임을 포함한 몸통 돌림과 플라이오메트릭 운동을 할 준비가 되어 있어야 한다. 골반의 안정성은 이러한 어떤 운동을 행하는 중이라도 항상 유지되어야 한다. 그러한 운동에 대한 두 가지 예가 다음에 제시되어 있다.

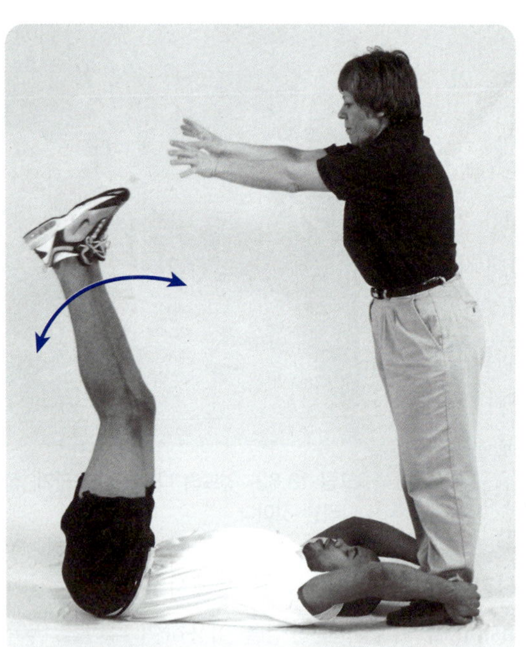

그림 18.64 저항성 다리들기.

저항성 다리들기 (Resisted Leg Lifts)

이 운동은 환자가 척추를 바닥에 대고 운동사가 환자의 머리쪽에 선다. 환자는 다리를 펴고 엉덩이를 대략 90° 되도록 굽힌다. 운동사가 다리를 아래로 밀어내고 환자는 다리를 위로 올리는 노력을 한다(그림 18.64). 이 운동은 빠르게 수행해야하지만 잘 통제 되어야 한다. 이 운동을 하는 동안 골반은 중립을 유지하고, 허리의 아치가 생기지 않도록 하는 것이 중요하다.

척추의 다양한 분절을 위한 재활 기술은 연부조직 가동화, 관절 가동화를 포함하고, 그리고 유연성, 자세와 골반 안정성, 근력과 민첩성과 같은 파라미터 향상을 위한 운동을 포함한다.

메디신 볼 운동 (Medicine-Ball Exercises)

이러한 메디신 볼 운동은 9장에 많이 제시되어 있다. 그림 18.65에 제시된 것은 그러한 것 중 두 가지 예시로서 되새겨 볼 수 있다. 이 운동은 볼을 캐치하며 아래위, 몸통 돌림, 그리고 복부 컬로 패스하는 것과 같은 활동을 포함한다.

많은 그 밖의 운동은 민첩성과 저항을 증가시켜 활용할 수 있다. 추가적인 운동으로 몸통 폄(신전, extension)활동 증가를 위해 로망체어에서 볼을 토스하고 로망체어 운동으로 메디신 볼을 돌림(회전, rotation)하는 것을 포함한다.

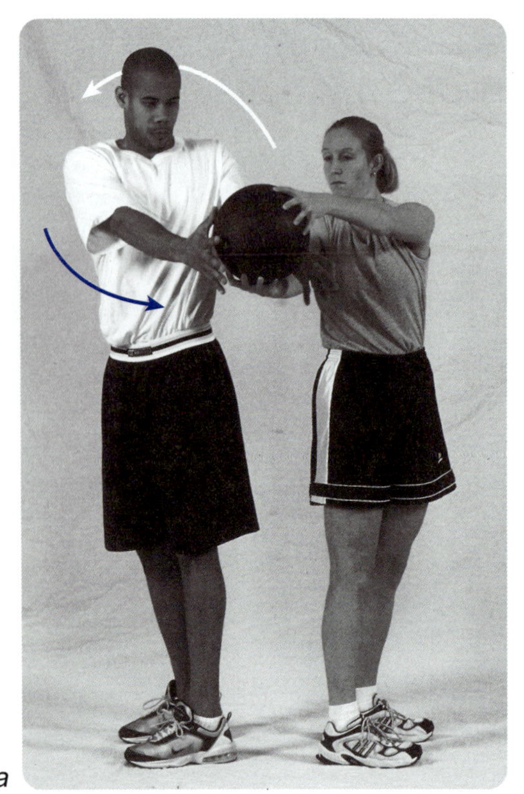

a

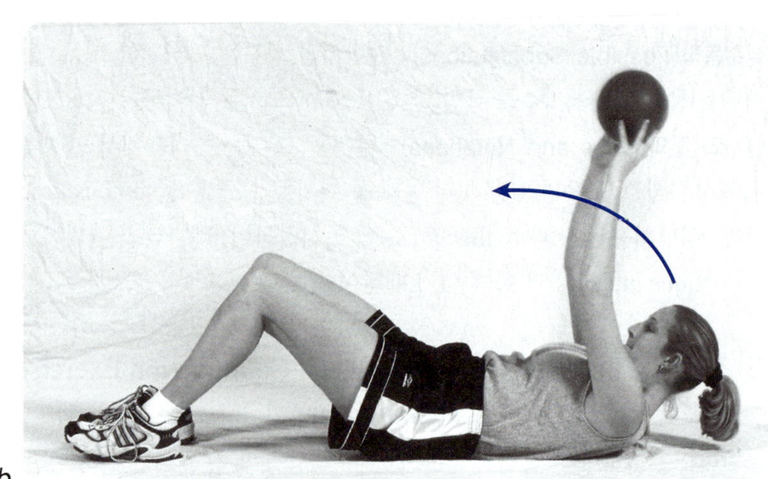

b

그림 18.65 메디신 볼 운동 : *(a)* 몸통 돌림. *(b)* 메디신 볼 토스는 누워서 신체의 직선면 또는 대각선 활동에서 수행할 수 있다.

특별한 재활의 적용 (SPECIAL REHABILITATION APPLICATIONS)

특별한 손상과 해당하는 프로그램을 보기 전에, 척추재활 프로그램에 우리의 운동을 공격적으로 활용하고 일반적인 유형을 함께 진행해보자. 우리는 통증 예방과 염증 조절을 위해 초기에 제공이 요구될 수 있는 이러한 방법을 잊지 않고 있다. 병합이 가능하다면, 연부조직 가동화와 관절 가동화는 또한 프로그램의 한 부분이 될 수 있다. 부족한 부분의 운동범위를 향상시키기 위한 유연성 운동은 일반적으로 프로그램의 I과 II단계에서 사용되고, 생활 중에 운동을 빈번하게 수행하도록 지시해야 한다. 중립 자세의 교육에서, 몸통 안정화 운동과 신체 기전은 초기 프로그램의 한 부분이어야 한다. 환자가 단순한 운동에서 골반중립의 유지가 가능할 때, 환자는 수중운동과 몸통 근력운동과 같은 다른 활동을 진행할 수 있다. II단계 몸통 근력 운동은 배근육 크런치, 대각선운동, 브릿지, 그리고 사이드-브릿지운동을 포함한다. 이미 언급한 것처럼, 넓은등근(광배근, latissimus dorsi) 풀다운도 근력운동의 한 부분이다. 환자가 적절하게 중립자세를 유지할 수 있을 때, 환자는 뒤넙다리근(슬괵근, hamstrings)을 포함하는 엉덩이 근육을 위한 하지 근력운동을 수행한다. 크런치, 브릿지, 다리들기, 사이드 윗몸일으키기와 같은 스위스볼 운동과 복부와 몸통을 위한 근력운동 진행은 환자가 팔과 다리의 움직임 동안 좋은 골반 안정성이 가능하다면 프로그램의 늦은 II단계와 초기 III단계에서 시작할 수 있다. 근지구력과 고유감각은 이러한 단계 동안 강조되어야 한다는 것을 기억해야 한다.

환자가 III단계에서 중량운동과 스위스 볼을 이용한 근력운동과 좋은 조절능력이 나타난다면, 몸통을 위한 더욱 공격적으로 근력 운동을 시작한다. 이러한 더욱 공격적인 운동은 로망체어에서 몸통과 다리 폄 운동을 포함하고 메디신 볼을 이용하여 배근육 크런치와 서서 몸통 돌림을 포함한다. III단계의 끝부분에서, 개개인의 일반적인 작업 요구에 필요한 특별한 운동을 프로그램에 추가된다. 예를 들면, 환자가 허들선수로서 트랙과 필드로 돌아가려면, 넙다리네갈래근(대퇴사두근, quadriceps femoris) 힘을 위한 점핑(jumping)과 바운딩(bounding) 운동이 추가될 수 있다.

프로그램의 IV단계는 스포츠-특별한 활동을 모방하는 것과 같은 훈련이 포함된다. 환자는 활동을 통해서 좋은 안정성과 척추 정렬을 유지할 수 있다. 개개인이 통증이 없고, 좋은 근력과 유연성을 가지고, 어려움없이 기능적인 운동을 수행할 수 있다면 완전한 스포츠 참여로 돌아가는 것이다. 그림 18.66은 척추의 재활 프로그램을 위한 치료스케쥴과 목적을 보여준다. 이러한 일반적인 프로그램 이후에 요구되는 특별한 교체와 고려는 이번 장에서 나타낸다.

척추에는 몇몇의 특별한 손상이 나타나기 때문에, 이러한 일반적인 치료적 운동 프로그램 이후에 추가적으로 특별한 고려가 각각의 이러한 손상을 위해 필요하다. 이러한 손상과 치료적 운동 프로그램에 추가적인 것을 다음 장에서 나타낸다.

염좌와 긴장 (Sprains and Strains)

염좌와 긴장은 가장 일반적인 허리손상 중 하나이다. 적절하게 분석되고 치료되지 않는다면, 염좌와 긴장은 오래지속 되거나 결국 장애의 원인이 되므로 심각하고 깊은 손상이 될 수 있다.

급성 염좌와 긴장으로부터 근육의 긴장과 통증의 결과 처음에는 I단계의 방법과 가벼운 스트레칭 운동으로 해결해야 한다. 때로는 이러한 상태가 I과 II단계의 가동화에 반응이 되기도 하지만, 반응을 위해서는 이러한 통증과 긴장, 그리고 이 문제를 해결할 방법의 효과 등에 따라 결정되게 된다.

재활 시작(Start rehab)

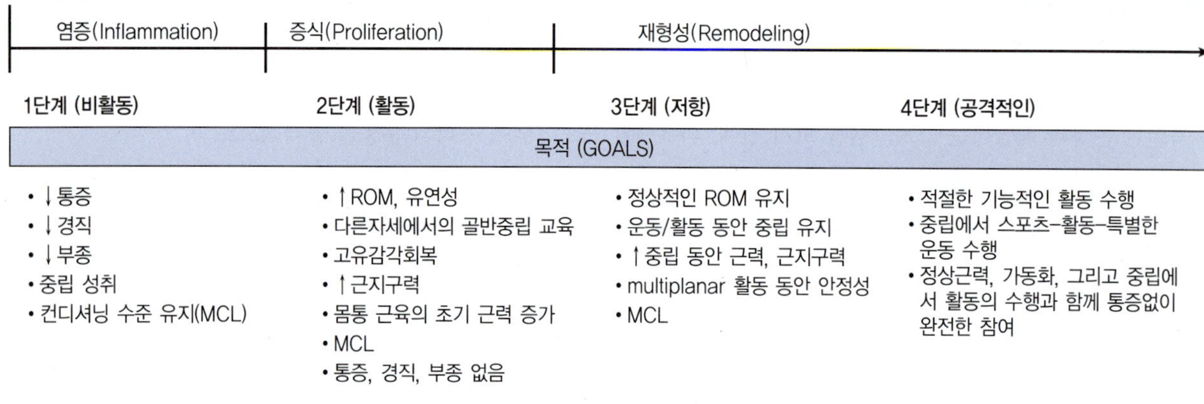

치료 (TREATMENT)

1단계 (비활동)
- 방법
- 연부조직 가동화
- Ⅰ과 Ⅱ단계의 관절가동화
- 자세교육
- CV 운동과 유지를 위한 그 밖의 팔다리 운동(ME)

2단계 (활동)
- 능동적 운동범위
- Ⅲ단계 관절가동화
- 초기 골반중립운동
- 신체역학 교육
- 초기 고유감각운동
- ME

3단계 (저항)
- 운동범위 운동 지속
- 만약 필요하다면 Ⅳ단계가동화
- 중립에서 대각선운동
- 공격적인 근력/근지구력 운동
- ME

4단계 (공격적인)
- 중립 동안 기능적인 운동
- 중립에서 스포츠–그리고 활동–특별한 운동

그림 18.66 척추를 위한 일반적인 재활 프로그램. CV = 심폐지구력(cardiovascular); ROM = 운동범위(range of motion); AROM = 능동운동범위(active range of motion).

재활 시작(Start rehab)

염증(Inflammation) | 증식(Proliferation) | 재형성(Remodeling)

1단계 (비활동) | 2단계 (활동) | 3단계 (저항) | 4단계 (공격적인)

목적 (GOALS)

1단계 (비활동)
- ↓통증
- ↓경직
- ↓부종
- 중립 성취
- 컨디셔닝 수준 유지(MCL)

2단계 (활동)
- ↑ROM, 유연성
- 다른자세에서의 골반중립 교육
- 고유감각회복
- ↑근지구력
- 몸통 근육의 초기 근력 증가
- MCL
- 통증, 경직, 부종 없음

3단계 (저항)
- 정상적인 ROM 유지
- 운동/활동 동안 중립 유지
- ↑중립동안 근력, 근지구력
- 복합적인면에서 활동 동안 안정성
- MCL

4단계 (공격적인)
- 적절한 기능적인 활동 수행
- 중립에서 스포츠–활동–특별한 운동 수행
- 정상근력, 가동화, 그리고 중립에서 활동의 수행과 함께 통증없이 완전한 참여

치료 (TREATMENT)

1단계 (비활동)
- 근육긴장을 줄이기 위한 아이스와 ES
- 통증감소를 위한 Ⅰ과Ⅱ단계의 관절가동화
- 근육을 이완시키기위해 아이스와 전기적자극 후에 점진적인 수동적 범위내에서 운동
- 자세교육
- CV 운동과 유지를 위한 그 밖의 팔다리 운동(ME)

2단계 (활동)
- 척추의 능동적 운동범위
- Ⅲ단계 관절가동화
- 바로누워 사족자세에서초기 골반 중립운동
- 매일 활동 동안의 신체역학 교육
- 초기 고유감각운동
- 중립에서 서서 평형성
- 공격적인 근력과 근지구력
- 엉덩이 근력운동시작
- 초기 몸통 근력운동
- ME

3단계 (저항)
- 운동범위 운동 지속
- 필요하다면 Ⅳ단계가동화
- 근지구력과 조절능력을 위한 도르래 또는 고무밴드를 이용한 중립에서 대각선 운동
- 신체 중량 저항을 이용한 추가적인 돌림 운동
- 중립 동안 추가적인 LE활동과 함께UE
- ME

4단계 (공격적인)
- 중립 동안 기능적인 운동
- 활동의 스피트 증가; 골반중립을 유지하는 동안 적절한 협응강조와 함께 민첩한 활동
- 중립에서 플라이오메트릭 운동
- 중립에서 스포츠–그리고 활동–특별한 운동

그림 18.67 허리 염좌 또는 근육 긴장을 위한 재활 진행. ES = 전기적자극(electrical stimulation); PROM = 수동운동범위(passive range of motion); CV = 심폐지구력(cardiovascular); ROM = 운동범위(range of motion); AROM = 능동운동범위(active range of motion); UE = 상지(upper extremity); LE = 하지(lower extremity).

급성상태에서는 활동의 제한과 스트레칭 운동에 따라 초기 치료 단계에서의 초기 방법이 요구된다. 촉진 시 제한된 부분이 있다면 연부조직 가동화를 이용하여 염좌와 긴장을 줄일 수 있다. 제한이 있어 관절가동화를 이용한다면 관절의 과운동성의 결과를 가져올 수 있다.

모든 척추 손상에서, 자세와 신체역학은 평가되고 필요에 따라 수정되어야 한다. 근육이 나쁜자세와 신체역학으로 그들이 할 수 있는 일보다 더 많이 수행하게 된다면, 긴장은 더욱 지속될 것이다.

근력 운동의 진행은 통증과 긴장이 감소될 때 시작할 수 있다. 특히 강조되어야 할 근육은 골반 안정화근육, 배근육이며, 특히 빗근, 아래배근육, 몸통 폄근, 그리고 볼기근(둔근, gluteals)이다. 그림 18.67은 허리 염좌 손상을 위한 재활 프로그램에서 대략적인 내용을 보여준다.

■ 사례연구 (Case Study)

투창 선수가 지난 주 연습에서 그가 창을 던지려고 시도할 때 오른쪽 허리부분에서 갑자기 통증을 느끼는 허리의 손상을 입었다. 그가 당신에게 당시 손상부위에 얼음 찜질을 했다고 하였다. 지난 주에 비해 통증이 많이 가라앉기는 했지만, 그가 몸통을 왼쪽이나 오른쪽으로 돌릴 때 아직도 통증이 있다고 했다. 그는 의자에서 일어날 때, 아침에 침대에서 일어날 때 통증을 느꼈다. 그의 통증은 하루 일과 끝에는 더욱 심해졌다. 그는 처음 이틀은 대수롭지 않게 여겼지만, 그 통증 때문에 연습도 할 수 없었다. 그의 통증은 그의 오른쪽 허리쪽에 있었다. 그의 하지에서 방사통이 나타나지는 않았지만, 오른쪽 엉덩이까지 통증이 나타났다. 당신이 그를 진찰할 때 그는 통증으로 앞으로 몸을 숙일 수 없었고, 왼쪽으로 너무 아파서 몸을 굽힐 수 없었다. 하지만 오른쪽으로 굽힐 때에는 괜찮았다. 왼쪽으로 몸을 돌릴 때가 오른쪽으로 돌릴 때보다 통증이 심했다. 그의 척추는 허리뼈부위에서 오른쪽으로 휘었다. 촉진으로 오른쪽 척추 주변근과 허리네모근이 압통과 함께 경직이 있는 것을 알았다. 오른쪽 허리 뭇갈래근을 눌렀을 때 그의 엉덩이의 통증이 있었다.

분석을 위한 질문들

1. 그의 치유과정 단계는 무엇인가? 손상은 얼마나 심각한가?
2. 그의 손상은 얼마나 자극적인가? 손상의 본질은 무엇인가?
3. 첫 번째 치료는 무엇인가?
4. 처음단계에서 두 번째 단계로 진보된 치료는 무엇이며 어떤 지침을 가지고 환자의 치료를 진행할 것인가?
5. 환자가 완전하게 참여로 돌아가기 전에 당신이 사용할 수 있는 기능적인 활동을 포함하는 특별한 운동의 몇 가지 예는 무엇인가?

척추증, 척추분리증과 척추앞전위증
(Spondylosis, Spondylolysis, and Spondylolisthesis)

척추증, 척추분리증과 척추앞전위증을 위한 치료적 운동프로그램에서 잊지 않고 고려해야 할 간략한 개요는 다음과 같다.

이러한 3가지 상태가 서로 다르게 나타나지만, 이들은 대부분 자주 허리 아래를 포함하고 폄(신전, extension) 움직임에 자극된다. 이러한 상태의 어떠한 증상을 가진 환자에게 두 가지 중요한 요인은 개개인에게 뒤쪽으로 골반을 기울여 유지하는 것을 교육하고, 가능한 젖힘(과신전, hyperextension)의 움직임을 피하도록 해야 한다. 이러한 환자들에게 더욱 뒤쪽으로 기울인 자세에서 골반의 안정성을 유지하고 배근육을 강화가 필수적이다. 이들 3가지 질환 중 가장 심각한 것은 척추가 앞으로 전위되는 척추앞전위증이다.

디스크 병변과 엉덩뼈신경통 (Disc Lesions and Sciatica)

디스크 병변은 환자와 운동사 모두를 불안하게 만들 수 있다. 치료계획 전에 그것을 고려하고 확인된 요인에 익숙해져야 한다.

돌출(protruding)이나 탈출된 디스크는 심각한 문제이며 대부분 돌출된 위치에 따라 하나 또는 양쪽 사지에 신경뿌리병증(radiculopathy)을 유발하곤 한다. 다리 아래 통증이나 증상이 있는 것 만으로는 디스크 탈출을 의미하지는 않지만, 당신은 정확하게 진단될 때까지 이러한 가능성을 고려해야만 한다. 후관절(facet) 손상, 근육 경직과 근막통증(myofascial pain)과 같은 그 밖의 질환 또한 연관된 통증일 수 있다.

디스크 병변과 함께 진단된 환자는 엉덩뼈신경통 증상을 유발하거나 심화시킬 수 있는 자세나 움직임을 피해야 한다. 가장 일반적인 이러한 움직임은 앞으로 굽힘 하는것 또는 굽히고 비트는 것으로 디스크를 더욱 누르게 되거나 돌출되게 한다.

디스크 병변을 가지고 있는 환자는 골반중립을 유지하고 찾는 것을 교육받아야 하고 배근육, 빗근, 허리 폄근(신전근, extensor)과 볼기근(둔근, gluteals) 그룹의 근력강화를 해야 한다. 또한, 신체 역학을 수정하는 것을 배워야 하고 자세와 궁극적인 중립 척추 자세에서 모든 신체적 활동을 수행하기 위한 과정을 배워야 한다.

■ 사례연구 (Case Study)

한 체조선수가 허리 통증으로 인한 2주간의 형식적인 치료와 활동의 감소로도 증상이 호전되지 않자 정형외과 의사를 찾아왔다. 의사의 진단은 척추분리증이었다. 환자는 경기에 되돌아가기 전에 재활 프로그램이 필요하다.

분석을 위한 질문들

1. 환자가 피해야 할 운동은 무엇인가?
2. 그녀가 완전히 경기에 참여할 수 있도록 하는 치료적 운동 프로그램에는 어떠한 점진적인 운동과 활동이 포함되어야 하는가?

관계자들 전부는 아니지만, 몇몇 사람은 디스크 중앙에 국한된 디스크 병변으로 인한 통증의 중요성에 동의한다(McKenzie, 1989). 이것이 의미하는 것은 치료법이 적절하다면, 환자는 점차적으로 엉덩뼈신경통이 줄어들고 단지 통증이 발생지인 허리에만 남아있게 되는 것을 느낄 것이다. 치료의 목적 또한 중앙의 통증을 감소시키는 것이다. 대부분의 경우 폄운동, 유연성 그리고 근력운동, 그리고 골반중립 운동이 이러한 목표에 도달한다. 환자의 정도에 따라 운동이 진행되어야 한다. 치료결과와 환자의 통증에 관한 피드백에 따라 진행한다. 통증이 감소된다면, 운동의 진행은 지속적으로 할 수 있다; 하지만 엉덩뼈신경통이 심해진다면, 첫째로 가능한 잘못된 활동과 둘째로 적합성에 대하여 가장 최근에 수행된 운동과 활동에 대하여 재평가를 해야 한다. 이것은 환자가 심화된 운동에 아직 견디기에는 이르다는 것이다. 잘못된 운동, 신체역학 수정의 실패, 그리고 잘못된 자세 등은 디스크병변을 더욱 악화시킬 것이다. 이것은 운동사가 각각의 운동과 함께 발생되는 스트레스와 운동의 정확한 이해를 하고 있는 것이 중요하다.

디스크절제술 (Microdiscectomy)

가끔, 환자는 보존적 치료로 성공하지 못한다. 이러한 경우에는, 수술적 처치가 필요하다. 디스크 절제술은 탈출된 디스크 부위에 허리 중앙에 작은 절개로 이루어지는 일반적인 처치이다. 수술 후 회복이 보다 적은 부분을 포함하기 때문에 방해가 적은 곳으로 이동하여 근육을 통하여 자른다. 신경을 자극하고 있는 돌출된 디스크를 제거하기 위하여 척추뼈고리판(lamina)을 자르고 신경뿌리(nerve root)를 우회하여 수술한다.

디스크절제술을 겪은 환자가 가지고 있는 병리적 현상이 수술로 수정되지 않더라도 다음과 같은 유사한 치료 과정을 진행한다. 전형적으로, 수술 후 일주일 후부터 치료가 시작되며, 다음과 같이 논리적으로 진행한다. 재활치료의 초기단계 동안에는 통증이 없는 제한된 범위내에서 움직임을 유지해야 한다. I단계 치료는 통증조절, 유연성운동, 골반 안정화를 포함하고 적절한 자세를 교육한다. II단계에서는 몸통운동과 운동범위에서의 유연성 운동을 추가한다. 환자는 짧은 거리부터 시작하고 근육의 저항력이 좋아지는 것에 따라 점차적으로 증가한다. 환자가 통증 없이 저항력이 있다면, 이미 나타난 것처럼 어려움을 느끼는 초기 근력운동을 시작할 수 있다. 수술 후 근육이 긴장되고 연부조직의 제한이 나타난다면, 연부조직 이완과 가동화로 치료될 수 있다. 이런 모든 요인들은, 반드시 디스크 환자가 골반중립을 유지하도록 교육해야 하고, 정확한 자세와 신체역학을 시행하고 척추를 지지해주기 위한 엉덩이 근육, 넓은등근(광배근, latissimus dorsi), 몸통의 근력과 근지구력을 향상시켜야 한다. 또한 II단계에서, 뒤넙다리근(슬괵근, hamstrings), 궁둥구멍근(이상근, piriformis)과 넙다리네갈래근(대퇴사두근, quadriceps femoris)의 근력운동도 추가해야 한다. 고정식자전거, 트레드밀, 일립티컬(elliptical), 또는 그 밖의 장비에서의 심폐지구력 프로그램은 환자의 저항력과 심박수의 지침을 사용하여 진보적인 방법으로 수행한다. 치유과정이 지속되는 재형성에 따라, III단계의 재활 프로그램은 시작된다. 이때는, 더욱 집중적으로 근력운동과 민첩성 운동을 하고 규칙적인 특별한 활동인 IV단계로 발달시켜 환자가 정상적인 활동으로 돌아갈 수 있도록 적절하게 이용한다.

척추고정술 (Spinal Fusion)

매우 심각한 경우에, 척추고정술이 적응증이 될 수 있다. 이러한 수술은 일반적으로 불안정한 척추, 심각한 디스크 퇴행과 척추앞전위증을 가지고 있는 환자들에게 시행한다. 두 개 또는 그 이상의 척추 분절을 융합하는 것으로, 엉덩이로부터의 뼛조각(bone chip)을 가장 일반적으로 척추 사이에 놓는다. 수술 후에 환자는 치유를 위한 고정술로 운동범위가 제한된다. 이러한 이유로, 운동사는 환자의 척추에 대한 심한 부담 또는 척추의 돌림과 고정술 부위의 파열은 없는지 관찰해야 한다.

I단계에서는, 통증, 부종, 그리고 근육의 경직을 위한 가동화의 사용을 통하여 염증을 감소시키는 것이다. 골반 안정화 활동 또한 I단계에서 시작한다. II단계에서는, 골반중립을 이용한 적절한 신체역학 교육이 시행된다. 골반중립이 유지되는 동안 매일 워킹하는 것 또한 여기서 시작된다. II단계일 때, 흉터의 연부조직 가동화, 고유감각 운동, 그리고 몸통 안정화 운동을 시작한다. II단계의 끝부분에서, 진보적인 신체역학의 교육이 시작된다. 이러한 진보된 교육은 들어올리는 것, 가쪽 움직임, 그리고 밀고 당기는 운동의 기술이 포함될 수 있다. 트레드밀, 일립티컬, 또는 고정식자전거에서의 심폐지구력 활동과 허리의 안정화와 함께 엉덩이 근력강화 운동 또한 II단계 뒤에 시작한다. 환자가 III단계로 접근할 때까지, 환자는 신체와 몸통을 위한 근력운동을 수행할 수 있고 민청성 운동을 시작할 수 있다. IV단계에서, 다른 조건과 같이, 환자가 정상적인 활동으로 돌아가기 위한 점진적인 활동-특별한 프로그램을 시작한다.

지금 보는 것처럼, 두 가지의 수술적 상태를 위한 프로그램은 유사하다. 예방은 주요한 차이점이다. 제거술인 디스크절제술은 조직의 봉합술이 아니지만, 고정술은 환측의 봉합술이기 때문에 차이가 나타난다. 비록 두 질환 모두가 수술로 신체에 대한 손상에 뒤이어 염증 단계를 포함하지만, 고정술은 뼈가 융합되는 시간이 필요하기 때문에 많은 주의가 요구된다. 디스크절제술의 재활

과정은 적어도 6~10주라고 할 수 있지만, 고정술은 회복하는데 환자와 의사에 따라 3~4개월이 필요할 수 있다.

■ 사례연구 (Case Study)

미식축구 라인맨이 4주전 게임 도중에 허리를 다쳤다. 그는 허리와 오른쪽 하지의 통증이 지속되어 정형외과 의사에게 문의하였다. MRI 촬영결과 L4-5 디스크가 3mm 정도 돌출되어 있었다. 의사들은 이런 환자는 재활과정을 동반하는 치료를 해야 한다며 corticosteroid 주사 또는 Medrol을 복용하면 되기 때문에 수술은 안해도 된다고 했다. 그는 이제 재활 프로그램을 위해 찾아왔다. 그가 테스트를 위해 들어설 때 어느 정도 괜찮은 듯 보였다. 그는 의자에서 일어나거나 서거나 걸어다니는 것은 별 무리가 없어 보였다. 그러나 그가 방에서 돌아다닐 때 당신은 그가 매우 안 좋은 신체역학의 특성을 가지고 있음을 알게 되었다. 앉아 있을 때 허리가 굽어 있었고, 가방을 열 때 몸통이 비틀어져 있었다. 진찰결과 오른쪽 다리를 똑바로 뻗어 50° 정도 들어 올릴 수 있었고, 왼쪽은 55° 였다. 그리고 엉덩이를 양쪽으로 20° 씩 움직일 수 있었다. 앞으로 구부리면 그는 손가락으로 무릎을 잡을 수 있었고, 옆으로 구부리면 무릎 위 10mm를 짚을 수 있었다. 그리고 뒤로 굽혔을땐 아주 좋은 자세를 보였다. 앞으로 구부리는 자세는 뭔가 불편함이 있음을 보여줬다. 알아차렸겠지만 구부릴 때 대부분의 행동이 허리뼈가 본질적으로 편평함을 유지한 채 등뼈로부터 오는 것임을 알 수 있다. 신경계 검사는 감각계, 운동계, 반사신경계에서 아무런 이상도 없음을 보여줬다. 환자의 볼기근과 배근육은 각각 4/5 정도의 강도로 검사되었다. 그는 오른쪽으로 구부렸다가 일어나지를 못한다. 촉진에서 척추 주변근육군, 허리네모근, 그리고 엉덩이 돌림근군 등이 모두 예민해져 있었고, 특히 오른쪽은 더했으며, 이렇게 예민해진 부위에서는 연부조직 가동에 저항을 받는 듯한 촉진을 하게 되었다. 허리뼈에서 PA(뒤에서 앞으로 미는) 테스트를 실시해보니 관절의 가동에도 약간의 제한이 있었다.

분석을 위한 질문들

1. 이러한 환자를 치료하는데 있어서 어떠한 예방조치가 필요한가?
2. 초기 치료 프로그램에 무엇이 포함되는가?
3. 처음 3가지 치료방법에는 어떠한 기술이 포함되는가?
4. 이러한 환자를 위해 어떠한 점진적인 운동을 선택하고, 프로그램에서 한 단계에서 다음단계로의 진행을 위한 척도는 무엇인가?

후관절 손상 (Facet Injuries)

후관절 손상은 특히 여기에 기재된 요인을 고려하지 않는다면 치료에 실패할 수 있다. 후관절 손상은 또한 발견하는데 어려울 수 있다. 운동사는 후관절 손상의 존재를 찾기 위한 추론할 수 있는 도구를 활용하여야 한다.

우리는 후관절 손상에 대하여 논의하기 전에, 우리는 첫 번째 척추에서, 한 방향의 움직임이 다른 면에서의 움직임을 가능하게 하는지를 알아야한다. 이것은 후관절의 위치 때문이다. 함께 움직이는 명확한 움직임에 약간의 논쟁은 있지만, 그것은 *"복합적인 움직임(coupled motions)"* 으로 불린다. 복합적인 움직임은 관절에서 함께 움직임이 발생하는 것이다; 하나의 움직임이 다른 운동의 결합 없이는 발생할 수 없다. 척추에서의 복합적인 움직임은 가쪽굽힘(측굴, lateral flexion)과 돌림(회전, rotation)이다. 불일치는 이러한 복합적인 움직임이 반대 쪽 또는 같은 쪽에서 일어나는지에 대한 논의에 집중된다(Cook, Hegedus, Showalter, & Sizer, 2006; Legaspi & Edmond, 2007). 일치에 대한 근거를 찾는데 있어서의 문제는, 아마도 여러인자(multifactorial)와 연구, 대상자의 본래의 자세에 대한 연구, 나이와 그 밖의 다양한 결과를 나타낼 수 있는 것을 고려한 여러 가지 방법들이 포함된다. 정상적인 복합적인 움직임에 관한 의견의 불일치에도 불구하고, 대부분은 기능장애동안, 척추에서의 가쪽굽힘은 반대쪽에서의 돌림과 함께 이루어지는 것은 동의한다.

당신 자신이 복합적인 움직임을 정의할 수 있다. 서 있는 자세에서, 바닥에 발을 편평하게 유지하는 동안 가능한 가쪽으로 몸통을 굽힘(굴곡, flexion)하라. 당신이 움직임의 끝부분에 도착하면, 당신의 몸통이 어떻게 자리를 잡는지 알게 될 것이다. 당신은 굽힘된 방향으로 돌림되는가 또는 반대쪽으로 돌림되는가? 당신은 또한 목뼈에서도 이렇게 할 수 있다. 적절한 목뼈의 정렬상태로 서서, 가쪽으로 당신의 목을 가능한 멀리 굽힘하면 당신의 가쪽 굽힘의 끝부분에 의해 돌림되는 방향을 당신은 알 수 있다. 많은 사람들은 허리뼈(요추, lumbar)가 가쪽으로 굽힘하고 반대쪽 방향에서 돌림되어 복합적인 움직임이 발생하는 것에 대해 동의하지만, 목뼈(경추, cervical spine)에서의 같은 움직임은 다른 방향과 함께 같은 방향에서 돌림되어 복합적인 움직임이 일어난다. 같은 쪽으로 목뼈를 움직인다면, 지금 뒤로 쭉빠진 자세(slumped posture)로 반복적인 운동을 할 수 있다. 당신은 지금 복합적인 움직임이 반대방향에 있다는 것을 알아야한다 : 가쪽 굽힘이 한쪽에서 일어나고 돌림은 반대 쪽에 일어난다.

Fryette의 생리학적 척추 움직임의 법칙

(Fryette's Laws of Physiologic Spinal Motion)

척추에서 비롯된 복합적인 움직임은 접골의사에 의해 4가지의 개념과 함께 시작되었으며, 이후에 불려지기 시작했다. 비록 그들이 실제로 그렇지는 않지만 움직임의 "법"은 그들의 많은 관찰과 생각이고, 그들은 "Fryette의 생리학적 척추 움직임의 법칙"이라고 불렸으며, 보다 간결하게는 "움직임의 Fryette 법칙"이라고 불렸다(Fryette, 1980). Fryette는 중립자세와 밖으로의 중립자세 모두에서 후관절 사이에서의 복합적인 움직임의 생각을 나타낸다. 그는 척추의 복합적인 움직임을 정의내리는 3가지 법칙을 나타낸다.

Fryette의 첫 번째 법칙은 중립에서 허리뼈 또는 등뼈(흉추, thoracic)를 옆으로 굽힘할 때 반대쪽 척추의 돌림이 발생하는 상태이다. 예를 들면, 중립자세에서, 척추가 오른쪽 가쪽으로 굽힘되면, 또한 왼쪽에서 돌림된다는 것이다. 이러한 법칙은 후관절의 면이 다른 면과 접촉이 되지 않을 때 중립위치로 정의되기 때문에 목뼈는 다루지 않고, 인접한 목뼈 후관절의 면은 각각의 다른 면과 항상 접촉한다.

Fryette의 두 번째 법칙은 병리학적인 자세와 복합적인 움직임을 다룬다. Fryette는 척추가 정렬되었을 때 굽힘이나 폄이 나타나고, 척추가 옆으로 굽힘되고 돌림하는 것은 같은 방향쪽에서 일어나는 것이다. 예를 들면, 허리뼈가 앞굽음증 자세에 놓이게 되면, 척추에서 왼쪽 옆으로 굽힘하는 것이 수행되고, 또한 왼쪽에서 돌림되는 것이 나타난다.

Fryette의 세 번째 법칙은 척추의 한쪽 면에서 움직임이 나타나면, 또 다른 쪽에서의 움직임은 감소되는 상태이다. 이러한 경우를 예를 들면, 똑바로 서고, 척추를 왼쪽으로 돌리고, 돌림의 정도를 주의해야 한다. 다음, 몸통을 앞으로 굽히고 그 다음 자세를 반복적으로 왼쪽으로 돌림한다. 당신은 똑바로 선 상태에서 수행한 것 보다 더욱 적은 돌림의 정도를 알게 될 것이다.

후관절 충돌증후군과 위치상의 기능장애

(Facet Impingement and Positional Dysfunction)

Fryette의 법칙은 제한된 후관절의 움직임에 의해 발생된다고 우리를 이해시키고 있다. 후관절의 제한은 외상성 사고로 인한 손상이 나타난 후관절면에 충돌로 나타날 수 있다. 후관절은 굽힘이나 폄에서 제한될 수 있고, 움직임의 제한은 손상의 같은쪽 또는 반대쪽에서 나타날 수 있다. 이러한 후관절의 위치를 *위치상의 기능장애*라 말한다. 척추 후관절이 *움직임을 제한*하는 것은 불가능하다.

위치상의 기능장애 위치는 항상 제한된 움직임의 반대방향일 것이다. 후관절은 떨어져서 구성된 두 개의 관절면이기 때문에 후관절이 굽힘하면 *열린다*; 후관절이 펌하면 *닫힌다*. 열리는것(굽힘)이 제한된다면, 후관절은 폄에서 움직일 수 없게 되면서 굽힘의 움직임이 제한된다; 폄(신전, extension)은 위치상의 기능장애이고 굽힘(굴곡, flexion)은 움직임이 제한된다. 돌림(회전, rotation)과 옆으로 굽힘하는 것이 서로 복합적인 움직임이 되기 때문에, 또한 위치상의 기능장애에서 움직임이 제한될 것이다. *폄(제한된)*의 위치상의 기능장애 시에는, 돌림과 옆으로 굽히는 것은 문제가 있는 후관절의 반대 쪽에서 제한된다. *굽힘(제한된)*의 위치상의 기능장애 시에는, *문제가 있는 후관절과 같은 쪽에서* 돌림과 옆으로 굽히는 것이 제한된다.

예를 들면, 왼쪽 후관절이 폄(제한된)의 위치상의 기능장애가 나타났다면, 왼쪽 돌림과 옆으로 굽히는 것에 대한 움직임의 제한은 굽힘과 오른쪽 돌림, 그리고 오른쪽 옆으로 굽히는 것이다(그림 18.68). 다른 한편으로는, *굽힘(제한된)*의 위치상의 기능장애가 나타나났다면, 옆으로 굽히는 것과 돌림에 대한 움직임에 제한은 *같은쪽(ipsilateral)*에서 나타날 것이다. 예를 들면, 환자가 오른쪽 후관절이 닫히지 않았기 때문에 굽힘(제한된)의 위치상의 기능장애가 나타났다면, 제한된 자세는 폄, 왼쪽 돌림과 왼쪽 옆으로 굽힘의 움직임에서 굽힘과 오른쪽 돌림과 오른쪽 옆으로 굽힘이 제한된다(그림 18.69). 그 밖의 증상은 피부분절(dermatomal distribution)처럼 보이는 방사통(radiating pain), 가시돌기의 통증유발점, 그리고 근경직의 반응 등이 포함된다.

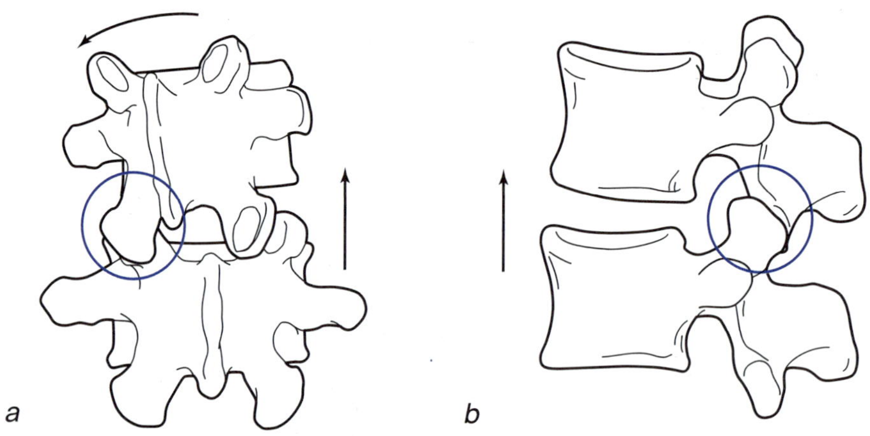

그림 18.68 폄에서의 왼쪽 후관절 제한. 위치상의 기능장애는 폄과 왼쪽 돌림과 왼쪽 옆으로 굽히는 것이다. 굽힘, 오른쪽 돌림, 그리고 오른쪽 옆으로 굽히는 움직임에서 제한된다.

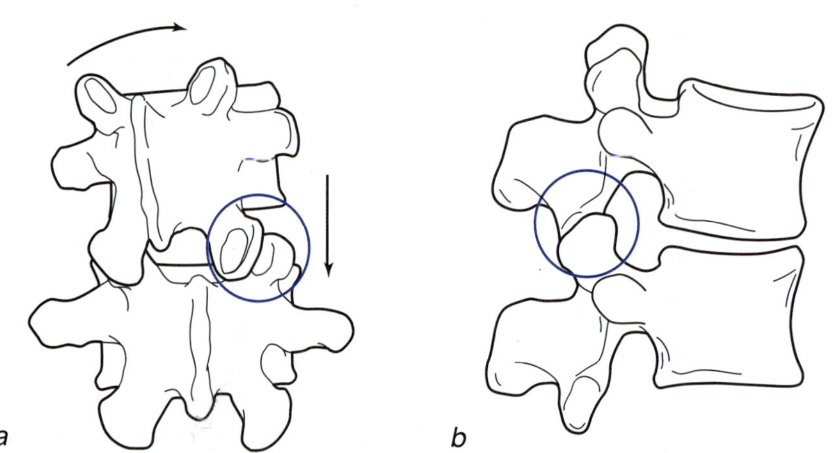

그림 18.69 굽힘에서의 오른쪽 후관절 제한. 위치상의 기능장애는 굽힘, 오른쪽 돌림과 오른쪽 옆으로 굽히는 것이다. 폄, 왼쪽 돌림과 왼쪽 옆으로 굽히는 움직임에서 제한된다.

더욱 큰 외상은 조직의 더욱 큰 손상으로 충돌증후군보다는 염좌의 원인이 된다. 더욱 보존적인 치료방법의 진행이 필요하다. 추가적으로, 관절 주변의 연부조직은 또한 손상될 수 있고, 부종과 근경직이 일반적이다. 목 고정장치(cervical collar)는 통증을 감소시킬 수 있다. 머리가 앞쪽으로 넘어가 있는 자세는 폄(신전, extension)되기 때문에 통증이 발생할 수 있다. 움직임의 감소가 나타난다면, 한쪽의 관절주머니패턴(capsular pattern)이 커진다. 후관절을 위한 관절주머니패턴은 환측의 돌림과 반대쪽의 옆으로 굽히는 것이 제한된다. 예를 들면, 왼쪽 목뼈 또는 허리뼈 후관절이 관절주머니패턴을 가지고 있다면, 왼쪽 돌림과 오른쪽 옆으로 굽히는 것은 제한되지만, 오른쪽 돌림과 왼쪽 옆으로 굽히는 것은 문제 없을 것이다. 일반적으로 통증이 없는 범위에서의 움직임과 관절 가동화는 근 경직, 통증, 그리고 부종을 감소시킬 것이다. III과 IV단계 이후의 관절 가동화는 후관절의 운동성을 위하여 이용된다.

■ 사례연구 (Case Study)

다이빙 선수가 4일전에 다이빙 훈련 중 나쁜 자세로 입수하게 되었다. 그녀는 그때부터 목부위가 뻣뻣함을 느꼈다. 오늘 아침 그녀는 일어났을 때 목을 왼쪽으로 돌릴 수 없었다. 당신에게 찾아왔을 때 오른쪽으로 머리가 20° 정도 옆으로 굽혀져 있었고 앞쪽을 주시할 수 없다고 하였다. 그녀의 머리는 오른쪽으로 15° 정도 돌아가 있었다. 이것은 그녀가 머리를 똑바로 들거나 앞으로 향했을 때 매우 통증을 느끼게 하였다. 그러나 그녀는 오른쪽으로 머리를 돌리거나 그녀의 오른쪽 어깨 너머를 보는 데에는 아무런 어려움도 느끼지 않았다. 당신이 C5와 C6 가시돌기 위를 촉진하였을 때 통증유발점이 있는 것을 알았고, 그 부분의 근육들이 약간 긴장되어 있는 것을 알았다.

분석을 위한 질문들

1. 그녀의 문제점이 무엇이라고 생각하는가; 그녀가 가지고 있는 문제의 위치는 어느쪽 목인가?
2. 치료계획을 작성하고, 당신의 치료 배열을 논리적으로 진행해 보라.

엉치엉덩관절 (Sacroiliac Joint)

엉치엉덩관절(천장관절, sacroiliac joint)의 충격으로 인한 허리 통증은 논란이 많다(Cibulka, 1992). 엉치엉덩관절이 허리통증에 중요하게 고려될 수 있는 적응증에 대한 약간의 증거가 되고, 허리는 엉치엉덩관절에 연관된 통증일 수 있다(Cappaert, 2000). 엉치엉덩관절과 엉덩이는 또한 서로 연관된 통증일 수 있다(Rosatelli, Agur, & Chhaya, 2006). 엉치엉덩관절 검사는 엉덩이나 허리 통증을 호소하는 어떠한 환자에게도 적용할 수 있는 한 부분이다.

당신은 척추가 앞으로 굽힘되는 것을 역학적으로 교육받은 것에 따라, 엉치엉덩뼈는 폄될 때 뒤쪽으로 돌림되고, 척추가 폄될 때는 반대 쪽에서 나타난다. 보행하는 동안, 같은쪽 발꿈치가 닿을 때(heel strike) 엉치뼈가 뒤쪽으로 돌림되고, 같은쪽 발가락이 떨어질 때(toe off) 앞쪽으로 돌림된다. 이것은 또한 사선의 축(diagonal axis) 주변에서 돌림되는 원인을 제공할 것이다. 두덩뼈(치골, pubic bones)는 걷는 동안 엉덩뼈가 움직이는 것과 일치한다. 당신은 엉치뼈가 기저부에서 아래가쪽각(inferior lateral angle, ILA)을 가지고 있는 해부학을 기억해야 한다. ILA는 꼬리뼈와 연결되어 있는 엉치뼈의 아래 후관절의 첫 번째 뿔(cornua)의 위치에 의해서 가장 쉽게 위치된다. 오른쪽과 왼쪽의 ILA는 뿔의 어느 한쪽의 가쪽에 위치된다(그림 18.70). 엉치결절인대(sacrotuberous ligament)는 엉치뼈아래 궁둥뼈결절(좌골결절, ischial tuberosity)에 연결된다. 엉치결절인대는 약 위쪽 45°에 위치되고 궁둥뼈와 아래가쪽 엉치뼈 사이와 궁둥뼈 결절의 안쪽에 위치된다.

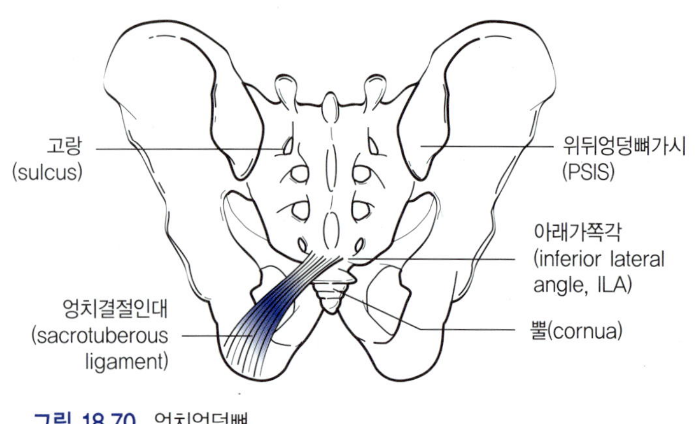

그림 18.70 엉치엉덩뼈.

SI 검사를 하는 동안 이러한 각각의 구조에 대한 확인이 필요할 것이다. SI의 병리학적인 감수성은 SI 회전력이 증가되는 자세 또는 활동 때문에 증가한다. 골반이 과도하게 앞으로 기울어짐과 과도한 허리뼈 앞굽음증을 가진 환자는 SI 관절에 심한 스트레스가 나타날 수 있고, 이 부위에 통증을 야기시킬 수 있다. 환자가 다리 길이가 불일치라면, 옆으로 또는 엉덩이가 낮아지고, 런닝도중에 도로의 경계를 벗어나 발을 잘못 디딜수 있고, 비틀면서 뛰거나 허리뼈가 비틀어지고 굽힘할 수 있다. 운동에 의해 SI 관절에 손상을 입기 쉬운 대부분의 환자는 축구, 농구, 미식축구선수; 체조선수; 레슬링; 그리고 트랙과 필드의 육상선수들이다. 엉치엉덩관절의 부정렬은 손상이나 이차적인 근경직, 약화(weakness), 또는 운동성의 소실에 의해 불균형이 나타날 수 있다.

이러한 스트레스 때문에 SI 관절의 다양한 정렬이 나타난다. 위로 올라가고(upslips), 안쪽벌어짐(inflares) 또는 가쪽벌어짐(outflares)과 골반 부분탈구(아탈구, subluxation)는 다리가 도로에서 벗어나거나 계단을 내려서는데 예기치 못하게 한쪽 다리를 헛디디거나 했을 때 처럼 갑자기 나타날 수 있다. 엉덩이로 떨어지는 것은 엉치뼈(천골, sacral) 굽힘, 두덩뼈(치골, pubis) 부분탈구, 그리고 위로 올라가는 손상 등을 야기시킬 수 있다. 몸통 돌림과 굽힘하는 활동은 엉치엉덩의 기능장애를 야기시킬 수 있다. 병력을 아는 것이 문제를 접하는데 도움이 될 것이다.

엉치엉덩관절 검사 (Sacroiliac Examination)

치료 전에 확인해야하고, 부정렬의 부위를 알아내기 위한 검사가 이루어져야 한다. 완전한 엉치엉덩관절 검사는 자세, 정렬을 살피는 것과 허리의 운동범위를 포함한다. 특별한 요인 또한 엉치엉덩의 병리적인 문제가 의심될 때 검사된다. 이러한 요인은 상대적인 정렬이나 움직임의 정도(quality)와 양(quantity)을 확인하기 위하여 사용된다. 3가지의 특별한 검사는 서서 앞으로 굽히는 검사(StFBT), 운동검사(KT), 그리고 앉아서 앞으로 굽히는 검사(SitFBT)를 포함한 움직임의 정도와 양을 확인하기 위하여 사용된다. 상대적인 정렬검사는 환자를 바로눕힌 자세와 엎드려 누운 자세에서 수행된다; 바로 누운 자세에서의 검사는 왼쪽과 오른쪽의 엉덩뼈능선(장골릉, iliac crest)의 높이, 다리길이(LegL), ASIS에서 배꼽까지의 거리와 ASIS의 높이, 그리고 두덩결합의 탄력성(springiness)을 포함한다. 엎드려 누운 자세에서의 검사는 고랑(sulcus)의 위치, 아래 가쪽 각도(ILA), 그리고 엉치결절인대(St. Lig)를 포함한다. 표 18.1을 참조하라.

서서 앞으로 굽히는 검사 *(Standing Forward-Bend Test)* 서서 앞으로 굽히는 검사는 때때로 Piedallus 검사로 불리고 운동사는 환자 뒤에 서고 각각의 엄지손가락을 환자의 PSIS에 놓고 손은 엉덩뼈 능선에 놓고 수행한다. 운동사의 눈은 환자의 골반에 놓는다. 그리고 난 후 환자는 앞으로 굽힌다(그림 18.71). SI 관절이 정상이라면, 엄지손가락은 환자가 앞으로 굽힐 때 아래쪽으로 움직일 것이다; 병변이 있다면, 병변이 있는 쪽의 엄지손가락은 위쪽으로 움직이거나 다른 엄지손가락이 아래쪽으로 움직이지 않을 것이다. 이러한 검사는 유일하게 병변이 있는 쪽을 확인할 수 있다; 이것은 병변의 종류를 확인하지는 못한다.

표 18.1 엉치엉덩관절 검사

목적	검사	양성결과
움직임의 정도와 양	서서 앞으로 굽히는 검사(StFBT); 또한 Piedallus 검사로 불린다.	병변부위 확인
움직임의 정도와 양	앉아서 앞으로 굽히는 검사(SitFBT)	병변부위의 엉치엉덩관절 확인
움직임의 정도와 양	운동검사(KT)	엉치엉덩 또는 엉덩엉치의 기능장애를 확인
바로누워 상대적인 정렬	다리길이(leg L)	엉치엉덩의 기능장애를 나타내는 것으로, 차이가 있다면 쉽게 알 수 있고 유효하다.
바로누워 상대적인 정렬	왼쪽과 오른쪽 엉덩뼈능선 높이	만약에 나타난다면, 2인치 사이에서의 높이 차이가 난다.
바로누워 상대적인 정렬	ASIS에서부터 배꼽까지의 거리	1~2인치의 분명한 차이로 기능장애를 확인할 수 있다.
바로누워 상대적인 정렬	ASIS의 높이	양성이면, 한쪽이 더욱 위쪽에 나타날 것이다.
바로누워 상대적인 정렬	두덩결합의 높이(pube ht)	한쪽이 다른쪽보다 더욱 높다
바로누워 상대적인 정렬	두덩결합의 탄력성(pube string)	탄력성검사시 한쪽에서 통증이 나타날 것이다.
엎드려 상대적인 정렬	왼쪽과 오른쪽 고랑의 위치(sulcus)	한쪽이 다른쪽보다 더욱 깊을것이다.
엎드려 상대적인 정렬	왼쪽과 오른쪽 아래 가쪽 각도(ILA)	한쪽이 다른 쪽보다 더욱 뒤쪽(엉치뼈 인대가 상대적으로)으로 갈것이다.
엎드려 상대적인 정렬	왼쪽과 오른쪽 엉치결절인대의 긴장(st lig) (그림 18.80b, p.633)	한쪽 인대는 다른 쪽보다 느슨해질 것이다.

FBT = 앞으로 굽히는 검사(forward bend test); KT = 운동검사(kinetic test); Pube = 두덩뼈(pubic bone); ASIS = 앞위엉덩뼈가시(anterior superior iliac spine); ILA = 아래가쪽 각도(inferior lateral angle); L = 왼쪽(left); R = 오른쪽(right); Sit = 앉은자세(sitting); ST = 선자세(standing); Sup = 위(superior); St lig = 엉치결절인대(sacrotuberous ligament); isch tub = 궁둥뼈결절(ischial tuberosity)

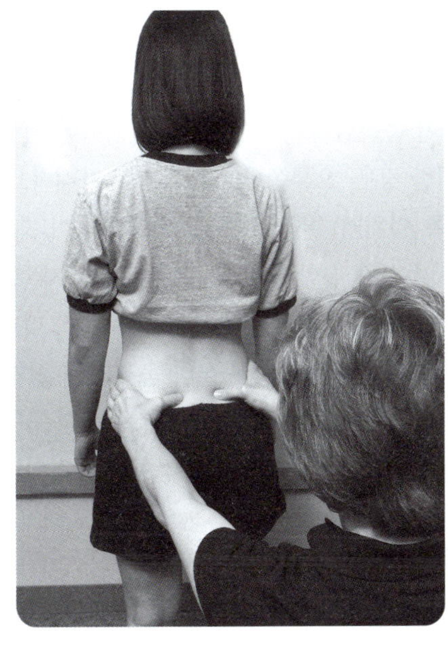

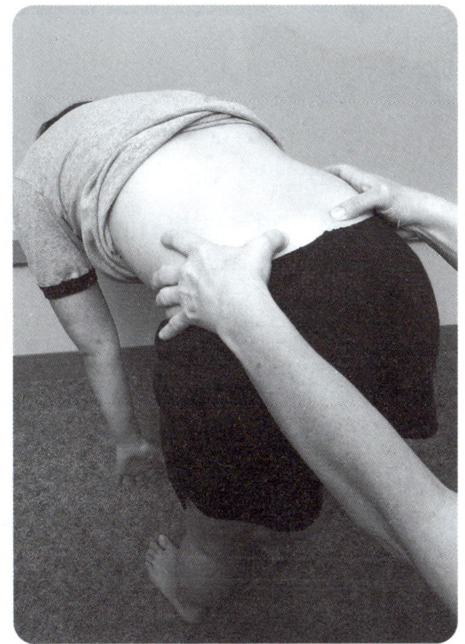

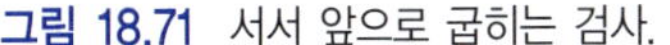

그림 18.71 서서 앞으로 굽히는 검사.

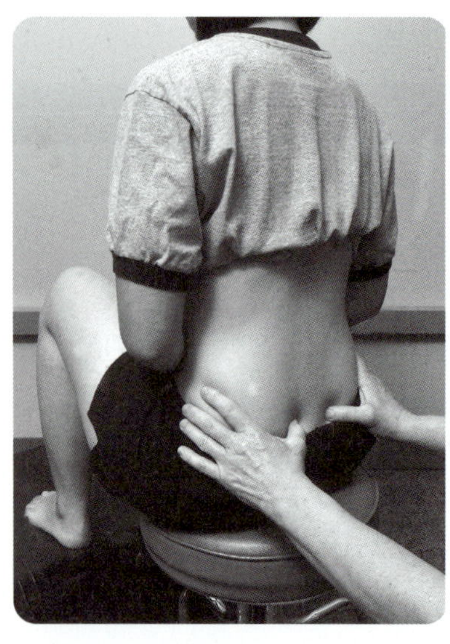
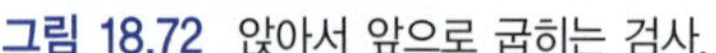
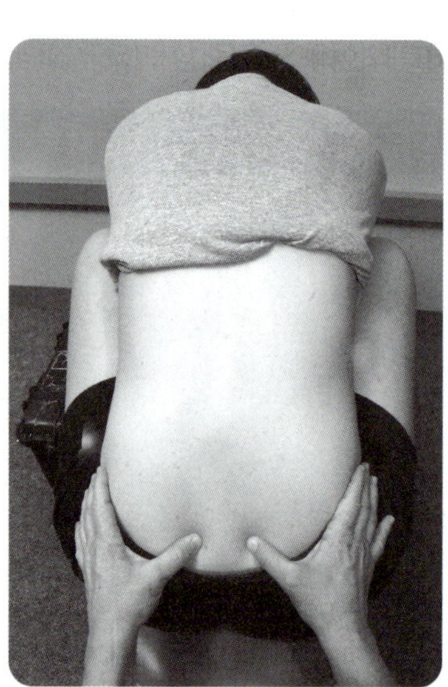

그림 18.72 앉아서 앞으로 굽히는 검사.

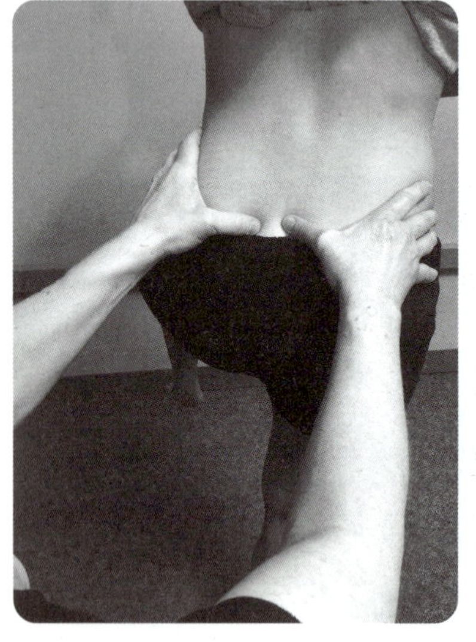
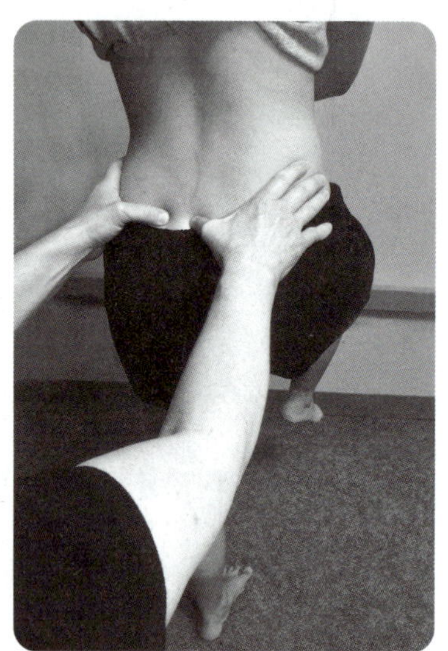

그림 18.73 운동검사.

앉아 앞으로 굽히는 검사 *(Seated Forward-Bend Test)* 앉아 앞으로 굽히는 검사는 서서 앞으로 굽히는 검사와 같이 운동사의 손으로 수행된다. 환자는 무릎을 떨어뜨리고 엉덩이 보다 더욱 높게하여 앉는다(그림 18.72). 운동사의 눈은 환자의 골반을 향한다. 환자는 앞으로 굽힌다; 정상적인 움직임에서, 엄지손가락은 서서 앞으로 굽히는 검사와 같이 움직일 것이다. 엄지손가락이 움직이지 않거나 위쪽으로 움직인다면, 환자는 그 쪽의 엉치엉덩관절(천장관절, sacroiliac joint)에 병변이 있는 것이다.

운동검사 *(Kinetic Test)* 운동검사(또한 Norwegian 검사로 불린다)에서, 환자는 서고 운동사는 환자 뒤에 선다. 왼쪽을 평가할 때, 운동사는 한쪽의 엄지손가락을 왼쪽 PSIS에 놓고 다른 엄지손가락은 같은 쪽의 엉치뼈의 중간-위에 놓는다(그림 18.73). 운동사의 눈은 환자의 골반을 향한다. 환자는 그 다음 왼쪽다리를 가슴쪽으로 들어올린다; SI 관절이 정상이라면, 왼쪽 엄지손가락은 아래쪽으로 움직이고, 하지만 움직임이 제한되었다면, 같은 쪽은 그대로 있을 것이다. 이러한 검사는 왼쪽의 엉덩엉치관절을 확인하고, 그래서 엄지손가락이 아래쪽으로 움직이지 않는다면, 왼쪽 엉치뼈에서 왼쪽 엉덩뼈의 움직임이 제한된 것이다. 환자의 시작자세와 같은 위치에 엄지손가락을 놓고, 환자가 오른쪽 무릎을 가슴쪽으로 들어올린다; SI가 정상이라면, 오른쪽 엄지손가락은 아래쪽으로 움직이고, 하지만 엄지손가락이 같은 위치에 그대로 있다면 움직임이 제한된 것이다; 이러한 검사는 왼쪽 엉치엉덩관절의 움직임을 확인하는 것이다. 이러한 경우, 오른쪽 엄지손가락이 아래쪽으로 움직이지 않는다면, 왼쪽 엉덩뼈(장골, ilium)에서 왼쪽 엉치뼈(천골, sacral)의 움직임이 제한된 것이다. 운동사는 그 다음 오른쪽 PSIS에 오른쪽 엄지손가락과 함께 반대 쪽 위치에 엄지손가락을 놓고, 왼쪽 엄지손가락은 엉치뼈 중간-위쪽에 놓고, 두 가지 검사를 반복한다. 오른쪽 다리를 들어올리고 오른쪽 엄지손가락의 움직임을 보는 것은 오른쪽 엉덩엉치관절의 움직임을 평가하는 것이고(엉치뼈에서의 엉덩뼈 움직임) 왼쪽 엄지손가락의 움직임을 보는 동안 왼쪽 다리를 들어올리는 것은 오른쪽 엉치엉덩관절의 움직임을 평가하는 것이다(엉덩뼈에서의 엉치뼈 움직임).

다리길이 검사 *(Leg Length Test)* 바로 누운 자세 또는 엎드려 누운 자세동안 촉진점(palpation point)에 압력과 함께 나타나는 통증은 양성징후이다. 바로 누운 자세에서 검사를 수행하기 전에, 환자는 다리모양으로 하고 난 다음 두 엉덩이와 무릎을 편다. 다리 길이는 안쪽 복사를 비교하는

것으로 측정된다; 다리 길이의 불일치로 이차적인 SI 기능장애가 나타난다면, 차이는 분명하게 나타날 것이다(그림 18.74).

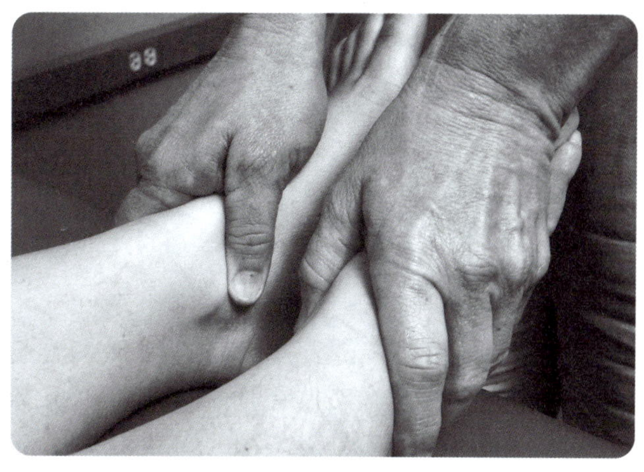
그림 18.74 다리 길이 차이.

***엉덩뼈능선과 ASIS 검사** (Iliac Crest and ASIS Tests)* 운동사는 운동사의 우세안(dominant eye)으로 환자의 같은 쪽에 선다. 예를 들면, 운동사가 우세안이 오른쪽에 있다면, 환자의 오른쪽 면에 선다. 운동사는 그 다음 엉덩뼈능선(장골릉, iliac crest)(그림 18.75)과 ASIS의 높이를 확인한다(그림 18.76a). 각각의 엉덩뼈능선의 맨 윗부분에 손을 놓고, 운동사는 능선을 수직으로 본다; 기능장애로 분류하기 위한 명확한 차이가 존재해야 한다. ASIS를 촉진할 때, 운동사는 각각의 ASIS에 엄지손가락을 놓고 눈에 보이도록 한다. 각각의 ASIS는 서로를 비교할 때 치료대의 맨위 부분으로부터 높이가 같아야 한다. 한쪽의 ASIS가 다른 쪽보다 더욱 뒤쪽에 있다면, 더욱 위쪽에서 나타날 것이다. 각각의 ASIS와 배꼽 사이에서의 차이는 각각의 ASIS에 엄지손가락을 놓고 배꼽에 손을 돌려 검지손가락을 놓고 확인해야 한다(그림 18.76b); 차이가 있다면, 거리사이의 명확한 차이는 대략적으로 1~2인치 정도일 것이다.

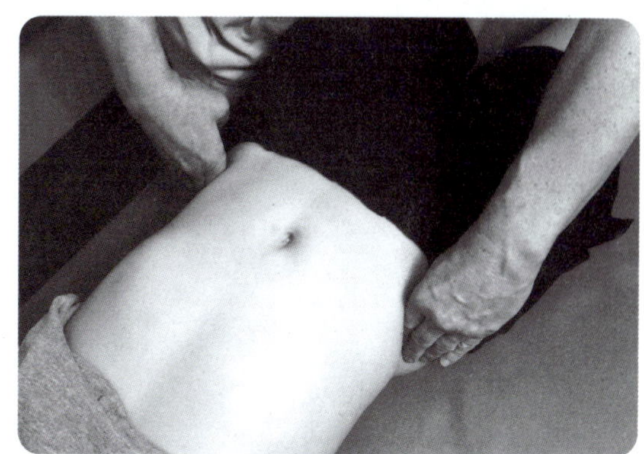
그림 18.75 엉덩뼈능선 높이 검사.

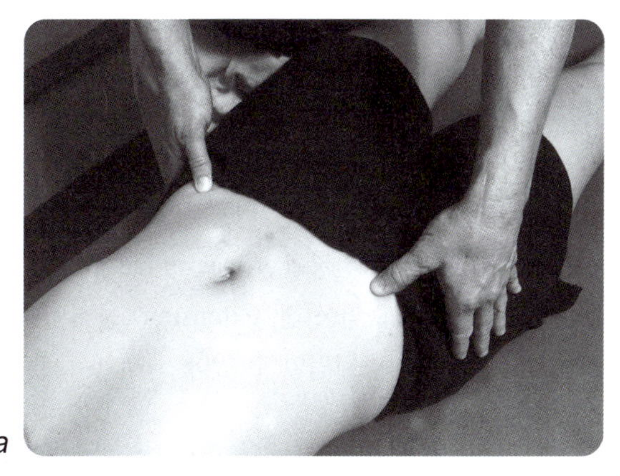
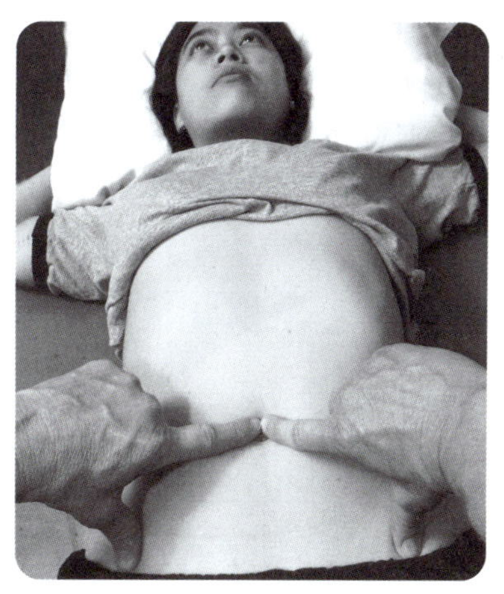
그림 18.76 ASIS *(a)* 높이와 *(b)* 배꼽까지의 검사.

***두덩결합 검사** (Pubic Symphysis Tests)* 두덩뼈(치골, pubic bones)의 탄력성은 첫째 환자의 복부에 손바닥을 놓고 두덩결합의 윗부분과 손끝이 닿을 때까지 손을 꼬리 쪽으로 움직이면서 두덩결합의 위치에 의해 검사된다. 두덩뼈에 위치하면, 운동사는 두덩결절에서 두덩결합관절의 위쪽에서 가쪽으로 엄지손가락을 약 2cm(<1 in) 다시 움직인다(그림 18.77); 통증 또는 운동의 제한은 양성징후이다. 오른쪽과 왼쪽 두덩뼈의 높이에 대한 차이는 각각의 뼈에 놓은 손가락 또는 엄지손가락에 의해 평가되고, 눈으로 뼈를 관찰하면 차이를 알 수 있다.

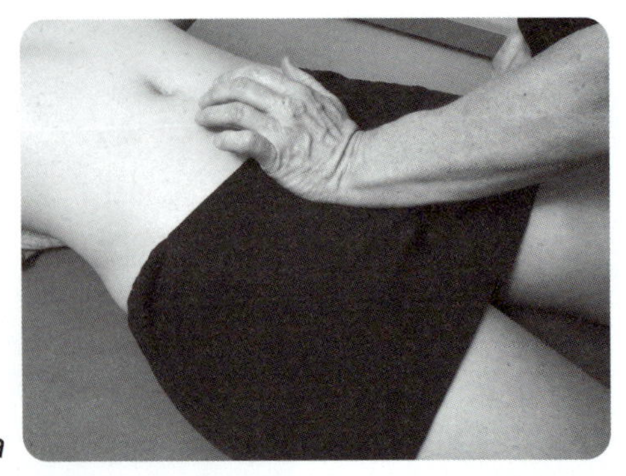

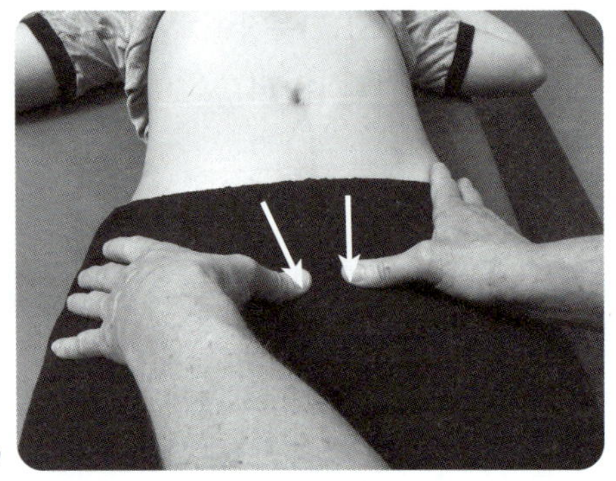

그림 18.77 두덩결합 검사. *(a)* 두덩결합의 위치와 *(b)* 탄력성, 왼쪽과 오른쪽 높이를 위한 검사.

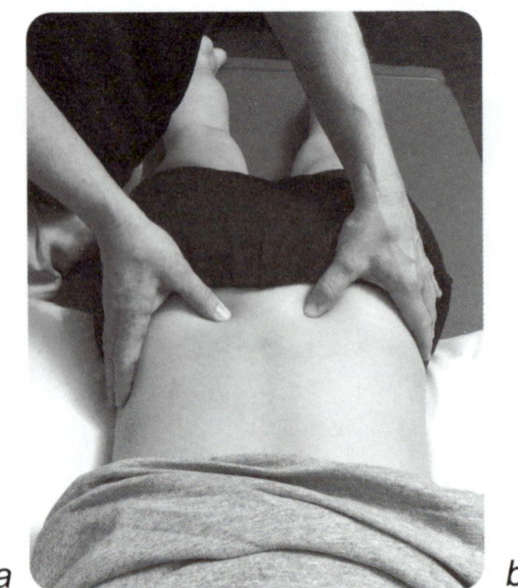

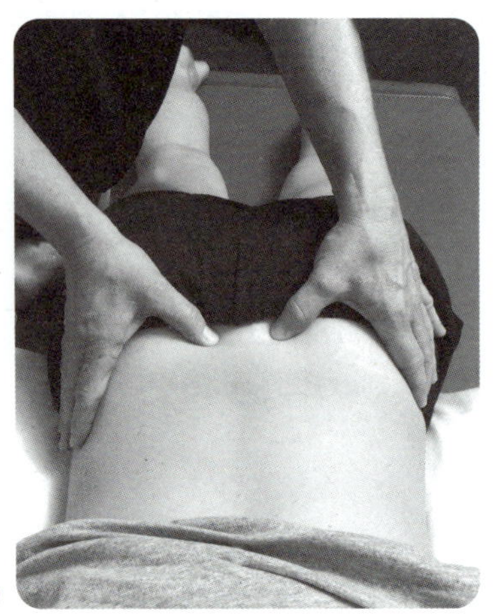

그림 18.78 *(a)* PSIS 검사와 *(b)* 오른쪽과 왼쪽 고랑(sulcus)의 위치.

엎드린 자세에서의 검사는 오른쪽과 왼쪽 PSIS의 위치를 알 수 있다(그림 18.78a); PSIS는 치료대에서 서로 같은 높이일 것이다. 엎드린 자세에서의 검사는 또한 오른쪽과 왼쪽 고랑(sulcus)의 위치를 알 수 있다(그림 18.78b). 왼쪽과 오른쪽 고랑은 각각 왼쪽과 오른쪽 PSIS로 붙어 꼬리쪽으로 약 30°와 대략 아래쪽에 위치한다(그림 18.79); 각각의 위치는 같아야 하고, 한쪽이 더욱 뒤쪽 또는 앞쪽이라면, 그것은 비정상으로 인지될 수 있다(그림 18.78b). 오른쪽과 왼쪽 ILA의 높이는 그 다음 평가된다(그림 18.80). 꼬리뼈와 만나는 엉치뼈의 끝부분 또는 뿔(cornua), ILA의 위치를 위하여 촉진된다; ILA는 각각의 뿔 가쪽으로 약 1.5~2cm에 있다. ILA는 서로 같은 위치에 있어야 하고, 하지만 한쪽이 다른 쪽보다 더욱 앞쪽 또는 뒤쪽에 있다면 이것은 비정상이다. 촉진할 때나 기준점에 압력을 가했을 때 통증이 없어야 한다; 통증은 비정상적인 반응이다.

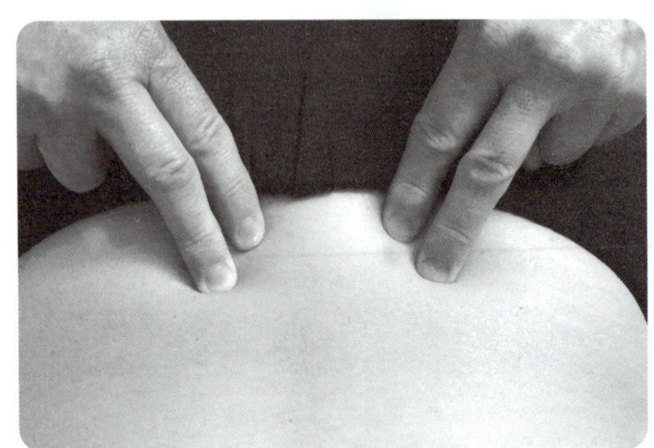

그림 18.79 뿔과 PSIS. 중지손가락으로 왼쪽과 오른쪽 PSIS의 위치를 나타내고, 각각의 PSIS의 30° 안쪽과 아래쪽에 검지손가락으로 왼쪽과 오른쪽의 고랑을 나타낸다.

추가적인 검사 *(Additional Tests)* 추가적인 검사는 움직임의 정도와 양을 위한 몸통의 운동범위 검사와 어떠한 움직임 동안의 통증이 포함된다. 가쪽 굽힘할 때 제한되고 SI 기능장애의 징후가 동반되면, 문제는 아마도 엉치엉덩관절(천장관절, sacroiliac joint)의 기원일 것이다. 굽힘(굴곡, flexion)−폄(신전, extension) 움직임이 제한된다면, 문제는 엉덩엉치관절이 원인일 수 있다.

엉치엉덩관절과 엉덩엉치관절의 병변 *(Sacroiliac and Iliosacral Lesions)* 발달할 수 있는 병리학적인 유형은 엉덩뼈에서 엉치뼈가 부정렬되는 것 또는 엉치뼈(천골, sacral)에서 엉덩뼈(장골, ilium)가 부정렬되는 것 때문에 나타날 수 있다. 엉덩뼈에서 엉치뼈가 부정렬될 때, 그것은 엉치엉덩(SI)의 기능장애이다; 엉치뼈가 두 개의 엉덩뼈 사이에서 부정렬이 되면, 움직임의 양쪽 또는 한쪽의 제한이 나타난다. 다른 한편으로는, 엉덩뼈가 엉치뼈로부터의 밖으로 정렬이되면, 그것은 엉덩엉치(IS)의 기능장애이다.

일반적인 원인과 함께 나타나는 모든 기능장애와 증상은 표 18.2에 나타나 있다. 엉덩엉치관절과 엉치엉덩관절의 병리현상은 표 18.3에 있다. 환자의 SI의 병변 가능성을 검사한 결과를 표 18.3과 비교해라. 당신의 환자가 SI 병변을 가지고 있다면, 당신이 찾은 것은 이러한 표에서 나타난 병리현상 중 1개와 상관관계가 있어야 한다. 엉덩엉치와 엉치엉덩관절의 병리는 각각의 질환을 위한 검사의 결과에 따라 나타났다. 치료는 경감하는 것과 SI 관절의 정렬, 관절의 안정화와 자세 또는 불완전한 기술을 수정하는 방향으로 한다. 정렬을 수정하기 위해 사용된 기법은 근에너지 기법이다. 이러한 이론의 특징과 적용은 6장에서 소개되어 있다. 여기에 논의된 근에너지 기법은 엉치엉덩 또는 엉덩엉치관절의 기능장애를 위한 치료이다.

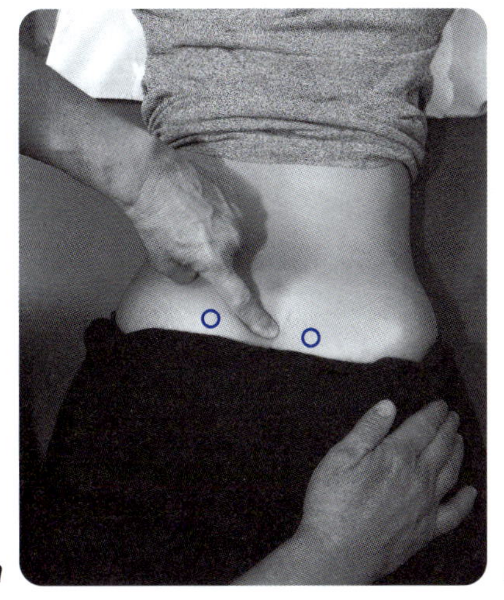

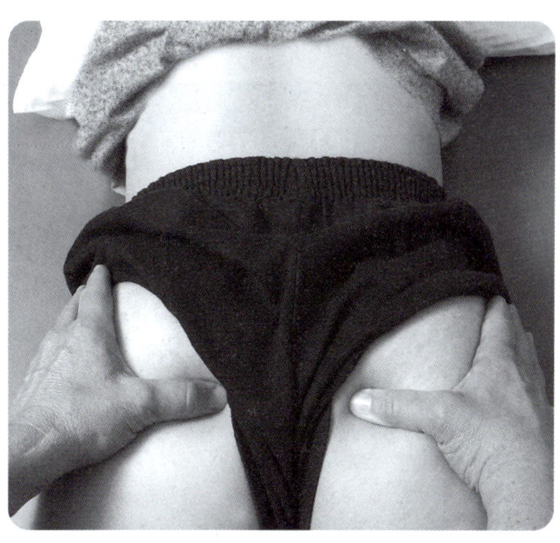

그림 18.80 운동사는 *(a)* 뿔(cornua)의 위치와 ILA(원으로 표기)를 촉진하기 위하여 엄지손가락을 가쪽으로 이동하고, *(b)* 엉치결절 인대(궁둥뼈결절의 안쪽과 위쪽)를 촉진한다.

표 18.2 기능장애와 증상

기능장애의 형태	기능장애	일반적인 원인	증상과 징후
엉덩엉치관절	두덩뼈 부분탈구	축구; 임신과 분만 이후	샅고랑 통증, 엉덩이 통증; 환자는 허리통증만 있을 수 있다.
	엉덩뼈 안쪽벌어짐	직접적인 타격; 축구	샅고랑 통증; 환자는 다리통증이 있을 수도 없을 수도 있다.
	엉덩뼈 가쪽벌어짐	낙상; 직접적인 타격; 축구	샅고랑 통증; 환자는 엉덩이 통증 또는 다리통증이 있을 수도 없을 수도 있다.
	앞쪽 엉덩뼈 부분탈구(R upslip)	엉덩이로 낙상한 병력; 갑자기 도로를 헛디딤; 하키; 농구; 교통사고(MVA)	항상 오른쪽(오른쪽 upslip); 반대 쪽에서 통증이 자주발생; 다리통증; 허리통증; 꼬리뼈 통증; 신경-뿌리 통증.
	뒤쪽 엉덩뼈 부분탈구(L upslip)	앞쪽 엉덩뼈 부분탈구와 같다	항상 왼쪽(왼쪽 upslip); 치료에 반응하지 않는 다른 척추 문제와 함께 자주 나타난다; 척추 굽힘과 함께 자주 나타남.
	앞쪽 엉덩뼈 돌림	일반적으로 다른 병변과 함께 나타난다	병변쪽 다리에 길게; 마지막에 치료되어야 한다.
엉치엉덩관절	엉치뼈 굽힘	굽힘과 비트는 활동 또는 밀고-당기는 활동에서 발생; MVA	반대 쪽 부위에서 자주 통증; 환자가 허리에서 손상된 시점에 염발음을 느낀다고 보고될 수 있다
	앞쪽으로 비틀림 : 같은 내용 (첫번째 내용 = 엉치움직임; 두번째 내용 = 축)	비트는 움직임과 함께 굽히는 것; 차에서 빨리 밖으로 내리는 것	가장 일반적인 엉치엉덩관절 손상이다.허리 또는 다리 통증; 엉덩이통증. 통증은 반대 쪽 부위에서 나타날 수 있다. 오른쪽 위에서 오른쪽(RonR) 또는 왼쪽 위에서 왼쪽(LonL)처럼 앞으로 비틀림이 나타난다.
	뒤쪽으로 비틀림 : 반대 내용 (첫번째 내용 = 엉치움직임; 두번째 내용 = 축)	비트는 움직임과 함께 굽히는 것	앞으로의 비틀림이 일반적인 것은 아니다. 환자는 오리와 같은 걸음과 통증이 있고 2° 몸통굽힘에서 굽힘된다; 디스크 병변을 가지고 있는 것이 나타날 수 있거나 엉덩이와 허리엉치 부위에서 통증이 있을 수 있다; 왼쪽위에 오른쪽(RonL) 또는 오른쪽 위에 왼쪽(LonR)처럼 뒤쪽 비틀림이 나타난다.

표 18.3 엉덩엉치와 엉치엉덩관절의 병리

병리	Sit FBT	ST FBT	KT	Leg length	Pube ht	Pube spring	ASIS	PSIS	Sulcus	ILA	St lig
엉덩엉치											
오른쪽 위 두덩뼈 부분탈구	음성	양성 R	양성 R	짧은 R	R 위쪽	통증 R					
오른쪽 엉덩뼈 안쪽 벌어짐	음성	양성 R		양성 R	R 앞쪽	통증 R	↓거리R ASIS에서 배꼽까지	R은 가쪽			
오른쪽 엉덩뼈 가쪽 벌어짐	음성	양성 R		양성 R	R 뒤쪽	통증 R	↑거리 R ASIS에서 배꼽까지	R은 안쪽			
오른쪽위로 올라감 : 앞쪽 엉덩뼈 부분탈구(항상 앞쪽)	음성	양성 R	양성 R	짧은 R	R 위쪽	통증 R	R sup	R은 위쪽	다양함	더욱짧은 R	R은 오른쪽 궁둥뼈결절이 높고 이완됨. 왼쪽 엉덩결절인대에서 비틀림
왼쪽위로 올라감 : 뒤쪽 엉덩뼈 부분탈구(항상 왼쪽)	음성	양성 L	양성 L	짧은 L	L 위쪽	통증 L	L sup	L은 위쪽	다양함	더욱 짧은 L	오른쪽 엉치결절인대에서 비틀림.왼쪽은 이완됨
오른쪽 앞 엉덩뼈 돌림	음성	양성 R	양성 R	짧은 R	R 아래쪽	통증 R	R inf				
엉덩엉치											
왼쪽 엉치뼈 굽힘	양성 L	양성 L	양성 L	긴 L	다양함	다양함	다양함	다양함	깊은 L	L 뒤쪽	
왼쪽에서 왼쪽으로 앞쪽 비틀림(같은 쪽)	양성 L	양성 L	양성 L				L 아래쪽	L은 위쪽	깊은 R	L 뒤쪽	
오른쪽에서 왼쪽으로 뒤쪽 비틀림(반대 쪽)	양성 R	양성 R	양성 R				L 아래쪽	R은 위쪽	깊은 R	L 뒤쪽	

FBT = 앞으로 굽히는 검사(forward-bend test); KT = 운동검사(kinetic test); Pube = 두덩뼈(pubic bones); ASIS = 앞위엉덩뼈가시(anterior superior iliac spine); PSIS = 뒤위엉덩뼈가시(posterior superior iliac spine); ILA = 아래가쪽각도(inferior lateral angel); L = 왼쪽(left); R = 오른쪽(right); Sit = 앉은(sitting); ST = 서있는(standing); Sup = 위(superior); St lig = 엉치결절인대(sacrotuberous ligament); Isch tub = 궁둥뼈결절(ischial tuberosity); Inf = 아래(inferior); Ant = 앞(anterior); Post = 뒤(posterior); Opp = 반대(opposite); Neg = 음성(negative); Pos = 양성(positive).

근에너지 기법 (Muscle Energy Treatment Techniques)

근에너지 기법은 엉치엉덩관절(천장관절, sacroiliac joint)의 병변이 스스로 좋은 상태가 될 수 있도록 하는 수기 치료 중 하나이다. 6장에서 언급된 것처럼, 근에너지 기법은 척추나 팔다리(사지, extremity)를 치료한다. 등척성 수축은 팔다리를 위해 이용되는 등장성 수축을 하는 동안 근에너지 기법과 함께 사용된다. SI와 IS를 위한 근에너지 기법을 여기에서 보여줄 것이다. 근육의 불균형이 나타날 때, 부정렬의 결과와 움직임의 제한을 야기시킨다. 이러한 결과는 이전에 논의되었다. 근에너지 용어인, 이러한 제한은 움직임에 대한 *장애*이다. 장애는 움직임의 끝이 아니라 저항에 대한 움직임이다. 근에너지 기법의 목적은 이러한 장애를 경감시키고 균형을 회복하는 것이다. 그러나 운동사는 첫째로 정확한 정렬에 환자의 분절을 놓고 최적의 결과를 만들어 내기 위한 특별한 방향에서 특별한 근육의 수축을 만들어내도록 환자에게 지시한다.

운동사는 치료에 대한 최적의 결과를 감소시킬 수 있는 일반적인 오류를 피하기 위한 주의를 제공하여야 한다. 이러한 오류는 다음과 같다 :

1. 관절의 위치 또는 움직임의 방향을 제어하지 않는 것

2. 정확한 방향에서 저항력(counterforce)을 환자에게 적용하지 않는 것

3. 새로운 장애에 대한 분절로 이동하기 전에 완전하게 근육을 이완시키기 위한 수축 사이에서의 충분한 시간을 주지 않는 것

4. 환자가 올바른 수행을 하도록 환자에게 충분한 교육을 제공하지 않는 것

다른 한편으로, 환자는 또한 근에너지 수행에서 오류를 만들 수 있다. 환자의 오류에 대한 몇 가지를 포함한다 :

1. 너무 강한 힘을 이용하는 것

2. 정확한 관절 또는 분절의 위치에서 수축하지 않는 것

3. 충분하게 오랫동안 수축을 유지하지 않는 것

4. 수축 후에 완전하게 이완하지 않는 것

근에너지 기법의 적용은 매우 정확한 적용이 필요하다. 운동사는 최적의 결과를 위해 정확하게 수행하고 기억해야 한다. 등척성 수축은 3~10초간 수행하고 수축의 양은 2온스의 힘으로 수행해야 한다. 전형적으로, 환자는 최대 수축을 만들어내기 위해 노력해야 하고, 운동사는 환자에게 가벼운 저항의 힘에 대한 적용의 중요성을 강조해야 한다. 수축이 이완되면, 운동사는 스트레치 적용 전에 근육을 완전하게 이완시키기 위하여 정지해야 한다. 분절이 이동되면, 운동사는 새로운 장애가 느껴지는 것을 주의 깊게 살피고, 움직임은 한계점을 넘지 않는다. 새로운 장애가 나타나게 될 때까지 과정을 3~5회 반복한다.

여기에 보여지는 근에너지 기법은 전부가 아닌 조금이다. 이러한 기술은 매우 일반적인 SI와 IS의 병변을 치료할 때 사용된다.

앞쪽 엉덩뼈 부분탈구: 위로 올라감 *(Anterior Iliac Subluxation: Upslip)* 이것은 엉덩엉치관절의 병변을 위해 치료한다-오른쪽 엉덩뼈가 왼쪽보다 더 높아짐에 따라 엉덩뼈의 위로 올라감을 위한 것이다. 이러한 손상은 엉덩이로 떨어지거나 보도에서 발을 헛디디면서 일어날 수 있다. 그것은 또한 농구나 하키 경기에서도 볼 수 있다. 손상은 항상 오른쪽에서 일어나지만, 통증은 때때로 왼쪽에서 나타난다. 통증은 또한 허리 또는 꼬리뼈에 나타나며 또는 신경뿌리 통증과 흡사할 수 있다. 오른쪽 다리는 왼쪽 다리보다 짧은 것처럼 보이며, 오른쪽의 엉덩뼈능선이 더 높아 보인다. 촉진을 했을 때 오른쪽 엉치결절 인대는 왼쪽과 비교했을 때 느슨해져 있는 것이 느껴진다.

근에너지 기법은 환자를 오른쪽 다리가 30° 정도 벌림과 폄시킨 상태로 엎드려 눕게하여 시행한다. 운동사는 정강뼈(경골, tibia)와 종아리뼈(비골, fibula)를 잡고 다리의 위치를 유지시키며 다리의 느슨함을 조인다. 환자는 운동사가 다시 다리의 느슨함을 조이는 동안 깊은 숨을 들이마시고 내뱉는다(그림 18.81). 이것을 3~4회 반복한다. 그리고 마지막 반복 시에 운동사는 환자가 두 번 기침하게 하고 동시에 재빠르게 다리를 장축을 따라서 잡아당긴다.

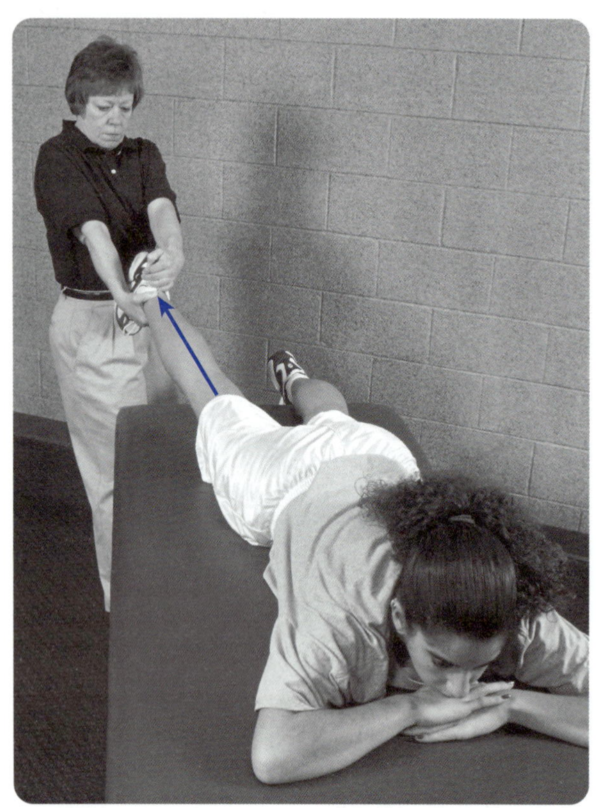

그림 18.81 앞쪽 엉치뼈 부분탈구 : 위쪽 올라감 치료.

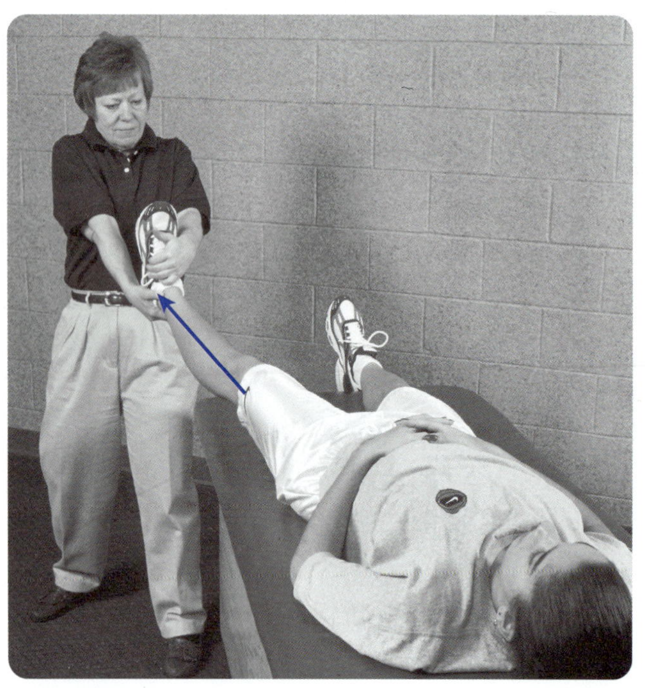

그림 18.82 뒤쪽 엉치뼈 부분탈구 : 위쪽으로 올라갔을때의 근에너지 치료.

뒤쪽 엉덩뼈 부분탈구 : 위로 올라감 *(Posterior Iliac Subluxation: Upslip)* 이 치료는 엉덩엉치관절 병변을 위한 것이다. 위로 올라가는 것은 항상 왼쪽에서 일어난다. 그것은 보통 다른 척추 관절과 함께 문제를 일으키므로 통증이 치료에 대한 반응이 없다면, 조사되어야 한다. 이때 왼쪽 다리가 짧은 쪽 다리이고 촉진했을 때 왼쪽 엉치결절 인대가 느슨해져 있는 것이 느껴진다. 왼쪽 엉덩뼈능선(장골릉, iliac crest)은 오른쪽보다 높아진 것처럼 보일 것이다.

이러한 치료에서 환자는 바로눕고 모음(내전, adduction)과 굽힘(굴곡, flexion)한 왼쪽 다리의 발목을 운동사가 잡는다(그림 18.82). 느슨함은 다리 밖으로 빠지고 환자는 깊은 숨을 쉬도록 교육받고 운동사는 여분의 느슨함을 밖으로 빼낸다. 마지막 반복 후에는 환자에게 기침을 하게하고 이전과 같이 해서 운동사는 재빨리 다리를 세로로 잡아당긴다.

엉치뼈 굽힘 *(Sacral Flexion)* 이러한 치료는 굽히고 비트는 활동에서 발생할 수 있는 엉치엉덩관절(천장관절, sacroiliac joint)의 병변을 위한 것이다. 밀고-당기는 활동은 또한 엉치뼈(천골, sacral) 굽힘의 손상을 야기시킬 수 있다. 이러한 손상은 오른쪽보다 왼쪽에서 더 많이 나타나는 경향이 있다. 통증은 때때로 손상부위의 반대쪽에서 일어나기도 한다. 손상이 왼쪽에서 나타났다면, 왼쪽의 고랑은 오른쪽보다 더욱 깊게(더욱 앞쪽) 나타나고, 왼쪽 엉치뼈의 아래가쪽각도(ILA)는 더욱 뒤쪽에서 촉진된다.

치료는 환자 다리를 30° 벌림(외전, abduction)과 안쪽돌림(내회전, medial rotation)하여 엎드려 눕게 한다. 환자의 넙다리(대퇴, thigh)를 운동사의 넙다리에 고정시킨 후 왼쪽 ILA(손상이 왼쪽이라면)에 압력을 가하면 된다(그림 18.83). 환자는 깊은 숨을 들이키고 잠시 멈추었다가 운동사가 계속 일정한 압력을 왼쪽 ILA 위에 가하고 있는 동안에 내뱉는다. 압력은 환자가 이 과정을 다시 한번 하는 동안 유지된다. 이 기술은 세 번 수행된다. 가끔은 염발음을 촉진할 수 있거나 들리기도 한다. 집에서 하는 운동으로, 환자가 두 무릎을 가슴에 대고 눕는 이러한 치료가 동반될 수 있다. 엉치뼈가 허리뼈(요추, lumbar spine)의 반대쪽 방향으로 움직이기 때문에 엉치뼈의 폄을 용이하게 한다 : 허리뼈가 굽힘하면, 엉치뼈는 폄된다; 반대 쪽도 동일하다.

앞쪽 비틀림 *(Forward Torsion)* 앞쪽의 비틀림에 의한 엉치엉덩관절의 병변은 기본적으로 왼쪽에서 일어나고 뒤쪽의 비틀림보다 좀 더 일반적으로 나타난다. 굽힘과 비트는 것이 동시에 일어나는 움직임이 이러한 손상의 일반적인 발생요인이다. 통증은 허리, 엉덩이 또는 다리에서 나타날 수

있고, 반대쪽에서도 나타날 수 있다. 왜냐하면 이것은 비틀림의 손상이기 때문에 엉치뼈(천골, sacral)의 한쪽이 다른쪽에서 비틀림된다. 예를 들면, 비틀림이 왼쪽에서 나타났다면, 왼쪽의 ILA는 오른쪽보다 좀 더 뒤쪽에 있을 것이고; 오른쪽의 고랑은 왼쪽 고랑보다 더 깊이 들어가 있을 것이다. 왼쪽 궁둥구멍근(이상근, piriformis)은 경직된다.

치료는 환자를 손상을 입은 쪽으로 눕게하고, 일반적으로 왼쪽인데, 무릎과 엉덩이를 90° 굽힘(굴곡, flexion)시킨다. 그 다음 환자는 위쪽에 있는 팔로 몸통을 치료대에서 들어 올려지게 바닥을 밀고 아래쪽의 팔은 등뒤로 놓는다. 그 다음에 환자는 위쪽의 팔을 바닥을 향해 늘어뜨린 채 다시 눕는다. 운동사는 한손을 L5-S1 연결부위 위에 대고 척추가 중립위치에 있는지 감지한다(그림 18.84). 환자의 넙다리(대퇴, thigh)는 무릎까지 치료대에 의해 지지되고 다리 아래 부분은 치료대에서 떨어져있다. 운동사는 환자가 두 발을 천장을 향해 등척성 운동을 하며 천장으로 들어 올리는데 약간의 저항을 제공한다. 근육을 이완하고 운동사는 왼쪽에 새로운 장애가 나타날 때까지 환자의 다리를 바닥 아래로 내린다.

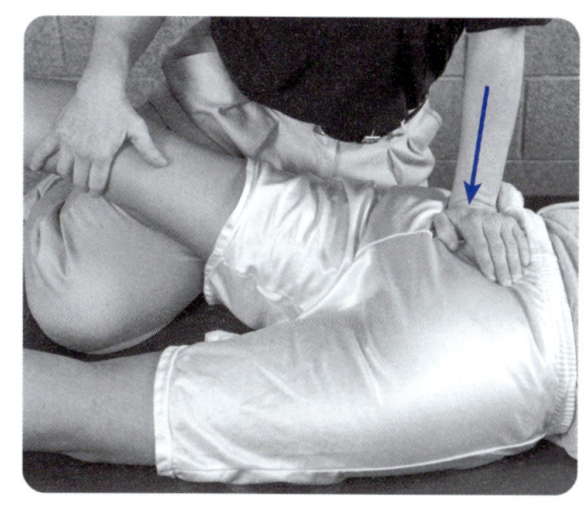

그림 18.83 엉치뼈 굽힘 근에너지 기법.

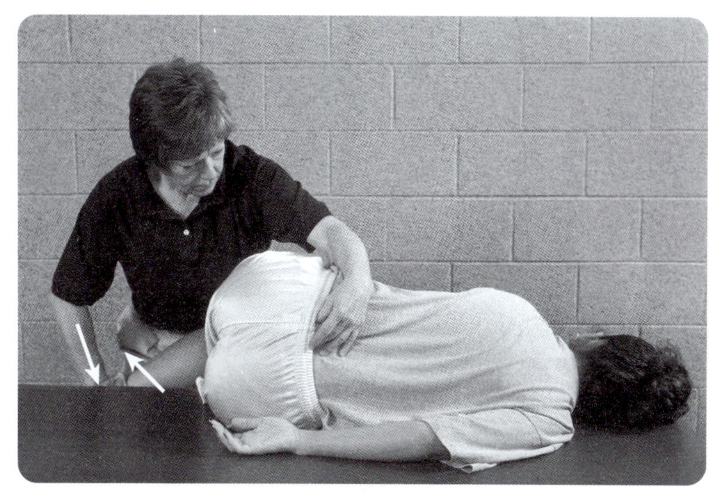

그림 18.84 앞쪽 비틀림 근에너지 기법, 오른쪽 축에서 오른쪽 돌림을 이용(R on R).

앞쪽 비틀림을 바로잡을 수 있도록 도와주는 운동은 치료와 비슷하다. 환자는 옆으로 누운 자세를 취하고 밑에 있는 팔은 몸통 뒤에 위치하고, 위의 팔은 바닥을 향해 늘어뜨린다. 무릎과 엉덩이가 90°의 각도를 이루게 굽히고 다리 아래 부분은 침대나 치료대의 모서리에 걸치도록 한다. 이러한 자세를 5~10분 동안 유지하도록 한다. 이 운동은 손상부위가 안정될 때까지 수행된다.

뒤쪽 비틀림 *(Backward Torsion)* 이 치료는 전형적인 증세를 보이는 엉치엉덩관절(천장관절, sacroiliac joint)의 손상을 위한 것이다. 폄(신전, extension)이 매우 고통스럽기 때문에 환자는 똑바로 서 있을 수가 없다. 환자는 오리처럼 뒤뚱거리게 되고 정상적으로 걸을 수가 없다. 통증은 허리나 엉덩이에 나타나며 또는 신경뿌리 통증과 흡사하게 나타날 수 있다.

이러한 손상의 치료는 환자를 치료대와 마주보게 하여 서게 한 다음, ASIS가 치료대 모서리에 닿게 하여 치료대에 기댈 수 있게 한다. 몸통은 치료대 윗부분에 지지할 수 있게 한다. 운동사는 손의 뒷부분을 엉치뼈 시작부분에 대고 손가락을 엉치뼈 끝부분에 대고 강하게 압력을 가한다(그림 18.85a). 움직임을 통한 압력은 아래방향으로 향하여 강하게 주어야 한다. 환자는 그 다음 서있는 자세에서 치료대 위에 손을 대고 걷는다(그림 18.85b). 움직임은 아마도 불편할 수 있지만, 환자에게 그 움직임을 끝까지 유지할 수 있도록 격려해야 한다.

환자가 뒤쪽 비틀림을 교정하는 것을 촉진하게 하는 운동에는 팔굽혀펴기(press-up)나 서서 몸통을 펴는 것이 있다. 팔굽혀펴기가 매우 불편하다면, 환자는 베개 위에 누워있기부터 시작할 수 있다(그림 18.86a), 그리고 베개없이 엎드려 누워있기로 진행시키고(그림 18.86b), 그 다음 팔굽혀펴기(그림 18.86d)로 발전시키기 전에 팔꿈치대고 엎드려 누운자세(그림 18.86c)를 진행하고, 그 다음 몸통을 펴 시킨다.

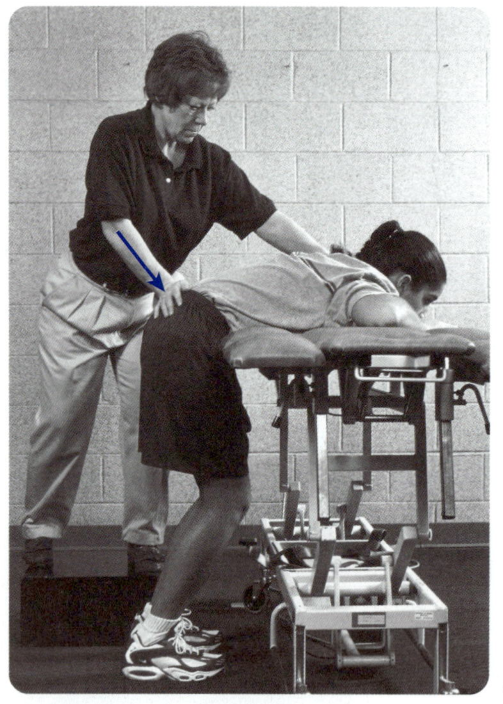

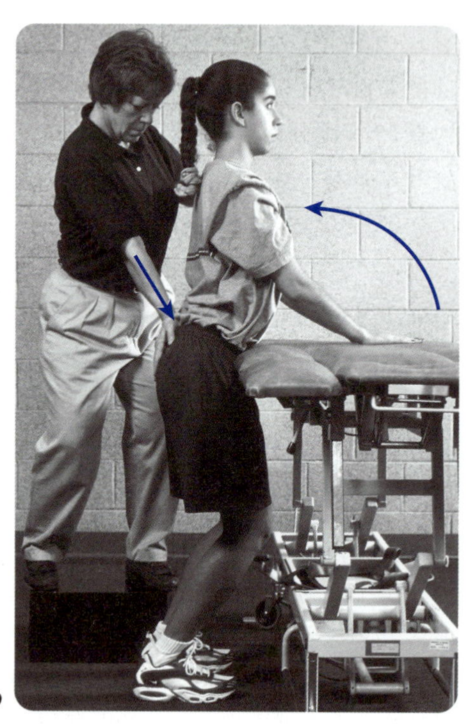

그림 18.85 뒤쪽 비틀림 근에너지 기법 : *(a)* 시작 자세, *(b)* 마지막 자세.

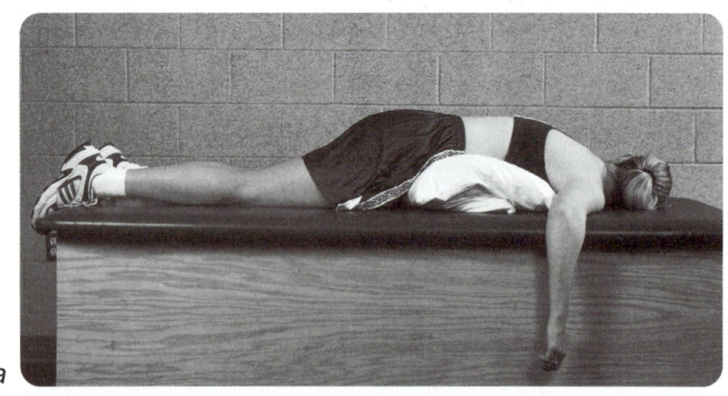

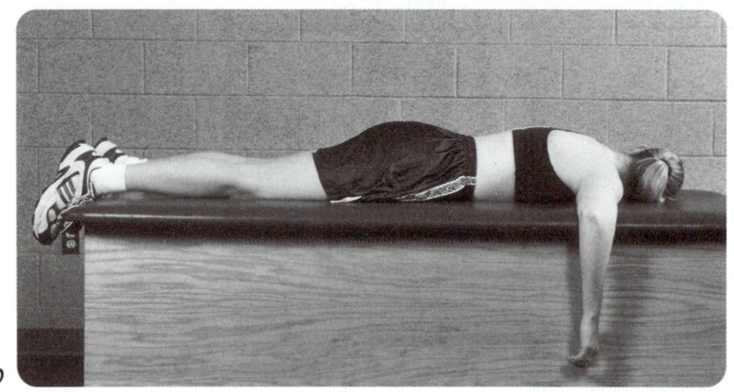

그림 18.86 폄의 진행 : *(a)* 베개를 이용한 엎드린 자세, *(b)* 베개없이 엎드린 자세.

앞쪽 엉덩뼈 돌림 *(Anterior Iliac Rotation)* 앞쪽 엉덩뼈 돌림으로 알려진 기능 장애는 또 다른 장애를 동반한다. 이것은 엉덩엉치관절 병변이고, 또한 앞쪽 볼기뼈(innominate) 병변이라고 불린다. 이것은 주로 오른쪽에서 나타나며 환자는 목과 허리의 증상을 호소할 것이다. 엉덩뼈능선(장골릉, iliac crest)은 아마도 손상과 같은 쪽에서 낮게 위치할 것이고, 반면에 PSIS는 높고 ASIS는 낮게 위치할 것이다.

이러한 손상의 치료를 위해, 환자는 다리가 구부러지는 쪽을 치료대의 위쪽으로 향하게 엎드린 자세로 발을 바닥에 닿게 한다. 운동사는 환자의 엄지손가락을 SI 관절을 관찰하기 위하여 엉치뼈 고랑에 놓는다. 다리를 조절하기 위해 발은 운동사의 허벅지에 놓고 무릎을 잡는다(그림 18.87). 환자는 폄쪽으로 3~10초 동안 등척성 수축의 저항을 준다. 환자는 이완하도록 지시받고 장애가 있다고 느껴질 때까지 다리를 굽힘한다. 이러한 운동은 3~5회 반복한다.

이러한 엉덩엉치관절의 병변을 위한 두 가지의 집에서 운동하는 방법이 있다. 이러한 운동은 골반 기울기와 양무릎 가슴으로 올리기를 포함한다.

뒤쪽 엉덩뼈 돌림 *(Posterior Iliac Rotation)* 이러한 엉덩엉치관절의 병변은 뒤쪽 엉덩뼈(장골, iliac) 돌림(회전, rotation) 또는 뒤쪽 볼기뼈(innominate) 병변이다. 이것은 일반적으로 왼쪽에서 발생하며 낙상 또는 갑자기 뒤넙다리근(슬괵근, hamstrings)이 수축할 때 나타난다. 환자는 진통성 보행과 환측에서 엉덩이의 폄 움직임이 감소된 보행이 나타날 수 있다. 이러한 손상을 입은 환자는 일반적으로 엉덩이나 무릎에 심한 통증을 호소한다. 엉덩뼈는 뒤쪽으로 돌림되고, ASIS, PSIS, 그리고 엉덩뼈능선(장골릉, iliac crest)은 높게 나타날 수 있다. 또한 병변부위와 같은 쪽의 다리가 짧게 보이게 될 것이다.

치료를 위해, 환자는 엎드린 자세로 눕는다. 운동사는 한쪽 손을 관절의 움직임을 관찰하기 위하여 엉덩뼈에 놓고 다른 손은 무릎의 앞쪽 넙다리 몸쪽에 놓는다. 엉덩이는 장애가 느껴질 때까지 골반중립을 유지하는 동안 편다(그림 18.88). 장애는 엉덩이가 폄되면서 손에서 엉덩뼈의 움직임이 느껴지고 관찰될 때 나타난다. 환자에게 넙다리를 치료대에서 3~10초 동안 같은 힘으로 저항하도록 교육한다. 환자는 그 다음 이완하고, 넙다리는 다음의 장애를 위해서 폄의 움직임을 수동적으로 한다. 이 방법을 3~5회 반복한다. 이러한 엉덩엉치관절의 기능장애를 위한 두 가지의 집에서 운동하는 방법이 있다. 이러한 운동은 팔굽혀펴기와 엉덩이-굽힘근(굴근, flexor)의 스트레치를 포함한다.

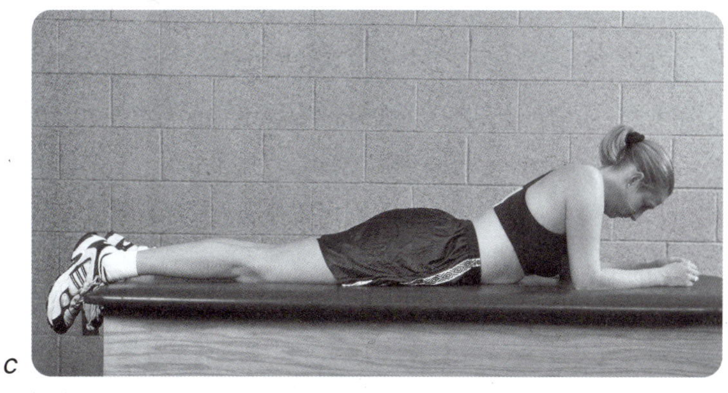
c

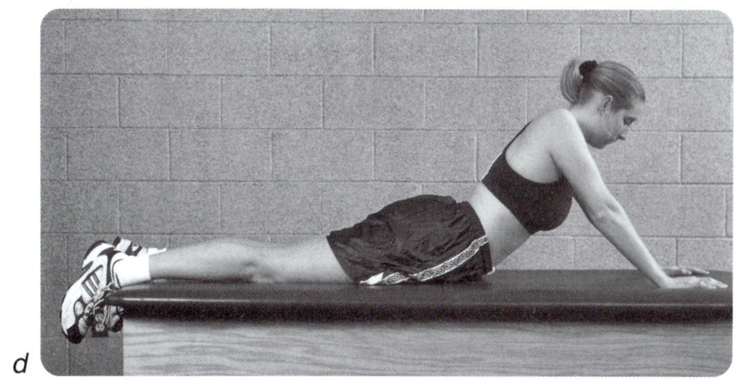
d

그림 18.86 *(계속)* 폄의 진행 : *(c)* 팔굽치를 이용한 엎드린 자세, *(d)* 팔굽혀펴기(press-up).

두덩뼈 부분탈구 *(Pubic Subluxation)* 이러한 엉덩엉치관절 병변은 축구선수들에서 나타난다. 또한 임신 또는 분만하는 동안 나타나기도 한다. 이러한 병변은 일반적으로 다른 SI 손상과 복합적으로 나타나고, 특히 위쪽으로 올라가고, 또는 허리손상이 함께 나타난다. 환자는 오직 허리통증만을 호소할 수도 있고 샅고랑부위 또는 엉덩이 통증을 호소할 수 있다. 왼쪽이나 오른쪽 두덩뼈(탄력성 검사, spring test) 아래에 압력을 가하면 통증이 나타난다. 위쪽이 병변이라면, 다리는 보다 짧게 나타날 것이지만, 아래쪽이 병변이라면, 다리는 더욱 길게 나타날 것이다.

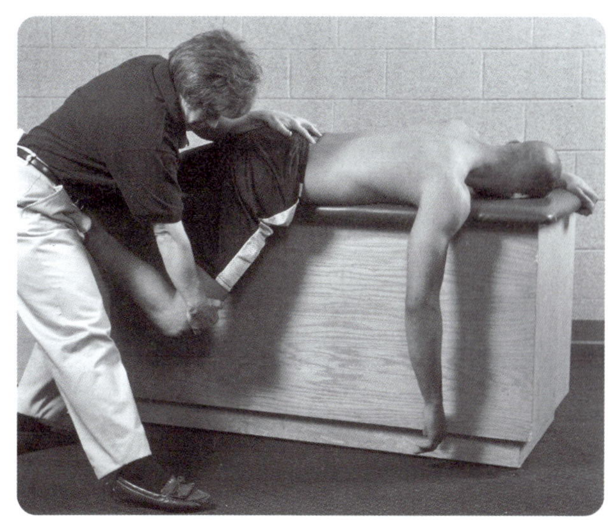

그림 18.87 오른쪽 앞쪽 엉덩뼈 돌림의 근에너지 기법.

치료는 두덩뼈(치골, pubis)가 위쪽인지 아래쪽인지에 따라 다르고, 수축-이완-스트레치 기술을 포함한다. 위쪽의 부분탈구(아탈구, subluxation)일때는, 환자는 바로 누운 자세에서 다리를 치료대 모서리 위에 위치하게 한다. 운동사는 환자의 넙다리 아래에서 다리를 지탱해주고 반대쪽 ASIS를 안정화시킨다(그림 18.89). 환자는 엉덩이 굽힘을 5~10초간 운동사에 대항하며 등척성으로 수행한다. 다리를 이완시키고 엉덩이는 그 다음 새로운 장애가 나타날 때까지 수동적으로 폄 시킨다.

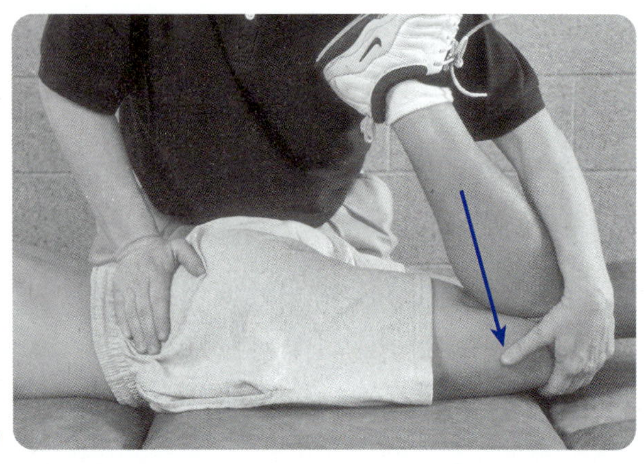

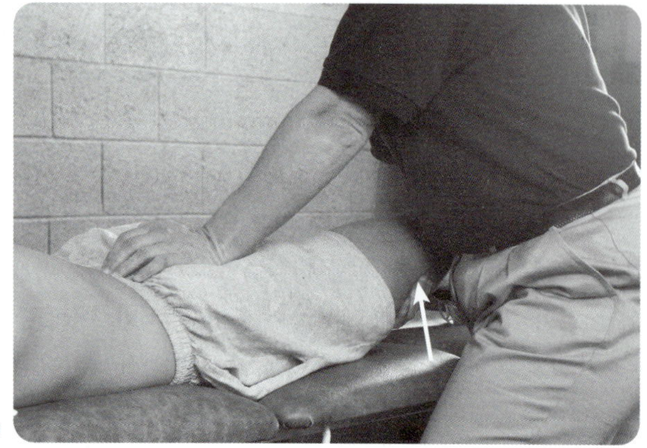

그림 18.88 왼쪽 뒤쪽 엉덩뼈 돌림의 근에너지 기법 : *(a)* 시작자세 – 환자는 엎드려 있다; 운동사는 관찰하기 위한 손은 엉덩뼈에 놓고 움직임의 손은 환자의 무릎 아래에 놓는다. *(b)* 등척성 엉덩이 굽힘 후에 이완될 때, 넙다리는 새로운 장애가 나타날때까지 수동적으로 폄 시킨다.

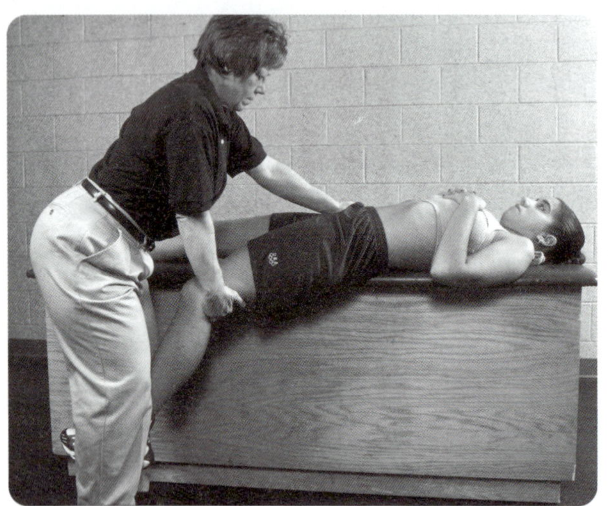

그림 18.89 왼쪽 위쪽 두덩뼈 부분탈구의 근에너지 기법.

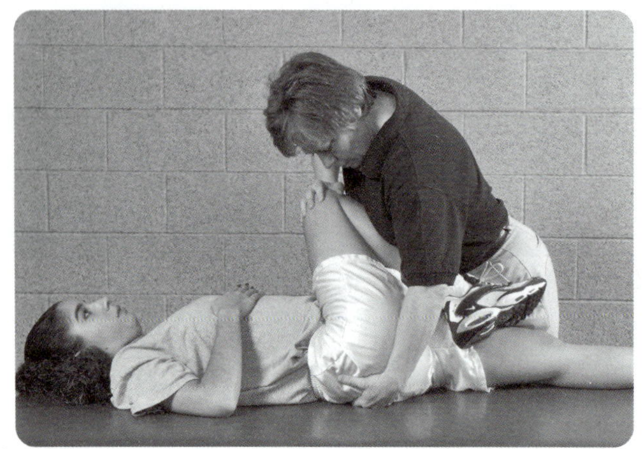

그림 18.90 아래쪽 두덩뼈 부분탈구의 근에너지 기법.

아래쪽의 부분탈구(아탈구, subluxation)일 때는, 환자는 운동사가 궁둥뼈결절(좌골결절, ischial tuberosity)의 안정성을 관찰하기 위하여 손을 그 밑에 놓는 동안 엉덩이 굽힘(굴곡, flexion)과 함께 바로 눕는다. 환자는 아래 다리 몸쪽에 놓인 운동사의 손에 대항하며 엉덩이 굽힘을 등척성으로 수행한다(그림 18.90). 엉덩이 굽힘의 수동적인 움직은 환자의 근육을 이완시킨 이후에 새로운 장애가 나타날 때까지 수행된다.

때때로, 위쪽 부분탈구나 아래쪽 두덩뼈 부분탈구의 특별한 치료기술이 서로의 문제에도 효과적인 경우가 있다. 환자는 엉덩이와 무릎을 굽힘하고 두 발은 치료대에 놓고 바로 눕는다. 환자는 양쪽 다리에 운동사가 움직임에 저항을 주는 동안 양 다리를 등척성 벌림(외전, abduction) 운동을 하게 한다(그림 18.91a). 이것은 일련의 등척성 벌림운동으로 운동사의 팔이 무릎 사이에 위치하게 하면서 환자가 등척성 벌림 운동을 하는 것이다(그림 18.91b). 가끔 두덩뼈의 염발음이 들리기도 한다. 위쪽 두덩뼈 부분탈구를 위한 환자가 수행할 수 있는 운동은 토마스 스트레치(Thomas stretch). 아래쪽 두덩뼈 부분탈구의 운동은 한쪽 무릎을 가슴에 붙이는 스트레치(single-knee-to-chest stretch)이다.

안쪽 벌어짐과 가쪽 벌어짐 *(Inflares and Outflares)* 안쪽 벌어짐과 가쪽 벌어짐은 또한 볼기뼈 각각의 안쪽과 가쪽 돌림하는 것과 연관된다. 이러한 엉덩엉치의 상태는 종종 샅고랑부위의 통증을 유발한다. 다리와 엉덩이의 통증은 나타날 수도 나타나지 않을 수도 있다. 이것은 축구선수들에게 나타나고 엉덩뼈에 직접적인 타격으로 인해 나타날 수 있다. 안쪽 벌어짐 상태에서 영향을 받은 쪽의 ASIS에서 배꼽까지의 거리는 더 짧아진다. 가쪽 벌어짐에서 영향을 받은 쪽은 반대쪽 보다 거리가 더욱 길어진다. 안쪽 벌어짐을 위한 치료는 환측의 다리를 굽힘하여 환자는 바로눕고 반대 쪽 무릎을 가로지른다.

운동사의 손은 아래 다리에 대항하는 팔과 함께 안쪽 복사뼈 위에 또는 무릎의 안쪽면 위에 놓는다. 환자의 가쪽 넙다리는 운동사의 엉덩이에 의지하도록 한다(그림 18.92). 운동사의 다른 손은 반대쪽 ASIS를 고정시키기 위하여 사용된다. 환자는 등척성 엉덩이 벌림 운동을 5-10초간 수행한다. 근육이 이완될 때, 환자의 다리는 새로운 장애가 나타날 때까지 수동적으로 엉덩이를 벌림시킨다. 이러한 연속적인 운동이 완료되면, 환자의 다리는 운동사에 의해 수동적으로 펴될 것이다. 안쪽 벌어짐을 위한 집에서 운동하는 방법은 엉덩이와 다리가 굽힘된 다리와 함께 바로눕고 다리는 반대쪽 넙다리(대퇴, thigh)를 가로지른다. 이러한 자세에서, 무릎은 벌림(외전, abduction)과 가쪽돌림(외회전, lateral rotation)하는 엉덩이 쪽으로 떨어뜨린다.

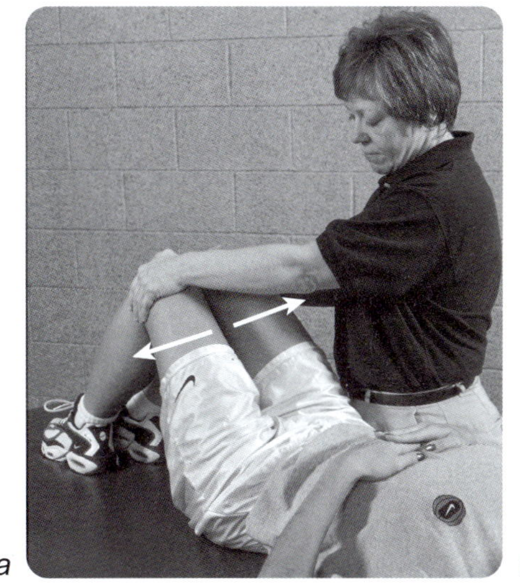
a

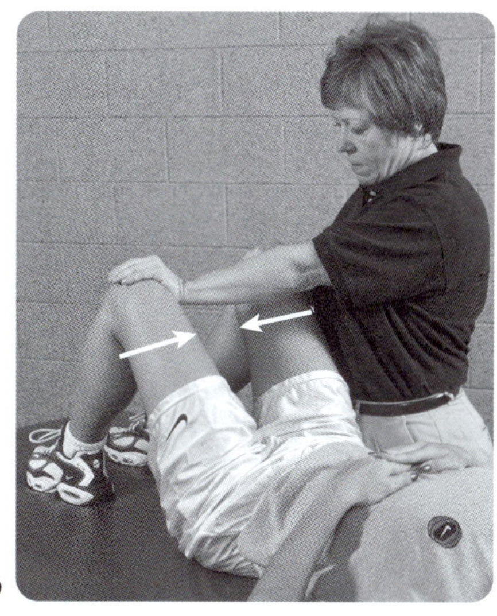
b

그림 18.91 아래쪽 또는 위쪽 두덩뼈 부분탈구의 근에너지 기법 : *(a)* 등척성 벌림, *(b)* 등척성 모음.

가쪽벌어짐은 환자를 바로눕히고 환측의 무릎을 반대쪽 어깨쪽으로 향하게 하여 치료한다. 운동사는 자신의 손을 환측의 고랑에 놓는다. 엉덩이는 수동적으로 안쪽돌림(내회전, medial rotation) 시킨다. 이러한 자세를 유지하는 동안, 환자는 연속적으로 엉덩이 굽힘, 벌림 그리고 안쪽돌림을 하는 등척성 운동을 수행한다(그림 18.93). 등척성 운동 이후에, 운동사는 다음의 장애가 나타날 때까지 더욱 크게 엉덩이 굽힘, 벌림, 그리고 안쪽 돌림을 한다. 반복적인 운동이 완료되면, 팔다리(사지, extremity)는 수동적으로 완전하게 펴될 것이다. 이러한 장애를 위한 집에서 운동하는 방법은, 환자가 무릎을 반대쪽 어깨로 이동하고 연속적으로 수축-이완하는 기술을 수행하는 것이고, 스트레치에서 하지의 자세를 위하여 팔을 이용한다.

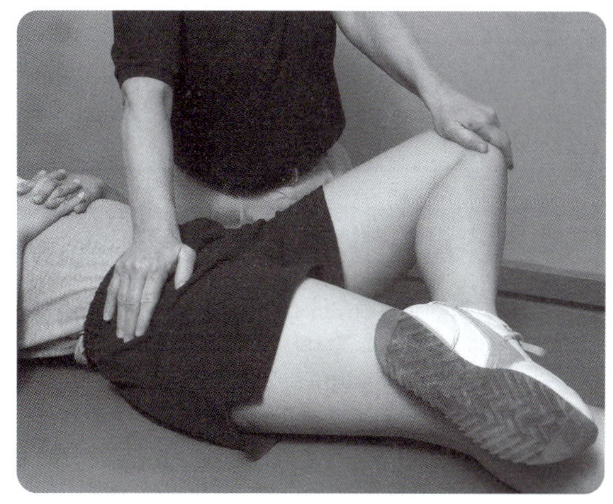

그림 18.92 안쪽 벌어짐의 근에너지 기법.

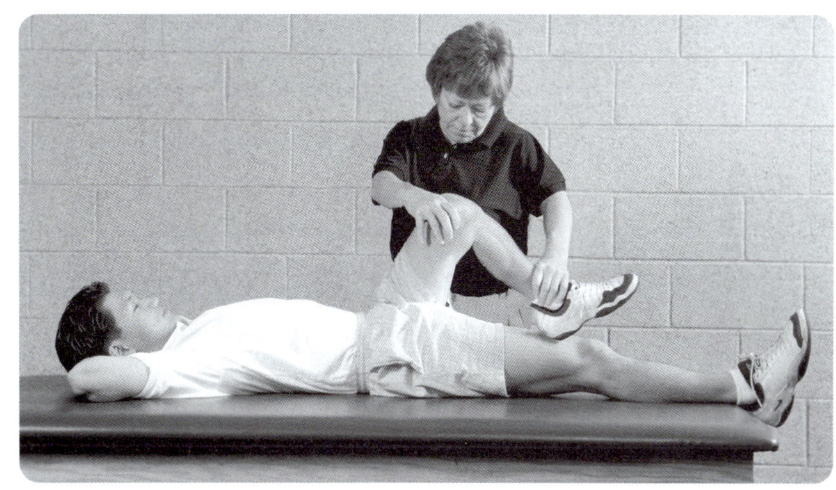

그림 18.93 가쪽 벌어짐의 근에너지 기법.

프로그램의 고려사항

(Program Considerations)

엉치엉덩관절을 치료할 때, 허리와 엉덩이 부위는 또한 다른 부위의 손상이나 연관되는 통증을 제거해야 한다. 근에너지 기법은 유연성과 근력강화 운동이 복합되어 사용된다. 원인이 외상성의 손상이 아니라면, 재발없이 치료되어야 한다.

SI 관절이 손상의 근원이라면, 근에너지 기법은 일반적으로 통증을 줄이거나 통증에서 해방시키기 위한 매우 효과적인 방법이다. 문제가 오랫동안 지속되지 않도록 대비하려면, 환자는 여러 사례에서 몇 가지 치료의 범위 안에서 중요한 분석을 경험하여야 한다. 근에너지 기법 이후에, 몸통 운동, 특별한 근력강화 운동은 환자를 위해 설계되어야 하고, 골반중립의 유지를 위한 기능적인 트레이닝을 하고 민첩성 활동은 활동적-특별한 운동 전에 치료적 운동 프로그램의 부분이어야 한다.

가슴문증후군 (Thoracic Outlet Syndrome)

가슴문증후군(TOS)은 목의 손상 또는 어깨의 손상으로 분류된다. 분류는 당신의 경험에 의존한다. 왜냐하면 증후군은 목 부위에서의 구조와 목뼈와 관련된 느낌에 의해 야기될 수 있기 때문이다. 하지만, 이것에 기여하는 많은 구조들은 어깨에 기반을 두고 있고, 확실히 문제를 수정하기 위하여 수행되는 많은 운동이 어깨운동이다. 그러므로, 목 또는 어깨 손상의 TOS를 포함하는 것에 대한 논리가 필요하다. 증후군은 여기서 논의되지만, 당신은 어깨 손상의 검사를 염두에 두어야 하고 어깨 재활 프로그램의 발전 또한 가능한 TOS의 표현을 고려하는 것을 포함해야 하고, 특히 환자가 어깨 재활 프로그램에서 예견되는 반응을 나타내지 않으면 안된다.

■ 사례연구 (Case Study)

지난 주 경기에서, 한 농구선수가 레이업을 위해 가고 있는 도중에 상대 선수의 무릎과 그녀의 왼쪽 엉덩이 앞부분이 충돌했다. 최초 앞쪽의 엉덩뼈능선 위에 타박상을 입었으나, 그 위에 왼쪽 샅고랑부위에 지속적인 통증을 느꼈왔다. 또한 통증이 왼쪽 다리로 퍼져나가고 있었다. 진찰 결과 정상적인 허리운동을 보여줬으며, 허리부분에서는 아무런 경직이나 통증도 없었다. 바로 누운 자세에서 배꼽과 ASIS의 거리가 왼쪽이 오른쪽보다 0.5cm 길었다.

분석을 위한 질문들

1. 이러한 환자의 의심되는 증상은 무엇이고, 당신의 치료 프로그램은 무엇인가?
2. 무슨 운동이 그녀를 위한 자택 프로그램에 포함되는가?

TOS의 진단이 어렵고 징후와 증상은 복잡하기는 하지만, 치료 프로그램은 단순하다. 증상조절이 첫 번째 목표이다; 이것은 팔신경얼기(상완신경총, brachial plexus)의 압박 또는 긴장을 완화시키는 자세에서 필요로 하는 운동과 교육이 포함되어야 한다. 잠자는 자세로 바로 누운 자세에서 TOS를 경감시키기 위한 최고의 자세는 어깨뼈(견갑골, scapula) 보호와 올림(거상, elevation)한 상태에서 어깨를 안쪽돌림(내회전, medial rotation)과 모음(내전, adduction)을 한 상태이다. 베개는 어깨와 어깨뼈를 그림 18.94에서 보는 것처럼 지탱하고 잡아주는데 쓰여야 한다. 몇몇의 경우, 환자가 삼각건을 낮 동안에 착용할 수 있다. 보다 적게는 환자가 낮 동안에 서 있을 때는 손을 앞주머니나 허리띠에 넣음으로써, 앉아 있을때 팔을 받쳐줘 휴식을 취해야 한다.

자세와 신체 기전을 위한 수정은 TOS의 재발을 예방하고 수정하기 위하여 절대적으로 필요하다. 전형적인 자세는 그림 18.95에서 보여주는 것과 같은 거북목자세(forward-head, round-shoulder posture)이다. 환자는 자신의 현재 자세를 의식하도록 하고, 그것을 어떻게 고치는지에 대한 교육을 받아야 한다. 아마도 환자들이 최초의 정상적인 자세를 취한다는 것은 어려운 일일 것이고, 왜냐하면 근육의 약화에 따른 연부조직과 관절의 제한 때문이다. 추가적으로 자세의 변화는 환자가 자세를 수정하기 위한 기억에 의존하고, 그래서 낮 동안 적당한 자세 위치를 재위치로 기억하기 위한 신호를 환자에게 제공한다. 낮 동안 정기적으로 자리를 뜰 때 시계의 알람 또는 환자 손에 작은 테이프, 노트북의 작은 점 또는 시계를 마주 보는 것과 같은 것을 얼마든지 사용할 수 있다. 환자의 움직임과 근력이 향상되면 자세를 더욱 오랜 시간동안 유지할 수 있는 능력 또한 향상시켜야 한다. 하지만, 치료 세션을 통한 자세 수정을 위한 언어적 신호를 이용하는 것은 중요하다.

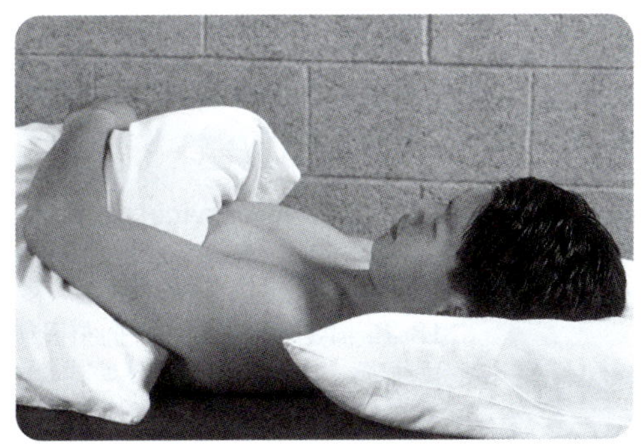

그림 18.94 TOS를 위한 편한 자세.

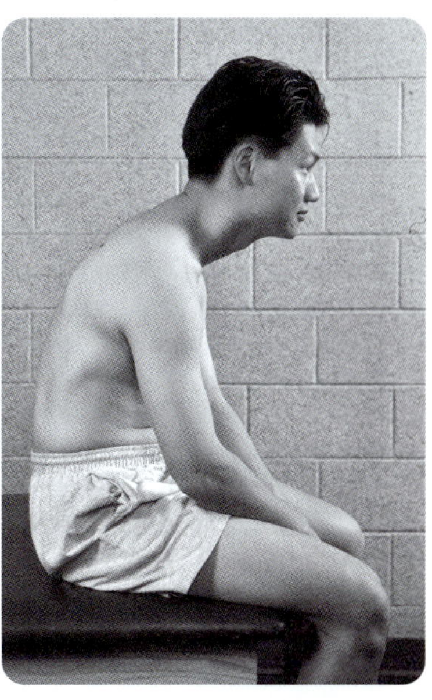

그림 18.95 TOS와 관련된 나쁜 자세.

목뼈(경추, cervical spine)와 어깨뼈(견갑골, scapula) 근육의 연부조직 가동화와 – 특히 위쪽 등세모근(승모근, trapezius muscle), 목갈비근(사각근, scalenes), 작은가슴근(소흉근, pectoralis minor)과 때때로 목뼈의 주변근육은 – 통증과 통증유발점을 경감시키는데 종종 효과적이고, 만약 이러한 근육에서 긴장이 나타나면 증상에 기여한다.

■ 사례연구 (Case Study)

20세된 레슬링 선수가 지난주 밤에 수면 중 문제가 생겼다고 했다. 그는 여러 번 오른쪽 손의 심각한 무감각, 저림과 아래팔에 압력을 느껴 잠에서 깨어났다고 했다. 그게 처음 시작된 이후로 문제는 더욱 악화되었다. 그가 교실에서 이동할 때 많은 책을 들면 통증을 좀 느꼈으나 앉아있을 땐 아무렇지도 않다고 했다. 그는 어떠한 특별한 손상의 기억도 없었다. 그는 8년 동안 레슬링을 해왔고 시즌 전에는 무거운 것을 드는 운동을 했다. 그의 어깨의 웨이트 프로그램은 벤치프레스, 밀리터리 프레스, 푸쉬업, 플라이, 그리고 이두근의 컬을 포함하고 있었다. 당신의 검사는 TOS의 의사 진단법을 확인한다: 비록 밀리터리 보조기와 Allen 검사는 음성이였지만, 당신이 Adson 검사를 수행할 때 환자의 손에서 저림증상이 재발되고 있었다. 그의 자세는 머리를 앞으로 내밀고 등을 구부리는 일련의 자세 중 하나였다. 그는 어깨를 들어올리거나 가쪽돌림 하는데 운동범위가 제한되어 있었으며, 그는 가슴의 불편함 없이 팔꿈치를 어깨 뒤로 이동하여 수평적인 폄이 일어나도록 할 수 없었다. 그는 매우 뚜렷한 가슴근과 앞쪽의 어깨세모근(deltoid)을 가지고 있었지만, 그의 마름모근은 축소된 것처럼 보이고 그의 돌림근띠(rotator cuff)는 약해져 있었다.

분석을 위한 질문들

1. 이 환자에게 자세에 관해 무슨 교육을 할 것인가?
2. 그에게 시행할 유연성 운동은 무엇이고, 그리고 유연성 운동을 시작할 때 당신이 결정하는데 사용할 지침은 무엇인가?
3. 그의 근력약화와 근육 불균형이 있는지, 그리고 근육 균형을 회복하기 위하여 제공되는 운동은 무엇인가?
4. 그의 치료적 운동 프로그램의 한 부분으로서 제공하는 중심 운동은 무엇인가?

갈비뼈(늑골, ribs)가 제한되고 팔신경얼기(상완신경총, brachial plexus)에서 충돌이 있다면, 첫 번째 갈비뼈의 관절 운동성 증가가 증상을 감소시키는데 도움이 될 것이다. 운동사가 척추 가동술이 충분하다면, 제한의 부위가 현재 나타났다면 환자에게 목뼈와 등뼈 가동화를 수행해야 한다.

한번 염증이 가라앉게 되면 유연성과 근력강화 운동이 시작되어야 한다. 팔신경얼기는 6장에서 소개된 위쪽–팔 긴장 검사(upper-limb tension tests, ULTT)를 이용하여 스트레치한다. 이것은

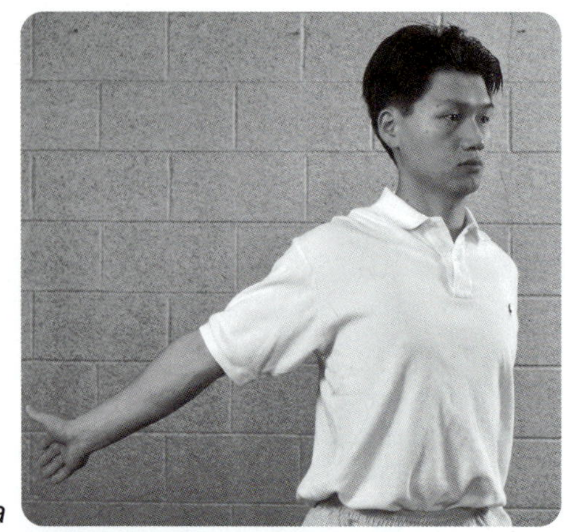
a

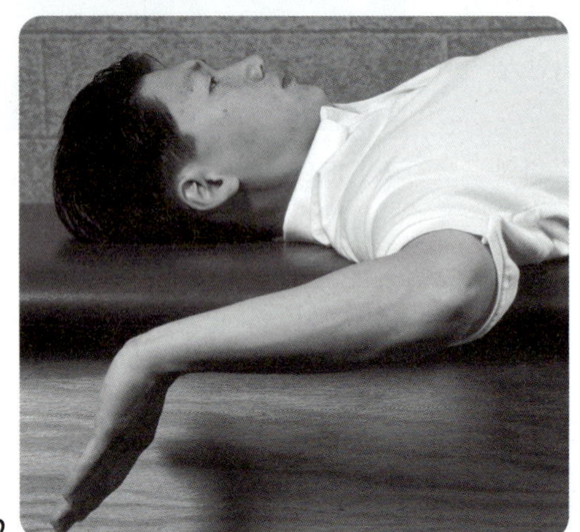
b

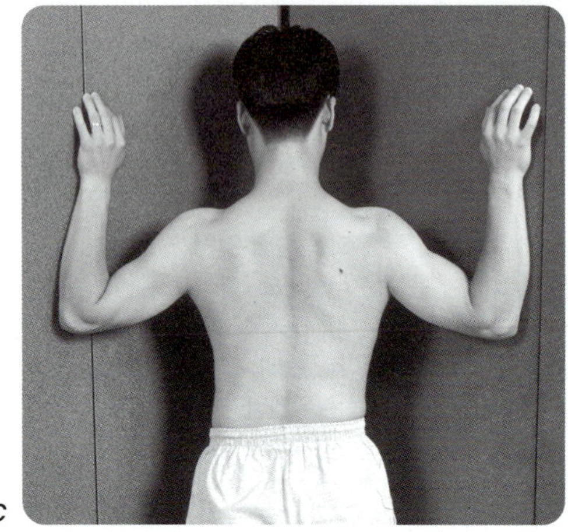
c

그림 18.96 TOS를 위한 팔신경얼기(brachial plexus) 스트레치 : *(a)* 팔꿈치 폄과 함께 ULTT, *(b)* 팔꿈치 굽힘과 함께 ULTT, *(c)* 모퉁이에서 팔꿈치 굽힘과 함께 ULTT.

그림 18.96에 다시 소개되고 있다. 이러한 스트레치는 통증부위에 수행되며, 통증이 있을 때까지 미는 것은 신경의 재염증을 유발할 수 있기 때문에 범위를 넘지 않는다.

목뼈(경추, cervical spine)와 등뼈(흉추, thoracic)를 위한 유연성 운동 또한 포함된다. 축 방향으로의 폄(신전, extension)과 목뼈 수축 운동(그림 18.24, 18.25)을 가볍게 시작한다. 추가적인 유연성 운동은 목뼈 폄, 가쪽 굽힘, 그리고 앞쪽으로 굽힘 운동을 포함한다. 목뼈 폄은 환자가 목을 위쪽 척추에서부터 시작하여 아래 척추를 통하여 움직이는 것으로 펌하면서 가볍게 수축될 수 있는 위치에서 목을 유지하면서 수행한다. 만약에 가능하다면, 손으로 과도하게 압력을 턱에 가한다(그림 18.97). 가쪽 굽힘은 본질적으로 그림 18.27에서 보이는 위쪽의 등세모근 스트레치이다. 환자는 바로 누운 자세에서 가쪽 굽힘 운동을 수행하기 위한 더욱 편안한 위치를 찾아야 하고, 그것은 또한 앉은 자세 또는 바로 누운 자세에서 수행될 때 효과적이다.

등뼈의 가동화는 목뼈의 운동범위에 영향을 줄 수 있기 때문에, 등뼈의 굽힘과 폄의 유연성 운동은 또한 TOS를 위한 프로그램의 한 부분이어야 한다. 목 뒷부분을 손으로 쥔 채로 앉아서 수행한다. 말아진 수건은 제한된 목의 주변에 놓고 목이 펌될 수 있게 손으로 앞에서 부터 아래로 잡아당긴다. 폄을 위해 팔꿈치는 천장을 향해 들어올리고 환자는 위쪽을 바라본다(그림 18.98). 굽힘을 위해 환자는 두 손을 목 뒤로 깍지 낀 채로 팔꿈치는 가슴을 향해 내린다. 움직임은 손에서 목에 가해지는 압력 없이 등뼈부터 시작한다.

팔신경얼기(상완신경총, brachial plexus)의 가동이 어깨의 위치, 그리고 관련된 견갑흉부(scapulothoracic)와 위팔어깨관절(glenohumeral)의 연부조직 경직에 따라 제한되기 때문에, 어깨의 유연성 운동은 가쪽 돌림, 안쪽 돌림, 또는 굽힘의 어깨 움직임 또는 수축, 돌림, 그리고 올림(거상, elevation)의 견갑흉부(scapulothoracic)의 움직임이 부족하다면 TOS 프로그램에 반드시 포함되어야 한다. 이러한 근육의 스트레치는 21장에서 소개된다.

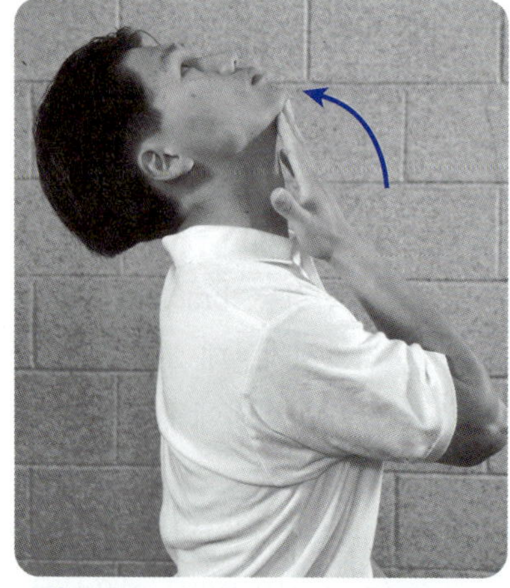
그림 18.97 과도한 압력으로 목뼈 폄.

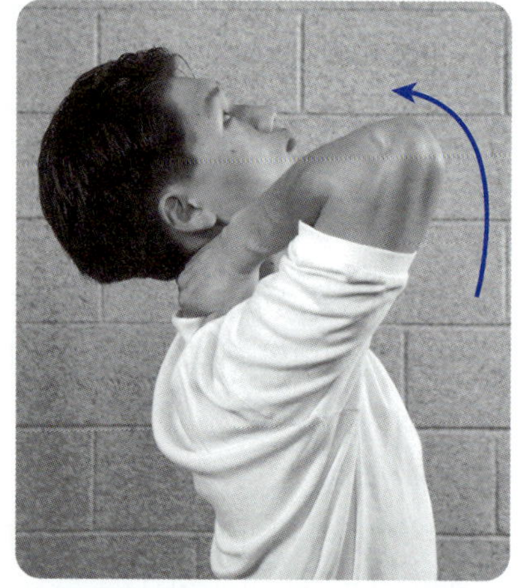
그림 18.98 과도한 압력으로 등뼈 폄.

근력 운동은 팔신경얼기(상완신경총, brachial plexus)의 정상적인 움직임과 연부조직과 관련된 스트레스를 감소시키기 위한 목과 위쪽 등의 제대로 된 근육의 균형을 회복시킬 수 있도록 설계되어야 한다. 운동사는 환자가 어떻게 숨을 쉬는지를 측정하여 호흡 근육의 균형을 평가하여야 한다. TOS를 가진 환자들이 공통적으로 숨을 쉴 때 기본적으로 위쪽의 호흡 근육을 사용한다. 이러한 환자들은 어떻게 가로막(diaphragmatic)을 이용한 호흡 또는 아래쪽의 호흡근육을 사용하는지를 배워야 한다.

추가적인 근력강화와 근육 평형성 활동은 돌림근띠(회전근개, rotator cuff)를 위한 운동을 포함하고, 특히 가쪽돌림근(외회전근, lateral rotatores); 마름모근(능형근, rhomboids)과 어깨뼈(견갑골, scapula)의 수축을 위한 중간 등세모근(승모근, trapezius muscle); 그리고 목뼈와 등뼈의 폄근(신전근, extensor). 이러한 것들은 일반적으로 TOS를 가진 환자들에게서 가장 약한 근육의 집단들이며, 반대되는 근육들과 균형을 맞추기 위하여 강화되어야 한다.

허리 손상의 특별한 형태는 대중적인 종류의 운동을 필요로 한다. 운동사는 염좌와 긴장을 포함하는 허리 문제를 자주 접한다; 척추증(spondylosis), 척추분리증, 그리고 척추앞전위증; 디스크 병변; 후관절 손상; 엉치엉덩관절 손상; 그리고 가슴문증후군.

요약 (SUMMARY)

이번 장에서는 더욱 빈번하게 나타나는 목뼈(경추, cervical spine)와 허리뼈(요추, lumbar) 근육의 통증유발점, 척추와 갈비뼈(늑골, ribs)를 위한 일반적인 관절 가동술, 척추를 위한 운동의 진행을 소개하였다. 어떠한 도수 기법이 목뼈에 적용되기 전에, 척추동맥의 손상을 위한 검사가 수행되어야 한다. 맥켄지와 윌리엄즈 운동 또한 제공되는 프로그램에 포함되어야 한다. 척추가 팔다리(사지, extremity)의 기능에서 중요하기 때문에, 몸통 안정화 기술과 운동이 이번 장에 포함된다. 엉치엉덩관절(천장관절, sacroiliac joint) 검사와 근에너지 기법은 SI 관절과 골반은 허리뼈와 매우 친밀한 관계이기 때문에 이번 장의 한 부분이다.

주요 개념 및 복습 (Key Concepts And Review)

1. 목뼈와 허리뼈를 위한 3가지 유연성 운동을 설명.

- 목뼈 굽힘 : 턱을 가슴으로 끌어당기고, 한 번에 한 목뼈분절을 움직이기 위한 시도.
- 돌림하는 스트레치 : 의자에 앉아 있는 동안, 의자의 등받이를 가까이 있는 손으로 움켜쥐고 반대쪽 손은 다리를 고정시키는데 사용한다.
- 양쪽 무릎을 가슴으로 : 바로 누운 자세에서, 한쪽 다리를 가슴으로 끌어당기고, 그 다음 다른 다리를 한다; 반대의 진행방법으로 처음의 위치로 되돌아간다.

2. 목뼈와 허리뼈를 위한 3가지 근력운동에 대한 설명.

- 등척성 운동 : 엎드려 누운 자세에서, 오른쪽 손을 오른쪽 머리로 향하게 하고; 머리를 움직이지 않으면서 손에 대항하여 머리를 민다.
- 엎드려 다리 들어올리기 : 중립척추 자세로 엎드려 눕고, 엉덩이를 잡고 다리를 위쪽으로 들어올린다.
- 복부 크런치 : 손을 머리 뒤로 한 채 바로 누운 자세로, 가슴과 머리를 천장쪽으로 들어 올린다.

3. 3가지의 점진적인 척추 안정성 운동 확인.
죽은벌레 운동, 사족자세 운동, 그리고 복부 운동.

4. 3가지 엉치엉덩관절(천장관절, sacroiliac joint) 근에너지 기법 확인과 그것들의 사용을 위한 지시사항.

- 위쪽으로 올라갔을 때 : 위쪽으로 올라 갔을때는 항상 오른쪽에 있고, 자주 다른 척추의 문제도 동반한다. 환자는 엎드린 자세로 한쪽 다리를 잡아당기고, 다리의 위치는 30° 벌림(외전, abduction)하고 폄한다.
- 앞쪽으로 비틀어짐 : 이것은 주로 왼쪽에서 발생되고 비트는 것과 굽힘(굴곡, flexion)하는 운동에서 발생한다. 환자는 환측쪽으로 눕고, 천장쪽을 향한 다리의 움직임을 제공하는 저항과 함께 다리를 치료대에서 떨어뜨린다.
- 뒤쪽 엉덩뼈 돌림 : 이것은 주로 낙상 또는 갑작스런 뒤넙다리근(슬괵근, hamstrings)이 수축할 때 왼쪽에서 발생된다. 환자는 엎드려 눕고, 엉덩이는 수동적으로 폄된다; 등척성 힘은 엉덩이 굽힘에서 발생한다.

5. 목뼈를 위한 치료적 운동 프로그램의 개요.
프로그램은 연부조직 또는 관절의 제한이 있다면, 통증과 경직, 연부조직 가동술, 그리고 관절 가동술을 위한 운동으로 시작해야 한다. 운동범위 운동은 통증이 없는 운동범위 내에서 능동적인 움직임으로 시작한다. 치료를 위하여 지속적으로 조직에 과도한 압력을 가할 수 있다. 등척성 운동은 통증과 경직의 완화가 이루어진 후에 시작될 수 있다. 그 밖의 운동은 완전한 운동범위를 통한 기계저항과 도수저항과 같은 근력강화 운동이 포함될 수 있다. 근력강화 운동은 목뼈를 기반으로 한 복부, 몸통폄근과 볼기근에 초점을 두어야 한다. 상지와 복부를 위한 메디신 볼로 하는 민첩성과 협동력 운동은 근력과 근지구력을 좋게하는 것을 포함한다. 기능적인 운동은 프로그램의 마지막 단계이고 환자의 특별한 활동에 의존한다.

6. 디스크 병변을 위한 치료적 운동 프로그램에서 예방법 제시.
엉덩뼈신경통을 더욱 악화시키는 자세는 피한다; 엉덩뼈신경통을 일으키는 다른 원인을 진단; 배근육과 볼기근과 허리의 폄근을 강화한다; 환자는 활동동안 골반중립 자세를 유지한다; 운동은 환자 자신의 페이스에 맞춰 진행되어야 한다; 그리고 운동사는 각각의 운동에 의해 부과되는 운동량과 스트레스를 잘 이해하고 있어야 한다.

7. 허리뼈 긴장과 후관절 손상을 위한 치료적 운동 프로그램의 차이점 논의.
후관절 손상 치료는 통증이 없는 운동범위에서 일반적으로 돌림과 옆으로 굽히는 것을 포함하고, 가능한 폄활동을 피한다(통증은 한쪽방향으로 돌림하는 것과 반대쪽 옆으로 굽힘할 때 나타날 것이다). 허리 긴장시에서 폄 운동은 피하지 말아야 한다; 돌림과 옆으로 굽힘하는 것은 같은 방향에서 통증이 있을 수 있기 때문에 통증이 없는 운동범위에서 수행해야 한다.

8. 몸통 운동 프로그램에서 시작할 수 있는 연속적인 활동 제시.
환자의 중립자세를 확인한다. 배가로근(복횡근, transverse abdominis)을 촉진시키기 위한 배꼽넣기 운동 수행. 그 밖의 배근육을 결합(incorporate)시키기 위한 추가적으로 복부를 긴장시키는 운동 활용. 뭇갈래근을 촉진시키기 위한 활동은 골반저근의 결합에 의한 것이다. 개인적으로 부족하고 필요한 것을 기초하여 확정된 것에 따라, 근지구력과 근력과 유연성을 향상시킨다.

9. 윌리엄즈 굽힘 운동과 맥켄지 허리 프로그램에서 운동 개요.

윌리엄즈 굽힘 프로그램은 6가지 운동을 포함한다 :

- 운동 #1 : 배근육 근력강화를 위한 무릎을 굽힘시킨 자세에서 윗몸일으키기.
- 운동 #2 : 볼기근(둔근, gluteals) 강화를 위한 골반 기울이기.
- 운동 #3 : 척추세움근(척추기립근, erector spinae muscle) 스트레치를 위한 한쪽 무릎 가슴으로 당기기와 양쪽 무릎 가슴으로 당기기.
- 운동 #4 : 척추세움근과 뒤넙다리근(슬괵근, hamstrings)을 스트레치하기 위한 무릎을 폄시켜 의자에 앉아서 발가락 당기기.
- 운동 #5 : 넙다리근막과 엉덩넙다리인대(iliofemoral ligament) 아래쪽으로 한쪽 무릎을 앞으로 한 사각자세.
- 운동 #6 : 넙다리네갈래근(대퇴사두근, quadriceps femoris)의 근력강화를 위한 풀스쿼트(full squat)를 서서 시작한다.

맥켄지의 허리 프로그램은 5가지의 점진적인 운동을 포함한다 :

- 운동 #1 : 엎드려 누운 자세로 5분간 있는다.
- 운동 #2 : 환자는 5분 동안 팔꿈치를 어깨 아래까지 세워 엎드려 눕는다.
- 운동 #3 : 엎드려 팔굽혀 펴기.
- 운동 #4 : 서 있는 상태에서 몸통 폄.
- 운동 #5 : 앉은 상태에서 "고양이-소" 운동.

10. 맥켄지의 자세증후군, 기능이상, 그리고 장애(derangement) 사이에서의 차이점 설명.

자세증후군은 점진적인 만성 허리 통증에 있어서 첫 번째 스텝이다. 이러한 상태는 심각하지 않고 10대와 20대 초기 동안에 나타난다. 환자는 특히 오래동안 앉아있는 이후에 허리, 목 또는 어깨뼈사이(interscapular)에서 통증을 경험한다. 이 단계에서 통증은 간헐적으로 나타나며, 환자의 검사는 기본적으로 음성이 나타난다. 불행하게도, 어떤 단계도 올바른 자세와 습관을 유지하지 않는다면, 그 상태는 다음 증후군인 기능이상으로 진행할 수 있다. 이러한 단계 동안에는 초기 변화가 있다고 알려져 있다. 그것은 관절 움직임의 부분적인 감소, 운동범위의 감소, 그리고 연부조직 운동성이 감소되는 것이다. 그러나 이 단계 동안의 신경학적 검사는 음성으로 나타난다. 환자는 간헐적이거나 변함없는 통증과 경직을 호소할 수 있다. 연부조직과 관절 가동성에서의 자세와 장애는 환자가 진보적으로 최종단계에 가는것을 예방하기 위하여 반드시 수정을 해야 한다.

가장 심한 상태는 장애(derangement)다. 이때까지, 환자 통증의 근원은 디스크의 구조 주위의 염증으로 변한 것이었다. 나쁜 자세로의 연장은 척추의 위치를 바꾸고, 디스크의 변화와 퇴행을 일으키는 진보된 스트레스를 가져오게 된다. 장애는 7가지의 다른 유형으로 구분되었다. 뒤쪽 디스크의 병리적 현상인 6가지와 앞쪽 디스크에 이상이 있는 7번째를 포함한다.

11. 다양한 맥켄지 장애(derangements)에 대한 설명.

- 장애 #1 : 약간의 디스크 돌출(bulge)이 가운데이거나 허리에서의 통증이 비대칭적이다. 통증은 디스크가 돌출되면서 섬유테(annulus)의 뒤쪽과 뒤세로인대(posterior longitudinal ligament)의 자극에 의해 발생된다. 대부분은 몇일 내로 통증이 사라진다.
- 장애 #2 : 돌출된 디스크는 중등도의 크기가 되고 엉덩이(buttock) 통증이 발생할 수 있다. 검사는 환자가 편평한 허리뼈를 가지고 있으며 위치를 바꿀 때나 장시간 앉아있을 때 약간의 통증을 유발하는 것을 밝혀낸다.
- 장애 #3 : 돌출된 디스크는 더 많이 눈에 띄고, 통증은 엉덩이나 심지어 넙다리 뒤로 통증이 일어난다. 비록 눈에 보이는 어떠한 변형(deformity)은 없지만, 통증은 더욱 심하다.
- 장애 #4 : 통증은 한 다리의 무릎 아래로 뚜렷하게 나타나고, 환자는 허리뼈의 변화를 보인다. 신경 뿌리의 안쪽으로 돌출되면 통증은 같은 방향으로 변화가 있으며, 장애가 신경 뿌리의 가쪽일 경우에는 통증의 반대 쪽으로 향해 변화가 생긴다. 이것은 신경 뿌리에 대한 압력을 줄이는 신체적인 방법이다.
- 장애 #5 : 디스크의 퇴행은 환자가 한쪽 무릎 아래까지 연관되는 통증을 경험하게 된다. 어떠한 변형도 검사에서 나타나지 않지만, 섬유테(annulus fibrosis)의 점진적인 돌출은 신경뿌리와 경막의 자극을 야기시킨다.
- 장애 #6 : 이러한 장애에는, 섬유테를 통해 디스크가 탈출된다. 한쪽 팔다리 통증은 무릎 아래에서 발까지 내려갈 수 있다. 환자는 감각이상(paresthesia), 약함(weakness)과 저림(numbness)의 느낌을 보고한다.
- 장애 #7 : 이러한 장애는 디스크가 앞쪽으로 돌출되는 것과 앞세로인대(anterior longitudinal ligament)의 늘어나는 것을 견디게 한다. 이런 형태의 장애는 드물게 발생한다. 엉덩이와 넙다리 통증은 이 조건과 함께 보일수도 있고, 환자는 일반적으로 고정된 허리 앞굽음증을 가지고 있다.

심화 학습 문제 (Critical Thinking Questions)

1. 이 장의 시작 부분에 소개된 시나리오를 인용하여 리타가 아마도 죠이에게 적용했을 근막 이완법을 논하시오. 당신은 왜 이러한 기법을 선택했는가?

2. 죠이에게 중심근육(core muscle)과 몸통근육을 강화하기 위해 주어지는 운동은 무엇인가? 어떠한 진행이 각각의 운동을 위해 포함되며, 점진적인 진행을 위한 지침은 무엇인가?

3. 이번 장에서 언급된 척추분리증을 가지고 있는 체조선수의 예를 인용하여 폄 운동은 피해야한다. 이떻게 그녀의 손상을 악화시키지 않으면서 허리근육을 강화할 것인가? 배근육강화가 척추분리증을 자극한다고 하여도 시도할 것인가?

4. 디스크 탈출증으로 진단받은 미식축구 라인맨은 수술을 피하기 위하여 보존적인 재활을 시도하고 있다. 당신은 치료적 운동 프로그램에 무엇을 포함할 것인가? 당신이 운동에서 피해야 할 운동은 무엇인가? 신체적 기전은 어떻게 손상에 영향을 주는가? 당신은 그의 일상적인 활동과 미식축구로 되돌아가게 하기 위하여 어떠한 적절한 신체 기전을 사용하여 확인할 것인가?

실험실 활동들 (Lab Activities)

1. 당신의 연구 파트너를 엎드려 눕게하라; 파트너가 반드시 편안하게 위치하도록 하고 목뼈부터 엉치뼈부위까지 중립자세를 하도록 해라. 목뼈에서 시작해서 각각의 L5 가시돌기를 촉진하라. L4의 정확한 위치를 찾아라; 첫 번째 검사는 당신의 파트너의 L4-5에서의 관절 운동이고, 그 다음 1, 2, 3과 4단계 PA 관절가동술을 관절에 적용한다. 척추를 통한 각각의 관절 운동성을 확인하는 것이다. 이완증(laxity)은 어디에 있고 제한은 어디에 있는가? 또 다른 연구 파트너와 지금 검사하고 이러한 과정을 반복한다. 그들은 어떻게 다르고 유사한가? 당신은 각각의 파트너를 서서 관절 가동화 검사를 수행하고 척추를 뒤쪽에서 관찰하면서 앞쪽으로의 굽힘 검사를 수행한다. 관절 가동술을 검사하는 동안 당신이 제한된 부분을 찾는 것은 능동적인 생리적 활동을 하는 동안 당신이 제한된 운동범위를 보는것과 연관성이 있는가? 관절의 운동성과 관련된 환자의 움직임에 관한 적응증은 무엇인가?
2. 당신의 연구 파트너에서 다음의 근육들의 통증유발점의 정확한 위치를 찾아라 :
   a. 위쪽 등세모근(승모근, Trapezius muscle)
   b. 어깨올림근(견갑거근, Levator scapulae)
   c. 목빗근(흉쇄유돌근, Sternocleidomastoid)
   d. 목갈비근(사각근, Scalenes)
   e. 널판근(판상근, Spleni)
   f. 허리네모근(요방형근, Quadratus lumborum)
   g. 허리 뭇갈래근(다열근, Multifidus)

   당신의 파트너가 가장 민감한 통증유발점은 어디인가? 근육의 능동적인 운동범위를 위한 당신의 결정 이후에 가장 민감한 부위에 스프레이-그리고-스트레칭 기술을 적용하라. 치료 후에, 치료에 대한 효과를 확인할 수 있도록 능동적인 운동범위를 당신 파트너에게 반복하도록 한다. 치료전과 후에 능동적인 운동범위는 어떻게 변화되었는가? 왜?
3. 아래 나타나있는 근육군 또는 각각의 근육을 위한 두 가지의 유연성과 근력강화 운동을 설명하라.
   a. 목갈비근(Scalenes)
   b. 위쪽 등세모근(Upper trapezius)
   c. 목빗근(Sternocleidomastoid)
   d. 허리네모근(Quadratus lumborum)
   e. 척추세움근(척추기립근, Erector spinae)
   f. 배바깥빗근(외복사근, External obliques)
4. 당신은 앉아 있는 동안 골반중립 위치를 찾아라. 지금 바로누워 있는 동안 골반중립을 찾고, 그 다음 서있는 동안 찾아라. 이러한 위치의 어느 것이 당신은 중립 위치를 확인하는 것이 가장 어려운가? 왜 그렇다고 생각하는가?
5. 바로누워 진행되는 허리뼈 안정화 운동의 수행은 이번 장에 서술되었다. 지금 사족자세에서 허리뼈 안정화 운동을 시도하라. 골반중립으로 앉아서-일어나는 움직임을 수행해라. 연구 파트너를 관찰하는 동안, 워킹하면서 골반중립을 유지하고, 그 다음 점프를 수행하면서 골반중립을 유지하도록 해라. 이러한 활동 동안 골반중립을 유지하지 못한다면, 당신의 파트너에게

신호를 제공하고 수행능력을 향상시킬 수 있도록 교육한다.

6. 당신 파트너에게 바로누운 자세에서 배꼽넣기와 복부를 긴장시키는 운동을 수행하도록 해라. 지금 당신의 파트너는 사족자세에서 수행하고 그 다음 앉은 자세에서 수행한다. 각각의 운동을 하는 동안, 당신의 파트너가 중립자세가 소실되면 수정해 주어야 한다. 이러한 3가지의 자세 중에 당신의 파트너가 운동을 수행하는 동안 중립을 유지하는데 가장 어려운 자세는 무엇인가? 배꼽넣기 또는 복부를 긴장시키는 운동에서 중립을 유지하는데 더욱 어려운 것은 무엇인가?

7. 당신의 파트너에게 한가지의 스포츠 활동을 지시하고 활동에서 골반중립을 결합시켜라. 당신의 파트너가 활동하는 동안 중립이 소실되면 당신은 피드백을 제공하고 구두로 수정해 주어야 한다. 당신이 이러한 운동에서 두 가지를 수행할 때, 실수가 가장 많은 것이 무엇인가? 당신은 이유를 알고 있는가?

8. 당신 파트너의 적절한 정렬을 위한 엉치엉덩관절을 검사하기 위한 모든 기법은 이번 장에 보다 쉽게 서술되었다. 반드시 각각의 기준점에 대한 적절한 위치를 찾아라.

9. 다음의 근에너지 기법을 수행해라 :

a. 앞쪽 엉덩뼈 부분탈구(Anterior iliac subluxation)

b. 엉치뼈 굽힘(Sacral flexion)

c. 앞쪽 비틀림(Forward torsion)

d. 앞쪽 엉덩뼈 돌림(Anterior iliac rotation)

e. 두덩뼈 부분탈구(Pubic subluxation)

f. 안쪽 벌어짐(Inflare)

g. 가쪽 벌어짐(Outflare)

10. 사례연구 : 21세 원반던지기 선수는 지난 주 장시간 운동 후에 왼쪽 허리 통증이 시작되었다. 그는 오늘 왼쪽 엉덩이로 내려가는 통증과 함께 왼쪽허리통증을 호소하고 있다. 그는 솔직하게 손상을 기억하지 못한다. 당신은 검사에서 깊은 고랑(sulcus)과 뒤쪽에서 왼쪽 ILA를 확인하였다. 그는 왼쪽 고랑을 촉진 시 압통이 있었다. 그의 문제는 무엇이라고 당신은 생각하는가? 오늘 치료에 당신은 무엇을 포함시킬 것인가? 그에게 제공되는 집에서 하는 운동은 무엇인가? 그의 치료에 한 부분으로 제공되는 치료적 운동은 무엇인가? 그의 재활 프로그램에서 포함할 수 있는 다른 것은 무엇인가?

권장 도서 (Additional Sources)

Corrigan, B., and G.D. Maitland. 1989. *Practical orthopaedic medicine.* Boston: Butterworth-Heinemann.

Erhard, R.E., Delitto, A., and M.T. Cibulka. 1994. Relative effectiveness of an extension program and a combined program of manipulation and flexion and extension exercises in patients with acute low back syndrome. *Physical Therapy* 74:1093-1100.

Foster, D.N., and M.N. Fulton. 1991. Back pain and the exercise prescription. *Clinics in Sports Medicine* 10:197-209.

Hodges, P.W., and C.A. Richardson. 1997. Contraction of the abdominal muscles associated with movement of the lower limb. *Physical Therapy* 77:132-144.

Hopkins, T.J., and A.A. White. 1993. Rehabilitation of athletes following spine injury. *Clinics in Sports Medicine* 12:603-618.

Johannsen, F., Remvig, L., Kryger, P., Beck, P., Warming, S., Lybeck, K., Dreyer, V., and L.H. Larsen. 1995. Exercises for chronic low back pain: A clinical trial. *Journal of Orthopaedic and Sports Physical Therapy* 22:52-59.

Kaltenborn, F.M. 2003. *Manual mobilization of the joints.* Vol II. *The spine.* 4th ed. Minneapolis: OPTP.

Kuzmich, D. 1994. The levator scapulae: Making the con-NECK-tion. *Journal of Manual and Manipulative Therapy* 2:43-54.

Lee, H.W.M. 1994. Progressive muscle synergy and synchronization in movement patterns: An approach to the treatment of dynamic lumbar instability. *Journal of Manual and Manipulative Therapy* 2:133-142.

Maitland, G.D. 1990. *Vertebral manipulation.* Boston: Butterworth-Heinemann.

Oliver, J. 1994. *Back care. An illustrated guide.* Boston: Butterworth-Heinemann.

Saudek, C.E., and K.A. Palmer. 1987. Back pain revisited. *Journal of Orthopaedic and Sports Physical Therapy* 8:556-566.

Smith, K.F. 1979. The thoracic outlet syndrome: A protocol of treatment. *Journal of Orthopaedic and Sports Physical Therapy* 1:89-99.

Tan, J.C., and M. Nordin. 1992. Role of physical therapy in the treatment of cervical disc disease. *Orthopedic Clinics of North America* 23:435-449.

Walker, J.M. 1992. The sacroiliac joint: A critical review. *Physical Therapy* 72:903-916.

Watkins, R.G. 1996. *The spine in sports.* St. Louis: Mosby.

제 19 장

어깨와 팔
(Shoulder and Arm)

정 동 춘

학습목표 (Objectives)

이 장을 마치고 난 후에는 아래의 사항을 설명할 수 있어야 한다 :

1. 스포츠 경기력을 만드는 방법에 대한 지식이 치료적 운동 프로그램을 작성하는데 어떤 영향을 주는지 설명할 수 있다.
2. 어깨 재활에서 안정성의 중요성을 설명할 수 있다.
3. 어깨 기능에서 어깨뼈 (견갑골, scapula) 안정화의 역할을 설명할 수 있다.
4. 어깨 연부조직 가동술 2가지를 설명할 수 있다.
5. 어깨의 3가지 관절가동술을 나열할 수 있다.
6. 3가지 어깨뼈 운동 및 3가지 어깨 근육 강화 운동을 설명할 수 있다.
7. 어깨 근력강화 운동의 일반적 진행과정을 설명할 수 있다.
8. 돌림근띠 (회전근개, rotator cuff) 수술 후 치료적 운동 프로그램에 대한 주의사항을 나열할 수 있다.
9. 위팔두갈래근 (상완이두근, biceps brachii) 파열을 위한 운동 프로그램의 주요 요인을 나열할 수 있다.

▶ Bob George는 지역 야구 2군 팀의 스포츠치료사로서 매 시즌마다 여러 종류의 어깨 부상을 관리하고 있다. 어깨 재활과정을 잘 알고 있고 수 년 동안 많은 선수들을 잘 관리해왔다.

최근 치료받았던 P.G. Pamaloo 선수는 성장 가능성이 큰 투수 중 한 명으로 Bob은 보고 있다. P.G.는 어깨뼈(견갑골, scapular) 근육의 약화와 피로로 어깨통증을 호소하기 시작했다. 어깨에서 관절가동술이 필요한 캡슐 제한은 없었지만 투수에게서 가끔 나타나는 바깥돌림근(외회전근, lateral rotators)에 강직을 가지고 있었다. Bob은 어깨 동작과 근력 약화 문제를 해결할 수 있는 재활 프로그램을 제공해줬고, P.G.는 공 던지기 연습을 하기 전에 미리 플라이오메트릭 운동(plyometric exercise)을 시작하고 있다.

Bob은 야구 선수들을 위한 유익한 재활 프로그램을 만들고 싶어한다. 매일 같은 결과를 얻을 수 있는 다른 운동을 주문하기도 한다. 웨이트 트레이닝용 기계나 덤벨보다는 고무 밴드, 도수저항, 메디신 볼을 더 많이 활용하는데 환자들이 중량보다는 이것들을 사용할 때 더 재미를 느낀다고 생각하기 때문이다.

인생은 검사와 같다 : 간단하면서 까다롭고 다양하게 선택할 수 있다.
모든 사람을 검사한다. 모든 것을 다 검사할 수 없다.
어떤 것은 어렵지만 알면 쉽다.
실수는 보완되고 다른 이의 문제해결을 도울 수 있다.
필요시 사람을 부를 수 있다.
그 사람이 문제가 많아 언제까지 검사해야 하는지를 알기 때문에 계속된다.

TED GIBBONS *(This Life is a Test)*

어깨는 복잡한 구조물이다. 그 만큼 복잡하기 때문에 기능회복 및 재활이 어렵게 느껴진다. 이 장은 그 복잡성을 이해하기 쉽도록 해주고 재미를 느끼도록 해줄 것이다.

어깨의 목적은 손이 적절한 기능을 할 수 있도록 위치를 잡아 주는 것이다. 어깨는 손에 추진력을 제공하여 물건을 잡거나 밀어낼 수 있도록 위치를 잡아주거나 표면과 접촉관계를 유지시켜 준다. 이런 운동 현상을 만들어내기 위해 어깨 전체, 예를 들면, 관절이나 근육들은 매우 복잡한 일련의 과정을 거치며 정확한 타이밍에 맞춰 동작의 속도와 강도, 위치에 맞게 작동해야만 한다.

어깨는 신체의 어떤 관절 부분보다도 운동성(mobility)이 크다. 한 차원 높게 어깨를 분석해 보면, 대략 16,000개의 다른 위치(positions)가 있다(Perry, 1978). 어깨는 넓은 범위의 동작이 가능하도록 설계되어 있으며 손은 수천 개의 위치를 잡을 수 있도록 되어 있다. 야구, 소프트 볼, 골프, 풋볼, 수영, 배구, 라켓 운동처럼 머리 위에서 손을 사용하는 운동이나 투창, 투원반, 두포환 같은 필드 경기에 참여하는 사람들은 연습할 때나 경기 시에 매일 어깨의 광범위한 가동능력을 반복적으로 활용한다. 머리 위에서 손을 사용하는 운동에서는 최고 속도를 만들어 내기 위해 엄청난 힘을 발휘하기도 한다. 예를 들면, 지금까지의 기록을 살펴보면 피칭이 가속되는 단계에서 팔 동작의 속도는 7500°/s에 이른다(Pappas, Zawacki, & Sullivan, 1985). 테니스 서브에서 회전 속도는 1,500°/s, 볼 임팩트 시의 손의 스피드는 75.6kph(47mph)이다(Kibler, 1995). 이 속도들은 어깨가 1000분의 1초의 시간 동안 180°에 약간 못 미치는 공간에서 최고 속도까지 가속하여 위로 젖혔다가 임무가 끝나면 갑자기 속도가 감속되어 어깨의 움직임이 정지되는 상황에서 만들어진 것이다. 이렇게 반복적인 스트레스들을 어깨가 이겨내려면 어깨 관절과 근육들은 균형 잡힌 하나의 단일체로서 거의 동시에 작동해야만 한다. 관절이 정확하게 움직이지 못하거나 근육들 간의 불균형이 있으면 부상이 발생한다.

부상의 위험은 스포츠치료사로 하여금 정상적인 어깨 동작의 원리를 이해하고 재활 훈련 과정에 적합한 판단력, 지식, 분별력을 갖도록 요구하고 있다. 특별한 어깨재활 운동과정을 제시하기 전에, 이 장에서는 오버헤드 스포츠의 몇 가지 활동원리를 소개하고 어깨에서만 볼 수 있는 독특한 동작과정에 대해 소개하도록 하겠다. 스포츠치료사는 적절한 어깨재활 프로그램을 작성하기 위해서 이 요소들을 알고 있어야 한다.

오버헤드 스포츠에서의 활동 원리 (MECHANICS OF OVERHEAD SPORT ACTIVITIES)

모든 오버헤드 스포츠는 어깨와 다른 위팔(상지, upper extremity) 분절에 스트레스를 준다. 이 스트레스와 오버헤드 스포츠의 역학적인 특성을 이해하면 적절한 재활 프로그램을 만드는 데 많은 도움을 준다.

각 동작과 관련해 설명하게 될 근육은 여러 연구자들이 지금까지 조사했던 것들이다. 어깨에 대한 역학적인 연구나 근육 활동에 대한 연구가 많이 되어 있지만, 오버헤드 스포츠에서 이루어지는 어깨 동작에 대한 완벽한 설명을 할 수 있기 까지는 많은 것이 부족하다. 관찰의 중요성, 어깨 기능에 대한 이해, 이러한 기능을 만드는 근육에 대한 지식에 대해 알아야 한다. 연구 결과에 원하는 모든 대답이 있는 것은 아니지만, 가지고 있는 임상 기술, 지식, 그리고 관찰 등을 통해 환자의 결정적인 결함들을 정확하게 확인하고 수정해줌으로써 안전하게 경기에 출전하도록 해줄 것이다.

이 장에서 소개하고 있는 야구 피칭, 테니스 스트로크, 수영 자유형 스트로크, 골프 등과 같은 스포츠 동작들은 어깨관절과 근육을 사용한다. 이 동작들을 분석하여 이 장에서 소개함으로써 관련 종목의 선수에 대한 운동치료 프로그램의 계획에 도움을 주고 동시에 선수의 경기복귀에 필요한 관절과 근육에 대한 조치를 이해하도록 하였다. 프로그램에 포함된 기능적이고 스포츠 종목에 맞는 치료적 운동들은 특정 종목의 선수가 필요한 것에 기초하여 만들어졌다.

피칭 (Baseball Pitching)

피칭은 가장 중요한 관심 대상인 어깨와 함께 다른 오버헤드 스포츠 활동보다 더 철저하게 연구해오고 있는 주제이다. 야구 투수들은 하지부터 시작해 몸통, 어깨, 팔꿈치, 손목, 손으로 이어지는 피칭 동작으로 전신을 사용한다. 이 과정에서 어느 분절에 변화가 생기면 결과도 다르게 나타난다. 빠른 속도의 동작을 부드럽게 반복하는 일관된 정확성이 성공적인 피칭의 열쇠이다. 그렇게 되지 않으면 손상의 원인이 된다.

피칭은 상대적으로 짧은 시간 동안에 이루어지는 부드럽고 연속 동작이다. 연구 결과에 따르면 피칭 동작은 3단계(Pappas et al., 1985), 4단계(Jobe, Moynes, Tibone, & Perry, 1984), 5단계(Braatz & Gogia, 1987), 혹은 6단계(Park, Loebenberg, Rokito, & Zuckerman, 2002/2003a)로 구분된다고 한다. 이 연구들 중에서 가장 일반적인 것은 와인드업(windup), 초기 코킹(early cocking), 후기 코킹(late cocking), 가속(acceleration), 팔로우-쓰루(follow-through)의 5단계 구분법이다(그림 19.1).

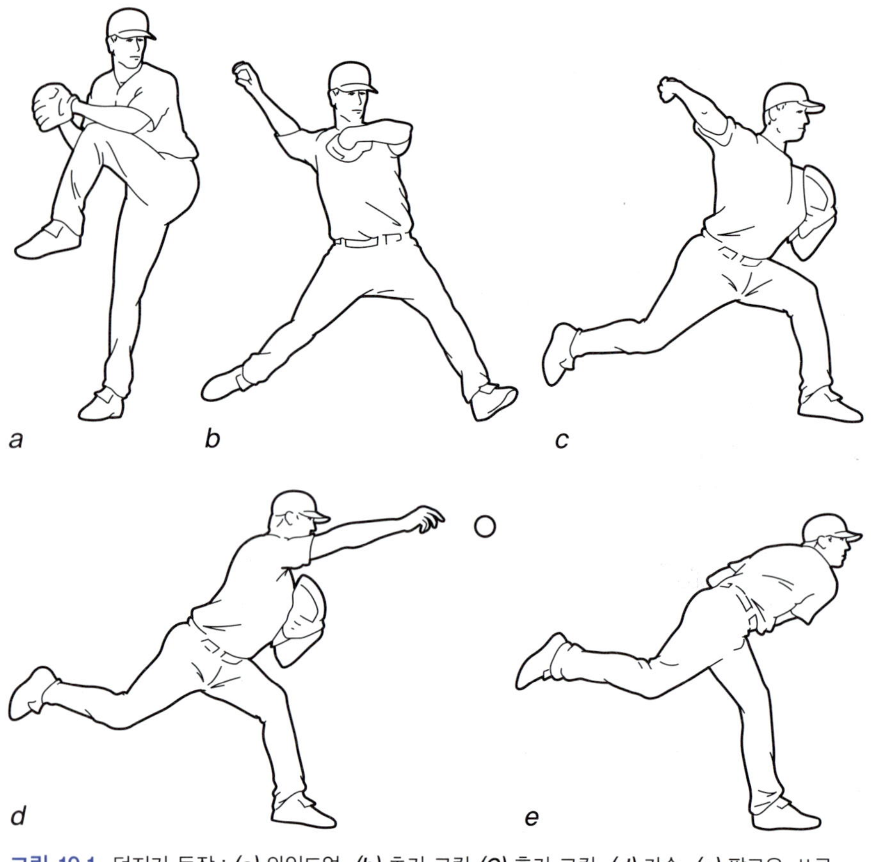

그림 19.1 던지기 동작 : *(a)* 와인드업, *(b)* 초기 코킹 *(C)* 후기 코킹, *(d)* 가속, *(e)* 팔로우-쓰루.

와인드업 *(Windup)*

와인드업은 피칭 동작을 준비하는 단계로서 글러브 쪽이 목표를 향하도록 몸을 위치시키면서 시작된다. 이 동작은 몸 전체의 리듬이 같은 타이밍에 의해 움직이도록 해준다(Braatz & Gogia, 1987). 와인드업이 시작되면, 두 손은 함께 모아 벨트 앞 근처에서 머리 쪽으로 당겨 올림과 동시에 던지는 팔의 반대 다리를 한 발 뒤로 내딛는다. 뒤로 내딛는 다리는 던지는 팔과 같은 쪽에 있는 다리가 지지(support leg)하는 동안 앞으로 내딛는 다리(stride leg)가 된다(Dillman, Fleisig, & Andrews, 1993). 체중이 내딛은 다리로 옮겨감에 따라 몸통은 90° 돌림하고, 내딛은 다리의 엉덩이와 무릎이 굽어지면서 골반도 던지는 어깨 쪽으로 돌고 허리도 약간 굽게 된다. 와인드업이 마무리되면서 다리에서 팔에 이르는 모든 신체분절은 볼을 던질 때 참여한다(Pappas et al., 1985). 이 단계는 피칭 동작에서 가장 짧다. 스피드, 에너지 소비, 생성된 힘이 모두 낮다.

코킹 *(Cocking)*

코킹은 두 손이 떨어질 때 시작되어 어깨가 벌림(외전, abduction)과 최대 바깥돌림(외회전, lateral rotation)될 때 마무리된다(Pappas et al., 1985). 코킹은 앞으로 내딛은 발이 땅에 닿는 것을 기준으로 초기(early)와 후기(late)로 구분된다. 초기 코킹은 어깨뼈(견갑골, scapula)가 수축되고 위팔뼈(상완골, humerus)는 벌림(외전, abduction), 바깥돌림하며 수평으로 폄(신전, extension)된다. 팔꿈치는 굽힌다. 앞으로 나간 다리는 무릎을 펴기 시작한다; 엉덩이는 벌림, 안쪽돌림(내회전, medial rotation), 펴고, 발목은 뒤짚고 저측으로 굽힌다(Brartz & Gogia, 1987). 던지지 않는 팔의 어깨는 벌리고 팔꿈치는 펴진다. 무게 중심은 무릎과 엉덩이가 체중을 지지하기 위해 굽혀지면서 골반은 앞쪽으로 돌기 때문에 낮아진다.

후기 코킹은 내딛는 발이 지면에 닿은 때부터 시작된다(Jobe et al., 1984). 내딛는 다리의 발이 지면에 닿는 시점에 두 팔은 약 90°로 들어올려 어깨면을 따라 서로 나란해진다. 이 시점에서 어깨관절(glenohumeral joint)과 팔 앞에 있는 몸통 전면에 스트레스가 최고에 이른다. 어깨세모근(삼각근, deltoid)은 초기 코킹 동안 계속 수축한다. 어깨관절이 90° 벌리고 바깥돌림이 최대로 이루어졌을 때, 어깨의 정적 안정근과 캡슐, 그리고 인대는 관절운동을 제한하는 역할을 한다. 앞쪽의 굽힘근(굴근, flexor), 바깥돌림근, 어깨밑근(견갑하근, subscapularis), 큰가슴근(대흉근, pectoralis major), 넓은등근(광배근, latissimus dorsi)이 동적 안정근으로 추가 제한 장치로 동작을 조절하고 있다. 작은가슴근(소흉근, pectoralis minor)과 앞톱니근(전거근, serratus anterior)과 같은 어깨뼈 안정근 또한 후기 코킹에서 수축한다. 다른 돌림근띠(회전근개, rotator cuff)근인 작은원근(소원근, teres minor), 가시위근(극상근, supraspinatus), 가시아래근(극하근, infraspinatus)은 몸통이 앞으로 구부러지면서 어깨가 최대로 바깥돌림(외회전, lateral rotation)될 때 생기는 위쪽 부분탈구(아탈구, subluxation)를 막기 위해 강하게 수축하는 힘을 조절해주기 위해 상호억제(reciprocal inhibition)된다(Jobe et al., 1984). 후기 코킹 마지막에 척추는 어깨 바깥돌림과 함께 과다폄(과신전, hyperextension)된다(Braatz & Gogia, 1987). 가시위근(극상근, supraspinatus)과 가시아래근은 후기 코킹에서 작용한다. 후기 코킹의 끝부분에 어깨 안쪽돌림근(내회전, medial rotators)은 최대로 길어지고 몸통은 탄성력을 만들어내기 위해 잘 비틀어진 상태가 되고 골반은 내딛은 다리에 보조를 맞추면서 어깨를 유도하며, 몸통은 팔로 힘 전달에 필요한 가속을 시작한다. 후기 코킹이 마무리되기 전에 오른쪽은 몸통이 던지지 않는 팔 쪽으로 기울어지면서 올라간다. 목표지점으로의 어깨 돌림과 몸통 기울어짐은 던지지 않는 팔의 동작에 의해 촉진된다. 이 때 벌림(외전, abduction)상태에 있는 던지지 않는 팔은 마지막에 뻗은 채로 모음(내전, adduction)되어 마무리된다(Braatz & Gogia, 1987).

가속 *(Acceleration)*

가속은 어깨 바깥돌림과 벌림이 최대에 이르렀을 때 시작되고 공이 손가락을 떠나는 순간부터 시작된다(Jobe et al., 1984). 이 단계에서 어깨의 어깨뼈(견갑골, scapula)는 내밈(돌출, protraction)되고, 위팔뼈(상완골, humerus)는 굽힘(굴곡, flexion)과 안쪽돌림되며 팔꿈치는 폄(신전, extension)된다. 공을 놓기 직전에 어깨는 여전히 약 90° 벌림 상태에 있다. 어깨관절의 캡슐은 꽉 조여져 탄성력을 제공하게 되며 가속근육들은 최대로 길어진다(Perry, 1983). 이 때 팔의 속도는 짧은 시간 동안 빠르게 증가하는데 코킹 끝에는 0°/s이지만, 최고 가속이 될 때에는 7500°/s에 이르는데 그 시간은 50msec이다(Pappas et al., 1985). 앞톱니근(전거근, serratus anterior)과 큰가슴근(대흉근, pectoralis major)은 팔이 앞으로 움직이고 어깨뼈가 돌출될 때 강하게 수축한다(Jobe et al., 1984). 어깨밑근(견갑하근, subscapularis)과 넓은등근(광배근, latissimus dorsi)은 구심성 수축을 하는데 이 때 팔은 안쪽돌림되면서 가속된다(Jobe et al., 1984).

팔로우-쓰루 *(Follow-Through)*

팔로우-쓰루는 손에서 공을 놓는 순간부터 동작이 끝나는 데까지 해당되는데 이 때 다리가 앞으로 나아가 몸통이 앞으로 넘어지는 것을 막기 위해 닿게 된다(Jobe, Tibone, Perry, & Moynes, 1983). 팔로우-쓰루는 어깨가 최대로 안쪽돌림되는 시점을 기점으로 전반과 후반으로 나뉜다. 전반 팔로우-쓰루는 짧아 0.1s이하이다(Moynes, Perry, Antonelli, & Jobe, 1986). 몸통돌림과 어깨뼈가 일어나는데 피쳐에 따라 길고 짧음이 매우 다양하다. 어깨세모근(삼각근, deltoid)이 초기에 강하게 수축한다(Jobe et al., 1984). 약간의 힘이 가속단계 동안 생기는데 먼저 내딛은 다리에 의해 흡수된다; 가속단계 동안 딛은 다리로서 굽어진 무릎에 의해 흡수된다(Braatz & Gogia, 1987). 볼이 손을 떠난 다음 던지는 팔은 어깨뼈가 앞으로 돌출되면서 몸통을 가로질러 반대쪽 엉덩이를 향해 이동한다; 이 동작은 어깨뼈가 앞으로 이동하여 돌림근띠(회전근개, rotator cuff)와 부리어깨(오구견봉, coracoacromial)간 구조물이 서로 충돌하지 않도록 해준다(Braatz & Gogia, 1987).

팔로우-쓰루 동안 어깨 뒤쪽에는 손상이 생길 수 있다. 볼을 가속시킬 때 생긴 에너지를 신체 전체를 통해 흡수해야 한다. 볼을 던진 후에도 몸은 계속 앞으로 움직여 나아가기 때문에 이를 효율적으로 감속시켜야 한다. 팔을 갑자기 정지시킴으로써 에너지를 흡수하게 되는데 이 때 어깨가 큰 힘의 흡수로 인해 무리될 수 있다. 그래서 몸통과 무릎을 굽힘으로써 몸통을 가로지르는 팔 동작과 반대 다리가 이 에너지를 감소시키고 팔이 빠져나가려는 힘을 줄임으로써 손상을 예방하고 있다(Braatz & Gogia, 1987).

테니스 (Tennis)

테니스에서 어깨에 가해지는 반복적인 동작과 힘이 잦은 손상의 원인이다. 오버헤드 서브와 스매쉬는 다른 어떤 동작보다도 활발한 어깨의 근육활동을 필요로 하며 손상을 유발시키는 요인이다. 테니스에서 3가지 주요 동작은 포핸드 스트로크, 백핸드 스트로크, 서브이다. 치료적 운동 프로그램을 통해 효율적이고 안전하게 환자를 관리하기 위해서는 어깨 동작이나 이와 관련된 사항들을 이해해야만 하기 때문에 각 동작들에 대해 조금씩 다루고자 한다.

서브 (Serve)

서브는 와인드업, 코킹, 가속, 팔로우-쓰루 이렇게 4가지의 단계로 구분할 수 있다(Ryu, McCormick, Jobe, Moynes, & Antonelli, 1988)(그림 19.2).

와인드업 *(Windup)* 서브의 준비단계인 와인드업은 동작을 준비할 때 취한다. 서브의 스탠스는 공을 토스하기 쉽도록 취한다. 몸은 서브라인과 수직되게 취하고 체중은 뒷다리에 두며 앞발은 목표지점을 향하도록 한다. 어깨 근육들은 비교적 덜 긴장한 상태이다. 어깨는 살짝 벌림(외전, abduction)-폄(신전, extension)-바깥돌림(외회전, lateral rotation)한다. 몸통은 약간 가쪽굽힘(측굴, side flexion)-돌림하며 다리도 돌림된다.

코킹 *(Cocking)* 코킹은 공을 놓는 순간 시작되어 라켓을 든 어깨가 최대한 바깥돌림하는 순간까지 지속된다(Ryu et al., 1988). 어깨뼈(견갑골, scapula)는 위쪽 돌림-모음(내전, adduction)되며, 어깨는 벌림-바깥돌림하고 팔꿈치는 굽힘(굴곡, flexion)된다. 가시위근(극상근, supraspinatus), 가시아래근(극하근, infraspinatus), 그리고 어깨밑근(견갑하근, subscapularis)은 매우 강하게 수축하며 위팔뼈(상완골, humerus)를 고정시킨다. 어깨밑근은 또한 가속을 준비하면서 바깥돌림을 감소시키는 역할까지도 한다. 앞톱니근(전거근, serratus anterior)의 앞부분은 가슴 벽에 있는 어깨뼈를 안정시키는 작용을

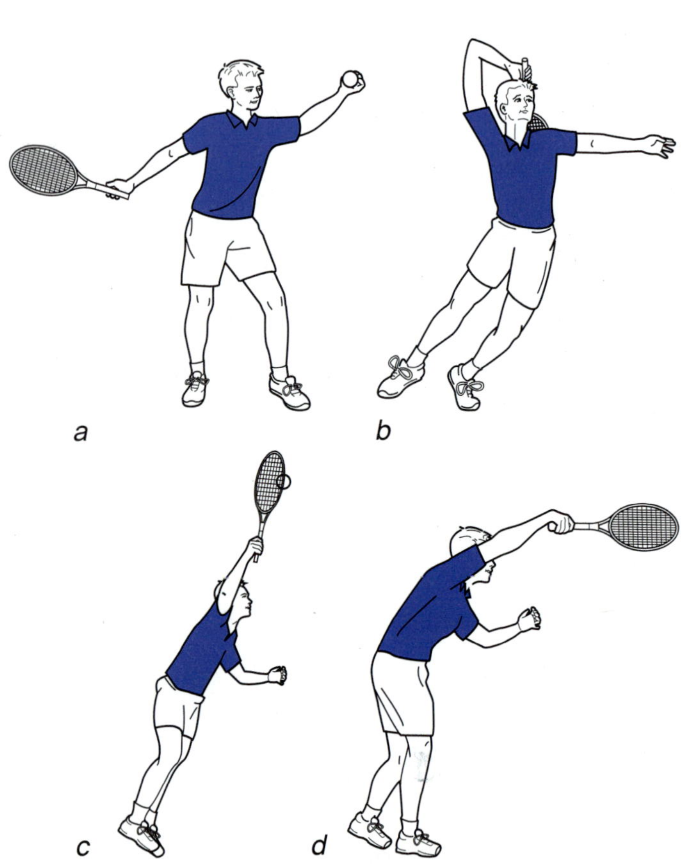

그림 19.2 테니스 서브 : *(a)* 와인드업, *(b)* 코킹, *(c)* 가속, *(d)* 팔로우-쓰루.

하고, 돌림 중인 어깨뼈는 올바른 자세를 잡게 함으로써 위팔어깨관절(glenohumeral joint)의 원활한 움직임을 도와준다(Ryu et al., 1988). 뒤쪽 어깨세모근(삼각근, deltoid)과 몸통 기울기는 어깨를 벌림하게 만든다. 위팔두갈래근(상완이두근, biceps brachii)은 이 단계에서 적당히 활성화되어 팔꿈치가 머리 위에서 구부러져 라켓을 제 위치에 있도록 해준다.

가속 *(Acceleration)* 가속은 어깨 동작에서 안쪽돌림(내회전, medial rotation)이 일어날 때 발생하여 공의 접촉과 함께 끝이 난다. 위팔관절오목의 안쪽돌림은 빠르고 힘이 넘치며 어깨는 모음(내전, adduction)되고 팔꿈치는 폄(신전, extension)되며 몸통이 굽힘(굴곡, flexion)되면서 일어난다. 서브에서 가장 빠르고 짧은 순간에 이루어진다. 어깨밑근(견갑하근, subscapularis)은 매우 빠른 안쪽돌림을 만들어낸다. 큰가슴근(대흉근, pectoralis major)과 넓은등근(광배근, latissimus dorsi)은 팔을 모음시킨다. 주요기능을 담당하고 있는 어깨뼈의 안정근은 어깨뼈의 좋은 위치에 있게 하고, 가슴의 벽을 안정시키기 위해 계속해서 활발한 작용을 한다. 두갈래근(이두근, biceps)은 팔꿈치의 폄과 엎침(회내, pronation) 운동을 원심적으로 조절한다.

팔로우-쓰루 *(Follow-Through)* 서브의 마지막 단계인 팔로우-쓰루는 공이 임팩트되어 동작이 끝나는 동안에 일어난다(Ryu et al., 1988). 피칭과 마찬가지로, 가속에서 감속으로 빠르게 변화됨에 따라 어깨에 큰 힘이 걸리고, 어깨뼈(견갑골, scapula)와 위팔관절오목(상완관절와, glenohumeral) 근육들은 속도를 감속시키고 어깨를 보호하기 위해 중간 수준에서 높은 수준으로 수축작용을 하게 된다. 이러한 근육 운동은 대부분 팔로우-쓰루 초반에 집중되며, 동작이 계속됨에 따라 감소한다. 넓은등근과 큰가슴근은 앞으로 향해 있는 어깨 동작의 속도를 줄인다. 이 때 돌림근띠(회전근개, rotator cuff)의 근육들은 원심 작용을 하며 위팔뼈(상완골, humerus)를 잡아 당겨 앞으로 나아가려고 하는 힘을 감소시킨다. 앞톱니근(전거근, serratus anterior)(가장 완벽하게 조사된 어깨뼈의 돌림근)은 원심 작용을 하고 위팔두갈래근(상완이두근, biceps brachii)도 계속해서 팔꿈치에 대해 원심 조절을 한다(Ryu et al., 1988).

포핸드 스트로크 *(Forehand Ground Stroke)*

포핸드 스트로크는 라켓 준비, 가속, 팔로우-쓰루의 세 단계로 나뉜다(그림 19.3).

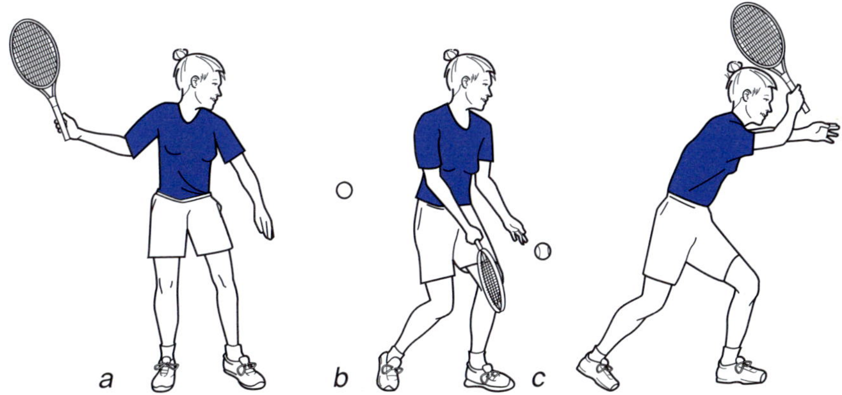

그림 19.3 포핸드 그라운드 스트로크 : *(a)* 라켓 준비, *(b)* 가속, *(c)* 팔로우-쓰루.

라켓 준비 *(Racket Preparation)* 라켓 준비 단계는 어깨가 돌림하고 앞쪽 발로 체중이 전달되면서 끝을 맺는다(Ryu et al., 1988). 몸통과 엉덩이는 앞발과 멀리 떨어진 쪽으로 돌림한다. 팔은 벌림(외전, abduction)과 바깥돌림(외회전, lateral rotation)의 자세를 취하고 있고 체중은 뒤쪽 발에 실린다. 어깨의 위치는 엉덩이와 몸통이 돌림한 후에 정해지게 되며 어깨 근육의 활동은 거의 일어나지 않는다.

가속 *(Acceleration)* 이 단계는 체중이 앞발로 전달되면서 시작되어 볼이 라켓에 닿는 순간 끝난다(Ryu et al., 1988). 그 동안 몸과 라켓은 앞쪽으로 움직이고 엉덩이와 몸통은 돌림하기 시작한다. 어깨에서는 빠른 안쪽돌림과 모음(내전, adduction)이 일어난다. 안쪽돌림은 어깨밑근(견갑하근, subscapularis)이 강력하게 수축된 결과로 발생하며 모음은 큰가슴근(대흉근, pectoralis major)의 활동으로 발생한다(Ryu et al., 1988). 앞톱니근(전거근, serratus anterior)은 계속해서 신장되고 어깨뼈(견갑골, scapular)가 안정되도록 한다. 위팔두갈래근(상완이두근, biceps brachii)은 팔꿈치가 약간 구부러져 있게 한다.

팔로우-쓰루 *(Follow-Through)* 팔로우-쓰루는 볼이 라켓에 닿는 순간부터 동작이 끝날 때까지 발생한다(Ryu et al., 1988). 앞톱니근(전거근, serratus anterior), 위팔두갈래근, 가시아래근(극하근, infraspinatus), 가시위근(극상근, supraspinatus)은 다른 팔로우-쓰루 동작이 이어지는 동안에도 매우 활발히 활동한다(Ryu et al., 1988).

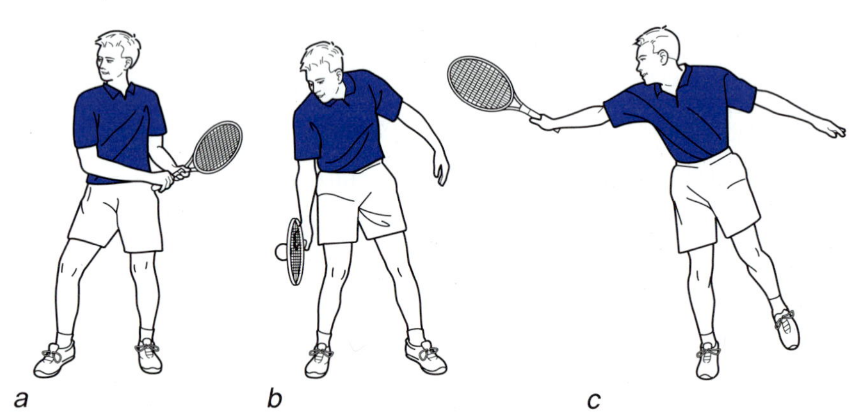

그림 19.4 백핸드 스트로크 : *(a)* 라켓 준비, *(b)* 가속, *(c)* 팔로우-쓰루.

백핸드 스트로크

(Backhand Ground Stroke)

백핸드 스트로크는 라켓 준비, 가속, 감속의 3단계를 거친다는 점에서 포핸드 스트로크와 비슷하다(그림 19.4).

라켓 준비 *(Racket Preparation)* 이 단계는 어깨가 돌림해서 라켓을 쥔 쪽 어깨가 네트 쪽을 향하면서 시작되어 앞발로 체중이 전달되면서 끝난다(Ryu et al., 1988). 몸통과 엉덩이는 뒤쪽 발을 축으로 체중과 함께 돌림하며, 어깨는 안쪽돌림(내회전, medial rotation)하며 모음(내전, adduction)하고 팔꿈치는 구부려진다. 다른 준비 단계에서처럼 어깨 근육의 활동은 거의 일어나지 않는다.

가속 *(Acceleration)* 가속은 앞쪽 발로 체중이 옮겨가면서 시작되어 볼이 라켓에 닿는 순간 끝난다(Ryu et al., 1988). 엉덩이와 몸통은 돌림하기 시작하고 체중이 이동하며 어깨뼈는 수축되고 어깨는 벌림(외전, abduction)과 바깥돌림(외회전, lateral rotation)을 하며 팔꿈치는 펴진다. 이 동작은 돌림근띠(가시위근, 가시아래근, 작은원근(소원근, teres minor))에 의해 어깨가 강력하고 힘있게 바깥돌림하기 때문에 만들어진다. 중간에 위치해 있는 어깨세모근(삼각근, deltoid) 역시 어깨가 벌림할 때 활발하게 움직인다. 어깨뼈의 안정근 역할을 하는 앞톱니근과 팔꿈치의 감속기능을 하는 위팔두갈래근 또한 이 단계 내내 활발하게 움직인다(Ryu et al., 1988).

팔로우-쓰루 *(Follow-Through)* 팔로우-쓰루는 볼이 라켓에 닿았을 때부터 스트로크가 끝날 때까지를 말한다(Ryu et al., 1988). 이 단계에서 가장 활동적인 근육은 어깨세모근의 중간 부분과, 위팔두갈래근, 가시위근, 가시아래근이다(Ryu et al., 1988).

수영 (Swimming)

수영 선수들에게 있어서 어깨 통증은 일반적인 것이다. 어깨는 물 속에서 손으로 노를 저어 몸이 앞으로 움직일 수 있는 추진력을 만들어 낸다(Perry, 1983). 수영에서 다리는 팔보다 추진력을 덜 만들어내지만 스트로크를 부드럽게 해주고 효율적인 스트로크가 되도록 중요한 역할을 한다. 다리는 또한 스트로크 동안 몸이 앞으로 나아갈 수 있는 기반을 마련해주기 때문에 부상 수영 선수를 위한 재활운동 프로그램에서는 극히 낮은 수준의 연습이 이루어져야 한다.

자유형, 배영, 평영, 접영과 같은 이렇게 4가지 영법은 독특한 특징을 가지고 있지만, 모두 풀-쓰루(pull-through)와 리커버리(recovery)의 2단계 동작을 가지고 있다. 물 밖에서 수영이 이루어지는 평영의 리커버리단계와 배영의 경우를 제외하고 모든 동작들은 앞으로 엎드린 자세에서 이루어진다. 수영에서 발생하는 대부분의 어깨 부상은 자유형 스트로크에서 일어나기 때문에 이 부분을 깊이 있게 살펴보고자 한다.

풀-쓰루 *(Pull-Through)*

풀-쓰루 단계는 자유형 스트로크에서 추진력을 얻는 단계이며 던지기의 가속 단계와 비슷하다. 하지만 던지기의 가속 단계와는 반대로, 풀-쓰루는 수영에서 가장 긴 단계이다. 이 단계에서는 움직임을 만들어내는 근육의 지속적인 활동이 요구된다. 풀-쓰루는 자유형 스트로크의 65%~70% 사이에 발생한다(Nuber, Jobe, Perry, Moynes, & Antonelli, 1986). 이 단계는 손이 물속으로 들어가면서 어깨가 바깥돌림(외회전, lateral rotation)과 벌림(외전, abduction)되면서 시작되어 손이 물 밖으로 나오기 직전에 내측으로 돌림되고 모음(내전, adduction)됨으로써 끝을 맺는다. 팔꿈치는 구부려졌다가 펴진다. 몸은 물의 수평선상에서 최대 40°~60°로 진행하며 어깨는 이 단계의 중간부분에서 90°로 벌림되고 공회전된다(Richardson, Jobe, & Collins, 1980). 풀-쓰루의 초반에 팔은 앞쪽 수면 아래를 향하고 손은 머리의 측면으로 가게 되며 어깨는 중앙에 위치하여 물을 끌어당기는 듯한 자세를 취하게 된다. 손가락이 맨 처음 물 속으로 들어간다. 물 젓기(pulling)는 팔이 물 아래쪽에 자리를 잡은 후 시작되며 손이 넙적다리 근처까지 와서 물 속을 빠져나가기 전까지 계속된다. 풀-쓰루에서 가장 높은 추진력이 생기는 동안 팔은 S자 모양의 곡선을 그리며 움직인다. 손은 어깨가 모음될 때처럼 가슴을 가로질러 움직이고 골반을 지날 때는 측면으로 통과한다. 물 밖으로 손을 들어 올리기 전에, 어깨는 끌어당김(drag)을 감소시키기 위해 손바닥을 돌림시켜 내부로 돌림한다. 풀-쓰루 초반에 손이 물 속에 들어가 몸을 가로지르는 동안 어깨는 모음, 굽힘(굴곡, flexion), 안쪽돌림(내회전, medial rotation)을 한다. 이 자세는 위팔두갈래근(상완이두근, biceps brachii) 힘줄과 가시위근(극상근, supraspinatus) 힘줄에서 역학적인 충돌력을 생산해낼 수 있다.

풀-쓰루 초반에는 위쪽 등세모근(승모근, trapezius)이 어깨뼈(견갑골, scapula)를 위쪽 돌림시키고, 마름모근(능형근, rhomboid)이 어깨뼈를 후진시키며 가시위근과 앞쪽 및 중앙 어깨세모근(삼각근, deltoid)은 위팔뼈(상완골, humerus)를 안정시키는 짝힘으로 작용한다. 풀-쓰루 후반에는, 큰가슴근(대흉근, pectoralis major)과 넓은등근(광배근, latissimus dorsi)이 추진 근육으로 활동한다. 어깨세모근은 손이 물에서 빠져나올 수 있도록 팔의 위치를 잡고 들어 올려주는 역할을 한다. 앞톱니근(전거근, serratus anterior)은 어깨뼈와 작은원근(소원근, teres minor)을 안정시키고 어깨밑근(견갑하근, subscapularis)은 위팔뼈를 안정시켜 위팔뼈의 동작을 가능하게 한다. 작은원근은 어깨 폄(신전, extension)을 돕고 어깨밑근은 위팔뼈를 안쪽돌림시킨다(Pink, Perry,

Browne, Scovazzo, & Kerrigan, 1991). 마름모근(능형근, rhomboid)은 어깨뼈를 아래쪽으로 돌아가게 하여 폄 동작이 가능하도록 돕는다(Pink et al., 1991).

리커버리 (Recovery)

리커버리 단계는 팔이 물을 떠나는 순간 시작되어 손이 물로 들어가는 순간까지 계속된다. 물 젓기의 준비과정인 이 단계는 피칭의 코킹 단계와 상응한다. 리커버리 단계 내내, 어깨는 벌림(외전, abduction)과 안쪽 돌림근(내회전근, medial rotators)을 하지만 팔꿈치가 들어올려질 때는 바깥쪽으로 돌고 몸도 초반 풀-쓰루처럼 반대쪽으로 흔들린다(Richardson et al., 1980). 충돌이 발생하는 것도 바로 이 순간이다. 돌림근띠(회전근개, rotator cuff)나 위팔두갈래근(상완이두근, biceps brachii)이 약하면, 위팔뼈 위쪽에 가해지는 압력을 적절히 감소시킬 수 없거나 수영자가 물 밖으로 팔꿈치를 들어올릴 수 없게 된다. 리커버리의 중간 단계에 접어들면 어깨는 90° 벌림하며 바깥돌림(외회전, lateral rotation)한다. 선수가 호흡을 할 때는 몸이 최대 40° ~60° 까지 돌림하기도 한다. 시간이 흐르면서 손이 물로 들어가면, 어깨는 최대한 가쪽으로 돌며 벌리고, 몸은 중심 위치로 되돌아온다.

리커버리는 위팔뼈(상완골, humerus)가 중앙 어깨세모근(삼각근, deltoid)과 가시위근(극상근, supraspinatus)에 의해 각각 벌림과 돌림되면서 시작된다(Richardson et al., 1980). 리커버리가 진행되면서, 마름모근(능형근, rhomboids)은 어깨뼈(견갑골, scapular)를 수축시키고 리커버리 중반에 이르면 어깨밑근(견갑하근, subscapularis)은 최대한 바깥돌림된 자세를 취하고 있는 어깨를 내측으로 돌림시켜 손이 들어오기 전에 관절오목에서 가시아래근(극하근, infraspinatus)이 위팔뼈에 대한 압력을 줄여나갈 수 있도록 도와준다.

어깨밑근과 앞톱니근(전거근, serratus anterior)은 영법 전체 과정 동안 계속 활발하게 작용한다(Pink et al., 1991). 팔의 자세에 따라 다양한 범위에서 여러 활동이 일어나지만, 이런 근육들의 계속된 활동은 매우 중요한 것이며 재활운동 프로그램을 계획함에 있어 꼭 고려해야 될 사항들이다. 이 두 근육을 위한 재활운동 프로그램에는 수영을 하는 동안 올바른 어깨 자세를 유지하고 피로를 예방하기 위해 높은 지구력과 체력을 기르기 위한 운동이 반드시 포함되어야 한다.

골프 스윙 (Golf Swing)

골프 스윙에는 테이크 어웨이(take-away), 포워드 스윙(forward swing), 가속, 팔로우-쓰루의 4단계가 있다(그림 19.5). 골프 스윙에 대한 연구는 최근 증가했다. Jobe 등이 최근 연구자들이다(Jobe, Moynes, & Antonelli, 1985). 이들의 연구에서는 주로 가시위근(극상근, suprasp-inatus), 어깨밑근(견갑하근, subscapularis), 가시아래근(극하근, infraspinatus), 넓은등근(광배근, latissimus dorsi), 큰가슴근(대흉근, pectoralis major) 앞쪽 어깨세모근(삼각근, deltoid), 중앙 어깨세모근, 그리고 뒤쪽 어깨세모근만 고려하였다. 다른 연구자들은 다른 근육들 그리고 힘, 도구도 포함시켰다. 여기에서는 주로 풀 스윙 시 사지분절의 움직임, 근육작용에 대해 검토하였다.

골프에서는 머리 위까지 팔을 들어 올리는 다른 스포츠들처럼 어깨를 높이 들어 올리지 않는다. 이런 이유 때문에, 골프에서는 어깨세모근이 다른 던지기 종목이나 테니스, 수영에서처럼 중요한 역할을 담당하지 않는다. Jobe 등(Jobe et al., 1985)은 골프 스윙 시 중 근육은 돌림근띠(회전근개, rotator cuff) (특히 어깨밑근), 넓은등근, 그리고 큰가슴근을 꼽았다.

셋업(어드레스), 테이크 어웨이(와인드업), 포워드 스윙, 팔로우-쓰루 각각에 대해 알아보자(Hume, Keogh & Reid, 2005).

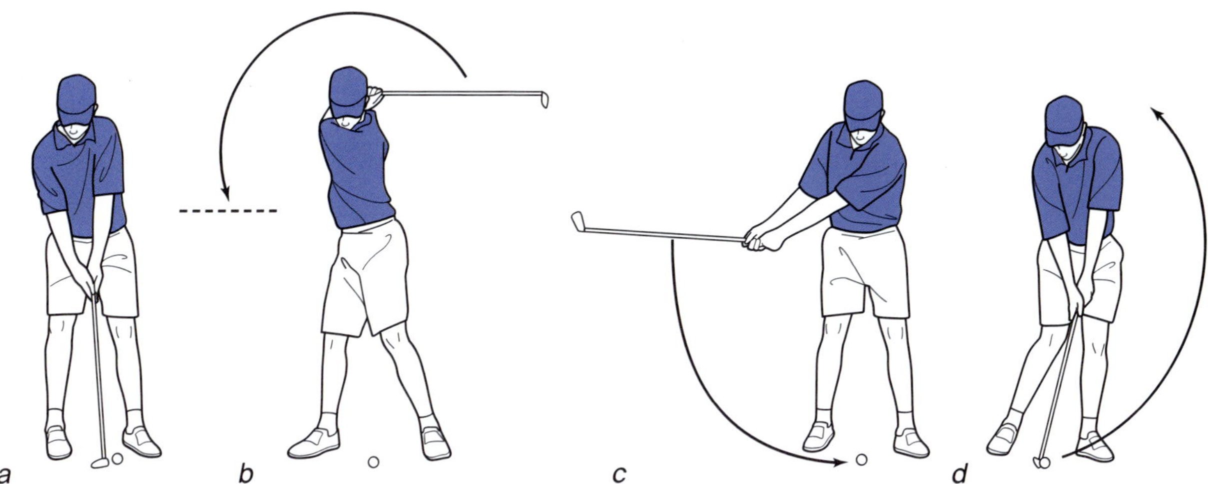

그림 19.5 골프 스윙 : *(a)* 셋업 *(b)* 테이크-어웨이, *(c)* 포워드 스윙, *(d)* 팔로우-쓰루.

셋업 *(Set-Up)*

셋업의 목적은 그립을 고쳐잡고 목표지점으로 볼을 잘 보낼 수 있는 최적의 스윙을 할 수 있도록 하는 신체 배열을 하는 것이다(Hume et al., 2005). 대략 체중의 50%~60%를 뒤로 보내고 무릎은 30° 정도 굽힌 상태이다. 주로 쓰는 손을 아래로 가도록 잡고 같은 쪽의 어깨가 약간 내려가도록 기울인다.

테이크-어웨이 *(Take-Away)*

이 단계는 골퍼가 공을 보고 타구 자세를 잡는데서 시작해 백스윙이 최고점에 이른 순간 끝난다(Hume et al., 2005). 테이크 어웨이의 목적은 근육과 관절을 꼬아서 앞쪽 스윙에 필요한 운동에너지를 생성해내는 데 있다(Hume et al., 2005). 클럽이 뒤쪽 위쪽으로 당겨질 때 어깨는 돌림하고 골반은 어깨를 따라 돌게 된다. 두 손이 엉덩이 높이에 왔을 때 목표지점 쪽에 있는 어깨는 모음(내전, adduction)되고 안쪽돌림(내회전, medial rotation)되는 한편 반대쪽 팔꿈치는 굽어지면서 어깨는 벌림(외전, abduction)되고 바깥돌림(외회전, lateral rotation)된다(Hume et al., 2005). 테이크-어웨이가 이루어지는 동안, 목표지점 쪽 어깨는 어깨밑근(견갑하근, subscapularis)을 제외하고 낮은 수축활동을 보인다. 반대쪽 어깨에서 가장 중요한 활동은 가시위근이 담당한다(Jobe et al., 1985). 백스윙 탑에서 반대쪽 팔은 약 90° 벌림되고 바깥돌림된다(Hume et al., 2005). 야구, 테니스, 수영, 골프 등에서 이루어지는 오버헤드 동작은 어깨에 스트레스를 많이 준다. 테이크 어웨이 마지막 단계에서 돌림근띠는 충돌되는 위치에 있게 된다(Hume et al., 2005).

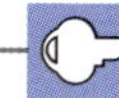

야구, 테니스, 수영, 골프 등에서 이루어지는 오버헤드 동작은 어깨에 스트레스를 많이 준다.

포워드 스윙 *(Forward Swing)*

이 단계는 백스윙이 끝날 때 시작되어 골프 클럽이 볼을 칠 때까지이다(Hume et al., 2005). Jobe 등(Jobe et al., 1985)은 백스윙 탑에서 골프 클럽이 지면과 평행해 지는 지점까지라고 정의하기도 하였다; 다음에 설명되겠지만 클럽이 평행해지는 시점에서 볼을 치는 시점까지를 가속단계로 보았다. 포워드 스윙의 목적은 축적된 힘을 이용하여 생체역학적으로 볼과 클럽헤드 사이에 정확하고 확고한 임팩트를 가능한 빠르게 만들어내는 것이다. 목표지점 쪽에 있는 팔은 어깨밑근과 넓은등근(광배근, latissimus dorsi)을 적당히 활동시키는 반면에 반대쪽 팔은 가시아래근(극하근,

infraspinatus)과 어깨밑근(견갑하근, subscapularis) 같은 돌림근띠(회전근개, rotator cuff)의 근육들을 더욱 활발하게 움직이며 가시위근(극상근, supraspinatus)은 비교적 적게 움직인다(Jobe et al., 1985). 반대쪽 팔의 큰가슴근(대흉근, pectoralis major)과 넓은등근(광배근, latissimus dorsi) 역시 활동이 증가된다.

가속 *(Acceleration)*

가속은 골프 클럽이 지면과 수평이 되는 순간에서부터 공과 접촉하는 시점을 말한다(Jobe et al., 1985). 목표지점쪽과 반대쪽 팔의 근육들이 이 순간에도 똑같이 활발한 활동을 하며, 큰가슴근과 넓은등근, 어깨밑근도 포함된다(Jobe et al., 1985).

앞쪽 스윙이 이루어져 클럽헤드가 볼에 닿을 때 힘이 가해지는데 이 힘은 다리, 엉덩이, 골반, 위팔(상지, upper extremity)이 만들어낸 힘의 합력이다. 몸통이 꼬였다가 위팔이 먼저 풀리고 나중에 하체로 이어지면서 만들어진 힘이 적절하게 볼로 전달된다(Hume et al., 2005).

팔로우-쓰루 *(Follow-Through)*

팔로우-쓰루는 공과 접촉하는 순간 시작되어 스윙이 끝날 때까지 지속된다(Hume et al., 2005). 팔로우-쓰루의 목적은 감속에 있다. 감속과정은 원심성 근수축에 의해 일어난다. 목표지점쪽에 있는 어깨의 어깨밑근은 계속 높은 수준의 수축활동을 하지만 큰가슴근과 넓은등근의 수축활동은 감소한다. 가시아래근은 이 단계에서 활동이 더욱 증가한다(Jobe et al., 1985). 반대쪽 팔의 어깨밑근, 큰가슴근, 넓은등근은 계속해서 활발하게 활동한다(Jobe et al., 1985). 목표지점쪽에 있는 팔은 모음(내전, adduction)하고 바깥돌림(외회전, lateral rotation)하는 반면, 반대쪽 팔은 모음하고 안쪽돌림(내회전, medial rotation)한다. 일단 팔꿈치가 어깨 높이에 있을 때 두 팔꿈치가 굽어지면서 어깨와 몸통의 움직임을 감속시킨다(Hume et al., 2005). 목표지점 쪽 하지는 안쪽돌림하고 뒤침하여 몸통이 목표지점을 향하게 된다. 동시에 척추는 과다폄하면서 목표방향 팔 쪽으로 약간 가쪽굽힘(측굴, lateral flexion)한다(Hume et al., 2005).

재활 프로그램의 고려사항 (GENERAL REHABILITATION CONSIDERATIONS)

어깨는 여러 개의 관절로 구성된 독특한 부위라고 할 수 있다. 어깨에는 복장빗장(흉쇄, sternoclavicular) 관절, 어깨빗장(견쇄, acromioclavicular) 관절, 어깨가슴(견갑흉부, scapulothoracic) 관절, 위팔관절오목(상완관절와, glenohumeral) 관절이 있다. 이런 관절들은 적당한 유동성을 가지고 있으면서 이깨를 안정직으로 떠받쳐줄 뿐만 아니라, 이런 관절들을 둘러싸고 조절하는 근육들은 적당한 순간에 정상적인 어깨의 기능이 이루어질 수 있도록 모두 동시에 작용한다.

안정성 (Stability)

정상적인 관절 작용의 기초는 안정성이다. 부상이 발생했을 때, 관절은 정상적으로 안정되어 있지 않으며 만약 다시 안정성을 회복하지 못하면 어깨를 완벽하게 회복하기는 힘들다(Myers, Wassinger, & Lephart, 2006). 관절의 안정성은 정적이고 동적인 요인에 의해 제공된다. 정적인 안정성은 내부 구조물에 의해 이루어진다. 어깨의 내부 구조물은 관절주머니와 인대, 그리고 오목테두리가 있다. 동적인 안정성은 신경과 근육이 담당하며 여기는 8장에서 설명한 것처럼 균형 잡힌 근육 활동을 적절한 시기에 이루어지도록 구심성 수용기에서 중추신경계로 적절한 입력을 제공하고 있다. 관절 인대가 손상됐을 때 인대에 있는 구심성 수용기들은 적절한 감각 입력을 할 수가 없게 된다(Myers et al., 2006). 이로 인해 불충분한 신경계 자료가 입력되어 근육은 부적절한 반응을 하게 된다. 그 결과 부상 그 자체 때문에 정적인 안정성이 결함을 가지게 되며 구심성 수용기가 손상을 입음으로써 이차적인 동적 불안정성이 발생한다. 이러한 조건들은 기능을 불안정하게 만드는 동적 불안정과 정적인 불안정성을 유발시킴으로써 지속적인 부상 주기를 만들어 낸다. 주기는 계속 반복되며 이로 인해 진행성 부상이 생겨나게 된다(그림 19.6).

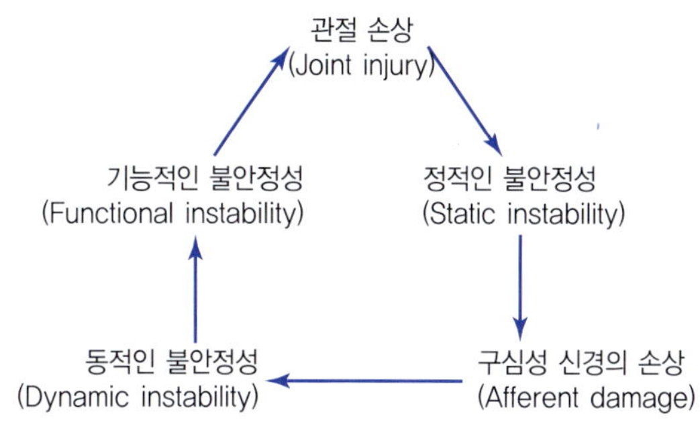

그림 19.6 관절의 불안정 사이클.

동적 불안정성은 어깨를 감싸고 있는 근육들이 균형을 이루지 못하여 생긴다. 주동근과 길항근 그룹이 균형을 이루지 못하면, 고유수용기 및 운동감각 조절능력을 상실하여 동적으로 불안정해져 버린다(Borsa, Lephart, Kocker, & Lephart, 1994). 근육 불균형은 바로 잡지 않으면 어깨 손상의 주원인이 될 수 있다.

스포츠치료사들은 동적인 안정성을 회복할 수 있는 재활프로그램을 제공함으로써 이 주기를 깨뜨릴 수 있다. 재활프로그램에는 신경근 체계(neuromuscular system)에 대한 재교육과 주동근과 길항근 사이의 균형을 회복할 수 있는 운동이 포함된다. 어떤 때는 균형 감각을 되찾아주는 것만으로도 선수가 경기에 출전할 수 있게 된다. 정적인 불안정성이 너무 크면 외과적인 치료도 필요하다. 동적인 안정 장치에 대한 재활 치료는 정적인 불안정성에 대한 외과적인 치료가 필요 없는 경우뿐만 아니라, 외과적인 치료를 한 이후에도 매우 중요하다.

어깨뼈(견갑골)의 근육 (Scapular Muscles)

모든 어깨 재활의 기본은 어깨뼈(견갑골, scapular) 안정근의 재활에 있다. 안정근들은 어깨뼈의 움직임을 조절한다. 어깨뼈는 어깨가 어떤 동작을 실행할 수 있는 기반(platform) 역할을 하기 때문에 어깨뼈 근육의 힘과 조절 능력은 어깨에 필수적이다(Burkhart, Morgan, & Kibler, 2003a). 어깨뼈 근육들이 약하면 어깨 운동 시에 어깨뼈를 단단하게 잡아주지 못한다. 안정된 어깨뼈와 불안정한 어깨뼈를 가지고 있는 어깨의 차이는 단단한 땅에서 달리는 것과 나무와 로프로 만들어 공중에 매달아 높은 다리위를 달리는 것과 유사하다. 지면은 주자가 몸을 앞으로 부드럽고 효과적으로 움직일 수 있도록 안정된 기반을 제공해 준다. 불안정한 지면에서 달리기를 하면 다리는 엄청난 양의 에너지를 필요로 하게 되며, 이로 인해 근육은 조절되지 않고 비효율적인 동작이 만들어져 부상의 위험을 증가시킨다. 그래서 불안정한 어깨뼈를 가지고 있는 어깨는 비효율적으로 움직이며 부상 위험이 커지게 된다. 어깨뼈가 불안정하면 위팔관절오목 관절은 위쪽으로 이동하기 때문에 충돌(impingement)이 생겨 위팔두갈래근(상완이두근, biceps brachii) 힘줄염(건염, tedonitis) 혹은 돌림근띠(회전근개, rotator cuff) 힘줄염을 일으킨다. 그렇기 때문에 어깨 재활운동 프로그램에 어깨뼈 안정근에 대한 운동을 꼭 포함시켜야 하는 것이다.

어깨뼈(견갑골, scapular) 근육의 피로 역시 어깨의 움직임과 동작에 영향을 줄 수 있다. 어깨뼈 안정근들이 피로해지면 안정근으로서의 역할을 하지 못하게 된다. 이 현상은 어깨뼈 근육의 피로 때문에 정상적인 어깨위팔뼈(견갑상완골, scapulohumeral)의 리듬이 깨지면서 일어난다는 사실을

McQuade 등(McQuade, Dawson, Smidt, 1998)의 연구 결과는 보여주고 있다. 그래서 이들의 연구 결과는 치료적 운동 프로그램에서 지구력 훈련의 중요성을 강조하고 있다. 위쪽 등세모근(승모근, trapezius)과 앞톱니근(전거근, serratus anterior)을 많이 사용하는 지구력 타입의 활동을 필요로 하는 환자의 경우에는 고반복 저부하 운동이 권장된다. 이 근육들에 의해 이점을 얻고자 한다면 야구와 소프트볼의 투수와 포수처럼 던지기를 많이 반복해야 한다. 수영, 장거리 달리기, 체조(위팔 스포츠), 배구(스파이커), 카누, 테니스(라켓 스포츠) 선수들도 마찬가지이다.

어깨뼈 근육의 근력은 어깨 기능과 안정화에 매우 중요하기 때문에 이들 근육들에 대한 운동은 수술과 상관 없이 재활 초기에 시작한다. 근력운동은 도수법으로 하기 때문 어깨위팔관절(견상완관절, Glenohumeral Joint)에 부담을 주지 않고 시행할 수 있기 때문에 일찍부터 시작할 수 있다. 대부분 위쪽 등세모근(승모근, trapezius)과 어깨올림근(견갑거근, levator scapulae)은 약하지 않기 때문에 다른 어깨뼈 근육들을 재교육하고 재활하게 된다. 어깨뼈 내림(하강, depression), 내밈(돌출, protraction), 뒤당김(후퇴, retraction), 위쪽 및 아래쪽 돌림이 재활에서 도수저항을 통해 강화할 수 있다.

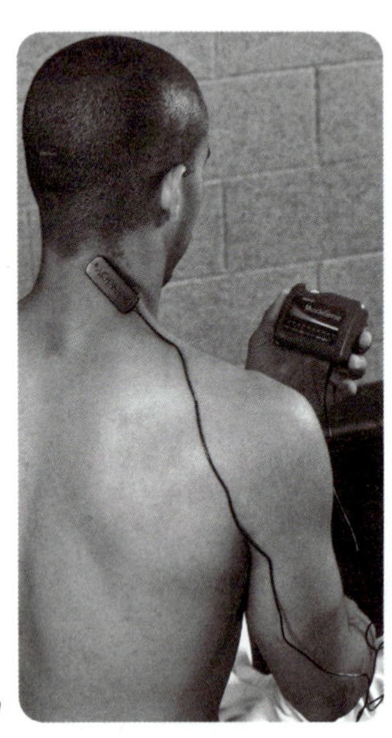
a

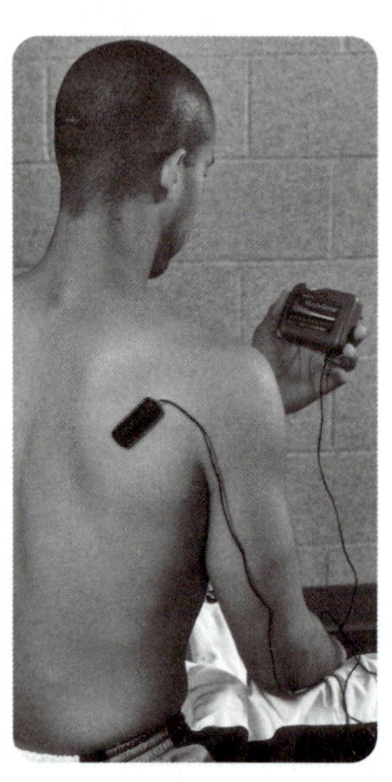
b

그림 19.7 바이오피드백 : *(a)* 상부 등세모근의 수축활동을 감소시키기 위한 전극위치, *(b)* 가시아래근(극하근, infraspinatus) 수축활동을 증가시키기 위한 전극위치.

위쪽 등세모근과 어깨올림근이 약하면 이 근육들을 먼저 강화시켜야 한다. 종종 이 근육들이 어깨뼈가 돌림하는 동안 약한 어깨 근육들을 억제시켜서 근육 불균형이 심화되는데 약점이 있는 어깨근이 있는 상태에서 근력운동을 해도 마찬가지 결과가 초래된다. 또 돌림근(회전근, rotators)들이 약하면 위쪽 등세모근이 이들을 대신하게 되고 어깨를 들 때 어깨세모근(삼각근, deltoid)을 이용하게 됨으로써 근육 불균형을 심화시키고 부정확한 기술을 사용하게 하여 어깨 손상을 지속시킨다. 위쪽 등세모근을 조절하고 재훈련시키는 두 가지 기법이 바이오피드백(biofeedback)과 테이핑 방법이다. 바이오피드백은 어깨 올림 운동 시에 돌림근띠 근의 활동을 촉진시키거나 위쪽 등세모근의 활동을 감소시키는 데 사용된다(그림 19.7). 구체적인 적용방법은 전극의 위치와 기계 장치, 필요한 동작에 따라 달라진다. 구체적인 방법은 Denegar 등(Dene-gar, Saliba, & Saliba, 2010)을 참고하면 된다.

어깨뼈 테이핑은 돌림근띠(회전근개, rotator cuff) 힘줄의 충돌로 오버헤드 동작 시 어깨뼈의 위치가 잘못되어 이차 충돌이 발생하는 경우에 유용하게 사용할 수 있다. 테이핑은 반드시 어깨뼈 근육을 재교육시키기 위한 재훈련이 함께 이루어져야만 어깨 동작이 이루어지는 동안 어깨뼈의 위치를 제대로 잡을 수 있다. 테이핑법은 호주의 도수 생리치료사(physiotherapist)인 제니에 의해 소개되었다. McConnell의 연구에 따르면, 테이핑 처치가 위쪽 등세모근(승모근, trapezius)을 억제하고 하부 등세모근의 활동을 촉진시킬 수 있다고 한다(Selkowitz, Chaney, Stuckey, & Vlad, 2007). 이 기법을 이용하면 근육의 균형감각을 촉진시킴으로서 어깨뼈의 안정성이 향상되어 근육들이 충돌함으로써 발생하는 통증을 받지 않고도 팔을 움직일 수 있게 된다. 또한 정상적인 어깨뼈(견갑골, scapular)를 조정해 주거나 위치를 잡아 주는 근육 재훈련 과정에서도 유용하게 사용될 수 있다(Host, 1995). 두 가지 테이핑법 하부 등세모근 촉진과 위쪽 등세모근 억제법이 권장된다. 두 가지 방법 모두 같은 두 가지 형태의 테이프를 사용

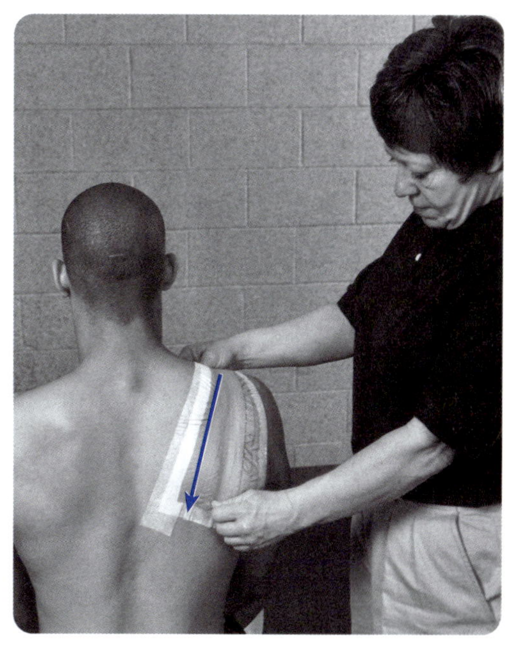

그림 19.8 하부 등세모근의 활동을 개선시키기 위한 어깨뼈 테이핑.

한다. 피부에 연이어 붙인 테이프는 커버-롤 스트레칭(Cover-Roll stretch)라고 부르는 보호용 스트레칭 테이프와 류코테이프(Leukotape) P라고 부르는 지지용 테이프 등 두 가지의 테이프가 사용된다(두 가지 모두 Beiersdorf Inc., Norwalk, CT 제품). 두 가지 방법에서 환자는 바른 등뼈(흉추, thoracic) 및 목뼈(경추, cerival vertebrae) 자세를 취하고, 두 세개의 보호용 스트레치 테이프를 어깨 앞 빗장뼈(쇄골, clavicle)에서 위쪽 등세모근(승모근, trapezius)을 넘어 하부 등세모근이 종지하고 있는 등뼈 가시돌기(극돌기, spinous process)까지 연속하여 붙인다. 첫 번째로 붙이는 테이프의 조건은 처치 테이프로서 빗장뼈 중앙에서 아래쪽 내측으로 12번 등뼈 가시돌기 쪽으로 두 세번 붙여준다(그림 19.8). 테이프를 아래쪽으로 붙일 때 겨드랑이 쪽을 받쳐 어깨를 올려서 위쪽 등세모근이 이완된 상태에 있도록 한다(Selkowitz et al., 2007). 테이프는 당기거나 느슨하지 않고 편안하게 붙이돼 어깨뼈 움직임이 어깨를 들 때 제한받지 않아야 한다.

두 번째 테이프의 조건은 등뼈와 목뼈를 곧게 펴고 어깨뼈를 뒤로 뒤당김(후퇴, retraction)하고 아래로 내림(하강, depression)시킨 상태에 테이프를 붙여야 한다(Lewis, Wright, & Green, 2005). 테이프는 처치 테이프로 보호용 테이프만을 사용한다. 등에 좌우 똑 같이 두 개의 테이프를 붙인다. 첫 번째 처치 테이프는 첫 번째 테이프 위치와 유사하지만, 위쪽 등세모근을 이완시킬 필요는 없다. 두 번째 테이프는 등뼈 가시돌기(극돌기, spinous process), 척추 가장자리(vertebral border), 어깨뼈 윗각(superior angle)을 거쳐 붙인다. 반대쪽에도 같은 방식으로 붙인다(그림 19.9). 처치 테이프 없이 장력이 있도록 붙이지만, 불편하지 않도록 한다.

짝힘 (Force Couples)

같은 크기의 두 힘이 반대방향으로 작용하면서도 평행하여 돌림을 일으키는 것을 짝힘이라고 한다. 어깨는 팔 동작을 담당하는 여러 개의 짝힘을 가지고 있다. 이런 각각의 짝힘을 구성하고 있는 근육들이 균형을 이루어야 최적의 기능을 발휘할 수가 있다. 어깨는 4가지 짝힘구조를 가지는데 2개는 어깨위팔관절(견상완관절, glenohumeral joint)에 있고 2개는 어깨갈비(견흉, scapulothoracic)관절에 있다. 어깨위팔관절에 있는 것은 가시아래근(극하근, infraspinatus)과 작은원근(소원근, teres minor)이 어깨밑근(견갑하근, subscapularis)과 짝힘을 이루어 위팔뼈(상완골, humerus)를 관절오목에서 아래쪽으로 이동시키게 된다. 이 움직임이 위팔뼈머리(상완골두, humeral head)를 부리어깨(오구견봉, coracoacromial) 아치에 닿지 않도록 하여 팔을 머리위로 들고 하는 활동 중 위팔뼈머리의 움직임에 여유를 주게 된다. 두 번째 어깨위팔 관절의 짝힘은 전체 돌림근띠 근육과 어깨세모근(삼각근, deltoid) 사이에 존재한다. 앞 · 뒤 돌림근(어깨밑근, 가시아래근, 작은원근)이 위팔뼈머리를 당겨내린다. 가시위근(극상근, supraspinatus)은 이 작용을 돕고 위팔뼈를 들어올릴 때 관절오목쪽으로 눌러준다(Goldstein, 2004). 위 및 아래 등세모근, 그리고 앞톱니근(전거근, serratus anterior) 간에도 짝힘이 존재한다. 이 근육들은 함께 어깨뼈를 위로 돌도록 하는 데 작용한다. 또 다른 짝힘은 작은가슴근(소흉근, pectoralis minor), 어깨올림근(견갑거근, levator scapulae), 마름모근(능형근, rhomboid) 간에 존재하는데 저항에 대해 아래쪽 돌림시킨다. 짝힘으로 작용할 때 각 근육은 타이밍과 강도에 맞게 협응하여 작용하여 필요한 활동을 만들어

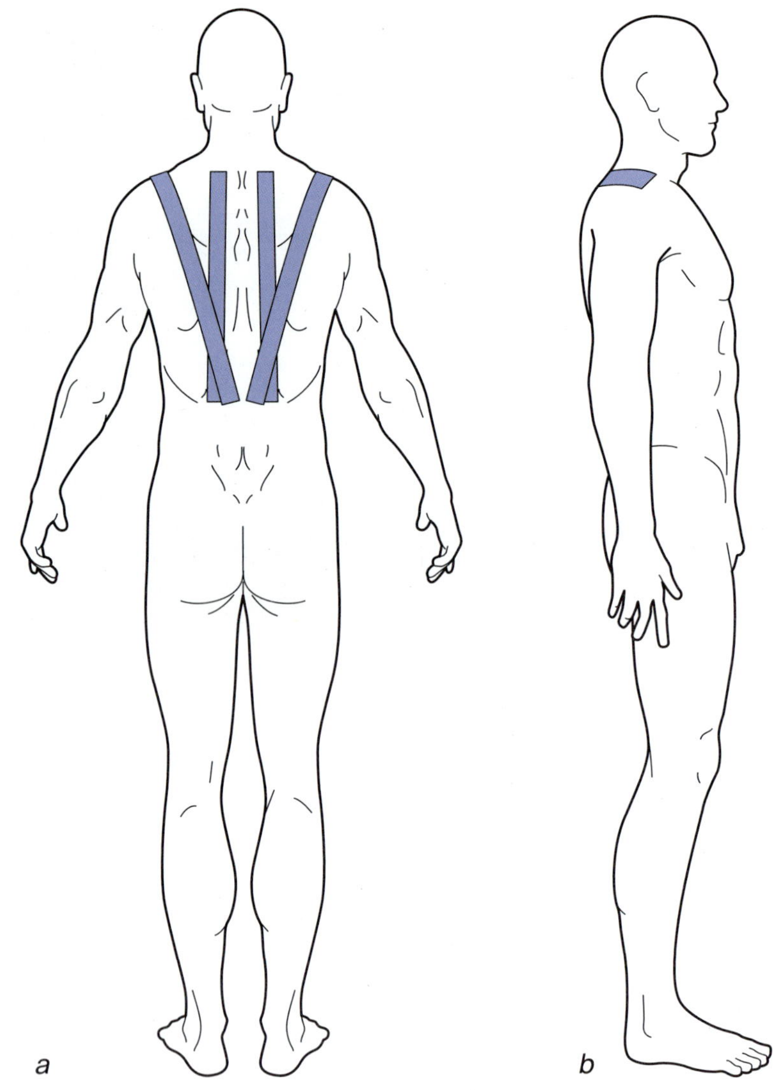

그림 19.9 위쪽 등세모근(승모근, trapezius) 활동감소, 하부 등세모근 활동 증가를 위한 어깨 테이핑법.

내거나 그렇지 않으면 손상이 생긴다. 예를 들면, 어깨세모근(삼각근, deltoid)이 돌림근띠(회전근개, rotator cuff) 근보다 강하면 위팔뼈(상완골, humerus)머리를 누르지 못하고, 어깨위팔관절(견상완관절, glenohumeral joint)은 상승하게 됨으로써 어깨위팔관절의 상부조직과 충돌이 생기게 된다. 위쪽 등세모근이 하부 등세모근과 앞톱니근보다 강하면 어깨뼈(견갑골, scapula)는 팔을 들 때 제 위치에 있지 못하고 또한 충돌이 생긴다.

몸통/엉덩이와 어깨 사이의 관계 (Relationship Between Trunk/Hip and Shoulder)

어깨가슴(견갑흉부, scapulothoracic)의 안정성, 근력, 지구력이 어깨위팔관절의 기능에 중요한 것처럼 몸통과 하지의 안정성과 근력도 어깨뼈의 기능에 중요하다. 몸통은 어깨뼈가 제 역할을 해낼 수 있도록 안정된 기초를 유지할 만큼 힘이 있어야만 한다. 다리와 몸통은 전체 운동에너지와 오버헤드 활동에 소요되는 총 운동에너지의 51%에서 55%를 담당한다(Kibler, 1995). 어깨는 전체 에너지 생산의 13%와 총 힘의 21%를 담당한다(Kibler, 1995). 이런 이유 때문에, 엉덩이 돌림근(회전근, rotators), 폄근(신전근, extensor), 벌림근(외전근, abductor), 배가로근(복횡근, transverse abdominis), 배바깥빗근(외측복사근, external abdominal oblique), 뭇갈래근(다열근, multifidus)에 대한 모든 운동은 어깨의 재활프로그램에 포함되어야만 한다.

다리, 엉덩이, 몸통, 어깨, 팔에서 나오는 힘들은 몸의 운동 사슬을 통해 합해져 결국엔 손으로, 그리고 손에 있는 물체로 전달된다(Braatz & Gogia, 1987). 몸을 효율적이고 효과적으로 사용하기 위해서는 이런 힘들을 타이밍과 방향을 조절하여 특별한 순서에 따라 석용되어야 한다(Cools, Witvrouw, Declercq, Danneels, & Cambier, 2003). 이렇게 되려면 연관된 전달 시스템을 통해 근력의 균형이 요구된다.

자세 (Posture)

어깨 부상을 입고 있는 환자는 자세 측정을 해야 한다. 올바른 자세는 어깨의 균형과 기능을 위해 필수적이다. 환자가 척추 후만증이어서 머리가 앞으로 나온 자세를 취하고 있다면, 어깨는 앞으로 나오고 안쪽돌림(내회전, medial rotation)하게 된다(그림 19.10). 이는 어깨뼈(견갑골,

scapula)를 내밈(돌출, protraction), 올림(거상, elevation), 뒤 기울임(tilt)을 만들고 위팔뼈는 안쪽돌림시킨다(Lukasiewicz, McClure, Michener, Praff, & Senneff, 1999). 척추후만이 오랫동안 지속되면 뒤당김(후퇴, retraction)과 바깥돌림(외회전, lateral rotation) 근육의 약화, 내밈과 안쪽돌림 근육의 경직이 이차적으로 오게 된다. 이와 같은 결함은 어깨를 완전히 굽히거나 혹은 벌릴 수 없게 만들어 돌림근띠(회전근개, rotator cuff) 근육의 힘줄염(건염, tendonitis)이 유발된다. 즉, 앞쪽에 있는 근육을 짧게 되고 뒤쪽에 있는 근육을 길게 하고 약화된 근육 불균형이 유발된다. 재활 프로그램을 성공적으로 완성시키고 싶다면 반드시 자세를 교정해야 한다.

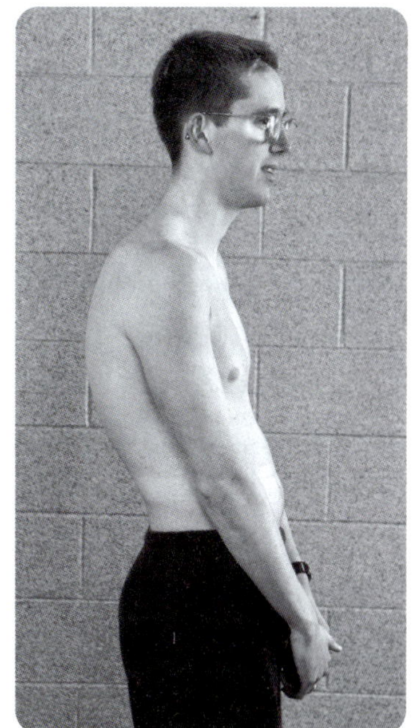

그림 19.10 머리가 앞으로 나온 척추후만증 자세.

목의 영향 (Cervical Influence)

자세와 상관없이 목뼈(경추, cervical spine)와 어깨 사이에는 긴밀한 관계가 있다. 어깨에 확실히 부상을 입은 것도 아닌데 어깨 통증을 호소하는 환자들은 목을 한번 살펴볼 필요가 있다. 목 디스크(cervical disc) 질환은 어깨뼈의 내측 경계선을 따라 어깨쪽으로 혹은 팔쪽으로 통증이 생긴다. 어깨를 움직이거나 촉진할 때, 혹은 척추 관절을 가동시킬 때 증상이 심해지면 목뼈가 어깨 통증의 원인일 수 있다. 가끔 통증의 원인이 목뼈인지 어깨인지 판단하기가 힘들 때가 있다. 이런 경우에는 사분(quadrant) 검사를 하면 통증이 목때문에 유발되는 것인지를 밝혀낼 수 있다. 검사결과가 음성이면 목에서 비롯된 것은 아니다. 그러나 치료에도 호전되지 않으면 목뼈를 재사정을 해보아야 한다. 환자의 지속적인 통증은 그 원인을 판단하기 위한 재활 치료평가의 중요한 열쇠가 된다.

등뼈(흉추)의 영향 (Thoracic Influence)

가동 범위가 충분하지 못한 어깨는 갈비뼈(늑골, ribs) 혹은 등뼈(흉추, thoracic)에서 관절을 움직이는데 제한을 받게 된다. 어깨위팔관절의 올림(거상, elevation)은 완전하지 않으면서 정상 가동성을 보인다면, 등뼈와 갈비복장관절의 저가동성(hypomobility)을 측정해 보아야 한다. 갈비뼈와 등뼈의 가동성에 제한이 생기면 어깨 운동에 필요한 몸통 확장을 억제함으로써 어깨의 움직임이 제한되게 된다. 특히 습관적으로 잘못된 자세를 취하는 환자라면 확실해진다. 어깨위팔관절(견상완관절, glenohumeral joint) 운동이 마지막 범위에서 제한을 받은 환자의 경우에는 가슴부위의 저가동성이 원인이므로 등뼈 혹은 갈비뼈 가동을 뒤쪽에서 앞쪽으로 해주면 어깨 가동성이 정상으로 회복된다. 좋지 못한 자세가 가슴부위 운동을 감소시키고 있다면, 스트레칭을 통해 경직된 연부조직을 펴주고 근력을 강화해주면 된다.

어깨뼈 면 (Scapular Plane)

어깨뼈 면에서의 돌림근띠(회전근개, rotator cuff) 운동이 중요하다. 어깨뼈 면은 좌우면(coronal plane)에서 앞쪽으로 약 30°를 향하고 있다. 이 위치에서 팔은 갈비뼈위에 놓여져 있는 것처럼 어깨뼈(견갑골, scapula)와 한 줄로 나란하다. 어깨와 돌림근띠의 기능적인 위치이다. 종종 좌우면에서의 돌림근띠(회전근개, rotator cuff) 운동 시 돌림근띠가 심하게 불편한 경우는 힘줄에서 충돌이 유발됨을 의미한다. 어깨뼈 면에서 팔을 두면 충돌 가능성이 감소되어 더 편하게 운동할 수 있다.

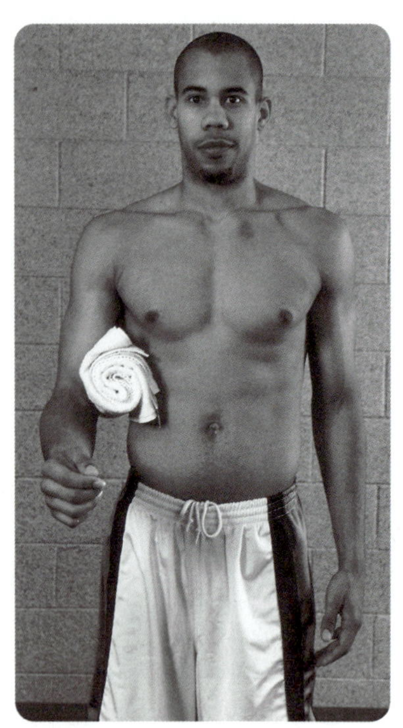

그림 19.11 팔 아래에 수건을 말아 넣으면 안쪽돌림/바깥돌림 연습 동안에 어깨뼈면에 어깨가 자리를 잡을 수 있도록 도와준다.

안쪽돌림(내회전, medial rotation)과 바깥돌림(외회전, lateral rotation) 운동을 할 때에는 수건을 말아 겨드랑이에 끼워서 실시할 수 있다(그림 19.11). 이 자세는 어깨뼈면 안에 위치한다. 또한 이 자세는 민감성이 감소하기 때문에 가시위근(극상근, supraspinatus) 힘줄에 대한 부담도 줄여준다(Kelly, Kadrmas, & Speer, 1996). 게다가 어깨밑근(견갑하근, subscapularis)의 배열을 좋게 해서 위팔뼈(상완골, humerus)머리를 보다 효율적으로 눌러준다.

면과 높이 진전 운동 (Exercise Plane and Height Progression)

근력 운동은 등척성 운동부터 시작하여 단축성 및 신장성 운동으로 진전된다. 주동근이 약하거나 길항근과 균형을 이루지 못하는 경우에는 하나의 면 상에서 운동을 시작한다. 힘과 동작 조절이 좋아지면 운동은 대각선, 다면, 기능적 운동으로 진전된다.

환자는 단일면 운동에서 적절한 근력을 가질 때까지는 대각선 운동을 피한다. 그 이유는 적절한 근육 균형이 없는 상태에서는 강한 근육에게는 너무 쉽고 약한 근육에게는 너무 힘들기 때문에 동작이 수월하게 되고, 균형이 이루어진 상황에서 활동을 하도록 한다.

시작단계에서의 근력운동은 어깨위팔관절(견상완관절, glenohumeral joint) 동작의 초기 60° 에서는 어깨뼈(견갑골, scapular) 움직임이 거의 없기 때문에 60° 보다 적은 올림각도에서 운동해야 한다. 그렇게 하면 어깨뼈 운동근이 아닌 주로 60° 아래에서 움직이는 안정근들이 작용하게 된다(Sagano, Magee, & Katayose, 2006). 90° 이상 올림은 어깨위팔관절을 불안정하게 만들기 때문에 시작단계의 어깨 안정을 위한 근력강화운동으로는 부적합하다. 또한 어깨뼈 근육들은 60° 이하에서도 충분히 강하지 않기 때문에 60° 이상에서 어깨뼈를 안정시키기는 더더욱 어렵다. 어깨갈비(견흉, scapulothoracic) 및 어깨위팔관절의 근육들은 어깨운동을 조절할 수 있을 정도의 근력이 생기면 80° 에서 110° 까지의 범위에 대해서 안정성을 제공할 수 있고, 운동도 가동범위 끝까지 진전시킬 수 있다. 올림(거상, elevation)의 마지막 범위에서 어깨뼈 돌림근(회전근, rotators)들이 가장 짧게 수축한 상태는 아니지만 가장 큰 힘을 내는 상태에 있다(Ryu et al., 1988). 이들 근육에 대한 강화운동은 낮은 각도의 올림이 가능해지면 진행할 수 있다.

재활 기법 (REHABILITATION TECHNIQUES)

18장에서 소개된 것처럼 연부조직 가동과 관절가동을 포함한 도수치료가 이 장에서 소개된다. 도수치료에 이어서는 어깨 재활운동이 실시된다. 도수치료는 처치과정에서 운동보다 먼저 실시된다. 운동은 정해진 순서대로 실시하고 유연성부터 시작하여 특정활동이 필요한 운동으로 마무리하게 된다.

연부조직 가동운동술 (Soft-Tissue Mobilization)

목뼈(경추, cervical spine)와 어깨의 관계는 가깝기 때문에 몇 개 근육은 먼저 설명한 바 있지만 여기에서도 연관되어 설명된다. 6장을 참조하면 연부조직 가동, 생리학, 적용법에 대한 이론은 알 수 있다. 통증유발점 이완법과 스프레이 스트레치법이 본 장에 구체적으로 소개될 것이다. 또한 Travell과 Simons의 이론에 기초하여 연관통 패턴도 소개한다(Travell & Simons, 1983).

돌림근띠(회전근개)의 근육들 (Rotator Cuff Muscles)

각 돌림근띠(회전근개, rotator cuff)의 근육들은 각각 뚜렷한 통증전달 패턴을 가지고 있다. 환자 부상을 정확한 감별진단을 하기 위한 차이점을 알고 정확하게 치료할 수 있어야만 한다. 다음 내용들은 가시위근(극상근, supraspinatus), 가시아래근(극하근, infraspinatus), 작은원근(소원근, teres minor), 어깨밑근(견갑하근, subscapularis)에 있는 통증유발점과 그것들을 치료법을 설명한 것이다.

■ 돌림근띠(회전근개)에 있는 통증유발점 이완법 (Trigger Point Releases for the Rotator Cuff)

가시위근 (극상근, Supraspinatus)

방사패턴 : 팔로 통증을 방사할 수 있다. 통증방사 패턴은 깊은 아픔으로 어깨세모근(삼각근, deltoid)의 중간 부분에서 어깨세모근의 말단부에 있는 어깨 주위까지 깊은 통증을 유발시킨다(그림 19.12 a, b).

통증유발점 위치 : 이 근육에는 일반적으로 두 군데가 있다. 한 군데는 근육을 3등분 했을 때 가운데 1/3과 가쪽 1/3이 만나는 지점에 있고 다른 것은 가운데 1/3과 내측 1/3이 만나는 지점에 있다. 이것들 중 좀 더 압통이 심한 것은 어깨뼈가시(견갑극, scapular spine) 바로 위에 있는 것으로 척추쪽 가장자리에서 2-3cm 바깥쪽에 있다.

촉진자세 : 앉은 자세 혹은 옆으로 누운 자세.

촉진을 위한 근육상태 : 옆으로 팔을 뻗어 이완시킨다.

압박처치 : 어깨뼈가시 바로 위쪽, 그리고 척추쪽 가장자리에서 2-3cm 바깥쪽에 있는 통증유발점에 지속적인 압박을 가한다(그림 19.12c).

스프레이-스트레치 처치 : 얼음 스트로크는 가시위근의 말단부 가까이에서부터 근육과 어깨뼈봉우리(견봉, acromion)를 가로질러, 어깨세모근(삼각근, deltoid) 위를 지나, 팔 아래쪽으로 가서 팔꿈치까지 쓸어내린다(그림 19.12d).

주의점 : 반대쪽의 어깨뼈(견갑골, scapula)를 향해 등 뒤 위쪽으로 환자의 손을 올리게 한 다음 스트레칭시킨다.

어깨밑근 (견갑하근, Subscapularis)

방사패턴 : 어깨밑근(견갑하근, subscapularis)은 팔과 몸통이 만나는 어깨 뒤쪽과 손목 뒤로 통증을 전달한다. 또한 어깨뼈를 거쳐 팔 뒤쪽으로 내려가 팔꿈치를 타고 손목 주위까지 통증이 전달되기도 한다(그림 19.13 a, b).

통증유발점 위치 : 어깨뼈(견갑골, scapula)의 전측방 부위.

촉진자세 : 누운 자세.

촉진을 위한 근육상태 : 팔을 60°에서 90° 사이로 편안하게 벌림(외전, abduction)시킨다. 어깨뼈가 갈비뼈(늑골, ribs)에서 떨어지도록 당기면서 팔을 받쳐준다.

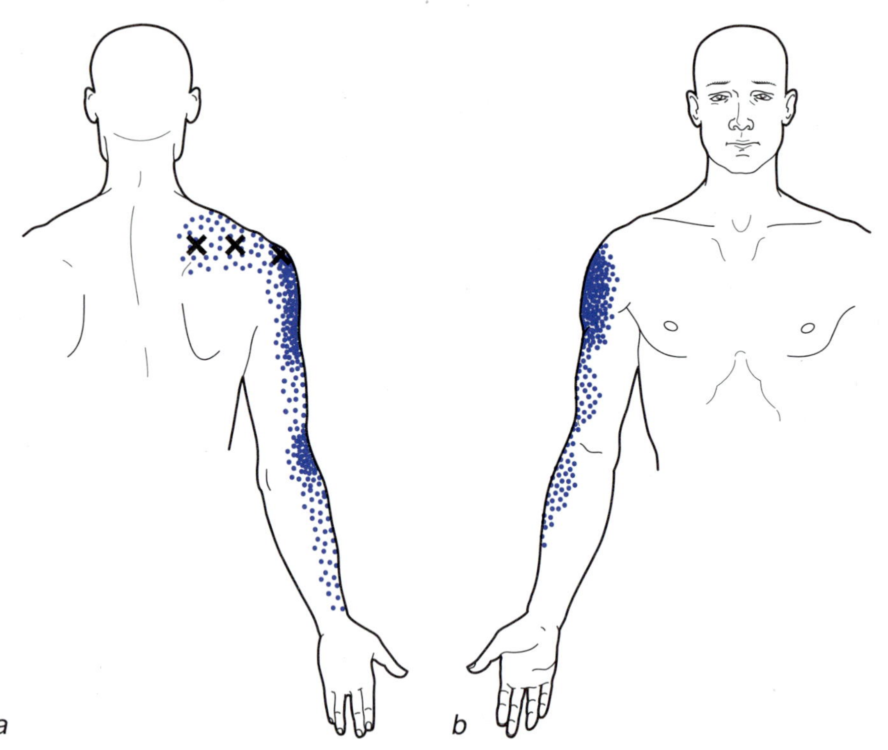

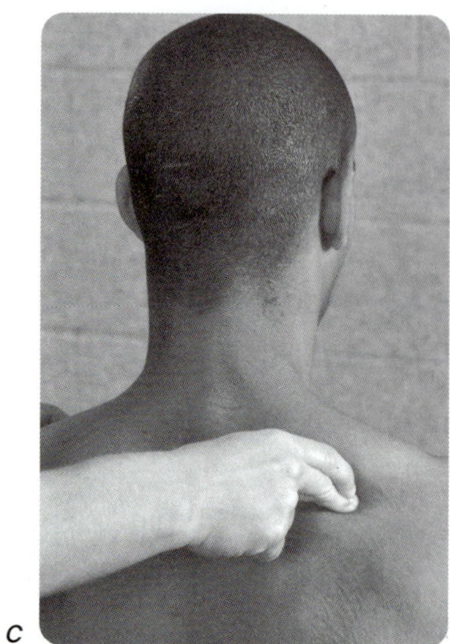

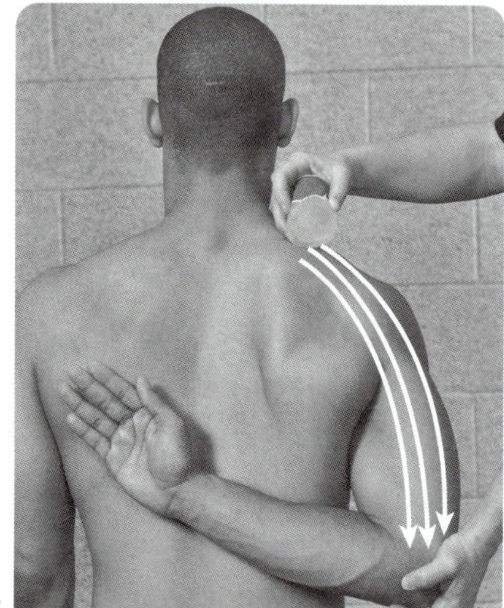

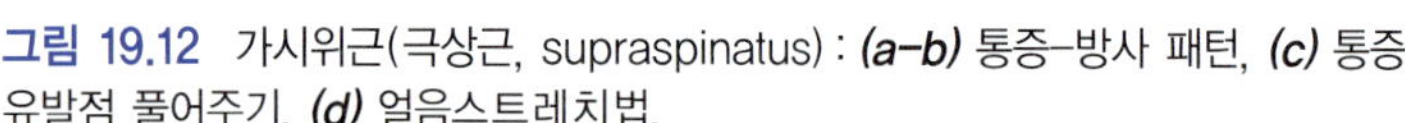

그림 19.12 가시위근(극상근, supraspinatus) : *(a–b)* 통증–방사 패턴, *(c)* 통증유발점 풀어주기, *(d)* 얼음스트레치법.

압박처치 : 손가락 모아 큰원근(대원근, teres major)과 넓은등근(광배근, latissimus dorsi)을 지나 어깨뼈의 앞쪽이 닿도록 누른다.

스프레이–스트레치 처치 : 환자를 눕히고 팔을 약간 벌림(외전, abduction), 바깥돌림(외회전, lateral rotation)시킨다. 몸통 바깥쪽에서 시작하여 겨드랑이 위를 지나서 팔 뒤로 얼음으로 쓸어준다. 여러 번 쓸어주고 팔을 완전히 벌림, 바깥돌림시켜 손이 머리 뒤에 있도록 하여 쓸어준다(그림 19.13, d, e).

주의점 : 일반적인 통증유발점이지만, 어깨통증을 가진 환자에게 많다.

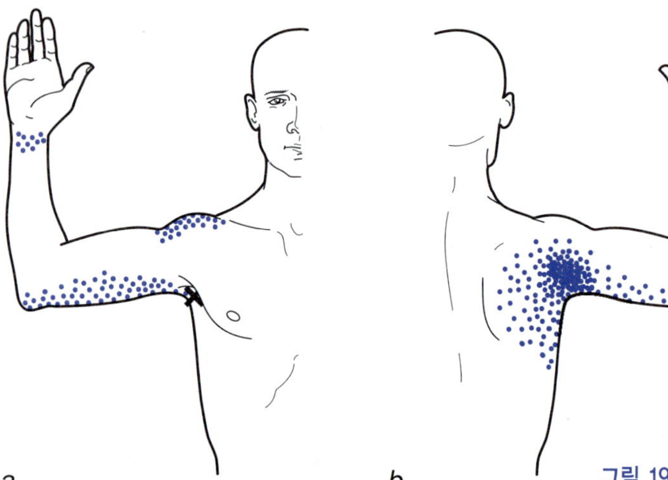

그림 19.13 어깨밑근 : *(a–b)* 통증–방사 패턴.

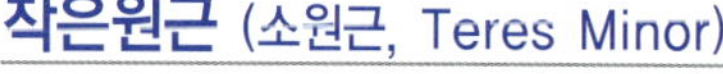

작은원근 (소원근, Teres Minor)

방사 패턴 : 작은원근(소원근, teres minor) 근육은 어깨세모근(삼각근, deltoid) 뒤쪽과 어깨세모근의 중심에서 직경 5cm까지 통증을 전달한다(그림 19.14a). 이 통증은 자주 깊고 날카롭게 나타난다. 통증이 전달되어 퍼지는 부분은 위팔

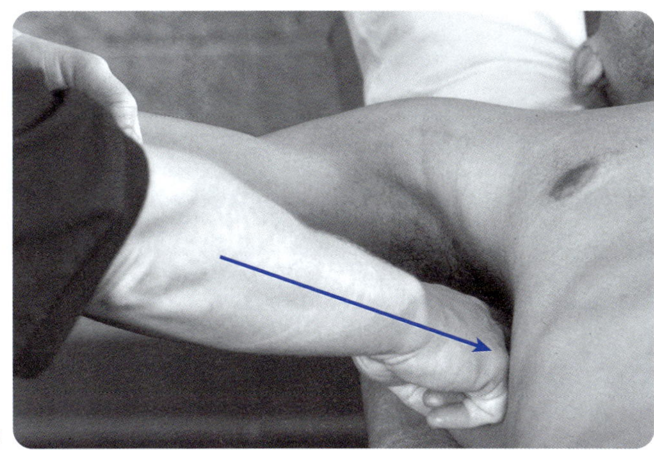
c

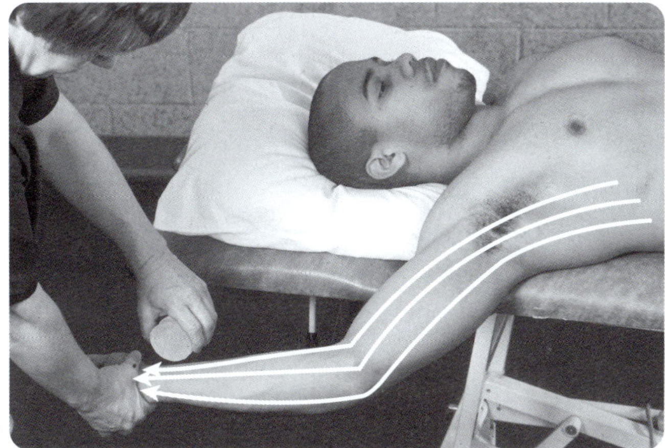
d

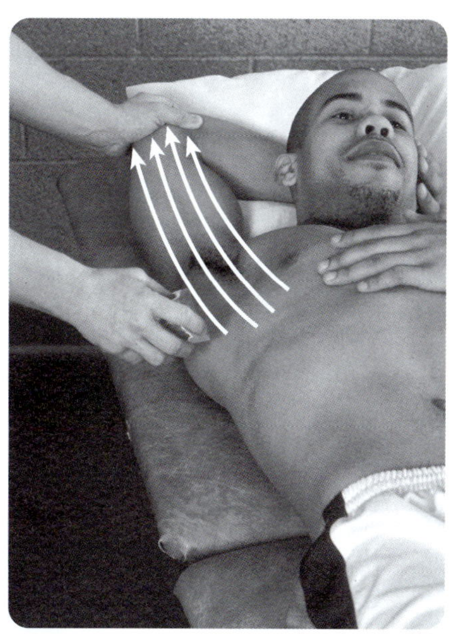
e

그림 19.13 (계속) 어깨밑근 : *(a–b)* 통증–방사 패턴, *(c)* 통증유발점 풀어주기, *(d)* 적당히 스트레칭한 상태에서의 얼음스트레치법, *(e)* 완전히 스트레칭한 상태에서의 얼음스트레치법.

뒤쪽의 몸쪽(근위, proximal) 부위와 어깨뼈봉우리돌기(견봉돌기, acromion process) 아래에서 팔 가쪽이다.

통증유발점 위치 : 작은원근의 가장 두꺼운 부위로서 아래로는 큰원근(대원근, teres major)과 위로는 가시아래근(극하근, infraspinatus) 사이에 있고, 어깨뼈(견갑골, scapula) 가쪽 가장자리를 따라 위치한다.

촉진자세 : 반대쪽이 아래로 가도록 옆으로 눕는다.

촉진을 위한 근육상태 : 팔을 옆으로 편하게 뻗는다.

압박처치 : 손가락 혹은 엄지로 통증유발점에 대고 직접 압박한다(그림 19.14b).

스프레이–스트레치 처치 : 얼음은 옆 아래쪽에서 시작해 어깨뼈 가쪽 가장자리를 따라 가면서 작은원근 위를 지나 팔 뒤쪽을 따라 쓸어준다. 쓸어줄 때 팔은 머리 위로 들어 안쪽돌림(내회전, medial rotation)한다(그림 19.14c).

주의점 : 얼음으로 쓸 때 근육이 완전히 늘어나 있도록 한다.

가시아래근 (극하근, Infraspinatus)

방사패턴 : 가시아래근(극하근, infraspinatus)은 주로 통증을 팔 앞쪽에서 어깨 앞쪽과 손목, 그리고 요골 손가락까지 통증을 보낸다(그림 19.15 a, b). 가끔은 어깨뼈 가장자리의 척추 쪽이나 두개골의 아래쪽에서도 통증이 발생할 수 있다. 통증은 어깨 앞쪽에서도 깊게 느껴질 수도 있다.

통증유발점 위치 : 어깨뼈가시(견갑극, scapular spine) 아래 근육의 위쪽 섬유.

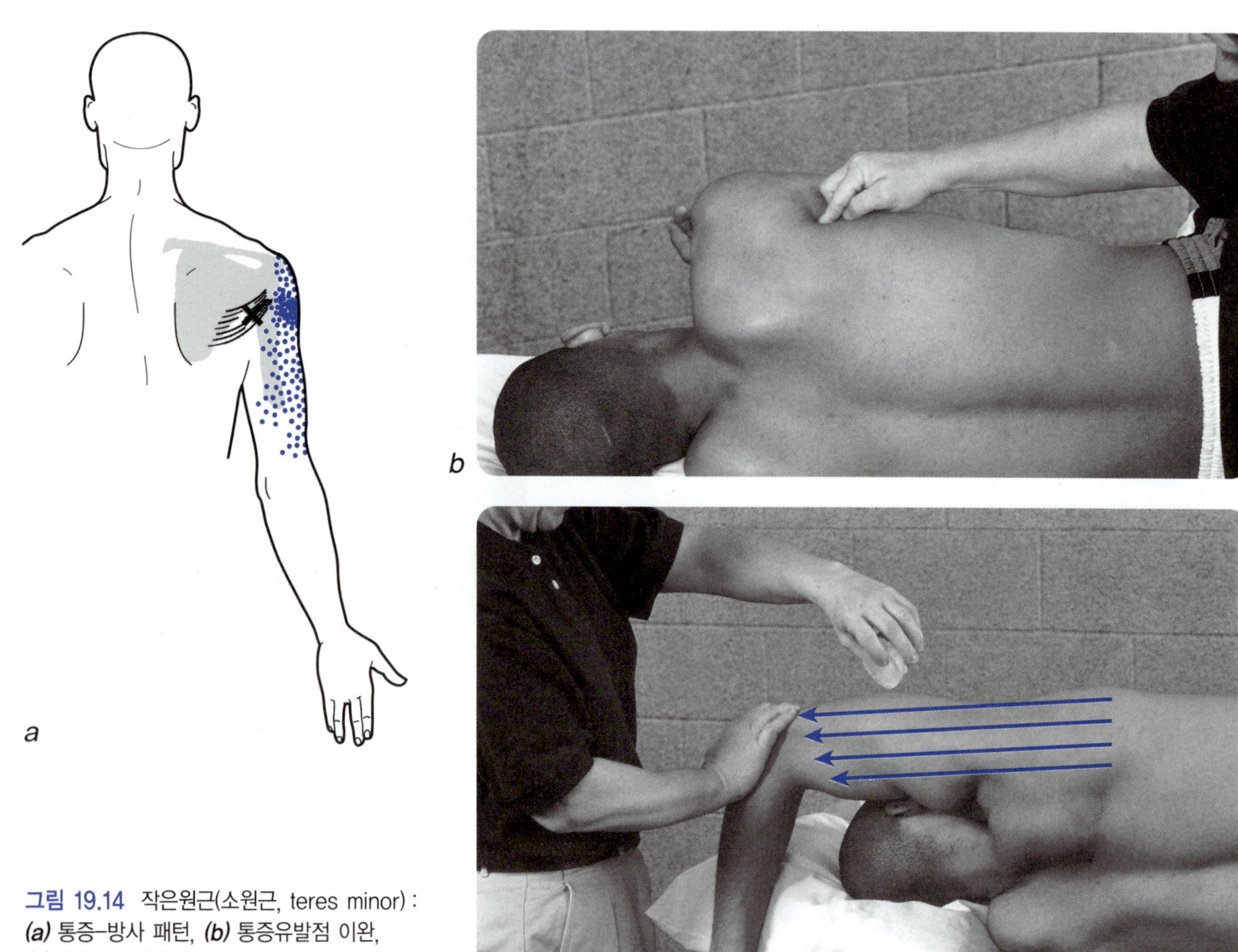

그림 19.14 작은원근(소원근, teres minor) : *(a)* 통증–방사 패턴, *(b)* 통증유발점 이완, *(c)* 얼음스트레치법.

촉진자세 : 반대 어깨를 아래로 하여 옆으로 눕는다.

촉진을 위한 근육상태 : 팔을 편안하게 이완시킨다.

압박처치 : 근육 속에 있는 압통을 유발하는 결절을 손가락 패드부위로 길게 누른다.

스프레이–스트레치 처치 : 어깨뼈(견갑골, scapula) 척추쪽 가장자리에서 어깨 위쪽으로 쓸어주고 머리 쪽으로 혹은 팔 쪽으로 쓸어준다(그림 19.15c).

주의점 : 팔을 안쪽돌림(내회전, medial rotation)시켜 허리 뒤로 보내면서 근육을 조금씩 당기면서 쓸어준다.

어깨뼈의 근육 *(Scapular Muscles)*

어깨뼈의 근육이 통증을 주로 등 위쪽으로 전달하지만, 가슴이나 위팔(상지, upper extremity)까지 방사하기도 한다. 돌림근띠(회전근개, rotator cuff)와 함께 어깨뼈 근육은 각 근육들이 독특한 통증–전달 패턴을 가지고 있다. 다음 내용은 앞톱니근(전거근, serratus anterior), 마름모근(능형근, rhomboid), 작은가슴근(소흉근, pectoralis minor)에 대한 통증유발점과 처치법을 소개한 것이다. 등세모근(승모근, trapezius)과 어깨올림근(견갑거근, levator scapulae)에 대한 통증유발점 및 처치법은 18장에 소개하였으므로 참고하면 된다. 그림 18.4와 그림 18.5를 참고하라.

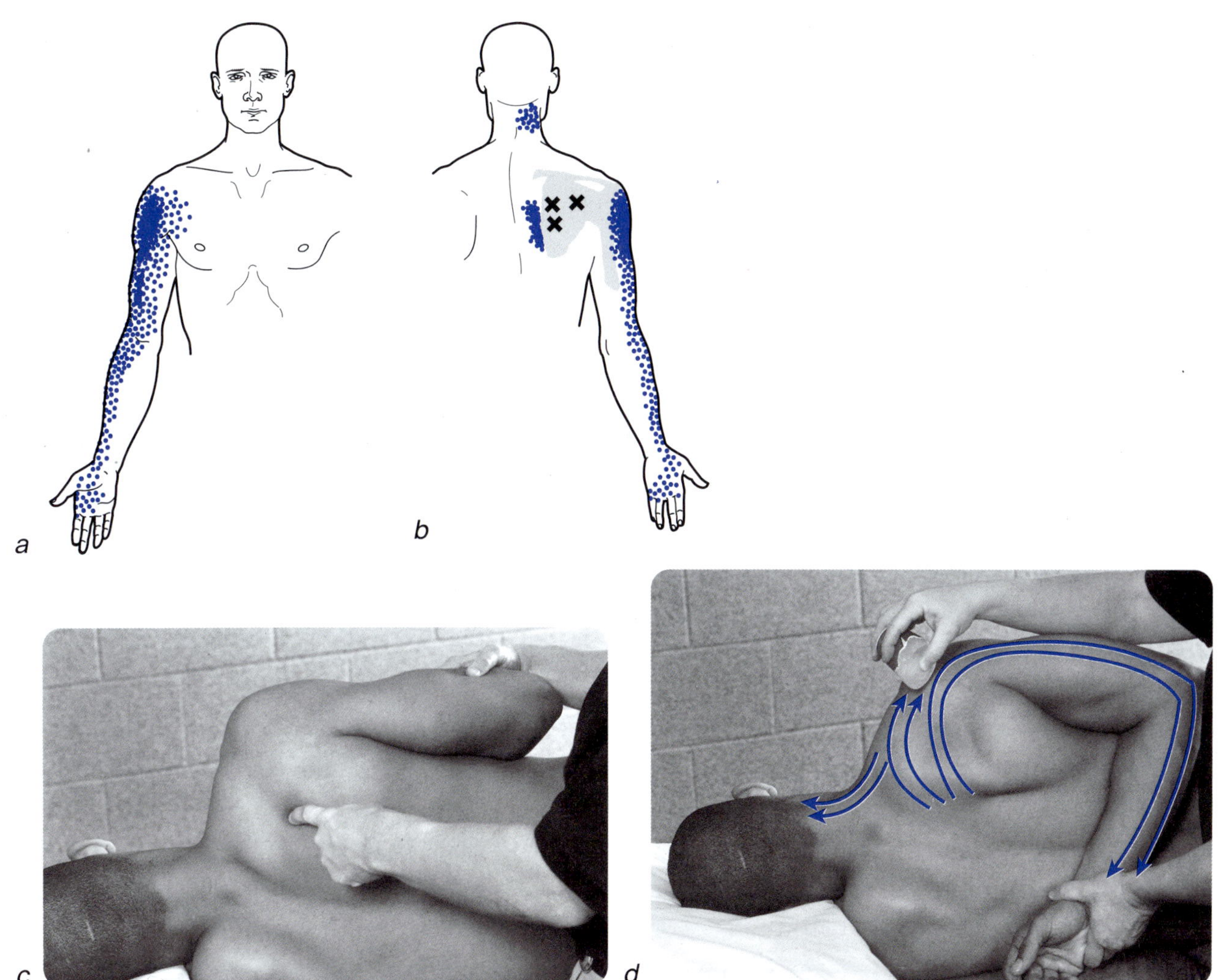

그림 19.15 가시아래근 : 통증-방사 패턴 : *(a)* 앞쪽, *(b)* 뒤쪽, *(c)* 통증유발점 이완, *(d)* 얼음스트레치법.

■ 어깨뼈 근육의 통증유발점 이완법 (Trigger Point Releases for the Scapular Muscles)

앞톱니근 (전거근, Serratus Anterior)

방사패턴 : 이 근육은 가슴 중간 부분에서 측면으로 또는 어깨뼈 아래쪽의 모서리에 통증을 전달한다(그림 19.16 a, b). 전달된 통증은 가슴의 이상한 느낌으로도 알 수 있으며, 통증은 아래팔(전완, forearm) 앞쪽 가운데(anteromedial forearm)를 지나 손바닥이나 자뼈(척골, ulna) 손가락 또는 큰가슴근(대흉근, pectoralis major)으로도 전달된다.

통증유발점 위치 : 5번째 혹은 6번째 갈비뼈(늑골, ribs) 바로 아래 앞쪽 중간겨드랑선(중액와선, midaxillary line)의 젖꼭지 높이에 위치한다.

촉진자세 : 압박처치 시에는 누운 자세이고, 얼음 처치 시에는 옆으로 누운 자세이다.

촉진을 위한 근육상태 : 어깨와 어깨뼈는 이완시키고 팔은 약간 벌려 뻗어 힘을 뺀다.

압박처치 : 통증유발점 위를 지속적으로 누른다(19.16c).

스프레이-스트레치 처치 : 얼음스트레치법은 환자를 옆으로 누인 상태에서 실시한다. 통증유발점으로부터 뒤 바깥쪽의 근육 위를 얼음으로 쓸어준다(그림 19.16d). 팔을 뒤쪽/아래쪽으로 압을 가하면서 점차적으로 스트레칭 시킨다.

주의점 : 환자가 심호흡을 하면 근육을 더 당겨준다. 당길 때에는 얼음 처치를 멈춘다.

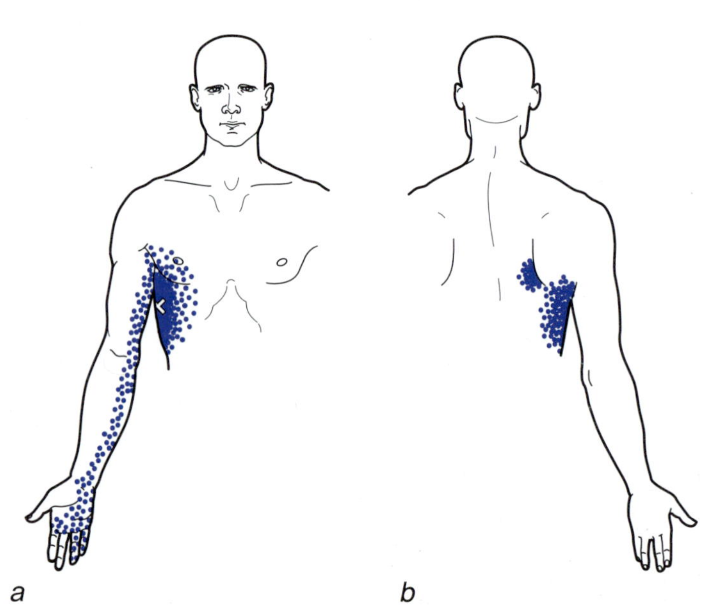

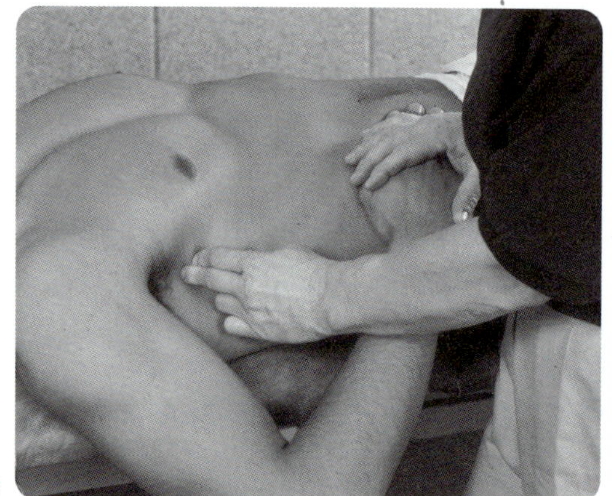

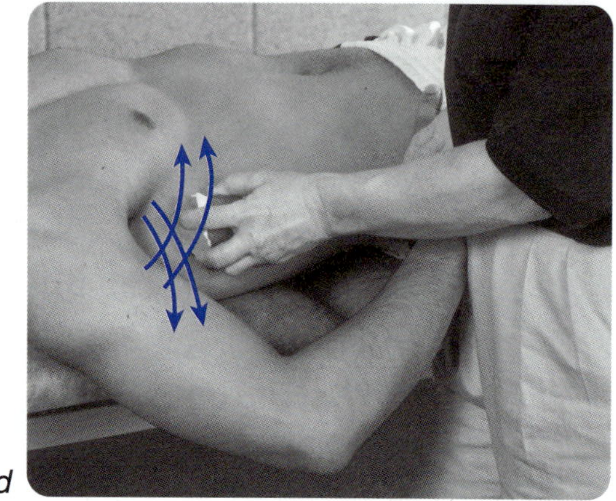

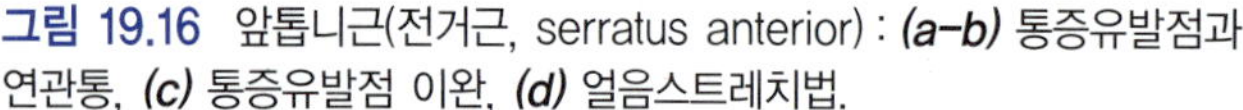

그림 19.16 앞톱니근(전거근, serratus anterior) : *(a–b)* 통증유발점과 연관통, *(c)* 통증유발점 이완, *(d)* 얼음스트레치법.

마름모근 (능형근, Rhomboids)

방사패턴 : 이 근육들은 목 부분의 구성 요소가 없다는 점을 제외하면 어깨올림근(견갑거근, levator scapulae)과 비슷한 통증전달 패턴을 가지고 있다. 통증 전달 패턴은 어깨뼈(견갑골, scapula)의 가장자리를 따라 있으며 가시위근(극상근, supraspinatus) 부분으로 약간의 통증이 전달될 가능성도 있다(그림 19.17a).

통증유발점의 위치 : 압통 밴드는 어깨뼈의 척추쪽 가장자리를 따라 있다. 압통이 있는 밴드 안에 결절이 있다.

촉진자세 : 엎드리거나 앉힌다.

촉진을 위한 근육상태 : 팔을 옆에 힘을 뺀 상태로 둔다.

압박처치 : 결절을 확인하여 풀릴 때까지 압박해준다(그림 19.17b).

스프레이-스트레치 처치 : 얼음스트레치법은 힘을 빼고 앉힌 다음, 등뼈(흉추, thoracic)를 굽히고 팔을 앞에 두거나 어깨뼈를 앞으로 내밈(돌출, protraction)시키기 위해 가슴 앞으로 교차시킨다. 얼음으로 평행하게 등을 가로질러 어깨뼈 척추쪽 가장자리에서 바깥쪽으로 쓸면서 어깨 쪽으로 올라간다(그림 19.17c).

주의점 : 얼음 스트레치를 시작할 때 당긴 근육 위에 처치한다.

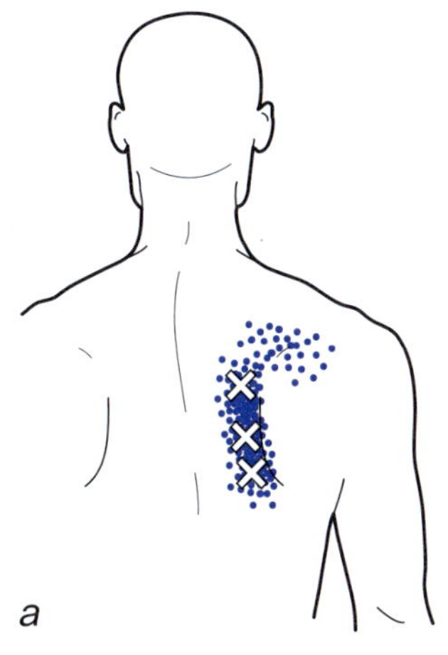
a

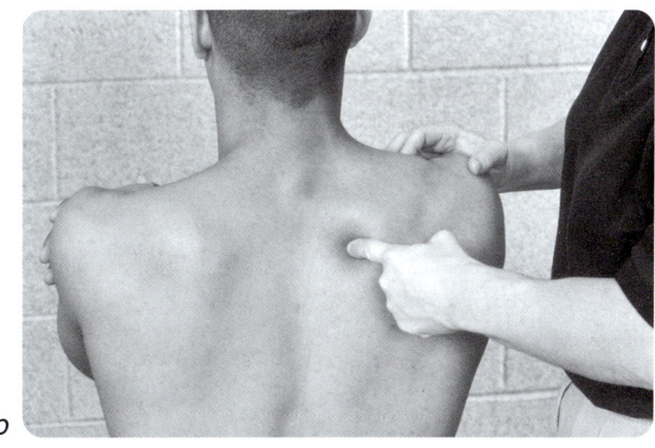
b

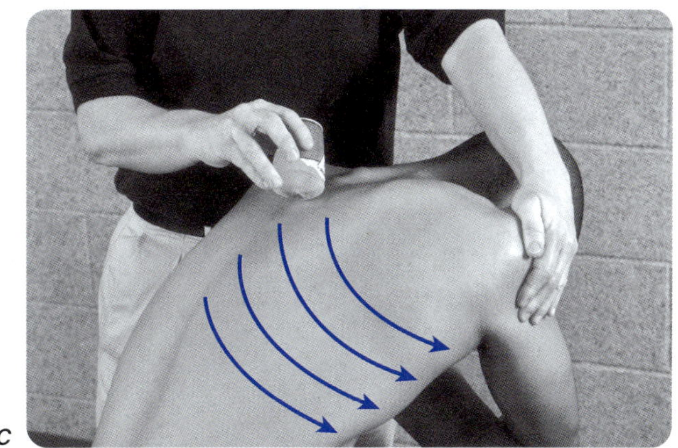
c

그림 19.17 앞톱니근 : *(a)* 통증유발점과 연관통, *(b)* 통증유발점 이완, *(c)* 얼음스트레치법.

작은가슴근 (소흉근, Pectoralis Minor)

방사패턴 : 이 근육은 어깨세모근(삼각근, deltoid)의 앞 부분을 지나 빗장뼈(쇄골, clavicle)의 아랫부분, 가슴, 팔의 자뼈(ulnar), 아래팔(전완, forearm), 손 바닥과 손가락까지 통증을 전달한다(그림 19.18a).

위치 : 빗장뼈 아래 움푹 들어간 바로 아래로 세 번째와 네 번째 갈비뼈(늑골, ribs) 위치에 있다.

촉진자세 : 누운 자세.

촉진을 위한 근육상태 : 아래팔(전완, forearm)은 머리 위에 있도록 받쳐주거나 배 위에 둔다.

압박처치 : 빗장뼈 아래 움푹 들어간 바로 아래로 세 번째와 네 번째 갈비뼈 위치한 통증유발점의 상부나 작은가슴근(소흉근, pectoralis minor)의 팽팽한 띠를 확인한다. 이완될 때까지 지속적으로 눌러준다(그림 19.18b).

스프레이-스트레치 처치 : 얼음스트레치법은 환자를 앉히거나 어깨가 치료대 밖으로 나오도록 하고 눕힌다. 팔을 벌려 어깨를 뒤로 당겨 폄/바깥돌림(외회전, lateral rotation)시켜 작은가슴근(소흉근, pectoralis minor)이 당겨지도록 어깨뼈(견갑골, scapula)를 올림(거상, elevation), 뒤당김(후퇴, retraction)시킨다. 얼음으로 가슴 앞쪽에서 어깨 앞쪽으로 이동하면서 위팔 내측에서 아래팔(전완, forearm)을 따라 안쪽 손가락까지 쓸어준다(그림 19.18c).

주의점 : 큰가슴근(대흉근, pectoralis major)이 잘 발달된 환자의 경우에는 통증유발점의 촉진은 팔을 머리 위로 올리게 하면 쉽다.

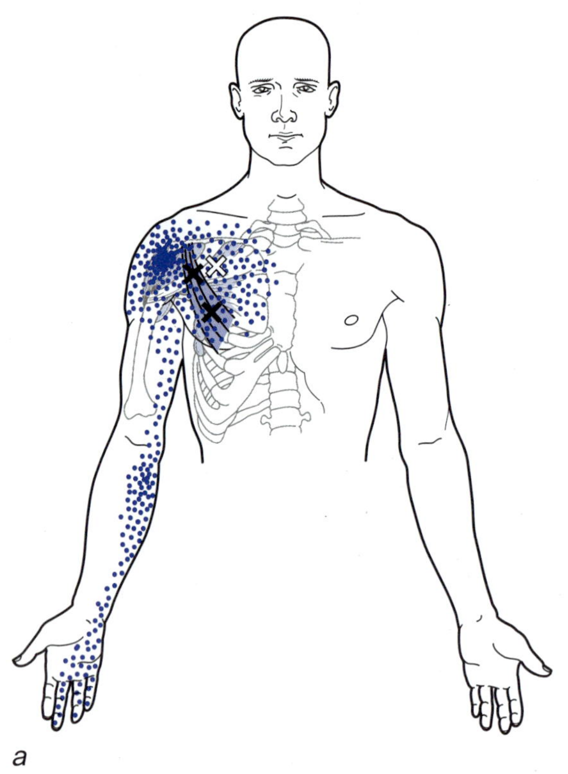

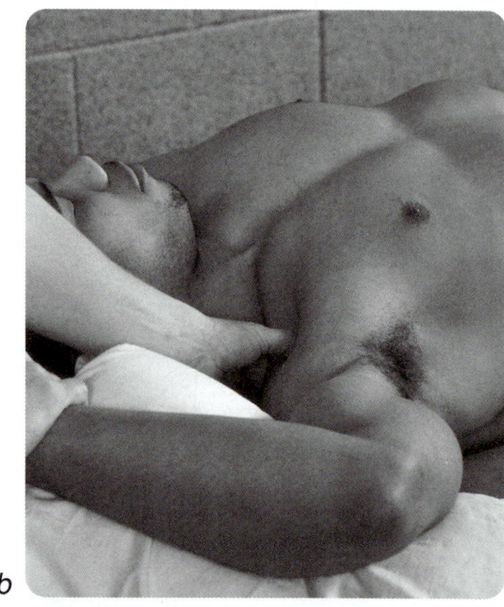

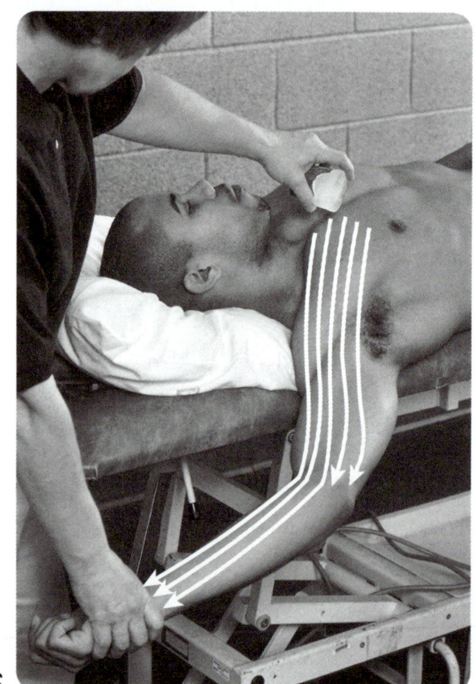

그림 19.18 작은가슴근(소흉근, pectoralis minor) : *(a)* 통증 방사 패턴과 통증유발점, *(b)* 통증유발점 이완, *(c)* 얼음스트레치법.

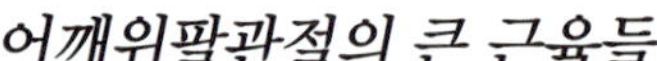

어깨위팔관절의 큰 근육들

(Large Glenohumeral Muscles)

어깨위팔관절의 큰 근육들의 통증 전달 패턴 중에는 돌림근띠(회전근개, rotator cuff)와 어깨뼈 돌림근을 포함한 다른 어깨의 근육들과 아주 닮은 점이 많다. 좀 더 나은 근육 치료와 관리를 위해서는 조심스러운 관찰과 테스트가 필요하다. 다음 내용은 넓은등근(광배근, latissimus dorsi), 큰원근(대원근, teres major), 큰가슴근(대흉근, pectoralis major), 어깨세모근(삼각근, deltoid)의 통증유발점 및 처치법을 소개한 것이다.

■ 어깨위팔관절의 큰 근육의 통증유발점 이완법

(Trigger Point Releases for Large Glenohumeral Muscles)

넓은등근 (Latissimus Dorsi)

방사패턴 : 어깨뼈(견갑골, scapula)의 아래쪽 모서리 부분과 가슴의 가운데 부분에 계속해서 통증이 느껴지는 것은 이 근육의 통증 전달 패턴 때문이다. 통증은 또한 어깨의 뒤쪽, 팔 가운데와

아래팔 가운데로 내려가 손과 자뼈(척골, ulna), 손가락까지 발생할 수 있다(그림 19.19 a~c).

통증유발점의 촉진위치 : 중앙 어깨뼈 부분에 포개어져 있는 겨드랑이 뒤쪽 아치 맨 윗부분 바로 아래 쪽에 있는 근육을 2cm 정도 움켜잡음으로써 근막밴드(myofascial bands)를 촉진할 수 있다(그림 19.19d).

환자자세 : 누운 자세.

촉진을 위한 근육상태 : 팔을 약 60° 에서 90° 로 벌림(외전, abduction)시킨 상태.

압박처치 : 손으로 잡아 위치를 확인하고 밴드 내에 유발점을 처치한다.

얼음스트레치법 : 얼음으로 문질러주기는 근육의 말단 지점에서부터 겨드랑이를 지나 위쪽으로, 팔과 아래팔의 자뼈면을 따라 손까지 평행선 방향으로 실시한다(그림 19.19e).

주의점 : 근육은 위쪽으로 펴지기 때문에 팔은 귀 뒤에 위치하게 된다.

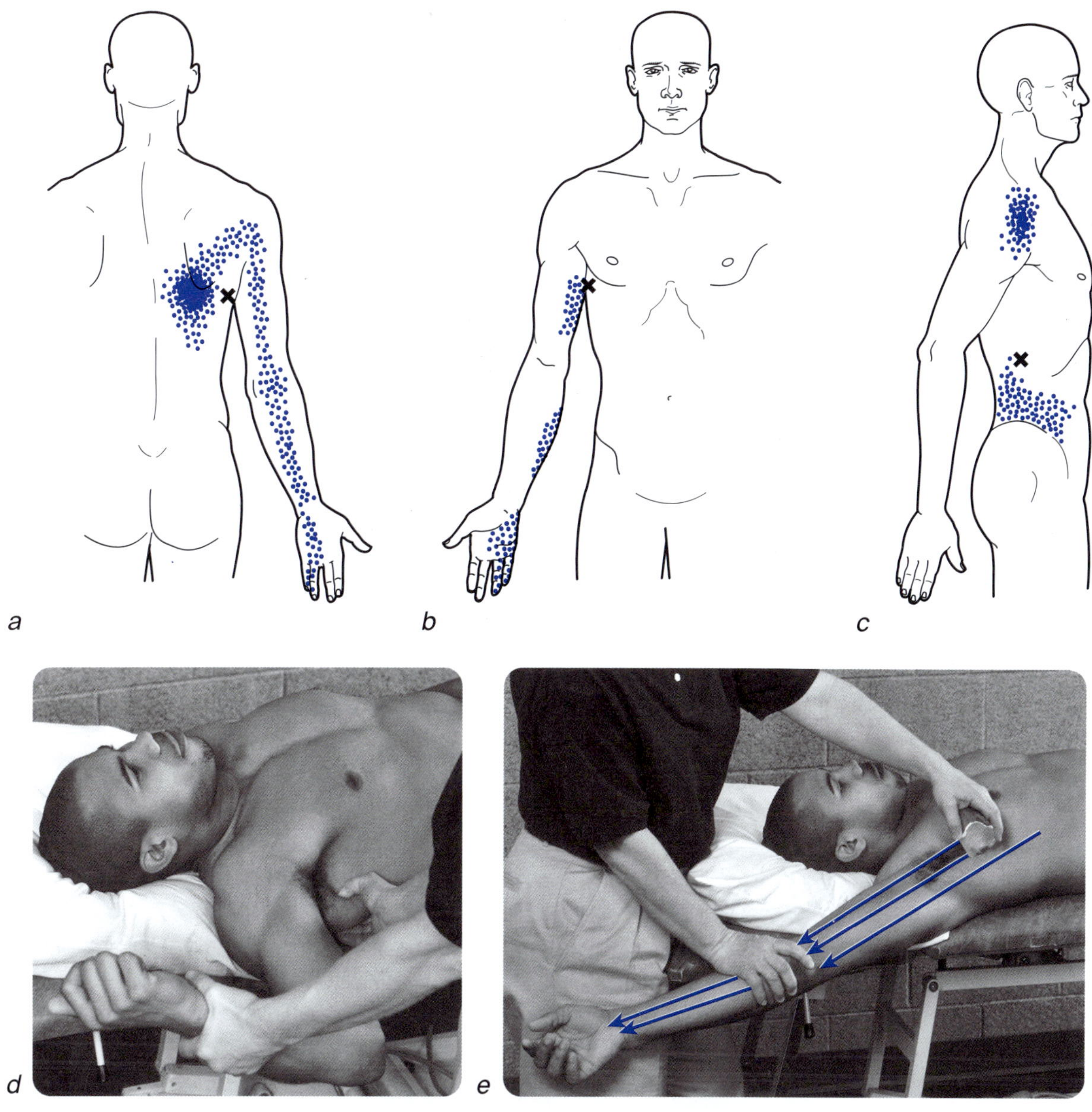

그림 19.19 넓은등근(광배근, latissimus dorsi) : *(a-c)* 통증유발점과 통증 방사 패턴, *(d)* 통증유발점 이완, *(e)* 얼음스트레치법.

큰원근 (대원근, Teres Major)

방사패턴 : 큰원근은 뒷쪽 어깨세모근(삼각근, deltoid)과 위팔세갈래근(상완삼두근, triceps brachii)을 따라 길게, 그리고 가끔씩은 아래팔(전완, forearm)의 뒷부분에까지 통증을 전달한다(그림 19.20 a, b).

통증유발점 위치 : 환자가 옆으로 누워 있다면 어깨뼈(견갑골, scapula) 아래각에 있고, 앉아 있으면 유발점은 어깨뼈(견갑골, scapula) 측면 아래 가장자리와 겨드랑이에 접힌 부분(이 위치에서 손바닥이 넓은등근(광배근, latissimus dorsi)을 둘러싸고 있다) 사이에 있는 고랑 앞쪽을 엄지와 인지로 잡아 확인한다.

환자자세 : 옆으로 눕기 혹은 앉기.

촉진을 위한 근육상태 : 옆으로 누워 있을 때 팔은 옆에서 받쳐주고 앉아 있는 경우에는 약간 벌림(외전, abduction)시킨다.

압박처치 : 옆으로 누워 있는 경우, 손가락 혹은 엄지로 유발점을 압박한다(그림 19.20c). 앉아 있는 경우에는 엄지와 손가락으로 앞에서 유발점을 눌러 풀어지거나 통증이 없을 때까지 유지한다.

얼음스트레치법 : 얼음스트레치법은 환자를 반듯이 또는 옆으로 눕도록 한 다음, 팔을 어깨에서 머리 위로 들어 올리게 해서 벌림시킨 다음 바깥돌림(외회전, lateral rotation) 하게 하여 팔꿈치를 구부린 상태에서 실시한다. 팔이 안쪽으로 회전할 때 어깨뼈 가장 자리의 아래쪽 측면에서 부터 세갈래근을 따라 얼음으로 쓸어준다(그림 19.20d).

주의점 : 넓은등근이 비대하면 큰원근(대원근, teres major)을 손가락으로 잡기 어려울 수도 있다.

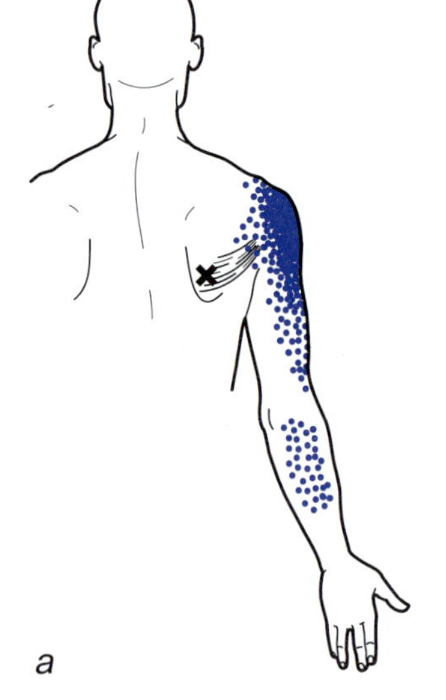

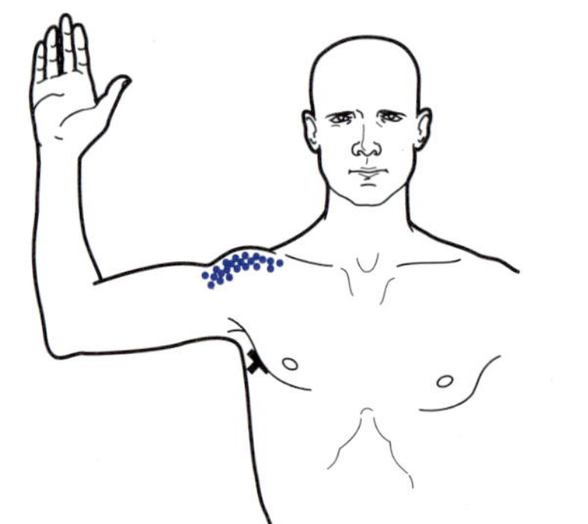

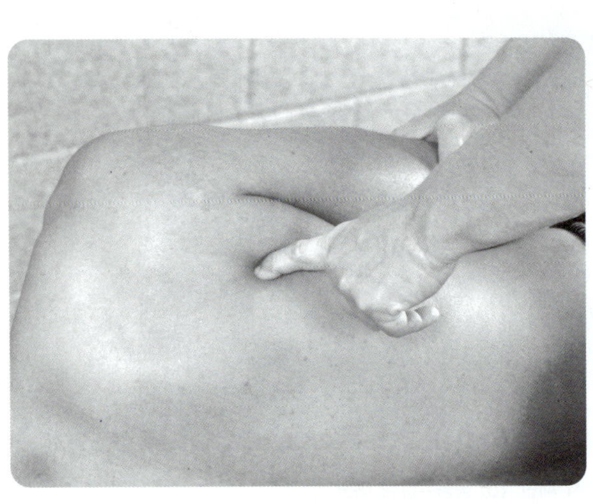

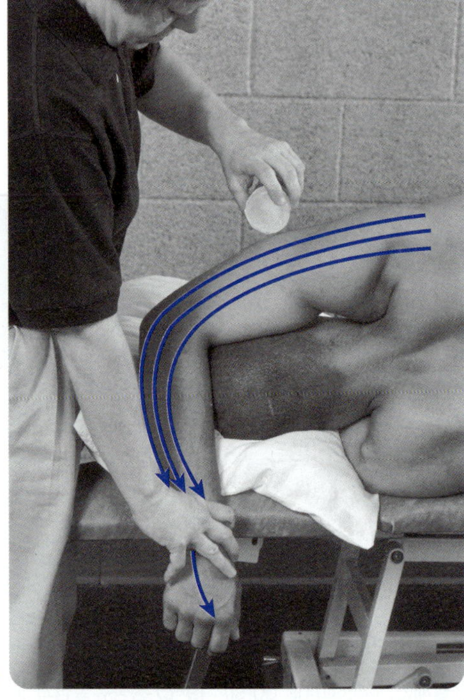

그림 19.20 큰원근(대원근, teres major) : *(a–b)* 통증 방사 패턴과 통증유발점, *(c)* 통증유발점 이완, *(d)* 얼음스트레치법.

큰가슴근 (대흉근, Pectoralis Major)

방사패턴 : 이 근육은 통증을 앞쪽 가슴, 앞쪽 어깨세모근(삼각근, deltoid), 위팔뼈(상완골, humerus) 안쪽위관절융기(내상과, medial epicondyle), 복장뼈(흉골, sternum)와 가슴까지 전달한다. 통증은 또한 팔 중앙과 자뼈(척골, ulna)에서도 일어난다(그림 19.21 a~c).

통증유발점 위치 : 다섯 번째와 여섯 번째 갈비뼈(늑골, ribs) 사이(그림 19.21d). 칼돌기(검상돌기, xiphoid process) 끝을 보고 위치를 확인한다. 그리고 옆으로 수평선을 그어 가쪽 복장뼈와 젖꼭지 사이를 가상으로 수직선과 만나도록 한다. 두 선이 서로 만나는 점이 일반적인 통증유발점이다. 압통이 있는 다른 부위는 그림 19.21a와 c에서 "×"표시로 된 통증유발점에 의해 처치될 수 있다.

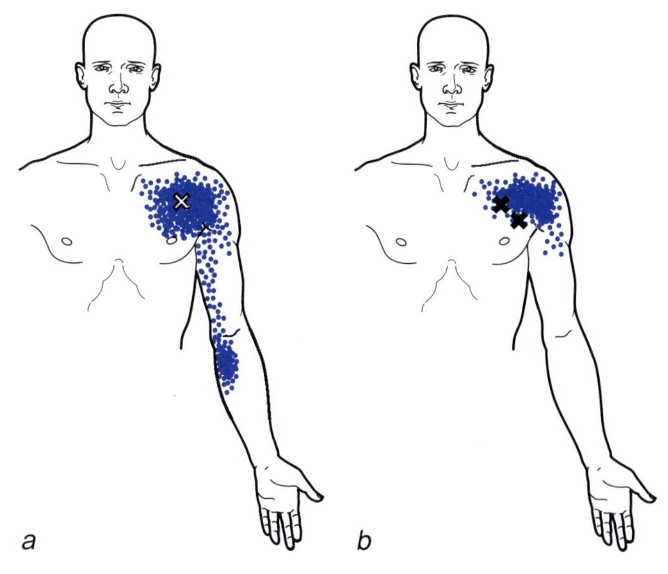

환자자세 : 눕거나 앉힌다.

촉진을 위한 근육상태 : 팔을 90° 벌림(외전, abduction)시켜 받친다.

압박처치 : 손가락으로 다섯 번째와 여섯 번째 갈비뼈 사이를 지속적으로 위로 압박한다.

얼음스트레치법 : 환자를 반듯이 눕히거나 앉힌 다음 실시한다. 큰가슴근(대흉근, pectoralis major)의 다양한 두부는 각기 다른 위치로 펴져있다. 빗장뼈(쇄골, clavicle) 부분은 환자가 자리에 앉아 어깨를 90° 벌림시켜서 수평으로 곧장 뻗은 다음 스트레칭 한다(그림 19.21e). 복장갈비뼈 부분은 앉거나 반듯이 누워 어깨를 벌림시키고, 바깥으로 돌림(회전, rotation)시킨 다음 완전히 구부린 상태에서 한다. 환자를 반듯이 눕혀 놓고 스트레칭할 때는 어깨뼈(견갑골, scapula)가 손상되지 않도록 주의해야 한다. 복장뼈(흉골, sternum)에서 어깨 쪽으로 팔 중앙을 따라 자뼈까지 얼음으로 문질러준다.

주의점 : 얼음으로 치료하는 동안 내내 팔을 당겨줘야 한다. 누운 자세라면 어깨뼈가 방해되지 않도록 해야 한다.

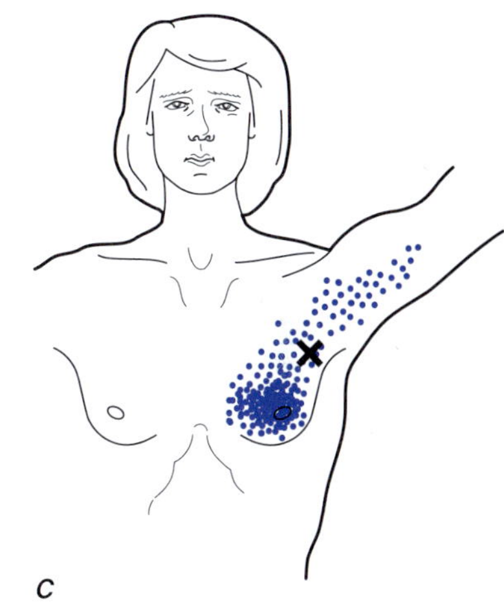

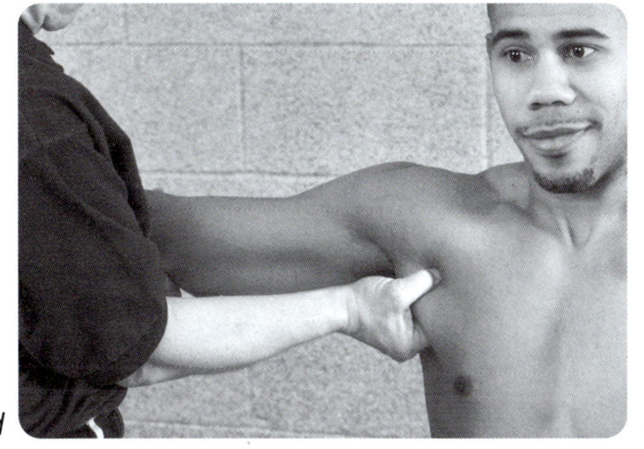

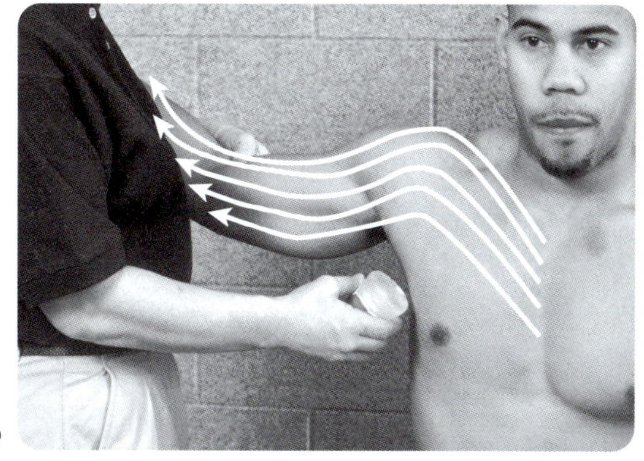

그림 19.21 큰가슴근(대흉근, pectoralis major) : *(a–c)* 통증 방사 패턴과 통증유발점, *(d)* 통증유발점 이완, *(e)* 얼음스트레치법, 빗장뼈(쇄골, clavicle) 부분.

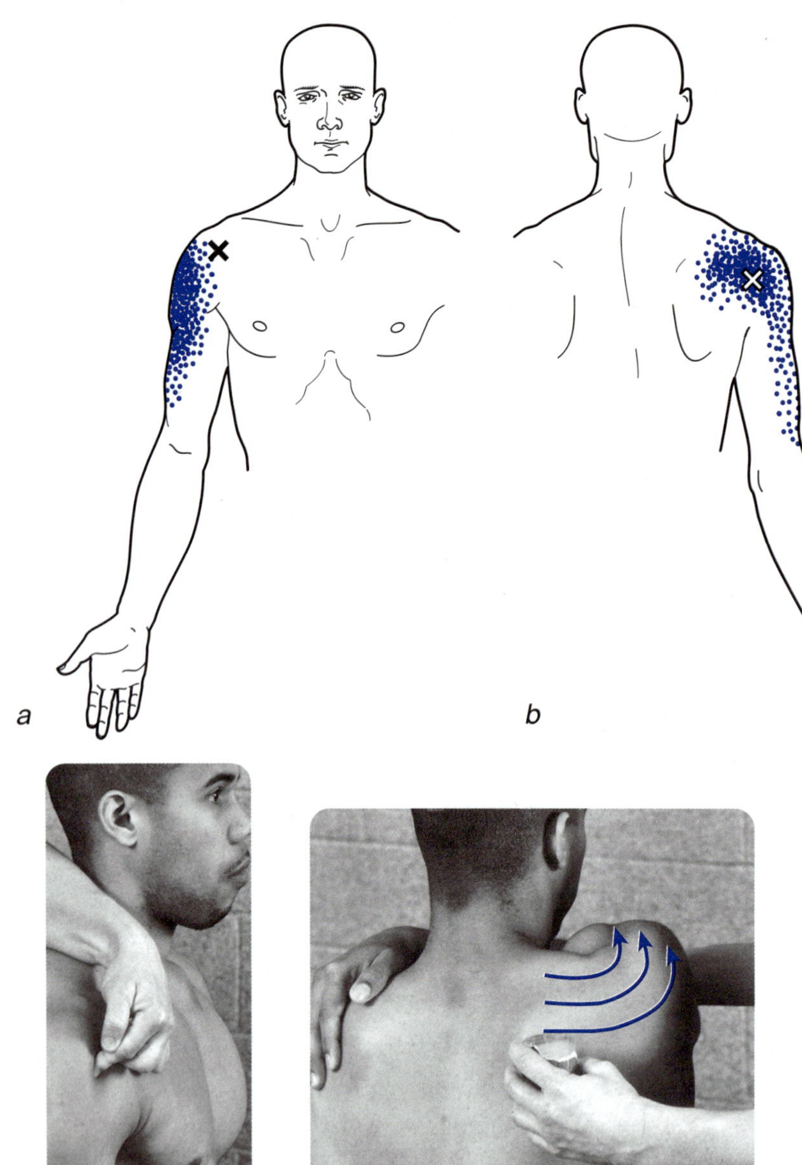

그림 19.22 어깨세모근(삼각근, deltoid) : *(a-b)* 어깨세모근의 앞뒤쪽 통증유발점과 통증 방사 패턴, *(c)* 통증유발점 이완, *(d)* 얼음스트레치법.

어깨세모근 (삼각근, Deltoid)

방사패턴 : 앞쪽과 뒤쪽에 있는 어깨세모근(삼각근, deltoid)의 일부분이 팔에 인접한 부분으로 통증을 유출시키면서 어깨세모근의 앞쪽, 뒤쪽, 가운데까지 통증을 전달한다(그림 19.22 a, b).

통증유발점 위치 : 앞쪽 통증유발점은 앞쪽 어깨세모근의 중앙, 그리고 빗장뼈(쇄골, clavicle) 바깥쪽 끝 바로 아래에 있다. 뒤쪽에 있는 통증유발점은 위팔뼈(상완골, humerus) 어깨세모근 결절(거친면, tuberosity) 뒤가쪽 및 위쪽에 있다.

환자자세 : 앉은 자세.

촉진을 위한 근육상태 : 팔을 편안하게 30° 에서 90° 로 벌림(외전, abduction)시킨 상태.

압박처치 : 팽팽한 밴드 안에 있는 통증유발점이 확인되면 손가락 혹은 엄지로 눌러 풀어질 때까지 지속한다(그림 19.22c).

얼음스트레치법 : 팔은 가로로 관절을 구부린 상태에서 안쪽돌림(내회전, medial rotation)시켜 뒤쪽 어깨세모근(삼각근, deltoid)이 스트레칭되거나 반대로 수평으로 팔을 펴고 바깥돌림(외회전, lateral rotation)시켜 앞쪽 어깨세모근(삼각근, deltoid)이 스트레칭된 자세를 취한다(그림 19.22d). 특정 근육의 기시점에서부터 방사패턴을 따라 어깨와 팔 위를 얼음으로 문질러 준다. 뒤쪽 어깨세모근(삼각근, deltoid)은 뒤쪽에서 앞쪽으로 문질러주며 앞쪽 어깨세모근은 반대방향으로 해준다.

주의점 : 어깨세모근의 통증유발점의 방사패턴은 돌림근띠(회전근개, rotator cuff)와 유사하기 때문에 어깨세모근을 처치하기 전에 방사통의 잠재적인 발생처가 돌림근띠가 되지 않도록 해야 한다.

가시위근(극상근) 마찰 마사지 *(Supraspinatus Friction Massage)* 이것은 가시위근(극상근, supraspinatus)의 힘줄염(건염, tendonitis)를 치료하기 위해 사용한다. 환자는 앉은 자세에서 손을 등 뒤로 해서 가시위근의 힘줄이 밖으로 돌출되도록 한다. 스포츠지료사는 어깨뼈봉우리(견봉, acromion)에서 아래 쪽으로 손가락 두 개 정도의 넓이만큼 내려온 곳에 있는 힘줄의 윗부분에

집게손가락을 놓고 가운데 손가락으로 마사지해준다. 전에 1~2분 정도 혹은 통증이 가라앉을 때까지 교차형식으로 마찰 압력을 가해준다(그림 19.23).

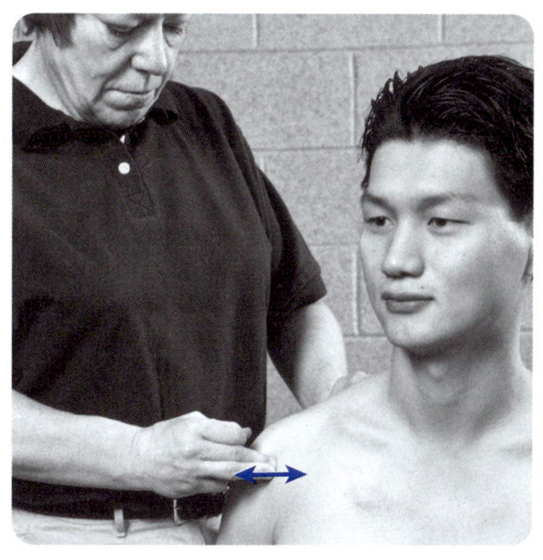

그림 19.23 가시위근(극상근, supraspinatus) 힘줄에 대한 마사지(가로 방향으로 마찰).

***팔 당기기** (Myofascial Stretch: Arm Pull)* 이것은 연부 조직을 펴주거나 운동시키기 위한 일반적인 근막 스트레칭 기술이다. 환자를 반듯이 눕힌 다음, 수평으로 환자의 팔을 끌어당기되 스포츠치료사가 환자의 손을 잡고 있어야 한다. 팔을 끌어당기면서, 바깥쪽으로 돌림시키고 점차적으로 벌림(외전, abduction)되도록 팔을 움직여 준다(그림 19.24). 스포츠치료사들이 제대로 된 동작이 이뤄지지 않는다고 느끼면 이완이 다 됐다고 느낄 때까지 자세를 유지한다.

이 방법을 팔을 수평으로 모음(내전, adduction)시킨 상태에서 반복한다. 이때 어깨뼈(견갑골, scapula)는 당겨지고 환자는 옆으로 몸을 굴리게 된다. 마지막 팔 당기기 기술은 환자를 똑바로 눕힌 다음 실시한다. 팔을 잡아당기면, 팔은 안으로 돌림(회전, rotation)해 모음 한다.

관절 가동술 (Joint Mobilization)

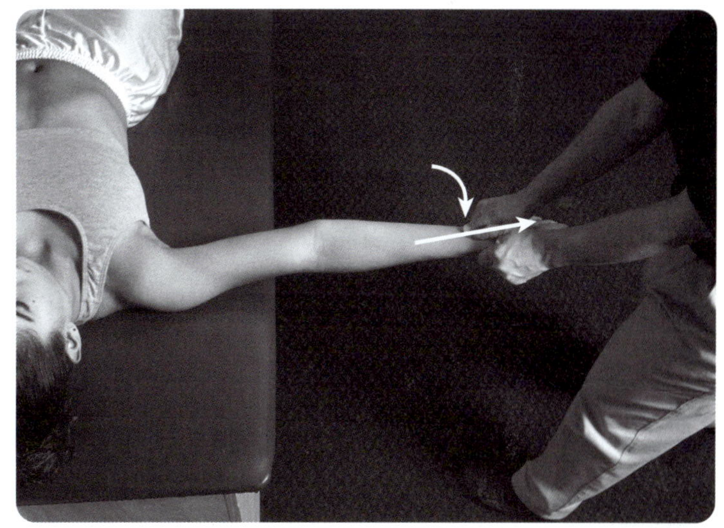

그림 19.24 팔 잡아당기기.

관절 가동술은 모든 어깨관절에 대해 시행할 수 있다. 1차 평가 결과를 바탕으로 어떤 종류의 관절 운동 치료가 필요한지 결정하게 된다. 또한 어깨 관절 운동은 갈비뼈(늑골, ribs)와 등뼈(흉추, thoracic)의 운동성에 의해서도 영향을 받는다. 앞서 언급한 바 있지만 어깨 관절이 ROM이 비정상일 경우에도 좋은 운동성을 보인다면, 갈비뼈와 등뼈의 운동성을 조사하여 이 관절들의 제한 원인을 알게 해줄 것이다. 조사 결과 문제가 있는 것으로 밝혀지면 18장에서 소개한 갈비뼈와 복장뼈(흉골, sternum)에 대한 가동술이 어깨의 가동성을 회복시키는 데 도움을 준다.

어깨위팔관절(견상완관절, glenohumeral joint)의 캡슐성 제한은 캡슐 패턴에 따라 판단한다 : 벌림보다 바깥돌림(외회전, lateral rotation)이 더 제한적이고 안쪽돌림(내회전, medial rotation)보다 모음이 더 제한적이다. 예를 들면, 안쪽돌림 70°, 벌림 90°, 바깥돌림 정상이라면 관절 캡슐이 가동성을 제한하는 1차 구조물은 아니다. 그러나 안쪽돌림 70°, 벌림 90°, 바깥돌림 50°라면 관절 캡슐이 가동성 제한의 원인이라고 보여진다. 어깨 가동성이 감소되어 있다면 캡슐이 원인이고, 관절 가동술을 실행할 필요가 있다. 어깨가 제한적인 캡슐 패턴이 없다면 캡슐이 가동성 제한의 1차 원인이 아니다.

어깨위팔관절의 가동술 적용은 굽힘(굴곡, flexion) 55°, 20°에서 30° 수평 벌림을 하여 힘을 뺀 상태에서 진행한다. 약간의 움직임은 가능하지만, 아직 가동성이 부족한 경우에는 어깨가 안정상태가 아닌 조건 혹은 다른 느슨한 각도(loose packed position)에서도 진행이 가능하다. 어깨가 완전히 꽉 조이는 상태는 완전한 바깥돌림, 벌림인 경우이므로 참고한다.

관절 가동술을 적용하는 동안 몸을 적절하게 잘 써야 한다. 힘을 주는 손은 가능한 관절 가까이에 둔다. 가동력은 팔이 아니라 다리로 조절해야 한다.

미끄러지기(glide), 구르기(roll), 돌기(spin)에 대한 이론을 바탕으로 가동력의 방향을 잘 잡아야 한다. 위팔뼈머리(상완골두, humeral head)는 오목한 면 위를 움직이는 볼록한 면이기 때문에, 요철법칙이 적용된다. 여기에 소개된 관절가동술은 일반적인 것들이다. 어떤 관절 가동술이든 관절면을 상상하고 관절면과 평행 혹은 수직 방향으로 힘을 적용하는 것이 중요하다. 팔의 위치에 따라 어깨위팔관절의 와(fossa)의 각도가 변한다; 힘의 적용각을 결정할 때 이를 고려해야 한다.

주의 혹은 금기사항은 지켜야 한다. 연부조직의 치유기간과 새 조직의 상태와 힘은 관절가동술의 적용여부와 적용할 힘의 정도를 결정할 때 고려해야 될 사항이다. 과가동 관절에 적용되는 관절운동은 불안정성을 증가시켜 손상을 유발할 수 있으므로 금기사항이다. 부적절한 기법과 올바르지 못한 힘의 사용, 지나친 힘, 부적절한 적용시기는 원치 않는 부상을 만들거나 관절 구조에 손상을 입힐 수도 있다.

어깨위팔관절 (Glenohumeral Joint)

어깨위팔관절(견상완관절, glenohumeral Joint)에 대한 관절가동술을 적용하는 동안 지속적인 관절 견인력도 활용할 수 있다. 기법은 적용력의 방향에 따라 이름을 붙인다. 다음에 소개되는 내용은 어깨위팔관절의 가동술에 대한 것이다.

■ 어깨위팔(견상완)관절의 큰 근육의 통증유발점 이완법 (Joint Mobilization of the Glenohumeral Joint)

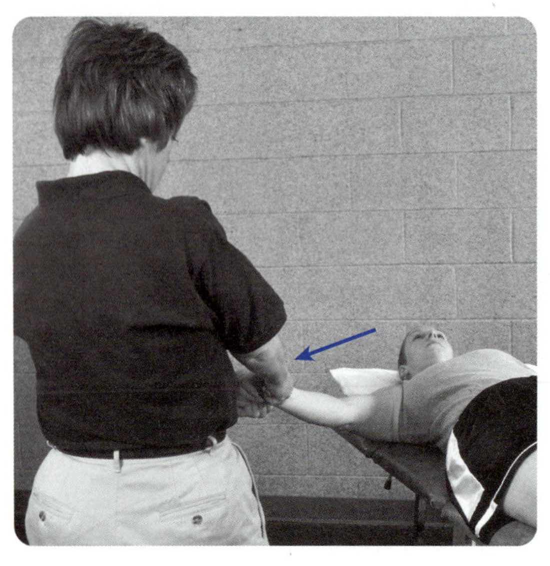

그림 19.25 관절 가동운동 : 흔들며 당겨주기.

진동법 (Oscillation)

어깨자세 : 55° 굽힘(굴곡, flexion), 20°–30° 수평 벌림(외전, abduction)

가동술 : 진동법.

목적 : 관절가동술 전후의 근육이완.

환자자세 : 누워서 어깨를 치료대 끝에 둔다.

운동사와 손의 위치 : 환자 옆에 서서 어깨를 마주보고 원위 아래팔(전완, forearm)과 손목을 잡는다.

가동술 적용 : 어깨위팔관절(견상완관절, glenohumeral joint) 면과 수직방향으로 가볍게 당긴다(그림 19.25).

주의점 : 발등에 운동사의 체중을 두며 아래팔과 손목 위에 쥐기를 하며 점진적으로 대상자의 어깨를 당기는 힘을 적용한다.

떼어당기기 (신연, Distraction)

어깨자세 : 55° 굽힘, 20°–30° 수평 .

가동술 : 종축으로 당기기.

목적 : 아래쪽 캡슐의 가동범위 개선.

환자자세 : 환측 어깨를 치료대 끝으로 하여 눕는다.

운동사와 손의 위치 : 오른 어깨의 경우, 오른손을 겨드랑이에 두고 어깨를 받쳐준다. 왼손은 팔꿈치 위를 잡는다.

가동술 적용 : 당기는 힘을 위팔뼈(상완골, humerus)에 준다(그림 19.26).

주의점 : 초기에 적당한 기법이다. 길게 할수록 효과적인데 당겨서 흔들어주면 더 좋다.

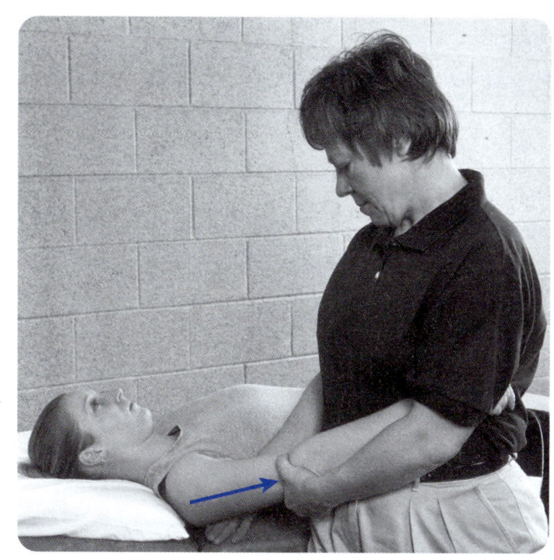

그림 19.26 관절 가동운동 : 같은 축 쪽으로 떼어당기기.

캡슐 아래쪽 스트레치 (Inferior Capsular Stretch)

어깨자세 : 55° 굽힘(굴곡, flexion), 20°–30° 수평 벌림(외전, abduction).

가동술 : 아래쪽 캡슐 미끄러지기 혹은 꼬리쪽 미끄러지기.

목적 : 캡슐 아래쪽 운동성과 어깨위팔관절(견상완관절, glenohumeral joint) 벌림 개선.

환자자세 : 가능한 문제 어깨를 치료대 끝에 두고 눕는다.

운동사와 손의 위치 : 고정 손은 위팔뼈(상완골, humerus) 가까이에 두고 가동 손은 봉우리돌기(견봉돌기, acromion process)에 가깝게 위팔뼈 위에 둔다. 가동 손의 손바닥이 위팔뼈 위에 위치하도록 한다.

가동술 적용 : 고정 손은 어깨 위에 두고, 가동 손은 꼬리쪽 방향으로 가동력을 관절면과 평행하게 적용한다(그림 19.27a).

주의점 : 환자 가슴을 둘러 싸는 고정 벨트가 어깨뼈(견갑골, scapula)를 고정시키기 위해 쓰여질 수 있다. 팔은 최대 60°까지 벌림하고 초기 미끄러지기(활주)는 안정상태에서 시행해야 한다. 약 120° 굽힘(굴곡, flexion)이 되면, 아래쪽 미끄러지기는 팔을 위로 들어 올린 상태에서 실시할 수 있다. 어깨의 위치가 바뀌면서, 관절오목 관절의 표면도 바뀐다. 이 자세에서는 가동력의 방향은 관절면이 바뀜에 따라 바뀌게 된다. 힘은 더 아래쪽으로 향하게 된다(그림 19.27b).

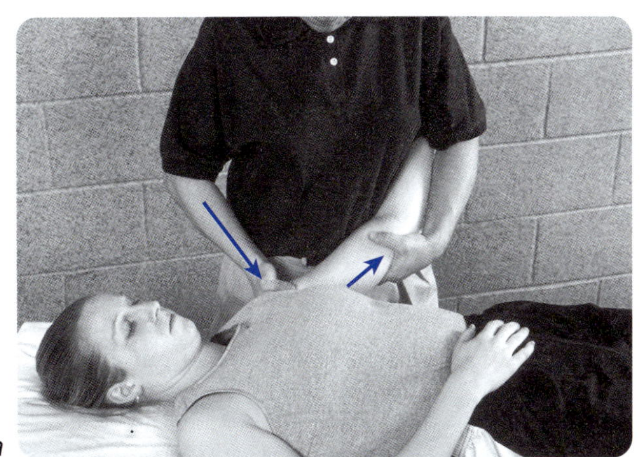

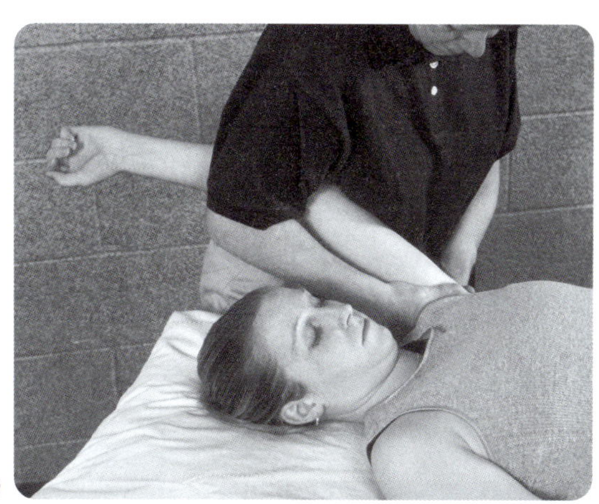

그림 19.27 관절 가동법–아래쪽 미끄러지기 : *(a)* 시작 자세, *(b)* 진행된 자세.

다른 방향 캡슐 아래쪽 스트레칭 (Alternative Inferior Capsular Stretch)

어깨자세 : 90° 굽힘, 위팔은 운동사 어깨에 편안하게 올려 놓는다.

가동술 : 아래쪽 캡슐 미끄러지기 혹은 꼬리쪽 미끄러지기.

목적 : 캡슐 아래쪽 운동성과 어깨위팔관절 벌림 개선.

환자자세 : 가능한 문제 어깨를 치료대 끝에 두고 눕는다.

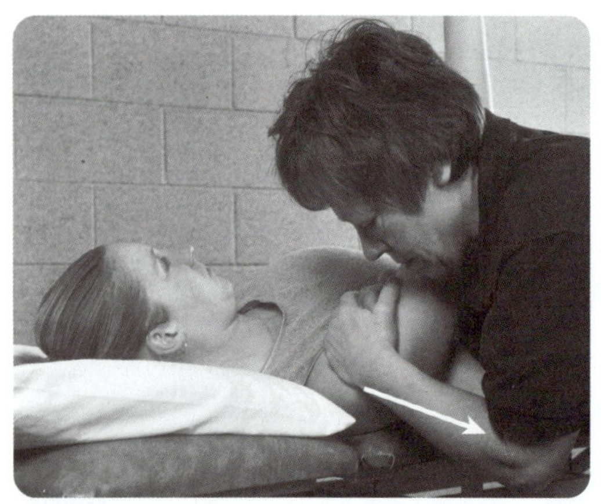

그림 19.28 관절 가동법 : 꼬리 모양으로 쓸어내리기.

운동사와 손의 위치 : 환자 팔은 운동사의 어깨 위에 편안하게 두게 하고, 운동사는 두 손을 환자의 위팔뼈머리(상완골두, humeral head)를 가능한 어깨 가까이 깊게 잡는다.

가동술 적용 : 위팔뼈(상완골, humerus) 가깝게 아래쪽 가동력을 준다(그림 19.28).

주의점 : 지속 혹은 진동기법이 사용된다.

가쪽 미끄러지기 (Lateral Glide)

어깨자세 : 90° 굽힘(굴곡, flexion), 약간 수평벌림(외전, abduction).

가동술 : 가쪽 미끄러지기.

목적 : 어깨위팔관절(견상완관절, glenohumeral joint) 모든 운동 개선.

환자자세 : 가능한 문제 어깨를 치료대 끝에 두고 눕는다.

운동사와 손의 위치 : 운동사 얼굴을 환자 어깨 앞에 두고, 환자의 팔꿈치를 90° 굽혀 운동사의 어깨 위에 편안하게 올려 놓게 한 다음, 운동사는 두 손을 환자의 위팔뼈머리(상완골두, humeral head)를 가능한 어깨 가까이 깊게 잡는다.

가동술 적용 : 가쪽 가동력을 위팔뼈에 가깝게 준다(그림 19.29).

주의점 : 척추를 똑바로 세우고 다리를 이용하여 체중을 적절히 활용하여 가동한다.

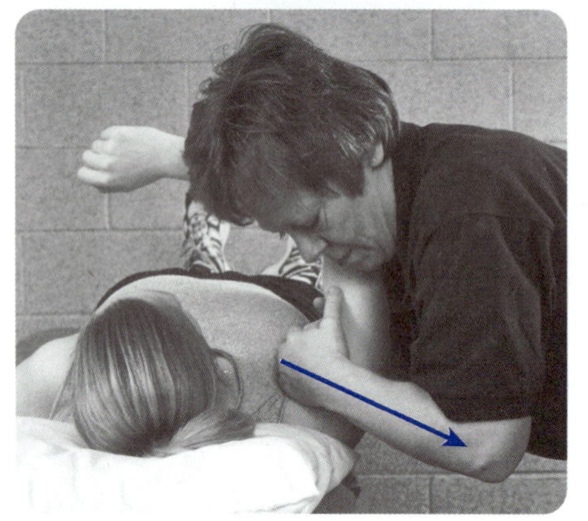

그림 19.29 관절 가동법 : 가쪽에서 쓸어내리기.

뒤쪽 미끄러지기 (Posterior Glide)

어깨자세 : 55° 굽힘, 20°-30° 수평벌림.

가동술 : 뒤쪽 미끄러지기 혹은 등쪽 미끄러지기.

목적 : 캡슐 뒤쪽(후방, posterior) 운동성 개선을 통한 굽힘과 안쪽돌림(내회전, medial rotation) 향상.

환자자세 : 가능한 문제 어깨를 치료대 끝에 두고 눕는다. 수건을 말거나 받침대를 어깨뼈(견갑골, scapula)가 움직이지 않도록 받쳐준다.

운동사와 손의 위치 : 운동사는 환자의 팔을 벌리고 그 사이로 들어간다. 고정 손을 팔꿈치를 잡고 가동 손은 위팔뼈머리를 잡는다.

가동술 적용 : 가동 손으로 아래, 약간 가쪽 가동력을 주고 팔꿈치를 잡은 고정 손은 약간 어깨위팔관절을 당겨준다(그림 19.30a).

주의점 : 안쪽돌림시킨 상태에서 사용하면, 힘을 주는 방향으로 추가적인 운동성이 생기게 된다(그림 19.30b). 이 보다 좀 더 발전된 굽힘

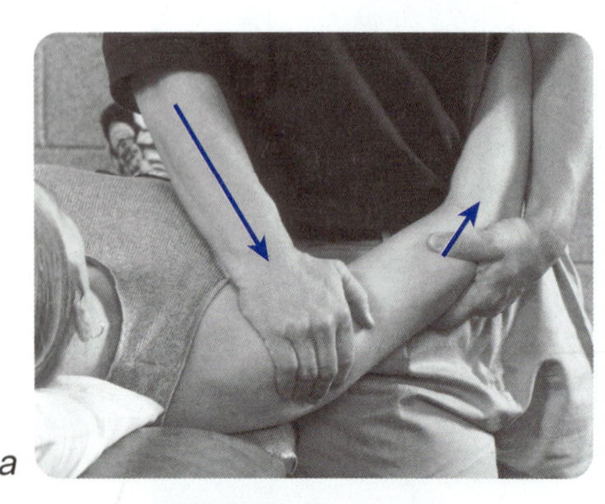

a

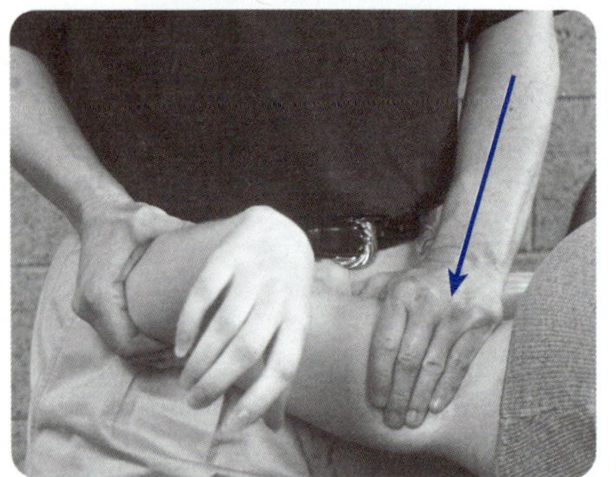

b

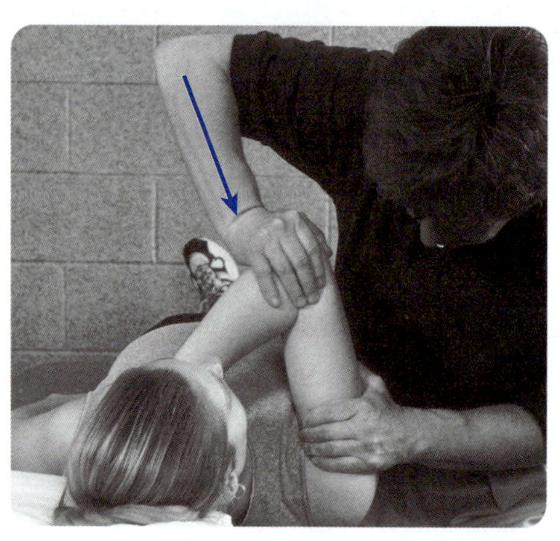

c

그림 19.30 관절 가동법 : *(a)* 뒤쪽 미끄러지기, *(b)* 안쪽돌림상태에서 뒤쪽 미끄러지기, *(c)* 굽힘 상태에서 뒤쪽 미끄러지기.

기술은 환자의 어깨를 90°로 구부리고 팔꿈치를 구부린 다음 모음(내전, adduction)시킨 상태에서 실시할 수 있다. 이 자세에서 운동사는 손을 위팔뼈(상완골, humerus) 몸쪽(근위, proximal)부에 올려놓아 안정시킨다. 환자의 팔꿈치에 있던 다른 쪽 손으로 아래쪽을 향해 힘을 주고, 운동사의 아래팔(전완, forearm)과 환자의 팔이 일직선이 되도록 한다(그림 19.30c).

앞쪽 미끄러지기 (Anterior Glide)

어깨자세 : 55° 굽힘, 20°–30° 수평 벌림(외전, abduction).

가동술 : 앞쪽 미끄러지기 혹은 배쪽 미끄러지기.

목적 : 캡슐 앞쪽 운동성 개선을 통한 폄(신전, extension)과 바깥돌림(외회전, lateral rotation) 향상.

환자자세 : 엎드리게 하고 수건을 말거나 받침대를 빗장뼈(쇄골, clavicle)와 부리돌기(오구돌기, coracoid process) 아래에 받쳐 어깨를 고정시킨다. 어깨위팔관절을 치료대 끝에 두고 팔은 편안하게 둔다.

운동사와 손의 위치 : 운동사는 환자의 팔과 옆구리 사이에 어깨를 마주 보고 서서 위팔뼈 먼쪽부위를 손으로 고정시키고, 다른 쪽 손으로는 어깨뼈봉우리(견봉, acromion)의 먼쪽부위인 위팔뼈머리(상완골두, humeral head)의 뒤쪽에 올려놓는다.

가동술 적용 : 고정 손은 밖으로 당기고, 가동 손은 앞쪽 및 안쪽 가동력을 가한다(그림 19.31a).

주의점 : 추가 동작이 만들어져도 앞쪽–아래쪽 캡슐 제한이 남아 있다면 다른 방법은 팔을 올려서 실시한다(그림 19.31b). 이것은 바깥돌림을 증가시키기 위해서 팔을 바깥돌림시켜 가동시키면 된다. 다른 방법은 운동사에게는 다소 불편하지만, 환자를 눕히고 아래쪽에서 앞쪽으로 가동력을 가하는 방법이다(그림 19.31c).

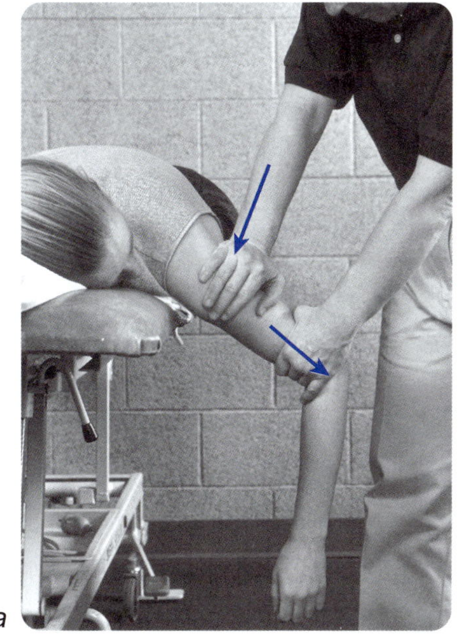
a

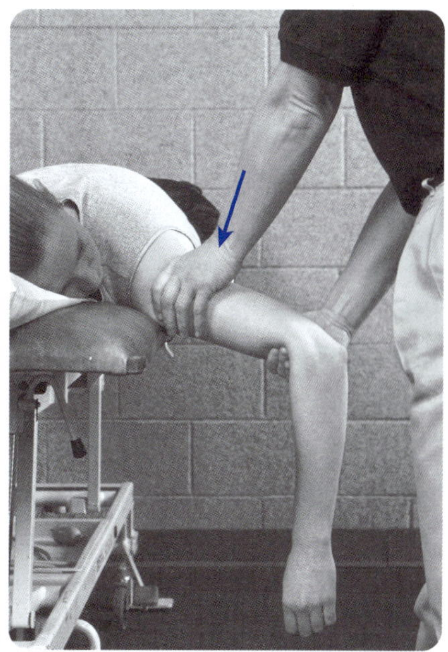
b

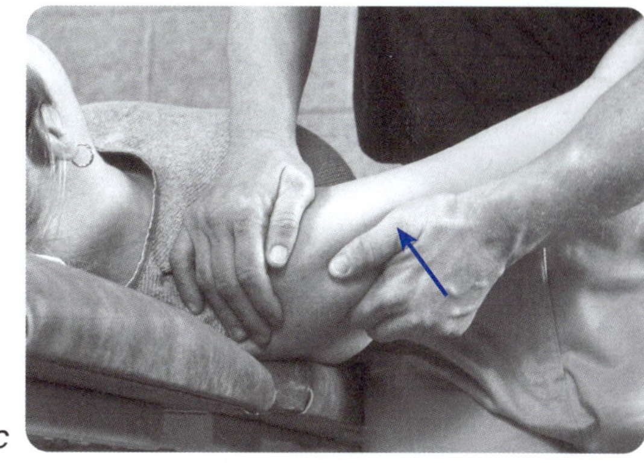
c

그림 19.31 관절 가동법–앞쪽 미끄러지기 : *(a)* 초기 자세, *(b)* 선택적인 자세, *(c)* 반듯하게 누운 자세.

바깥돌림 (외회전, Lateral Rotation)

어깨자세 : 55° 굽힘(굴곡, flexion), 20°–30° 수평 벌림.

가동술 : 바깥돌림.

목적 : 어깨위팔관절(견상완관절, glenohumeral joint)의 바깥돌림 개선.

환자자세 : 누워서 팔을 어깨뼈(견갑골, scapula) 면으로 뻗는다.

운동사와 손의 위치 : 위팔뼈(상완골, humerus) 먼쪽부위를 오른손으로 잡고 왼손바닥으로 위팔뼈머리(상완골두, humeral head) 위에 둔다.

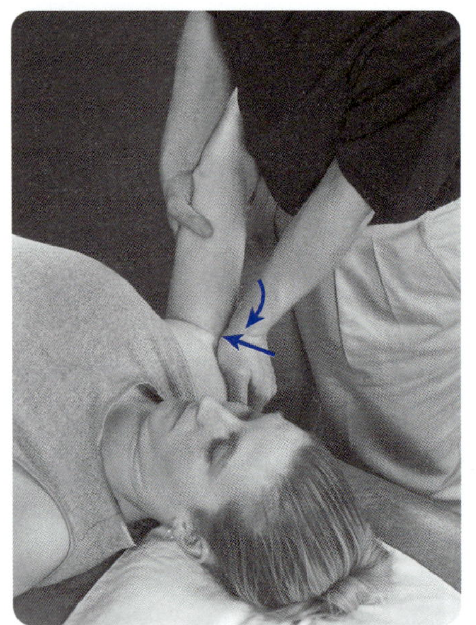

그림 19.32 관절 가동법 : 바깥돌림.

가동술 적용 : 오른손으로 팔을 바깥돌림(외회전, lateral rotation) 방향으로 고정시키고, 왼손으로 동시에 바깥돌림력을 가하면서 아래쪽 미끄러지기시킨다(그림 19.32).

주의점 : 가동범위가 호전되면 다른 위치에 두고, 가동범위 끝에 가깝게 가져간다.

어깨가슴 관절 (*Scapulothoracic Joint*)

다음에 소개되는 가동술은 환자가 이완된 상태에서 진행해야 한다. 이완되지 않으면, 어깨뼈와 갈비뼈(늑골, ribs) 사이에 손을 넣을 수 없다.

■ 어깨갈비(견흉)관절의 가동 (Joint Mobilization of the Scapulothoracic Joint)

어깨뼈(견갑골) 당기기 (Scapular Distraction)

자세 : 가슴(흉곽, thoracic)에 어깨뼈를 편안하게 둔다.

가동술 : 가슴으로부터 어깨뼈를 당겨 벌린다.

목적 : 어깨뼈와 갈비뼈(늑골, ribs) 사이의 운동성 개선.

환자자세 : 처치될 어깨뼈가 위로 오도록 옆으로 눕는다.

운동사와 손의 위치 : 아래 손이 앞과 갈비뼈 사이에 두고, 어깨뼈 아래각을 손바닥과 인지로 감싸쥔다. 위 손으로는 어깨뼈의 위쪽 척추 모서리를 잡는다.

가동술 적용 : 안전을 위해 베개를 환자와 운동사 사이에 둔다. 어깨 앞쪽을 복부로 고정시킨다. 두 손을 동시에 힘을 주어 갈비뼈에서 당겨 뒤로 들어 올린다(그림 19.33a).

주의점 : 다른 방법은 환자가 엎드린 자세이다. 환자의 팔은 몸을 따라 쭉 편다. 환자 옆에 서서 머리를 마주보고 한 손으로 위팔뼈머리 앞쪽을 감싸고 다른 쪽 손은 어깨뼈 아래각에 둔다(그림 19.33b). 손은 동시에 각각을 향해 움직이고, 위팔뼈(상완골, humerus) 아래에 있는 손은 위 안쪽으로 들어 올리면서 어깨뼈 아래에 있는 손은 어깨뼈 아래쪽을 바깥쪽으로 민다.

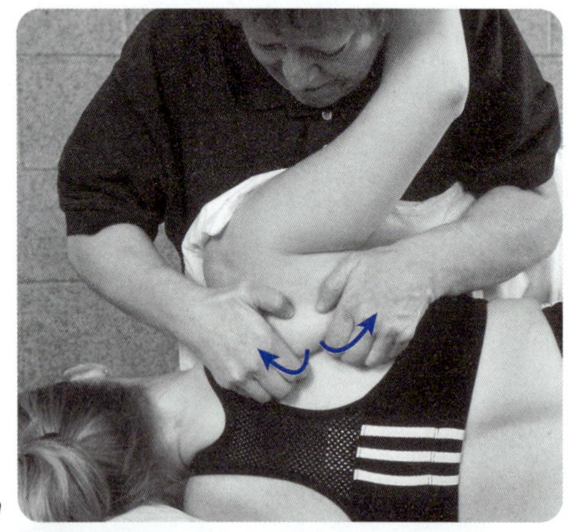

a

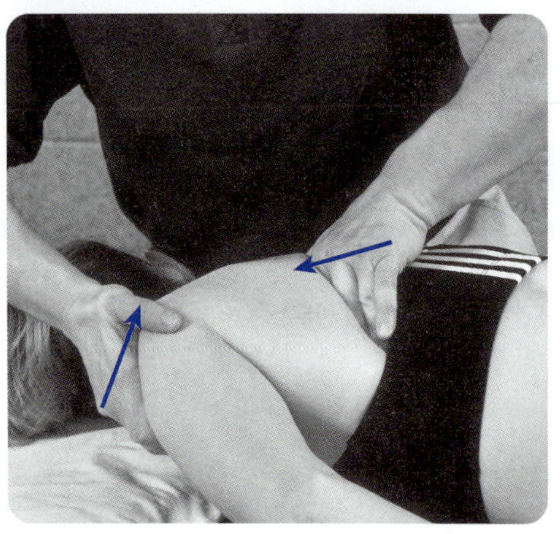

b

그림 19.33 관절 가동법-어깨뼈 당기기 : *(a)* 옆으로 누워서, *(b)* 엎드린 자세에서 하는 선택적인 기법.

아래쪽 미끄러지기 (Inferior Glide)

자세 : 가슴에 어깨뼈를 편안하게 둔다.

가동술 : 어깨뼈 아래쪽 미끄러지기.

목적 : 어깨뼈 아래쪽 돌림 개선.

환자자세 : 해당 어깨뼈를 위로 하고 옆으로 눕는다.

운동사와 손의 위치 : 머리쪽에 있는 손은 어깨뼈 위쪽에 놓고 발쪽에 있는 손은 어깨뼈 아래각 쪽에 놓는다.

가동술 적용 : 위쪽에 있는 손이 아래쪽 방향으로 어깨뼈를 밀면 아래쪽에 있던 손은 어깨뼈 아래각 아래에서 움직인다(그림 19.34).

주의점 : 환자는 반드시 이완된 상태여야 가동이 잘된다.

빗장뼈 관절 (Clavicular Joints)

빗장뼈(쇄골, clavicle)의 움직임은 어깨위팔관절(견상완관절, glenohumeral joint)의 벌림(외전, abduction) 동작 60°까지 담당하기 때문에 빗장뼈 관절의 운동성이 좋게 유지되는 것이 중요하다. 어깨 관절가동술을 적용한 후에도 어깨 운동이 제한적이라면, 빗장뼈관절이 굳었을 가능성이 높다.

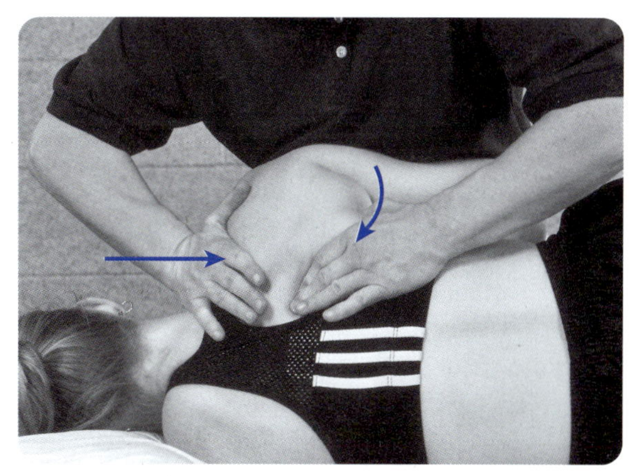

그림 19.34 관절가동법 : 어깨뼈 아래쪽 미끄러지기.

빗장뼈 및 봉우리빗장관절(견쇄관절, acromioclavicular joint)의 가동술은 아래쪽(하방, inferior), 위쪽(상방, superior), 앞쪽(전방, anterior), 뒤쪽(후방, posterior) 미끄러지기의 네 가지 운동이 있다. 가동력은 한 쪽 손의 엄지로 힘을 주고, 다른 손의 엄지로는 보조력으로 힘을 보탠다. 자세한 내용은 다음에 소개할 것이다.

복장빗장(흉쇄, sternoclavicular) 및 봉우리빗장관절의 안정상태는 생리적 상태로 본다; 이 때 팔이 편안하게 몸통 옆에 둔 상태이다. 팔을 완전히 들면 복장빗장관절(흉쇄관절, sternoclavicular joint)은 꽉 조여진 상태가 된다. 봉우리빗장관절은 팔을 90°까지 벌림시키면 꽉 조여진다.

■ 빗장뼈관절의 가동술 (Joint Mobilization of the Clavicular Joint)

봉우리빗장관절 아래쪽 미끄러지기 (Acromioclavicular Inferior Glide)

자세 : 팔을 몸통 옆에 편안하게 생리적 위치에 둔다.

가동술 : 아래쪽 미끄러지기 혹은 꼬리쪽 미끄러지기.

목적 : 봉우리빗장관절(견쇄관절, acromioclavicular joint)의 저운동성 개선.

환자자세 : 팔을 편안하게 두고 눕는다.

운동사와 손의 위치 : 환자의 머리쪽에 서서 엄지를 봉우리돌기(견봉돌기, acromion process) 위쪽에 댄다.

가동술 : 위에서 아래로 가동력을 원위 봉우리돌기의 관절면에 평행하도록 가한다.

주의점 : 환자를 앉혀서 시행할 수도 있다.

봉우리빗장관절의 뒤쪽 미끄러지기 (Acromioclavicular Posterior Glide)

자세 : 팔은 관절을 생리적으로 이완된 상태로 옆에 둔다.

가동술 : 뒤쪽 미끄러지기 혹은 등쪽 미끄러지기 혹은 앞 · 뒤쪽 미끄러지기.

목적 : 봉우리빗장관절의 저운동성 개선.

환자자세 : 팔을 편안하게 두고 눕는다.

운동사와 손의 위치 : 누워 있는 환자 허리쪽 서서 위쪽 미끄러지기를 시행하고 머리쪽에 서서는 아래쪽 미끄러지기를 시행한다. 옆에 서서는 뒤쪽 미끄러지기를 시행한다. 한 손의 엄지는 다른 손의 엄지를 겹쳐 원위 봉우리돌기에 댄다. 손가락은 엄지로 힘을 가할 때 버팀목이 되어 지탱하도록 한다.

가동술 : 전후 가동력을 원위 봉우리돌기 앞쪽에 가한다. 관절면에 평행하게 적용한다(그림 19.35a).

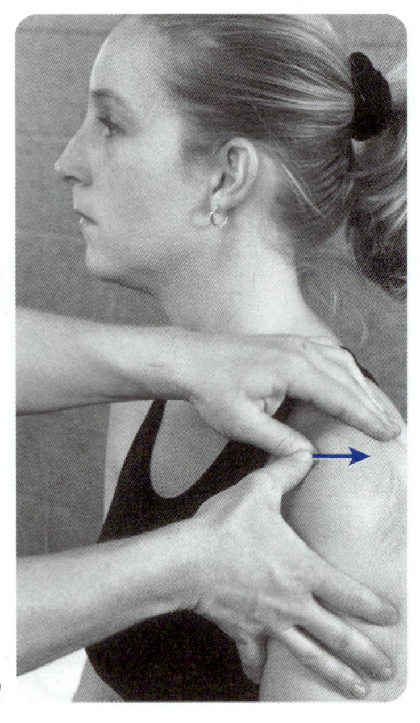

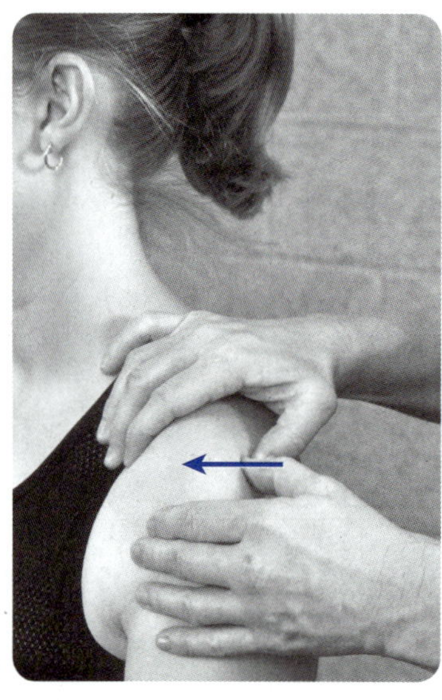

그림 19.35 관절 가동법–봉우리빗장관절 미끄러지기 : *(a)* 뒤쪽 미끄러지기, *(b)* 앞쪽 미끄러지기.

봉우리빗장관절의 앞쪽 미끄러지기 (Acromioclavicular Anterior Glide)

자세 : 팔은 관절을 생리적으로 이완된 상태로 옆에 둔다.

가동술 : 앞쪽 미끄러지기 혹은 배쪽 미끄러지기 혹은 뒤앞쪽 미끄러지기.

목적 : 봉우리빗장관절(견쇄관절, acromioclavicular joint)의 저운동성 개선.

환자자세 : 팔을 편안하게 두고 앉는다.

운동사와 손의 위치 : 환자 뒤에 서서 엄지를 봉우리돌기(견봉돌기, acromion process)의 뒤쪽에 댄다.

가동술 : 뒤–앞쪽 가동력을 원위 봉우리돌기 뒤쪽에 적용한다. 관절면에 평행하게 가한다(그림 19.35b).

주의점 : 누운 자세에서도 가능하다.

복장빗장관절의 아래쪽 미끄러지기 (Sternoclavicular Inferior Glide)

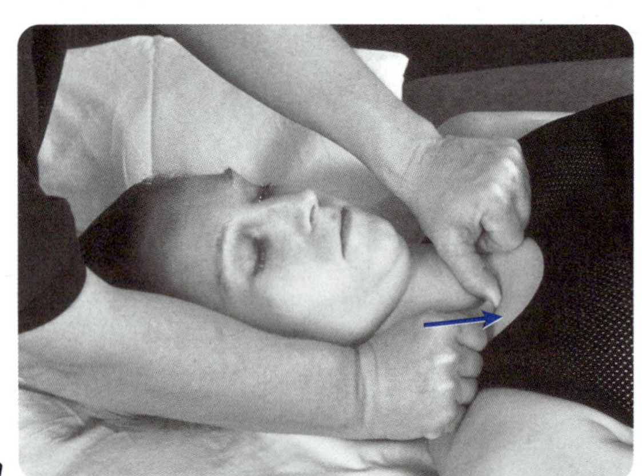

자세 : 팔은 관절을 이완된 상태로 옆에 둔다.

가동술 : 아래쪽 미끄러지기 혹은 꼬리쪽 미끄러지기.

목적 : 복장빗장관절(흉쇄관절, sternoclavicular joint)의 저운동성 및 빗장뼈(쇄골, clavicle) 돌림의 감소 개선.

환자자세 : 누운 자세.

운동사와 손의 위치 : 엄지를 복장뼈자루(흉골병, sternum manubrium) 옆에 있는 몸쪽 빗장뼈 위에 댄다.

가동술 : 환자의 허리 아래쪽으로 힘을 가한다(그림 19.36a).

주의점 : 관절면과 평행하게 힘을 주어도 된다.

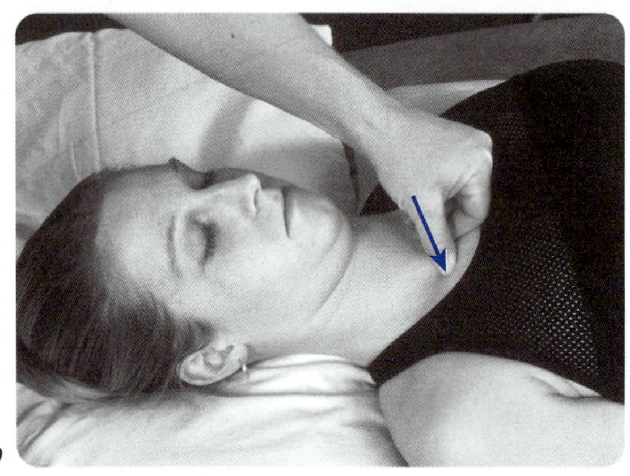

그림 19.36 관절 가동법–복장빗장관절의 미끄러지기 : *(a)* 아래쪽 미끄러지기, *(b)* 뒤쪽 미끄러지기.

복장빗장관절의 뒤쪽 미끄러지기 (Sternoclavicular Posterior Glide)

자세 : 팔은 관절을 이완된 상태로 옆에 둔다.

가동술 : 뒤쪽 미끄러지기 혹은 등쪽 미끄러지기 혹은 앞–뒤쪽 미끄러지기.

목적 : 복장빗장관절(흉쇄관절, sternoclavicular joint)의 저운동성 및 빗장뼈(쇄골, clavicle) 돌림의 감소 개선.

환자자세 : 누운 자세.

운동사와 손의 위치 : 엄지를 복장뼈자루 옆에 있는 몸쪽 빗장뼈 위에 댄다.

가동술 : 환자의 치료대 뒤쪽으로 힘을 가한다(그림 19.36b).

주의점 : 관절면과 평행하게 힘을 주어도 된다. 운동사는 환자 옆에 서서 시행할 수도 있다.

복장빗장관절의 위쪽 미끄러지기 (Sternoclavicular Superior Glide)

자세 : 팔은 관절을 이완된 상태로 옆에 둔다.

가동술 : 위쪽 미끄러지기 혹은 머리쪽 미끄러지기.

목적 : 복장빗장관절(흉쇄관절, sternoclavicular joint)의 저운동성 및 빗장뼈 돌림의 감소 개선.

환자자세 : 누운 자세.

운동사와 손의 위치 : 환자를 마주보고 허리 옆에 선다. 엄지를 복장뼈자루(흉골병, manubrium) 아래쪽 옆에 있는 몸쪽 빗장뼈에 댄다.

가동술 : 위쪽으로 힘을 가한다.

주의점 : 관절면과 평행하게 힘을 주어도 된다.

유연성 운동 (FLEXIBILITY EXERCISES)

모든 유연성 운동에 대한 당기는 힘은 힘이 가해질 때 통증 없이 몸이 스트레칭 되는 느낌이 있어야 한다. 통증을 느낀다는 것은 스트레칭 되는 힘이 너무 공격적이기 때문에 힘을 줄여야 된다는 것을 의미한다. 스트레칭은 단기간, 장기간 모두 사용 가능하다. 최근에 입은 부상이나 이로 인한 상처를 입었던 조직은 단기간의 스트레칭 요법으로도 효과적으로 치료될 수 있다. 몇 달 전에 부상을 입었거나 이로 인해 입은 상처 조직이 성숙한 경우에는 장기간의 스트레칭 요법이 좋다. 다음에 소개되는 내용은 모든 어깨 스트레칭 운동은 아니지만, 시작단계의 스트레칭 운동으로써 무난하기 때문에 어깨재활에서 더 많은 경험의 기초가 될 것이다.

어깨에 대한 두 가지 재활 기법은 연부조직 가동법과 관절가동법이다. 통증유발점 이완법과 근막 이완법이 돌림근띠(회전근개, rotator cuff)근과 어깨근, 큰 어깨관절의 근육의 기능을 향상시키기 위해 사용된다. 관절가동법은 어깨관절, 어깨갈비(견흉)관절, 빗장뼈(쇄골)의 ROM을 개선시키기 위해 사용된다.

능동 스트레칭 (Active Stretches)

이 스트레칭법은 경직된 관절주머니를 위한 운동이다. 그래서 관절가동법과 연계해서 종종 활용한다.

■ 능동 어깨 유연성 운동 (Active Shoulder Flexibility Exercises)

진자 운동 혹은 코드만 운동 (Pendulum Exercises or Codman's Exercises)

어깨 수동운동은 왼다리와 오른다리 사이로 체중이 앞뒤로 왔다 갔다 하는 동안 일어난다.

신체분절 : 어깨위팔관절(견상완관절, glenohumeral joint).

재활단계 : I과 II .

목적 : 조기 운동성, 근육이완, 어깨위팔관절 떼어당기기, 통증 완화.

자세 : 허리를 굽혀 팔이 편안하게 드리워지도록 한다. 체중은 팔로 치료대를 지탱한다.

운동실시 : 아픈 팔을 엉덩이에서 시작한다. 팔은 운동 내내 힘을 빼야 한다. 수동 굽힘(굴곡, flexion)–폄(신전, extension) 운동은 다리를 앞뒤로 흔들어서 만든다. 체중은 앞다리에서 뒷다리로 옮기면서 그 운동량을 팔로 전달한다(그림 19.37a). 수평 굽힘–폄 역시 체중을 좌우로 옮기면서 팔이 좌우로 흔들리도록 한다(그림 19.37b). 원운동은 엉덩이에 의해서 만들어지는데 몸을 원형으로

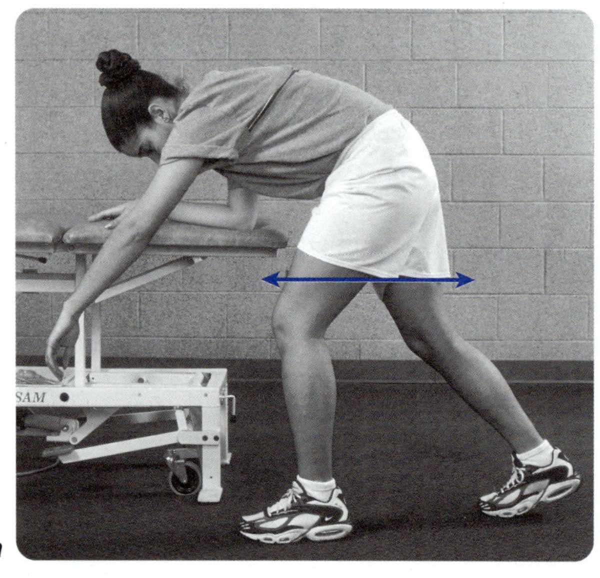
a

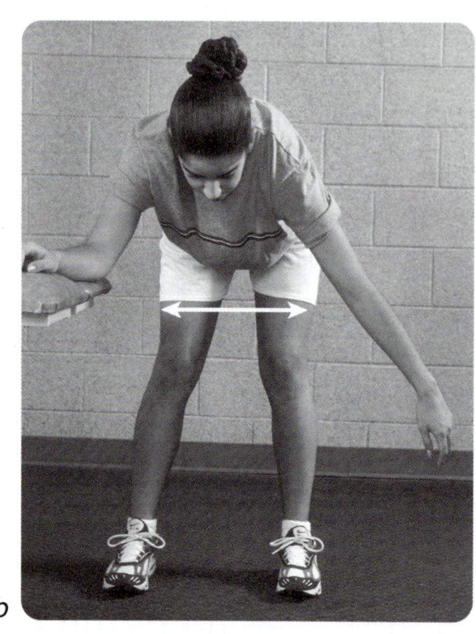
b

그림 19.37 코드만 운동 : *(a)* 굽히기-펴기, *(b)* 수평으로 굽히기-펴기.

움직일 때 팔이 수동적으로 움직이도록 한다. 원운동은 시계 혹은 반시계 방향으로 실시할 수 있다.

가능한 대체운동 : 다리나 엉덩이를 사용하지 않고 어깨 근육을 사용하여 운동한다.

주의점 : 어깨 근육을 쓰지 않도록 해야 한다. 중량을 써야 한다면 덤벨을 사용하지 말고 팔 자체의 무게를 활용한다. 왜냐하면 수동운동이기 때문이다.

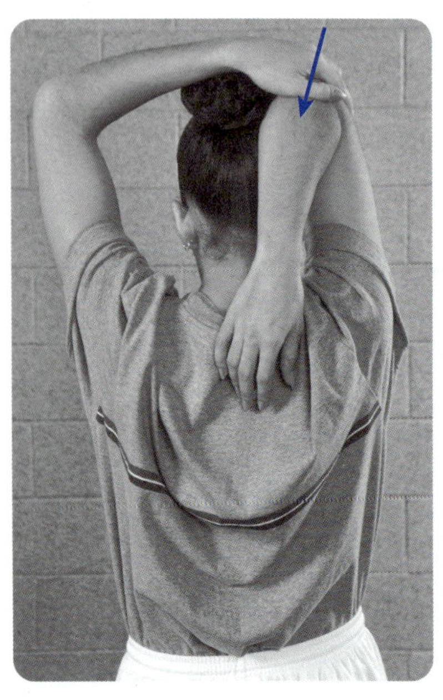

그림 19.38 유연성 운동 : 아래쪽 관절 주머니 스트레칭.

아래쪽 관절주머니 스트레칭 (Inferior Capsule Stretch)

신체분절 : 어깨위팔관절(견상완관절, glenohumeral joint).

재활단계 : II에서 IV.

목적 : 어깨 올림(거상, elevation)을 개선하기 위한 아래쪽 관절주머니 운동성 향상.

자세 : 팔을 머리위로 올려 팔꿈치를 굽히고 아래팔(전완, forearm)은 머리 뒤에 둔다.

운동실시 : 반대 손으로 팔꿈치를 잡고 머리 뒤로 당긴다(그림 19.38).

가능한 대체운동 : 팔을 뻗은 채로 몸통을 옆으로 기울인다. 거울을 보면서 실시하면 교정이 쉽다. 스트레칭될 때 어깨를 움츠리지 않도록 한다.

주의점 : 이 운동은 능동 스트레칭이다.

뒤쪽 관절주머니 스트레칭 (Posterior Capsule Stretch)

신체분절 : 어깨위팔관절.

재활단계 : II에서 IV.

목적 : 어깨위팔관절의 안쪽돌림(내회전, medial rotation) 및 수평 굽힘(굴곡, flexion) 개선 및 뒤쪽 돌림근띠(회전근개, rotator cuff) 폄(신전, extension).

자세 : 팔을 어깨 높이로 들어 반대 손으로 팔꿈치를 잡는다.

운동실시 : 몸통을 가로질러 팔꿈치를 당겨 손이 반대 어깨를 지나가고 팔꿈치가 턱 가까이 있도록 한다(그림 19.39).

가능한 대체운동 : 몸통이 같이 돌아가지 않도록 한다. 팔꿈치를 어깨보다 낮게 하는 경향이 있으므로 운동사는 교정해 주어야 한다. 필요시 거울로 피드백을 받을 수 있다.

주의점 : 제대로 실시되지 않으면 효과는 달라진다.

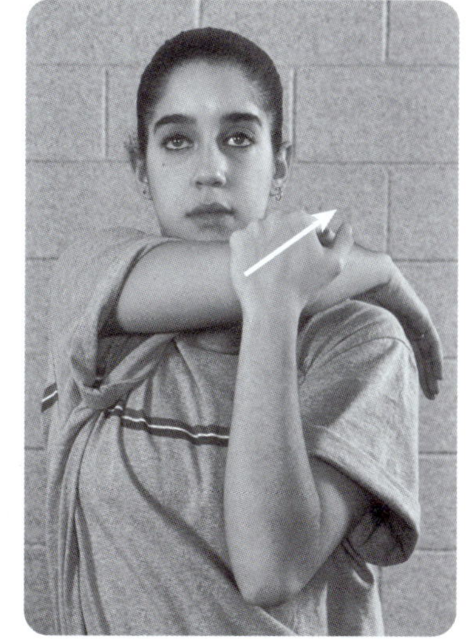

그림 19.39 유연성 운동 : 뒤쪽 관절 주머니 스트레칭.

앞쪽 관절주머니 스트레칭 (Anterior Capsule Stretch)

신체분절 : 어깨위팔관절(견상완관절, glenohumeral joint).

재활단계 : II에서 IV.

목적 : 수평 폄(신전, extension) 및 바깥돌림(외회전, lateral rotation) 개선. 앞쪽 관절주머니 및 큰가슴근(대흉근, pectoralis major) 스트레칭법이다.

자세 : 문지방에 서서 팔꿈치와 아래팔(전완, forearm)을 양쪽 문틀에 댄다.

운동실시 : 위 큰가슴근 섬유가 늘어나도록 팔꿈치를 문틀에 어깨 아래를 댄다(그림 19.40a). 가운데 섬유가 늘어나도록 하기 위해서는 어깨 높이에 댄다. 또 아래 섬유를 늘리기 위해서는 팔꿈치를 머리 높이에 댄다(그림 19.40b). 한 발은 앞에 두고, 뒷발로 밀어 앞으로 기울이면서 큰가슴근이 당겨지도록 한다.

가능한 대체운동 : 등을 둥글게 하는 동작인데 팔꿈치를 문틀에서 떼면서 건측 어깨 뒤로 환측을 둔다. 몸통은 문틀과 약간 각도가 있도록 한다. 운동사가 피드백을 주어 교정해준다.

주의점 : 벽이 만나는 코너에서도 실시할 수 있다.

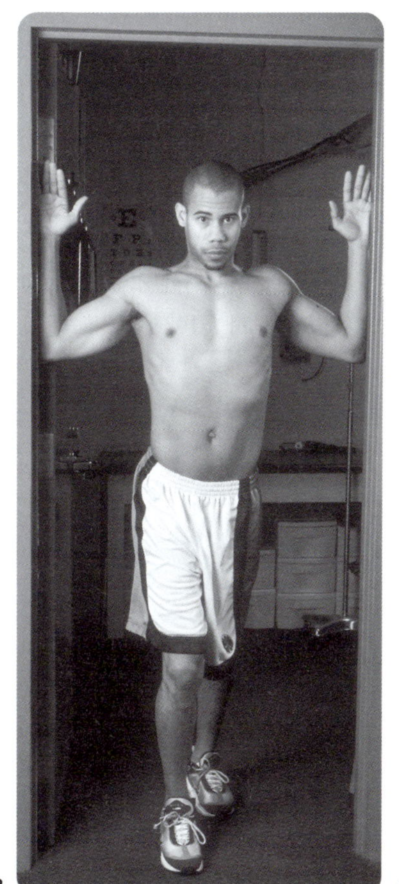

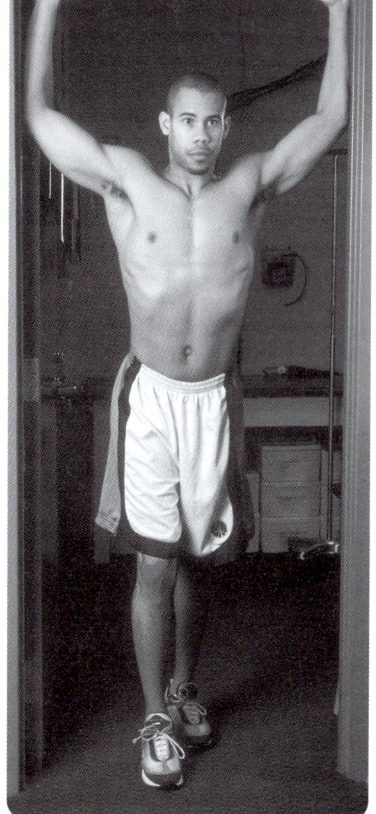

그림 19.40 유연성 운동 : 앞쪽으로 근막 스트레칭 하기; *(a)* 위쪽, *(b)* 아래쪽.

위쪽 관절주머니 스트레칭 (Superior Capsule Stretch)

신체분절 : 어깨위팔관절.

재활단계 : II에서 IV.

목적 : 위쪽 관절주머니의 운동성 및 폄(신전, extension) 개선.

자세 : 서서 겨드랑이에 수건을 말아 끼워 팔꿈치로 고정한다.

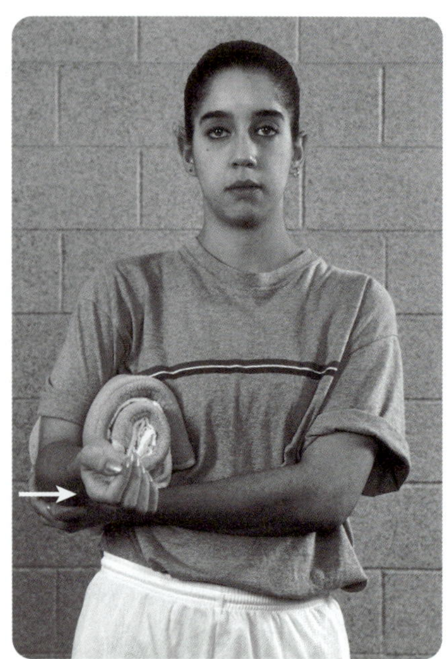

그림 19.41 유연성 운동 : 위쪽 관절주머니 스트레칭.

운동실시 : 다른 손으로 팔꿈치를 잡고 당긴다(그림 19.41).

가능한 대체운동 : 스트레치되는 정도를 수건 크기로 조절한다.

주의점 : 너무 센 힘으로 당기면 오히려 효과가 감소될 수 있으므로 유의한다.

안쪽돌림근 스트레칭 (Medial Rotation Stretch)

신체분절 : 어깨위팔관절(견상완관절, glenohumeral joint).

재활단계 : II에서 IV.

목적 : 안쪽돌림(내회전, medial rotation) 개선 및 어깨위팔관절의 관절주머니 스트레치.

자세 : 두 발을 어깨넓이로 벌려 선 다음 손을 뒤로 치료대 끝을 잡는다.

운동실시 : 무릎을 굽혀 아래로 내려간다(그림 19.42).

가능한 대체운동 : 허리를 굽히면 손목이 더 굽혀진다. 손목을 똑바로 유지하여 유지한다. 머리를 들도록 하거나 천정을 보도록 하여 자세를 교정해준다.

주의점 : 손은 어깨넓이로 벌리되 모으지 않도록 한다. 유연성 목표는 두 손이 겹치는 데까지이다.

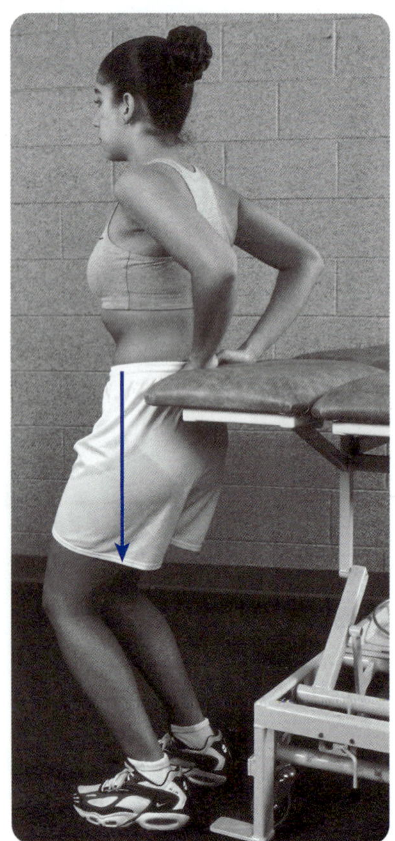

그림 19.42 유연성 운동 : 안쪽돌림 스트레칭.

마름모근(능형근) 스트레칭 (Rhomboid Stretch)

신체분절 : 어깨뼈(견갑골, scapula).

재활단계 : II에서 IV.

목적 : 마름모근 스트레칭 및 뒤쪽 관절주머니 운동성 개선.

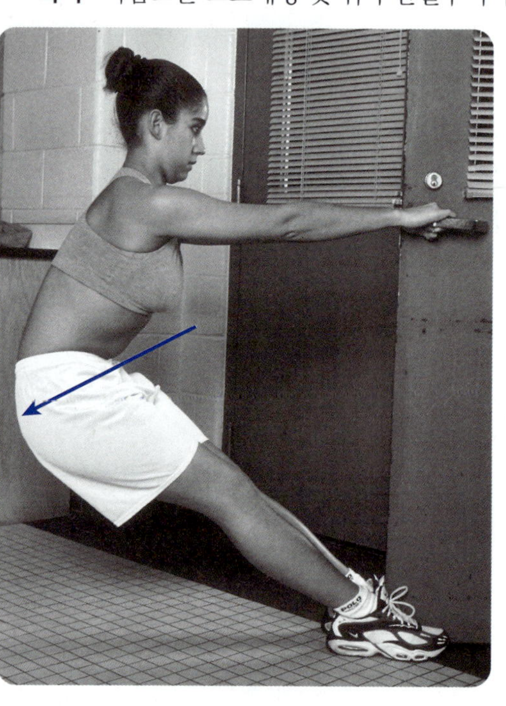

그림 19.43 유연성 운동; 마름모근 스트레칭.

자세 : 문을 향해 서서 두 발끝을 문 하단에 댄 다음, 손잡이를 잡는다(그림 19.43).

운동실시 : 다리를 쭉 뻗으면서 엉덩이를 뒤로 뺀다. 팔을 뻗으면서 몸을 뒤로 뺀다.

가능한 대체운동 : 체중으로 어깨를 뻗는 동작이 어려운 편이다. 그래서 팔과 엉덩이를 뒤쪽 아래로 힘을 빼고 내려 다리를 뻗고 앉는다는 느낌이 들도록 한다.

주의점 : 어깨에 힘을 빼고 실시해야 효과를 볼 수 있다.

가시위근(극상근) 스트레칭 (Supraspinatus Active Stretch)

신체분절 : 어깨위팔관절(견상완관절, glenohumeral joint).

재활단계 : II에서 IV.

목적 : 가시위근(극상근, supraspinatus) 유연성 및 위쪽 관절주머니 운동성 개선.

자세 : 팔을 몸통 뒤로 보내고 손으로 의자 등받이를 잡는다.

운동실시 : 몸을 기울여 뒤로 한 어깨를 당긴다.

가능한 대체운동 : 반대쪽으로 몸통을 비틀어 기울인다.

주의점 : 대체 방법은 반대 손으로 등 뒤에서 잡고 당긴다(그림 19.44).

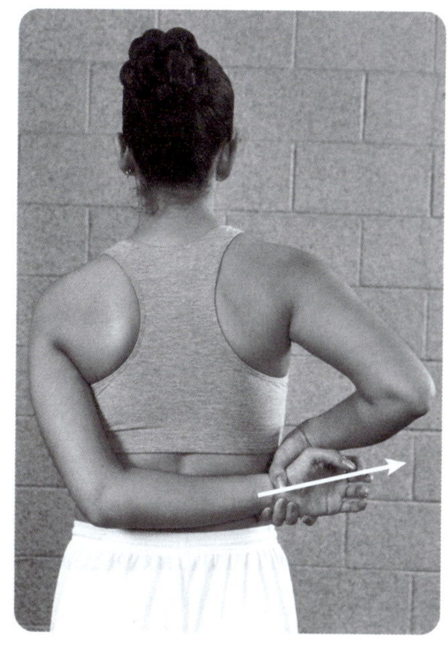

그림 19.44 유연성 운동 : 가시위근 스트레칭.

보조적 스트레칭 (Assistive Stretches)

대부분의 스트레칭은 보조가 필요하다. PNF(proprioceptive neuromuscular facilitation)법은 contract-relax-contract 방법과 함께 쓸 수 있다. 잘못된 방법과 대체기법은 의도한 조직이 신장되도록 방법을 바꿔야 한다. PNF법은 다음에 설명된다.

PNF법을 쓰지 않는다면 어깨를 가동범위 끝까지 가져가서 10초에서 15초 동안 유지한다. 최소 4회 반복한다. 재활초기에는 하루에 2-4번 실시해 주어야 한다. 가동범위가 정상으로 회복되면, 하루 한 두 번씩 실시하여 유지해주어야 한다.

■ 어깨 보조적 유연성 운동 (Assistive Stretches for the Shoulder)

가시위근 스트레칭 (Supraspinatus Stretch)

신체분절 : 가시위근(극상근, supraspinatus).

재활단계 : II에서 IV.

목적 : 가시위근 운동성 및 위쪽 관절주머니 운동성 개선.

자세 : 팔을 몸통 뒤로 보내어 선다. 반대 손으로 뒤로 보낸 손의 손목을 잡는다.

운동실시 : 팔을 당겨 안쪽돌림(내회전, medial rotation)이 유지되도록 한다.

가능한 대체운동 : 몸통을 옆으로 굽혀 돌린다.

주의점 : 보조자가 당겨준다.

가시아래근 스트레칭 (Infraspinatus Stretch)

신체분절 : 가시아래근(극하근, infraspinatus).

재활단계 : II에서 IV.

목적 : 가시아래근 유연성 및 뒤쪽 관절주머니 운동성 개선.

자세 : 앉아서 팔을 몸 앞으로 보내 안쪽돌림시킨다. 팔꿈치는 약간 굽힌다.

운동실시 : 보조자가 팔꿈치나 손목을 잡아 당겨준다. 안쪽돌림이 유지된 상태이다(그림 19.45).

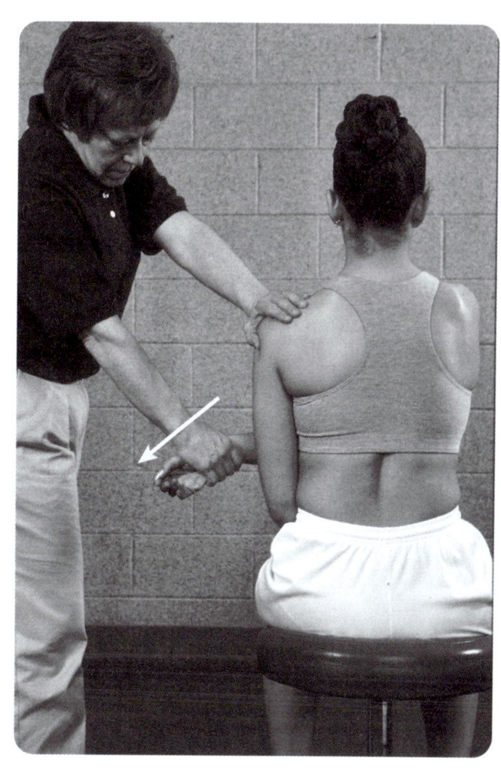

그림 19.45 보조적인 가시아래근 스트레칭.

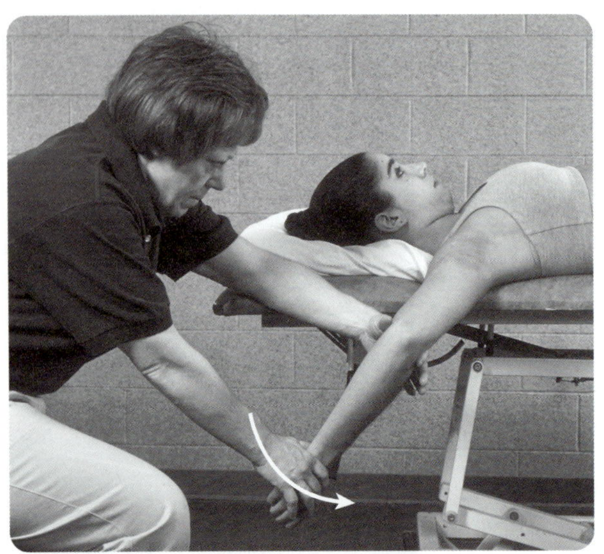

그림 19.46 보조적인 어깨밑근 스트레칭.

가능한 대체운동 : 몸통을 옆으로 굽혀 돌린다. 손은 환자의 어깨 위에 두어 몸통을 고정시켜 준다.

주의점 : 환자 혼자서 실시한다면 다른 손으로 팔꿈치를 잡고 당겨 준다.

어깨밑근 스트레칭 (Subscapularis Stretch)

신체분절 : 어깨밑근(견갑하근, subscapularis).

재활단계 : II에서 IV.

목적 : 어깨밑근 유연성 및 아래쪽 관절주머니 운동성 개선.

자세 : 누워서 팔을 벌림(외전, abduction)시키고 바깥돌림(외회전, lateral rotation) 끝 지점에 둔다.

운동실시 : 바깥돌림 힘을 가한다(그림 19.46)

가능한 대체운동 : 허리를 둥글게 하고 실시한다. 엉덩이와 무릎을 굽혀 허리를 보호하라고 조언한다.

주의점 : 지나친 팔꿈치 스트레스를 피한다.

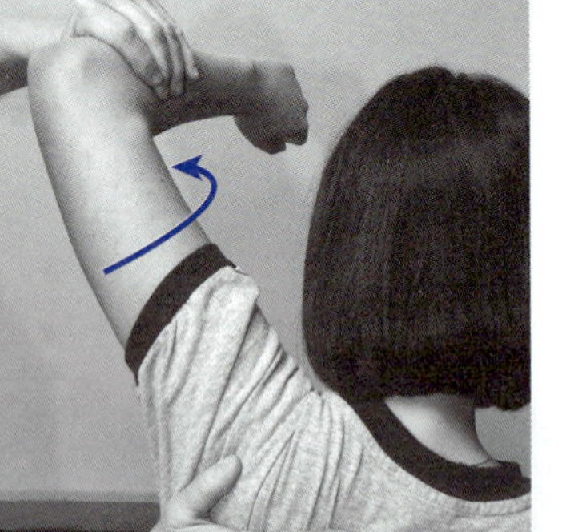

그림 19.47 작은원근 보조 스트레칭.

작은원근 스트레칭 (Teres Minor Stretch)

신체분절 : 작은원근(소원근, teres minor).

재활단계 : II에서 IV.

목적 : 작은원근 유연성 개선.

자세 : 앉아서 팔을 벌림, 안쪽돌림(내회전, medial rotation)시킨다.

운동실시 : 어깨뼈(견갑골, scapula)를 고정시키고 작은원근을 분리한 다음, 안쪽돌림력을 가한다(그림 19.47).

가능한 대체운동 : 어깨뼈 돌림이 생길 수 있으므로 어깨뼈를 고정시켜야 한다.

주의점 : 대체운동은 팔을 머리 뒤로 보내어 벌림 안쪽돌림 끝지점까지 당긴다. 이 때 보조자가 어깨뼈를 고정시켜준다.

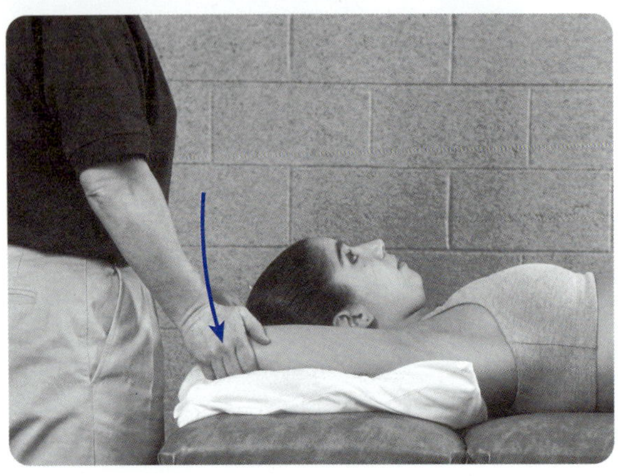

그림 19.48 보조적인 큰원근 스트레칭.

큰원근 스트레칭 (Teres Major Stretch)

신체분절 : 큰원근(대원근, teres major).

재활단계 : II에서 IV.

목적 : 큰원근 유연성 개선.

자세 : 누워서 팔을 굽힘(굴곡, flexion), 바깥돌림시킨다.

운동실시 : 추가적인 굽힘과 바깥돌림을 만들기 위해 폄(신전, extension)력을 가한다(그림 19.48)

가능한 대체운동 : 척추가 치료대에서 떨어지지 않도록 한다. 엉덩이와 무릎을 굽히고, 등이 바닥에 붙도록 하여 허리가 과다폄(과신전, hyperextension)되지 않도록 한다.

주의점 : 보조자가 머리 혹은 옆에 서서 실시할 수 있다.

넓은등근 스트레칭 (Latissimus Dorsi Stretch)

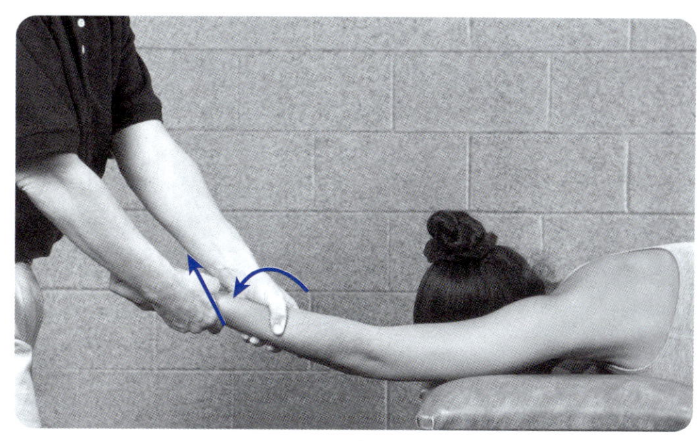

그림 19.49 보조적인 넓은등근 스트레칭.

신체분절 : 넓은등근(광배근, latissimus dorsi).

재활단계 : II에서 IV.

목적 : 넓은등근 유연성 개선.

자세 : 엎드려서 팔을 머리 위로 뻗는다.

운동실시 : 보조자는 아래팔(전완, forearm)을 잡고 당겨 바깥돌림(외회전, lateral rotation)시킨다.

가능한 대체운동 : 어깨뼈(견갑골, scapula) 돌림이 생길 수 있으므로 어깨뼈를 고정시켜야 한다. 이 때 팔을 천정쪽으로 약간 들어준다(그림 19.49).

주의점 : 팔꿈치나 손목 손상병력이 있는 환자라면 팔꿈치 가까운 곳을 잡고 실시한다.

막대 운동 (Wand Exercises)

막대 운동들은 잡아 당겨주는 힘을 만들어 내기 위해 건측의 반대 팔도 이용한다. 일반적으로 사용되고 있는 막대와 T-막대기를 사용할 수 있지만, 직경 2.5cm인 은못(dowel), 손잡이, 지팡이, 기타 유사 도구들은 값도 저렴하고 쉽게 사용할 수 있기 때문에 많이 사용되고 있다.

환자는 건측 팔을 사용해 원하는 방향으로 지팡이를 당김으로써 동작을 증가시키는데 필요한 힘을 만들어낸다. 5~10초 동안 마지막 자세를 유지하는 방식으로 각 동작을 여러 번 반복한다. 이 운동의 이점은 하루 동안 혼자 여러 번 운동을 반복할 수 있다는 점이다.

■ 어깨 막대 운동 (Wand Exercises for the Shoulder)

굽힘 운동 (Wand Flexion Stretch)

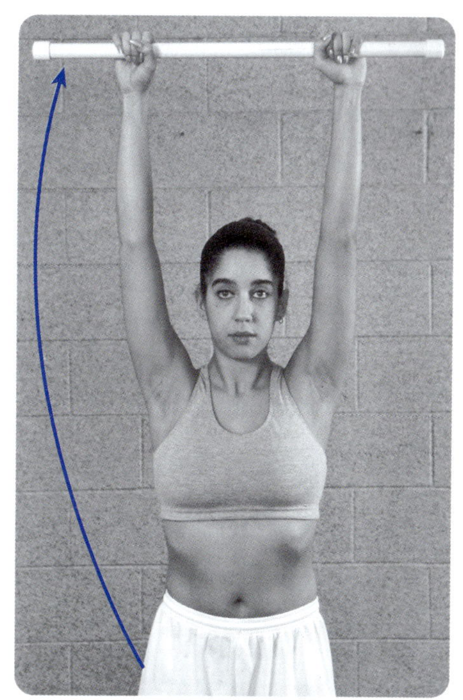

그림 19.50 막대 굽힘운동.

신체분절 : 어깨 굽힘(굴곡, flexion).

재활단계 : II.

목적 : 어깨관절(견관절, shoulder joint) 굽힘 운동 개선.

자세 : 앉아서, 서서, 혹은 누워서 실시.

운동실시 : 두 손으로 막대를 어깨넓이로 잡는다. 팔을 머리 위로 올려 팔꿈치는 동작 내내 편다(그림 19.50).

가능한 대체운동 : 등을 굽히고 팔꿈치도 굽히며 손목은 과다폄되도록 한다.

주의점 : 누워서 운동을 시작하여 가동범위 끝부분에서 들어가는 힘을 줄여주는 것이 좋다.

벌림 운동 (Wand Abduction Stretch)

신체분절 : 어깨 벌림(외전, abduction).

재활단계 : II.

목적 : 어깨관절 벌림 운동 개선.

자세 : 서서, 혹은 누워서 실시한다. 환측 손은 위로 건측 손은 아래로 막대를 잡는다.

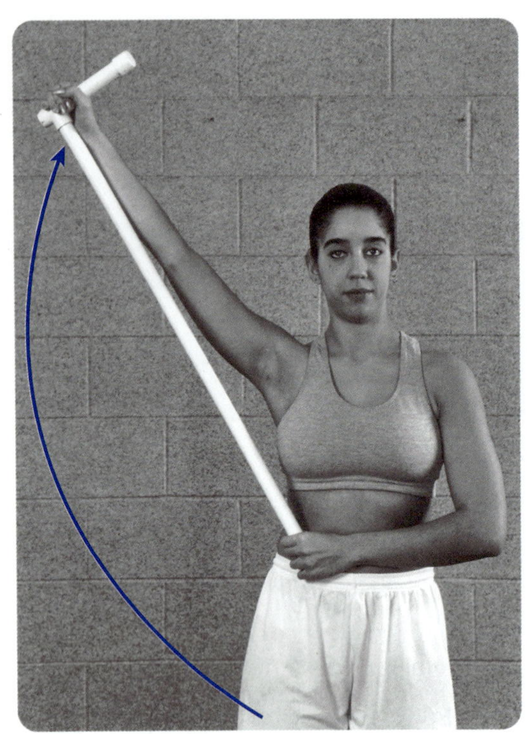

그림 19.51 막대기를 이용한 벌림 운동.

운동실시 : 건측 팔로 환측 팔 쪽으로 밀어 벌림(외전, abduction)되도록 한다(그림 19.51).

가능한 대체운동 : 굽힘(굴곡, flexion)면 쪽으로 팔꿈치를 굽히고 어깨를 움직이면서 옆으로 기울인다.

주의점 : 환측 손을 아래로 잡고 높이 들 때 어깨의 연부조직이 충돌되지 않도록 한다.

바깥돌림 운동 (Wand Lateral Rotation Stretch)

신체분절 : 어깨 바깥돌림(외회전, lateral rotation).

재활단계 : II.

목적 : 어깨관절(견관절, shoulder joint) 바깥돌림 운동 개선.

자세 : 누워서 막대 양쪽으로 두 손으로 잡는다. 환측 팔꿈치는 운동 내내 90°로 굽혀 몸통 옆에 붙인다.

운동실시 : 환측을 가쪽으로 밀어 바깥돌림을 만들어낸다(그림 19.52a).

가능한 대체운동 : 팔꿈치를 펴서 어깨가 벌림되도록 한다.

주의점 : 손을 어깨넓이로 잡고 하면 난이도를 높일 수 있다. 서서 막대를 머리 뒤로 넘겨 팔꿈치를 굽혀 막대가 목에 닿도록 한다(그림 19.52b). 이 운동에서는 목 굽힘, 몸통 굽힘 혹은 돌림, 팔꿈치 폄(신전, extension), 손목 과다폄(과신전, hyperextension)이 일어난다.

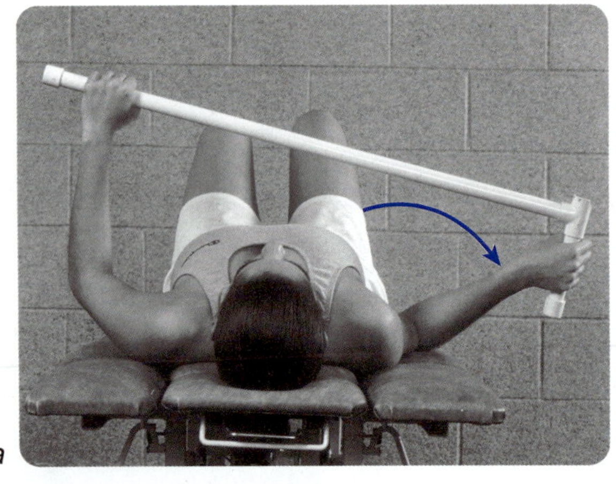

a

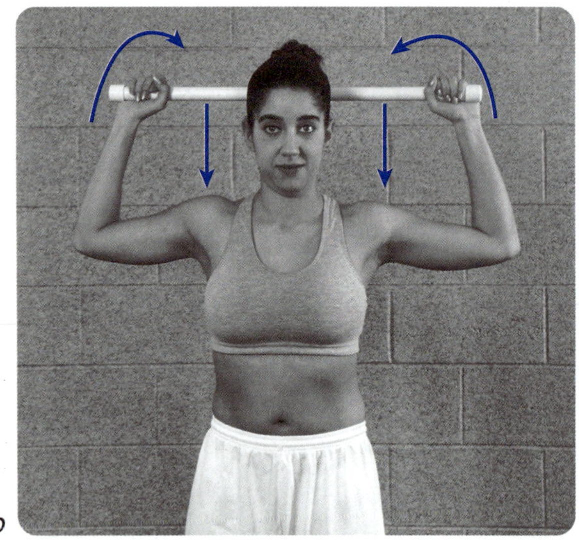

b

그림 19.52 막대 바깥돌림운동 : *(a)* 누워서 *(b)* 상급 단계.

안쪽돌림 (Wand Medial Rotation Stretch)

신체분절 : 어깨 안쪽돌림(내회전, medial rotation).

재활단계 : II.

목적 : 어깨관절 안쪽돌림 운동 개선.

자세 : 서서 막대를 허리 뒤로 어깨넓이로 잡는다.

운동실시 : 막대를 머리쪽으로 들어올린다(그림 19.53a).

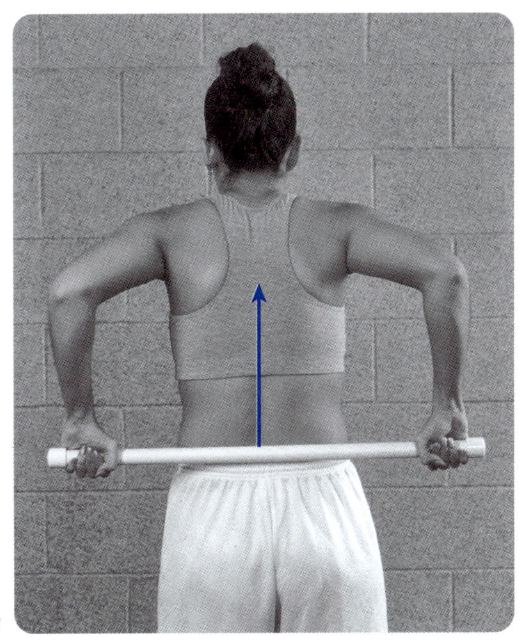
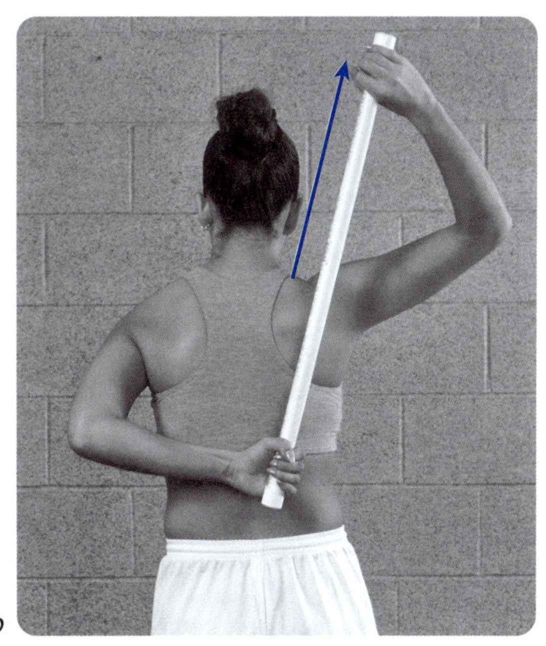

그림 19.53 막대 안쪽돌림 운동 : *(a)* 최초의 자세, *(b)* 선택적인 자세.

가능한 대체운동 : 손목 굽힘(굴곡, flexion)과 몸통 기울기를 많이 한다.

주의점 : 대체 스트레칭으로 등 뒤에서 수직으로 막대를 세워서 할 수 있는데 역시 막대를 머리쪽으로 당겨올린다(그림 19.53b). 몸통 굽힘은 이 동작에서 대체 운동이 된다.

어깨위팔관절 수평 굽힘-폄 운동 (Wand Glenohumeral Horizontal Flexion Extension Stretch)

신체분절 : 어깨 수평 굽힘 및 폄(신전, extension).

재활단계 : II.

목적 : 수평 운동 개선.

자세 : 누워서 막대를 어깨넓이로 잡은 팔을 앞으로 뻗는다.

운동실시 : 건측 팔로 환측 팔을 가쪽으로 가능한 멀리 민다. 그 다음 가능한 당긴다(그림 19.54).

가능한 대체운동 : 어깨 폄 및 돌림(회전, rotation)하면서 팔꿈치 굽힘 및 몸통 돌림.

주의점 : 운동 동안 두 손은 어깨 높이로 유지하고 팔꿈치는 펴져 있도록 한다.

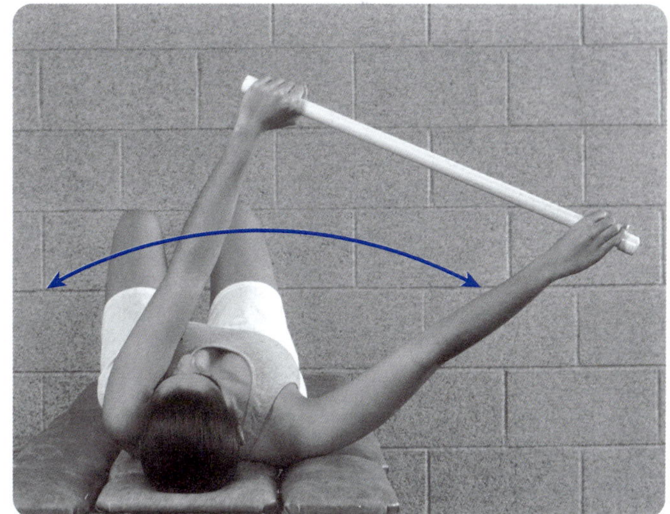

그림 19.54 막대기를 이용한 수평굽힘-폄.

풀리 운동 (Pulley Exercises)

이 운동은 풀리, 밧줄, 스트레칭용 줄로 실시할 수 있다. 이 운동은 환자가 집에서 혼자 할 수 있는 운동 프로그램과 쉽게 혼합해 사용할 수 있다. 특히 오십견 환자의 경우 조심해야 할 것은 위팔뼈머리(상완골두, humeral head)가 갑자기 관절소켓으로 이동하지 않도록 하는 것이다. 그래서 동작 시 어깨뼈(견갑골, scapula)를 내림(하강, depression) 위치에서 유지하도록 해야 한다.

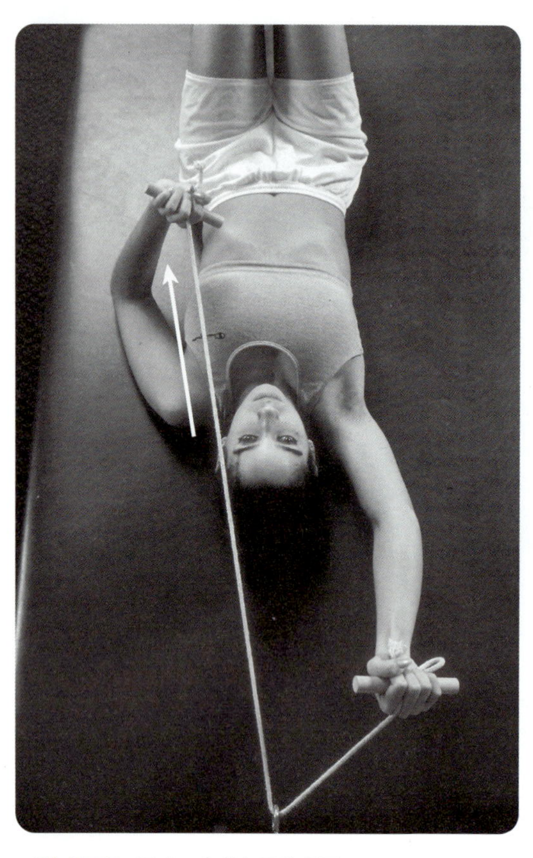

그림 19.55 풀리 : 어깨의 굽힘 운동.

굽힘 운동 (*Shoulder Flexion*)

이 운동을 위해 머리 위에 밧줄이나 풀리 또는 스트레칭용 끈과 갈고리를 현관이나 벽에 부착해야 한다. 환자는 벽이나 문에 등을 대고 앉는다. 손은 엄지 손가락이 위를 향하도록 하고 앉는다. 치료를 받지 않는 쪽 팔로 밧줄이나 끝을 잡아 당겨, 치료를 받는 쪽 팔을 가능한 높이 굽혀 들어 올린다. 치료받는 쪽 팔은 낮아지고 동작은 여러 번 반복된다.

다른 방법은 스트레칭용 줄을 문 위에 매놓고 실시할 수 있다. 가능한 줄의 가장 높은 곳까지 도달하고자 노력한 다음, 무릎을 구부려 몸을 낮추고 어깨에 당기는 힘이 가해지도록 한다. 또 다른 방법으로는 누운 자세에서 풀리를 벽이나 문설주에 부착하여 실시하는 방법이 있다(그림 19.55).

어깨 유연성 운동은 진자운동, 능동 및 보조 스트레칭, 건측 팔을 이용한 막대운동, 풀리운동 등이 있다.

어깨강화운동은 직선면에서의 등장성 운동으로 시작해서 대각선 운동과 다방향 운동으로 진행한다.

벌림 운동 (*Shoulder Abducation*)

이 운동은 팔이 몸 옆으로부터 벌려서(외전, abduction) 들여 올려진다는 점을 제외하면 어깨의 굽힘 운동과 같다.

근력 운동 (STRENGTHENING EXERCISES)

이 운동들은 어깨에 걸리는 다양한 난이도와 스트레스를 의미한다. 제시된 운동들은 쉬운 것에서 어려운 것까지 있는데 초기 단계는 등척성 운동으로 시작하고 나중에는 플라이오메트릭 운동으로 진전된다. 운동이 점점 어려워지면서 단면 운동에서부터 다면인 대각선 운동으로 진전된다. 여기에서 모든 어깨 관절의 근육을 자극하는 운동면을 조합하는 대각선 운동을 프로그램 내에서 기능과 목적에 따라시 김토할 것이다. 의도했던 근육을 강화시키고 적절한 근수축 패턴을 촉진하기 위한 대체운동을 알아야 하고 수정해 주어야 한다.

등척성 운동 (Isometrics)

등척성 운동은 어깨의 근력과 운동성에 문제가 발견되었을 때 재활 프로그램의 초기 단계에서 시작한다. 어깨 사용이나 동작이 제한된 시기 동안 몸쪽(근위, proximal)축을 줄이는 데 유용한 수축법이다. 등척성 운동은 통증이 없는 상태에서 가능한 동작을 여러 각도에서 실시한다. 동작이 제한되면 아프지 않고 가능한 자세에서 운동을 하도록 한다. 각 등척성 수축은 점차 최대 근력으로 증가시키고 최고점에 이르렀을 때 멈추어 유지한 다음 근육이 이완될 때까지 점차 감소시킨다. 갑자기 수축하여 부상이나 근육의 갑작스런 긴장이 일어나지 않도록 한다. 통증이 없으면 최대 수축 운동을 해도 된다. 통증이 있으면 더 큰 힘 때문에 통증이 생기지 않도록 최대한 수축까지만 운동한다. 각 운동은 5~10초 동안 10회 반복한다. 이 운동들을 하루 동안 여러 번 반복한다. 등척성 운동에 대해 알아보자.

등척성 운동 (Isometric Exercises)

굽힘 운동 (Isometric Shoulder Flexion)

신체분절 : 어깨위팔관절(견상완관절, glenohumeral joint).

재활단계 : II.

목적 : 어깨 굽힘근(굴근, flexor) 강화.

자세 : 벽을 마주보고 서서 환측 팔을 노뼈(요골, radius)쪽 손을 앞으로 벽에 댄다.

운동실시 : 팔을 앞으로 민다(그림 19.56).

가능한 대체운동 : 팔꿈치 굽힘.

주의점 : 팔꿈치를 편다. 손이 불편하면 수건을 벽에 대고 한다.

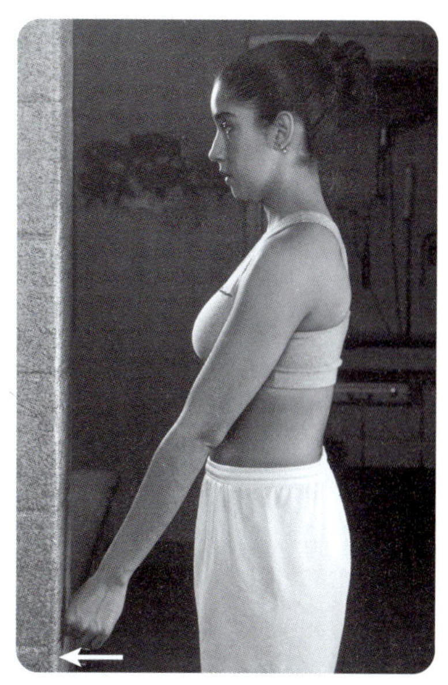

그림 19.56 등척성 굽힘 운동.

벌림 운동 (Isometric Shoulder Abduction)

신체분절 : 어깨위팔관절.

재활단계 : II.

목적 : 어깨 벌림근(외전근, abductor) 강화.

자세 : 환측 팔이 벽을 마주보도록 서서 약간 벌림한 상태로 손등 쪽을 벽에 댄다.

운동실시 : 팔꿈치는 펴고 벌리면서 벽을 민다.

가능한 대체운동 : 팔꿈치 굽힘 및 어깨 굽힘.

주의점 : 팔을 몸 앞에 있는 것보다 몸통과 일직선이 되도록 한다. 손이 불편하면 수건을 벽에 대고 한다.

폄 운동 (Isometric Shoulder Extension)

신체분절 : 어깨위팔관절.

재활단계 : II.

목적 : 어깨 폄근(신전근, extensor) 강화.

자세 : 환측 팔이 벽을 등지도록 해서 서서 약간 편 상태로 자뼈(척골, ulna)쪽 손을 벽에 댄다.

운동실시 : 팔꿈치는 펴고 손으로 벽쪽을 향해 민다(그림 19.57).

가능한 대체운동 : 팔꿈치 굽힘 및 몸통 기울이기.

주의점 : 몸통과 팔을 곧게 편다. 손이 불편하면 수건을 벽에 대고 한다.

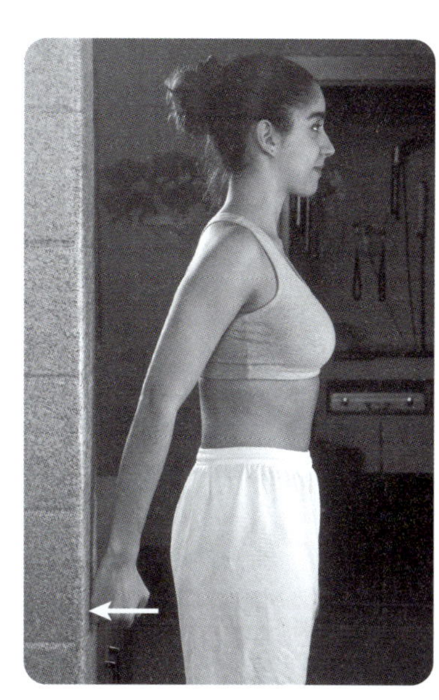

그림 19.57 등척성 폄 운동.

안쪽돌림 운동 (Isometric Shoulder Medial Rotation)

신체분절 : 어깨위팔관절(견상완관절, glenohumeral joint).

재활단계 : II.

목적 : 어깨 안쪽 돌림근(내회전근, medial rotators) 강화.

자세 : 팔꿈치는 90°로 굽히고, 문틀을 향해 서서 문틀에 원위 아래팔(전완, forearm)부를 대고 선다.

운동실시 : 아래팔을 배쪽(복측, abdomen)으로 돌림시킨다.

가능한 대체운동 : 팔꿈치 폄(신전, extension) 및 어깨 벌림(외전, abduction).

주의점 : 팔꿈치는 굽힌 채로 유지한다.

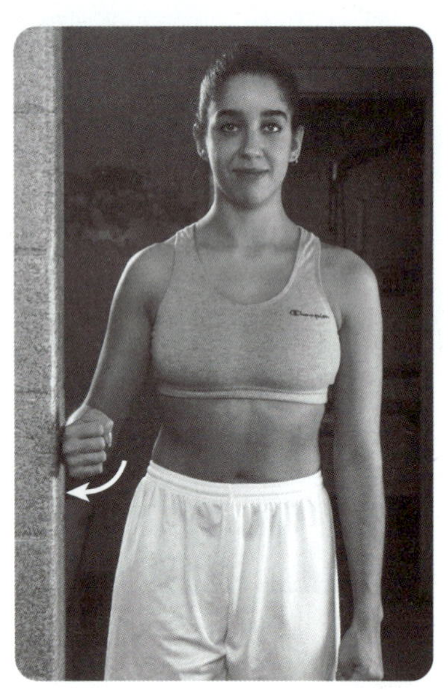

그림 19.58 등척성 어깨 바깥돌림 운동.

바깥돌림 운동 (Isometric Shoulder Lateral Rotation)

신체분절 : 어깨위팔관절.

재활단계 : II.

목적 : 어깨 바깥돌림(외회전, lateral rotation)근 강화

자세 : 팔꿈치는 90°로 굽히고 문틀이 환측 팔쪽에 있도록 서서 문틀에 원위 아래팔 부를 대고 선다.

운동실시 : 아래팔을 문틀쪽으로 밀어 돌림시킨다(그림 19.58).

가능한 대체운동 : 팔꿈치 폄 및 어깨 굽힘(굴곡, flexion).

주의점 : 팔꿈치는 굽힌 채로 유지한다.

분리면에서의 등장성 운동 (Isolated-Plane Isotonic Exercises)

앞서 언급했듯이 초기의 강화 운동에는 주로 단일면에서의 운동이 포함되어야 한다. 일단 운동을 하면서 관절을 조절할 수 있는 충분한 힘이 생기면, 다면(multiple-plane)과 대각선 운동(diagonal exercise)을 시작할 수 있다. 이 장에서는 처음엔 단일면 운동, 나중에 다면 운동에 대해 살펴보도록 하겠다. 이 장에서 소개된 운동들은 일반적인 운동만을 소개하였음을 참고하길 바란다.

어깨운동이 어깨가슴(견갑흉부, scapulothoracic)과 어깨위팔관절의 기능운동을 포함하고 있지만, 환자는 기능동작 중 관절을 조절할 수 있는 충분한 힘이 생길 때까지 각 관절에 대한 분리된 운동을 할 수 있고, 또 해야만 한다. 특정 운동기능 여부를 쉽게 확인하려면 어깨가슴 및 어깨위팔 관절의 단면 운동이 분리해서 실시하도록 해야 하는데 이 장에서 소개된다. 대부분 앞서 소개된 특정 동작 및 근육과 관련된 것이며 쉬운 것에서 어려운 것까지 소개하였다.

어깨가슴 관절운동 (Scapulothoracic Exercises)

팔을 든 상태에서 어깨가 아프다면 팔을 드는 초기 단계에서 손으로 저항을 주는 것이 좋다. 어깨가슴(견갑흉부, scapulothoracic) 관절에 대해 손으로 저항을 주는 이점은 어깨위팔관절에 영향을 주지 않는다는 것이고 그래서 재활초기에 활용될 수 있다.

■ 등장성 단면 근력운동
(Isotonic Isolated-Plane Strength Exercises)

손으로 어깨뼈 압박하기
(Manual Resistance to Scapular Retractors and Protractors)

신체분절 : 어깨가슴(견갑흉부, scapulothoracic) 관절.

재활단계 : II.

목적 : 어깨뼈 뒤당김근(후퇴근, retractors) 및 내밈근(전진근, protractor) 강화.

자세 : 환측을 위로 하여 옆으로 눕는다.

운동실시 : 환자를 바라보고 어깨뼈 후내측 가장자리에 손을 대어 어깨뼈 뒤당김 및 내림(하강, depression)의 혼합동작에 대해 저항을 제공한다. 다른 손은 어깨 앞쪽에 대어 반대방향에서 어깨뼈의 내밈(전진, protraction) 및 올림(거상, elevation)에 대해 저항을 제공한다(그림 19.59 a, b).

가능한 대체운동 : 몸통 돌림(회전, rotation).

주의점 : 환자를 더 편하게 해주기 위해 수건을 말아서 팔과 옆구리 사이에 끼워준다. 어깨에 수술흔적이 있으면 운동사 손과 환자 어깨 사이에 수건을 넣고 시행해도 무방하다.

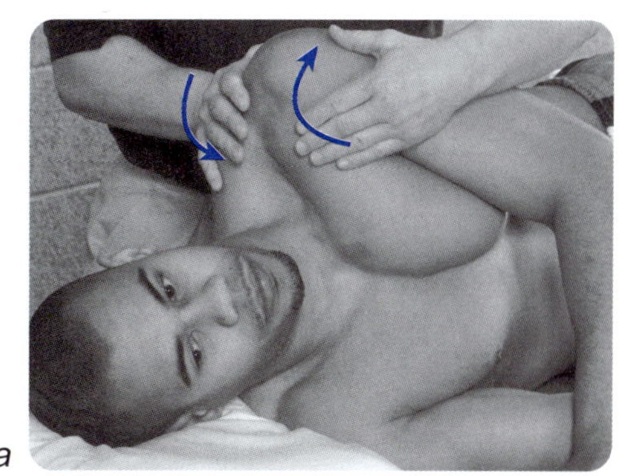

a

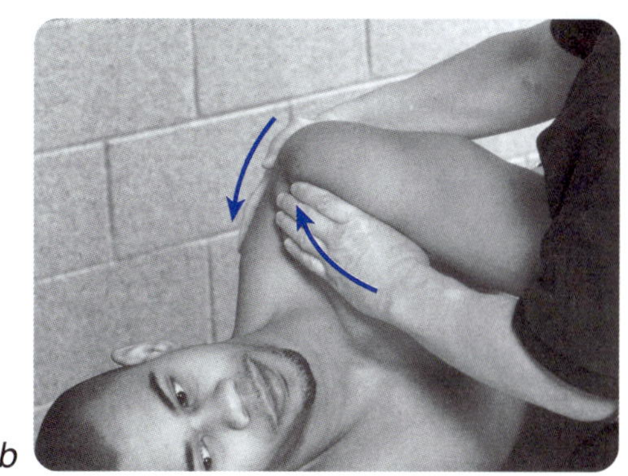

b

그림 19.59 도수저항 : *(a)* 치료대 위에 손을 둔 상태, *(b)* 비체중 팔지지 상태

앞톱니근 도수저항 (Manual Resistance to Serratus Anterior)

신체분절 : 어깨가슴 관절.

재활단계 : II.

목적 : 어깨위팔관절 올림 안정성을 위한 앞톱니근(전거근, serratus anterior) 강화.

자세 : 누워서 팔을 110°에서 120° 굽힘(굴곡, flexion)하고 팔꿈치는 편다.

운동실시 : 어깨뼈(견갑골, scapula)가 갈비뼈(늑골, ribs)를 지나 움직이도록 손을 천정쪽으로 밀어올린다. 이 동작에 저항을 준다(그림 19.60). 저항은 도수 혹은 덤벨, 벤취프레스 머신 등을 이용할 수 있다.

가능한 대체운동 : 어깨를 적당한 각도로 펴고(신전, extension), 위쪽 등세모근(승모근, trapezius)을 이용하여 팔을 90° 이상 들어 유지한다.

주의점 : 환자는 어깨를 뒷주머니 쪽으로 당겨내린다. 이 운동은 어깨 관절의 굽힘이 120° 이상 넘지 않도록 해야 한다.

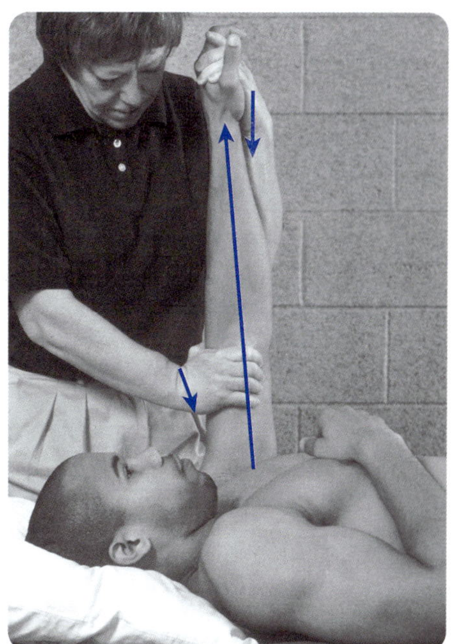

그림 19.60 앞톱니근.

푸쉬업 플러스 (Push-Up Plus)

신체분절 : 어깨가슴 관절.

재활단계 : II와 III.

목적 : 앞톱니근(전거근, serratus anterior) 근력 촉진.

자세 : 벽에 두 손을 어깨넓이로 대고 뻗어 팔굽혀펴기 자세를 취한다. 두 발도 몸통과 엉덩이를 펴서 벽에 기댈 수 있도록 한다.

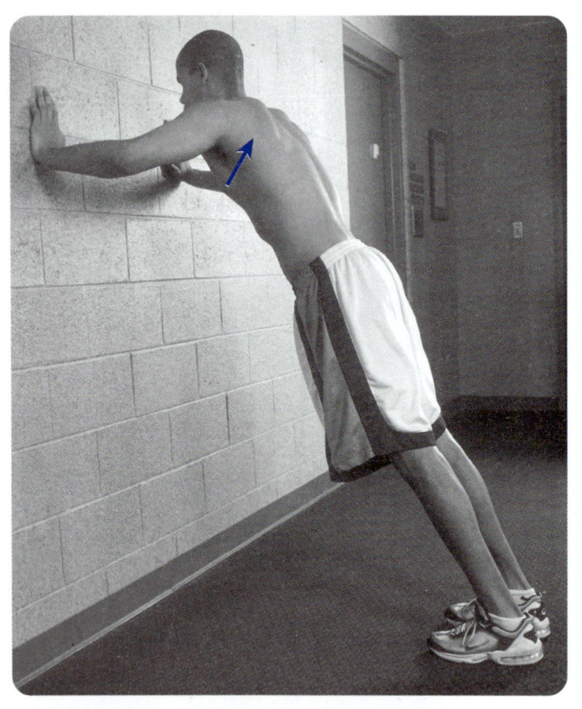

그림 19.61 푸쉬업 플러스(Push-up plus).

운동실시 : 벽에 손을 댄 채로 몸통을 밀어낸다. 이 때 손과 몸의 정렬은 그대로 유지한 채로 실시한다. 갈비뼈(늑골, ribs) 위로 갈비뼈 미끄러지기가 이루어지도록 한다(그림 19.61). 벽 푸쉬업 다음에는 바닥 푸쉬업을 한다. 처음에는 정상 푸쉬업, 발을 손보다 높게 한 상태에서의 푸쉬업을 실시한다. 발을 높인 푸쉬업은 앞톱니근(전거근, serratus anterior)과 위쪽 등세모근(승모근, trapezius)이 작용한다(Lear and Gross, 1998).

가능한 대체운동 : 몸통을 벽에 기대고 팔꿈치를 굽힘(굴곡, flexion)하고 손을 서로 마주 한다.

주의점 : 앞쪽 불안정성이 있는 환자는 혹은 최근 어깨 수술을 한 사람은 몸통이 푸쉬업 하는 동안 팔꿈치 면 앞까지 오지 않도록 해야 어깨 앞쪽에 스트레스를 줄일 수 있다.

풀리 혹은 저항밴드를 이용한 어깨 내밈 운동
(Scapular Protraction With Pulleys or Resistance Bands)

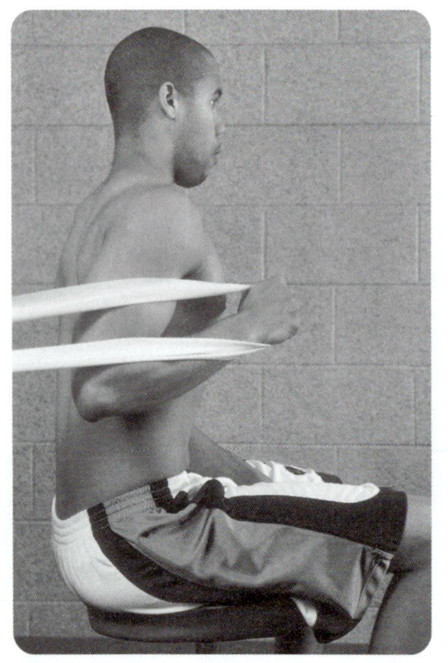

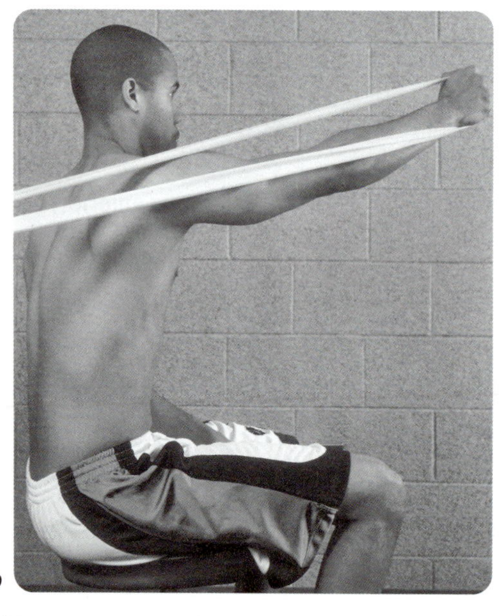

그림 19.62 고무 튜브를 이용한 앞톱니근(전거근, serratus anterior)의 근력 강화 : *(a)* 시작 자세, *(b)* 끝 자세.

신체분절 : 어깨가슴(견갑흉부, scapulothoracic) 관절.

재활단계 : II와 III.

목적 : 앞톱니근 근력 강화.

자세 : 튜브나 풀리를 어깨 높이의 바로 아래 부분에 고정시키고 환자는 등을 돌린 채 앉거나 서 있는다. 팔꿈치를 구부림과 동시에 위를 향해 살짝 팔꿈치를 펴고, 어깨뼈(견갑골, scapula)를 주먹질하듯이 앞으로 밴드를 밀어낸다(그림 19.62a).

운동실시 : 밴드를 앞쪽으로 그리고 약간 위로 가능한 멀리 팔꿈치를 펴면서 동시에 어깨뼈를 앞으로 쑥 내민다.

가능한 대체운동 : 몸통을 돌림시키면서 앞톱니근을 이용하여 어깨뼈를 앞으로 내밀면서 팔을 뻗는다.

주의점 : 튜브나 밴드를 이용한 다른 운동은 누워서 하는 것이 있을 수 있다. 팔꿈치를 펴고 어깨를 90° 까지 굽힘하여 손이 천정을 향하도록 한다. 그 다음 어깨뼈를 이용하여 팔을 천정으로 뻗으면 된다.

어깨뼈 맞붙이기 (Scapular Squeeze)

신체분절 : 어깨가슴(견갑흉부, scapulothoracic) 관절.

재활단계 : I와 II.

목적 : 마름모근(능형근, rhomboid) 및 중간 등세모근(승모근, trapezius) 강화.

자세 : 팔꿈치를 옆구리에 붙이고 앉는다.

운동실시 : 어깨뼈(견갑골, scapula)를 서로 가깝게 당겨 붙인다. 팔꿈치는 옆구리에 붙어있는 상태라야 한다. 붙여서 5–10초간 유지한다.

가능한 대체운동 : 어깨를 치켜올려 어깨뼈를 뒤로 빼지 않고 어깨를 폄(신전, extension)한다.

주의점 : 어깨뼈 뒤당김(후퇴, retraction)근의 첫 단계 운동이다. 다음 2가지 운동을 이어서 실시할 수 있다.

엎드려 팔벌리기 (Prone Flys)

신체분절 : 어깨가슴 관절.

재활단계 : II와 III.

목적 : 마름모근 및 중간 등세모근 강화.

자세 : 치료대 위에 어깨 부위가 밖으로 나오도록 엎드린다.

운동실시 : 어깨뼈(견갑골, scapula)가 서로 맞닿도록 수평으로 벌림(외전, abduction)한다. 팔꿈치는 펴고 운동중에도 유지한다(그림 19.63). 한 쪽 팔이 불편하다 하더라도 양팔을 같이 실시하는 것이 좋다.

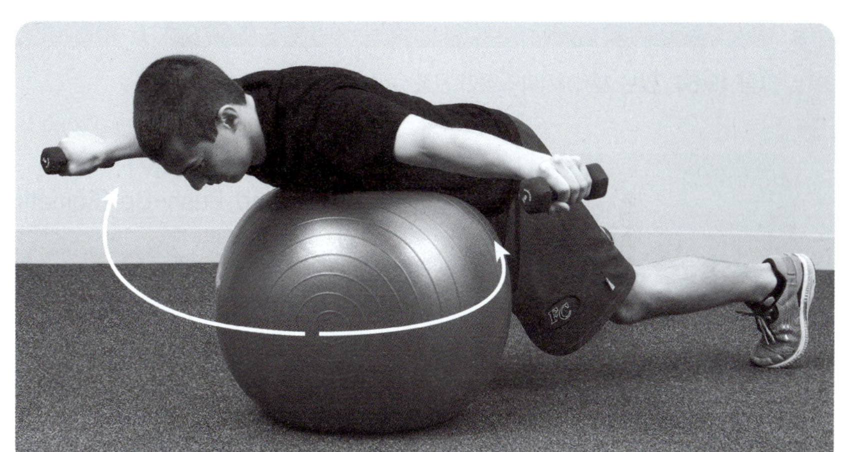

그림 19.63 리버스 플라이(Reverse flys).

가능한 대체운동 : 어깨뼈 뒤당김동작 없이 어깨를 수평으로 벌림(외전, abduction)한다.

주의점 : 그림 19.63과 같이 짐볼 위에 팔을 가슴과 배를 대고 엎드린다. 엉덩이와 몸통을 약간 굽히고 등은 곧게 편다.

엎드려 팔벌리기 (Rows With Pulleys or Resistance Bands)

신체분절 : 어깨가슴 관절.

재활단계 : II와 III.

목적 : 마름모근(능형근, rhomboid) 및 중간 등세모근(승모근, trapezius) 강화.

자세 : 앉아서 밴드를 문에 어깨 아래지점에 맨다. 약간 앞으로 숙이고 허리를 펴면서 어깨뼈를 내밈(돌출, protraction)시킨다(그림 19.64a).

운동실시 : 몸통을 바로 세우고 어깨뼈를 뒤당김시키면서 맞붙이면서 팔꿈치는 옆구리에 붙인다(그림 19.64b).

가능한 대체운동 : 몸통과 엉덩이를 펴고 어깨를 편다. 어깨뼈는 뒤당김시키지 않는다.

주의점 : 짐볼 위에 앉아서 실시할 수도 있다.

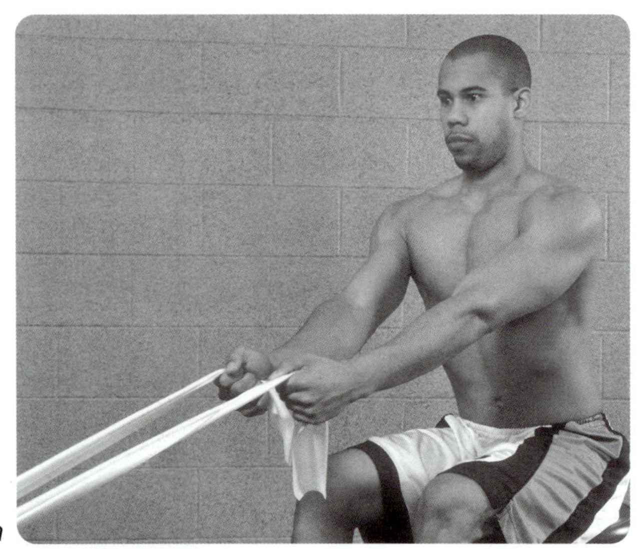
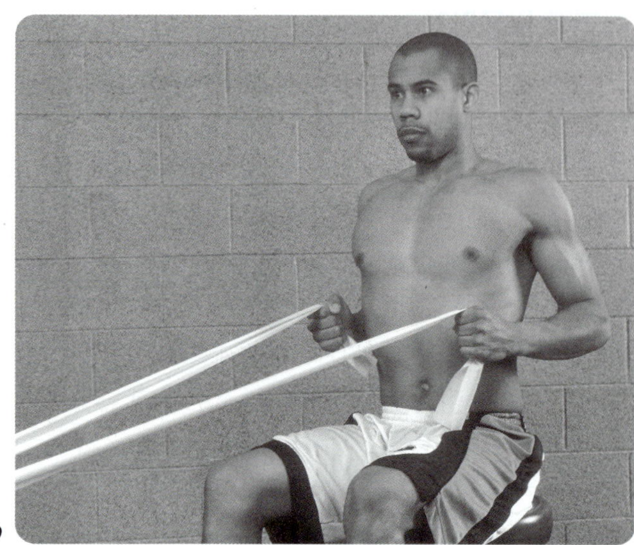

그림 19.64 앉은 자세에서의 노젓기 운동 : *(a)* 시작 자세, *(b)* 끝 자세.

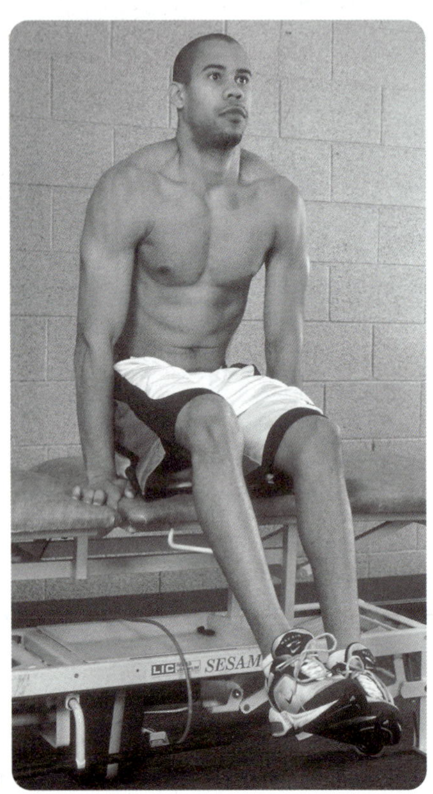

그림 19.65 어깨뼈의 억세근 : *(a)* 앉은 자세에서 팔굽혀펴기 하기.

엎드려 팔벌리기
(Seated Push-Up (Sometimes Called a Press-Up or a Press-Down))

신체분절 : 어깨가슴(견갑흉부, scapulothoracic) 관절.

재활단계 : III단계 말기.

목적 : 하부 등세모근(승모근, trapezius), 큰가슴근(대흉근, pectoralis major), 넓은등근(광배근, latissimus dorsi) 강화.

자세 : 치료대 모서리를 두 손으로 짚고 앉는다. 근력이 약한 경우에는 의자의 팔걸이를 잡는다.

운동실시 : 어깨뼈(견갑골, scapula)를 아래로 내림(하강, depression)과 동시에 두 팔을 뻗으면서 엉덩이를 들어올린다(그림 19.65a).

가능한 대체운동 : 위팔(상지, upper extremity)를 앞으로 굽히면서 다리도 동시에 함께 들어올린다.

주의점 : 어깨가 아프면 돌림근띠(회전근개, rotator cuff)가 약함을 의미한다. 이 경우에는 다음 운동들이 추천된다.

어깨뼈 내리기 (Press-Downs Using Pulleys or Resistance Bands)

신체분절 : 어깨가슴 관절.

재활단계 : III.

목적 : 어깨뼈 내림(하강, depression)근 강화.

자세 : 머리 위에 풀리나 밴드를 매고 어깨는 굽히고 팔꿈치를 뻗어 잡는다(그림 19.65b).

운동실시 : 어깨와 팔꿈치를 준비자세로 유지한 다음 어깨뼈를 엉덩이 쪽으로 내린다.

케이블 칼럼의 바아를 잡고 실시할 수도 있다. 두 손을 이용할 경우, 환측은 끝을 잡고 건측은 중간 부분에 잡는다. 팔꿈치는 머리위에서 펴고 어깨뼈는 올린다. 팔꿈치는 그대로 두고 어깨뼈만 아래로 내린다.

가능한 대체운동 : 몸통을 옆으로 기울인다. 부분적인 ROM 운동으로 어깨는 폄(신전, extension)시키고 팔꿈치를 굽힌다.

주의점 : 다른 운동은 겨드랑이를 밴드를 끼고 실시할 수 있다. 이 때 어깨는 올림(거상, elevation)시키지 않는다(그림 19.65c). 내림근만을 수축시키며 어깨위팔관절의 근육은 자극하지 않아야 한다.

불러 운동 (Bouhler Exercises)

신체분절 : 어깨가슴(견갑흉부, scapulothoracic) 관절.

재활단계 : II와 III.

목적 : 위쪽 돌림근(회전근, rotators)으로서의 아래쪽 등세모근(승모근, trapezius) 강화.

자세 : 등과 엉덩이를 벽에 기대어 선다. 뒷꿈치는 2.5cm 떨어져 선다.

운동실시 : 등이 떨어지지 않도록 복근에 힘을 주면서 두 팔을 머리위에 뻗어 올려 귀 가까이에 댄다. 첫 번째에서는 엄지를 벽에 대고 민다(그림 19.66a) 두 번째 운동은 같은 자세에서 손등이 벽을 향하도록 하여 민다(그림 19.66b). 세 번째 운동은 팔을 45° 벌려서 두 번째 운동과 같은 방식으로 실시한다(그림 19.66c). 5초에서 10초 정도 유지하는 운동을 5세트 실시한다.

가능한 대체운동 : 등을 둥글게 내밀고 팔꿈치는 굽힌다.

주의점 : 아래쪽 등세모근이 쉽게 피로해지기 때문에 가능한 자주 해주는 방식이 필요하다. 상급 운동은 엎드려서 치료대나 짐볼 위에서 실시할 수 있다. 아령을 들고 하면 효과적이다(그림 19.66d).

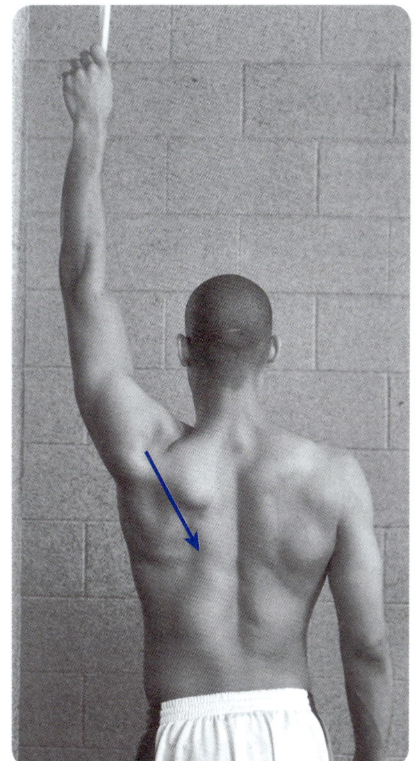
b

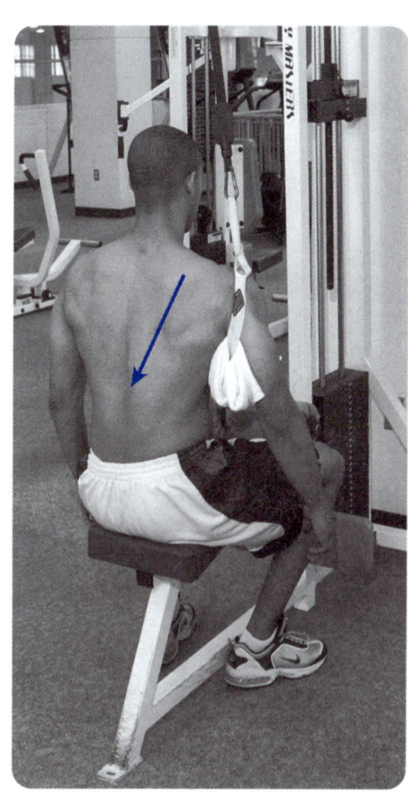
c

그림 19.65 *(계속)* 어깨뼈의 억제근 : *(b)* 머리 위로 팔을 들어 올린 상태에서 누르기, *(c)* 선택적인 어깨뼈 억제 운동 자세.

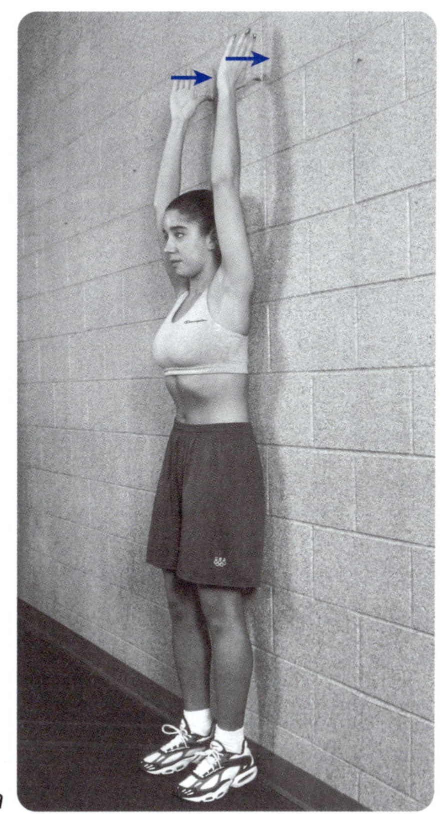
a

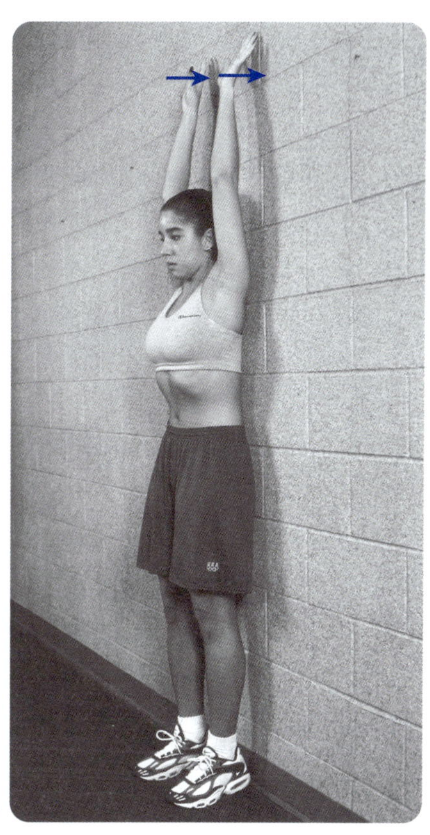
b

그림 19.66 불러 운동 : *(a)* 벽에 엄지손가락 대기, *(b)* 엄지손가락 서로 마주 보기.

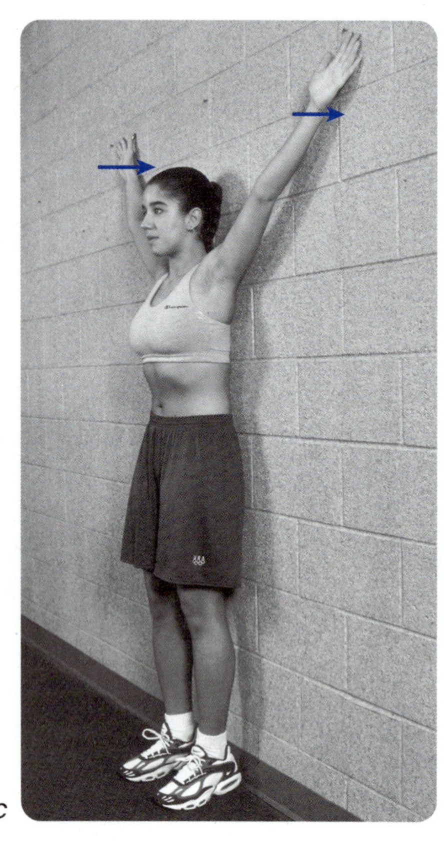
c

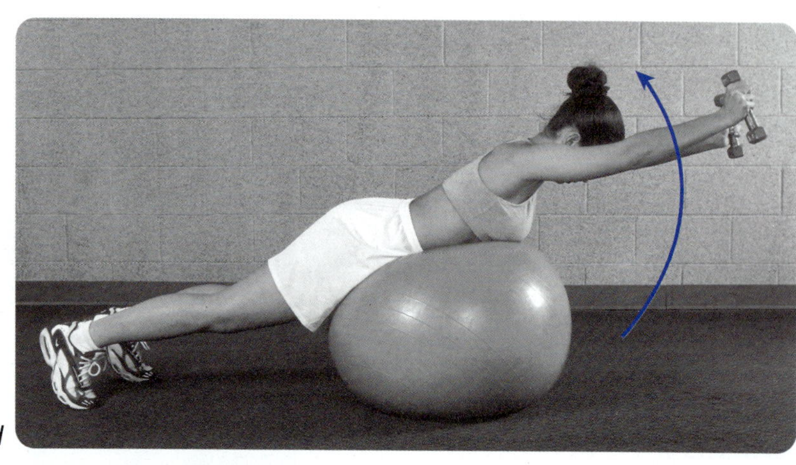
d

그림 19.66 (계속) 불러 운동 : (c) 45°의 각을 이룬 팔들, (d) 체중을 이용한 반중력 자세에서 운동하기.

어깨뼈 올림 (견갑골 거상, Scapular Elevation)

신체분절 : 어깨가슴(견갑흉부, scapulothoracic) 관절.

재활단계 : II와 III.

목적 : 위쪽 등세모근(승모근, trapezius) 및 어깨올림근(견갑거근, levator scapulae) 강화.

자세 : 팔을 옆구리에 붙이고 선다.

운동실시 : 어깨를 귀쪽으로 올린다.

가능한 대체운동 : 목을 폄(신전, extension)시킨다.

주의점 : 이 근육은 정상적으로는 약하지 않지만, 종종 협력근이나 길항근보다 강해서 불균형이 생기는 경우가 있다. 그래서 올림(거상, elevation) 동작 시 제대로 이루어지지 못할 수 있다. 이런 경우는 돌림근띠(회전근개, rotator cuff)가 약해서 생기고 추가적인 불균형을 야기하고, 재활기간을 길게 한다. 이 근육이 약하면 초기 근력운동은 어깨 올림에 대한 도수저항 운동을 반드시 포함해야 한다. 다음에는 아령을 들고 실시한다.

팔뻗어 올리기 (Upright Press or Overhead Press or Military Press)

신체분절 : 어깨가슴 관절.

재활단계 : III.

목적 : 어깨올림근(견갑거근, levator scapulae) 및 위쪽 등세모근 강화.

자세 : 서서 팔꿈치를 굽히고 아령을 든다. 손은 어깨높이에 둔다.

운동실시 : 머리 위로 팔을 뻗어 올린다.

가능한 대체운동 : 드는 힘을 이용하여 등을 둥글게 한다.

주의점 : 후반기 운동으로 어깨위팔관절에 부담을 주기 때문에 늘 실시하는 것은 아니다. 불균형이 생기기 어려운 위쪽 등세모근을 강화시킨다. 어깨뼈(견갑골, scapula) 돌림근(회전근, rotators)과 돌림근띠는 이 운동을 하기 전에 강화시켜 두어야 한다.

어깨뼈 위쪽 돌림 (Scapular Upward Rotation)

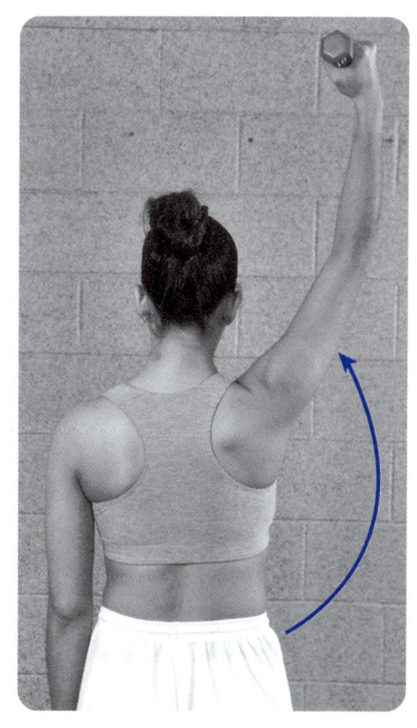

그림 19.67 위쪽으로 어깨뼈 회전시키기.

신체분절 : 어깨가슴(견갑흉부, scapulothoracic) 관절.

재활단계 : III.

목적 : 어깨뼈(견갑골, scapula) 위쪽 돌림근(회전근, rotators) 강화.

자세 : 서서 아령을 들고 엄지는 앞쪽을 향한다.

운동실시 : 팔꿈치는 펴고 위팔(상지, upper extremity)는 어깨뼈면으로 든다. ROM 전범위로 들었다가 다시 원위치로 돌아온다(그림 19.67). 어깨뼈를 계속 조절하고 어깨위팔관절의 위치를 수정한다.

가능한 대체운동 : 등을 과다하게 펴 어깨를 올린다(거상, elevation).

주의점 : ROM 전범위로 어깨뼈 돌리면서 어깨위팔관절 운동을 함께 한다. 이 운동을 하기 전에 어깨위팔관절의 안정성이 먼저 확보되어야 한다.

어깨뼈 아래쪽 돌림 (Scapular Downward Rotation)

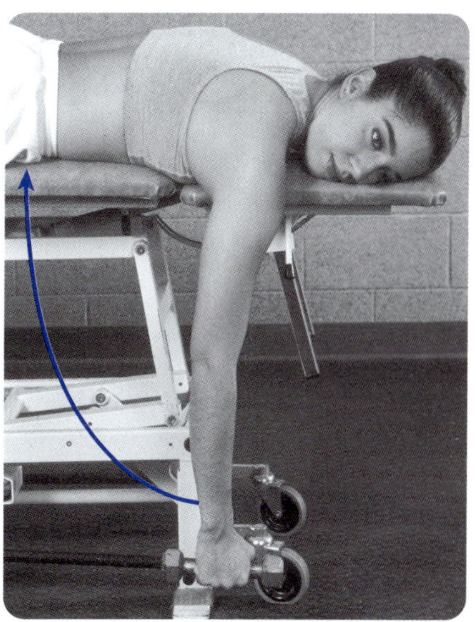

그림 19.68 어깨뼈 아래쪽으로 회전시키기.

신체분절 : 어깨가슴 관절.

재활단계 : II 후반과 III.

목적 : 어깨뼈 아래쪽 돌림근 강화.

자세 : 엎드려 어깨를 치료대 가장자리에 댄다. 아령을 들고 팔을 편하게 드리운다.

운동실시 : 어깨뼈는 내림(하강, depression)한 상태로 위팔(상지, upper extremity)를 ROM 끝범위까지 폄(신전, extension)시킨다(그림 19.68).

가능한 대체운동 : 팔꿈치를 굽히고 어깨를 올림(거상, elevation)한다.

주의점 : 넓은등근(광배근, latissimus dorsi) 운동이 이 운동의 다음 단계 운동이다. 손은 어깨넓이로 벌려 바아를 잡고 팔꿈치는 뻗은 상태로 한다. 어깨뼈는 고정시키고 팔을 넙적다리(대퇴, thigh) 앞까지 당겨내린다.

어깨위팔관절 바깥돌림 (Glenohumeral Lateral Rotation)

신체분절 : 어깨위팔관절(견상완관절, glenohumeral joint).

재활단계 : II와 III.

목적 : 작은원근(소원근, teres minor), 가시아래근(극하근, infraspinatus), 뒤쪽 어깨세모근(삼각근, deltoid) 강화.

자세 :

1. 옆으로 누워 팔꿈치를 90° 로 굽힌다(그림 19.69a).
2. 엎드려 어깨를 90° 벌림(외전, abduction)한다(그림 19.69b).
3. 밴드를 잡고 서서 팔꿈치를 옆구리에 댄다(그림 19.69c).

모든 자세에서 수건을 말아서 옆구리와 팔꿈치 사이에 둔다.

운동실시 :

1. 1번 운동은 바닥과 수직이 될 때까지 천정쪽으로 바깥돌림(외회전, lateral rotation)한다.

2. 2번 운동은 천정쪽으로 바깥돌림(외회전, lateral rotation)한다.

3. 3번 운동은 위팔(상지, upper arm)은 겨드랑이에 붙인 채로 밴드를 복부에서 먼쪽으로 바깥돌림한다.

가능한 대체운동 : 1번과 3번 운동에서 팔꿈치 폄(신전, extension), 2번 운동에서 팔꿈치 굽힘(굴곡, flexion) 상태로 운동한다. 어깨 폄은 1번과 3번, 어깨 수평 폄은 2번에서 가능하다. 몸통을 돌리는 운동은 3가지 운동에서 가능하다.

주의점 : 반드시 어깨뼈(견갑골, scapula) 면에서 실시되어야 한다. 어깨뼈 안정성이 만들어지면 팔을 90° 벌림시켜 실시할수도 있다. 처음에는 팔꿈치를 받쳐줄 필요가 있다(그림 19.69d). 그러나 근력이 향상되면 필요없게 된다(그림 19.69e). 올림 상태에서 팔꿈치를 올리고 어깨는 90° 벌림(외전, abduction)상태로 두어야 한다. 이 때 수평 모음(내전, adduction) 혹은 벌림은 없어야 한다.

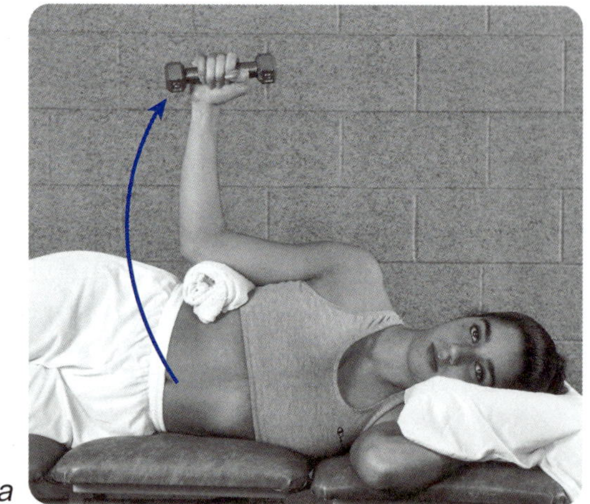
a

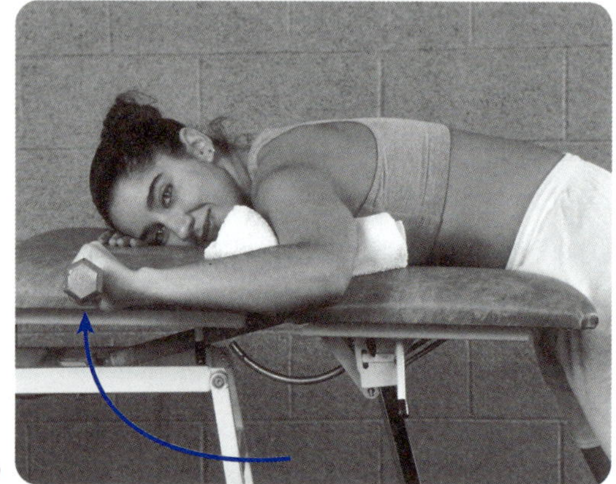
b

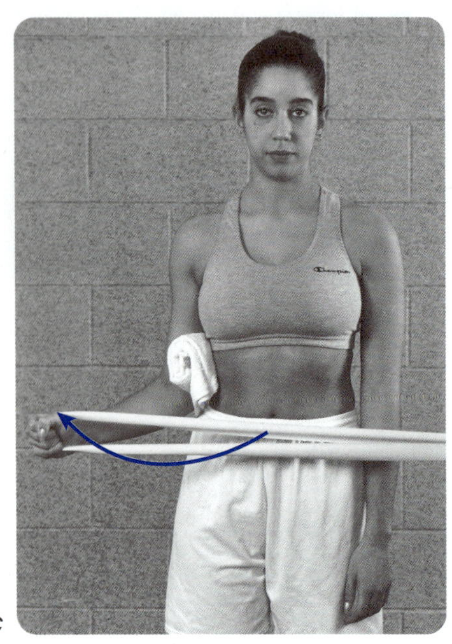
c

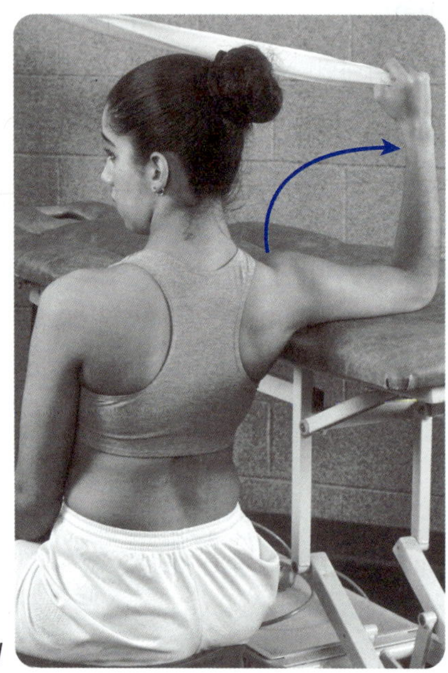
d

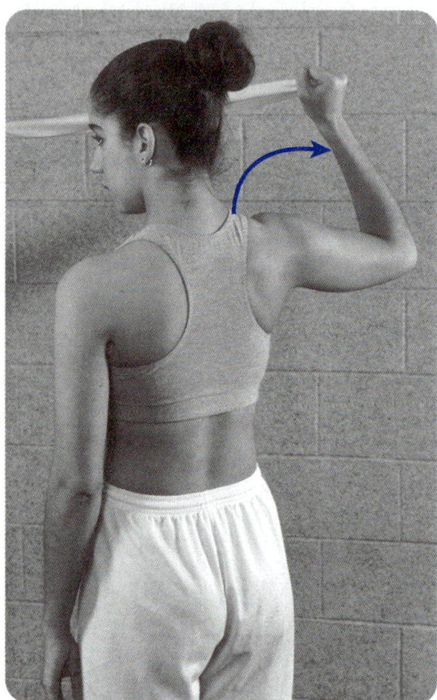
e

그림 19.69 바깥돌림 : *(a)* 누워서 옆으로, *(b)* 엎드려서, *(c)* 서서, *(d)* 지지대를 가지고 90°로 벌림시킨 상태에서, *(e)* 지지대 없이.

어깨위팔관절 안쪽돌림
(Medial Rotation of the Glenohumeral Joint)

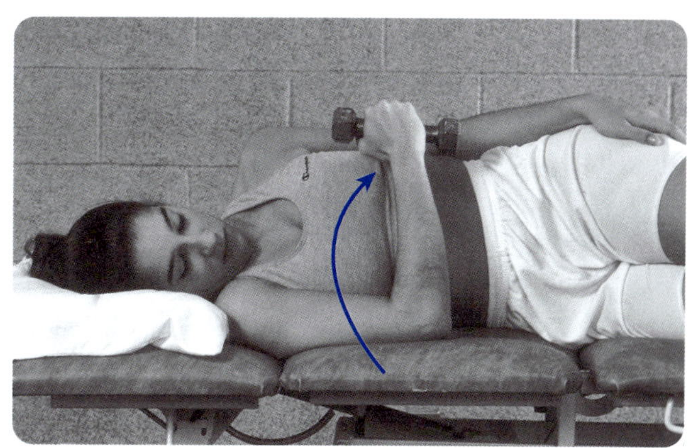

그림 19.70 안쪽돌림.

신체분절 : 어깨위팔관절(견상완관절, glenohumeral joint).

재활단계 : II와 III.

목적 : 어깨밑근(견갑하근, subscapularis) 강화. 큰원근(대원근, teres major), 넓은등근(광배근, latissimus dorsi), 큰가슴근(대흉근, pectoralis major)도 강화.

자세 : 환측을 아래로 하여 옆으로 눕는다. 팔꿈치는 90° 굽힌다. 누운 자세인 경우는 팔을 약간 벌림(외전, abduction)시킨다. 옆으로 누운 경우 팔꿈치는 옆구리에 붙이고, 수건으로 어깨뼈(견갑골, scapula)면에 팔을 고정시킨다.

운동실시 : 손을 복부쪽으로 당긴다(그림 19.70).

가능한 대체운동 : 팔꿈치 90° 굽힘(굴곡, flexion)은 반드시 유지할 필요는 없다. 몸통 돌림 어깨 굽힘이 가능하다.

주의점 : 어깨뼈 안정성이 좋아지면 이전 운동과 함께 이 운동도 팔을 90°까지 벌림시켜 실시할 수 있다. 초기에는 그림 19.69d에서 안쪽돌림할 때처럼 팔꿈치를 받치고 한다. 그러나 근력이 좋아지면 받치지 않아도 된다. 올림(거상, elevation) 위치에서 팔꿈치는 든 상태이고, 어깨는 90° 벌림 상태여야 한다. 수평모음(내전, adduction) 혹은 벌림이 없어야 한다.

어깨뼈 면에서의 어깨위팔관절 벌림
(Glenohumeral Abduction in the Scapular Plane)

신체분절 : 어깨위팔관절.

재활단계 : II와 III.

목적 : 작은원근(소원근, teres minor) 및 가시아래근(극하근, infraspinatus) 강화. 뒤쪽 어깨세모근(삼각근, deltoid), 어깨뼈 안정근도 강화.

자세 : 서거나 앉아서 아령을 잡는다(그림 19.71b).

운동실시 : 팔을 어깨뼈 면에서 90°까지 든다.

가능한 대체운동 : 어깨 굽힘, 몸통 가쪽 굽힘, 어깨 올림, 팔꿈치 굽힘 동작이 변형가능하다.

주의점 : 어깨위팔관절을 90°까지 올리는 것이 불가능하면 옆으로 누워서 실시할 수 있다. 어깨를 올림한 상태로 어깨뼈를 등쪽으로 아래로 내릴 수 있다. 어깨뼈 조절이 좋아지면 어깨는 완전 올림할 수 있다(그림 19.71b).

a
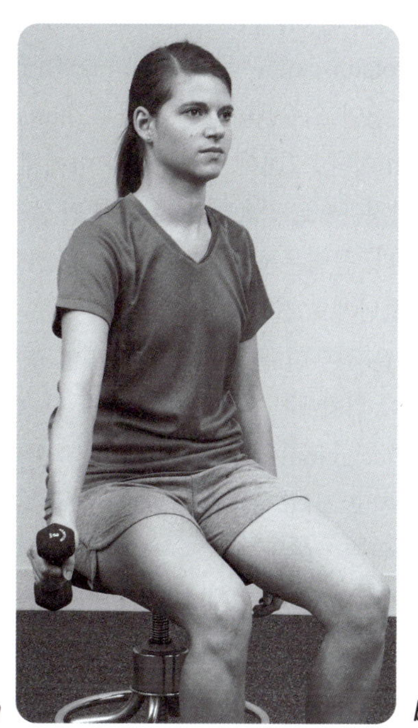

b
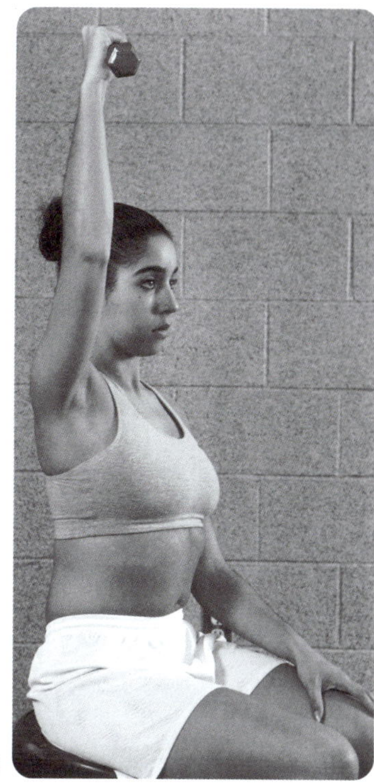

그림 19.71 어깨뼈 면에서의 어깨 벌림 (스캡션, scaption) : *(a)* 안쪽돌림과 함께 엄지손가락 아래로 내리기, *(b)* 바깥돌림과 함께 엄지손가락 위로 하기.

수평 벌림 혹은 수평 폄 (Horizontal Abduction or Horizontal Extension)

신체분절 : 어깨위팔관절(견상완관절, glenohumeral joint).

재활단계 : II와 III.

목적 : 작은원근(소원근, teres minor) 및 가시아래근(극하근, infraspinatus) 강화. 뒤쪽 어깨세모근(삼각근, deltoid), 어깨뼈(견갑골, scapula) 안정근도 강화시킨다.

자세 : 엎드려 팔을 치료대 가장자리에 둔다. 손에 아령을 든다.

운동실시 : 팔을 천정쪽으로 수평으로 폄(벌림)한다. 어깨는 바깥돌림(외회전, lateral rotation)된다.

가능한 대체운동 : 팔을 들지 말고 몸통을 돌리면서 실시한다. 운동면에서 벗어나고 손은 엉덩이에 가까이 가져가며 팔꿈치는 굽힌다.

주의점 : 이 운동은 그림 19.63과 유사하지만, 돌림근띠(회전근개, rotator cuff)의 바깥돌림에 더 중점이 있다.

어깨위팔관절 운동 (Glenohumeral Exercises)

낮은 수준의 어깨 올림(거상, elevation)운동과 같은 어깨위팔관절 운동은 어깨위팔관절의 근육에 중점이 있다. 일단 어깨가 올림되면 어깨뼈 근육도 자극을 받아 어깨 위치를 유지시키려 한다. 초기 어깨근력 강화는 어깨뼈(견갑골, scapula) 안정성이 생길 때까지 ROM의 초기 60°까지의 운동으로 시작한다. 어깨 운동은 60° 이하, 60°에서 100°까지, 100° 이상, 이렇게 3단계로 구분해 보았다. 어깨 올림이 좋아짐에 따라 어깨뼈 근육은 어깨뼈 안정성과 운동성을 동시에 제공하기 위해 작용한다(Bagg & Forrest, 1988). 어깨뼈 안정성은 어깨위팔관절 운동의 선행조건이기 때문에 어깨뼈 근력이 낮은 ROM 범위에서 먼저 완성되어야 한다. 그 다음 중간 범위, 그리고 끝범위까지 마무리되어야 한다.

어깨관절(견관절, shoulder joint) 벌림(외전, abduction)은 가시위근(극상근, supraspinatus)과 어깨세모근(삼각근, deltoid)의 짝힘(force couple)에 의해 이루어진다. 다른 돌림근띠(회전근개, rotator cuff)근들도 벌림과 굽힘(굴곡, flexion) 중에 역할을 한다. 그 역할은 벌림이 이루어지는 동안 위팔뼈머리(상완골두, humeral head)를 견와로 당겨 압박해주는 동시수축(co-contraction)이다. 그래서 돌림근띠와 어깨세모근은 함께 어깨위팔관절을 올림(거상, elevation) 운동 시에 안정근으로 작용한다. 어깨뼈 안정근도 벌림 시 어깨뼈를 안정시키기 위해 수축한다는 점이 중요하다. 근력운동 초기에 어깨뼈 안정화가 위팔뼈(상완골, humerus) 운동 전에 먼저 완성되어야 다음 단계로 진전이 쉽다.

벌림은 좌우면 운동이지만, 어깨뼈 면에서 운동할 것을 권한다. 전후면쪽으로 약 30° 앞쪽이 된다. 이 위치에서 돌림근띠를 가장 잘 자극할 수 있다. 어깨뼈 면에 위팔뼈를 두고 하는 운동을 **스캡션**(scaption)이라고 한다. 이 용어는 Jacqueline Perry, M.D.(Perry, 1993a, 1993b)에 의해 만들어지고 정의되었다.

가시위근 강화에 가장 좋은 위치는 엄지가 아래로 내려가는 위치(empty-can)보다 엄지가 위를 향한 위치(full-can)가 더 좋다고 보고되고 있다(Blackburn, McLeod, White, & Wofford, 1990; Reinold et al., 2007). 엄지가 위로 향한 위치에서의 운동은 서거나 엎드린 자세에서 가능하다. 어쨌든 서서하는 것보다 엎드리면 어깨세모근이 더 작용한다. 그래서 가장 좋은 자세는 엄지를 위로하고 서서하는 것이다(Reinold et al., 2007). 팔꿈치는 펴고 팔은 어깨뼈 면에 둔다.

엄지를 아래로 두고 하는 운동도 어깨뼈 면에서 실시할 수 있지만, 어깨가 안쪽돌림(내회전,

medial rotation)된다. 이 위치는 가시위근(극상근, supraspinatus)과 어깨세모근(삼각근, deltoid)을 촉진하지만(Reinold et al., 2007) 가시위근이 약해서 어깨세모근과 짝힘 균형을 맞추지 못할 경우에는 충돌을 일으킴으로써 가시위근을 악화시킬 수 있다(Reinold et al., 2007).

주요 어깨 운동 *(Key Shoulder Exercises)*

수년 동안 많은 연구자들이 어떤 운동이 어깨와 어깨뼈(견갑골, scapula) 근력 증강에 좋은지를 알아내기 위해 많은 운동들을 검토했다. 많은 근육과 많은 운동이 있기 때문에 연구자들은 하나 혹은 몇 개의 근육에 초점을 맞추었다. 어떤 운동이 좋은가를 답하기 전에 많은 연구가 필요했다. 연구결과간의 차이점이 있는데 운동수행의 계획이나 방법, 피검자 수, 기타 변수의 설정 등이 다르기 때문이다. 〈표 19.1〉은 이들 연구들의 결과를 요약한 것이다(Bradley & Tibone, 1991; Decker, Hintermeister, Faber, & Hawkins, 1999; Ekstrom, Bifulco, Lopau, Andersen, & Gough, 2004; Hardwick, Beebe, McDonnell, & Lang, 2006; Hintermeister, Lange, Schultheis, Bey, & Hawkins, 1998; Kuechle et al., 2000; McCabe, Orishimo, McHugh, & Nicholas, 2007; Moseley, Jobe, Pink, Perry, & Tibone, 1992; Reinold et al., 2007; Reinold et al., 2004; Townsend, Jobe, Pink, & Perry, 1991; Uhl, Carver, Mattacola, Mair, & Nitz, 2003).

어깨 근력강화 운동은 등척성 운동으로 시작하여 단면 등장성 운동, 다면 및 대각선 운동으로 진전된다.

표 19.1 권장 어깨 재활 운동

분절	근육	운동
어깨뼈	앞톱니근	푸쉬업플러스, 스캡션올림, 힘껏껴안기(hug), 어깨벌림, 앉아노젓기
어깨뼈	하부 등세모근	팔들기(press-up), 양쪽 어깨뼈 뒤당김(후퇴), 스캡션올림, 앉아노젓기, 어깨벌림
어깨뼈	중앙 등세모근, 마름모근	수평벌림, 앉아노젓기
어깨뼈	위쪽 등세모근	스캡션올림, 앉아노젓기
어깨뼈	작은가슴근	푸쉬업플러스, 스캡션올림, 팔들기
위팔뼈 : 돌림근띠	가시위근	스캡션올림, 엎드려 100° 수평벌림, 밀리터리 프레스
위팔뼈 : 돌림근띠	가시아래근, 작은원근	옆으로 누워 바깥돌림, 스캡션올림, 수평벌림, 양쪽 벌림, 중량운동(가시아래근)
위팔뼈 : 돌림근띠	어깨밑근	안쪽돌림, 스캡션올림
위팔뼈 : 큰 운동근	앞쪽 어깨세모근	스캡션올림, 밀리터리 프레스, 어깨벌림
위팔뼈 : 큰 운동근	중앙 어깨세모근	스캡션올림, 앉아노젓기, 어깨벌림, 밀리터리 프레스
위팔뼈 : 큰 운동근	뒤쪽 어깨세모근	앉아노젓기, 수평벌림, 어깨폄
위팔뼈 : 큰 운동근	큰가슴근	팔들기(press-up), 팔굽혀펴기
위팔뼈 : 큰 운동근	넓은등근	팔들기

참고자료 : Bradley & Tibone, 1991; Decker, Hintemeister, Faber, & Hawkins, 1999; Ekstrom, Bifulco, Lopau, Andersen, & Gough, 2004; Hardwick, Beebe, McDonnell, & Lang, 2006; Hintermeister, Lange, Schultheis, Bey, & Hawkins, 1998; Kuechle et., 2000; McCann, Wooten Kadaba, & Bigliani, 1993; Moseley, Jobe, Pink, Perry, & Tibone, 1992; Reinold et al., 2007; Reinold et al., 2004; Townsend, Jobe, Pink, & Perry, 1991; Uhl, Carver, Mattacola, Mair, & Nitz, 2003. 하나 이상의 연구에서 사용된 운동을 열거하였다.

안정성 운동 (STABILIZATION EXERCISES)

어깨운동 중 안정성의 중요성은 더 말할 필요가 없다. 이 전에 언급한 바 있지만 몸통 혹은 중심 안정화(core stabilization)는 어깨뼈(견갑골, scapula)가 잘 작동할 수 있는 단단한 기반을 제공한다. 어깨뼈 안정화는 역시 어깨 운동을 위한 기반을 제공한다. 돌림근띠(회전근개, rotator cuff) 안정화는 위팔뼈(상완골, humerus)를 부드럽게 움직이도록 하고 기능적인 위팔(상지, upper extremity)활동을 원활하게 해준다.

몸통의 안정성 훈련은 제18장에서 소개하였다. 이 장 후반에서 어깨운동과 관련하여 몇 가지 운동을 소개할 것이다. 몸통 안정화 운동에 대한 자세히 것은 18장을 참고하기 바란다.

어깨 안정화 운동은 어깨 근력발달을 돕는다는 점에서 중요하다. 신경 근육 조직의 재훈련을 촉진시키기도 한다. 중추 신경조직에 적절한 피드백을 주는 구심성 신경을 자극하여 고유수용기 경로를 재교육 및 재활성시킴으로써 결과적으로 운동기능이 개선된다.

이 운동들 중 몇 가지는 열린 운동사슬(open kinetic chain) 운동이지만, 닫힌 운동사슬(closed kinetic chain) 운동이다. 혹자는 대부분의 신체활동이 닫힌 운동사슬 운동으로 이루어지지 않기 때문에 위팔 재활운동으로 닫힌 운동사슬 운동은 적절하지 않다고 논박할 수도 있다. 그래도 닫힌 운동사슬 운동은 두 가지의 이유 때문에 위팔 운동에 유용하다. 닫힌 운동사슬 운동에서 어깨는 관절의 일치성을 높여 안정성이 높아진다; 인대에 스트레스를 줄여준다; 관절 고유수용기가 자극된다(Myers et al., 2006). 닫힌 운동사슬 운동은 관절 주변의 근육들이 동시에 수축되기 쉽다(Zhang, 2007). 이 동시수축은 정적 구조에 생기기 쉬운 전단력(shear force)을 감소시키고 안정화 작용을 높여 준다. 게다가 동적 안정화까지 좋게 한다(Lephart & Henry, 1996).

모든 운동들이 기능적 운동과 유사할 필요는 없다. 재활의 초기와 중간에 단계에서 중요한 것은 기능적 운동이 안전하게 수행되기 전에 근력을 먼저 기르는 것이다. 단면운동이나 순수 닫힌 운동사슬 운동은 기능적 운동이 아니다; 운동들이 대다수 기능적인 어깨동작과 다르다. 안정화 운동은 기능적 어깨운동으로 진전시키는 특정 근육활동을 촉진하고 발달시키며 개선시킨다는 점에서 치료적 운동 프로그램에서 꼭 필요한 운동이다.

어깨뼈의 안정성 (Scapular Stabilization)

어깨뼈(견갑골, scapular) 안정성은 기능적 어깨 운동에 꼭 필요한 것이기 때문에, 어깨뼈 안정성 운동은 재활초기에 시작해야 하고, II단계 말기 혹은 III단계 초기까지 실시할 수 있다. 어깨뼈 안정성 운동은 모든 어깨재활 프로그램에 포함되어야 한다. 이제부터 다양한 어깨뼈 안정성 운동을 알아보자.

처음에는 등척성 안정성 운동으로 시작하여 나중에 팔 동작 중 안정성 운동으로, 단면에서 다면으로 진전할 수 있다. 역시 어깨뼈 운동이 비교적 작아 근육들이 안정성에 참여하는 30-60° 어깨올림(거상, elevation) 운동으로 시작하여 60-100° 올림운동을 실시한다. 이 각도에서는 어깨뼈 안정성뿐만 아니라 약간의 움직임도 가능하게 된다(McCabe et al., 2007). 100° 이상의 어깨운동은 60° 이하의 운동에서 근력과 조절력이 완성된 다음에 실시하도록 한다. 큰 범위의 운동은 어깨위팔관절(견상완관절, glenohumeral joint) 안정성이 지속적으로 유지되어야 하고 근육이 가장 짧고 약한 위치에서 어깨뼈를 운동범위 끝까지 확실하게 안정시켜 주어야 하기 때문에 부담이 크다(McCabe et al., 2007). 안정성 운동의 마지막 단계에서는 큰 각도의 운동과 작은 각도의 운동을 섞고 저항도 높이며 속도도 빠르게 한다. 이렇게 하면 기능적 어깨운동의 기초를 닦을 수 있다.

■ 어깨뼈 안정성 운동 (Scapular Stabilization Exercises)

스위스 볼 운동 (Swiss Ball Stabilization)

신체분절 : 어깨뼈(견갑골, scapula).

재활단계 : II.

목적 : 재활 초기에 어깨뼈 안정성을 개선시킬 수 있는 기초 운동.

자세 : 볼을 치료대나 바닥에 둔다.

운동실시 : 어깨에 체중을 지지하고 팔을 이용하여 배 아래에 둔 볼을 좌우, 전후, 원을 그린다. 어깨를 90°로 펴지 못하면 스위스볼 운동은 불가능하므로 치료대나 바닥, 벽에 볼을 두고 60° 이하의 운동을 실시한다. 위팔(상지, upper extremity)로 체중을 지탱한 상태에서 여러 가지 방법으로 볼을 굴릴 수 있다.

가능한 대체운동 : 어깨 대신 몸통을 사용하여 볼을 움직인다.

주의점 : 위팔로 체중을 지탱하면서 볼 위에 있는 몸을 이리저리 혹은 왔다갔다 하면서 움직인다(그림 19.72a) 좀 더 어려운 운동은 하지를 치료대 위에 두고 몸통은 치료대 가장자리에 걸친 채 손으로 볼을 짚고, 가능한 멀리 갔다가 다시 가깝게 가져온다(그림 19.72b).

a

b

그림 19.72 스위스 볼을 이용한 체중부하 운동 : *(a)* 볼 위에서 엎드리기, *(b)* 치료대 위에 엎드리기.

율동적 안정성 운동 1 (Rhythmic Stabilization 1)

신체분절 : 어깨뼈.

재활단계 : II.

목적 : 고유수용기 재교육 및 운동감각 인지능력 개선.

자세 : 누워서 팔을 어깨뼈 면으로 100°까지 든다.

운동실시 : 손에 아령을 들고 눈을 감고 각도를 유지한다(그림 19.73a). 보조자가 고정시키는 동안 여러 방향으로 도수저항을 줄 수 있다.

가능한 대체운동 : 팔꿈치를 굽히고 어깨를 100°까지 내린다.

주의점 : 다른 어깨 각도에서 실시할 수 있다. 눈을 감고 원하는 각도를 매번 바꿔서 들도록 한다.

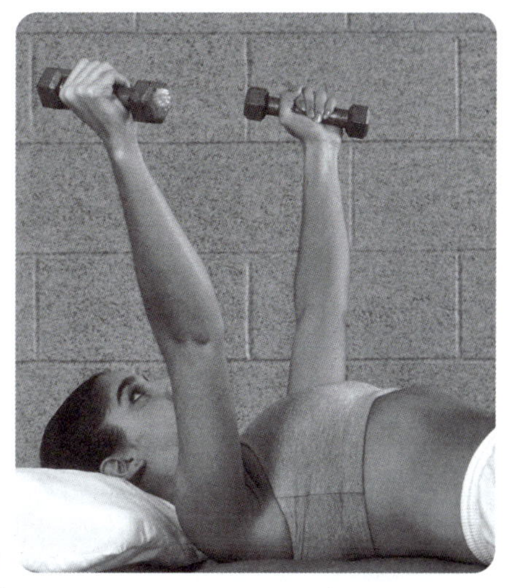

a

그림 19.73 율동적 안정성 운동 : *(a)* 열린 운동 사슬.

율동적 안정성 운동 2 (Rhythmic Stabilization 2)

신체분절 : 어깨뼈.

재활단계 : II.

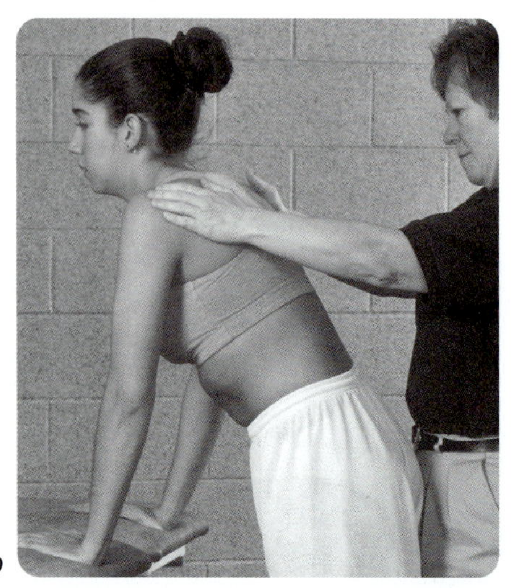

그림 19.73 (계속) 율동적 안정성 운동 : (b) 서서 체중지지하기.

목적 : 고유수용기 재교육 및 운동감각 인지능력 개선.

자세 : 서서 치료대에 손을 짚고 체중을 지탱한다.

운동실시 : 체중을 좌우 팔로 이동하라고 한다. 이 때 이동하지 못하도록 저항을 준다. 또 흔들어 균형이 깨지도록 한다(그림 19.73b).

가능한 대체운동 : 팔보다 다리를 이용하여 안정성을 제공하도록 한다.

주의점 : 난이도 있는 운동은 한 팔로 치료대를 짚고 실시하는 것이다.

율동적 안정성 4점 운동 3 (Rhythmic Stabilization in Quadruped 3)

신체분절 : 어깨뼈(견갑골, scapula).

재활단계 : II와 III.

목적 : 고유수용기 재교육 및 운동감각 인지능력 개선.

자세 : 두 손과 두 무릎을 어깨넓이로 벌려 짚는다. 주로 위팔(상지, upper extremity)에 체중이 실리도록 한다.

운동실시 : 체중을 좌우로 이동한다. 보조자는 도수저항을 주어 흔들어서 균형을 깨뜨림으로써 안정성을 키워질 수 있도록 한다(그림 19.73c). 어려움 없이 안정성을 유지할 수 있으면, 건측 팔을 들어 3점 운동을 실시한다(그림 19.73d). 다음에는 2점 운동을 실시한다. 한 팔과 반대쪽 다리만으로 실시한다(그림 19.73e).

가능한 대체운동 : 다리를 이용하여 몸통을 안정시킨다.

주의점 : 자세를 유지할 수 없다면 엉덩이를 무릎 위에 두어 상하지 체중 분포를 같게 한다. 다른 운동은 건측 팔로 풀리나 밴드를 잡고 환측 팔로 균형을 유지하는 운동이다(그림 19.73f). 아니면 PNF 도수저항을 건측 팔에 줄 수 있다(그림 19.73g).

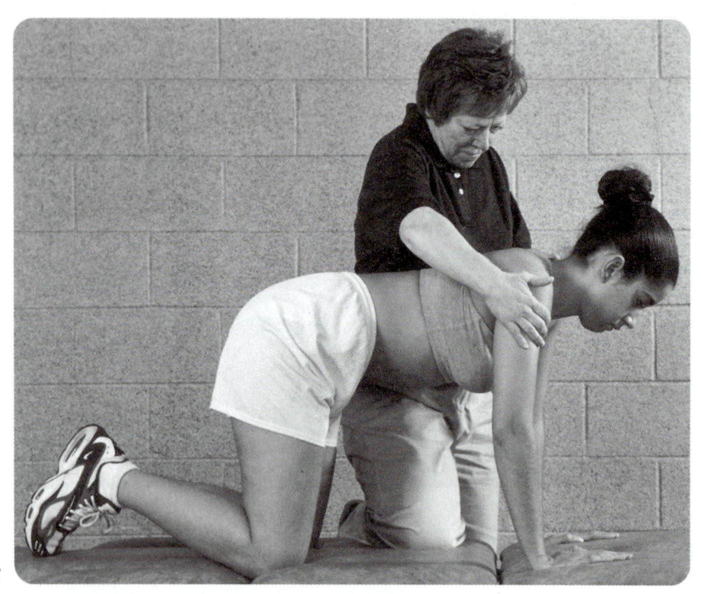

그림 19.73 (계속) 율동적 안정성 운동 : (c) 4점 운동.

리듬 안정성 기기운동 4 (Rhythmic Stabilization 4)

신체분절 : 어깨뼈.

재활단계 : III.

목적 : 고유수용기 재교육 및 운동감각 인지능력 개선.

자세 : 옆으로 누운 자세를 취한다. 환측 위팔(상지, upper extremity)로 동측 하지와 발이 아래로 가도록 하고, 곧게 뻗어 올려 다리처럼 만든다(그림 19.73h).

운동실시 : 균형을 유지한 상태에서 흔들어 저항하도록 한다.

가능한 대체운동 : 몸통을 굽혀 무릎을 바닥에 대고 실시한다.

주의점 : 모든 환자에게 적용하기 어려운 힘든 운동이다.

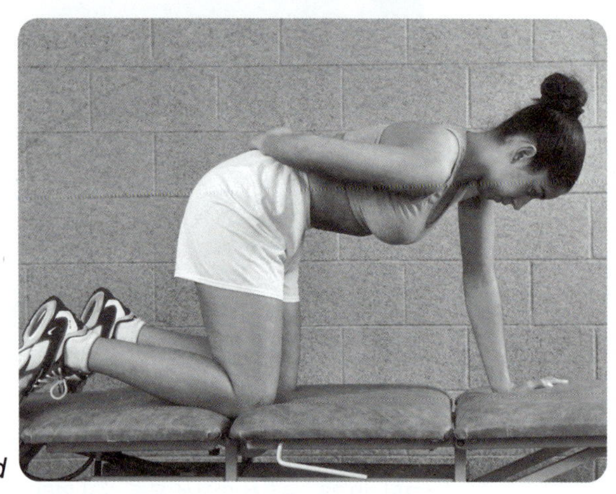

그림 19.73 (계속) 율동적 안정성 운동 : (d) 3점 운동.

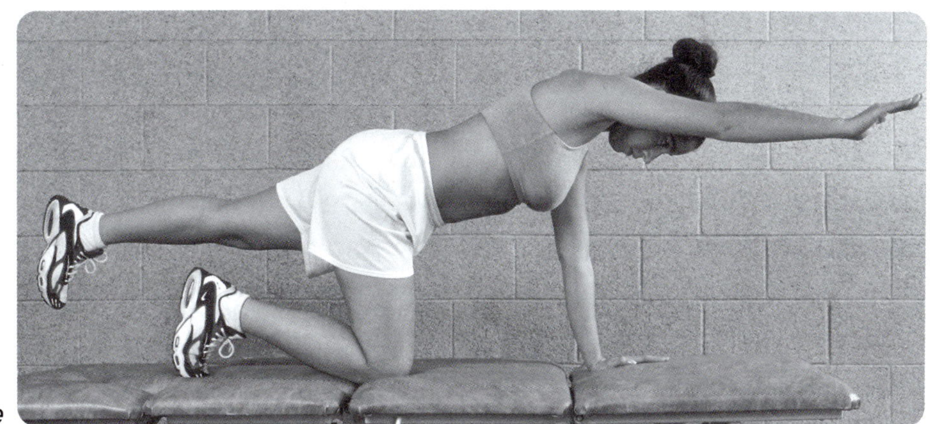

e

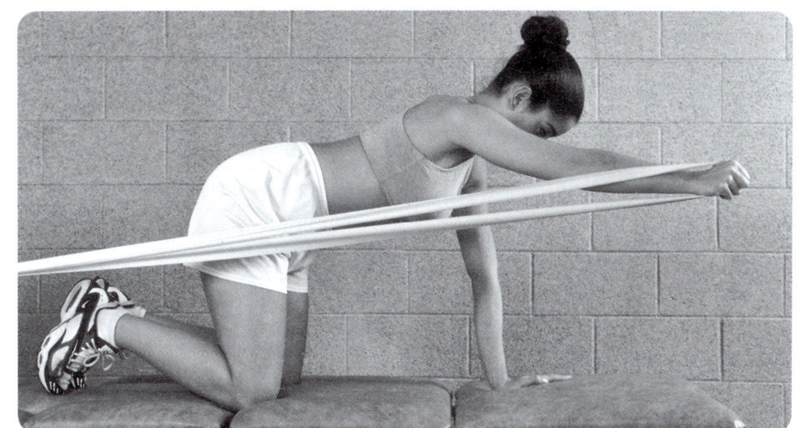

f

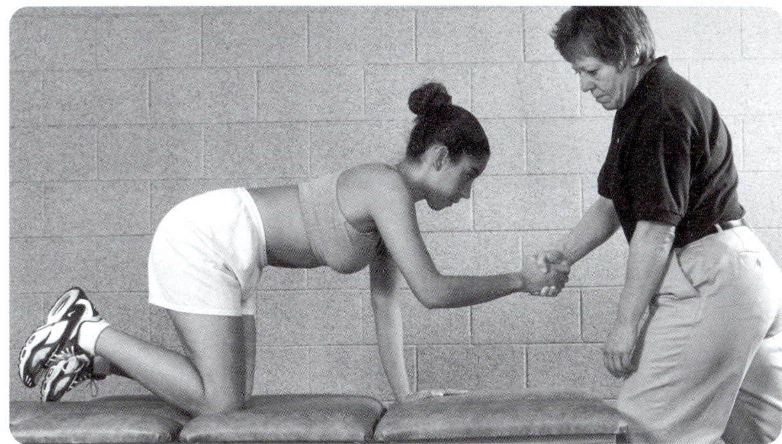

g

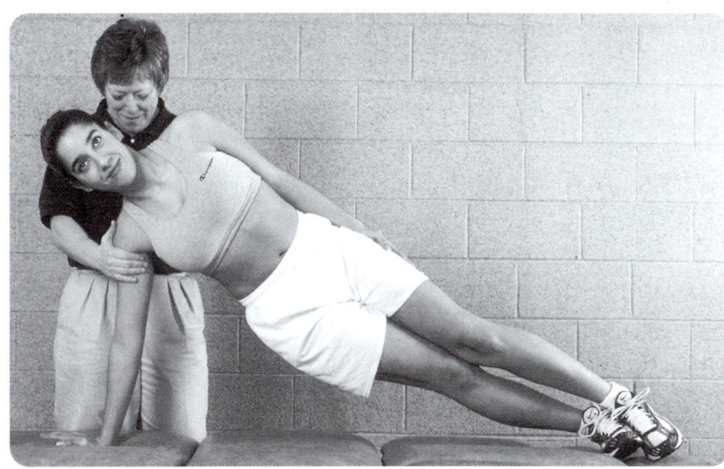

h

그림 19.73 율동적 안정성 운동 : ***(e)*** 2점 운동, ***(f)*** 튜브 당기기, ***(g)*** PNF, ***(h)*** 옆으로 체중지지하기.

먼쪽부위 운동에 대한 안정성 (Distal Movement Stabilization)

이 운동은 먼쪽 팔다리(사지, extremity)의 운동으로 구성된다. 어깨 안정성과 마찬가지로 운동에 대한 조절력과 근력이 요구된다. 조심해야 되는 것은 올바른 어깨뼈(견갑골, scapula) 위치를 유지해야 하는 점이다. 구두로 어깨뼈의 올바른 위치를 알려줄 수 있다. 볼 대신 간이의자를 배 아래에 두고 엎드린 자세로 두 발은 들고 손으로 짚고 실내를 여러 방향으로 이동할 수 있다(그림 19.74a). 다른 먼쪽부위 운동은 손으로 메디신 볼을 들고 할 수 있는 것이다. 서거나 앉아서 메디신 볼을 들고 팔을 뻗어 60° 에서 110° 범위 내에서 알파벳 스펠링을 크게 쓴다(그림 19.74b). 더욱 무거운 볼을 사용하면 추가적인 저항력이 생기게 된다. 익숙해지면 좀 더 무거운 볼을 사용한다.

바디 블레이드(Body Blade; Hymanson, Inc., Los Angeles, CA), B.O.I.N.G(미네소타 미니애폴리스의 OPTP에 의해 독점공급), 기타 율동용 막대 상품들이 율동적 안정성 운동에 유용하게 사용된다. 이것들은 어깨뼈 면 운동을 30° 에서 시작하여 다양한 각도에서 활용될 수 있다(그림 19.74c) 머리 위쪽 자세로까지 발전해갈 수도 있다.

상지 에르고메타도 먼쪽부위 움직임과 몸쪽부의 안정성 운동에 좋은 기구이다. 좋은 유산소 운동기구이기도 하다.

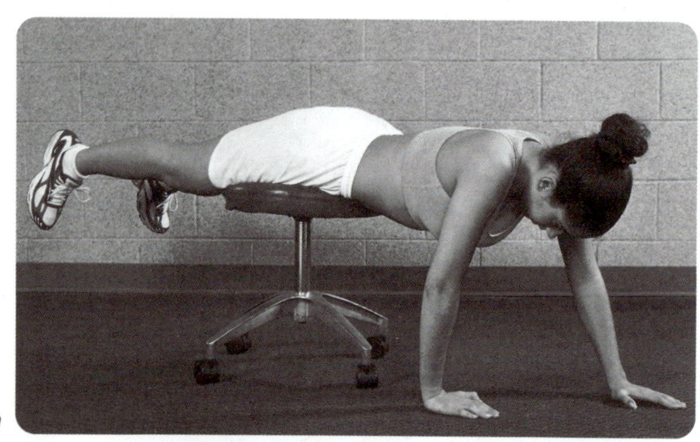

a

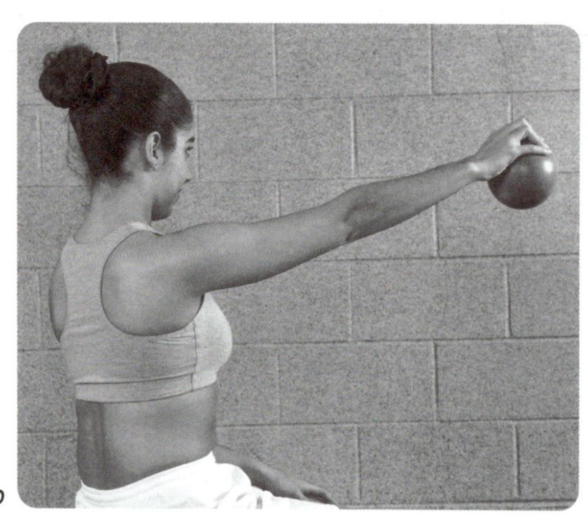

b

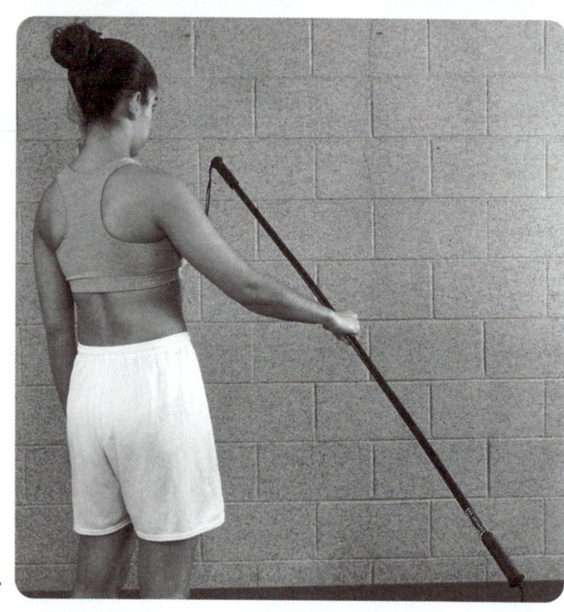

c

그림 19.74 먼쪽부위의 안정성 운동 : *(a)* 바퀴 달린 의자 위에서 엎드려 걷기, *(b)* 먼쪽부위에서 무거운 물건 들고 알파벳 쓰기, *(c)* 율동적인 막대기.

고유수용성 신경근 촉진법 (Proprioceptive Neuromuscular Facilitation)

고유수용성 신경근 촉진법(proprioceptive neuromuscular facilitation; PNF)은 어깨재활에 유용한 방법이다. PNF는 이점이 많다; 도수저항을 이용하기 때문에 비용이 들지 않고, 대부분의 프로그램에도 무난하게 어울린다. 재활 초기에 PNF는 신경근 조절력을 향상시킬 수 있으며 재활 후반에서도 수축에 있어 힘과 협응성을 가져다 준다. 기법은 등척성 수축, 구심성 수축, 원심성 수축, 율동적 안정성 운동이 있다. PNF는 다면(multiplane) 동작을 이용하기 때문에 기능적 능력을 길러준다.

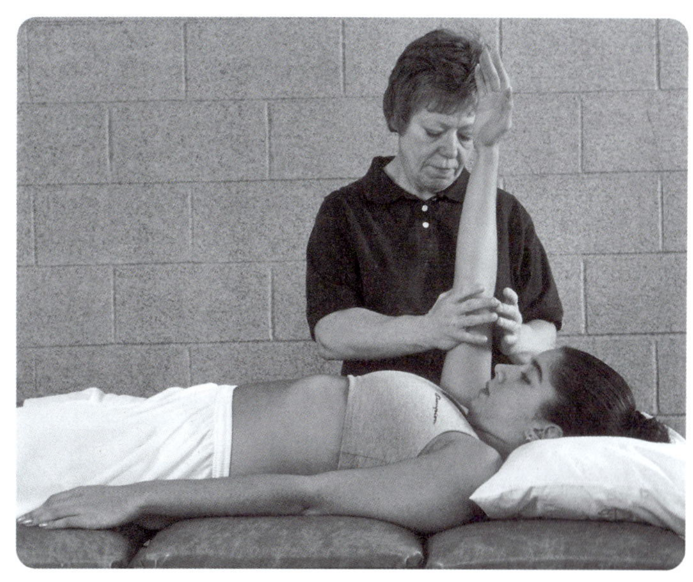

그림 19.75 PNF : 율동적 안정성 운동.

초기 재활단계에서 PNF는 주로 율동적 안정성(그림 19.75)을 만들어 주기 위해 사용한다. 동시수축 능력을 다시 기르고, 관절에 안정성을 만들어 준다. 기능적으로 움직이면 안정성을 위한 근신경 조절력이 길러지고 동작의 동시수축성이 좋아진다. 약한 부위는 동작 범위의 한 지점에서 등척성 저항을 운동사가 준다.

재활 후반부에서 PNF는 다면 동작에서의 원심성 저항, 특정 동작에서의 구심성 및 원심성 저항의 조합을 통해 협응성을 높이는 데 기여한다. 이 운동에서 환자는 팔 동작을 원심적, 구심적, 그리고 등척성 저항에 대해 일정속도로 D1이나 D2 굽힘(굴곡, flexion)–폄(신전, extension) 패턴을 수행하게 된다.

난이도 높은 열린 사슬 운동 (Advanced Open Chain Exercises)

이 운동은 여러 장비를 사용한다. 받침대가 없는 상태에서 단면 운동을 먼저 한 다음, 다면 운동을 실시한다. 받침대가 없는 운동은 이전 단계에서의 운동은 받침대가 있는 조건보다 어렵다.

등속성 운동 (Isokinetic Exercises)

많은 재활시설들이 등속성 장비를 가지고 있다. 이 장비는 어깨근력을 검사하고 훈련시키는 데 유용하다. ROM 혹은 등척성 운동을 하지 않았다면 등속성 장비를 쓰기는 어렵다. 쓸 수 있으려면 등속성 장비에 의한 스트레스를 견뎌낼 수 있는 상태가 될 정도로 손상 회복이 진행되어야 한다. 그래서 초기 운동에서 원하는 활동에 포함되는 하나의 근육이 단면 동작에서 작용하도록 프로그램하게 된다. 근력이 증가되면 다면동작인 대각선 운동을 행할 수 있고 몸통과 엉덩이의 힘을 바탕으로 한 움직임을 통해 통증이나 불편 없는 어깨운동이 가능하게 되는 것이다(그림 19.76).

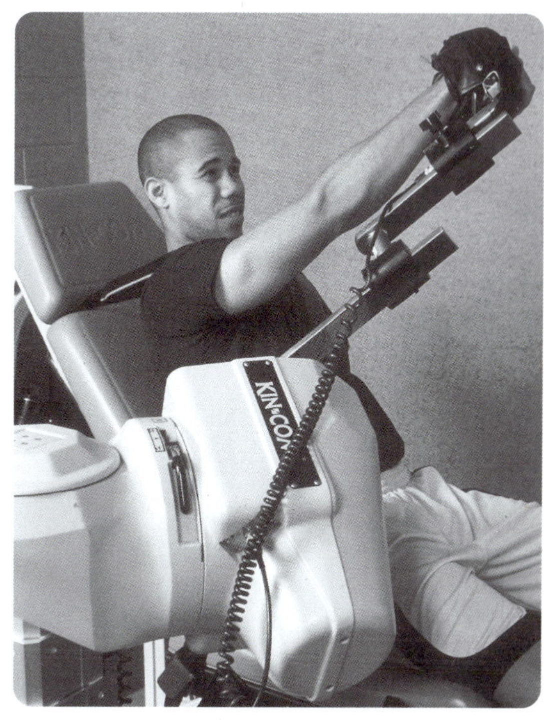

그림 19.76 등속성 운동.

열린사슬 탄력밴드 운동 *(Open Chain Elastic-Band Exercises)*

열린 사슬로 행해지는 탄력밴드 혹은 고무튜브 운동은 환자에게 또 다른 방식의 저항을 제공한다. 과제는 저항 동작 중 지속적으로 안정성을 유지하는 것이다. 이 단계에 오면 PNF에서 주던 피드백 없이, 또 닫힌 사슬운동이 주던 관절 압박 피드백도 없이 저항운동을 해야 한다. 구심성 및 원심성 수축을 조합한 운동이기 때문에 운동 중 동적 안정성이 필요하기 때문에 기능적 운동과 유사하다. 또 다음 단계인 플라이오메트릭스 운동을 준비시키는 역할도 한다.

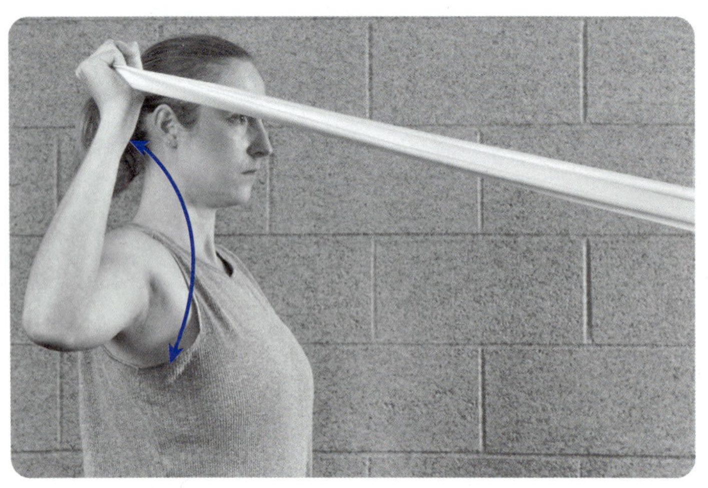

그림 19.77 탄력밴드 단면 운동 : 바깥돌림.

단면 운동 *(Straight-Plane Exercises)*

이 운동을 할 수 있는 환자는 팔을 최소한 45°–60°로 올림(거상, elevation)할 때 관절 안정성을 유지할 수 있어야 한다. 단면 운동에는 팔꿈치를 어깨높이로 들고 어깨뼈(견갑골, scapula) 면에서 안쪽돌림(내회전, medial rotation) 및 안쪽돌림이 포함된 운동을 포함한다. 잘 조절되면 팔은 90°까지 들어 올릴 수 있다(그림 19.77). 운동 중 생기는 오류는 즉시 수정 가능해야 한다. 바깥돌림(외회전, lateral rotation) 시 팔꿈치가 어깨높이 아래로 떨어지거나 팔이 펴지는 동작, 안쪽돌림 시에는 팔꿈치가 굽어지는 동작이 쉽게 나타난다. 반대로 바깥돌림 중에 팔꿈치가 굽어지거나 안쪽돌림 중에 팔꿈치가 펴지는 것도 마찬가지이다.

대각면 운동 *(Diagonal-Plane Exercises)*

이 운동들은 단면운동에서 안정성이 좋고 조절력도 양호할 때 적용한다. 대각운동은 PNF운동의 D1과 D2 굽힘(굴곡, flexion)과 폄(신전, extension)운동(그림 19.78)이 사용된다. 중요한 점은 정확한 동작과 동작 중 안정성이 내내 잘 유지되어야 한다는 것이다.

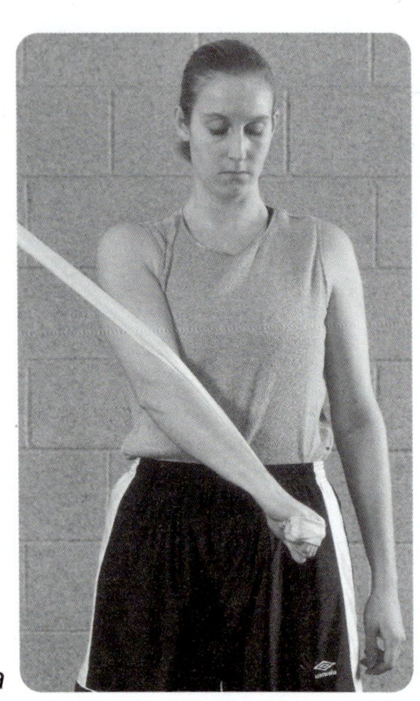

a

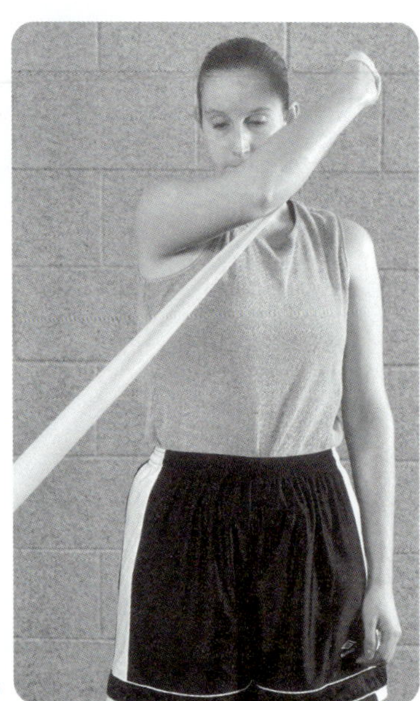

b

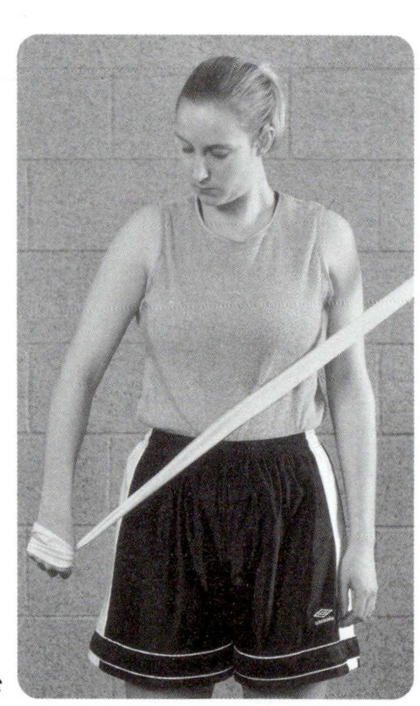

c

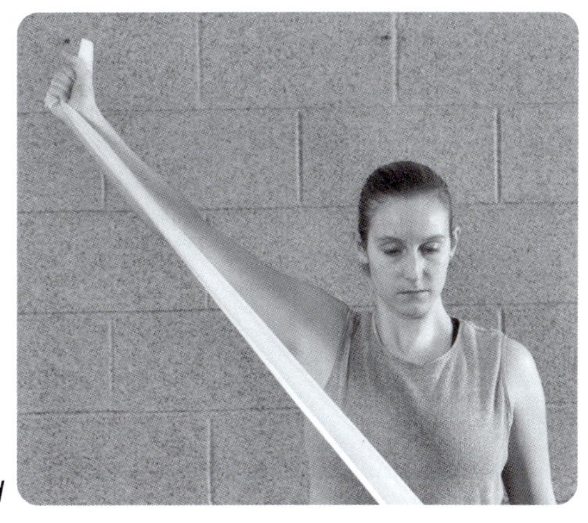

d

그림 19.78 대각선 운동 : *(a)* D2 폄, *(b)* D1 굽힘, *(c)* D1 폄, *(d)* D2 굽힘.

플라이오메트릭 운동 (PLYOMETRIC EXERCISES)

근력과 정적이고 단순한 동적 안정성 조절력이 개선되면 플라이오메트릭 운동단계로 들어간다. 이 운동은 최대 근력, 적절한 관절 안정성이 고난이도의 동적 운동 시에 요구되기 때문에 재활단계에서 가장 힘들다. 어깨의 플라이오메트릭 운동을 알아보자.

메디신 볼 운동은 약 0.9kg(2파운드)의 가벼운 볼로 시작하여 환자가 정확하게 운동을 여전히 수행하고 조절을 유지할 수 있을 때 증가시킨다.

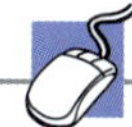

어깨관련 정보 및 환자정보를 담은 브로셔와 책자는 미국정형의협회 홈페이지 참조;
http://orthoinfo.aaos.org/menus/arm.cfm

■ 어깨의 플라이오메트릭 운동 (Plyometric Exercises for the Shoulder Girdle)

불안정한 표면위에서의 동적 안정성 운동 (Dynamic Stabilization on Unstable Surfaces)

신체분절 : 위팔(상지, upper extremity).

재활단계 : III.

목적 : 운동 중 근육의 어깨 안정성 부담 제공.

자세 : 슬라이드 보드, 피터, 스위스볼, 기타 도구를 이용하여 평형성을 자극한다.

운동실시 : 슬라이드 보드, 피터, 스위스볼, 기타 도구 위에 두 손을 짚고 균형을 유지하면서 손 동작을 한다(그림 19.79 a–c). 도구에 의존하여 팔 운동이 좌우, 앞뒤, 상하, 원을 그린다.

가능한 대체운동 : 팔이나 엉덩이를 움직이기 위해 몸통을 이용한다.

주의점 : 체중을 무릎에 두고 팔 운동을 실시한 다음에는 발에 두며, 이어서 두 발을 스위스볼과 같은 불안정한 곳에 올려 난이도를 높인다.

플라이오메트릭 푸쉬업 (Plyometric Push-Ups)

신체분절 : 위팔(상지, upper extremity).

재활단계 : III.

목적 : 어깨 조절 중 원심성 및 구심성 수축운동 요소가 포함된 기능적 운동의 준비.

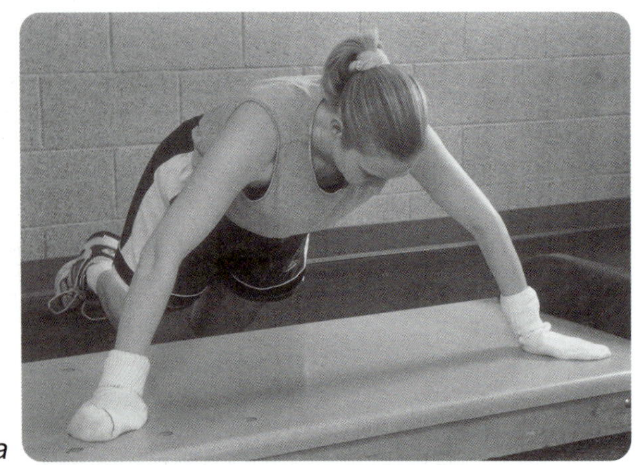

a

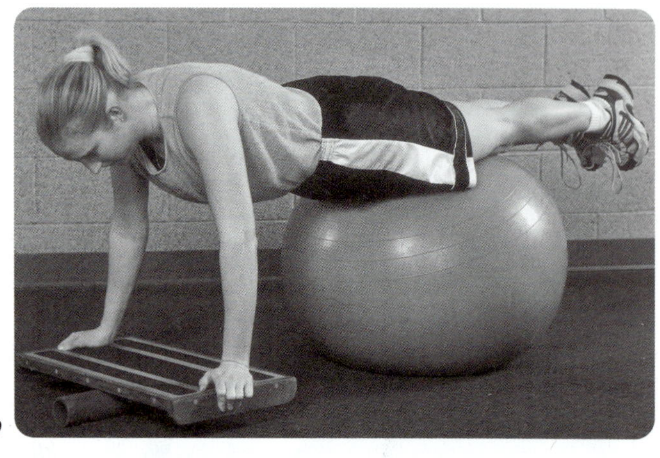

b

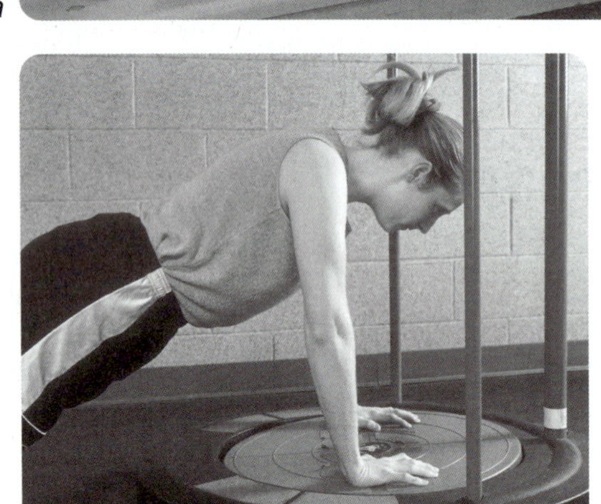

c

그림 19.79 불안정한 표면에서 하는 운동 : *(a)* 무릎 꿇고 하는 운동, *(b)* 균형판, *(c)* 평형성 도구.

자세 : 플라이오메트릭 푸쉬업의 시작은 벽을 이용한 푸쉬업을 이용한다. 벽과 팔 길이보다 조금 더 떨어져 서서 벽에 손을 짚는다.

운동실시 : 벽을 힘껏 밀어 손이 떨어지도록 한다. 손이 떨어질 때 뒤에서 환자의 등을 밀어주면 벽쪽으로 이동하는 몸통을 손으로 벽을 짚으면서 정지시킨다. 충격력은 팔꿈치를 굽혀 흡수하고 다시 출발자세를 취한다.

치료대나 카운터를 이용하여 몸통을 좀 더 기울임으로써 난이도를 높인다. 방식은 벽 푸쉬업과 같이 한다.

다른 운동법은 정상 혹은 변형 푸쉬업을 하거나 건측 손은 메디신 볼 위에 두고 환측 손은 바닥을 짚는다. 그 다음 두 손 모두 메디신 볼을 짚는다(그림 19.80 a, b).

가능한 대체운동 : 몸통을 굽히되 팔꿈치는 굽히지 않고 충격을 흡수한다. 벽에 가깝게 서서 하면 더 좋은 플라이오메트릭 운동이 될 수 있다.

주의점 : 플라이오메트릭 푸쉬업을 트램폴린 위에서도 행할 수 있다. 정상적인 푸쉬업 자세를 트램폴린 위에서 취한 다음 팔로 밀면서 좌로, 다시 원위치, 우로 옮기면서 실시한다. 가장 어려운 플라이오메트릭 푸쉬업 운동은 박스를 이용할 때이다(그림 19.80c). 처음에는 10-15cm 높이의 박스로 시작한다. 두 손을 바닥을 짚고 변형 혹은 정상 푸쉬업 자세에서 출발하여 양쪽에 있는 박스 위에 각 손을 점프하여 올려놓는다. 난이도는 무릎을 대고 혹은 두 발을 모으고, 두 발을 불안정한 물체 위에 올려놓아서 조절한다.

체중을 이용한 저항운동 (Resisted Movements in Weight Bearing)

신체분절 : 위팔(상지, upper extremity).

재활단계 : III.

목적 : 근육의 조절력, 지구력, 협응력 촉진.

자세 : 머신 위에 두 손을 올려 놓고 무릎은 바닥에 댄다.

운동실시 : 트레드밀이나 계단머신이 움직이는 리듬에 맞춰 손으로 운동한다(그림 19.81, a, b).

가능한 대체운동 : 어깨 올리기.

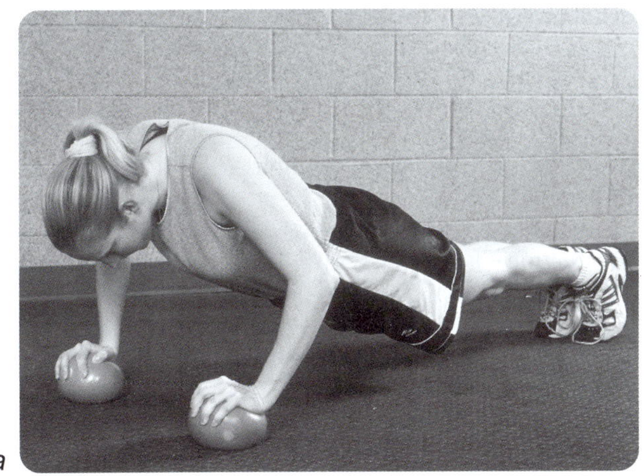

a

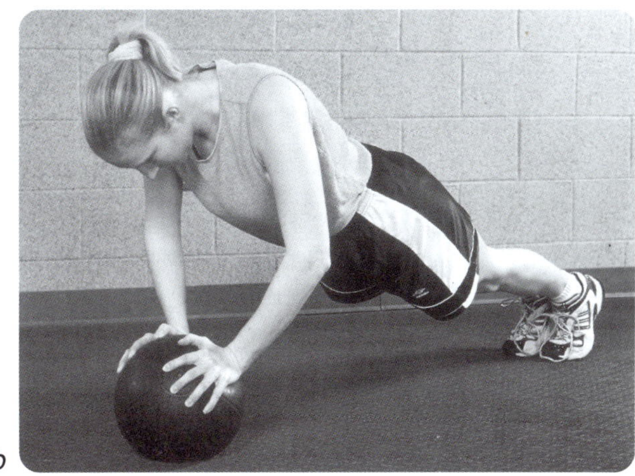

b

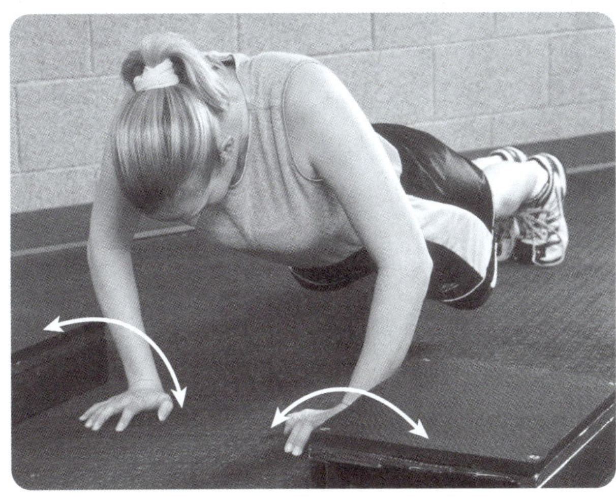

c

그림 19.80 플라이오메트릭식 변형 푸쉬업 : *(a)* 메디신 볼 양손 푸쉬업, *(b)* 각 손 푸쉬업, *(c)* 박스 푸쉬업.

주의점 : 계단머신도 이용가능하다. 속도는 개별 특성에 맞춘다. 처음에는 속도를 맞춰주다가 나중에 임의로 셋팅하여 자동으로 돌린다. 30초에서 1분 정도로 시작하여 속도, 시간, 저항을 올린다. 장갑을 끼고 할 수 있다.

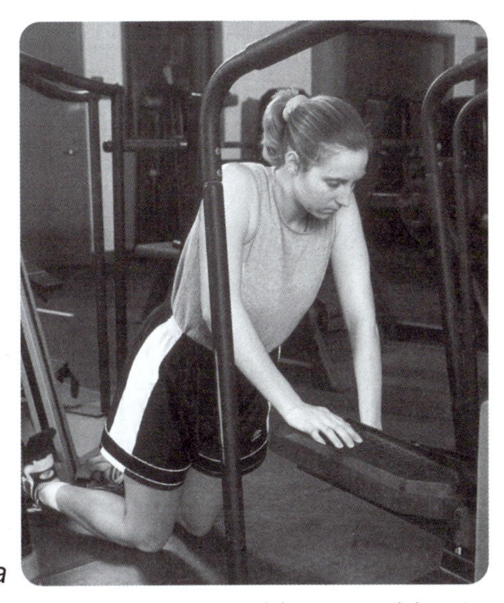

a

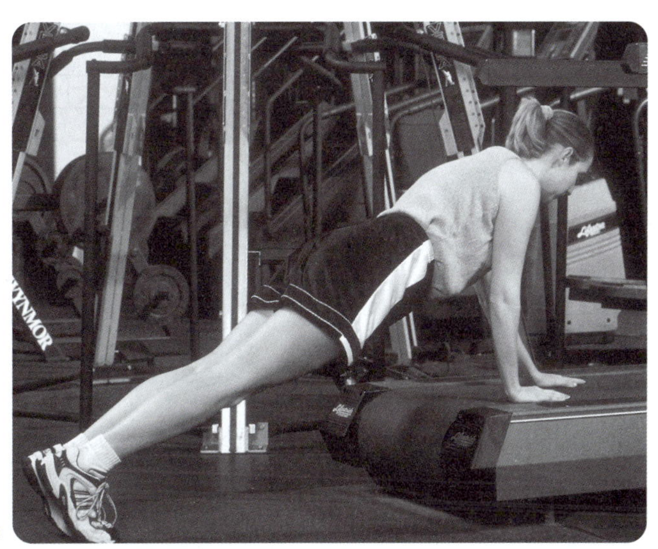

b

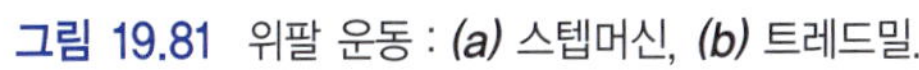

그림 19.81 위팔 운동 : *(a)* 스텝머신, *(b)* 트레드밀.

메디신 볼 돌림 운동 (Medicine-Ball Rotation Progression)

신체분절 : 위팔(상지, upper extremity).

재활단계 : III.

목적 : 지지에서 비지지 자세로 원심성 바깥돌림(외회전, lateral rotation) 운동 개선.

자세 :

1. 누워서 어깨를 90° 벌림(외전, abduction)한 다음, 치료대에 기대고 있던 팔과 함께 바깥돌림한다.
2. 1번과 같은 자세를 취한다.
3. 서서, 무릎 꿇고 혹은 스위스볼에 앉는다. 이 때 어깨는 90° 벌림하여 팔꿈치를 굽혀 든다.

운동실시 :

1. 메디신 볼은 운동사 어깨높이에서 환자 손으로 떨어뜨린다. 처음에는 볼을 잡기만 하고 나중에는 손을 뻗어 미리 받고 다시 운동사에게 던져 준다(그림 19.82a).
2. 운동사는 환자와 약간 떨어져 발쪽으로 서서 볼을 주고 받는다. 환자는 볼을 받아 다시 던져 준다. 어깨는 90° 벌림하여 볼을 받을 때 바깥돌림이 가능하게 한다. 다시 던질 때 안쪽돌림(내회전, medial rotation)되도록 한다(그림 19.82b).
3. 팔꿈치나 팔을 지지하지 않고 토스를 계속한다. 부드럽게 원심성 바깥돌림에서 구심성 바깥돌림 운동이 이루어지도록 한다.

가능한 대체운동 : 팔꿈치를 굽혀 떨어뜨리면서 몸 앞에서 어깨를 움직이도록 한다.

주의점 :

1. 통증 없이 원하는 반복횟수를 한 후 다음 운동으로 넘어간다.
2. 다음 운동은 볼을 받을 때 조절력이 양호하고 바깥돌림도 잘 되며 안쪽돌림으로의 전환도 양호한 상태에서 적정 반복수를 보일 때 시작한다.
3. 이 운동은 원심 및 구심성 운동요소가 많이 포함된다.

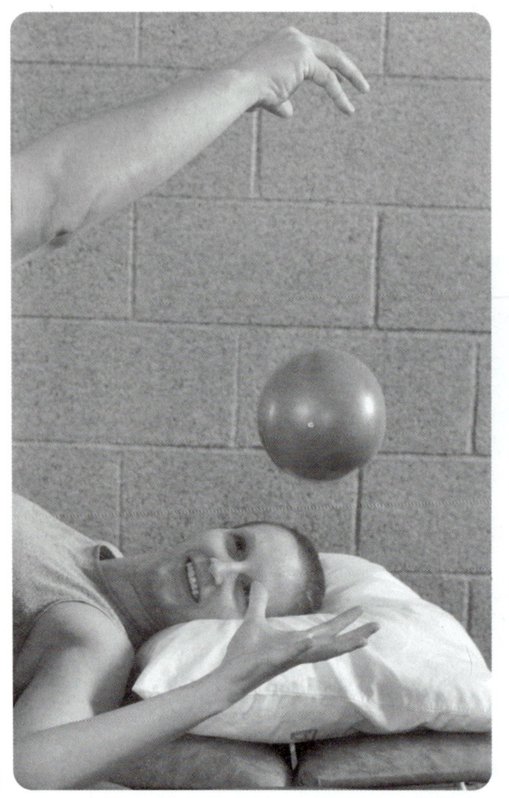

a b

그림 19.82 메디신 볼 운동 : *(a)* 잡기, *(b)* 앞쪽 던지기.

메디신 볼 돌림 (Medicine-Ball Rotation)

신체분절 : 위팔(상지, upper extremity).

재활단계 : III.

목적 : 어깨 바깥돌림(외회전, lateral rotation)근에 대한 원심성-구심성 운동

자세 : 서서, 무릎꿇고, 스위스볼 위에 앉아서 운동사를 뒤에 둔다. 팔을 올려 어깨가 90° 벌림(외전, abduction), 팔꿈치는 굽힌다.

운동실시 : 운동사가 환자에게 볼을 던져준다. 환자는 어깨를 바깥돌림하면서 볼을 받으며 다시 바깥돌림하면서 던진다(그림 19.82c).

가능한 대체운동 : 어깨를 낮추거나 몸통을 많이 틀거나 팔꿈치를 과도하게 굽히지 않도록 한다.

주의점 : 거리와 반복수를 늘려 난이도를 높인다. 어깨는 벌림 90°, 팔꿈치는 높게 유지한다.

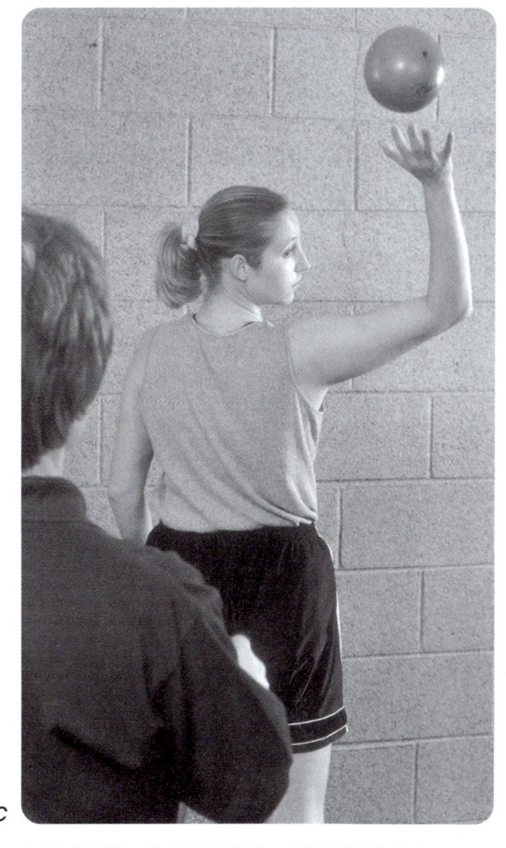

c

그림 19.82 메디신 볼 운동 : *(c)* 뒤쪽 던지기.

돌림 토스 (Rotational Tosses)

신체분절 : 위팔 및 몸통(체간, trunk).

재활단계 : III.

목적 : 몸통과 어깨의 협응력 개선.

자세 : 벽을 등지고 선다. 팔은 처음에는 낮게(그림 19.83a), 나중에는 높게 들어 어깨 근력과 조절력 부담을 높인다.

운동실시 : 벽과 적당히 떨어져 등지고 서서 몸통을 돌리면서 볼을 벽에 튀겨 돌아오게 하는 것을 반복한다.

가능한 대체운동 : 몸통 돌림과 볼 토스 사이에 휴식을 가진다.

주의점 : 근력이 좋아지면 팔을 더 높게 든다(그림 19.83b). 오버헤드 토스를 무릎 꿇고 혹은 서서 실시한다.

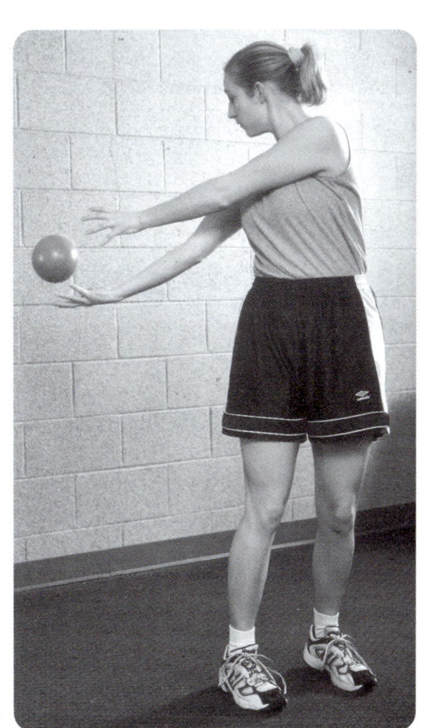

a

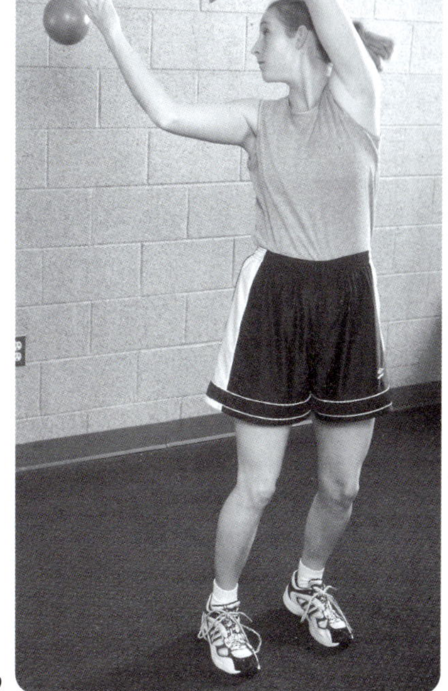

b

그림 19.83 회전 토스 : *(a)* 낮은 높이, *(b)* 높은 높이.

어깨의 근력과 안정성이 완성된 환자는 불안정한 바닥에서의 플라이오메트릭스 운동, 플라이오메트릭 푸쉬업, 체중운동, 메디신 볼 운동을 시작할 수 있다.

오버헤드 토스 (Overhead Tosses)

신체분절 : 위팔(상지, upper extremity) 및 몸통(체간, trunk).

재활단계 : III.

목적 : 몸통과 어깨 협응성 및 근력 개선.

자세 : 누워서 무릎과 엉덩이를 굽히고 팔은 머리 위에 둔다.

운동실시 : 보조자에게 볼을 던진 후 윗몸을 일으켜 앉는다. 보조자가 다시 던지면 받으면서 시작 자세로 간다. 이 운동을 반복한다(그림 19.83c).

가능한 대체운동 : 볼을 던지면서 일어날 때 복근보다 다리를 이용하여 일어나 앉는다.

주의점 : 두 사람을 환자 양옆 약 30−45° 사이에 각각 위치시키고 볼을 주고 받는다.

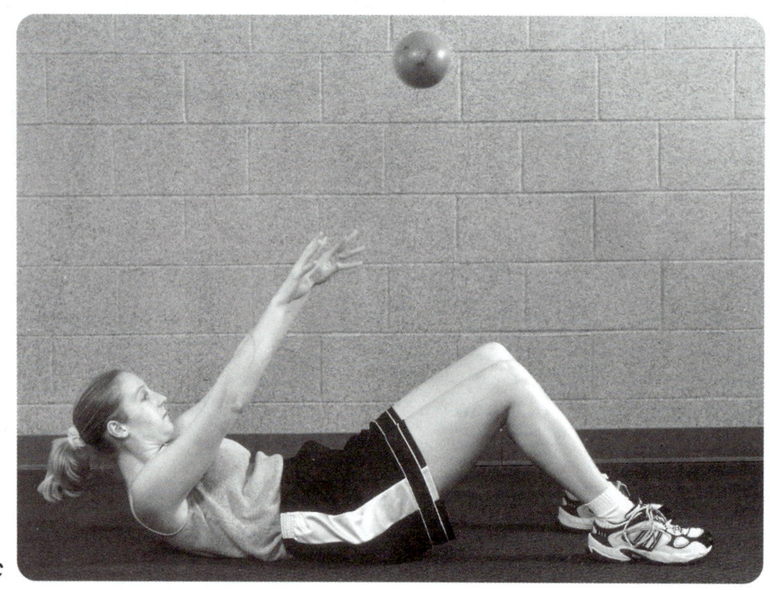

c

그림 19.83 회전 토스 : (*c*) 누운 자세.

기능적 운동과 목표 운동 (FUNCTIONAL AND ACTIVITY-SPECIFIC EXERCISES)

기능적 운동을 고려할 즈음 프로그램의 목표는 환자의 일상활동과 관련지어 설정하게 된다. 던지기 종목선수이면 플라이오메트릭 운동단계에서 모래주머니와 같은 것을 거울 앞에 서서 던지는 동작을 행하고 사세와 패턴을 피드백 받을 수 있다(그림 19.84). 테니스 선수이면 포핸드나 백핸드 스트로크 동작을 같은 방식으로 실시할 수 있다. 그렇게 하면 고유수용기를 자극하고 시각을 통한 추가적인 구심성 피드백을 통해 기술을 수정하는 데 도움을 준다.

제 10장은 점진적이고 기능적인 프로그램을 다루고 있다. 완전한 일상활동으로 복귀하기 위한 지침으로서 일련의 기능적 운동을 소개하고 있다. 주요 사항은 시간, 저항, 거리를 점차적으로 조절해야 한다는 것이다. 한 가지 요소를 증가시키면 신체가 해당 스트레스에 적응할 수 있는 시간을 주어야 한다. 예를 들면, 야구 피쳐가 투구 속도를 50%에서 75%로 올리면 거리 혹은 반복수는 변화시키지 않아야 한다. 속도를 올린 후 거리 증가는 3일 후에 하는 것이 좋다. 3일은 신체가

특정 스트레스에 적응하기에 적당한 시간이다. 예를 들면, 골퍼가 롱 아이언으로 풀 스윙이 가능하고 3일이 지났다면 우드로 풀 스윙할 수 있다.

오버헤드 스포츠에서는, 낮은 높이, 중간 높이에서 연습을 거쳐 나중에 높은 위치에서 연습을 시도한다. 예를 들면, 테니스 선수는 포어핸드, 백핸드 그라운드 스트로크로 기능적 운동을 시작할 수 있다. 각 선수들이 충분한 체력으로 운동 거리를 완전히 소화해낼 수 있을 때까지는 오버헤드 스트로크를 해서는 안된다. 서브는 가장 힘든 운동이기 때문에 마지막으로 시도해야 될 스트로크이다. 서브 초기에는 작은 힘으로, 나중에는 정상 서브로 진전한다.

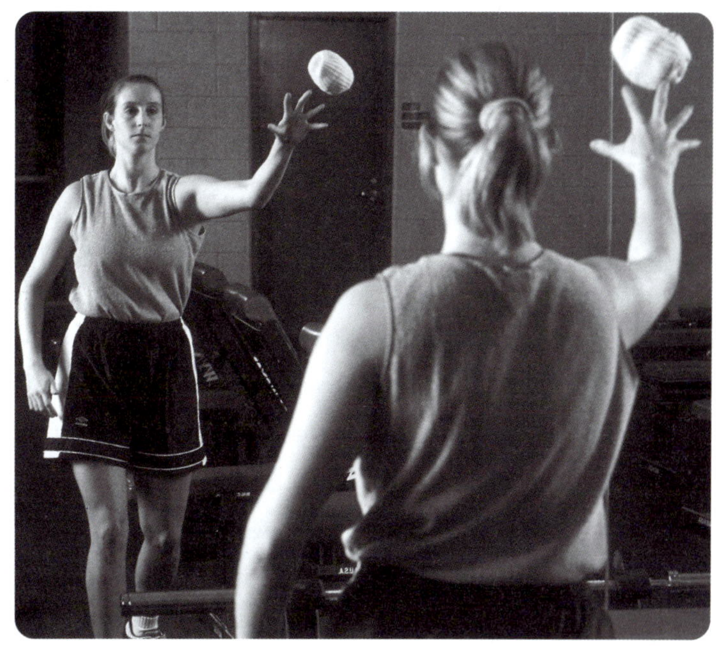

그림 19.84 거울을 이용한 피드백 받기.

치료적 운동의 실제 적용 (SPECIAL REHABILITATION APPLICATIONS)

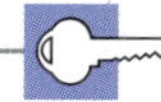

어깨손상 환자의 기능적 운동은 시간이나 저항, 혹은 거리를 점차적으로 높여간다. 오버헤드 동작은 낮은 높이에서 높은 위치로 진전시킨다.

재활 프로그램에서 사용되는 운동의 구성과 진전은 환자와 손상에 따라 개별적으로 결정된다. 몇 가지 손상은 정형의의 상담을 필요할 수도 있다. 이들 손상 중 몇 가지와 고려사항을 소개한다.

어깨 불안정성 (Shoulder Instability)

어깨는 안정성을 위해 정적 고정장치(static restraints)와 동적 고정장치(dynamic restraints)를 가지고 있다. 정적 장치는 인대, 관절주머니, 오목테두리가 해당된다. 동적 장치는 신경과 근육이다. 정적 장치가 염좌, 부분탈구(아탈구, subluxation) 혹은 탈구에 의해 손상되면 정적 장치에 있는 고유수용기로부터의 입력신호가 달라지게 된다. 정적 장치의 손상은 근기능에도 결함을 일으킨다. 결함이 바로 불안정성(instability)이다. 이로 인한 후속문제는 반복적인 충돌과 파열로 인해 힘줄염이나 파열이 생긴다. 정적 장치를 강화시키는 수술이나 동적 장치의 재활, 혹은 둘 다를 하지 않으면 활동 중 재손상이 지속되어 관절은 불안정이 심해지며 부분탈구 혹은 탈구된다. 결국에는 충돌된 조직이 얇아져 작은 자극에도 완전히 파열되어 버린다.

어깨 불안정성 환자를 위한 치료적 운동 프로그램을 작성할 때에는 많은 고려점이 있다. 가장 흔한 것은 앞쪽 불안정성인데 이는 앞쪽 구조물이 손상을 입은 상태이다. 뒤쪽 불안정성은 손상 결과, 아래쪽 관절주머니와 지지 구조물이 느슨해진 상태이다. 뒤쪽 불안정성은 드물지만, 뒤쪽 구조물이 손상된 상태이다.

두 개의 약어, **AMBRI**(**A**traumatic, **M**ultidirectional, **B**ilateral, **R**ehabilitation effective, **I**nferior capsular shift required)와 **TUBS**(**T**raumatic, **U**nilateral, **B**ankart lesion, **S**urgery required)의 차이는 비외상성과 외상성 어깨 불안정성에 있다. 비외상성 어깨 불안정성 환자는 양쪽 어깨관절이 느슨하여 과가동성을 보인다. 불안정성은 다방향성이지만 대개 통상적인 재활

치료에도 잘 반응한다. 수술이 필요하면 아래쪽 관절주머니를 절개하여 올려붙여 느슨함을 없앤다. 최근에는 전기열 방식으로(electrothermally) 느슨한 관절주머니를 올려붙인다(Miniaci & Codsi, 2006).

앞쪽 불안정성 (Anterior Instability)

TUBS(**T**raumatic, **U**nilateral, **B**ankart lesion, **S**urgery required) 어깨는 외상성 손상을 입은 상태이다. **Bankart 손상** 혹은 앞쪽 관절주머니와 오목테두리 복합체의 파열은 수술이 필요하다.

오버헤드 스포츠 환자의 경우, 대개 앞쪽 불안정성이 많은데 던지는 동작에 의해 앞쪽 구조물이 반복 스트레스에 노출되기 때문이다. 가끔 이 문제를 수반하고 부추기는 것은 부수적인 뒤쪽 관절주머니와 안쪽돌림(내회전, medial rotation)근의 경직이다. 이런 환자의 불안정성 개선을 위한 재활 프로그램에 경직된 조직의 스트레칭이 포함되어야 한다.

수술 혹은 비수술 요법의 앞쪽 불안정성 보완에 대한 재활과정은 비슷하다. 단지 시간차이가 날 뿐이지만 운동과정은 유사하다. 수술을 하지 않으면 고정 시간이 길어져서 재활기간이 연장된다.

앞쪽 관절주머니-오목테두리 재건술(anterior capsulolabral reconstruction; ACLR)에는 개방술과 관절경술의 2가지 수술법이 있다. 개방술은 겨드랑이 부위에 1cm 정도 절개한 후 근육은 자르지 않고 어깨위팔관절(견상완관절, glenohumeral Joint) 구조를 수술하는데 관절경 수술보다 수술 후 통증이 심하다. 관절경 수술은 관절경을 통해 관절주머니의 남은 부분을 잡아 당겨 겹쳐 꿰매거나(pants-over-vest overlap)하여 느슨하지 않게 한다. 최근 관절경에 의한 새로운 어깨 앞쪽 불안정성 수술법으로 개방술과 결과가 비슷해졌다(Dietz & Dreese, 2007).

어깨 수술 후 3주간은 슬링으로 고정하는데 수술을 하지 않으면 더 오래 고정하게 된다. 나이 많은 환자는 예외다. 30세 이상의 환자는 대개 수술 후 빨리 재활운동을 시작한다. 왜냐하면 오십견이 운동을 늦게 시작할 때 쉽게 나타나기 때문이다. 재활 기간은 젊은이와 노인간, 스포츠 종목 간에도 차이가 많다. 야구나 배구와 같이 오버헤드 스포츠는 축구와 같은 스포츠 보다 더 오래 걸린다. 평균 기간은 15주에서 26주 정도이다.

수술이나 부상 후 1주가 지나면 슬링으로 고정했던 어깨에 대해 단면 능동보조 ROM 운동을 한다. 팔꿈치를 옆구리에 붙이고 바깥돌림(외회전, lateral rotation) 없이 부드럽게 수동 운동을 시작한다. 30°까지의 벌림(외전, abduction)은 괜찮다. 1주 후 무리 없는 각도에서 등척성 운동을 시작한다. 20°에서 30°를 초과하는 바깥돌림, 30°에서 40°를 넘는 벌림은 피하도록 한다. 초기 3주 동안에 어깨관절 앞쪽에 대한 부담을 적게 준다. 어깨위팔관절에 부담을 주지 않으면서 어깨뼈(견갑골, scapula) 안정근에 대해 도수저항을 프로그램 초기에 준다. 관절 앞쪽에 부담이 큰 동작은 벌림하고 바깥돌림하는 것이다. 어쨌든 이 동작은 초기 3주 동안 피하도록 한다.

초기 2주 동안 안정상태에서 어깨위팔관절에 대한 관절가동술 I과 II단계를 적용하여 통증을 제거한다. 간단하고 부드럽게 당긴 상태에서 진동법이 효과적이다.

환자가 슬링을 착용하고 있는 동안에는 위쪽 등세모근(승모근, trapezius)과 어깨올림근(견갑거근, levator scapulae), 목과 어깨에 있는 근육에 통증유발점이 생길 수 있다. 이 기간 동안 이를 확인하여 없앨 수 있다.

2주가 지나면 어깨뼈 면에서 올림(거상, elevation)이 135° 정도 가능하고 6주 정도 되면 수동 ROM은 거의 정상에 이른다. 6주경에는 팔꿈치를 옆구리에 붙인 상태에서 수동 바깥돌림이 거의

50°에서 60°에 이른다. 8주에서 10주경에는 수동 ROM이 바깥돌림(75°)을 제외하고 정상으로 회복된다. 10주에서 12주 사이에는 수평 벌림(외전, abduction)이 시작될 수 있다.

3주 후에, 팔꿈치를 옆구리에 붙이고 20°에서 30° 정도의 안쪽돌림(내회전, medial rotation)과 바깥돌림을 위한 가벼운 능동 등장성 운동을 실시한다. 그리고 어깨뼈 면에서 벌림 20° 운동도 시작할 수 있다. 어깨위팔관절(견상완관절, glenohumeral joint)에 추가 부담을 주지 않고 어깨뼈(견갑골, scapula) 운동을 견딜 수 있을 때까지 실시한다. 4주차에는 수평 벌림 운동을 시작한다.

관절가동술을 단계 III으로 3주차에 시작할 수 있다. 안정상태에서 실시한다. 캡슐 패턴이 있다면 제한되는 관절주머니 위치를 확인하여 적정 범위내로 관절가동술을 시행한다. 가동술에 의한 앞쪽 관절주머니 부담은 가벼운 것이 좋고 III 단계로 시작한다.

3주 혹은 4주경에는 슬링을 제거한다. 이 때 환자에게 염려(apprehension)가 나타난다. 받쳐주는 힘이 없기 때문에 근육들이 피로에 빠질 수 있다. 앉아 있을 때에는 책상이나 치료대 위에 팔을 올려놓고 서 있을 때에는 주머니에 손을 집어넣는 것이 권장된다. 이렇게 함으로써 근피로를 막을 수 있다. 이 시기에 근 부담 증가에 따라 통증유발점이 불편의 원인이라면 이를 제거해주는 처치가 필요하다.

6주에서 10주 경 돌림근띠(회전근개, rotator cuff) 근력운동은 어깨관절 앞쪽에 부담을 주지 않는 범위 내에서 ROM을 점차 넓히면서 실시할 수 있다. 프로그램은 저부하 고반복으로 진행한다. 팔꿈치는 옆구리에 붙이되 바깥돌림(외회전, lateral rotation)은 대략 45°까지 가능하다. 이 시기에 가벼운 등속성 운동을 어깨 안정근에 대해 실시할 수 있다.

6주 차에 관절가동술은 어떤 단계이든 가능하다. 이 즈음 수술부위는 충분한 근력이 있어 가동력을 이겨낼 수 있다. 중요한 것은 모든 운동면에서 정상 ROM을 회복하는 것에 중점을 두어야 한다. 필요하다면 안정상태를 제외하고 다른 가동위치(loose-pack positions)에서 가동술을 적용할 수 있다. ROM에 대한 가정 운동은 이 시기에 좀 더 적극적으로 할 필요가 있다.

바깥돌림이 정상으로 회복되었다면 원심성 운동이 시작될 수 있다. 60° 이하에서 시작하여 견딜 수 있는 더 큰 각도로 진전한다. 관절에 근력과 조절력이 생기면 오버헤드 운동, 플라이오메트릭 운동, 기능적 운동으로 진전할 수 있다.

환자의 스트레스 내성과 운동사의 지도에 의해 능동보조 운동이 앞쪽 관절주머니에 부담을 주지 않는 범위에서 수술 후 2주 이내 시작한다. 어깨뼈 운동은 어깨위팔관절에 부담을 주지 않고 초기에 실시한다. 돌림근(회전근, rotators)에 대한 튜빙 혹은 밴드 저항운동은 3주 경에 시작하여 근력향상 정도에 따라 무게를 늘려간다. 어깨뼈 근력 강화도 동시에 점증하여 진행한다. 근력이 약 2/3 정도 회복될 3개월 경에는 등장성 운동도 포함시킨다. 환측이 건측에 비해 약 75% 수준에 이르렀을 때 기능적 운동과 스포츠 종목에서 주로 사용되는 동작을 연습하기 시작한다.

프로그램을 통해 운동사는 운동 중 환자 어깨반응에 대한 피드백을 받아내야 한다. 통증은 어떤 동작에서도 없어야 한다. 어깨뼈 안정성은 팔이 어깨 높이 위로 올라가는 운동을 하기 전에 확보되어야 한다. 이 개념이 무시되면 돌림근띠 힘줄염(건염, tendonitis)과 같은 병증이 생기고 환자는 경기현장 혹은 일상복귀는 지연된다.

스포츠 활동에로의 진전은 종목과 개인에 따라 다르다. 던지기, 피칭, 골프, 수영, 테니스, 배구 등 오버헤드 스포츠에 대한 다양한 진전 프로그램이 만들어져야 한다. 속도 혹은 힘, 거리, 반복수, 던지는 혹은 치는 방식이 스포츠 활동에서 진전에 대한 변수이다. 각 연습단위에서 준비운동, 정리운동은 꼭 해야 한다. 속도 혹은 힘은 통증 없이 다른 변수가 잘 실시될 때 마지막으로 조정하는 변수이다.

뒤쪽 불안정성 *(Posterior Instability)*

외상성 뒤쪽 불안정성은 팔을 뻗고 모음(내전, adduction), 안쪽돌림(내회전, medial rotation)한 상태에서 손상을 입게 된다. 충격력은 팔에서 위팔뼈머리(상완골두, humeral head)를 거쳐 뒤쪽으로 전달된다. 미식축구 라인맨, 수영선수, 야구 피쳐, 테니스 선수들이 종목 동작 중 어깨에 가해지는 만성적인 앞뒤쪽힘 때문에 뒤쪽(후방, posterior) 불안정성에 쉽게 노출된다.

뒤쪽 불안정성이 발생하면 뒤쪽 관절주머니에 자극을 주는 자세는 피해야 한다. 그것은 모음(내전, adduction), 안쪽돌림 상태에서 굽힘(굴곡, flexion)하는 자세이다. 재활과정은 앞서 설명한 앞쪽 불안정성과 비슷하지만 다른 동작은 피하는 것이 좋다. 과도한 안쪽돌림 및 바깥돌림(외회전, lateral rotation), 벌림(외전, abduction)은 수술 후 3일에서 7일 사이에 의사의 권고 아래 시작 가능하다. 등척성 굽힘, 폄(신전, extension), 벌림, 모음, 안쪽돌림, 바깥돌림은 수술 7일 이후에 가능하다. 네발기기 자세로 체중을 부과하는 운동은 처음에는 피한다. 이 자세는 뒤쪽 관절주머니에 불균등한 스트레스를 주기 때문이다. 뒤쪽 관절주머니의 스트레스 때문에 피하거나 변형시켜야 할 운동은 체스트 플라이, 벤취 프레스, 푸쉬업 동작이다. 이 동작들을 포함시킬 때에는 조심해야 하고 치료적 운동 프로그램 말기까지도 주의한다.

II단계에서 바깥돌림과 벌림 운동이 가능하다. 어깨위팔관절의 바깥돌림 운동은 누워서 시작하여 앉아서 하는 것으로 진전한다. 앉아서 하는 운동이 누워서 하는 것보다 어렵다. 프레스 업과 같은 앉아서 하는 체중 운동은 뒤쪽 관절주머니에 스트레스를 주지 않기 때문에 네발기기와 같은 체중운동보다 더 일찍 실시할 수 있다. 안쪽돌림 운동은 바깥돌림 끝지점에서 중립 위치까지 실시한다. 수평 모음은 초기에는 피하고 나중에는 45°까지 제한시켜 운동한다. 그런 다음 완전한 수평 모음을 시도한다.

네발기기 체중 운동은 III단계 말에 안정성과 근력, 조직 치유가 된 시점에 시작한다. 벤취 프레스는 이 단계 마지막에 시작하게 되는데 어깨는 벌림, 수평 폄(신전, extension)되도록 넓게 잡는다.

뒤쪽 불안정성 수술에 대한 재활 기간은 앞쪽 불안정성 수술과 비슷하다. 어떤 손상이든 운동 시

■ 사례연구 (Case Study)

16세 농구 선수는 오른 어깨가 부분탈구된 후 의사와 상담을 하게 되었다. 손상은 레이업하려고 골대 밑으로 들어갈 때 일어났고 팔은 바깥돌림되면서 수평으로 펴지면서 젖혀졌다. 이전에 다른 부상은 없었다. 의사는 팔에 슬링을 하고 재활 프로그램을 처방했다. 부상 당한 지 1주 경과되었다. 환자는 밤에 잠을 이루기 힘들어했다. 통증 때문에 편안히 휴식하지 못했던 것이다. 샤워를 제외하곤 삼각건을 항상 매라고 하였다. 검사결과, 팔(상지, upper extremity)에 탈구가 있었고 부종도 가라앉았다. 가시아래근(극하근, infraspinatus), 가시위근(극상근, supraspinatus), 작은원근(소원근, teres minor), 마름모근(능형근, rhomboid), 위쪽 등세모근(승모근, trapezius), 어깨올림근(견갑거근, levator scapulae)에 약간의 경련과 압통이 있었다. 1주 후부터 가시위근에 위축이 보였었다. 어깨 ROM은 안쪽돌림 20°, 벌림 20°, 겨우 중립위치에서 바깥돌림 10°이고 안쪽돌림된 상태로 있었다.

분석을 위한 질문들

1. 초기 치료법은?
2. 1주차에 필요한 운동법에 대해 요약하시오.
3. 처치 시 주의사항은?
4. 재활 프로그램 진전에 대해 설명하고, 현재 단계에서 다음 단계로 진전하기 위한 지침을 열거하시오.

통증은 피해야 한다. 2개월 경에는 ROM 제한이 없어야 한다. 건측 근력과 비교하여 환측이 75% 수준에 이르면 기능적 운동에 들어가고, 이어서 스포츠 종목과 관련된 운동을 시작한다.

아래쪽 불안정성 (Inferior Instability)

아래쪽 불안정성 역시 앞쪽 및 뒤쪽 불안정성과 유사한 재활과정을 거친다. 단지 알아두어야 할 점은 아래쪽 불안정성이 있으면 다면(multi-planar) 불안정성일 가능성이 높다는 것이다. 이 경우 운동사는 어깨 관절이 더 악화될 수 있는 각도와 동작을 알아두어야 하며 특히, 재활 초기에는 이를 피하면서 관리한다.

아래쪽 불안정성 손상관리에서 피해야 할 각도는 팔이 머리 위쪽에 있거나 지지되지 않은 상태로 측면에서 들고 있는 것이다. 업라이트 프레스와 쉬러그는 III단계 말까지 피해야 할 운동이다. 왜냐하면 아래쪽 관절주머니에 스트레스를 주기 때문이다.

어깨 충돌 (Shoulder Impingement)

어깨 충돌은 치료적 운동 프로그램을 작성하고 실시할 때 고려해야 할 특별한 요인과 관련되어 있다. 일반지침과 사례를 알아보자.

어깨뼈봉우리(견봉, acromion)밑 공간은 연필보다 조금 넓은 공간이다. 작은 공간 탓으로 정상 구조에 조금만 모양이 바뀌어도 심각한 결과를 가져온다. 특히 관절에 스트레스를 있는 환자는 더 심각하다.

충돌에는 1차와 2차 두 가지가 있다. 1차 충돌은 어깨뼈봉우리밑 공간이 좁아져 그 속에 있는 돌림근띠(회전근개, rotator cuff)의 힘줄(가시위근(극상근, supraspinatus)과 가시아래근(극하근, infraspinatus), 위팔두갈래근(상완이두근, biceps brachii)의 힘줄, 어깨뼈봉우리밑 점액낭과 같은 구조물 때문에 생겨난 결과이다. 이것들 중 어깨뼈봉우리돌기(견봉돌기, acromion process)의 선천적 기형, 먼쪽 어깨뼈봉우리 골증식체(osteophyte), 정상보다 좁은 어깨뼈봉우리밑 공간, 정상보다 큰 힘줄도 포함된다. 이와 같은 구조의 변화는 이미 좁아져 있는 공간을 더 좁게 만들어 연부조직과 충돌되도록 한다. 가장 흔한 1차 충돌은 먼쪽 어깨뼈봉우리 구조의 선천적 기형 혹은 뼈의 돌기이다.

2차 혹은 후천적인 충돌은 불안정성으로 이어지는 어깨 기능변화 때문에 어깨뼈봉우리밑 공간이 줄어든 결과이다. 원인은 관절주머니가 느슨하거나 짧아진 경우, 자세 이상, 돌림근띠 약화, 어깨뼈(견갑골, scapula) 돌림근(회전근, rotators)의 불균형이 해당된다. 목의 신경근병(radiculopathy)도 근력 약화로 충돌이 생긴 탓인데 어깨 움직임 동안 근육 불균형을 유발한다. 관절주머니가 느슨해지면 볼을 던진 후 위팔뼈(상완골, humerus)가 앞으로 움직이게 된다. 뒤쪽 관절주머니가 경직되면 어깨 동작 중 앞쪽 관절쪽으로 위팔뼈를 위쪽, 앞쪽으로 밀게 됨으로써 어깨뼈봉우리밑 공간을 좁게 만든다. 돌림근띠의 정상 기능은 어깨가 위로 올라갈 때 위팔뼈머리(상완골두, humeral head)를 눌러서 적절한 어깨뼈봉우리밑 공간을 확보하는 것이다. 돌림근띠가 약해지면, 위팔뼈머리는 관절오목을 벗어나 더 위쪽으로 올라가게 되어 충돌이 일어나게 된다. 어깨뼈 돌림근들이 불균형 상태일 때 위쪽 등세모근(승모근, trapezius)과 어깨올림근(견갑거근, levator scapulae)은 대개 약한 하부 등세모근을 압도하게 된다. 이것이 견갑-위팔뼈의 리듬을 잃게 하고 어깨 올림(거상, elevation) 시 어깨뼈 올림과 위쪽 돌림이 일어나지 않기 때문에 어깨 동작 중 부리어깨봉우리(오훼견봉, coracoacromial)밑 공간을 좁게 만든다(Kamkar, Irrgang, Whitney, 1993). 잘못된 자세는 어깨가 앞쪽으로 둥글게 만들어 봉우리 아래에서 큰결절(큰거친면, greater tubercle)이 동작 초기에 충돌이 일어나도록 만든다(Lewis et al., 2005). 자세와 관련된 것은 가슴(흉곽, thoracic)과 어깨뼈(견갑골, scapula)의 각도이다. 어깨 안쪽돌림(내회전, medial rotation)이 원활하지 못하면 어깨뼈가 안쪽돌림 끝부분에서 충돌이 일어나는 각도로 굳어져 있다. 어깨뼈 안정근들이 피로해지면 어깨위팔관절의 생체역학이 변하고 어깨위팔관절의 부리어깨봉우리(오훼견봉, coracoacromial)밑의 연부조직에 충돌이 일어난다(Ebaugh, Karduna, & McClure, 2006). 2차 문제의 각각은 어깨뼈봉우리(견봉, acromion)밑 충돌을 일으킬 수 있다. 수정되지 못한 2차 충돌은 돌림근띠(회전근개, rotator cuff) 힘줄을 조금씩 점차 뜯어져 나중에는 파열된다. 어릴 때 시작하여 2차 충돌과 돌림근띠 파열이 나타나는 것은 30세 이전보다 이상의 선수에게서 흔하다.

2차 및 1차 충돌 모두 어깨뼈봉우리밑 공간에 있는 연부 구조물의 염증을 일으킨다. 염증은 가시위근(극상근, supraspinatus)의 힘줄에도 나타난다. 가시아래근(극하근, infraspinatus)과 어깨밑근(견갑하근, subscapularis)의 힘줄은 가끔 염증이 일어난다. 어깨뼈봉우리밑 점액낭과 위팔두갈래근(상완이두근, biceps brachii) 힘줄도 염증이 생길 수 있다. 충돌은 힘줄 및 점액낭에 염증을 일으킨다. 돌림근띠 힘줄의 염증은 힘줄을 약화시키는데 잘 관리하지 않을 때 힘줄은 완전 파열로 이어진다.

2차 충돌은 원인만 제거되면 일반적 치료법으로도 해결된다. 원인은 치료가 완료되기 전에 밝혀져야 한다. 근육 불균형과 어깨 동작의 비동기성(asynchronous)과 같은 2차 요인은 1차 충돌에서도 흔히 볼 수 있는 것으로 통증과 돌림근띠 힘줄염(건염, tendonitis)으로 이어진다. 1차 충돌은 수술로 고칠 수 있지만, 1차 및 2차적인 문제는 수술과 상관없이 재활 훈련을 통해서만 가능하다. 가장 일반적인 수술법은 있다면 골증식체의 제거나 앞쪽 어깨뼈봉우리 성형이다.

초기 재활은 염증 조절, 2차 원인의 수정, 정상 어깨기능의 회복에 중점을 둔다. 초기에 초점은 통증과 염증 조절, ROM 회복에 있다. 팔을 약간 벌리고 굽혀 편안하게 두면 힘줄에 대한 정상 혈액순환을 돕는다. 단계 I과 II의 관절가동술을 부드럽게 시행하면 통증을 완화한다. 아래쪽 관절

■ 사례연구 (Case Study)

40대의 테니스 선수가 첫 테니스 시즌이 절반 정도 지난 뒤부터 어깨 통증이 느껴진다는 보고해왔다. 그녀는 준비 운동을 할 때부터 통증을 느끼기 시작했지만 경기를 시작하기 전에 사라진다. 경기가 약 2시간쯤 지나고 나면 심하게 통증 느껴진다. 어깨세모근(삼각근, deltoid)이 삽입된 부분에서 통증을 호소하고 있다. 의사는 1차적인 충돌이 발생했다고 했지만 테니스 경기로 복귀하기 전에 재활 프로그램 과정을 거쳐야 된다는 결론을 내렸다. 조사 결과 이 환자는 팔을 들어 올릴 때 약 10° 정도가 부족한 것을 제외하곤 완벽하게 모든 동작들을 소화해 내고 있었다. 통증은 동작의 끝 부분과 팔을 90°로 올렸을 때 발생했다. 그녀는 앞쪽으로 머리를 내밀었고 어깨를 구부정하게 구부리는 자세를 취했다. 그녀의 위팔어깨관절오목(상완관절와, glenohumeral) 돌림근과 벌림(외전, abduction)근들은 약해졌고 통증이 느껴졌다. 그녀의 아래쪽 등세모근(승모근, trapezius)과 마름모근(능형근, rhomboid)은 약해져 있었다.

분석을 위한 질문들

1. 2차적인 충돌의 원인은 무엇인가?
2. 통증을 완화시키기 위한 조치는 무엇인가?
3. 제일 먼저 사용할 치료 방법은?
4. 환자가 재활 훈련 프로그램을 수행할 수 있도록 어떤 식으로 도와줄 것인가?
5. 어떤 지침 방법을 사용할 것인가?
6. 선수가 테니스 경기로 복귀할 수 있도록 하기 위해 어떤 기능적인 프로그램을 사용할 것인가?

주머니가 경직되면 어깨위팔 아래쪽 미끄러지기를 통해 운동성을 높임으로써 돌림근띠가 위팔뼈를 올림(거상, elevation) 중 꼬리쪽으로 위치를 잘 잡게 된다. 손을 엉덩이 뒤에 가져가 앞쪽 위팔뼈가 노출되도록 하여 가시위근(극상근, supraspinatus)의 힘줄의 압통이 있는 부위에 통증이 없어질 때까지 깊은 교차마찰(deep cross friction) 마사지를 할 수 있다(그림 19.24 참조). 어깨뼈 안정근의 근력 강화운동은 일찍 시작할 수 있지만, 돌림근띠 힘줄에 스트레스를 주지 않아야 한다. 일찍부터 프로그램에 어깨뼈 돌림근의 고유수용기에 대한 간단한 신경근 재교육과 어깨 동작 중 어깨뼈의 위치를 바로 잡는 어깨뼈 돌림근의 개선된 운동감각을 포함시켜야 한다. 통증 없는 ROM에서의 돌림근띠 운동은 이 시기에 중요하다. 대부분의 돌림근띠 운동은 60° 이하에서 먼저 실시되고 어깨뼈도 원위치(set position)에 두어야 한다. 원위치는 어깨를 뒷주머니 쪽으로 당겨 내리면 된다. 저항 운동은 고반복 저부하로 시작한다.

운동 진전은 통증과 근력에 따라 결정하되 통증은 피해서 한다. 초기 운동은 60°에서 90° 사이에 하거나 대각면처럼 등 뒤에서 한다. 힘줄염이 없어지고 어깨뼈 안정성이 이루어지면, 좀 더 큰 ROM 각도에서 어깨위팔관절 운동을 실시하고 점차 난이도를 높여간다. 마지막으로 플라이오메트릭 운동과 기능적 운동을 프로그램을 종료하기 전에 실시한다.

외상성 돌림근띠 손상 (Traumatic Rotator Cuff Conditions)

외상성 돌림근띠(회전근개, rotator cuff) 손상은 노인들에게서 생기는 퇴행성 파열과 다르다. 치료적 운동 프로그램을 작성할 때 외상성 돌림근띠 손상과 관련된 여러 요인들을 고려해야 한다.

외상성 돌림근띠 손상은 급성 돌림근띠 근육파열, 부분 파열, 완전 파열, 수술이 포함된다. 돌림근띠 파열은 노인들에게서 자주 발생되지만 청소년들이 높은 강도의 스포츠 활동에 참가함으로써 돌림근띠 파열이 더 자주 나타나게 되었다. 어깨 탈구와 같은 급성 어깨외상 혹은 팔을 뻗은 채로 낙상하여 바깥돌림(외회전, lateral rotation)됨으로써 돌림근띠 파열이 모든 연령층에서 나타난다. 그리고 튼튼한 혹은 증상이 없는 돌림근띠에서도 발생된다. 돌림근띠 파열은 장기간 반복적인 스트레스에 의해 발생된다. 이는 오버헤드 스포츠에서 많이 발생되는데 근-힘줄 조직이 장기간 스트레스를 받으며 조직섬유도 손상된다. 대부분의 돌림근띠 파열은 계속 어깨를 써야 하는 경우 개방 수술은 불가피하다. 수술 후에는 시작시점, 기간, 재활과정의 진전은 파열 규모, 수술 규모, 어깨세모근(삼각근, deltoid)의 상태(절개 혹은 비절개), 환자 연령에 따라 달라진다. 슬링 혹은 벌림(외전, abduction) 부목은 수술 직후 착용하여 6주까지 유지한다. 7일에서 10일간 고정 후에는 의사의 권고 아래 가벼운 수동 및 능동보조 ROM운동을 시작한다. 초기 운동은 수동 및 능동보조 올림(거상, elevation) 및 바깥돌림, 폄, 안쪽돌림(내회전, medial rotation)이 포함된다. 진자운동도 초기에 좋다. 관절가동은 단계 I과 II를 통증제거 목적으로 시행한다. 능동 외회전 및 안쪽돌림은 팔꿈치를 펴서 옆구리에 붙여서 실시한다. 환측을 위로 두고 옆으로 누워 어깨뼈 돌림근에 대해 수동저항을 제공한다. 이 때 환측 팔을 옆구리에 둔다. 필요시 통증유발점 치료도 시행한다. 팔꿈치와 손목 굽힘(굴곡, flexion), 폄(신전, extension), 볼 누르기(ball squeezes)와 같은 먼쪽 관절운동은 먼쪽 분절의 몸쪽축을 예방하기 위해 실시한다. 초기 3주 경, 밴드 혹은 수동 저항에 의해 팔꿈치는 옆구리에 붙이고 어깨위팔관절의 안쪽돌림 및 바깥돌림(외회전, lateral rotation) 운동을 실시하며, 그리고 팔을 100°에서 120°까지 굽힘시킨 상태에서 율동적 안정화 운동을 시작한다.

능동운동을 시작하는 시기는 파열 규모와 수술형태에 달려있으나, 평균 시간은 대략 수술 후

사례연구 (Case Study)

18세 야구 투수는 어깨 불안정성이 있는데 1주 전에 어깨위팔관절의 관절주머니 재건술을 받았다. 오늘부터 재활 프로그램을 시작하라는 권고를 받았다. 어깨는 약간 벌림(외전, abduction)과 안쪽돌림(내회전, medial rotation) 상태로 지지한 상태이다. 검사결과는 수술에 의한 앞아래쪽 반흔조직이 잘 치유되고 있는 편이었다. 수동 ROM은 안쪽돌림 70°, 벌림 80°, 바깥돌림(외회전, lateral rotation) 10°였다(바깥돌림 0°). 가시위근(극상근, supraspinatus)에 압통이 있고, 위쪽 등세모근(승모근, trapezius)과 어깨올림근(견갑거근, levator scapulae)은 약간 팽팽함과 압통이 함께 있었다.

분석을 위한 질문들

1. 어떤 치료 방법이 있는가?
2. 피칭 운동을 시작하기 전까지 소요 시간과 재활 프로그램에 대해 간략하게 설명하라.
3. 피칭 진전 프로그램에 대해 설명하라.

4주에서 8주 사이이다. 이 시기에 관절가동술(단계 III과 IV)이 운동성을 높이기 위해 시작된다. 능동 ROM 운동이 어깨뼈(견갑골, scapula) 면에서 이루어지고 등척성 운동이 무통 조건에서 다양한 각도에서 실시된다. 밴드 저항운동은 돌림근띠(회전근개, rotator cuff)를 옆구리에 팔을 붙여 실시된다. 어깨뼈 안정화가 좋다면 팔을 90° 벌림(외전, abduction)시킨 상태에서 부드러운 보조 안쪽돌림(내회전, medial rotation) 및 바깥돌림(외회전, lateral rotation) 운동을 시작할 수 있다. 이어서 위팔두갈래근(상완이두근, biceps brachii) 및 위팔세갈래근(상완삼두근, triceps brachii) 저항운동을 실시한다. 안정화 체중운동과 함께 수평 중립각도에서 항중력 어깨폄, 누워서 플라이, 엎드려서 플라이가 이 시기에 적당하다. 운동은 단면에서 실시되는 것이 좋다.

10-12주 경 거의 ROM 전범위에서 운동이 가능해야 한다. 그렇지 못하면 매달리기와 같은 더 힘든 스트레칭을 할 수 있다. 운동은 무통 조건에 한다. 안쪽돌림과 바깥돌림 운동을 옆으로 누워서 시작한다. 처음에는 저부하 고반복 방식으로 실시한다. 단면 근력이 돌림근띠와 어깨뼈 안정근에 생겼다면 어깨뼈 면에서의 등속성 운동도 적당하다. 저항성 PNF 패턴운동도 실시될 수 있다.

12주 후에는 어깨뼈 안정근은 60-90° 이상 올림(거상, elevation) 시 어깨뼈를 조절할 수 있는 충분한 근력이 생긴다. 어깨는 힘든 근력운동을 견뎌낼 수 있게 된다. 저항성 대각 운동은 작은 어깨 각도에서 90°, 90° 이상 각도로 진전한다. 이 시기에 메디신 볼 운동과 같은 플라이오메트릭 운동을 시작한다.

15-18주 경에 팔을 90°로 벌림(외전, abduction)시킨 상태에서 저항성 돌림 운동이 시작되고 더 무거운 저항운동도 가능하다. 이 시기 끝에 전체 ROM에서의 무통, 모든 근육의 근력, 정상 어깨위팔의 원만한 리듬을 회복할 때 기능적 운동을 시작할 수 있다. 21-26주 경에는 경기에 복귀하게 된다.

돌림근띠 손상에 대한 수술과 비수술 재활의 차이점은 초기 치료와 진전율(progression rate)에 있다. 비수술 재활은 손상 후 염증이 치료도구와 운동처방을 통해 처치된다. 등척성 운동이 더 일찍 시작하고 능동 운동도 어깨통증이 없고, 동작 중 어깨뼈 근력이 어깨뼈 안정성을 충분히 유지해준다면 일찍 시작할 수 있다. 이른 안쪽돌림 및 바깥돌림 동작은 어깨뼈 면에서 팔꿈치를 옆구리에 붙여 시작된다. 어깨 올림도 통증이 없고 안정성이 있다면 90°까지 가능하다. 저항운동은 고반복 저부하로 시작하여 어깨뼈와 어깨위팔관절의 조절이 호전됨에 따라 고부하로 진전될 수 있다.

관절 내시경에 의한 감압술 (Arthroscopic Decompression)

어깨뼈봉우리(견봉, acromion)밑 공간을 개선하기 위한 최신 관절경 수술은 회복이 빠르고 충돌도 최소화한다(Sauers, 2005). 추가수술 없는 간단한 괴사조직 제거술(debridement)은 덜 까다롭고 비교적 수술 후 과정이 빨라 많이 시술한다.

관절경으로 어깨뼈봉우리(견봉, acromion)밑 공간의 돌림근띠(회전근개, rotator cuff) 힘줄에 대한 괴사조직 제거 및 감압술은 어깨세모근(삼각근, deltoid)의 손상과 수술로 인한 손상이 개방 수술법보다 작기 때문에 재활을 빨리 시작할 수 있다. 감압은 1차 충돌을 제거하고 괴사조직 제거는 만성 힘줄염(건염, tendonitis) 혹은 활액주머니염증을 없앤다.

관절경 감압술 후 재활은 즉시 시작할 수 있다. 1주나 2주에는 통증이나 부종을 조절하고 ROM운동을 시작한다. 단계 I과 II의 관절가동술이 통증을 없애기 위해 시행된다. 코드만 운동과 능동보조 ROM 운동이 막대나 풀리를 가지고 실시된다. 안쪽돌림(내회전, medial rotation) 및 바깥돌림(외회전, lateral rotation) 운동도 팔꿈치를 옆구리에 붙이고 수건을 말아 끼운 상태에서 시작하고 돌림운동 중 어깨 벌림 45°에서 시작하여 90°까지 진전할 수 있다. 어깨뼈(견갑골, scapula) 안정성 운동, 위팔두갈래근(상완이두근, biceps brachii) 및 위팔세갈래근(상완삼두근, triceps brachii) 운동은 초기 재활에서 중요하다. 눈을 감고 어깨위팔관절(견상완관절, gleno-humeral joint)의 위치에 대한 고유수용성 연습과 같은 신경근 조절 운동이 일찍 시작된다.

일단 통증이 잘 조절되고 전체 ROM 동작이 가능해지면 단면 저항 운동을 어깨뼈 면 60° 이하에서 시작한다. 어깨뼈 안정성이 개선됨에 따라 바깥돌림과 안쪽돌림이 벌림(외전, abduction) 90°에서 실시한다. 처음에는 팔을 받치고, 나중에는 받치지 않고 실시한다. 어깨뼈 면에서의 등속성 운동도 시작한다. 전체 ROM운동과 양호한 관절주머니 운동성은 다음 단계의 운동 프로그램으로 진전하는 기준이 된다. 어깨뼈 안정성과 단면 운동에서의 근력이 향상되면 대각면 운동을 풀리나 고무밴드를 활용하여 실시한다. 처음에는 작은 각도에서 다음에는 더 큰 각도(약 90°)에서,

■ 사례연구 (Case Study)

19세 여자 배구 선수는 오른 어깨손상으로 8주간의 재활에도 통증이 없어지지 않자 관절내시경 감압술을 받았다. 수술은 2일전에 했다. 금일부터 재활 프로그램을 시작하길 권고 받았다. 검사결과, 수술 후 정상적인 통증이 있었고 돌림근띠에 통증은 없었다. 어깨 주위에 작은 반상 출혈(ecchymosis)이 보였다. 수술 자리는 꿰맨 유착 자국이 보였다. 돌림근띠 근육과 위쪽 등세모근(승모근, trapezius)에 약간의 경련이 있었다. 어깨 ROM은 굽힘(굴곡, flexion) 150°, 벌림(외전, abduction) 100°, 바깥돌림 80°, 안쪽돌림(내회전, medial rotation) 90°였다. 근력은 수술 전보다 감소했고 지금은 이전보다 돌림근띠 근육은 3/5, 벌림근 3-/5, 굽힘근(굴근, flexor) 3/5, 어깨뼈 돌림근 4-/5였다. 올림 시 어깨로 드는 보상동작을 보였다.

분석을 위한 질문들

1. 금일 어떤 치료방법을 사용할 것인가?
2. 금일 어떤 지침을 내릴 것인가?
3. 향후 행해질 3가지의 치료 단계에 대해 설명하라.
4. 단면에서 대각면으로, 대각면에서 플라오메트릭으로, 플라오메트릭에서 기능적인 운동으로 단계를 발전시킬 준비가 되어 있는가를 결정할 때 어떤 점을 고려할 것인지 설명하라.
5. 각 연습 단계에 해당되는 네 가지의 운동을 열거하고 포함시킨 정당성을 밝혀라.
6. 배구를 시작하기 전에 사용할 기능적인 프로그램에 대해 설명하라.

그리고 나중에는 오버헤드 메디신 볼 운동을 실시한다. 플라이오메트릭 운동은 기능적 운동과 경기복귀 전의 과정이다. 전체 재활기간은 평균 3-5개월 소요된다.

오목테두리 파열 (Glenoid Labral Tears)

오목테두리 파열은 확인하기 힘들다. 그럼에도 앞쪽 혹은 뒤쪽 오목테두리인지가 확인되었을 때 재활 프로그램의 수행 시에는 특별히 고려해야 할 사항이 있다. 이것들을 알아보고 사례를 검토해보자.

오목테두리 파열은 주로 던지기 선수들에게서 많이 발생한다. 던진 후 감속 시 발생하는 큰 압박력과 전단력이 퇴행성 파열, 급성 파열, 오목테두리 이탈의 원인이 된다. 오목테두리는 앞쪽 혹은 뒤쪽 오목테두리의 윗부분이 주로 파열된다. 이 유형의 손상을 **SLAP**(**S**uperior **La**brum tear **A**nterior and **P**osterior in location)이라고 한다. 앞위쪽 오목테두리 손상은 공을 던질 때 테두리와 연결된 위팔두갈래근(상완이두근, biceps brachii) 긴머리 힘줄에 전달되는 큰 감속력 때문이다. 뒤위쪽 오목테두리 손상은 어깨위팔 관절의 불안정성 때문인 것으로 보인다. 오목테두리 손상이 있는 경우에는 불안정성이 나타나기 때문에 검사해서 재활을 통해 처치되어야 한다.

오목테두리 파열은 위팔두갈래근 긴머리도 함께 떨어져 나오며 특히 감속과 팔로우-쓰루 단계에서 일어난다. 위팔두갈래근-오목테두리 복합체는 함께 떨어져 나왔을 때에는 오목테두리는 관절면 위쪽에서 떨어져 나오고 위팔두갈래근 긴머리 힘줄도 역시 오목테두리와 떨어져 벌어지거나 일부분만 붙어 있을 수 있다. 어떤 의사집단에서는 오목테두리 파열 83%가 위팔두갈래근-오목테두리 복합체와 관련된다고 보고한 바 있다(Andrews, Carson, & McLeod, 1985). 이 정보에 따르면 대부분의 오목테두리 파열은 테두리만 손상되지 않는다는 것이다.

불안정성 여부와 상관없이 수술 없이 재활을 진행하게 된다. 재활이 효과를 보지 못하면 찢어진 조각을 잘라 내야 한다. 불안정성이 있으면 뜯어진 조각을 제거하는 개방수술을 하여 관절을 안정시켜 주어야 한다. 여러 가지 수술법이 있지만, 뱅카르트(Bankart)와 관절주머니-테두리 재건술이 주를 이룬다.

관절경 절개술을 받았다면 재활과정은 관절경 괴사조직 제거술과 같으며 3-5개월 소요된다.

■ 사례연구 (Case Study)

17세 라크로스 선수는 팔을 벌림(외전, abduction) 상태에서 달려드는 다른 선수에 의해 오른 어깨를 다쳤다. 오목테두리가 파열되어 고생했고 손상 후 3주간 재활을 했다. 그 해 겨울 얼음 위에서 미끄러져 팔을 뻗은 채 짚어 부분탈구 손상을 입었다. 지난 주 개방 괴사조직 제거술과 앞쪽 관절주머니 재건술을 받았고, 지금은 재활을 준비하고 있다. 팔은 벌림시켜 고정시키고 있고 재활운동 시에는 풀 것을 권고받았다. 어깨 동작 검사결과는 굽힘(굴곡, flexion) 60°, 벌림 60°, 바깥돌림(외회전, lateral rotation) 10°였다. 돌림근띠(회전근개, rotator cuff) 근력은 중간 정도인 3+/5였다. 수술자국은 잘 치유되었지만, 어깨 앞쪽 주위에서 팔쪽으로 반상출혈이 있었다. 위쪽 등세모근(승모근, trapezius)과 큰가슴근(대흉근, pectoralis major)은 압통과 경련이 있었다.

분석을 위한 질문들

1. 최초 치료법은?
2. 초기 2주 동안 어떤 치료 방법을 사용할 것인가?
3. 수동 ROM 운동은 언제 시작할 것인가?
4. 저항 운동은 언제 시작하며 가장 먼저 해야 할 것은?
5. 이 경우 주의사항은?

개방수술이 필요하다면 재활과정은 고정에 필요한 추가시간 때문에 연장된다. 재활 프로그램은 더 느리게 조심스럽게 진행된다. 이유는 더 큰 부위가 관련되어 있고 공격적으로 재활을 하는 경우에는 수술 부위가 손상될 위험이 있기 때문이다. 개방 수술은 관절경보다 고유수용기도 더 많이 손상시키므로 재활 포인트는 능동 운동이 가능할 때까지 고유수용성 활동에 두게 된다. 개방 수술은 돌림근띠(회전근개, rotator cuff) 수술 프로그램과 비슷한 재활기간을 가지므로 참고하여 진행하면 된다.

유착성 관절주머니염 (Adhesive Capsulitis)

유착성 관절주머니염은 30세 이상의 환자에게서 많이 나타나지만, 대사질환을 가진 젊은 환자에게서도 나타난다. 프로그램을 작성하기 위해서는 손상에 대한 이해가 필수적이다. 특이사항과 사례를 소개하였다.

유착성 관절주머니염은 오십견(frozen shoulder)이라고도 한다. 관절주머니 속 유착에 대한 일반 용어가 관절섬유증(arthrofibrosis)이다. 특발성으로 어깨가 굳는 현상은 비외상 혹은 악성 사고 때문에 자연히 생긴다. 특발성으로 어깨가 굳는 현상은 주로 중년(보통 30세 이상의 여자)에서 많이 생기며 잘 사용하지 않는 어깨에서 생긴다. 유착성 관절주머니염이 노인들의 만성 질환이긴 하지만 다양한 요인 때문에 젊은이에게도 동작에 지장을 줄 수 있다. 요인 중에는 수술도 포함되는데 어깨의 생역학적 구조의 변화; 장기간의 고정; 관절주머니의 반흔 유착조직; 장기간의 힘줄염(건염, tendonitis), 점액낭염, 기타 조직의 염증 등이 있다. 급성 손상의 발생 혹은 동작의 상실을 유도하는 고정 때문에 외상성 또는 2차성 유착성 관절주머니염이라고 한다(Sheridan & Hannafin, 2006).

고정은 결합 조직내 유착을 유발시켜 근육 조직의 운동성을 감소시킨다. 운동성이 감소된 근육은 근육 내 근절의 수를 줄어든다(Akeson, Woo, Amiel, Coutts, & Daniel, 1973). 고정으로 인해 근육, 관절, 지지 조직에 일어나는 추가변화는 2장에 소개한 바 있다. 관절주머니가 영향을 받으면 바깥돌림(외회전, lateral rotation) ROM이 감소된다. 어깨위팔(견상완, glenohumeral)관절에서 동작의 관절주머니 패턴의 상실은 벌림(외전, abduction)보다 바깥돌림(외회전, lateral rotation)이, 굽힘(굴곡, flexion)보다 벌림이, 안쪽돌림보다 굽힘이 더욱 뚜렷하게 나타난다(Cyriax, 1982).

I 단계 유착성 관절주머니염의 특징적인 증상은 통증, ROM 끝부분에서의 통증, 수면장애, 점진적인 ROM 감소이다. 이 기간에 관절주머니에 반흔 조직이 생겨 자란다. 바깥돌림이 가장 뚜렷하게 감소되고 다른 동작도 많이 감소된다. 효과적인 치료법은 능동 ROM 운동이다. 관절가동술은 무통 조건에 시행하며 운동성보다 통증완화에 중점을 두어야 한다. 격한 관절가동은 관절주머니를 악화시켜 염증을 일으키거나 통증을 증가시키는 반응성 근경련을 조장시키게 된다. 능동 ROM 운동은 근력을 유지한다. 이 시기에 관절주머니 스트레칭을 하면 통증을 일으켜 운동성 향상을 기대하기 어렵다.

II 단계에서 유착성 관절주머니염은 성숙해져 어깨위팔관절은 정상 ROM을 상실하여 매우 뻣뻣해진다. ROM 끝부분에서 통증이 나타난다. 팔꿈치 통증을 호소하고 어깨를 아래에 두고 눕기 어렵다. 이 시기에 격한 관절가동술이 염증이 생기지 않는 범위에서 시행할 수 있다. 지속적인 능동 스트레칭도 가능하다. 가능한 ROM 범위 내에서 근력운동도 무방하다. 관절가동술 전에 초음파 치료도 권할만 하다.

III단계에 이르면, 관절주머니 제한이 있는 끝부분에서 통증이 느껴진다. 주된 통증부위는

■ 사례연구 (Case Study)

45세 골퍼는 지난 수 개월 동안 평소 사용하지 않는 왼쪽어깨가 점차 ROM이 감소되고 있는 것을 알았다. 뒷주머니에서 지갑을 꺼낼 수 없을 정도로 상태가 악화되었을 때 의사를 찾아갔고 오십견이라는 진단을 받았다. 옆으로 누울 수도 없었고 갑자기 움직이거나 앉을 때 통증마저 느꼈다. 3개월 후 새 시즌을 준비해야 된다며 걱정했다. 검사결과 굽힘(굴곡, flexion) 120°, 벌림(외전, abduction) 80°, 바깥돌림(외회전, lateral rotation) 35°, 안쪽돌림(내회전, medial rotation) 60°이었으며 팔꿈치를 굽혀 수평으로 모음(내전, adduction)시켜 왼쪽 귀를 만질 수 있을 정도였다. ROM 끝지점 직전인 10°–15°에서 통증을 느꼈고 각 동작의 끝 느낌은 딱딱했다. 관절의 가동성은 관절주머니 전체가 팽팽하였으며 특히, 아래쪽, 뒤쪽 관절주머니가 더 심했다. 모든 돌림근띠(회전근개, rotator cuff) 근육에서 압통이 있었고 큰가슴근(대흉근, pectoralis major), 위쪽 등세모근(승모근, trapezius), 어깨올림근(견갑거근, levator scapulae)도 약간 긴장되어 있었다. 자세는 좋지만 팔을 움직일 때 어깨위팔뼈의 리듬이 없었고, 굽힘 시에는 어깨를 귀쪽으로 올렸다.

분석을 위한 질문들

1. 유착성 관절주머니의 어느 단계에 있는가?
2. 초기 치료법은 어떤 것을 사용할 것인가?
3. 첫째 날에 집에서 어떤 운동을 하라고 권고하겠는가?
4. 골프를 다시 하기 위한 치료법, 운동, 가동술, 기능적 진전 등 프로그램에 대해 설명하라.

어깨가 아닌 팔 끝부분이다. 활동 중이나 휴식 시에도 통증은 있다. 수동 ROM 평가는 캡슐패턴에서 더 큰 동작에서 끝느낌이 딱딱하고 가죽 같다. 어깨위팔 리듬은 거의 상실되는데 이는 어깨위팔관절 관절주머니 제한이 어깨갈비(견흉, scapulothoracic)관절과 어깨위팔(견상완, glenohumeral)관절 사이의 운동을 제한하기 때문이다. 어깨위팔관절의 리듬이 없기 때문에 어깨 올림이 어깨 올리기(shrugging)로 대체되고 어깨뼈는 위팔뼈(상완골, humerus)와 같은 시기와 비율로 움직이게 된다. 정적 ROM 운동과 능동 스트레치는 운동성이 생길 때까지 계속된다. 스스로 할 수 있는 관절가동술을 환자에게 가르친다. 어깨뼈(견갑골, scapula) 돌림근(회전근, rotators), 돌림근띠(회전근개, rotator cuff), 어깨위팔관절의 큰 근육(어깨세모근(삼각근, deltoid), 큰가슴근(대흉근, pectoralis major), 큰원근(대원근, teres major), 넓은등근(광배근, latissimus dorsi))에 대한 근력운동도 실시할 수 있다. 그림 19.85에 유착성 관절주머니염에 대한 재활 내용을 요약하였는데 약 3–6개월 정도 소요된다.

치료 없이 유착성 관절주머니염을 치료하기란 시간이 많이 걸리는데 최소 18–24개월 정도 소요된다. 이 기간을 거쳐 어깨는 4단계를 거쳐 풀리게(thawing) 된다(Sheridan & Hannafin, 2006). 통증이 차츰 없어지고 느리지만 점차 동작도 개선된다. 황당한 방법이긴 하지만 치료를 하지 않는다면 환자는 오랫동안 유착성 관절주머니염이 낫기를 기다려야 한다.

관절주머니 전기열 수술 (Electrothermally Assisted Capsular Shift)

관절주머니 전기열 수술은 새로 도입되어서 수술결과에 대한 장기 자료는 거의 없다. 여전히 적절한 재활 과정에 대한 의문이 해결되지 못한 상태에 있다. 수술 후 처치과정에 대한 연구도 적다. 오직 한 편의 연구만이 12주간의 성공적인 ROM운동에 이은 점증 저항운동을 포함한 치료적 운동을 보고하였다(Ellenbecker & Mattalino, 1999). 재활과정 및 수술 후 관리에 대한 정보를 알아보자.

관절주머니 전기열 수술은 관절내시경을 이용한 어깨위팔관절의 불안정성을 해결하는 비교적

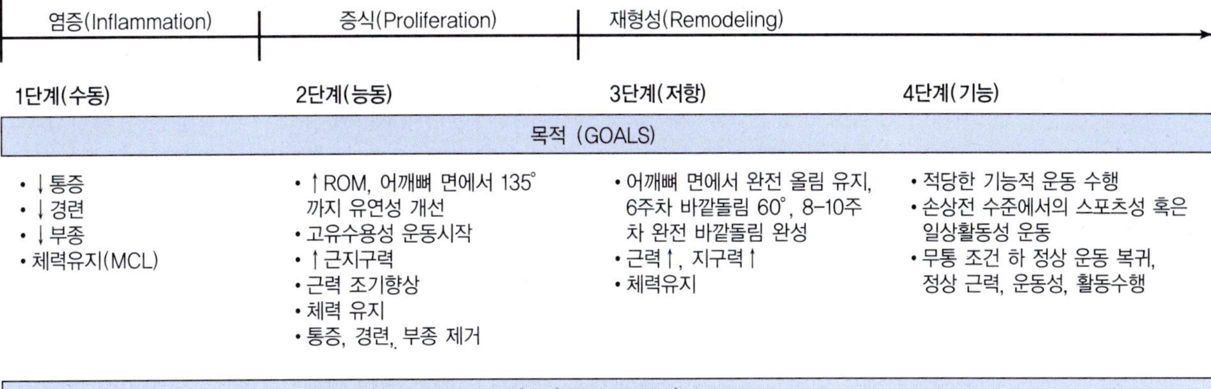

1단계(수동)	2단계(능동)	3단계(저항)	4단계(기능)
목적 (GOALS)			
• ↓통증 • ↓경련 • ↓부종 • 체력유지(MCL)	• ↑ROM, 어깨뼈 면에서 135° 까지 유연성 개선 • 고유수용성 운동시작 • ↑근지구력 • 근력 조기향상 • 체력 유지 • 통증, 경련, 부종 제거	• 어깨뼈 면에서 완전 올림 유지, 6주차 바깥돌림 60°, 8–10주차 완전 바깥돌림 완성 • 근력↑, 지구력↑ • 체력유지	• 적당한 기능적 운동 수행 • 손상전 수준에서의 스포츠성 혹은 일상활동성 운동 • 무통 조건 하 정상 운동 복귀, 정상 근력, 운동성, 활동수행
치료 (TREATMENT)			
• 물리치료 • 연부조직 가동술 • 단계 I, II 관절가동술 • 손목, 손가락 운동 • 심폐지구력 운동, 기타 사지 유지운동	• 능동 ROM • 단계 III 관절가동술 • 어깨위팔관절 움직임 없이 어깨뼈 저항운동 • 조기 고유수용성 운동 • 조기 근력 운동 • 필요시 통증유발점 이완 • 3주 후 슬링제거 • 단계 I, II 관절가동술 계속 • 단면 능동보조 ROM운동; 굽힘, 폄, 안쪽돌림(내회전), 벌림 30°, 벌림 0° • 3주차 밴드 사용 • 유지운동 계속	• ROM 운동 계속 • 필요 시 단계 IV 관절가동술 • 어깨위팔관절 올림 운동 증가 • 대각선 운동 • 조기 기능적 운동 • 마무리 위한 힘든 저항/지구력 운동 • 어깨뼈 운동 계속, 어깨위팔관절 근력, 고유수용성 운동 진전 • 유지운동 계속 • ROM 완성 후 원심성 운동 시작 • 정상 근력의 75% 시점에서 등속성 운동 시작	• 기능적 운동 • 스포츠성 혹은 일상활동성 운동

그림 19.85 어깨 앞쪽 불안정성에 대한 재활 프로그램 진전.

새로운 기술이다. 장기효과에 대해 아직 조사 중이며 1990년대 말부터 사용했기 때문에 잘 알려져 있지 않다(Gerber & Warner, 2002; Miniaci & Codsi, 2006). 관절내시경을 이용한 기술은 전기열을 이용해 응결제 탐침기를 함께 사용하는 것으로 65–80°C를 사용한다(Hayashi & Markel, 2001; Miniaci & Codsi, 2006). 관절주머니를 치료하기 위해 위팔뼈머리(상완골두, humeral head)와 관절오목 사이에 있는 관절주머니를 따라 정리한다(Hayashi et al., 1997; Miniaci & Codsi, 2006). 관절주머니는 즉시 플라스틱 수출 포장용 필름처럼 오그라들어 이완된 관절을 단단하게 죄어준다.

열(heat)은 섬유아세포가 해당부위에 퍼졌을 때 교원질을 변성시켜 녹이는 것으로 생각된다(Hayashi & Markel, 2001; Hayashi et al., 1997). 섬유아세포는 염증 치료단계에서 새로운 교원질 세포간질 생성체에 골격으로 변성 교원질을 사용하는 것으로 보인다(Hayashi & Markel, 2001; Hayashi et al., 1997). 이 기간 동안 어깨 고정이 필요하고 교원질 세포간질 형성이 관절주머니를 적절히 단단하게 만들어야 한다.

손목과 팔꿈치의 동작이 가능하지만 어깨는 7–14일 동안 고정시켜야 한다. 능동 벌림(외전, abduction)은 수술 후 약 10–14일 지난 다음 시작한다. 팔꿈치를 옆구리에 붙이고 벌림 45°까지 할 수 있으며 2주 후에는 90°까지 가능하다. 굽힘(굴곡, flexion) 90°를 유지하고, 폄(신전, extension)은 20°까지 제한된다. 수술의에 따라서는 수술 후 3일차에 벌림을 제외하고 능동운동을, 그리고 4주차에는 어깨뼈(견갑골, scapula) 면에서 굽힘 90°까지 허락하는 경우도 있다(Gerber & Warner, 2002).

관절 고유수용기가 수술에 의해 손상되기 때문에 이를 회복시키는 것이 중요하다. 일찍부터 이를 회복하기 위해 가능한 운동범위 내에서 초기 단계부터 시작하고 운동성과 고유수용성이 개선됨에 따라 운동 진전이 이루어지도록 한다.

최대하 등척성 운동은 1주 혹은 2주차부터 시작하는데 ROM 제한과 바깥돌림(외회전, lateral rotation)이 0°를 유지해야 한다. 어깨뼈(견갑골, scapula) 안정성 운동은 어깨위팔관절에 스트레스를 주지 않는 조건에서 실시될 수 있다. 팔꿈치와 손목의 저항운동도 포함할 수 있다. 봉우리빗장관절(견쇄관절, acromioclavicular joint), 복장빗장관절(흉쇄관절, sternoclavicular joint), 어깨갈비관절(견흉관절, scapulothoracic joint)에 대한 가동술도 권장된다. 어깨뼈 강화운동 및 고유수용성 운동도 강조된다. 운동수준과 내성 범위 안에서 고유수용성 운동도 필요하다.

4-8주차에는 바깥돌림을 제외하고 모든 동작들을 정상 범위 내에서 실행할 수 있지만, 건측보다 15° 정도 적도록 제한한다. 후반 관절주머니 스트레칭도 이 시기에 시작된다. 가벼운 저항운동은 고반복 저부하로 통증을 피하면서 이 시기에 시작된다. 강한 오버헤드 운동은 피해야 하지만 대각운동을 조절하면서 진행된다. 8주 후, 벌림(외전, abduction) 90°에서의 바깥돌림을 제외하고 모든 ROM이 제한이 없게 된다. 정상에는 못 미치지만 8-10주에서 정상에 가깝게 회복된다. 큰 각도의 어깨 올림(거상, elevation) 조건에서 통증을 피하면서 좀 더 강한 근력운동과 어깨위팔관절의 각도에 따른 어깨뼈 조절을 강조하는 운동이 이 단계에서 실시된다. 벽 푸쉬업도 12주 쯤에 시작된다.

12주 후, 플라이오메트릭 운동을 견뎌낼 수 있어야 한다. 진전은 전과 같고 낮은 수준에서 시작해 조절력이 생기면 오버헤드 동작으로 진행해간다. 정상 활동으로 복귀시키기 전 마지막 단계는 기능적인 활동과 연습으로 구성된다. 그림 19.86은 전기열 관절주머니 수술 후의 재활 프로그램 진전을 소개하고 있다.

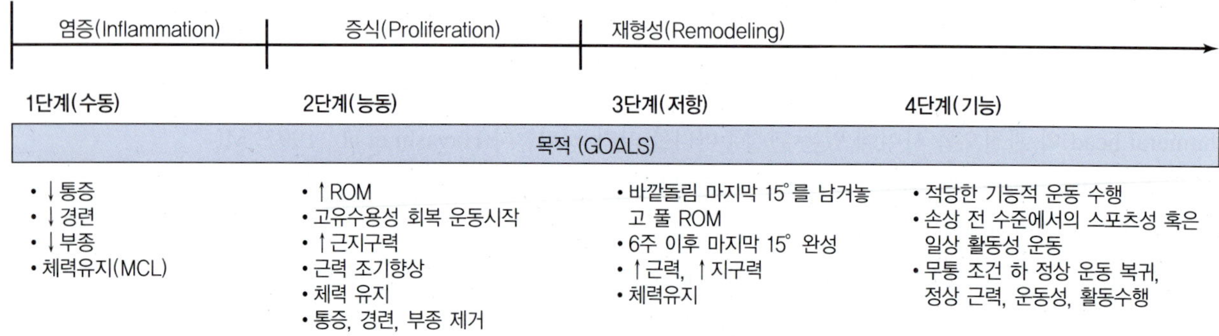

치료 (TREATMENT)

1단계(수동)	2단계(능동)	3단계(저항)	4단계(기능)
• 물리치료 • 연부조직 가동술 • 단계 I, II 관절가동술 • 팔꿈치, 손목, 손가락 운동 • 0° 이상의 벌림, 굽힘, 바깥돌림 • 심폐지구력 운동, 기타 사지 유지운동	• 10일 경 능동 벌림시작 • 2주차 수동 ROM 시작 : 바깥돌림 45°, 벌림, 굽힘 90°까지, 폄 20°까지 • 조기 고유수용성 운동 • 조기 근력 운동 • 필요시 통증유발점 이완 • 어깨뼈 근력강화 • 단계 I, II 관절가동술 계속 • 유지운동 계속	• ROM 운동 계속 • 바깥돌림 제외하고 필요 시 단계 IV 관절가동술 • 어깨위팔관절 올림 운동 증가 • 대각선 운동 • 조기 기능적 운동 • 마무리 위한 힘든 저항/지구력 운동 • 어깨뼈 운동 계속, 어깨위팔관절 근력, 고유수용성 운동 진전 • 유지운동 계속	• 기능적 운동 • 스포츠성 혹은 일상활동성 운동

그림 19.86 관절주머니 전기열 수술 후의 재활 프로그램 진전.

봉우리빗장관절 염좌 (Acromioclavicular Sprain)

1형 염좌는 대개 관리하기 어렵지 않지만, 심각한 봉우리빗장관절(견쇄관절, acromioclavicular joint) 염좌의 치료는 어렵다. 봉우리빗장관절의 여러 고려사항과 사례를 소개하였다.

심각성과 관계없이 대부분의 염좌는 수술법이 아닌 보존적으로 치료되고 있다. 수술은 통증이 심하고 불안정성이 있는 경우에 하게 되지만, 사례는 드물다(Bishop & Kaeding, 2006). 보존치료의 회복속도는 손상의 심각성에 따라 달라진다. 가벼운 염좌는 팔의 무게로 당겨져 생기는 불편감이 완화되도록 어깨를 며칠간 슬링으로 고정시켜 놓으면 된다. 물리치료는 통증, 부종, 경련을 없앤다. 능동, 능동보조 ROM 운동은 손상 후 하루나 이틀 후에 시작한다. 견딜 정도의 등척성 운동은 즉시 시작한다. 일단 ROM이 회복되면, 통증 없이 근력운동이 실시되고 통증 없이 기능적 운동을 소화해내게 되면 경기복귀가 가능해진다.

2형, 3형 염좌는 봉우리빗장관절의 인대파열을 의미한다. 2형 염좌에서 부리빗장(오훼쇄골, coracoclavicular) 인대가 양호하지만 3형 염좌에서는 그렇지 않다. 2형과 3형 염좌 모두 약간의 변형이 있다. 고정을 시도해보지만, 봉우리빗장관절은 고정하기 어렵기 때문에 고정장치의 불편감과 제한 때문에 제대로 고정시키지 못한다. 3형 염좌는 외과 치료를 해도 효과가 적다. 비수술 방법으로 치료하기도 한다 : 슬링을 사용하여 팔 무게 때문에 봉우리빗장관절에 걸리는 당김력을 완화시킨다. 약간의 변형이 계속되지만, 보기에 그렇지 기능이나 활동에 지장은 주지 않다. 더 심각한 염좌(4형, 5형, 6형)는 수술을 해야 하는데 특히 던지기 선수의 경우, 관절 주위의 동적, 정적 구조물 모두에 중요한 손상이 발생한 상황이기 때문이다(Mazzocca, Arciero, & Bicos, 2007).

2형과 3형은 어깨를 1-3주 정도 고정해야 한다. 어깨위팔관절의 능동-보조 ROM 운동이 처음으로 시작된다. 고유수용성이 부족할 경우, 이를 회복시키는 운동이 먼저 시작되고 통증이 없어지면 동작기능과 근력이 개선된다. 안정성 운동, 단면운동, 작은 각도의 운동에서 큰 각도의 운동과 대각선 운동에 이어 근력 운동(60° 이하)이 진전된다. 플라이오메트릭 운동 다음에는 기능적 운동이 실시된다. 무거운 부하를 들 수 있는 시간은 8-12주 사이에 가능하고 이 즈음 기능적 운동을 제대로 할 수 있게 되고 정상활동으로 복귀할 수 있다.

■ 사례연구 (Case Study)

21세 여자 수영선수는 어깨 앞쪽 불안정성으로 10일전 전기열을 이용한 관절주머니 수술을 받았다. 담당 수술의는 관절의 다른 부분에는 손상이 없으며 다른 외과적 치료도 필요하지 않다고 진단했다. 이제 재활훈련을 시작하려 한다. 수술 후 약한 통증이 있긴 하지만 가끔 있다. 4주간 슬링을 했지만 재활훈련을 위해 하지 않기로 했다. 어깨 ROM은 굽힘(굴곡, flexion) 40°, 벌림 30°, 바깥돌림(외회전, lateral rotation) -5°(안쪽돌림에서 5° 중립으로 돌아오지 못한 상태)이다. 돌림근띠(회전근개, rotator cuff)와 어깨뼈(견갑골, scapula) 돌림근의 근력은 4-/5였지만 돌림근띠보다 어깨뼈 돌림근이 더 약했다.

분석을 위한 질문들

1. 첫 날에 어떤 치료를 할 것인가?
2. 어떤 주의사항이 필요한가?
3. 치료 과정을 간략하게 설명하라.
4. 경기복귀 전 기능적 프로그램에 어떤 운동을 포함시킬 수 있는가?

SLAP 손상 (SLAP Lesion)

SLAP(**S**uperior **L**abrum tear **A**nterior and **P**osterior in location) 손상은 어깨위팔오목 테두리가 파열된 것을 말한다. SLAP은 임상적으로 확실한 손상 혹은 반복적인 스트레스 둘 다에 의해서 나타난다(Wilk, Reinold, Dugas, Arrigo, & Andrews, 2005). 급성 손상은 팔을 벌림(외전, abduction)시킨 상태로 넘어지면서 짚을 때 압박 받아 생긴다(Synder, Karzel, Del Pizzo, Ferkel, & Friedman, 1990). 던지기 선수의 경우, 어깨위팔관절의 상단 테두리에 오목테두리와 함께 부착된 위팔두갈래근(상완이두근, biceps brachii) 긴머리에 의해 과도한 스트레스로 인해 생긴다. SLAP의 원인에 대한 여러 이론들은 관절오목 가장자리에 있는 오목테두리와 연결된 위팔두갈래근(상완이두근, biceps brachii) 힘줄을 거론하고 있다. 그 중 한 이론은 관절오목에 부착된 위팔두갈래근 힘줄이 오버헤드 던지기 동작 시 벌림, 최대 바깥돌림(외회전, lateral rotation) 끝에서 꼬이기 때문에 힘줄이 붙어있는 오목테두리 부위에 비틀림 힘을 받는다고 지적하고 있다(Burkhart, Morgan, & Kibler, 2003; Kuhn, Lindholm, Huston, Soslowsky, & Blasier, 2003). 다른 이론은 볼을 던지고 팔로우-쓰루 동안 위팔두갈래근에 걸리는 감속 스트레스가 위팔두갈래근 힘줄의 기점에 장력이 가해지는 것이 반복됨으로써 오목테두리 파열이 관절오목으로부터 떨어져 나온다고 하였다(Andrews, Carson, & McLeod, 1985). 다른 이론은 어깨위팔관절의 불안정성에 의해 SLAP이 생긴다고 주의를 당부하고 있다(Chan & Lam, 2006; Park, Lin, Yokota, & McFarland, 2004).

SLAP은 오목테두리와 함께 부착된 위팔두갈래근 힘줄에 대한 손상 정도에 따라 4가지로 분류된다(Chan & Lam, 2006). Snyder 등에 따르면 슬랩(SLAP lesion; Synder et al., 1990)을 처음 사용한 집단은 1형은 위팔두갈래근이 부착된 오목테두리 상단이 닳아 해졌지만 오목테두리와 위팔두갈래근은 깨끗한 상태로 보았다. 2형은 상단 오목테두리가 닳아 해지고 오목테두리와 위팔두갈래근 힘줄이 관절오목 끝단과 약간 벌어진 상태로 보았다. 2형은 앞쪽, 뒤쪽, 앞뒤쪽의 3가지 유형으로 세분된다. 3형은 위팔두갈래근과 오목테두리가 관절오목 끝에 붙어 있긴 하지만 오목테두리 중앙부분이 양동이 손잡이처럼 둥글게 벌어져 있다. 4형은 오목테두리는 양동이 손잡이

■ 사례연구 (Case Study)

17세 남자 레슬링 선수는 지난 주 경기에서 오른 봉우리빗장관절(견쇄관절, acromioclavicular joint)에 2형 염좌를 입었다. 금일부터 재활 프로그램을 시작한다. 지난 주 내내 슬링으로 고정하였다. 잠시 슬링을 풀 수는 있지만 4시간 이상 풀어놓으면 아플 수 있기 때문에 주의하라는 충고를 들었다. 근육은 피로를 느낀다. 검사결과, 어깨 굽힘 150°, 벌림 120°, 바깥돌림 60°, 안쪽돌림(내회전, medial rotation) 75°였다. 근력은 큰가슴근과 돌림근띠(회전근개, rotator cuff)가 4-/5등급이었고 마름모근(능형근, rhomboid)과 하부 등세모근, 잎톱니근은 3+/5, 어깨세모근(삼각근, deltoid)과 넓은등근은 4/5였다. 그리고 위쪽 등세모근(승모근, trapezius), 큰가슴근, 가시위근(극상근, supraspinatus)에 통증유발점이 있다.

분석을 위한 질문들

1. 첫날에는 어떤 치료를 할 것인가?
2. 1단계 치료 목적은 무엇인가?
3. 금일 환자가 병원을 나서기 전에 당부해 줄 말은?
4. 기간, 4가지 운동 형태를 포함한 재활 프로그램에 대해 개략적인 설명을 하라.
5. 경기복귀 전에 어떤 종류의 기능성 운동을 할 수 있는가?

처럼 둥글게 벌어져 있고 동시에 위팔두갈래근(상완이두근, biceps brachii) 힘줄도 떨어져 나와 관절오목 쪽으로 이동해 있는 상태이다. 관절경 고정술이 대개 3형과 4형에 시술되고 관절경 괴사조직 제거술은 1형과 2형에 대해 시술된다(Chan & Lam, 2006). 4형에서 위팔두갈래근 힘줄이 30%이상 파열되었다면 힘줄을 오목테두리와 함께 관절와에 연결시키는 봉합술을 하게 된다(Mileski & Synder, 1998).

SLAP의 재활은 위팔두갈래근이 어깨와 팔꿈치의 기능에 중요하기 때문에 독특한 면이 있다. 그리고 손상 정도가 다양해서 심각성에 따라 수술여부에 결정되므로 치료적 운동 프로그램의 선택도 영향을 받는다. SLAP 환자의 재활을 수행함에 있어서 마지막 까다로운 점은 SLAP이 돌림근띠(회전근개, rotator cuff) 파열, 뱅카트(Bankart lesions), 힐샤크(Hill-Sachs lesions), 연골 손상, 불안정성과 같은 다른 어깨 손상과 관련되어 있다는 것이다(Park, Loebenberg, Rokito, & Zuckerman, 2002/2003b).

재활기법과 진전율은 손상 정도나 수술형태에 따라 달라진다. 괴사조직 제거술 후 재활은 보다 빨리 진행할 수 있고 다른 수술보다 빠르다.

SLAP손상 후 괴사조직 제거술에 대한 재활은 수술 직후 1주 이내 시작한다. 환자는 슬링을 매고 3일 정도 고정시킨다. 처음 3일 동안은 불편하지만 3일이 지나면 필요성을 느끼지 못한다. 불편을 느끼는 가운데 수동 및 능동 ROM 운동이 수술 직후 바로 시작될 수 있는데 수술없이 괴사조직 제거만 했기 때문이다. 가끔 환자에 따라서는 어깨를 움직이면 수술 후 불편감이 감소되는 경우도 있다. 동작은 어깨뼈(견갑골, scapula) 면에서 실시하면 더 편하다. 모든 면에서의 완전 ROM 운동은 2주 이내에 정상으로 돌아온다,

근력 운동은 괴사조직만 제거한 경우에는 일찍 시작할 수 있다. 1주 동안 가벼운 어깨위팔주위 근육에 대한 등척성 운동과 어깨뼈 돌림근(회전근, rotators)에 대한 도수저항을 이용한 어깨근 근력강화를 실시할 수 있다. 어깨위팔관절에 대한 고유수용기 운동은 관절각도 위치를 감지하는 활동을 통해 실시된다. 2주차에는 등장성 운동이 어깨위팔관절에 대해 시작된다. 체중운동을 포함한 좀 더 능동적인 고유수용성 운동이 2주차 실시될 수 있다. 다른 어깨재활 프로그램과 마찬가지로 저항성 어깨 올림(거상, elevation)은 좋은 어깨위팔관절의 위치와 어깨위팔관절 운동 시 어깨근 조절의 안정성을 잘 유지한다면 점진적으로 부하를 높여갈 수 있다.

4-6주 즈음, 플라이오메트릭 운동이 메디신 볼을 이용하여 시작된다. 이 시기에 어깨위팔관절의 조절력이 좋아지고 어깨근이 잘 동원되어 위쪽 등세모근(승모근, trapezius)의 충돌 혹은 과활동이 나타나지 않는다. 재활 마지막 단계는 3-4개월 차에 해당된다. 스포츠성 활동이나 일상생활성 활동은 이 단계에서 실시되어 재활 프로그램에서 일상으로 복귀를 원활하게 한다.

SLAP 수술 후 재활 진전은 보존적이다. 관심사는 수술부위가 치유되는 것이다. 프로그램의 효과는 조직 치유를 방해하는 것이 아니라 효과적으로 점진적으로 정상생활로 복귀시키는 것에 있어야 한다. 수술 후 3-4주 동안 슬링으로 고정시켜야 한다. 이 기간 동안 염증, 부종, 통증을 물리치료, 도수요법 등으로 효과적으로 조절해 주어야 한다. 하루 동안 고무공 혹은 스폰지 볼을 누르는 운동을 한다. 1주 후 슬링을 제거하고 운동을 시작한다. 처음에는 수동 ROM 운동을 실시하고 어깨뼈면에서의 90° 올림(거상, elevation), 0° 바깥돌림(외회전, lateral rotation), 90° 안쪽돌림(내회전, medial rotation)으로 제한한다. 다음에는 하루에 몇 번씩 진자운동을 하고 팔꿈치와 아래팔(전완, forearm)의 ROM 운동도 함께 한다. 2주 후에는 수동 바깥돌림을 15°까지 실시한다.

근력운동은 1주 동안 등척성으로 시작하지만 통증이 없어야 한다. 역시 1주 이내에 어깨뼈

안정성은 어깨를 편하게 둔 상태에서 도수저항으로 어깨뼈 돌림근(회전근, rotators), 뒤당김근(후퇴근, retractor), 내림(하강, depression)근을 수축시킴으로써 향상시킨다. 고유수용성 및 동시수축을 위한 율동성 안정성 운동은 2주차에 실시할 수 있다.

3-6주차에는 관절오목이나 위팔두갈래근(상완이두근, biceps brachii)에 자극을 주지 않는 한 등척성 및 율동적 안정화, 고유수용성 운동과 같은 어깨근 운동을 계속한다. 안쪽돌림(내회전, medial rotation) 및 바깥돌림(외회전, lateral rotation) 저항운동을 팔꿈치를 옆구리에 붙인 채 밴드를 이용하여 실시한다. 폄(신전, extension), 굽힘(굴곡, flexion) 90° > 어깨뼈면에서의 벌림(외전, abduction) 45° > 운동이 통증없이 실시된다.

6주차에는 바깥돌림을 제외하고 모든 ROM 운동(45° >)이 가능하다. 통증 없이 완전 바깥돌림이 가능한 시기는 8주차이다. 위팔두갈래근 근력운동은 6주경에 시작할 수 있다.

뒤쪽(후방, posterior) 관절주머니 스트레칭은 7-8주차에 시작한다. 돌림근띠(회전근개, rotator cuff), 어깨세모근(삼각근, deltoid), 큰가슴근(대흉근, pectoralis major), 어깨근에 대한 저항성 근력운동도 이 시기에 시작한다. 체중부하 운동도 이 시기에 시작된다. 이 운동들을 통증 없이 하도록 한다. 어깨 주변의 근력강화는 8-12주 동안 점증부하시켜 나간다. 어깨근이 어깨위팔관절을 잘 조절하게 되면, 팔도 정상 ROM로 오버헤드 저항운동을 실시할 수 있다. 12주 경에 위팔두갈래근은 더 큰 부하와 운동도 가능하게 되기 때문에 벤취프레스, 밀리터리 프레스, 랫풀다운을 실시한다. 3-4개월 경에는 정상 ROM으로 스트레칭과 운동을 필요에 따라 실시할 수 있다. 예를 들면, 파워와 근력을 필요로 한다면 고부하 저반복으로 훈련하고 지구력을 필요로 하면 저부하 고반복으로 실시하면 된다.

4-5개월 경에는 기능적 활동으로 진전하고 유연성, 근력, 지구력, 민첩성 목표도 세울 수 있다. 이어서 스포츠성 운동이나 일상활동성 운동을 환자 반응이나 운동사의 의도에 따라 실시하도록 한다. 던지기 선수는 4개월이 지나면 가볍게 던지기를 할 수 있다. 활동에 따른 통증이나 악화 반응이 없도록 점증적으로 부담을 늘려 가도록 한다. 6-8개월 경에는 SLAP 손상으로부터 완전히 회복하여 정상활동으로 복귀할 수 있다.

위팔두갈래근의 힘줄 부상 (Biceps Tendon Injuries)

팔꿈치, 위팔두갈래근(상완이두근, biceps brachii) 긴머리의 힘줄이 어깨 안정성에 중요한 역할을 한다는 것 등을 다룬 장에서 위팔두갈래근의 힘줄에 대한 개략적인 것을 다루었다. 위팔두갈래근 힘줄의 손상에 대한 내용을 알아보자.

대부분의 위팔두갈래근 힘줄 손상은 건병증(tendinopathy)이다. 파열, 부분탈구(아탈구, subluxation), 탈구가 일어날 수 있다. 위팔두갈래근 건병증은 긴머리에서 일어나고 불안정성, 충돌, 돌림근띠(회전근개, rotator cuff) 손상 혹은 다른 어깨 염증의 속발병이다. 위팔두갈래근 힘줄 고랑에 압통을 호소한다. 목 문제도 위팔두갈래근 부위에 연관통이 생기기 때문에 통증 원인이 다른 곳에 있지 않는지를 확인해야 한다.

위팔두갈래근 긴머리의 힘줄 파열은 돌림근띠 손상과 연결되는데 주로 중년에서 많이 발생된다. 손상은 근육이 늘어날 때 갑자기 근육을 수축하면 쉽게 일어난다. 완전 파열되면 뽀빠이 근육처럼 볼록 튀어나오게 되지만, 부분 파열은 튀어나오지는 않는다. 통증, 경련, 부종이 나타난다. 청소년 환자의 위팔두갈래근 긴머리가 파열되면 수술은 불가피하다. 노년층에서 발생되면 수술 여부는 불확실하다. 위팔두갈래근 긴머리는 어깨위팔관절의 안정성을 제공하는데 수술에 의해

■ 사례연구 (Case Study)

3일전 21세 남자 체조 선수는 링 연습을 하다가 위팔두갈래근(상완이두근, biceps brachii) 파열상을 입었다. 이제 재활 프로그램을 시작하게 된다. 상처 먼쪽인 아래팔에 반상출혈이 보였다. 부어 있었고 위팔두갈래근은 경련으로 뻣뻣해져 있었다. 팔꿈치 ROM은 펴는 것이 15° 부족했고, 굽히는 것은 120°였다. 수동으로 뒤침(회외, supination) 동작은 제한이 없었지만 능동으로는 45° 정도였다. 팔꿈치 굽힘(굴곡, flexion) 근력은 3+/5 였고 통증이 있었다. 지난 시즌에도 어깨통증이 있었고 그 때문에 1개월간 시합에 나가지 못했다고 했다. 이번 시즌에도 통증은 있지만 참기 어려울 정도는 아니라고 했다. 목을 다친 적은 없지만 가끔 뻣뻣해지곤 했다고 한다.

분석을 위한 질문들

1. 초기 치료로 어떤 것들이 있고 목표는 무엇인가?
2. 치료를 시작하기 전에 다른 확인해야 할 사항이 있는가?
3. 언제쯤 팔꿈치 ROM이 완전해지겠는가?
4. 언제 근력강화 운동을 시작할 수 있고 운동 첫 주에는 어떤 것을 포함할 수 있는가?

이를 보장하는 것은 청소년이나 활동력이 큰 사람에게는 매우 절실하기 때문이다.

재활 치료는 돌림근띠(회전근개, rotator cuff) 검사를 해야 하는데 돌림근띠 손상이 종종 위팔두갈래근(상완이두근, biceps brachii) 손상과 관련되는 경우가 있기 때문이다. 통증, 부종, 염증 치료는 초기 관리목표이다. 물리치료와 항염제, 안정이 초기에 권장된다. 안정 후에 능동 ROM 운동을 실시한다. 치료적 운동 진전은 앞서 설명한 다른 질환의 경우와 유사한 과정을 거친다. 그렇지만 뒤침(회외, supination)과 팔꿈치 굽힘(굴곡, flexion) 동작은 반드시 포함시켜야 한다.

특별히 관심과 운동이 필요한 몇 가지 어깨 손상에는 불안정성, 충돌증후군, 돌림근띠 외상, 관절테두리 파열, 유착성 관절낭염, 어깨빗장 염좌, 위팔두갈래근 긴힘줄 손상이 포함된다.

요약 (SUMMARY)

어깨는 다양한 활동에서 많은 스트레스를 받는데 특히, 던지기 요소가 포함된 위팔(상지, upper extremity) 스포츠 활동에서는 더 크다. 이 장은 피칭, 테니스 스트로우크, 수영, 골프와 같은 오버헤드 스포츠 활동의 기전을 설명한다. 어깨부위의 통증유발점의 치료와 관절가동술이 소개되었다. 운동은 유연성에서 기능적 운동까지 점진적으로 이루어질 수 있도록 안내하였다. 어깨 재활에서 흔히 다뤄지는 몇 가지 손상도 재활방법과 사례를 들어 소개하였다. 어깨 재활에서 특히 신경써야 할 점은 기능적 활동 중 안정성이다. 안정성을 제공하는 2가지 근군은 어깨근과 돌림근띠이다. 어깨근은 어깨위팔관절을 몸통으로 묶어 안정된 기초를 제공하여 관절기능을 원활하게 하고 돌림근띠는 어깨위팔관절의 안정성을 제공하여 어깨세모근(삼각근, deltoid)이나 큰가슴근(대흉근, pectoralis major), 넓은등근(광배근, latissimus dorsi)과 같은 큰 운동근들이 작용할 수 있도록 해준다.

주요 개념 및 복습 (Key Concepts And Review)

1. 활동의 기전에 대한 지식이 어떻게 치료적 운동 프로그램의 작성에 영향을 주는지 설명하라.

어깨는 여러 개의 관절과 근육으로 구성되어 손상을 방지하기 위해 동시적으로 작용하는 복잡한 구조를 가진다. 동작이 동시적으로 이루어지지 않거나 외상이 생기면 어깨 전체기능에 영향을 미치는 손상으로 이어진다. 피칭, 골프 스윙, 수영, 배팅, 테니스 서브와 같은 동작에서 어깨의 관절과 근육은 작용시기가 맞아야 하고 동시적으로 작용하여 최소 손상으로 원하는 효과를 만들어 내게 된다. 재활 시 운동사는 정상 복귀를 위한 이들 운동들의 가치를 알고 이해해야 한다.

2. 어깨 재활에서 안정성의 중요성에 대해 설명하라.

어깨위팔(견상완, glenohumeral) 관절과 어깨가슴(견갑흉부, scapulothoracic) 관절의 안정성은 어깨 수행력과 손상 위험을 감소시키는데 결정적인 역할을 한다. 어깨위팔관절의 안정성에 핵심은 강한 어깨근에 있는데 이 근육들은 어깨뼈(견갑골, scapula)를 움직이고 고정시켜 어깨위팔뼈의 기능을 유리하게 한다. 연구결과들은 이 관절들의 좋은 안정성과 좋은 치료적 운동 프로그램의 중요성이 이 부위의 안정성 회복을 가능하게 한다고 보여주었다.

3. 어깨의 기능에서 어깨뼈 안정성의 역할을 설명하라.

어깨 기능의 기본은 어깨 활동 중 어깨뼈 안정성이다. 어깨근은 어깨가 움직일 때 기초로서 작용한다. 약화, 동작손실 혹은 지구력 감소 때문에 어깨근이 제대로 작용하지 않으면 손상가능성이 높아진다.

4. 두 가지 어깨 연부조직 가동술을 설명하라.

위팔두갈래근(상완이두근, biceps brachii) 힘줄과 돌림근띠(회전근개, rotator cuff) 근에 대한 교차마찰 마사지는 보통 건병증이 있을 때 사용한다. 가시위근(극상근, supraspinatus) 혹은 작은원근(소원근, teres minor)과 같은 돌림근띠 근에 있는 통증유발점에 대한 이완술이 통증 완화 및 동작 개선을 위해 사용된다.

5. 세 가지의 어깨 관절의 가동기법에 대해 나열하라.

어깨 관절가동술은 특히 제한적인 관절에 대해 사용되는 기법이다. 봉우리빗장관절(견쇄관절, acromioclavicular joint)이 제한적이라면 뒤쪽-앞쪽, 앞쪽-뒤쪽, 아래쪽 미끄러지기가 적용될 수 있다. 어깨뼈가 제한적인 경우, 어깨뼈 떼어당기기가 적절하다. 어깨위팔관절의 제한되어 있으면, 팔 당기기 기법이 전체 관절을 이완시키고 아래쪽 미끄러지기는 관절의 운동성을 높이는데 더 구체적인 기법이다.

6. 어깨근력 강화 및 어깨위팔근력 강화 운동을 각각 3가지씩 예를 들어라.

어깨근력 강화운동에는 푸쉬업 플러스, 프론 플라이, 불러 운동이 있다. 어깨위팔근력 강화운동은 안쪽돌림(내회전, medial rotation) 및 바깥돌림(외회전, lateral rotation), 어깨뼈면에서의 벌림(외선, abduction) 각각에 대한 운동에는 등척성, 밴드, 프리웨이트 운동이 있다.

7. 일반적 어깨근력 강화운동의 과정에 대하여 설명하라.

세부적인 진전은 손상의 종류와 심각성에 따라 달라진다. 근력 강화운동의 일반적인 진전은 어깨뼈(견갑골, scapula) 안정성 운동과 돌림근띠(회전근개, rotator cuff) 운동으로 시작한다. 어깨근에 대한 도수저항이 먼저 이루어지고 이후에는 60° 이하의 ROM에서 능동 저항운동이, 어깨근이 60-100°, 그리고 100° ROM에서 충분히 어깨근이 강해서 어깨뼈 조절을 잘 할 수 있을 때 까지 진행되고 오버헤드 운동이 어깨뼈와 어깨위팔골의 각도에 제한 없이 수행될 수 있도록 진전된다. 돌림근띠(회전근개, rotator cuff)에 대한 원심성 운동이 저항밴드, 메디신 볼, 도수저항을 이용해 단면에서 대각면으로 진전된다. 체중 및 비체중 운동이 안정성 및 근력강화를 위해 사용된다. 플라이오메트릭 운동은 천천히 시작되어 익숙해질 때까지 진전한다. 기능적 운동은 테니스 라켓이나 골프 클럽과 같은 도구를 사용하는데 처음에는 작은 ROM으로 조절력이 좋아지고 숙련되면 ROM를 늘려나가는 진전을 한다. 더 큰 ROM으로 운동을 진전시키고 실제 활동을 흉내내기 시작한다. 기능적 오버헤드 활동이 마지막으로 실시된다. 어깨 뿐만 아니라 위팔두갈래근(상완이두근, biceps brachii), 위팔세갈래근(상완삼두근, triceps brachii), 복근에 대한 운동도 포함될 수 있다.

8. 돌림근띠 수술 후 치료적 운동 프로그램의 주의사항을 나열하라.

운동이 시작되기 전에 조직 치유가 가능한 관리가 필요하다. ROM 운동이 수술 후 보통 7–10일이 경과되면 가능하다. 일정 기간 동안 고정하게 되면 30세 이상에서는 유착성 관절주머니염이 속발될 수 있다. ROM 운동으로 코드만 운동과 같은 것을 먼저 시작하고, 조직 치유 상태에 따라 진전시킨다. 근력은 높은 근지구력과 낮은 저항으로 시작하여 환자의 조절력과 근력에 따라 진전한다. 어깨뼈 운동은 바로 시작하지만, 돌림근띠 운동은 최대하 등척성 운동으로 시작한다. 바깥돌림 ROM은 조심스럽게 천천히 진전된다.

9. 위팔두갈래근 파열 후 재활 프로그램의 주요 요인들을 요약하라.

어깨, 팔꿈치, 아래팔(전완, forearm)의 능동 ROM 운동에 이어 팔꿈치의 굽힘(굴곡, flexion), 뒤침, 어깨 굽힘, 폄(신전, extension)에 대한 근력 운동이 실시된다. 운동 진전은 통증, 조절력, 조직 치유에 대한 고려사항에 따라서 다른 어깨 프로그램과 유사한 패턴으로 진행한다.

심화 학습 문제 (Critical Thinking Questions)

1. 이 장 초반 시나리오에서 내가 Bob이라면 어떤 기법을 Pamaloo의 어깨 뒤쪽경직과 어깨근 약화에 적용할 것인가? 어떤 형태의 플라이오메트릭 운동 진전을 기능적 활동을 위해 적용할 계획인가? 어떤 기준으로 기능적 활동을 시작하고 던지기를 시킬려면 어떤 기준을 적용할 것인가?

2. 어깨 탈구 손상을 입은 레슬링 선수가 2주 전에 재활 프로그램을 원한다면 최선의 예방 조치는 무엇인가? 안전하게 어깨를 올림(거상, elevation)할 수 정도는 얼마만큼 되는가? 그 정도를 올릴 수 있는 근거는 무엇인가? 손상 후 2주차에 어떤 운동을 할 수 있어야 하는가?

3. 재활과정 및 전기열 관절주머니 수술법이 아직까지 완전하게 증명되지 않고 있는 상황에서 전기열 관절주머니 수술을 받은 후 환자가 재활을 하러 왔다면 어떤 주의사항을 내려줄 것인가? 치유에 대한 지식과 어깨상태를 기초로 어떤 주의사항이 취해져야 되며 수술 후 3–6주가 지났을 때 할 수 있는 운동은 어떤 것이 있는가?

4. 이 장에서 충돌 부분에서 예로 들었던 40세 테니스 선수를 다시 보자. 문제의 원인이 밝혀졌는가? 자세가 원인이라면 이를 감소시키기 위해 어떤 지침이 필요한가? 어떤 운동이 자세를 변화시킬 것인가? 자세가 일정 기간 잘못되었다면 어떤 연부 조직 변화가 통해 기대되고 치료법에는 어떤 것이 있는가?

5. 돌림근띠(회전근개, rotator cuff)의 힘줄염(건염, tendonitis), 어깨 불안정성, 어깨 충돌, 관절주머니염, 목부위의 신경근병으로 진단이 내려졌다면 진단이 옳다고 어떤 기준을 가지고 결정할 것인가? 어떤 검사를 해야 진단 사이에 차별성이 있도록 할 것인가? 진단에 따라 재활 프로그램도 바뀌는가? 된다면 왜 되고 안되다면 왜 안되는가?
6. 대학교 2년생인 소프트볼 피쳐가 2형 SLAP손상으로 진단받았고 내일 수술계획을 잡았다. 수술 후 무엇을 해야 하고, 또 재활은 어떻게 진행되는지를 알고 싶었다. 수술 2일 후에 재활을 시작할 수 있다는 것을 수술의에게 들어 알고 있지만, 재활운동을 하기에는 너무 쓰라리고 아프게 되는 것을 또한 걱정하고 있었다. 수술 경험이 없기 때문에 수술이 두려웠고 다시는 피칭을 못할까봐 염려되었다. 무슨 말로 위로하고 향후 전개되는 재활에 대해 어떻게 설명할 것인가? 수술의가 얘기한 것, 그리고 향후 경기력에 대한 영향에 대한 걱정을 어떻게 감소시킬 것인가?

실험실 활동들 (Lab Activities)

1. 환자로서 실험실 파트너와 함께 관절가동술 단계 I, II, III, IV를 어깨 관절에 대해 실제로 해본다. 어깨위팔관절은 아래쪽 미끄러지기를 통해 운동성을 확인해본다. 각 단계에 대한 움직임이 전체 범위 내에서 어느 정도 움직이는지 확인한다. 다른 파트너에 대해 같은 과정을 적용해본다. 개개인 간에 각각의 미끄러지기가 어떻게 차이나는 지를 확인한다.
2. 관절가동술을 파트너에게 적용한다. 각 기법을 적용하는 동안 움직임에 대한 저항이 있어서 동작이 멈추는 지점을 확인한다. 아래 가동술들이 각 동작이나 관절을 평가하는데 왜 중요한가?
   a. 어깨위팔관절(견상완관절, glenohumeral joint) 앞쪽 미끄러지기
   b. 어깨위팔관절 뒤쪽 미끄러지기
   c. 어깨위팔관절 가쪽 미끄러지기
   d. 어깨갈비(견흉, scapulothoracic)관절 미끄러지기
   e. 봉우리빗장관절(견쇄관절, acromioclavicular joint) 아래쪽 미끄러지기
   f. 견쇄과절 앞-뒤쪽 미끄러지기
   g. 복장빗장관절(흉쇄관절, sternoclavicular joint) 앞-뒤쪽 미끄러지기
   h. 흉쇄관절 뒤-앞쪽 미끄러지기
3. 파트너의 다음 근육에 있는 통증유발점을 확인해보라.
   a. 어깨밑근(견갑하근, subscapularis)
   b. 가시위근(극상근, supraspinatus)
   c. 가시아래근(극하근, infraspinatus)
   d. 작은원근(소원근, teres minor)

   파트너의 어떤 근육이 민감한 통증유발점을 가지고 있는가? 능동 ROM 동작 중에 검사된 가장 민감한 부위에 얼음 스트레치 기법을 적용하라. 적용 후에 다시 능동 ROM 동작을 해보게 하여 처치효과를 확인하라. 처치 전후에 능동 ROM에 변화가 있는가? 있다면 왜 그런가?

4. 파트너가 어깨위팔관절의 앞아래쪽 관절주머니가 경직되어 있다면 실시할 수 있는 유연성 운동의 예를 들어라. 유연성 운동을 하게 한 후, 근육이 스트레치에 대해 어떻게 느끼는가를 말하게 하라.

5. 어깨위팔관절의 뒤쪽 관절주머니가 경직되어 있다면 가능한 유연성 운동을 예로 들어라. 이 운동을 실시하게 하고 느낌을 말하게 하라.

6. 막대를 들고 어깨굽힘(굴곡, flexion), 벌림(외전, abduction), 수평벌림, 바깥돌림(외회전, lateral rotation) 각도를 개선시키는 운동을 하게 한다. 행할 수 있는 가능한 모든 대체패턴을 나열하고 이 패턴을 수정하는 언어단서도 적어보아라.

7. 분리된 어깨뼈 도수 저항운동을 파트너를 대상으로 실시한다. 자세는 '옆으로 누워서' 그리고 '누워서' 가능한 모든 면에서 실시한다. 각 운동의 반복횟수는? 지친 것을 어떻게 알 수 있는가?

8. 파트너를 대상으로 푸쉬업 진전을 진행한다. 벽 푸쉬업에서 시작하여 바닥에 박스를 놓고 점프하는 것으로 끝낸다. 진전내용에 따라 반복수로 기록한다. 푸쉬업 동작을 볼 때 주안점은? 그리고 적당히 피로한 반복수를 어떻게 결정할 것인가?

9. 아래쪽 등세모근(승모근, trapezius), 중간 등세모근, 앞톱니근(전거근, serratus anterior), 마름모근(능형근, rhomboid) 운동을 파트너에게 시킨다. 운동별 반복수를 기록한다. 각 운동의 진전은 어떻게 하고 다음 수준의 시기는 언제인가?

10. 어깨 벌림, 바깥돌림, 안쪽돌림(내회전, medial rotation) 운동을 각각 하나씩 파트너에게 시킨다. 운동을 설명하고 실시한 반복수를 기록하며, 대체운동을 알아보고 각 운동의 진전을 시킨다.

11. 이 장에 소개된 어깨뼈 안정성 운동 2가지를 파트너에게 시킨다. 운동에서 작용하는 근육의 느낌을 물어보고 다른 가능한 운동패턴을 답하게 한다.

12. 이 장에 소개된 플라이오메트릭 혹은 기능적 운동 2가지를 파트너에게 시킨다. 운동 목적과 대체운동을 설명하게 한다. 다음 수준으로 진전하는 기준은 무엇인가? 이 장에서 소개되지 않은 다른 플라이오메트릭 운동 혹은 기능적 운동을 알아보도록 한다.

제 20 장

팔꿉관절과 아래팔
(Elbow and Forearm)

박 미 희

학습목표 (Objectives)

이 장을 마치고 난 후에는 아래의 사항을 설명할 수 있어야 한다 :

1. 팔꿉관절의 과다폄(특히, 치유과정의 염증기 동안)을 피해야 하는 이유는 무엇인가?
2. 다양한 팔꿉관절의 볼록-오목 법칙을 설명하시오.
3. 팔꿉관절의 안정위를 설명하시오.
4. 팔꿉관절을 위한 3가지의 연부조직 가동법을 나열하시오.
5. 팔꿉관절을 위한 3가지의 관절가동술을 나열하시오.
6. 팔꿉관절을 위한 근력강화운동 3가지와 운동의 목적을 설명하시오.
7. 팔꿉관절을 위한 강화 운동의 전반적인 진행에 대해 설명하시오.
8. 위관절융기염을 위한 운동치료 프로그램의 개요를 설명하시오.
9. 리틀리그 엘보우(Little League Elbow)의 운동치료 프로그램에서 고려해야 할 예방책을 설명하시오.
10. 자신경 이전에 따른 운동치료 프로그램에서 고려해야 할 주의사항을 설명하시오.
11. 관절경 괴사조직 제거술과 안쪽곁인대 재건의 재활 프로그램 시 주의사항을 나열하시오.

▶ 조안 래니는 10년 동안 지방의 고등학교에서 스포츠치료사로 근무하였다. 때때로 부모들은 그녀에게 사춘기 선수들을 데려왔고 그녀가 아이들과 잘 지내왔다는 것도 알고 있다. 그녀는 어린 운동선수들의 부상에 대한 평가를 제공하고 혹은 가족 주치의를 소개해 주거나 응급처치기법에 대해 부모들에게 의견을 주기도 했다.

2명의 고등학교 운동선수가 조안의 트레이닝 장소를 거쳐 갔기 때문에 오늘 조안과 친밀한 그들의 부모가 그녀를 방문하였다. 터너씨는 그의 10살 된 막내아들 스티브가 지난 주에 리틀리그 야구경기에서 피칭하는 동안 안쪽 팔꿈관절(주관절, elbow joint)통을 나타냈다고 말한다. 비록 지난 주 경기 전에 2주간 통증이 그를 괴롭혔는데도 불구하고 스티브는 통증이 심해질 때까지 말하지 않았다.

그녀의 과거 경험으로 리틀리그 엘보우를 의심했다. 그러나 그녀는 어떠한 결정 전에 선입견을 갖지 않고 검사를 수행하고 어떠한 것도 확신하지 않아야 한다는 것을 알고 있다.

어느 누구라도 실패없이 잘 되기를 바란다면 아무것도 할 수 없다.

CARDINAL NEWMAN, 1801–1890, English theologian and writer

척추 및 어깨와 마찬가지로 팔꿉관절(주관절, elbow joint)은 팔꿉관절 부상을 위한 재활프로그램의 전개에 고려되어야 하는 특수하고 독특한 특성을 가지고 있다. 두 개의 긴 지레 사이의 관절인 팔꿉관절은 근위부와 원위부의 팔에 가해진 커다란 힘을 경험하게 된다. 닫힌사슬운동은 팔의 원위부로부터 압박하는 힘과 비트는 힘을 이용한 것이나, 열린사슬운동은 관절의 팔 근위부에서 갑작스런 가속과 감속으로 엄청난 속도를 적용한다. 팔꿉관절 근육들은 인접해 있는 조직들과 함께 동시에 일을 해야 하며, 관절과 근육은 이런 힘을 이겨낼 수 있는 유연성을 가져야 한다.

왜냐하면 팔꿉관절은 어깨와 손목 사이에 있기 때문에 팔꿉관절을 가로지르는 몇몇 근육들은 어깨 또는 손목에 영향을 미친다. 이것들은 분리하기도 어렵고 이 장에서 어떤 기법과 운동이 대표적인지를 결정하기도 어렵다. 이 장에서 소개된 기법 및 몇몇 운동은 어깨를 소개하는 장과 손목을 소개하는 장에 더욱 적합할 수 있을 것 같다. 그렇다면 부상에 따른 운동을 어떻게 분류하는 것이 최상의 기법인지를 알려주는 것이 필요할 것이다. 예를 들면, 한 환자가 테니스 엘보우 부상을 가지고 있다면, 손목폄근(신전근, extensor muscles)을 위한 적절한 운동과 기법을 팔꿉관절 장에서 논의하는 것이다. 그러나 환자가 손목 염좌를 가지고 있다면, 손목폄근에 대한 동일한 기법과 운동이 손목 부상의 논의에서 언급되는 것이 최상일 것이다. 이러한 이유로 이 장에서 알게 되는 기법과 운동 역시 손목과 손의 다음 장에서 다시금 소개되어진다.

이 장은 팔꿉관절 재활을 위해 기본적인 고려사항을 기술하고 그 다음에 연부조직과 관절 가동기법, 유연성과 근력 운동, 그리고 플라이오메트릭 운동과 기능적인 고려사항을 소개한다. 일반적으로 팔꿉관절 부상에서 더욱 많이 볼 수 있는 특이사항을 논의하며 이러한 부상에 대한 사례연구는 문제를 해결하고 당신 자신만의 고유한 재활프로그램을 고안하도록 소개한다.

일반적인 재활에서의 고려사항 (GENERAL REHABILITATION CONSIDERATIONS)

팔꿉관절(주관절, elbow joint)은 여러 가지 면에서 특이하므로 운동사는 독특한 특성을 잘 이해하고 적절한 프로그램을 구성하고 실행해야 한다. 다음 단락은 이런 특성에 중점을 두고 있다.

관절 스트레스 (Joint Stresses)

제19장에서 언급한 바와 같이 오버헤드 동작은 힘의 중첩과 움직임의 적정한 시간적 수행을 포함하는 운동이며, 다리(하지, lower extremity)와 몸통(체간, trunk)에서 시작하여 어깨, 팔꿉관절, 그리고 손으로 전달되어 사실상 몸 전체의 운동이다. 던지기 스포츠에서 팔을 총력으로 가속하는 것처럼 팔꿉관절과 아래팔(전완, forearm)의 속도는 손을 잘 추진하여 고속 또는 원하는 속도로 반드시 나타나게 한다. 연구자들은 다른 종류의 스포츠에서 각속도는 다르다고 보고하였다. 야구 피칭은 2300°/s(Feltner & Dapena, 1986)의 최고 속도를 낸다. 투창선수는 1900°/s(Mero, Komi, Korjus, Navarro, & Gregor, 1994)를 낸다. 테니스에서 서브는 982°/s(Kibler, 1995)를 기록한 적이 있다. 그리고 소프트볼 투구에서는 680°/s를 기록한 적이 있다(Ellenbecker & Mattalino, 1997).

이러한 오버헤드 동작의 대부분 관절에 바깥굽음(외반, valgus)과 안쪽굽음(내반, varus)의 부가적인 압박을 가한다. 최대 힘의 적용은 운동의 가속기와 감속기 동안에 일어난다. 아래팔 운동을 늦추기 위해 감속하는 동안 두갈래근(이두근, biceps), 위팔노근(완요골근, brachioradialis), 위팔근(상완근, brachialis)에 큰 힘이 걸리고 팔꿉관절에서 과다폄과 부상을 예방한다. 가속 동안 팔꿉관절은 가쪽에 압박력을 내측에 견인력을 경험한다. 내측의 스트레스들은 신경염, 힘줄염 및 내측관절의 염좌와 근육 염좌와 같은 부상을 가져온다. 가쪽 스트레스는 어린 운동선수들에서 박리뼈연골염(osteochondritis dissecans), 그리고 나이 든 운동선수들에서 뼈곁돌기(bony osteophytes), 관절의 부상 및 퇴화의 원인이 될 수 있다. 장기간에 걸쳐 던지기 경력을 가지고 있는 운동선수들은 관절과 근육의 변화 때문에 굽힘 구축으로 전개되는 것이 일반적이다. 적절한 기법, 타이밍과 균형 잡힌 관절, 그리고 근육기능은 팔꿉관절 부상 예방에 중요하게 작용한다. 만약 생체역학이 이러한 결함 때문에 변화된다면, 스트레스는 증대될 것이다. 피칭에서 가해지는 힘은 안쪽에는 바깥굽음 견인을 가쪽에는 압박력을 가한다(Loftice, Fleisig, Zheng, & Andrews, 2004). 테니스는 백핸드 스토로우크를 하는 동안 가쪽위관절융기 위에서 스트레스가 발생하며 그리고 오버헤드 서브와 늦게 맞은 포핸드 스트로우크 동안에 안쪽위관절융기에 스트레스들이 나타난다(Hume, Reid, & Edwards, 2006). 위팔(상지, upper extremity)에 체중을 부과하는 체조는 팔꿉관절의 전형적인 바깥굽음 자세 때문에 관절에 과도한 가쪽 압박을 준다. 부정확한 기전을 가진 골퍼들은 끌려가는 팔꿉관절에 과도한 내측 부하를 받을 수 있고 리드하는 팔꿉관절에 과도한 가쪽 압박을 받을 수 있다(Light, 2008). 힙, 몸통 또는 어깨의 유연성 부족 때문에 투수는 팔꿉관절의 내측관절에 스트레스가 너무 빨리 나타나고 증가한다. 긴장, 쇠약 혹은 피로가 팔꿉관절에 상처를 주는 원인이라면, 안쪽 팔꿉관절에 증대된 스트레스는 피칭에서 코킹 단계 동안에 팔꿉관절에 나타난다(Kibler & Sciascia, 2004). 테니스에서 가쪽의 증가된 스트레스는 선수가 팔꿉관절을 사용하여 백핸드로 이끌 때 팔꿉관절에 있게 되며 내측의 증가된 스트레스는 볼을 늦게 칠 때 포핸드 스트로우크에서 발생된다. 운동사에게 가장 중요한 것은 이러한 개념을 이해하는 것이다. 왜냐하면 재활프로그램은 환자의 숙련도 평가를 포함하여야 하기 때문이다. 부정확한 기법은 근본적인 문제일 수 있으며 프로그램은 부상 재발을 예방하기 위하여 그 사람들의 기법 교정도 포함시켜야 한다.

특이한 구조 (Unique Structure)

팔꿉관절(주관절, elbow joint)은 유리하게 또는 불리하게 될 수 있는 독특한 해부학적인 특성을 가지고 있다. 위팔자관절(완척관절, humeroulnar joint)은 상당히 높은 관절의 일치를 보이고 있다. 이것은 관절을 안정되게 만든다. 더 특이한 특성 중의 하나는 힘줄이 아니라 관절을 가로지르는 근육이다. 위팔근(상완근, brachialis)은 관절을 가로지를 뿐만 아니라 자뼈(척골, ulna)위에 정지한다. 두갈래근(이두근, biceps)힘줄은 노머리에 부착할 뿐만 아니라 두갈래근널힘줄(bicipital aponeurosis)위에 정지해서 안쪽 근위 위팔근을 덮는 근막에 합류한다. 해부학적인 부착(attachment)은 부상 후 팔꿉관절 고정이 요구되어질 때 고려되어져야 한다. 상처와 운동제한은 이 부위에서 잘 발생한다. 고정은 신중하게 이용되어야 하며 장기간에 걸친 고정은 피하여야 한다. 2주 이상 고정은 팔꿉관절의 운동에 심한 제약을 줄 수 있다. 유착이 팔꿉관절에서 상대적으로 쉽게 발생하는 것은 관절의 전방주머니가 비교적 얇고 강한 신장으로 쉽게 부상을 입게 되어 결과적으로 상처가 발생하기 때문이다. 이러한 이유로 팔꿉관절에 너무 적극적이고 강한 신장을 가하는 것을 피해야 한다. 이것은 염증기 동안 특히 중요한데 그 이유는 신장으로 인해 더 약해지고 악화되어 문제가 될 수 있기 때문이다. 연부조직의 열상, 부상 그리고 관절 운동의 상실은 수동적인 무리한 신장(overstretching)으로 나타날 수 있다. 초기의 신장기법은 주로 능동적인 신장을 포함시킨다. 수동적인 관절가동 운동을 허용하지만 이는 통증이 없어야 하고, 잘 조절되어진 상황에서 수행되어지고 상태는 관찰되어져야 한다.

관절의 운동성 (Joint Mobility)

팔꿉관절은 위팔자뼈, 위팔노뼈 및 노자뼈 관절의 세 개의 관절을 갖고 있고 관절운동을 평가한다: 각 팔꿉관절은 안정위(resting)와 잠긴관절위치(closed-packed position)이 다르고 가동화 기법을 적용하기 위해 알고 있어야 한다. 위팔자관절의 가장 안정위는 10° 뒤침(회외, supination), 80° 굽힘(굴곡, flexion) 상태이며, 가장 잠긴 관절 위치는 완전히 편 위치이다. 위팔노 관절의 안정위는 완전한 폄(신전, extension)과 뒤침 상태이며, 위팔노관절의 잠긴 관절 위치는 중간정도 엎침(회내, pronation)해서 중간 정도 굽힘자세이다. 노자뼈관절의 안정위는 35° 뒤침, 70° 굽힘에서 그리고 노자뼈의 잠긴 관절 위치는 완전 엎침 혹은 완전 뒤침이다. 관절의 가동은 안정위에서 시작되어야 하는데 이 위치에서 가장 커다란 운동성이 있으며 그리고 가장 적은 스트레스가 관절에 가해진다. 재활 후기에서는 가동술을 수행하기 위해 느슨한 관절 위치(loose-packed position)의 다른 자세에서 잠긴 관절 위치로 관절을 움직이는 것이 필요할 수도 있다. 닫힌 위치는 불안정한 관절을 위한 운동자세로 사용되어지며 저항운동 동안 안정성을 증가시킨다.

위팔자뼈와 위팔노 관절은 볼록한 위팔뼈(상완골, humerus)에 대해 오목한 자뼈와 노뼈(요골, radius)가 움직이므로 오목-볼록 규칙은 이러한 관절에 가동기법으로 적용되어진다. 따라서 가동힘은 제한된 움직임과 동일한 방향으로 적용한다. 안정위에서 관절에 떼어당김(신연, distraction)이 적용되어 전방과 후방 관절주머니(capsule)를 신장시킨다. 팔꿉관절이 굽어져 있는 상태에서 떼어당김이 적용되면 팔꿉관절 굽힘을 증가시키기 위해 후방 관절주머니가 신장되어진다: 그러나 팔꿉관절(주관절, elbow joint)이 펴있는 상태에서 떼어당김(신연, distraction)이 적용되면 전방 관절주머니는 팔꿉관절을 펴기 위해 신장되어 진다.

노뼈(요골, radius)와 자뼈(척골, ulna)는 2개의 관절을 갖고 있으며 팔꿉관절 원위부에 근위 노자뼈 관절이 접해있고 손목 근위부에 원위 노자뼈 관절이 접해있다. 아래팔의 뒤침(회외, supination)와 엎침(회내, pronation)를 완전하게 하기 위해 양 관절들은 정상적인 움직임을 가져야 한다. 근위부 관절은 오목한 자뼈 패임 내부에 볼록한 노머리로 구성되어 있다. 이러한 관절은 볼록–오목의 관절 가동법 규칙을 따른다. 가동력은 제한된 움직임에 반대방향으로 적용한다. 예를 들면, 뒤침(회외, supination)을 증가시키기 위해 힘은 후방에서 전방으로 적용하고 엎침(회내, pronation)을 증가시키기 위해서는 전방에서 후방으로 힘을 적용한다.

힘적용 (Force Applications)

특수한 부상에 따라 운동사는 약간의 근력운동에 특별한 예방조치를 필요로 할 수 있다. 근력이 과도해지는 동안 팔꿉관절에 스트레스가 걸리게 되고 이는 팔의 자세와 무게에 영향을 받는다. 팔꿉관절을 펴서 중량을 들어 올리면 팔꿉관절 전방에 더욱 많은 스트레스가 가해지는 한편 팔꿉관절을 굽혀 중량을 들어 올리면 팔꿉관절 후방에 더욱 많은 스트레스가 가해진다. 지레팔 길이에 따라 팔꿉관절이 30° 굽어지면 체중의 3배까지 힘을 유발한다(Ellenbecker & Mattalino, 1997). 가벼운 중량 또는 커프를 아래팔(전완, forearm) 중간에 부착시키면 스트레스를 감소시키고 특히 초기 근력운동에 적용되어 진다. 팔굽혀펴기와 같은 체중지지 운동은 팔꿉관절에 스트레스를 가하고 팔의 자세가 스트레스 정도를 결정한다. 정상적인 팔굽혀펴기 자세에서 팔꿉관절에 걸리는 가장 큰 압박력은 체중의 45%이다. 그러나 손을 멀리 벌려 놓으면 압박력은 감소된다(Donkers, An, Chao, & Morrey, 1993). 상급 자세에서 팔꿉관절의 압박력은 감소하지만 바깥굽음(외반, valgus) 염력은 54%까지 증가하게 된다(Ellenbecker & Mattalino, 1997).

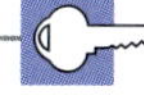

팔꿉관절 구조의 독특함 때문에 팔꿉관절의 치료적 운동프로그램의 디자인과 실행은 관절 스트레스의 형태에 따라 달라지며 관절의 가동성과 적용하는 힘의 양은 적절해야 한다.

과도한 스트레스를 감소시키기 위해 낮은 저항과 높은 반복수의 근력운동은 팔꿉관절 재활의 초기 단계에 적용된다. 조직치유가 일어나고 신경근 조절과 근력이 생기면 관절 조절이 가능하고 무게를 늘릴 수 있다.

재활기법 (REHABILITATION TECHNIQUES)

이 장의 팔꿉관절의 연부조직 기법은 보완적으로 대체의학을 적용한다. 이 기법은 통증유발점(trigger point)의 완화와 교차–마찰법을 포함한다. 연부조직 가동화로 관절가동법을 설명한다. 도수치료법에서부터 다양한 운동과 유연성 운동과 활동 특이적 운동을 언급한다.

연부조직의 가동술 (Soft-Tissue Mobilization)

이 기법들로는 일차적으로 통증유발점을 완화하고 얼음–신장과 교차–마찰법이 있다. 통증유발점은 연관패턴, 통증유발점 완화, 얼음–신장은 Travell과 Simons의 연구에 근거한다(Travell & Simons, 1983). 팔꿉관절에 있는 근육들 대부분이 손목과 손의 기능을 담당하기 때문에 이 장에서 손목과 손에 대해 언급하지만, 21장에서 다시 언급할 것이다.

환자의 통증 위치를 주목하는 것이 중요하다. 통증의 평가는 통증유발점에 대한 확신, 신경학적인 병리, 또는 통증의 근원에서의 국소적인 부상을 조사하고 제거하거나 확신해야 한다. 통증이 신경학적인 것에 기초한 것이 아니라면 통증유발점이 근원일 것이다. 특히 통증과 불편함이 전형적인 신경학적인 증상에 맞추어 나타나지 않는다면 부상 부위와 통증유발점은 다른 것이다.

팔꿉관절 근육들 (Elbow Movers)

팔꿉관절(주관절, elbow joint)에서의 일차적인 기능을 제외하고 순수한 팔꿉관절 근육에 따라서 팔꿉관절 근육들은 어깨관절(견관절, shoulder joint)을 가로지르는 두갈래근과 위팔세갈래근(상완삼두근, triceps brachii)으로 주요한 기능을 담당한다. 이 근육들에 대한 통증유발점 위치와 치료에 대해 이 장에서 소개하겠다.

■ 팔꿉관절에서의 통증유발점 완화 (Trigger Point Releases for the Elbow)

위팔 두갈래근 (상완이두근, Biceps Brachii)

연관 패턴 : 전방 어깨세모근(삼각근, deltoid muscle)와 팔오금(antecubital) 부위에서 그리고 어깨위(suprascapular)와 두갈래근(이두근, biceps) 원위를 향해(그림 20.1, a, b).

통증유발점 위치 : 전방 팔의 원위 1/3 부위.

촉진을 위한 환자 자세 : 바로 눕거나 앉기.

촉진을 위한 근육상태 : 팔꿉관절은 가볍게 굽히고 아래팔은 뒤침(회외, supination).

허혈치료 : 단단한 띠를 퉁기거나 통증유발점 위를 깊게 누르기.

스프레이와 신장 기법 : 환자는 앉은 자세에서 실시한다. 어깨는 90° 벌리고 바깥돌림(외회전, lateral rotation)과 수평위 벌림(외전, abduction)을 한다. 팔꿉관절은 펴고 아래팔(전완,

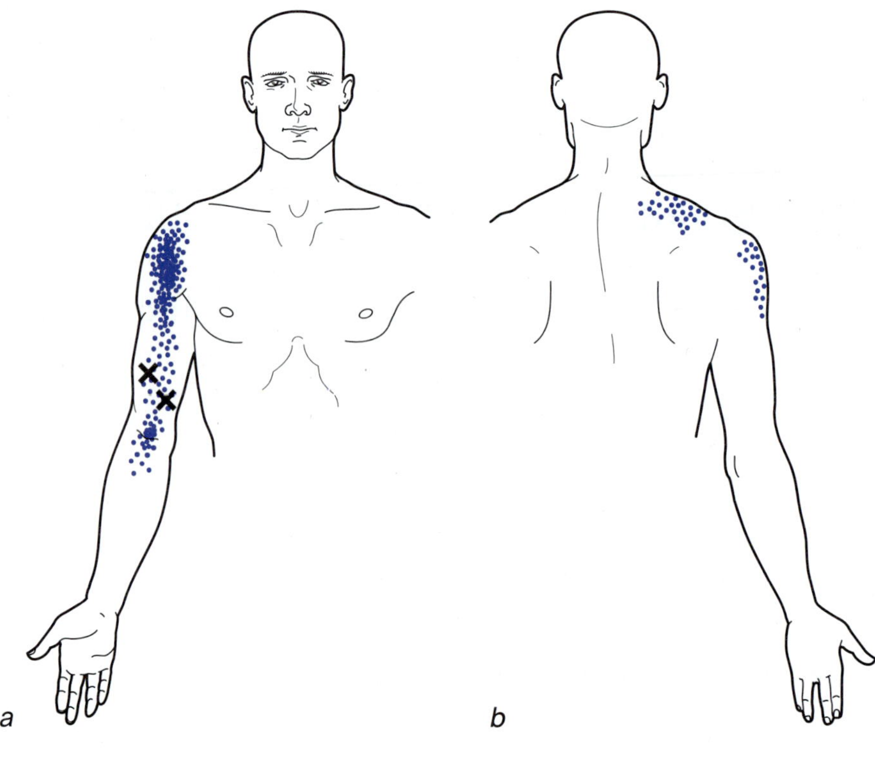

그림 20.1 위팔두갈래근 : *(a–b)* 통증–연관패턴.

forearm)은 엎침(회내, pronation)하여 두갈래근(이두근, biceps)을 펴고 어깨와 위팔(상지, upper extremity)을 따라 팔꿉관절 근위부에서 원위부로 얼음을 쓸어내린다(그림 20.1d).

주의점 : 꼬집기(pincer grasp) 허혈치료에 사용되어 진다(그림 20.1c).

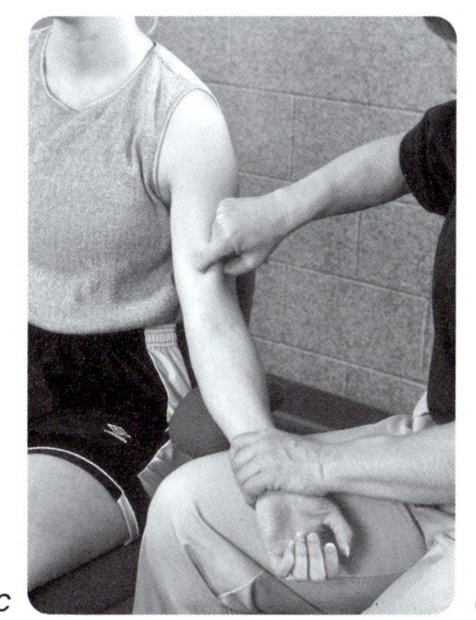

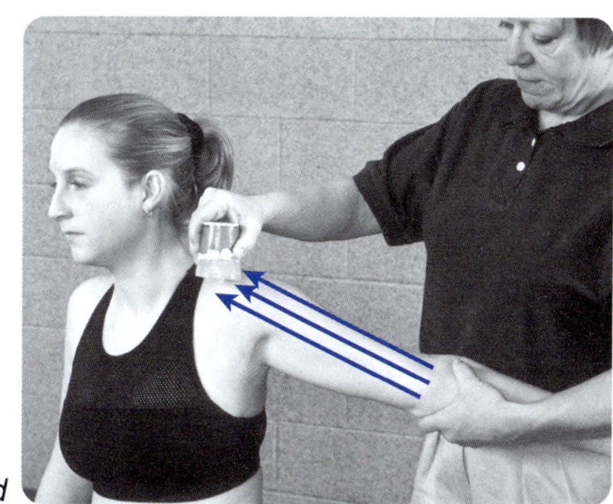

그림 20.1 *(계속)* 위팔두갈래근 : *(c)* 통증유발점 완화 *(d)* 스프레이-신장.

위팔근 (상완근, Brachialis)

연관 패턴 : 엄지의 전방 손목손허리뼈(carpometacarpal) 관절과 엄지의 등쪽 갈퀴막공간(그림 20.2a). 전방 팔과 전방 팔오금(antecubital) 부위까지 이른다(그림 20.2b). 원위 압통은 엄지 또는 팔오금 부위와 팔의 원위부까지 연관 있다.

통증유발점 위치 : 위팔근의 가쪽 원위 1/3에서 두갈래근의 가쪽과 팔오금 부위 위.

촉진을 위한 환자 자세 : 바로 눕거나 앉기.

촉진을 위한 근육상태 : 팔꿉관절은 45° 굽힘(굴곡, flexion).

허혈치료 : 두갈래근은 안쪽으로 밀고 위팔근에 접근하기 위해 두갈래근은 안쪽으로 민다(그림 20.2c) 그리고 직접적인 압력은 통증유발점에 적용한다.

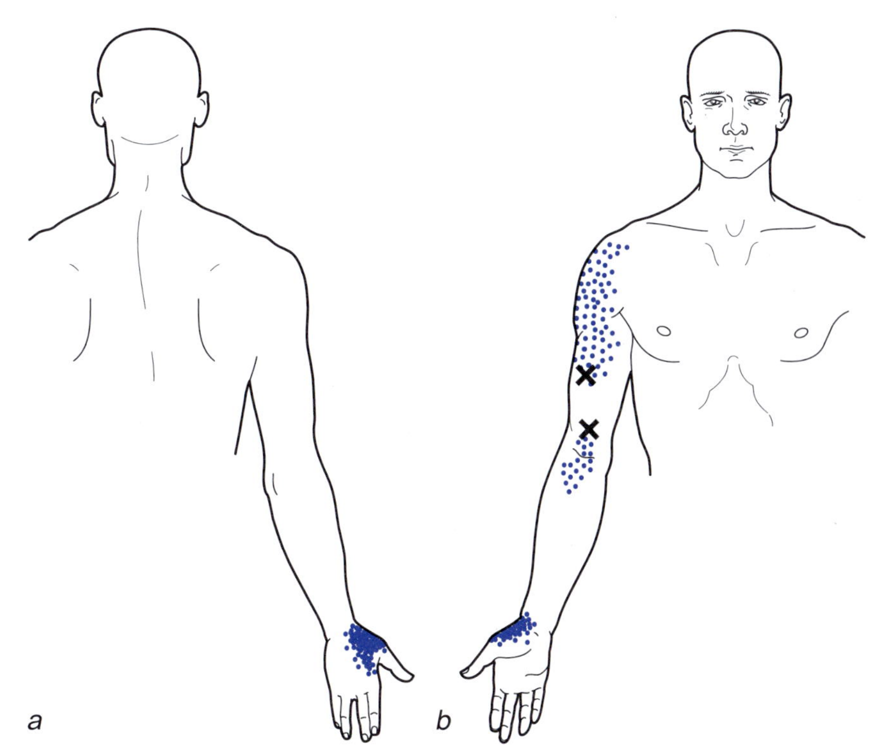

그림 20.2 위팔근 : *(a–b)* 통증-연관패턴.

스프레이와 신장 기법 : 환자는 앉거나 누운 자세에서 근육을 신장시킨다. 팔꿉관절을 펴서 지지하고 팔꿉관절에 통증이 연관된 부위까지 얼음을 쓸어내린다. 엄지에서 아래팔(전완, forearm)을 따라 원위부 또는 근위부(그림 20.2d).

주의점 : 과다폄(과신전, hyperextension)으로부터 팔꿉관절을 보호하기 위해 지지.

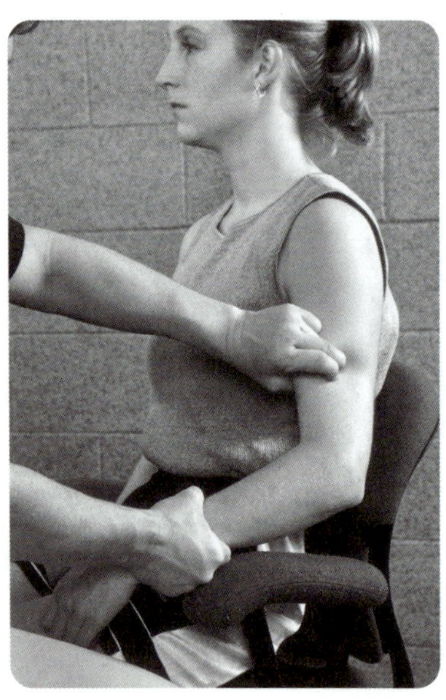

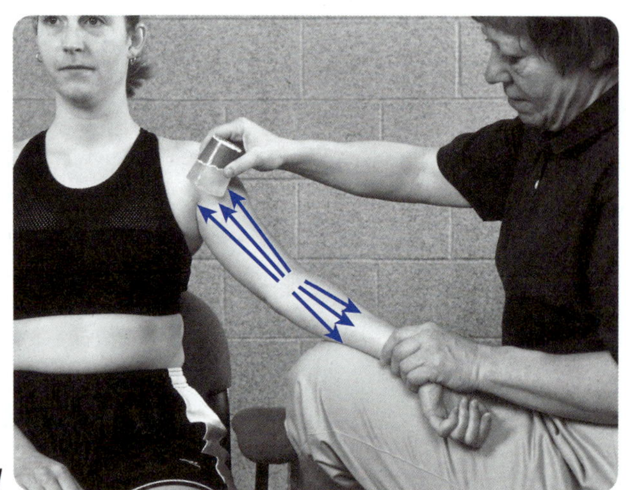

c d

그림 20.2 (계속) 위팔근 : (c) 통증유발점 완화 (d) 스프레이-신장.

위팔세갈래근과 팔꿈치근 (Triceps Brachii and Anconeus)

연관 패턴 : 위팔세갈래근(상완삼두근, triceps brachii)의 세갈래에서 팔의 후면을 따라 통증이 전이되고 간혹 상부 등세모근(승모근, trapezius muscle)으로 전이된다. 가쪽위관절융기(외측상과, lateral epicondyle)와 안쪽위관절융기(내측상과, medial epicondyle) 및 팔꿈치머리로 통증이 전이되고 가쪽과 후방을 따라 또는 아래팔(전완, forearm)의 후면; 어깨 후면에서 팔의 후면까지; 그리고 4, 5번 손가락으로 전이한다(그림 20.3, a–c). 팔꿈치근(주근, anconeus)은 가쪽위관절융기 부위에 국소적으로 통증이 전이한다(그림 20.3d).

통증유발점 위치 : 위팔세갈래근 긴쪽과 내측머리로 통증유발점이 몰려있다.

촉진을 위한 환자 자세 : 바로 눕기.

촉진을 위한 근육상태 : 팔꿉관절(주관절, elbow joint)을 약간 굽혀 위팔세갈래근(상완삼두근, triceps brachii)이 이완되도록 한다.

허혈치료 : 꼬집기 또는 통증유발점 위로 깊게 압박하기(그림 20.3e).

스프레이와 신장 기법 : 환자는 바로 눕거나 앉은 자세로 위팔세갈래근이 어깨와 팔꿉관절을 굽어진 자세에서 위팔세갈래근이 신장되도록 하고 얼음을 어깨뼈(견갑골, scapula)에서 팔의 후면과 아래팔의 후면으로 적용한다(그림 20.3f).

주의점 : 환자가 이완된 위치에서 좋은 수동 동작을 갖고 있지만 팔꿉관절을 펴서 어깨가 마지막 굽힘(굴곡, flexion) 위치에서 귀 옆에 붙어있는 자세를 취할 수 없다면, 이는 위팔세갈래근의 통증유발점이 있다는 것이다. 어깨와 팔꿉관절 모두를 완전히 굽혀 어깨뼈에 손을 닿는 동작 동안 위팔세갈래근에 통증유발점이 있다면 환자는 다른 위치를 취할 수 없을 것이다.

뒤침근 (회외근, Supinator)

연관 패턴 : 가쪽위관절융기와 팔꿉관절 가쪽부 주변(그림 20.4a). 뒤침근은 엄지의 갈퀴막공간 등쪽으로 전이(그림 20.4b).

통증유발점 위치 : 아래팔(전완, forearm)을 뒤침(회외, supination)하고 통증유발점이 노뼈(요골,

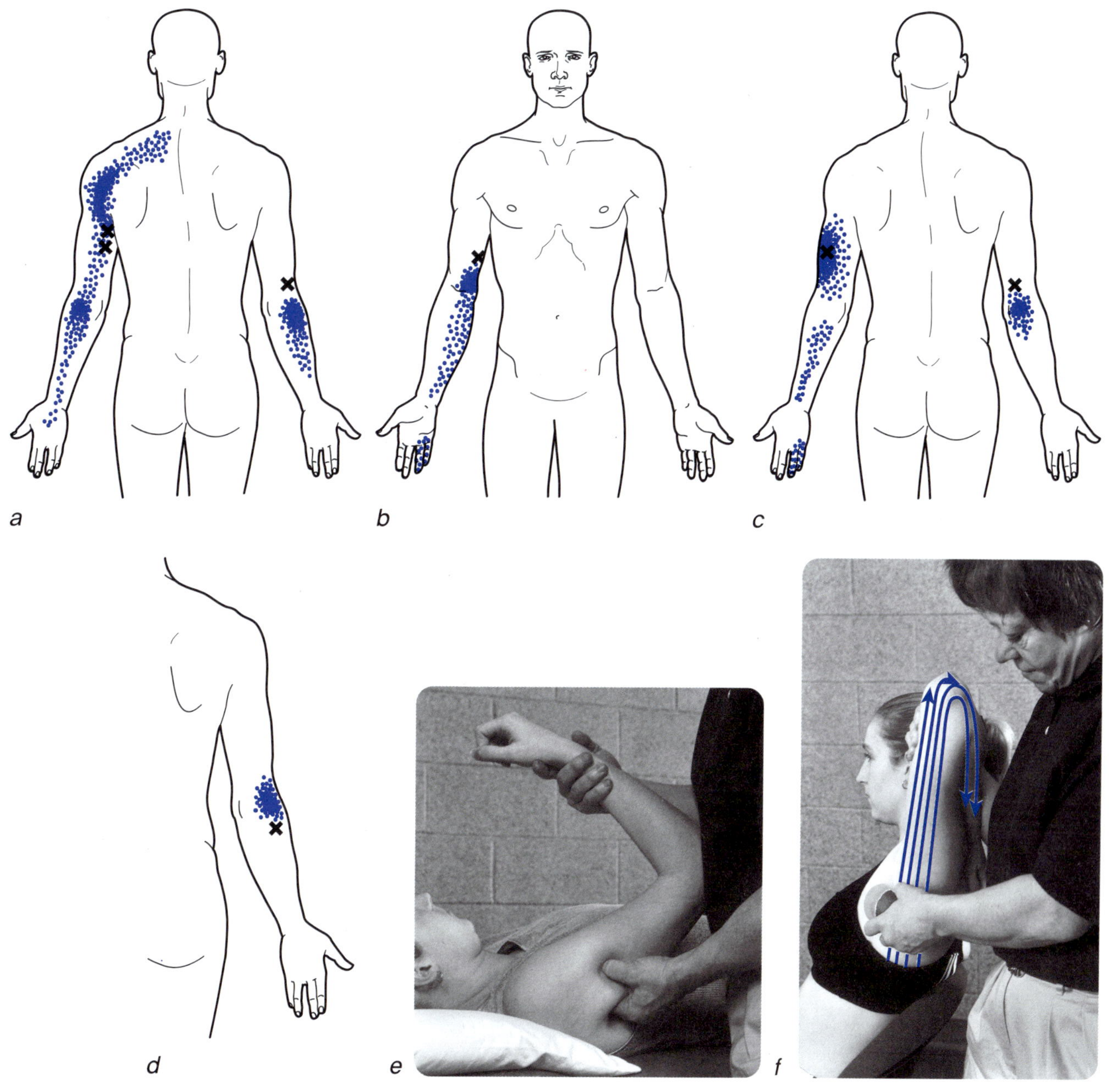

그림 20.3 위팔세갈래근과 팔꿈치근 : *(a-d)* 통증-연관패턴 *(e)* 통증유발점 완화 *(f)* 스프레이-신장.

radius)위에서 위팔두갈래근(상완이두근, biceps brachii) 힘줄과 위팔근(상완근, brachialis) 힘줄 사이에 있다.

촉진을 위한 환자 자세 : 바로 눕거나 앉기.

촉진을 위한 근육상태 : 팔꿉관절(주관절, elbow joint)을 약간 굽히고 뒤침시킨다.

허혈치료 : 뒤침근은 위팔두갈래근 힘줄과 위팔근 사이에 있고, 위팔노근(완요골근, brachioradialis)을 가쪽으로 밀어 뒤침근(회외근, supinator)에 깊게 압력을 적용한다(그림 20.4c).

스프레이와 신장 기법 : 팔꿉관절은 펴고 아래팔은 뒤침시키고 팔꿉관절로부터 통증이 전이되는 부위에 얼음 또는 스프레이를 적용한다. 팔의 상부에서 가쪽 또는 아래팔과 엄지에서 아래팔의 노뼈를 따라 아래로 적용(그림 20.4d).

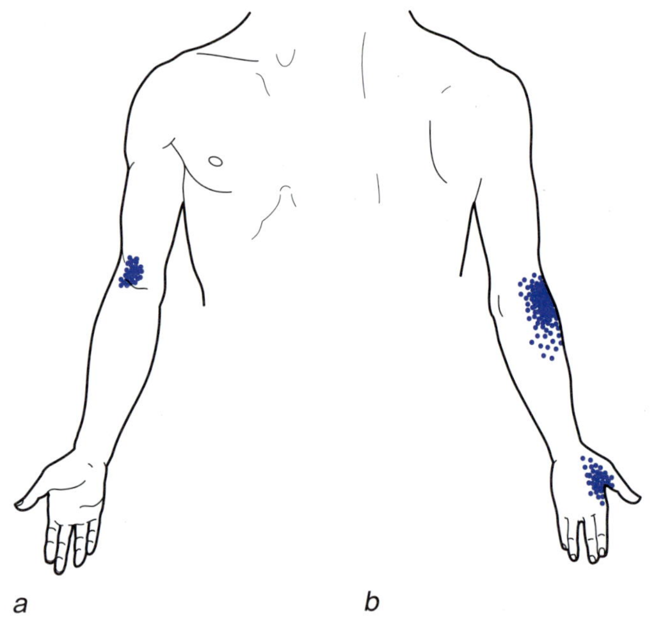

주의점 : 가쪽위관절융기(외측상과, lateral epicondyle)에 국소적으로 분포하고 치료에 반응하지 않는 가쪽위관절융기염을 가진 환자는 뒤침근(회외근, supinator)에 통증유발점이 평가되어 진다.

손목과 손가락 근육들 *(Wrist and Finger Movers)*

팔꿉관절(주관절, elbow joint) 부분에서 손목과 손가락의 나머지 근육들을 논의할 수 있지만, 팔꿉관절의 근위부에 삽입되어 있기 때문에 손목과 손가락의 길다란 근육은 팔꿉관절에서 작용하도록 한다. 주요 기능을 위팔(상지, upper extremity) 원위부를 담당하고 있어도 근위부에서 기시하므로 팔꿉관절 장에서 이 근육들을 주의할 필요가 있다. 다음 장에서 통증유발점과 이에 대한 치료정보를 언급하고자 한다.

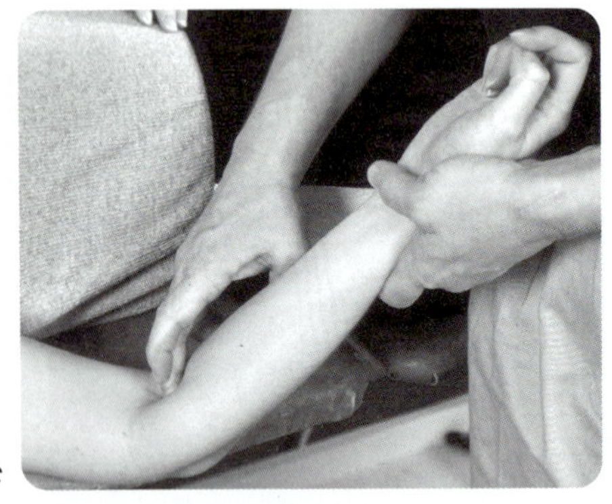

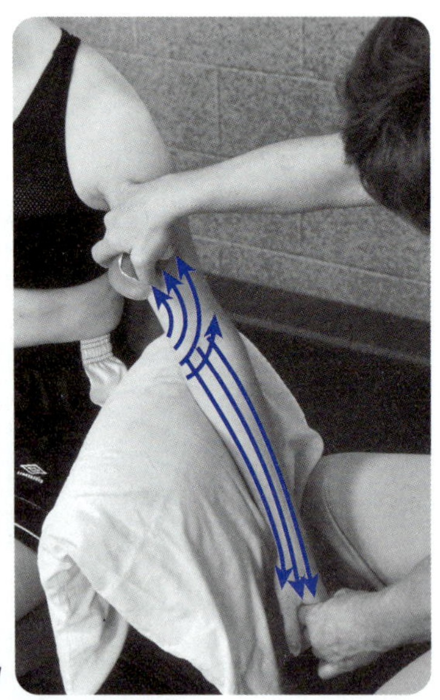

그림 20.4 뒤침근 : *(a–b)* 통증–연관패턴 *(c)* 근막완화 *(d)* 스프레이–신장.

■ 손목과 손가락 근육의 통증유발점 완화 (Trigger Point Releases for the Wrist and Finger Muscles)

위팔노근과 손목폄근 (Brachioradialis and Wrist Extensors)

연관 패턴 : 노폄근들은 가쪽위관절융기와 손등, 해부학적 스너프 박스 위로 통증이 전이된다(그림 20.5, b & c). 자폄근은 자뼈 후면으로 통증이 전이한다(그림 20.5a). 위팔노근(완요골근, brachioradialis)은 가쪽위관절융기, 엄지의 갈퀴막공간, 위팔노근을 따라 종종 통증이 전이한다(그림 20.5d).

통증유발점 위치 : 위팔노근과 긴노손목폄근(ECRL)은 팔꿉관절에서 2인치 하방으로 통증유발점이 있고, 자손목폄근(ECU)은 ECRL에서 더욱 아래쪽에 있다. 위팔노근은 집기 동작 동안 발견되고 ECRL은 위팔노근의 더욱 자뼈(척골, ulna)쪽에서 발견된다.

촉진을 위한 환자 자세 : 바로 눕거나 앉기.

촉진을 위한 근육상태 : 아래팔(전완, forearm)은 약간 굽어진 상태로 지지되고 완전히 엎침(회내, pronation)시킨다. 손목을 가볍게 굽힌다.

허혈치료 : 통증유발점은 직접적인 압박(그림 20.5e-g)이나 꼬집기 동작으로 치료한다(그림 20.5h).

스프레이와 신장 기법 : 아래팔은 지지되고 손목폄근을 치료하기 위해 팔꿉관절(주관절, elbow joint)이 완전히 펴지고 아래팔은 엎침되고, 손목은 약간 굽힌 상태에서 팔꿉관절 위에서 바로 시작하여 아래팔의 후면을 따라 손목으로 얼음을 문지르거나 쓸어내린다(그림 20.5i). 위팔노근(완요골근, brachioradialis)을 신장하는 동안 손목은 굽히고, 자뼈

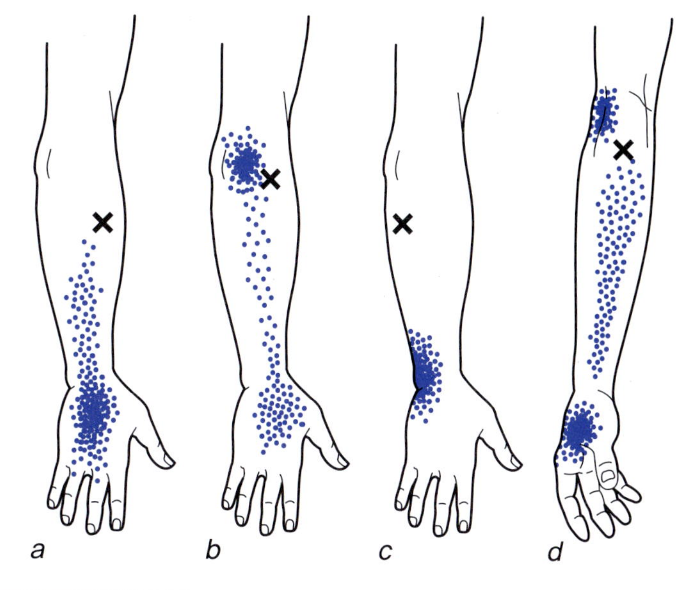

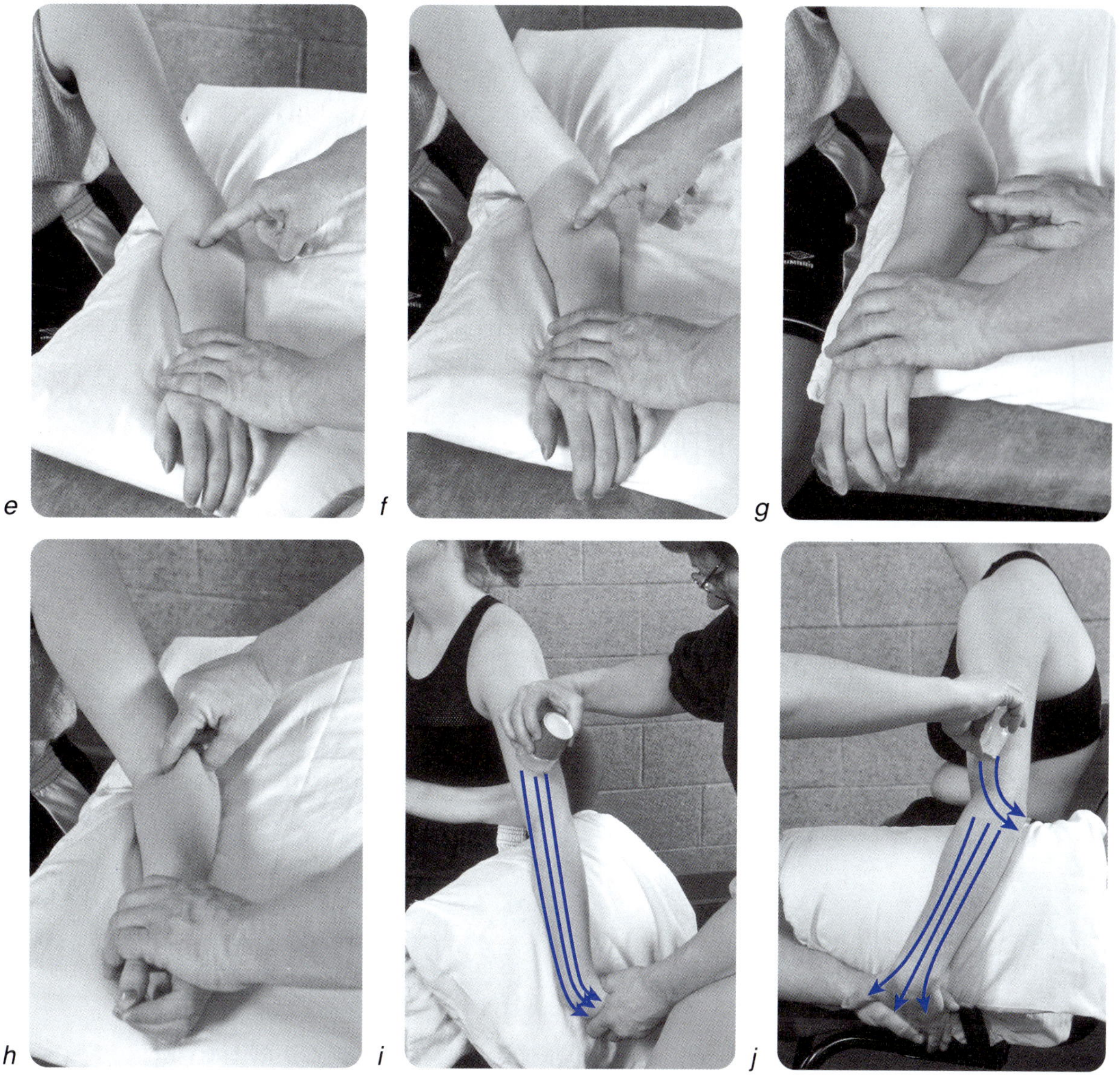

그림 20.5 위팔노근과 손목폄근 근막완화 : *(a)* 짧은노손목폄근의 통증-연관패턴 *(b)* 긴노손목폄근 *(c)* 자손목폄근 *(d)* 위팔노근, 통증유발점 완화 *(e)* 긴노손목폄근 *(f)* 짧은노손목폄근 *(g)* 자손목폄근 *(h)* 위팔노근 집기 *(i)* 손목폄근의 얼음-신장 *(j)* 위팔노근.

치우침(척골편위, ulna deviation)시키고 아래팔(전완, forearm)은 엎침(회내, pronation)시켜 얼음으로 쓸어내린다(그림 20.5j).

주의점 : 노손목폄근에 활성 통증유발점이 드물지만, 가쪽위관절융기염을 가진 다른 근육들에서는 자주 활성화된다.

손가락 폄근 (Finger Extensors)

연관 패턴 : 손가락 폄근(신전근, extensor)은 아래팔에서 손등을 따라 내려와 손가락으로 진행한다(그림 20.6, a–c).

통증유발점 위치 : 가운데손가락폄근의 통증유발점은 노머리로부터 3–4cm(1.2–1.6 인치) 아래에 위치한다. 4, 5번 손가락 폄근의 통증유발점은 자손목폄근(ECU)의 깊은 곳(심부, deep)과 가쪽에 위치한다. 집게손가락폄근의 통증유발점은 노뼈(요골, radius)와 자뼈(척골, ulna) 사이에서 아래로 위치한다.

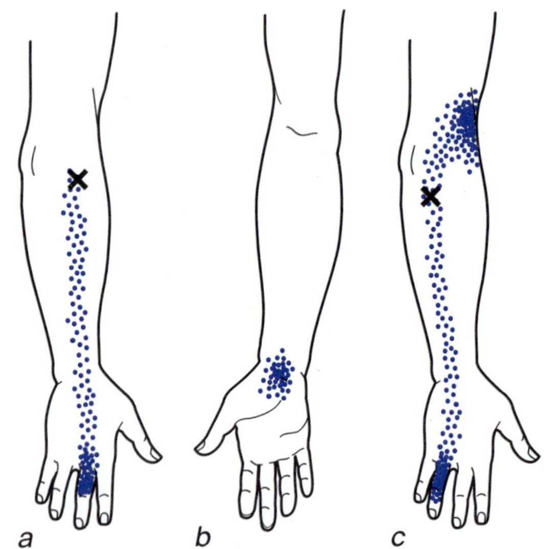

촉진을 위한 환자 자세 : 바로 눕거나 혹은 앉기.

촉진을 위한 근육상태 : 팔꿉관절(주관절, elbow joint)은 굽히고, 손목을 굽힌 채로 아래팔 엎침하기.

허혈치료 : 직접 압박하거나 꼬집기(그림 20.6d).

스프레이와 신장 기법 : 아래팔은 지지하고 팔꿉관절은 펴고, 손목과 손가락을 굽혀 얼음으로 근육 기시부인 가쪽위관절융기에서 손가락 원위부까지 쓸어내린다(그림 20.6e).

주의점 : 가쪽위관절융기염과 같은 부상 동안 근육들은 통증을 전이시킨다. 가쪽위관절융기는 일반적으로 통증 연관부이다. 손가락과 손의 통증과 강직이 있고 통증이 근위부에 존재한다.

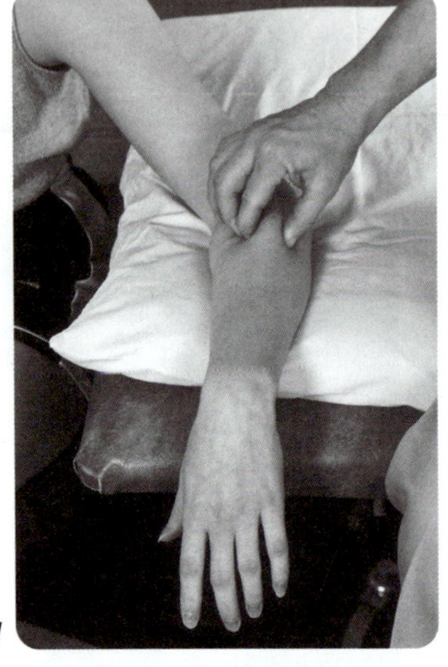

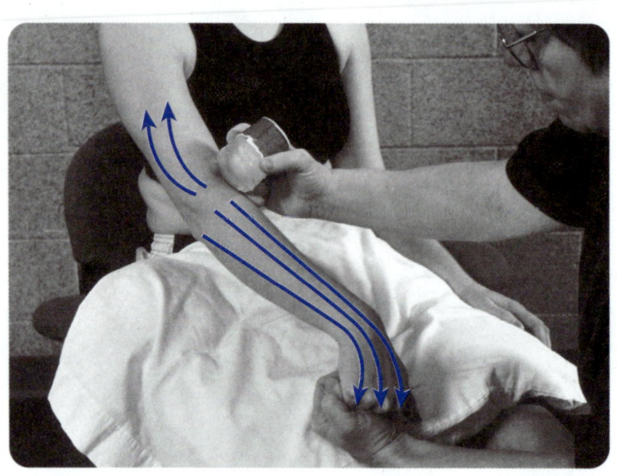

그림 20.6 손가락 폄근힘줄의 근막 이완 : *(a)* 가운데손가락 폄근힘줄 *(b)* 반지손가락 폄근힘줄 *(c)* 집게손가락 폄근힘줄 *(d)* 통증유발점 완화 *(e)* 얼음–신장.

손가락과 손목 굽힘근, 원엎침근 (Finger and Wrist Flexors, Pronator Teres)

연관 패턴 : 손가락 굽힘근(굴근, flexor)은 원위부 끝을 넘어 전이된다. 손목 굽힘근은 손목을 굽히는 면을 따라 전이하고, 원엎침근(원회내근, pronation teres)은 손목 노쪽을 따라 전이되고 아래팔(전완, forearm) 전방의 노쪽부와 엄지의 기저부를 따라 전이된다(그림 20.7, a–e).

통증유발점 위치 : 대부분의 통증유발점은 아래팔 상부 1/4에서 1/3에 놓인다. 긴엄지굽힘근(장무지굴근, flexor hallucis longus)은 아래팔 원위부–가쪽에 위치하고 아래팔과 만나는 중간과 원위 1/3 지점에 위치한다.

촉진을 위한 환자 자세 : 바로 눕거나 앉기.

촉진을 위한 근육상태 : 아래팔은 지지되어 엎침(회내, pronation)되어 진다. 손목은 이완된 상태로 펴진다.

허혈치료 : 통증유발점에 심부 압박을 적용한다(그림 20.7f).

스프레이와 신장 기법 : 근위에서부터 안쪽위관절융기(내측상과, medial epicondyle) 원위부까지 손목에서부터 아래팔 전면을 따라 손가락쪽으로 문지르거나 쓸어내린다. 펴기 신장은 손목과 손가락에 적용하고, 얼음과 신장이 수행된다(그림 20.7g).

주의점 : 대부분의 환자들은 손가락의 끝으로 쏘는 듯한 통증을 호소한다.

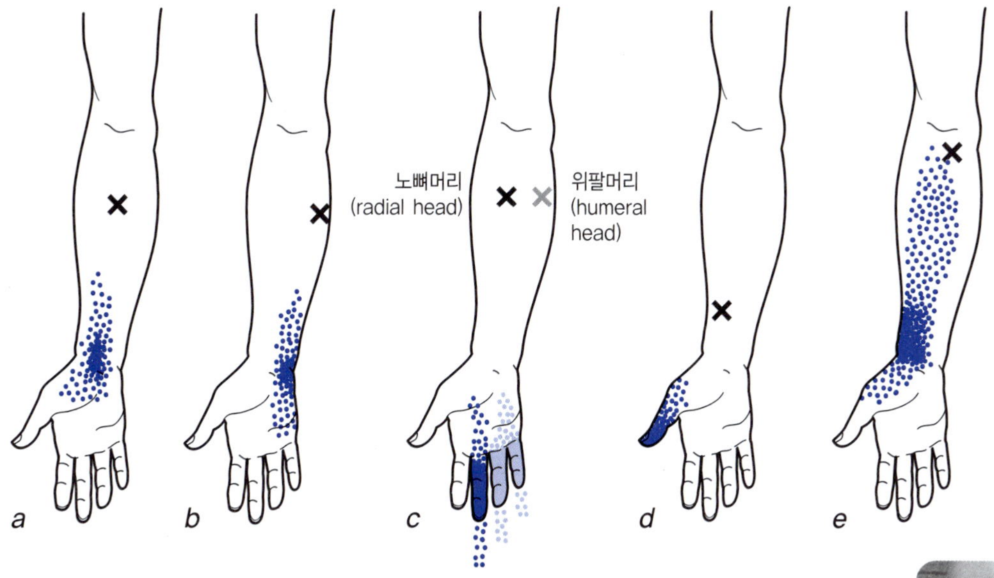

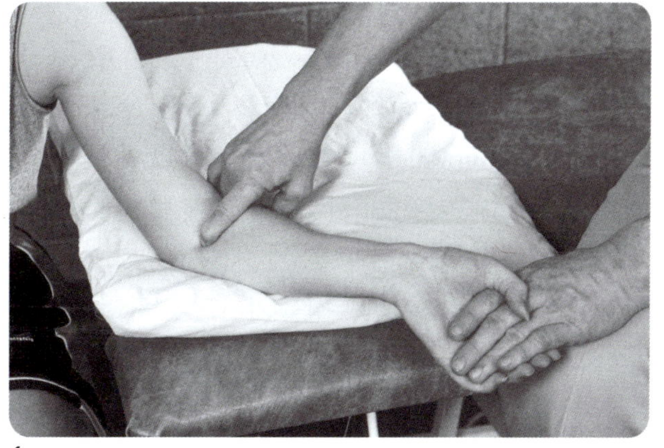

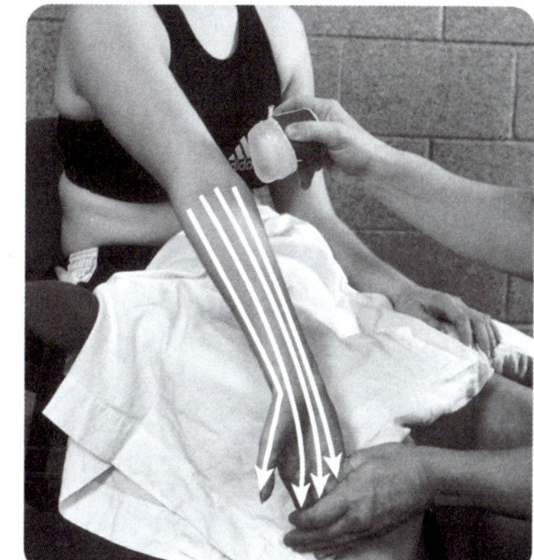

그림 20.7 통증–연관패턴 : *(a)* 노쪽손목굽힘근 *(b)* 자쪽손목굽힘근 *(c)* 얕은손가락굽힘근 (어두운색 = 노뼈머리, 밝은색 = 위팔머리) *(d)* 긴엄지손가락굽힘근 *(e)* 뒤침근 *(f)* 3cm원위와 안쪽위관절융기의 약간 가쪽에서 뒤침근과 손목과 손가락굽힘근힘줄 통증유발점 완화 *(g)* 스프레이–신장.

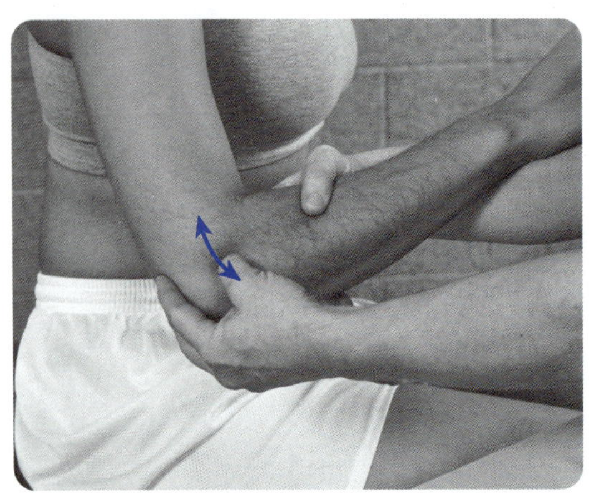

그림 20.8 가로 마찰 마사지.

교차-마찰마사지 (Cross-Friction Massage)

이 기법은 대부분 가쪽 또는 안쪽위관절융기(내측상과, medial epicondyle)에 적용하고, 힘줄염 치료에 적용한다. 결합조직 제한의 가동성을 강화하거나 통증을 완화하는 장점이 있다(Denegar, Saliba & Saliba, 2010). 통증유발점 주변에 손가락 또는 엄지에 패드를 둔다. 손가락과 엄지는 뼈 아래 연부조직에 놓고 직접적으로 손가락을 수직으로 적용한다. 그림 20.8은 가쪽위관절융기(외측상과, lateral epicondyle)부위에 적용한다. 때때로 해당 부위에서 마찰법이 제대로 적용되기 위해 다른 손으로 피부를 당기는 것이 필요하다. 손가락 또는 엄지가 피부와 피하 조직을 가동시켜 그 부위에서 쉽게 떨어질 수 있게 한다.

관절가동술 (JOINT MOBILIZATION)

팔꿉관절의 치료적 운동프로그램은 팔꿉관절을 움직이고 손목, 손가락을 움직이기 위해 통증유발점 완화, 얼음-신장, 교차-마찰 마사지를 포함한다. 그리고 교차-마찰 마사지는 팔꿉관절 힘줄염에 사용한다.

주머니(관절낭, capsular) 패턴은 팔꿉관절(주관절, elbow joint)에서 관절의 긴장을 가져온다 : 굽힘(굴곡, flexion)은 펴기보다 더 제한되고, 엎침(회내, pronation)과 뒤침(회외, supination)은 똑같이 제한된다. 운동제한을 가진 환자는 가동법으로 효과적으로 치료된다. 3관절이 한 관절 안에 속해 있어 관절의 제한은 모든 관절에 영향을 줄 수 있다.

팔꿉관절이 매우 심하게 제한을 가졌다면, 초기 가동화는 약하게(I, II 단계) 통증완화를 위해 적용한다. 좀 더 강한 단계(III, IV단계)는 팔꿉관절 통증이 조절되기 전까지는 연기한다. 강한 단계는 너무 바로 적용하면 약한 관절에 부상을 가할 수 있다.

I, II 단계를 적용할 때 가동법은 안정위에서 적용하고 좀 더 강한 단계는 초기 적용 시 보다 나중 단계에 적용한다. 가동화는 관절에 악화없이 최고의 효과를 가져온다. 가동성 확보를 위한 관절 가동화는 재활 프로그램 후기에 획득하게 되고 열린관절 위치(open-packed positions)에서 적용한다.

반면 가동화를 적용하는 동안 운동사는 신체 역학을 잘 이용해야 한다. 힘을 적용하는 손은 가능한 관절에 가깝게 위치해야 한다. 미끄러지기(glide), 구르기(roll)와 회전(spin)의 원칙을 유지하고 원하는 동작을 획득하기 위해 적절한 힘을 적용해야 한다. 노뼈머리와 자뼈(척골, ulna)는 오목면이고, 위팔뼈작은머리와 위팔도르래는 상대적으로 볼록하기 때문에 가동력은 제한된 동작에서 같은 방향으로 적용한다. 그러나 몸쪽 노자관절(요척관절, radioulnar joint)은 관절의 볼록-오목 법칙 때문에 제한된 동작의 반대방향으로 힘을 적용한다.

관절가동화는 팔꿉관절에 가장 일반적으로 적용한다. 관절가동화 적용에 따라 관절면을 시각화하는 것이 중요하고 관절면에 평행하게 가동력을 적용한다. 운동사는 주의점과 금기증을 염두하고 관절가동화를 해야 하는지 안해야 하는지 그리고 얼마나 많은 힘을 적용해야 하는지 결정해야 할 때 치유조직과 새조직의 강도를 고려해야 한다. 항상 그랬던 것처럼 관절가동화는 과가동 관절에서는 금기사항이다. 부적절한 기법과 부적절한 힘 적용, 과도한 힘과 부적절한 시기는 관절 구조물에 부상을 가져오거나 불필요한 부상을 가져온다. 치료를 적용하기 전에 보조적인 관절과 생리학적 관절 가동법을 적용시킬 것인가에 대해 조심스럽게 접근해야 한다. 확신이 없다면 관절 가동법의 사용을 자제하는 편이 좋다. 팔꿉관절과 아래팔 관절 가동화에 대한 자세한 사항은 다음 장에서 설명한다.

위팔자 관절 (Humeroulnar Joint)

이 관절은 위팔자(완척, humeroulnar) 관절로 언급되어진다. 팔꿉관절(주관절, elbow joint)은 3개 관절을 갖고 있고 위팔자관절은 흔히 팔꿉관절의 주된 관절이다. 모든 3개의 관절은 같은 관절 안에 있고, 각 관절에 대한 가동화는 명확한 운동범위를 가져야 한다. 위팔자 관절을 위한 안정위는 70° 굽힘(굴곡, flexion)과 10° 뒤침(회외, supination)이다.

■ 팔꿉관절과 아래팔 관절의 관절가동화 (Joint Mobilization of the Elbow and Forearm Joints)

떼어당기기 (신연, Distraction)

관절 : 위팔자관절(완척관절, humeroulnar joint).

안정시 위치 : 70° 굽힘과 10° 뒤침(회외, supination).

적응증 : 통증완화를 위해, 점차적으로 가동성 증가.

환자자세 : 누워서 팔꿉관절은 안정위.

운동사와 손위치 : 환자의 손목은 운동사의 어깨 위에 기댄다. 위팔은 스트랩으로 고정하고, 보조자에게 도움을 요청하거나 운동사의 손으로 고정한다. 운동사의 손은 팔꿉관절 근처 근위부 아래팔 둘레를 고정하거나 다른 한 손을 사용할 수 있다면 다른 손은 환자팔을 고정한다.

가동화 적용 : 운동사는 뒤로 기대어 위팔뼈(상완골, humerus) 축 방향으로 떼어당김력을 적용한다(그림 20.9).

주의점 : 운동사의 체중을 앞뒤로 옮겨 떼어당김력(신연력)을 제공한다; 운동사의 팔은 이완되어야 한다.

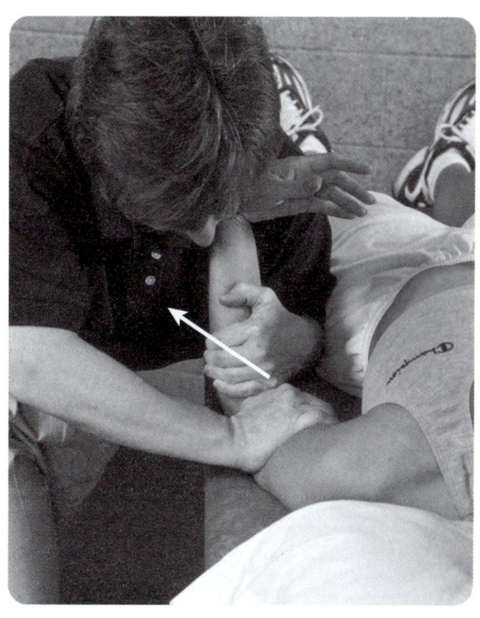

그림 20.9 위팔자관절 떼어당기기(신연) 관절가동화.

안쪽 미끄러지기 (내측 활주, Medial Glide)

관절 : 위팔자관절.

안정시 위치 : 70° 굽힘과 10° 뒤침.

적응증 : 통증완화를 위해, 팔꿉관절 굽힘 또는 펴기를 향상시키기 위해.

환자자세 : 바로 눕거나 앉기.

운동사와 손위치 : 운동사는 환자를 마주하고 환자와 나란히 서 있는다. 환자의 아래팔(전완, forearm)은 위팔자관절의 안정위를 유지하고 운동사의 갈비뼈(늑골, ribs) 옆에 둔다. 운동사의 고정손 엄지두덩은 환자의 안쪽위관절융기(내측상과, medial epicondyle)를 잡고, 가동손은 팔꿉관절 근처 아래팔 근위부를 잡는다.

가동화 적용 : 가동손은 위팔뼈를 고정한 채로 자뼈(척골, ulna)의 안쪽 미끄러지기를 만들기 위해 노뼈(요골, radius)에 대해 10초간 민다(그림 20.10).

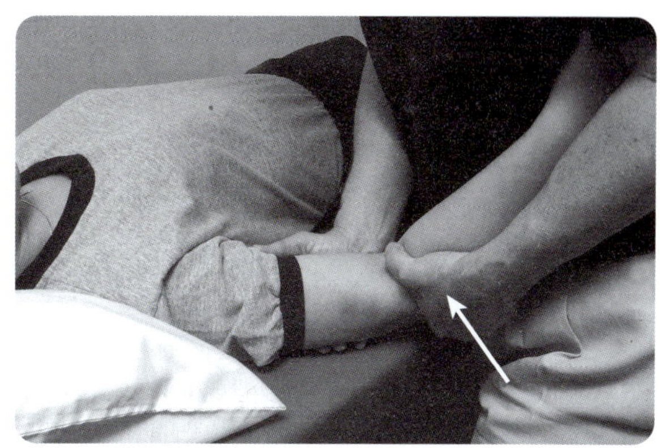

그림 20.10 안쪽 위팔자관절 미끄러지기.

주의점 : 진동법을 적용한다. 팔꿉관절 내측에 대해 압력은 불편함을 일으킬 수도 있고 자신경(척골신경, ulnar nerve)에 부상을 가하므로 주의를 가지고 압박을 줄여주기 위해 수건을 사용해야 한다.

가쪽 미끄러지기 (Lateral Glide)

관절 : 위팔자관절(완척관절, humeroulnar joint).

안정시 위치 : 70° 굽힘(굴곡, flexion)과 10° 뒤침(회외, supination).

적응증 : 통증완화를 위해, 팔꿉관절(주관절, elbow joint) 굽힘 또는 펴기를 향상시키기 위해.

환자자세 : 바로 눕거나 앉기, 안쪽 미끄러지기와 비슷하게.

운동사와 손위치 : 운동사의 손은 안쪽 미끄러지기를 위한 자세와 반대로 하고, 고정손은 가쪽위관절융기(외측상과, lateral epicondyle)에 가동손은 아래팔(전완, forearm)의 내측에서 관절 원위부를 잡는다.

가동화 적용 : 가동손은 안쪽 아래팔에서 근위 자뼈에 대해서는 가쪽으로 압력을 적용한다.

주의점 : 이 가동화는 지속 또는 진동법으로 적용한다.

외팔노관절 (Humeroradial Joint)

이 관절은 또한 외팔노관절로 언급된다. 외팔노관절은 위팔자관절의 가쪽에 있고 팔꿉관절이 제한될 때 간과해서는 안된다. 이러한 특수 관절의 가동화는 팔꿉관절의 전체 가동성에 유이한 차이를 만들 수 있다. 위팔노관절을 위한 안정위는 완전 뒤침(회외, supination)과 완전 펴기를 갖는다.

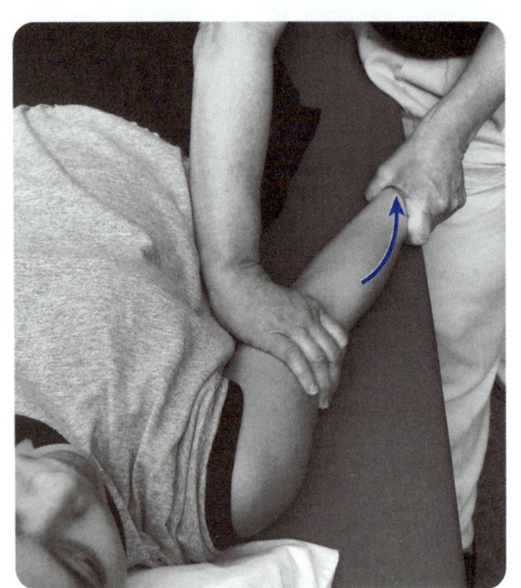

그림 20.11 위팔노관절 미끄러지기.

떼어당기기 (신연, Distraction)

관절 : 외팔노관절.

안정시 위치 : 완전 펴기와 완전 뒤침.

적응증 : 통증을 감소시키기 위해, 팔꿉관절 펴기와 노뼈(요골, radius) 가동성 향상을 위해.

환자자세 : 바로 눕거나 의자에 앉아 팔은 가볍게 벌리고 치료대 위에 지지하기.

운동사와 손위치 : 운동사는 위팔뼈(상완골, humerus) 원위부를 손으로 고정하고 집게손가락으로 노자관절(요척관절, radioulnar joint) 사이 공간을 촉진한다. 가동손은 원위 노뼈에 두고 원위 자뼈(척골, ulna)에는 두지 않는다.

가동화 적용 : 운동사가 발 뒤쪽으로 체중을 옮겨 가동력을 적용한다. 운동사의 몸은 원위 노뼈를 내측으로 굴리는 힘을 적용하여 떼어당김력을 적용한다(그림 20.11).

주의점 : 당김력(견인력, traction force)은 관절에 동시에 적용할 수 있다.

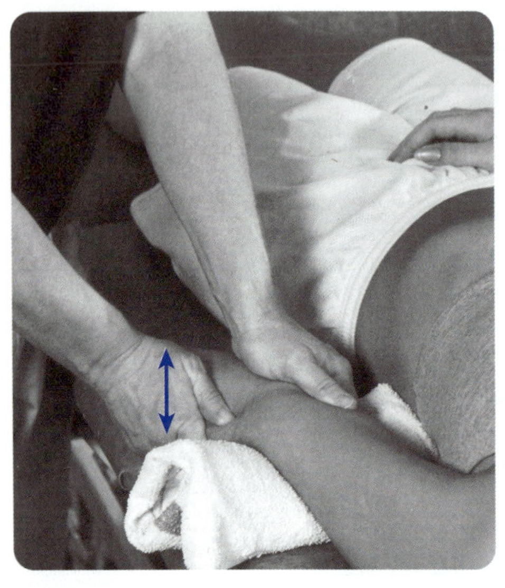

그림 20.12 위팔노관절 전후방과 후전방 가동화.

앞쪽 미끄러지기 (Anterior Glide)

관절 : 위팔노관절.

안정시 위치 : 완전히 폄(신전, extension)과 완전한 뒤침.

적응증 : 굽힘을 증가시키기 위해.

환자자세 : 바로 누워서 팔을 지지하기 위해 치료대 위에 수건을 괴어준다.

운동사와 손위치 : 운동사는 위팔뼈 원위 내측부를 손으로 고정하며 노뼈 근위부에 가동손을 두고, 전방면 위에 엄지두덩을 대고 후방면에 손가락을 댄다.

가동화 적용 : 손가락 패드는 후방에서 전방방향으로 노머리를 위쪽으로 움직인다(그림 20.12).

주의점 : 배쪽(복측, ventral) 미끄러지기 또는 후전방 미끄러지기.

뒤쪽 미끄러지기 (Posterior Glide)

관절 : 위팔노관절.

안정시 위치 : 완전한 폄(신전, extension)과 완전 뒤침(회외, supination) (이전 단원의 그림 20.12 참조).

적응증 : 폄을 증가시키기 위해.

환자자세 : 바로 누워서 팔을 지지하기 위해 치료대위에 수건을 괴어준다.

운동사와 손위치 : 운동사는 고정손을 위팔의 안쪽 원위부에 두며 가동손은 노뼈(요골, radius) 근위부에 두고, 손가락은 후방면에 두고 전방면에는 엄지두덩을 둔다.

가동화 적용 : 엄지두덩은 전방 노뼈에 두고 노머리를 전방으로 움직인다.

주의점 : 등쪽(dorsal) 미끄러지기 또는 전후방 미끄러지기.

몸쪽 노자뼈관절 (Proximal Radioulnar Joint)

이 관절은 사실 팔꿉관절(주관절, elbow joint)의 굽힘(굴곡, flexion)-펴기 관절의 실질적인 부분이 아니더라도 팔꿉관절의 일부이고, 다른 두 개의 팔꿉관절로서 같은 관절 안에 위치한다. 사실 관절의 제한은 팔꿉관절 전체에 영향을 주므로 간과해서는 안된다.

등쪽 미끄러지기 (Dorsal Glide)

관절 : 몸쪽(근위, proximal) 노자관절.

안정시 위치 : 70° 굽힘과 35° 뒤침(회외, supination).

적응증 : 엎침(회내, pronation) 향상을 위해.

환자자세 : 앉거나 바로 누워서 치료대 위에 팔을 지지한다.

운동사와 손위치 : 운동사는 환자와 마주한다. 자뼈(척골, ulna) 근위부 안쪽을 손으로 고정하고, 전방부에 가동손의 엄지두덩을 두고 노머리를 감싼다.

가동화 적용 : 노뼈머리를 후방으로 움직이기 위해 운동사의 어깨에서부터 하방으로 압력을 가한다(그림 20.13).

주의점 : 전후방 미끄러지기 또는 후방 미끄러지기.

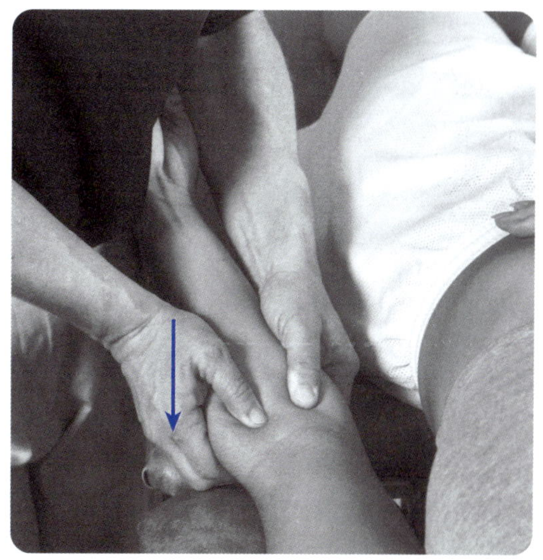

그림 20.13 노자 등쪽관절 미끄러지기.

배쪽 미끄러지기 (Ventral Glide)

관절 : 몸쪽 노자관절.

안정시 위치 : 70° 굽힘과 35° 뒤침.

적응증 : 뒤침 향상을 위해.

환자자세 : 앉거나 바로 누워서 치료대위에 팔을 지지한다.

운동사와 손위치 : 고정손은 자뼈(척골, ulna) 근위부 주변에 두고 가동손은 노머리 주변에 두며 등쪽에는 손바닥을 대고 앞쪽에는 손가락을 댄다.

가동화 적용 : 일차적으로 손의 뒤꿈치(heel)를 사용하여 노머리를 후-전방으로 움직인다(그림 20.14)

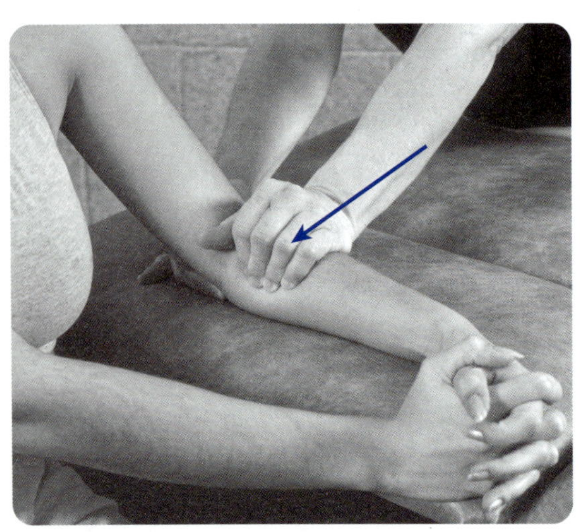

그림 20.14 노자 배쪽 미끄러지기.

주의점 : 앞쪽 미끄러지기 또는 후전방 미끄러지기. 팔꿉관절(주관절, elbow joint)은 초기 치료를 위해 안정위치에 두거나 후기 더욱 강한 적용을 위해 잠긴관절 위치에 가깝게 둔다.

유연성 운동 (FLEXIBILITY EXERCISES)

팔꿉관절의 정상적인 유연성을 얻기 위해 가장 좋은 기법은 움직임의 감소를 예방하는 것이다. 이 시기동안 CPM(지속적인 수동 운동 기계 continuous passsive motion machines)을 사용하는 기법, 부상 후에 초기 가동화와 부동화 기간을 단축하는 것을 포함한다. 동작이 감소할 때 다양한 기법들이 정상 운동범위를 회복하는데 사용된다. 팔꿉관절은 신체의 다른 부위처럼 콜라겐을 형성해서 상처조직을 치유한다. 콜라겐이 성숙됨에 따라 신장 기법과 힘은 교원질 배열에 영향을 주고 궁극적으로 조직의 힘에 영향을 준다. 단기간의 능동신장은 초기 가동성을 향상시키기 위해 사용되어질 수 있으나, 장기간의 신장은 콜라겐이 성숙하는 동안 후기에 필요하게 된다. 이 원칙과 가이드라인은 2장과 5장에서 언급되어진다.

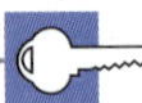

팔꿉관절의 관절 가동화는 위팔자관절, 외팔노관절, 몸쪽 노자관절을 포함한다.

장기간의 신장 (Prolonged Stretches)

팔꿉관절에서 장기간의 신장은 조심스럽게 적용해야 한다. 가벼운 정도의 힘은 전방 관절을 파괴하지는 않지만, 여전히 관절 가동성을 크게 하지는 않는다. 장기간의 신장은 다만 능동적인 신장이 팔꿉관절 동작의 회복에 도움이 되지 않을 때 사용된다.

야간부목 (Night Splints)

가동성 증대를 이루기 어렵거나 정상보다 더욱 느릴 경우에는 야간 부목을 장기간 취할 수 있으며 낮은 수준의 장력은 결합조직을 효과적으로 증가시키기 위해 필요하다. 환자는 잠자는 동안에도 부목을 착용하고 부목은 팔을 사용하지 못하게 하기 때문에 일반적으로 낮 동안에는 부목을 착용하지 않는다. 부목의 부하와 각도는 환자 개개인의 요구에 맞게 조절될 수 있다. 환자가 부목에 적응하기 위해서는 2-3일이 걸린다. 그러나 견딜 수 있다면 지속적으로 착용하는 것은 관절의 가동범위 회복에 유익할 수 있다.

신장 장비 (Equipment Stretches)

신장은 야간 부목처럼 장기간 적용하지 않지만, 신장은 이 장에서는 지속적인 신장으로 설명된다. 사람들은 기기로 신장을 만들고 점차 강하게 적용한다. 당신이 생각하는 것보다 더 적은 힘을 사용해야 하는데 장기간의 신장은 단기간의 신장보다 같은 힘을 적용하는 동안 조직에 더 강한 영향을 주기 때문이다(Kottke, Pauley, & Ptak, 1966). 오히려 너무 강한 힘은 관절주머니에 부상을 줄 수 있고, 당신이 생각한 것보다 더 가벼운 힘부터 적용을 시작해서 환자의 반응을 주시하면서 적절하게 점차 증가시키는 것이 필요하다.

굽힘-폄 신장 (Flexion-Extension Stretches)

다양한 기계들이 장기간의 신장을 제공하기 위해 사용됐다. 이것들은 적어도 10-15분 동안 적용하게 되고 환자가 견딜 수 있다면 더 길게 적용된다. 어깨가 고정되어 있는 동안에 적은 파운드의 힘을 가한다. 일찍부터 논의된 바와 같이 팔꿉관절(주관절, elbow joint)은 근육이 관절을 가로지르는 특이함이 있으며 관절내 잃어버린 동작을 회복하기 위해 시도할 수 있다. 상처조직을 형성하기 때문에 연부조직에 너무 강한 힘이나 과신장을 적용하지 않도록 주의해야 한다. 굽힘(굴곡, flexion)의 운동범위를 증대시키는 신장에 무게 1.8kg(4 lb) 이상을 가하지 않도록 권한다. 원하는 각도를 유지하도록 속도를 0으로 놓은 상태에서 굽힘 또는 폄(신전, extension) 자세에서 팔꿉관절이 신장이 되도록 등속성 운동기구를 이용할 수 있다(그림 20.15a). 동-사각분면 운동 단위(Iso-quad exercise unit)가 장시간의 신장을 적용하기 위해 사용되어 질 수 있다. 이 장비를 사용할 수 없다면 환자는 바로 누운 자세에서 무제한의 무게를 적용할 수 있다; 치료대에서 어깨가 들리지 않도록 4.5kg(10 lb) 무게를 얹고 손목에는 1.8kg(4 lb)의 무게를 적용한다. 치료대위에서 후방으로 과도한 압력으로부터 팔꿉관절을 보호하기 위해 팔 원위부에 타월을 둔다(그림 20.15b).

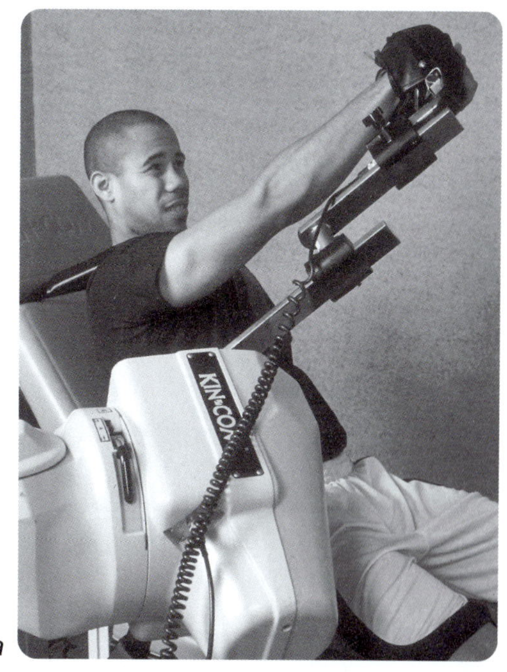

a

엎침-뒤침 신장
(Pronation-Supination Stretches)

뒤침(회외, supination) 또는 엎침(회내, pronation)을 증가시키기 위하여 중량막대를 사용할 수 있다. 환자는 치료대위에 팔꿉관절을 지지하고 앉는다. 팔꿉관절은 어깨 아래 일직선으로 놓는다. 뒤침 또는 엎침의 끝 범위에서 손은 막대기, 지팡이 혹은 빗자루를 잡는다(그림 20.16). 손과 막대를 감쌀 수 있는 스트랩을 갖고 막대가 그 위치에서 안전하다면, 더욱 효과적으로 신장될 수 있다; 이것은 근육의 이완이 신장을 향상시키는 것을 허용한다. 이 자세는 최소 5분간 지속한다.

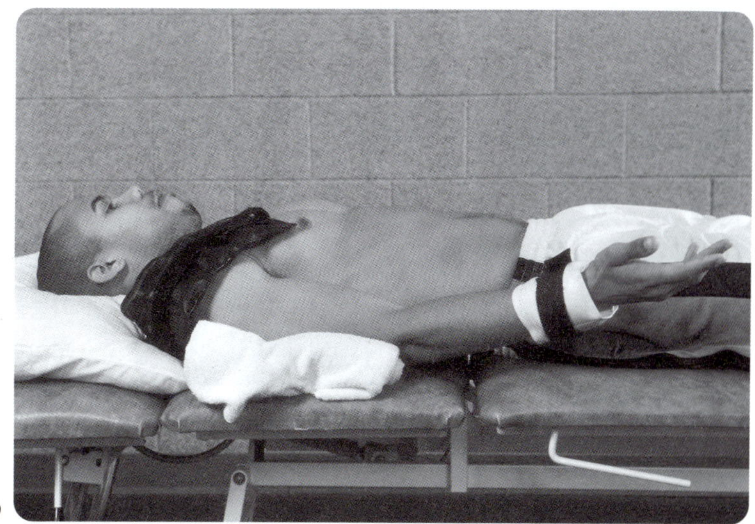

b

그림 20.15 굽힘-폄(기구 신장) : ***(a)*** 등척성 기구에서 속도를 0으로 두고 지속적으로 신장한다. ***(b)*** 프리웨이트 도구로 신장하기 위해 4.5kg(10 lb)로 어깨를 고정하고 손목에 신장을 주기 위해 1.8kg(4 lb)이하로 묶어준다.

능동신장 (Active Stretches)

환자는 하루 종일 능동 신장을 한다. 이 기법은 많은 장비를 필요로 하지 않으며 편하고 쉽게 적용할 수 있다. 능동 신장은 근육과 관절 구조물에 적용할 수 있다. 이러한 신장은 다음 장에서 언급되어진다.

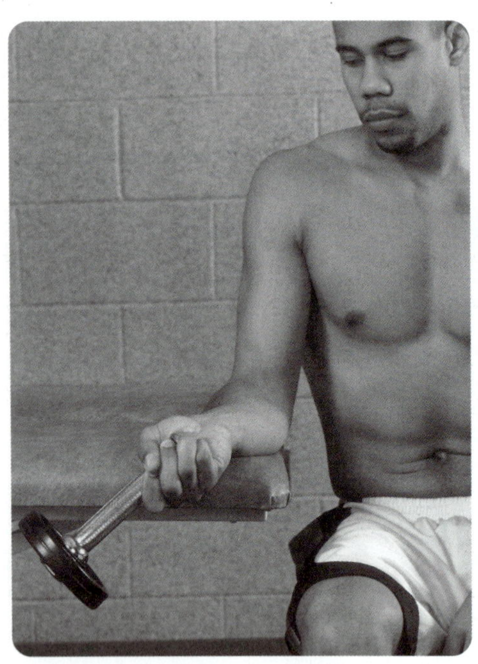

그림 20.16 뒤침근 기구 신장.

팔꿉관절과 아래팔의 유연성 운동 (Flexibility Exercises for the Elbow and Forearm)

능동 팔꿉관절 굽힘근 신장 (Active Elbow Flexor Stretch)

신체 분절 : 팔꿉관절(주관절, elbow joint).

재활 단계 : II, III단계.

목적 : 팔꿉관절 폄(신전, extension) 증가.

자세 : 환자는 바로 눕거나 앉아서 건측 아래팔(전완, forearm)을 복부를 가로질러 놓고, 환측 팔꿉관절 후방 관절을 포함해서 근위부에 손등을 댄다.

시행 : 아래팔은 뒤침(회외, supination)한 상태를 유지하고, 환자는 팔꿉관절을 능동적으로 가능한 신장하고 이 자세를 10초간 유지한다.

가능한 대상동작 : 어깨뼈(견갑골, scapula)를 내밀거나, 몸통(체간, trunk)을 전방으로 기대어 어깨를 편다.

주의점 : 이 운동은 각 세션을 하루에 5–10회 자주 반복한다.

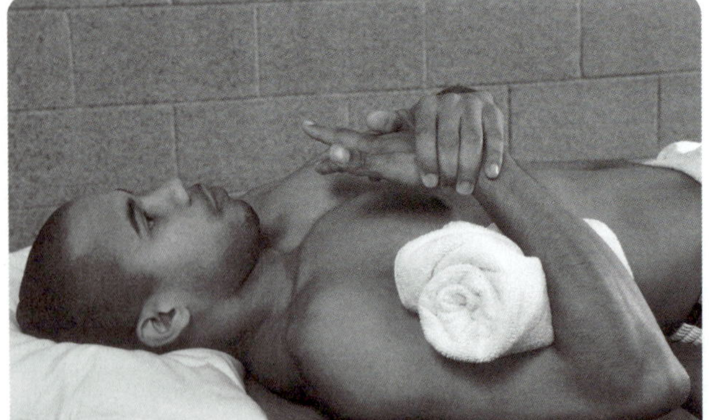

그림 20.17 팔꿉관절 폄 신장은 바로 눕거나 앉은 자세에서 진행한다.

능동 팔꿉관절 폄근 신장 (Active Elbow Extensor Stretch)

신체 분절 : 팔꿉관절.

재활 단계 : II, III단계.

목적 : 팔꿉관절 굽힘(굴곡, flexion) 증가.

자세 : 환자는 앉거나 선다. 반대쪽 손으로 환측 아래팔을 잡는다. 팔꿉관절은 측면에서 고정하거나 치료대위에서 고정한다.

시행 : 환자는 반대손으로 어깨를 향해 환측 아래팔을 당긴다(그림 20.17).

가능한 대상동작 : 어깨 폄과 어깨뼈 뒤당김(후퇴, retraction).

주의점 : 운동은 하루 5–10회 반복한다. 신장은 팔오금에 타월과 패드를 대면, 더욱 효과적으로 더욱 안정적으로 신장시킬 수 있다. 패드는 신장동안 팔꿉관절의 신장을 제공한다.

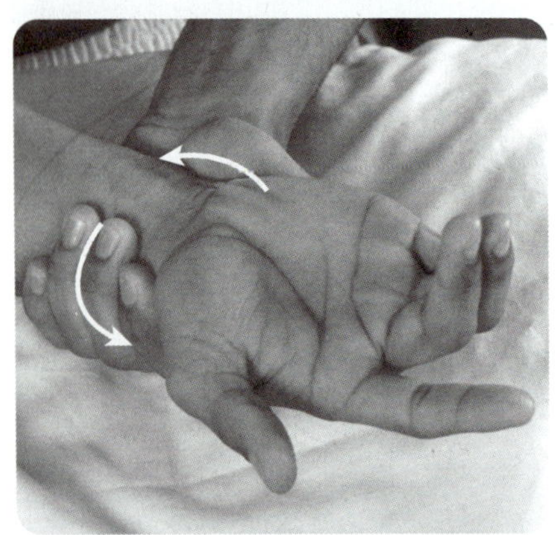

그림 20.18 엎침근 신장.

능동 엎침근 신장 (Active Pronator Stretch)

신체 분절 : 아래팔.

재활 단계 : II, III단계.

목적 : 뒤침 증가와 엎침(회내, pronation) 신장.

자세 : 환자는 팔꿉관절을 90° 굽힌 상태로 앉고 측면에서 고정한다. 아래팔은 가능한 완전히 뒤침시킨다. 건측 손으로 아래팔을 받쳐서 잡고 손가락 패드부위를 노뼈(요골, radius)의 장측 위에, 손의 기저부는 자뼈(척골, ulna)의 등쪽(dorsal) 위에 둔다.

시행 : 손가락 패드부위로 노뼈머리를 아래 방향으로 당기고 손의 기저부는 자뼈를 상방으로 밀어낸다(그림 20.18).

가능한 대상동작 : 팔꿉관절(주관절, elbow joint)에서 안쪽으로 움직이고 몸통(체간, trunk)은 팔을 향해 기댄다. 신장 동안 움직임을 예방하기 위해 손은 갈비뼈(늑골, ribs)위에 안전하게 둔다.

주의점 : 환자는 하루에 여러 번 신장을 적용한다.

능동 뒤침근 신장 (Active Supinator Stretch)

신체 분절 : 아래팔(전완, forearm).

재활 단계 : II, III단계.

목적 : 뒤침근(회외근, supinator)을 신장하여 엎침(회내, pronation) 늘리기.

자세 : 환자는 팔꿉관절을 90° 굽히고 몸통 옆에 붙여 고정해서 앉는다. 아래팔은 가능한 최대범위로 능동적인 엎침을 일으킨다. 환자는 건측손으로 아래팔 원위부를 잡고 손가락 패드는 자뼈(척골, ulna)의 배쪽(ventral)를 감싸쥐고, 손의 기저부는 노뼈(요골, radius) 등쪽(dorsal)을 잡는다.

시행 : 손의 기저부가 아래쪽으로 밀고 손가락 패드는 위쪽으로 당겨진다(그림 20.19).

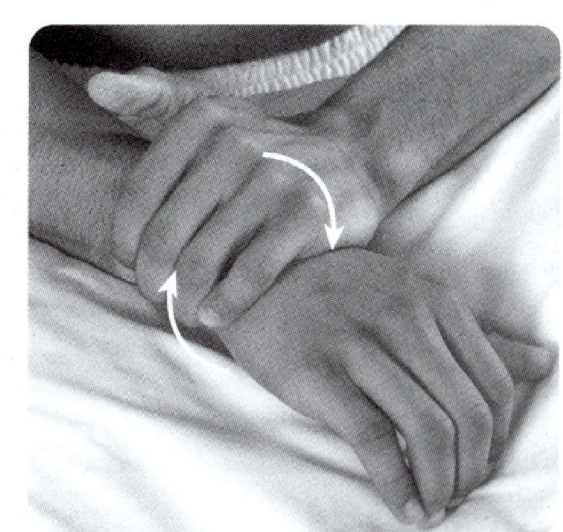

그림 20.19 뒤침근 신장.

가능한 대상동작 : 어깨가 벌어지거나 몸통(체간, trunk)이 아래팔에서 멀어져 팔꿉관절이 몸통에서 멀리 이동한다. 팔꿉관절은 몸통 옆에 위치한다.

주의점 : 신장은 하루 여러 번 적용한다. 환자에게는 어깨를 이완하도록 지시하고 통증없이 신장되는 지점까지 신장을 적용한다.

보조 신장 (Assisted Stretches)

운동사는 전방관절을 신장하기 위해서는 주의를 해야 한다. 이 부위에 과도한 신장은 유착이나 골화성근염을 일으킬 수 있다. 길항근의 능동 수축을 가진 수축-이완-신장 기법은 보조적 신장에서 사용할 수 있다. 이런 신장들은 다음 장에서 설명되어진다.

팔꿉관절 폄근의 보조적 신장 (Assistive Stretch to the Elbow Extensors)

신체 분절 : 팔꿉관절.

재활 단계 : II, III단계.

목적 : 팔꿉관절 굽힘(굴곡, flexion) 동작을 증가시키기 위해.

자세 : 환자는 앉거나 바로 눕는다. 운동사는 팔꿉관절을 고정해서 지지하고 다른 손은 환자의 손목에 놓는다.

시행 : 운동사는 환자의 어깨를 향해 환자의 손을 움직인다(그림 20.20a).

가능한 대상동작 : 적절히 고정되지 않으면, 어깨는 운동범위를 향상시키기 위해 잘못된 효과로 올림(거상, elevation)되어질 수 있다.

주의점 : 더욱 안정적으로 더욱 효과적으로 관절을 신장하기 위해 운동사의 다른 손을 두거나 팔오금사이에 타월을 끼울 수 있다. 위팔세갈래근(상완삼두근, triceps brachii) 긴머리를 신장하기 위해 팔꿉관절은 굽혀지고 아래팔 원위부를 잡고 있는 운동사의 손에 의해 팔꿉관절은 더욱 굽어진다. 환자의 팔꿉관절을 잡고 있는 다른 손에 의해 어깨는 머리위로 굽어진다.

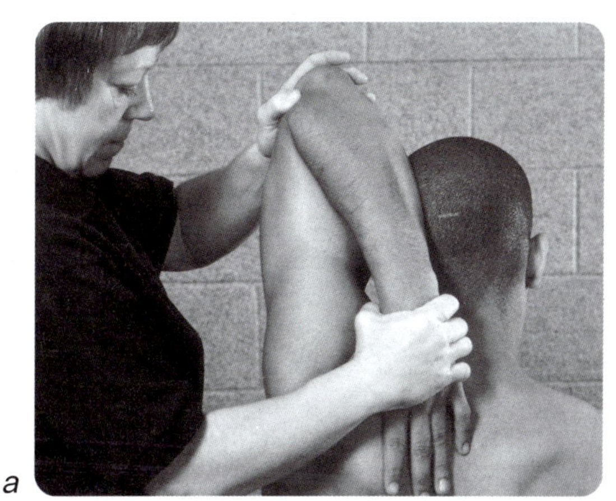

a

그림 20.20 보조적 팔꿉관절 굽힘-폄 신장 : *(a)* 위팔세갈래근 긴머리 신장.

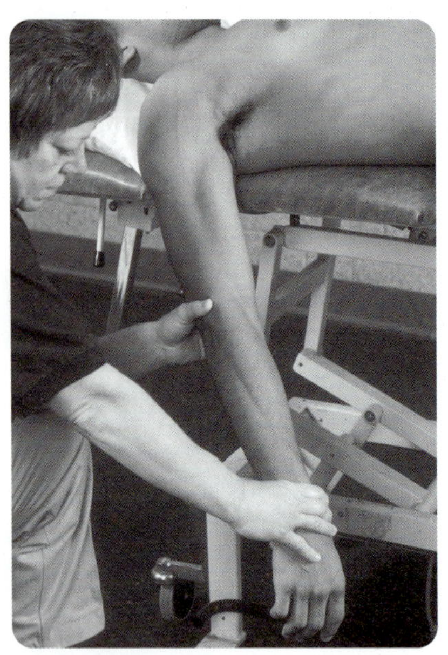

그림 20.20 *(계속)* 보조적 팔꿉관절 굽힘-폄 신장 : *(b)* 두갈래근 신장.

팔꿉관절 굽힘근의 보조적 신장 (Assistive Stretch to the Elbow Flexors)

신체 분절 : 팔꿉관절(주관절, elbow joint).

재활 단계 : II, III단계.

목적 : 팔꿉관절 폄(신전, extension) 동작 증가.

자세 : 환자는 앉거나 바로 눕는다. 운동사는 팔꿉관절을 지지한다.

시행 : 운동사는 팔꿉관절을 펴고 어깨를 과다폄(과신전, hyperextension) 위치로 놓는다(그림 20.20b). 위팔두갈래근(상완이두근, biceps brachii)을 신장하고 다른 전방 팔꿉관절 구조물을 신장한다.

가능한 대상동작 : 어깨뼈(견갑골, scapula) 내밈(돌출, protraction), 어깨뼈 경사.

주의점 : 두갈래근(이두근, biceps)은 아래팔(전완, forearm)이 엎침(회내, pronation)될 때 신장되어 지지만, 신장은 엎침때에도 적용되어진다.

보조적인 아래팔 신장 (Assitive Forearm Stretches)

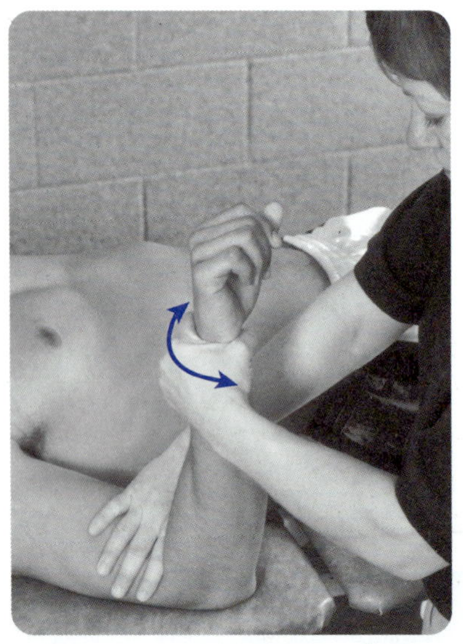

그림 20.21 보조적인 뒤침-엎침 신장.

신체 분절 : 팔꿉관절.

재활 단계 : II, III단계.

목적 : 아래팔(전완, forearm)의 뒤침(회외, supination)과 엎침(회내, pronation)을 증가시키기.

자세 : 환자는 앉거나 바로 눕기, 팔꿉관절은 90° 굽힌다. 운동사는 팔의 원위부를 고정하고 환자의 손목에 있는 손으로 신장시킨다.

시행 : 노자관절의 엎침과 뒤침의 과다압력을 운동범위 끝에 적용한다. 운동사는 수초간 신장을 유지하고 반복한다(그림 20.21).

가능한 대상동작 : 엎침과 같이 어깨는 벌림(외전, abduction)하고 뒤침과 같이 어깨는 모음(내전, adduction)한다. 신장을 적용하기 위해 노자관절에 힘이 적용되지만, 손을 틀지는 않는다.

주의점 : 신장하는 동안 따뜻한 물 안에서 적용하면 더욱 편하게 적용할 수 있다. 완전한 뒤침과 엎침이 일어나거나 반대로 적용되어 진다면 동작이 향상된 것이다.

근력운동 (STRENGTHENING EXERCISES)

팔꿉관절의 정상적인 유연성은 지속적인 신장을 사용해서 회복되고 능동과 보조 신장에 의해서도 회복된다.

다른 관절들에서와 같이 가장 기본적인 팔꿉관절 근력 운동은 등척성 운동을 포함한다. 직선면안에서 등장성 운동은 대각 운동면으로 진보한다. 플라이오메트릭 운동은 근력 진보의 한 부분이다. 치료 운동의 최종 부분은 환자가 운동참여에 복귀하기 전에 기능적인 운동을 포함한다.

등척성 저항운동 (Isometric Resistance Exercises)

환자는 하루종일 혼자서 자주 다음의 저항운동을 할 수 있다. 각각의 운동은 6초간 지속하고 각 세션에 10번을 반복한다. 환자는 독립적으로 수행하기 전에 운동의 정확한 효과를 증명해야 한다.

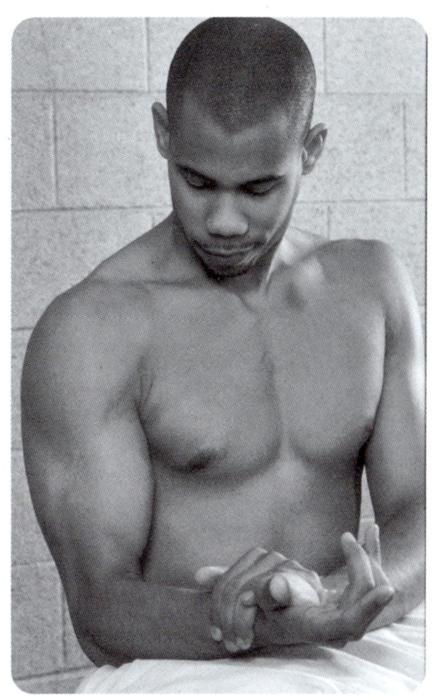

그림 20.22 등척성 굽힘.

팔꿉관절 굽힘 (Elbow Flexion)

부상된 팔꿉관절(주관절, elbow joint)은 굽힘(굴곡, flexion)하고 환자는 반대손을 아래팔(전완, forearm) 원위부에 둔다. 동작을 유지하기 위해 반대손을 사용하는 동안 환자는 팔꿉관절을 굽힘 방향으로 움직인다(그림 20.22). 이 운동은 뒤침(회외, supination)과 엎침(회내, pronation), 중립위치에서 수행되고 팔꿉관절의 다양한 굽힘 각도에서 적용한다.

팔꿉관절 폄 (Elbow Extension)

이 운동 동안, 환자는 팔꿉관절 펴기(신전, extension)를 시도하는 동안 아래팔 원위부에 저항을 적용한다. 이 운동은 폄의 다양한 각도의 다양한 위치에서 수행할 수 있다.

저항성 도수운동 (Manual-Resistance Exercises)

직선면 도수 저항운동은 운동사에 의해 제공되어 진다. 팔꿉관절은 이런 운동 동안 완전한 운동범위를 통해 팔꿉관절을 움직이는 것이 매우 중요하다.

움직임은 부드러워야 하기때문에 운동사는 환자의 근력에 따라 운동범위를 따라 저항력을 변화시킬 필요가 있다. 운동범위에서 약한 부분이 있다면, 운동사는 움직임을 유지하기 위해 진행에 앞서 동작의 약화된 지점에서 등척성 운동을 적용할 수 있다. 이 경우 등척성 운동이 사용되어지면 환자는 운동을 수행하기 전에 알려줘야 한다. 환자의 능력에 따라 저항은 쉽게 변화할 수 있고, 조직 치유의 주의를 가하기 위해 도수저항은 초기에 시작할 수 있으며 재활 프로그램을 통해 도수저항을 사용할 수 있다.

팔꿉관절 굽힘-폄 (Elbow Flexion-Extension)

근력운동을 위한 가장 좋은 자세는 항중력 위치로 아래팔을 가져가는 것이다. 이 자세는 부가적인 저항으로써 아래팔의 중량을 사용하는 것이다. 환자는 앉거나 바로 누워 팔꿉관절을 굽힌다. 바로 누운 자세는 팔꿉관절이 더 쉽게 고정될 수 있고 완전한 관절가동범위로 움직일 수 있기 때문에 더 좋다. 운동사는 한 손으로 어깨를 고정시키고 다른 한 손으로 아래팔의 원위부를 잡고 팔꿉관절 굽힘에 저항을 가한다(그림 20.23a). 우선적으로 두갈래근(이두근, biceps)에 저항을 주기위해 아래팔은 뒤침(회외, supination)되어야 한다. 두갈래근을 촉진하고 위팔근(상완근, brachialis)에 우선적으로 저항하기 위해 아래팔은 엎침되어야 한다. 이 운동의 일반적인 대상작용은 어깨를 굽히거나 으쓱하거나

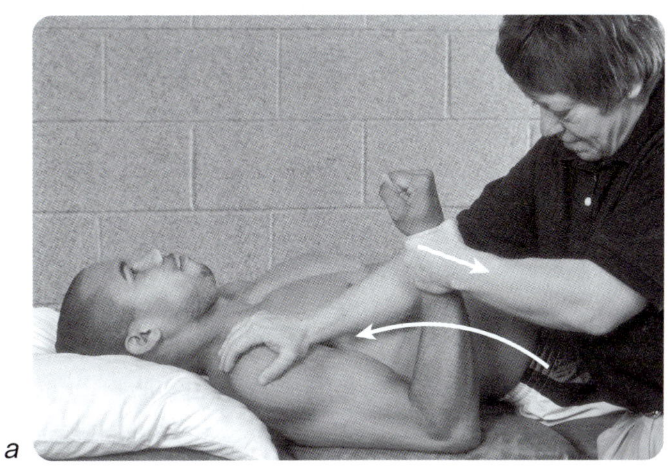

a

그림 20.23 도수저항 : *(a)* 뒤침에서 팔꿉관절 굽힘에 저항.

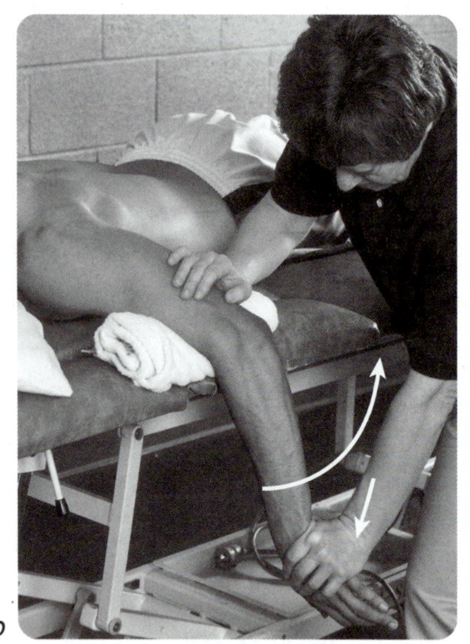

그림 20.23 *(계속)* 도수저항 : ***(b)*** 팔꿉관절 펴기에 저항.

어깨뼈(견갑골, scapula)를 뒤당김(후퇴, retraction)을 하는 것이다. 환자가 엎드려 누운 자세에서 팔꿉관절(주관절, elbow joint)을 펴고, 최대 중력의 효과를 갖기 위해 펴기의 마지막 범위에서 동작을 수행한다. 팔은 치료대위에서 벌어져 지지되고 아래팔(전완, forearm)을 측면으로 늘어뜨린다. 수건받침을 팔의 원위부에 놓아 환자를 편하게 하고 팔이 치료대 위에서 수평위치로 들려지도록 한다. 운동사는 한 손으로 팔을 고정하고 다른 손으로 원위 아래팔에서 팔꿉관절 펴기에 저항을 제공한다(그림 20.23b). 이 운동은 환자가 앉은 자세에서 어깨를 완전히 올림(거상, elevation)시켜 팔꿉관절이 머리위로 젖혀진 상태에서 적용할 수 있다. 이 자세는 운동범위의 중립에서 최대 저항이 제공되고 위팔세갈래근(상완삼두근, triceps brachii)의 긴머리가 이 지점에서 최대로 신장되어 진다. 위팔세갈래근 저항운동의 일반적인 대상작용은 어깨뼈 내밈(돌출, protraction)이다.

뒤침–엎침 (Supination-Pronation)

이 운동은 환자가 앉아서 혹은 바로 누워서 할 수 있다. 팔꿉관절을 90° 굽힘(굴곡, flexion)하고 운동사는 환자의 아래팔 원위부 주변을 두 손으로 잡는다. 환자가 아래팔을 뒤침(회외, supination)할 때 운동사는 동작에 저항을 제공할 수 있다. 저항은 엎침(회내, pronation)동안 반대 방향에서 발생한다(그림 20.24). 팔꿉관절이 엎침되는 동안 벌어지거나 뒤침되는 동안 모아지는 것을 방지하기 위해 팔꿉관절은 환자의 옆구리에서 확실히 고정되어야 한다.

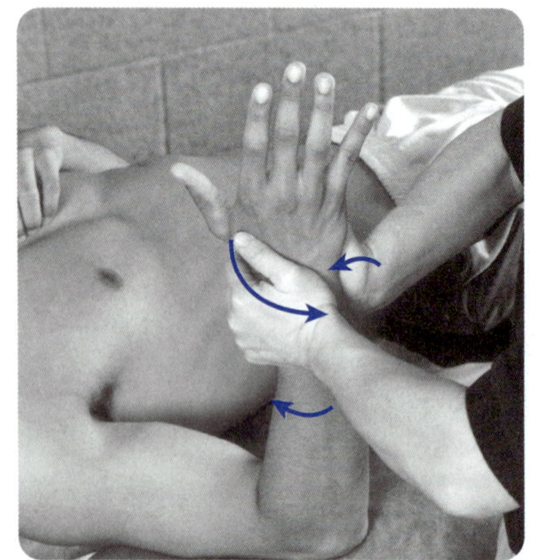

그림 20.24 뒤침–엎침의 도수저항.

직선면에서의 저항 운동 (Straight-Plane Resisted Exercises)

모든 운동범위를 통해 이 운동을 수행하기 위해서는 천천히 조절될 기법으로 적용하는 것이 중요하다. 직선면 저항운동은 다음 장에서 설명되어 진다.

■ 팔꿉관절과 아래팔을 위한 근력운동 (Strength Exercises for the Elbow and Forearm)

팔꿉관절 굽힘 (Elbow Flexion)

신체 분절 : 팔꿉관절.

재활 단계 : II, III단계.

목적 : 다양한 팔꿉관절 굽힘근(굴근, flexor) 강화.

자세 : 환자는 건측손으로 환측팔의 원위부 밑 팔꿉관절 뒤에 둔다. 중량은 손이 엎침과 뒤침 그리고 중립위치에서 환자가 천천히 팔꿉관절을 굽히면서 적용한다(그림 20.25a).

시행 : 팔꿉관절 굽히기는 부드럽고 조절된 움직임을 가져야 한다.

가능한 대상동작 : 반대손은 환측팔을 고정하기 위해 환측 팔꿉관절 아래에 위치시키고 이 운동 동안 가장 흔히 발생하는 대상동작인 어깨 올리기를 방지한다. 다른 대상동작은 중량을 드는 동안 갑작스럽게 어깨를 으쓱하거나 추진력을 이용하는 것이다. 이 동작이 보인다면 저항을 낮춰야 한다.

주의점 : 아래팔(전완, forearm)의 자세에 따라 두갈래근(이두근, biceps), 위팔근(상완근, brachialis), 위팔노근(이중 하나 이상)이 강화되어 진다. 뒤침(회외, supination)은 두갈래근을 강조하고, 엎침(회내, pronation)은 위팔근을 강화하고 중립은 위팔노근을 강화시킨다. 대체자세는 어깨를 90°까지 굽히고 저항에 대해 팔꿉관절을 굽히는 동작을 유지하도록 팔로 지지해줘야 한다(그림 20.25b). 이 자세는 운동 시작에서 최대 저항을 제공한다. 이 운동은 저항 밴드나 도르래로 수행되어진다. 중립에서 최대 저항을 발생시키려면 도르래나 밴드는 지면에 가깝도록 낮게 부착한다. 고정위치의 변화는 움직임의 위치를 변화하고 최대 저항을 발생시킨다. 7장에서 관절의 위치와 최대 저항에 대한 부가적인 정보를 제공한다. 그림 20.25c에서 보는 것처럼 위팔의 뒤에 반대손을 놓아 팔을 고정하는 것이 중요하다.

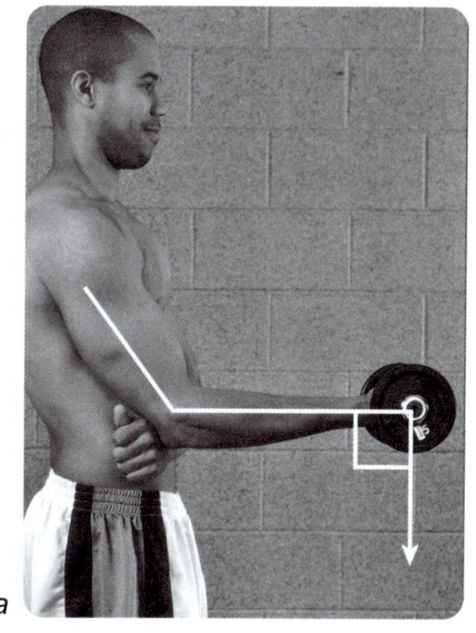

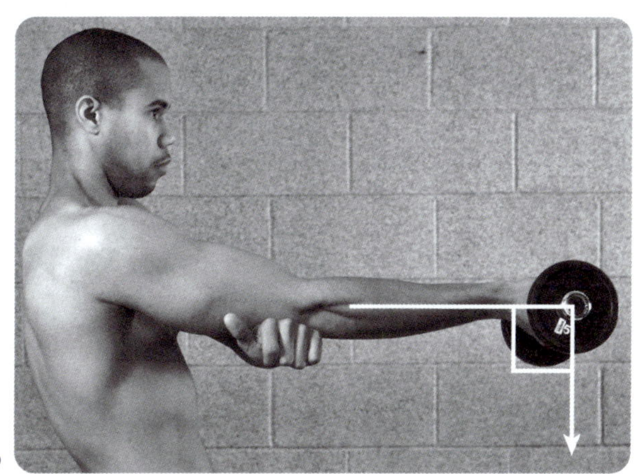

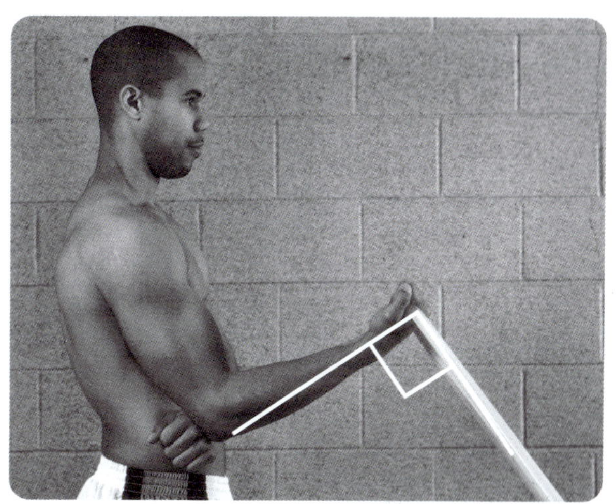

그림 20.25 팔꿉관절 굽힘 : *(a)* 팔꿉관절 120° 굽힘에서 최대 저항이 일어난다 *(b)* 팔꿉관절 굽힘 시작점에서 최대 저항이 일어난다. *(c)* 고무밴드 또는 풀리는 팔꿉관절 운동 자세에 따라 최대저항이 운동범위 내에서 변한다.

팔꿉관절 폄 (Elbow Extension)

신체 분절 : 팔꿉관절(주관절, elbow joint).

재활 단계 : II, III단계.

목적 : 위팔세갈래근(상완삼두근, triceps brachii)과 팔꿈치근(주근, anconeus)의 강화.

자세 : 어깨는 올림(거상, elevation)되고 어깨 넘어 팔꿉관절은 일직선으로 위치한다.

시행 : 머리위로 팔꿉관절을 유지하는 동안 팔꿉관절은 펴져 있다.

가능한 대상동작 : 어깨는 굽힘(굴곡, flexion)과 벌림(외전, abduction)을 일으킨다.

주의점 : 위팔세갈래근의 긴머리가 덜 강조되어 지면 운동은 환자가 바로 누운 자세에서 수행되어져야 한다(그림 20.26b). 마지막 각도에서 저항을 강조하기 위해 환자는 서서 허리를 뒤로 기대거나 치료대 위에 엎드려 눕거나 팔꿉관절을 굽히고 지면에 팔을 평행하게 둔다. 팔꿉관절은 몸통(체간, trunk)을 굽히거나 엎드린 자세에서 몸통을 따라 펴기를 한다(그림 20.26c). 렛 풀다운과 같은 기구는 팔꿉관절 폄근(신전근, extensor)을 강화시킨다(그림 20.26d). 환자는 바를 잡고

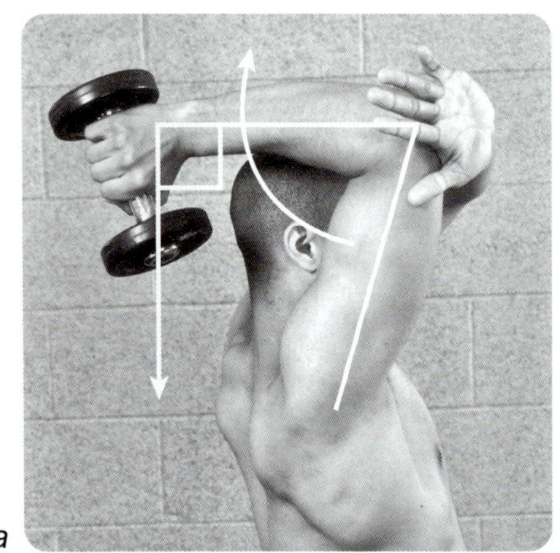

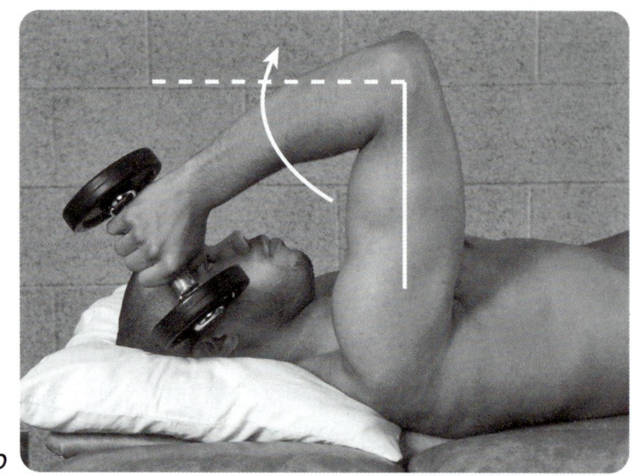

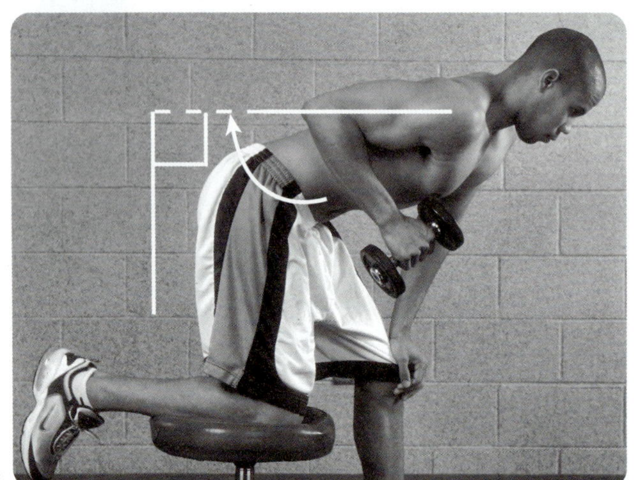

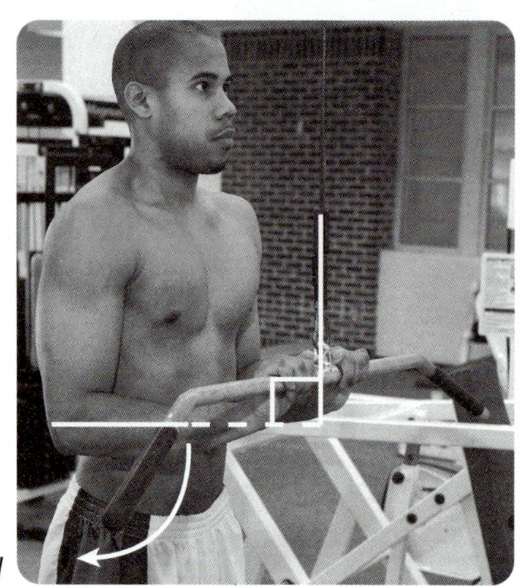

그림 20.26 팔꿉관절 펴기 : *(a–b)* 70° 에서 최대저항이 생긴다 *(c)* 관절 끝범위에서 최대저항이 생긴다 *(d)* 넓은등근을 사용하여 위팔세갈래 근력으로 바를 당겨내린다.

팔꿉관절은 이 위치에서 굽힌다. 이 팔의 자세를 유지하는 것은 환자가 팔꿉관절을 펴서 바를 아래로 내린다(그림 20.26d).

뒤침 (회외, Supination)

신체 분절 : 아래팔(전완, forearm).

재활 단계 : II, III단계.

목적 : 아래팔 뒤침(회외, supination) 강화.

자세 : 이 운동은 환자가 앉고 아래팔이 치료대 끝에 지지된 자세로 수행한다. 중량바는 아래팔의 엎침(회내, pronation)의 끝지점에서 지탱한다.

시행 : 바가 천정을 향해 동심성 운동을 하도록 천장을 향해 바를 가져갈 때까지 환자는 바를 위쪽으로 회전한다(그림 20.27a).

가능한 대상동작 : 움직임과 속도를 조절하기 보다는 중량을 떨어트리고 어깨는 벌리고 팔꿉관절은 편다.

주의점 : 편심성 운동을 수행하기 위해 환자는 손바닥을 뒤집기 하여 중량바를 시작위치로 천천히 돌아오게 한다.

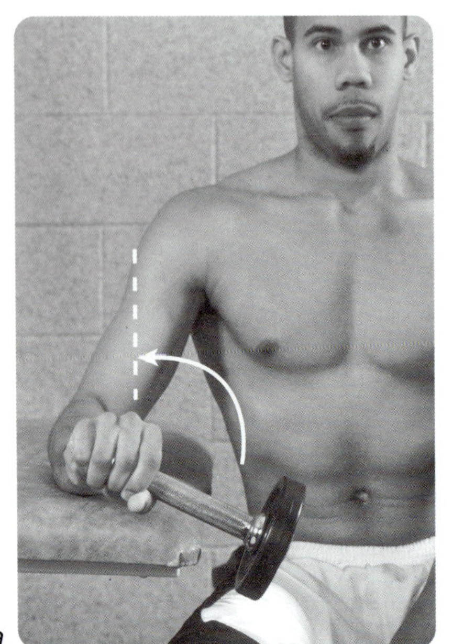

그림 20.27 *(a)* 뒤침근.

엎침 (회내, Pronation)

신체 분절 : 아래팔(전완, forearm).

재활 단계 : II, III단계.

목적 : 아래팔 엎침(회내, pronation)근의 강화.

자세 : 뒤침(회외, supination)운동에서 언급했듯이 환자는 앉는다.

시행 : 환자는 동심성 운동을 위해 중립위치에서 아래팔을 엎침하기 위해 바를 돌리고, 편심성 운동을 위해 완전한 뒤침까지 되돌린다(그림 20.27b).

가능한 대상동작 : 어깨는 벌림(외전, abduction)과 팔꿉관절은 굽힌다.

주의점 : 중량은 운동범위 전체를 거쳐 조절되어져야 한다. 덤벨의 끝은 반대 끝에 반대압을 걸어 운동을 비효과적으로 만들기 때문에 엎침과 뒤침운동을 수행하기 위해 덤벨을 사용하는 것은 부정확한 기법이다.

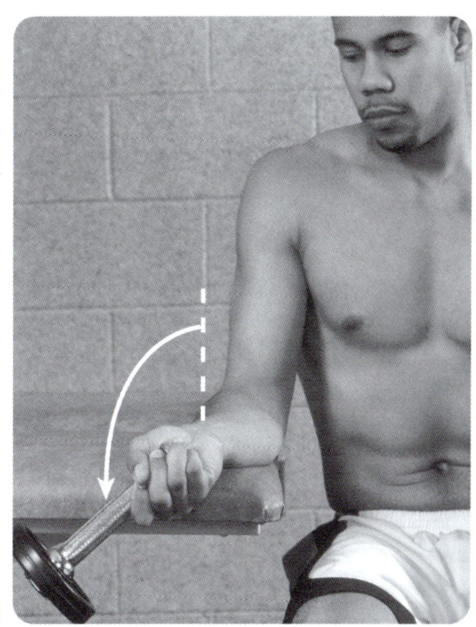

b

그림 20.27 (계속) *(b)* 엎침근.

플라이오메트릭 운동 (Plyometric Exercises)

환자들이 직선면 운동에서 충분한 힘을 획득하면 환자는 대각면 운동을 진행한다. 다각적 면에서 동시에 근 수행을 요구하고, 팔다리(사지, extremity)의 지속적인 조절과 정확한 동작수행을 요구하기 때문에 이 운동은 더욱 강하다. 이 운동은 이행단계의 역할을 하며 다음 단계를 위해 팔꿉관절(주관절, elbow joint)과 그것의 지지조직 및 운동 구성요소 기능적인 운동을 준비한다.

연결된 어깨운동 (Carryover Shoulder Exercises)

제19장에서 논의된 닫힌사슬운동(closed kinetic chain exercises)의 다수는 팔꿉관절에 적당한 운동이다. 이 장에서는 자세를 언급하는 대신, 이들 운동의 진행에 관한 정보와 목록에 관하여 제19장을 참조하기 바란다. 팔굽혀펴기, 앉아 팔굽혀펴기, 스위스볼, 체중지지운동, 리듬있는 안정성 운동, 원위 가동의 안정성 운동들은 모두 팔꿉관절을 위해 적합하다. D1과 D2 굽힘(굴곡, flexion)과 폄(신전, extension)의 대각 패턴의 저항성 밴드운동은 팔꿉관절의 굽힘과 폄에 적합하거나 패턴을 통해 팔꿉관절의 위치를 고정적으로 유지할 수 있다. 어느 패턴을 사용하는가는 스포츠종목에 달려 있다. 예를 들면, 야구의 투수와 테니스 선수는 D2의 굽힘과 폄 패턴을 이용해야 한다. 왜냐하면 이 패턴이 스포츠종목과 가장 가까운 동작을 모방하기 때문이다. 이에 반해서, 평영을 하는 수영선수는 D1의 굽힘과 폄 패턴을 이용해야 한다. 제19장에서 설명한 것처럼 불안정 지면 운동들은 팔꿉관절 운동의 II, III단계에서 언급되어 진다. 트레드밀 혹은 스텝머신을 이용한 저항운동과 메디신 볼 운동과 진전은 팔꿉관절 치료 운동의 진전에 적용할 수 있다.

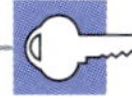

팔꿉관절의 근력운동은 등척성 저항, 도수저항, 직선면 운동, 어깨위로 플라이오메트릭 운동, 등속성 운동으로 조심스럽게 진전한다.

등속성 운동 (Isokinetics)

등속성 운동장비는 재활 III단계 동안 안정성과 요구하는 움직임의 독립성을 갖기 위해 초기 직선면 운동에서 시작한다. 팔꿉관절 굽힘-폄과 아래팔의 엎침-뒤침는 기구에서 모두 수행되어 질 수 있다. 환자상태가 향상되어 지면서 대각 패턴은 더욱 기능적인 동작으로 발전하여 이용될 수 있다.

기능적이고 운동 특이적인 활동 (FUNCTIONAL AND ACTIVITY-SPECIFIC ACTIVITIES)

환자가 기능운동을 접하게 되면 기능 활동과 활동 특이적 도전은 정상 활동으로 완전히 회복하는 것을 허용하기 전에 거쳐야 하는 다음의 필연적인 단계이다. 10장과 19장에서 논의된 많은 기능적인 프로그램들은 팔꿉관절(주관절, elbow joint)을 위해 매우 적절하게 사용되어진다. 물론 특이적 적용들은 스포츠 종목과 스포츠내의 포지션에 달려 있다. 기능적인 운동과 스포츠/활동의 특이적 도전은 준비운동과 정리운동을 포함한다. 기능적인 운동과 스포츠/활동의 특이적 운동을 위한 투구동작의 진전은 처음 속도, 힘, 스피드를 감소시켜 쉽게 시작하다가 점차 한 시점에 한 요소만 증가시키기다가 환자가 정상 수준으로 모든 동작을 다할 수 있을 때까지 점차적으로 증가시킨다. 증가한 스트레스에 적절히 적응할 때까지 매 3회 운동을 하고 그 이상 늘리지 않는다. 환자가 증가 도중 통증을 느낀다면, 다음 단계를 시도하기 전에 3일간 이전 단계로 다시 되돌아가야 한다. 기능운동의 예를 들면, 투창선수를 위해 메디신 볼을 토스하는 것을 포함하거나 미식축구 가드를 위해 플라이오메트릭 팔굽혀펴기를 하거나, 수영선수를 위해 저항밴드를 당기는 운동을 한다. 이미 설명된 프로그램을 반복하는 것보다는 프로그램과 진행 그리고 진행을 가르쳐주는 예방조치에 대한 상세한 설명을 제10장과 19장에서 참조하기를 제안한다.

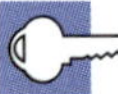

팔꿉관절의 기능 활동은 원거리, 힘, 속도를 점진적으로 늘리고 환자가 정상 생활로 복귀하도록 준비하게 한다.

특별한 재활 적용 (SPECIAL REHABILITATION APPLICATIONS)

우리는 가장 흔한 몇몇 개의 팔꿉관절 부상에 대한 재활프로그램을 살펴볼 것이다. 각각의 부상에 대해, 팔꿉관절 부상에서 독특한 특이성과 재활 프로그램에 대해 소개한다. 우리는 사례연구를 통해 풀어야 할 사항을 논의하고 이는 팔꿉관절 재활에 대한 새로운 지식을 적용하는 것을 가능하게 할 것이다.

위관절융기염 (상과염, Epicondylitis)

위관절융기염(상과염, epicondylitis)은 팔꿉관절에서 흔히 볼 수 있다. 15장에서 논의된 바와 같이 이런 상황에서 치료의 가장 중요한 부분은 문제의 원인을 발견하고 올바르게 대처하는 것이다. 부상의 원인을 바로 잡지 못한다면, 그것은 재발 위험이 매우 높아질 것이다. 왜냐하면 팔꿉관절의 움직임은 팔꿉관절 내측에 회전 스트레스를 적용하고 특히 이런 힘들이 나쁜 동작들에 의해 과장되어 석용되어 졌을 때 건병리에 영향을 주기 쉽기 때문이다.

가쪽위관절융기염(외측상과염, lateral epicondylitis)은 흔히 테니스 엘보(tennis elbow)라 불리워지며 안쪽위관절융기염(내측상과염, medial epicondylitis)은 골퍼스 엘보(golfer's elbow)라 불려진다. 이 각각은 힘줄염의 일반적인 치유과정을 거치고 일반적으로 누적외상(cumulative trauma)이라 한다(Ciccotti, Schwartz, & Ciccotti, 2004). 가쪽위관절융기염을 일반적으로 짧은 노손목폄근과 대부분 관련되어 있다. 그것은 테니스에서 백핸드, 볼을 너무 늦게 맞히거나 휙 던져 올려 손목이 펴지는 것을 포함한 여러 부적절한 기법의 결과이다. 안쪽위관절융기염은 클럽을 몸통(체간, trunk)과 앞쪽에서 팔로 움직이는 것보다 오히려 뒤편에서 팔로 클럽을 아래로 급히 움직여 볼을 내려치는 골퍼에서 볼 수 있다. 팔꿉관절(주관절, elbow joint)이 라켓보다 앞선 상태에서 아래팔(전완, forearm)로 타구하는 테니스 선수들과 과다폄(과신전, hyperextension)된 팔꿉관절에 체중을 지탱하는 체조선수들은 또한 안쪽위관절융기염(내측상과염, medial epicondylitis)에 잘 걸린다. 테니스 엘보이거나 골퍼스 엘보에서도 위관절융기(상과, epicondyle)의 점진적인 통증을 느끼고 운동 후에 나타날 수 있다. 통증은 계속적인 운동으로 소멸될 수 있으나 운동 후에 재발되는 것으로서 운동을 시작할 때에 약간의 통증으로 진행될 수 있다. 결국 통증은 일상 활동이나 휴식 시에도 나타나게 된다. 물건을 꽉 잡거나 흔들 때 통증이 심하다. 가쪽위관절융기염(외측상과염, lateral epicondylitis)은 저항에 대하여 손목 펴기를 할 때 나타나고, 안쪽위관절융기염(내측상과염, medial epicondylitis)은 저항에 대하여 손목을 굽힐 때 통증이 있다. 통증은 위관절융기 부위에 위치하나, 왼쪽이 치료되어지지 않는다면 아래팔의 원위부로 더욱 확장되어 통증이 전이된다. 엎침(회내, pronation) 혹은 뒤침(회외, supination) 동작이 어려워진다. 손목 굽힘(굴곡, flexion)과 폄(신전, extension)과 같은 쥐는 힘이 약해진다. 통증은 손목의 완전한 운동범위를 제한하고 특히 그것이 팔꿉관절의 펴기와 함께 결합되어질 때 심하다.

그 밖의 힘줄염 치료법으로써 부상의 원인을 밝혀내야 하고 재부상의 위험을 감소시키기 위해 수정해야 한다. 염증에 가장 효과적인 치료 장비로 결정된 것은 비록 없지만, 충격파 치료와 도수치료의 효과를 밝힌 몇몇 근거자료는 있다(Kohia et al., 2008). 부드러운 위관절융기에 교차-마찰 마사지법은 조직의 유착을 감소시키고 국소 순환을 증가시킨다. 유연성의 결여와 약화는 가쪽위관절융기염의 이차적인 증상으로 종종 나타난다. 팔꿉관절, 손목과 손가락 굽힘과 폄 그리고 아래팔의 엎침과 뒤침은 다양한 유연성 운동을 통해 정상 운동범위를 회복시켜야 한다. 주머니(관절낭, capsular) 패턴을 나타낸다면 관절 가동법을 적용해야 한다. 관절 끝범위까지 신장하고 가동기법을 적용하는 것은 강하면 안되고 특히 재활 초기 통증이 뚜렷할 때 주의해야 한다. 테니스에 장기간 참여한 환자나 투구 스포츠를 오래 한 환자에서 굽힘 구축과 가쪽번짐(외번, eversion) 변형을 동반할 수 있다. 이것은 반복적인 미세부상, 상처와 굽힘근(굴근, flexor)의 골화와 전방관절 주머니의 비후성 골화 또는 뼈의 증식변화로 인한 것이다(Ellenbecker & Mattalino, 1997). 이들 골화 조직 변화에서 팔꿉관절을 신장시키는 시도들은 악화 가능성 때문에 권하지 않는다. 재활 I단계와 초기 II단계 재활 동안 신장운동은 능동적이고 환자가 편안하다고 느끼는 범위에서 해야 한다. 부상 시작 후 3-4주 후 II단계에서 정상적인 운동범위가 아직도 부족하다면 가동법을 적용해야 한다. 정상 폄보다 뼈의 끝느낌이 부족하다면 이건 구조적인 변화를 갖고 있는 것으로 완전 펴기는 금지해야 한다. 그러나 끝느낌이 관절주머니라 느껴지면 관절 가동화를 적용한다. 팔꿉관절 가동화와 손목, 아래팔의 관절가동화가 가쪽위관절융기염 치료에 고려되어 져야 하는 것은 위관절융기에서 기시한 근육들이 이 분절들의 움직임에 영향을 주기 때문이다. 근육이 전체 운동범위를 통해 움직이지 않는다면 가동성에 제한이 생긴다. 손목에 특수한 관절 가동기법과 유연성 운동을 21장에 언급했다. 이 관절 가동기법에 대해 능동보조와 수동 신장 운동은 II, III 단계의 손목, 아래팔, 팔꿉관절 움직임을 향상시키기 위해 사용될 수 있다.

근력운동은 점차로 제공되는 등척성, 편심성, 동심성, 및 플라이오메트릭 운동을 포함한다. 제15장은 힘줄염 치료에 대한 운동의 이론적 해석과 진전에 대한 정보를 포함하고 있다. 근력운동에서 너무 심한 통증을 갖고 있다면 초기 재활 단계에서 등척성 운동을 적용한다. 힘줄염을 위한 효과적인 강화 운동들은 편심성 운동 프로그램을 포함한다(Croisier, Foidart-Dessalle, Tinant, Crielaard, & Forthomme, 2007; Rees, Wilson, & Wolman, 2006). 바벨 그리고 고무 튜브를 이용한 최대하 편심성 운동으로 시작하여 부상에서 견딜 수 있는 역치수준까지 더 무거운 중량을 스피드의 증가와 같이 진전시킨다. 재활의 I단계 프로그램에서 어깨와 몸통(체간, trunk) 운동은 컨디셔닝 수준을 유지하기 위해 포함시켜야 한다. 플라이오메트릭 운동은 부상을 방어하기 위해 저항과 대각 동작, 더욱 기능적인 동작 패턴을 재활 III단계에 포함시킨다. 이 단계의 많은 운동들은 제 19장 어깨 재활 프로그램에 소개해 놓았다. 환자가 동작 중 전체 위팔(상지, upper extremity)의 조절된 움직임을 유지하는 동안 느린 동작에서부터 조절된 기법으로 빠른 동작으로 진전한다. 닫힌사슬운동과 신경근 촉진운동은 III, IV 단계에 사용되어 진다. 등속성 운동은 처음 평면에서 시작하고 대각면으로 진행하며 III 단계에 포함되어 진다. 등속성 운동은 높은 스피드에서 근지구력을 강조한다. III 단계 후기에서 환자는 정상 동작을 모방하는 대각 활동과 전체 신체 동작을 수행하기 위해 등속성 장비를 이용할 수 있다. 모든 운동들은 운동 이후에 불편하지 않고 통증이 없어야 한다.

III단계의 마지막 단계에서 플라이오메트릭 운동은 환자의 완전한 활동 참여를 위해 복귀 이전에 기능적이고 스포츠 특이적 활동들을 준비하기 위해 강조되어져야 한다. 이 운동들은 19장에 소개되어 있다. 진전은 어깨에서 나타나는 것과 동일하고 보다 쉬운 플라이오메트릭 운동에서 시작하여 부상 분절이 적응하도록 더 빠른 속도와 더 강한 저항을 환자가 견딜 수 있는 범위까지 가능한 증가시켜 적용한다. 이 단계 동안 등속성 운동은 기능패턴에서 수행되어져야 하고 몸 전체의 동작자세를 이용한다. 가능한 정상 움직임의 활동패턴을 모방해야 한다. 스포츠 특이적 활동은 개별적으로 결정되어지고 환자의 스포츠종목과 스포츠내의 요구사항에 바탕을 둔다. 이러한 운동진행에 대한 지침은 보편적이고 운동에서 환자의 반응에 기초한다. 일반적으로 증가는 3일에 1회 이상 수행하지는 않는다. 단지 한 가지 변수만 한 번에 증가시킨다. 즉, 투수가 특정한 날에 던지는 거리를 늘리기로 했다면 던지는 속도는 동일한 날에 변화시키지 않는다. 사실 거리를 증가시킬 때에 속도를 감소시키고 거리 증가 이전에 획득한 수준으로 투구 속도를 차츰 증가하는 것에 신중을 기해야 한다. 만약 환자가 프로그램의 증가에서 통증을 느낀다면 항상 이전에 다른 3세션 동안 선행 프로그램 수준으로 복귀시켜야 한다. 부목은 환자가 통증없이 동작할 수 있도록 돕는다. 힘을 견디는 부목은 약 5cm(2인치) 정도이거나 약간 더 넓은 것이며, 그리고 통상적으로 탄력이 없는 소재로 만들어졌다(그림 20.28). 그 목적은 손목폄근의 활동을 감소시키며 폄근힘줄에 가해진 긴장들을 분산시키는 것이다(Groppel & Nirschl, 1986). 부목은 치료 시기 동작에 그리고 또한 환자가 경기에 복귀할 때에 착용해야 한다. 라켓 운동을 하는 선수는 경기 복귀에서 스포츠 특이적 활동을 시작하기 전에 그들의 장비가 적절한 지를 체크해야 한다. 라켓의 무게, 단단함 및 크기를 평가한다. 무거운 라켓은 더욱 커다란 근력, 에너지 소비 및 지구력을 필요로 한다. 너무 강한 라켓은 볼에서 최대의 파워가 나오게 하지만 충격 스트레스를 덜 흡수하고 흡수 안된 힘을 환자의 팔 쪽으로 전달한다. 줄을 단단히 조인 라켓 또한 증가한 충격을 팔에 전달한다. 그러므로 운동에 복귀하는 선수는 라켓 줄의 장력을 가볍게 줄이도록 권해준다. 라켓의 강함을 줄이고 줄의 긴장력도 줄여 혼합시키면 볼이 라켓에 더 길게 접촉하기 때문에 라켓에서 충격을 더 많이 흡수한다(Newton's second law of motion). 오랜 시간동안 충격이 분산되면 감소하게 된다. 환자가 라켓을 사용하기에 앞서 손잡이의 크기는 평가되어야 한다. 손잡이가 너무 작으면 요구되는 힘이 증가하게 되고 위관절융기(상과,

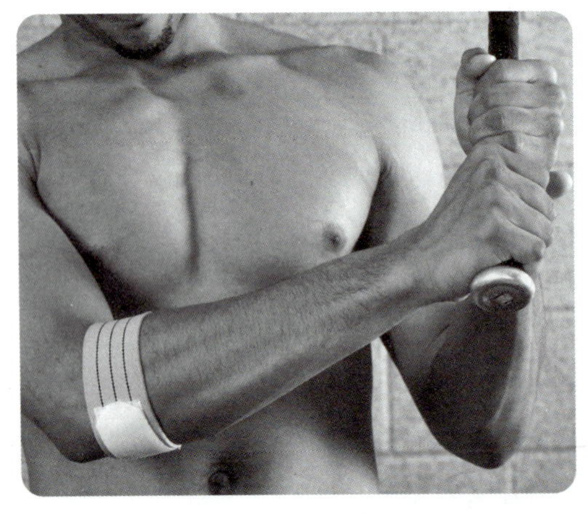

그림 20.28 반대힘 브레이스(counterforce brace).

epicondyle)에 스트레스가 증가하고 아래팔(전완, forearm)근육으로 피로가 증가한다. 손잡이 크기를 계측하기 위해 치료대 위에 손가락을 펴고 손바닥이 치료대위에 닿도록 손바닥을 펴 둔다. 테이프로 손바닥의 근위부 가쪽 능선에서부터 약지의 끝까지 잰다(그림 20.29). 손바닥 근위 능선과 4번째 손가락 끝 사이의 1/4이 손잡이 크기이다(Nirschl, 1977).

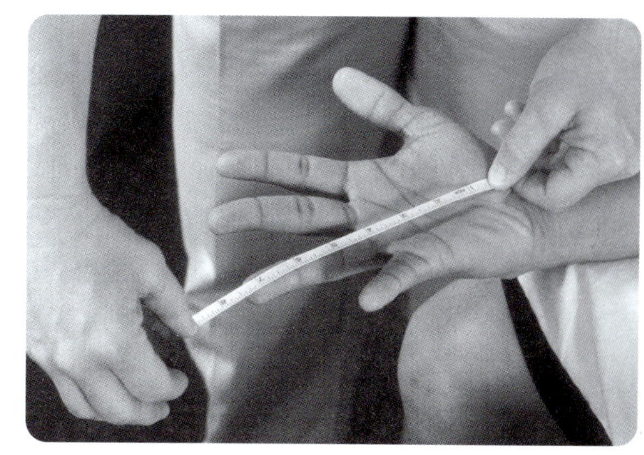

그림 20.29 라켓그립 측정법.

완전한 문제해결을 위해 때때로 위관절융기염 수술을 할 필요가 있기도 하다. 가쪽위관절융기염(외측상과염, lateral epicondylitis) 수술에서 짧은노손목폄근힘줄은 가쪽 위관절융기에서 분리되고 이 부위에서의 괴사조직을 제거하는 것이 일반적인 절차이다. 안쪽 박리수술은 일반적으로 원엎침근(원회내근, pronation teres)과 자손목굽힘근힘줄을 포함시킨다. 수술 후 재활에서 수술 후 바로 팔꿉관절(주관절, elbow joint)의 고정을 약 1주간 지속한다. 부목은 수술 후 3주까지는 팔꿉관절이 피로해질 때 지지를 위해 사용되어질 수 있다. 팔꿉관절의 부드러운 능동과 능동보조 운동은 약 5일 쯤 시작한다. 3주까지 환자는 완전 운동범위를 확보해야 한다.

2주차에 저항없이 중력에 대한 능동 운동을 시작하고 소프트 볼을 쥐는 연습을 한다. 아래팔의 엎침(회내, pronation)과 뒤침(회외, supination) 운동은 팔꿉관절과 손목의 굽힘(굴곡, flexion), 폄(신전, extension) 가동운동과 같이 진행한다.

수술 후 3주까지 II단계의 후기나 III단계의 초기에 진입하게 되는 환자는 등척성 운동에서 낮은 저항과 낮은 무게의 직선운동을 진행할 수 있다. 이 시점까지는 완전 운동범위가 나와야 한다. 환자가 더욱 무거운 무게를 들기 전까지는 높은 반복운동을 견디는 것에 따라 진전하게 된다.

■ 사례연구 (Case Study)

24세의 오른손잡이 테니스 여자선수는 지난 6개월간 테니스 엘보가 있는 상태에서 테니스를 해왔다. 그녀가 새로 산 케브라 라켓으로 테니스 할 때 테니스 엘보가 시작되었으며 서브에서 톱스핀으로 던지는 것을 시도할 때에 발생했다. 경기를 하는 동안 갖는 통증과 같은 상태로 악화되었고 더 이상 경기도 잘 할 수 없으며, 문을 여는 것과 차 시동을 걸기 위해 키를 돌리는 것도 하기 어려운 때가 있으며 오른손으로 운동 가방을 들고 갈 수 없었다. 아래팔의 뻐근함은 항상 갖고 있었다. 검사에서 손목 노폄근을 따라서 아래팔의 근위부로 뻗치는 가쪽 위관절융기 위쪽에서 압박감을 나타냈다. 폄근 저항력은 약하고 통증을 갖고 있다. 오른손 악력은 15.8kg(35 lb) 이며 통증이 없는 왼손의 악력인 34kg(75 lb)과 비교되었다. 손목 굽힘 운동범위는 통증으로 인하여 45°로 제한되었다. 거기에서 관절의 보조적인 움직임은 제한되지 않았다. 팔꿉관절의 수동적인 펴기에 의해 손목의 굽힘 통증이 증가한다.

분석을 위한 질문

1. 치료 기간에 맨 처음으로 무엇을 포함시킬 것인가?
2. 초기의 치료 목적은 무엇인가?
3. 초기 치료에서 환자에게 지도해야 할 내용은 무엇인가?
4. 운동범위를 증대시키는 데에는 어떤 계획을 세워야 하는가?
5. 손목의 근력강화를 위한 프로그램을 기술하고 프로그램 진전의 비율을 결정하는데 사용할 지침에는 어떤 것이 있는가?
6. 장비에 관해서 환자에게 어떤 조언을 할 것인가?
7. 환자를 위해 기능적이고 스포츠 특이적 활동의 진전을 안내하고 테니스 참여의 완전한 복귀 시점을 결정하기 위한 지표들을 설명해라.

환자가 통증에 견디는 정도와 근력에 따라 4-8주에는 대각선 운동을 시작하게 된다. 환자가 대각선 운동에서 통증없이 상당한 힘과 제어를 발휘하면 III단계에 플라이오메트릭 운동을 시작하기가 적당하다.

3-4개월까지 플라이오메트릭 운동에서 통증이 없고 정상적인 근력도 동원하고 유연성이 있다면, 환자는 기능적인 운동을 시작할 수 있다. 안쪽 위관절융기(내측상과, medial epicondyle)의 박리를 가지고 있는 환자들은 5-6개월까지 운동의 전적인 참여와 복귀가 불가능할 수 있고 가쪽 위관절융기의 박리를 겪는 환자들은 수술 후 4-5개월째에 스포츠에 복귀할 수 있다.

리틀리그 엘보우 (Little League Elbow)

리틀리그 엘보우는 오로지 어린 선수에게서 발생하며 만성 염증의 또 다른 상태이다. 리틀리그 야구경기 대회에 참가한 투수에서 가장 흔히 발생되기 때문에 리틀리그 엘보우라 불려졌다. 청소년 리그의 관리 이사회들이 피칭을 조절하려고 했지만 문제는 여전히 남아 있다. 이 부상을 둘러싼 특별한 이슈들은 문제 해결을 위한 사례연구들이 제공되기도 전에 표출되고 있다. 리틀리그 엘보우는 사춘기 이전의 집단에 유일하다. 이것은 피칭 결과로서 흔히 팔꿉관절 병리를 위협하는 다수의 상태들을 포함하고 있다. 가장 흔한 병리적인 부위는 팔꿉관절(주관절, elbow joint) 안쪽으로 코깅 후기 동작에서 안쪽위관절융기(내측상과, medial epicondyle) 뼈끝판(골단판, epiphyseal plate)에 과도한 견인력이 가해졌기 때문이다(Sabick, Kim, Torry, Keirns, & Hawkins, 2005). 이 단계 동안 위팔(상지, upper extremity)의 회전은 팔꿉관절에 과도한 회전력을 제공해서 위팔의 역뒤틀림(retrotorsion)을 만들거나 과도한 반복 운동 위팔 근위부에 뼈끝분리(epiphysiolysis)를 만든다(Sabick et al., 2005). 커브와 브레이킹 투구는 손목의 굽힘(굴곡, flexion)과 엎침(회내, pronation)을 강조하여 안쪽 위관절융기에 스트레스를 증가시킨다. 본래부터 약한 뼈끝판의 부상은 염증에서부터 시작할 것이며 반복적인 외상때문에 뼈끝판의 찢김골절로 진행할 수 있다. 심한 경우에는 노자관절(요척관절, radioulnar joint)의 박리뼈연골염을 야기할 수 있다. 투구동작에서 과도한 스트레스로 인해 가쪽, 앞쪽, 뒷쪽 팔꿉관절은 부상을 덜 입는다. 원엎침근(원회내근, pronation teres)은 최대 엎침동안 가쪽에서 증가하는 스트레스를 견뎌내고 볼을 던진 후에 감속 시점에서 증가하는 과다폄(과신전, hyperextension) 힘은 앞쪽과 뒷쪽 관절 스트레스를 증가시킨다(Loftice et al., 2004).

안쪽 리틀리그 엘보우에서 가장 흔한 것은 점차적으로 팔꿉관절 안쪽에서 통증이 증가하고, 손가락 끝 동작범위나 손목 폄(신전, extension)에서 통증을 가져오거나 안쪽 위관절융기에 통증 유발점이 있거나 손목과 손가락 굽힘(굴곡, flexion) 저항에 대해 통증과 약화를 갖는 것이다. 더욱 심한 경우에는 부종이 안쪽위관절융기 위로 나타난다. 리틀리그 엘보우의 일반적인 원인은 부적절한 준비운동이나 부족한 준비운동, 부적절하거나 충분하지 않은 컨디션, 나쁜 피칭 기전, 게임 사이의 충분치 않은 휴식과 너무 많은 이닝 동안의 피칭, 피칭 커브와 브레이킹 피칭에 의한 것이다. 적절한 적응 프로그램과 적당한 준비운동 및 정리운동을 팀의 프로그램에서 포함시키고 어린이 야구 리그의 피칭 규칙을 경기는 물론 연습에서도 실시하도록 추천된다. 그 규칙들은 청소년이 다만 6회까지 투구를 허용하고 피칭 교대 사이에 3일간의 휴식을 지정하는 것을 포함한다. 환자는 리틀리그 엘보우를 야기하는 그러한 움직임을 하지 말아야 한다. 부상이 발생하면 환자를 위해 팔꿉관절 스트레스를 최소화하도록 충고하는 것이 더욱 더 중요하다. 부상으로 성장판의 부상이 분명하다면 개인에게는 야구시즌에 휴식을 취하도록 피칭 금지를 권해야만 한다. 리틀리그 엘보우를

■ 사례연구 (Case Study)

9세의 야구 투수는 시즌 중에 있다. 그는 지난 한달 동안 그의 좌측 팔꿉관절로 던지기를 할 때 안쪽 팔꿉관절로 통증이 진행되고 있다는 것을 경험하였다. 그는 팀의 최고 투수이며 통상적으로 일주일에 3일간 투수를 맡아 한다. 그의 팀이 참가하는 선수권 쟁탈전은 다음 주말에 예정되어 있어서 그는 투구하기를 원하고 있다. 그의 부모는 그의 출전허락을 마음 내키지 않아 하지만 그들은 당신의 전문적인 의견을 필요로 한다. 그는 팔꿉관절의 완전한 운동범위를 가지고 있지만, 손목 폄의 마지막 10°에서 통증을 느낀다. 엎침(회내, pronation)운동과 손목의 굽힘(굴곡, flexion) 저항에서 근력은 약하고 통증이 있다. 안쪽위관절융기는 통증유발점과 부종이 있다.

분석을 위한 질문들

1. 주말에 참가하는 시합에 관하여 환자에게 어떤 충고를 할 것인가?
2. 미래의 피칭을 위해 무엇을 충고할 것인가?
3. 통증과 염증을 감소시키기 위해 그에게 어떠한 치료 절차를 추천할 것인가? 연령적인 면에서 그에게 어떠한 주의점이 고려되어져야 하는가?
4. 그가 수행해야 할 운동에 대해 어떤 지도를 해줄 것인가?
5. 부상과 잠재적인 위협에 대해 환자의 부모에게 얼마나 많은 정보를 줄 수 있는가?

위한 초기 단계의 치료는 휴식, 얼음 및 더욱 진행된 경우에는 고정시켜야 한다. 견딜 수 있는 범위까지 능동가동운동을 강화시킨다. 수동적인 신장은 하지 않는다. 환자의 나이 때문에 무거운 중량을 이용하는 것은 이들의 예민한 성장판을 악화시킬 수 있기 때문에 현명하지 않다. 성인 환자들이 하는 것처럼 운동이 격하거나 강하면 안 되지만 프로그램은 동일한 진전에 따라야 한다. 이런 진전은 초기 재활 단계에서 운동범위를 증가시키고 통증을 완화시키며 점진적인 근력강화 프로그램 이후에 기능과 스포츠 특이적 활동으로 발전한다.

통증을 일으키지 않을 때까지는 바깥굽음(외반, valgus) 스트레스는 피해야 한다. 팔꿉관절(주관절, elbow joint)에 통증이 없고 완전한 운동범위를 갖고 정상 근력과 근지구력을 가지면 점진적으로 투구 동작이 포함되어진다.

염좌 (Sprains)

팔꿉관절에서 가장 흔한 염좌는 과다폄(과신전, hyperextension)으로 인해 발생한다. 팔꿉관절 관절주머니 부상은 부상 시작시점에 바로 치료되지 않았다면 실패할 수 있다. 이러한 부상의 유형과 관련있는 특별한 고려사항을 다음의 사례연구에서 보여주고 있다.

프로그램의 고려사항 (Program Considerations)

팔꿉관절에서 가장 흔한 염좌는 과다폄 부상이나 안쪽 곁인대 염좌로서 발생한다. 과다폄 염좌는 축구에서 상대선수와 충돌할 때 그리고 블로킹하기 위해 뻗은 팔을 치고 넘어지거나 체조선수가 물구나무서기 할 때에 야기될 수 있다. 유격수에 의한 옆으로 던지기 혹은 레슬링 상대 선수에 의한 팔꿉관절 비틀기와 같은 어떠한 갑작스런 바깥굽음력(외반력, valgus force)은 염좌의 원인일 수 있다. 과다폄 부상에서 팔꿉관절을 우선적으로 고정하는 안쪽곁인대(medial (ulnar) collateral ligament, UCL)가 부상을 당하는 것을 제외하고 앞쪽 관절주머니가 부상을 받는다.

과다폄 부상들은 앞쪽 관절주머니에서 통증을 유발하고 또한 골의 타박상의 원인일 수 있으며 팔꿈치머리(주두, olecranon) 혹은 팔꿈치머리오목(주두와, olecranon fossa)에서 통증을 유발할 수 있다. 안쪽 곁인대염좌는 안쪽 관절에 통증을 가져온다. 지지용 부목은 부상 이후에 처음 2주 동안 지지하거나 부상부위를 보호하기 위해 착용한다. 재활 초기 I단계에서는 통증과 부종을 제거한다. 유착 상처 조직에 교차-마찰 마사지는 통증을 경감시킬 수 있지만, 부상 후 처음 7-10일 이내에는 하지 않는다. 능동과 능동 보조 가동운동은 I단계 후기나 II단계 초기에 사용하고 가볍게 직선면을 따라 근력운동을 진행한다. 운동 중 통증을 만들지 않는다. 근력운동은 두갈래근(이두근, biceps)과 위팔세갈래근(상완삼두근, triceps brachii)은 물론 손목과 손가락의 굽힘(굴곡, flexion)과 폄근(신전근, extensor) 그리고 아래팔(전완, forearm)의 엎침근(회내근, pronator), 뒤침근(회외근, supinator)을 포함한다. 전방 관절주머니 구조물에 과다폄(과신전, hyperextension)으로 인한 부상이 생기면 두갈래근, 위팔근(상완근, brachialis), 위팔두갈래근, 뒤침근은 동적인 전방 안정성에 중요한 역할에 기여하고 체중을 지지하는 동안 위팔세갈래근과 두갈래근의 동시 수축이 안정성을 제공한다. 안쪽곁인대(medial (ulnar)collateral ligament,UCL) 염좌 이후에 인대 부상으로 인한 안정성 결여를 뒤침근이 돕는다. 재활초기에 자쪽손목굽힘근에 대한 저항은 안쪽곁인대를 더욱 악화시킬 수 있으므로 재활의 중간 단계까지 연기해야 한다. II단계 후반까지 팔꿉관절(주관절, elbow joint)의 완전한 운동범위가 나와야 한다. 자쪽손목굽힘근(척측수근굴근, flexor carpi ulnaris muscle)과 자쪽편위(ulnar deviation)에 대한 근력 운동은 이 시점에 소개되어지고, 만약 시작되지 않았다면 시작한다. 직선면 운동은 계속 지속하고 저항과 반복수준을 점차 증가시킨다. 동심성 운동과 편심성 운동은 계속 진행한다. III단계 후기까지 고유수용성 신경근 촉진 안정화 운동과 닫힌사슬운동을 포함한 대각면 운동을 시작한다. 저항 밴드 운동은 운동 중 또는 후에 통증을 일으키기 않는다면 추가한다. 등속성 운동은 직선면 운동으로 시작하고 대각면 운동으로 점차 진행한다. III단계 후기에는 플라이오메트릭 운동을 시작한다. 이들은 위관절융기염(상과염, epicondylitis)에 대하여 설명한 것과 동일한 운동이다. 운동의 기능적인 면은 이들 운동을 하는 동안에 이용된다. 환자는 모든 운동을 하는 동안에 관절의 안정성을 잘 유지할 수 있어야 한다. 이 단계의 최종 목표는 IV단계 스포츠 특이적 활동을 위해 부상을 예방하는 것이다.

자쪽곁인대 봉합/ 재건술 (Ulnar Collateral Ligament Repair/Reconstruction)

팔꿉관절(주관절, elbow joint)의 불안정성은 팔꿉관절의 주된 고정자인 자쪽곁인대(UCL)의 심각한 부상을 가져오며 자쪽곁인대 중에서도 주로 전방 부위의 부상을 가져온다(Alcid, Ahmad, & Lee, 2004). 이런 경우, 보존적인 기법으로 불안정성을 해결할 수 없다면 봉합 수술을 해야 한다. 수술 후의 재활은 수술 기법에 달려 있다. 재건 수술에서 인대가 봉합을 할 수 있을 정도로 조금이라도 남아 있다면, 굽힘근과 엎침근 힘줄 다발을 분리하여 자가이식을 할 것이다. 이런 상황들은 인대가 남아있거나 굽힘근/ 엎침근 다발의 분리없이 이용가능한 지에 따라 수술 후 재활 과정이 길어질 지를 결정한다. Jobe(Jobe, Stark, & Lombardo, 1986)가 수술 후 스포츠 참여를 복귀시키기 위해 환자에게 재건술을 처음 발전시킨 이후로 재건술의 다양한 수정들이 생겨나고 재건술의 성공도 흔해졌다(Nassab, Mark, & Schickendantz, 2006).

수술 이후 첫 주 동안 90°로 굽혀 팔꿉관절을 고정시킨다. 이 시기동안 환자는 능동적인 손목과 손가락 운동을 수행한다. 두갈래근과 어깨의 최대하 등척성 운동은 진행하고 어깨 가쪽돌림(외회전, lateral rotation)과 팔꿉관절의 바깥굽음력(외반력, valgus force)을 가하는 동작은 피한다. 손으로 볼을 꽉 쥐는 연습은 한다.

2주 끝까지 브레이스는 30° 펴기와 100° 굽힘으로 둔다. 손목과 팔꿉관절의 최대하 등척성 운동은 2주 후에 시작한다. 환자는 브레이스가 허용하는 범위에서 능동적으로 팔꿉관절 움직이기를 시작한다. 6주까지는 팔꿉관절(주관절, elbow joint)은 완전한 운동범위를 보일 수 있도록 굽힘(굴곡, flexion)과 폄(신전, extension) 모두 증가시킬 수 있도록 매주 브레이스를 조절한다. 브레이스의 각도를 매번 변화시켜 환자의 능동 각도가 능동운동 동안 향상될 수 있다.

3주 후에 근력운동의 점진적인 진전을 프로그램에 부가할 수 있다. 이것은 손목과 팔꿉관절의 굽힘과 펴기 그리고 아래팔(전완, forearm)의 엎침(회내, pronation)과 뒤침(회외, supination)에 가벼운 저항을 걸어준다. 눈을 감고 관절의 위치감각을 위한 초기 고유수용성 운동은 적절하지만, 팔꿉관절에 바깥굽음(외반, valgus)력이 걸리는 것은 피한다. 고유수용성 운동은 바깥굽음력을 견딜수 있는 정도로 향상될 때까지는 피한다. 바깥돌림(외회전, lateral rotation)을 제외한 어깨 운동은 모두 수행한다. 바깥돌림은 6주 후에 진행한다. 동심성, 편심성, 중정도의 등속성 운동은 직선면에서 진행한다. 두갈래근(이두근, biceps)과 위팔세갈래근(상완삼두근, triceps brachii)의 동시 수축운동은 바깥굽음 스트레스를 받지 않는 시점에서 시작한다. 닫힌사슬운동과 그 밖의 안정성 운동들은 환자가 팔꿉관절의 근력과 조절력을 갖고 있다면 즉시 시작한다.

6-8주는 완전한 운동범위가 나와야 한다. 동적인 안정을 제공하는 근육들 - 위팔두갈래근(상완이두근, biceps brachii), 엎침근(회내근, pronator), 및 손목굽힘근(수근굴근, carpal flexor) - 은 자쪽곁인대(UCL)를 돕기 위해 중요하며 잘 강화되어져야 한다. 6주 후 팔꿉관절에서 통증없이 적절한 근력과 조정력을 발휘한다면 대각면 운동을 시작해야 한다. 고유수용성 신경근 촉진 패턴, 저항 밴드 운동, 더 적극적인 안정화 운동, 더 빠른 속도의 대각 등속성 운동은 이 시기에 모두 시작되어 질 수 있다.

플라이오메트릭 운동은 9주 후 마지막 단계에서 시작한다. 다른 플라이오메트릭 운동에서와 같이, 속도와 저항을 감소시켜 낮은 스트레스 활동에서부터 시작하고 높은 속도로 증가시켜 팔꿉관절에 부가적인 스트레스를 제공한다. 메디신 볼 토스, 점진적인 팔굽혀피기, 기능적인 등속성 운동들을 포함한다.

기능적인 운동은 10-14주 이내에 시작될 수 있다. 타이밍은 이러한 기능적인 운동에 대한 환자의 반응과 재활 프로그램 동안 스포츠 특이적 회복과 활동 특이적 회복의 진전에 따라 결정된다. 예를 들면, 골퍼나 컴퓨터 프로그래머와 같은 덜 힘든 작업을 하는 활동가와 비교해서 투수는 팔꿉관절에 더 강한 스트레스를 받기 때문에 투수는 던지기 동작을 시작하기 이전에 더 긴 시간의 기다림이 필요할 수 있다. 기능적인 운동의 진전 및 관찰에 대한 예방 조치는 다른 부위의 관절융기와 같다. 자쪽곁인대(UCL) 재건술 후 22-26주 까지는 전면적인 참여와 복귀가 일반적으로 이뤄진다. 이러한 시간 지표들은 평균에 기초하며 여러분은 한 환자와 또 다른 환자와의 복귀를 위한 실질적인 시간에 차이가 있음을 기억해야 한다. 그림 20.30은 이러한 재활 진전을 나타낸다.

자신경 부상 (Ulnar Nerve Injury)

자신경 부상은 어떠한 운동에서도 발생할 수 있지만, 야구처럼 던지는 운동(투구)에서 가장 일반적이다. 이 집단에서 가장 빈번한 원인은 부정확한 기전 때문이다. 부상은 수술적인 기법과 비수술적 기법으로 치료되어 진다. 두 치료에 대한 운동치료에서 고려할 사항들은 여기에 소개한다.

반복적인 내리치는 던지기 운동들(특히, 코킹 단계에서 어깨의 가쪽 회전이 감소되는 환자들에서)은 안쪽 팔꿉관절 구조에 과도한 압박을 준다. 인접한 연부조직의 구조들은 신경을 압박할 수 있다. 환자는 일반적으로 4, 5번째 손가락의 무감각 또는 따끔거리는 아픔과 팔꿉관절 뒤안쪽

재활 시작(Start rehab)

염증(Inflammation) | 증식(Proliferation) | 재형성(Remodeling) →

1단계(비활동)	2단계(활동)	3단계(저항)	4단계(강화)
목표 (GOALS)			
• ↓통증 • ↓경련 • ↓부종 • 수술부위 보호 • 컨디션 유지(MCL)	• ↑ROM • 고유수용성 회복 시작 • ↑근지구력 • 초기 근력회복 • MCL • 통증, 경련, 부종없음	• 완전한 ROM • ↑근력, 근지구력 • ↑고유수용성 • MCL	• 절적한 기능적 활동 수행 • 부상이전 수준까지 스포츠, 활동 특이적 운동 수행 • 통증없이, 정상근력과 가동성 및 활동수행을 통해 완전한 운동참여로 복귀
치료 (TREATMENT)			
• 요법 • 연부조직 가동화 • 관절가동화 I, II 단계 • 어깨, 팔꿉관절, 손가락 운동 • 팔꿉관절 90° 브레이스 • 최대하 팔꿉관절 굽힘-폄 등척성 운동 • CV 운동과 다른기능 유지(ME)	• 2주차에 최대하로 손목과 팔꿉관절 등척성 운동시작 • 브레이스 : 2주차에 30-100° 매주 ↑ • 능동운동범위(AROM) : 팔꿉관절 • 4주차에 초기 고유수용성 운동시작 : 적절한 손목에 저항과 팔꿉관절 굽힘-폄과 아래팔의 엎침-뒤침 • 바깥굽음(외반)스트레스 피하기 • 두갈래근과 위팔세갈래근의 상호수축 • 지속적인 관절가동화 I, II 단계 • ME 지속	• ROM 운동 지속 • 6주에 완전운동범위에서 브레이스 • 근력과 조정 후 CKC • 초기 기능적 운동 • 마지막 단계를 향해서 강한 근력-근지구력 운동 • 팔꿉관절의 지속적인 진전과 고유수용성 운동의 진전 • ME 지속 • 대각운동	• 메디신 볼을 가지고 대각운동 • 기능운동 • 스포츠-활동 특이적 운동

그림 20.30 안쪽곁인대 재건술의 재활 진전 과정. CV = 심폐지구력, AROM = 능동운동범위, ROM = 운동범위, UD = 자쪽편위, RD = 노쪽편위.

■ 사례연구 (Case Study)

30세의 오른손잡이 골퍼가 공을 치는 동안 우측 안쪽곁인대가 찢어지는 부상을 입었다. 그는 시즌 내내 경기를 계속하려고 시도했지만 통증은 계속됐다. 팔꿉관절은 불안정하고 그는 안쪽곁인대 재건수술을 받았다. 수술은 10일 전에 했고 의사로부터 재활을 받도록 권고 받았다. 팔꿉관절은 기능적인 브레이스는 30° 폄(신전, extension)과 100° 굽힘(굴곡, flexion)으로 조절했다. 뒤침(회외, supination)은 중립까지 가능하다. 검사를 통해 아래팔과 위팔의 원위부 내측에 약간의 색변화가 여전히 있는것을 관찰했다. 상부 등세모근과 두갈래근에 경련이 있다. 브레이스없이 능동적으로는 60° 폄과 100° 굽힘이 가능하다. 손목폄근력은 4/5이고 어깨근력은 전체적으로 4-/5, 두갈래근과 위팔세갈래근 근력은 4-/5, 손목 굽힘근 근력은 3-/5이다. 아래팔의 굽힘근과 폄근 표면으로 활성 통증유발점이 있다.

분석을 위한 질문들

1. 초기 치료기간에 무엇을 포함시킬 것인가?
2. 환자에게 어떠한 예방조치를 취할 것인가?
3. 엎침과 뒤침운동을 언제 시작할 것인가? 이러한 운동을 추가하기 전에 어떠한 것들이 고려되어 져야 하는가?
4. 1주에는 어떠한 근력강화 운농을 포함시킬 것이며 그들을 어떤 기법으로 향상시킬 것인가 (기준을 무엇으로 할 것인가)?
5. 5주 동안 브레이스를 하면 어떤 운동을 제한할 것인가?
6. 환자를 위해 어떠한 기능적인 운동 프로그램을 계획할 것이며 그것을 언제 시작할 것인가?
7. 환자를 위해 기능적-운동 프로그램으로 무엇을 제공할 것이며 언제 시작할 것인가?

posteromedial)의 통증을 호소한다. 비수술적 치료는 초기 치료기법으로 염증과 통증을 감소시킨다. 운동범위와 근력을 향상시키는 운동은 다른 팔꿉관절(주관절, elbow joint) 부위 다른 부상들과 비슷하다. 관절의 움직임이 적다면 관절 가동법을 적용한다. 근력 운동은 초기에 낮은 저항

■ 사례연구 (Case Study)

19세의 오른손잡이인 배구선수는 마지막 시즌에 자신경(척골신경, ulnar nerve) 부분탈구(아탈구, subluxation)가 되었다. 그녀는 이틀 전에 자신경의 이식을 받았다. 주치의는 그녀에서 오늘부터 재활 프로그램을 시작하도록 하였다. 90° 상태에서 후방부목을 댔다. 수술부위에 약간의 통증이 있지만, 특이상황은 없었다. 등세모근 상부에 약간의 긴장이 있고 압통이 있다. 손목 폄과 뒤침운동은 운동범위 끝에서 안쪽 팔꿉관절에 약간의 통증을 일으킨다. 손목의 굽힘 운동은 약 10°가 결여되어 있고 환자는 손목의 힘이 약해지고 수술로 인한 아픔을 호소한다. 엎침운동도 약하다. 어깨의 굽힘은 약 10°가 제한되어 있고 가쪽돌림(외회전, lateral rotation)은 20°가 제한되어 있고 돌림근띠도 다소 약하다.

분석을 위한 질문들

1. 초기 치료기간에 무엇을 포함시킬 것인가? 이 치료기간 동안 무엇을 목표로 할 것인가?
2. 1주 동안 환자에게 가정운동으로 무엇을 줄 것인가?
3. 다음 3주 동안에 어떤 운동을 프로그램에 포함시킬 것인가?
4. 환자가 기능적 운동을 할 단계가 이르렀을 때쯤 하게 될 기능적인 운동 프로그램을 설명하라.

력과 직선면에서 많은 반복수를 갖도록 한다. 모든 어깨근육, 팔꿉관절, 손목(수근, carpals), 아래팔(전완, forearm)의 근육들을 강화시킨다. 어깨가 유연하지 않고 약하거나 팔꿉관절(주관절, elbow joint) 부상을 일으키는 선수의 나쁜 습관이 있다면 이런 결함들은 수정되어져야 한다. 초기의 운동에서 팔꿉관절에 바깥굽음(외반, valgus) 스트레스를 주지 말아야 한다. 근력을 향상시키면서 바깥굽음 스트레스가 점차적으로 더해진다. 프로그램의 마지막 단계는 완전한 경기 참여 복귀에 앞서 대각선 운동에서부터 플라이오메트릭하며 기능적인 스포츠 또는 특이적, 활동 특이적인 기능운동의 진전을 포함한다.

자신경(척골신경, ulnar nerve)의 부분탈구(아탈구, subluxation) 또는 탈구에 대한 수술 치료가 필요할 때 외과적인 기법은 신경의 전방 전위(transposition)와 함께 자신경을 지지하도록 삼각건 붕대를 일반적으로 이용한다(Keefe & Lintner, 2004). 수술 후 2주 동안 90° 굽어진 브레이스를 착용한다. 1주 이후에 브레이스는 30~15°까지의 폄(신전, extension)과 100~120°까지의 굽힘(굴곡, flexion)이 생기도록 둔다. 브레이스는 3주까지 착용한다. 대략 6주까지 환자는 모든 면에서 완전한 운동범위를 가져야 한다. 폼볼을 이용하여 부드럽게 쥐는 운동은 수술 후 1주 동안 어깨의 등척성 운동과 같이 한다. 엎침(회내, pronation)과 뒤침(회외, supination)운동 그리고 손목과 손가락의 굽힘과 펴기를 위한 능동적인 운동범위내에서의 운동 역시 포함된다.

2주까지 팔꿉관절과 손목의 등척성 운동을 한다. 스프린트는 능동과 수동적 운동범위를 만들기 위해 제거할 수 있다. 2주 안에 위치감각에 대한 초기 고유수용성 운동을 시작한다. 가벼운 도수 저항 운동과 손목을 위한 가벼운 중량 운동이 추가된다. 3주까지 손목, 아래팔 그리고 팔꿉관절을 위한 저항력 운동은 모든 면에서 낮은 저항력과 많은 수의 반복으로 진행한다. 운동들은 수직면 동작에서 시작하고, 힘과 동작 제어가 향상됨에 따라 대각면 동작으로 진전한다.

8주까지 플라이오메트릭 운동은 낮은 부하와 제어된 동작에서부터 속도와 무게를 증가시킨다. 10-12주까지 스포츠 특이적, 활동 특이적인 기능훈련으로 발전시키고 12-16주 후 정상적인 활동에 복귀시킨다.

탈구 (Dislocation)

팔꿉관절(주관절, elbow joint) 탈구가 생겼을 때 변형이 있다면 부상이 확실하다. 혈관 부상이 없다면 수술이 필요치 않고 다음에 제시된 과정에 따라 운동치료를 진행한다. 심각한 부상은 운동치료 프로그램이 필요하며 통증과 부종을 완화하고 치유를 증진시켜야 한다.

팔꿉관절의 탈구는 운동치료 프로그램에 나타난 것처럼 통증과 부종을 경감시키기 위해 장비치료를 하고 치유를 촉진시키기 위해 재활 운동 프로그램의 I, II 단계를 적용한다. 팔꿉관절 탈구는 주로 후부에서 나타나며 갑작스런 과다폄(과신전, hyperextension)과 벌리는 힘이 가해져 일어난다. 초기와 중기 관리에 따르는 운동치료 진행에 관한 제안이 여기에 제시되어 있다.

대략 한 주 동안 팔꿉관절 후부에 90°로 고정된 부목을 대야 한다. 부목을 대고 손목과 어깨의 능동적인 운동을 진행한다. 팔꿉관절의 등척성 운동과 손목의 가벼운 저항운동을 초기에 진행한다. 환자는 하루 종일 공을 쥐는 연습을 한다.

약 5일 후에 부목을 제거하고, 능동 가동운동을 지속한다. 팔꿉관절에 낮은 강도로 많은 반복수를 갖고 중정도의 저항운동을 이 시기에 시작한다. 직선면 운동이 초기 진행되어지고 환자의 조정력, 근력, 협동력이 좋아지면 대각면 운동으로 발전시킨다. 6주 까지 환자는 모든 운동면에서 운동범위가 다 나와야 한다. 관절운동범위를 확보할 필요가 있다면 관절 가동화를 4-6주에 추가시킨다.

근력운동은 그 밖의 팔꿉관절 부위 관절융기에 같은 기법으로 등척성 운동에서 등장성, 등속성 운동으로 진행한다. 과다폄에 대해 동적인 안정성을 제공하는 팔꿉관절 굽힘근(굴근, flexor) 근력강화에 중점을 둔다. 저항성 운동은 직선면에서 시작하고 대각면으로 플라이오메트릭 운동 그리고 최종적으로 기능적인 운동을 8-10주까지 진행한다. 과다폄 부목은 과다폄 힘으로부터 환자를 보호하기 위해 부가적으로 필요할 수 있다. 완전한 운동경기에 복귀하기 위해서 16-26주까지 걸릴 수 있다.

■ 사례연구 (Case Study)

20세의 오른 손잡이 체조선수는 5일 전 평균대에서 떨어져서 과다폄 상태로 왼쪽 팔꿉관절로 착지하여 팔꿉관절이 탈구되었다. 수술이 필요치는 않지만, 정형외과 의사는 팔꿉관절을 90°로 굽혀 부목을 대주고, 오늘부터 재활운동을 시작하도록 하였다. 팔꿉관절의 운동범위는 50° 폄과 100° 굽힘이다. 뒤침은 10°이며 엎침은 20°이다. 부종과 반상출혈이 팔꿉관절을 에워싸고 아래팔 중앙부와 위팔 중앙부 안으로 확대되었다. 위팔두갈래근, 위팔세갈래근, 및 상부 등세모근에서 경련이 나타난다. 팔꿉관절의 굽힘과 폐기에 적은 저항을 가해도 환자가 심하게 통증을 호소하여 근력측정이 어렵다. 손목 동작은 4/5점, 쥐는 힘을 오른손과 비교하여 75%이다. 어깨의 전체적인 힘은 4+/5이다.

분석을 위한 질문들

1. 초기의 치료기간에 무엇을 포함시킬 것인가? 오늘 치료를 위해 당신을 무엇을 목표로 할 것인가?
2. 1주간 환자가 집에서 할 수 있는 운동으로 어떠한 것을 알려 줄 것인가?
3. 1주 치료 프로그램으로 어떤 운동을 포함시킬 것인가?
4. 1주 동안 치료의 목적은 무엇인가?
5. 유연성과 근력운동의 진행은 무엇으로 할 것인가?
6. 어떤 기능적 프로그램을 재활운동에 포함시킬 것인가?

관절경 수술 (Arthroscopy)

관절경 수술은 개방성 수술에 비해 그다지 복잡하지 않고 조직 부상도 적어 조직 치료를 위한 목적으로 여전히 선호되고 있다. 운동치료 프로그램을 시작하면서 운동사는 환자가 수술을 했다는 사실과 조직 치유의 진행과정에 따라 접근해야 한다는 사실을 잊어서는 안된다.

팔꿉관절(주관절, elbow joint)에서 가장 일반적인 관절경 시술은 윤활막염(활액막염, synovitis)의 좌멸 괴사 조직 제거술과 유리체 제거이다. 이런 절차에 따라 수술 후 재활이 개방성 수술보다 더욱 가속화할 수 있는 것은 조직 부위 관절융기에 피해가 더 적기 때문이다. 수술 후 하루나 이틀 동안 삼각건으로 팔을 지지한다(혹은 통증이 있다면 3일간 착용한다). 초기 치료는 통증과 부종을 조절하고 능동 그리고 약한 수동 운동범위 운동과 통증 조절을 위한 관절 가동화를 적용한다. 또한 어깨와 손목의 가동 운동도 한다. 주먹 쥐는 운동도 수술 후 처음 2, 3일 동안 진행한다.

3-4주까지 재활 III단계를 시작한다. 등속성 운동은 직선면 안에서 진행하고 대각면 운동으로 진행한다. 고무 밴드 저항운동과 다른 편심성 운동을 추가한다. 직선면에서 근력과 조정력이 향상되면 대각면 저항운동을 진행한다.

가쪽위관절융기염, 리틀리그 엘보우, 염좌, 자신경 부상, 탈구, 관절경 후 상태 등 팔꿉관절의 일반적인 부상들은 운동치료 프로그램 디자인에 근거를 갖고 특별히 고려되어져야 한다.

플라이오메트릭 운동들은 일단 환자가 대각면 운동에서 충분한 제어와 강도를 나타내면 시작할 수 있다. 이런 운동들은 가능하면 3주부터 시작할 수 있고 5, 6주까지 수술에 대한 환자의 반응과 수술의 광범위함에 따라 운동은 조절될 수 있다. 플라이오메트릭 운동이 완료되는 즉시 기능활동을 진행하고 스포츠 특이적 활동과 활동 특이적 과제들을 진행할 수 있다. 약 8주 까지 환자는 정상적 활동 참여를 위한 복귀 준비가 될 것이다.

■ 사례연구 (Case Study)

35세 오른손잡이며 취미생활로 야구를 즐기는 투수는 어제 팔꿉관절(주관절, elbow joint) 후부에서 유리체 관절경 제거 수술을 받았다. 외과의사는 그에게 오늘부터 재활 훈련을 시작하도록 지시했다. 환자는 수술 후 가벼운 통증이 있다고 말했지만 특별한 상황은 아니었다. 팔에 삼각건을 착용하고 있지만, 하루 정도면 제거할 수 있다고 의사는 말했다. 수술 부위 주변으로 부종이 있다. 수술 후 어떠한 배출도 보여지지 않았다. 팔꿉관절 운동범위는 30° 폄과 100° 굽힘이다. 엎침은 70°이며 뒤침은 50°이다. 손목의 굽힘과 폄은 각각 60°이다. 어깨세모근(삼각근, deltoid muscle) 내에서 약간의 경련이 있다. 수동의 근육 테스트에서 위팔세갈래근 저항에서 약간의 압통이 있고 두갈래근과 위팔세갈래근은 4-/5점, 손목의 굽힘과 폄에서 4-/5 점, 어깨 전체에서 4/5점이다.

분석을 위한 질문들

1. 당신의 초기 치료법은 무엇인가? 이 치료의 정당성에 대해 설명할 수 있다.
2. 오늘을 넘기기 이전에 환자에게 어떠한 지시를 할 것인가?
3. 다음 2주 동안에 예상되는 운동의 진행을 설명하라. 환자가 점진적으로 던지기 프로그램을 시작해야할 때 결정하는 지침은 무엇인가?
4. 얼마나 빨리 야구에 복귀할 것인지를 물어보면 환자에게 어떤 말을 할 것인가?

요약 (SUMMARY)

팔꿉관절의 여러 면에서 독특한 구조물이다. 한 관절 주머니 안에 3개의 관절을 포함하고 있고, 관절주머니의 제한이 있다면 다른 2개의 관절에 영향을 줄 것이다. 팔꿉관절 부위의 통증유발점과 관절 가동기법과 점진적인 운동은 이 장에서 소개되어 졌다. 팔꿉관절에서 보여지는 더욱 흔한 부상들은 그들 각각에 대해 재활 프로그램에서 소개하였다. 팔꿉관절(주관절, elbow joint)은 가쪽 관절에서 압박을 받고, 안쪽관절에서 떼어당김(신연, distraction)을 갖는다. 이러한 스트레스들이 관절에 부상을 가져오고 특히, 반복적인 스트레스 부상에 의해 발생한다. 뼈와 관절의 압박 부상은 흔히 가쪽에서 발생하나 염증과 연부 조직의 장애는 반복적인 신장에 의해 안쪽부에서 흔히 발생한다.

주요 개념 및 복습 (Key Concepts And Review)

1. 팔꿉관절에서 특히 조직치유의 염증기 동안 과도한 신장을 왜 주의해야 하는지 설명한다.

두갈래근(이두근, biceps)은 아래팔(전완, forearm)의 근막에서 기시하고 유착은 상대적으로 팔꿉관절에서 잘 발생하며 전방 관절주머니는 상대적으로 얇다. 그래서 과도한 신장 시 연부 조직은 쉽게 부상을 당하고 상처가 생기게 된다.

2. 팔꿉관절의 볼록-오목 규칙을 설명한다.

노뼈머리와 자뼈(척골, ulna) 둘 다 오목한 면으로 되어 있으며 볼록한 위팔뼈(상완골, humerus)작은머리와 위팔도르래 위에서 각기 움직인다. 따라서 제한된 움직임과 같은 방향으로 힘을 적용한다. 몸쪽 노자관절(요척관절, radioulnar joint)에서 힘은 제한된 방향과 반대 방향으로 작용하며 이는 볼록한 관절면이 오목한 관절면에서 움직이기 때문이다.

3. 팔꿉관절의 안정위를 확인한다.

표 6.3에서 나타난 것처럼 위팔자 관절의 안정위는 팔꿉관절 70° 굽힘(굴곡, flexion)과 10° 엎침(회내, pronation)이다. 위팔노관절(상완요골관절, humeroradial joint)의 안정위는 완전 뒤침(회외, supination)시켜 완전히 펴는 자세이다. 노자 관절의 안정 시 자세는 팔꿉관절 70° 굽힘과 35° 뒤침이다.

4. 팔꿉관절에 대한 3개의 연부조직의 가동기법을 확인한다.

교차–마찰 마사지는 두갈래근 힘줄에 사용된다 : 통증유발점 이완은 위팔두갈래근(상완이두근, biceps brachii)과 세갈래근(삼두근, triceps)을 위해 사용할 수 있다.

5. 팔꿉관절의 위한 3가지 관절 가동법을 열거하시오.

위팔자관절(완척관절, humeroulnar joint)의 떼어당기기는 일반적으로 이완과 통증 완화를 위해 사용한다. 위팔노 관절의 후방 미끄러지기는 펴기를 증가시키기 위해 사용하며 노자 관절의 배쪽(복측, ventral) 미끄러지기는 뒤침을 증가시키기 위해 사용한다.

6. 팔꿉관절에 대한 3가지 근력강화 운동과 목적을 설명하시오.

뒤침된 상태에서 팔꿉관절 굽힘은 우선적으로 이두근 근력을 증가시키고 엎침된 상태에서 팔꿉관절 굽힘은 위팔근(상완근, brachialis)을 우선적으로 강화시키고 중립위에서의 팔꿉관절 굽힘은 위팔노근을 우선적으로 강화시킨다.

7. 팔꿉관절에 대한 근력강화 운동의 일반적인 진행을 논의하시오.

능동운동으로 관절 운동범위를 회복하지 못했다면, 조심스럽게 능동 동작에서 가동동작을 시작하거나 낮은 강도로 장시간 신장하는 기법으로 시작한다. 등척성 운동은 가벼운 저항운동을 거쳐 근력향상을 위해 더욱 강도 높은 근력운동으로 진행한다. 등척성 운동은 가벼운 저항운동부터 진행하고 이후 근력을 증가시키기 위해 더욱 무거운 무게로 옮긴다. 정확히 근육을 격리시켜 안정화시키기 위해 동심성 운동이 편심성 운동 전에 선행되어져야 한다. 어깨, 아래팔, 손목 운동이 프로그램에 포함되어져야 한다. 운동은 초기 직선면에서 수행되어지고 이후 근력과 조정력이 향상되어지면 대각면으로 발전한다. 플라이오메트릭 운동은 근력과 동작이 정확히 만들어 진 다음에 추가되어지고, 기능적인 활동은 스포츠에 복귀하도록 환자를 준비시키고 운동 마지막 단계에 포함된다.

8. 위관절융기염(상과염, epicondylitis)을 위한 운동치료 프로그램을 기술한다.

어떠한 기본적인 힘줄염(건염, tendonitis) 재활 프로그램이라도 가장 기본은 원인을 이해하고 그것을 수정해 나가는 것이다. 장비를 통한 통증과 부종완화가 운동치료 전에 시작되어 진다. 교차 – 마찰과 근막이완과 같은 연부 조직 가동화는 연부 조직과 관련한 제한, 통증, 가동을 위해 사용하고 관절 가동화는 움직임이 주머니(관절낭, capsular) 패턴을 가져오면 사용한다. 능동관절 가동운동은 연부조직과 관절 가동화를 적용하는 동안 수행되어 질 수 있다. 직선면에서의 등척성 운동과 도수저항운동은 근력 향상을 위해 큰 저항과 대각면 활동으로 진행한다. 메디신 볼과 고무 저항을 가지고 하는 플라이오메트릭 운동은 기능적인 활동을 반영하여야 하고, 낮은 저항과 낮은 강도에서 시작하고 환자가 조정력과 수행능력이 향상되어지며 점차 향상시킨다.

9. 리틀리그 엘보우의 운동치료에서 고려해야 할 예방 조치를 설명하시오.

부상으로 성장판의 부상이 분명하다면, 환자는 야구 시즌에서 안정을 위해 피칭을 중단하도록 권유되어져야 한다. 능동적인 운동범위 운동(견딜 수 있는 범위에서)이 강화되어져야 한다. 수동적인 신장은 피하도록 한다. 이것이 예민한 성장판을 더욱 악화시킬 수 있기 때문에 무거운 중량을 이용하는 것은 적당하지 않다. 운동은 성인들에서처럼 너무 격렬해서도 안 되고 너무 무게가 강해서도 안된다. 바깥굽음(외반, valgus) 스트레스는 통증을 만들지 않을 때까지는 피해야 한다.

10. 자신경(척골신경, ulnar nerve)이 늘어난 후, 운동치료 프로그램을 위한 예방조치를 작성하시오.

조직 치유가 고려되어져야 한다. 운동은 신경부상에 대한 비수술 치료를 가진 사람들보다는 더욱 천천히 시작한다. 직선면 운동이 대각면 운동보다 먼저 선행되어야 한다. 팔꿉관절에 수술 후 슬링을 하고 있는 동안 초기 근력운동으로 주먹쥐기 운동을 시작한다. 근력을 위한 능동 운동을 시작한다. 부드러운 교차 – 마찰 마사지는 운동범위가 감소가 있을 경우 3주 후에 진행한다.

11. 관절경의 괴사조직의 제거와 안쪽곁인대(medial collateral ligament, UCL)의 재건을 위한 재활 프로그램에서의 차이를 설명하시오.

안쪽곁인대의 재건은 개방수술이기 때문에 재활은 어떠한 프로그램을 진행하는 것보다 더욱 느리게 진행해야 한다. 고정기간은 더 길어지고 재활 초기단계의 운동은 덜 힘들게 한다. 운동범위의 감소가 두드러지는 요소라면 동작과 가동성 활동들은 초기 단계에서 더욱 두드러져야 한다.

심화 학습 문제 (Critical Thinking Questions)

1. 조안은 서두 각본에서 리틀리그 엘보우 힘줄염(건염, tendonitis)의 가능성에 직면했다. 스티브가 가질 수 있는 다른 가능성 있는 진단들은 무엇인가? 문제를 결정하기 위해 조안이 어떤 검사를 진행해야 하는가? 그녀는 보호하기 위하여 터너씨에게 어떠한 충고를 해야 하는가? 조안은 그에 대한 충고 중에서 어떠한 예방조치를 취하여야 하는가?

2. 팔꿉관절(주관절, elbow joint)에 대한 재활 프로그램은 탈구와 염좌를 비교해서 무엇이 다른가? 예방조치는 어떻게 다르며 이유는 무엇인가? 운동의 진행이 다르다면 어떻게, 무엇이 다른가?

3. 안쪽, 가쪽위관절융기염(외측상과염, lateral epicondylitis)의 차이를 명확히 설명할 수 있는가? 어떤 구조물이 부상당했는가? 부상기전의 차이는 무엇인가? 재활 프로그램의 차이는 무엇인가? 차이가 있다면 어떻게 다른가?

실험실 활동들 (Lab Activities)

1. 당신의 실습파트너와 다음 근육의 통증유발점 위치를 찾아라.

a. 두갈래근(이두근, biceps)

b. 위팔근(상완근, brachialis)

c. 위팔세갈래근(상완삼두근, triceps brachii)

d. 위팔노근(완요골근, brachioradialis)

당신 파트너는 어느 통증유발점을 가장 민감하게 느끼는가? 스프레이 신장 기법을 각 부위에 적용해 보고, 당신 파트너를 위해 각각의 통증유발점을 위한 가정운동을 알려주시오.

2. 위팔뼈(상완골, humerus)위에 긴손가락폄근(장지신근, extensor digitorum longus)이 기시하는 부위에 가쪽위관절융기가 있다. 가쪽위관절융기에서 출발하는 폄근 힘줄을 촉진할 수 있는가? 힘줄이 가쪽위관절융기염의 가장 흔한 원인인가? 가쪽위관절융기염을 가진 사람이 물건을 쥘 때 왜 아픈지 설명할 수 있는가?

3. 실습 파트너과 팔꿉관절의 3관절 모두를 위한 관절가동기법을 실습해보라. 다른 것들과 비교해서 동작들은 어떻게 가동되는가? 3관절 중 어떤 것이 가장 크게 움직이는가; 제일 적은 움직임을 어떤 것인가? 각 관절들의 운동에서 움직임의 저항이 시작하는 지점을 상상해봐라. 이것이 전체 관절의 가동성의 절반 이전 혹은 이후에 있는가?

4. 실습 파트너와 관절가동술을 실습하고 어떠한 제한이 있는지 정의하고 최상의 가동치료법이 무엇인지 설명하시오.

a. 위팔자관절(완척관절, humeroulnar joint)

- 떼어당김(신연, distraction)
- 안쪽 미끄러지기
- 가쪽 미끄러지기

b. 위팔노관절(상완요골관절, humeroradial joint)

- 떼어당김(신연, distraction)
- 등쪽 미끄러지기

- 배쪽 미끄러지기

c. 몸쪽 노자관절(요척관절, radioulnar joint)

- 노뼈머리의 등쪽 미끄러지기
- 노뼈머리의 배쪽 미끄러지기

5. 팔꿉관절(주관절, elbow joint) 굽힘(굴곡, flexion), 폄(신전, extension), 엎침(회내, pronation), 뒤침(회외, supination)을 위한 신장을 파트너와 실습한다. 각 운동 동안 어떤 대상동작이 가능한지 설명해라.

6. 당신 파트너와 같이 각 동작에 대한 도수저항을 적용하고 나열하시오. 각 동작을 위해 10번 반복을 진행한다. 최대 저항을 적용하나 완전 운동범위를 통해 부드러운 동심성 동작이 나오도록 한다. 반복을 마친 후 각 동작에서 10번씩 편심성 수축을 실시한다. 당신 파트너는 어떤 운동 시 피로를 느꼈는가? 동작 중 무엇이 가장 어려운 것인가? 이유는?

a. 팔꿉관절 굽힘

b. 팔꿉관절 폄

c. 엎침

d. 뒤침

7. 덤벨이나 모래 주머니를 사용하여 항 중력의 3가지 다른 자세에서 위팔세갈래근(상완삼두근, triceps brachii) 펴기 운동을 실시해보고, 각 자세에서 10회 반복해보자, 팔꿉관절 굽힘근을 위한 운동을 반복해라. 수행하기 가장 어려운 동작은 무엇이며 이유는?

8. 앉은 자세에서 뒤침과 엎침의 프리웨이트 운동을 파트너와 진행해라. 운동범위를 천천히 움직여 가며 가동의 다양한 위치에서 어떤 근육이 사용되는지 확인해라. 동심성, 편심성 동작 모두에서 오로지 뒤침근(회외근, supinator)만 사용하기를 원한다면, 어떻게 운동을 하라고 환자에게 설명하겠는가?

9. 파트너가 테니스 엘보를 갖고 있다면 파트너가 갖는 특이적 활동은 무엇이겠는가? 편심성 활동에 집중해라. 당신이 파트너를 위해 오늘 해야 하는 운동이 무엇이며 얼마나 많이 반복하고 세트를 어떻게 결정할 것인가? 너의 대답에 근거를 제시해 봐라. 파트너는 당신이 설명한 대로 운동들을 수행해야 한다. 운동을 수행하기 전 목표 설정에 변화를 가져야 하는가? 원래의 목적을 위해 변화하거나 유지해야 할 것들은 무엇인가?

10. 팔꿉관절 재활 프로그램을 위해 3가지 플라이오메트릭 운동을 사용해보고 이를 발전시켜 보아라. 파트너가 이 운동을 수행하는데 있어 가장 쉬운 운동과 가장 어려운 운동을 명확히 기술해라. 피로가 증가하면 어떠한 대체 패턴을 사용하는가? 하나의 동작에서 다음 동작으로 진보시키기 위해 어떤 지표들을 설정해야 하는가? 왜 이러한 지표들은 설정해야 하는지 정의해라.

11. 소프트 볼 좌측 외야수 포지션을 담당하는 팔꿉관절 환자가 완전하게 경기에 복귀하기 전에 해야 할 3가지 스포츠 특이적 동작들을 나열하시오. 왜 이 지표들을 선택했는지 이유를 설명하시오.

제 21 장

손목과 손
(Wrist and Hand)

박 미 희

학습목표 (Objectives)

이 장을 마치고 난 후에는 아래의 사항을 설명할 수 있어야 한다 :

1. 손가락의 도르래 시스템을 설명한다.
2. 왜 손의 부종 감소가 중요한지 설명한다.
3. 손의 삼근계(trimuscle)를 설명하고 손의 기능에서 왜 중요한지 이유를 설명한다.
4. 손의 정확한 집기(precision pinches)와 파워 쥐기(power grip)의 차이점을 설명한다.
5. 정지 부목과 동적 부목의 차이점을 설명한다.
6. 손목 노쪽 미끄러지기가 어떤 동작을 증가시키는지 설명한다.
7. 긴손가락굽힘근과 폄근의 운동을 향상시키는 힘의 적용 단계를 설명하시오.
8. 내인성(내재성, intrinsic) 신장이 외인성(외재성, extrinsic) 신장과 어떻게 다른지 설명하시오.
9. 깊은손가락굽힘힘줄과 얕은손가락굽힘힘줄의 미끄러지기 운동의 차이점을 설명하시오.
10. 긴굽힘근힘줄과 긴폄근 힘줄의 차이점을 설명하시오.
11. 끝마디뼈(distal phalanx)의 폄근지연을 없애기 위해 무슨 절차가 사용되는지 설명하시오.
12. CRPS의 초기 징후를 설명하시오.

▶ 3주일 전 대니 막키는 친구와 축구를 하다가 넘어지면서 팔의 과다폄(과신전, hyperextension) 상태로 바닥을 짚었다. 그의 오른손은 잔디속에 묻혀있던 유리조각에 심하게 베였다. 외과 의사는 이러한 긴손가락굽힘근(장지굴근, flexor digitorum longus)힘줄의 열상을 수술한 다음, 손 펴기를 억제하는 부목을 대주었으며, 재활의사인 대나 멀리는 손의 재활을 바로 시작하길 원했다. 대나는 힘줄의 봉합치료의 경험을 갖고 있고 특히 봉합한 지 3주에 고려해야 할 주의사항을 올바르게 인식하고 있다. 그녀의 관심은 유착이 깊은손가락굽힘힘줄과 얕은손가락굽힘힘줄, 그리고 앞쪽 손가락 주변에서 시작해서 손가락 덮개 기전에도 영향을 줄지에 대해 관심을 갖고 있다. 덮개 기전이 부상되면 내재근은 영향을 받게 되어, 손의 기능이 저하될 것이다. 그래서 대나는 대니의 재활 프로그램을 주의깊게 진행해야 한다는 것을 이해하고 있다.

시련 뒤에 기회가 온다.

HENRY J. KAISER, 1882–1967, American industrialist ship builder for the U.S.Navy and creator of America's first HMO, Kaiser Permanente.

특별히 생각하지 않고 손을 있는 그대로 본다면, 우리는 수백가지 활동들 중에 매일 손을 사용한다. 손은 매우 복잡하고 일상의 업무에 없어서는 안될 중요한 부위이다. 많은 건강 관련 전문가들이 손가락이나 손의 부상에 대해 비교적 관심을 덜 가지는 편이지만, 손은 매일 매일의 활동에서 중요한 역할을 담당하고 있기 때문에 적절하게 관리되지 않는다면 많이 쓰이는 만큼 엄청나게 불편한 부상 중 하나이다. 반면 선수들이 복잡한 손 부상으로 고생하는 동안 선수 트레이너는 손을 사용할 수 없는 문제들이 얼마나 많은지를 빨리 인식해야 할 필요가 있다. 이 장을 마치기 전에 여러분들이 손의 염좌는 *단순* 염좌가 아니라는 것을 깨닫고 손과 손가락에게 감사하는 마음을 갖기를 원한다.

손은 생각보다 매우 복잡하고 손의 적은 정도의 불균형도 손의 기능에 심각한 영향을 준다는 것을 알아야 한다. 이러한 문제들은 운동사에게 도전을 주고 정상 활동을 다시 시작하기 전에 이미 확인되어져야 한다. 그러나 손목과 손의 재활 기법을 논의하기 전에 손목과 손의 독특한 기능과 구조를 먼저 확인해야 한다. 손목과 손의 구조와 기능을 이해하는 것은 기법 적용과 재활 프로그램의 운동치료 적용 시 매우 중요하므로 먼저 손목과 손의 구조와 기능을 이해하는 것이 필요하다. 손과 손목의 해부학, 역학, 기능은 이미 많은 책에 소개되어 있다. 우리는 이 지식의 큰 덩어리 중 단지 겉만 훑을 것이다. 이 장에서 손의 구조와 기능에 대해 완전히 알기는 어렵고 손목과 손에 대한 인진하고 적절한 재활 프로그램을 수립하기 위해 중요한 정보를 제공받을 것이다. 부가적인 정보는 이 장의 끝에 소개한 추천도서를 참조하기 바란다.

이 장에는 손목과 손의 부상에 대한 적합한 재활 프로그램을 만들기 위해 구조와 기능에 대한 정보를 포함하고 있다. 연부조직과 관절가동기법은 이전 장과 유사하다. 운동은 손목과 손의 유연성의 제한과 근력, 협응 운동을 포함한다. 손목이 팔꿉관절(주관절, elbow joint)과 가깝게 근접하고 있고 어깨와 매우 밀접한 연관을 갖고 있어 운동치료 프로그램은 이 부위의 운동을 포함한다. 손목과 손에서 흔한 특정 부상들을 소개하고 이를 치료하기 위한 재활 프로그램들이 소개되어 진다. 비록 손목과 손이 복잡하고 환자와 운동사에게 독특한 문제를 갖는 부상일지라도,

이러한 도전들은 생역학과 재활 적용에 대한 정보를 갖고 극복되어야 한다. Kaiser씨가 제시했던 것처럼 이러한 도전들은 문제가 아니라 당신이 획득한 기법과 지식을 사용하는 기회가 되고 환자를 위해 손목과 손에 성공적인 재활 프로그램을 제공하는 기회가 될 것이다.

일반적인 재활의 개념 (GENERAL REHABILITATION CONSIDERATIONS)

손목과 손은 29개의 뼈로 구성된 복잡한 부위이다. 30개 이상의 힘줄이 있으며 손의 기능에 관계하는 신경계를 포함한다. 신체 전체에서 파치니소체 감각종말의 25%가 손에 위치하고 있다. 엄지에 9개, 집게손가락에만 7개의 근육을 가지고 있는 손은 그 기능이 매우 복잡하다. 엄지와 집게손가락은 주로 세밀한 작업을 수행하는데 사용되며, 가운데손가락과 반지손가락 그리고 새끼손가락은 쥐기 동작에서 물건을 고정시키는 역할을 주로 한다. 손에 있는 모든 구조들은 작업을 수행하기 위해 균형을 갖고 최적의 기능을 유지하기 위해 협응된 방법을 사용한다.

골격구조 (Skeletal Structure)

세 개의 굽힘활(굴곡궁, flexion arch)은 근위와 원위 가로활(횡궁, transverse arch)과 세로활(종궁, lingitudinal)로 손목과 손뼈로 형성되어있다. 손목뼈(수근골, carpal)와 손허리뼈(중수골, metacarpal)는 특히 근위와 원위 가로활을 만든다. 세로활은 손목뼈를 벗어나 손가락끝까지 뻗는다(그림 21.1). 이러한 활(궁, arch)들은 쥐기 운동에 훌륭히 적응할 수 있도록 등각의 나선(equiangular spiral)을 형성한다. 만약 이들 등각 구조가 관절의 제한 또는 근육의 약화로 인해 부상을 가지면 손은 적응력을 잃어버리게 된다. 손목 굽힘(굴곡, flexion)은 볼록한 근위 손목열과 오목한 노뼈관절(요골관절, radius joint)로 구성된다. 이 관절은 굽힘(굴곡, flexion), 폄(신전, extension), 벌림(외전, abduction), 그리고 모음(내전, adduction) 운동을 수행한다. 모음은 일반적으로 자뼈치우침(척골편위, ulna deviation) 또는 *자뼈굽힘(척골 굴곡, ulna flexion)*으로 언급되며, 벌림은 노뼈치우침(요골편위, radius deviation) 또는 *노뼈굽힘(요골 굴곡, radial flexion)*으로 언급된다. 이러한 4가지 운동은 손목의 휘돌림(회전, circumduction)을 만드는데 협력된다. 원위 자뼈(척골, ulna)와 노뼈(요골, radius)는 원위 노자인대(요척인대, radioulnar ligament)와 뼈사이막(골간막, interosseous membrane)에 의해서 지지되며 근위 노자관절(요척관절, radioulnar joint)을 따라 아래팔(전완, forearm)의 엎침(회내, pronation)과 뒤침(회외, supination) 운동을 할 수 있도록 해준다. 이들 관절의 제한된 가동성은 최대의 엎침과 뒤침 운동을 방해한다.

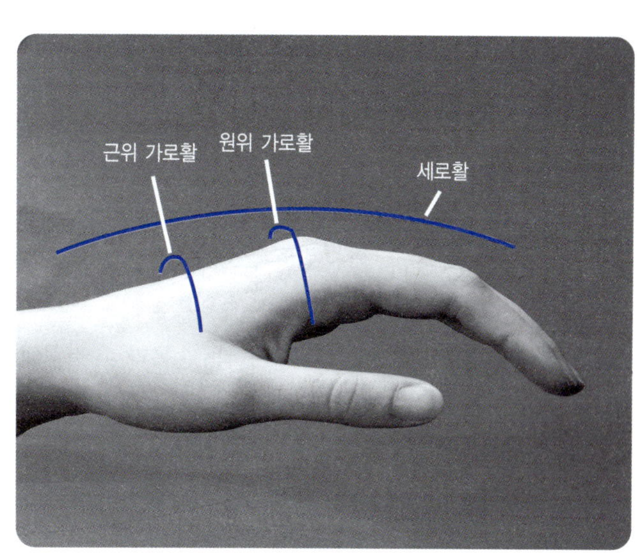

그림 21.1 손의 활(궁, arch)들.

손목뼈(수근골, carpal bones) 역시 서로가 함께 여러 가지 관절을 형성하며, 원위열은 손허리뼈(중수골, metacarpals)와 관절을 이루는 손목손허리뼈(수근중수골, carpometacarpal)를 형성한다.

손목사이 관절(수근간 관절, intercarpal joints)은 그 구조가 불규칙하며 인대에 의해서 강하게 고정되어 어떠한 손목뼈(수근골, carpal bone)라도 탈구되지 않도록 만든다. 손목손허리관절(수근중수관절, carpometacarpal joint)은 손허리뼈(중수골, metacarpal bone)가 다양한 각도로 굽힘(굴곡, flexion), 폄(신전, extension), 모음(내전, adduction), 벌림(외전, abduction)을 할 수 있는 안장관절(saddle joint)이 대부분을 차지한다. 엄지, 반지손가락 그리고 새끼손가락의 손허리뼈 역시 엄지와 새끼손가락의 대립을 제공하기 위하여 돌림(회전, rotation)되며 손으로 물건을 잡을 수 있도록 해준다.

손허리손가락 관절(중수지절 관절, metacarpophalangeal joint, MCP))은 볼록한 원위 손허리뼈와 오목한 첫마디뼈(근위지절골, proximal phalanx)에 의하여 이루어진다. 손가락뼈사이관절(지절간관절, interphalangeal joints, IP)은 근위손가락뼈사이관절(PIP) 또는 원위손가락뼈사이관절(DIP)로 불리워진다. 곁인대(측부인대, collateral ligament)는 이들 관절을 고정시켜준다. 이완된 자세에서 손가락은 손가락사이관절(IP)과 손허리손가락관절(MCP)이 약간 구부러져 있다. 이완된 손가락의 정렬은 검지에서 반지손가락까지 순차적으로 굽어져 있어 이런 형태를 갖지 않는다면 병리적 문제가 있다고 보여진다.

근막과 인대 (Fascia and Ligaments)

손목과 손 전체를 둘러 인대를 연결하고 관절을 지지하기 위해 여러 정적인 구조물들이 이 부위를 지지하고 지탱한다. 두꺼운 손바닥근막은 두 개의 층 즉, 얕은층과 깊은층으로 구성되어 있다. 얕은층은 굽힘근지지띠(가로손목인대)와 긴손바닥근의 펴짐을 일으키고 손바닥쪽으로 확장하여 손가락으로 연결된다. 깊은층은 손바닥을 지나 엄지두덩(무지구, thenar)과 새끼두덩(소지구, hypothenar) 사이로 주행한다. 손등에 있는 근막은 두 개의 층으로 나누어져 있으나 손바닥 근막처럼 두껍지는 않다. 손바닥 근막은 쿠션을 제공하고 손 구조물을 보호하며 손의 오목 상태를 유지하는데 도움을 준다.

지지띠는 손목과 손 전체에 위치하고 굽힘근(굴근, flexor) 힘줄과 폄근(신전근, extensor) 힘줄을 잡아준다. 손목에서 굽힘근 힘줄은 가로손목인대에 의해 손목에서 활시위 모양을 유지하게 한다. 이 인대는 손목굴(수근관, carpal tunnel)의 지붕을 형성하고 손목굴안에서 긴손바닥근(장장근, palmaris longus muscle)과 자쪽손목굽힘근(척측수근굴근, flexor carpi ulnaris muscle), 신경과 인대를 제외한 손가락 굽힘근 모두를 지탱해 준다. 손목 등쪽(dorsal)의 폄근지지띠는 손목에서 폄근 힘줄들이 활시위 모양을 유지하게 한다. 외주머니인대(extracapsular ligament)는 가로손허리인대로서 손허리뼈머리의 손바닥판에 인접한 손허리뼈갈래의 손바닥판까지 연결되어 있다(그림 21.2a). 이 인대는 원위 가로활(횡궁, transverse arch)을 유지하는데 중요하며 이것의 정상적인 유연성은 정밀 집기(prehensile grip)와 쥐기 운동과 같은 손의

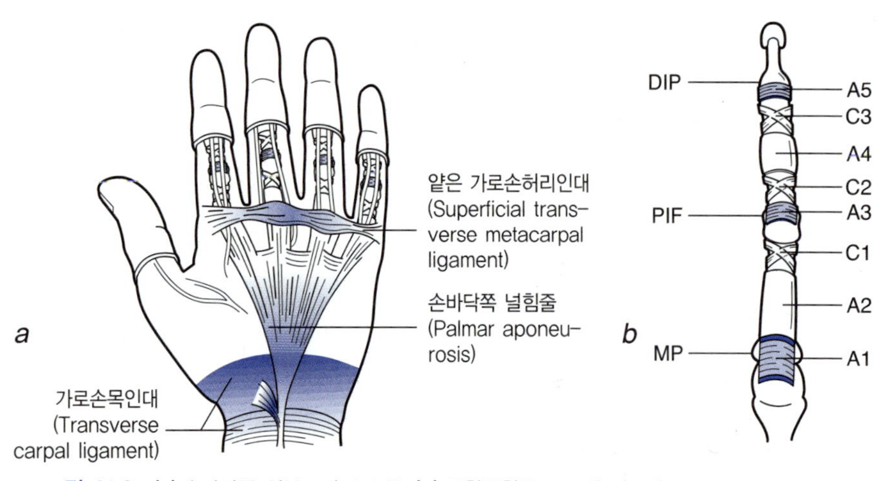

그림 21.2 *(a)* 손바닥쪽 연부조직 요소들 *(b)* 굽힘근힘줄 도르래 시스템.

기능을 활성화시킨다. 이들은 손가락에 있는 힘줄의 배열을 유지하는 손가락의 여러 근막을 통제하며 또한 힘줄에 대한 도르래 시스템을 제공한다.

힘줄집과 도르래 (Tendon Sheaths and Pulleys)

굽힘근(굴근, flexor) 힘줄(건, tendon)은 힘줄을 보호하고 양성해주는 힘줄집(건초, tendon sheath)의 복잡한 시스템으로 둘러 싸여 있다. 폄근 힘줄집은 정교하지는 않다; 폄근 힘줄이 폄근 지지띠(신전근지대, extensor retinaculum) 아래로 지나갈 때 손목에서 힘줄집으로 둘러싸여 진다. 그러나 이들은 윤활주머니 바깥에 있다. 굽힘근 힘줄집은 손목의 근위에서 시작되며 끝마디뼈로 확장된다.

손가락의 굽힘근에는 정교한 도르래 시스템이 있다. 이 시스템은 각 손가락의 손허리뼈 갈래로부터 원위 손가락 굽힘근 힘줄의 정지까지 섬유성 굴(tunnel)의 다발로 이어진다. 이들 도르래 시스템은 낚시대를 따라 낚시줄을 유지하는 구조물인 낚시 고리와 유사하다(그림 21.2b). 다섯 개의 고리모양의 도르래와 세 개의 십자형의 도르래 시스템이 손가락에 있다. 주 도르래 시스템의 붕괴는 굽힘근 힘줄을 활시위 모양으로 변화시킨다. 활시위 모양을 방지하기 위한 주요 도르래 시스템은 A2와 A4가 있다(Doyle & Blythe, 1975). 어떠한 손가락에서도 도르래 시스템이 붕괴되면 힘줄의 역학적 이점이 손상되면서 정상적 기능을 잃게 된다.

근육 (Muscles)

손의 근육은 외재근(외인성근)과 내재근(내인성근)으로 나누어진다. 외재근은 손의 바깥쪽으로 이어지고 내재근은 손 안에서 이어지고 정지한다. 외재근은 굽힘근(굴근, flexor)과 폄근(신전근, extensor)으로 나눠진다. 외재근은 20개이며 내재근은 19개가 있다. 외재근은 팔꿉관절(주관절, elbow joint)과 아래팔(전완, forearm)에서 이어져 손목과 손으로 들어가는 긴 힘줄로 연결되어 있다. 엄지두덩(무지구, thenar)은 엄지의 4개의 내재근을 포함하고 있으며 새끼두덩(소지구, hypothenar)은 새끼손가락에 내재근 3개를 포함하고 있다. 손이 잘 작동하고 부상으로 인한 변형이 없다면 내재근과 외재근 간에는 평형이 이루어질 것이다(von Schroeder & Botte, 2001).

긴손가락폄근(장지신근, extensor digitorum longus)은 집게손가락에서 새끼손가락으로 주행한다. 원위 손허리뼈(중수골, metacarpal) 부위에서 이들은 폄근 힘줄의 독립적 운동을 제한하는 섬유성 띠인 힘줄연결(juncturae tendinum)에 의해 연속되어진다. 폄근 힘줄은 시상띠로 첫마디뼈(근위지절골, proximal phalanx)를 연결하고 손허리손가락 관절(MCP)에 폄근 힘줄의 신장력을 전달하고 활시위로부터 폄근 힘줄을 유지하기 위해 손바닥판에 부착해 있다.

손허리손가락(MCP) 관절의 원위에서 폄근 힘줄이 세 부분으로 나누어지는데 이것은 중간손가락의 기저 부분에 접촉되는 중앙분리(central slip)와 끝마디뼈에서 다시 만나는 두 개의 가쪽띠이다(그림 21.3).

긴손가락굽힘근(장지굴근, flexor digitorum longus)은 얕은손가락굽힘근(천지굴근, flexor digitorum superficialis)과 깊은손가락굽힘근(심지굴근, flexor digitorum profundus)을 포함한다. 이 두 힘줄은 손 깊숙이 들어간다. 얕은손가락굽힘근(FDS)은 근위손가락뼈사이관절(PIP)을 굽힌다. 각각의 깊은손가락굽힘근힘줄은 각기 분리되어 서로 독립적으로 작용한다. 각각의 얕은 힘줄은 중간손가락(middle phalanx)의 기저부분에 접촉하기 이전에 분리(split)되어, 깊은손가락굽힘근힘줄(FDP)이 끝마디뼈에 부착하거나 지나가는 것을 허용한다(그림 21.4).

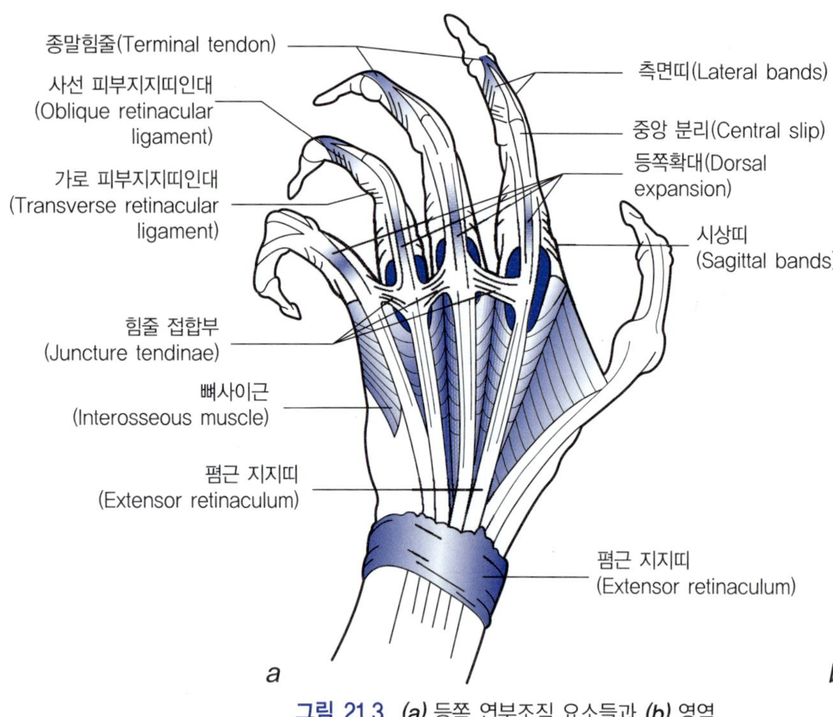

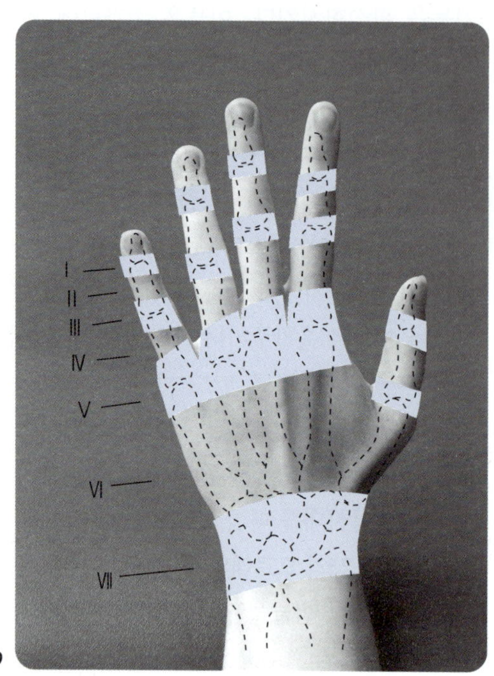

그림 21.3 *(a)* 등쪽 연부조직 요소들과 *(b)* 영역.

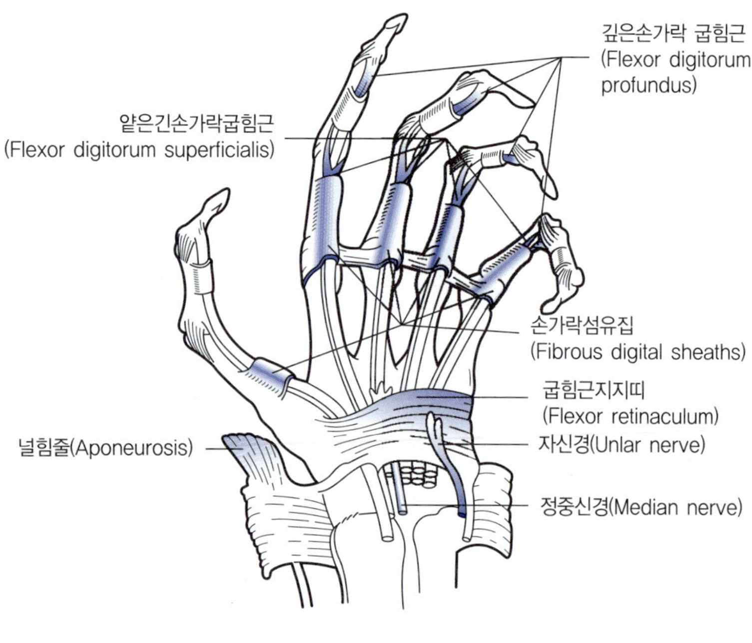

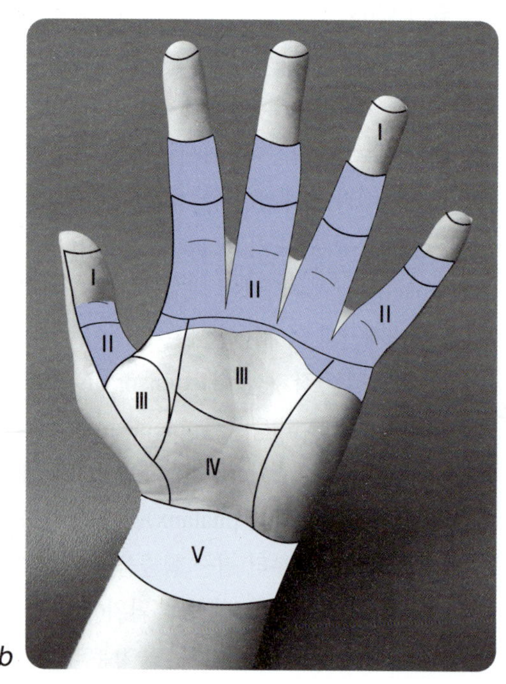

그림 21.4 손과 영역의 손바닥면.

깊은손가락굽힘근(심지굴근, flexor digitorum profundus, FDP) 힘줄은 얕은손가락굽힘근(천지굴근, flexor digitorum superficialis, FDS) 힘줄과 달리 분리된 근복부를 만들지 않으므로 손가락의 원위 손가락굽힘 동작은 함께 만들어낸다.

반면 긴손가락근육은 전체적인 운동 동작에 사용되지만, 내재근은 섬세한 운동에 사용된다.

이들은 손가락의 더욱 복잡한 운동을 통제한다. 벌레근(충양근, lumbrical)과 뼈사이근(골간근, interosseous)은 독특한 접촉을 이루고 있으며, 긴굽힘근과 폄근(신전근, extensor) 힘줄, 그리고 손가락 인대와 함께 배열되어 있다. 벌레근은 손바닥의 깊은손가락굽힘근(심지굴근, flexor digitorum profundus)힘줄에서 기시하며 폄근 힘줄 팽창부에 정지한다. 이러한 독특한 배열은 벌레근이 MCP 굽힘근과 IP 폄근으로서의 기능을 하게하며 이는 MCP관절 전반에 이것들의 힘의 선이 존재하기 때문이다. 그리고 이 관절에서 굽힘(굴곡, flexion)을 일으켜 그들의 힘이 IP 관절의 뒤쪽으로 가게 하여 IP 펴기를 일으킨다. 상대적으로 등쪽뼈사이근(배측골간근, dorsal interosseous muscle)과 손바닥쪽 뼈사이근(장측 골간근, palmar interosseous)은 손가락의 벌림(외전, abduction)과 모음(내전, adduction)을 담당한다. 그들은 벌레근보다 표층부에 있기 때문에 손으로 촉진할 수 있다.

부종 (Edema)

손바닥을 덮고 있는 피부는 두껍고 비탄력적이며, 털이 없으며, 손에서 미끄러지지 않게 물건을 잡을 수 있는 손바닥근막에 연결되어있다. 손등의 피부는 탄력성이 있으며 움켜잡는 활동 중에 피부의 가동성을 허용하도록 근막 하부로부터 쉽게 분리되어 있다. 손등의 피부는 손바닥 피부보다 느슨하며 유연성이 있기 때문에 부종은 종종 손등에 축적된다. 단백질로 꽉 찬 부종은 쉽게 구축을 일으킨다. 손등에 과도한 부종이 생기면 이것은 앞쪽으로 궁을 붕괴시켜 엄지의 모음(내전, adduction)을 일으킬 수 있다. 또한 과도한 부종은 손가락이 굽어지고 피부의 커다란 편위(excursion)를 일으킨다. 피부가 부종으로 인하여 이미 신장되어 있다면, 부종으로 인해 피부의 확장성이 이미 사용되어져 있으므로 손가락의 전체 운동범위로의 운동 능력은 결여되어 진다. 장기화된 부종에 의해 이차적으로 형성되는 섬유성 조직은 손의 가동성과 기능을 감소시키는 원인이 된다. 조기 부종 감소에 대한 운동사의 노력이 매우 중요하다. 둘레측정은 손과 손가락의 부종의 정도를 결정하는데 이용된다(그림 21.5). 손가락 또는 손을 줄자로 부위를 측정하고 그 측정된 길이를 진단의 자료로 사용할 수 있다. I단계에서 압박, 올림(거상, elevation), 얼음찜질, 그리고 압박기계는 부종의 감소와 부종에 수반되는 장애를 감소시키므로 중요하다.

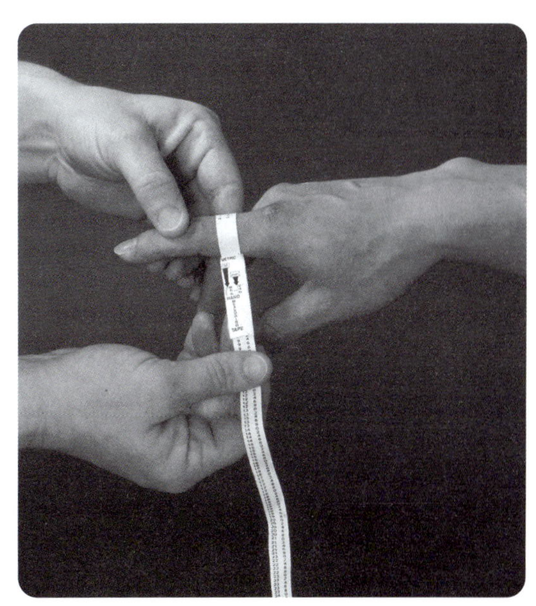

그림 21.5 둘레 계측.

힘줄 영역 (Tendon Zones)

수술적 참조에서 손의 영역은 굽힘근(굴근, flexor)면과 폄근(신전근, extensor)면으로 나누어진다. 각 영역은 독특한 특성을 가지고 있어서 외과적 수술과 운동사의 회복 프로그램 적용에 영향을 미친다. 이 장에서 그러한 이유들을 간략히 살펴보겠다. 손목, 손, 그리고 엄지를 제외한 4개의 손가락에는 5개의 굽힘과 7개의 펴기 영역이 있다. 엄지는 3개의 굽힘과 5개의 폄근 영역을 가지고 있다. 영역은 가장 원위부가 가장 낮은 번호를 매긴다. 굽힘근 또는 폄근 영역에서 이들 힘줄을 둘러싸는 힘줄집이나 지지띠의 결합조직은 특히 고정으로 인한 유착이 잘 발생한다는 것을 명심해야 한다. VII 폄근 힘줄 영역의 부상의 영향은 이러한 이유에서 II 굽힘근 힘줄의 부상과 유사하다는 것이 주목해야 한다. 힘줄의 유착은 정상범위와 근력, 기능을 감소시킨다. 힘줄의 미끄러지기 운동은 유착을 예방하고 이 장의 후반부에 설명되어 진다. 다음의 부가적인 힘줄 영역 항목들은 그림 21.3과 21.4에서 구체적으로 설명되어 있다.

■ 손의 외과적 영역 (Surgical Zones of the Hand)

굽힘근 영역 V

- **위치 :** 아래팔에서 손목까지 연결되는 외재근의 근힘줄접합부.
- **특성 :** 힘줄은 느슨한 힘줄집에 싸여있다.
- **문제 :** 힘줄은 힘줄집에 유착을 일으키고 연부조직 구조물에 싸여있다.
- **치료개념 :** 정상적인 힘줄 미끄러지기를 회복하고 유착 예방.

굽힘근 영역 IV

- **위치 :** 손목.
- **특성 :** 손목굴이 있다. 여러개의 힘줄, 신경, 혈관이 이 지역에 있다.
- **문제 :** 힘줄사이의 유착은 수술이나 부상 후 흔히 발생하는 문제이다.
- **치료개념 :** 유착 예방.

굽힘근 영역 III

- **위치 :** 손목굴에서 굽힘근힘줄이 통과한 이 후의 손바닥쪽.
- **특성 :** 벌레근이 이지역에서 깊은손가락굽힘근(FDP)에 부착한다.
- **문제 :** 외인성(외재성, extrinsic) 힘줄이 많은 공간(room)을 갖고 있기 때문에 어려움이나 합병증 없이 치유가 잘된다. 그러나 내재근은 손바닥의 오래된 굽힘 자세로부터 유착과 구축을 갖는다.
- **치료개념 :** 내재근의 부드러운 수동 ROM은 이런 합병증을 예방하는데 도움이 된다.

굽힘근 영역 II

- **위치 :** 원위부 손바닥 능선으로부터 FDS의 분리 조각(split slips)이 정지(insert)하는 중간손가락까지 그리고 근처 FDP는 얕은층 아래 전방으로 가로 지른다.
- **특성 :** 굽힘근힘줄집이 이 지역에 있다.
- **문제 :** 유착은 정상적인 힘줄 미끄러지기를 억제하고 기능의 완전한 회복을 방해한다. 이 부위를 "no man's land"라 하고 부상이나 수술 후 정상 기능을 제한하기 때문에 그렇다. 그러나 최근은 수술 기법의 발전으로 수술 후 기능을 회복하는 것이 나아졌다.
- **치료개념 :** 굽힘근힘줄 미끄러지기운동은 유착의 위험성을 감소시킨다.

굽힘근 영역 I

- **위치 :** DIP 관절 부위.
- **특성 :** 원위 손가락에 FDP가 이어지고 이 부위에 유일한 힘줄이다.
- **문제 :** 힘줄은 이 부위에서 흔히 잘 파열된다.
- **치료개념 :** 세심한 재활이 요구되며 약한 힘줄 미끄러지기, 구축, 봉합의 실패와 같은 합병증이 발생한다.

엄지굽힘근 영역 I, II, III

- **위치 :** 엄지 전방 부위.
- **특성 :** 영역 I II III과 유사한 영역.
- **문제 :** 이 영역에서 긴엄지굽힘근힘줄이 힘줄집에 싸여 있기 때문에 힘줄의 부상은 유착의 위험성을 동반하지 않는다.
- **치료개념 :** 엄지가 손 기능의 대부분을 차지하고 있으므로 치료는 손의 기능을 보호하는 것에 둔다.

폄근 영역 VII

- **위치 :** 손목 굽힘.
- **특성 :** 손목 폄근과 손가락 폄근 힘줄을 포함한다.
- **문제 :** 이 부위의 힘줄은 힘줄집을 갖고 있고 가깝게 밀집해 있으며 등쪽 지지띠로 덮여 있다. 이는 부상이나 고정 후 유착을 형성할 수 있다.

(계속) ▶

... (계속)

- **치료개념 :** 이 부위에 부상이 오로지 손목 폄근에 있다면 손목은 45° 편 자세에서 고정이 필요하다. 그러나 긴손가락폄근 힘줄에 부상이 있다면 손목과 MCP 관절은 편자세로 놓여진다. 운동사는 힘줄미끄러지기 감소의 위험성을 인식해야 하고 합병증을 치료하고 예방하는 것부터 단계적으로 진행한다.

폄근 영역 V와 VI

- **위치 :** 손의 원위부로부터 CMC 관절 부위의 폄근 힘줄집까지와 폄근 덮개의 시작지점인 MCP 관절까지.
- **특성 :** 폄근 힘줄과 힘줄집 그리고 다른 연부 조직 구조물을 포함한다.
- **문제 :** 폄근 힘줄과 힘줄집은 피부근처에 있기 때문에 다른 연부 조직 구조물을 고수할 수 있다. 손에서 부종형성은 일반적으로 손바닥쪽부 보다 더 흔히 관찰되어 진다.
- **치료개념 :** 부종의 조절은 유착형성의 위험성을 감소시키는데 도움을 준다. 손목의 고정은 45° 펴기와 MCP 관절과 IP 관절 펴기를 요구한다.

폄근 영역 III과 IV

- **위치 :** 근위와 가운데손가락(middle fingers).
- **특성 :** 폄근 힘줄은 중앙과 외측 분리(slip) 그리고 PIP 관절로 나뉜것을 포함한다.
- **문제 :** 부상이 외인성(외재성, extrinsic)폄근 힘줄 중앙 분리(central slip)에서 발생할 때 단추구멍 변형이 발생한다. 외측 밴드에 불균형한 당김으로 PIP는 굽어지고 DIP는 펴진다(그림 21.63, P 849).
- **치료개념 :** PIP의 강직으로 관절운동범위의 감소를 가져오더라도 손가락 고정을 필요하고 이 장의 후반부에서 언급하겠다.

폄근 영역 I과 II

- **위치 :** 가운데손가락과 원위손가락 분절.
- **특성 :** 가운데손가락과 DIP 관절.
- **문제 :** 망치변형이 이 영역에서 가장 흔한 부상이다. 만약 치료되지 않았다면 망치변형은 PIP관절의 과다폄과 DIP 관절의 굽힘을 동반한 백조목 기형을 가져올 것이다. 느슨한 손바닥쪽 덮개에서 발생했다면 폄근 힘줄 기전은 원위 손가락에서 고정없이 근위부로 미끄러질 것이다.
- **치료개념 :** 부목, 어떤 경우에는 수술이 부상을 교정하기 위해 필요하다. 폄지연과 국소허혈에 대한 방어를 해야 한다. 부상에 대한 치료는 다음에 자세히 언급하겠다.

엄지폄근 영역 I에서 V까지

- **위치 :** 엄지의 폄근 표면.
- **특성 :** 엄지 영역은 손가락 영역과 일치하고 이들 영역에서의 부상 손가락 영역에 상응하는 치료와 비슷하다. T I과 T II는 손가락 영역 I과 II와 일치한다. 영역 T III과 T IV는 손가락 영역 V와 VI과 일치한다.
- **문제 :** 손가락의 영역 VII처럼 TV 영역은 부상 후 유착으로 고통 받을 수 있다. 갈퀴막 공간(web space)의 구축, 긴엄지폄근의 유착, 엄지 운동의 감소가 흔히 생기는 문제이다.
- **치료개념 :** 운동사는 엄지의 부상으로 인해 발생하는 이차적인 문제를 잘 인식하고 있어야 하고 예방하기 위한 선행 단계를 가져야 한다. 엄지는 손의 가장 중요한 손가락이고 적절히 잘 관리되어져야 한다.

운동 (Excursions)

손으로 주먹을 쥐려면 손과 손목의 폄근(신전근, extensor) 힘줄(건, tendon)과 손등과 손목의 커다란 운동이 가능해야만 한다. 손과 손목 구조물 사이의 유착은 필수적인 가동성을 억제하며 손의 기능을 감소시킨다. 그러므로 초기 힘줄 부상을 위해 잘 조절된 수동적인 운동은 손의 기능을 완전히 복원시키는데 매우 중요하다. 힘줄 부상의 위험을 배제하려면 양질의 힘줄 미끄러지기를 유지할 수 있도록 주의를 기울여야 한다.

힘줄이 힘줄집(건초, tendon sheath)으로 미끄러져 들어가면서 유착이 신장되어 진다. 힘줄의 정상적 운동은 각기 손가락에 따라 다양하며, 이것에 대하여 가끔 논란이 있다. 가장 일반적으로 사용되는 값은 Boyes가 보고한 Bunnell의 연구결과에 근거한다(Boyes, 1970). 이들 회복의 수치는 두 가지의 중요성을 갖고 있다: 부상 또는 가동 불가능 이후 회복되는 운동의 정도가 어느 정도인가를 보여주며, 치료중인 힘줄이 부상을 일으키지 않고 얼마나 움직일 수 있는가를 보여주고 있다. 많은 연구자들은 힘줄(건, tendon)에 대한 많은 요소들, 동작, 편위(excursion)에 대해 관찰하고 있다. 예를 들면, 안정상의 위협없이 힘줄이 얼마나 멀리 신장되고(Duran & Houser, 1975), 이 정도 이동하는데 얼마의 각도가 허용되는지를(Evans & Burkhalter, 1986) 알아서 힘줄 부상으로 인한 손에 적합한 부목을 디자인하는 것이다. 의사는 특수한 손 부목을 만들기 위해 이러한 값들을 알아야 한다. 손가락 폄근 힘줄 각각의 운동은 차이가 있고 이런 차이는 엄지에서 새끼 손가락까지 성공적으로 잘 주문되어지면 변화를 가질 필요도 없고, 각각의 힘줄에 균형을 잡는 변화를 줄 필요도 없다: 예를 들면, 긴엄지폄근 힘줄은 가장 큰 운동을 갖지만 손목의 다른 폄근(신전근, extensor) 힘줄이나 MCP 관절에서는 큰 운동을 갖지 않는다(Boyes, 1970).

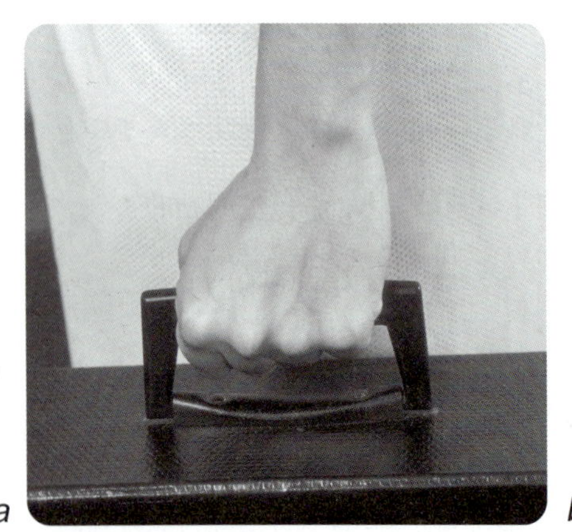
a

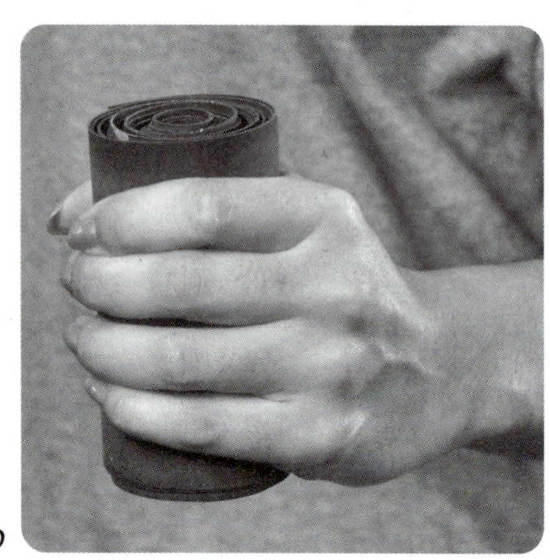
b

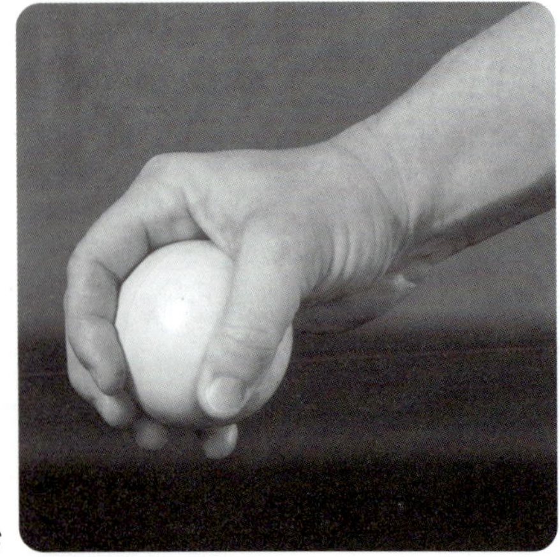
c

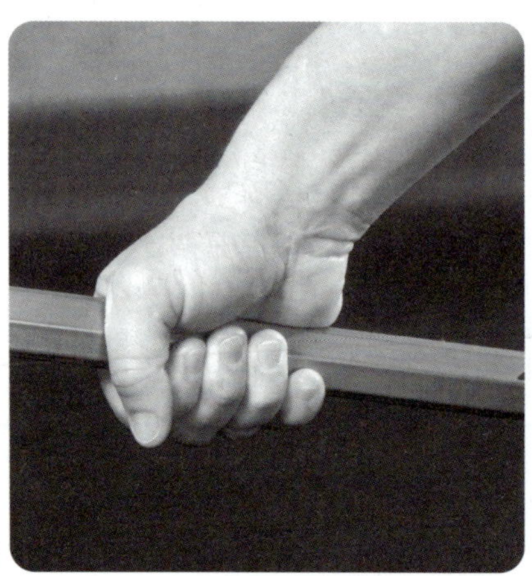
d

그림 21.6 파워쥐기 : *(a)* 갈고리 쥐기(hook) *(b)* 원기둥 쥐기(cylinder) *(c)* 공쥐기(shperical) *(d)* 주먹쉬기(fist).

손의 사용
(Use of the Hand)

손은 세 개의 근육군을 사용하는 삼근계로 외인성(외재성, extrinsic) 굽힘근과 외인성폄근 그리고 내재근으로 평형을 유지하고 통제된 기능을 하도록 한다. 이들 근육군 중 어느 것이라도 정상적으로 작용하지 않는다면 약화되거나 가동성을 잃고, 균형은 상실되며 손은 정상적인 기능을 유지하는 능력이 없어진다. 손의 관절과 근육의 복잡한 시스템으로 인해 도구로서의 손의 사용은 다양하다. 손은 원하는 효과를 만들기 위해 힘을 전달하거나 운동을 제공한다. 이러한 작업의 약 20%(Bower & Tribuzi, 1992)에서 30−45%(McFee, 1987)정도는 힘의 전달이다. 파워쥐기는 힘을 전달한다. 흔히 손바닥 쥐기로 알고 있는 파워쥐기는 주먹쥐기(clenched fist), 원기둥 쥐기(cylinder grasp), 공쥐기(spherical grasp), 갈고리 쥐기(hook)이다(그림 21.6). 이러한 쥐기 동작에서 엄지는 사물을 견고히 잡을 수 있도록 하고 다른 손가락과 대립된 자세를 취한다. 일상생활에서 손의 운동은 손바닥 쥐기를 포함한다. 손바닥 쥐기는 손의 가장 중요한 기능이기 때문에 손의 부목시 다른 손가락과 마주 보도록 약간 대립된 엄지의 자세를 취하여야 한다.

대부분의 시간동안 손은 내인성(내재성, intrinsic) 작업을 수행하기 위해 운동을 진행한다. 이러한 작업들은 타이핑이나 바느질, 글쓰기와 같은 많은 활동을 포함한다. 이러한 내인성 쥐기 동작, 집기, 물건을 잡기에 정확한 위치(prehensile position)는 엄지와 손가락의 상호 협동적 근육활동이 만들어낸다. 3가지 집기 동작은 세 손가락으로 집기(3jaw chuck으로 알려진)나 엄지와 집게손가락으로 집기(키 잡는 동작) 손끝으로 집기이다(그림 21.7). 세 손가락으로 집기는 작은 물체를 다루거나 사용하는데 이용하는 복잡한 운동이다. 엄지와 집게손가락으로 집기는 열쇠나 책을 잡는데 사용한다. 손가락 끝으로 집기는 다른 손가락의 끝과 엄지의 끝이 맞닿도록 대립시켜 사용한다. 이것은 아주 작은 물건을 집을 때 주로 사용한다.

정확한 집기(precision pinches)에서 손가락은 굽어지고 MCP 관절은 벌려 손가락사이의 대립이 일어난다. 만약 물건이 너무 크고 무거워서 도수가 조작되지 않는다면 정확한 집기 동작에서 우선적으로 노뼈(요골, radius) 손가락을 포함시킬 것이다. 정확한 운동은 운동과 손가락의 숫자에 따라 다르지만, 이들은 자뼈치우침(척골편위, ulna deviation)의 굽힘(굴곡, flexion)과 돌림(회전, rotation)운동을 포함한다. 파워쥐기는 손가락 모두를 사용하지만, 일반적으로 굽힘과 자뼈치우침을 가진 회전을 동반한다. 파워쥐기는 물체를 잡기 위하여 손의 자뼈(척골, ulna)면을 사용하며, 활동을 위한 정확성을 제공하는 손의 노뼈(요골, radius)면에서 파워와 안정성을 제공한다. 파워쥐기 예는 골프에서 볼 수 있다. 파워쥐기는 손가락의 굽힘과 돌림(회전, rotation)을 일으키며 자뼈치우침으로 움직여 들어감으로써 손에 있는 물체를 꼭잡기 위하여 손가락 끝을 엄지두덩(무지구, thenar)으로 향하게 하며 엄지를 벌려(외전, abduction) 안정시킨다.

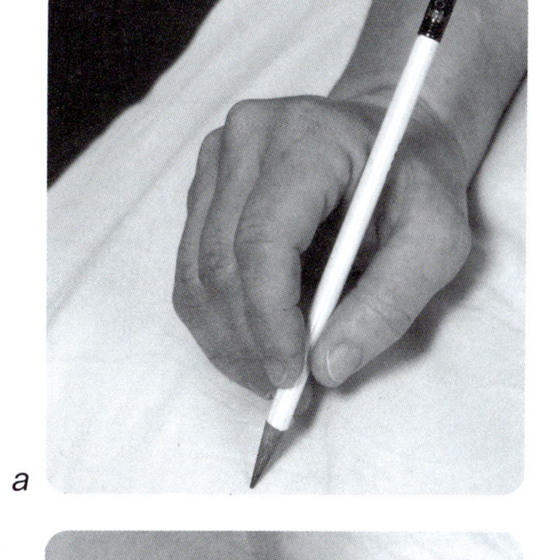

a

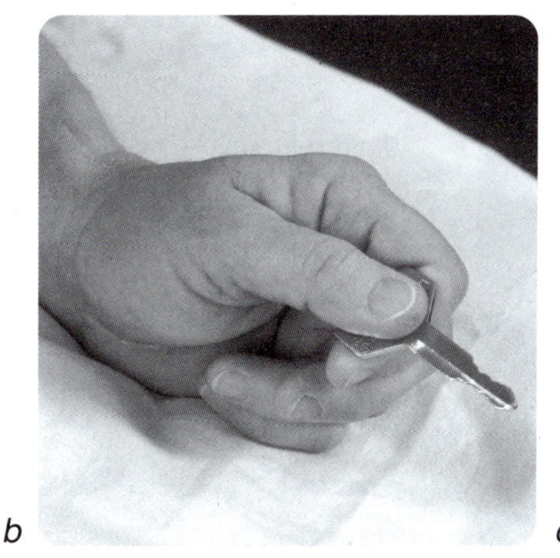

b

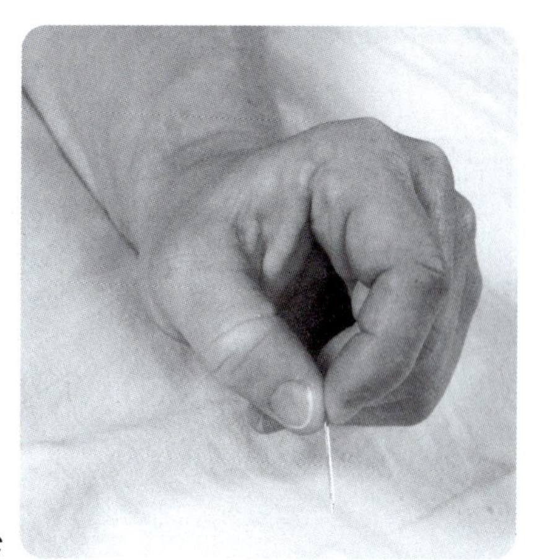

c

그림 21.7 정확한 집기(prehension pinches) : *(a)* 3손가락으로 잡기(연필잡기) *(b)* 측면잡기(열쇠잡기) *(c)* 손끝으로 잡기(핀셋잡기).

이 모든 운동과 쥐기는 부상을 입은 손의 회복과정에서 달성되어야 한다. 운동사들은 운동이 요구하는 구성 요소인 관절의 가동, 정상적인 힘줄 미끄러지기의 도달, 그리고 근력의 균형과 유연성에 대한 인식을 통하여 이것을 숙달해야 한다.

부목 (Splinting)

부목은 주로 손의 부상을 치료하는데 사용되며, 정지 또는 동적 부목으로 구분된다. 정지부목은 손을 지지하고 보호하기 위하여 운동을 억제하는 데 사용된다. 그리고 동적 부목은 손의 움직임을 증가시키기 위해 사용된다. 부목을 사용하는 목적은 부상을 방지하고 균형 유지 또는 향상에 있다. 부목들은 세 지점의 압박 시스템에 기초를 두는데, 여기서 작용되는 두 점은 손의 측면과 손목 또는 아래팔(전완, forearm)이다. 그리고 다른 한 지점은 대립측면이다(그림 21.8). 이 시스템은 3장의 근력계에서 다루었기 때문에 눈에 익을 것이다.

부목은 부상의 구조, 인접 구조물, 그리고 부상을 당한 부위에 미치는 영향, 그리고 부상을 당한 조직의 치료에 따라 다양한 기간이 요구된다. 부목은 약 1주 내지 8주 동안 주간에 적용될 수 있다.

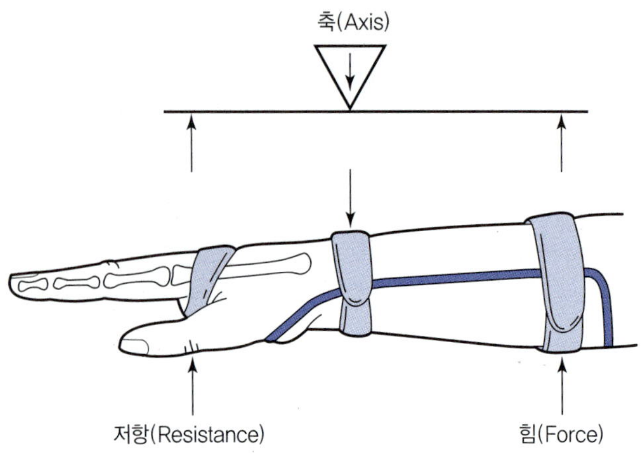

그림 21.8 부목에서의 3점 압력 시스템.

종종 환자들은 주간에 사용하는 부목을 줄이거나 걷어낸 후, 야간용 부목을 사용하는 경우가 많다. 야간에 사용하는 부목은 부상 후 10내지 12주 정도 지속되어야 한다. 복합적인 부상을 치료하기 위하여 여타 주간용 지지띠를 제거하기 이전에 보다 덜 제한적인 주간용 부목을 우선적으로 사용하는 것이 일반적이다.

정지부목 (Static Splints)

정지부목은 움직이는 부분이 없다(그림 21.9). 이는 유해한 움직임으로부터 관절을 보호하기 위해 고정을 한다. 고정기간은 주로 부상에 따라 달라진다; 정지부목은 관절의 안정성을 회복하기 위해 상처조직이 형성되는 것을 허용하도록 움직임을 방지한다. 관절이 가동성을 잃으면 낮은 수준의 지속적인 신장을 적용해서 관절 가동성을 증가시킨다. 정지부목은 다른 재활기술의 결과로 회복한 ROM을 유지하기 위해 고안되어 진다; 이를 지속적인 정지부목이라 한다.

예외의 경우도 있지만, 대부분의 손은 손목을 약간 펴고 손허리손가락관절(MCP)과 손가락사이관절(IP)을 약간 굽히고 엄지는 다른 손가락들과 대립의 상태로 놓는 기능적인 자세에서 부목을 대준다(그림 21.10). 고정을 필요로 하는 많은 관절들처럼 건측 관절의 가동성을 최대한 활용한다.

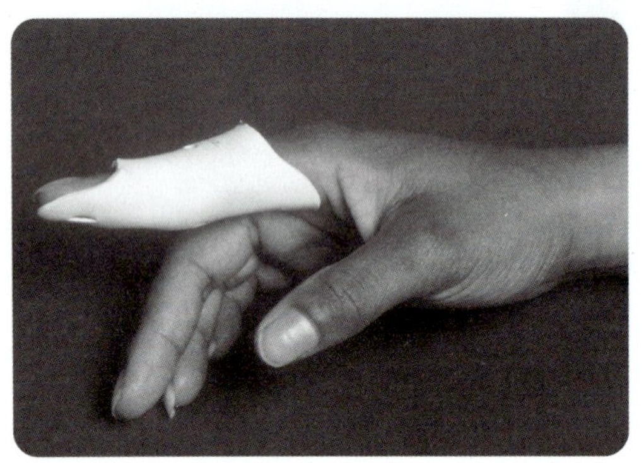

그림 21.9 ROM을 제한하기 위한 정지 힘줄 부목.

동적부목 (Dynamic Splints)

동적부목은 스프링과 고무밴드 또는 기타 탄성 물질을 사용하는 협동적 운동시스템이다. 이들 부목은 하나의 당김선을 통한 수동적 또는 수동 보조 운동과 대립 방향으로 작용한다. 동적부목은 관절에 대한 지속적이고 낮은 수준의 폄근력을 제공함으로써 가동성을 증가할 수 있다. 정상적인 운동이 부족할 때 이것을 사용하며, 요구하는 가동성을 독립적으로 달성할 수 없을 때 사용한다.

환자는 부목을 착용한 상태로 폄근력을 적용할 수 있으나 통증지점까지 펴서는 안된다. 부목은 상처조직의 재구성에 영향을 미치도록 오랜 시간 동안 착용하므로 힘은 낮게 적용되어야 한다. 이들 부목은 대개 밤에 고정하여, 주간에 손이 기능하는데 장애를 받지 않도록 한다. 부목은 환자가 견딜 수 있을 만큼 지속하지만, 결과가 성공적이라면 더 길게 지속하지 않는다. 관절운동범위가 증가할수록 부목 사용에 대해 조절이 필요하다.

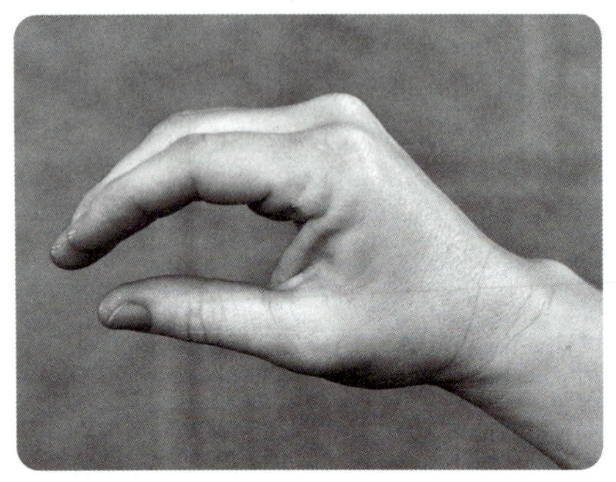

그림 21.10 고정을 위한 손의 자세.

동적부목은 힘줄 파열의 위협없이 힘줄미끄러지기를 유지할 수 있도록 힘줄의 운동을 방어하고, 보조할 목적으로 힘줄 수술 후 종종 사용된다. 부목은 힘줄이 허용하는 각도 범위에 기초하여 부목이 초기에 사용되어 진다. 힘줄은 고무밴드에 의해서 단축된 자세로 고정될 수 있으며, 이러한 부목은 의도된 운동각을 초과하여 손이 반대로 움직이는 것을 방지해 준다. 대립힘줄은 허용되는 방향으로 손가락을 움직일 수 있도록 고무밴드의 힘에 대응하여 작용해야 하며, 고무밴드는 안정 시에 손가락이 수동적으로 되돌아 갈 수 있도록 하여야 한다.

부목을 만들 때는 적합성과 디자인과 목적이 고려되어야 한다. 목적이 결정되면 그 유형에 맞는 부목을 적용할 수 있다. 적합성은 손의 크기나 직경에 근거하여 개별적으로 결정되며 디자인은 적합성, 목적, 예방의 복합적 요인에 근거해야 한다.

부목을 디자인할 때 주의할 점은 두 가지이다: 마찰과 압력, 부목이 정지든 동적이든 피부와 부목 간에 일어나는 마찰을 방지해야 한다. 부목이 정확히 고정되지 않으면 의도된 자세로부터 움직임이 일어나고 마찰이 발생한다. 부목은 안락한 느낌을 줄 수 있도록 꼭 조여야 하며, 끈이나 다양한 구조들에 의해서 고정되어야 한다. 부목은 특히 부종과 근 크기의 변화에 따라 일반적으로 적절한 정렬과 마찰의 감소를 유지하기 위하여 주기적으로 조절되어져야 한다.

압력은 뼈가 돌출된 부분 위에 부목이 접촉할 때 일어나는 특별한 문제이다. 손에서 접촉되기 쉬운 대부분의 영역은 노뼈(요골, radius)와 자뼈(척골, ulna)의 붓돌기(경상돌기, styloid process)이다. 붓돌기, 콩알뼈(두상골, pisiform), 새끼손가락손허리뼈의 기저, 그리고 손허리뼈머리이다. 이러한 민감한 부위 위로 압력을 방지하기 위해 패드를 덮는다. 패딩 또는 릴리프가 부목을 싼 후 추가된다면 이것은 정렬에 변화를 주어, 의도된 힘을 적용하는데 변화를 줄 수 있다.

환자의 피부는 발적에 대해 정기적으로 점검한다; 압력 또는 마찰의 징후를 알 수 있다. 부목의 조절은 환자의 컨디션 변화에 따라 필요하다. 손목과 손의 부목은 부상에 따라 매우 복잡하다. 복합적 부상인 경우에는 전문 치료사, 정형외과 전문의 또는 기타 작업치료사에게 부목을 의뢰할 수 있다. 이 경우 운동사는 환자의 부목 내성에 관한 내용을 보고하는데 중요한 역할을 하여, 부목의 유연성을 강조할 수 있다.

손의 많은 특수한 특성들은 그 자체의 근골격계를 포함하고 자체의 힘줄집과 도르래, 자체의 근막과 인대 그리고 근의 2가지 분류를 갖는다. 힘줄 영역, 힘줄 이탈, 다양한 손의 동작과 보조기 적용 원칙에서처럼 부종은 손에서 가장 중요하게 고려되어져야 한다.

연부조직의 가동 (SOFT-TISSUE MOBILIZATION)

손과 손목의 내재근에 있는 수많은 연부조직의 치료가 20장에서 언급되지만, 손목과 손의 외재근의 다른 치료법에 대해 아직 소개되지 않았다. 본 장에서는 연부조직 가동기법은 Travell과 Simons(1983)의 연구에 기초한 통증유발점 완화법과 얼음-신장 기법에 한정한다(Travell & Simons, 1983). 통증-연관패턴과 여기에 있는 정보들은 역시 그들의 연구에 근거한다. 이런 항목들은 아래에 소개되어 지고 다음 장에서도 소개되어 진다.

외재근 (Extrinsic Muscles)

비록 손목과 손에는 여러 가지 외재근이 있지만 크게 두 그룹으로 나뉘어진다 : 폄근(신전근, extensor)과 굽힘근. 굽힘근은 다음 장에서 처음으로 소개되어 지고, 폄근도 소개되어 진다.

■ 손목과 손 근육의 통증유발점 완화법 (Trigger Point Releases for the Wrist and Hand Muscles)

긴손바닥근 (장장근, Palmaris Longus)

연관패턴 : 손바닥으로 통증을 전달하며, 아래팔(전완, forearm) 앞쪽의 원위를 따라 약간 확장된다.

통증유발점 위치 : 그림 21-11a에서 보듯이 아래팔 근위 전면의 내측면에 위치하고 있고, 통증유발점은 촉진 가능한 띠이다.

촉진을 위한 환자 자세 : 앉거나 또는 바로 눕기.

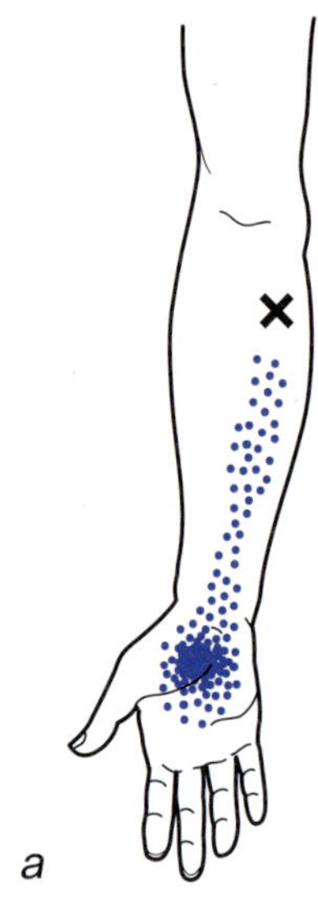

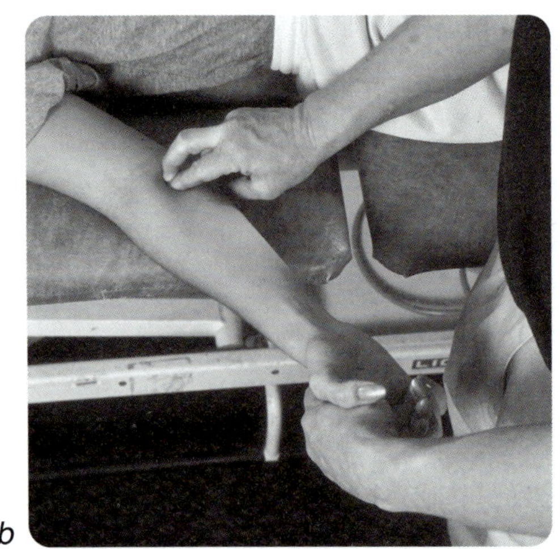

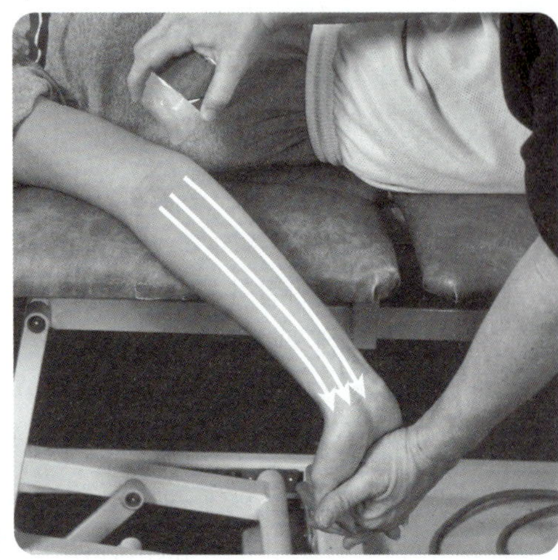

그림 21.11 긴손바닥근 : *(a)* 통증 –연관패턴 *(b)* 통증유발점 완화 *(c)* 얼음–신장.

촉진을 위한 근육상태 : 아래팔(전완, forearm)은 이완되고 뒤침(회외, supination)시킨다.

허혈 치료법 : 직접적 압박을 가하거나 띠를 가로질러 롤링함으로써 수행된다(그림 21.11b).

스프레이–신장 기법 : 스프레이–신장은 폄근(신전근, extensor)에 적용된다. 팔꿉관절은 손가락과 손목이 신장되는 동안 패드의 표면에 의해서 지지된다. 스프레이는 팔꿉관절(주관절, elbow joint)과 손가락이 수동적으로 펴진 상태에서 내측 팔꿉관절에서부터 아래팔(전완, forearm) 내측을 따라 손바닥까지 평행하게 문질러준다.

주의점 : 긴손바닥근(장장근, palmaris longus)은 표층부에 이어있기 때문에 통증–연관패턴의 대부분에서 심층부 통증보다는 표층부의 따끔한 통증을 일으킨다.

원엎침근, 손목굽힘근 긴손가락굽힘근
(원회내근, Pronator Teres; 수근굴근, Wrist Flexors; 장지굴근, Long Finger Flexors)

연관패턴 : 손목굽힘근과 원엎침근은 손목으로 통증을 전달한다 : 자뼈(척골, ulna)면을 따라 자손목굽힘근, 노뼈(요골, radius)쪽으로 노손목굽힘근. 그리고 노쪽 손목까지 원엎침근이 있다. 긴손가락과 엄지굽힘근(무지굴근, thumb flexor)은 통증을 손가락으로 전달하며 이것이 활성화되고 손가락의 끝까지 쏘는 듯한 통증감각을 전달한다(그림 21.12a). 얕은손가락굽힘근(천지굴근, flexor digitorum superficialis)과 깊은손가락굽힘근(심지굴근, flexor digitorum profundus) 사이의 통증패턴은 유사하다.

통증유발점 위치 : 아래팔 근육의 중복부 가까이에 위치해 있다. 긴엄지굽힘근은 예외로 통증유발점이 아래팔 원위에 있다.

촉진을 위한 환자 자세 : 앉거나 또는 바로 눕기.

촉진을 위한 근육상태 : 아래팔은 이완되고 뒤침(회외, supination)시킨다.

허혈 치료법 : 각각의 근육에 불편함이 가라앉을 때까지 직접적으로 압력을 준다. 각 통증유발점은 국소 연축반응을 일으켜서 통증–연관패턴을 만든다.

스프레이–신장 기법 : 얼음–신장기법은 폄근에 적용하며, 팔꿉관절 아래를 지지해준다(그림 21.12, b & c). 얼음마사지는 내측 팔꿉관절에서 치료할 특정손가락을 따라 아래로 문질러준다.

주의점 : 각각의 통증유발점은 특정한 띠를 형성하고 각 근육에서 띠 아래로 결절을 찾을 수 있다.

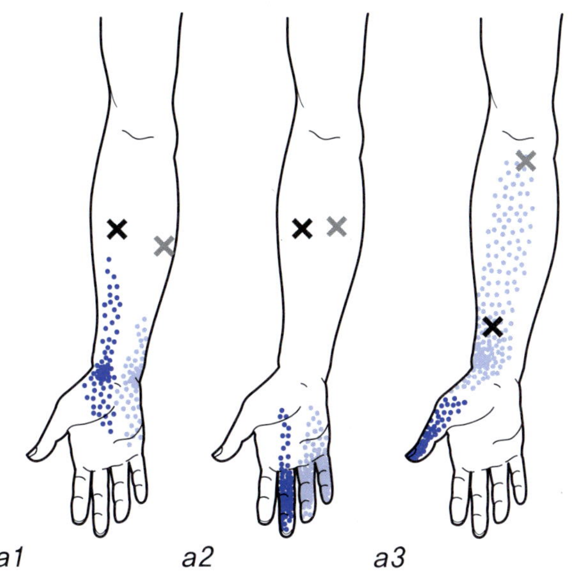

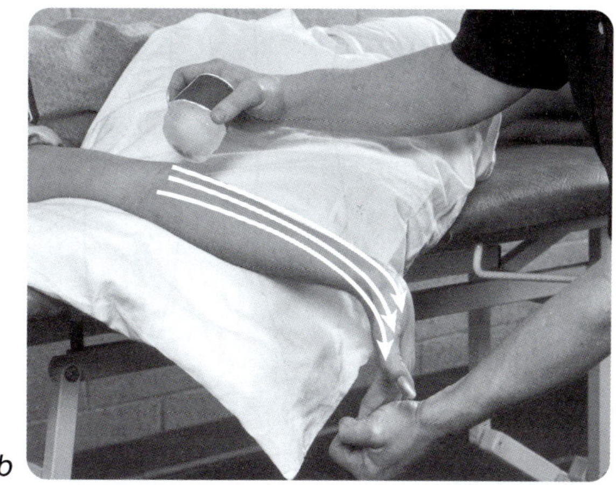

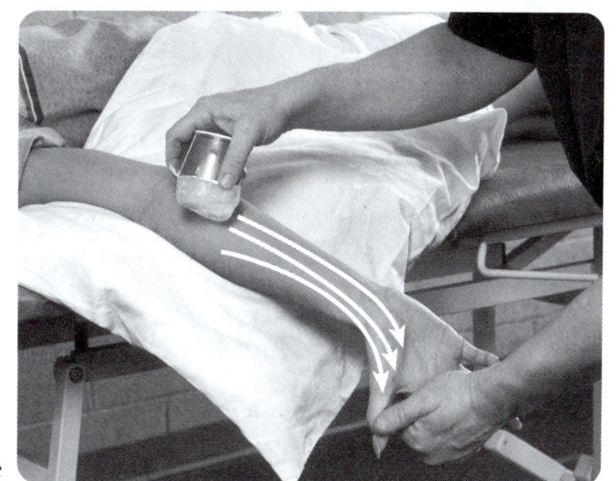

그림 21.12 원엎침근, 손목과 손가락 굽힘근들 : *(a)* 통증-연관패턴; *(a1)* 어두운 부위 = 노쪽손목굽힘근, 밝은색 = 자쪽손목굽힘근, *(a2)* 어두운 색 = 긴손가락굽힘근힘줄 노머리, 밝은 색 = 긴손가락굽힘근힘줄 위팔머리 *(a3)* 어두운 색 = 긴엄지굽힘근힘줄, 밝은 색 = 원엎침근 *(b)* 손목과 손가락 굽힘근의 얼음-신장법 *(c)* 긴엄지굽힘근힘줄과 원엎침근의 얼음 신장법.

긴손가락폄근 (장지신근, Long Finger Extensors)

연관패턴 : 통증은 아래팔(전완, forearm)의 후면을 따라 전달되며, 이 통증은 손으로 옮겨진다. 가운데손가락폄근 역시 가쪽위관절융기(외측상과, lateral epicondyle)로 통증을 전달한다. 집게손가락의 폄근(신전근, extensor)은 손목의 자뼈(척골, ulna)에서 시작해서 손의 등쪽(dorsal)으로 들어가지만 손가락으로는 들어가지 않는다(그림 21.13, a-d).

통증유발점 위치 : 통증유발점은 각각의 근복부에 위치한다.

촉진을 위한 환자 자세 : 앉거나 바로 선 자세.

촉진을 위한 근육상태 : 아래팔이 뒤침(회외, supination)된 상태에서 이완시킨다.

허혈 치료법 : 폄근에 통증유발점이 있고 이는 연축 반응을 일으킨다. 특히 긴손가락힘줄에서 두드러진다. 통증유발점은 노뼈머리 등쪽과 원위의 3-4cm 지점(7-10인치)에 위치한다. 새끼손가락과 반지손가락은 근섬유가 깊이 위치하고 있어 비교적 촉진하기가 어렵지만 연축반응을 일으킨다. 근육이 이완되었을 때 통증유발점 위로 깊은 압박은 불편감을 감소시킨다(그림 21.13e).

스프레이-신장 기법 : 스프레이 신장 기법은 아래팔을 지지하고 팔꿉관절(주관절, elbow joint)을 편 상태에서 실시한다. 얼음은 팔꿉관절로부터 시작하여 손가락 쪽으로 손목과 손가락 위를 이동한다(그림 21.13f). 통증이 가쪽위관절융기로 전달된다면 얼음-신장 기법은 위관절융기를 향해 위쪽으로 진행한다.

주의점 : 긴손가락굽힘근과 비교하여 긴손가락폄근은 손과 끝마디뼈에 통증을 전달한다.

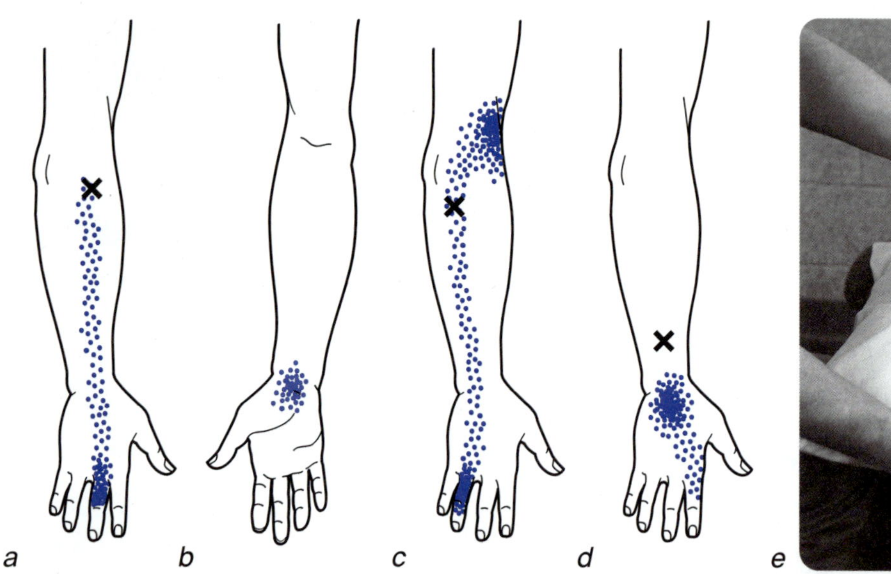

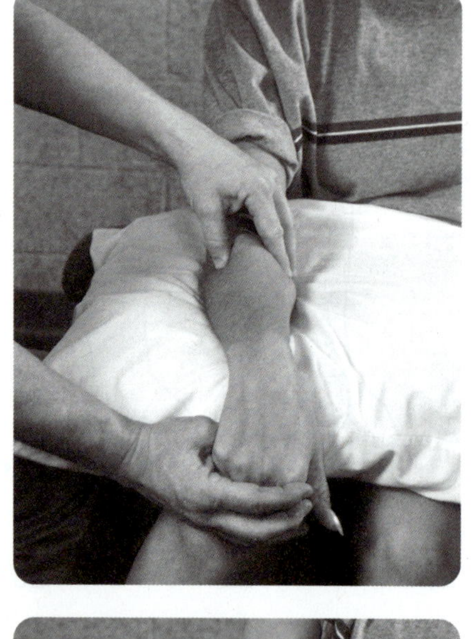

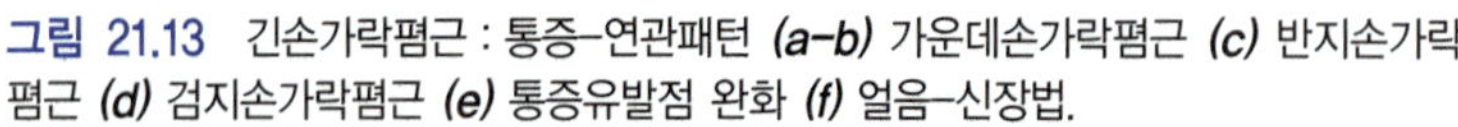

그림 21.13 긴손가락폄근 : 통증–연관패턴 *(a–b)* 가운데손가락폄근 *(c)* 반지손가락 폄근 *(d)* 검지손가락폄근 *(e)* 통증유발점 완화 *(f)* 얼음–신장법.

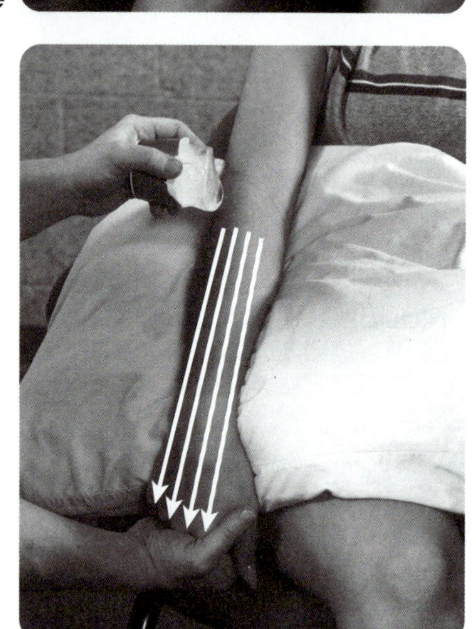

내재근 (Intrinsic Muscles)

내재근은 그들의 기능에 따라 세 그룹으로 나뉘어진다 : (1) 엄지, (2) 반지손가락, (3) 나머지 손가락 근육들 – 뼈사이근(골간근, interosseous)과 벌레근(충양근, lumbrical). 엄지의 근육은 엄지두덩(무지구, thenar)내에 있으며, 반지손가락의 근육은 새끼두덩(소지구, hypothenar)에 있다. 이들 두 개의 사이에는 뼈사이근과 벌레근이 있다. 흔히 잘 부상받는 근육에 대한 통증유발점 완화를 다음에 소개한다.

엄지근육 (Thumb Muscles)

연관패턴 : 엄지모음근(무지내전근, thumb adductor)은 엄지의 기저부에 통증을 전달하며 엄지맞섬근(무지대립근, opponens pollicis muscle)은 손바닥 노쪽손목근(요측수근, carpi radialis)과 엄지의 손바닥면을 따라 통증을 전달한다(그림 21.14, a–c).

통증유발점 위치 : 각각의 통증유발점은 근복면에 인접해 있다.

촉진을 위한 환자 자세 : 앉거나 바로 눕기.

촉진을 위한 근육상태 : 아래팔(전완, forearm)이 뒤침(회외, supination)된 상태에서 이완시킨다.

허혈 치료법 : 통증유발점은 이완이 촉진되거나 불안전감이 사라질 때까지 근육의 기점위에 이완과 압박을 가한다(그림 21.14d).

스프레이–신장 기법 : 얼음–신장 기법은 폄근(신전근, extensor)에 적용한다. 얼음 마사지는 엄지두덩과 엄지 위쪽을 가로질러 적용된다(그림 21.14e).

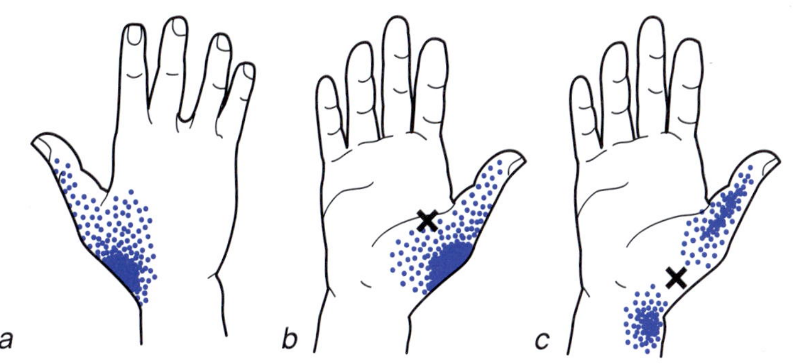

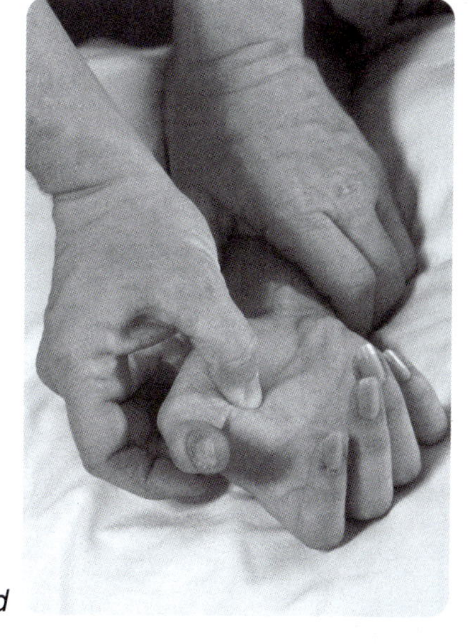

그림 21.14 엄지내재근 : 통증 연관패턴 *(a–b)* 엄지모음근, *(c)* 엄지대립근엄지내재근 : 통증 연관패턴, *(d)* 엄지모음근에서 통증유발점 완화 *(e)* 얼음–신장.

주의점 : 이러한 근육들은 부상이나 고정에 의해 통증유발점이 활성화되어질 수 있다.

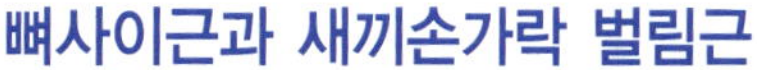

뼈사이근과 새끼손가락 벌림근 (Interossei and Abductor Digiti Minimi)

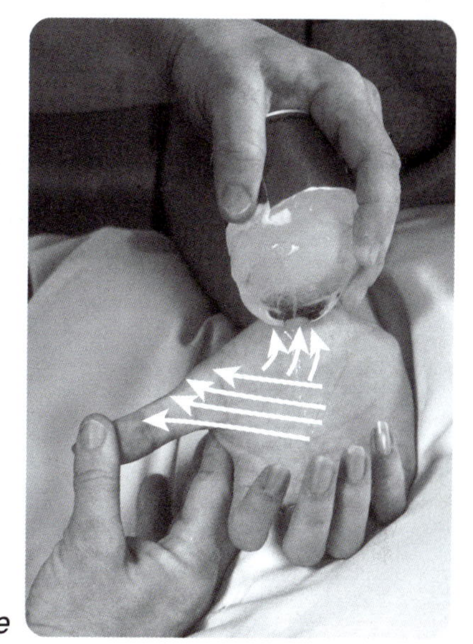

연관패턴 : 등쪽뼈사이근(배측골간근, dorsal interosseous muscle)은 집게손가락의 노쪽 특히, DIP관절을 따라 강한 통증을 전달한다. 다른 뼈사이근은 그것들이 접촉하는 손의 측면을 따라 통증을 전달한다(그림 21.15, a–d).

통증유발점 위치 : 각각의 통증유발점은 근복부의 거의 중간에 위치한다.

촉진을 위한 환자 자세 : 바로 눕거나 앉기.

촉진을 위한 근육상태 : 아래팔(전완, forearm)을 뒤침(회외, supination)시킨 상태로 이완하기.

허혈 치료법 : 등쪽(dorsal)면에 압박을 가하는 동안 운동사는 손바닥면에 반대압박을 적용한다.

스프레이– 신장 기법 : 얼음–신장 기법은 환자를 이완시킨 상태로 아래팔을 지지하여 적용한다. 단지 첫 번째 등쪽뼈사이근이 얼음–신장 기법으로 닿을 수 있다. 벌려진 엄지와 함께 집게손가락은

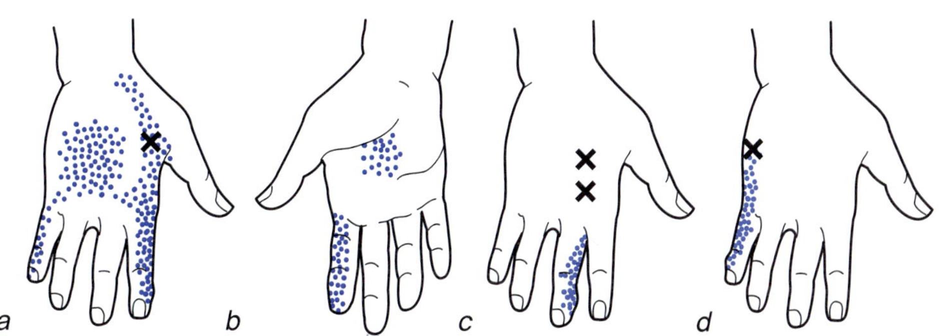

그림 21.15 뼈사이근과 새끼손가락벌림근 : 통증–연관패턴 *(a–b)* 1번째 등쪽 뼈사이근 *(c)* 2번째 등쪽 뼈사이근 *(d)* 새끼손가락 벌림근.

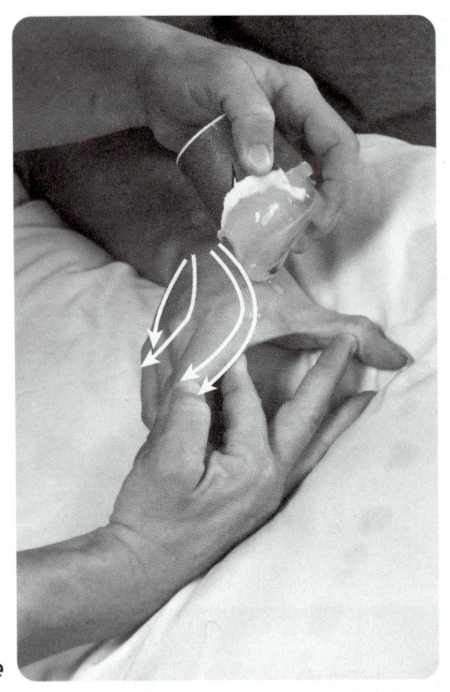

e

그림 21.15 *(계속)* 뼈사이근과 새끼손가락 벌림근 : 통증-연관패턴 ***(e)*** 얼음 신장법.

가운데손가락을 향해 모아지고 얼음 마사지는 손목의 근위에서 집게손가락까지 해준다(그림 21.15e).

주의점 : 내재근은 다른 엄지의 내재근보다 더욱 명확하지 않다.

손바닥근막의 근막이완 (Myofascial Release to Palmar Fascia)

마지막으로 손바닥근막 근막이완 기법은 손바닥근막과 손목지지띠를 가동시키기 위해 사용한다. 환자는 운동사를 마주보고 앉던가, 치료대 위에 아래팔(전완, forearm)을 편안하게 두고 눕는다. 환자의 손은 뒤침(회외, supination)시키고 운동사는 손목의 기저부 위를 각각의 엄지 인접부로 잡고 손가락은 환자 손을 둘러 손목의 등면에 손가락 패드부위가 닿게 감싼다(그림 21.16). 운동사는 자신의 엄지와 엄지두덩(무지구, thenar)으로 손바닥쪽 연부조직을 외측으로 당겨주며 손가락 패드로 환자의 손목 등쪽(dorsal)을 잡아 상방으로 당겨준다. 이 기법은 손바닥의 가동성을 향상시키는 동시 근막을 이완시키다.

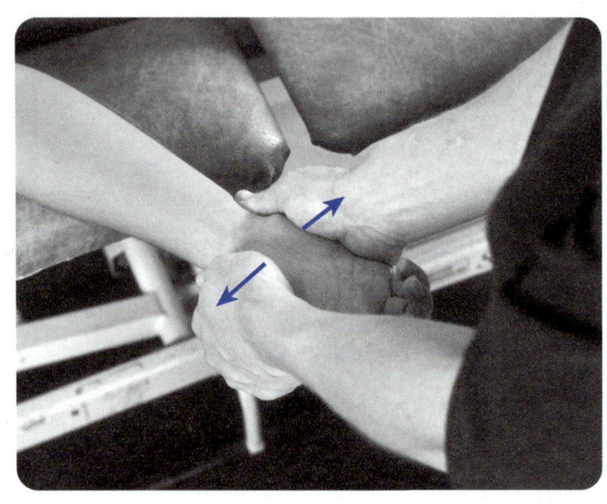

그림 21.16 손바닥쪽 근막 이완법.

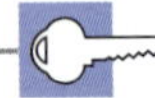

연부조직 가동기법은 외재근과 내재근에 사용되고, 통증유발점 완화와 얼음 신장 기법을 포함한다.

관절 가동술 (JOINT MOBILIZATION)

여기서 언급되는 대부분의 관절 가동술은 관절보조 운동이다. 이 기법은 Maitland(1991)의 연구에 근거를 둔다. 보다 많은 이용 가능한 운동이 있으나, 여기서 언급되는 운동은 아래팔 원위와 손목, 손 그리고 손가락의 관절가동성을 개선하기 위하여 일반적으로 사용되는 기법이다.

원위 노자 관절 (Distal Radioulnar Joint)

팔꿉관절(주관절, elbow joint) 부상과 마찬가지로 원위와 근위 노자관절(요척관절, radioulnar joint)은 제한적인 가동성을 가지고 있는 것으로 평가된다. 가동성의 제한이 나타나면 제한된 현상에 따라 가동될 수 있어야 한다.

■ 팔꿉관절과 아래팔 관절의 관절가동화 (Joint Mobilization of the Elbow and Forearm Joints)

세로 떼어당김 (종축 신연, Longitudinal Distraction)

동작 : 원위 노자 관절의 일반적인 가동화.

안정자세 : 10° 뒤침(회외, supination).

적응증 : 다른 관절 가동화에 대해 후방으로 적용한다. 관절 운동범위를 늘리기 위해 관절 끝 범위에서 적용한다.

환자자세 : 앉거나 바로 누운 자세.

운동사와 손의 자세 : 운동사는 환자와 마주선 자세로 고정손은 환자의 팔꿉관절(주관절, elbow joint) 근위부에 두고, 손의 갈퀴막 공간으로 원위부 팔을 둘러 감아쥔다. 가동손은 손목 둘레를 감싸쥔다(그림 21.17). 가동시키는 팔의 아래팔(전완, forearm)은 환자의 아래팔과 같은 선상에 위치한다.

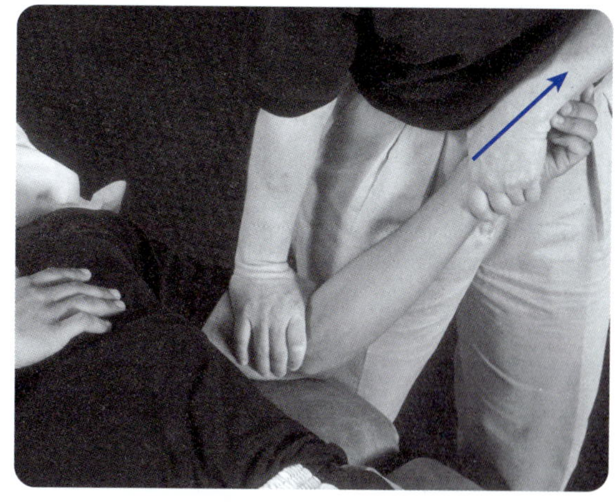

그림 21.17 관절가동화 : 노자뼈 손바닥쪽 떼어당김.

가동화 적용 : 가동손으로 연부조직의 느슨함이 당겨지도록 세로방향으로 진동으로 주거나, 지속적인 당김(견인, traction)을 적용한다.

주의점 : 안정된 어떠한 자세에서라도 아래팔에 이 기법이 적용되어 진다.

원위 노자 전후(AP)와 후전(PA) 미끄러지기 (Distal Radioulnar Anteroposterior (AP) and Posteroanterior (PA) Glides)

동작 : 노자 가동.

안정자세 : 10° 뒤침.

적응증 : 엎침(회내, pronation)과 뒤침 증가.

환자자세 : 앉거나 바로 눕기.

운동사와 손의 자세 : 한 손으로 자뼈머리를 잡고 다른 손으로 노뼈머리를 잡는다.

가동화 적용 : 뼈의 앞뒤(AP) 힘을 적용하기 위하여 엄지두덩(무지구, thenar)에 패드를 사용한다. 반대쪽 손가락으로 환자의 아래팔 후부를 잡고 다른 뼈에 뒤앞(PA)힘을 적용하는데 사용한다(그림 21.18).

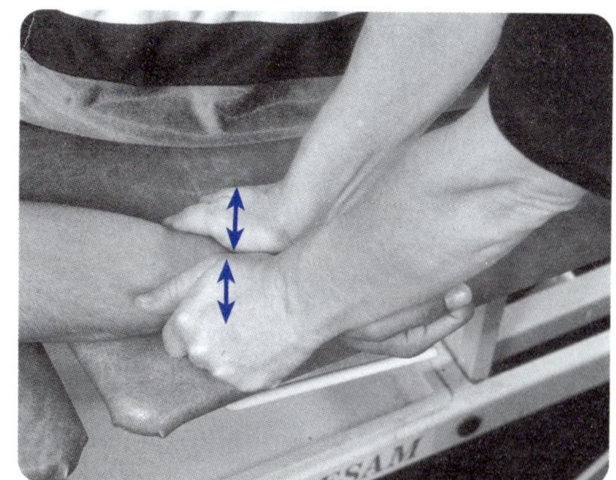

그림 21.18 관절가동화 : 노뼈와 자머리에 원위노자뼈 전후방, 후전방 미끄러지기.

주의점 : 양 손에 의해 적용되는 수직력은 타이밍과 각도가 동일해야만 한다. 자뼈(척골, ulna)에 주는 뒤앞(PA)가동력과 함께 노뼈(요골, radius)에 주는 앞뒤(AP)가동력은 뒤침운동을 증가시키며, 노뼈에 주는 뒤앞(PA)가동력과 함께 자뼈에 미치는 앞뒤(AP)가동력은 엎침운동을 증가시킨다.

손목 관절 (Wrist Joint)

손목의 관절가동은 환자를 편하게 앉거나 눕혀서 실시한다. 운동사는 앉거나 선다. 감은 수건을 환자의 원위 아래팔 아래에 받치고, 손목이 치료대 모서리를 넘어서도록 한다.

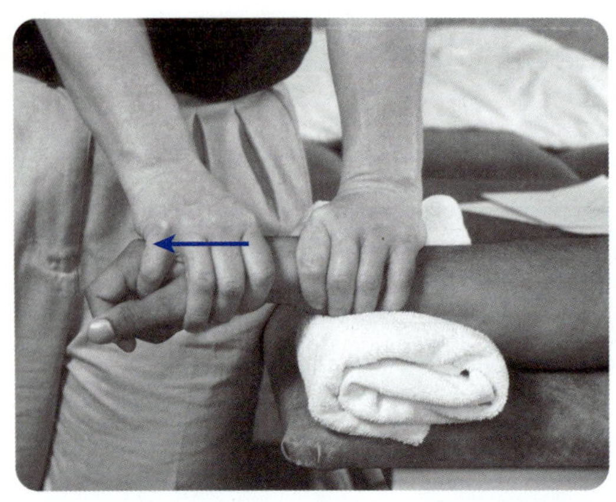

그림 21.19 관절가동화 : 손목 당김.

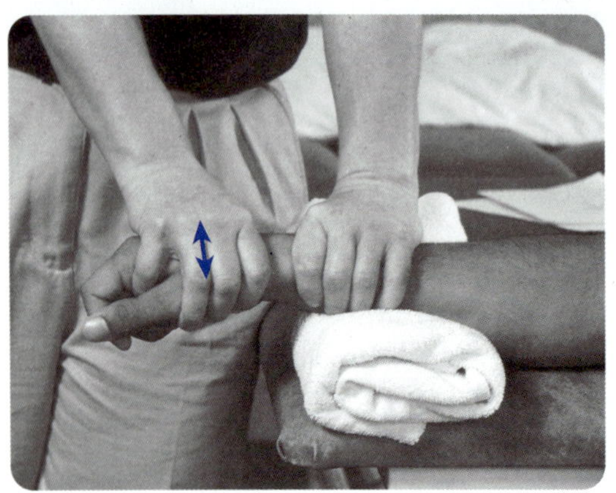

그림 21.20 관절가동화 : 손목의 등쪽, 손바닥쪽 미끄러지기.

관절 당김 (견인, Traction)

동작 : 노쪽손목과 자쪽손목 굽힘(굴곡, flexion).

안정자세 : 가벼운 자뼈치우침(척골편위, ulna deviation)를 취한 중립 자세.

적응증 : 일반적인 가동화.

환자자세 : 침상에 바로 눕고 아래팔(전완, forearm)은 치료대 위에서 편하게 뒤침(회외, supination)시키고, 아래팔 원위부는 수건으로 지지해 준다.

운동사와 손의 자세 : 운동사는 노뼈붓돌기 주변에 한 손으로 아래팔 원위부를 고정하고, 가동손은 원위 손목뼈(수근골, carpal) 열 위에 위치한다.

가동화 적용 : 가동손은 세로 방향으로의 떼어당김(신연, distraction)력을 적용된다(그림 21.19).

주의점 : 적용되는 힘은 지속적인 방법과 진동방법이 있다.

등쪽 미끄러지기 (Dorsal Glide)

동작 : 손목.

안정자세 : 굽힘(굴곡, flexion)–폄(신전, extension) 그리고 엎침(회내, pronation) 뒤침의 중립위.

적응증 : 손목 굽힘을 증가시키기 위해.

환자자세 : 이전 동작에서 언급한 것과 같이.

운동사와 손의 자세 : 운동사는 고정하는 손을 노뼈(요골, radius)와 자뼈(척골, ulna) 위관절융기(상과, epicondyle)에 대고, 가동손은 원위 손목뼈 열 위에 위치한다.

가동화 적용 : 가동손은 원위에서 앞뒤(AP)가동력을 적용한다(그림 21.20).

주의점 : 가해지는 힘은 손목 굽힘과 평행한 각도로 유지되어야 한다.

손바닥쪽 미끄러지기 (Volar Glide)

동작 : 손목.

안정자세 : 굽힘–폄 그리고 뒤침과 엎침의 중립위(그림 21.20, 이전 장에서 언급했듯이).

적응증 : 손목 펴기를 증가시키기 위해.

환자자세 : 환자의 아래팔을 엎침시키고 손목은 중립위.

운동사와 손의 자세 : 운동사는 노뼈와 자뼈 위관절융기위에 고정손을 대고, 원위손목뼈 열 위에 가동손을 얹는다.

가동화 적용 : 적용되는 힘은 손목 굽힘과 평행한 각도를 유지하여야 한다. 그 다음으로 가동손으로 원위부에 후전(PA)력을 적용한다.

주의점 : 적용되는 힘은 손목 굽힘과 평행한 각도를 유지하여야 한다.

노쪽 미끄러지기 (Radial Glide)

동작 : 손목.

안정자세 : 굽힘–폄 그리고 뒤침과 엎침의 중립위.

적응증 : 자뼈치우침(척골편위, ulna deviation)를 증가시키기 위해.

환자자세 : 환자의 아래팔(전완, forearm)은 자뼈(척골, ulna)가 위로 올라가도록 두고 손목은 중립위로 둔다.

운동사와 손의 자세 : 운동사의 고정손은 노뼈와 자뼈붓돌기 위를 고정하고, 가동손은 원위 손목뼈 열에 둔다(그림 21.21).

가동화 적용 : 가동손으로 수직 하향 가동력을 적용한다.

주의점 : 손은 편하게 두고 어깨로부터 오는 가동력으로 유지.

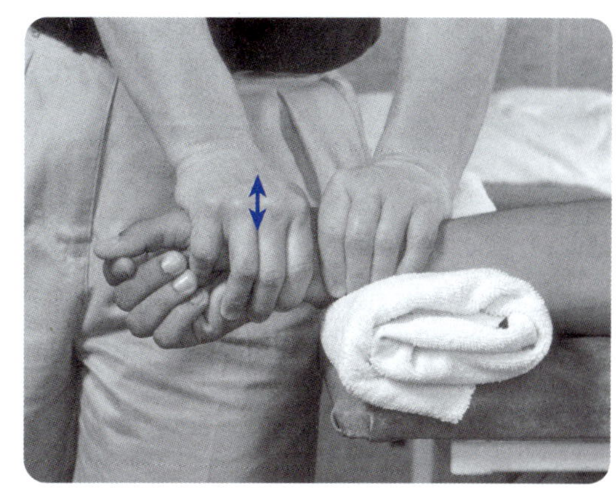

그림 21.21 관절가동화 : 손목의 노쪽 미끄러지기와 자쪽 미끄러지기.

자쪽 미끄러지기 (Ulnar Glide)

동작 : 손목.

안정자세 : 굽힘(굴곡, flexion)-폄(신전, extension) 그리고 뒤침(회외, supination)과 엎침(회내, pronation)의 중립위(그림 21.21, 이전 장에서 본 것처럼).

적응증 : 노뼈치우침(요골편위, radius deviation)를 증가시키기 위해.

환자자세 : 환자의 아래팔은 노뼈(요골, radius)가 위로 올라가고 손목은 중립위 된 자세를 취한다.

운동사와 손의 자세 : 운동사의 고정손을 노뼈와 자뼈 위관절융기(상과, epicondyle)위에 위치하고, 가동손은 원위 손목뼈 열에 둔다.

가동화 적용 : 가동손으로 수직 하향 가동력을 적용한다.

주의점 : 손은 편하게 두고 어깨로부터 오는 가동력으로 유지.

특수한 손목뼈 미끄러지기 (Specific Carpal Glides)

근위과 원위열의 손목뼈(수근골, carpals) 각각은 개별적으로 가동시킬 수 있으며, 손목의 굽힘과 펴기 운동을 개선시키기 위하여 노뼈와 자뼈를 같이 가동시킬 수 있다. 종종 개별적 손목뼈 관절이 제한이 있을 때에는 각각의 관절가동기법이 필요하다. 요철법칙이 이들 관절에서 적용된다. 그러므로 후전(PA) 또는 전후(AP) 중 어느 것이 적절한가를 결정하기 전에 관절의 특성을 아는 것이 중요하다(그림 21.22).

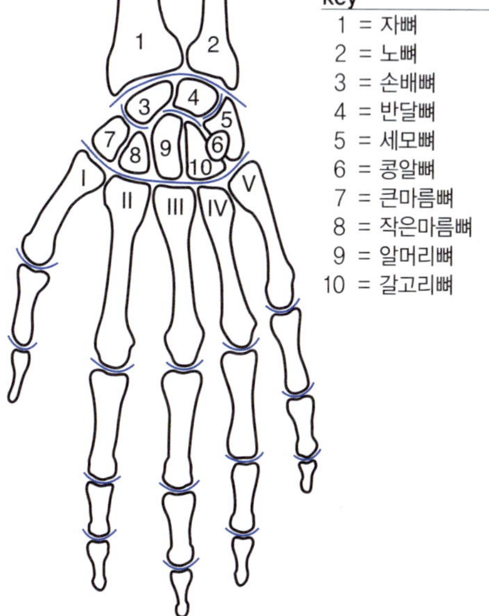

그림 21.22 손목뼈의 볼록-오목 정렬.

노뼈와 자뼈는 오목면으로 되어 있으며, 근위 손목뼈열은 노뼈손목 굽힘과 자뼈손목 굽힘을 위한 볼록면을 제공한다. 노쪽손목 관절의 펴기를 증가시키기 위해서 손목뼈는 손바닥쪽(전방)으로 미끄러져야 한다. 노쪽손목 관절의 굽힘을 증가시키기 위해서는 노뼈가 손바닥쪽으로 미끄러져야 한다. 자뼈손목 굽힘은 자뼈를 전방으로 관절이 열리도록 미끄러지게하여 가동화되어지면 손목 동작이 폐쇄되어 진다.

노쪽손목사이관절(radial intercarpal joints)에서 돌출된 손배뼈(주상골, scaphoid)는 큰마름뼈(대능형골, trapezium)과 작은마름뼈(소능형골, trapezoid)의 오목한 부위와 결합한다 : 이것은 큰마름뼈와 작은마름뼈가 고정된 손배뼈에 대해 손바닥 방향으로 미끄러짐으로써 굽힘(굴곡, flexion)을 증가시키고, 폄(신전, extension)은 원위손목뼈열에 대해 손배뼈를 손바닥쪽으로 미끄러지게하여 증가된다. 알머리뼈(유두골, capitate)-반달뼈(월상골, lunate) 관절에서 알머리뼈는 볼록면을 가지고 있고, 반달뼈는 오목면을 가지고 있기 때문에 굽힘은 고정된 알머리뼈에 대한 반달뼈의 손바닥쪽으로

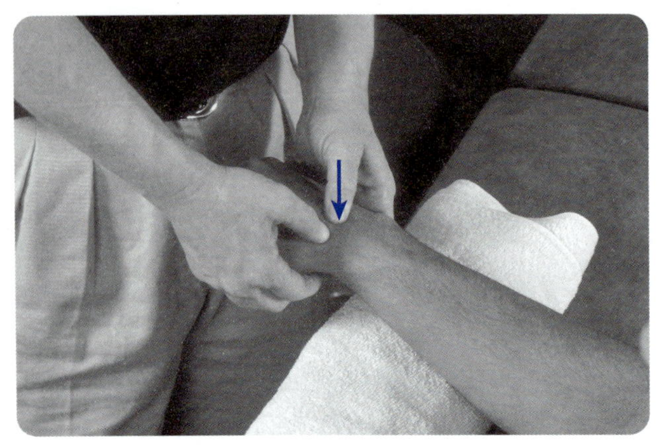

그림 21.23 관절가동화 : 특별한 손목뼈 미끄러지기.

미끄러지게하여 증가되며 펴기는 근위 반달뼈를 고정시킨 상태에서 원위 알머리뼈의 손바닥쪽으로 미끄러지게하여 증가시킨다.

이들 관절 각각에 대한 가동 기법은 유사하다. 아래팔은 팔의 무게가 관절에 약간의 떼어당김(신연, distraction)력을 제공할 수 있도록 지지하지 않는다. 각각의 경우 가동법은 아래팔 엎침(회내, pronation) 동작동안 수행되어 지고 손등위에서 엄지 손가락으로 고정손과 가동손 모두를 가지고 손끝으로 잡기를 한다. 고정하는 손가락과 엄지로 뼈를 잡고, 가동하는 손가락과 엄지는 움직이게 될 뼈를 움켜잡는다(그림 21.23). 관절이 작기 때문에 운동사의 엄지는 이들 각각에 밀접하게 접촉되어야 한다. 엄지는 손바닥쪽 방향으로 수직 하향력을 적용하는데 사용된다.

손목손허리 관절 (수근중수관절, Carpometacarpal Joints)

고정과 가동에 대한 손의 위치는 손목손허리관절(CMC)의 손가락과 엄지의 위치와 유사한다. 고정손은 엄지와 집게손가락으로 손목뼈(수근골, carpals)를 잡고, 가동손은 손허리뼈(중수골, metacarpal)의 기저 주위를 유사한 방법으로 잡는다. 가동력이 동시적으로 적용되는 동안 관절에는 약간의 떼어당김(신연, distraction)력이 일어난다. 손목뼈를 적절한 가동력으로 견고하게 잡는 것이 중요하다. CMC 관절은 볼록한 손목뼈와 오목한 손허리뼈를 가지고 있기 때문에 원위 분절의 손바닥쪽(volar (PA))으로 미끄러지기가 증가되며 펴기는 관절의 원위분절에서 등쪽(dorsal (AP))으로 미끄러지기를 함으로써 증가된다.

손가락 손목손허리 관절 (Finger Carpometacarpal Joints)

이들 관절의 가동성 상실은 주먹 쥐는 능력에 제한을 받게 하며, 악력을 감소시킨다. 관절 가동성은 이들 관절 동작의 회복을 요구한다. 대개의 일반적으로 사용되는 기법을 여기에서 알아보자.

당김 (견인, Traction)

동작 : 손가락 CMC 관절.

안정자세 : 20° 굽힘(굴곡, flexion).

적응증 : 통증 완화와 관절의 가동성 증가 제공.

환자자세 : 아래팔(전완, forearm) 원위부 밑에 수건을 괴어 치료대 위에 아래팔을 편안히 놓고 눕기.

운동사와 손의 자세 : 운동사는 앉거나 선다. 손목뼈(수근골, carpals)는 손가락 집기동작으로 고정된다. 가동손은 근위 손허리뼈(중수골, metacarpal)를 열쇠 쥐는 방법으로 감싸잡는다.

가동화 적용 : 손허리뼈는 손바닥쪽 방향을 따라 당겨진다(그림 21.24)

주의점 : 관절 주머니에 적절한 긴장을 제공하도록 집게손가락의 외측면을 충분히 잡는다.

앞뒤 미끄러지기 (Anteroposterior Glide)

동작 : 손목손허리 관절(수근중수관절, carpometacarpal joint).

안정자세 : 20° 굽힘(굴곡, flexion).

적응증 : CMC 관절 펴기 증가.

환자자세 : 아래팔(전완, forearm) 원위부 밑에 수건을 괴어 치료대 위에 아래팔을 편안히 놓고 눕기.

운동사와 손의 자세 : 운동사는 앉거나 선다. 운동사는 한 손의 엄지와 집게 손가락으로 환자의 손목뼈(수근골, carpals)를 고정하고 손바닥 측면 위는 엄지와 집게손가락으로 치료하고자 하는 손허리뼈(중수골, metacarpal) 위에 얹는다(그림 21.25).

가동화 적용 : 손목뼈에 엄지로 앞뒤쪽(AP) 미는 힘을 적용한다.

주의점 : 4, 5번 손목손허리 관절은 2, 3번 관절보다 가동성이 좋다.

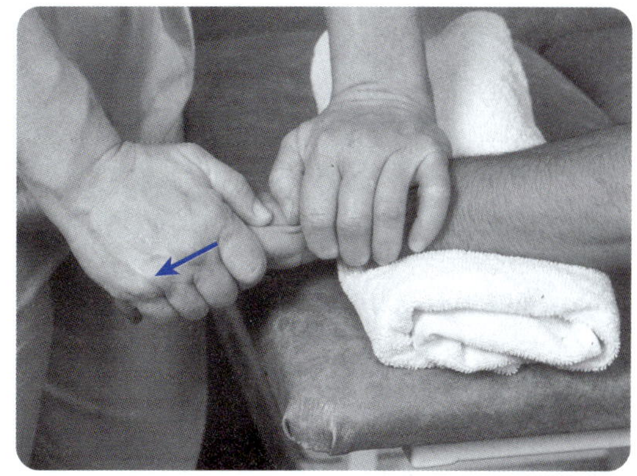

그림 21.24 관절가동화 : CMC 떼어당김.

뒤앞쪽 미끄러지기 (Posteroanterior Glide)

동작 : 손목손허리 관절.

안정자세 : 20° 굽힘.

적응증 : CMC 관절 굽힘 증가.

환자자세 : 아래팔 원위부 밑에 수건을 괴어 치료대위에 아래팔을 편안히 놓고 눕기.

운동사와 손의 자세 : 운동사는 앉거나 선다. 운동사의 손잡는 자세는 앞뒤쪽(AP) 미끄러지기에서 설명한 것과 유사하고, 다만 엄지는 등쪽(dorsal)면에 손가락은 손바닥 측면에 위치한다(그림 21.26).

가동화 적용 : 등쪽면 미끄러지기를 손허리뼈에 적용한다.

주의점 : 노쪽방향으로 움직이면, 운동사의 손가락은 환자의 엄지손가락 갈퀴막 공간 주변을 감싸쥔다. 자뼈 방향으로 움직이려면 운동사는 손의 자뼈면을 감싸쥔다.

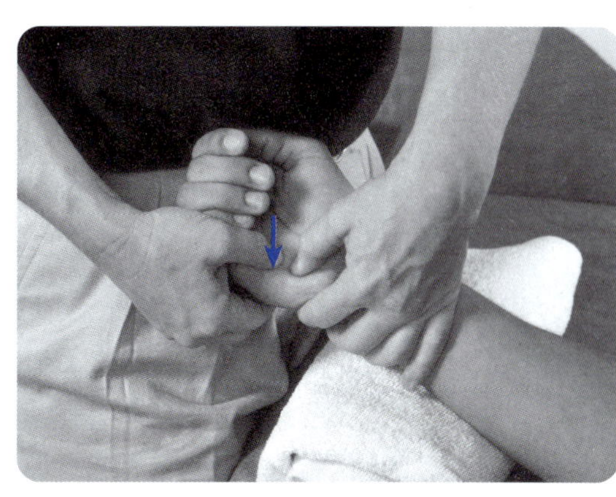

그림 21.25 관절가동화 : CMC AP 미끄러지기 관절가동화.

돌림 (회전, Rotation)

동작 : 손가락 MCP 관절.

안정자세 : 20° 굽힘.

적응증 : 관절 돌림의 보조적 움직임을 향상시키기 위해.

환자자세 : MCP 관절을 90° 굽힘 자세로 둔다.

운동사와 손의 자세 : 고정손은 손허리뼈머리에 두고 가동손은 엄지의 기저부에 둔다.

가동화 적용 : 관절의 원위 분절을 내측, 외측 돌림시키기 위해 떼어당김(신연, distraction)력이 적용된다(그림 21.27).

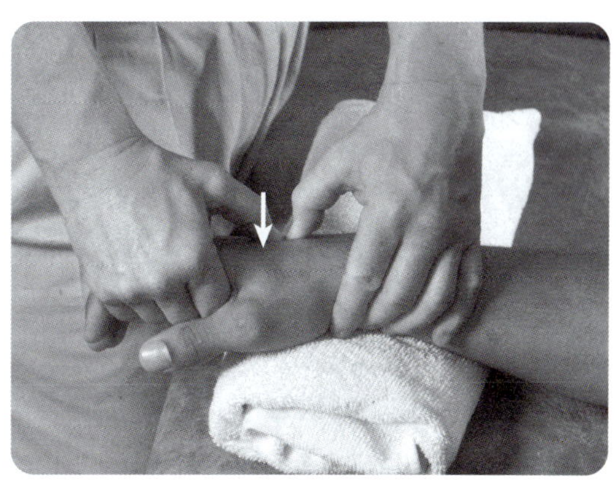

그림 21.26 관절가동화 : CMC PA (등쪽) 미끄러지기.

주의점 : 이 동작은 능동적으로 수행될 수 없으나 만약 정상 동작이 가능하다면 수행되어져야 한다. 손가락에서 동작의 마지막 몇 도가 나오지 않는다면 손을 완전하게 주먹을 쥘 수 없고, MCP 관절의 돌림(회전, rotation)도 제한되게 된다.

엄지 손목손허리뼈관절 (Thumb Carpometacarpal Joint)

집게손가락에서부터 새끼손가락을 위한 CMC 기법과 마찬가지로 엄지와 집게손가락 쥐기로

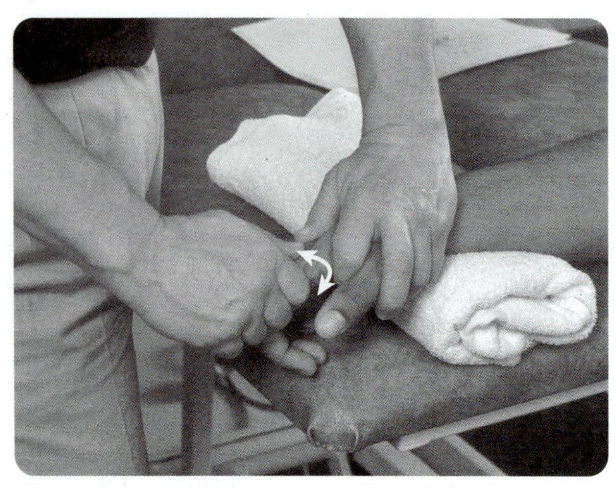

그림 21.27 관절가동화 : MCP 돌림.

손목뼈(수근골, carpals)를 잡아 고정하고 엄지에 가동화를 적용한다. 가동손은 관절 가장자리 가까이 있는 손허리뼈(중수골, metacarpal) 주위에 위치한다.

당김 (견인, Traction)

동작 : 엄지의 CMC 관절.

안정자세 : 굽힘(굴곡, flexion)–폄(신전, extension), 모음(내전, adduction)과 벌림(외전, abduction) 사이의 중립위치.

적응증 : 관절의 일반적인 가동화.

환자자세 : 아래팔(전완, forearm) 원위부 밑에 수건을 괴어 치료대 위에 아래팔을 편안히 놓고 눕기.

운동사와 손의 자세 : 고정손은 손목뼈위를 엄지와 집게손가락의 집기로 고정하고, 가동손은 관절 가장자리 손허리뼈의 근위부 둘레에 위치한다.

가동화 적용 : 떼어당김(신연, distraction).

주의점 : 떼어당김은 지속 또는 진동법을 사용한다.

뒤앞 미끄러지기 (Posteroanterior Glide)

동작 : 엄지의 CMC 관절.

안정자세 : 굽힘–폄, 모음과 벌림 사이의 중립위치.

적응증 : 엄지의 모음을 증가시키기 위해.

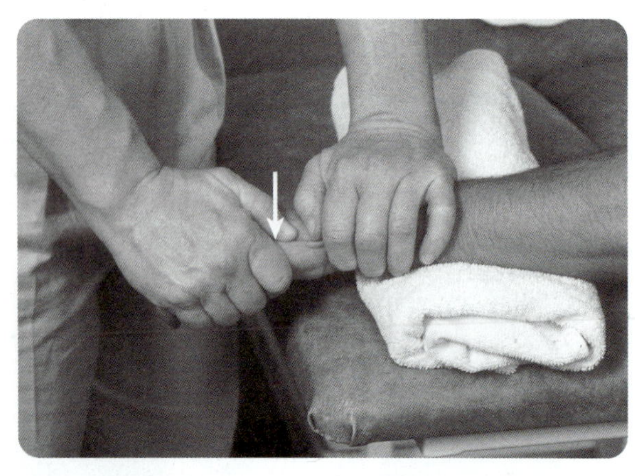

그림 21.28 관절 가동화 : 엄지 CMC PA 미끄러지기.

환자자세 : 아래팔 원위부 밑에 수건을 괴어 치료대 위에 아래팔을 편안히 놓고 눕기. 손바닥은 바닥에 둔다.

운동사와 손의 자세 : 운동사는 엄지와 집게손가락으로 관절 근위부에서 큰마름뼈(대능형골, trapezium)와 작은마름뼈(소능형골, trapezoid)를 고정한다; 반대측 엄지로 제1 손허리뼈 후면을 잡고 집게손가락으로 전면을 잡는다.

가동화 적용 : 가볍게 당김(견인, traction)력을 적용하고 손허리뼈를 뒤앞쪽(PA)으로 미끄러지게한다(그림 21.28).

주의점 : 운동사는 큰마름뼈과 작은마름뼈의 관절 근위에 엄지와 집게손가락을 고정시킨다 : 큰마름뼈와 작은마름뼈를 근위 관절에서 고정시킨다.

앞뒤 미끄러지기 (Anteroposterior Glide)

동작 : 엄지의 CMC 관절.

안정자세 : 굽힘(굴곡, flexion)–폄(신전, extension), 모음(내전, adduction)과 벌림(외전, abduction) 사이의 중립위치.

적응증 : 엄지의 벌림을 증가시키기 위해.

환자자세 : 아래팔(전완, forearm) 원위부 밑에 수건을 괴어 치료대 위에 아래팔을 편안히 놓고 눕기. 손바닥은 바닥에 둔다.

운동사와 손의 자세 : 운동사는 엄지와 집게손가락으로 관절 근위부에서 큰마름뼈(대능형골, trapezium)와 작은마름뼈(소능형골, trapezoid)를 고정한다; 반대측 엄지로 제1 손허리뼈 후면을 잡고 집게 손가락으로 전면을 잡는다.

가동화 적용 : 이때 엄지에 가동력을 제공하는 대신 손허리뼈(중수골, metacarpal) 손바닥쪽에 앞뒤(AP) 미끄러지기를 제공한다.

주의점 : 운동사는 큰마름뼈과 작은마름뼈의 관절 근위에 엄지와 집게손가락을 고정시킨다 : 운동사는 반대측 엄지로 제1 손허리뼈 후면을 잡고 집게 손가락으로 전면을 잡는다.

자쪽 미끄러지기 (Ulnar Glide)

동작 : 엄지 CMC 관절.

안정자세 : 굽힘-폄, 모음과 벌림 사이의 중립위치.

적응증 : 굽힘을 증가시키기 위해.

환자자세 : 아래팔, 손목, 엄지는 중립위치에 둔다. 자뼈(척골, ulna)는 치료대 위에 편하게 둔다.

운동사와 손의 자세 : 엄지와 집게손가락으로 관절의 근위부를 고정하고 운동사는 다른 손으로 손허리뼈를 잡는다(그림 21.29).

가동화 적용 : 노자뼈 미끄러지기는 관절면에 수평으로 적용한다.

주의점 : 엄지 CMC 관절은 근위 관절면에서 볼록하다.

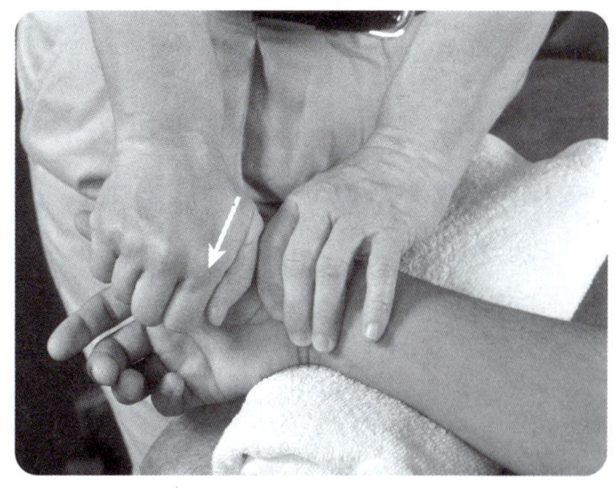

그림 21.29 관절가동화 : 엄지 CMC 자쪽 미끄러지기.

손허리손가락관절과 손가락뼈사이관절
(Metacarpophalangeal and Interphalangeal Joints)

이들 각 관절의 모양은 유사하다. 따라서 가동법도 유사하다. 각각의 설명된 가동은 이들 관절의 어디에서나 사용될 수 있다. 이 전에 소개한 것처럼 당김(견인, traction)은 각 가동을 보다 편안하고 보다 좋은 결과를 생성하기 위하여 적용된다. 쥐기는 가동화 힘을 효과적으로 줄 수 있도록 충분히 견고해야 하나 불안감을 일으킬 정도로 꽉 조여서는 안된다.

당김 (견인, Traction)

동작 : MCP와 IP 관절.

안정자세 : 20° 굽힘.

적응증 : 일반적인 가동화와 이완.

환자자세 : 아래팔 원위부 밑에 수건을 괴어 치료대위에 편안히 놓고 눕기.

운동사와 손의 자세 : 고정손으로 관절의 근위부를 잡고 가동손의 엄지와 집게손가락으로 원위부를 잡는다(그림 21.30).

가동 적용 : 당김력은 관절면에 수직으로 세로면을 따라 적용한다.

주의점 : 이러한 관절들의 외형이 비슷하기 때문에 IP 또는 MCP 관절의 어디에든 적용되어진다.

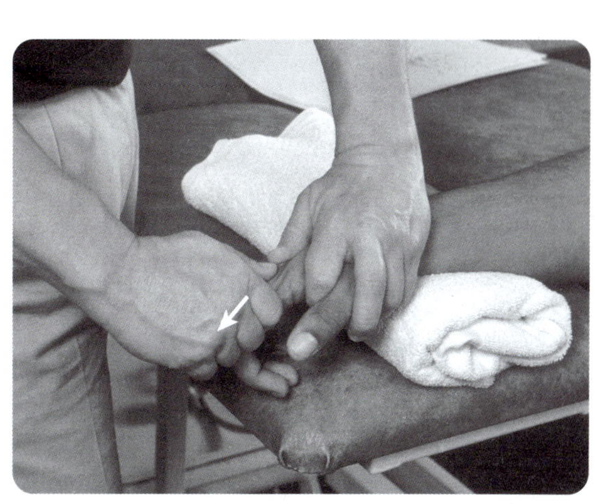

그림 21.30 관절가동화 : MCP 떼어당김.

돌림 (회전, Rotation)

동작 : MCP와 IP 관절.

안정자세 : 20° 굽힘(굴곡, flexion).

적응증 : 관절의 보조적인 돌림 동작을 증가시키기 위해.

환자자세 : 아래팔(전완, forearm) 원위부 밑에 수건을 괴어 치료대 위에 편안히 놓고 눕기.

운동사와 손의 자세 : 관절의 근위부를 엄지와 집게손가락의 키 쥐기(측면 잡기) 방법으로 잡는다.

가동화 적용 : 내측이나 외측 돌림이 적용되는 동안 당김(견인, traction)력을 유지한다.

주의점 : 돌림은 보조적인 움직임으로 관절의 완전한 기능을 갖기 위해 회복되어져야 한다.

뒤앞 미끄러지기와 앞뒤 미끄러지기 (Posteroanterior and Anteroposterior Glides)

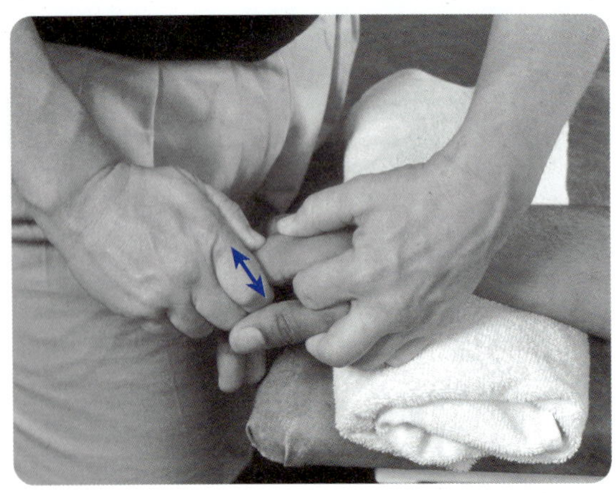

그림 21.31 관절가동화 : MCP AP와 PA 미끄러지기.

동작 : MCP와 IP 관절.

안정자세 : 20° 굽힘.

적응증 : 뒤앞(PA) 미끄러지기는 굽힘을 증가시키고, 앞뒤(AP) 미끄러지기는 펴기를 증가시킨다.

환자자세 : 아래팔 원위부 밑에 수건을 괴어 치료대 위에 편안히 놓고 눕기.

운동사와 손의 자세 : 원위부에 당김력을 제공하는 동안 관절 근위부를 고정시킨다(그림 21.31).

가동화 적용 : 당김을 유지하는 동안 뒤앞쪽(PA) 힘 또는 앞뒤쪽(AP) 힘을 적용한다.

주의점 : 볼록면 위에서 오목면이 움직이기 때문에 가동력은 관절의 돌림(회전, rotation) 또는 운동방향과 같은 방향으로 적용한다.

바깥쪽 미끄러지기 (Lateral Glides)

동작 : MCP와 IP 관절.

안정자세 : 20° 굽힘.

적응증 : MCP 관절의 벌림(외전, abduction)과 모음(내전, adduction) 증가시키기 위해.

환자자세 : 아래팔(전완, forearm) 원위부 밑에 수건을 괴어 치료대 위에 편안히 놓고 눕기.

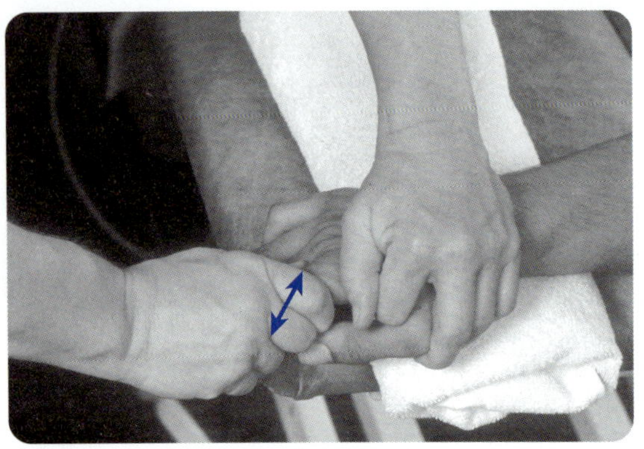

그림 21.32 관절가동화 : MCP 바깥쪽 미끄러지기.

운동사와 손의 자세 : 원위부에 당김력을 제공하는 동안 관절 근위부를 고정시킨다.

가동화 적용 : 손가락에 따라 또는 바라는 운동을 위해 노쪽 또는 자쪽 미끄러지기를 관절의 원위부에 적용한다(그림 21.32). 노쪽 미끄러지기는 1, 2번 MCP 관절의 벌림과 4, 5번 MCP의 모음(내전, adduction) 그리고 3번 MCP의 노쪽 벌림(외전, abduction)을 증가시킨다. 자쪽 미끄러지기는 1, 2번 MCP의 모음과 4, 5번 MCP의 벌림과 3번 MCP의 자쪽 벌림을 증가시킨다.

주의점 : MCP 관절의 생리적인 동작인 벌림과 모음이 일어나고 IP 관절에서는 보조적 움직임이 일어난다.

유연성운동 (FLEXIBILITY EXERCISES)

다양한 관절 가동화는 원위 노자 관절과 손목 굽힘, 손목손허리관절이 가동성을 향상시키는데 사용된다.

ROM운동은 내재근과 외재근을 위한 것으로 구분된다. 이 두그룹의 정확한 신장은 서로 다른 개념을 요구한다. 외재근은 다관절을 지나기 때문에 운동사는 적절한 신장을 적용하기 위해 이 근육들의 닿는 곳을 알아야 한다. 각 관절과 근육의 교차는 최적의 ROM 변화를 갖기 위해 신장되어지지만, 힘은 가장 원위 관절에서부터 가장 근위 관절로 연속으로 정확하게 적용되어 진다. 한 관절이 신장되어질 때 다른 관절은 고정되어야만 한다. 이것은 손가락을 신장할 때 다관절을 포함하고 있으므로 특히 중요하다. 예를 들면, 원위손가락뼈사이관절이 신장되는 동안 근위 관절이 고정되지 않는다면 신장력과 주변 조직의 장력은 근위관절의 어떠한 지점에라도 쪼임을 일으킬 수 있고, 비효율적인 신장력을 만들 것이다. 불규칙적인 신장이나 과장된 힘은 작은 손과 손가락 구조에 부상을 줄 수 있으므로 느리고 부드럽고 지속적인 신장을 적용해야 한다.

하나의 손가락이 신장되었다. 연조직 구조의 신장이 보다 효과적으로 될 수 있도록 하기 위해 관절가동법은 신장 이전에 이뤄져야 한다. 관절 운동이 외인성(외재성, extrinsic) 긴장으로 인하여 제한된다면 각 관절은 연속적으로, 근위에서 원위로, 내재근에서 외재근으로 신장되어져야 한다. 내재근의 긴장으로 운동범위가 제한된다면, 힘은 오로지 내재근을 신장시키기 위해 집중되어야 한다. 내재근을 독립적으로 신장시키기 위해 원위 관절은 신장되어지고 외재근의 신장을 방지하기 위해 근위 관절은 반대방향에 두어 내재근의 신장에 집중한다. 예를 들면, PIP 관절은 굽히고 MCP 관절은 편 상태로 내재근의 확장은 PIP 관절을 신장시킨다. 그러나 외재근은 신장되지 않는다. 그러나 PIP와 MCP 관절이 굽힘(굴곡, flexion) 위치에 놓이면 외인성폄근(신전근, extensor)은 신장되고 내재근들은 신장되지 않는다. 두 구조물의 유연성이 제한되면 신장운동은 각각의 자세에서 모두 필요하다.

관절과 인대 (Joints and Ligaments)

앞에서 언급하였듯이 가동 기법-보조적 그리고 생리적 관절운동-은 관절이 신장되기 전에 적용되어야 한다. 보조적 기법은 앞에서 언급했듯이 능동적으로 가능하지 않은 운동이지만, 완전한 가동운동이 일어나기 위해 꼭 일어나야 하는 동작이다. 이들은 생리적 관절운동 이전에 적용되어야만 한다. 생리적 관절 운동은 관절의 굽힘과 펴기와 같은 능동적인 동작이다. 생리적 관절운동을 일으키기 위하여 사용되는 기법은 신장 운동으로 종종 불리워진다. 한 번에 신장되는 관절은 오직 하나이다. 다른 관절은 중립적 자세를 취하며, 치료될 관절에 연부조직 긴장을 감소시킬 수 있도록 이완이 유지된다. 신장력을 적용할 때 관절의 원위분절의 원위부가 신장위치에 놓인다. 그러나 뼈 원위부에 힘을 적용하고 이웃한 원위관절에는 힘을 적용하지 않도록 주의해야 한다. 예를 들면, PIP 관절을 신장할 때 힘은 DIP 관절이나 끝마디뼈가 아닌 중간손가락(middle phalanx)의 원위부에 적용해야 한다. 근위 손가락의 적절한 고정은 또한 신장이 정확하게 일어날 수 있도록 하는데 필요하다(그림 21.33).

벌림(외전, abduction) 운동은 엄지 갈퀴막 공간의 유연성과 MCP 관절 펴기에 매우 중요하다. 손가락의 벌림은 MCP 관절 곁인대(측부인대, collateral ligament)의 신장을 보조할 수 있다. 갈퀴막 공간의 연부조직은 엄지 벌림의 과다압력으로 신장되어 진다. 이들 운동은 능동적, 그리고 수동적으로 수행될 수 있다. 수동적 운동은 운동사나 환자에 의하여 수행될 수 있다. 환자는 두 손을 모아 기도하는 자세로 손가락을 깍지 끼워 손가락의 MCP 관절을 신장시킨다. 엄지의 갈퀴막

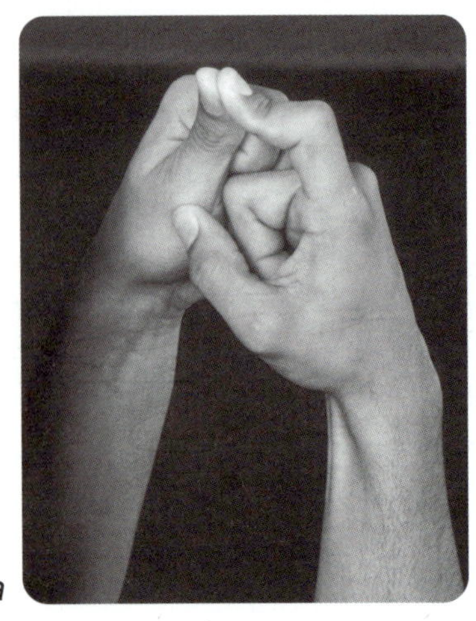

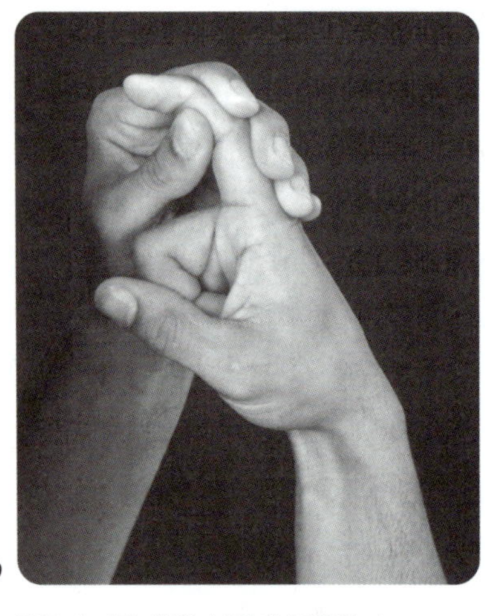

그림 21.33 신장력의 적용 *(a)* 틀린 방법 : 힘은 손가락 원위 분절에 적용한다. *(b)* 정확한 방법 : 힘은 말단 관절에 적용하고 동시에 근위 관절을 움직인다.

공간은 엄지의 능동적인 벌림에 의해서나 CMC 관절에 벌리는 힘을 적용하여 신장되어 질 수 있다. 언급했듯이 CMC 관절의 원위 분절에 힘을 적용해야 하며 MCP 관절을 넘어가서는 안된다. 환자는 무릎위에 손을 얹고 손가락과 엄지를 벌리고, 어깨로부터 무릎으로 손의 하향력을 적용함으로써 엄지의 갈퀴막 공간을 신장시킬 수 있다(그림 21.34).

앞에서 언급했듯이 CMC 관절과 손허리뼈 사이관절은 손의 형성과 기능에 중요한 손바닥쪽활(궁, arch)을 형성한다. 2, 3번 손허리뼈(중수골, metacarpal)는 가동성이 매우 작지만, 손바닥쪽활의 형성을 극대화한다. 제4지 특히, 제5지의 손허리뼈는 손이 주먹을 쥘 때 굽히도록 움직인다 : 이 운동은 정상적 손의 기능에 중요하며 사물을 견고히 잡을 수 있도록 해준다. 운동사는 환자의 손바닥에 자신의 엄지를 올리고 손등쪽 손허리뼈에 손가락을 위치함으로써 이들 관절이 신장할 수 있도록 해준다(그림 21.35). 손바닥근막은 그림 21.16에서 제시한 기법을 사용하여 신장되어진다.

손목 관절 신장은 손가락을 이완시키고, MCP 관절의 근위에 힘을 적용시킨다. 환자는 모든 손목운동에서 수동적으로 신장을 적용할 수 있다(그림 21.36).

원위 노자관절(요척관절, radioulnar joint)의 신장은 근위 노자관절의 그것과 유사하다. 이것은 20장에서 언급되었으며, 그림 20.19와 20.20에 잘 설명되어있다.

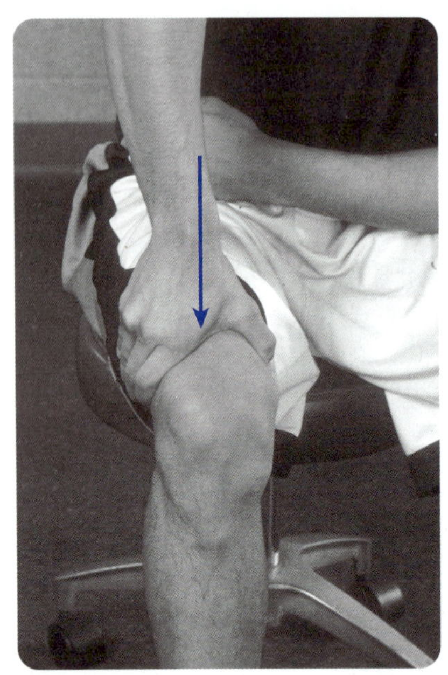

그림 21.34 엄지 벌림 신장.

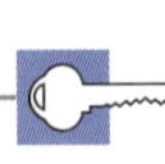

손을 위한 유연성 운동은 관절, 인대, 외재근 그리고 내재근을 신장시키는데 사용되어 진다.

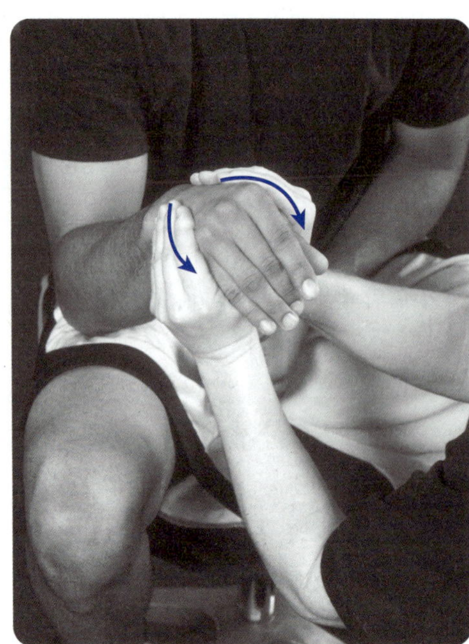

그림 21.35 CMC과 손목뼈사이관절의 관절 가동 운동.

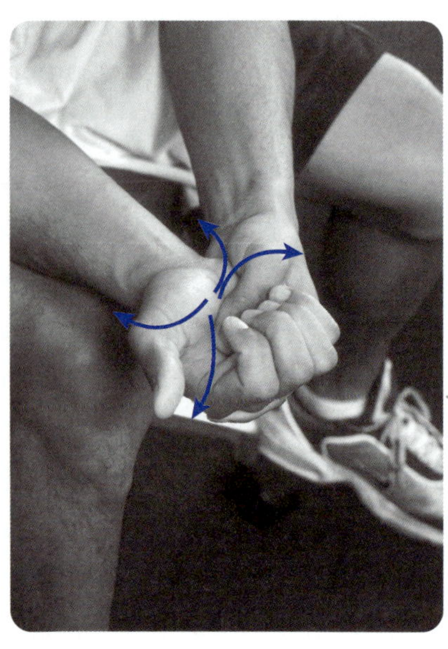

그림 21.36 손목 신장.

신장은 원위 노자관절에 적용된다. 손은 신장을 포함하지 않는다.

IP 관절 위 사선 지지인대는 MCP 관절과 PIP 관절에 대한 내재근의 작용과 유사하다. PIP 관절이 굽혀질 때 DIP 관절은 펴진다. 수동적인 DIP 관절의 굽힘이 PIP 관절의 펴짐보다 굽힘에서 더욱 크다면, 사선 지지인대는 제한된 것이다. PIP 관절이 펴지는 동안 긴장으로 인해 특히 DIP 관절 굽힘이 제한된다. 이 인대를 신장하기 위해 PIP 관절은 수동적으로 펴지는 자세를 유지하고 DIP 관절은 굽히기 위해 신장되어져야 한다.

외재근 (Extrinsic Muscles)

앞에서 언급했듯이 외재근에 적용되는 신장은 원위관절에서 시작하여 순차적으로 근위쪽으로 이동하며 신장되어진다. 구조물에 과도한 신장을 주지 않도록 힘은 느리고 서서히 적용한다. 수축-이완-신장 기법은 반사억제를 적용하여 신장을 향상시킬 수 있다. 관절에 약간의 당김(견인, traction)력을 적용하면 관절에 압박력을 감소시켜서 보다 편안하게 신장시킬 수 있다.

손과 손목 관절의 접근이 쉬우며 신장을 위해 비교적 작은 힘을 요구하기 때문에, 환자는 적절한 신장 기법을 배워서 낮시간 동안에 자주 적용할 수 있을 것이다.

외인성(외재성, extrinsic)폄근(신전근, extensor)과 외인성굽힘근(굴근, flexor)의 신장은 원위에서 시작하여 근위로 이동한다. 예를 들면, 굽힘 운동의 개선은 PIP 관절을 고정하는 동안 DIP 관절의 굽힘을 만들기 위해 DIP 관절을 신장한다. 관절의 끝지점까지 DIP 관절이 움직이면 PIP 관절은 굽어진다. 그 다음 MCP 관절이 굽어지면 IP 관절은 굽어진 자세를 유지한다. 결국 손목은 손가락이 최대로 굽은 후에 굽힘을 일으키게 된다. 굽힘의 증가를 위한 신장 기법은 그림 21.37에서 보여주고 있다. 이러한 외재근육의 운동성을 증가시키기 위한 신장은 팔꿉관절의 굽힘과 펴기 모두에서 적용한다. 환자는 아래팔(전완, forearm) 후면이 신장되는 느낌을 받아야만 한다.

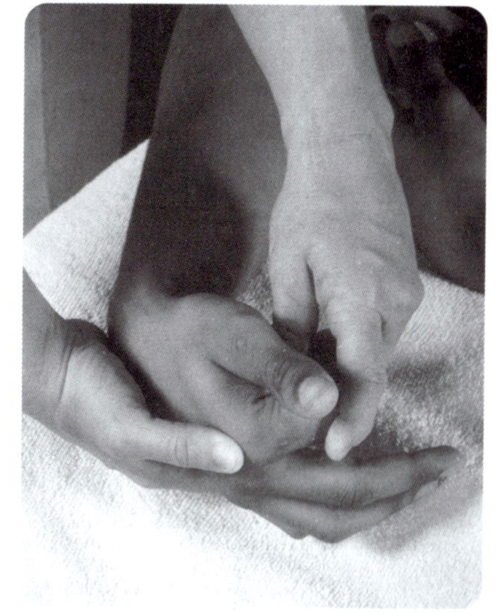

그림 21.37 외인성 손가락 폄근 신장법 단계 : DIP, PIP, MCP, 손목, 팔꿉관절.

긴손가락근육들이 손목의 가동성에 영향을 줄 수 있으므로 손목 펴기는 손가락의 신장과 같이 적용되어 진다. 손목 펴기 운동을 증가시키기 위해서 환자는 먼저 손가락을 펴기를 한 다음, 손목 펴기를 한다(그림 21.38a). 손가락을 신장시킴으로써 손목은 팔꿉관절(주관절, elbow joint) 굽힘과 펴기 자세에서 신장되어진다. 신장은 아래팔의 전면에서 느껴진다.

느리고 지속적인 신장은 손목의 굽힘을 증가시킬 수 있도록 손가락과 손목의 폄근에 적용되어야 한다(그림 21.38b). 신장은 아래팔 후면에서 신장이 일어날 때 까지 팔꿉관절을 굽히고 펴기를 적용한다.

a

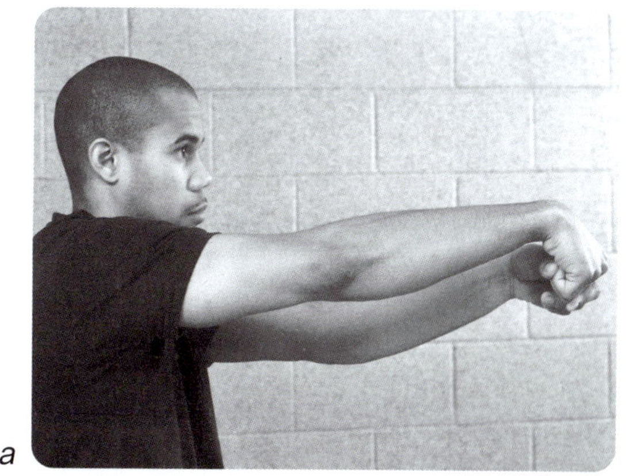

b

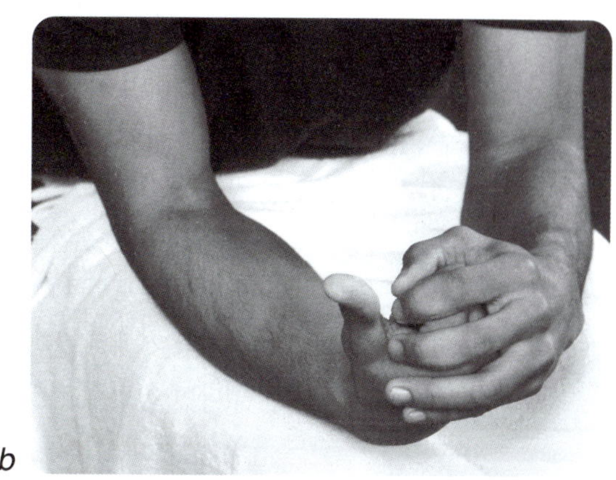

그림 21.38 굽힘을 증가시키기 위한 독립적인 신장 *(a)* 팔꿉관절 폄 *(b)* 팔꿉관절 굽힘.

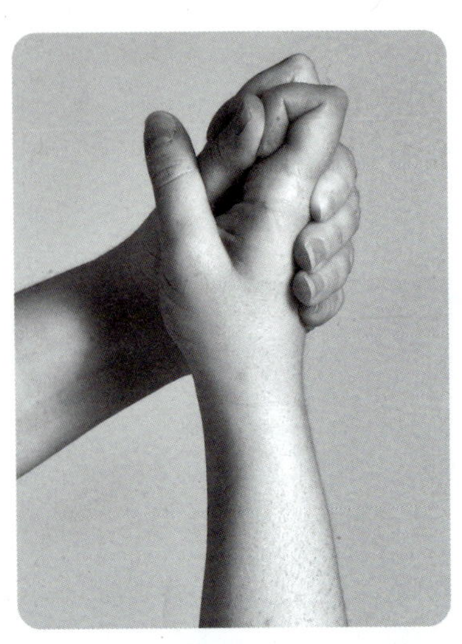
그림 21.39 내재근 신장 : IPs 굽힘, MCP 폄, 손목 중립.

내재근 (Intrinsic Muscles)

벌레근(충양근, lumbrical)과 뼈사이근(골간근, interosseous)은 MCP 관절을 굽히고, IP 관절을 펴기 때문에 신장은 운동의 반대방향으로 적용되어져야 한다. IP 관절은 굽힌 자세를 유지하는 반면, MCP 관절의 펴기를 증가시키기 위해 신장을 적용한다(그림 21.39). 손목은 신장에 미치는 외재근의 영향을 차단하기 위하여 중립자세로 고정되어야 한다.

근력운동 (STRENGTHENING EXERCISES)

고정기간 동안 등척성 운동은 모든 손목과 손의 근육에 적용될 수 있다. 능동적 운동은 동작의 유지와 초기 근력강화에 좋다. 환자의 상태가 회복됨에 따라 중량, 퍼티, 고무 밴드 등의 다양한 기구들이 근력을 증가시키는데 사용될 수 있다. 초기 단계에서 근육은 쉽게 피로를 느끼게 됨으로, 환자는 의도하지 않은 스트레스를 일으키는 과부하 운동을 경계하여야 한다. 동심성 운동이 편심성 운동보다 손가락 운동에서 더욱 강조되는 이유는 손의 기능운동은 편심성 요소가 적기 때문이다.

힘줄 미끄러지기 운동 (Tendon Gliding Exercises)

힘줄(건, tendon)의 유착 또는 힘줄집(건초, tendon sheath)의 유착으로 인해 정상적 힘줄 미끄러지기가 제약을 받는다면, 최대의 운동범위가 달성될 수 있을 때까지 정상적 힘줄 미끄러지기를 회복할 수 있는 운동을 하여야 한다. 유착은 힘줄의 어디에서도 일어날 수 있으며, 유착 지점으로부터 근위와 원위의 힘줄 운동을 억제시킨다. 마찰마사지는 얕은 곳(천층부, superficial) 힘줄 유착을 감소시키는데 도움을 주며 운동은 얕은층이나 깊은층 힘줄의 가동성을 개선시킨다. 근육 활동은 힘줄의 근위부 미끄러지기를 회복하는데 도움을 준다. 능동과 수동 운동 그리고 부목은 힘줄의 원위 미끄러지기를 회복시켜 준다. 능동운동으로 힘줄의 근위 원위 미끄러지기를 복원할 수 있기 때문에 가능하다면 언제나 능동적 운동이 권장될 만하다. 그러나 이들 운동의 효과는 근력과 지구력에 의해서 제한된다. 수동적 신장과 마사지는 이들 요소가 제한을 받을 때 특히 힘줄 미끄러지기를 개선시키는 중요한 역할을 한다.

굽힘근힘줄 (Flexor Tendons)

긴손가락굽힘근(장지굴근, flexor digitorum longus)힘줄을 위한 미끄러지기 운동은 깊은층과 얕은층 간의 요구가 다르다. 미끄러지기를 촉진시키기 위해서는 각각의 힘줄은 분리되어야 하는데 그 이유는 이들 힘줄 사이의 유착은 미끄러짐을 억제시키기 때문이다. 힘줄이 적절하게 미끄러지는지 아닌지를 보여주기 위해 환자는 MCP 관절의 펴기를 유지하는 반면, PIP 관절을 굽힌다. 이러한 손가락 자세로 운동사는 DIP 관절을 수동적으로 펴고 저항을 받지 않도록 해야 한다. 만약 저항이 없다면 이것은 정상상태이며, 단지 얕은층에 해당한다. 환자가 양측 근육에 수축 자세를 유지한다면(운동사는 수동적으로 DIP 관절을 움직이지 않는다), 깊은층과 얕은층 사이의 정상적인 힘줄 미끄러지기는 제한될 것이다. 이러한 힘줄들에 대한 미끄러지기 운동은 환자는 DIP 관절의 굽힘(굴곡, flexion)과 펴기를 시도하는 동안 MCP 관절과 PIP 관절을 굽힌 상태에서 고정시킨다

(그림 21.40a). 깊은 곳 힘줄로부터 얕은 곳 힘줄을 분리하기 위하여 근위 손가락은 고정하고 PIP 관절은 굽히고 펴기를 한다 : 그림 21.40b에서 보여지는 것처럼 동시에 한 손가락은 고정되거나, 치료를 요구하는 손을 제외한 모든 손가락은 고정되어야 한다. 이 운동에서 다른 IP 관절의 펴기를 유지하는 반면, 해당 손가락은 굽힌다. 깊은 곳 힘줄 모두는 같은 근복에서 시작하기 때문에 다른 손가락의 운동을 제한시켜 심근의 운동을 일으키기 쉽게 된다(그림 21.40c).

굽힘근(굴근, flexor) 힘줄 미끄러지기 장애를 예방하거나 굽힘근 힘줄의 제한이 있을 때 미끄러지기를 향상시키기 위한 치료적 운동 프로그램에는 3가지 기능적 굽힘근 힘줄 미끄러지기 운동이 있다. 그림 21.41에 소개되어 있다. 하나는 두 개의 긴 굽힘근 힘줄 사이의 미끄러지기를 강화하는 것이다; 이것은 갈고리(hook) 위치 운동이고, MCP 관절을 펴고 IP 관절을 굽힌다(그림 21.41a). 두 번째 운동은 힘줄집(건초, tendon sheath) 내부의 깊은 곳 힘줄의 미끄러지기를 일으키는 것이다. 이는 주먹쥐기이며 IP와 MCP관절을 완전히 굽히고 모든 관절을 펴기 방향으로 움직인다(그림 21.41b). 세 번째 운동은 수정된 주먹 쥐기이다. MCP 관절과 PIP 관절은 굽히고 DIP 관절은 펴서 힘줄집내에서 얕은 곳 힘줄에 최적의 미끄러지기를 제공한다(그림 21.41c). 이러한 미끄러지기 운동에서 각각의 굽힘 힘줄의 시작자세는 모든 손가락을 펴놓은 상태에서 진행한다. 각 특수한 운동을 수행함으로써 손가락의 조절된 움직임은 전체 동작 중 사용되어 진다. 긴엄지굽힘근(장무지 굴근, flexor hallucis longus)의 최대범위로의 굽힘과 펴기, 미끄러지기 운동은 IP와 MCP 관절의 운동과 동일한 방법으로 수행된다. 이들 운동은 처음에는 손목을 중립자세로 하여 수행하지만, 환자의 회복 정도에 따라서 손목은 손가락 굽힘과 함께 굽어지며, 손가락 펴기와 함께 펴져야 한다.

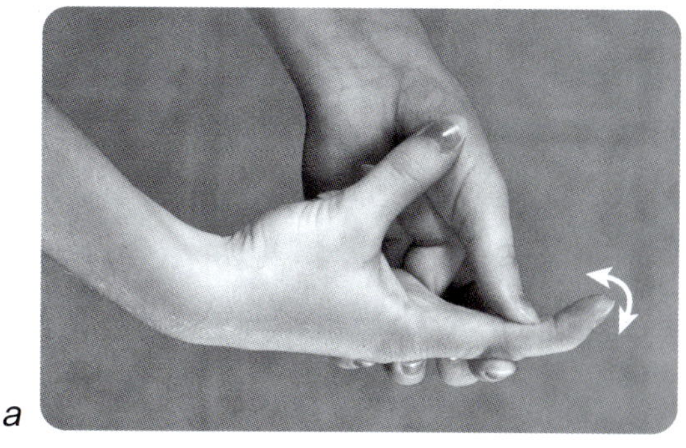
a

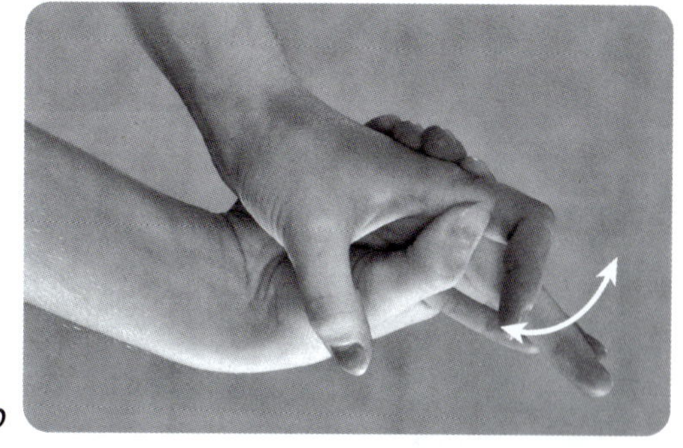
b

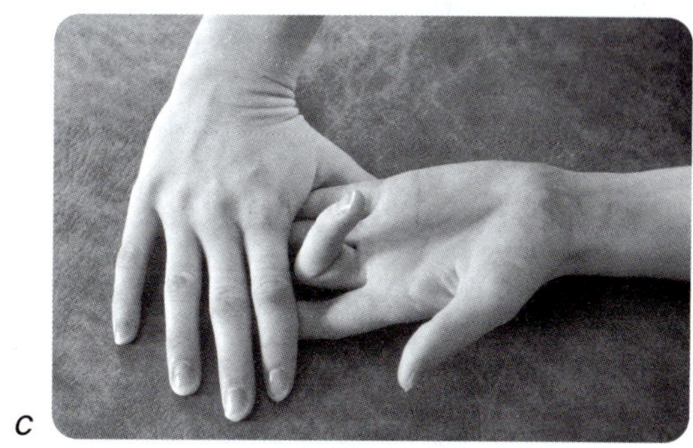
c

그림 21.40 개별적인 힘줄의 미끄러지기 운동 : *(a)* 깊은손가락굽힘근힘줄 *(b)* 얕은손가락굽힘근힘줄 *(c)* 깊은손가락굽힘근힘줄의 활동의 제거.

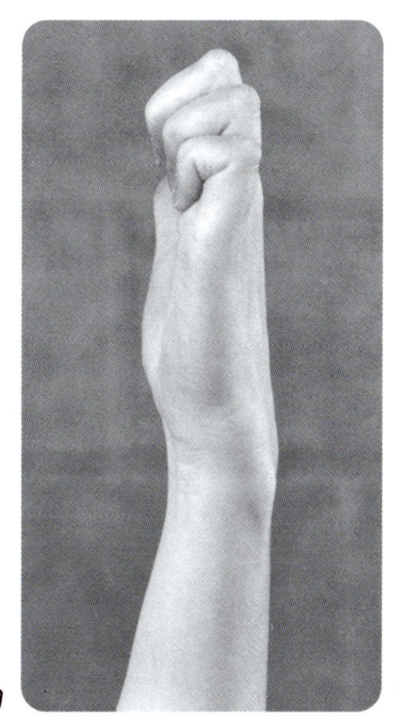
a

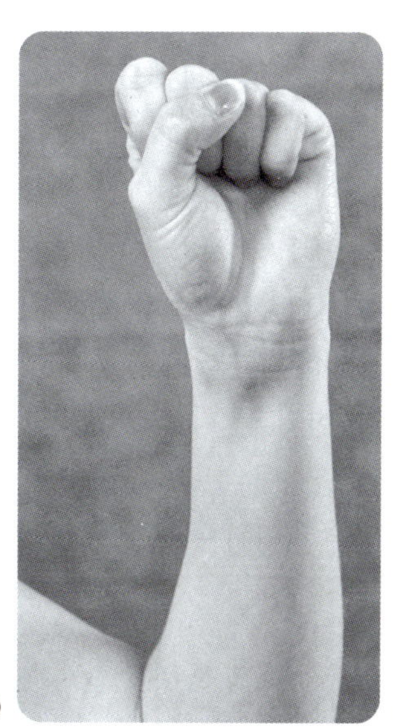
b

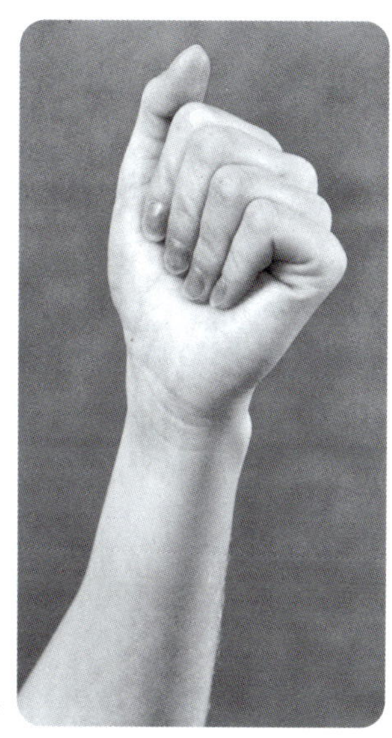
c

그림 21.41 굽힘근힘줄 미끄러지기 운동 : *(a)* FPS와 PDP사이의 미끄러지기를 강화하는 갈고리쥐기, *(b)* FDP의 미끄러지기 강화하는 주먹쥐기, *(c)* 얕은손가락굽힘근(FDS) 미끄러지기를 강화하는 수정된 주먹쥐기.

폄근 힘줄 *(Extensor Tendons)*

폄근(신전근, extensor) 힘줄은 굽힘근(굴근, flexor) 힘줄보다 편평하며 넓고 내재근 시스템과 긴밀한 관계를 가지고 있기 때문에 유착의 가능성이 비교적 높다. 유착이나 약화는 손가락의 폄지연으로 인하여 일어난다. 능동이 아닌 수동으로 완전한 펴기가 일어났다면 약화가 생긴 것이다. 손이 수동적으로 굽어짐이 제한되면 유착은 신장 동안 힘줄의 움직임을 완전히 제한하게 된다. 반면 관리는 힘줄의 회복 또는 파열 이후의 폄근 힘줄 신장에 주의를 기울여야 한다. 운동사는 신장 전 과정을 통하여 폄지연이 증가하는지를 면밀히 주시해야 한다. 폄지연이 증가한다면 힘줄은 실제적으로 늘어나거나(벌어지거나), 연결부가 찢어졌기 때문일 것이다. 굽힘 증가를 위한 수동적인 힘보다는 폄지연을 감소시키기 위한 능동적 운동을 강조하는 것이 이러한 위험을 최소화하는 데 도움을 줄 것이다.

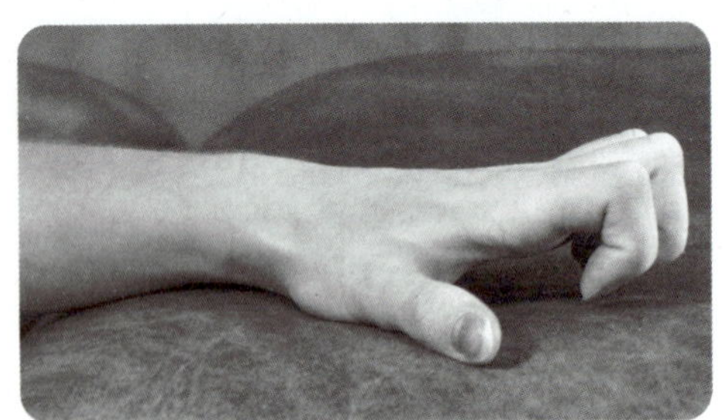

그림 21.42 외인성폄근 힘줄 미끄러지기 운동 : IP 굽힘, MCP는 굽힘과 펴기로 움직인다.

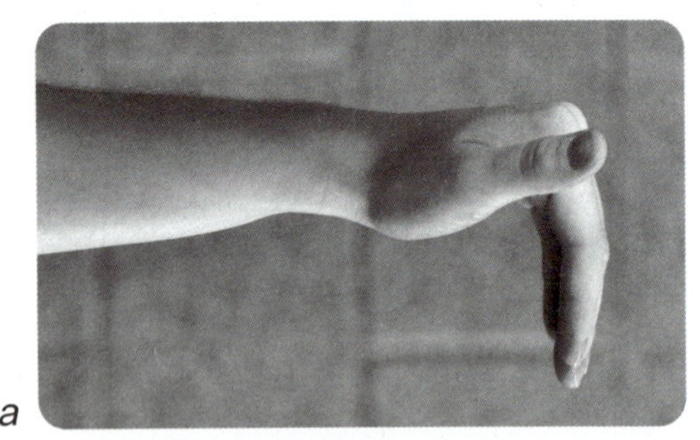

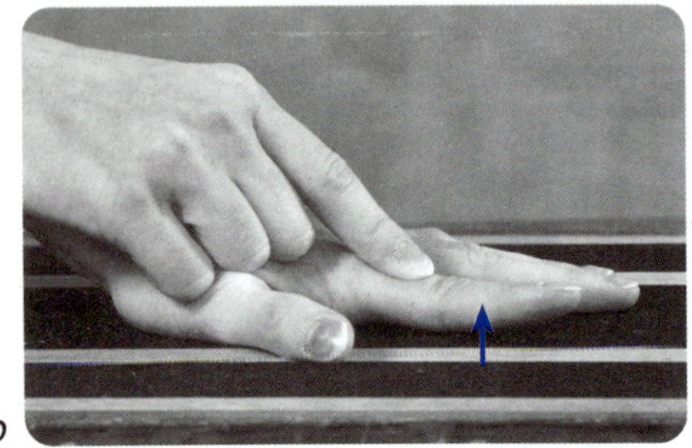

그림 21.43 폄 미끄러지기 운동 *(a)* 내재근 MCP 굽힘, IP 폄 *(b)* 종말 폄 : IP 폄, MCP 폄.

유착으로 인하여 MCP 관절에서 폄지연이 일어난다면 그것은 총손가락폄근(EDC)힘줄의 유착 때문이다. 이러한 힘줄은 단지 MCP 관절의 폄근(신전근, extensor)이다. EDC을 위한 미끄러지기 운동은 그림 21.42에서 보듯이 갈고리(hook) 자세에서 주먹 쥐기 자세로 손을 운동시킴으로써 이루어진다. 이러한 미끄러지기 운동에서 내재근을 제거하기 위해 IP 관절은 굽힘(굴곡, flexion)을 유지하는 동안 MCP 관절에서는 굽힘에서 펴기로 운동한다. 환자가 이 운동 동안 IP 관절을 굽히기를 유지하기 힘들다면 MCP 관절을 움직이는 동안 손가락으로 빨대나 연필을 잡는 동작으로 촉진시킬 수 있다. 손목 굽힘과 펴기는 손목의 중립자세를 취할 때 손목 굽힘과 펴기 동작이 쉽게 수행할 수 있으며 이 운동을 부가한다. IP 관절에 폄지연이 발생한다면 이것은 폄매카니즘 내에 유착의 결과로 인한 것이며 내인성(내재성, intrinsic) 구조와 외인성(외재성, extrinsic)구조 양측 뼈사이근(골간근, interosseous), 벌레근(충양근, lumbrical), EDC을 포함한다. 내재근을 격리하고 IP의 펴기 운동을 회복하기 위해 IP 관절이 능동적인 펴기를 일으키는 동안 MCP 관절은 굽힌 상태로 고정되야 한다(그림 21.43a). 이 운동이 점차 쉬워짐에 따라 MCP 관절은 편 상태로 운동할 수 있다. 마지막 재활 진보단계에서 이 운동에서 가장 어려운 자세는 손바닥을 탁자위에 펴서, 근위 손가락을 고정시키는 것이다; 이러한 자세에서 환자는 치료대에 손허리뼈(중수골, metacarpal)를 고정하고 치료대 밖으로 중간과 원위 손가락을 들어 올리려고 시도한다(그림 21.43b).

저항 운동 (Resistive Exercises)

손목과 손을 위한 저항운동은 매우 다양하다. 특정 운동은 운동사의 상상에 의해 단지 제한되어진다. 몇 가지 일반적으로 사용되는 저항운동을 여기에 소개한다. 일반적인 운동을 위한 대안적 패턴 역시 여기에 소개한다. 운동 수행의 문제점은 정확하게 교정되어야만 한다.

■ 손목의 근력운동 (Strength Exercises for the Wrist)

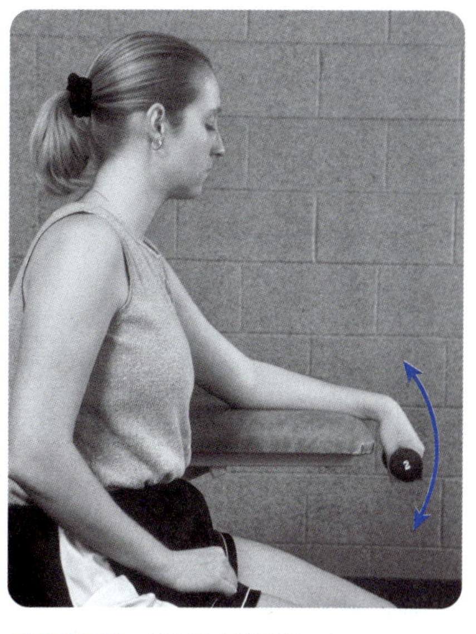
그림 21.44 손목 폄 저항운동.

손목 폄 (신전, Extension)

신체분절 : 손목.

재활 단계 : II, III단계.

목적 : 손목 폄근(신전근, extensor) 강화.

자세 : 아래팔(전완, forearm)은 치료대 위에 엎침(회내, pronation)시켜 두고 손은 치료대 끝으로 내민다.

운동 : 환자는 손목의 굽힘(굴곡, flexion)에서 펴기까지 완전한 운동범위로 덤벨을 들어올린다(그림 21.44).

가능한 대상동작 : 팔꿉관절(주관절, elbow joint)을 굽히거나 부분적인 운동범위까지 중량을 들어올린다.

주의점 : 아래팔은 운동 동안 치료대위에 꼭 붙여둔다 : 손으로 아래팔의 근위부를 눌러 고정시킨다.

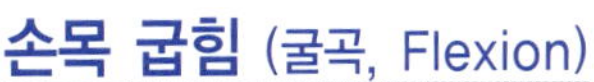

손목 굽힘 (굴곡, Flexion)

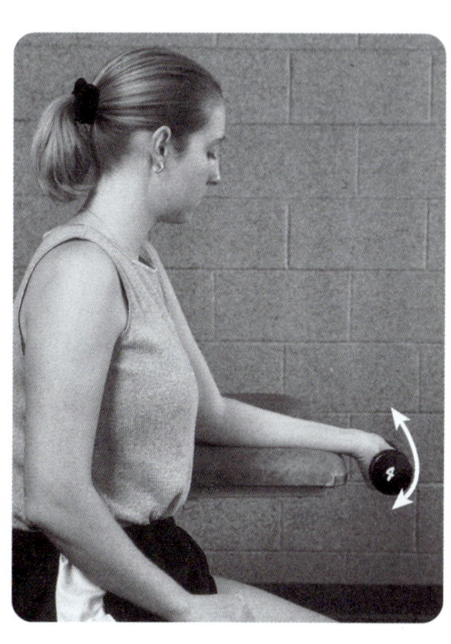
그림 21.45 폄 굽힘 저항 운동.

신체분절 : 손목.

재활 단계 : II, III단계.

목적 : 손목 굽힘근(굴근, flexor) 강화.

자세 : 아래팔은 치료대 위에 뒤침(회외, supination)시켜 두고 손은 치료대 끝으로 내민다.

운동 : 환자는 손목 펴기에서 굽히기까지 완전한 관절운동범위(ROM)로 덤벨을 들어올린다(그림 21.45)

가능한 대상동작 : 팔꿉관절을 굽히거나 부분적인 운동범위까지 중량을 들어올린다.

주의점 : 아래팔은 치료대 위에 둔다. 손목 밑에 수건을 말고 두면 자세가 편하다.

자뼈치우침 (척골편위, Ulnar Deviation)

신체분절 : 손목.

재활 단계 : II, III단계.

목적 : 손목 굽힘근 강화.

자세 : 중량바의 끝을 손으로 잡는다 : 중량을 아래 방향으로 향하게 한다. 환자는 팔꿉관절을 펴고 선다.

운동 : 환자는 자뼈치우침을 만들어 가능한 중량을 들어올린다(그림 21.46a).

가능한 대상동작 : 손가락을 움직이고 어깨를 편다.

주의점 : 환자는 바를 단단히 잡고 손가락이 아닌 손목에서 동작이 나오게 한다.

노뼈치우침 (요골편위, Radial Deviation)

신체분절 : 손목.

재활 단계 : II, III단계.

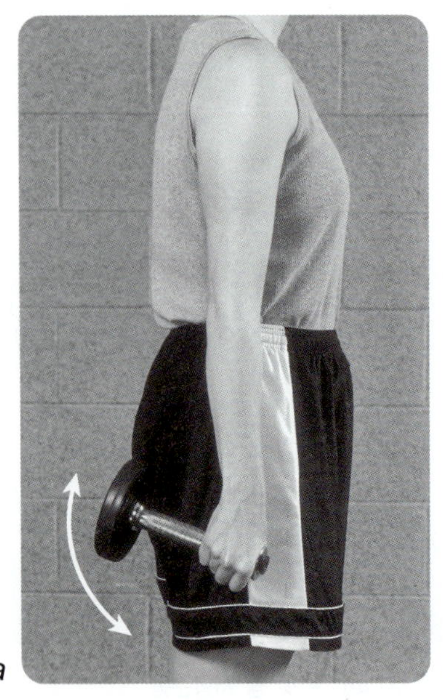

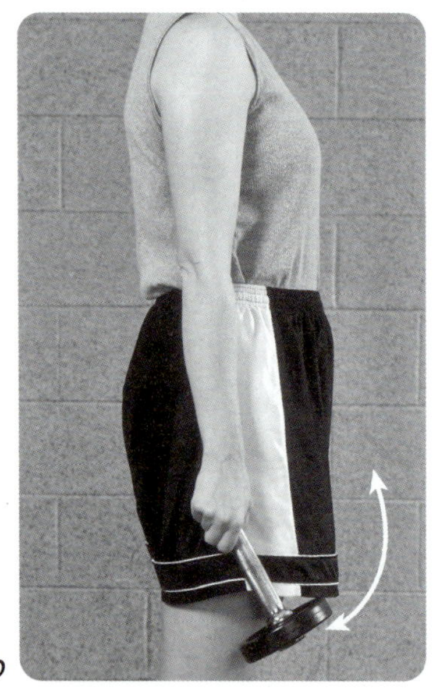

그림 21.46 *(a)* 자뼈치우침 저항 운동 *(b)* 노뼈치우침 저항 운동.

목적 : 손목 굽힘근(굴근, flexor) 강화.

자세 : 환자의 자세는 자뼈치우침과 같으나 중량바가 노뼈측에 중량이 걸리는 형태로 잡는다.

운동 : 중량바를 엄지 방향으로 가능한 위로 들어올린다(그림 21.46b).

가능한 대상동작 : 팔꿉관절은 굽히고 손가락보다는 손목에서 동작이 나오도록 한다.

주의점 : 환자는 바를 단단히 잡고 유지하는 것이 대상동작을 줄이는 것이다

아래팔 뒤침 (전완 회외, Forearm Supinators)

신체분절 : 아래팔(전완, forearm).

재활 단계 : II, III단계.

목적 : 아래팔 뒤침근(회외근, supinator)의 편심성 저항운동 제공.

자세 : 저항바에 핸들을 부착하거나 중량바를 치료대 끝에 걸어둔다. 환자는 중량바의 핸들을 잡고 아래팔을 치료대 위에 고정한다.

운동 : 아래팔을 엎침(회내, pronation)시키는 방향으로 저항 밴드를 당겨 바를 조절한다(그림 21.47a).

가능한 대상동작 : 어깨 모음(내전, adduction).

주의점 : 20장 그림 20.25는 이 근육들을 위한 동심성 움직임을 소개한다. 저항밴드를 가지고 부가적으로 편심성 움직임을 진행할 수 있다.

아래팔 엎침 (Forearm Pronators)

신체분절 : 아래팔.

재활 단계 : II, III단계.

목적 : 아래팔 엎침근(회내근, pronator)의 편심성 저항운동 제공.

자세 : 저항 밴드는 부상 받은 손목이 있는 같은 방향의 치료대에 걸어둔다. 환자는 중량바의 핸들을 잡고 아래팔은 치료대 위에 고정한다.

운동 : 바는 아래팔의 엎침동작으로 인해 수동적으로 위치하게 되고, 저항밴드를 당겨 환자는 아래팔의 뒤침동작을 조절한다(그림 21.47b).

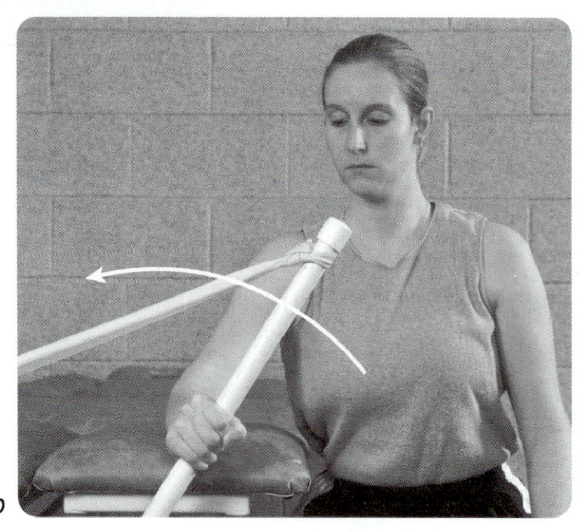

그림 21.47 편심성 저항 운동 : *(a)* 뒤침, *(b)* 엎침.

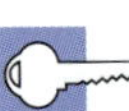

굽힘 운동은 도수 저항, 고무 밴드, 퍼티, 다른 물체에 저항해 수행할 수 있다. 사용가능한 기구에 따라 이러한 운동들을 조정할 수 있다.

가능한 대상동작 : 어깨 벌림(외전, abduction).

주의점 : 20장 그림 20.25는 이 근육들을 위한 운동을 소개한다. 저항밴드를 가지고 부가적으로 편심성 움직임을 진행할 수 있다.

손가락 운동의 다수는 점진적인 저항 프로그램을 제공하기 위해 다른 근력의 퍼티를 사용한다. 이것을 다음 장에서 설명하겠다.

■ 손목과 손을 위한 퍼티 운동 (Putty Exercises fot the Wrist and Hand)

자뼈치우침 (척골편위, Ulnar Deviation)

신체분절 : 손목.

재활 단계 : II단계.

목적 : 손목의 자뼈치우침 강화.

자세 : 엄지와 집게손가락 외측면에 마주하도록 두 손을 위치시켜 양손으로 퍼티를 잡는다.

운동 : 단지 손목의 동작만으로 환자는 양 손을 외측으로 벌리고 손목은 자뼈치우침(척골편위, ulnar deviation)을 일으킨다(그림 21.48a).

가능한 대상동작 : 손목 굽힘(굴곡, flexion).

주의점 : 손목을 강조하기 위해 건측 손목은 고정하고 환측 손목은 운동을 수행한다.

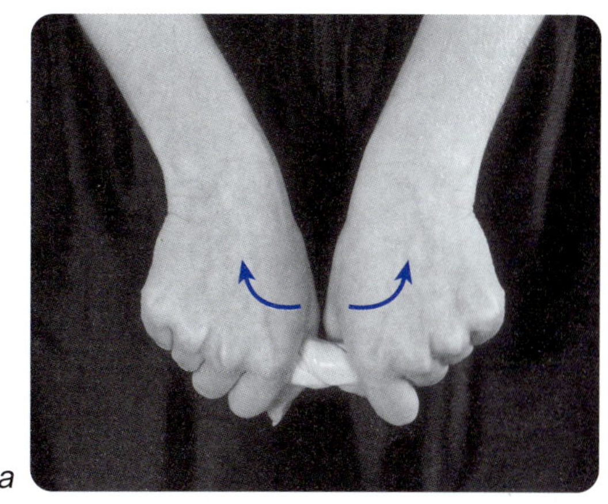

a

그림 21.48 손목 퍼티 운동 *(a)* 자뼈치우침.

노뼈치우침 (요골편위, Radial Deviation)

신체분절 : 손목.

재활 단계 : II단계.

목적 : 손목의 노뼈치우침 강화.

자세 : 퍼티는 튜브 모양이며 양손으로 잡는다. 환자는 환측 손의 새끼손가락을 다른 손의 엄지 위쪽에 둔다.

운동 : 건측 손은 고정하고 환측 아래팔(전완, forearm)과 팔꿉관절(주관절, elbow joint)을 노뼈치우침이 일어나도록 움직인다.

가능한 대상동작 : 손목 폄(신전, extension).

주의점 : 퍼티운동은 가정운동으로 사용한다.

엎침과 뒤침 (Pronation and Supination)

신체분절 : 아래팔.

재활 단계 : II단계.

목적 : 아래팔 엎침(회내, pronation)와 뒤침(회외, supination) 근력 운동.

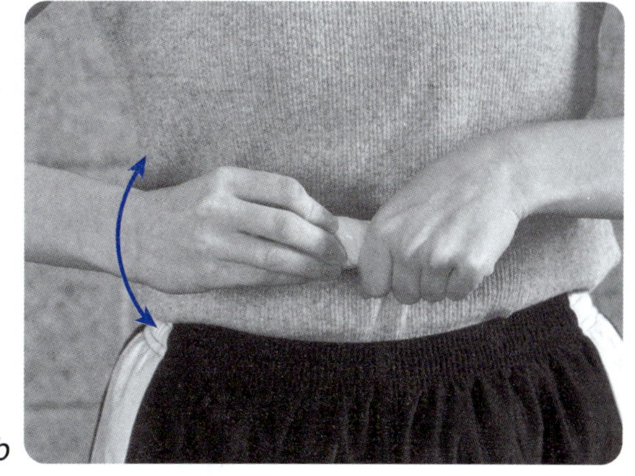

b

그림 21.48 손목 퍼티 운동 *(b)* 뒤침–엎침.

자세 : 건측 팔은 퍼티의 고리로서 고정 역할을 한다.

운동 : 환자는 퍼티를 잡기 위해 손을 고정한다. 환측 팔의 손가락끝을 모아 퍼티를 집고, 아래팔을 뒤침과 엎침 방향으로 움직이고 팔꿉관절은 옆구리 옆에 고정시켜둔다(그림 21.48b).

가능한 대상동작 : 손목동작.

주의점 : 뒤침근과 엎침근의 초기 근력강화운동.

파워쥐기운동 (Power-Grip Exercises)

신체분절 : 손.

재활 단계 : II, III단계.

목적 : 파워쥐기를 위한 손가락 굽힘(굴곡, flexion) 근력 강화.

자세 : 쥐기 근력 운동에 따라 손은 다양한 자세로 둘 수 있다. 모든 3가지 동작은 환자의 상태에 따라 가능하다.

운동 : 환자는 퍼티를 꼭 쥐고 다른 손가락을 강조하기 위해 다른 파워쥐기를 사용할 수 있다(그림 21.49 a–c).

가능한 대상동작 : 손목의 굽힘보다는 약간 핀 상태로 고정한다.

주의점 : 근력은 퍼티의 다른 형태들로 부하를 조절할 수 있다.

a 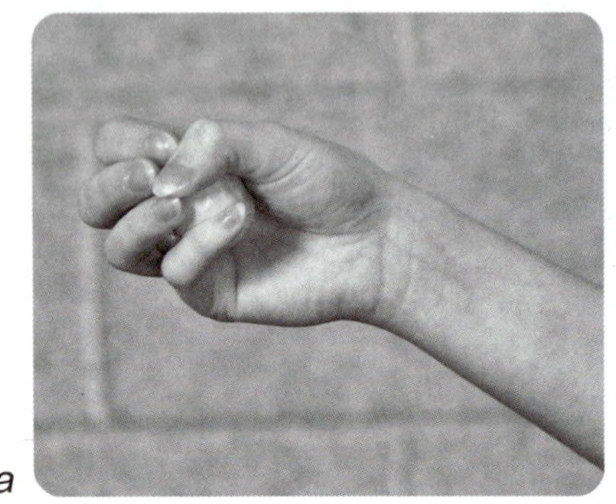

b 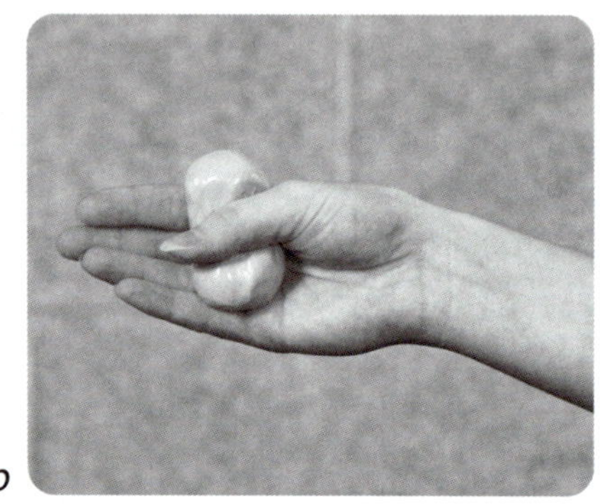

c 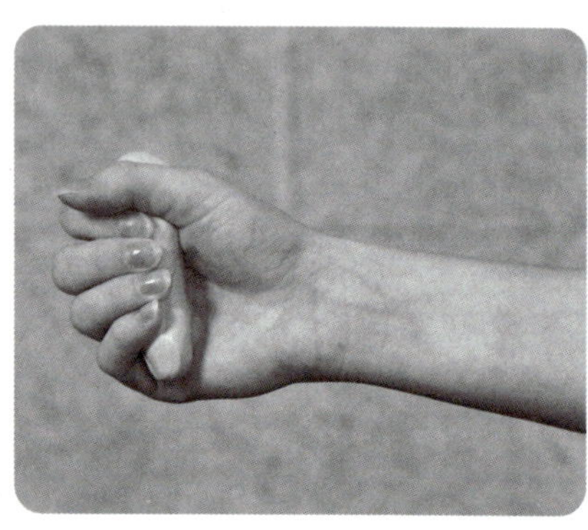

그림 21.49 퍼티를 가지고 파워쥐기 운동 : *(a)* 공쥐기(spherical), *(b)* 갈고리(hook), *(c)* 원기둥쥐기(cylinder).

정확한 집기 운동 (Precision Grip Exercises)

신체분절 : 손가락.

재활 단계 : II단계.

목적 : 내재근 강화.

자세 : 손가락은 가볍게 굽힌다. IP 관절은 편 상태에서 약간 굽힌다.

a 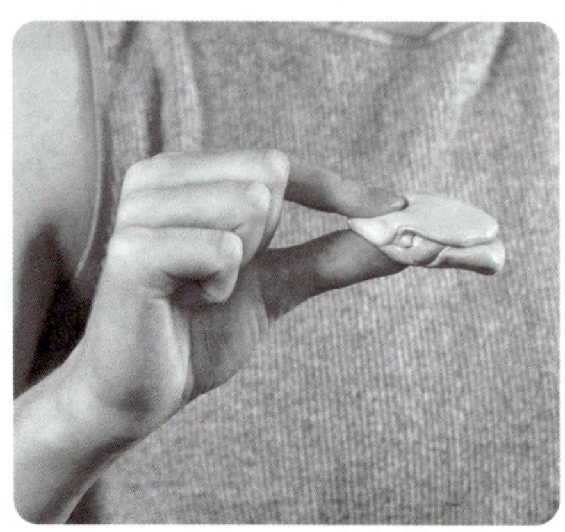

b 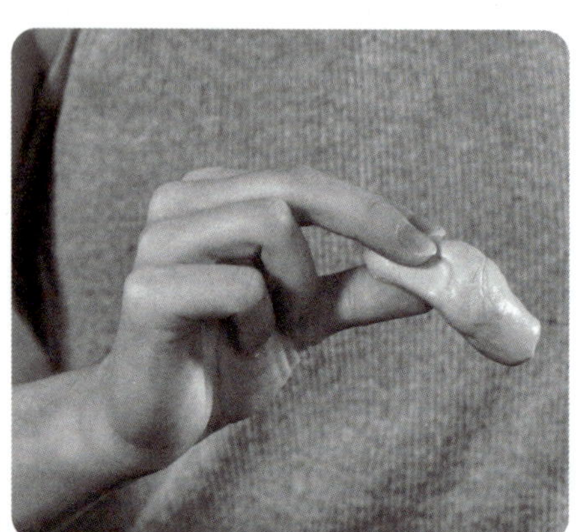

운동 : 퍼티를 가지고 다양한 집기 동작을 수행한다(그림 21.50a-d).

가능한 대상동작 : IP 관절이 잠겨지면 내재근이 과제수행을 할 수 없다.

주의점 : 퍼티를 꽉 쥔 모양으로 운동을 반복한다. 정확한 집기 운동은 빨래집게 잡기 동작으로 수행하기도 한다. 빨래집게의 끝에 고무밴드를 걸어 저항을 가할 수 있다. 퍼티운동에 따라 환자는 IP 관절을 가볍게 굽혀 빨래집게를 잡을 수도 있다. 어떠한 IP 관절에서도 펴기를 허용해서는 안된다.

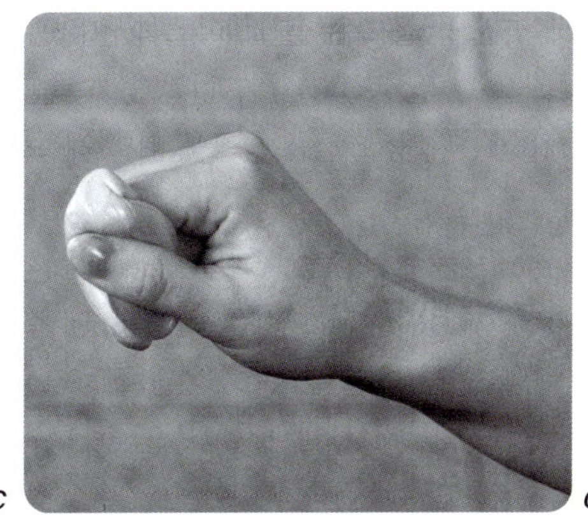

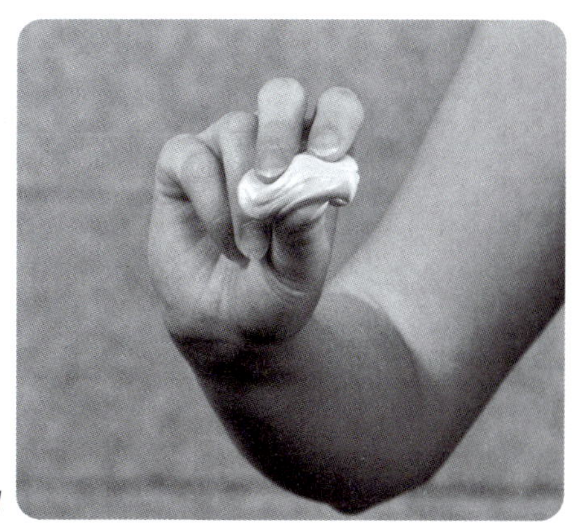

그림 21.50 퍼티 섬세한 집기 운동 : *(a)* 손끝집기, *(b)* 손가락 집기, *(c)* 측면 집기, *(d)* 3손가락 집기.

대립운동 (Opposition Exercises)

신체분절 : 손가락.

재활 단계 : II단계.

목적 : 내재근 강화.

자세 : 퍼티를 치료대 위에서 팬케익 모양에서 부터 시작한다. 환자는 퍼티 위에 손가락 패드 부위를 둔다.

운동 : 손가락 패드 부위로 퍼티를 깔대기 모양으로 당긴다(그림 21.51a-b).

가능한 대상동작 : 내재근보다 손목이나 긴손가락굽힘근(장지굴근, flexor digitorum longus)을 사용한다.

주의점 : IP 관절이 운동 동안 펴진다면 내재근이 작용한 것이다. 운동 중 IP 관절이 굽혀진다면 외재근이 사용된 것이다.

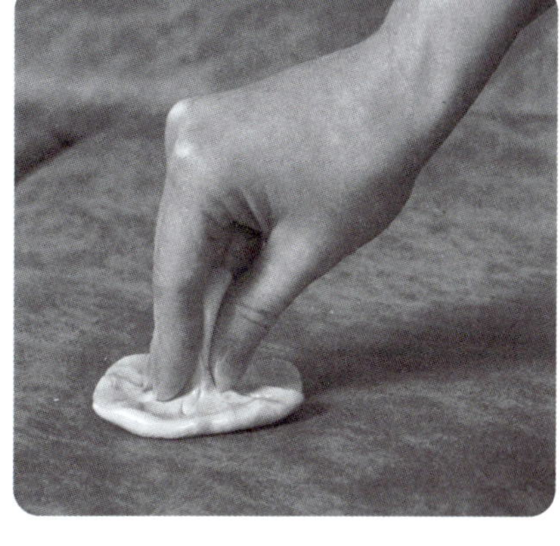

그림 21.51 내재근을 위한 큰 대립운동 : 환자는 퍼티 위에 모든 손가락 패드 부위를 두고 함께 손가락 패드 부위를 당긴다 *(a)* 가운데 고깔 만들기 *(b)*

손가락 모음 운동 (Finger Adduction)

신체분절 : 손가락.

재활 단계 : II단계.

목적 : 내재근 모음(내전, adduction) 강화.

자세 : 퍼티는 엄지와 집게손가락 두 손가락 사이에 둔다.

운동 : 환자는 퍼티를 손가락 사이에 끼우고 두 손가락을 당긴다(그림 21.52).

가능한 대상동작 : IP관절과 MCP관절

주의점 : IP관절과 MCP관절은 편다.

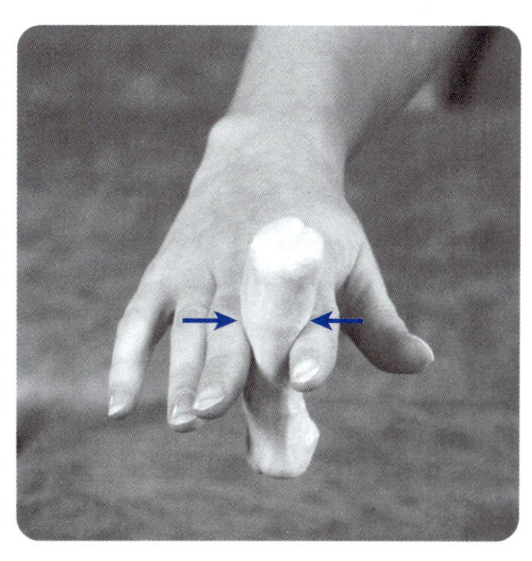

그림 21.52 손가락 모음 운동.

손가락 폄, 엄지와 손가락 모음 (Finger Extension, Thumb and Finger Abduction)

신체분절 : 손가락.

재활 단계 : II단계.

목적 : 내재근 모음 강화.

자세 : 퍼티나 고무 밴드를 손가락과 엄지 둘레에 둔다(그림 21.53a).

운동 : 환자는 가능한 손가락을 멀리 벌린다.

가능한 대상동작 : 관찰하고자 하는 손가락이 다른 근육에 의해 움직이는지 주의깊게 관찰한다.

주의점 : 이런 운동들은 전체 형태나 개별적인 손가락 운동으로 사용할 수 있다(그림 21.53, b–f).

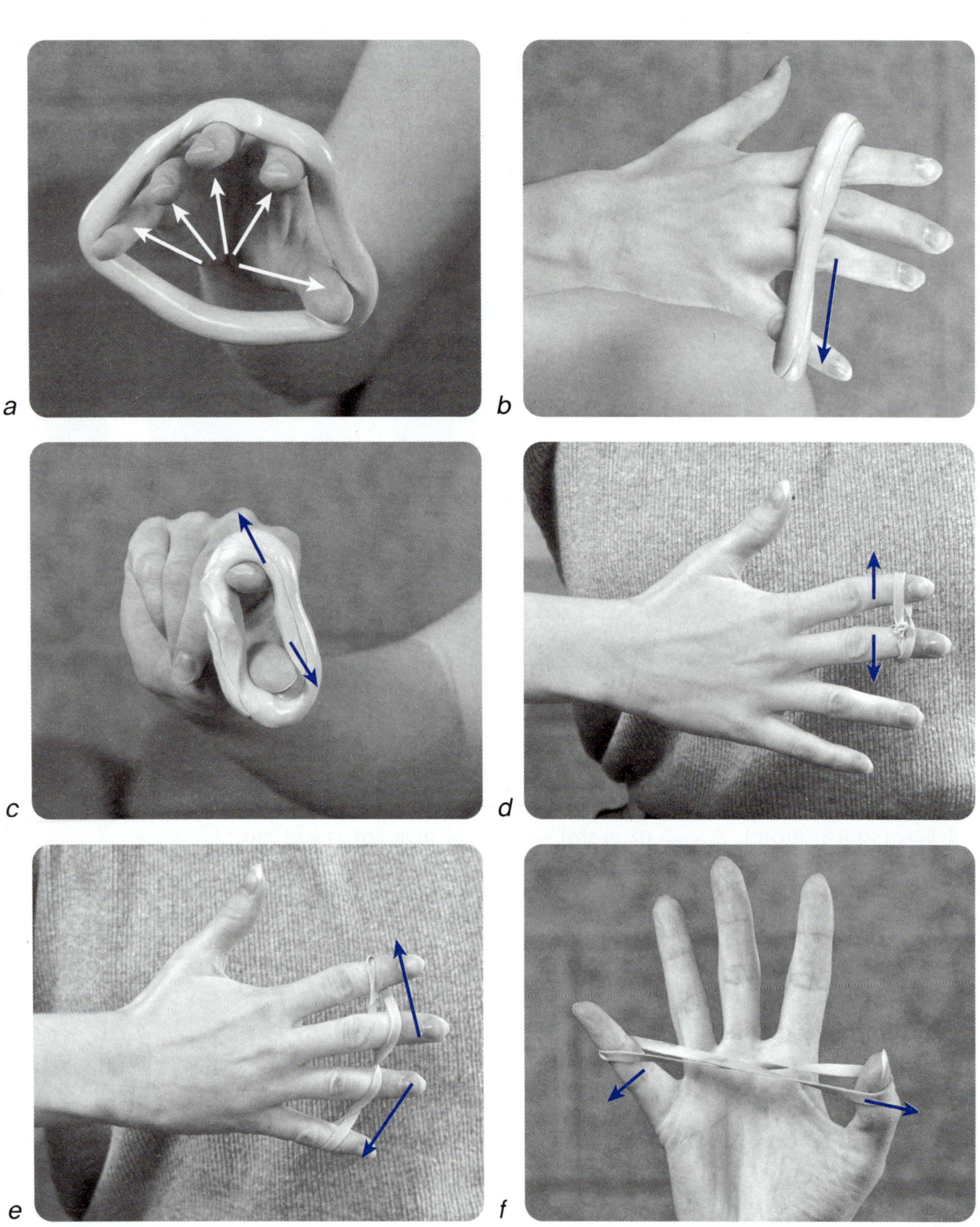

그림 21.53 *(a)* 퍼티를 가지고 엄지와 여러 손가락 펴기 *(b)* 퍼티를 가지고 손가락 벌림 *(c)* 퍼티를 가지고 검지손가락과 엄지 펴기 *(d)* 고무 밴드를 가지고 2 손가락 벌림 *(e)* 고무 밴드를 가지고 복합적인 손가락 벌림 *(f)* 고무 밴드를 가지고 엄지와 새끼손가락 벌림.

폄지연 운동 (Extensor Lag Exercises)

신체분절 : 손가락.

재활 단계 : II, III단계.

목적 : 폄지연 촉진하기위해 내재근 모음(내전, adduction) 강화.

자세 : 치료대 위에 퍼티를 두고 MCP 관절과 IP 관절을 굽히고 손바닥을 치료대 위에 둔다.

운동 : 손가락 펴기를 시켜 퍼티를 밖으로 밀어낸다(그림 21.54a).

가능한 대상동작 : 손가락 벌림(외전, abduction).

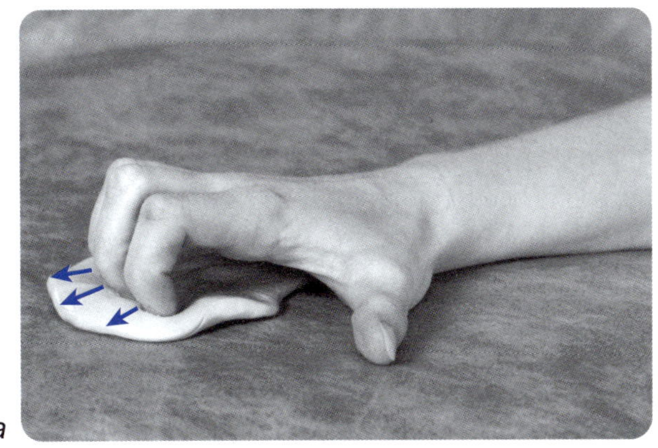

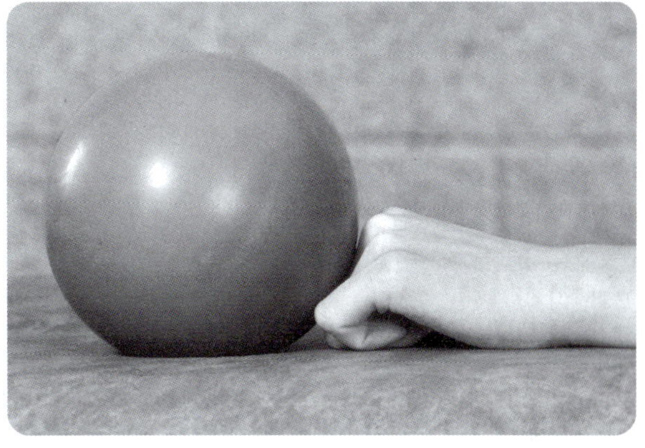

그림 21.54 폄지연 운동 : *(a)* 퍼티 *(b)* 메디신 볼.

주의점 : 내재근에 대한 선택적인 저항운동을 제공하기 위해 메디신 볼을 이용해서 MCP관절을 굽힌 상태에서 IP 관절을 굽혔다 펴기로 공을 민다(그림 21.54b). 무거운 볼 또는 도전을 증가시키기 위해 바닥면에 마찰을 증가시킨다.

등속성 운동 (Isokinetic Exercises)

다른 등속성 운동들처럼 직선면에서 기능적인 대각면으로 손목 강화 운동을 진행시킨다. 빠르고 느린 속도는 근력과 근지구력을 강화시킨다. 모든 운동은 통증이 없어야 한다.

플라이오메트릭 운동 (PLYOMETRIC EXERCISES)

어깨와 팔꿉관절(주관절, elbow joint)을 위한 많은 플라이오메트릭 운동 또한 손목과 손을 위해 사용될 수 있다. 2개의 부가적 운동이 손을 위해 사용될 수 있다. 어깨와 팔꿉관절에 대한 플라이오메트릭 운동의 특별한 정보는 제19장과 20장에 언급되어 있다.

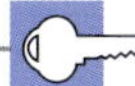

근력운동은 손가락 굽힘근 힘줄과 폄근 힘줄의 정상적인 미끄러지기를 회복하는 데 사용한다. 손목 폄근의 강화와 자폄근, 노폄근, 뒤침근과 엎침근을 강화시키기 위해 다양한 저항운동을 적용한다.

공을 떨어뜨려 잡기 (Ball Drop and Catch)

이 운동에서는 손으로 잡을 수 있는 크기의 메디신 볼을 사용한다. 환자는 양팔을 앞으로 뻗은 자세로 서며 손바닥은 아래로 향하도록 한다. 환자는 손에 메디신 볼을 잡고 있다가 떨어뜨린 다음 그것이 바닥에 떨어지기 직전에 손바닥이 아래로 향한 자세로 공을 잡는다. 운동이 점차 쉬워지면 보다 무거운 볼을 이용한다. 환자는 볼을 잡을 때 모든 손가락을 이용하여 잡아야만 한다.

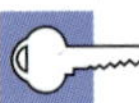

어깨와 팔꿉관절에 플라이오메트릭 운동의 부가되어 지고 손의 플라이오메트릭 운동은 메디신 볼과 등속성 장비 운동을 포함한다.

기타 플라이오메트릭 운동 (Other Plyometric Activities)

수많은 운동들이 손을 위한 플라이오메트릭 운동으로 사용될 수 있다. 이들 몇몇은 메디신 볼을 벽에 튀기는 운동 또는 기울인 트램폴린에 던지는 운동, 메디슨 백 치기, 플라이오메트릭 팔굽혀 펴기, 메디신 볼로 배구 패스하기 등이 있다.

기능적이고 활동 특이적 운동 (FUNCTIONAL AND ACTIVITY-SPECIFIC EXERCISES)

손은 다양하고 폭 넓은 기능을 갖고 있어 손을 위한 기능운동을 구체적으로 정의하기는 매우 어렵다. 기능운동의 특수한 요구는 환자가 하는 스포츠의 요구에 따라 결정된다. 미식축구의 쿼터백은 라인즈 맨의 손의 기능과 그 요구가 다르다. 골퍼의 손의 기능은 야구선수의 손의 기능과 다르다. 이 요구의 다양성은 다양한 그립, 다양한 자세, 지속적이거나 변환적인 그립 또는 강하게 쥐기나 가볍게 쥐기를 포함한다. 운동이 선택되어지면 이 수준의 운동을 모방할 수 있을 때까지 환자가 완전히 운동참여가 가능할 만큼 운동들이 점차 어렵게 진전하도록 프로그램을 구성할 것이다.

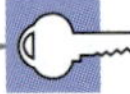

운동사는 스포츠에서 환자의 스포츠와 포지션에 따라 특별히 요구하는 손의 다양한 용도를 이해해야 한다.

특수한 재활 적용 (SPECIAL REHABILITATION APPLICATIONS)

손은 매우 복합적이며, 수많은 구조가 서로 밀접히 연결되어 있어 한 부위나 조직의 부상이 인접 조직이나 손목과 손의 다른 분절에 영향을 미칠 수 있다. 운동사는 이것을 인지하고 다른 관절에 2차적 발발 가능성을 예리하게 파악해야 함과 동시에 이러한 복잡성을 방지할 수 있는 모든 가능한 시도를 할 수 있어야만 한다.

회복을 요구하는 일반적인 부상 일부가 여기에 소개되어 있다. 비록 힘줄의 파열과 회복이 스포츠에서 흔히 일어나지는 않으나, 이들의 재활 프로그램은 운동사가 그러한 부상이 일어났을 때나 재활 프로그램에 필요한 부가적인 조치를 구상하기 위해 소개한다.

골절 (Fractures)

손목과 손에는 수많은 뼈들이 있다. 어떠한 뼈가 부상을 당했는가에 따라 회복과정에 큰 영향을 미친다. 여기서는 특정한 골절을 강조하기 이전에, 모든 골절에 적용할 수 있는 일반적인 개념을 제시하고자 한다. 비록 예외는 있지만, 골절은 일반적으로 관절의 인대가 약간 핀 상태로 고정된다. 이것은 구축의 위험을 줄이는데 도움을 준다. 이러한 고정은 골절이 불안정하고 전위되거나 복합되지만 않는다면, 2내지 3주간 지속된다. 불안정한 골절은 종종 개방해서 내고정술(개방정복에 의한 내부고정술, ORIF)을 한다. 개방정복에 의한 내고정술(ORIF)은 골절이 불안정할 때 유리한 방법으로 필요한 안정을 제공해 주기 때문이다. 그러나 개방정복에 의한 내고정술(ORIF) 과정 동안 혈류의 차단과 연부조직 부상의 증가를 일으키고 치유기간은 지연된다.

부목은 많은 골절에 사용하는 것처럼 고정하는데 필요하며, 골절의 정렬을 잘 유지하기 위해 필요하다. 골절의 근위와 원위에 있는 관절은 부목 고정을 사용하지 않고 정상적으로 운동범위를 통해 움직인다.

원위 아래팔과 손목 골절 (Distal Forearm and Wrist Fractures)

아래팔의 원위에서 일어나는 가장 흔한 골절은 콜리스 골절(Colles fracture)이다. 이것은 손목의 근위에 있는 노뼈 원위의 골절로서 등쪽으로 변위된다. 스미스 골절(Smith's fracture) 역시 노뼈(요골, radius)가 관여하나, 원위 노뼈 분절이 손바닥쪽으로 변위된다. 스미스 골절의 일반적인 치료는 외과적 수술이지만 콜리스 골절(Colles fracture)만큼 자주 발생하지는 않는다. 바아톤 골절(Barton's fracture)은 노뼈(요골, radius) 관절 부위에서 발생하고 골절로서 손목의 부분탈구(아탈구, subluxation)를 일으킨다. 콜리스 골절과 스미스 골절이 대부분 넘어지면서 팔로 몸을 지탱하여 생기는 손의 과다폄(과신전, hyperextension) 부상이지만, 바아톤 골절은 갑작스런 극심한 손목 펴기와 엎침(회내, pronation)운동으로 일어나는 골절이다. 불안정의 가능성은 개방정복에 의한 내고정술(ORIF)의 필요성을 매우 높게 만든다.

모든 골절에서 수술로 치료할 것인가 아니면 비수술법으로 치료할 것인가, 통증과 부종은 어떻게 다룰 것인가는 I단계 초기 재활의 목표이다. 코반 랩(Coban wrap)이나 다른 압박 랩(compressive wrap)은 손가락과 손의 부종을 조절하는데 유용하다. 아이소토너 글로브(Isotoner gloves) 역시 케스트를 제거한 뒤, 바로 손목 부종을 감소시키는데 도움을 준다. 장비치료는 부종과 통증을 감소시키는 데 유용하다. II단계 초기 재활운동은 부상 관절의 능동운동변위(AROM) 운동을 포함한다. 이 운동은 힘줄의 미끄러지기를 증가시키고 부종을 감소시키고 관절의 강직을 완화시킨다.

이들 골절에 사용되는 고정 케스트나 부목은 최대의 MCP관절의 굽힘(굴곡, flexion) 운동과 최대범위의 엄지 대립이 가능해야 한다. 손가락의 외재근과 내재근에 대한 능동운동변위(AROM) 운동은 환자가 붕대나 부목을 하고 있는 I단계 동안 가능해야 한다. 환자는 다음의 3가지 운동을 수행할 수 있어야한다 : IP 폄(신전, extension)과 함께 MCP 관절의 최대 굽힘 : 최대 IP 굽힘과 함께 MCP 폄 : IP 관절의 최대 굽힘과 함께 MCP 관절의 최대 굽힘.

AROM을 위해 수동운동변위(PROM)가 가능해야 한다. 최대 PROM이 최대 AROM보다 뚜렷이 크다면 근육은 위축되고, 근력이 부족하고 유착에 의해 힘줄이 제한되어지고 두 가지의 영향이 동시에 일어날 수도 있다. 능동적 운동과 촉진을 위한 전기 자극, 마찰 마사지가 적절히 이루어진다면, 고유수용성 신경근 촉진, 바이오 피드백이 손목이 고정되어 있는 동안 능동 운동을 할 수 있도록 회복하는데 사용될 수 있다. 위치-유지(place-and-hold) 운동과 같은 능동 운동은 손가락이 운동범위의 끝 범위에서 수동적으로 놓여지는 동안 환자는 4초 동안 능동적으로 자세를 유지하게 하면 이 단계 동안 근력은 향상되어 진다. 마사지는 부종을 완화시키기 위해 사용되어 진다; 부종은 해결되지만 유착이 남게 되고, 마찰 마사지는 조직의 가동성을 회복하는데 사용된다. 손목과 손이 고정될 지라도, 상지의 PNF 운동은 고정된 구조물의 근력을 촉진할 것이다.

노뼈(요골, radius) 원위부 골절은 3내지 6주 정도 고정되어야 하는 것이 일반적이다. 만약 고정이 끝나면 환자는 최대 손목 운동과 긴 힘줄 가동성을 되찾으려는 시도를 하게 된다. 관절 가동을 위해서는 능동 신장은 II단계 마지막에 사용된다. 관절 가동 I단계와 II단계는 통증을 진정시키기 위해 I, II단계에 적용한다. 관절 가동 III단계와 IV단계는 골절이 완전히 치료되어서 스트레스를 견딜 수 있을 때까지 III단계 프로그램에 넣지 않는다. 모든 면에서 ROM은 강조되어야 한다. 많은 운동사들은 노쪽과 자뼈치우침(척골편위, ulnar deviation)을 강조하지 않지만 환자가 최대의 손목 기능을 하기 위해서는 이러한 운동이 이루어져야 한다.

붕대나 부목이 제거된 후 III단계에서 환자는 낮은 저항으로 시작하여 중정도 저항의 등장성 운동, 그리고 견딜 수 있을 정도까지의 높은 반복횟수와 저항으로 강도를 증가시킨다. 만약 통증이나 부종이 운동으로 인해 증가하면, 운동이 너무 강한 것으로 운동 강도나 반복횟수를 감소시켜 주어야만 한다. 내재근과 외재근의 운동은 근력을 증가시키기 위해 이 단계에 소개되어져야 한다.

근력이 거의 정상으로 회복되면 환자는 IV단계 기능적 활동을 시작한다. 기능적 활동은 정상 활동으로 회복하기 위해 검사되어지는 근육들이 스트레스를 이겨내도록 디자인돼야 한다. 기능 활동에 따라 활동 특이적 프로그램은 환자의 정상 활동을 모방하는 것으로 디자인 되어진다; IV 단계 동안 환자의 운동은 각각 다를 것이다. 예를 들면, 테니스는 골프 보다 손목에 대한 다른 요구를 반영할 것이고, 골프와 발레도 똑같이 다른 요구를 가질 것이다. 작업 환경에서도 유사하게 컴퓨터 분석가는 자동차 작업자와 다른 요구를 가질 것이다. 운동사는 환자의 요구를 잘 인식해야 하고 점진적인 활동 특이적 프로그램을 구성하고 정비해서 스포츠나 작업 활동에 잘 복귀할 수 있도록 이끌어 주어야 한다.

손목뼈와 손허리뼈 골절 (Carpal and Metacarpal Fractures)

손목뼈(수근골, carpals)에서 가장 골절이 빈번한 곳은 손배뼈(주상골, scaphoid)이다. 혈액 공급은 뼈에 따라 다양하기 때문에 치료기간은 4주에서 20주까지 매우 다양하며 특히, 골절의 위치와 유형에 따라 다양하다. 방사선 사진으로 치유상태를 증명할 때까지 고정되어 있어야 한다.

부종의 치료는 공격적이어야만 한다. 그래서 환자는 어깨와 팔꿉관절(주관절, elbow joint), 그리고 손에 최대 ROM으로 즉시, 운동해야 하며 고정 기간 동안 내내 계속되어야 한다. 통증은 이러한 운동으로 제거될 수 있다.

붕대나 부목이 제거되면 엄지의 ROM이 시작되어야 한다. 이들 운동은 능동적이어야만 한다. 관절 가동성이 관절주머니 패턴에서 제한된다면 관절의 가동화는 프로그램에 부가되어져야만 한다. 환자는 손의 움직임을 교정하기 위해 수동적으로 근위 관절을 고정시키고 능동적 운동을 수행하여야 한다.

갈고리뼈(유구골, hamate)의 갈고리와 콩알뼈(두상골, pisiform)는 야구 배트나 골프 클럽 또는 라켓의 충격 또는 넘어질 때 받쳐진 팔의 과다폄(과신전, hyperextension)으로 인해 골절을 초래할 수 있다. 이들은 대부분이 안정된 상태이기 때문에 고정기간 동안 골절 치유는 대부분 잘된다. 이 부위의 다른 골절에서 어깨와 팔꿉관절, 그리고 다른 손의 관절을 위한 ROM 운동은 부목을 하고 있는 동안 정기적으로 이루어져야 하며, 모든 관절의 최대 ROM 회복은 붕대를 제거한 후의 목표가 되어야 한다. 만약 붕대 제거 후 손과 손목의 활동으로 인하여 통증이 발생한다면 방어적 부목은 야간과 주중에 운동범위의 스트레스를 완화하기 위해 사용되어져야 한다. 유연성 운동의 진도는 최대 운동범위가 달성될 때까지 계속해야만 한다.

제한된 손허리뼈(중수골, metacarpal)와 손목뼈관절(수근관절, carpal joint)의 가동화는 최대의 손과 손목의 기능을 위해 필요한 최대의 생리학적인 가동성과 보조적인 가동성이 제공되어져야 한다. 동작이 회복된 뒤에 근력운동은 III단계 초기에 사용되어 진다. 쥐기 운동은 정상 손바닥활(궁, arch)을 회복하고 손허리뼈의 가동성을 돕기 때문에 재활초기와 II단계 후기에 사용되어진다. 여기에 손목 강화운동 또한 수반되어야 한다. 환자가 통증과 부종이 사라짐으로 인해 부목을 제거하면 운동범위와 근력이 회복된다.

손허리뼈의 목(경부, cervical)부위는 손허리뼈 중 가장 약한 부위이기 때문에 손허리뼈 골절이 가장 빈번한 부위이다. 이들 골절은 일반적으로 반지손가락과 새끼손가락의 손허리뼈에서 일어난다. 여기서 발생하는 골절은 주로 주먹으로 직접적인 가격을 할 때 일어나는 것과 같은 압박력으로 기인된다. 따라서 이러한 골절을 권투선수 골절(boxer's fracture)이라고 부른다. 손가락의 정렬은 골절치료에 고정을 요하는가 아니면 수술(ORIF)을 요구하는가를 결정한다. MCP와 PIP 관절을 굽힌 채로 손가락의 정상적인 대각 굽힘(굴곡, flexion)은 손배뼈(주상골, scaphoid) 결절을 향한다(그림 21.55). 손가락의 각도가 20°에서 30°를 초과하면 수술(ORIF)이 필요할 것이다.

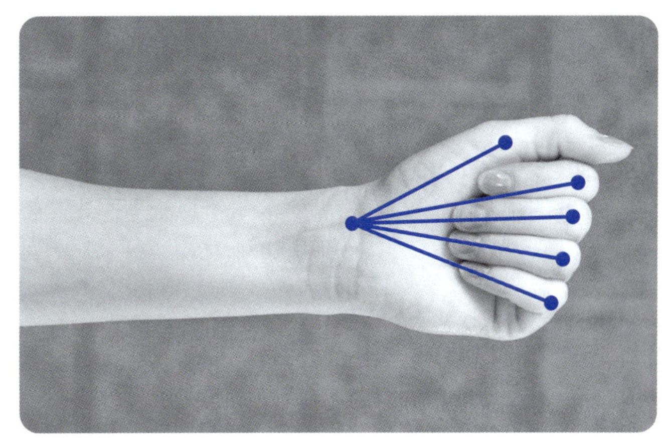

그림 21.55 MCP와 PIP 굽힘 시 손가락의 정렬.

손목뼈(수근골, carpals)와 손허리뼈(중수골, metacarpal)의 골절에 요구되는 고정기간은 2내지 4주이다. 붕대를 하고 있는 동안 ROM 운동은 힘줄 부분에 권장된다. 붕대가 제거되면 II단계에 들어서게 되고, 손과 손목의 ROM 운동은 즉시 시작한다. 능동적인 ROM 운동은 손허리뼈관절을 위하여 사용되며 수동적이고 능동적인 동작운동은 손가락에 적용된다. 이것은 힘줄의 유착을 감소시키는데 도움을 준다. 내인성(내재성, intrinsic), 외인성(외재성, extrinsic) ROM 운동은 서로 수반되어야 한다. 손가락의 ROM 운동 중 손허리뼈에 대한 지지는 도수로 하거나 부목으로 제공되어야 한다. 골절이 잘 치유되도록 모든 부위에서 PROM이 진행되어야 한다. III단계에서 환자는 PROM에서 저항운동으로 진행한다. 이 단계 동안 환자는 기능운동을 수행하고 파워와 정확한 집기를 위한 쥐기 운동, 유연성, 근력, 민첩성의 모든 요소들을 점진적으로 증가시켜야 한다. IV단계부터 환자는 기능활동을 시작하고 V단계에서 스포츠 특이적 프로그램인 최종 단계를 준비하기 위해 더욱 기능적인 동작을 수행해야 한다. 관절가동화는 관절주머니의 가동성이 제한되어질 때 제한된 분절의 관절 가동성을 증가시키기 위해 II단계 후기와 III단계 초기에 사용한다. III단계에서 저항운동은 가벼운 무게로 시작하여 점차 무거운 무게와 보다 많은 반복횟수로 진전하며 환자의 진전에 대한 가이드라인으로 통증과 부종을 사용한다.

버넷 골절(Bennett's fracture)은 제1 손허리뼈에서 일어난다. 엄지는 전체 손 기능 중 최대한 50%를 감당하기 때문에 엄지 부상에 대한 적절한 관리와 치료는 필수적이다. 엄지의 기능을 궁극적으로 훌륭하게 하기 위해서는 수술이나 비수술적 방법과 함께 적절한 각도가 확인되어야 한다. 엄지부목의 고정기간은 종종 4주 정도이다. 그 기간 동안 부종과 통증을 감소시키는 것이 중요하다. 운동사는 엄지 갈퀴막 공간에서 일어날 수 있는 유착을 이해하고 있어야 하며, 고정기간 동안 적절한 갈퀴막 공간을 유지할 수 있는 조치를 취할 수 있어야 한다. 갈퀴막 공간이 감소되면 최대 엄지운동이 제한된다. 붕대의 제거는 AROM 운동을 할 수 있도록 해준다. 방사선사진 상에서 골절부위를 관찰하게 되면 부상 후 6주 내지 8주 동안 PROM 운동이 수반되어야 하며 이것은 II단계 동작회복을 위해 필요하다. PROM이 AROM 보다 뚜렷이 많으면 힘줄 유착이 일어나기 쉽다. 마찰마사지와 전기적 자극, 그리고 능동적, PROM 운동은 힘줄 미끄러지기를 회복하고 힘줄의 유착을 감소시키는데 도움을 준다. 동적 부목은 부상 후 8-10주까지 최대 ROM이 회복되지 않을 때 필요하다. 다른 골절에서처럼 저항적 운동은 치유 후 III단계에서 시작하고 운동범위를 획득하기 위해 필요하다. 근력운동은 잘 조정된 쥐기 운동과 파워 쥐기 운동을 포함하고 손의 사용감소로 인해 이차적으로 근력을 잃은 다른 분절들에 수반되어야 한다. 다른 부상들처럼 근력, 가동성, 민첩성을 회복한 후 환자는 IV단계로 진전하게 되고 기능적인 활동과 활동 특이적 활동을 강조한다.

손가락 골절 *(Phalangeal Fractures)*

긴손가락힘줄의 힘이 정상 손가락의 밸런스에 영향을 주기 때문에 근위와 중간손가락(middle phalanx)의 골절은 불균형과 변위, 불안정성의 결과를 가져온다. 첫마디뼈(근위지절골, proximal phalanx) 골절은 넘어지거나 손가락의 직접적 충격 때문에 일어나며, 엄지와 집게손가락에서 빈번하다. 중간손가락 골절은 흔하지 않다; 이러한 결과는 손이 밟혀질 때와 같이 눌러 부서지는 부상으로 발생한다. 원위 손가락골절은 일반적이고 손 골절의 반 이상을 차지한다. 첫마디뼈(근위지절골, proximal phalanx) 골절은 전형적으로 뼈사이근(골간근, interosseous)의 당김(견인, traction)으로 인해 원위뼈 분절이 굽어지고, 긴손가락폄근(장지신근, extensor digitorum longus) 힘줄의 당김으로 인해 원위 분절이 펴진다(그림 21.56). 첫마디뼈 골절은 수술이나 비수술적 방법으로 정복하고 고정한다. 수술봉합에서 외고정 줄을 사용하는 것이 일반적이다. 골절이 안정적이면 손가락에 버디 테이핑(buddy taping)을 함으로써 골절을 고정할 수 있고, 힘줄 미끄러지기 문제를 감소시킬 수 있는 힘줄 운동을 할 수 있게 해준다.

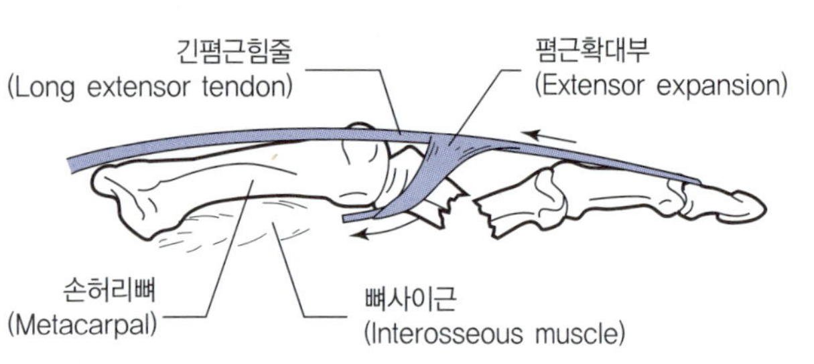

그림 21.56 근위 손가락 골절이 미치는 힘.

골절이 안정되면 부상 후 초기 1-2주 동작 운동을 시작한다. 골절이 변위된다면 동작 운동은 부상 후 3-4주경에 시작되어야 한다. 손가락 골절은 4주 이상을 고정하면 안된다. 그 이유는 장기간의 고정은 연부조직 구조를 둘러싸고 있는 부위에 나쁜 영향을 줄 수 있기 때문이다.

손가락 고정에 따른 가장 큰 문제점 중 하나는 힘줄의 유착으로 이것은 정상적인 힘줄 미끄러지기를 억제시킨다. 이전에 언급했듯이 폄근(신전근, extensor) 힘줄의 유착은 폄지연을 일으키고, IP 굽힘(굴곡, flexion)을 제한한다. 긴손가락힘줄의 유착 역시 최대 펴기를 제한한다. 상처부위의 마사지는 유착을 감소시키는데 사용된다. 운동은 힘줄 기능을 독립적으로 하고 힘줄 유착을 감소시킨다. 예를 들면, 깊은손가락굽힘근(FDP) 힘줄이 제한되어지면 MCP 관절과 PIP 관절을 굽힌 상태로 두고, 힘줄을 수동적으로 치료하기 위해 DIP 관절을 굽혔다 피면서 움직임을 따라 힘줄들을 차단할 것이다(그림 21.57).

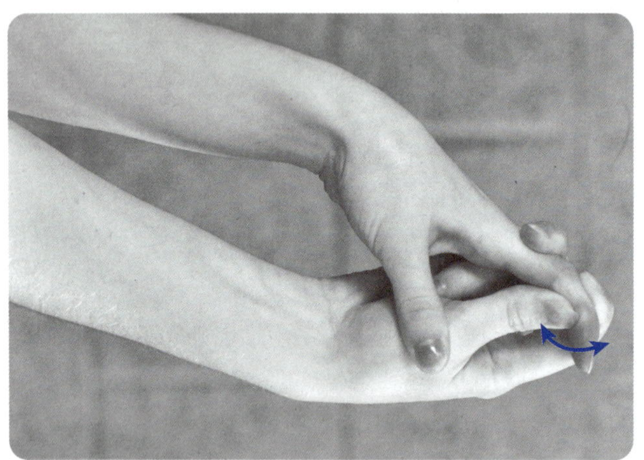

그림 21.57 저항운동 : MCP, 근위손가락뼈사이관절(PIP)은 억제하는 동안 DIP는 움직인다.

골절이 충분히 안정되어지면 ROM을 강조하는 운동과 관절 가동화가 운동범위 향상을 위해 사용되어지고, 특히 II단계 후기와 III단계 초기에 사용한다. 정지 부목은 제한이 심한 타이트한 구조에 낮은 스트레스를 지속적으로 줄 수 있다(그림 21.58). 지속적인 테이프 기법은 III단계 후기에 적용할 수 있고, 가동성이 아직 회복되지 않는다면 하루 15-20분, 견딜 수 있는 수준에서 상처조직의 가동성과 운동범위 획득을 위해 사용되어진다. 편평하고 넓은 폄근 힘줄은 비교적 과다폄(과신전, hyperextension)을 일으키기가 쉽기 때문에 지속적인 신장을 적용

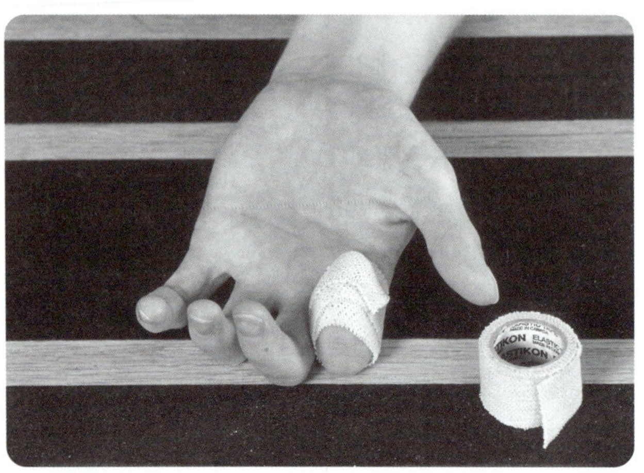

그림 21.58 ROM을 증가시키는 적극적인 방법, 테이프는 IP 관절의 굽히기를 증가시키기 위해 지속적으로 적용한다.

■ 사례연구 (Case Study)

21세 하키선수는 게임 중 상대방 선수와 부딪치면서 싸움이 발생되던 중에 자신의 우력손 반지손가락의 MCP 경(neck)에 골절을 가졌다. 손은 2주간 케스트를 착용했고 그 후 부목을 대고 있었고 재활과정 동안에는 제거했다. 골절은 현재 안정적이고 의사는 다음 2주까지 부목을 착용하길 원했다. 초기 검사에서 손과 손가락에 가벼운 부종이 있었다. 손목 굽힘은 50°, 폄 65°, 자뼈치우침과 노뼈치우침은 10°, 뒤침 79°, 엎침 90°이다. MCP 관절 굽힘 45°, PIP 관절 굽힘 80°, DIP 관절 60°이다. 환자는 완전하게 주먹을 쥘 수 없다. MCP 관절과 IP 관절은 수동적으로 0°까지 펴진다. 환자는 MCP 관절을 굽힌 동시에 IP 관절을 펼 수 없는 상태이다.

분석에 대한 질문

1. 이 환자의 가장 중요한 문제는 무엇인가?
2. 복귀를 위해 3가지 치료 세션 안에 포함시킬 사항은 무엇인가?
3. 첫 1주 동안 초기 목표는 무엇인가?
4. 치료시 주의할 점은 무엇인가?
5. 처음 치료동안 가정운동으로 3가지 줄 수 있는 운동은 말해보시오.
6. 첫 1달 동안 근력 강화 운동 4가지를 나열해 보시오.
7. 하키로 복귀하기 전에 재활 프로그램에서 어떤 기능적인 프로그램을 접목시킬 것인가?

할 때 폄근 힘줄의 경우 주의를 요한다. 폄근의 과다폄 결과는 폄지연이다. 폄지연이 일어난다면 그것을 교정하기 위해서는 폄근 부목을 3-6주간 지속적으로 착용한다.

신장(stretching) 운동은 내재근과 외재근에 모두 적용되어야 한다. 내재근 운동은 그림 21.39에서 보여주는 것처럼 IP 관절을 굽힌 상태에서 MCP 관절을 굽혔다 펴기를 수행해야 한다. 외재근은 다양한 굽힘(굴곡, flexion)과 펴기를 갖는 IP와 MCP 관절과 함께 신장을 한다. 이들 운동에 대해서는 그림 21.37과 21.41에 제시되어 있다.

환자가 ROM을 달성하면, 치료적 퍼티와 고무밴드 사용과 같은 저항운동과 앞에 언급된 기타 운동들이 긴손가락굽힘근(장지굴근, long finger flexors)과 긴손가락폄근(장지신근, long finger extensors), 그리고 내재근의 최대근력을 회복하는데 필요하다. 손목과 팔꿉관절(주관절, elbow joint) 어깨의 근력 결손 또한 프로그램에 포함되어야 한다. 손가락운동은 가벼운 저항을 가지고 시작하여 환자의 회복정도에 따라 저항과 반복수를 증가시킨다. 운동은 정상적 움직임을 할 수 있도록 충분한 힘줄과 관절기능을 강조할 수 있어야 한다.

삼각 연골 복합 장애 (Triangular Fibrocartilage Complex Lesion (TFCC))

삼각연골 복합장애는 원위 자뼈(척골, ulna)와 손목뼈(수근골, carpals) 사이와 원위 노자뼈 관절 사이의 인대와 연골구조물을 포함하고 있다. 이 복합 구조물안의 섬유연골 원판은 "손목의 반월상"으로 불리워진다. 이것은 손목에서 충격을 흡수하고 손목 동작을 위해 미끄러지기를 제공한다. TFCC는 손을 뻗고 직접적으로 넘어지거나 손목에 반복적으로 부하를 딛게 되면 부상을 입는다. 환자는 아래팔(전완, forearm)의 뒤침(회외, supination)과 엎침(회내, pronation) 동작 그리고 잡기 동작 동안 손목 자뼈부위에서 지속적인 통증을 호소한다. 가끔 딸깍하는 소리를 들을 수도 있고, 촉진도 가능하고 압박을 가하면 원판에서 통증을 호소한다.

이런 부상들은 일반적으로 보전적인 방법으로 재활을 한다. 위팔(상지, upper extremity)에 캐스트를 하거나 팔꿉관절 90° 손목 자뼈치우침(척골편위, ulnar deviation)과 편 상태로 부목을 대고, 6주간 고정을 한다. TFCC는 원위 노자관절(요척관절, radioulnar joint)에서 중요한 구조물이고 손목에서 거의 20%의 압박력을 흡수하므로 이런 부상에서 최대 고정 기간이 소요된다(Buterbaugh, Brown, & Horn, 1998). 캐스트를 제거함에 따라서 처음 2-3주는 손목 굽힘(굴곡, flexion)과 폄, 노뼈치우침(요골편위, radial deviation)과 자뼈치우침, 아래팔 엎침과 뒤침을 회복하기 위한 운동을 강조해야 한다. 근력운동은 이 시기 이후에 시작하고 처음 4-6주 동안 손목의 돌림(회전, rotation)력을 가하지 않고 직선면을 따라 운동한다. TFCC는 인대가 부착하지 않고 원위 자뼈(척골, ulna)에서 자유롭게 돌림을 한다. 그래서 아래팔(전완, forearm)의 뒤침(회외, supination)은 부상을 다시 악화시킬 수도 있다(Buterbaugh et al., 1998).

TFCC가 보전요법에 의해 안정성이 충분히 확보되지 않는다면 수술적 제거와 봉합이 필요하다. 관절경적 제거술을 수행했다면 재활은 수술 후 1-2주에 시작한다. 개방성 수술을 통한 봉합이 필요하다면 고정은 4-6주 정도 길게 필요할 것이다. 드물게 아주 심각한 경우라면 10주간 고정을 해야 한다.

관절경적 제거 이후 1-2주 고정을 하는 동안 환자는 부상당하지 않은 분절에 대한 운동을 시작한다. 수술 후 1주 안에 초기 재활 II단계를 시작하고 운동범위 운동과 전기 치료, 통증과 부종을 완화시키기 위한 도수치료와 통증없는 범위에서 능동 손목 운동을 자주 강화시킨다. 긴손가락힘줄의 동작이 확연히 감소하게 되면 힘줄 미끄러지기 운동을 사용한다. 부목을 착용하고 ROM 운동 동안에는 제거한다. 2주 뒤 능동 ROM 운동을 지속하고 능동 보조 운동을 부가한다. 상처가 충분히 치유되는 즉시 연부조직 가동화는 유착을 예방하기 위해 프로그램에 부가한다. II단계 마지막은 3-4주 경에 시작하고 수동 신장이 손목의 완전한 동작을 만들기 위해 사용되어 진다. 아래팔의 엎침(회내, pronation)과 뒤침 동작은 능동적으로 수동적으로 향상되어 진다. 손가락 집기 운동은 II단계 마지막에 사용한다. III단계 마지막은 6주차 정도 시작하고 근력운동으로 퍼티 운동과 중량 운동을 시작한다. III단계 마지막 시점은 대략 8주경으로 환자는 모든 면에서 거의 완전한 동작을 가져와야 하고 거의 정상 근력에 가까워야 한다. IV단계에서 기능운동과 활동 특이적 운동은 정상 활동 복귀를 위해 소개되어져야 한다.

탈구와 염좌 (Dislocations and Sprains)

탈구는 염좌의 심각한 형태이기 때문에 이 두 유형의 부상을 여기서 함께 논의하기로 한다. 탈구는 가장 심한 유형의 염좌로서 염좌보다 긴 시간동안 고정되어야 한다. 탈구와 염좌는 주로 IP 관절에서 일어나며 DIP 관절에서보다 PIP 관절에서 더 자주 일어난다. 손가락 염좌에 사용되는 일반적인 용어는 "삐었다" 라고 한다. 염좌는 공을 다루는 운동에서 손가락 끝으로 볼을 칠 때 주로 일어난다.

손가락 탈구가 일어날 때 관절 지지구조는 - 노뼈(요골, radius)와 자뼈의 곁인대와 손바닥판 - 개별적 또는 복합적 상태로 부상을 받는다. 골절은 종종 탈구를 수반한다. 만약 탈구가 불안정하다면 일반적 치료과정으로 키르히너의 줄(Kirschner wire)이나 핀이 사용되는 외과적 수술이 이루어지고, 이는 가장 일반적인 과정이다. 이것은 수술 후 3-5주 동안 붕대감기나 부목을 수반한다. 부목이 계속 고정되어 있더라도 줄이나 핀은 3주 후 제거된다. 부드러운 운동과 수동적 PIP 펴기를 수행하기 위한 부목의 제거는 의사의 승인이 우선적으로 필요하다. 이때 부상관절을 보호하면서 힘줄 미끄러지기를 할 수 있는 운동이 이루어질 수 있다. 근력 강화운동의 점증적 프로그램은 환자가 완전한 운동범위에 도달하는 6-8주경에 시작한다.

■ 사례연구 (Case Study)

16세 우측 손잡이 배구 공격수는 3주전 우력손 가운데손가락에 탈구를 당했다. 손가락은 지난 3주 동안 부분적인 굽힘 부목을 적용했다. 운동사는 재활을 할 때를 빼고는 반지손가락에 손가락테이핑을 해주었다. 그녀는 손목과 MCP 관절을 움직이지만 손가락은 부상 이후로 고정을 했다. 부종이 사라졌지만 IP 관절은 뻣뻣하다. 수동적으로 DIP 관절 펴기는 15° 부족하고 굽힘 30°, PIP 관절 펴기 30° 부족과 굽힘은 50° 부족하다. 능동적인 DIP 관절 펴기는 20° 굽힘은 25°, PIP 펴기는 40°, 굽힘은 50° 부족하다. 환자는 완전히 주먹을 쥘 수 없기 때문에 가운데손가락은 손바닥으로 굽어지지 않는다. 악력측정에서 우측은 13.6kg(30 lb), 좌측은 31.7kg(70 lb)이다. PIP 곁인대 위로 압통이 있고 특히 노쪽부에 있다.

분석에 대한 질문

1. 오늘 이 환자를 위해 처음 치료의 목표는 무엇인가?
2. 다음 치료에서는 어떤 것을 시도할 것인가? 그 목표들을 어떻게 수행하겠는가?
3. 이 치료에서 주의할 점은 무엇인가?
4. 오늘 환자를 위해 제공할 2가지 가정운동은 무엇인가?
5. 무슨 근력운동을 사용할 것인가?
6. 치료적 운동 프로그램에서 무슨 기능적인 활동을 포함하겠는가?

탈구가 안정적이라면 손가락은 최대 곁인대(측부인대, collateral ligament) 길이를 허용하며 부종을 감소시키기 위하여 PIP 관절을 20°~40° 굽혀 불안정 탈구와 동일한 방법으로 손가락을 고정한다. I단계에서 부종과 통증을 감소시키기 위한 조치는 가동(motion)운동 이전에 시작되어야 한다. 7~10일 이내에, 힘줄 미끄러지기 제한을 예방할 수 있는 AROM을 초기 II단계에 시작한다. 이들 운동은 대개 관절을 차단함으로써 제한된다. 그 운동은 근위와 원위 힘줄 미끄러지기를 향상시키고 내재근과 외재근 모두를 강화할 수 있어야만 한다. 부목은 종종 3주 후 정도에 제거되면서 관절을 보호할 수 있는 버디 테이핑(buddy taping)을 할 수 있다. 최대 능동적 펴기는 6~8주 사이에 달성되어야 한다. 저항운동은 III단계의 중반 후쯤인 8주경에 시작할 수 있다. 손가락에 염좌가 있고 고정과 재활 과정을 안정적인 탈구를 위해 위의 설명대로 진행하더라도 과정은 가속화되어져야 한다. 염좌가 심하지 않으면 재활 과정은 단축되어질 것이지만, 염좌가 심하면 완전 회복을 위한 기간이 길어질 것이다.

과사용 부상 (Overuse Injuries)

손목과 손에서 가장 흔한 두 가지 과사용 부상은 손목굴 증후군(carpal tunnel syndrome)과 드퀘베인병(De Quervain's disease)이다. *과사용*이라는 용어가 이 부상을 서술하는 데 일반적으로 사용되는 이유는 각각의 질환은 각각의 신체구조가 감당할 수 있는 수준보다 오랜 시간 동안 과도하게 사용됨으로써 발생하기 때문이다. 미세부상이 생기면 구조물은 부가적인 스트레스가 적용되기 이전으로 재생될 수 없다. 조직의 부상이 지속되고 상처조직이 발달하고 만성 통증이 생겨나면 관리하기 어려운 부상이 되어버린다. 만성적 감염 반응이 일어나며 흉터조직이 발달되어 그 부상을 더욱 처리하기 힘들도록 만든다. 이들 부상은 특히 환자가 부상으로부터 회복되기까지 치료법을 찾기 못하다면 운동사들에게 좌절과 도전을 줄 수 있다. 성공적 치료를 위한 열쇠는 조기 중재와 원인에 대한 사전 수정이다.

손목굴증후군 *(Carpal Tunnel Syndrome)*

이것은 정중신경 압박 증후군으로 알려져 있다. 정중신경은 가로인대 아래와 손목굴(수근관, carpal tunnel)을 통과하기 때문에 압박을 받는다. 정중신경의 압박은 허약감, 통증감과 마찬가지로 손의 전체 분포에 걸쳐 감각을 상실하게 한다. 통증은 환자가 수면을 취할 때 손목이 굽힘(굴곡, flexion)상태가 되기 쉬운 밤에 주로 일어난다. 손목의 지속적인 굽힘 자세는 신경과 정맥 환류를 압박하여 통증을 일으킨다. 이러한 문제는 종종 지속적이거나 반복적인 손목 폄(신전, extension) 자세를 취하게 되는 주간의 활동에서 일어난다. 약한 손목을 가진 체조선수가 손목을 과다폄(과신전, hyperextension)하여 바를 잡게 되면 손목굴증후군(carpal tunnel syndrome)이 일어날 수 있다. 힘줄의 확장을 갖게 되는 선수의 상태가 손목굴(수근관, carpal tunnel)을 좁게 만들어 손목굴증후군으로 발전하게 된다(그림 21.59).

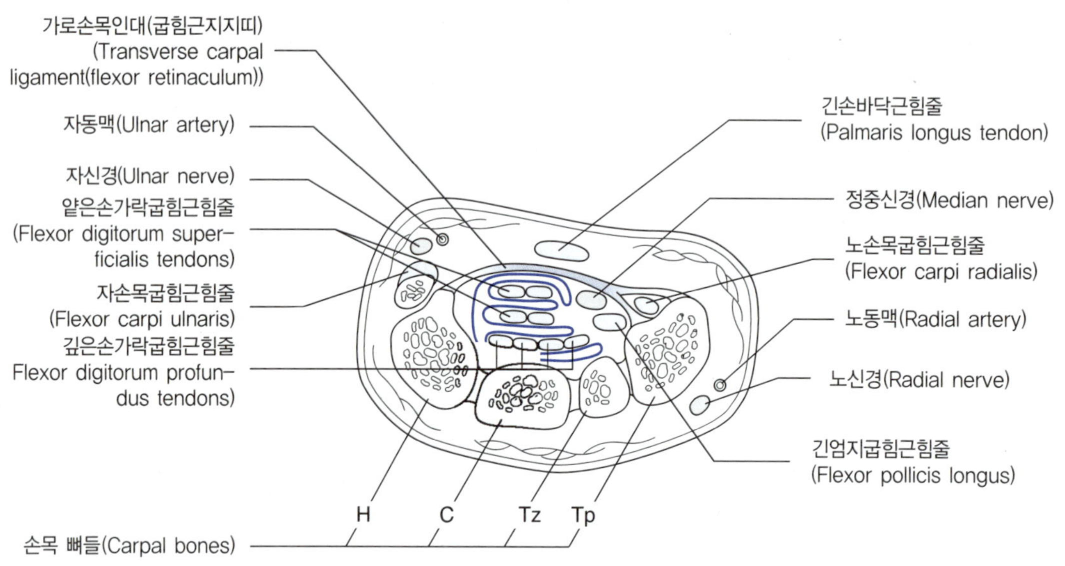

그림 21.59 손목굴이 보이는 손목의 가로단면.

손목굴증후군이 양쪽에서 일어난다면 손목굴보다 그 문제의 원인은 목부위에서 찾아야 한다. 목(경부, cervical) 방사선촬영술은 특별한 사고를 제외한, 전반적인 위팔(상지, upper extremity) 부상을 제거할 수 있는 독특한 진단법이다. 정확한 병력을 파악하는 것은 환자의 증상에 대한 원인을 정확히 결정할 수 있는 열쇠가 된다. 수동적으로 목을 4분형 자세(가쪽굽힘(측방굴곡, lateral flexion)을 가진 폄(신전, extension)과 환측으로의 돌림(회전, rotation))로 두어 증후가 다시 나타나면, 방사선촬영술로 다루기 어렵다; 보다 정확한 평가 방법이 필요하다.

초기의 치료는 증상을 감소시키는 데 종종 성공적이다. 특히 밤에 손목을 중립자세로 하는 부목의 사용은 정중신경의 압박과 야간 통증을 감소시키는 데 도움을 준다. 요법은 염증을 완화시키는데 사용된다. 얼음, 대조욕, 음파영동, 이온영동법 또는 전기 자극은 염증을 제거하는 데 도움을 줄 수 있는 방법들이다. 손목과 긴손가락굽힘근(장지굴근, long finger flexors)힘줄을 위한 유연성 운동은 손의 컨디션을 좋게 하며, 부정확한 테크닉의 수정은 통증을 감소하는데 영향을 준다. 모든 손목과 손, 손가락 운동을 위한 근력 강화 운동은 염증이 사라진 후 점증적으로- 등척성 운동으로 시작하여 등장성, 평심성, 그리고 동심성 수축으로 발전시켜 나간다. 지구력과 스피드, 그리고 조정력 모두는 점증적 운동에 포함되어야 한다.

보존적 치료법으로 손목굴증후군을 치료할 수 없다면 가로손목인대(횡수근인대, transverse carpal ligament)의 이완을 위한 외과적 수술이 필요할 것이다. 부드러운 AROM 운동은 중립이나, 기능적 자세에서 손목동작의 제한을 가지고 수술 후 3~7일 이내에 시작할 수 있다. 봉합선이 제거되면 상처조직은 마사지를 통하여 치료되고 민감성이 줄어들어 연부조직의 가동이 가능하다. III단계에서 일반적으로 수술 후 3주경에는 환자는 참을 수 있을 정도까지의 수준으로 점증적 저항운동을 시작할 수 있다. 이 시점까지 손목굴(수근관, carpal tunnel)의 활(궁, arch)을 가로 지르는 상처는 충분히 아물지 않았고, 조직에 스트레스는 상처조직 밑의 힘줄이 활시위 당겨지는 듯한 동작을 허용하지 않는다. 운동의 진도는 기타 손목 부상의 관한 논의와 유사한 과정을 따른다. 손목굴증후군(carpal tunnel syndrome)의 수술 후 재활 프로그램은 그림 21.60에 제시되어 있다.

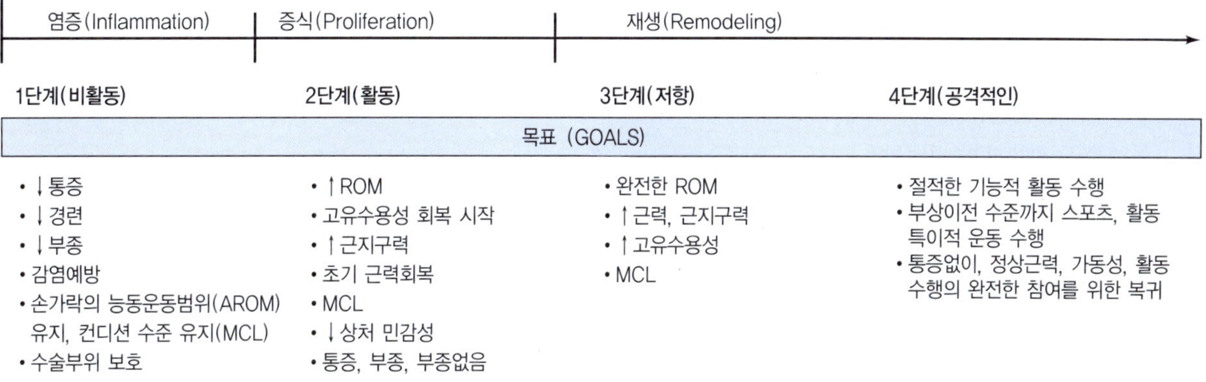

치료 (TREATMENT)

1단계(비활동)	2단계(활동)	3단계(저항)	4단계(공격적인)
• 요법 • 관절가동화 단계 I, II • 어깨, 팔꿉관절, 손가락 운동 • 힘줄미끄러지기 운동 • 컨디셔닝을 위한 MCL 운동 • CV 운동과 다른 기능 유지(ME)	• 10일간 최대하로 손목과 팔꿉 관절 등척성 운동시작 • 손목 등척성운동, 4주에서 점진적으로 등장성 운동 • AROM : 손목, 손 • 초기 고유수용성 운동 • 상처 민감도 감소 • 연부조직 가동화 • 운동동안 중립으로 손목 유지 • I, II단계의 관절가동화 지속 • ME 지속	• ROM 운동 지속 • 손목 근의 점진적인 저항운동을 주의깊게 진행 • 후기에 대각운동 • 초기 기능운동 • 근지구력운동 • 손동작 동안 손목 안정화 운동 • 점진적인 고유수용성운동 • 손가락 근력운동 • UD, RD, 엎침-뒤침 운동 • ME 지속	• 메디신 볼을 볼을 가지고 플라이오메트릭 • 기능운동 • 스포츠-활동 특이적 운동

그림 21.60 손목굴증후근의 외과적 박리 동안 재활 진전 과정. CV = 심폐지구력, AROM = 능동운동범위, ROM = 운동범위, UD = 자뼈치우침, RD = 노뼈치우침.

드퀘베인 힘줄집염 (De Quervain's Tenosynovitis)

손의 긴손가락폄근(장지신근, long finger extensors)은 손목구획을 지나간다. 손등에는 6개의 구획이 있고, 이는 손의 외측에서 시작하여 연속으로 진행한다(그림 21.61). 드퀘베인 힘줄집염은 제1 등쪽 구획에 영향을 미치며 긴엄지벌림근(장무지외전근, abductor pollicis longus)과 짧은 엄지폄근(단무지신근, extensor hallucis brevis)에 병변을 일으킨다. 이들 힘줄은 제1 구획에서 동일한 힘줄집과 함께 지나가며 힘줄의 마찰 장소인 노뼈붓돌기(요골경상돌기, radius styloid process)를 통과한다. 이런 경우 힘줄집(건초, tendon sheath)염이란 용어는 염증과 비염증 두가지 상태를 말한다(Moore, 1997). 이들 힘줄의 마찰로 인한 반복적인 스트레스와 염증은 웨이트

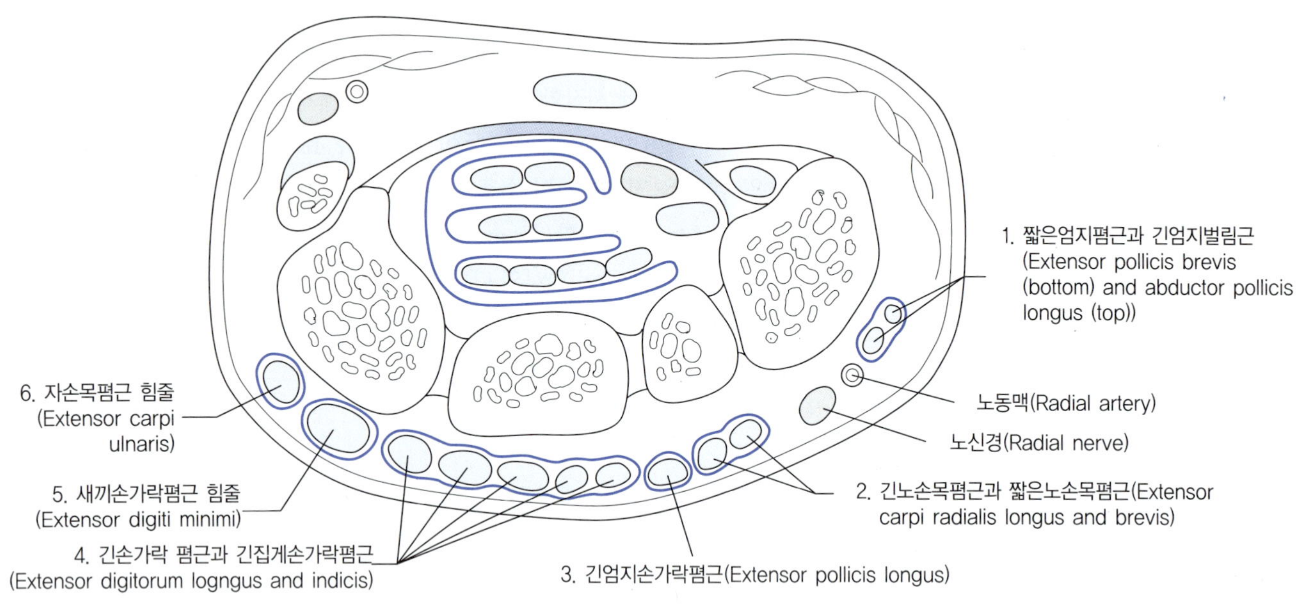

그림 21.61 손목의 폄근구획이 보이는 가로단면.

■ 사례연구 (Case Study)

24세 권투선수는 3일전 비우력손인 우측 엄지의 등쪽 구획 박리술을 받았다. 그는 수술 붕대를 제거하고 손목과 엄지의 운동을 하기 위해 운동사를 만났다. 운동사는 부목을 채워주고 재활 치료동안을 제외한 모든 시간동안 착용하라고 지시했다. 약간의 부종과 압통이 상처 부위 위로 있다. 손목의 동작은 좋지만, 엄지는 MCP 관절은 10°, IP 관절은 30° 움직인다. 노뼈치우침에서 약간의 압통이 있지만, 환자의 움직임은 완전하다.

분석에 대한 질문

1. 오늘 이 환자를 위해 어떤 치료를 포함하겠는가?
2. 가정치료를 위해 오늘 환자에게 어떤 지침을 주겠는가?
3. 이 치료에서 주의할 점은 무엇인가?
4. 환자에게 적용할 ROM 운동은 무엇인가?
5. 근력운동을 시작할 때 처음 무슨 근력운동을 사용할 것인가?
6. 경기에 복귀하기 전 어떤 기능적인 운동으로 환자를 향상시킬 것인가?

트레이닝이나 노젓기 혹은 반복적인 활동과 같은 동작으로 인해 발생하고 힘줄집에 염증과 부상이 발생한다. 집(sheath)이 두꺼워진 결과 집에 싸여있는 힘줄을 더 자극하게 된다. 힘줄은 끊어지거나 결절이 생기게 된다(Moore, 1997).

손목굴증후군과 마찬가지로 요법은 염증의 감소를 위한 유용한 보전적 치료법이다. 나선형 부목은 손목을 15° 정도 핀 각도에서 부착한다. 엄지는 벌림(외전, abduction) 자세를 하고 MCP 관절은 힘줄을 느슨하게 하기 위하여 10° 각도로 굽힌다. 비록 부목은 계속적으로 부착되지만, 손목과 엄지를 위한 AROM 운동을 하는 주간에는 제거될 수 있다. 환자는 주간 동안 손가락의 능동적 운동범위를 수행해야 한다.

통증과 부종이 감소되면 부드러운 근력강화 운동과 지구력 운동이 시작될 수 있다. 환자는 이 단계 동안 부목을 서서히 풀어야 한다. 전체적이고 섬세하게 집기 운동과 손목과 손가락 운동, 그리고 근력운동, 지구력과 조정력 운동은 근력강화 프로그램의 부분으로 포함되어야 한다.

보존적인 치료법이 실패하면 외과적 수술을 진행하고, 능동운동범위(AROM)는 수술 후 2-3일경 운동범위의 감소를 예방하기 위해 힘줄의 미끄러지기를 증진시키기 위해 시작한다. 손목은 약 1주 동안 부목을 해야 하지만, 환자는 ROM 운동을 하는 주간 동안에는 종종 제거한다. 통증과 부종은 요법과 올림(거상, elevation), 능동운동과 같은 다양한 방법으로 감소될 수 있다. 엄지 동작 운동은 손목 동작을 또한 포함해야 한다.

봉합선이 제거되고 상처가 치료되면 마사지로 상처조직의 민감함을 제거하고 부드럽게 한다. 근력강화 운동 과정은 7-10일 이후에 시작될 수 있으며 기타 손목 부상과 같은 절차로 수행된다.

긴힘줄 부상 (Long Tendon Injuries)

힘줄 미끄러지기운동은 이미 앞에서 언급하였다. 이들은 폄근(신전근, extensor) 힘줄이나 굽힘근(굴근, flexor) 힘줄이 뚜렷한 동작의 상실과 손의 기능 상실을 일으키기 때문에 손의 어떠한 부상 후에도 수행되어야 하는 중요한 운동이다. 더구나 운동사는 손가락 힘줄을 안전하게 그리고 정확하게 적절한 재활 기법을 적용하기 위해 굽힘근 힘줄과 폄근 힘줄의 특별한 차이점에 대한 지식과 이해를 가져야 한다.

특정 힘줄에 대한 고찰 (Special Tendon Considerations)

손의 굽힘근 힘줄과 폄근 힘줄의 구조는 비록 역학적으로 유사하지만, 굽힘근 힘줄과 폄근 힘줄 부상에 대한 재활에서 여러 가지 다양한 차이를 볼 수 있다. 몇 가지 차이점은 이미 앞에서 언급하였고 표 21.1에서 보여준다. 이러한 차이 중에서 가장 명확한 것은 굽힘근 힘줄에는 강력한 도르래 시스템이 있으나, 폄근 힘줄에는 도르래 시스템이 없다는 것이다. 굽힘근 힘줄 길이의 다수에 힘줄집(건초, tendon sheath)이 덮여 있으나 폄근 힘줄에는 첫째로 힘줄집이 없다.

일반적으로 손가락의 굽힘력은 펴는 힘보다 훨씬 크다. 굽힘력은 사물을 잡기, 틀기, 받기와 같은 활동을 위해 보다 큰 근력을 요구한다. 폄근 힘줄에 부상을 당했을 경우, 굽힘근 힘줄에 과도한 힘을 주지 않도록 함으로써, 약화된 폄근에 추가적인 부상을 일으키지 않도록 주의를 기울여야 한다.

폄근 힘줄은 평평하며 굽힘근 힘줄보다 두께가 얇다; 그러므로 넓은 직경과 두꺼운 두께를 가진

표 21.1 긴손가락굽힘근힘줄과 긴손가락폄근 힘줄의 차이

특성	긴손가락굽힘근힘줄	긴손가락폄근 힘줄
도르래 시스템	있다	없다
힘줄집	도처에 있다	없다
근력	폄근 힘줄 보다 크다	굽힘근힘줄 보다 적다
외형	두껍다, 큰 직경	얇다. 편평
장력	폄근 힘줄 보다 크다	굽힘근힘줄 보다 적다
신장성	폄근 힘줄 보다 적다	폄근 힘줄 보다 크다
내재근과의 관계	내재근의 고정역할	내재근의 손가락 닿는부 긴손가락폄근 힘줄의 가동성은 손동작에서 기능을 제공하기 위한 내재근의 능력을 결정한다.

굽힘근 힘줄보다 전반적으로 장력이 약하다. 손가락을 손으로 굽힐 때 폄근 힘줄은 뚜렷이 길어진다. 이러한 요소들은 특히 부상 후의 약화된 상태일 때 폄근 힘줄이 신장(stretch)되거나 파열되기 쉽게 만든다.

폄근 힘줄은 굽힘근 힘줄과 같이 힘줄집으로 덮여 있지는 않으나, 고정에 의한 유착 형성의 위험요소는 두 가지가 모두 갖고 있다. 폄 동작의 상실은 굽힘 동작의 상실보다 훨씬 더 큰 기능적 약화를 일으킬 수 있다(Stewart, 1992). 폄근(신전근, extensor) 힘줄과 내재근 간의 복잡한 관계로 인해 폄근 힘줄의 가동성 손실은 뼈사이근(골간근, interosseous)과 벌레근(충양근, lumbrical)의 기능에 중요한 영향을 미치며, 정상적인 손의 기능을 위한 내재근과 외재근의 균형을 허물어뜨릴 수 있다(von Schroeder & Botte, 2001).

힘줄 파열과 염좌는 가장 흔한 손의 힘줄 부상이다. 파열은 농구나 야구처럼 볼이나 야구 배트와 같은 도구로 손가락끝을 때릴 때와 같은 경우에는 적출이 되기도 한다(Malanga & Chimes, 2006). 열상은 줄에 묶여 발생하거나 유리같이 날카로운 것을 잡을 때, 다른 많은 활동들과 활쏘기 등의 사고로부터 발생한다. 재활의 시기는 회복의 중요한 결정적 요소가 된다. 재활 치료의 주의깊은 적용이 원하는 결과를 성취할 수 있도록 한다. 힘줄 파열에 따른 재활의 최근 경향은 수술 결과를 좋게 하거나 힘줄 유착의 위험성을 감소시킨다. 전통적으로 3주 또는 그 이상의 고정보다는 수술 후 힘줄 봉합의 새로운 접근법은 수술 후 첫 1주 동안 초기 조정된 운동을 진행하는 것이다(Stewart, 1991). 폄근 힘줄의 상대적인 약화로 인해 초기 조절된 동작은 굽힘근(굴근, flexor) 힘줄 부상치료에 주로 사용하는 것을 오랫동안 고수해 왔다; 그러나 최근 초기 잘 조절된 운동들은 폄근 힘줄 부상에 성공을 가져다주었다. 현재, 연구자들은 폄근 힘줄과 굽힘근 힘줄 모두에 초기 조절된 운동이 효과적이라는 것을 확신했다(Buckwalter, 1996). 그러나 섬세한 균형과 힘줄 미끄러지기를 위한 적당한 양의 가동운동에 대한 고민은 여전히 남아 있고, 너무 많은 운동은 초기 치유 과정동안 힘줄 조직을 늘리거나 파열시킬 수 있다. 주의깊은 진전과 치료 결과의 관찰은 운동사에게 요구되는 요소이다. 운동사가 복잡한 케이스를 지도하는데 도움이 필요하다면 작업 운동사가 환자의 최적의 회복을 위해 필요할 것이다.

초기의 통제된 동작으로 파열된 힘줄에 수동적 운동이 포함된다. 초기 동작의 목적은 힘줄 미끄러지기를 증진하고 동시에 힘줄 치유를 성공적으로 하기 위한 것이다. 외과의와 운동사의 최종의 목적은 성공적인 결과를 갖고 오는 것이다. 손에서 no man's land는 수술하기 열악한 부위로 초기 잘 조절된 동작을 통해 성공적이고 효과적인 봉합 결과를 가져야 하기 때문에 더욱 신중하게 주의를 기울여야 한다.

초기의 통제된 동작은 수술 후 약 3일 정도 부목을 고정함으로 달성될 수 있다. 부목은 폄근 힘줄이 치료되었다면 굽힘을 억제하며, 굽힘근 힘줄이 치료되었다면 폄근이 제한될 수 있도록 고안되어야 한다. 부목의 각도는 손가락 동작 중 힘줄의 운동을 일으키는 범위인 5mm법칙에 기초를 두어야 한다. 수술한 힘줄이 당기는 방향으로 수동적으로 손가락을 당기도록 수동적 탄성력을 가진 부목을 착용한다. 예를 들면, 폄근 힘줄 치료 부목은 집게손가락과 가운데손가락에서 30° 각도로 MCP 관절 굽힘을 억제하고, 반지손가락과 새끼손가락에서는 MCP 관절이 38°가 되어야 하며 손목의 IP 관절 펴기는 40°를 갖는다. 손가락에 부착되어 있는 탄성 시스템은 손을 수동적으로 신장하고 손을 굽힌 후 안정위(resting position)인 힘줄의 능동 운동범위에서는 손가락을 당기지 않는다. 탄성 시스템은 손가락에 연결되어 있어 수동적으로 손가락을 펴주고 힘줄의 능동적인 운동범위가 손가락이 굽어진 후 안정위에서 손가락을 당기지 않도록 한다.

이와 반대로 굽힘근 힘줄 치료는 손목의 등쪽(dorsal)에 부목을 설치하는데, 손목의 굽힘 각도는 20°, MP 관절은 약 40-50° 굽힘, 그리고 IP 관절은 편 상태로 위치한다. 탄성 시스템은 새로이 치료된 굽힘근 힘줄에 스트레스를 주지 않도록 수동적으로 굽어진 손가락을 당겨서 원위 손가락에 부착한다.

반대로 치료된 손가락의 굽힘근 힘줄에는 약 20° 굽힘, MP는 40-50° 굽힘, 손가락사이는 펴기를 시켜 손목 등쪽(dorsal)에 부목을 댄다. 탄성시스템은 굽힘 상태에서 수동적으로 손가락을 당기도록 연결되어 있고, 새로 봉합된 굽힘근 힘줄에는 스트레스를 가하지 않는다. 이러한 부목들은 고무밴드의 긴장이 너무 강해 구축을 가져와도 안되고, 반대쪽 힘줄이 고무밴드의 긴장을 이겨낼 만큼 이어도 안되므로 손가락의 수동적 신장과 굽힘을 허용하기에 충분해야 한다.

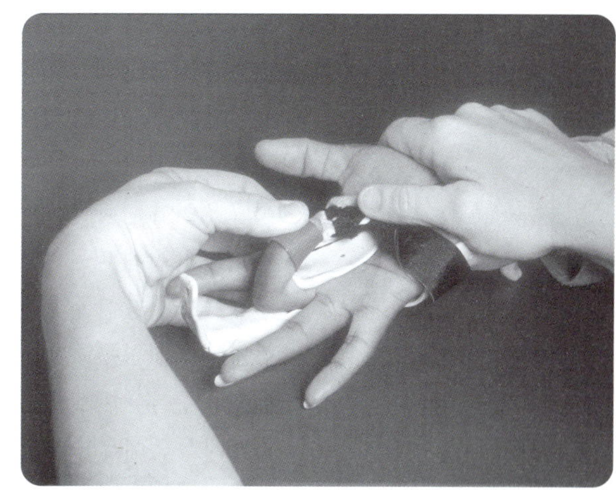

그림 21.62 부목에서 수동 운동범위.

반면 봉합된 굽힘근 힘줄에 부목을 대고 있는 동안 손가락뼈사이(IP) 관절은 하루 동안 주로 수동적으로 굽어져 있다(그림 21.62). 환자는 부목면의 안정위에서 능동적인 손가락 펴기를 수행해야 한다. 부목을 착용한 봉합 수술을 한 손가락은 부목 안에서 자주 움직이고 하루 종일 손의 안정위에서 굽힘면에 고무 밴드를 걸어 펴기 운동을 하거나 수동적으로 움직이도록 밴드로 운동을 한다. 힘줄 미끄러지기와 유착에 대한 주의는 힘줄 봉합 수술 후 초기 재활에서 가장 중요한 부분이다. 폄근(신전근, extensor) 힘줄 봉합은 폄지연의 문제를 부가적으로 갖고 있다. 환자가 너무 빨리 능동적인 펴기 운동을 시작하거나 재활 후기 너무 강하게 운동을 한다면, 봉합부위가 파열되면서 과도한 스트레스로 힘줄이 늘어나면서 폄지연을 가져올 수 있다. 운동사는 이러한 잠재적인 문제를 주의해야 하고 이런 합병증을 주의하여 적절한 치료를 제공해야 한다.

관절가동성의 관찰은 이러한 잠재적인 약화상태를 살피는데 필요하다. 운동사는 환자의 동작이 정상보다 덜하다면 관절주머니의 제한이나 힘줄 유착의 차이점을 알고 있어야 한다. 평가에는 개별적인 손가락 각각의 운동범위 평가와 모든 관절을 포함한 움직임의 정량적 평가를 포함한다. 예를 들면, 환자가 손목을 완전히 펴고 한 손가락의 MCP, PIP, DIP 관절을 동시에 펴기를 하고 다른 손가락관절은 모두 굽힌 위치에 둘 수 있지만, 동시에 모든 관절을 펴는 것이 어렵다면 관절주머니는 가동성이 좋으나 긴힘줄은 제한되어 있는 것이다.

봉합이 제거되면 상처조직은 마사지를 통해 부드러워지고 민감성이 사라질 것이다. 환자는 이러한 기법을 종일토록 수행하도록 하여야 한다. 힘줄은 손과 손가락 면에 밀접해 있기 때문에 이것은 힘줄 유착의 위험을 줄이는데 도움을 준다.

봉합한 힘줄에 근력 강화운동의 시작시기에 관한 관점은 서로 다양하다. 힘줄이 유착된다면 근력강화 운동을 시작함으로서 미끄러지기를 원활하게 할 수 있다. 근력 운동은 수술 후 4-5주경에 처음에는 가벼운 운동으로 시작한다(Stewart, 1992). 기타 결정 요인은 힘줄의 유형(폄근힘줄 또는 굽힘근 힘줄)과 치료된 영역에 따른다(Evans & Burkhalter, 1986).

긴굽힘근힘줄 (Long Flexor Tendons)

초기 재활동안 재활의 목표는 수술 후 부종, 통증과 같은 이차적인 염증을 감소시키고 치유를 촉진시키고 부상당하지 않은 관절과 분절의 기능을 유지하고 수술부위를 잘 보호하는 것이다.

앞장에서 설명했듯이 이런 목표를 유지하기 위해 요법이 적절하다. 부상부위를 보호하기 위해 부목을 사용하는 것을 위에서 설명했다. 첫 2주 후 수동적 운동범위가 시작된다. 수동운동범위는 능동운동범위보다 봉합된 힘줄에 스트레스를 덜 준다(Urbaniak, Cahill, & Mortenson, 1975). 수동 운동범위는 부목을 대놓은 상태에서 진행한다. 각 관절의 수동운동은 힘줄에 스트레스를 줄이기 위해 약간 느슨한 상태에서 진행한다. 상처 부위가 잘 치유된 수술 후 2주 정도에 부드러운 연부 조직 가동화를 유착방지를 위해 시작한다. 의사의 승인하에 환자는 첫 1주 동안 "위치 놓기와 유지하기" 를 시작한다. 이 운동은 운동사가 환자의 손가락을 굽힘(굴곡, flexion) 끝지점까지 수동적으로 갖고 가고 환자는 시작 지점으로 수동적으로 되돌아오기 전에 능동적으로 이 자세를 유지하고 있어야 한다. 이 운동은 건측 손가락을 사용해 수동적 위치잡기를 하고 가정운동 처방을 준다.

힘줄 봉합에 따르는 II단계에서 굽힘근 힘줄의 능동 운동범위 운동은 3~6주경에 시작한다. 만약 질적으로 훌륭한 굽힘 운동이 이루어진다면 부드러운 능동적 동작이 될 수 있다. 근위 관절에서 동작을 제한하는 차단 운동은 이 단계에서 사용될 수 있다. 손목의 기능적인 펴기 자세(20–30°)에서 모든 손가락관절(중수지절관절, metacarpophalangeal joint)을 굽히고 펴는 운동은 힘줄에 스트레스 없이 관절운동을 원하는 범위로 모든 힘줄의 미끄러지기운동을 허용한다. 손목 폄(신전, extension)과 손가락 굽힘, 손목 굽힘과 손가락 펴기 동작은 "손목 흔들기"라 하고 긴힘줄의 복원 후 1–3주 안에 적용한다. 유착이 있다면, 힘줄 미끄러지기 운동은 이 단계에 적용한다. 힘줄 미끄러지기는 저항운동으로 진입하기 전에 진행한다. 환자의 준비성은 이미 언급된, 동작의 부드러움과 가동의 억제 기법으로 관찰하여 평가할 수 있다.

환자가 손목과 MCP 관절, IP 관절의 동시 펴기를 수동적으로 할 수 없다면 힘줄 미끄러지기는 제한되고, 다음의 근력강화 운동프로그램을 시작할 때까지 치료를 받아야할 필요가 있다. 특수한 봉합과 의사의 의견에 따라 근력강화운동은 수술 후 3–6주 사이에 시작한다. 시간 스케쥴은 봉합이 이뤄진 영역에 따라 약간씩 다르다. V영역 치료는 혈류 공급 때문에 빠르게 치료된다; 이러한 치료를 받는 환자는 3주경에 독립적인 AROM 운동을 시작할 수 있으며 5주경에는 적당한 근력강화 운동을 시작할 수 있다. 얕은손가락굽힘근(천지굴근, flexor digitorum superficialis)힘줄은 FDP 힘줄보다 빠르게 저항운동을 견뎌낼 수 있다.

적절한 근력운동은 쥐기와 집기동작을 포함하고 환자는 일상동작 중 손의 사용에서 무거운 물건을 들거나 오래 버티는 동작은 하지 않는다. 운동에서 특히 외재근과 내재근의 근력을 강화하기 위해 다양한 파워 운동과 쥐기 동작을 수행한다. 운동의 반복은 낮은 강도에서 시작해서 점차 2주 동안 강도를 증가시킨다. 저항의 증가는 느리고 조심스럽게 수행함으로써 너무 빠른 진도로 인한 유해한 효과를(통증, 부종, 뻣뻣함) 피해야 한다. 손목 굽힘과 펴기 근력은 손목을 안정화시킨 상태에서 진행하고, 아래팔(전완, forearm)의 엎침(회내, pronation)과 뒤침(회외, supination) 근력은 이 단계 동안 포함시킨다.

치료적 운동 프로그램은 III단계의 끝부터 근력과 근지구력, 조정력을 환자가 견딜 수 있을 정도까지 증가시킨다. 기능운동을 증가시키기 위한 IV단계부터 정상적 진도와 경기를 다시할 수 있는 V단계까지 프로그램을 진전시킨다. 전체과정은 일반적으로 12주 정도 소요된다.

긴폄근 힘줄 (Long Extensor Tendons)

가장 일반적인 폄근 힘줄의 견열파열은 망치 손가락 폄근 힘줄의 원위 접촉면이 찢어져서 발생되는 현상이다. 일반적으로 갑작스런 굽힘력과 손끝을 치는 부상으로 발생한다. 이러한 파열은 종종 외과적 수술을 하지 않지만, DIP 관절의 펴기를 0° 로 유지하는 부목의 장착이 오히려 효과적이다. 이것은 과다폄(과신전, hyperextension)에 의하여 국소영역의 허혈 위험성이 일어날 수 있기 때문이다. 부목의 장착 후 6-8주경에 AROM 운동을 위하여 제거되며 이 운동은 최대 펴기를 강조한다. 굽힘(굴곡, flexion) 운동은 단지 능동적이며 부드럽게 함으로써 폄근(신전근, extensor) 힘줄에 새로운 결체 조직의 과다폄으로 인한 폄지연이 일어나지 않게 하고 운동을 다시 시작하기전 2주 동안 추가적인 부목으로 고정 하여야만 한다. 환자가 초기 6-8주동안 손가락부목을 제거했다면 시간을 다시 계산해야 한다.

영역 III과 영역 IV에서의 폄근 힘줄 부상은 단추모양으로 절개된 변형을 일으킨다(그림 21.63). 긴손가락폄근(장지신근, long finger extensors) 힘줄의 중앙분리(central slip) 파열을 일으키는 원인은 펴기 매카니즘을 가진 다른 구조에 영향을 미친다. 가로 지지띠 인대와 세모인대(삼각인대, deltoid ligament)는 손가락 힘의 균형없이 손가락의 반복되는 동작으로 신장되어 진다. 이것은 PIP 관절에서 폄지연을 일으킨다. 폄지연이 일어날 때 폄근 힘줄의 가쪽띠는 앞쪽으로 움직여서 내재근의 당김각을 변화시키고 DIP 관절에서 과다폄(과신전, hyperextension)을 일으킨다.

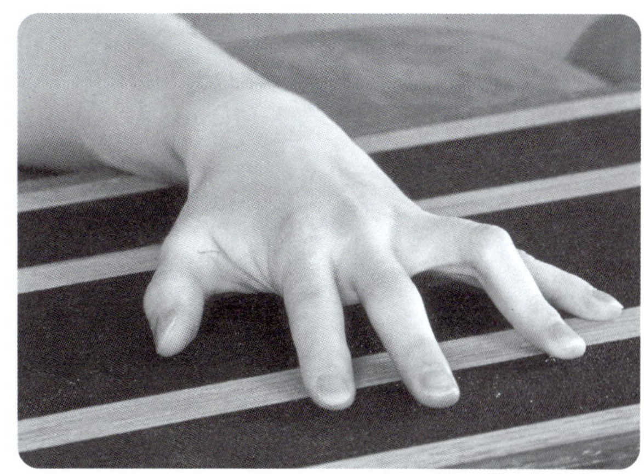

그림 21.63 단추구멍 변형(Boutonniere deformity).

치료 방법은 PIP 관절을 펴서 고정시키는 것이다. 중앙분리(central slip)와 가쪽띠의 외과적 수술이 종종 요구된다. 부목은 6주 동안 착용하며 등척성 운동은 손가락 부목이 채워져 있는 3주경에 시작한다. 손가락은 3주에서 6주경에 부드러운 굽힘 AROM 운동을 위해 부목을 제거한다. 힘줄 파열 방지하기 위하여 펴기는 보조적으로 이루어져야 한다. 초기 펴기방지 부목과 유사한 부목을 사용하는 초기 방어적 운동은 3주경에 시작될 수 있다.

능동 운동은 능동적 펴기에 중심을 두어야 하며, 이것을 시작할 때에는 근위 관절이 차단된

■ 사례연구 (Case Study)

16세 소프트볼 포수는 3주전 게임에서 우력손인 오른손의 4번째 손가락에 망치(말레트)변형 부상을 입었다. 지난 3주간 부목고정을 했었다. 의사는 환자가 오늘부터 능동운동을 시작하고 부목은 계속 착용하기를 원하여 치료나 샤워를 할 때에는 제거하기를 원한다. 초기 평가에서 4번째 손가락의 굽힘/폄을 평가했다: MCP 90°/0°, PIP 90°/0°, 펴기로 부터 DIP 15°/10°이다. 환자가 동시에 손목과 손가락을 폈을 때 DIP는 펴기에서 20° 부족하다. 악력은 오른쪽에서 13.6kg(30 lb)이고 왼쪽은 39kg(75 lb)이다. 손목 폄은 4/5이다. 자뼈치우침(척골편위, ulnar deviation)과 노뼈치우침(요골편위, radial deviation)은 정상동작이고 근력도 정상이다. 손목 굽힘은 4/5, 손가락굽힘은 4/5, MCP 폄은 4/5 그리고 손가락 벌림은 4-/5이다.

분석에 대한 질문

1. 처음 치료에 무엇을 포함해야 하는가?
2. 가정운동을 위해 환자에게 무슨 지도를 제공하겠는가?
3. 이 치료에서 주의할 점은 무엇인가?
4. 근력운동을 시작할 때를 결정하기 위해 사용하는 결정적 요소는 무엇인가? 대답에 대한 이론적 근거를 제공하시오.
5. 3가지 근력운동을 나열하고 왜 선택했는지 설명해라.
6. 3가지 기능적 운동을 명확히 하고 시작을 위해 지침서를 제시하라.

독립적 관절 운동을 한 다음 복합적인 관절 펴기 운동으로 진전하여 간다. 굽힘으로부터 수동 신장은 7-8주 동안 피해야만 한다. 폄지연과 굽힘근 힘줄 수축을 피하기 위하여 치료적 운동과정 내내 세심한 주의가 요구된다. 운동사는 이러한 문제점을 지속적으로 감시하여야만 한다.

적절한 펴기 저항 운동은 8~10주경에 시작하며 폄근(신전근, extensor) 힘줄 부상의 정도에 따라 점증한다. 영역 V, VI, VII의 폄근 힘줄 부상은 펴기 매카니즘에 영향을 받지 않기 때문에 다른 영역과는 다르다. 외인력과 변형은 큰 문제가 아니기 때문에 운동 동작은 초기에 시작될 수 있다.

부목은 부상 후 또는 치료 직후 3주 동안 적용되어야한다; 착용된 부목은 2주 지나서 서서히 제거한다. 손목은 MCP 관절의 30~45° 펴기를 유지하며 IP는 0° 펴기를 유지한다. 다른 힘줄 부상과 마찬가지로 폄지연과 힘줄 유착은 예방되어져야 한다.

부드러운 능동 동작은 II단계에서 차단 운동과 함께 3주경에 시작될 수 있다. 손목펴기와 IP 펴기, MCP 굽힘(굴곡, flexion)-폄(신전, extension)을 하는 것은 훌륭한 힘줄 미끄러지기 운동이다. 4주째에는 각 개개의 손가락을 위한 최대 펴기 운동을 시작한다; 그리고 5주와 6주경에 손의 운동은 손의 갈고리 동작에서부터 주먹을 쥐는 데까지 진전한다. 저항운동과 최대 펴기 운동은 3단계의 6주 후에 시작하며 다른 손의 치료적 운동 프로그램과 마찬가지로 점증시킨다.

복합구획통증후근 (Complex Regional Pain Syndrome)

복합구획통증후근(complex regional pain syndrome, CRPS)은 과거 반사성 교감신경성 이영양증(RSD)이라 했다. 이 명칭은 정확하게 문제를 반영하게 위해 변화되었다. 반사성 교감신경성 이영양증은 다리(하지, lower extremity)보다는 위팔(상지, upper extremity)에 주로 나타난다. 이러한 부상은 신체의 어느 부분에라도 일어날 수 있다. 그러나 이러한 증후군은 손에서 가장 뚜렷이 나타난다. 그것이 어깨 부상으로 부터 시작하는 곳에 있으면 어깨 - 손 증후군이라 부른다. 이것은 치료에 극히 어려운 문제점을 가지고 있다.

복합구획통증후근은 부상으로 인해 반사성 교감신경의 부상이 발생한 것이라 믿고 있다. 특징적인 호소 내용은 부상의 정도에 상관없는 통증, 부상에 반응하여 예상되는 관련성보다는 과장된 뻣뻣함, 손의 부종, MCP 관절과 PIP 관절 주변의 홍조를 갖는 치아노제 변색, 냉감, 과도한 발한을 포함한다. 부종은 처음에는 부드럽고 연하지만 점자 굳어지고 딱딱해진다. 방사선술은 뼈의 무기질 부족을 찾아낼 수 있다. 피부는 조직에 대한 비가동과 영양부족으로 인하여 질겨지고 반질반질해진다. 환자는 손을 보호하기 위하여 팔다리(사지, extremity)를 조금만 움직이려 한다.

> 손에서의 일반적인 부상 중에 골절, 부분탈구(아탈구, subluxation), 염좌, 과사용은 손목굴증후군과 힘줄의 부상을 가져운다. 운동사는 드물게 복합구획통증후군을 만나기도 한다.

CRPS 치료에서 가장 중요한 것은 초기 중재이다. 이것은 교감신경 반사회로를 멈추게 하는데 중요하다. 의사는 다양한 약물을 선택하려 할 것이며 방사성 신경절을 차단하려 노력할 것이다. 운동사는 다양한 기법을 사용할 수 있으나, CRPS를 가진 각각의 환자는 이들 기법에 서로 다르게 반응한디는 것을 명심하여야 한다.

혈류를 증가시키고 뻣뻣한 감소, 그리고 가동성을 개선시키고 조직의 확장성을 증가시키기 위해 열 요법과 같은 다양한 방법들이 있다. 그러나 열은 종종 부종을 일으킨다. 고주파 자극, 경피 전기적 신경자극, 그리고 기능적 전기적 자극과 같은 전기적 방법은 부종을 줄이고 통증을 줄이며, 근육활동을 뚜렷이 증진하는데 도움을 줄 수 있다. 견딜 수 있다면 요입부종(pitting edema)이 일어날 때 마사지를 해주는 것이 유익하다. 운동의 효과를 극대화하기 위하여 운동 전에 마사지가 적용되어야 한다. 부종의 감소는 ROM을 개선하고 근육활동의 운동을 크게 해준다.

부목은 구축을 예방하는데 유용하다. 손목은 약간 피고 MCP 관절을 중간 정도 굽히고 IP관절은

■ 사례연구 (Case Study)

18세 여성 체조선수는 손부상으로 4주간 고통을 받았다. 평가에서 손전체에 요입 부종이 나타났다. 피부는 붉고 광택이 나고 MCP와 PIP 관절위로 발적이 증가했다. 손가락 폄/굽힘의 능동운동범위 측정은 다음과 같다 :

- 엄지 MCP는 펴기가 10° 부족하고 굽힘은 25° 까지 간다. IP는 펴기가 15° 부족하고 굽힘은 20° 까지 간다.
- 모든 손가락의 MCPs는 펴기가 25° 부족하고 굽힘은 50° 까지 가능하다.
- 집게손가락(시지, index finger)의 PIP는 펴기가 20° 부족하고 굽힘은 50° 까지 가능하다.
- 가운데손가락(중지, middle finger)는 펴기가 30° 부족하고 굽힘은 50° 까지 가능하다.
- 반지손가락(약지, ring finger) PIP는 펴기가 15° 부족하고 굽힘은 60° 까지 가능하다.
- 새끼손가락(소지, little finger) 펴기는 20° 부족하고 굽힘은 50° 까지 가능하다.
- 모든 DIPs는 펴기에서 20° 부족한 (-20°) 지점에 고정되어 있다.
- 손목 굽힘은 30° 이고 폄은 20° 이다.

환자는 손 전체 표면에서 가벼운 접촉에서 압통을 호소했다. 피부는 접촉 시 차갑고 축축하다.

분석에 대한 질문

1. 환자를 위한 초기 목표는 무엇인가?
2. 처음 치료로 무엇을 포함하겠는가? 치료 선택을 위한 이론적 근거를 제시하시오.
3. 무슨 운동을 시작하겠는가?
4. 환자에게 어떠한 지시를 줄 것인가?

편 기능적 자세에 둔다. 손목과 손을 위한 지속적인 수동적 동작 머신 또한 손의 구축을 예방하는데 유용하다.

운동은 가볍고 능동적이어야 한다. 부드러운 운동 이상의 강한 운동은 환자의 통증을 악화시키고 뻣뻣함을 증가시킨다. 낮은 반복회수로 능동적 운동은 내성을 증가시키기 위하여 사용된다. 이것은 손을 갈고리잡기나 완전한 주먹쥐기, 그리고 물건잡기에 정확한 잡기 동작과 같은 개별적 관절 동작과 총체적 활동을 포함해야 한다.

수동 동작과 관절 가동은 환자의 통증이 감소되기 전까지는 시작하면 안된다. 통증이 심해지면 운동은 이전 주차의 치료 수준으로 되돌아가야 한다. 환자의 내성에 근거한 점진적 증가는 증가된 지구력 운동과 근력 강화운동, 기능운동을 포함해야만 한다.

요약 (SUMMARY)

어깨뼈(견갑골, scapula)이 어깨관절(견관절, shoulder joint)에 안정성을 제공하고 손목은 손의 기능에서 안정성에 중요하게 기여한다. 손의 정상 기능은 손과 손가락의 3가지 요소의 섬세한 균형을 갖춰야 한다 : 긴손가락굽힘근(장지굴근, long finger flexors)힘줄, 긴손가락폄근(장지신근, long finger extensors) 힘줄, 내재근그룹. 만약 이들 중 하나가 부상을 갖게 되면 손은 더 이상 기능적이지 않다.

손은 다양한 파워와 집기를 갖고 있어 손 안의 어떠한 물건이라도 둘 수 있게끔 조작하고, 안정되게 잡는 것을 허용한다. 손목과 손에 있는 모든 연부 조직 구조물과 관절은 여러 부상을 가져올 수 있다. 부상이 발생하면 고정을 요하게 되고, 치료를 위해 손과 손가락 힘줄의 지속적인 미끄러지기운동을 하게 된다. 특별한 운동들은 이러한 기능을 유지하도록 도와준다. 통증유발점 치료, 관절 가동화, 유연성부터 기능동작까지의 점진적인 운동들은 이 장안에 소개되어 있다. 손과 손목의 일반적인 부상들을 소개했고, 이들을 위한 재활프로그램을 소개했다.

주요 개념 및 복습 (Key Concepts And Review)

1. 손가락의 도르래 시스템에 대해 설명하시오.

손가락 굽힘(굴곡, flexion)면에는 정교한 도르래 시스템이 있다 – 각각의 손가락 손허리뼈머리로부터 원위손가락굽힘근힘줄이 닿는 곳까지 섬유성 통로가 연결되어 있다. 이러한 도르래 시스템은 낚싯대 고리와 유사하여 낚싯대의 극점(pole)을 따라 선을 유지한다. 각각의 손가락에는 5개의 고리모양의 도르래가 있으며 각각의 손가락을 따라 3개의 십자모양의 시스템이 있다. 주요한 도르래 시스템의 붕괴는 굽힘근 힘줄을 활시위 모양으로 만든다. 활시위 모양을 방지하는 주 도르래 시스템은 A2와 A4이다. 각 손가락의 도르래 시스템이 붕괴되면 힘줄의 역학적 이점이 부전(impaire)되어 정상적인 기능이 상실된다.

2. 손의 부종감소가 중요한 이유에 대해 설명하시오.

등쪽(dorsal) 피부는 손바닥쪽 피부보다 헐겁고 유연하기 때문에 부종은 종종 손등에서 일어난다. 단백질이 풍부한 부종은 구축을 쉽게 일으킨다. 과도한 손등쪽 부종은 손을 활(궁, arch)모양으로 만들며 엄지를 모아 전방에서 충돌을 일으킨다. 과도한 부종은 손을 굽히려는 사람의 피부를 크게 움직이게 만든다. 피부가 부종으로 인하여 이미 펴져있다면, 손가락의 최대 범위로 운동하려는 손의 능력이 결여된다. 장기적 부종의 발현에 수반되는 섬유성 조직형성은 손의 가동성과 기능을 감소시키는 원인이 될 수 있다.

3. 손의 3가지 근육 시스템을 논의하고 이것이 손의 기능에 중요한 이유를 설명하시오.

손에 있는 3가지 근육군 – 외인성(외재성, extrinsic)굽힘근, 외인성폄근, 내재근– 은 균형적이고 조화로운 손의 기능을 제공한다. 이들 근육군이 정상적으로 기능을 할 수가 없다면 균형이 무너지고, 손은 정상적인 능력으로 작업할 수가 없게 된다.

4. 손의 정확히 쥐기와 파워 쥐기의 중요성을 확인하시오.

파워 쥐기는 손바닥쪽 쥐기로도 알려져 있으며 이것은 주먹쥐기(clenched fist), 원기둥 쥐기(cylinder grasp), 공쥐기(spherical grasp), 갈고리 쥐기(hook)를 포함한다. 이 3가지 쥐기에서 엄지는 사물을 견고히 잡을 수 있도록 다른 손가락과 대립 자세를 취한다. 대부분 일상생활에서의 손동작은 이들 손바닥 쥐기이다. 손바닥 쥐기는 매우 중요한 손의 기능이기 때문에 손은 엄지를 약간 대립시켜 다른 손가락과 마주보게 하는 손바닥쪽 자세로 부목을 적용한다. 정밀한 또는 정확한 쥐기(prehensile grip)는 손가락의 정확한 쥐기(prehensile grip)과 측면 쥐기(lateral prehension grip) 그리고 손끝과 손끝 쥐기(prehension grip)을 포함한다. 이와 같은 정확한 쥐기(prehensile) 활동은 타이핑, 바느질, 글씨 쓰기와 같은 섬세한 동작을 포함한다. 엄지와 손가락 근육이 요구되는 정확한 활동을 수행할 수 있도록 상호 수축한다.

5. 정지 부목과 동적 부목의 차이를 설명하시오.

전반적으로 부목의 목적은 부상을 방지하고 균형의 유지나 개선을 위해서 부착한다. 정지부목은 손을 지지하고 방어하기 위해 동작을 억제한다. 동적 부목은 손의 동작을 증가시키기 위해 사용한다. 부목은 세 지점의 압박시스템에 근거하는데 여기서 두 지점은 손과 손목 또는 아래팔(전완, forearm)의 한 측면에 적용되며 다른 한 점의 적용은 반대측이 된다.

6. 노쪽손목뼈(요측수근골, carpal radial) 미끄러지기 가동성으로 증가되는 동작이 무엇인가를 확인하시오.

노쪽 손목뼈 미끄러지기는 손목의 자뼈굽힘(척골굴곡, ulna flexion)을 개선시키기 위하여 사용된다.

7. 긴손가락굽힘근(장지굴근, long finger flexors) 또는 긴손가락폄근(장지신근, long finger extensors)의 동작을 개선시키기 위한 힘의 적용을 설명하시오.

기본적으로 굽힘근(굴근, flexor)과 폄근(신전근, extensor)에 적용하는 단계는 동일하다. 끝마디뼈의 굽힘 동작이 제한되면, 근위관절은 원위관절(DIP)을 굽힐 때 언제나 고정되어 있다; 그 다음 DIP 관절이 굽힘을 유지하는 동안 MCP 관절이 안정되면서 PIP 관절은 굽힘 동작을 한다. 그런 다음 MCP 관절은 손목이 안정위로 굽혀지며 IP 관절이 굽힘 자세를 유지한다. 결과적으로 손목을 점차적으로 굽히는 방향으로 진행한다. 신장(stretch)은 팔꿉관절(주관절, elbow joint) 굽힘과 팔꿉관절 펴기 모두에 수행되어져야 하며, 환자가 아래팔에 늘린 느낌을 가질 때까지 점증적으로 힘을 적용한다.

8. 내인성(내재성, intrinsic) 늘임과 외인성(외재성, extrinsic) 늘임의 차이점을 설명하시오.

벌레근(충양근, lumbrical)과 뼈사이근(골간근, interosseous)은 MCP 관절을 굽히고, IP 관절을 펴기 때문에 신장은 기능적 방향의 반대쪽 또는 동작방향의 반대쪽으로 적용한다. MCP 관절을 펴서 신장을 가하는 동안 IP 관절은 굽힌 자세를 유지된다. 손목은 신장에 영향을 미치는 내재근의 억제를 위해 운동 중 중립자세로 고정된다.

9. 깊은손가락굽힘근힘줄과 얕은손가락굽힘근(천지굴근, flexor digitorum superficialis)힘줄을 위한 미끄러지기 운동의 차이를 논의하시오.

굽힘근힘줄 미끄러지기를 위한 3가지 운동은 다음과 같다. (1) 두 개의 긴손가락굽힘근힘줄 사이를 미끄러지기를 강화하기 위해 MCP를 펴고 IP를 굽힌 상태. (2) 힘줄집(건초, tendon sheath)안에 있는 깊은손가락 힘줄의 미끄러지기를 위한 IP와 MCP 관절 굽힘을 통한 쥐먹쥐기, (3) DIP 관절의 굽힘과 펴기로 MCP와 PIP 관절 자리잡기. 긴엄지굽힘근(장무지 굴근, flexor hallucis longus)힘줄 미끄러지기운동은 굽힘과 펴기의 전체 운동범위를 통한 IP와 MCP 관절의 움직임과 동일한 방법으로 수행한다. 이들 운동은 처음에는 손목의 중립자세에서 수행한다 : 그러나 환자의 상태가 좋아지면 손목을 굽힌 상태에서 손가락 굽히기를, 손목을 편 자세에서 손가락 펴기를 한다. EDC를 위한 미끄러지기운동은 갈고리 동작에서 주먹쥐기까지 수행될 수 있다. MCP 관절은 굽힘에서 펴기로 움직이는 반면, IP 관절은 내재근을 자극시켜 굽힘 자세를 유지한다. 환자가 이 동작동안 IP 관절에서 굽힘 동작을 유지하기 어렵다면 MCP 관절을 움직이는 동안 손가락으로 연필을 쥐거나 빨대를 잡도록 할 수 있다. 손목 굽힘과 펴기는 또한 손목을 중립자세로 하여 운동을 수행하는 것이 환자에게 용이할 때 운동으로 부가되어져야 한다.

10. 긴손가락굽힘근(장지굴근, long finger flexors)힘줄과 긴손가락폄근(장지신근, long finger extensors) 힘줄의 차이를 나타내시오.

굽힘근(굴근, flexor) 힘줄에는 강력한 도르래 시스템이 있으며 폄근(신전근, extensor) 힘줄에는 어떠한 도르래 시스템이 없다는 것이 명확한 차이이다. 대부분의 굽힘근 힘줄은 길이를 따라 힘줄집(건초, tendon sheath)이 덮혀 있으나 폄근 힘줄은 힘줄집이 없다. 손가락 굽힘력은 손가락 펴기힘보다 뚜렷이 크다. 폄근 힘줄은 평평하며 굽힘근 힘줄보다 두께가 얇다; 이러한 이유로 인해 직경이 크고 두꺼운 굽힘근 힘줄에 비해 장력이 전체적으로 약하다. 손가락을 접으면 폄근 힘줄은 뚜렷이 길어진다. 굽힘근 힘줄은 힘줄집으로 둘러싸여 고정되어 있기 때문에 미끄러지기 상실과 유착 형성과 같은 위험성을 가지고 있다. 펴기 동작의 상실은 굽힘(굴곡, flexion) 동작의 상실보다 기능적으로 매우 쇠약해질 수 있다.

11. 원위손가락의 폄지연을 제거하는데 사용될 수 있는 단계가 무엇인가를 설명하시오.

EDC를 위한 미끄러지기 운동은 폄지연을 일으킬 수 있는 유착을 감소시키는데 사용될 수 있으며, 이것은 질문 9에서 답을 찾을 수 있다. 양쪽 IP 관절에서 폄지연이 일어나면 펴기 매카니즘 내에서 유착을 일으키고, 내인성 구조와 외구조 양측, 뼈사이근(골간근, interosseous), 벌레근(충양근, lumbrical), EDC가 포함된다. 내재근을 고립시키고 IP 관절 펴기를 촉진시키기 위하여 MCP 관절은 펴기를 해야한다. 환자가 이 동작을 완전하게 수행할 때 MCP 관절이 펴기 방향으로 움직일 수 있다. 이 운동에서 가장 어려운 동작은 끝마디뼈를 탁자로부터 펴기를 시도를 하는 것이다.

12. 초기의 CRPS 징후를 확인하시오.

초기 부상의 정도와 상관없이 통증, 부상에 대한 예상된 반응과 관련하여 과장된 뻣뻣한 느낌, 그리고 손의 요입부종(pitting edema), MCP 관절과 PIP 관절 주변의 홍조를 수반하는 치아노제 변색(무색화), 냉각감, 그리고 손의 과도한 땀을 포함한다.

심화 학습 문제 (Critical Thinking Questions)

1. 왜 손과 손목에 과사용 부상과 힘줄염(건염, tendonitis)이 가장 흔한 부상으로 고려되는 것일까? 해부학적인 기초와 과사용 부상의 원인에 근거해서 손목과 손의 과사용 부상이 평균적으로 높은 빈도를 갖는 스포츠가 무엇이며 이유는 무엇인가? 운동사는 이런 스포츠 부상을 예방하기 위해 어떤 노력을 할 것인가?
2. 환자들이 손배뼈(주상골, scaphoid) 골절로 고통을 받고 있다면 얼마나 오랫동안 통증을 갖게 될 거라 짐작되는가? 손목 통증이 당신의 예상을 넘어 여러 주 지속된다면, 무엇을 의심해야 할까? 이런 경우 무엇을 해야 할까?
3. 초기 가상 시나리오에서 데나는 얕은 층과 깊은 층 손가락굽힘근에서 유착이 있다고 확신하기 위해 어떠한 평가를 했는가? 유착을 감소시키기 위해 어떤 특별한 기법을 적용할 것인가?

이 조직들 사이에 가동성을 더욱 증가시키기 위해 데니에게 어떤 운동과 어떤 가정운동 프로그램을 줄 것인가? 유착이 내재근에 영향을 주어 손의 기능을 어떻게 방해하는 것인가?

4. 재활 운동을 시작한 후 능동적인 펴기가 어려워지도록 망치(말레트)골절이 생겼다면, 원인이 무엇이라 의심하겠는가? 능동적인 펴기를 회복하기 위해 어떠한 의료조치를 취할 것인가?

실험실 활동들 (Lab Activities)

1. 실습 파트너와 같이 다음의 근육의 통증유발점의 정확한 위치를 찾아내시오.
   a. 손목폄근(수근신근, wrist extensor)
   b. 손목굽힘근(수근굴근, wrist flexors)
   c. 긴손가락굽힘근(장지굴근, long finger flexors)
   d. 긴손가락폄근(장지신근, long finger extensors)
   e. 엄지모음근(무지내전근, pollicis adductor)

   당신 파트너가 가장 민감하게 생각하는 통증유발점은 어디인가? 스프레이 신장 기법을 각각에 모두 적용해 보고, 통증유발점을 완화하기 위한 가정운동을 제공해라.

2. 파트너와 같이 관절가동화를 적용해 보고, 각 기법들이 어떠한 제한을 해결하는데 최적으로 적용되는지 논의하시오.
   a. 원위부 노자관절(요척관절, radioulnar joint)
      - 떼어당김(신연, distraction)
      - 노뼈의 등쪽(dorsal) 미끄러지기
      - 노뼈의 배쪽(복측, ventral) 미끄러지기
   b. 손목관절(요골수근관절, radiocarpal joints)
      - 떼어당김
      - 앞뒤(AP)미끄러지기
      - 뒤후(PA)미끄러지기
      - 가쪽미끄러지기
   c. 손가락뼈사이관절(지절간관절, interphalangeal joints, IP)과 손가락관절(중수지절관절, metacarpophalangeal joint)
      - 떼어당김
      - 돌림(회전, rotation)
      - 앞뒤(AP)미끄러지기
      - 뒤후(PA)미끄러지기

3. 손가락에서 나오는 모든 힘줄 미끄러지기 운동을 검사하시오. 각 운동에 어떤 구조물이 평가되어지는지 확인하시오.

4. 파트너에게 굽힘근 힘줄 미끄러지기운동을 알려주고 각각의 동작을 10번씩 반복한다. 폄근 힘줄 미끄러지기 운동을 알려주고 각각의 동작을 10번씩 반복한다. 동작을 수행하면서 각 동작이 어떻게 다른가?

5. 벌레근(충양근, lumbrical)의 신장(stretch)방법을 설명하세요. 신장시키기 위한 자세에서 고려해야 하는 중요한 요소는 무엇인가요? 이유는?

6. 손가락 폄근(수지 신전근, finger extensors) 힘줄을 강화시키기 위해 2가지 운동을 나열해 보시오. 각 운동의 목적을 정의하고 재활 프로그램의 어느 시기에 이 프로그램이 더해져야 하는지 말해보시오.

7. 손가락 굽힘근(수지 굴근, finger flexors)힘줄의 운동 2가지를 나열해 보고, 그것들 각각의 진전을 명확히 규정해 보시오. 한 수준에서 다른 수준으로 진전하기 위해 어떤 지표를 가져가야 하는가?

8. 손의 내재근 강화를 위한 3가지 근력 운동을 소개해 보고 각 운동을 수행하는 동안 관찰되는 대상동작을 말해보시오.

9. 일상의 완전한 복귀 전에 소프트 볼 레프트필더에게 필요한 3가지 스포츠 특이적 운동은 무엇인지 나열하시오. 환자는 3번 손가락의 첫마디뼈관절의 2도 염좌로부터 회복을 하고 있다. 왜 이런 지표들이 선택되었는지 설명하고 근거는 무엇인가?

제 22 장

발, 발목과 다리
(Foot, Ankle, and Leg)

김 용 권

학습목표 (Objectives)

이 장을 마치고 난 후에는 아래의 사항을 설명할 수 있어야 한다 :

1. 보행 시 정상적인 발의 기전에 대해 토의하라.
2. 두 개의 발의 변형을 확인하고 손상에 관한 중요한 사항을 토의하라.
3. 신발의 중요한 구조에 대해 토의하라.
4. 휜발(요족, pes cavus)인 신발의 고려사항에서 중요한 요인을 작성하라.
5. 정형외과적 검사에서 중요한 요인을 작성하라.
6. 발목의 발등굽힘(배측굴곡, dorsiflexion)을 증진시키기 위해 관절의 가동술을 설명하라.
7. 이 장에서 언급하지 않은 발목과 팔다리(사지, extremity)의 스트레칭 3개를 적어보라.
8. 발목과 팔다리의 근력운동 3개를 적어보라.
9. 3개의 민첩성 운동을 설명하라.
10. 다리(하지, lower extremity)의 기능운동 3개를 설명하라.
11. 발목 염좌를 위한 치료적 운동프로그램의 점증에 관한 예를 설명하라.

▶ 크로스컨트리 선수 한나씨는 2개월 동안 지속적인 발꿈치 통증이 있었으며, 더 이상은 스스로 통증이 없어질 것 같지 않아서 치료실을 찾기로 하였다. 벤자민 찰스는 그를 평가한 후 족저근막염이라고 알려주었다.

벤자민은 한나씨의 족저근막염이 몇가지의 문제들 때문에 발생한 것이라고 하였다. 즉, 그녀의 지나친 엎침(회내, pronation)은 보조기를 통해 교정되어야만 하고, 엉덩이 돌림근(회전근, rotators)의 긴장은 무릎의 정렬을 변경시켜 족저근막에 회전 스트레스를 증가시켰다. 그래서 엉덩정강띠와 아킬레스의 경직된 부분을 스트레칭하고 교정해야 할 것이다. 넙다리네갈래근(대퇴사두근, quadriceps femoris)과 뒤넙다리근(슬괵근, hamstrings)의 불균형은 근력운동으로 해결해야 할 것이다. 또한 조깅화가 너무 닳아졌을 뿐만 아니라, 발을 적절하게 지지되지 않았다고 지적을 받았다. 그녀가 정상적인 조깅 프로그램을 하기 위해서는 적절한 재활을 받아야 하고 신발을 교체해야 할 것이다.

타인이 지나간 길을 걷는 사람은 발자국이 없다.

PROVERB

발과 발목은 신체의 기저부를 형성하면서 신체의 나머지 부분을 한 곳에서 다른 곳으로 움직이게 하기 때문에 다리(하지, lower extremity) 전체에 영향을 미치는 복잡한 구조이다. 따라서 발과 발목의 손상은 다리의 주요기능과 인체 추진력의 효율성에 영향을 미칠 수 있다.

특히 발과 발목의 손상은 스포츠에서 흔한 부상부위이다. 운동사의 주요 임무는 발과 발목에 대한 해박한 지식과 경험을 바탕으로 환자에게 적절하고 효과적인 재활프로그램을 제공하여 원상태로 회복하게 하여 경기에 복귀하도록 하는 것이다.

발, 발목, 다리는 손, 손목과 팔처럼 많은 뼈와 관절과 근육으로 복잡하게 이루어져 있다. 발, 발목, 다리에는 몇 개의 내재성 · 외재성 근과 함께 26개의 뼈와 33개의 관절로 이루어져 있다. 이러한 구조들은 발, 발목, 다리 내에서 분절로 나누어지며, 각 분절은 무릎, 엉덩이, 허리와 같은 몸쪽 분절 뿐 아니라 그 부위내에서 다른 분절들과 함께 통합된 관계를 형성한다. 발의 위치와 무릎, 그리고 더 먼쪽 분절의 역학적 기전에 직접적인 영향을 제공할 것이다. 중요한 것은 더 먼쪽 분절에 미치는 부가적인 스트레스를 없애면서 환자가 충분한 기능을 회복할 수 있도록 재활프로그램을 작성하기 위해서는 먼쪽 다리의 구조와 기능에 대한 지식을 가지고 있어야 한다는 것이다.

이 장은 다리, 발목, 발의 분절뿐만 아니라, 근위 분절이 정상적인 기능을 유지하게 하는 기본 구조에 대하여 고찰할 것이다. 특히 손상 후 재활과 직접 연관된 개념에 대해 구체적으로 언급할 것이다. 또한 사례연구를 통해서 다리와 발, 발목 등에서 가장 빈번하게 발생하는 특이적 손상에 대해 설명할 것이다.

재활의 일반적 고려사항 (GENERAL REHABILITATION CONSIDERATIONS)

발과 발목에 관하여 논하기 앞서 분절(body segment)에서 통용되는 가장 공통적인 용어를 정의할 필요가 있다. 이러한 용어는 종종 잘못 사용되기 때문에 정확한 용어를 정의하여 이해를 돕고자 한다.

용어 (Terminology)

발과 관련된 용어에 대하여 혼돈이 있는 한 가지 이유는 발은 신체나머지 부분과 같은 면에 있지 않기 때문이다. 즉, 발은 다리와 약 90°를 이룬다. 또 다른 이유는 발은 기본면에서만 움직이지 않고 많은 관절이 모여 복합면으로 움직이기 때문이다. 다음은 발과 발목 움직임의 기본면과 복합면에 대해 규정하였다.

엎침(회내, pronation)은 목말밑관절(거골하관절, subtalar)과 가로발목관절(횡족근관절, transverse tarsal joints)에서 발생하는 3가지 면에서의 돌림(회전, rotation) 움직임이며, 비체중지지 동작에서의 발등굽힘(배측굴곡, dorsiflexion)과 벌림(외전, abduction), 가쪽번짐(외번, eversion)의 조화이다. 이 움직임은 가끔 가쪽번짐으로 부정확하게 언급되기도 한다. 발등굽힘은 시상면에서의 움직임이며, 발등이 팔다리(사지, extremity)의 앞쪽을 향하여 위쪽으로 움직이면서 발목관절(족관절, ankle joint)의 각이 감소하게 된다. 대부분의 다른 관절에서의 이러한 움직임은 굽힘(굴곡, flexion)이라고 한다. 벌림은 발의 가쪽이 중심선으로부터 멀어지는 것으로 가로단면 움직임이다. 가쪽번짐은 발의 가쪽모서리가 위쪽으로 올려지기 위해서 발바닥이 가쪽으로 돌림(회전, rotation)하는 이마면(전두면, frontal plane) 움직임이다.

뒤침(회외, supination)은 비체중지지 상태에서의 발바닥굽힘(저측굴곡, plantar flexion)과 모음(내전, adduction), 안쪽번짐(내번, inversion)을 포함한 3가지 돌림 움직임이다. 이러한 복합 움직임은 가끔 안쪽번짐으로 부정확하게 언급되기도 한다. 발바닥굽힘은 시상면 움직임으로 발등이 다리의 앞면으로부터 멀어지는 아래쪽 움직임을 말한다. 대부분의 다른 관절에서의 이러한 움직임은 폄(신전, extension)이라고 한다. 모음은 발의 안쪽이 중앙선쪽으로 움직이는 것으로 가로단면 움직임이다. 안쪽번짐은 발의 안쪽이 위로 올려지도록 하기 위해 발바닥이 안쪽으로 회전하는 이마면 움직임이다.

벌림-모음, 안쪽번짐-가쪽번짐, 발등굽힘-발바닥굽힘은 독립적으로 단일면에서는 기능적인 발목 움직임이 발생하지 않는다(그림 22.1). 열린 사슬 움직임에서는 발꿈치뼈(종골, calcaneus)가 목말뼈(거골, talus) 위에서 움직일 때 엎침과 뒤침이 발생한다. 그러나 닫힌 사슬 움직임에서는 목말뼈가 발꿈치뼈 위에서 움직이기 때문에 발꿈치뼈는 체중에 의해 고정된 상태에서 엎침과 뒤침이 일어나게 된다. 그러므로 체중지지시 엎침은 목말뼈가 발꿈치뼈 위에서 안쪽으로 움직이고 발바닥굽힘이 발생한다. 발꿈치뼈는 입방뼈(입방골, cuboid)와 발배뼈(주상골, navicular)를 벌림과 가쪽번짐이 되도록 당기면서 가쪽번짐하게 된다. 반대로 뒤침은 체중지지시에 발꿈치뼈가 입방뼈와 발배뼈를 모음과 안쪽번짐하도록 당기면서 안쪽번짐하는 동안 목말뼈는 벌림과 발등굽힘이 일어난다. 닫힌 사슬에서는 엎침과 뒤침과 함께 관련된 움직임들이 추가로 발생하게 된다. 엎침은 정강뼈(경골, tibia)가 안쪽으로 돌림(회전, rotation)하고 무릎이 굽혀지며, 엉덩이는 굽혀지고 안쪽으로 돌림한다. 반대로 뒤침은 정강뼈가 가쪽으로 돌림하고 무릎은 펴지며, 엉덩이는 펴지고 벌어지면서 가쪽으로 돌림한다. 엎침과 뒤침은 목말밑 관절에서 발생하기 때문에 목말밑 관절은 발의 움직임에 있어 도움이 되며, 다른 관절 움직임을 조절하는데 있어 중요한 부위이다. 예를 들면, 닫힌 사슬에서 목말밑 관절이 엎침동작을 한다면 정강뼈는 안쪽으로 돌림하고, 무릎은 굽혀지며, 엉덩이는 안쪽으로 돌림하면서 굽혀질 것이다. 보행 중 뒤침 동작이 되어야 할 때 목말밑 관절이 엎침 상태에 있다면, 그 분절이 비정상적인 상태에서 보행 중 힘을 받게 된다면 더 몸쪽의 신체 분절이나 발이 손상을 입게될 것이다.

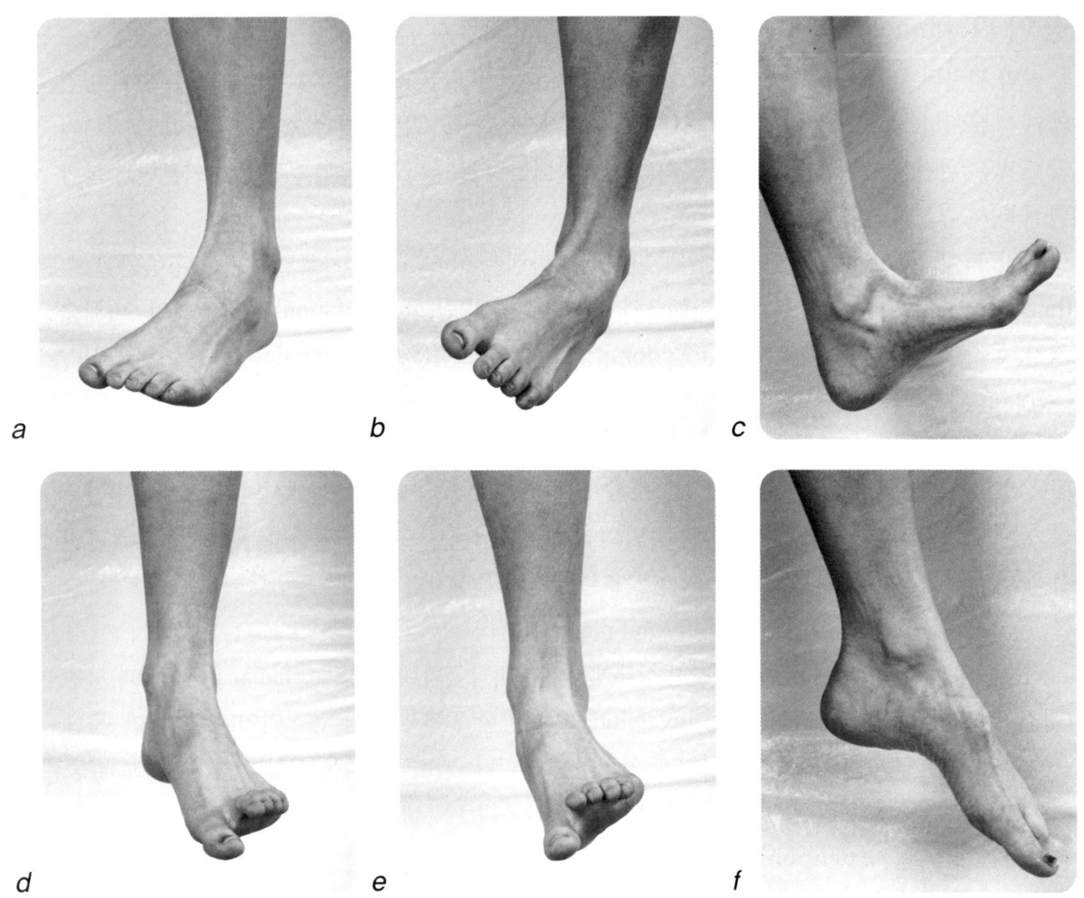

그림 22.1 발의 움직임 : *(a)* 모음, *(b)* 안쪽번짐, *(c)* 발등굽힘, *(d)* 벌림, *(e)* 가쪽번짐, *(f)* 발바닥굽힘.

다리, 발, 발목 관절 (Extremity, Foot, and Ankle Joints)

보행 분석에 관해서는 12장에서 이미 언급하였다. 이 장에서는 복습하는 입장에서 부가적인 측면을 삽입하여 이해를 돕고자 하였다. 보행시 발이 지면에 닿는 첫 번째의 구조물은 발꿈치뼈(종골, calcaneus)이다. 이것은 목말뼈(거골, talus)와 함께 목말밑관절(거골하관절, subtalar joint)을 이루며, 목말뼈는 정강뼈(경골, tibia)와 종아리뼈(비골, fibula)와 함께 발목관절(거퇴관절, talocrural joint)을 이룬다. 이 두 관절의 기능은 발이 지면에 편안하게 착지하고, 보행 중에 다양한 지면의 형태에 대한 변화에 적응하도록 하는 것이다. 발목관절은 주로 발등굽힘(배측굴곡, dorsiflexion)과 발바닥굽힘(저측굴곡, plantar flexion) 작용을 한다. 목말밑 관절은 안쪽번짐(내번, inversion)과 가쪽번짐(외번, eversion)에 관여한다. 엎침(회내, pronation)과 관련 움직임들은 평탄하지 않은 표면에서 더 잘 적응할 수 있도록 하기 위해 발과 발목관절을 느슨하게 한다. 뒤침(회외, supination)은 관절이 일치된 형태가 되면서 발이 더 단단하게 되고 힘의 전달과 추진력에 필요한 적절한 힘의 적용을 가능하게 한다. 12장에서 이미 언급한 것처럼, 이러한 움직임은 정상적인 보행의 주기 내에서 특정 빈도로 일어나야 한다.

발목관절은 격자관절(mortise joint)이며, 볼록한 목말뼈 지붕이 오목한 정강뼈가 접촉되어 있다. 가쪽복사(외과, lateral malleolus)는 안쪽복사(내과, medial malleolus)와 나란하게 되어 있으며, 더 뒤쪽에 있고 먼쪽(distal)에 있다. 이러한 정렬은 목말밑 관절에서 발생하는 안쪽번짐이 가쪽번짐보다 더 잘 발생하게 하며, 발바닥 굽힘은 뒤가쪽 방향에서 더 잘 일어나고 앞안쪽 방향에서는 발등굽힘이 더 잘 일어나게 한다. 발목이 발바닥굽힘을 함에 따라 목말뼈는 앞쪽으로 이동함으로써 격자관절에서 목말뼈(거골, talus)의 뒤쪽 더 좁은 면에 놓이게 된다. 이것은 발바닥굽힘(저측굴곡, plantar flexion)시 발목의 불안정을 유발시키는 원인으로 하이힐을 신은 여성이나 발바닥굽힘 상태에서 점프하여 착지하는 사람들에게서 발목 염좌가 흔히 발생할 수 있다. 반대로 목말뼈의 가장 안정적인 밀착 위치는 발등굽힘(배측굴곡, dorsiflexion) 상태이며, 이때는 목말뼈의 더 넓은 앞부분이 격자관절과 쐐기모양을 할 때이다. 발등굽힘시 종아리뼈(비골, fibula)는 위쪽으로 미끄러지며 가쪽으로 돌림(회전, rotation)한다. 그리고 발바닥굽힘 시에는 아래쪽으로 움직이며 안쪽으로 돌림하게 된다. 종아리뼈가 움직이지 않는다면 발목관절(거퇴관절, talocrural joint)의 발등굽힘과 발바닥굽힘은 일어나지 않을 것이다. 발목관절과 목말밑관절(거골하관절, subtalar)의 먼 부위에는 발목뼈중간 관절(midtarsal joint)이 있으며, 이 관절은 목말발배뼈 관절(talonavicular articulation)과 발꿈치입방뼈 관절(calcaneocuboid articulation)이 결합되어 있다. 위치는 목말밑 관절의 위치에 의해 결정된다. 즉, 발목뼈중간 관절은 뒤침(회외, supination)시 잠기게 되고, 엎침(회내, pronation)시 풀리게 된다. 발목뼈중간 관절의 움직임은 목말밑관절과 발목관절을 움직이게 한다. 뒤침시 발배뼈(주상골, navicular)와 입방뼈(입방골, cuboid)는 안쪽과 아래쪽으로 움직이고, 엎침시에는 가쪽과 위쪽으로 움직이게 한다.

발목발허리 관절(tarsometatarsal joint)과 인접한 분절은 5개의 열로 구분된다. 첫 번째 열은 첫째 발허리뼈(first metatarsal)와 안쪽 쐐기뼈(medial cuneiform), 그리고 그 관절을 포함한다. 비록 첫 번째 열이 3면(triplanar)을 가지고 있음에도 불구하고, 이 움직임은 일반적으로 발바닥굽힘과 발등굽힘으로 불리운다. 첫 번째 열의 움직임은 발바닥굽힘과 발등굽힘과 동일하게 발생하며 각 움직임은 엄지발가락의 움직임 폭과 같다. 제2열은 두 번째 발허리뼈(중족골, metatarsal), 중간 쐐기뼈(설상골, cuneiform)를 포함한다. 제3열은 세 번째 발허리뼈와 가쪽쐐기뼈(lateral cuneiform), 그리고 그 관절을 포함한다. 제4열은 네 번째 발허리뼈이며, 제5열은 다섯 번째 발허리뼈이다.

발허리발가락 관절(metatarsophalangeal joint : MTP)는 굽힘(굴곡, flexion)-폄(신전, extension), 벌림(외전, abduction)-모음(내전, adduction) 움직임과 돌림과 발등-발바닥 활주 운동을 하게 한다. 발가락뼈사이관절(지절간관절, interphalangeal joint)은 경첩관절이며, 굽힘과 폄, 돌림과 발등-발바닥 활주 움직임을 하게 한다. 첫 번째 발허리발가락 관절은 걷는 동안 걷는 동안 발꿈치 떼기(heel-off)와 발가락 떼기(toe-off)를 위해 65° 로 젖혀져야 한다.

근기능 (Muscle Function)

다리와 발에는 12개의 외재성 근육(extrinsic muscle)과 11개의 내재성 근육(intrinsic muscle)이 있다. 외재성 근육은 4개 부분(앞쪽, 가쪽, 뒤얕은쪽, 뒤깊은쪽)으로 구분된다(그림 22.2). 앞쪽의 근육은 발목관절을 앞으로 가로지르고, 발의 발등굽힘을 일으킨다. 가쪽과 뒤쪽에 있는 근육은 발목의 뒤쪽을 가로지르며 발의 발바닥굽힘을 하게 한다(그림 22.3). 안쪽번짐(내번, inversion)과 가쪽번짐(외번, eversion)을 일으키는데 가장 유리한 근육들은 이들의 위치가 정강근(경골근, tibialis)의 앞쪽과 뒤쪽 근육은 안쪽에 있고, 종아리근육은 가쪽에 있기 때문이다.

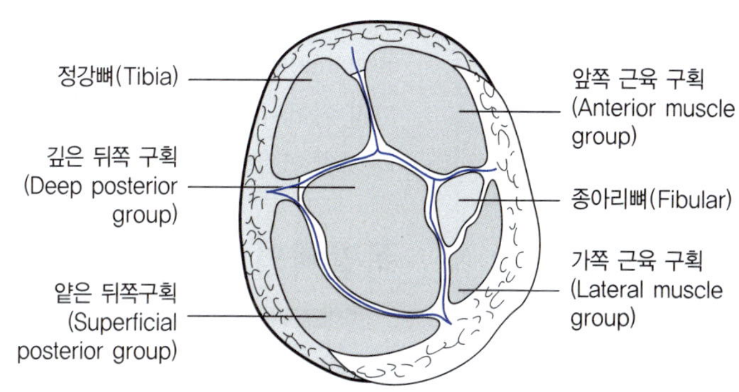

그림 22.2 다리의 근육구획의 단면도.

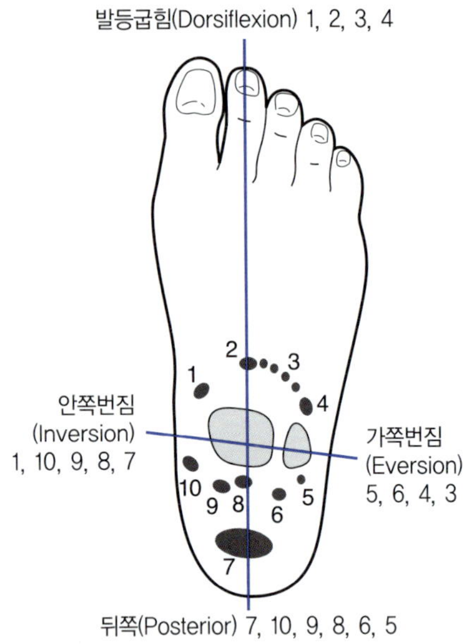

key
1 = 앞정강근(Tibialis anterior)
2 = 긴엄지폄근(Extensor hallucis longus)
3 = 긴발가락폄근(Extensor digitorum longus)
4 = 제3종아리근(Peroneus tertius)
5 = 짧은종아리근(Peroneus brevis)
6 = 긴종아리근(Peroneus longus)
7 = 아킬레스힘줄(Achilles tendon)
8 = 긴엄지굽힘근(Flexor hallucis longus)
9 = 긴발가락굽힘근(Flexor digitorum longus)
10 = 뒤정강근(Tibialis posterior)

그림 22.3 발목의 움직임. 수직축은 안쪽번짐과 가쪽번짐을 가능하게 하는 근육을 구분한다. 반면, 수평축은 발등굽힘과 발바닥굽힘을 구분한다. 나열한 근육들은 동작 시 역학적 작용을 하는 순으로 나열하였다.

팔다리의 뒤쪽근육은 얕은 부위와 깊은 부위로 나뉜다. 두 부위는 깊은 근막(deep fascia)과 근사이중격(intermuscular septum)으로 분리된다. 얕은 근육은 큰 발바닥굽힘근(저측굴곡근, plantar flexor) 즉, 가자미근(soleus), 장딴지근(비복근, gastrocnemius), 장딴지빗근(족척근, plantaris)을 포함한다. 깊은 근육은 정강뼈와 가깝게 위치하고 있으며, 뒤정강근(posterior tibialis), 긴엄지굽힘근(장무지 굴근, flexor hallucis longus), 긴발가락굽힘근(장지굴근, flexor digitorum longus)이 포함된다.

내재성 발근육(intrinsic foot muscles)은 발 자체 내에 포함된다. 이들 근육의 기능은 외재성 근육이 관절을 움직이는 동안 발가락과 발목발허리관절(tarsometatarsal joints)와 중족(midfoot)에 안정성을 제공한다. 내재성 근육은 보행 시 발가락을 지면에서 떼기 전까지 발을 지면에 붙일 수 있도록 하며, 보행 시 추진력을 얻기 위해 발이 단단히 버팀목 역할을 하도록 한다. 이러한 근육들은 발목의 손상으로 약화되며, 외재성 근육과 함께 재활되어야 한다. 발의 지나친 엎침(회내, pronation)과 같은 불안정 또는 과도한 움직임이 있을 경우 내재성 근육들의 역할이 훨씬 더 필요하게 될 것이다. 발에서 과도한 땀과 악취가 나는 것은 내재성 근육이 과도하게 움직였다는 증거이기도 하다.

발의 활 (Foot Arches)

발에는 3개의 활(궁, arch)이 있다. 안쪽과 가쪽 세로활(longitudinal arch)과 발바닥 가로활(transverse arch)이 있다. 이러한 활들은 발목뼈(족근골, tarsal)의 배열과 인대, 근육에 의해 형성된다. 가로활을 지지하는 주된 장력 구조물은 발바닥근막(plantar fascia)이다. 긴 종아리근육(peroneus longus)은 발바닥가로활을 지지한다. 이러한 활들은 중요한 혈관과 신경을 보호하고 체중을 지탱하는데 효율적인 시스템을 제공한다. 만약 활이 정상적인 형태를 유지할 수 없다면, 불균형이 초래하게 되고, 발에 가해지는 비정상적인 스트레스는 손상을 초래하게 할 것이다. 세로활의 정상적인 배열은 Feiss line 검사를 통해 알 수 있다. 비체중지지 상태에서 안쪽복사(내과, medial malleolus)의 끝부분에서 발허리발가락 관절(metatarsophalangeal joint : MTP)의 발바닥 면까지 이어지는 선이다. 체중지지 상태에서는 발배뼈(주상골, navicular) 결절이 Feiss선 위에 있거나 거의 인접해 있게 된다. 결절이 지면에서 2/3 정도 떨어져 있다면 병적인 상태가 되는 것이다.

보행 시 정상적인 발의 역학적 기전은 많은 관절의 타이밍과 협응 그리고 하지와 발의 외재된 근육과 내재된 근육의 교정에 달려 있다. 목말밑 움직임과 위치는 하지의 움직임에 영향을 미친다.

목말뼈의 중립위치 (Subtalar Neutral Position)

목말밑관절(subtalar joint)은 다리에 중요한 영향을 미치기 때문에 운동사들은 비정상적인 목말밑관절을 진단하고 치료하기 위해서 반드시 목말밑관절의 정상 움직임과 위치를 알아야 한다.

목말밑 중립(subtalar neutral) 위치는 목말뼈(거골, talus)를 목말밑관절(거골하관절, subtalar joint) 내에서 안쪽과 가쪽 면을 똑같이 촉진할 수 있는 위치이다. 바로 이 지점이 목말뼈와 발배뼈(주상골, navicular)가 가장 일치하는 지점이며, 목말밑 뼈들의 배열이 최적의 상태가 되는 것이다. 목말밑 중립은 체중지지와 비체중지지 모두에서 진단되어야 한다. 비체중지지 상태에서 환자는 반대쪽 엉덩이를 굽힌 상태에서 엎드리고 골반을 안정화시키기 위해 엉덩이를 벌려서 가쪽돌림(외회전, lateral rotation)을 실시한다. 만약 환자가 통증이나 유연성의 감소로 인하여 4자 형태로 접을 수 없다면 검사하고자 하는 다리의 몸쪽 엉덩이 아래부분에 수건을 감아서 안전하게 골반을 안정화시킨다. 환자의 발과 발목은 치료대의 모서리 바깥쪽으로 하여 검사를 실시한다. 운동사는 엄지와 검지를 목말뼈의 안쪽과 가쪽면에 위치시키고, 엄지손가락을 사용하여 안쪽복사(내과, medial malleolus)를 아래쪽과 앞쪽을 압박하고 발배뼈 몸쪽을 압박한다. 또한 환자의 가쪽에서 검지손가락을 사용하여 가쪽복사(외과, lateral malleolus)를 앞으로 민다(그림 22.4). 목말뼈를 한 손으로 촉진하고 다른 한 손은 제4와 제5번째 발허리뼈 머리를 잡아서 엎침(회내, pronation)과 뒤침(회외, supination) 상태에서 발의 앞부분을 회전시킨다. 앞발(forefoot)이 뒤침 동작이 되었을 때 가쪽모서리를 촉진할 수 있도록 목말뼈를 안쪽번짐(내번, inversion)시킨다. 그리고 안쪽 모서리를 촉진하기 위해서 목말뼈를 가쪽번짐(외번, eversion)시킨다. 목말뼈가 중앙에 위치되어 안쪽과 가쪽면이 촉진되지 않거나 양쪽이 똑같이 촉진될 때까지 점차적으로 작게 원을 그리면서 발의 앞과 뒤 방향을 고정시킨다. 그런 다음 발뒤를 고정시키기 위해 제4와 제5번째 발허리뼈 머리를 손가락으로 발등굽힘(배측굴곡, dorsiflexion)을 시킨다. 목말밑 중립을 체중부하상태에서 촉진하려면 발가락과 발꿈치를 지면에 댄 상태에서 세로활을 높이고 낮게 하면서 안쪽과 가쪽 목발뼈를 촉진한다.

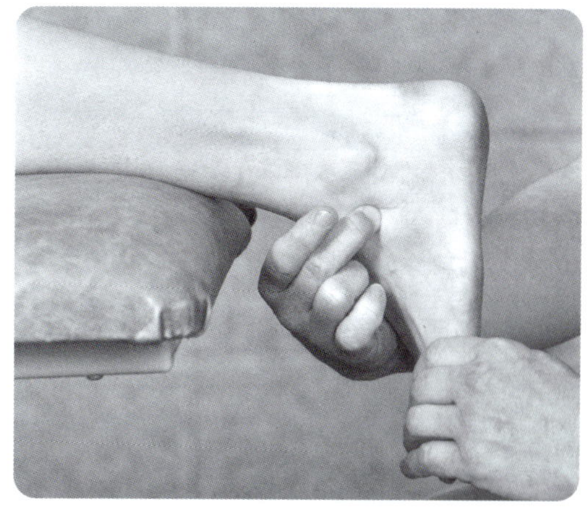

그림 22.4 목말밑 중립위치.

일단 목말밑 중립이 확인되었다면 발꿈치 위치를 기준으로 뒷발의 운동각도를 측정한다. 정상적인 뒷발의 움직임은 가쪽번짐 1/3, 안쪽번짐 2/3 상태에서 30° 이다. 발꿈치뼈(종골, calcaneus)의 뒤를 양분하는 수직선과 뒤 정강뼈(경골, tibia)를 양분하는 선이 기준선으로 사용된다. 발꿈치뼈는 수동적 힘에 의해 가쪽번짐과 안쪽번짐으로 움직이며, 그 각도에서 운동범위를 측정한다(그림 22.5).

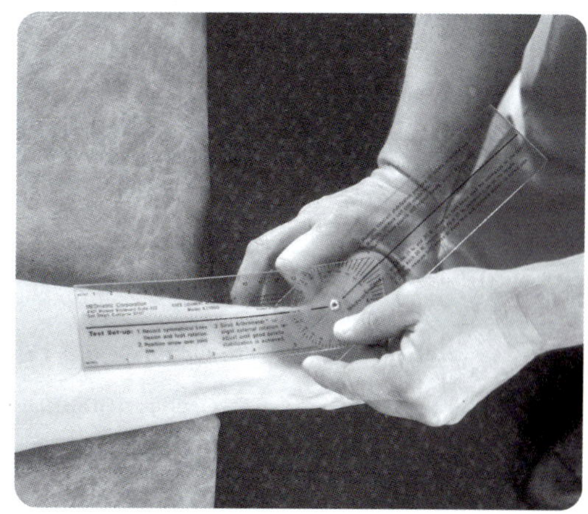

그림 22.5 목말밑관절의 운동범위 측정. 발꿈치와 다리를 양분하는 선을 목말밑 또는 발뒤의 안쪽번짐과 가쪽번짐 운동범위로 규정하여 사용한다.

일반적인 구조 변형 (COMMON STRUCTURAL DEFORMITIES)

변형(deformity)은 손상이 아니라 구조적인 변위(structural deviation)로 인식되지만, 손상을 쉽게 유발시킨다. 선수는 일반인보다 더 큰 힘을 발에 주기 때문에 변형을 더 악화시키게 된다. 운동사는 이러한 변형에 대해 잘 알아야 하고 적절한 치료 프로그램을 제공해야 한다.

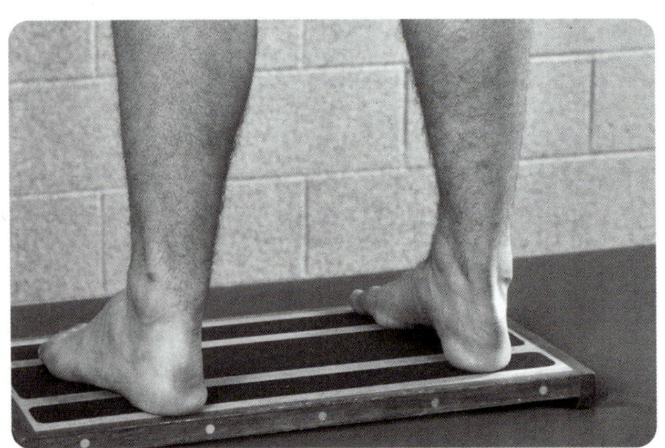

그림 22.6 휜발.

휜발 (요족, Pes Cavus)

휜발은 발의 세로활(longitudinal arch)이 비정상적으로 높은 것을 말한다(그림 22.6). 발배뼈(주상골, navicular) 결절은 체중지지에 관계없이 Feiss 선위에 있다. 이는 충격을 흡수하는 능력이 제한된 경직된 발이다. 휜발은 충격흡수를 위하여 발의 엎침(회내, pronation)이 일어나지 않기 때문에 충격이 팔다리의 위쪽으로 전달된다. 휜발은 발바닥가로활이 떨어지게 하여 망치발가락(hammertoe) 또는 갈퀴발가락(claw toe), 티눈(corn), 피로골절(stress fracture), 그리고 또다른 과사용이 손상을 유발시킨다.

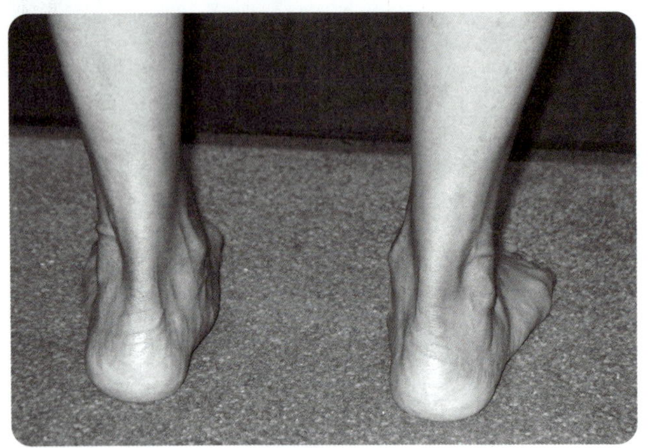

그림 22.7 편평발.

편평발 (편평족, Pes Planus)

편평발은 발의 세로활이 비정상적으로 낮은 것을 말한다(그림 22.7). 경직된(rigid) 편평발은 체중지지와 관계없이 Feiss선 아래에 발배뼈결절이 위치한다. 더 일반적인 가변성(flexible) 편평발은 발배뼈결절이 체중지지 시에는 Feiss선 아래에 있지만 비체중지지 시에는 Feiss선 위 또는 근처에 있다. 경직된 편평발과 가변성 편평발은 손상을 유발시킬 수 있다. 체중지지시 발은 추진력의 효율을 위해 강직된 지렛대 형태가 될 수 없고 뒤침되어야 할 때 엎침 상태가 된다. 이는 더 몸쪽 팔다리 분절에 부가적인 스트레스를 주게 된다. 발꿈치떼기와 발가락떼기 직전에 팔다리와 엉덩이는 발의 엎침과 충돌하면서 가쪽으로 돌림(회전, rotation)한다. 이때 회전력이 과장되어진다. 특히 무릎에서의 무릎–넙다리뼈관절(patellofemoral joint)에서 더욱 그렇다. 또한 발이 엎침동작이 아닌 뒤침(회외, supination)동작이 되어지기 때문에 족저근막과 아킬레스힘줄에 비틀림(torsion)이 발생하게 된다. 편평발과 관련된 용어로는 엎쳐진 발(pronated foot), 평발(flat foot), 팬케익활(pancake arch)라고도 한다.

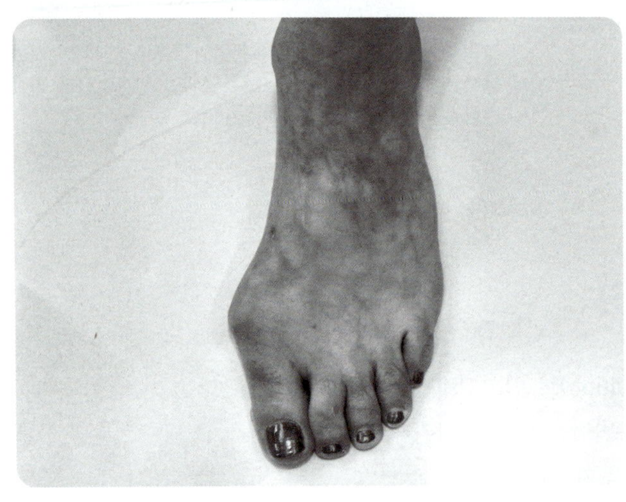

그림 22.8 엄지발가락가쪽휨증.

엄지발가락가쪽휨증 (Hallux Valgus)

보통 엄지건막류(bunion)로 알려져 있으며, 첫 번째 발가락이 다른 발가락쪽으로 향하면서 발허리발가락관절(중족지절관절, metatarsophalangeal joint)이 10° 이상 바깥굽음(외반, valgus)된 것을 엄지발가락가쪽휨증이라고 한다(그림 22.8). 주로 편평발에서 쉽게 볼 수 있다. 엎쳐진 발에서는 발가락떼기 시 압력이 첫째열의 안쪽면을 따라 전달된다. 이는 발허리발가락에서 안쪽 관절 스트레스를 증가시키며, 첫째 열(first ray)은 안쪽으로 변위되고 발가락뼈(phalanx)는 가쪽으로 변위된다.

정강뼈뒤틀림 (Tibial Torsion)

정강뼈뒤틀림(경골염전, tibia torsion)은 정강뼈(경골, tibia)가 장축을 중심으로 회전되었을 때를 말한다. 정상적으로는 무릎뼈(슬개골, patella)의 중앙선이 첫 번째 두 번째 갈퀴막 공간(web space) 연장선상에 있어야 한다. 정강뼈뒤틀림시 발은 무릎뼈의 중앙선보다 가쪽으로 돌림(회전, rotation)된다. 환자를 똑바로 눕게 한 상태에서 수평면 상에서 안쪽과 가쪽 넙다리뼈관절융기(대퇴과, femoral condyle)로 측정한다. 즉, 치료대 면사이의 각과 안쪽, 가쪽복사(외과, lateral malleolus) 사이의 각을 측정한다(그림 22.9). 정상 각은 15° 이며 각 방향 편차는 2~3° 이다.

그림 22.9 정강뼈 비틀림 측정 : 정강뼈 비틀림은 똑바로 누운자세에서 무릎뼈가 천장을 보도록 한 다음 복사뼈를 연하는 선과 치료대 선 사이가 이룬 각이다.

정강뼈뒤틀림 환자는 무릎에서 받는 스트레스가 증가된다. 목말뼈(거골, talus) 위에서 정강뼈의 가쪽돌림(외회전, lateral rotation)이나 안쪽돌림(내회전, medial rotation)이 지나치게 발생할 것이다. 그러나 대부분의 병적인 상태는 가쪽돌림이다. 정강뼈가 무릎뼈에 비해 가쪽으로 돌림되어 있기 때문에 증가된 회전력은 무릎뼈힘줄에 가해진다. 정강뼈의 가쪽돌림은 지나친 엎침(회내, pronation)과 넙다리 가쪽 근긴장, 무릎–넙다리뼈 정렬상태와 관련이 있다.

밖굽이정강뼈 (Tibial Varum)

밖굽이정강뼈(내반경골, tibial varum)는 정강뼈의 먼쪽이 몸쪽에 비해 중앙선과 더 가까워졌을 때를 말한다. 측정은 선 자세에서 실시되며, 발을 어깨 너비로 벌리고, 각도계의 고정팔은 지면과 일치시키고, 움직임팔은 정강뼈의 먼부위를 양분하는 선과 일치시킨다(그림 22.10). 움직임 팔은 수직이어야 한다.

밖굽이정강뼈는 일반적으로 밖굽이무릎(내반슬, genu varum), 밖굽이엉덩관절(coxa valgus)과 동반된다. 이러한 변형은 무릎과 아킬레스, 엉덩이 부위에 과도한 스트레스를 제공한다.

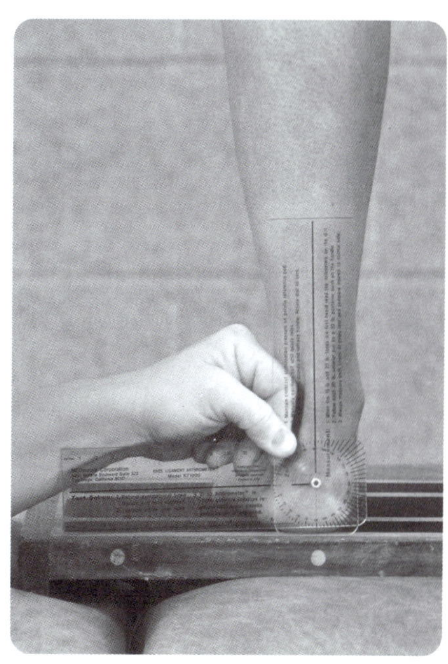

그림 22.10 정강뼈 밖굽이 측정 : 만약 정상적인 배열이라면 양분하는 선이 수직이어야 한다.

발뒤 안쪽굽음과 바깥굽음 (Rearfoot Varus and Valgus)

발뒤는 목말뼈와 발꿈치뼈로 구성되어 있으며, 병적인 배열은 목말밑 안쪽굽음(내반, varus)과 목말밑 바깥굽음(외반, valgus)이다. 발뒤 배열은 다리에 비해 발꿈치뼈의 위치에 의해 결정된다. 발뒤 안쪽굽음(그림 22.11b)은 발꿈치뼈가 다리의 먼 부위를 양분하는 선에 비해 안쪽번짐(내번, inversion)되었을 때를 말하며, 발뒤 바깥굽음(외반, valgus)(그림 22.11c)은 발꿈치뼈가 다리의 먼 부위를 양분하는 선에 비해 가쪽번짐(외번, eversion)되었을 때를 말한다. 목말뼈와 발꿈치뼈 모두 내부에 있기 때문에 발뒤 안쪽굽음을 확인하기란 어렵다.

발뒤 바깥굽음은 힘을 빼고 서 있는 상태에서 목말밑 중립 위치로 검사한다. 이상적으로는 두 위치가 같아야 한다. 변형에 대한 보정으로 발꿈치뼈는 중립시에는 지면과 수직이며 안정시 서 있을 때에는 가쪽번짐된다. 발이 보정되지 않는다면 발꿈치뼈(종골, calcaneus)는 위의 두 위치에서 가쪽번짐된 상태로 남게 된다. 그러나 가쪽번짐의 정도는 목말밑 중립보다는 작다.

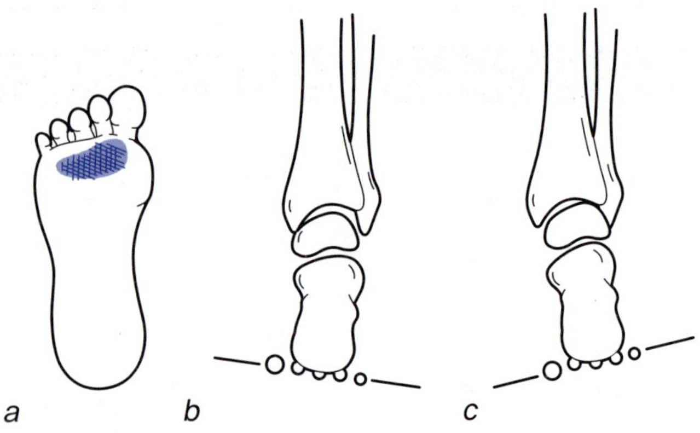

그림 22.11 안쪽굽음과 바깥굽음의 발뒤 변형 : *(a)* 목말밑 안쪽굽음을 보상하기 위해 굳은살 생성 형태, *(b)* 안쪽굽음, *(c)* 바깥굽음.

발뒤 안쪽굽음(내반, varus)의 경우, 보행중 발꿈치떼기를 할 때까지 발이 부분적 또는 완전히 엎침(회내, pronation) 상태가 된다. 정상보다 엎침이 더 크게 되면 지면으로부터 발꿈치의 안쪽번짐(내번, inversion)을 유발시킨다. 일단 발이 지면에서 떨어진다면 발꿈치딛기(heel strike)의 위치를 따라 잡기 위하여 발꿈치뼈(종골, calcaneus)는 빠르게 뒤침(회외, supination) 동작이 일어날 것이다. 이는 발가락떼기 이후 안쪽 발꿈치를 갑작스럽게 들어올리기 때문이며, 환자가 걸을 때 뒤에서 쉽게 관찰할 수 있다.

발뒤는 보행주기 동안에 뒤침 동작이 없기 때문에 앞발의 과다움직임이 발생하여 첫 번째 열이 추진력을 위해 완전하게 안정화될 수 없게 된다. 이러한 원인으로 두 번째 발허리뼈 머리까지 전단력과 압력이 증가하고, 때로는 제3과 제4의 발허리뼈 머리까지로 전달되게 된다. 더 나아가서는 이러한 스트레스가 두 번째 발허리뼈머리에 굳은살을 형성시키고 심지어 제3, 제4 발허리뼈머리에까지 영향을 주게된다(그림 22.11a). 발뒤 위치는 나머지 발의 위치를 결정하는 중요한 결정요인이고, 무릎과 엉덩이 움직임에도 중요한 영향을 미친다는 것을 알아야 한다.

앞발 안쪽굽음과 바깥굽음 (Forefoot Varus and Valgus)

앞발의 안쪽번짐(내번, inversion)은 중간발목뼈관절(midtarsal joint)의 안쪽번짐 변형(inversion deformity)이다. 제5 발허리뼈머리의 면과 발꿈치뼈(종골, calcaneus)를 수직으로 양분하는 선으로 확인한다. 이 검사는 환자를 엎드린 자세로 눕게 한다, 뒷발을 수동적으로 목말밑 중립이 되도록 맞춘다. 앞발은 제5 발허리뼈머리에 위치를 시키고 발은 발등굽힘(배측굴곡, dorsiflexion)이 되도록 한다. 정상적인 앞발은 발허리뼈(중족골, metatarsal) 면과 발꿈치뼈를 양분하는 선이 서로 평행이다(그림 22.12b). 앞발 안쪽굽음의 경우는 안쪽 앞발이 가쪽면보다 더 높고(그림 22.12a), 제1열이 발등굽힘이 된다.

앞발 안쪽굽음을 보상하기 위해 목말밑관절(거골하관절, subtalar)은 발가락의 안쪽이 체중지지 시 지면에 닿도록 엎침이 된다. 이러한 발꿈치뼈의 엎침은 관절이 뒤침이 되어지기 시작할 때 동시에 일어난다. 발뒤는 발꿈치떼기와 발가락떼기 시 동시에 뒤침을 할 수 없다. 그 이유는 발뒤가 엎쳐진 상태에서 힘을 받으면서 앞발이 지면에 닿아 있기 때문이다. 발꿈치를 들어 올려진 것은 발꿈치떼기시 보여진다. 그러나 보상작용을 해야 하는 앞발에서의 변형이 지면과 붙어있기 때문에 효과가 없다.

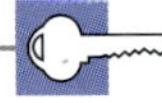

흰발과 편평발, 엄지발가락 가쪽휨증, 정강뼈 뒤틀림, 밖굽이정강뼈, 발뒤와 앞발의 안쪽굽음과 바깥굽음은 발과 팔다리에서 보이는 일반적인 구조적 변형이다.

추진력을 동하여 뒷발이 엎침이 될 때, 체중은 정상보다 더 안쪽으로 쏠리고 중간발목관절은 과도하게 움직이게 된다. 이는 첫 번째 열이 불안정하게 되어 추진력을 발휘할 수 없게 한다. 그 이후에는 제2, 제3 발허리뼈머리까지 체중과 힘을 전달하게 된다. 증가된 전단력과 힘으로 인하여 굳은살이 형성된다. 체중은 정상보다 더 안쪽으로 쏠리기 때문에 체중이 엄지발가락을 지나갈 때 전단력으로 인하여 안쪽 엄지발가락에 굳은살이 형성된다(그림 22.12d).

앞발 안쪽굽음(내반, varus)이 보상되지 않는다면, 발의 가쪽면 위로 멈추게 되어 정상인만큼 많은 엎침을 하지 못하게 된다. 앞발 안쪽굽음은 서 있는 동안 발뒤가 엎쳐지지 않게 하며, 발꿈치뼈가 똑바로 서거나 약간 안쪽번짐되어질 것이다. 이러한 경우에 굳은살의 형성은 발의 가쪽 면과 제5 발허리뼈머리에 발생할 것이다. 왜냐하면 돌림(회전, rotation)이 제5 발허리뼈머리에서 발생하며, 체중은 주로 발의 가쪽에 있기 때문이다(그림 22.12e). 돌림은 완전한 뒤침(회외, supination)을 통해서 발뒤의 실패 때문이다. 가쪽돌림(외회전, lateral rotation)을 억제시킨다. 신체가 발을 벌리기 시작하고 정강뼈(경골, tibia)는 안쪽 발에서 전달된 추진력을 얻기 위해 최대한으로 첫 번째 발허리뼈와 밀착함으로써 발을 가쪽번짐(외번, eversion)하도록 기울일 것이다.

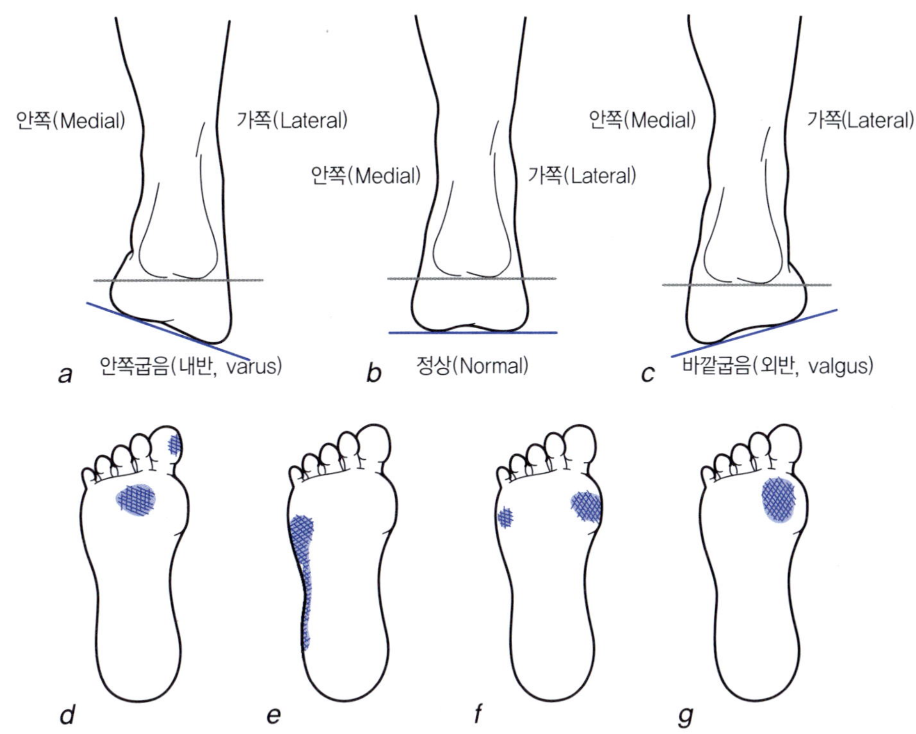

그림 22.12 앞발 정렬-안쪽굽음과 바깥굽음 변형 : *(a)* 발뒤에 비해 앞발의 안쪽굽음 정렬, *(b)* 정상 앞발과 발뒤 정렬, *(c)* 앞발 바깥굽음, *(d)* 앞발 안쪽굽음의 보상을 위한 굳은살 형태, *(e)* 보상없는 앞발 안쪽굽음, *(f)* 제1열이 굳은 상태로 있는 앞발 바깥굽음을 보상한 굳은살 형태, *(g)* 제1열이 유연한 상태로 있는 보상한 앞발 바깥굽음과 발뒤 안쪽굽음.

앞발 바깥굽음(외반, valgus)은 반대이다. 목말밑 중립시 발허리뼈머리의 선은 안쪽보다 가쪽면이 더 높다(그림 22.12c). 관련된 상태는 첫 번째 열의 발바닥굽힘이다. 제1열이 보행 동안 가동성이 거의 없이 강직되어 있다면 제1열은 너무 빠르게 지면을 치게 되어 긴종아리근육이 다른 발이 체중을 옮길 수 있도록 더 안쪽으로 움직이도록 할 것이다. 매우 강직된 제1열은 체중지지의 중간 지점에서 발이 너무 쉽게 덮쳐지지 때문에 지면으로 향하는 제5열의 능력을 제한한다. 강직된 제1열 때문에 앞발이 극단적으로 바깥굽음된 상태가 되어 발뒤(rearfoot)에서의 앞발 안쪽번짐(내번, inversion)은 심각하게 제한된다. 발뒤는 중간입각기(midstance) 동안에 뒤침(회외, supination)이 되어 보상하게 된다. 이것이 제5열이 갑작스럽게 지면을 차고 발꿈치떼기 이전에 증가된 압력을 지탱하도록 하는 이유이다. 반대로 이것은 가쪽 발이 불안정하게 한다. 보상작용을 위해 발뒤는 발꿈치떼기시 엎침(회내, pronation) 동작이 발생한다. 엎침 동작은 앞발에서의 전단력을 증가시킨다. 증가된 전단력과 제1열이 지면에 붙어있는 시간이 증가하기 때문에 첫 번째 발허리뼈머리의 안쪽에 큰 굳은살이 형성되는 것이다. 또한 증가된 마찰로 인하여 제5번째 발허리뼈 머리위에 굳은살이 생긴다(그림 22.12f).

반대로, 제1열이 가동성이 있다면 발뒤는 정상적으로 엎쳐지게 되고 움직임이 정상과 비슷하게 발생하기 때문에 문제가 없을 것이다. 그러나 첫 번째 발허리뼈머리 위에서의 큰 굳은살은 발바닥 굽힘 동작에서 제1열이 지면과 오랫동안 충돌했기 때문에 생기는 것이다.

발 변형에 대한 보조기 치료 (ORTHOTIC TREATMENT FOR FOOT DEFORMITIES)

보행 시 일반적인 발의 역학은 발꿈치딛기(heel strike) 직후의 엎침(회내, pronation)과 디딤기(stance phase)의 25% 동안 유지된다. 중간입각기 동안에는 발뒤는 발꿈치뼈(종골, calcaneus)를 직립으로 하여 중립 위치로 되며 모든 발허리뼈머리(중족골두, head of metatarsal bone)는 지면과 접촉하게 된다. 이 시점에서 발가락떼기까지 발뒤 부위는 발을 추진하기 위한 단단한 지렛대로 전환할 준비를 하기 위해 뒤침(회외, supination) 움직임으로 진행을 한다. 환자의 발이 이러한 상태에서의 기능이 없다면 증가된 스트레스가 발이나 다른 부위에서 발생하게 된다. 발 보조기의 목적은 발과 팔다리에 가해지는 비정상적인 스트레스를 줄여줌으로써 정상 발에 가깝도록 하는 것이다. 비록 모든 환자의 발 배열과 기능을 교정할 수는 없다. 잘못된 배열을 가지고 있는 많은 환자들의 병적인 증상이 없다. 이러한 증상이 없는 환자들에게 보조기는 고려되지 않는다. 발 보조기는 관절에 미치는 스트레스를 줄이고 역학적 효율을 높이기 위해 증상이 있는 뒤발과 앞발의 부정렬을 교정하는데 사용된다.

기성품 보조기 (Premade Orthotics)

다양한 종류의 보조기가 활용된다. 환자가 사용하는 종류는 개인 맞춤형으로 제작된다. 여기에는 기성품 보조기(premade orthotics)와 주문 맞춤형 보조기(custom-made orthotics)가 있다. 기성품 보조기는 규격품이어서 맞춤형 보조기보다 가격면에서 저렴하고 상황에 따라 환자가 원하는 형태의 보조기를 살 수도 있다. 이들은 발꿈치에 대는 쿠션과 같은 제품을 이용하여 발꿈치의 충격을 흡수할 수 있는 제품들과 안쪽굽음발(내반족, varus foot) 또는 바깥굽음발(외반족, valgus foot)의 발꿈치 위치를 변경시킬 수 있는 제품들이 있다. 그런 제품들은 발허리뼈 패드, 활(궁, arch) 쿠기, 발꿈치 패드 등 기타 지지기구들을 포함한다. 기성품 활 지지대는 평발이나 과도하게 엎침되어 있는 다리를 지지하도록 도와준다. 구두의 안창은 신발의 안쪽선을 일정하게 유지하게 하여 발을 편안하게 해줄 수 있고 충격을 흡수할 수 있다.

주문 맞춤 보조기 (Custom Orthotics)

주문 맞춤 보조기는 충격을 흡수할 것인가 또는 배열을 교정할 것인가의 개인적 요구에 따라 제작된다. 가장 흔한 유형의 보조기를 간단히 설명하도록 하겠다.

3가지 형태의 보조기 (Three Types of Orthotics)

주문 맞춤 보조기는 발의 편의를 제공하거나 기능을 제공하며, 딱박한 형(rigid), 중간형(semi-rigid), 부드러운 형(soft)의 3가지 기본적인 형태로 되어 있다. 딱딱한 형태의 보조기일수록 딱 맞아야 효과적으로 교정할 수 있다. 부드러운 형태의 보조기는 보통 부드러운 폴리에틸렌(polyethylene)으로 만들어지며 휜발(요족, pes cavus)이나 경직된 발(rigid feet)의 충격 흡수를 위해 사용된다. 이들은 조절기구(accommodative)로서 잘 알려져 있다, 즉, 이는 발의 역학을 교정한다기보다는 발의 위치를 변형하지 않고 스트레스를 줄임으로써 통증을 줄이는 역할을 한다.

대부분의 운동선수용 보조기는 중간형이다. 이들은 부드러운 커버를 포함한 아크릴 플라스틱 또는 열가소성 폴리머로 된 딱딱한 껍질로 만들어졌다. 그런 제품들은 교정 기능을 하지만 조절기능도 가지고 있다. 이들의 목적은 최적의 배열을 제공하고 전단력과 충격을 감소시키며 발관절을 안정화 및 지지하는 것이다. 외피는 변형을 교정하기 위해 내부 또는 외부에 지주(post)를 가지고 있다. 이러한 지주는 교정목적에 따라 앞발이나 발뒤에 있다. 외부에 있는 지주는 에틸비닐아세테이트(ethylvinyl acetate), 폴리에틸렌(polyethylene), 크레이프고무(crepe rubber), 폴리플라스틱(polyflastic)을 포함한 다양한 밀도를 갖는 다양한 재질로부터 생산된다(그림 22.13).

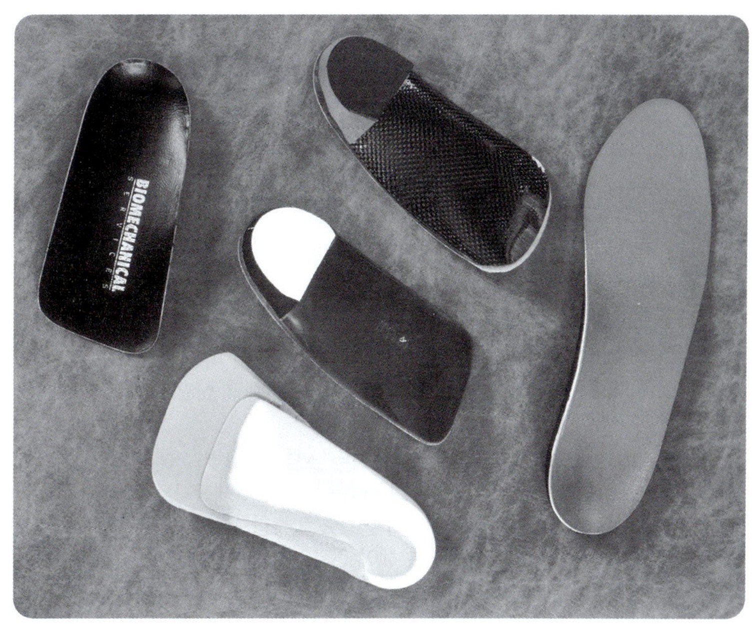

그림 22.13 맞춤 깔창은 다양한 소재가 있으며, 교정용(딱딱한 소재 또는 약간 딱딱한 소재) 또는 조절용이 있다.

특히 보조기는 환자의 특별한 요구를 반영하여 제작될 수 있다. 에어로빅 시 가해지는 스트레스를 줄여주기 위해 고안된 특별한 보조기는 앞발에 압력을 조절할 수 있도록 되어 있다. 눈에 띄지 않는 보조기는 스키부츠나 축구화 혹은 육상경기용 신발과 같은 특별한 신발처럼 고안될 수 있다.

3가지 각인법 *(Three Impression Methods)*

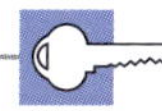

발 변형을 교정하기 위한 보조기는 기성품 또는 맞춤형이 있다. 족부관리사는 환자의 발에 보조기가 맞도록 디자인 하기 위해 환자의 특성을 평가한다.

흔한 발의 각인 방법은 석고 조형물, 폼박스, 밀랍을 사용하는 것이다. 목말밑 중립을 찾았다면 석고 조형물 방법을 사용하게 된다. 전통적인 석고 조형물 방법은 석고 물질을 2개의 층으로 사용하여 발바닥에 대어 준다. 석고가 마르는 동안 발은 목말밑 중립 위치를 유지하도록 한다. 이 방법은 기능적인 교정이 필요할 때 가장 유용하게 쓰인다. 그 과정이 간단하지 않고 번거롭지만, 주형은 마른 후에는 내구성이 있으며 문제가 없다면 보조기 실험실로 보내질 수 있다.

폼박스 방법은 환자의 발을 폼 박스(기포상자)속으로 밀어 넣는 방법이다. 발이 목말밑관절(거골하관절, subtalar) 중립에 가능한 한 접근하게 할 때까지 적극적으로 움직인다. 이는 유연성 있는 발에 사용하기에는 부정확한 방법이다. 폼박스 틀 방법은 적응 보조기나 정밀도가 요구되지 않을 때 사용된다.

밀랍방법은 발바닥 표면에 주형을 뜬 따뜻한 밀랍 시트를 이용하는 것이다. 밀랍이 차갑게 굳어질 때까지 발뒤를 목말밑 중립에 유지시킨다. 이 방법은 각인을 다른 곳으로 보내야 한다면 사용하지 않는다. 왜냐하면 밀랍은 열에 녹고 추운 겨울에는 금이 가기 쉽기 때문이다. 보조기가 집에서 만들어 진다면 사용될 수 있다.

단단한 형태의 보조기는 발의 각인에 있어 가장 정확성이 요구된다. 부드러운 형태의 보조기는 가장자리의 실수가 있을 것이다. 중간 형태의 보조기를 원한다면 정확한 각인법을 사용해야 한다.

■ 보조기 평가 (Orthotic Evaluation)

발의 주형틀과 더불어 다양한 환자의 특성을 평가하는 것은 환자의 발에 정확히 맞는 보조기 제작을 위해 필요하다. 다음 사항들은 보조기구제작자(orthotist)가 필요한 사항들이다.

1. 환자의 성별, 연령, 체중, 신장 : 어떤 재질은 특정한 체중 이상의 스트레스를 감당할 수 없으므로 환자의 체격에 따라 보조기구 재질을 결정한다.

2. 환자의 신발 크기와 형태 : 신발 형태와 크기에 따라 다른 보조기가 필요하다. 예를 들면, 단거리 달리기 선수의 신발은 다른 보조기가 삽입되어야 한다.

3. 환자의 직업과 활동수준 : 보조기는 스트레스의 차이에 견딜 수 있도록 디자인 되어야 한다. 그리하여 보조기구 제작자들은 환자들의 스포츠 참여 실태에 대하여 정보를 입수함으로써 보조기구에 대한 특정 구조를 결정하도록 해야 한다.

4. 특이적 문제 : 수술과 신경근육의 이상 또는 다른 병력이 환자의 저항력을 변화시킬 수 있다. 예를 들면, 발목의 개방 수술과 내부고정은 연부조직의 유착을 유발하여 앞발의 위치를 변화할 수 있는 능력에 영향을 준다.

5. 주된 증상 : 보조기를 통해 해소하고자 하는 것이 바로 증상의 호전이다.

6. 목말밑 관절의 운동범위 : 목말밑 가동성은 목말밑 중립 상태에서 이루어져야 한다. 정상 목말밑 움직임은 30°이며, 안쪽번짐과 가쪽번짐의 비율은 2대 1이다. 총 움직임이 15° 미만이라면 뒷발의 움직임이 제한되어 앞발의 적응이나 변화를 초래할 것이다. 발뒤가 중립된 상태에서 가쪽번짐이 5°미만이라면 발뒤의 움직임이 제한될 것이다. 발뒤의 제한으로 앞발의 움직임이 없다면 강직된 발이 될 것이다. 목말밑 관절의 가동성이 30° 이상이면 엎침 자세에서 불안정한 발이 될 것이다. 분명한 비정상이 있다면 축을 측정해야 한다. 목말밑관절에서의 목말뼈와 발꿈치뼈의 정상적인 움직임은 1대 1이다. 이마면에서의 발꿈치 움직임보다 수평면에서의 목말뼈 움직임이 더 크다면 축은 높다. 그러나 목말뼈의 움직임보다 발꿈치뼈의 움직임이 크다면 축은 낮다.

7. 발목뼈중간(일반)의 운동범위 : 이는 발목뼈중간의 움직임을 주관적으로 평가하는 것이다. 목말밑관절이 중립된 상태에서는 발뒤가 잠기며 앞발은 뒤침과 엎침이 된다. 무엇이 느슨하고, 무엇이 정상이며, 무엇이 제한되어 있는 지를 알기 위해서는 여러번 도수요법을 시행해야 할 것이다.

8. 발목뼈중간(통합)의 운동범위 : 비체중지지 상태에서는 발꿈치뼈가 뒤침된 상태에서 발뒤가 위치되어야 한다. 발꿈치뼈는 입방뼈가 제 자리에서 고정될 수 있도록 한다. 이 상태에서 발배뼈를 움직인 이후에 입방뼈를 움직이도록 시도해라. 발목뼈중간이 안정적이라면 입방뼈의 움직임와 발배뼈의 움직임은 없을 것이다. 중간발목관절이 불안정하다면 발배뼈와 입방뼈의 움직임이 있을 것이다.

9. 제1열의 움직임 : 이는 제1열의 유연성에 관한 것이다. 이미 언급했듯이 제1열은 발바닥굽힘과 발등굽힘시 엄지발가락의 폭만큼 움직여야 한다. 하나의 방향에서 잘 움직이지만 다른 방향에서 잘 움직이지 않는다면 중간형(semirigid)이다. 두 방향에서 제한이 있다면 딱딱한형(rigid)이라는 것이다.

10. 제1 발허리뼈의 위치 : 발뒤의 정렬이 중립인 상태에서 앞발이 동일 면에 놓여있어야 한다. 제1열이 앞발면의 위에 있다면 제1열은 발등굽힘이 된 것이다. 그 면보다 아래에 있다면 발바닥굽힘이다.

11. 엄지발가락 발등굽힘(열린사슬) : 보행시 엄지발가락은 60°에서 65° 발등굽힘되어야 한다. 발뒤 중립상태에서 제1 발허리발가락관절은 최소한 65°는 굽힘이 되어야 한다. 종자뼈염(sesamoiditis)과 족저근막염, 힘줄염과 같은 질환자들은 각도가 더 작다. 움직임 각도가 60° 미만인 환자들은 보조기를 통한 교정이 필요할 것이다.

12. 발목의 발등굽힘 : 이는 수동적으로 압력을 가하여 목말밑 중립위치에서 발목을 발등굽힘시켜 측정하는 것이다. 보행시 필요한 정상적인 발목의 발등굽힘은 10°이다. 발목이 이러한 운동성을 갖지 못하면 이를 보상하기 위하여 엎침이 일어난다. 아킬레스나 발바닥근막에 스트레스를 감소하기 위한 교정이 필요할 수도 있다.

13. 발가락 위치(비체중지지) : 발뒤 부위의 변형을 진단할 수 있는 좋은 방법이다. 예를 들면, 엄지발가락의 바깥굽음은 지나친 엎침을 의미하게 되며 망치발가락이나 갈퀴발가락은 편평발을 의미하며, 모튼의 발가락은 두 번째 발가락부터 엄지발가락까지의 부하를 재분배할 수 있는 보조기를 착용해야 할 것이다.

14. 티눈과 굳은살의 위치 : 티눈과 굳은살은 앞발과 발뒤의 변형이 교정되고 있는지를 확인하기 위한 중요한 척도이다.

15. 발의 모양(반 체중지지의 활) : 활은 앉은 자세에서 환자의 발을 검사해야 한다. 발을 지면 위에 올려놓은 후 활의 가장 높은 곳과 중간 위치, 낮은 위치를 확인하고 Feiss선을 그려본다. 그리고 발배뼈의 위치를 확인한다.

16. 발의 모양(체중지지 활) : 발의 활검사에서 체중지지 활을 검사할 때에는 안정시에서의 활의 높이와 체중을 지지했을 경우의 활의 변화를 확인한다.

17. 엄지발가락 발등굽힘(닫힌 사슬) : 환자의 완전 체중지지시 엄지발가락의 발허리발가락관절이 발등굽힘이 된다. 이 움직임은 발가락뼈사이관절(IPJ)이 아니라, 발허리발가락관절(MTJ)에서의 움직임이어야 한다.

18. 정강뼈 안쪽굽음 : 정강뼈 안쪽굽음각이 18° 이상이면 비정상이다. 정강뼈 안쪽굽음은 발의 변형 스트레스를 더 유발시키고 엎침을 증가시킬 수 있다.

19. 무릎 위치 : 무릎의 위치는 발 변형의 주요 원인이다. 예를 들면, 무릎바깥굽음족(genu valgus)은 엎침을 증가시킬수 있다.

20. 발꿈치뼈의 위치 : 체중지지 시 발꿈치뼈를 목말밑 중립, 서있는 자세, 하프 스쿼트 자세에서 평가해야 한다. 이러한 위치는 적용이 잘 되는지를 평가하는데 유용할 것이다.

21. 짧은 다리 : 양 다리의 차이가 0.5인치보다 크다면 그 차를 기록해야 한다. 그 차이가 1.5인치보다 크다면 짧은 다리는 뒤침이 발생하고 긴다리는 엎침이 발생할 것이다. 환자의 일차적 이차적 불평 : 보조기구를 제공함으로써 불편함을 경감시키기 위해 노력해야 할 것이다.

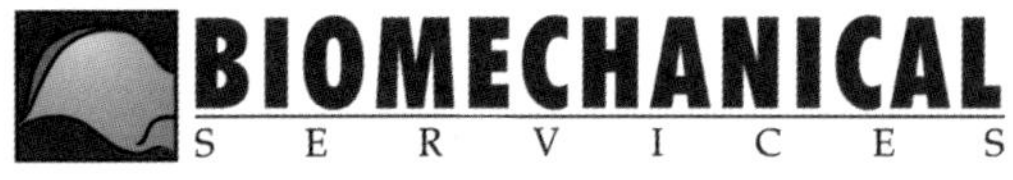

ACCOUNT NO.: ______
P.O. NO.: ______

PRACTITIONERS NAME: ______ DATE: ______

ADDRESS: ______

TELEPHONE: ___ ___ ____ ALTERNATE TELEPHONE: ___ ___ ____

PATIENT NAME: (Last Name) ______ (First Name) ______

SEX: M/F WEIGHT: ______ HEIGHT: ______ PREVIOUS ORTHOTIC THERAPY: Y/N DEVICE NO.: ______

SHOE SIZE: ______ SHOE STYLE: ______ SHOES ENCLOSED Y/N

OCCUPATION/ACTIVITY LEVEL: ______

SPECIAL PROBLEMS (NEUROMOTER, STRUCTURAL, SURGICAL) ______

CHIEF COMPLAINT: ______

OTHER COMPLAINTS: (KNEE/HIP/BACK) ______

RANGE OF MOTION:

★Subtalar:
LEFT ❑Average ❑<15° ❑<5° Eversion from Neutral ❑Axis ______
RIGHT ❑Average ❑<15° ❑<5° Eversion from Neutral ❑Axis ______

OMidtarsal (Global):
LEFT ❑Within Normal Limits ❑Restricted ❑Loose
RIGHT ❑Within Normal Limits ❑Restricted ❑Loose

OMidtarsal (Integrity):
LEFT ❑Stable ❑Unstable
RIGHT ❑Stable ❑Unstable

OFirst Ray:
LEFT ❑Flexible ❑Semi-Rigid ❑Rigid
RIGHT ❑Flexible ❑Semi-Rigid ❑Rigid

OFIRST METATARSAL RAY POSITION:
LEFT ❑Normal ❑Plantarflexed ❑Dorsiflexed
RIGHT ❑Normal ❑Plantarflexed ❑Dorsiflexed

OHallux Dorsiflexion (Open Chain):
LEFT ❑>65° ❑>45° ❑>25°
RIGHT ❑>65° ❑>45° ❑>25°

OAnkle Dorsiflexion:
Left ❑≥10° ❑≤6° ❑≤0 ❑≤9° ❑≤3°
Right ❑≥10° ❑≤6° ❑≤0 ❑≤9° ❑≤3°

OTOE POSITIONS Non-weight Bearing:
LEFT ❑Contracted ❑Straight ❑HAV ❑Morton's
RIGHT ❑Contracted ❑Straight ❑HAV ❑Morton's

OLOCATION OF CORNS/CALLUSES:

R L

FOOT APPEARANCE:

✚ Semi-weight Bearing Arch
LEFT ❑High ❑Med ❑Low
RIGHT ❑High ❑Med ❑Low

✚ Weight Bearing Arch
LEFT ❑High ❑Med ❑Low
RIGHT ❑High ❑Med ❑Low

♦Hallux Dorsiflexion (Closed Chain):
Left ❑>9° ❑>4° ❑None
Right ❑>9° ❑>4° ❑None

♦TIBIAL VARUM:
Degrees Left______ Right______

♦KNEE POSITIONS:
Left ❑Genu Varum ❑Straight ❑Genu Valgum
Right ❑Genu Varum ❑Straight ❑Genu Valgum

CALCANEAL STANCE POSITION:

♦Neutral Subtalar
LEFT ❑Inverted ❑Rectus ❑Everted
RIGHT ❑Inverted ❑Rectus ❑Everted

♦Resting/Relaxed
LEFT ❑Inverted ❑Rectus ❑Everted
RIGHT ❑Inverted ❑Rectus ❑Everted

♦Half Squat
LEFT ❑Inverted ❑Rectus ❑Everted
RIGHT ❑Inverted ❑Rectus ❑Everted

SHORT LEG (If Any):
LEFT/RIGHT______MM/INCHES

DIAGNOSIS: ______

1050 Central Ave., Suite D - Brea, CA 92821 - Phone 714.990.5932 or 800.942.2272 Fax 714.990.4060 - biomechanical.com

환자의 신발선택 (DETERMINING PROPER FOOTWEAR FOR PATIENTS)

신발에 관한 가장 흔히 하는 질문 중의 하나가 "어떤 신발이 가장 좋은 신발인가?" 이다. 단 한가지의 최고의 신발은 존재하지 않는다. 가장 좋은 신발은 개인적 요구를 충족시키는 것이다. 매 6개월마다 새로운 모델의 스포츠화가 출고되고 있고 이로부터 선택해야 할 많은 스포츠화가 있다. 그러나 운동사는 새로운 모델에 대해 아는 것보다 신발의 재질과 일반적 기능에 대해 알아야 한다.

신발은 발피부와 연부조직의 보호함으로써 추진력을 위한 견인력을 제공하고 충격을 흡수하며, 발의 안정성 증대 및 발의 변형을 교정하는 많은 기능을 한다. 신발회사는 신발의 스타일과 패션을 강조하고 있지만, 궁극적으로는 신발의 구조와 기능, 발과의 일치에 근간을 두고 선택되어져야 한다.

신발구조 (Shoe Structure)

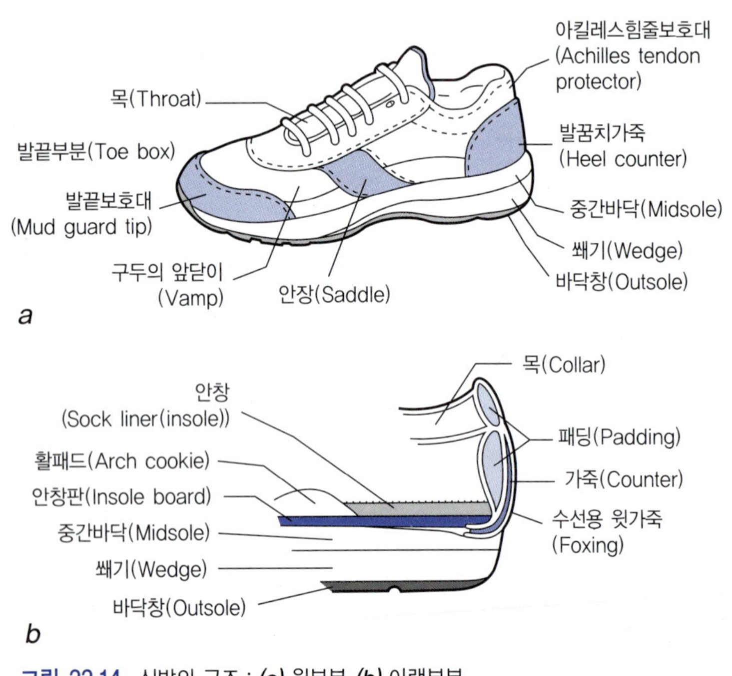

그림 22.14 신발의 구조 : *(a)* 윗부분 *(b)* 아랫부분.

모든 신발은 상부와 하부로 구성되어 있다. 운동화의 상부는 선포(vamp), 토박스(toe box), 안장(saddle), 깃(collar), 안창(insole board), 깔창(내차, sock liner), 발꿈치 보강(heel counter)을 포함한다. 하부는 겉창(outsole), 쐐기(wedge), 중창(midsole)을 포함한다(그림 22.14). 발가락과 앞발을 덮는 선포는 발가락 토박스를 포함한다. 런닝화의 선포는 나일론으로 만들어졌거나 다른 합성섬유일 경우는 보통 토박스 주변부에 흙받이를 대었다. 모양이 매우 다양한 토박스는 신발의 앞발 모양을 잡아주는 기능을 하며 발가락이 위치하는 곳이다. 세로활의 중간부인 안장은 중족부를 지지하도록 보강된다. 발꿈치 보강은 발뒤를 안정화시키기 위하여 중요하다. 많은 스포츠화에 있어서 첨가적으로 삽입된 부분인 폭싱(foxing)을 대어 보강의 모양을 유지하는데 도움을 주어 발뒤를 더 보강한다. 깃은 아킬레스 위의 마찰을 줄이기 위하여 종종 패드를 댄 것이다. 종종 이는 발목주위를 감싸기 위하여 약간 안쪽으로 대기도 한다. 안창은 상부와 하부사이에 경계하면서 두 부분을 붙이는 역할을 한다. 안창 위에 있는 깔창은 충격을 흡수하고 마찰을 줄이기 위하여 사용된다. 깔창(내차, sock liner)은 신발 안쪽으로 접착해서 붙이거나 단지 삽입하기만 하여 사용할 수 있다. 겉창은 지면과 접하는 신발의 하부이다. 이는 내구성 있는 소재로 되어있으며, 주름진 모양, 물결모양, 축구화같이 심이 있는 모양 등 다양하게 디자인된다. 중창과 결사깔개(wedge)는 EVA나 가스가 채워지거나 젤(gel)이 채워진 삽입물질이 있거나 폴리우레탄을 삽입한 다양한 소재로 되어있다. 이 부분은 충격흡수와 안정도를 제공하는 부분이다. 구두골(last)은 신발의 중요한 구성분이다. 구두골은 안창을 말하며 이는 질긴 소재로 만들어지고 신발의 모양과 크기, 스타일을 결정한다. 구두골의 가장 공통적인 형태는 일자형과 곡선형이 있다(그림 22.15). 직선형은 발에 최대한으로 지지물을 제공하므로

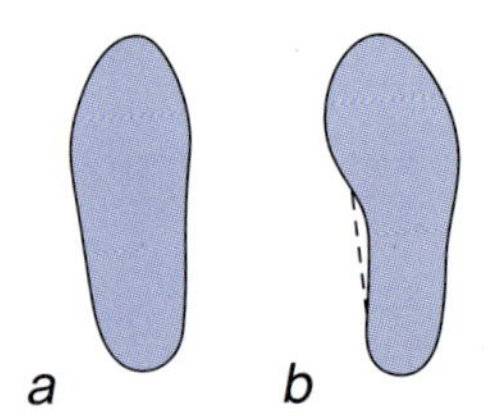

그림 22.15 신발의 골 : *(a)* 곧은형 *(b)* 굽은형. 신발의 골은 신발모양, 크기, 형태, 맞춤 등에 의해 결정된다.

발이 엎침(회내, pronation)된 사람에게 추천된다. 곡선형은 안쪽으로 기울어져 각도가 다양하다. 이는 최소한의 안쪽 지지물을 제공하므로 지나치게 엎침된 환자는 피해야 한다. 곡선형 신발은 일반적으로 직선형보다 더 유연하다. 구두골 주위의 신발구조는 구두골 아래에 겉창과 중창이 붙어있고 발꿈치 보강, 토박스, 상부가 붙어 있다.

구두골은 편평한 모양의 구두골(board last), 기울어진 모양의 구두골(slip last), 복합형의 구두골이 있다. 이는 깔창을 제거하면 쉽게 볼 수 있다. 판자형 구두골은 카드보드나 카드보드 재질로 만들어지며 딱딱한 밑장을 되어 있으므로 안정도를 더해준다. 슬립 구두골은 노루가죽 신처럼 보인다. 이는 경직성 발에 적당하며 판자형 구두골보다 더 많은 유연성을 제공한다. 복합형 구두골은 판자형 발뒤부위와 슬림형 앞발부위로 되어있다. 이는 발꿈치를 떼고 발가락을 뗄 때 족저근과 아킬레스의 스트레스를 감소시키기 위하여 구부러진 편한 신발일 뿐만 아니라, 발뒤부위에는 안정감을 앞발부위에는 유연성을 제공하도록 디자인되었다.

신발 (Shoe Wear)

환자의 낡은 신발에 대한 검토는 발의 변형에 좋은 단서가 되므로, 운동사는 환자에게 적당한 신발을 권할 수 있다. 신발의 발꿈치 보강과 안쪽 발꿈치가 신발의 안쪽으로 주저앉아 있으면 환자 발이 지나치게 엎침(회내, pronation)이 된다. 강한 발꿈치 보강과 함께 안쪽 쐐기부분이나 혹은 안쪽 쐐기 혹은 중창의 밀도가 증가하면 안정성이 증가된다. 이러한 환자는 판자형 구두골 신발을 신어야 한다.

신고 있는 신발의 가쪽 발꿈치 보강이 가쪽으로 움직인다면, 환자는 딱딱한 형태의 신발과 기울어진 모양의 구두골 신발, 그리고 안쪽에 쐐기가 없는 쿠션이 많은 신발을 신어야 한다. 환자의 엄지발가락이 검게 변하게 되면 발가락 부분을 감싸고 있는 토박스가 충분히 깊지 않기 때문이다. 엄지발가락이 발의 윗부분에서 닳는다면 제1열이 딱딱하다는 것으로 앞발 부위에 충격흡수를 해 주어야 할 것이다. 이러한 형태의 신발의 앞발 부위는 제1열을 보호하기 위해 딱딱한 형태로 해 주어야 한다.

신발은 변형을 알기에 좋은 요인이며, 교체되어야 한다. 신발의 교체 주기는 환자에 달려있으며, 운동참여의 빈도, 스포츠를 하는 지면에 따라 다양하다. 그러나 일단 닳아진 것이 확인되었다면 교체되어야 한다. 닳아진 신발은 발의 역학을 변화시키고, 발에 미치는 스트레스는 발의 구조적 변형을 유발시킬 것이다.

부상병력 (Injury History)

환자들의 부상 병력 또한 환자들에게 맞는 정확한 신발을 결정해주는데 도움을 준다. 예를 들면, 환자가 아킬레스건염 병력이 있으면 아킬레스에 과도한 엎침이 이루어졌거나 고정되었기 때문일지도 모른다. 이 환자에게는 신발의 뒷부분의 안정성에 역점을 두고, 앞발의 유연성을 겸비하여 아킬레스건의 스트레스를 감소하도록 굽의 높이가 보통보다 약간 높은 것을 선정할 수 있다.

환자가 과거에 무릎에 통증 병력을 가졌다면 지나친 엎침을 유발할 수 있다. 발꿈치의 통제를 좋게 하고, 발꿈치가 견고한 편평형 구두골을 가진 신발이 이 환자에게 적격이다. 족저근막염 또한 과도한 엎침이 원인이 되고 그리하여 위와 유사한 신발의 선택은 족저근막염 환자에게 적격이다.

발이 딱딱하다면 부드러운 신발이 권장된다. 이러한 발을 가진 사람들은 곡선이 있는 구두골 형태이면서 손으로 재봉이 된 쿠션이 있는 신발을 더 권장한다. 반대로 발이 부드럽다면 더 딱딱한 신발이 더 적절하다. 이러한 사람들은 발꿈치를 잘 조절하고 단단하게 해주기 위해 일자형이며, 편평한 구두골이 더 편안할 것이다.

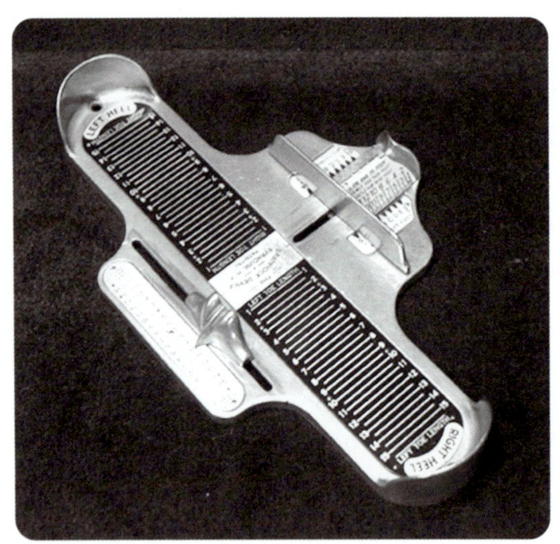

그림 22.16 브란녹(Brannock) 측정장치.

정확한 신발 맞춤 (Proper Shoe Fit)

일단 환자에 맞는 신발이 결정되면 신발크기를 맞추어야 한다. 신발의 크기는 신발가게에서 흔히 볼 수 있는 "브란녹(Brannock) 측정기"를 이용하면 쉽게 크기를 결정할 수 있다(그림 22.16). 브란녹 측정기는 신발의 크기와 넓이를 결정해 준다. 운동경기용 신발은 뒷꿈치가 정밀하게 되어있다. 신발은 크기가 맞고 발이 편안해야 발꿈치를 적절한 지지를 해줄 수가 있다. 그리고 발가락 끝과 신발의 끝 사이에 엄지손가락 정도의 넓이가 있어야 정확하다. 토박스는 적정한 깊이가 있어야 하고 여유가 있어야 한다. 선포는 발꿈치를 잡고 있을 때나 검지손가락으로 눌렀을 때 쉽게 구부러져야 한다. 신발이 판자형 구두골이라면 신발을 비트는 것이 어려워야 하고, 발꿈치를 잡고 선포를 돌릴 때 운동성이 커야 한다.

신발의 발꿈치 보강은 밑창이 수직으로 되어야 하고, 지면과 평형이 되어야 하며, 구두골은 오른쪽과 왼쪽이 동일해야 한다. 또한 바느질이 잘못되었는지 보고, 신발의 구조 자체를 살펴보아야 하며, 다른 신발과 비교하여 각을 살펴보아야 한다. 왜냐하면 잘못된 신발은 흔하지는 않지만, 제조과정에서의 잘못된 신발은 제 기능을 다하지 못하기 때문이다. 즉, 잘못 제조된 신발은 부상의 우려를 계속 안게 되고, 발을 변형적인 형태로 몰고 갈 가능성이 있다.

환자들이 신발을 구입하고자 할 때, 가능하면 같은 종류와 같은 두께의 양말을 신고 가서 구입하여야 한다. 신발을 구입하기 전에 옥외로 나가서 트랙을 뛰어보거나 매장 안에 있는 트레드밀을 뛰어보고 시험해 보아야 한다. 신발을 구입할 때에는 아침보다 오후에 구입하는 것이 바람직하다. 발의 형태가 아침에는 수축하고 오후에는 이완되기 때문에 오후에 구입하는 것이 바람직하다. 발의 크기가 왼발과 오른발이 다를 수도 있기 때문에 양발 모두 신어보고 결정하는 것이 바람직하다. 또한 신발의 교환여부에 대해서도 묻도록 한다. 가정에서 신발의 문제가 발생할 경우, 생산공장이나 대리점에서 교환해주는지에 대하여 묻도록 한다.

양말의 선택 (Sock Selection)

발의 보호를 위해 양말을 착용한다. 양말의 디자인과 제조과정은 지난 몇 년동안 대단한 발전이 있었다. 선수들의 양말은 발에 쿠션을 제공하고 발에서의 땀을 제거하고 마찰을 방지하도록 디자인된다. 일부 새로운 양말은 항박테리아, 냄새제거와 쿠션을 위한 새로운 재질을 사용하기도 한다. 다양한 섬유들 예를 들면, 면, 모직, 아크릴, 나일론, 폴리에스테르, 올레핀, 스판덱스, 탄력 섬유들이 양말에 사용된다. 드물게는 비단, 캐시미어, 리넨, 모헤어가 사용되기도 한다. 적절한 양말은 중요하다. 특히 양말을 신지 않았다면 수포가 생길 수 있을 것이다. 면으로 된 양말은 마찰이나 습기를 감소시키지 않는다. 그러나 아크릴 양말은 마찰과 습기에 좋은 양말이다. 모직은 습기를 잘 흡수한다. 그러나 줄어들거나 더울 것이다. 스판덱스는 다리를 위로 올리고 형태를 유지하는데 도움이 되는 것이며, 탄력이 있는 양말도 그러하다. 그러나 탄력 양말은 스판덱스 제품보다 더 빠르게 기능이 없어진다. 많은 다양한 재질로 만들어진 양말은 발을 보호하고 지지하기 위해서는 그 재질과 맞추어 보아야 한다. 전문가들은 환자들의 신발의 선택과 함께 양말을 선택할 때에도 적절한 조언을 해 주어야 한다.

신발 형태 (Shoe Types)

스포츠 종목에 따라 발에 받는 스트레스가 다르기 때문에 스포츠 종목에 맞는 운동화를 신어야 한다. 스포츠의 종류만큼 다양한 신발이 있다. 한 운동화로 두 가지 이상의 스포츠에 적용 하는 것은 바람직하지 못하다. 특정한 신발은 여러 가지 스포츠에 맞도록 즉, 다목적으로 디자인되지는 않는다.

테니스화 (Tennis Shoes)

테니스는 갑작스런 정지동작과 방향전환 및 측면으로의 이동 동작이 많기 때문에 발목의 가쪽인대(외측인대, lateral ligament)와 종아리근육을 보호하고 지지할 수 있도록 안쪽과 가쪽 지지가 좋은 신발을 선택해야 한다. 대부분의 테니스는 실외 코트에서 하기 때문에 겉창의 내구성이 좋아야 한다. 즉, 테니스는 코트에서 미끄러지는 동작이 자주 나타나기 때문에 신발의 표면을 다르게 처리하여 코트에 적응할 수 있는 재질이어야 한다. 발가락 보호나 안쪽 발가락쪽의 강화는 테니스화의 수명을 연장하고 서비스 동작 시 발가락이 땅에 끌리는 동작에 대하여 발가락이 받는 스트레스를 감소시킬 수 있다. 테니스에 맞는 테니스화는 발꿈치와 앞발의 높이가 거의 같으며, 반면에 조깅화는 아킬레스힘줄의 부담을 줄여주기 위해 발꿈치가 앞보다 올라가 있다. 발이 발바닥굽힘(저측굴곡, plantar flexion)위치로 놓이면 발목을 쉽게 역전시켜 염좌를 일으킬 수 있으며, 테니스는 측면운동이 많기 때문에 테니스화는 편평해야 한다.

조깅화 (Running Shoes)

조깅화의 경우 발꿈치가 높게 되면, 쉽게 굽어지기 때문에 발꿈치떼기 시 발이 과도하게 구부러지지 않도록 하기 위해 유연하게 되어 있다. 조깅화는 발꿈치와 앞발 부위에 쿠션이 좋아야 하고, 발꿈치 부위에 안정성이 있어야 한다. 많은 마라톤화는 런닝 시 근육의 효율을 좋게 하기 위해 락카바닥의 걷기에서부터 아이디어를 사용하였다. 단거리 런닝화는 내구성 보다는 스피드에 중점을 두었다. 단거리 런닝화의 수명은 단지 몇 번의 시합에서만 사용된다. 모든 선수들이 달리는데 있어 발목의 지지를 반드시 받을 필요는 없기 때문에 시합용 신발을 사용하지 않을 수 있다.

에어로빅화 (Aerobics Shoes)

에어로빅화는 쿠션이 좋아야 하고, 수직으로 뛰는 동작이 많기 때문에 쿠션이 있는 신발이 필요하다. 토박스가 강화된 신발을 신어서 앞발로 충격을 주는 운동을 하는 동안 앞발부위를 지지할 수 있어야 한다. 에어로빅 운동을 하는 동안 발이 쉽게 구부러지기 위하여 앞발부위의 유연성이 좋아야 한다. 이러한 유연성은 밑창으로 이어지는 신발굽에서 비롯된다. 안쪽과 가쪽으로 활동을 하는 동안 발목을 적당히 지지하기 위하여 발꿈치에 안정성이 제공되어야 한다. 안정성은 에어로빅과 같이 다양한 방향으로 움직이는 운동에서는 필수적이다. 발중간 부위에 있는 안정끈은 중창과 상부의 안쪽과 가쪽 안정성을 제공한다. 어떤 신발에 있어서는 중간-상부 지지를 함으로써 발바닥굽힘과 발등굽힘(배측굴곡, dorsiflexion)에 장애를 주지 않으면서 안쪽-가쪽 안정성을 제공할 수 있다.

에어로빅화는 가죽과 합성 재질로 이루어졌으며 합성 재질은 보통 가벼우나 가죽만큼 습기를 빨아들이지는 못한다.

배구화 *(Volleyball Shoes)*

배구는 갑작스런 정지동작과 시작동작, 점프, 측면으로 움직이는 동작이 많으므로 이러한 것을 충족시킬 수 있어야 한다. 배구화는 발꿈치가 높지 않아야 하고, 겉창은 내구성이 있어야 하며, 안쪽-가쪽면의 안정성이 좋아야 하고, 바닥은 충분한 추진력을 얻을 수 있도록 마찰이 있어야 한다. 특히 많은 동작과 점프에 따른 피로를 이기기 위해 신발이 가벼우면서도 유연성이 좋아야 한다. 안정끈은 안쪽-가쪽면을 지지하고 앞발에 안정성을 제공하는 역할을 한다. 고무밑창은 마찰력과 내구력을 증가시킨다. 부가된 가죽 보호대는 제동 동작으로 인한 지나친 사용으로부터 발가락을 보호함으로써 신발의 수명을 연장시킨다.

농구화 *(Basketball Shoes)*

농구화는 점프하는 동안 쿠션이 좋아야 하고 빠른 정지동작과 시작동작 및 방향전환을 위해서는 안정성이 있어야 하며, 달릴 때에는 발이 쉽게 구부러져야 한다. 중간 높이와 높은 발목신발은 안쪽-가쪽 지지를 제공하며, 앞발의 지지끈과 밑창 디지인도 지지 역할을 한다. 좋은 발꿈치 보강은 안정성을 제공하며, 앞발의 밑창에 있는 굽힘연결부위는 구부림을 유연하게 하고 중창은 EVA와 같은 쇼크를 흡수하는 재질로 되어 있다. 농구 코트면은 겉창을 쉽게 닳도록 하기 때문에 농구화는 발가락부위를 보강한 고무겉창이어야 한다.

축구화 *(Soccer Shoes)*

축구화는 발목의 발등굽힘(배측굴곡, dorsiflexion)-발바닥굽힘(저측굴곡, plantar flexion) 시 편안히 수행하기 위하여 유연한 밑창(cleat)을 가져야 한다. 발의 염증과 고도한 압력이 증가시키지 않도록 밑창의 미끄럼막이가 있어야 한다. 발꿈치의 밑창 미끄럼박이는 발꿈치의 염증을 피하기 위하여 경계지역에 놓인다.

미끄럼막이는 운동하는 곳의 표면에 따라 다양하다. 짧은 미끄럼막이는 딱딱한 잔디에 적당하며 반면 긴 미끄럼막이는 잔디와 같은 부드러운 면에 적합하다.

워킹화 *(Walking Shoes)*

워킹화는 조깅화와 거의 동일한 특징을 가지고 있다. 발꿈치는 약간 올라가 있지만 조깅화만큼 높지는 않고, 단단한 발꿈치 보강은 발꿈치와 충격시 안정성을 제공한다. 보통 더 유연한 앞발은 발꿈치떼기부터 발가락떼기까지의 구르는 동안과 힐스트라이크 동안 에너지 요구량을 감소시키고 효율을 증가시키기 위하여 신발 밑바닥이 금속판(rooker bottom)이어야 한다. 워킹화에서는 중창의 양 발목부분이 더 깊어서 내외측면의 안정성을 제공한다. 워킹화의 선택은 환자가 수행하는 워킹유형에 근거한다. 올림픽의 경보선수는 신축성 있는 신발을 필요로 하며, 경기장 밖에서 수행하는 운동 선수 신발은 고르지 않은 면에 대한 안정성과 당김(견인, traction)력을 제공할 수 있어야 하며 힘과 체력단련용 워킹화는 안정성과 쿠션이 좋아야 한다.

등산화 *(Mountaineering Shoes)*

등산화는 특정 활동에 따라 다양한 선정이 필요하다. 하이킹, 암벽, 고산지대를 오르고 내릴때 등의 상황에 따라 발이 요구하는 상황이 차이가 있을 것이고 다른 신발을 선택해야 한다.

하이킹은 가장 인기있는 산악스포츠 중 하나이다. 등산화는 무엇보다 안정성이 우선이며 특히 발의 안쪽과 바깥부분을 지지해 주어야 하기 때문에 발꿈치 보강이 튼튼해야 한다. 하이킹화는 방수처리 되거나 물이 잘 스며들지 않아야 한다. 겉창은 고르지 않고 거친 지면에 대한 당김(견인, traction)력이 좋아야 한다. 상부는 거친 지면에서는 당김력이 높아야 하며 부드러운 지면에서는 중간이거나 낮아야 한다. 하이킹화는 가볍고 편안해야 한다.

크로스-트레이닝화 *(Cross-Training Shoes)*

크로스 트레이닝화는 다각적 활동을 수행하므로 개인의 요구를 충족시키도록 디자인된다. 항상 모든 사람의 요구를 충족시키는 것이 목적이다. 문제는 이러한 신발이 대부분의 요구한 특별한 요구를 충족시키지 않는다는 것이다. 이러한 범주에 있는 여러 스타일의 신발이 있다. 크로스 트레이닝을 원하는 사람은 가장 많은 시간을 활동하는 것에 맞추어 신발을 선택해야 한다.

매듭형태 (Lacing Patterns)

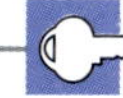

환자의 신발을 선택하기 위해 운동사는 신발의 구조를 이해하고, 환자의 현재 신발이 닳은 부분을 확인해야 한다. 또한 환자의 손상병력을 확인하고 신발을 어떻게 맞출 것인지를 이해하며, 사용하고자 하는 신발의 목적을 고려해야 한다.

어떤 신발(특히, 런닝화의 경우)들은 다양한 신발끈 구멍을 갖는다. 이는 개인이 원하는 취향에 따라 끈 매는 방법을 달리하여 사용될 수 있다. 또 다른 형태는 매듭방법은 발의 변형을 잡아주고 발을 지지하기 위하여 추가될 수 있다. 발의 폭이 좁은 사람은 신발의 양쪽면이 더욱 밀착될 수 있도록 당기기 위하여 신발의 혀로부터 가장 먼 구멍을 사용한다(그림 22.17a). 반면 발의 폭이 넓은 사람은 혀와 가장 가까운 구멍을 사용해야 한다(그림 22.17b).

여성의 경우, 신발의 구조보다 앞발의 폭은 넓고 발꿈치는 좁아 문제가 되는 경우가 종종 있다. 이러한 경우에는 2개의 끈을 이용하여 한 개의 끈은 낮은 구멍에 매고, 다른 끈은 위쪽구멍에 매어 조정할 수 있다(그림 22.17c).

발의 활(궁, arch)이 높은 환자의 경우는 전통적으로 매는 교차방법을 피하고 그 대신에 곧바로 가로지르는 형태를 취한다(그림 22.17d).

발가락에 문제가 있는 사람은 앞발을 들어올리도록 끈을 이용하여 앞발의 부담을 다소 경감시켜 준다. 신발끈을 맬 때 한쪽 끝을 대각선으로 올려 뽑은 다음, 다른 한 쪽은 구멍을 찾아 위로 올라가면서 매면 된다. 이 끝을 잡아당기면 앞발부분이 올려진다(그림 22.17e).

발꿈치에 수포가 생기는 것은 발꿈치와 신발의 마찰 때문에 생긴다. 착용자가 신발의 윗부분에 루프 기술을 이용하면 보다 단단하게 신발을 매어 발꿈치를 잡아매면 마찰을 감소시킬 수 있다(그림 22.17f). 끈은 바닥보다는 신발의 위에서 강하게 당기는 것이 바람직하다.

발의 윗부분 즉, 발등이 외부와 부딪혀 상처나 부상이 발생할 경우 일반적인 매듭방법으로는 통증을 느낄 수 있다. 발등의 압력을 감소시키기 위해서는 레이스를 대각으로 매지 않고, 대신 신발 끈의 좌우사이만큼 건너뛰어 매게 되면 통증을 줄일 수 있다.

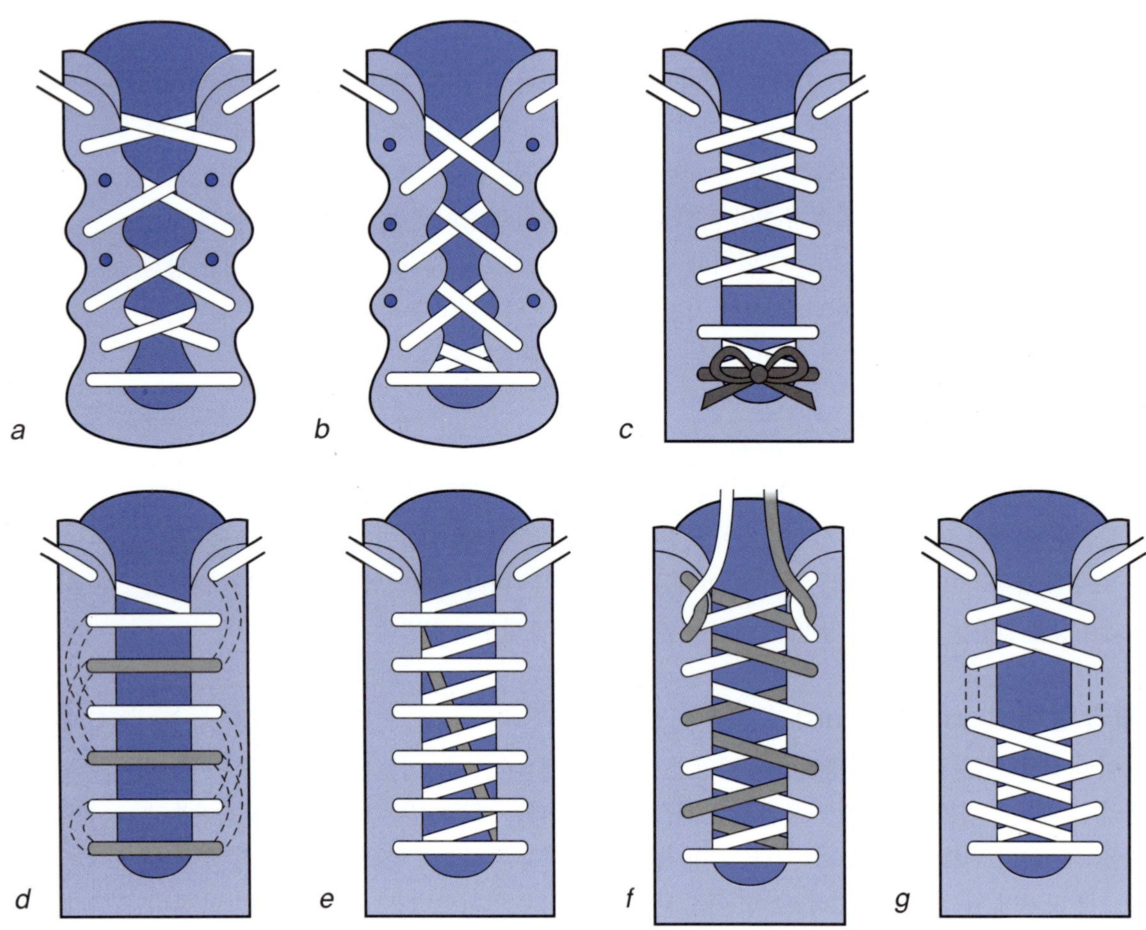

그림 22.17 신발끈 묶는 방법 : *(a)* 좁은 간격, *(b)* 넓은 간격, *(c)* 넓은 앞발과 좁은 발꿈치(2개의 끈 사용), *(d)* 높은 활, *(e)* 발가락 문제, *(f)* 발꿈치 물집, *(g)* 발등 부딪힘.

연부조직 가동술 (SOFT-TISSUE MOBILIZATION)

위팔(상지, upper extremity)에서와 마찬가지로 다리에서 나타나는 연관통증(referred pain)은 몇 가지 원인에 의해서 발생한다. 좌골신경통(Sciatica)은 다리에서 발생하는 주된 연관통증으로 등에서부터 발가락까지 뻗어가는 증상이다. 운동사는 통증부위를 치료하기 전에 원인을 확인해야 한다. 통증의 원인이 근막염(myofascia)에 의한다면 연부조직 가동기법(soft-tissue mobilization technique)이 효과적으로 통증을 완화시킬 수 있다. 이 부분에서 논의하고자 하는 것은 다리(하지, lowcr extremity)와 발(foot)로부터 발생하는 공통적인 근막염 연관통증 양상에 대하여 논의하고자 한다. 제시하는 연관통증 양상과 치료는 Travell과 Simons(1992)의 논문에 근거한 것이다. 다음 장에서 다루고자 하는 것은 근육의 통증유발점(trigger point)과 연관통증을 확인한 이후에 통증유발점을 이완시키기 위해 얼음/분사와 스트레칭법(ice/spray and stretch)을 다루도록 하겠다. 이 방법은 수동적 스트레칭을 실시하는 동안 얼음찜질을 실시한다. 그 이후에는 능동적인 수축과 반복된 스트레칭을 실시하는 것이다. 얼음/분사와 스트레칭법을 시행한 후에는 전체 운동 범위내에서 수차례를 근육을 능동적으로 움직이도록 해야 한다.

얕은 내재성 발 근육 (Superficial Intrinsic Foot Muscles)

이 근육에는 짧은발가락폄근(단지신근, extensor digitorum brevis), 짧은엄지폄근(extensor hallucis brevis), 엄지벌림근(무지외전근, abductor hallucis brevis), 짧은발가락굽힘근(단지굴근, flexor digitorum brevis), 새끼벌림근(소지외전근, abductor digiti minimi)이 이에 속한다. 발에 있는 이러한 근육들은 일반적으로 발에 있는 작은 각도를 가진 근육들 위에서 통증을 전달한다.

■ 발과 발목의 통증유발점 이완 (Trigger Point Releases for the Foot and Ankle Muscles)

짧은 발가락폄근 (단지신근, Extensor Digitorum Brevis)

연관 패턴 : 발가락 쪽으로의 통증은 거의 없으며, 근육의 힘살(belly) 위(그림 22.18a).

통증유발점 위치 : 주로 근육의 중간 힘살 내부.

촉진 시 환자의 위치 : 누운 자세.

촉진 시 근육의 위치 : 편안한 자세에서 이완.

허혈 치료법 : 근육의 힘살에서 통증유발점 위를 직접 압박(그림 22.18b).

얼음/분사와 스트레칭법 : 발을 발바닥굽힘(저측굴곡, plantar flexion)을 하고 발가락을 수동적으로 굽힘(굴곡, flexion)을 실시하여 다리의 앞쪽에서 발가락까지 실시한다(그림 22.18c).

주의점 : 내재성 발가락 폄근(신전근, extensor)은 근육의 힘살부위에서 발의 등쪽으로 관련이 있다.

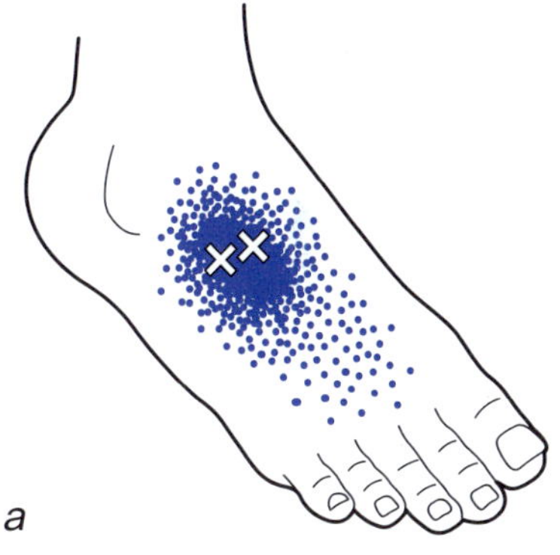

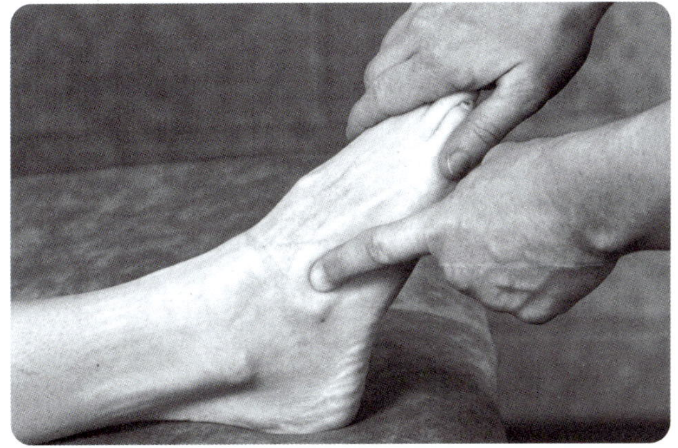

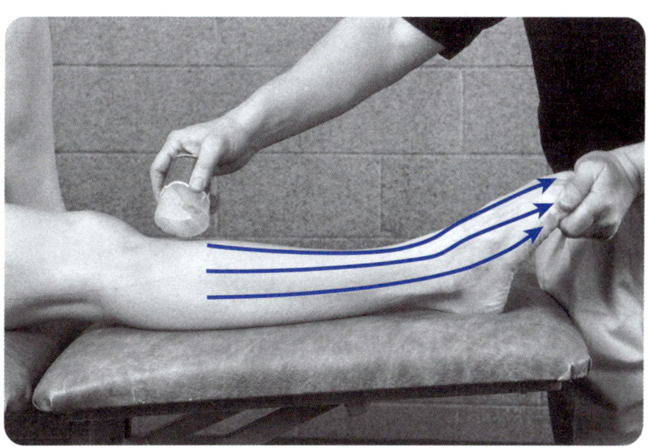

그림 22.18 *(a)* 짧은발가락폄근과 짧은엄지폄근의 얕은 표재성 근육 연관통증 형태. *(b)* 짧은발가락폄근의 통증유발점 이완 *(c)* 발가락 폄근의 얼음/분사와 스트레칭법.

엄지벌림근 (무지외전근, Abductor Hallucis)

연관 패턴 : 발꿈치부터 밑창 근처 발의 안쪽 끝(그림 22.18d).

통증유발점 위치 : 근육의 힘살 먼부위와 발등뼈 결절의 앞부위.

촉진을 위한 환자 자세 : 누운 자세.

촉진을 위한 근육상태 : 편안한 자세에서 이완.

허혈 치료법 : 근육의 힘살에서 통증유발점 위를 직접 압박(그림 22.18e).

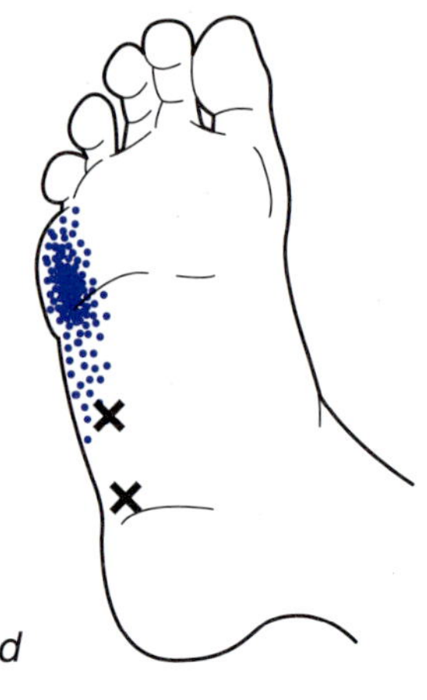

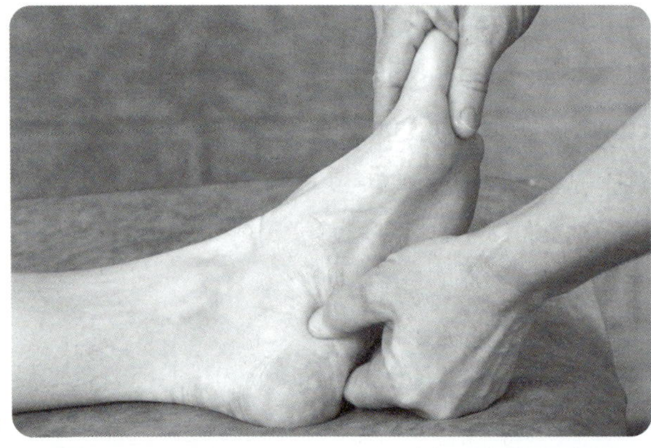

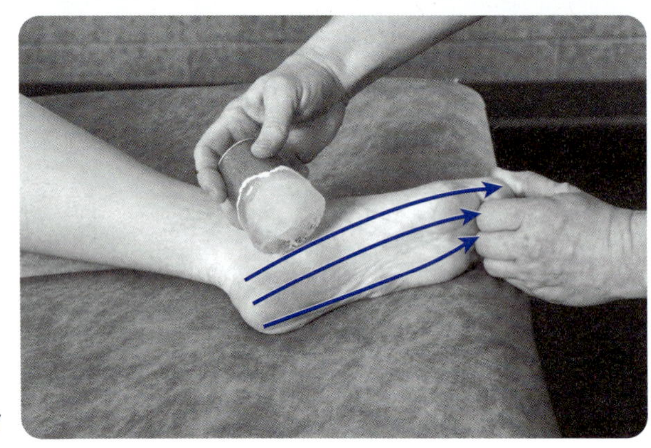

그림 22.18 *(d)* 엄지벌림근의 최소발가락벌림근(abductor digiti minimi) 연관통증 형태. *(e)* 엄지벌림근의 통증유발점 이완. *(f)* 엄지벌림근의 얼음/분사와 스트레칭법.

얼음/분사와 스트레칭법 : 발목을 중립한 상태에서 엄지발가락을 다른 발가락 쪽으로 모은 후 발바닥의 발꿈치에서 발가락 쪽으로 실시한다(그림 22.18f).

주의점 : 엄지벌림근은 안쪽 활(궁, arch)쪽으로 약간의 방사를 가진 안쪽 발꿈치와 관련이 있다.

짧은발가락굽힘근과 새끼모음근
(Flexor Digitorum Brevis and Adductor Digiti Minimi)

연관 패턴 : 짧은발가락굽힘근(단지굴근, flexor digitorum brevis)의 연관부위는 발의 구형 위(그림 22.18h). 새끼모음근(내전근, adductor)은 제5 발가락뼈의 발바닥 표면(그림 22.18g).

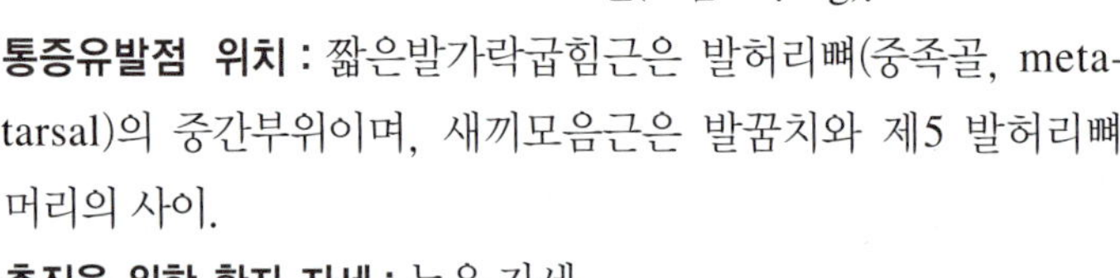

통증유발점 위치 : 짧은발가락굽힘근은 발허리뼈(중족골, metatarsal)의 중간부위이며, 새끼모음근은 발꿈치와 제5 발허리뼈 머리의 사이.

촉진을 위한 환자 자세 : 누운 자세.

촉진을 위한 근육상태 : 편안한 자세에서 이완.

허혈 치료법 : 근육의 힘살에서 통증유발점 위를 직접 압박.

얼음/분사와 스트레칭법 : 발목을 중립한 상태에서 발가락을 펴고 제5 발가락을 벌리면서 발꿈치에서 발가락쪽으로 실시한다(그림 22.18, i & j).

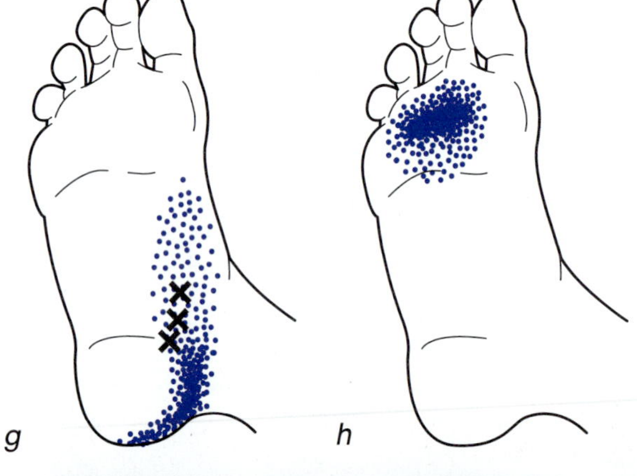

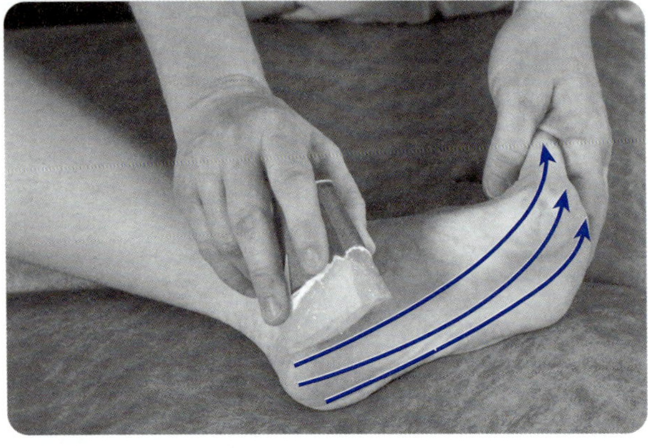

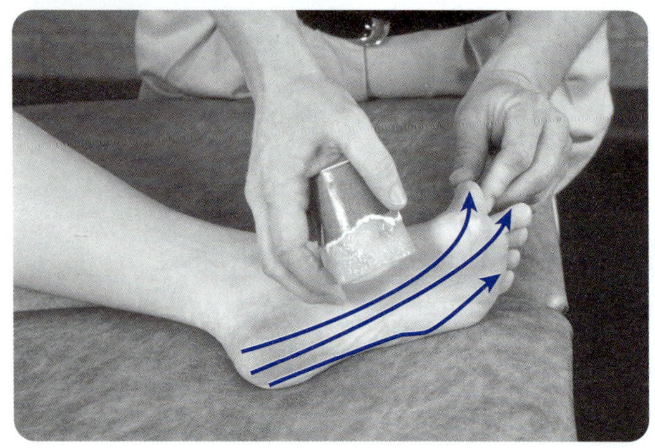

그림 22.18 얕은 내재성 근육의 연관통증 형태 : *(g)* 엄지벌림근 *(h)* 짧은발가락굽힘근 *(i)* 짧은발가락굽힘근 *(j)* 짧은엄지굽힘근을 위한 얼음/분사와 스트레칭법.

주의점 : 환자는 테니스 공이나 골프 공 등의 회전이 가능한 캔을 이용하여 스스로 실시한다. 앉은 자세에서 물체의 위에 발을 펴서 올려놓은 후, 물체를 앞과 뒤 방향으로 굴리면서 무릎을 아랫방향으로 압력을 가한다(그림 22.19).

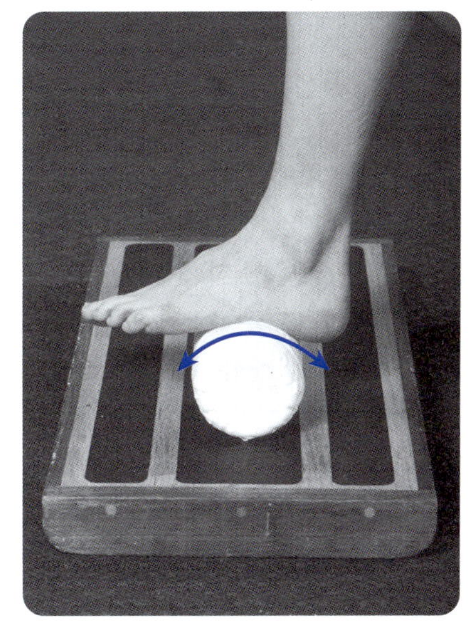

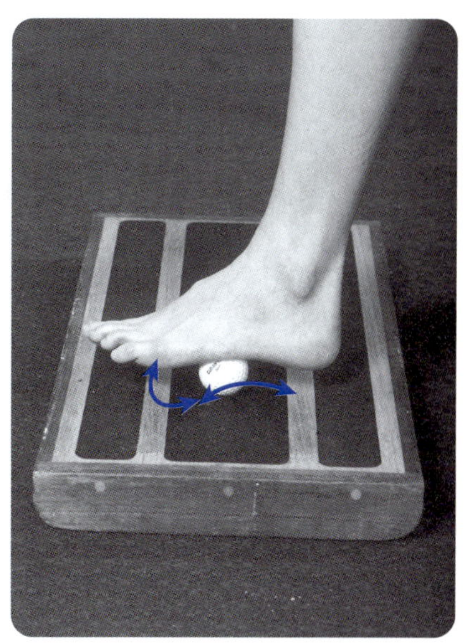

그림 22.19 자가치료 : 발바닥 마사지.

깊은 내재성 발 근육

(Deep Intrinsic Foot Muscles)

이 근육에는 발바닥네모근(족저방형근, quadratus plantae), 벌레근(충양근, lumbricals), 짧은엄지굽힘근(단무지굴근, flexor hallucis brevis), 엄지벌림근(무지외전근, adductor hallucis), 짧은새끼굽힘근(단소지굴근, flexor digiti minimi brevis), 뼈사이근(골간근, interossei) 등이 있다. 얕은 층에서 나타나는 연관통증과 마찬가지로 통증유발점은 근육의 위와 그 주변에 국한한다(그림 22.20, a–d). 주로 통증은 약간의 부종과 무감각감을 느끼게 하여 걷는 것을 불편하게 한다.

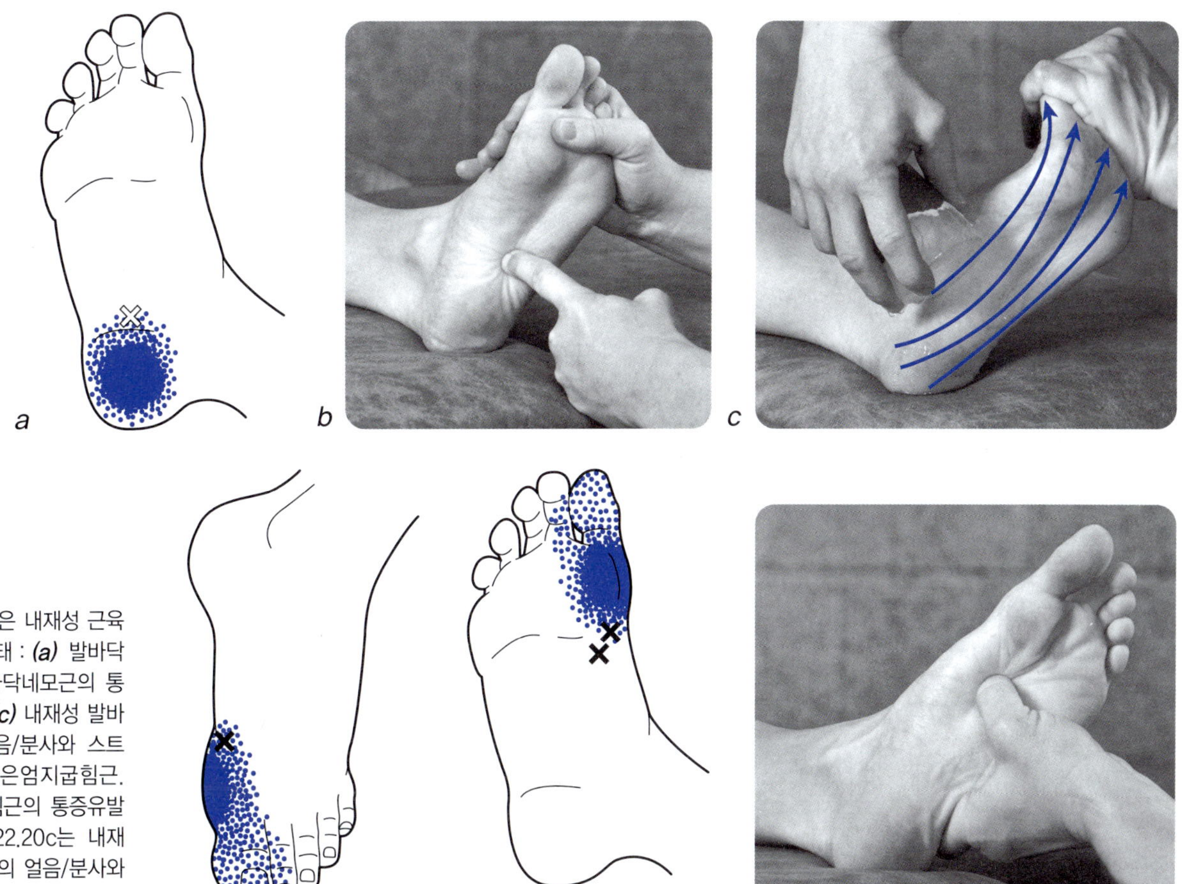

그림 22.20 깊은 내재성 근육의 연관통증 형태 : *(a)* 발바닥네모근. *(b)* 발바닥네모근의 통증유발점 이완. *(c)* 내재성 발바닥 굽힘근의 얼음/분사와 스트레칭법. *(d)* 짧은엄지굽힘근. *(e)* 짧은엄지굽힘근의 통증유발점 이완. 그림 22.20c는 내재성 발가락굽힘근의 얼음/분사와 스트레칭법을 보여준다.

발바닥네모근 (족저방형근, Quadratus Plantae)

연관 패턴 : 통증은 발바닥의 발꿈치 속부위.

통증유발점 위치 : 발꿈치 먼부위, 중앙 활(궁, arch)의 속부위.

촉진을 위한 환자 자세 : 누운자세.

촉진을 위한 근육상태 : 편안한 자세에서 이완.

허혈 치료법 : 통증유발점 위를 직접 압박.

얼음/분사와 스트레칭법 : 발목을 중립시키고 엄지발가락의 젖힌 상태에서 발꿈치에서 발가락쪽으로 발의 깊은 굽힘(굴곡, flexion)근육을 치료한다.

주의점 : 깊은 내재근을 얼음/분사와 스트레칭하는 것은 어렵기 때문에 하나의 기술을 모든 환자에게 사용해야 한다.

짧은엄지굽힘근 (단무지굴근, Flexor Hallucis Brevis)

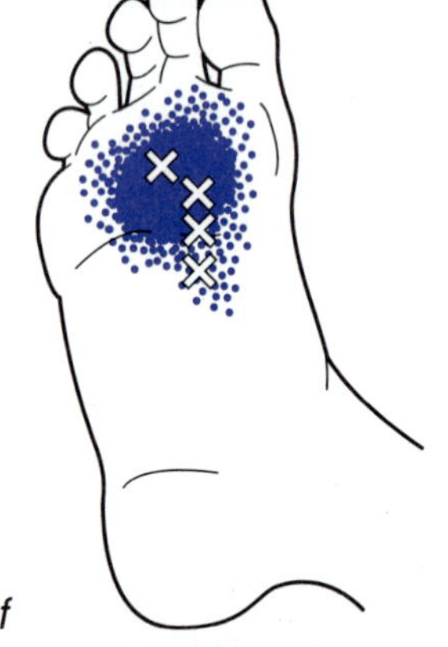

f

연관 패턴 : 엄지발가락과 발허리뼈의 먼부위의 가쪽과 뒤쪽 면을 따라서 발생.

통증유발점 위치 : 제1 발허리뼈(중족골, metatarsal) 머리의 기저부(base).

촉진을 위한 환자 자세 : 누운 자세.

촉진을 위한 근육상태 : 편안한 자세에서 이완.

허혈 치료법 : 통증유발점 위를 직접 압박.

얼음/분사와 스트레칭법 : 발바닥네모근(족저방형근, quadratus plantae) 참조.

주의점 : 이러한 근육들은 발바닥널힘줄(plantar aponeurosis), 긴힘줄, 얕은 내재성 근육까지 깊게 놓여 있기 때문에 깊은 촉진을 실시해야 한다.

짧은엄지모음근 (단무지내전근, Adductor Hallucis Brevis)

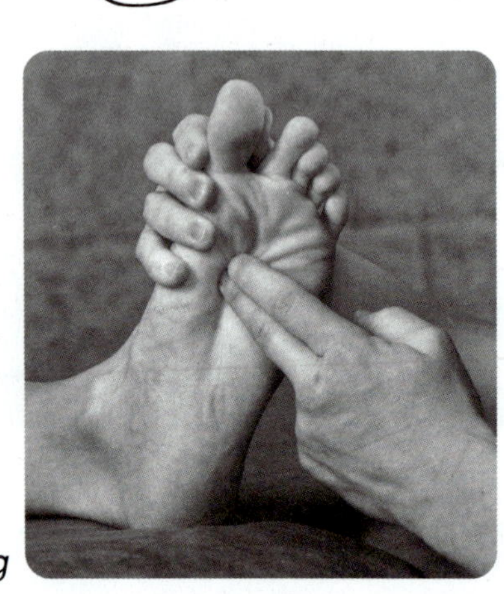

g

연관 패턴 : 발의 볼(그림 22.20f).

통증유발점 위치 : 제1 발허리뼈 머리의 몸쪽과 가쪽면 근처에 있는 근육의 힘살 주변으로 복잡한 통증유발점이 있다.

촉진을 위한 환자 자세 : 누운 자세.

촉진을 위한 근육상태 : 편안한 자세에서 이완.

허혈 치료법 : 통증유발점 위를 직접 압박(그림 22.20g).

얼음/분사와 스트레칭법 : 발바닥네모근 참조.

주의점 : 이러한 근육들은 발바닥널힘줄(plantar aponeurosis), 긴힘줄, 얕은 내재성 근육까지 깊게 놓여 있기 때문에 깊은 촉진을 실시해야 한다.

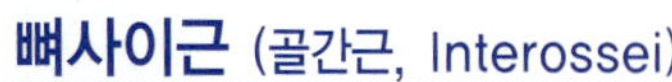

뼈사이근 (골간근, Interossei)

연관 패턴 : 발등과 발바닥에서의 발의 볼과 발가락 속부위(그림 22.20 h1 & h2).

통증유발점 위치 : 내재성 근육이 붙는 곳 근처의 발바닥부위.

촉진을 위한 환자 자세 : 누운 자세.

촉진을 위한 근육상태 : 편안한 자세에서 이완.

허혈 치료법 : 통증유발점 위를 직접 압박(그림 22.20i).

얼음/분사와 스트레칭법 : 발바닥네모근(족저방형근, quadratus plantae) 참조.

주의점 : 벌레근(충양근, lumbrical)과 짧은새끼굽힘근(단소지굴근, flexor digiti minimi brevis)의 통증 형태는 아직 알려지지 않고 있다.

외재성 근육
(Extrinsic Muscles)

위팔(상지, upper extremity)에서와 마찬가지로 발과 발목에는 몇 개의 외재성근육이 있다. 이 근육은 앞쪽에서 가쪽과 뒤쪽으로 이어진다.

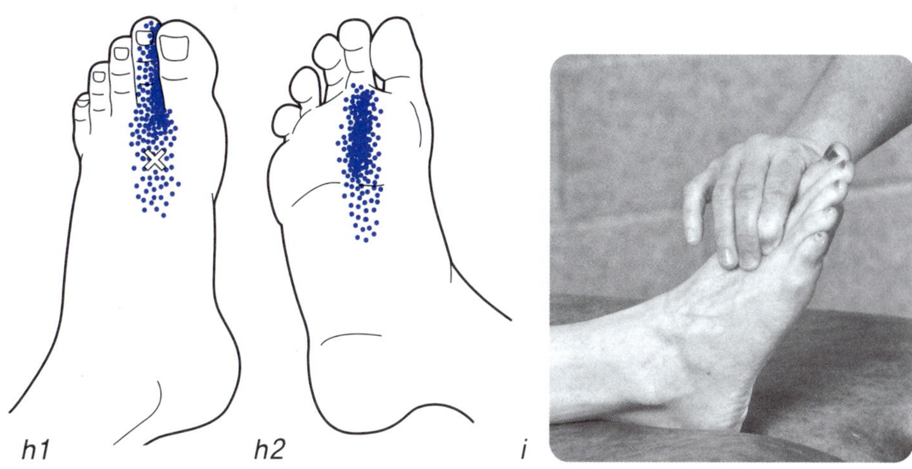

그림 22.20 (계속) 깊은 내재근 연관통 형태 : *(f)* 엄지모음근 *(g)* 엄지모음근의 통증유발점 이완. *(h)* 발등과 발바닥쪽 뼈사이근. *(i)* 뼈사이근과 벌레근의 통증유발점 이완. 내재 굽힘근까지의 얼음/분사와 스트레칭법은 그림 22.20c를 참조하라.

앞정강근 (전경골근, Tibialis Anterior)

연관 패턴 : 발목의 앞안쪽과 엄지발가락의 등쪽과 안쪽(그림 22.21a)에 통증이 있다. 때로는 앞쪽 정강이를 따라 발생하기도 한다.

통증유발점 위치 : 정강뼈(경골, tibia) 능 근처의 몸쪽과 앞쪽 2/3 지점(그림 22.21b).

촉진을 위한 환자 자세 : 누운 자세.

촉진을 위한 근육상태 : 무릎아래에 베개를 하여 편안한 자세로 이완.

허혈 치료법 : 통증유발점 이완은 통증유발점을 편평하게 촉진한다. 만약 부위가 촉진된다면, 긴장한 밴드를 촉진할 수 있을 것이다. 국부적 연축반응은 통증유발점을 가볍게 터치해서 해결할 수 있다. 직접적인 압박은 밴드를 이완시키고 통증을 줄일 것이다.

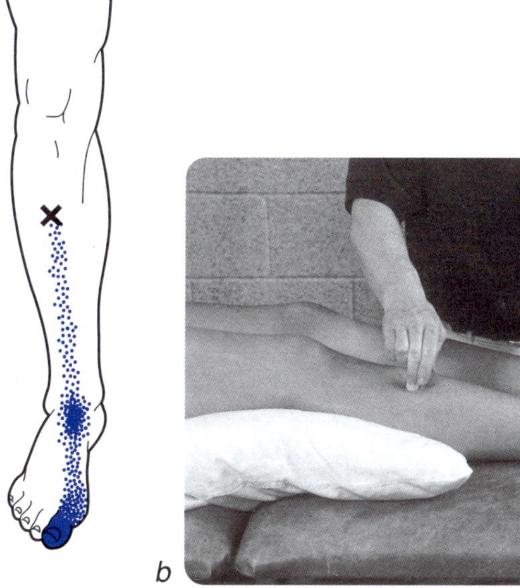

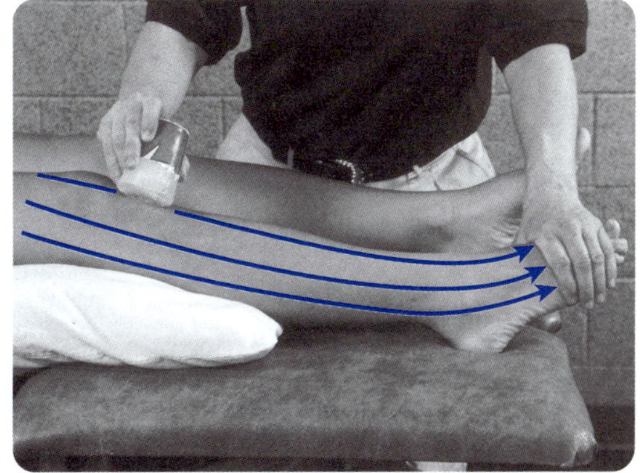

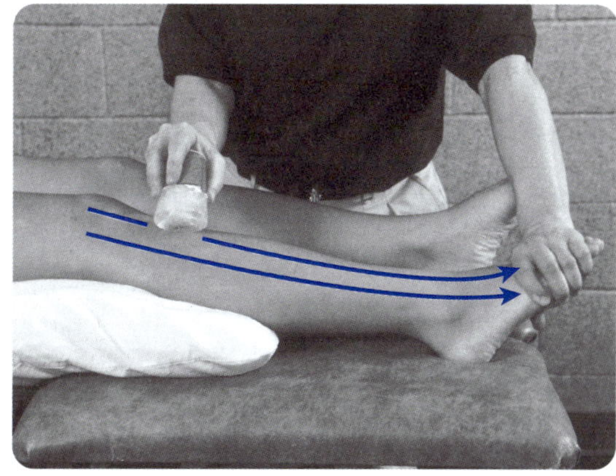

그림 22.21 앞정강근 : *(a)* 연관통증 형태, *(b)* 통증유발점 이완, *(c)* 발바닥굽힘 시 얼음/분사와 스트레칭법, *(d)* 엎침과 발바닥굽힘 시 얼음/분사와 스트레칭법.

얼음/분사와 스트레칭법 : 발을 발바닥굽힘(저측굴곡, plantar flexion)과 엎침(회내, pronation)을 한 상태에서 실시한다. 얼음은 무릎에서부터 발의 먼쪽으로 실시한다(그림 22.21c).

주의점 : 이 통증유발점은 주로 다른 근육의 통증유발점과 연결되어 발생한다.

종아리근 (비골근, Peroneals)

연관 패턴 : 긴종아리근(장비골근, peroneus longus)과 짧은종아리근(단비골근, peroneus brevis)은 가쪽복사(외과, lateral malleolus)의 몸쪽과 먼쪽으로 통증이 연관된다(그림 22.22a). 긴종아리근의 통증은 가쪽 다리의 중간부위에서 발생하며 제3종아리근은 앞가쪽 발목과 가쪽 발꿈치에서 발생한다.

통증유발점 위치 : 긴종아리근의 통증유발점은 종아리뼈(비골, fibula)의 몸통부 근처에 있는 종아리뼈 머리의 먼쪽 2~4cm에서 발생한다(그림 22.22b). 짧은종아리근의 통증유발점은 팔다리의 중간 부위와 먼쪽 1/3부위의 사이에서 발생한다. 제3종아리근의 통증유발점은 짧은종아리근의 앞쪽과 먼쪽에서 발생한다.

촉진을 위한 환자 자세 : 누운 자세.

촉진을 위한 근육상태 : 무릎 아래에 베개를 하여 편안한 자세로 이완.

허혈 치료법 : 통증유발점 이완은 통증유발점을 편평하게 촉진한다. 이 부위가 촉진된다면 긴장한 밴드를 촉진할 수 있을 것이다. 국소적 연축반응은 통증유발점을 가볍게 터치해서 해결할 수 있다. 직접적인 압박은 밴드를 이완시키고 통증을 줄일 것이다.

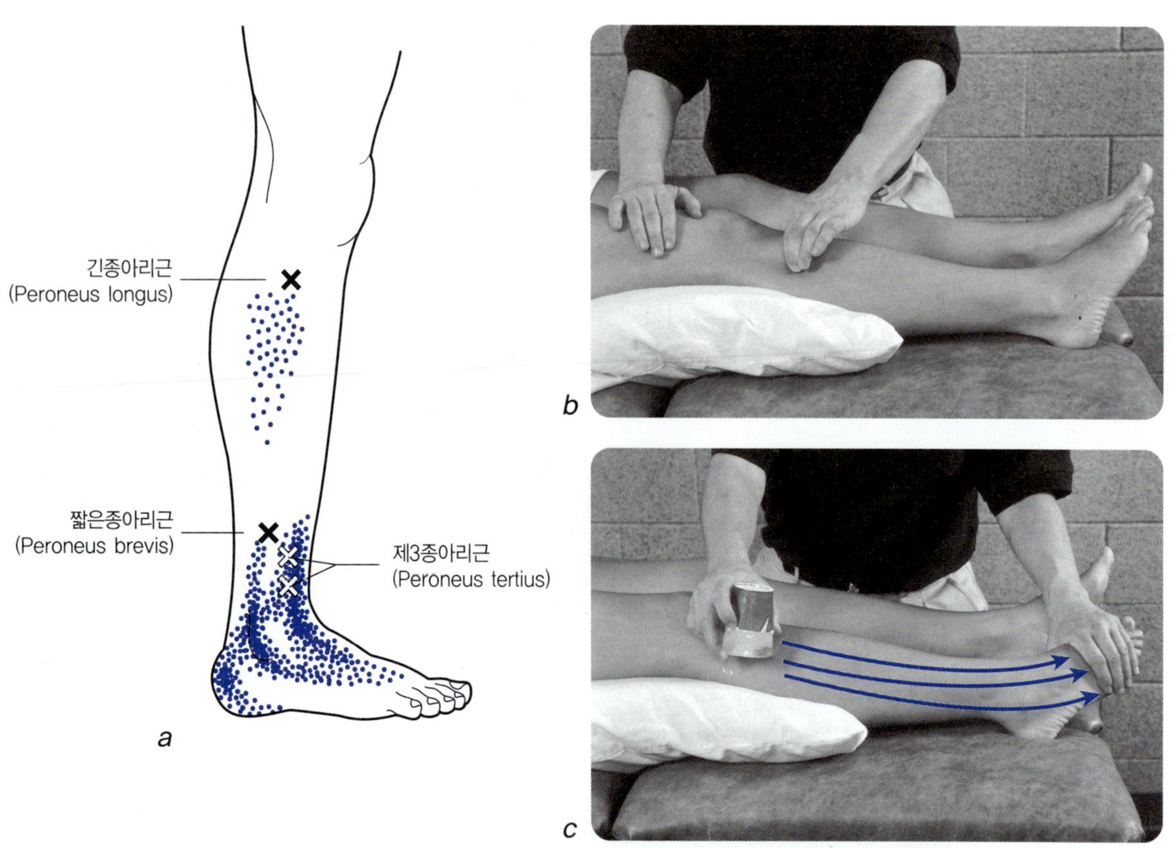

그림 22.22 *(a)* 종아리근의 통증 형태, *(b)* 긴종아리근의 통증유발점 이완, *(c)* 제3종아리근의 얼음/분사와 스트레칭법.

얼음/분사와 스트레칭법 : 발목을 안쪽번짐(내번, inversion)과 발등굽힘(배측굴곡, dorsiflexion)을 실시한 상태에서 얼음은 가쪽 팔다리의 몸쪽에서 먼쪽으로 하여 긴종아리근(장비골근, peroneus longus)과 짧은종아리근에 실시한다. 제3종아리근을 치료하기 위해서는 발바닥굽힘(저측굴곡, plantar flexion)과 안쪽번짐을 시킨 후 먼쪽 팔다리에서 더 앞쪽을 실시한다(그림 22.22c).

주의점 : 모든 발가락과 지나치게 엎침(회내, pronation)이 된 발을 가지고 있는 사람은 엎드린 자세에서 실시한다. 긴종아리근의 가벼운 터치법은 국소연축반응을 일으켜 발바닥굽힘과 가쪽번짐(외번, eversion)이 되게 한다.

장딴지근 (비복근, Gastrocnemius)

연관 패턴 : 통증유발점이 4개로서 다른 연관통증을 가지고 있다. 안쪽 장딴지근(비복근, gastrocnemius)의 안쪽 활(궁, arch)(그림 22.23a1)부위와 안쪽 장딴지근 머리의 안쪽모서리(그림 22.23a2), 가쪽 장딴지근 머리의 가쪽모서리(그림 22.23a3), 그리고 장딴지근의 가쪽머리위에서 약간 더 먼쪽부위(그림 22.23a4)가 통증유발점이다.

통증유발점 위치 : 안쪽 활 통증을 일으키는 통증유발점은 몸쪽의 안쪽 힘살이다(TP_1). 뒤쪽 무릎 통증을 일으키는 통증유발점은 안쪽 힘살의 가쪽 모서리쪽의 무릎 관절선에 있다(TP_2). 가쪽 장딴지의 통증유발점은 가쪽 장딴지의 힘살에 있다(TP_3). 무릎의 가쪽 뒤쪽부위의 통증유발점은 가쪽 장딴지에 있다(TP_4).

촉진을 위한 환자 자세 : 엎드리거나 무릎을 꿇는 자세.

촉진을 위한 근육상태 : 다리 아래에 베개를 하여 편안한 자세로 이완.

허혈 치료법 : 엄지손가락으로 편평하게 하여 세게 누르거나 누르는 도구(pincher grasp)를 사용하여 수행한다(그림 22.23b). 근육이 긴장되어 있다면 엄지손가락을 편평하게 하여 실시하는 것이 더 쉬울 것이다. 통증유발점의 이완은 발을 약간 발바닥굽힘(저측굴곡, plantar flexion)을 한 상태에서 근육을 늘린 상태에서 가는 것이 가장 좋다. 종아리뼈(비골, fibula)의 가쪽머리 누르기는 엄지손가락으로 가쪽모서리를 실시하고, 두 개의 장딴지머리사이의 중앙 고랑은 손가락으로 실시한다. 편평한 압박이 오금부위에서 시행되어야 한다.

얼음/분사와 스트레칭법 : 환자를 엎드리게 하고 발은 치료대 모서리까지 나오게 한다. 운동사는 무릎을 이용하여 환자의 발 볼 위로 압력을 가해 발목관절(족관절, ankle joint)이 발등굽힘(배측굴곡, dorsiflexion)이 되도록 한 상태에서 무릎 위에서 발바닥쪽으로 얼음/분사와

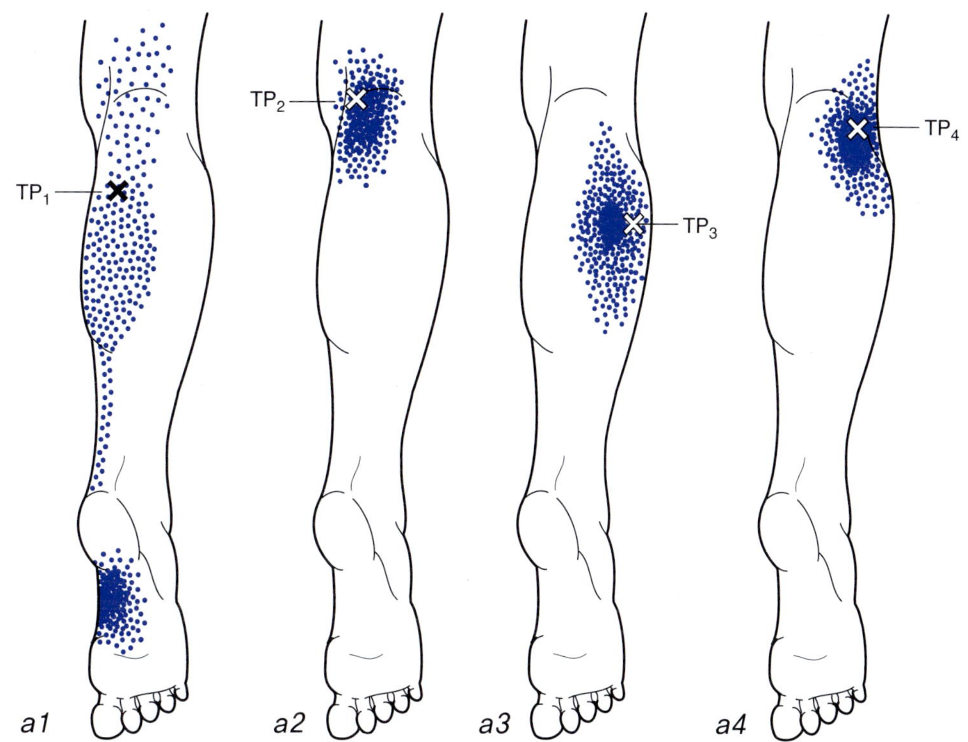

스트레칭법을 시행한다(그림 22.23c).

주의점 : 가끔 야간경련(nocturnal cramp)은 이 통증유발점과 관련이 된다.

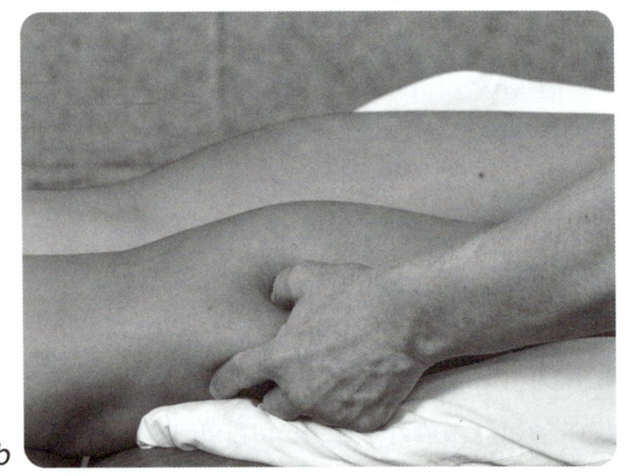

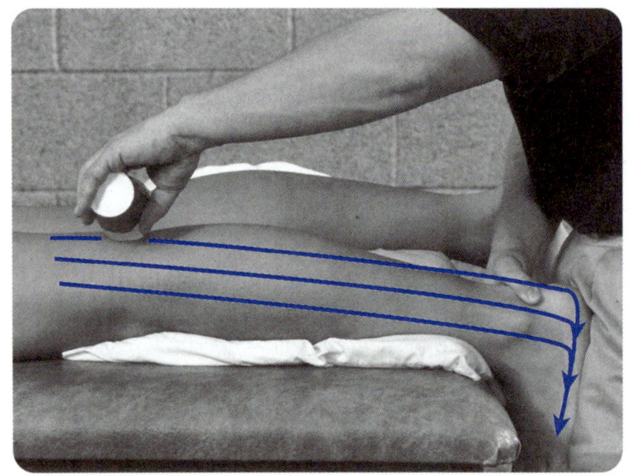

그림 22.23 장딴지근의 통증유발점 : *(a)* 연관통증 형태, *(b)* 가쪽머리의 통증유발점 이완, *(c)* 얼음/분사와 스트레칭법.

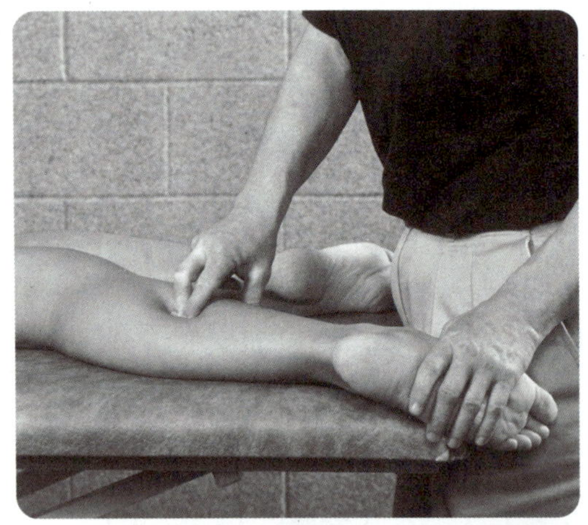

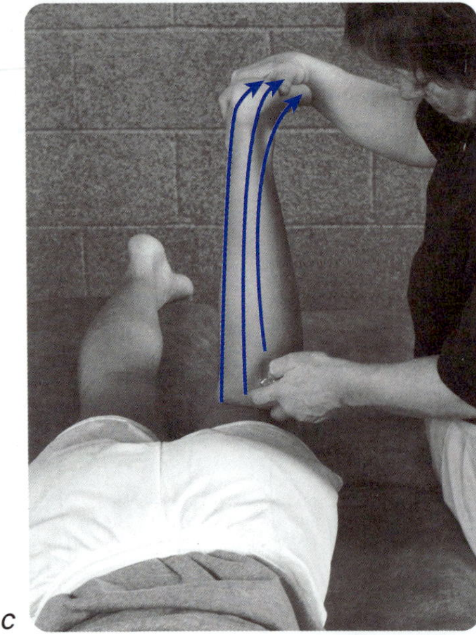

그림 22.24 가자미근 : *(a)* 연관통증 형태, *(b)* 통증유발점의 이완, *(c)* 얼음/분사와 스트레칭법.

가자미근 (넙치근, Soleus)

연관 패턴 : 가자미근의 가장 공통적인 통증 부위는 다리의 뒤쪽과 발꿈치부근, 먼쪽 아킬레스 부위이다. 가끔 장딴지 위쪽으로 통증이 연관되기도 하며, 드물게는 동측(ipsilateral) 엉치엉덩관절(천장관절, sacroiliac joint)까지 연관된다(그림 22.24a).

통증유발점 위치 : 장딴지의 통증유발점은 안쪽과 가쪽 장딴지머리 사이의 무릎관절 먼부위이다(TP_1). 발꿈치까지 가는 통증유발점은 근육 힘살의 안쪽 먼 모서리이며 아킬레스까지는 안쪽에 있다(TP_2). 동측 엉치엉덩관절에서의 통증유발점은 근육 힘살의 가쪽 먼 모서리이다(TP_3).

촉진을 위한 환자 자세 : 엎드리거나 무릎을 꿇는 자세.

촉진을 위한 근육상태 : 다리아래에 베개를 하여 편안한 자세로 이완.

허혈 치료법 : 엄지손가락으로 편평하게 하여 세게 누르거나 누르는 도구(pincher grasp)를 사용하여 수행한다. 환자를 엎드리게 하여 무릎을 구부리게 하여 장딴지 근육을 늘린다(그림 22.24b). 먼쪽 통증유발점은 안쪽과 가쪽 장딴지 근육의 힘살

부위에 있다. 환자가 참을 수 있을 정도로 하여 통증유발점이 이완되고 통증이 가라앉을 때까지 직접적 압박을 시행한다.

얼음/분사와 스트레칭법 : 환자의 무릎을 굽힌 상태에서 시행한다. 무릎을 굽힐 수도 있고 엎드릴 수도 있다(그림 22.24c). 발목이 발등굽힘(배측굴곡, dorsiflexion)을 한 상태에서 얼음은 뒤쪽 팔다리의 몸쪽에서 먼쪽으로하여 발바닥까지 실시한다.

주의점 : 체중지지 시 발꿈치 통증과 야간경련 시 발꿈치 통증이 주된 증상이며 발등굽힘이 제한된다.

뒤정강근 (후경골근, Tibialis Posterior)

연관 패턴 : 통증은 아킬레스힘줄과 중간 장딴지(midcalf)의 몸쪽, 발꿈치, 발등, 발바닥, 발가락까지 연관된다(그림 22.25a).

통증유발점 위치 : 가자미근(넙치근, Soleus)과 뒤정강뼈의 안쪽 모서리.

촉진을 위한 환자 자세 : 엎드린 자세.

촉진을 위한 근육상태 : 다리아래에 베개를 하여 편안한 자세로 이완.

허혈 치료법 : 뒤정강근은 다리의 가장 깊숙한 부위에 있기 때문에 심부압박법으로 직접 이 근육을 촉진할 수는 없다. 더 얕은 근육을 깊게 압박하여 간접적인 압박을 실시해야 할 것이다(그림 22.25b)

얼음/분사와 스트레칭법 : 얼음/분사와 스트레칭법은 환자를 엎드리게 하여 발을 치료대 모서리까지 나오게 한다. 발목을 발등굽힘(배측굴곡, dorsiflexion)과 가쪽번짐(외번, eversion)을 시킨 후 뒤쪽 무릎에서 시작하여 발바닥까지 실시한다(그림 22.25c).

주의점 : 이 근육의 통증유발점은 평탄하지 않은 표면을 걷거나 뛸 때 통증을 유발시킨다.

a

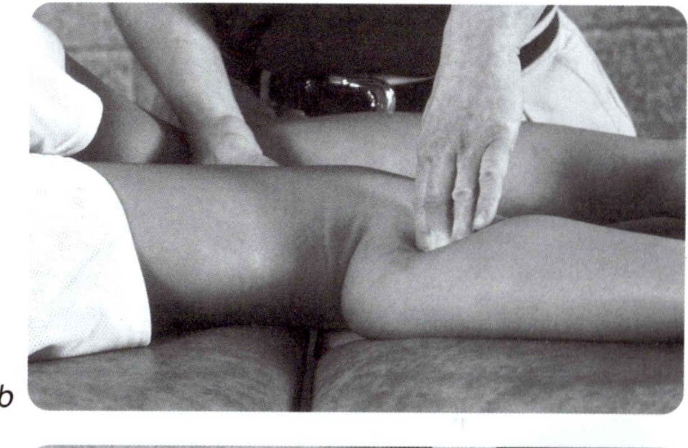

b

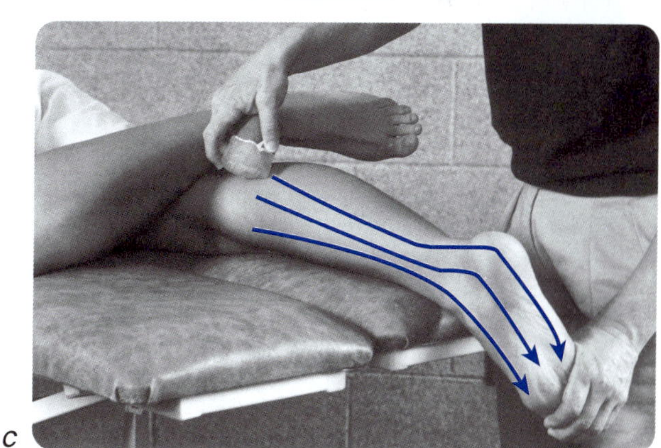

c

그림 22.25 뒤정강근 : *(a)* 연관통증 형태, *(b)* 통증유발점의 이완(안쪽), *(c)* 얼음/분사와 스트레칭법.

긴발가락폄근 (장지신전근, Long Toe Extensors)

연관 패턴 : 이 근육과 가장 연관된 통증은 발목 앞쪽을 따라서 발허리뼈의 등쪽, 발가락의 먼쪽까지 이어진다(그림 22.26a),

통증유발점 위치 : 긴발가락폄근의 통증유발점은 종아리뼈 머리의 먼쪽 앞으로 8cm 부위이다(그림 22.26b). 긴엄지폄근(장무지신근, extensor hallucis longus)의 통증유발점은 팔다리 1/3의 가운데와 먼쪽에 인접해 있다(그림 22.26c).

촉진을 위한 환자 자세 : 누운 자세.

촉진을 위한 근육상태 : 편안하게 이완된 자세.

허혈 치료법 : 통증이 감소되고 통증유발점이 이완될 때까지 통증유발점 위를 직접 압을 가한다.

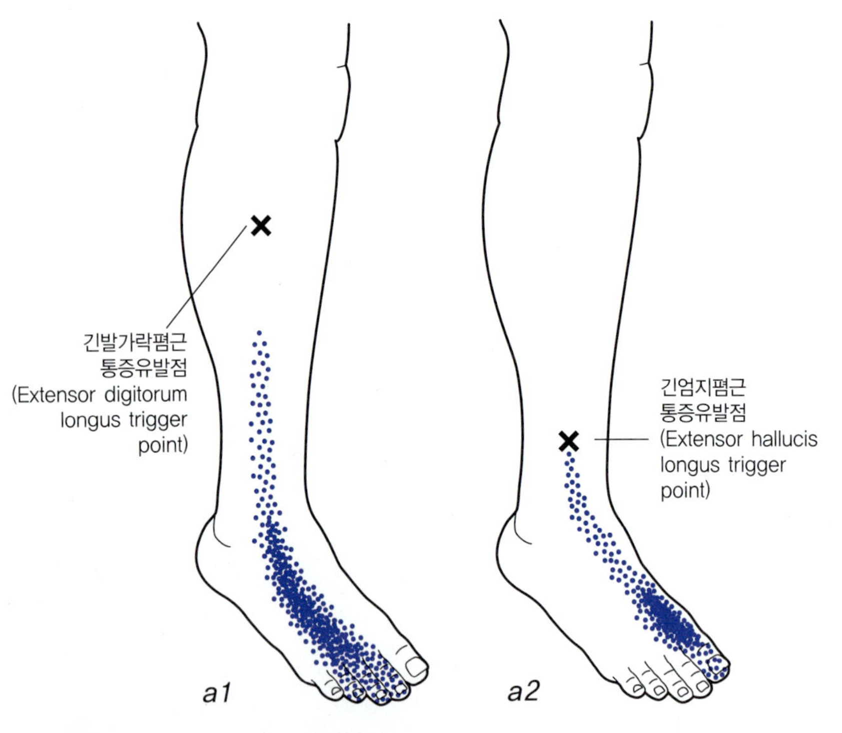

얼음/분사와 스트레칭법 : 발목과 발을 발바닥굽힘을 한 후, 먼 발가락에 압박을 실시하면서 몸쪽 팔다리의 앞쪽과 가쪽에서부터 발목과 발을 지나 발가락까지 실시한다(그림 22.26d).

주의점 : 이 근육의 긴발가락폄근(장지신전근, long toe extensors)과 긴엄지폄근(장무지신근, extensor hallucis longus)을 포함한다. 통증유발점은 발가락 폄근에서 밤에 경련을 유발시킬 수 있다.

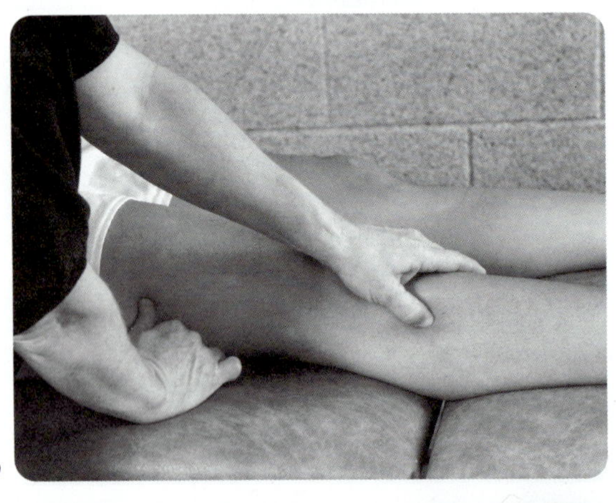

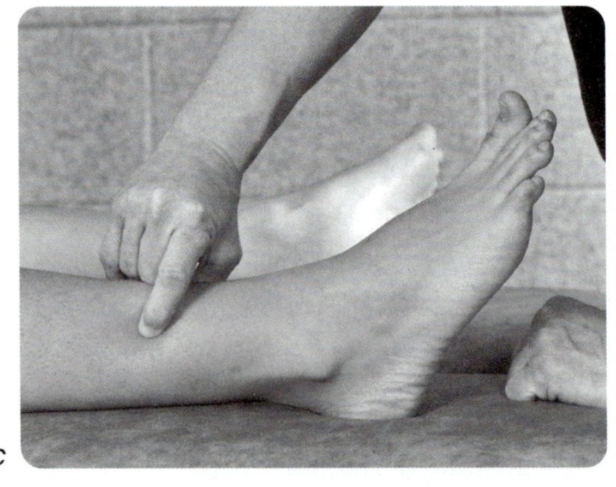

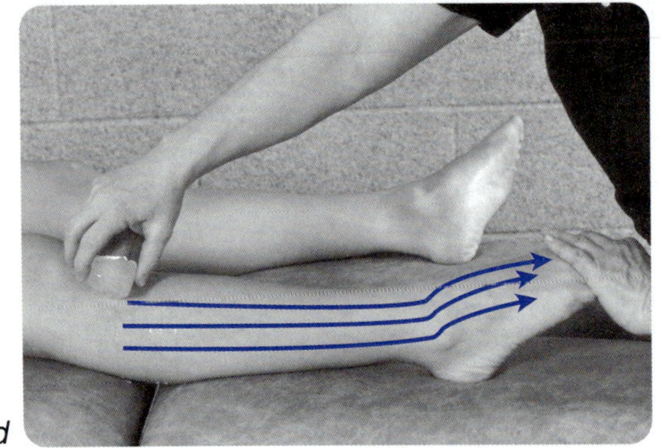

그림 22.26 긴발가락폄근 : *(a)* 연관통증 형태, *(b)* 긴발가락폄근의 통증유발점 이완, *(c)* 긴엄지폄근의 통증유발점 이완, *(d)* 얼음/분사와 스트레칭법.

긴발가락굽힘근 (장지굴근, Long Toe Flexors)

연관 패턴 : 앞발의 밑으로 연결되는 긴발가락굽힘근(장지굴근, flexor digitorum longus)은 발가락과 안쪽 장딴지쪽으로 연관통증이 나타난다(그림 22.27a1). 긴엄지굽힘근은 발바닥쪽의 엄지와 제1 발허리뼈머리쪽으로 연관통증이 나타난다(그림 22.27a2).

통증유발점 위치 : 긴발가락굽힘근의 통증유발점은 정강뼈(경골, tibia)와 장딴지-가자미근(넙치근, soleus) 사이의 안쪽 먼쪽 팔다리에 있다. 긴엄지굽힘근(장무지굴근, flexor hallucis longus)의 통증유발점은 다리의 가운데와 아래 1/3 지점에서 안쪽선을 따라 가자미근 가쪽 깊은 부위에 있다.

촉진을 위한 환자 자세 : 엎드리거나 옆으로 누운 자세.

촉진을 위한 근육상태 : 근육을 이완시키고 반쯤 짧아진 상태.

허혈 치료법 : 통증유발점을 감소시키기 위해 환자를 무릎을 굽히고, 발목은 이완상태에서 발바닥굽힘 자세로 옆으로 눕게 한다. 편평 압박 기술을 사용하여 정강뼈와 장딴지근–가자미근 사이를 안쪽 먼 팔다리에 압박을 가한다(그림 22.27b). 일단 장딴지근을 뒤쪽에서 압박을 한 다음에 아래쪽과 가쪽을 압박한다. 긴엄지굽힘근(장무지 굴근, flexor hallucis longus)은 엎드린 자세에서 실시한다. 가자미근(넙치근, Soleus)의 가쪽에서 안쪽선으로 깊게 압박을 하고, 팔다리의 가운데와 아래쪽 1/3 접합부를 깊게 압박한다(그림 22.27c).

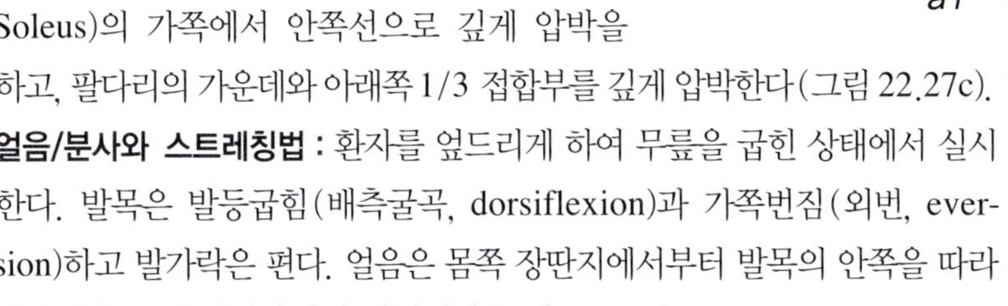

얼음/분사와 스트레칭법 : 환자를 엎드리게 하여 무릎을 굽힌 상태에서 실시한다. 발목은 발등굽힘(배측굴곡, dorsiflexion)과 가쪽번짐(외번, eversion)하고 발가락은 편다. 얼음은 몸쪽 장딴지에서부터 발목의 안쪽을 따라 발바닥을 통해 발가락까지 실시한다(그림 22.27d).

주의점 : 가장 일반적인 증상은 걷는 동안 발에 통증이 나타나는 것이다.

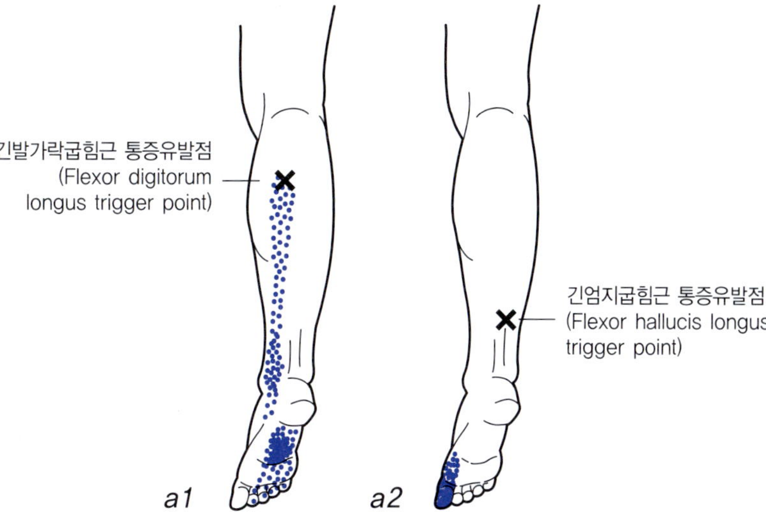

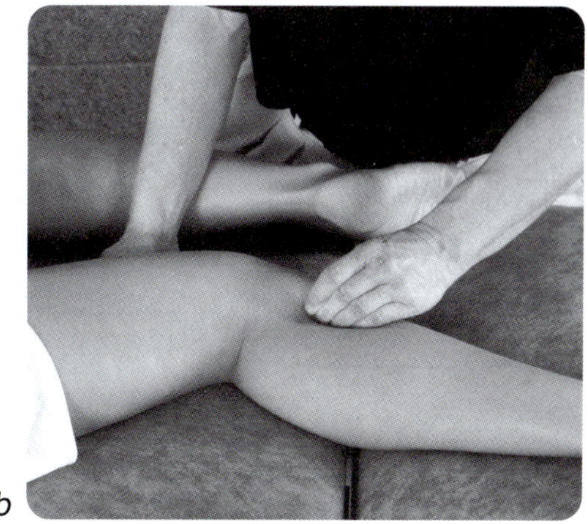

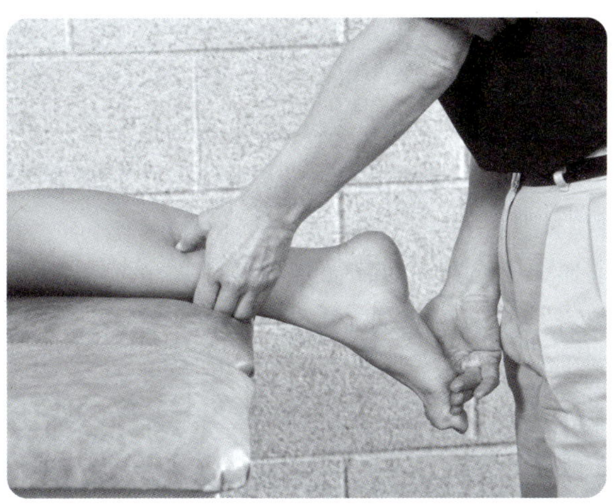

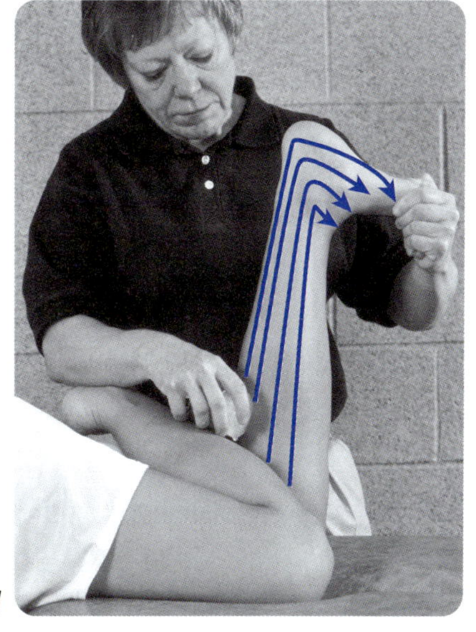

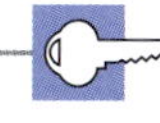

연부조직의 가동술은 팔다리와 발에서 연관되는 근막통증에 주로 사용된다. 치료는 얕은 내재성 발근육과 깊은 내재성 발근육, 그리고 몇몇 외재성 발근육에 적용된다.

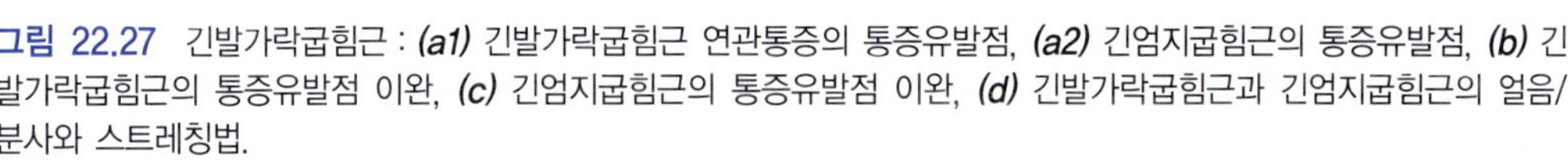

그림 22.27 긴발가락굽힘근 : *(a1)* 긴발가락굽힘근 연관통증의 통증유발점, *(a2)* 긴엄지굽힘근의 통증유발점, *(b)* 긴발가락굽힘근의 통증유발점 이완, *(c)* 긴엄지굽힘근의 통증유발점 이완, *(d)* 긴발가락굽힘근과 긴엄지굽힘근의 얼음/분사와 스트레칭법.

깊은 조직 마사지 (DEEP-TISSUE MASSAGE)

환자가 지나치게 부종이 있거나 발목과 발, 다리를 고정을 한 후에는 연부조직에 제한이 있게 된다. 장기가 동안 부종이 있거나 조직의 가동성이 감소하게 되면 유착을 발생할 수 있다. 조직의 유연성이 좋아지고 정상적인 운동범위로 회복이 되기 위해서는 유착이 없어져야 한다. 제6장에서는 깊은 조직 마사지 기술에 대해 언급하였으며, 이러한 목표를 해결하는데 도움이 될 것이다. 깊은 조직 마사지 기술을 사용하기 이전에 적절한 적용법에 대해 살펴보아라. 환자는 경련이 있거나 근막 긴장이 있는 발의 내재성 근육에 깊은 마사지를 시행할 수 있다. 환자는 의자에 앉아서 맨발로 골이 있는 과일이나 야채 위에 올려 놓는다. 손으로 무릎 위에서 아래쪽으로 힘을 가하면서 앞과 뒤로 발을 구르면서 자가 마사지를 실시할 수 있다(그림 22.19, p881).

관절가동술 (JOINT MOBILIZATION)

운동사는 조직의 유연성을 좋게 하고 운동범위를 증가시키기 위해 발과 발목에 깊은 조직마사지를 실시한다. 환자는 발의 내재성 근육을 자가 마사지를 할 수 있다.

관절가동술은 장기간 고정을 한 후 발목에는 특히 필요하다. 지속적 활주법(sustained gliding)을 수행했거나 진동법(oscillation)을 수행했을 경우에 이 기법을 수행한다. 제한이 더 심한 관절의 경우에는 지속성 활주법이 보다 효과적이다. 진동법은 부종과 1, 2도의 통증을 줄이는데 도움을 줄 수 있을 뿐만 아니라, 환자에게도 더 편안한 방법이다. 보다 심한 3, 4도의 통증의 경우에는 가동성을 향상시키기 위해 사용하기도 한다.

가동성을 위해 관절가동술이 사용되어야 하는지를 결정하기 위해 관절주머니의 형태와 움직임의 손실정도를 평가하고 건측과 비교를 해야 한다. 발목관절(거퇴관절, talocrural joint)의 관절주머니는 발등굽힘(배측굴곡, dorsiflexion)보다 발바닥굽힘(저측굴곡, plantar flexion)시 더 제한이 있으며, 목말밑관절(거골하관절, subtalar joint)에서는 안쪽번짐(내번, inversion)이 가쪽번짐(외번, eversion)보다 더 제한된다. 엄지발가락의 발허리발가락관절(중족지절관절, metatarsophalangeal joint)과 모든 발가락뼈사이관절(지절간관절, interphalangeal joint)은 굽힘(굴곡, flexion)보다 폄(신전, extension) 동작에서 더 제한을 받게 된다. 이러한 관절에서의 죄어진 상태와 느슨한 상태에 대한 자세한 정보는 6장에서 언급하였다.

다른 관절과 마찬가지로 주의사항과 금기사항을 기억해야 한다. 신체역학과 가하는 힘의 방향, 힘의 양이 모든 기술에서 적절해야 한다. 손은 가능한 관절에 밀착해야 하고, 한 손은 안정화를 위해 사용하고 다른 한 손은 가동화를 위해 힘을 부가해야 한다. 볼록-오목 규칙은 힘의 적용방향을 결정한다. 즉, 볼록 면이 오목 면 위로 움직일 때, 힘은 뼈의 움직임의 방향보다는 반대방향에서 힘을 가하고, 오목면이 볼록면 위로 움직일 때는 뼈의 방향과 같은 방향에서 힘을 가한다. 본 장에서 사용하는 가동술은 Maitland의 기법에 기초한 것이다. 발과 발목을 위한 이 기법은 뒤에 언급하였다.

정강종아리관절 (Tibiofibular Joint)

정강뼈(경골, tibia)와 종아리뼈(비골, fibula)는 몸쪽으로는 먼 무릎부위에서 연결되어 있고, 먼쪽으로는 발목의 격자관절(mortise joint)과 연결되어 있다. 몸쪽과 먼쪽 관절은 발목관절(족관절, ankle joint)이 정상이 되도록 가동성을 회복해야 한다. 몸쪽 정강종아리관절은 안정시에 무릎굽힘 25°, 발바닥굽힘 10°를 유지하며, 먼쪽 정강종아리관절은 5° 안쪽번짐된 상태에서 발바닥이 10° 굽혀져 있다.

발과 발목관절의 관절가동화 (Joint Mobilization of the Foot and Ankle Joints)

앞뒤(AP)와 뒤앞(PA) 방향 활주 (Anteroposterior and Posteroanterior Glides)

관절 : 몸쪽 정강종아리(tibiofibular).

안정시 위치 : 25° 무릎 굽힘(굴곡, flexion), 10° 발바닥 굽힘.

적응증 : 발목의 발등굽힘(배측굴곡, dorsiflexion)과 발바닥굽힘(저측굴곡, plantar flexion) 또는 모두를 제한함.

환자의 위치 : 환자는 최상의 역학적 위치와 힘을 적용받기 쉬운 자세를 취하도록 한다. 앞뒤 관절가동화 힘을 제공하기 위해 환자는 무릎을 편 상태에서 눕게 한다. 몸쪽 정강종아리관절(경비관절, tibiofibular joint)의 뒤앞 가동술을 하기 위해서는 환자를 옆으로 눕게 한다. 다리의 무게는 정강뼈를 안정화하며, 운동사는 먼쪽 손으로 가운데 팔다리 부위를 안정화시킨다.

운동사와 손의 위치 : 앞뒤 가동화 시 정강뼈(경골, tibia)는 몸쪽 정강뼈 위를 안쪽 손으로 안정화시킨다. 가동화를 위한 힘을 주기 위해 가쪽 손의 엄지두덩(무지구, thenar) 면으로 종아리뼈머리(비골두, fibular head)와 몸쪽 종아리뼈를 잡는다. 뒤앞 가동화를 위해 가동화시키는 손은 종아리뼈머리에 손목의 패드부위로 앞쪽 활주를 시킨다. 이때 안정화시키는 손은 다리의 먼부위의 움직임을 제한시킨다.

관절가동 기법 : 앞뒤 가동술 시 종아리뼈머리 위에 가동화할 손으로 수직방향 아래로 힘을 가하여 종아리뼈를 뒤쪽으로 활주시킨다(그림 22.28b). 뒤앞 가동술 시 가쪽손으로 종아리뼈머리를 앞쪽과 뒤쪽으로 활주시킨다(그림 22.28a). 한쪽 방향을 먼저 가동화하고 다른 방향으로 실시한다. 즉, 방향이 완전한 앞과 뒤 방향은 아니다.

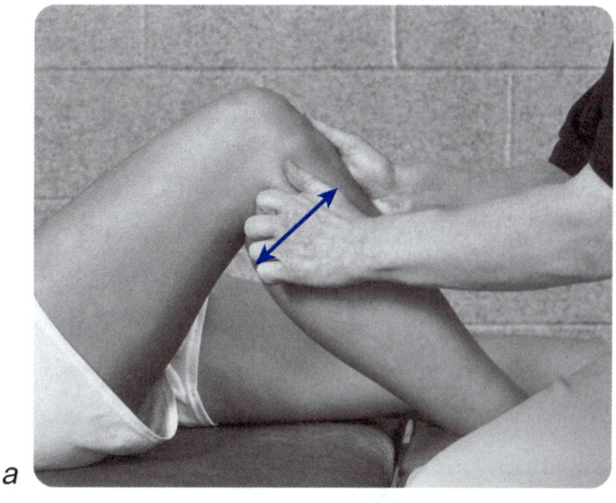

a

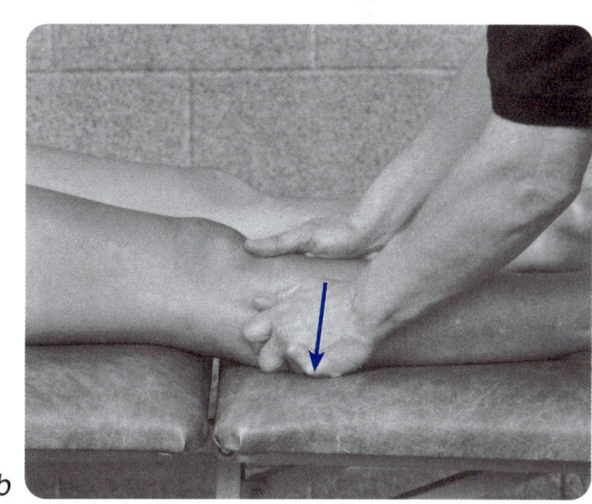

b

그림 22.28 몸쪽 정강종아리관절의 가동기법 : *(a)* 앞뒤-뒤앞 가동화, *(b)* 뒤쪽 활주의 대체기법.

주의점 : 위 정강종아리관절의 가동술은 먼쪽 정강종아리관절의 제한된 움직임과 동반 실시해야 한다. 정상 가동화는 무릎을 굽히는 동안에는 종아리뼈머리를 앞쪽으로 이동하게 하며, 무릎을 펴는 동안에는 뒤쪽으로 이동하게 한다.

앞뒤(AP)와 뒤앞(PA) 방향 활주 (Ap and PA Glides)

관절 : 먼쪽 정강종아리.

안정시 위치 : 발목 5° 안쪽번짐(내번, inversion), 10° 발바닥굽힘(저측굴곡, plantar flexion).

적응증 : 발목의 발등굽힘(배측굴곡, dorsiflexion)과 발바닥굽힘 또는 모두를 제한함.

환자의 위치 : 환자를 눕힌 상태에서 앞뒤 활주를 시행한다. 뒤앞 활주는 엎드린 상태에서 실시하고, 팔다리의 먼 부위는 치료대 끝 밖으로 보낸다.

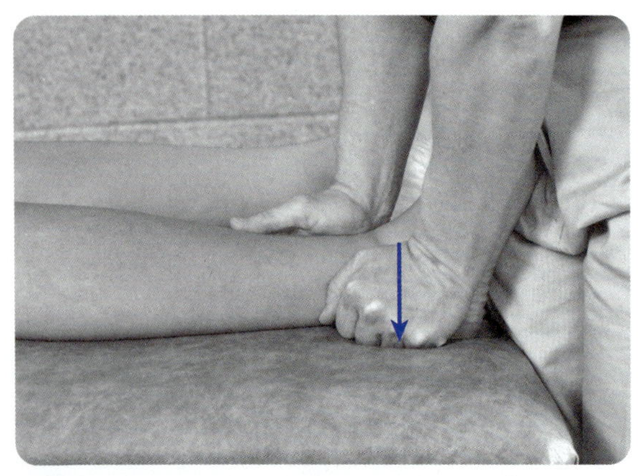
그림 22.29 먼쪽 정강종아리관절의 가동술, 뒤쪽 활주.

운동사와 손의 위치 : 앞뒤 활주를 하기 위해서는 안쪽 손으로 안쪽 복사뼈 위에 놓고 가쪽 손은 가쪽복사(외과, lateral malleolus)와 먼부위 종아리뼈 돌출부에 위치시켜 정강뼈를 안정화시킨다. 뒤앞 활주를 위해 가쪽 손의 기저부는 가쪽복사 위에 놓고 안쪽 손은 먼부위 정강뼈를 안정화시킨다.

관절가동 기법 : 앞뒤 관절가동화를 위해서는 우선 뒤쪽활주는 가쪽 손을 아래방향으로 힘을 가하고(그림 22.29), 뒤앞 관절가동화시 앞쪽 힘은 먼쪽 정강종아리관절 면에서 수직으로 힘을 가한다.

주의점 : 발등굽힘(배측굴곡, dorsiflexion)을 하는 동안 먼부위 종아리뼈(비골, fibula)는 정강뼈(경골, tibia)에서 위쪽으로 움직이고 안쪽으로 돌림(회전, rotation)한다. 발바닥굽힘(저측굴곡, plantar flexion)을 하는 동안 먼부위 종아리뼈는 반대 방향으로 움직인다. 정상적인 발목의 움직임은 종아리뼈의 가동성에 달려 있다. 정강종아리관절의 제한이 있는 경우 정상 움직임을 회복하기 위해서는 앞뒤와 뒤앞 방향에서의 종아리뼈 가동이 요구될 것이다.

발목관절 (Talocrural Joint)

발목과 발에는 몇 개의 관절이 있다. 발목관절(거퇴관절, talocrural joint)은 굽힘과 폄 움직임이 있으며, 다음의 내용은 발목관절의 관절가동술에 관한 내용이다.

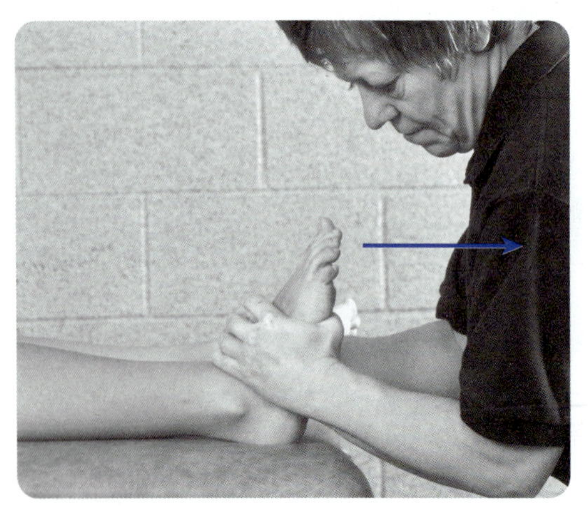
그림 22.30 발목관절의 신연 가동기법.

떼어당김 (신연, Distraction)

관절 : 발목관절(거퇴관절, talocrural joint).

안정시 위치 : 10° 발바닥 굽힘.

적응증 : 발목관절에서의 관절 역할을 증가시키고 통증을 줄이기 위해 낮은 단계의 가동화기법을 사용할 수 있다.

환자의 위치 : 무릎과 엉덩이를 편 상태에서 눕는다.

운동사와 손의 위치 : 운동사는 발을 마주보고 양손으로 발등을 잡는다. 양손의 교차되도록 하여 발의 윗부분을 잡고, 발바닥 면에 엄지손가락을 위치시킨다(그림 22.30).

관절가동 기법 : 떼어당김력을 제공하기 위해 뒤로 기댄다.

주의점 : 이 기술은 3급과 4급 가동술을 하기 이전에 이완이 되도록 해야 한다.

앞쪽 활주 (Anterior Glide)

관절 : 발목관절.

안정시 위치 : 10° 발바닥굽힘.

적응증 : 발바닥굽힘의 제한.

환자의 위치 : 무릎을 편 상태에서 눕는다.

운동사와 손의 위치 : 운동사는 발을 마주보고 안정화시키고자 하는 손은 다리의 먼쪽 앞쪽에 위치시키고, 가동화시키는 손의 엄지와 검지로 복사뼈의 아래쪽과 접해 있는 발의 몸쪽을 잡는다.

관절가동 기법 : 목말뼈(거골, talus)는 관절면에서 앞쪽으로 활주된다.

주의점 : 앞쪽 활주 또는 앞뒤 움직임으로 알려져 있다.

뒤쪽 활주 (Posterior Glide)

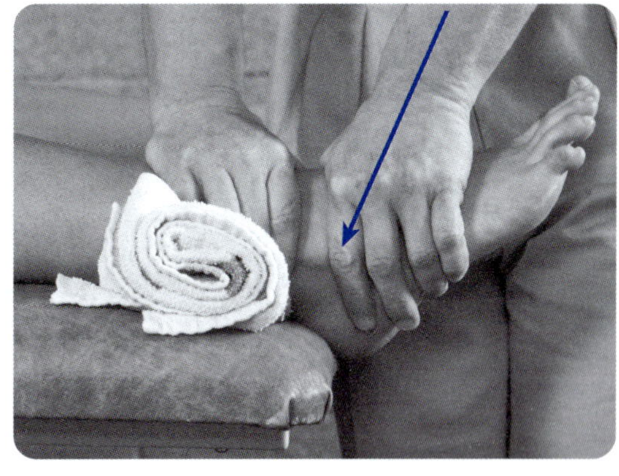

그림 22.31 발목관절의 뒤쪽 활주 가동기법.

관절 : 발목관절(거퇴관절, talocrural joint).

안정시 위치 : 10° 발바닥굽힘(저측굴곡, plantar flexion).

적응증 : 발바닥굽힘의 제한.

환자의 위치 : 무릎을 펴고 발목을 치료대 밖으로 한 상태에서 눕는다.

운동사와 손의 위치 : 운동사는 발을 마주보고 안정화시키고자 하는 손은 복사뼈에서 먼 다리 둘레를 앞쪽에 위치시키고, 가동화시키는 손의 엄지와 검지로 복사뼈(malleolus)의 아래쪽과 접해 있는 발의 몸쪽을 잡는다.

관절가동 기법 : 목말뼈(거골, talus)는 관절면에서 뒤쪽으로 활주된다(그림 22.31).

주의점 : 발등 활주 또는 앞뒤 활주로 알려져 있다.

정강뼈의 앞쪽 활주 (Anterior Glide of Tibia)

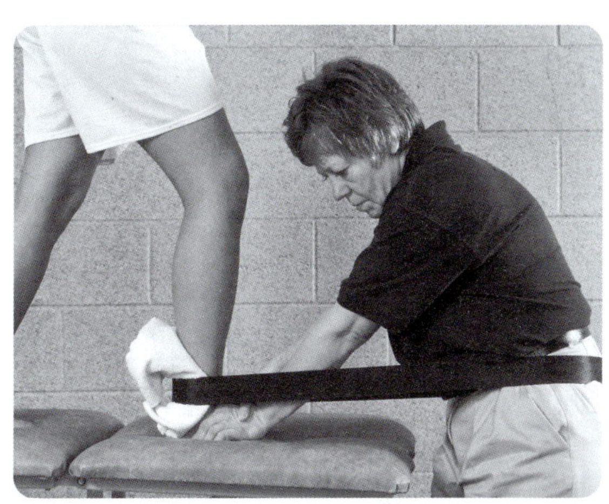

그림 22.32 발등굽힘 각도를 증가시키기 위한 목말뼈 위에서 정강뼈의 뒤앞 활주 대체기법.

관절 : 발목관절.

안정시 위치 : 10° 발바닥 굽힘.

적응증 : 발등굽힘(배측굴곡, dorsiflexion)의 제한.

환자의 위치 : 환자를 치료대 위에서 앞뒤로 발을 벌리고 서게 한다. 가동화 띠를 먼쪽 정강뼈(경골, tibia)와 종아리뼈(비골, fibula) 둘레와 운동사의 엉덩이에 위치시킨다.

운동사와 손의 위치 : 운동사의 엄지와 검지를 앞쪽 발목관절 둘레를 잡고 앞뒤로 발을 벌린 상태로 선다.

관절가동 기법 : 무릎을 약간 구분린 상태에서 엉덩이를 사용하여 앞다리와 뒷다리까지 체중을 움직이면서 띠를 앞으로 당긴다(그림 22.32).

주의점 : 변형 방법은 그림 22.31이다. 띠는 부가적인 역학적 지렛대 역할을 한다.

목말밑관절 (거골하관절, Subtalar Joint)

목말밑관절은 안쪽번짐(inversion), 가쪽번짐(eversion)을 통해 부상없이 울퉁불퉁한 지면 위에서 보행하도록 하는 역할을 한다. 목말밑관절의 가동화기법 몇 가지를 제시하고자 한다. 이 기술에서 손의 위치와 방향은 발목관절의 가동화기법과 미묘한 차이가 있지만, 그 구분은 매우 중요하다.

떼어당김 (신연, Distraction)

관절 : 목말밑관절(Subtalar Joint).

안정시 위치 : 안쪽번짐(내번, inversion)과 가쪽번짐(외번, eversion)의 중립.

적응증 : 일반적인 운동성을 증진시키기 위해.

환자의 위치 : 환자를 발이 치료대의 밖으로 나오도록 하여 눕힌다.

운동사와 손의 위치 : 운동사의 발을 마주보고 안정화하고자 하는 손은 목말뼈(거골, talus)를

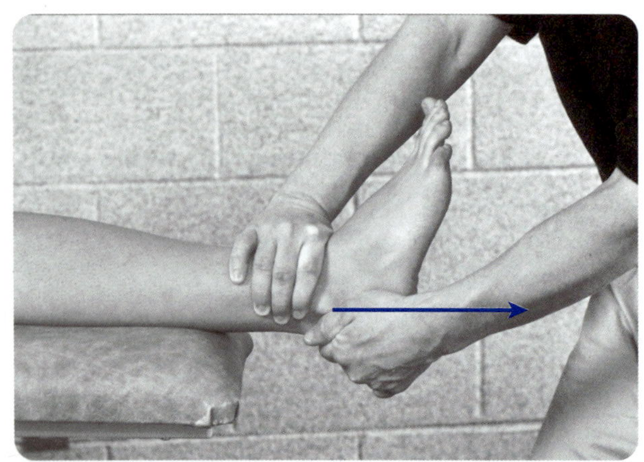

그림 22.33 목말밑관절의 신연 가동기법.

앞쪽을 잡고, 가동화하고자 하는 손은 발꿈치뼈(종골, calcaneus) 뒤쪽을 컵 형태로 잡는다(그림 22.33).

관절가동 기법 : 발꿈치뼈를 다리의 장축으로 하여 당긴다.

주의점 : 이 기술은 통증을 해소하는데 사용을 하고 3급과 4급 기술 전후에 사용하는 것이 좋다.

안쪽 활주 (Medial Glide)

관절 : 목말밑관절(거골하관절, subtalar).

안정시 위치 : 안쪽번짐(내번, inversion)과 가쪽번짐의 중립.

적응증 : 발목의 가쪽번짐(외번, eversion)을 증진시키기 위해.

환자의 위치 : 환자는 건측 팔다리 쪽으로 하여 옆으로 눕게 한다. 환측 발목은 먼쪽 다리 아래에 수건을 말아서 대어 줌으로써 치료대에게 떨어지게 한다.

운동사와 손의 위치 : 먼쪽 다리는 가쪽다리 위를 손으로 안정화시킨다. 가동화 손은 가쪽 발꿈치뼈의 발꿈치에 위치시키고 발바닥 표면에 다른 손가락을 위치시킨다(그림 22.34).

관절가동 기법 : 발꿈치뼈(종골, calcaneus)를 아래방향으로 힘을 가하여 안쪽 활주시킨다.

주의점 : 이 기술은 환자를 눕힌 상태에서 실시해야 한다. 그러나 가쪽에서 안쪽 방향으로 힘을 가하는 것보다 아래방향으로 힘을 가하는 것이 더 쉽기 때문에 누운 자세에서 할 수 있다.

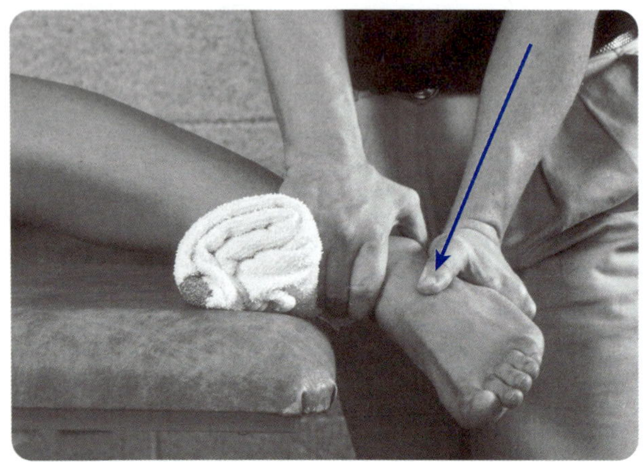

그림 22.34 목말밑관절의 가동기법, 안쪽 활주.

가쪽 활주 (Lateral Glide)

관절 : 목말밑관절(Subtalar Joint).

안정시 위치 : 안쪽번짐과 가쪽번짐의 중립.

적응증 : 발목의 안쪽번짐을 증진시키기 위해.

환자의 위치 : 환자는 건측 팔다리쪽으로 하여 옆으로 눕게 한다. 환측 발목은 먼쪽 다리 아래에 수건을 말아서 대어 줌으로써 치료대에서 떨어지게 한다.

운동사와 손의 위치 : 먼쪽 다리는 가쪽다리 위를 손으로 안정화시킨다. 가동화 손은 가쪽 발꿈치뼈의 발꿈치에 위치시키고, 발바닥 표면에 다른 손가락을 위치시킨다(그림 22.35).

관절가동 기법 : 발꿈치뼈를 아래방향으로 힘을 가하여 안쪽 활주시킨다.

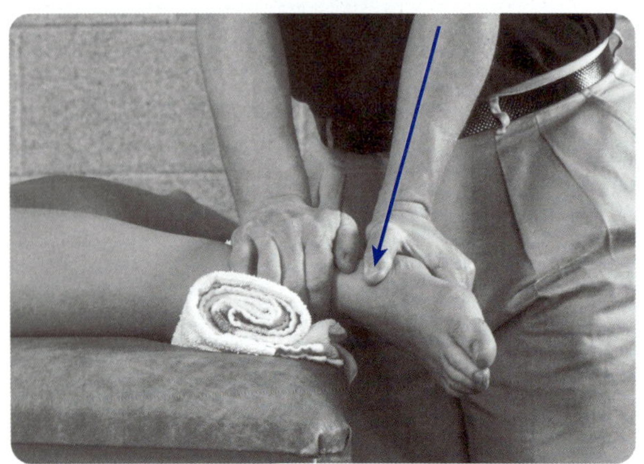

그림 22.35 목말밑관절의 가동기법, 가쪽 활주.

주의점 : 이 기술은 환자를 눕힌 상태에서 실시해야 한다. 그러나 가쪽에서 안쪽 방향으로 힘을 가하는 것보다 아래방향으로 힘을 가하는 것이 더 쉽기 때문에 누운 자세에서 할 수 있다.

발목뼈사이 관절 (Intertarsal Joints)

이러한 관절의 가동화는 모든 발목뼈중간관절(midtarsal joint)에서 시행될 수 있다. 즉, 목말발배관절(거주상관절, talonavicular), 발꿈치입방관절(종입방관절, calcaneocuboid), 발배쐐기관절(naviculocuneiform)에서 일어난다. 이 관절에 대해서는 다음 장에서 다루겠다.

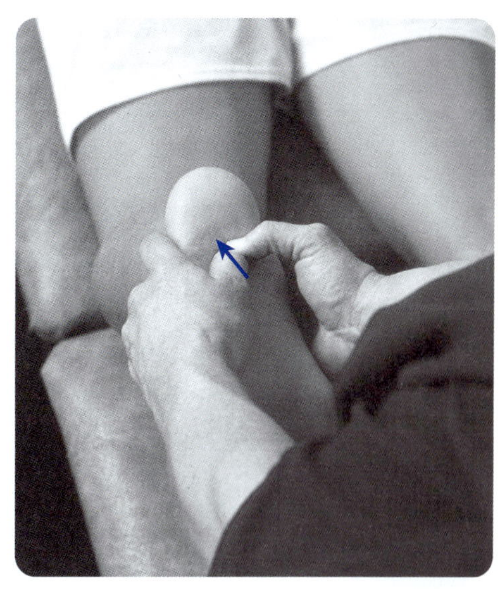

그림 22.36 발목뼈사이관절의 가동기법, 앞쪽 활주.

앞쪽 활주 (Anterior Glide)

관절 : 발목뼈사이관절(족근골간관절, intertarsal joints).

안정시 위치 : 10° 발바닥굽힘(저측굴곡, plantar flexion)을 한 상태에서 안쪽번짐(내번, inversion)–가쪽번짐(외번, eversion) 중립.

적응증 : 중앙발의 발바닥굽힘을 증가시키기 위해.

환자의 위치 : 엎드린 자세.

운동사와 손의 위치 : 엄지손가락으로 발의 중앙부위를 잡고 다른 엄지손가락으로 더욱 강하게 하여 뼈를 가동화한다. 엄지손가락으로 가동화를 시키는 동안 다른 손가락으로는 앞발을 고정시킨다(그림 22.36).

관절가동 기법 : 엄지손가락으로 뼈를 뒤앞 방향으로 시행한다.

주의점 : 다리 무게가 발목을 안정화하는데 도움이 될 것이다.

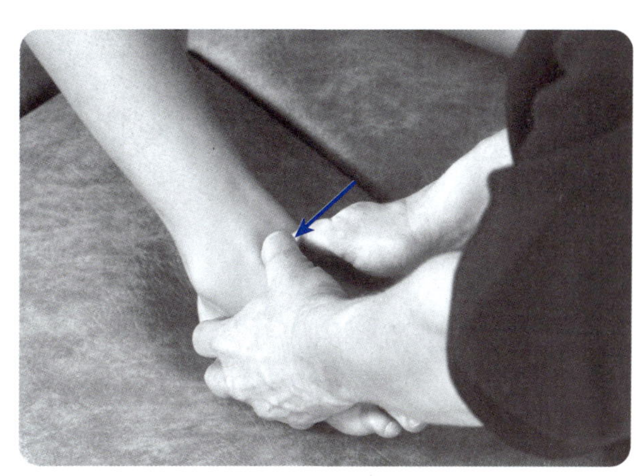

그림 22.37 발목뼈사이관절의 가동기법, 뒤쪽 활주.

뒤쪽 활주 (Posterior Glide)

관절 : 발목뼈사이관절.

안정시 위치 : 10° 발바닥 굽힘을 한 상태에서 안쪽번짐–가쪽번짐 중립.

적응증 : 중앙발의 발등굽힘(배측굴곡, dorsiflexion)을 증가시키기 위해.

환자의 위치 : 누운 자세.

운동사와 손의 위치 : 한 손으로 뒷발을 안정화시키고, 다른 손의 엄지로 발등을 잡고, 손가락은 발바닥을 잡아서 가동화시킨다.

관절가동 기법 : 가동화 손은 관절면에서 앞뒤로 움직인다(그림 22.37).

주의점 : 치료대 위에 발바닥이 닿도록 하여 뒷발을 안정화시킨다.

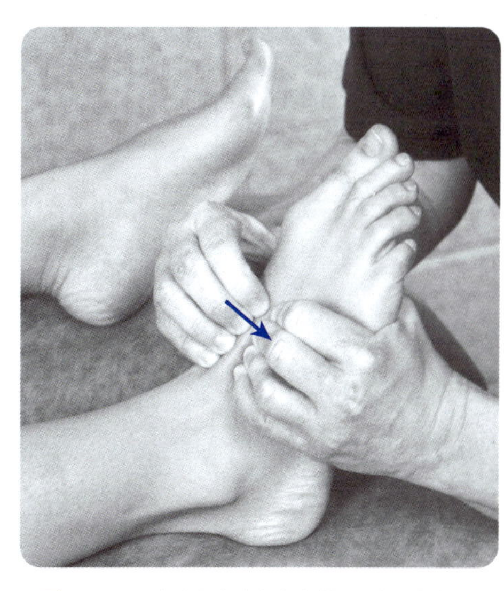

그림 22.38 발가락사이관절의 활주 가동기법.

앞쪽과 뒤쪽 활주 (Anterior and Posterior Glides)

관절 : 발허리사이관절(중족골간관절, intermetatarsal joint).

안정시 위치 : 확인되지 않음.

적응증 : 발허리사이관절의 가동성을 증진시키기 위해.

환자의 위치 : 누워서 발을 편 자세.

운동사와 손의 위치 : 하나의 발허리뼈(중족골, metatarsal)를 안정화시키고 인접한 발허리뼈를 잡는다. 발등에 손가락을 위치시키고, 엄지는 발바닥을 잡는다.

관절가동 기법 : 앞뒤–뒤앞 힘을 발허리뼈에 가한다(그림 22.38).

주의점 : 앞뒤와 뒤앞 활주는 발목뼈사이관절(족근골간관절, intertarsal joints)에 실시할 수 있다. 몸쪽 발목뼈(족근골, tarsal) 아래부위를 안정화시키고, 먼쪽 낮은 부위는 앞쪽과 뒤쪽 방향으로 가동화시킨다.

발목발허리관절, 발허리발가락관절, 발가락사이관절
(Tarsometatarsal, Metatarsophalangeal, and Interphalangeal Joints)

손의 위치와 힘의 적용이 이러한 관절들에 대해서는 같게 적용되므로 함께 분류하였다. 그러나 특별한 손가락과 손의 위치는 각 관절을 운동시키기 위하여 다양해질 수 있다.

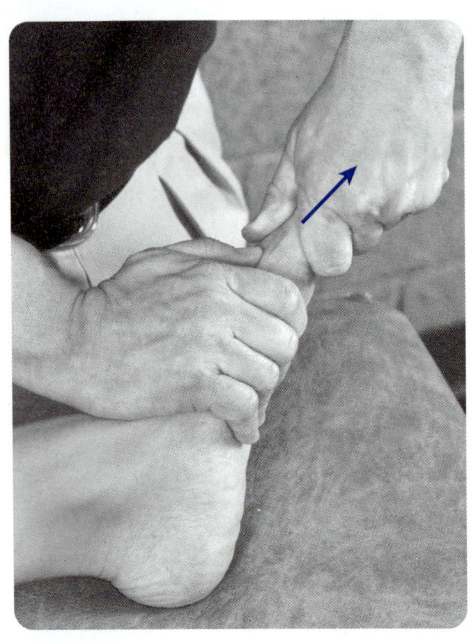

그림 22.39 발허리발가락관절의 떼어당김 가동술.

떼어당김 (신연, Distraction)

관절 : 발목발허리관절(거중족관절, tarsometatarsal), 발허리발가락관절(중족지절관절, metatarsophalangeal joint), 발가락뼈사이관절(지절간관절, interphalangeal joint).

안정시 위치 : 제1발가락은 20° 발등굽힘(배측굴곡, dorsiflexion)을 하고 제2~5발가락은 20° 발바닥굽힘(저측굴곡, plantar flexion).

적응증 : 일반적인 관절의 가동성과 이완을 증진시키기 위해.

환자의 위치 : 편안하게 치료대에 누운 자세.

운동사와 손의 위치 : 엄지와 다른 손가락으로 마디뼈를 잡고 발허리뼈(중족골, metatarsal)는 반대 손가락으로 안정화시킨다(그림 22.39).

관절가동 기법 : 떼어당김력을 마디뼈(지절골, phalanx)에 가한다.

주의점 : 2급과 3급 관절가동술을 하기 이전에 시행한다.

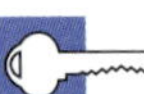

발목가동술에서 진동은 통증과 부종을 줄인다. 진동이나 가동술의 유지는 발목의 여러 관절에서 운동성을 증가시킨다.

앞쪽과 뒤쪽 활주 (Anterior and Posterior Glides)

관절 : 발목발허리관절, 발허리발가락관절, 발가락뼈사이관절.

안정시 위치 : 제1발가락은 20° 발등굽힘을 하고 제2~5발가락은 20° 발바닥굽힘.

적응증 : 앞쪽 활주는 이러한 관절의 폄(신전, extension) 동작을 좋게 하고, 뒤쪽 활주는 굽힘(굴곡, flexion) 동작을 좋게 한다.

환자의 위치 : 편안하게 치료대에 누워서 발을 치료대 밖으로 내민 자세.

운동사와 손의 위치 : 발허리발가락관절과 발목발허리관절을 시행하기 위해 발허리뼈는 한 손으로 안정화시키고, 가동화시키는 손은 마디뼈의 몸쪽을 잡는다. 발가락뼈사이관절을 시행하기 위해서는 몸쪽 마디뼈를 운동사의 손가락으로 잡는다.

관절가동 기법 : 발허리발가락관절과 발목발허리관절은 앞뒤–뒤앞 활주를 실시하고, 발가락뼈사이관절을 시행하기 위해서는 먼쪽 마디뼈를 안정화시킨다.

주의점 : 약간의 견인을 동시에 함으로써 환자를 더욱 편안하도록 한다.

유연성 운동 (FLEXIBILITY EXERCISES)

다음은 유연성 운동 중 발목관절(족관절, ankle joint), 발, 다리의 유연성을 증진시키기 위해 가장 공통적으로 사용되는 기술을 제시한 것이다. 대부분의 운동과 함께 운동사는 신체역학에 대한 지식을 필요로 한다. 즉, 근육의 기능, 효과적인 유연성 운동프로그램을 위한 힘의 적당한 적용법 등을 알아야 한다.

능동적인 유연성 운동은 15초에서 20초를 유지하고 4~5회를 반복한다. 환자의 유연성이 보통보다 떨어진다면 운동을 더 자주 반복적으로 시행해야 한다.

■ 발과 발목의 유연성 운동 (Flexibility Exercises for the Foot and Ankle)

선 자세에서 신장 (Standing Stretch)

신체 분절 : 장딴지근(비복근, gastrocnemius).

재활단계 : II단계 초기.

목적 : 장딴지근육의 유연성 증가를 위해.

자세 : 환측 다리를 건측의 뒤쪽으로 신장시킨 상태에서 다리를 벌리고 선다.

방법 : 팔에 체중을 싣고 벽을 짚고서 벽과 앞발을 지지한다. 이때 뒤쪽 무릎을 쭉 편다. 발꿈치는 지면과 접촉되도록 하고 엉덩이는 무릎의 앞쪽에 있어야 한다. 발을 일직선이 되도록 하거나 발가락을 약간 안쪽으로 돌려도 된다(그림 22.40).

오류 : 일반적인 오류는 발을 바깥방향으로 돌림(회전, rotation)하면서 중앙발이 접히도록 하고 지면에서 발꿈치를 떼며, 무릎을 굽히고, 엉덩이를 뒤쪽으로 움직이게 한다.

주의점 : 장딴지근육은 무릎위에서 발꿈치까지 연결되어 있기 때문에 무릎과 발목관절(족관절, ankle joint) 모두가 효과적으로 스트레칭 되어야 한다.

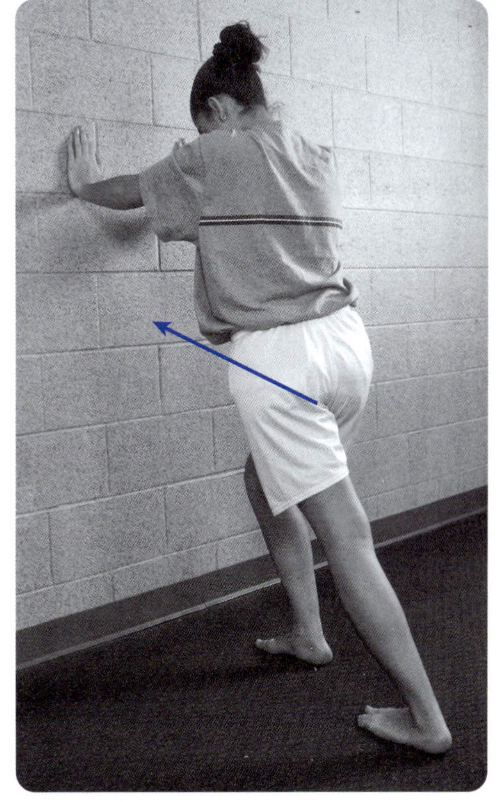

그림 22.40 선 자세에서 장딴지근 스트레칭.

앉은 자세에서 신장 (Seated Stretch)

신체 분절 : 장딴지근.

재활단계 : II단계 초기.

목적 : 장딴지근육의 유연성 증가를 위해.

자세 : 오랫동안 앉은 자세에서 스트레치 밴드나 수건으로 앞발을 감는다.

방법 : 무릎을 편 상태에서 발목을 발등굽힘(배측굴곡, dorsiflexion)이 되도록 하기 위해 밴드를 당긴다. 부가적인 스트레칭은 발목의 발등굽힘을 능동적으로 수축하면 된다.

오류 : 엉덩이의 돌림과 발의 엎침(회내, pronation).

주의점 : 환자가 비체중지지 상태라면 체중지지가 될 때까지는 유연성 증진을 위해 장딴지근육을 스트레칭 한다.

선 자세에서 신장 (Standing Stretch)

신체 분절 : 가자미근(넙치근, soleus).

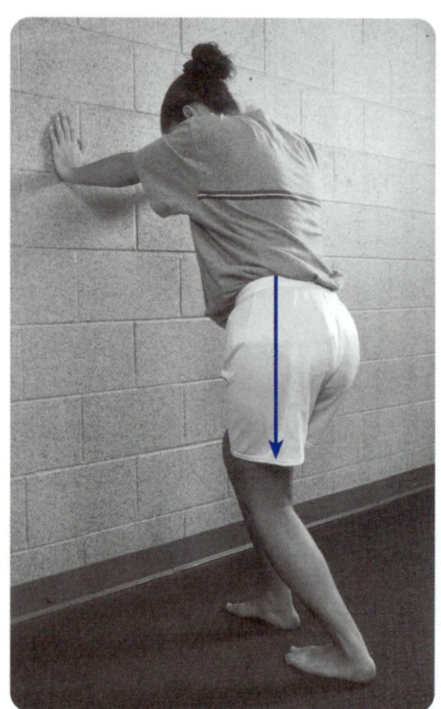

그림 22.41 선 자세에서 가자미근 스트레칭.

재활단계 : II단계 초기.

목적 : 가자미근의 유연성 증가를 위해.

자세 : 선 자세에서의 장딴지근육 자세와 동일하게 위치한다. 건측 뒤로 환측을 위치시키고, 발을 지면에 붙이고 발을 약간 내향(inward)시킨다.

방법 : 장딴지가 신장되는 것을 느낄 때까지 무릎을 천천히 굽힌다(그림 22.41).

오류 : 발을 바깥방향으로 돌리며 무릎이 바깥굽음(외반, valgus) 상태가 되고 무릎을 굽히면서 엉덩이를 뒤쪽으로 움직인다.

주의점 : 가자미근(넙치근, soleus)은 무릎관절(슬관절, knee joint)을 지나가지 않기 때문에 이 근육만을 신장시키기 위해서는 무릎을 굽혀야 한다.

앉은 자세에서 가자미근 신장 (Seated Soleus Stretch)

신체 분절 : 가자미근.

재활단계 : II단계 초기.

목적 : 가자미근육의 유연성 증가를 위해.

자세 : 부분 체중지지를 한다면 지면에 발을 대고 앉은 자세에서 운동을 실시할 수 있다. 앞발은 1/2 폼 롤러에 올리고, 발꿈치는 폼 롤러 밖에 놓는다. 체중지지를 할 수 없다면, 무릎을 약간 구부린 상태에서 앞발에 밴드를 감싼다. 스트레칭을 하기 위해 발목을 발등굽힘(배측굴곡, dorsiflexion)을 하면서 밴드를 당긴다.

방법 : 체중지지를 한 상태에서 신장을 하기 위해 장딴지 먼 부위가 신장되는 것을 느낄 때까지 발꿈치를 지면쪽으로 민다(그림 22.42a). 비체중지지 스트레칭 시에는 장딴지의 아래쪽이 신장되는 것을 느낄 때까지 발목을 발등굽힘하기 위해 밴드를 당긴다(그림 22.42b).

오류 : 발목 굽힘(굴곡, flexion)보다 무릎 굽힘을 크게 하고 효과적인 신장을 위해 발의 몸쪽으로 너무 많이 밴드를 위치시킨다.

주의점 : 가자미근은 무릎관절을 지나가지 않기 때문에 이 근육만을 신장시키기 위해서는 무릎을 굽혀야 한다.

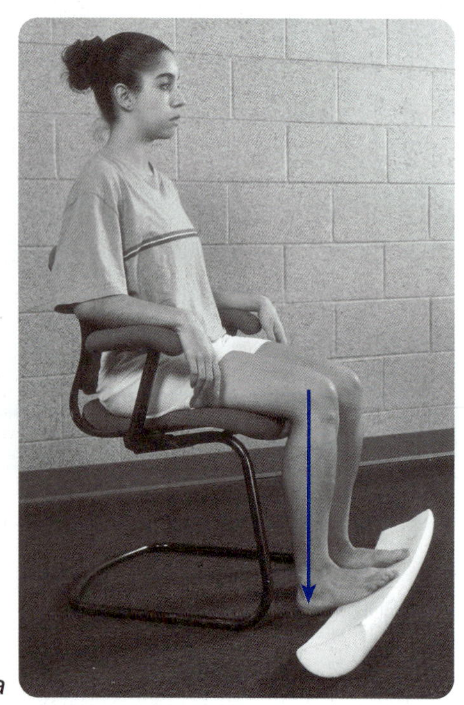

a

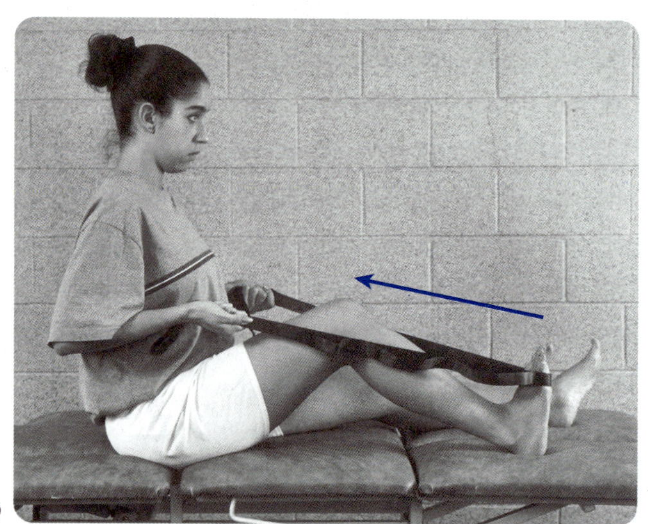

b

그림 22.42 앉은 자세에서 가자미근 스트레칭 : *(a)* 1/2 폼 롤러 이용, *(b)* 스트레칭 줄 이용.

장시간 아킬레스 신장 (Prolonged Achilles Stretch)

신체 분절 : 아킬레스(achilles).

재활단계 : II단계 또는 III단계 후기.

목적 : 아킬레스힘줄의 가동성 증가를 위해.

자세 : 벽에 등을 대고 서게 한다. 발은 경사판 위에 올려놓거나(그림 22.43a) 책의 모서리 위에 올라 선다(그림 22.43b). 발꿈치는 벽에서 2.5cm 이내여야 한다. 수건을 말아서 무릎의 뒤쪽과 벽 사이에 두어 무릎의 젖힘(과신전, hyperextension)을 방지하도록 한다.

방법 : 최소한 5분이상을 하고 견딜 수 있다면 20분동안 이러한 자세를 하도록 한다. 환자의 안정성과 지지를 위해 의자를 앞게 두고 손을 올려놓을 수 있다.

오류 : 일반적인 오류는 벽에서 멀리 떨어진 상태에서 무릎을 젖히고 발을 엎침(회내, pronation) 상태로 있는 것이다. 어떤 사람은 계단 끝에서 아킬레스나 장딴지 근육을 신장시키려고 한다. 그러나 이 동작은 신장된 많은 근육이 균형을 유지하기 위해 동시에 수축을 하기 때문에 비효과적이다.

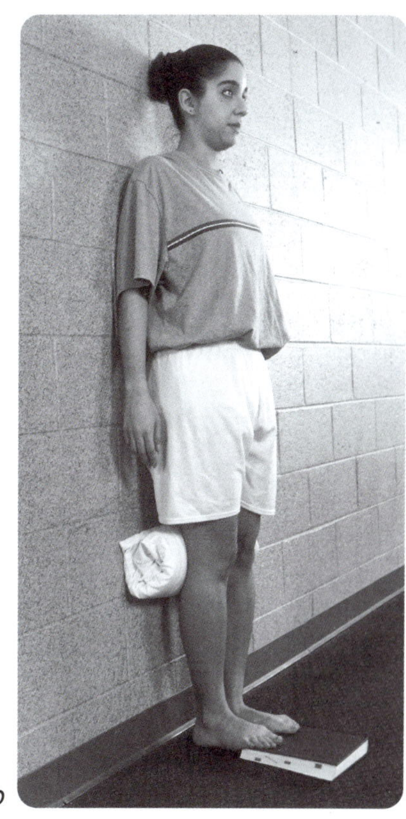

그림 22.43 아킬레스힘줄의 장시간 스트레칭 : *(a)* 경사판 이용, *(b)* 책을 이용. 수건을 말아서 무릎 뒤에 두면 무릎의 젖힘을 예방할 수 있다.

주의점 : 아킬레스가 제한된 구조라면 장시간 신장은 움직임을 좋게 하는데 가장 효과적이다. 아킬레스힘줄이 두꺼워졌다면 장딴지 뒤쪽이나 발목이 딱딱해져 있는 것을 느낄 것이다. 그러나 이것은 빠르게 완화될 것이다.

발목굽힘근 신장 (Ankle Dorsiflexor Stretch)

신체 분절 : 발목굽힘근(ankle dorsiflexors).

재활단계 : II단계 또는 III단계.

목적 : 발목의 발바닥굽힘(저측굴곡, plantar flexion) 움직임을 좋게 하기 위해.

자세 : 무릎을 굽힌 자세에서 시작한다.

방법 : 견딜 수 있을 정도로 엉덩이를 발꿈치 쪽으로 누른다. 무릎 손상이 없다면 발목 위에 앉도록 한다. 이 자세에서는 앞쪽 발목이 바닥에 닿아야 한다(그림 22.44).

오류 : 발목을 굽힌 상태를 취하면서 다리를 바깥쪽으로 돌린다.

주의점 : 발목이 매우 긴장되어 있는 상태에서 발목에 체중을 지지하는 것은 매우 불편할 것이다. 선 자세에서 폼 롤러를 이용한다면 좀더 부드럽게 실시할 수 있다. 폼 롤러 위에 발등을 대고 발목을 지면 쪽으로 누른다.

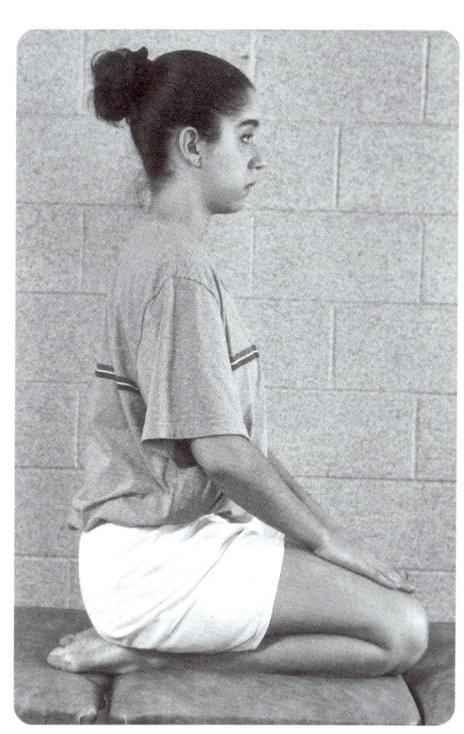

그림 22.44 앉은 자세에서 발등굽힘근 스트레칭. 환자가 무릎 손상병력이 있다면 이 자세는 피해야 한다.

능동 발목 펌프, 알파벳, 발가락 운동 (Active Ankle Pumps, Alphabet, and Toe Exercises)

신체 분절 : 발목, 발, 발가락.

재활단계 : II단계.

목적 : 발목, 발, 발가락의 유연성 증가를 위해.

자세 : 앉아서 이러한 운동들을 할 수 있다.

방법 : 발목펌프 운동은 지면에서 발꿈치를 떼는 것이다. 발꿈치를 들어 올릴 때 가능한 높게 올리고 내린다. 알파벳 운동은 발꿈치를 지면에 대고 발가락과 발로 알파벳을 쓰는 것이다. 이러한 운동들은 매일 실시하기 위해 집에서 할 수 있는 운동프로그램으로 사용된다.

오류 : 움직임 시 발목이나 발가락을 사용하지 않고 다리나 엉덩이를 사용한다.

주의점 : 이러한 일반적인 능동 운동들은 발목의 움직임을 증진하기 위해 매일 혼자서 할 수 있는 것들이다. 또한 발목을 들어 올려서 하게 되면 부종을 줄일 수 있다.

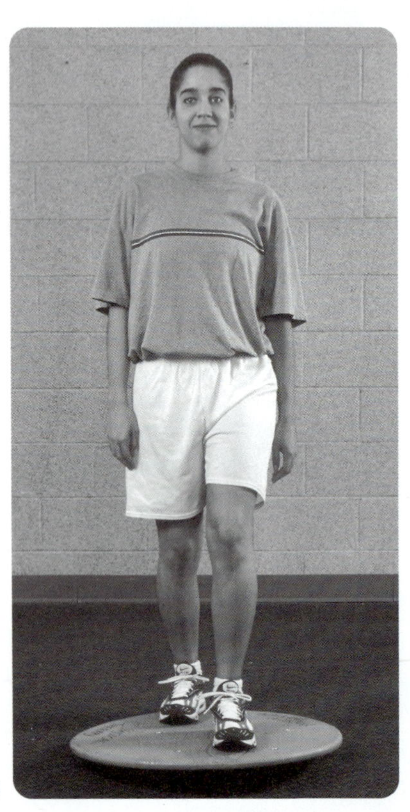

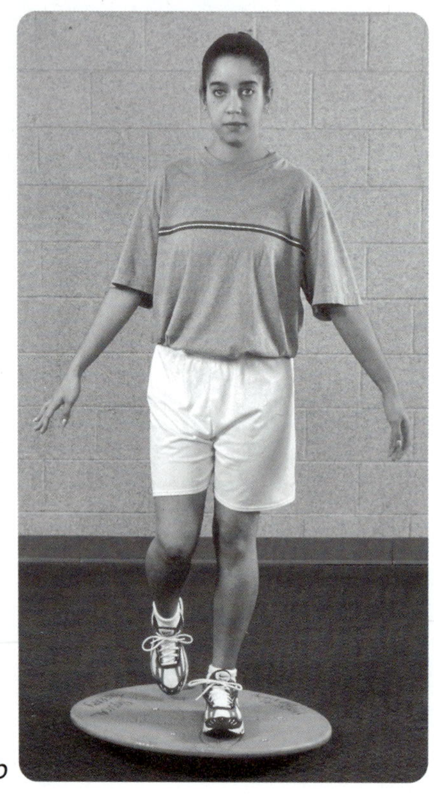

a b

그림 22.45 BAPS 판 : *(a)* 두발 서기, *(b)* 한발 서기.

BAPS 보드 (BAPS Board)

BAPS 보드 또는 생체역학적 발목 고유수용성 장치는 발목의 유연성을 증진시키고 근력을 강화하는데 사용된다. 이 장치는 보드와 플렛폼 그리고 플렛폼에 부착된 다양한 크기의 반구형태의 볼로 구성된다. 운동시 사용되는 반구의 크기는 운동범위와 운동의 목적에 의해 결정된다. 환자는 의자에 앉아서 시작하거나 보드에 환측 발을 올려 놓고 능동적 운동을 수행한다. 이는 두 다리에 하중을 싣는 운동으로 발전시킬 수 있고 나아가 환측 다리에만 하중을 싣게 하여 발목에 충분한 능동운동을 할 수 있다(그림 22.45). 일단 환자의 운동범위가 최대이고 BAPS 보드를 제어할 수 있다면, 특이 근육에 저항력을 기르기 위하여 보드에 하중을 부가할 수 있다. 또한 환측 다리만으로 서게 하는 고유수용성 장치처럼 사용할 수 있으며, 안쪽번짐(내번, inversion)—가쪽번짐(외번, eversion)과 발바닥굽힘(저측굴곡, plantar flexion)—발등굽힘(배측굴곡, dorsiflexion)의 조절 운동을 천천히 수행할 수 있다.

부가적인 능동운동 (Additional Active-Motion Exercises)

발목의 운동범위 증진을 위하여 사용될 수 있는 심혈관 운동은 고정식자전거와 크로스컨트리 스키 장비를 이용한 운동이 있다(그림 22.46). 이 두 가지 운동들은 적절한 운동지도를 받았을 때,

발목의 운동범위를 개선시킬 수 있다. 자전거 위에 발을 올려 놓는 것을 환자는 교육받아야 한다. 다리를 들어 올린 상태에서 발목을 발등굽힘(배측굴곡, dorsiflexion)을 하고, 아래쪽으로 미는 동안에 발목을 발바닥굽힘(저측굴곡, plantar flexion)을 해야 한다. 크로스컨트리 스키 장비는 발꿈치를 들어올림으로써 다리 뒤쪽을 밀고, 다리를 당기기 전에 발가락 볼 부위에 하중을 싣도록 하는 것을 시도해야 한다.

발목과 발, 다리를 위한 유연성 운동은 많다. 이 중 장딴지근과 가자미근, 아킬레스 스트레칭이 사용된다; 발목운동은 매일 실시할 수 있다; BAPS판 운동.

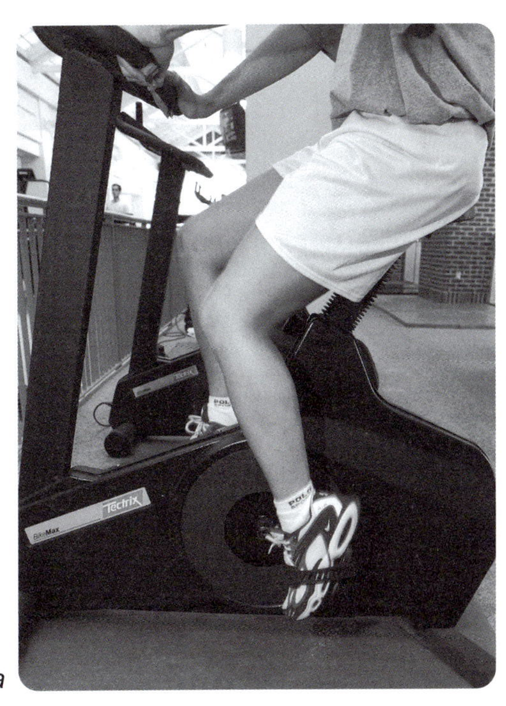

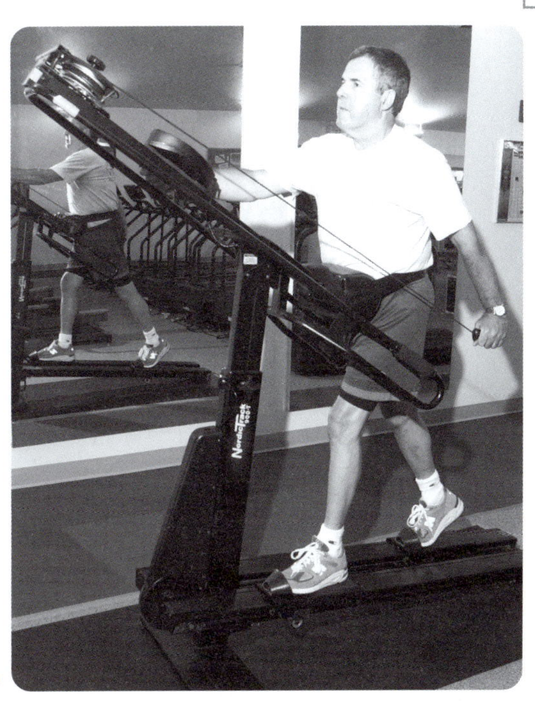

a b

그림 22.46 다른 발목 운동범위를 위한 운동 : *(a)* 고정식 자전거, *(b)* 크로스컨트리 스키.

근력운동 (STRENGTHENING EXERCISES)

재활운동의 가장 초반부에 실시할 수 있는 근력 운동은 등척성(isometrics)운동을 포함한다. 심지어는 환자가 발을 고정하고 있는 중이라고 수행할 수 있다. 일반적인 진행은 등장성 운동과 등속성 운동의 순이다. 등장성 운동은 저항성 밴드, 프리 웨이트, 머신 웨이트, 체중 저항을 포함한다. 등속성 운동은 등속성 운동은 발과 발목이 등장성 운동을 할 정도의 근력이 충분할 때까지는 시행하지 않는다. 다음 내용은 초기 재활프로그램에서 발목과 발목, 발가락 운동의 예이다.

발과 발목 조기 근력운동 (Early Strength Exercises for the Foot and Ankle)

등척성 안쪽번짐 (Isometric Inversion)

신체 분절 : 목말밑관절(거골하관절, subtalar joint).

재활단계 : I단계 후기와 II단계 초기.

목적 : 발목 안쪽번짐(내번, inversion) 근력강화.

자세 : 치료대 다리를 향하여 발의 안쪽 면으로 앉는다.

방법 : 치료대 다리를 향하여 발을 안쪽번짐시키면서 발의 안쪽 면으로 민다. 발목은 움직이지 않은 상태에서 안쪽 다리 근육이 움직이는 것을 느껴야 한다.

오류 : 엉덩이 안쪽번짐, 엉덩이 돌림(회전, rotation), 정강뼈(경골, tibia) 돌림.

주의점 : 등척성 수축은 6초 동안 최대수축을 유지하며, 천천히 수축을 하고, 총 10초 동안 수축을 하기 위해 힘을 천천히 수축을 하고 이완시킨다.

등척성 안쪽번짐 (Isometric Inversion)

신체 분절 : 목말밑관절(거골하관절, subtalar joint).

재활단계 : I단계 후기와 II단계 초기.

목적 : 발목 종아리 근력강화.

자세 : 치료대 다리를 향하여 발의 가쪽 면으로 앉는다.

방법 : 치료대 다리를 향하여 발을 가쪽번짐(외번, eversion)시키면서 발의 가쪽 면으로 민다. 발목은 움직이지 않은 상태에서 가쪽 다리 근육이 움직이는 것을 느껴야 한다.

오류 : 엉덩이 벌림(외전, abduction), 엉덩이 돌림(회전, rotation), 정강뼈 돌림.

주의점 : 등척성 수축은 6초 동안 최대수축을 유지하며, 천천히 수축을 하고, 총 10초 동안 수축을 하기 위해 힘을 천천히 수축을 하고 이완시킨다.

등척성 발등굽힘 (Isometric Dorsiflexion)

신체 분절 : 발목관절(거퇴관절, talocrural joint).

재활단계 : I단계 후기와 II단계 초기.

목적 : 발등굽힘근(배측굴곡근, dorsiflexor muscles) 특히 앞정강근(전경골근, tibialis anterior) 강화.

자세 : 환측 발 끝에 건측 발꿈치를 대고 앉는다.

방법 : 환측 발목을 발등굽힘(배측굴곡, dorsiflexion)을 하기 위해 건측 발끝에 대해 환측 발을 위로 민다(그림 22.47).

오류 : 엉덩이 굽힘(굴곡, flexion)과 발 가쪽번짐.

주의점 : 등척성 수축은 6초 동안 최대수축을 유지하며, 천천히 수축을 하고, 총 10초 동안 수축을 하기 위해 힘을 천천히 수축을 하고 이완시킨다.

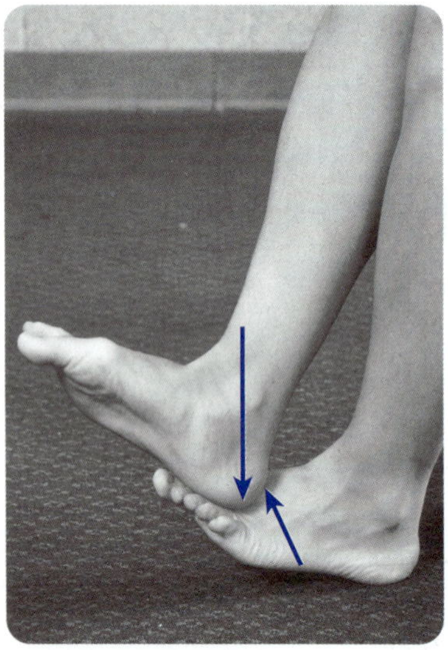

그림 22.47 발등굽힘을 위한 등척성 운동.

저항성-밴드 운동 (Resistance-Band Exercises)

다양한 발목근육군은 서로 다른 힘을 가지고 있기 때문에 저항성 운동의 원하는 결과를 얻기 위해서는 가장 적절한 밴드의 저항을 결정하기 이전에 환자의 근력을 측정해야 한다. 일반적으로 발목의 발바닥굽힘근(저측굴곡근, plantarflexor)은 가장 강하며 발목의 가쪽번짐력은 가장 약하다. 손상된 발목은 모든 동작에서 근력이 약해진다. 그러나 시간이 지나면서 근력의 비율은 정상을 유지하게 된다. 즉, 환자의 발목은 일반 근력보다 약해지지만, 발바닥굽힘근은 여전히 가장 강하고 발목의 가쪽번짐력은 가장 약한 상태로 남는다. 저항성 밴드 운동은 다음의 운동을 포함한다.

저항성 밴드 가쪽번짐 (Resistance-Band Eversion)

신체 분절 : 목말밑관절(거골하관절, subtalar joint).

재활단계 : II단계 초기.

목적 : 발목 가쪽번짐(외번, eversion)력 강화.

자세 : 환자를 의자에 앉히고, 앞발에 밴드를 감는다. 그리고 건측 근처에 있는 치료대 다리를 축으로 한다.

방법 : 발목을 안쪽번짐(내번, inversion)한 상태에서 가쪽번짐운동을 총 운동범위 내에서 밴드를 당긴다(그림 22.48a).

오류 : 엉덩이의 벌림(외전, abduction)과 돌림(회전, rotation). 오류를 없애기 위해 무릎을 움직이지 않도록 주의시키고, 적절한 기술을 하도록 교육한다. 허벅지를 안정화시키기 위해 무릎의 한쪽 면을 손으로 막아주는 것이 오류를 줄일 수 있을 것이다.

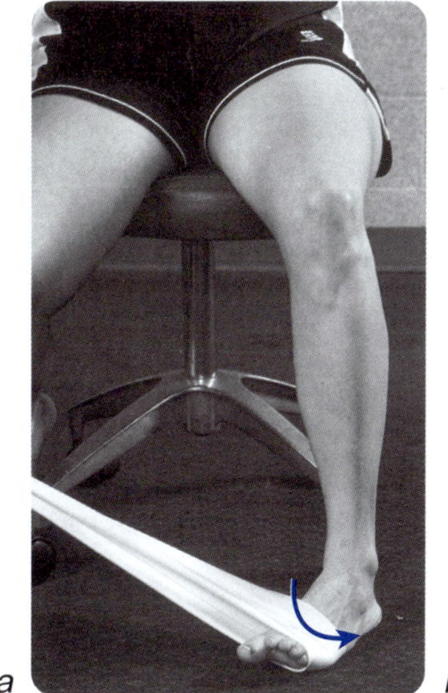

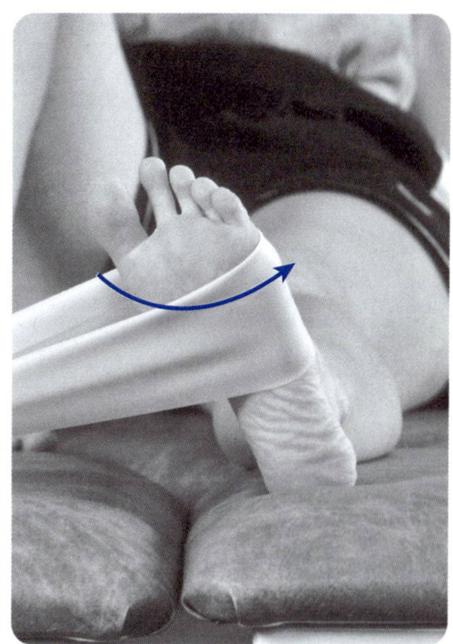

그림 22.48 튜빙 운동 : *(a)* 가쪽번짐, *(b)* 다리뻗은 후 가쪽번짐.

주의점 : 이러한 운동은 도수저항이나 풀리를 이용하여 수행할 수 있다. 또한 다리를 뻗은 자세에서 실시할 수 있다. 그러나 이 방법은 허벅지를 안정화시키고 엉덩이의 오류를 없애는 것이 더 어렵다(그림 22.48b).

저항성 밴드 안쪽번짐 (Resistance-Band Inversion)

신체 분절 : 목말밑관절(거골하관절, subtalar joint).

재활단계 : II단계 초기.

목적 : 발목 안쪽번짐력 강화.

자세 : 환자를 의자에 앉히고, 앞발에 밴드를 감는다. 그리고 건측 근처에 있는 치료대 다리를 축으로 한다.

방법 : 발목을 완전히 가쪽번짐(외번, eversion)한 상태에서 안쪽번짐운동을 총 운동범위 내에서 밴드를 당긴다(그림 22.48c).

오류 : 엉덩이의 벌림과 돌림. 오류를 없애기 위해 무릎을 움직이지 않도록 주의시키고, 적절한 기술을 하도록 교육한다. 허벅지를 안정화시키기 위해 무릎의 한쪽 면을 손으로 막아주는 것이 오류를 줄일 수 있을 것이다.

주의점 : 이러한 운동은 도수저항이나 풀리를 이용하여 수행할 수 있다. 또한 다리를 뻗은 자세에서 실시할 수 있다. 그러나 이 방법은 허벅지를 안정화시키고 엉덩이의 오류를 없애는 것이 더 어렵다.

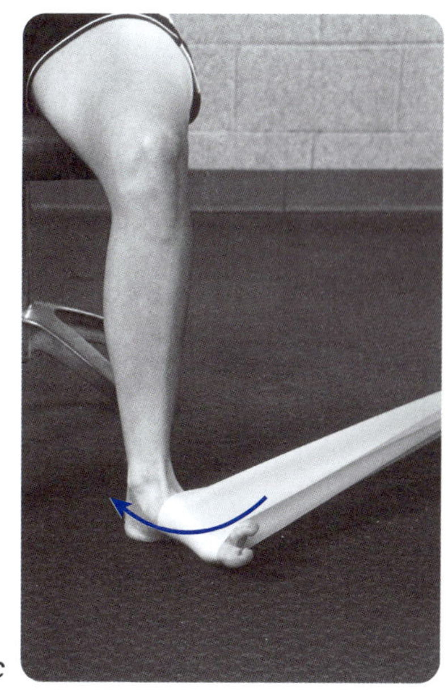

그림 22.48 튜빙 운동 : *(c)* 안쪽번짐.

저항성 밴드 발등굽힘 (Resistance-Band Dorsiflexion)

신체 분절 : 발목관절(거퇴관절, talocrural joint).

재활단계 : II단계 초기.

목적 : 발등굽힘근(배측굴곡근, dorsiflexors) 강화.

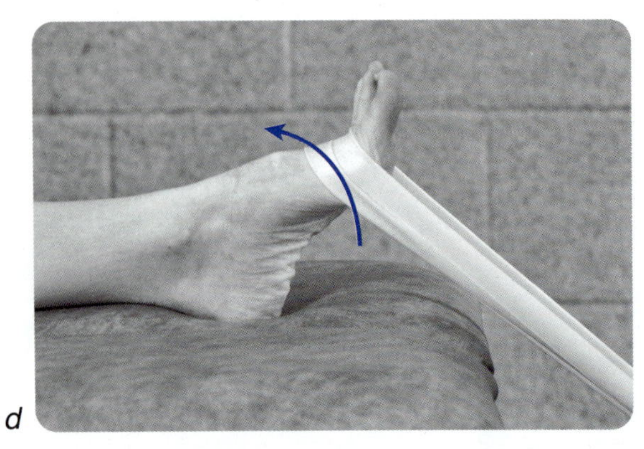

d

그림 22.48 튜빙 운동 : (d) 발등굽힘.

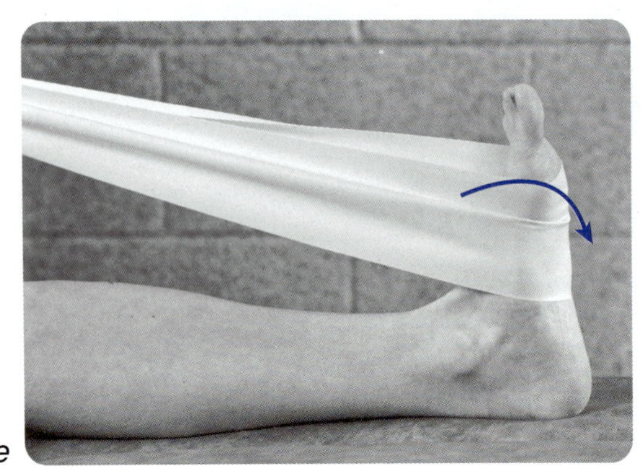

e

그림 22.48 튜빙 운동 : (e) 발바닥굽힘.

자세 : 환자와 마주한 상태에서 환자의 앞발에 밴드를 감고 치료대 다리를 축으로 한다.

방법 : 발목을 발등굽힘(배측굴곡, dorsiflexion)하면서 정강이 쪽으로 발을 당긴다(그림 22.48d).

오류 : 가장 일반적인 오류는 엉덩이 또는 무릎 굽힘(굴곡, flexion).

주의점 : 이러한 운동은 도수저항이나 풀리를 이용하여 수행할 수 있다.

저항성 밴드 발바닥굽힘 (Resistance-Band Plantar Flexion)

신체 분절 : 발목관절(거퇴관절, talocrural joint).

재활단계 : II단계 초기.

목적 : 환자가 비체중지지 상태일 때 발바닥굽힘근(저측굴곡근, plantarflexor) 강화.

자세 : 다리를 뻗고 앉은 상태에서 발바닥에 밴드를 감고 양손으로 밴드를 잡는다.

방법 : 환자는 밴드를 단단하게 잡는다. 시작 자세는 발을 최대한 발등굽힘을 한 상태이며, 최대한 발바닥굽힘이 되도록 발목을 움직인다(그림 22.48e).

오류 : 운동범위를 작게 하는 것.

주의점 : 이러한 운동은 무릎을 굽힌 상태에서 시행할 수 있으며, 치료대위에 앉아서 발을 치료대 밖으로 빼서 할 수 있다. 이 자세에서는 발바닥굽힘 동작이 제한되어 가자미근(넙치근, Soleus)만이 강화된다. 환자가 발바닥굽힘 시 초기 각도에서 좋은 근력을 가지고 있지만 전체의 발바닥굽힘 시까지 유지할 수 없다면, 밴드는 움직임이 약한 부분에서 강화되도록 해야 한다. 이를 위해서 환자는 약한 운동범위에서 발을 위치되도록 하고 발바닥 주변에 밴드를 위치시킨다. 환자가 발목의 위치를 유지하는 동안 약한 위치에서 저항을 주기 위해 손으로 밴드를 당김으로써 장력을 증가시킨다. 밴드의 장력을 유지하면서 발바닥굽힘근의 편심성수축을 하도록 천천히 발등굽힘을 한다. 이 기술은 다른 움직에서도 약한 각도만을 강화시키기 위한 방법이다.

발가락 운동 (Toe Exercises)

발가락 근력 강화운동은 발 기능을 최적의 상태로 되돌리는데 도움을 준다. 내재성, 외재성 발가락 근육은 이 운동에 의해 강화된다. 긴 발가락 근육은 발목에 도움을 더해줄 수 있다. 다음은 몇 가지 운동을 제시하였다.

수건 말기 (Towel Roll)

신체 분절 : 발가락.

재활단계 : I단계 후기, II단계 초기.

목적 : 내재성 발가락 굽힘근(굴근, flexor) 강화.

자세 : 의자 앞 지면에 수건을 놓고 의자에 앉는다.

방법 : 신발과 양말을 벗고, 발가락을 구부려 수건의 끝을 발쪽으로 당긴다(그림 22.49a). 허벅지는 운동 중 움직이지 않는다.

오류 : 발꿈치를 사용하거나 무릎을 구부려 수건을 당긴다.

주의점 : 수건 끝에 저항이 될 수 있는 웨이트를 올리고, 카페트 보다는 나무나 비닐과 같은 부드러운 지면에서 시행해야 한다.

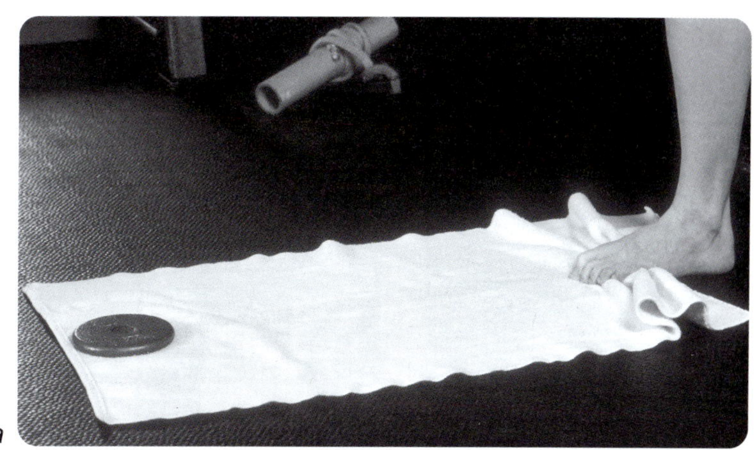

그림 22.49 발가락 운동 : *(a)* 수건말기.

구슬 줍기 (Marble Pickup)

신체 분절 : 발가락.

재활단계 : I단계 후기, II단계 초기.

목적 : 내재성 근육과 외재성 근육 강화 및 발목의 안쪽번짐(내번, inversion)과 가쪽번짐(외번, eversion)근육의 강화.

자세 : 앉거나 서게 한다.

방법 : 지면에 있는 구슬을 발가락으로 집어 올린다. 가쪽번짐을 좋게 하기 위해 동일 방향에 있는 손으로 잡고, 안쪽번짐을 좋게 하기 위해 반대 손으로 잡는다(그림 22.49b).

오류 : 운동 중 발가락이나 발목 운동범위를 작게 한다.

주의점 : 연필과 종이, 수건을 구슬 대신 사용할 수 있다.

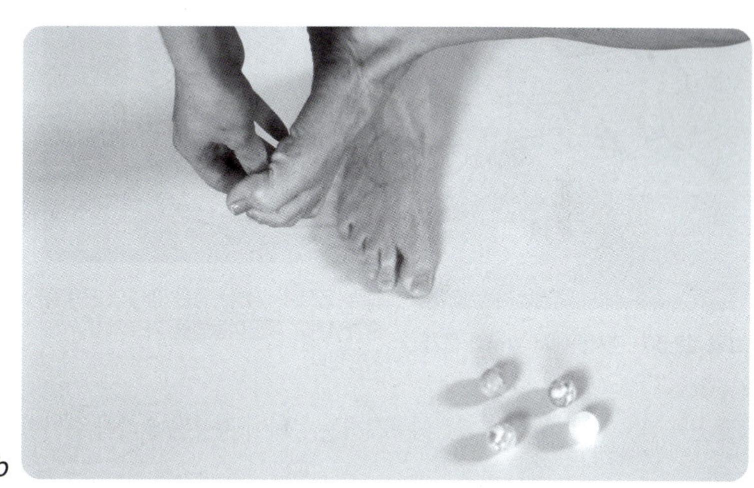

그림 22.49 발가락 운동 : *(b)* 구슬 줍기.

체중저항운동 (Body-Weight Resistance Exercises)

장딴지근(비복근, gastrocnemius)과 가자미근(넙치근, Soleus) 모두 근력이 반드시 회복되어야 한다. 긴발가락폄근(장지신전근, Long Toe Extensors)은 뒤근육을 강화하는데 도움이 될 것이다. 체중은 발목과 발을 포함한 신체 분절을 강화시키기 위한 저항으로 이용된다. 이러한 운동들은 완전한 체중지지가 가능하다면 재활 II단계 동안에 지도되어야 한다.

뒷꿈치 들기 (Heel Raises)

이 운동은 장딴지 근육을 강화하는 운동이다. 어깨 너비로 다리를 벌리고 뒤꿈치를 가능한 최대로 높이 올린 다음에 편평한 바닥으로 원위치한다. 이 운동은 경사진 곳이나 계단에서 실시하면 더 힘이 들고(그림 22.50), 환측만 실시할 수 있다. 일반적인 오류는 발꿈치를 올리는 동안 무릎을 굽히면서 햄스트링을 사용하거나, 상체를 앞으로 움직이거나 체중을 양쪽 다리에 싣지 않고 환측에만 체중을 싣는 경우이다.

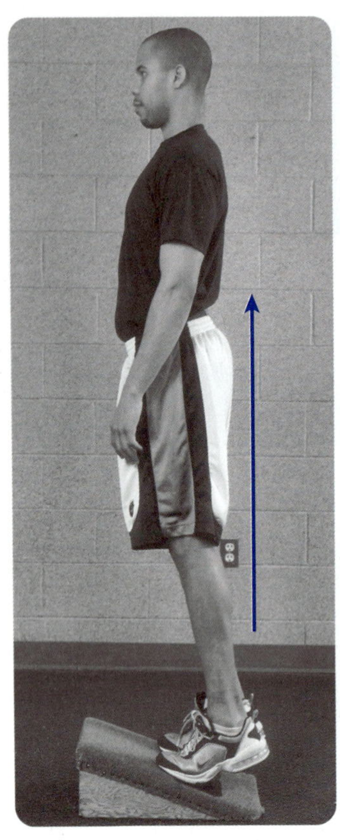

그림 22.50 경사판에서 발꿈치 들기.

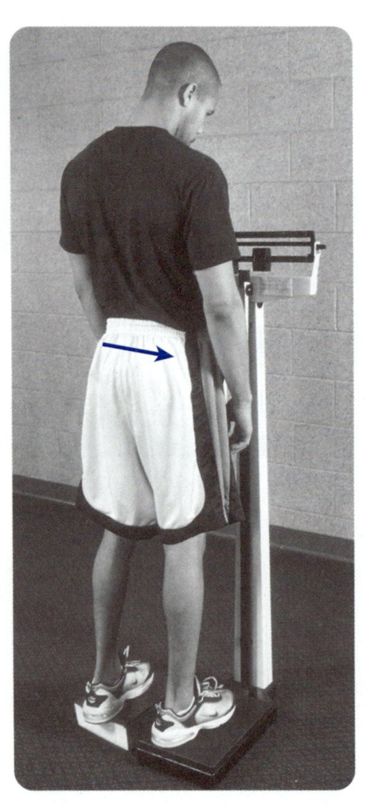

그림 22.51 저울운동은 환측의 근력을 증가시키고 체중이동법을 가르치기 위해 사용한다.

저울운동 (*Weigh-Scale Exercise*)

환자가 환측으로 체중지지 하기가 어려울 때에는 저울은 체중이동 교육에 효과적인 기구이며 근력의 증진과 함께 환측 팔다리(사지, extremity)에 자신감을 얻는데 도움이 된다.

이 운동은 저울의 발판과 동일한 높이의 발판과 균형 있는 저울을 사용하는 것이다. 발판을 저울 바로 옆에 두고, 환자는 건측을 발판 위에 놓고 환측은 저울 위에 올려 놓는다. 처음에는 건측에 최대의 무게를 싣는다(그림 22.51). 저울을 이용한 균형은 원하는 무게로까지 이동되어야 하며, 저울을 최고 지점까지 되도록 하기 위해 환측에 충분한 무게를 싣도록 해야 한다. 그리고 나서 발꿈치를 올리는 동안 그 위치에서의 밸런스를 유지하도록 한다. 환자의 근력이 향상되면 체중을 한 발로 들어올릴 때까지 무게를 증가시킨다. 이 운동 중 가장 발생하기 쉬운 오류는 발가락에 힘이 실리면서 건측으로 체중을 지지하는 것이다.

이 운동은 초기 걷기훈련을 위해 체중이동 교육을 하는데 유익하다. 유사한 방법으로는 왼발에서 오른발로 체중을 옮기는 것이다. 저울의 무게는 체중을 적절하게 이동시키는 능력이 향상됨에 따라 증가한다. 이 운동의 오류는 환자가 비체중지지 동안 또는 환측이 매우 약할 때 주로 발생한다. 가장 빈번한 오류는 건측으로 체중을 이동시키거나 환측으로 허리를 돌리는 것이다. 또한 환측으로 체중을 싣는 것을 주저한다면 이러한 오류가 발생할 것이다. 저울에서 체중의 25% 정도 낮은 강도에서 시작하는 것이 좋을 것이다. 이 방법은 환자가 자신감을 얻기 때문에 체중을 지지하고 적절하게 운동을 수행할 수 있을 것이다.

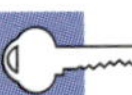

발과 발목의 근력운동은 등척성 운동과 튜빙운동, 발가락을 위한 특별한 운동, 체중을 이용한 운동, 장비를 이용한 운동이 있다.

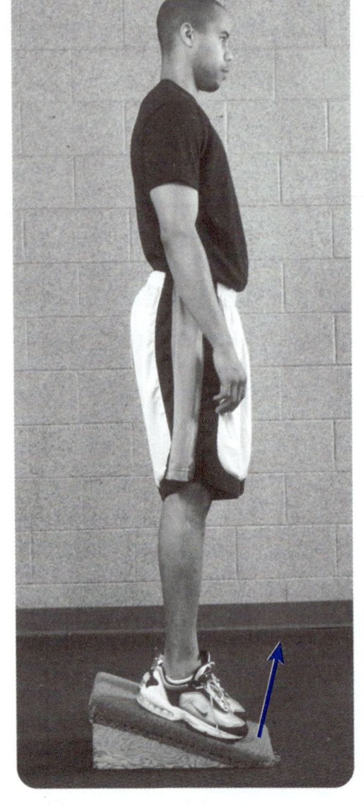

그림 22.52 경사판에서 발가락 들기.

발가락 들어올리기 (*Toe Raise*)

이 운동은 발등굽힘(배측굴곡, dorsiflexion) 근력을 강화하는 운동이다. 환자를 경사판의 위쪽에 발꿈치가 올라가도록 한 다음, 발꿈치는 경사판에 접촉한 상태에서 발가락과 앞발을 위로 들어 올려 경사판에서 떼게 한다(그림 22.52). 이 운동이 어렵다면 환자는 지면에서 이 운동을 하게 한다. 경사판을 사용하는 것은 근육을 더 큰 운동범위에서 하기 때문에 더 어려울 것이다. 흔한 오류는 엉덩이 굽힘(굴곡, flexion)과 허리를 앞으로 굽히는 행동, 신체를 흔드는 행동이다. 부적절한 행동을 지적하고 적절한 수행력을 위해 구두나 손으로 자극을 하도록 한다.

장비를 이용한 저항운동 (Equipment Resistance)

체중저항과 더불어 여러가지 도구는 발목과 발의 근력을 향상하는데 사용될 수 있다. 예시한 예는 일부이다.

프리 웨이트 (Free Weights)

모래주머니는 발목의 안쪽번짐(내번, inversion)과 가쪽번짐(외번, eversion), 발등굽힘(배측굴곡, dorsiflexion) 운동에 사용될 수 있다. 환자는 모래주머니를 발 중앙에 감싸서 착용하고, 중력의 반대방향으로 최대의 운동범위로 발목을 움직인다. 기본 자세는 앉은 자세에서의 발등굽힘이다(그림 22.53a). 안쪽번짐과 가쪽번짐 운동을 하기 위해서는 환측과 건측 방향으로 옆으로 누워 실시한다(그림 22.53b).

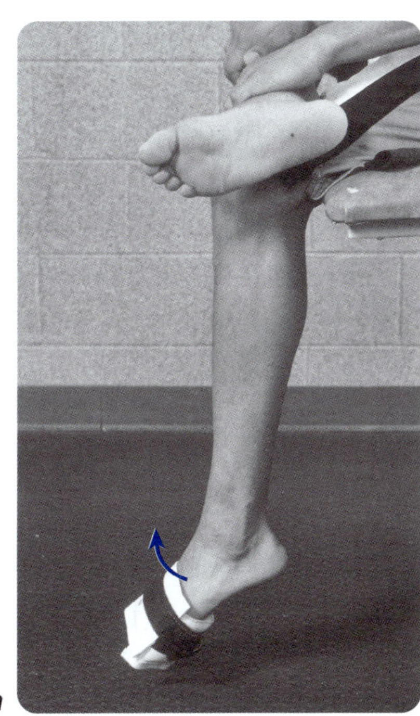

a

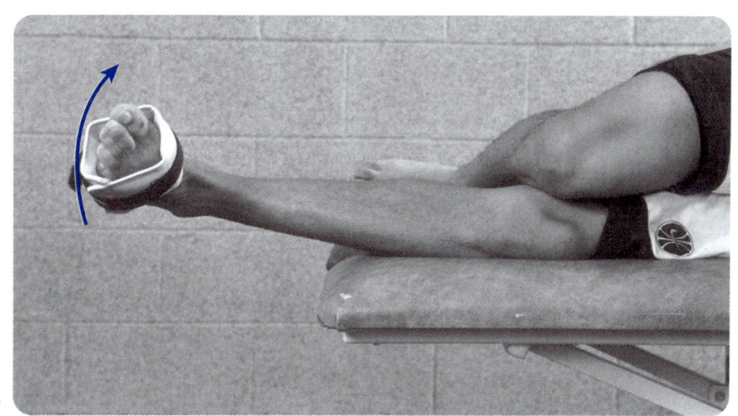

b

그림 22.53 모래주머니 운동 : *(a)* 발등굽힘, *(b)* 안쪽번짐. 무게는 전체 운동 범위에서 들어올려야 한다.

장비 웨이트 (Machine Weights)

서서 장딴지를 들어 올리는 것과 기구를 이용하여 앉아서 들어올리기 모두 장딴지근(비복근, gastrocnemius)과 가자미근(넙치근, soleus)을 강화시킨다. 서서 장딴지를 들어 올리는 것은 그 운동에 대해 특별히 제작된 기구에 의해 수행될 수 있으며, 업라이트프레스(uplight press)나 벤치프레스(bench press), 스쿼트 장비와 같은 기기를 변형하여 실시할 수 있다. 가자미 근육만을 운동하기 위해 앉은 자세에서 뒤꿈치들기 운동은 레그 컬 장비에서 수행할 수 있다.

이 운동의 어려움은 앉은 자세에서의 뒤꿈치들기에서 발 아래 경사판을 놓음으로써 증가시킬 수 있으며, 선 자세에서의 발꿈치 들기는 박스 위에서 실시할 수 있다. 이러한 변형된 운동은 운동 각도를 더 크게 하기 때문에 운동의 난이도를 증가시킬 것이다.

고유수용성 운동 (PROPRIOCEPTION EXERCISES)

고유수용기(proprioception)는 운동감각과 균형을 조절하는 핵심이다. 고용수용성의 부족은 발목 염좌(ankle sprain), 특히 만성 발목 염좌로 나타난다고 보고하고 있다. 발목의 안정성을 조절하는데 있어 중요한 요소는 자세와 균형이며 재활을 통해 향상시킬 수 있다. 따라서 발목 재활운동 프로그램에 고유수용성 운동을 포함시키는 것이 중요하다. 환자가 비체중지지 상태라면 초기 운동 감각을 위해 두 발로 선 자세에서 거울을 보고 운동을 하며 눈을 감은 상태에서 운동을 해야 한다. 알파벳 운동은 운동 감각을 향상시키는데 도움을 줄 수 있다.

일단 환자가 체중 지지를 할 수 있다면 부가적인 고유수용성 운동이 포함되어야 한다. 초기의 체중 지지 운동 중 하나는 건측 발 뒤에 환측 발을 위치시키는데 이때 건측 발의 발꿈치에 환측 발의 발가락이 닿도록 하여 직렬자세로 서게 한다. 이 자세에서 균형을 유지하면서 30초 동안 서야 한다. 또 다른 운동은 황새처럼 한다리로 서는 것이다. 환자는 30초 동안 균형을 유지하면서 환측으로 서 있도록 한다(그림 22.54). 이 운동을 하면서 시각적 요소를 차단하기 위해 눈을 감도록 한다. 다음 단계는 트램폴린이나 폼 롤러, 1/2 롤러와 같은 불안정 표면에서 한 다리로 서는 것이다(그림 22.55).

균형 능력을 보다 발전시키기 위한 진행 과정은 집중을 분산시키기 위해 신체의 다른 부위로 다른 행동을 하게 하거나 다리에 부가적인 다른 운동을 하도록 하는 것이다. 예를 들면, 선수들의 경우 폼 롤러나 트램폴린 위에서 균형을 잡으면서 메디슨 볼을 잡도록 하게 한다. 볼은 다른 강도와 방향으로 던져서 환자가 균형을 유지하면서 볼을 잡도록 해야 한다. 환자가 농구선수라면 불안정한 표면에서 균형을 유지하는 동안 볼을 지면에 튀기는 것은 좋은 방법이다(그림 22.56a). 배구

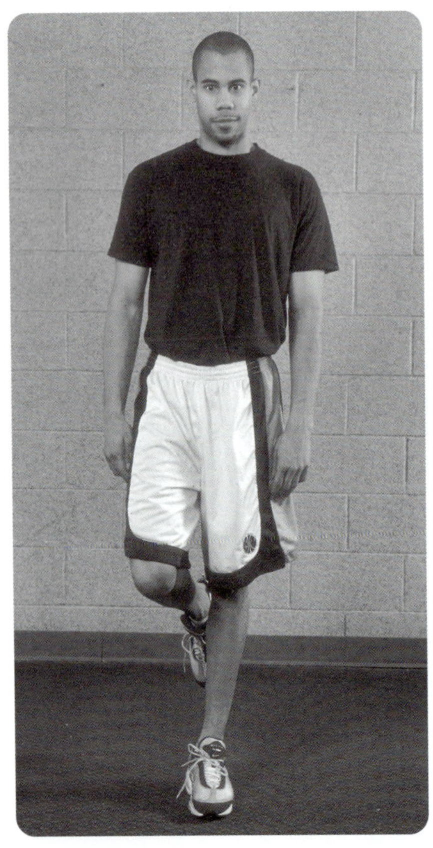

그림 22.54 한발 서기.

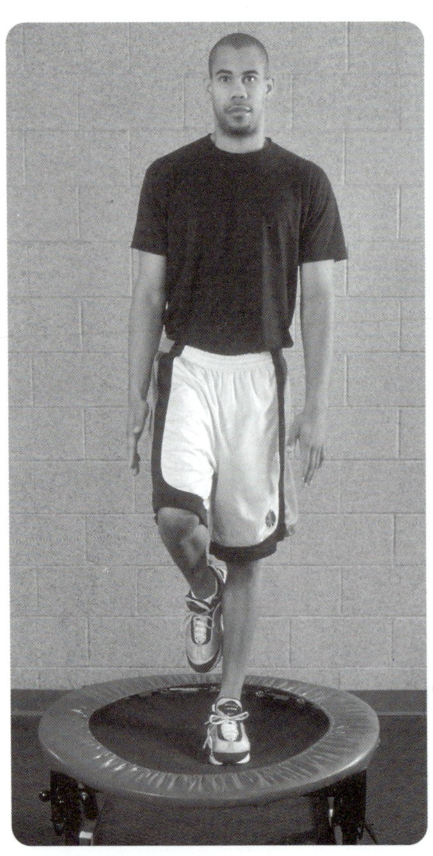

a b

그림 22.55 고급 과정의 한발 서기 운동 : *(a)* 트램폴린, *(b)* 폼 롤러.

선수가 한다리로 서 있다면 균형에 대한 의식적인 노력이 균형에 대한 자율신경계의 반응을 향상시킬 것이다.

균형판은 직접 제작하거나 구입할 수 있다. 흔들림판(wobble boards), 원형판(circle boards), BAPS board, 그리고 균형판(balance board)이 균형운동을 위해 사용될 수 있다. 균형판은 PVC 파이프 위에 올려져 있는 단순한 판이다. 이 운동을 할 때는 판의 끝쪽으로 서게 한다(그림 22.56b). 판의 끝이 지면에서 떨어진 상태를 유지하면서 의도적으로 양옆으로 구르게 되면 더 어려울 것이다. PVC의 직경이 더 작다면 판의 끝이 지면에 더 가깝기 때문에 더 어렵다.

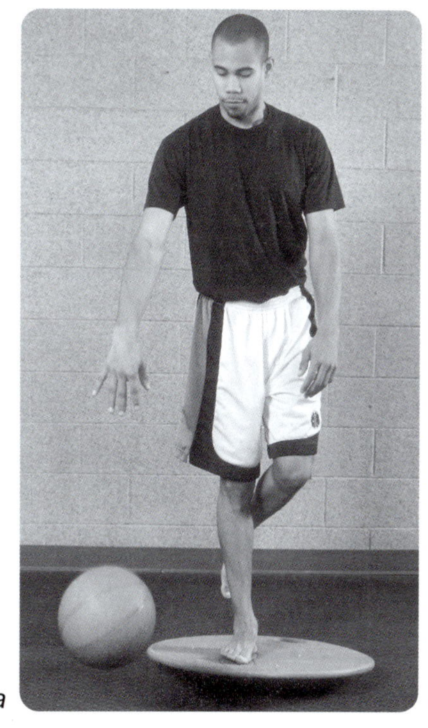
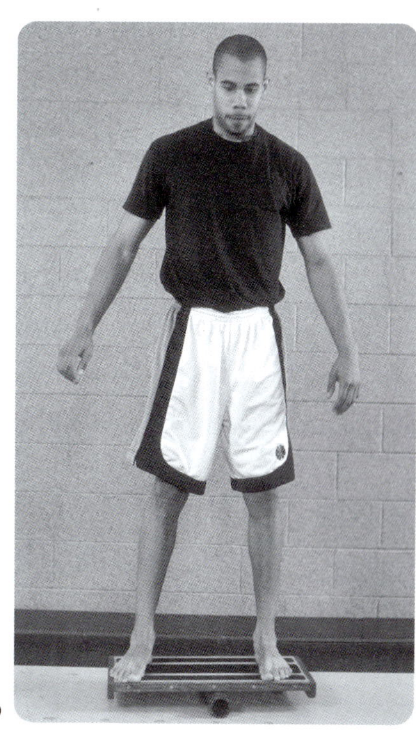

a b

그림 22.56 고급 과정의 균형 운동 : *(a)* 불안정한 표면에서의 스포츠 활동 *(b)* 균형판.

환자가 좋은 균형감각을 가지고 있다면 균형감각과 민첩성, 조절력, 협응력, 근력이 조화될 수 있도록 더 복잡한 운동을 하도록 한다. Fitter와 저항성 밴드, slide판, 박스와 같은 장비를 사용한다. Fitter와 slide판은 내재성근육과 외재성근육의 고유수용능력과 편심수축, 동심수축이 향상된다(그림 22.57a). 이러한 운동은 심혈관계 향상에도 도움이 될 수 있다.

밴드를 허리에 묶고 실시하는 저항성 운동은 좌측에서 우측으로, 앞에서 뒤로 점프를 시작으로 하여 한쪽 팔다리의 가쪽과 앞뒤 점프로 점증한다(그림 22.57b). 저항성 밴드 운동은 동심성 근력과

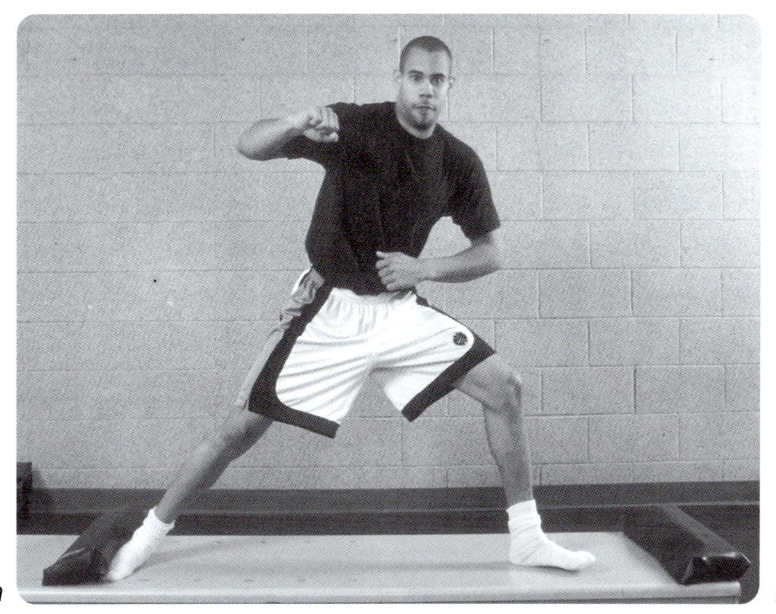
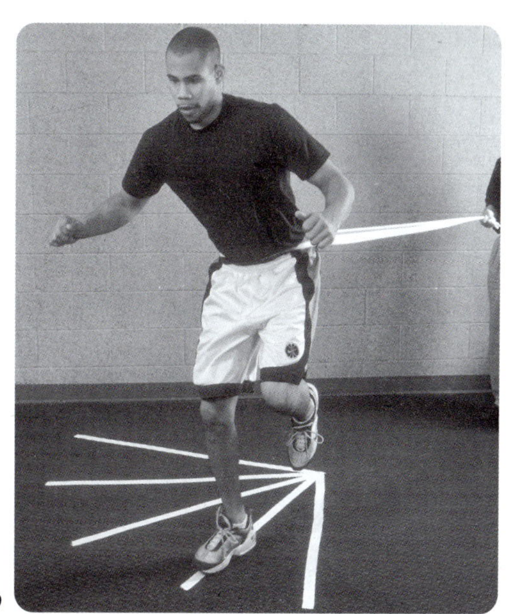

a b

그림 22.57 민첩성 운동 : *(a)* 슬라이드 판, *(b)* 튜빙 운동(측면, 왼쪽에서 오른쪽으로 점프하기).

편심성 근력, 파워, 조절력, 협응력, 그리고 민첩성을 향상시킨다.

박스를 이용하는 플라이오메트릭 운동(plyometric exercise)은 파워와 민첩성을 좋게 한다. 이러한 운동들은 빠르게 가쪽으로 점프하거나(그림 22.58a), 빠르게 앞에서 옆으로 가는 민첩성 step-up 운동(그림 22.58e), box drop-jump가 있다. 플라이오메트릭 운동에 관한 다른 운동은 제9장에서 다루고 있다.

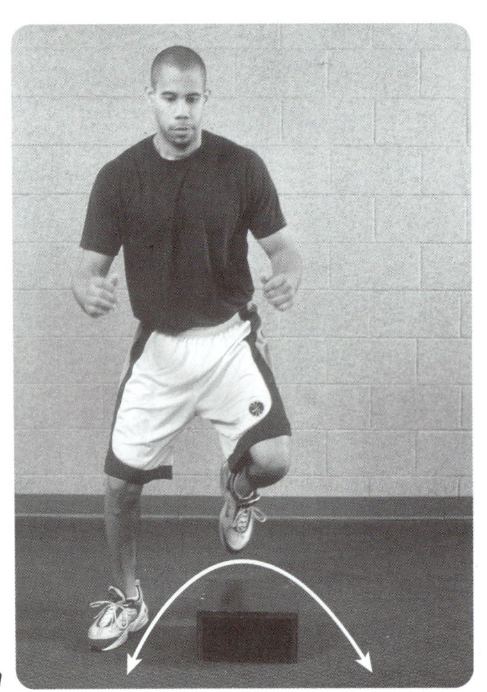

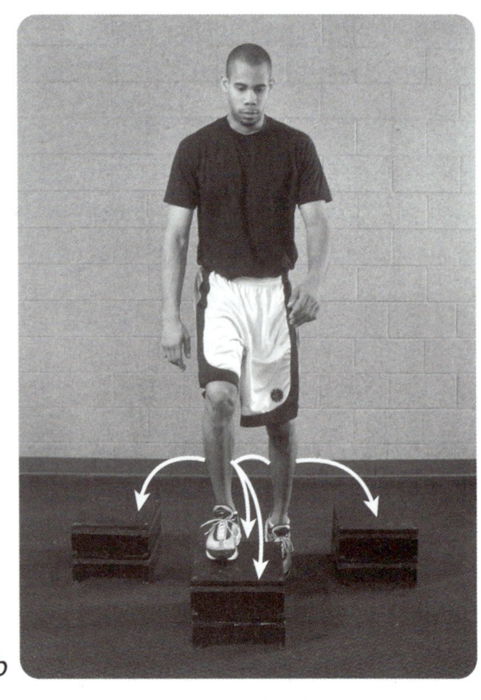

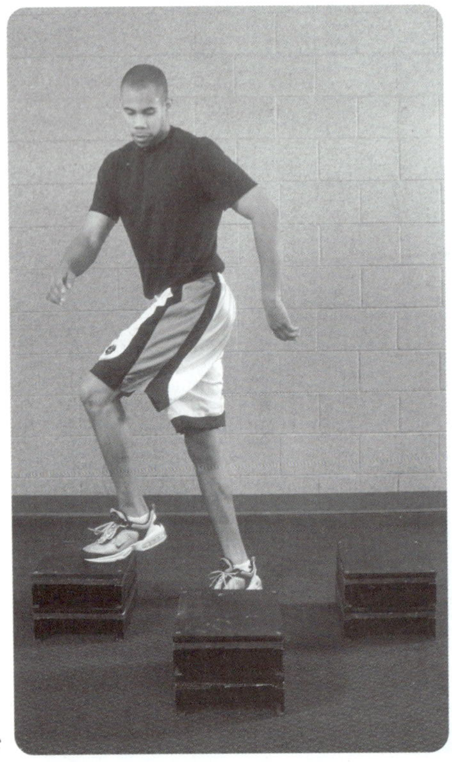

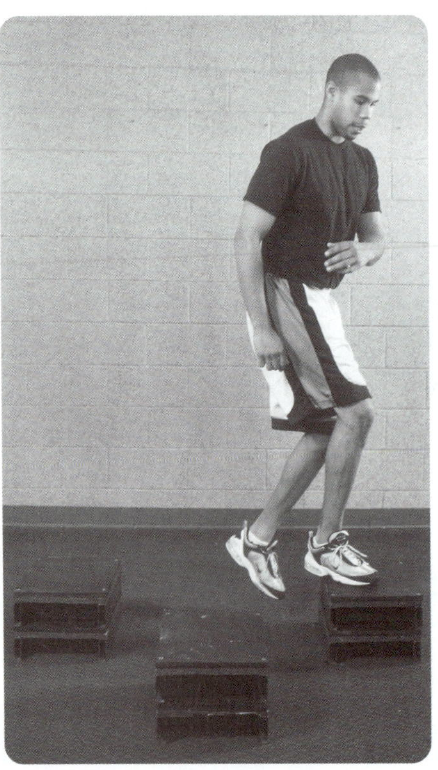

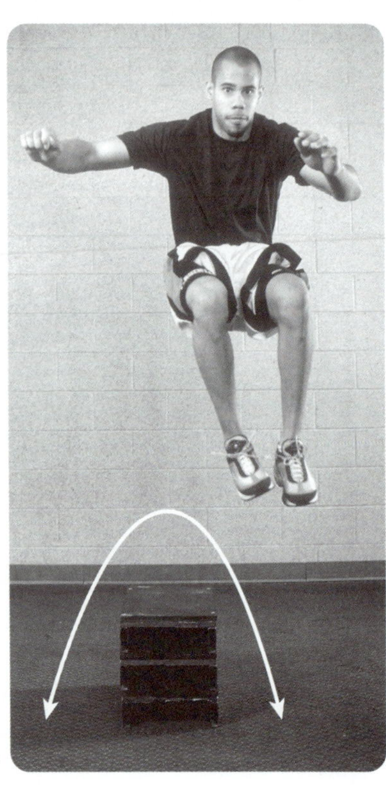

그림 22.58 플라이오메트릭 박스운동 : *(a)* 측면 점프, *(b)* 측면–전면–측면 점프 *(c–d)* 연속 박스 점프, *(e)* 측면 높은 점프.

트레드밀 운동 (Treadmill Activities)

트레드밀은 보행분석, 걷기, 그리고 달리기 이상으로 사용할 수 있다. 그것은 달리는 동안 환측과 건측 팔다리부위에서 미세한 차이점들을 알기 위해 사용될 수 있다. 걷고 달리기 역학을 시각적으로 관찰하기 위해 트레드밀을 사용하는 것 외에도 달리기 동작에 잘못이 있는지를 결정하기 위한 청각의 도구로써 그것을 사용할 수 있다. 발이 트레드밀에 닿는 소리를 듣는 것은 중요하다. 환자의 발이 접촉 시 동일한 소리가 들리지 않는다면, 건측과 환측에 차이가 있다는 의미가 된다. 트레드밀의 속도를 증가시키는 것은 보폭, 보행, 그리고 체중이동에 차이를 나타낼 것이다.

트레드밀은 또한 촉진, 운동의 범위, 근력, 민첩성, 그리고 협응성 운동을 위해 사용될 수 있다. 트레드밀에서 뒤쪽 방향으로 걷는것(그림 22.59a)은 무릎과 발목에서 요구하는 운동범위와 근육 활동을 증가시키는 것으로 알려져 있다(Cipriani, Armstrong, & Gaul, 1995). 또한 뒤로 걷기에서 발목굽힘이 증가되고 장딴지 근육의 편심성 운동이 더 크게 요구되고, 앞정강근(전경골근, Tibialis Anterior)이 더 활동적이다. 이러한 운동들은 운동 시스템을 촉진하는데 있어 도움이 되고 다리의 고유수용성을 증진시킨다(Cipriani et al., 1995; Willems et al., 2002). 트레드밀의 속도를 다양하게 하는 것은 근육에 필요한 요구들을 바꾼다.

트레드밀에서 민첩성과 협응성 운동들은 왼쪽과 오른쪽 양방향으로 이동하는 side shuffles과 cariocas가 있다(그림 22.59b). 환자는 각 방향을 30회 실시하고 반복 수를 증가시킨다. 민첩성을 증가시키기 위해 왼쪽에서 오른쪽으로 더 빠르게 움직이도록 한다. 트레드밀의 경사와 속도를 증가시키는 것이 난이도를 높이는 것이다.

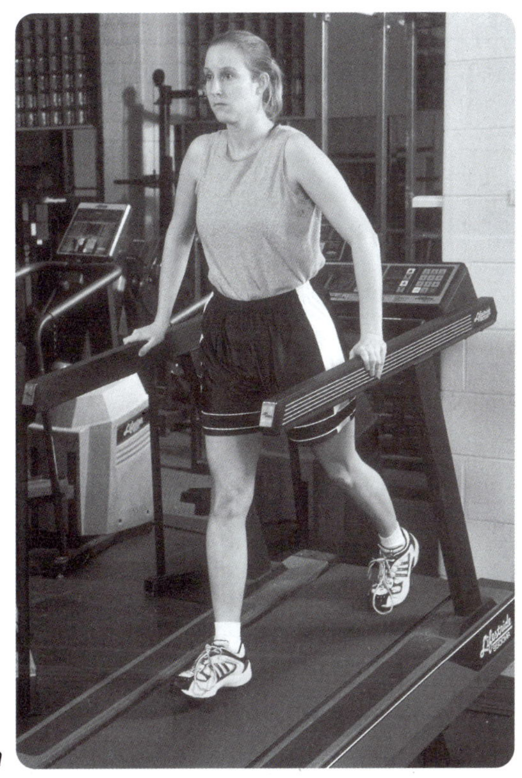

a

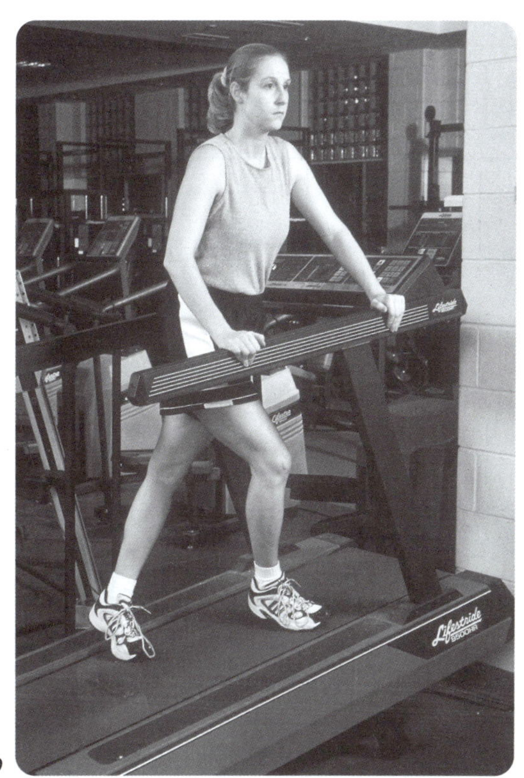

b

그림 22.59 트레드밀 운동 : *(a)* 경사면에서 뒤로 걷기, *(b)* 경사면에서 카리오카.

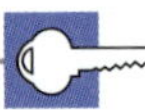

고유수용능력은 발목재활 프로그램에서 중요한 부분이다. 자세와 균형을 위한 고유수용성 운동은 발목의 안정성을 증진시키는데 도움이 될 것이다.

호핑 운동 (Hopping Activities)

많은 운동경기가 깡총 뛰기나 점프하는 약간의 형태를 포함하기 때문에 호핑 운동은 발목 재활 프로그램에서 주로 필요한 부분이다. 이러한 운동들은 트램폴린이나 매트처럼 간단하고 힘을 흡수하는 표면에서 시작하고 나서 정상적인 운동하는 장소의 표면에까지 증진할 수 있다. 호핑 운동들의 여러가지 다른 병행운동이 가능하다. 특별한 형태의 운동들은 환자의 요구, 손상된 발목의 결함, 그리고 일반적인 신체상태에 달려있다. 몇가지 호핑에는 박스 호핑, 옆에서 옆으로 뛰기, 앞-뒤 호핑, 크로스 호프, 멀리뛰기. 지그재그 뛰기, 원형 뛰기가 있다(그림 22.60). 환자는 두 다리 점프부터 시작을 하여 한 다리로 호핑하도록 한다. 또한 왼쪽 두 번, 오른쪽 두 번을 하거나 손상된 쪽 두 번하고 손상되지 않은 쪽 한번을 실시하는 등의 복합적인 호핑 운동을 실시한다.

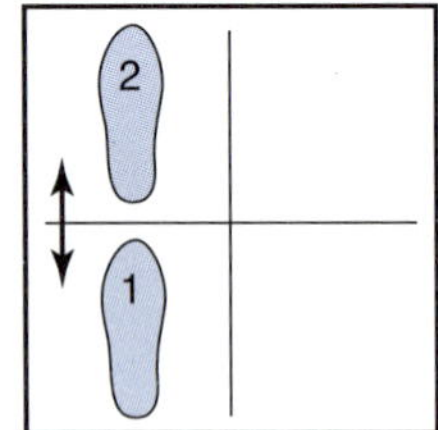

앞-뒤 점프 : 두 사분면 사이에서 앞뒤로 점프하기.

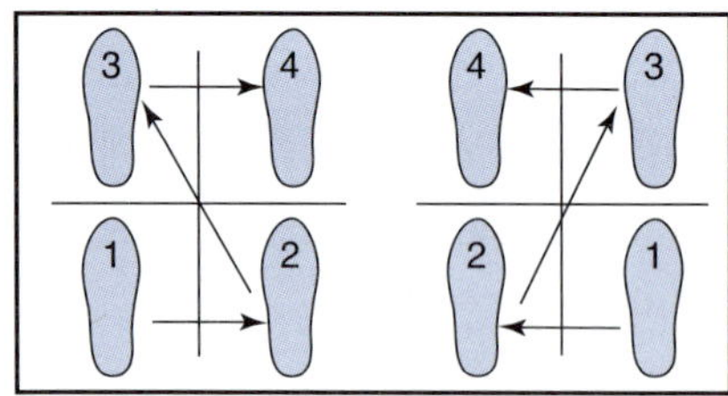

크로스 점프 : X자 형태로 점프하기.

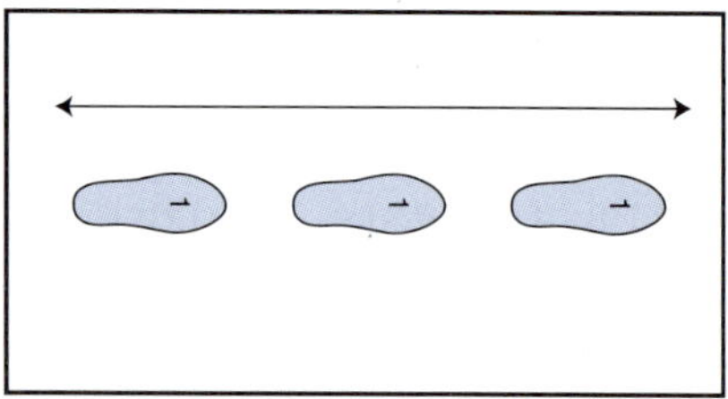

직선 점프 : 15~20피트 선을 따라 앞으로 점프하고 다시 뒤로 점프한다.

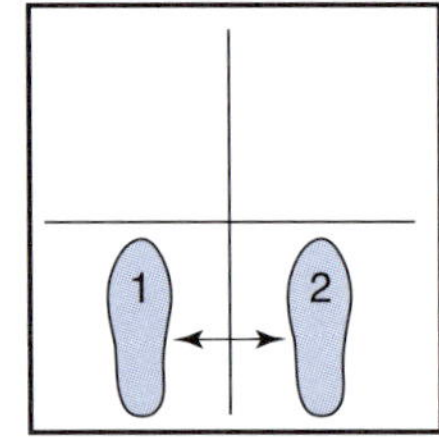

측면 점프 : 두 사분면 사이에서 옆으로 점프하기.

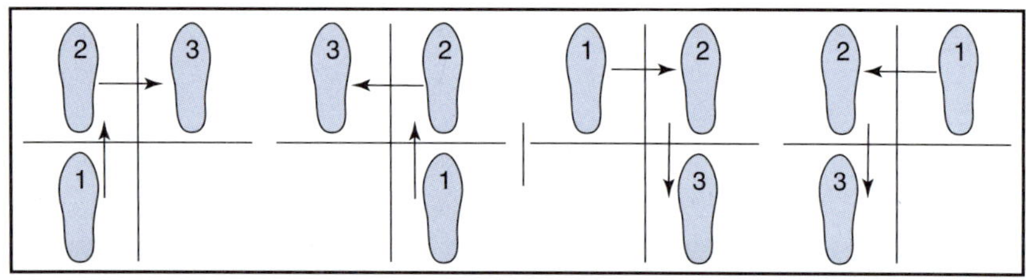

삼각 점프 : 3개의 다른 사분면 사이를 점프한다. 각각 다른 형태의 사선 점프를 할 수 있다.

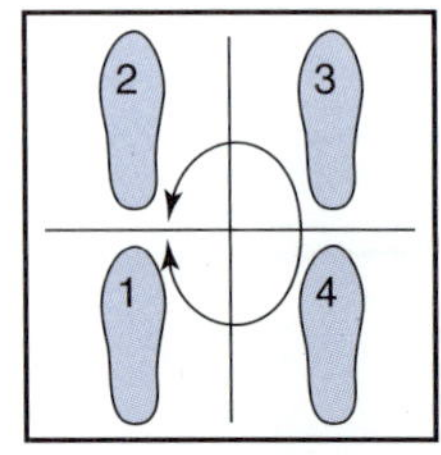

원형 점프 : 원형의 형태로 점프한다. 시계방향과 반시계방향으로 실시한다.

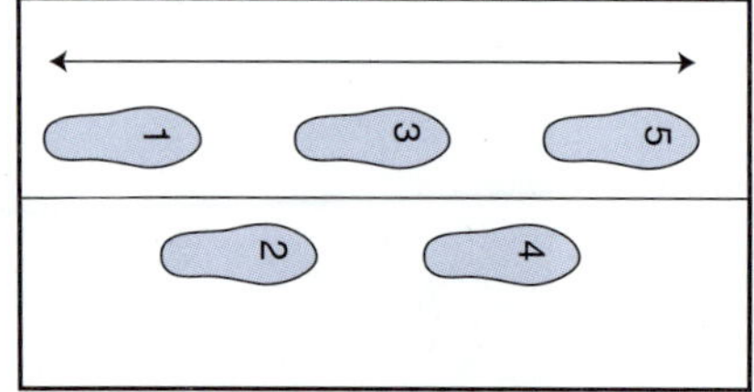

지그재그 점프 : 15~20피트 선을 따라 지그재그 형태로 하여 앞과 뒤방향으로 실시한다.

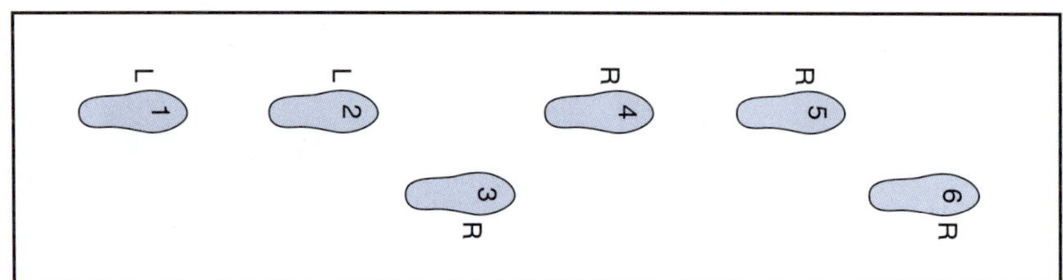

혼합 형태 : 다양한 복합 형태의 점프를 할 수 있다. 예, 환측 발(왼쪽)과 건측 발(오른쪽).

그림 22.60 점프운동의 예. 많은 점프 형태를 만들 수 있다.

기능적 그리고 전문적 운동 (FUNCTIONAL AND ACTIVITY-SPECIFIC EXERCISES)

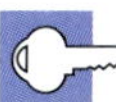

재활프로그램의 마지막에는 기능운동을 시행해야 한다. 예를 들면, 지그재그 달리기와 머뭇거림없이 부드럽고 효율적으로 왼발과 오른발을 90° 컷팅하기.

환자가 스포츠로의 복귀와 기능훈련 시기에 가까워지면 특이적 운동을 재활프로그램의 일부로 편성해야 한다. 이미 언급했듯이, 기능적 활동들은 환자의 복귀 후 운동을 흉내 내도록 하여 근육과 관절에 자극을 주도록 디자인되어야 하며, 정확하고 안전하게 수행할 수 있도록 환자의 능력을 평가해야 한다.

스포츠 종목에 따라 기능 운동 형태는 다양하다. 대부분의 스포츠가 기능성 운동으로서 달리기를 필요로 한다. 이것들은 일단 뛰기, 이단 뛰기, 삼단 뛰기, 지그재그 뛰기, 뒤로 뛰기, 전력질주, 시계방향 원형 달리기, 반시계방향 달리기, 왼쪽과 오른쪽으로 90° 가로지르기, 그리고 8자 달리기가 있다. 환자들은 주저 없이 양방향으로 부드럽고 신속하고 효과적으로 기능적 운동을 수행할 수 있어야 한다.

기능적 운동들은 환자의 요구에 맞는 기술 훈련으로 발전되어야 하며 환자의 재활프로그램의 최종적인 단계가 되도록 적절한 기술과 운동을 통합할 수 있도록 해야 한다.

치료적 운동의 적용 (SPECIAL REHABILITATION APPLICATIONS)

이 부분은 발과 발목에 대한 특별한 손상을 다룬다. 다리, 특히 발목이 손상들은 스포츠에서 가장 평범한 손상들에 속한다. 더욱 흔한 손상에 대해서는 다음 부분에서 논의할 것이다.

발목 염좌와 탈구 (Ankle Sprain or Dislocation)

발목탈구(ankle dislocation)는 발목 염좌(sprain)와 동일한 연속체이다. 심각성에 있어서는 다르지만 두 손상을 함께 고려해야 할 것이다. 다른 손상과 마찬가지로 심각성이 재활의 진전 속도를 결정한다. 손상이 더 심각하여 조직의 손상이 있다면 시작단계에서의 프로그램은 약하게 이루어져야 할 것이다. 재활프로그램을 진전시키기 이전에 손상의 심각성을 평가하고 치유의 개념과 시간계획을 이해하는 것이 중요하다.

탈구는 출혈의 결과이다. 일반적으로 염좌의 심각성에 대한 징후이다. 만약 변색이 없다면 염좌는 약하거나 1° 염좌이며, 환자의 다른 증상들과 일치되어야 한다. 변색이 있다면 최소한 2° 염좌이다. 불안정은 3° 염좌이다. 2°와 3° 염좌의 재활은 1° 염좌보다 더 호전이 느리다. 1° 발목 염좌는 1주일 이내 동안 환자의 일상활동을 제한하며, 2~3주 이내에 정상 활동을 할 수 있게 된다. 그러나 2° 염좌는 3주 동안 스포츠활동이 제한되며 4~6주 후에 정상 참여가 가능할 것이다(Glascoe, Allen, Awtry, & Yack, 1999). 3° 염좌는 회복시간이 매우 다양하며 치료의 방침에 의존한다(Konradsen, Holmer, & Sondergaard, 1991). 3° 염좌는 정상 스포츠참여를 하기 위해서 최소한 6주~3개월 이상이 소요될 것이다.

3° 염좌와 탈구는 보통 재활에 의한 보존적 방법이나 수술 후 재활로 치료할 수 있다. 선택은 환자의 주관적 객관적 소견, 연령, 스포츠참여의 수준, 의사의 선호도에 의해 결정되며, 발목의 불안정은 수술적 복원을 해야할 것이다. 고정용 신발을 착용하고, 초기 활동적 움직임과 치료적 운동을

하는 것이 장기간 동안의 cast를 하여 초기재활을 늦게 하는 것보다 더 좋은 결과를 보인다는 연구들이 많다(Gillogly, Myers, & Reinold, 2006; Glascoe et al., 1999; Konradsen et al., 1991).

발목 염좌로부터 회복하는 환자의 능력은 손상 이전의 병력에 의존된다. 발목 염좌를 일으키게 된 여러 원인들이 재활 과정을 더 복잡하고 어렵게 만들기 때문에 불안정한 발목을 초래할지도 모른다. 운동사는 치료적인 운동프로그램을 시작하기 전에 환자로부터 이전의 정확한 병력을 들어야만 한다. 왜냐하면 이전의 발목 염좌에 관한 병력은 프로그램의 진행을 변경하고 참여 결과를 바꿀 수 있을 것이다.

만성 발목 염좌는 또한 다른 요소들에게 영향을 준다. 이것들 중의 하나는 관절의 운동성과 연부조직의 운동성을 제한시키는 유착(adhesion)과 흉터조직(scar tissue)이다. 반복적인 발목 염좌는 만성적인 근력의 약화를 초래하고 근육의 운동감각의 경고(kinesthetic awareness) 능력을 감소시킨다(Garn & Newton, 1988; Konradsen, 2002; Monaghan, Delahunt, & Caulfield, 2006; Willems et al., 2002). 만성적인 발목 염좌는 보행과 근력, 유연성, 그리고 발과 발목의 기계적 효율을 감소시키는 등의 보상적 변화를 초래시킨다. 이러한 부가적인 요소들로 인하여 발목 염좌는 적절하게 재활을 하고 회복을 하기 위해서 더 많은 시간을 필요로 할 것이다(Seto & Brewster, 1994).

대부분의 발목 염좌들은 안쪽번짐(내번, inversion) 염좌이다. 손상의 심각성과 손상된 인대와 구조물은 부하가 적용되는 각도와 기계적인 힘에 의존된다. 발목 염좌는 다른 구조물 손상 예를 들면, 복사뼈의 견열골절이나 종아리 힘줄의 염좌나 탈구, 다른 힘줄 손상을 포함할 수 있다.

발목 인대 중 앞목말종아리인대(전거비인대, anterior talofibular ligament,ATFL)는 가장 손상이 잘 생기는 인대이며 발꿈치종아리인대(종비인대, calcaneofibular ligament,CFL)는 두 번째로 손상이 많은 인대이다.

경우에 따라서는 정강종아리인대(경비인대, tibiofibular ligament)가 손상이 된다. 이 손상은 인대결합관절의 염좌 또는 "하이 발목 염좌(high ankle sprain)"로 알려져 있다. 이 인대 손상은 주의깊은 고려가 필요하다. 정강종아리인대의 기능은 정강뼈(경골, tibia)와 종아리뼈(비골, fibula)가 발목의 격자관절의 형성과 배열에 있어 정강뼈와 종아리뼈가 고정되도록 하는 것이다. 체중이 팔다리를 누르고 있을 때 그 압력은 분리된 두 뼈로 전달된다. 정강종아리인대가 손상되었다면 체중부하에 대한 반복적인 부하는 치료과정을 억제시킬 것이다. 인대가 손상되었다면 완전 체중지지를 해도 통증이 없어질 때까지 환자는 비체중지지 또는 목발을 이용한 부분적 체중지지를 하도록 하고 해야 한다(Lin, Gross, & Weinhold, 2006). 그렇지 않다면 인대는 만성염증으로 발전될 것이며 성공적으로 치료하기 어려울 것이다.

전형적으로 발목 염좌는 체중을 지탱하지 못하도록 하는 것이다. 엄지손가락 법칙(rule of thumb)은 절룩거림없이 걸을 수 있고 목발이 필요하지 않는 것을 의미한다. 그러나 통증이나 기능부전으로 인하여 잘못된 보행을 한다면 목발을 사용하여 부분적 체중지지나 비체중지지를 하도록 한다. 대부분의 경우, 체중지지는 견딜 수 있을 정도로 부분적이라는 것이다.

부종과 통증의 조절은 재활 I단계에서 이루어지고 어떤 손상에서도 가장 중요한 문제이다. 부종과 통증을 줄일 수 있는 일반적인 방법은 붕대를 했거나 고정을 한 부위를 따라 얼음을 사용하거나 전기치료기와 같은 장비를 사용하는 것이다. 능동 운동범위 운동은 발목 운동범위를 회복시키기 위해 처음 3일 이내 조기에 시작을 하도록 한다. 관절의 가동화와 연부조직의 가동법이 시행되어야 하며 치료 이전에 평가에 기초해야 한다. 관절의 움직임을 회복하기 위해서 재활의 III단계나

II단계의 후반부에는 1°와 2°는 통증을 없애기 위해 몇 일 이내에 사용을 하고, 반면에 3°와 4°는 추후에 사용을 한다. 만성 염좌는 관절과 주변 조직내 상체조직의 유착이 쉽게 발생한다. 때로는 환자가 발을 고정했거나 손상 초기 cast 했다면 발목뼈사이관절(족근골간관절, intertarsal joints)과 발허리관절(중족관절, metatarsal joint)이 제한된다.

비체중지지운동은 재활 II단계부터 조기 근력강화를 위한 치료적 운동프로그램에서 조기에 사용된다. 등척성 운동과 수중 운동, 저항성 운동이 포함되며, 앉은 자세에서의 BAPS 운동은 부분 체중지지 동안 능동운동범위(AROM)를 제공하게 한다.

발목의 안쪽번짐(내번, inversion)과 가쪽번짐(외번, eversion) 근력은 발목 안정성을 위해 중요한 요소이다. 이러한 움직임을 조절하는 근육을 운동시키는 것이 염좌된 발목의 치료적 운동에 포함된다. 등척성 운동과 매뉴얼저항, 풀리, 튜빙, 밴드, 수중운동은 재활 II단계에서 근력을 강화시키는 좋은 운동이 될 것이다. 재활 II단계에서 안쪽번짐과 가쪽번짐 운동을 위한 닫힌사슬운동은 더 기능적이며 고유수용능력을 향상시키는데 도움이 될 것이다.

일단 체중지지를 통증없이 할 수 있으며, 걷기 훈련과 닫힌사슬운동은 근력과 협응력을 좋게 할 것이다. 균형운동은 지면에서 한 발로 서 있는 것에서부터 1/2폼 롤러에서 서있기, 트램폴린 같은 불안정 표면에서 서있기 등으로 진전시킨다. 초기에 닫힌사슬운동은 낮은 무게와 반복수 세트에서 시작을 하고 무게와 반복수 세트를 환자의 능력과 내성에 따라 점증시킨다. 초기 닫힌사슬운동은 천천히 통제된 상태에서 시행되어야 한다. 그러나 환자가 근력을 얻고 발목을 통제할 수

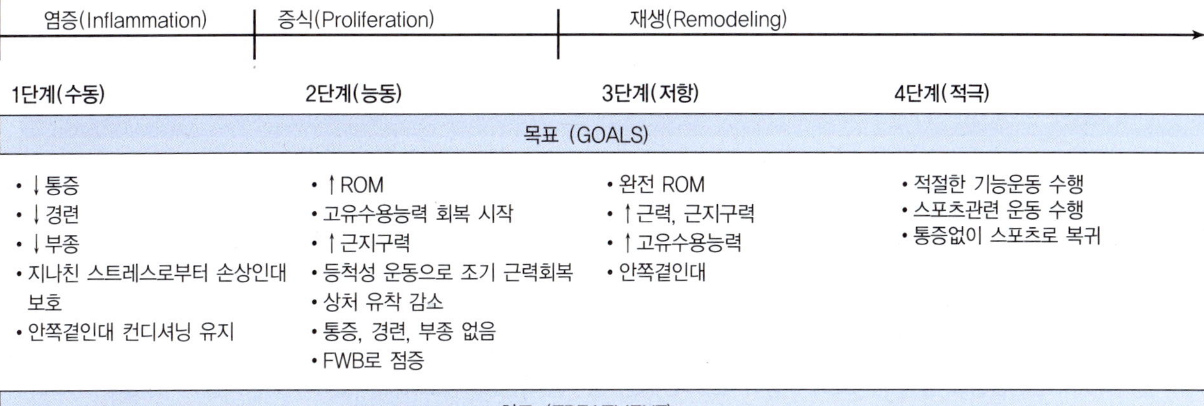

그림 22.61 인대결합 발목염좌를 위한 재활프로그램. AROM = 능동운동범위; ROM = 운동범위; NWB = 비체중지지; WB = 체중지지; FWB = 완전체중지지; LE = 다리.

있다면 더 빠른 움직임을 위해 더 큰 조절력과 근력이 요구될 것이다. 이러한 과정에서는 근력과 함께 균형능력, 협응력, 민첩성과 같은 능력이 요구된다. 환자가 완전히 통증없이 움직일 수 있고 근력이 거의 90% 수준이 되면 플라이오메트릭 훈련이 포함되어야 한다. 마지막 단계는 기능적 운동이 포함되어야 한다. 완전한 스포츠참여를 하기 이전에 종목에 맞는 전문동작을 해야 한다. 그림 22.61은 재활진전에 따른 시간대별 프로그램이다.

이 운동프로그램을 시행하면서 발목에 무리한 스트레스가 부가되었는지를 확인하기 위해 염증반응이 증가되는 징후를 확인해야 한다. 징후는 운동직후 부종과 치료 중 또는 후의 통증을 확인하는 것이다. 이러한 징후가 있다면 1~3일 동안 프로그램의 강도를 줄여야 한다. 그리고 운동의 난이도를 다음 단계까지 다시 작성하도록 한다.

치료적 운동을 하는 동안 환자는 보호용 브레이스를 착용하지 않도록 해야 한다. 그러나 정상적인 스포츠 참여로 되돌아가기 이전에 발목의 보조장비를 사용하는 것을 선택해야 할 것이다. 치료적 운동을 하는 동안 손상의 위험이 없는 통제된 환경하에서 운동을 실시해야 한다. 그러나 스포츠참여를 할 때에는 예측하지 못한 환경하에서 운동을 해야 하기 때문에 상처조직의 위험이 증가한다. 최대 수준에 도달하기 위해서 상처조직의 근력은 1년 이상 걸리기 때문에 발목을 지지하는 부가적인 보호가 필요할 것이다. 많은 연구들은 이러한 보조기의 사용이 손상된 발목의 안정성을 증가시킨다고 보고하고 있다(Gross, Bradshaw, Ventry, & Weller, 1987; Karlsson & Andreasson, 1992; Kimura, Nawoczenski, Epler, & Owen, 1987; Renström, Konradsen, & Beynnon, 2000; Rovere, Clarke, Yates, & Burley, 1988; Sitler et al., 1994).

■ 사례연구 (Case Study)

16세 된 배구선수는 3일 전 스파이크를 위해 점프한 후 상대선수의 발위로 착지하게 되었으며, 우측 발목의 안쪽번짐 염좌가 발생하였다. 그녀는 펑하는 느낌과 함께 부종이 발생하였다. 발목으로 체중을 지지할 수 없었으며, X선 검사에서는 정상이었지만 체중을 지지하기 위해 목발을 짚게 되었다. 얼음과 거상, 테이핑을 3일 정도 실시하였지만, 그녀는 오늘부터 재활프로그램을 하려고 방문하였다. 그녀는 이전에 발목 손상의 경험을 없었다. 그래서 그녀는 다른 것을 하기에 통증이 너무 심했으므로 알파벳 운동만을 실시하였다. 그녀는 가쪽 발목과 발목관절의 위쪽에 통증을 호소하기에 앞서 선 자세에서는 11kg을 지지할 수 있었다. 통증은 앞목말종아리인대, 앞정강종아리인대, 발꿈치종아리관절에서 있으며, 통증이 가장 심한 부위는 앞목말종아리인대와 앞정강종아리인대 부위였다. 발목과 발, 발가락 그리고 발의 가운데에서 발가락까지 반상출혈과 함께 중등도의 부종이 있었다. 정상 움직임의 50% 정도까지는 발가락을 움직일 수 있었다. 발목의 운동범위는 발바닥굽힘이 45°, 안쪽번짐은 통증이 있지만 10°, 가쪽번짐 10°, 발등굽힘 −10°였다. 발목 근력은 발등굽힘과 안쪽번짐력이 통증으로 제한이 있었다. 만약 발로 체중을 지지할 수 없다면 장딴지의 근력을 측정할 수 없을 것이다. 당신은 쉽게 매뉴얼 저항으로 발바닥굽힘을 실시할 것이다. 가쪽번짐은 4/5이며, 관절의 운동성은 정상이다. 연부조직의 운동성은 부종으로 제한이 있지만 비정상적인 연부조직의 제한은 촉진할 수 없었다.

분석을 위한 질문들

1. 그녀의 문제점을 심각성의 순으로 작성해 보고 단기간목표와 장기간목표를 작성하라.
2. 오늘 환자에게 어떤 치료를 제공할 것인가?
3. 가정에서 할 수 있는 적응증은 어떤 것들이 있는가?
4. 그녀가 주의해야 할 사항은 무엇인가?
5. 그녀가 체중지지운동을 시작할 때를 결정하기 위한 지침에는 어떤 것들이 있을까?
6. 그녀가 민첩성 운동을 할 수 있을 때 포함되어야 할 3가지의 민첩성 운동에는 어떤 것들이 있을까?
7. 완전하게 스포츠경기로 참여를 하기 이전에 포함해야 할 기능검사에는 무엇이 있는가?

종아리힘줄 탈구 (Peroneal Tendon Dislocation)

종아리힘줄의 탈구는 다른 손상과 병행되어 자주 발생하기 때문에 쉽게 간과될 수 있다. 이러한 이유 때문에 좋은 평가 기법을 사용하여 발견하지 않는 한 잘 치료될 수도 없다.

종아리힘줄 탈구는 두가지 기전 즉, 능동적 종아리근수축을 하면서 발등굽힘(배측굴곡, dorsiflexion)이 일어나거나 안쪽번짐(내번, inversion) 염좌시 주로 발생한다. 발목의 안쪽번짐 염좌시 종아리힘줄은 발목이 15°~25° 발바닥굽힘(저측굴곡, plantar flexion) 동작에서 탈구가 잘 발생한다. 이 위치는 먼 종아리뼈(비골, fibula)를 따라 힘줄이 얇아지는 위치가 된다. 발목의 안쪽번짐(내번, inversion)염좌가 발바닥굽힘(저측굴곡, plantar flexion) 10° 이내에서 발생했다면 종아리지대(retinaculum)가 늘어날 수 있으며, 종아리 힘줄의 불안정이 초래될 것이다. 스키 선수들은 주로 이러한 손상을 받기 쉽다. 발바닥굽힘이 25° 이상에서 발생했다면 종아리힘줄은 종아리뼈머리의 뒤쪽 깊숙하게 이동되고 탈구가 거의 없이 안정화될 것이다.

종아리힘줄의 탈구는 주로 발목이 스트레스를 받지 않는다면 스스로 감소한다. 환자는 주로 통증을 호소하고 걷거나 발목을 돌릴 때 발목의 뒤가쪽에서 딱하고 걸리는 느낌을 호소할 것이다. 때로는 힘줄을 따라 부종이 발생하게 된다. 치료는 물리치료장비를 이용하여 염증을 조절하는 것을 포함한다. 테이핑과 패드를 이용하여 힘줄을 안정화시키면 부분탈구(아탈구, subluxation)를 줄이는데 도움이 될 것이다. 보존적 치료로 빈번한 탈구를 예방할 수 없다면 수술적 복원술이 필요할 것이다.

수술 후 치료는 실밥을 제거했다면 그 부위에서의 연부조직의 유착을 막기 위해 수술부위 주변의 연부조직을 마사지해야 한다. 관절가동기법은 제한된 관절의 운동성을 좋게할 것이다. 능동적 운동범위는 수술 후 10~21일에 어느정도 할 수 있을 것이다. 발목의 발바닥굽힘과 가쪽번짐(외번, eversion)은 힘줄을 최소로 하기 때문에 재활프로그램에서 조기에 실시할 수 있다.

일단 재활의 II단계에서 체중지지가 된다면 건측과 환측의 운동을 시작할 수 있다. 저울운동법은 환측에 자신감을 얻을 수 있도록 할 것이다. 균형운동은 한 발로 서기를 시작으로 해서 재활의 II단계를 하는 동안 점점 더 어렵게 진행되어야 한다. II단계 후반에 등척성 운동을 통한 근력강화운동을 시작으로 III단계에서는 매뉴얼 운동, 풀리, 튜빙, 까치발 운동과 같은 등장성 운동으로 점증되어야 한다. 건측 엉덩이와 무릎을 위한 근육은 재활 I단계부터 시작하여 II단계까지 계속되어야 한다.

환자가 완전 운동범위가 이루어지고 조절할 수 있는 근력이 있다면, 재활 III단계에서 동적 활동을 하면서 균형 운동을 한다. 그리고 III단계 후기에는 민첩성 운동으로 점증해야 한다. 민첩성 운동은 박스, 튜빙 저항을 하면서 점프하기, 측면 운동을 실시한 후에 IV단계에서의 기능운동과 전문운동 훈련을 실시한다.

아킬레스힘줄 손상 (Achilles Tendon Injuries)

아킬레스힘줄에서 가장 흔한 손상이 파열(rupture)과 힘줄염(tendinopathy)이다. 이들 손상은 스포츠참여로의 복귀를 늦추게 한다. 각 손상에 대한 적절한 치료는 안전하고 빠른 복귀를 위해 중요하다.

힘줄염 (Tendinopathy)

적절하게 치료되지 않았다면 힘줄염(건염, Tendinopathy)이 더욱 악화되고 장기간 지속될 것이다. 치료적 운동을 시작하기 이전에 그 원인을 파악하고 조절해야 할 것이다.

사례연구 (Case Study)

20살 테니스 선수는 겨울방학 동안 그의 가족과 함께 활강스키를 탔다. 그가 오른쪽으로 이동하는 동안에 앞으로 넘어졌으며, 좌측 긴종아리힘줄이 탈구되었다. 수술을 받았으며, 발목에 고정용 신발을 착용하고 있다. 2주 동안 체중을 싣지 않았다. 이제는 왼쪽에 75% 정도 체중을 지지할 수 있으며 재활을 시작하고자 한다. 그는 여전히 좌측 발에 체중지지를 하지 않고 있다고 하였다. 그는 다리에 체중을 싣는 것을 두려워하고 있었다. 그의 엉덩이와 무릎의 근력은 4/5 정도였으며 발등굽힘과 안쪽번짐은 3/5, 발목의 가쪽번짐은 2+/5 정도였다. 발목의 각도는 안쪽번짐이 0°, 외전 5°, 발바닥굽힘 40°, 발등굽힘 −5°였다. 관절의 운동성은 목말밑관절과 발등사이관절이 심하게 제한되어 있었다. 발꿈치입방뼈와 입방뼈발등관절이 제한되었다. 가쪽 발과 발목의 뒤쪽 안으로 이어지는 수술 상처부위의 연부조직은 심하게 제한되었다. 발목 주변의 부종은 약간에서 중정도 수준이다.

분석을 위한 질문들

1. 이 환자의 문제는 무엇이고, 문제를 해결하기 위한 단기목표와 장기목표는 무엇인가?
2. 오늘 해야할 첫 번째 치료는 무엇인가?
3. 오늘 치료의 목적은 무엇인가?
4. 환자가 집에 가기 전에 어떤 적응증을 해야 하는가?
5. 2주 동안의 치료 후에 무엇이 달성되기를 바라는가?
6. 재활프로그램에서 고려해야 할 예방법을 작성하시오.
7. 발목 활동이 용이해졌을 때 할 수 있는 3가지의 근력강화운동을 쓰시오.
8. 운동치료프로그램에서 최종적으로 어떤 민첩한 운동이 포함되어야 하나?

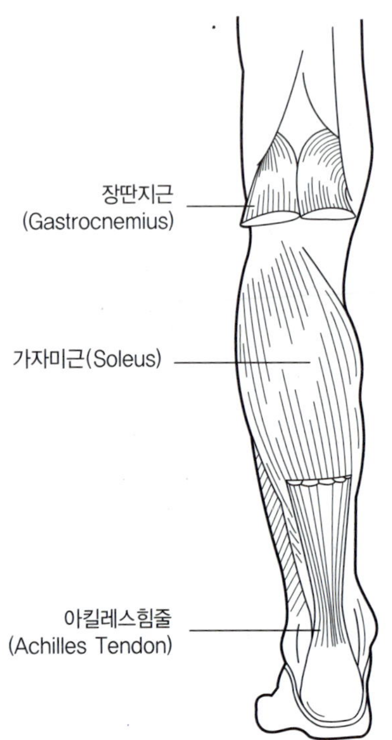

그림 22.62 아킬레스힘줄.

아킬레스힘줄염은 주로 과사용에 기인한 2차적 손상이다. 아킬레스힘줄의 과사용은 스트레스와 이에 적응할 수 있는 능력 사이에 충분한 시간없이 지나치게 스트레스가 가해질 때 발생하는 것이다. 지나친 스트레스는 선천적으로 역학적 문제가 있는 발을 가지고 있거나 훈련시간이 증가했거나 부적절한 표면과 지면, 부적절한 신발, 근력부족, 유연성의 부족에서 기인하는 누적된 힘의 결과일 수 있다. 다른 힘줄염과 마찬가지로 재손상의 위험을 줄이고 완벽한 회복을 위해서는 기본적인 요인들을 교정해야 한다.

지나치게 안쪽번짐(내번, inversion)되어 있는 발은 아킬레스 스트레스를 증가시킨다. 아킬레스힘줄의 정상적인 형태는 장딴지와 가자미가 결합된 부위에서 시작하여 안쪽으로 사선형태의 돌림(회전, rotation)을 가진다. 결합부위는 편평하고 부채 형태의 힘줄이다. 발꿈치뼈(종골, calcaneus)에 닿는 부위는 원형의 끈으로 되어 있다(그림 22.62). 사선회전(spiral rotation)은 닿는 곳까지가 약 12~15cm이다. 이 힘줄의 꼬임부위가 스트레스가 집중되는 부위이다. 특히 발꿈치의 닿는 곳으로부터 2~5cm은 돌림이 가장 크다. 이 부위는 힘줄 안에서의 혈액순환이 감소되어 있기 때문에 아킬레스에서 힘줄염(건염, tendonitis)이 가장 흔하게 발생한다.

발꿈치뼈는 똑바로 직립했을 때 가쪽번짐(외번, eversion)되어 있다면 아킬레스힘줄에 부가적인 돌림력이 생긴다. 아킬레스가 긴장되어 있다면 보행 시 더 많이 엎침(회내, pronation)이 되어 발등굽힘(배측굴곡, dorsiflexion)을 유발시킬 것이다. 발이 안쪽번짐되어야 할 때 발꿈치떼기(heel-off) 단계에서 엎침이 지속적으로 유지된다면, 힘줄의 비틀림이 발생하게 되고 아킬레스에서 가장 약한 부위에 스트레스가 증가할 것이다. 반복적 스트레스와 장기간 동안의 힘줄염의 경우 미세한 파열로 인한 상처조직의 덩어리가 발꿈치 닿는 곳 위로 2~5cm에서 촉진될 것이다. 힘줄의 결절은 대개 스트레스를 더 받는 안쪽 부위가 더 크고 민감하다.

다른 힘줄염의 경우와 마찬가지로 통증이 점차적으로 발전된다. 통증은 달리는 동안 압통으로 시작하지만 계속해서 달린다면, 통증이 없어진다. 점차적으로 통증이 더 오랫동안 지속되고 달린 후까지도 통증이 지속된다. 심지어는 걷기와 같은 일상적인 활동을 할 때에도 통증이 지속되는 경우도 있다. 활동을 하지 않거나 장시간 동안 앉아있게 되면 경직이 발생하며 심지어는 휴식을 취하고 있을 때에도 통증이 발생한다.

일반적인 징후는 발등굽힘(배측굴곡, dorsiflexion)의 감소이다. 아킬레스를 따라 압통이 있고 특히 결절이 만져질 수 있는 발꿈치의 닿는 곳 위로 2~5cm 부위에서 압통이 발생한다.

초기 치료는 통증의 원인을 교정하고 통증과 부종을 감소하는 것이다. 그 원인이 지나친 엎침(회내, pronation)이라면 보조기가 필수적일 것이다. 발꿈치를 안정화시키고 엎침을 감소시키는 테이핑 기법은 단독으로 사용할 수도 있고, 보조기의 효과를 평가하기 위해 발꿈치 감기 또는 안쪽 발꿈치 쐐기를 복합적으로 시행할 수 있다. 이 장비가 환자의 통증을 줄여준다면 환자는 보조기를 통해 통증이 없어질 것이다. 상업용으로 판매되는 활(궁, arch) 지지대의 사용은 맞춤형 보조기가 필요할지를 결정해야 할 것이다. 유연성의 부족과 근력저하, 상처조직의 유착, 관절의 비운동성, 신발의 변형은 반드시 평가되어야 하고 교정되어야 한다. 병력은 최근 힘줄에 과부하가 될 만한 상태나 운동량의 변화를 물어야 한다. 예를 들면, 편평한 표면에서부터 언덕길을 달릴 때의 변화나 부드러운 표면에서 딱딱한 표면에서의 변화는 교정되어야만 하는 하나의 요인이 될 수 있다.

최악의 경우, 손상이 통제할 수 없을 정도가 되어 일시적으로 모든 활동을 중지해야 하는 경우도 있다. 치료기술은 초음파(ultrasound), 음파영동법(phonphresis), 이온삼투요법(iontophoresis), 전기자극(electrical stimulation), 얼음(ice) 등과 같은 다양한 요법(modality)이 사용된다. 결절부위나 연부조직이 제한된 부위를 직접적으로 교차-마찰 마사지를 하는 것은 유착된 상처조직을 가동화시킴으로써 통증을 줄이고, 연부조직의 운동성을 개선시키는데 도움이 될 것이다.

치료적 운동은 스트레칭과 유연성 운동을 포함해야 한다. 햄스트링과 엉덩근육의 경직은 아킬레스의 유연성에 영향을 줄 수 있기 때문에 평가 후 교정되어야 한다. 장딴지와 가자미 근육의 경직은 유연성 운동을 실시해야 한다.

일단 체중지지를 한다면, 환자는 지면위에 발꿈치를 천천히 떨어뜨리면서 편심성 운동을 시작으로 하여 점차적으로 빠르게 진행을 한다. 또한 경사진 곳에서 천천히 발꿈치를 떨어뜨리다가 점차적으로 빠른 속도로 진행을 한다. 15~25회를 3세트를 실시한다. 편심성 운동의 잇점은 15장에서 더 정확하게 언급하고 있다.

동심성 근력운동은 통증이 악화되는 것을 피하는 것이 중요하므로 주의깊게 시작해야 한다. 체중지지 근력운동은 통증이 5/10 정도가 될 때 시작한다. 그 이전에 밴드 운동으로 발목의 안쪽번짐(내번, inversion)과 가쪽번짐(외번, eversion), 발등굽힘(배측굴곡, dorsiflexion) 근력운동을 하는 것이 좋다. 환자는 모든 운동범위 또는 통증이 없는 범위 내에서 발바닥굽힘(저측굴곡, plantar flexion) 밴드 운동을 실시할 수 있다. 동심성 체중지지 아킬레스 운동은 발꿈치를 들어올리는 장비와 평지에서 발꿈치 들기, 경사진 곳에서 발꿈치 들기, 무게를 들고 발꿈치 들기로 점증시킨다. 스쿼트, 런지를 포함한 다리 근력 운동과 무릎 굽힘근(굴근, flexor) 근력운동을 실시한다. 통증지수가 2-3/10 일 때 민첩성 운동을 실시한다. 플라이오메트릭 운동은 환자의 통증이 없다면 시작하라. 치료적 운동프로그램 어떠한 운동도 아킬레스 통증을 유발할 수 있다. 통증이 발생했다면,

사례연구 (Case Study)

달리기를 즐겨하는 24세의 남자가 오른쪽 발목 위쪽에서 통증을 호소하고 있다. 그는 2달 전 커브 길을 달리다가 발이 엇갈려서 발목을 다쳤지만 계속해서 달리기를 했다. 발목이 약간 부었지만 달리기 프로그램을 줄이지 않았다. 발목에 어떤 문제가 있을 것이라고 생각하지 않았기 때문에 그렇게 크게 생각하지도 않았다. 이 환자는 주로 하루에 8km를 달렸지만 최근에는 마라톤 대회가 임박하면서 하루에 두 번 달리기를 하였다. 마라톤 코스가 언덕길이기 때문에 최근에는 연습을 하는 동안 최소한 1회씩은 언덕길 달리기를 시작하였다. 통증이 있어도 그는 계속 달리기를 하였고, 달리면 통증은 없어졌다. 그러나 달리는 동안 더 오랫동안 통증이 있었으며, 이제는 달리는 거리를 줄일 수 밖에 없었다. 오랫동안 앉아 있어도 통증이 있으며, 계단을 오르거나 맨발로 걸을 때에도 통증이 있었다. 그는 걸을 때 발꿈치뼈에 금이 간 듯한 느낌을 호소하였다. 그는 스트레칭을 해 보았지만 달린 후에는 10초를 유지하는 스트레칭을 1회 이상은 할 수 있는 시간이 없었다.

검사결과 목말밑 중립 상태에서의 발등굽힘은 $-5°$였다. 발꿈치뼈의 안쪽번짐-가쪽번짐 움직임은 총 35°였으며, 발뒤를 고정하고 발가운데를 안쪽번짐, 가쪽번짐했을 때 발가운데 부위가 느슨한 것으로 나타났다. 체중지지 시 발꿈치를 올리는 근력은 평균 이하였으며, 8회 반복한 후에는 통증이 나타났다. 아킬레스 힘줄이 붙어 있는 발꿈치의 바닥부위 위로 3cm 부위에 결절이 있었다. 결절의 크기는 아킬레스 힘줄의 안쪽으로 2mm, 가쪽으로 1mm 정도 튀어나와 있었다. 그리고 발등굽힘과 발바닥굽힘을 했을 때 힘줄에서 마찰음이 있었다.

분석을 위한 질문들

1. 발목 흔들림 증세가 아킬레스 힘줄 손상에 어떻게 영향을 주었다고 생각하는가?
2. 아킬레스힘줄의 손상을 일으킬 수 있는 원인을 환자에게 어떻게 설명할 것인가?
3. 운동프로그램에 대하여 어떻게 조언할 것인가?
4. 초기 치료 기간에 포함할 내용에 대해 설명하시오.
5. 그에게 집에서 어떤 운동을 하도록 할 것인가?
6. 근력운동을 시작할 때 고려해야 할 결정 요소는 무엇인가?
7. 환자가 당신에게 얼마나 오랫동안 치료를 받아야 할 것인지를 물을 때 환자에게 무엇이라 말하겠는가?

통증없이 다음 단계로 점증될 수 있을 때까지 한두 번 치료기간 동안 이전의 단계로 되돌아가야 한다.

환자가 통증없이 플라이오메트릭 운동을 잘 수행할 수 있다면, 기능적, 전문적인 운동으로의 복귀 전 마지막 단계이다. 프로그램 동안 아킬레스 통증의 변화와 치료에 대한 반응을 서로 교환해야 한다. 운동사는 환자의 통증을 고려하며 환자마다 운동 진행과정을 다르게 반응할 수 있다는 것을 인식해야 한다. 성공에 대한 열쇠는 아킬레스 힘줄염의 원인을 교정하는 것이며, 프로그램을 높이기 이전에 징후와 증상이 조절되어야 한다는 것이다.

발꿈치뒤의 윤활주머니염(활액낭염, bursitis)은 가끔 아킬레스 힘줄염(건염, tendonitis)으로 오인될 수 있다. 윤활주머니염은 발꿈치뼈(종골, calcaneus)의 뒤쪽에서 발생한다. 이 부위에서는 드물게 아킬레스 힘줄염이 발생하기 때문에 이 부위에서 통증을 호소하는 환자는 하는 윤활주머니염과 힘줄염을 모두 검사해야 한다. "Pump bump"는 흔히 중간입각(midstance)보다는 더 오랫동안 엎침(회내, pronation)이 되어지는 마지막입각기(late stance)와 발꿈치떼기(heel-off)시에 발꿈치가 뒤침(회외, supination)으로 이동될 때 발꿈치를 잡아채기 때문에 발생한다. 윤활주머니는 신발의 발꿈치 지지대와 마찰에 의해 염증이 발생하며, 특히 발꿈치를 잡아채는 현상이 일어난다. 윤활주머니염의 원인을 교정하면서 윤활주머니염의 증상을 해소하는 치료를 해야 한다. 지나친 엎침과 함께 윤활주머니염의 다른 원인은 아킬레스 긴장, 발바닥근막의 긴장, 그리고 신발 때문에 발생할 수 있다.

아킬레스 파열 *(Achilles Rupture)*

아킬레스 파열 시 치료프로그램은 최근 몇 년동안 보존적 치료를 하지 않고 있다. 그 이유는 수술적 복원술 후 조기 체중지지와 재활을 했을 때 더 좋은 결과가 있기 때문이다(Kangas, Pajala, Siira, Hamalainen, & Leppilahti, 2003; Mortensen, Skov, & Jensen, 1999). 이 부분에서는 한가지의 치료프로그램을 제시하고 나서 사례연구를 제시하겠다.

아킬레스 파열은 주로 40-50세에 흔하게 발생한다. 젊은 선수들은 발이 고정된 상태에서 앞쪽으로 밀려 힘줄이 갑작스럽게 늘어났을 때 파열이 발생한다. 나이든 환자들의 경우의 전형적인 병력은 달리거나 커팅할 때 사고가 발생하며, 총 맞은 듯한 느낌을 호소한다. 풋볼경기 중인 젊은 운동선수의 경우 선수의 발 위로 충돌이 있었으며 앞쪽으로 밀치게 되었다. 염발음이 있었다. 통증은 심했으며, 팔다리로 걸을 수 없었다. 정상적으로 장딴지 근육을 압박하게 되면 발바닥굽힘(저측굴곡, plantar flexion)이 유발되지만, 아킬레스힘줄이 찢어지게 되면 이 움직임을 일어나지 않는다(Thompson test).

개방술이나 피하절개술을 통한 수술적 복원술을 선택할 수 있다(Gigante et al., 2008). 가끔 고정을 하는 보존적 치료는 나쁜 결과를 초래하며 특히, 선수의 경우는 그렇다. 복원술 이후 발바닥굽힘을 제한하거나 고정용 신발보조기를 착용한다. 신발보조기는 처음에는 발바닥굽힘 상태여야 하며 점차적으로 중립이 되도록 한다. 초기에는 비체중지지를 하지만 견딜 수 있다면 점차적으로 부분 체중지지를 하도록 한다.

재활 I단계의 초기 재활프로그램은 심혈관의 컨디셔닝과 건측부위 운동, 기타 부위의 운동을 포함한다. 신발보조기로 고정한 상태에서의 등척성 운동은 할 수 있다. 그러나 최대수축을 하고 천천히 힘을 빼도록 교육을 해야 한다. 의사가 환측우위의 치료를 허락한다면 부기와 상처조직의 유착을 감소시키는 것이 가장 중요하다. 발목관절(족관절, ankle joint)과 팔다리의 먼쪽에 있는 연부조직의 마사지와 가동화를 실시한다. 그리고 재활 II단계의 초기에는 유연성과 관절운동범위를 회복하도록 한다. 또한 II단계에서는 비체중지지 상태에서 발목 안쪽번짐(내번, inversion), 가쪽번짐(외번, eversion), 발등굽힘(배측굴곡, dorsiflexion), 발바닥굽힘에 대한 능동적 · 수동적 관절운동범위와 근력운동을 실시하고, 점차적으로 부분체중지지와 완전체중지지로 점증한다. 발목 움직임을 위해 튜빙운동을 하는 것은 신발보조기를 해체했다면 근력강화를 위해 시작하도록 한다. 환자가 부분체중지지를 했을 때에는 능동적 관절운동범위를 증가시키기 위해 앉은 자세에서 BAPS 보드 운동을 할 수 있다. 고정식자전거와 수건말기 운동, 구슬줍기 운동은 외재성근육과 내재성근육 운동이며, 골이 있는 캔이나 골프공, 밀방망이를 이용한 발바닥마사지는 이때 적절하게 사용될 수 있다.

환자가 목발을 이용하여 부분적으로 체중지지를 한다면 발꿈치-발가락 걷기를 교정하도록 한다. 환자가 목발을 잘못 사용하고 있다면 체중지지를 하는데 시간이 더 많이 소요될 것이며, 교정이 어려워질 수 있다. 수술 상처가 치유된 후에도 목발을 사용한다면 수영장에서 걷기 훈련을 하는 것이 도움이 될 것이다. 환자가 완전 체중지지가 된다면 땅에서의 걷기 훈련은 치료적 운동프로그램의 필수사항이다.

환자가 신발보조기 없이 완전 체중지지가 된다면 환측에 체중을 지지하는 것을 두려워할 것이다. 건측에서 환측으로 체중을 이용하는 것은 저울을 이용하여 점차적으로 저울에 체중을 지지하는 비율을 높이는 것이 자신감을 주는데 도움이 될 것이다. 저울은 발꿈치를 올리는 운동 시 교정기술을 모니터하는데 사용된다. 특히 의사가 제한된 체중지지를 허락한다면 체중계를 이용한 운동이

■ 사례연구 (Case Study)

2주전, 45세의 남자 테니스 선수가 상대의 드롭 볼을 받아치기 위해 달리다가 왼쪽 정강이에 갑작스런 통증을 느꼈다. 통증이 매우 심하였으며 서 있거나 걸을 수 없었다. 그는 응급실에 실려와 부목을 대고 목발을 했으며, 얼음찜질을 수행하였다. 그리고 정형외과 의사의 사후 예약을 했다. 결국 그는 10일전 아킬레스힘줄의 봉합술을 받았다. 의사는 오늘부터 그에게 재활프로그램을 받을 것을 권유하였다. 그는 10°의 발바닥굽힘된 신발보조기를 착용했으며, 체중의 50% 정도만 지지하도록 허용되었다. 그는 왼쪽 다리에 체중을 싣는 것에 대한 두려움을 가지고 있고 왼쪽에 체중을 지지하지 않으려고 한다. 아킬레스힘줄이 많이 움직이지 않기 때문에 아킬레스에 통증이 크지 않다. 외과적으로 상처가 치유되었다고 하더라도, 발 전체와 그 주변에 중증도의 부종이 있다. 능동적 발목 운동성은 발바닥굽힘이 30°이고 발등굽힘이 −15°이다. 안쪽번짐-가쪽번짐은 경직되어 있으며, 총 움직임 각도가 20°이다. 발목뼈와 발허리뼈의 관절운동성은 50% 정도 제한되어 있으며, 엉덩이와 무릎 근력은 4−/5이다. 발목의 발등굽힘과 안쪽번짐, 가쪽번짐은 3/5이고, 발바닥굽힘은 2/5이다. 촉진 시 장딴지 전체에 연부조직의 제한으로 인한 근막 압통이 있으며, 발등과 발목 주변에 유착되어 있다. 수술부위는 중정도의 유착이 있다.

분석을 위한 질문들

1. 환자에게 장기간의 목표와 치료의 우선순위에 대해 설명하라.
2. 단기간 목표는 무엇이고, 언제쯤 목표에 도달할 수 있을까?
3. 오늘은 어떤 치료를 할 것인가?
4. 환자가 집에서 할 수 있도록 어떤 프로그램을 줄 것인가?
5. 2주 동안 어떤 치료를 적극적으로 실시할 것인가?
6. 근력강화운동은 언제 시행할 것이며, 초기에는 어떤 운동을 시킬 것인가?
7. 기능 운동을 진행하기 전에 수행할 수 있는 3가지 민첩성 운동을 작성하시오.

가능하다. 예를 들면, 50%의 체중지지가 된다면 저울의 균형을 체중의 절반에 맞추도록 하고, 저울의 균형이 올라갈 때까지는 환측에 체중을 전달하도록 교육한다. 저울운동은 완전 체중지지 운동에서도 사용될 수 있다. 즉, 전체의 운동범위내에서 환측에 체중을 싣는 것을 모니터링하고 기록하도록 한다.

환자가 환측에 체중을 완전하게 실을 수 있을 때 한다리 들기와 같은 운동은 균형과 고유수용 능력을 향상시키는데 사용이 된다. 재활 III단계에서의 부가적인 근력운동이 포함되어야 한다. 즉, 저항을 준 상태에서의 열린사슬 엉덩이 운동과 무릎 운동, 그리고 스쿼트와 런지와 같은 체중지지 운동이 있다. 이러한 운동은 제23장과 24장에 언급하였다. 다른 유익한 운동으로는 계단운동과 균형운동, 민첩성 운동이 있으며, 더 나아가서는 플라이오메트릭 운동을 할 수 있다. 기능운동과 선수전문운동은 재활 V단계에서 실시한다.

재활 I단계 동안 엉덩이와 무릎의 매뉴얼-저항성 운동은 팔다리가 고정되었을 때 실시할 수 있다. 척추 운동은 조기에 실시할 수 있으며, 발목의 매뉴얼 저항성 운동은 브레이스나 깁스를 제거한 상태라면 시작할 수 있다. 체중지지 운동은 환자가 견딜 수 있다면 점차적으로 증가하도록 한다. 초기에는 저항과 반복수가 낮게 하되, 기술과 정확성을 강조한다. 그리고 치료적 운동의 초반에서 저항을 올리는 것 보다 반복수를 증가하도록 한다.

체중 이상의 저항 운동은 재활 III단계, 즉 수술 후 약 8~12주 후에 적용된다. 환자의 발등굽힘(배측굴곡, dorsiflexion)이 10~15°가 된다면 두 번째 달의 마지막이나 세 번째 달의 처음에 조깅을 시작할 수 있다. 평지에서 직선으로 조깅을 하는 것은 3.2km까지는 할 수 있다. 그 이후에는 민첩성 훈련이 필요하다. 아킬레스힘줄의 봉합술 이후 재활프로그램은 그림 22.63에 제시하였다.

손상이나 수술을 했다면 근력운동의 진행과정은 조직의 치유과정과 환자의 유연성, 운동성

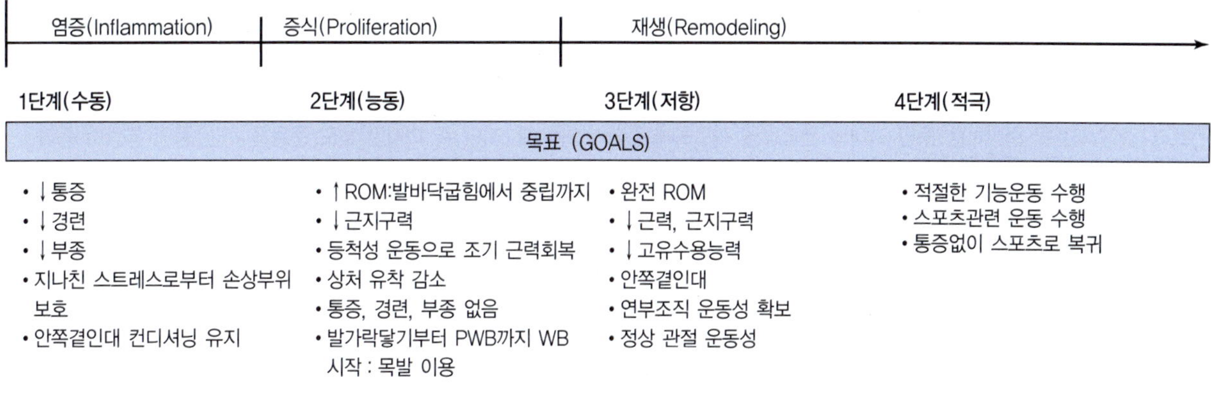

치료 (TREATMENT)			
• 치료기기 이용 • 조기 PROM : 발등굽힘과 발바닥 굽힘 0° 까지 • 1급과 2급 관절가동술 • 목발짚고 NWB • 엉덩이와 무릎에 각별한 주의를 하면서 안쪽곁인대 컨디셔닝운동 • 발가락 ROM • 다리는 보조기신발 또는 깁스한 상태이다.	• 발목 등척성운동 시작 • 조기 고유수용성 운동 • 연부조직 가동술 • 견딜 정도의 발목근지구력 운동 • 0° 까지 능동 발등굽힘 • 물속 걷기 • 1급, 2급 관절가동술 • 수중운동, 조깅 6~8주 • 저항성 뉴빙 PF:6주 • 6~8주에 발꿈치와 발가락으로 서기 • 6~8주에 AROM • 엉덩이 벌림, 폄, 무릎을 강화하면서 ME • 걷기 훈련 • 치료후 얼음요법	• 필요하다면 ROM 운동 지속 • 9~10주째 두발로 발꿈치 들기 하다가 점차 한발로만 실시 • LE를 위한 다방향 운동 • 조기 기능운동 • 장딴지근 스트레칭 • 가자미근 스트레칭 • 3, 4급 관절가동술 • 자전거, 노젓기 운동, 노르딕스키를 통한 CV 운동 • 12주에 조깅으로 점증 • 안쪽곁인대 운동 지속	• LE 플라이오메트릭 : 계단달리기, 점프, 편심성 • 기능운동 • 스포츠관련 운동

그림 22.63 아킬레스힘줄 봉합수술 후 재활프로그램. PROM = 수동운동범위; AROM = 능동운동범위; ROM = 운동범위; CV = 심혈관; NWB = 비체중지지; WB = 체중지지; FWB = 완전체중지지; LE = 다리; PRN = 필요하다면; PF = 발바닥굽힘.

(mobility), 그리고 환자의 인내력에 의해 결정된다. 통증과 부종은 운동을 하지 않아야 하는 중요한 징후이다. 근력운동이 통증이나 부종 없이 근피로도만 있는 것이 바람직하다. 운동 부하가 점차적으로 증가하고, 그에 대한 반응이 좋아지는지를 주의깊게 관찰해야 한다. 그리고 프로그램의 효과를 측정하기 위해 관찰 기술 뿐아니라, 치료적 운동에서의 변화를 기록해야 한다.

다른 힘줄염 (Other Tendinopathy)

발, 발목, 다리에 있는 몇 개의 힘줄은 힘줄염(건염, tendonitis)으로 진행할 수 있지만, 가장 흔한 부위는 뒤정강근힘줄과 종아리힘줄이다. 이 힘줄들은 딱딱한 지면을 달리면서 발목이 과도하게 엎침(회내, pronation)이 일어나기 때문에 염증이 발생하는 것이다.

뒤정강근(후경골근, tibialis posterior)힘줄은 발꿈치딛기(heel strike)시 목말밑 엎침(회내, pronation)과 정강뼈(경골, tibia)의 안쪽 돌림(회전, rotation)이 감소되도록 편심성 작용을 한다. 그리고 발의 디딤기 동안에는 목말밑관절(거골하관절, subtalar)의 뒤침(회외, supination)과 엎침 근육은 동심성 수축을 하고 정강뼈는 가쪽으로 돌림을 한다. 긴종아리근(장비골근, peroneus longus)과 짧은 종아리근육은 목말밑관절이 엎침근 역할을 하고, 보행의 비체중지지 동안에

■ 사례연구 (Case Study)

16살의 여자 크로스컨트리 선수가 2달 동안의 안쪽 발목 통증 병력을 설명했다. 그녀는 발목을 다친 것을 기억하지 못하고 있다. 그녀가 크로스컨트리 경기 시즌을 준비하는 동안 그녀의 연습량을 과도하게 증가시켰을 때, 지난 주 까지만 해도 운동을 하는 동안 통증이 증가는 되었지만, 견딜만 했다. 통증은 현재 그녀가 연습을 할 때 나타나고 과거에 그랬던 것처럼 그녀가 연습을 중지해도 없어지지 않는다. 그녀가 오랫동안 서있거나 걸으면 통증이 있다. 그녀가 지금 낡은 운동화를 신고 있기 때문에 새로운 운동화를 구입하려고 했지만 무엇을 살 것인지를 먼저 충고를 받고자 하였다.

검사결과 목말밑 중립상태에서 발등굽힘은 0°, 발바닥굽힘 55°, 안쪽번짐과 가쪽번짐의 운동각도는 30°였다. 발뒤를 고정한 상태에서 발가운데를 느슨하게 했다. 비체중지지 시 환자의 발은 정상 활이었지만 체중지지 시에는 발등뼈가 지면과 가깝고 발꿈치는 가쪽번짐되었다. 걷는 동안 발꿈치뼈는 수직선에 대해 조금도 안쪽번짐되지 않았다. 환자의 신발은 발꿈치가 안쪽으로 붕괴되어 있었다. 촉진 시 발등뼈(navicular) 아래에 압통이 있었으며, 발목의 뒤와 위쪽으로 뒤정강근힘줄을 따라 통증이 있었다.

분석을 위한 질문들

1. 그녀의 문제점들을 모두 나열하라. 그리고 장기목표와 단기목표의 관련성을 밝혀라.
2. 환자에게 오늘 실시할 첫 번째 치료는 무엇이고, 가정 프로그램은 무엇인가?
3. 환자에게 보조기가 필요하다고 생각하는가? 그렇다면 그 이유는 무엇인가?
4. 신발을 선택할 때 무엇을 추천하겠는가?
5. 단기목표는 무엇이고, 언제쯤 스포츠에 참여할 수 있다고 생각하는가?
6. 근력 훈련을 시작할 때 그 기준은 무엇인가?
7. 민첩성 운동 3개를 나열하라.
8. 환자의 프로그램에서 포함해야 할 기능운동은 무엇인가?
9. 그녀가 정상적으로 달리기를 할 수 있는 기준은 무엇인가?

발바닥굽힘(저측굴곡, plantar flexion)과 첫 번째 발가락의 벌림근(외전근, abductor) 역할을 한다. 중간입각(midstance)과 발꿈치떼기 동안에 가쪽발에서 안쪽발까지 체중이 전달되도록 발은 벌림한다. 이러한 발의 가쪽과 안쪽근육은 체중지지 시 발의 안정근 역할을 한다. 뒤정강근은 발목뼈중간관절(midtarsal joint)을 안정화시키고 긴종아리근육은 첫 번째 발가락을 안정화하여 발꿈치떼기시 발의 가쪽에서 안쪽으로 부하를 전달함으로써 부하를 흡수시킨다. 발이 체중지지 이상으로 더 오랫동안 발이 엎친 상태에서는 지나친 부하가 힘줄에 전달된다. 지나친 부하가 운동과 신발, 지면에서 비롯되었다면 힘줄이 좋지 않은 경우에는 힘줄염이 발생하게 될 것이다.

뒤정강근힘줄염은 발목의 뒤안쪽 부위에서 통증이 발생하며, 발등뼈와 그 주변의 발목뼈들의 힘줄 닿는 곳에서 발생하게 된다. 종아리힘줄건염은 발목의 뒤가쪽 부위에서 통증이 있으며, 발의 가쪽에 있는 힘줄을 따라서 발생한다.

아킬레스힘줄염과 마찬가지로, 운동사는 치료프로그램이 지속적 효과가 있는지에 대한 원인을 구체화해야 한다. 일단 원인이 분명하다면, 통증을 완화할 수 있도록 단계를 거친다. 손상이 심하지 않다면 환자는 일상적인 활동을 지속할 수 있을 것이다. 그러나 심한 경우에는 증상이 완화될 때까지 스포츠 참여는 그만두어야 할 것이다.

초기 치료는 통증을 줄일 수 있는 치료장비를 사용한다. 경직된 부위는 적절하게 스트레칭 운동을 실시해야 한다. 이때는 손상부위와 주변부위를 포함해야 한다. 예를 들면, 엉덩정강근이나 궁둥구멍근(이상근, piriformis)은 뒤정강근힘줄염에 영향을 미칠 것이다. 따라서 치료적 운동프로그램에 이러한 구조물을 스트레칭해야 할 것이다.

통증이 조절되었다면 초기 근력운동은 편심성 운동을 포함하도록 한다. 손상된 구조물을 포함한 근력과 근지구력이 부족한 모든 발목 근육을 동심성 운동과 편심성 운동으로 점증한다. 안쪽번짐근과 가쪽번짐근의 강화를 위해 체중을 이용하거나 저항밴드, 매뉴얼 저항을 이용한다. 구슬 줍기는 동측손으로 잡거나 반대손으로 잡기를 하고, 수건말기와 BAPS에서 안쪽번짐(내번, inversion) · 가쪽번짐(외번, eversion) 운동, wobble 운동은 종아리힘줄과 뒤정강근(후경골근, tibialis posterior)힘줄을 위해 매우 중요하다. 균형운동은 가쪽 발목 힘줄에 스트레스를 제공한다. Fitter와 원판굴리기 운동은 가쪽 발목 스트레스 운동을 위해 사용된다. 발등굽힘(배측굴곡, dorsiflexion)과 발바닥굽힘(저측굴곡, plantar flexion)을 위한 저항성 운동이 포함되어야 한다.

민첩성 운동과 기능운동은 다른 손상과 유사하다. 환자의 통증이 없어진다면 추가되어져야 한다.

정강이통증 (Shin Splints)

정강이통증은 안쪽 정강뼈피로증후군(medial tibial stress syndrome)으로 알려져 있다(Batt, Ugalade, Anderson, & Shelton, 1998). 최근에는 운동관련 다리 통증으로 언급되어지고 있다(Reinking, 2007). 병명에 의하면 뼈막(periosteal)과 근힘줄막 결합부에서의 피로반응이다. 통증부위는 다리의 중간에서 끝쪽 1/3 지점이다. 통증은 달리기 후에는 없어지는 통증에서부터 운동을 하지 못하게 하는 통증에 이르기까지 매우 다양하다.

주로 장거리 달리기 선수에게서 보여지며, 부적절한 신발과 긴장된 아킬레스가 훈련의 오류와 겹쳐질 때 발생한다(Kohn, 1997). 치료는 증상이 조절될 때까지 훈련을 줄이면서 그 원인을 교정하는 것이다. 또한 통증을 줄이기 위해 치료장비를 사용한다. 아킬레스와 다른 긴장된 구조물을 매일 스트레칭해야 한다. 연부조직의 이완과 깊은 조직의 마사지는 유착을 줄이는데 유익할 것이다.

정강이통증이 가쪽 다리에서 발생한다면 그 원인은 주로 앞정강근(전경골근, tibialis anterior)과 긴발가락폄근(장지신전근, long toe extensors)의 과사용이 원인이며, 과도한 엎침(회내, pronation)과 언덕길 달리기, 잘못된 신발, 훈련 오류에 의해 형성된다. 그럼에도 불구하고 통증은 있지만 정강이통증이 아니라면, 신발과 훈련방법, 보조기를 변화를 통해 해결할 수 있을 것이다.

선수들은 시즌 전 훈련의 시작 시기에 팔다리의 가쪽에 통증을 경험하게 된다. 특히 적절하게

■ 사례연구 (Case Study)

18살인 남자 스프린터가 약 일주일 전 시작된 다리의 가쪽과 앞쪽 통증을 호소하였다. 그는 육상 시즌을 위해 훈련을 시작했었고, 심폐기능을 위해 장거리 달리기를 했다. 그는 통증을 지난해에도 경험했었지만 몇 주일 후에 사라졌으며, 그것에 대해 너무 깊게 생각하지 않았다고 한다. 그러나 그는 대학 선수로서 첫해인 올해에 보다 강한 통증을 느꼈다. 그는 올해 훈련을 시작할 때 착용하기 시작한 팀 신발을 좋아한다. 그러나 전에는 이 제품 신발을 착용한 적이 없었다.
검사결과 아킬레스가 긴장되어 있으며, 발등굽힘은 0°였다. 누운자세에서 다리를 똑바로 들어올렸을 때의 햄스트링의 운동범위는 65°였다. 새 신발은 딱딱한 밑창이었다. 앞정강근을 촉진하는 것을 민감해 한다.

분석을 위한 질문들

1. 환자에게 오늘 실시할 첫 번째 치료는 무엇인가?
2. 환자에게 줄 수 있는 가정 프로그램은 무엇인가?
3. 신발에 관한 권고사항은 무엇인가?
4. 운동에 관한 권고사항은 무엇인가?
5. 환자의 단기간의 목표는 무엇인가?
6. 프로그램에 포함할 수 있는 운동 3가지를 쓰시오.

운동량을 올리지 않는다면 더욱 그렇다. 이 경우에는 컨디션 조절을 하면서 시간이 지나면 통증은 감소한다. 얼음이나 스트레칭은 단기간에 증상을 줄일 수 있다. 만약 증상이 기대치에 미치지 못한다면 앞쪽 구획증후군(anterior compartment syndrome)을 의심하고 의사에게 보내야 한다.

구획증후군 (Compartment Syndromes)

구획증후군에는 약간의 불쾌감을 느끼게 하는 경우에서부터 위급한 상황에 이르게 하는 경우까지 매우 다양하다. 이 상태를 폭발적인 구획증후군(exertional compartment syndrome)으로 말하기도 한다. 구획증후군은 급성과 만성이 있다. 급성 구획증후군은 환자를 응급실로 즉각 이송해야 할 필요가 있기 때문에 응급상황이다. 그러나 만성구획증후군은 응급상황은 아니지만, 빈번하게 발생한다.

다리의 4개로 된 구획은 두껍고, 탄력 없는 근막의 덮개에 의해 나누어진다. 근막은 각 구획에 있는 근육들을 밀착하는 유연한 벽으로 만든다. 만일 구획 내부에서의 부피가 증가한다면 그래서 팽창할 공간이 없어서 압력이 구획내에서 증가하게 된다. 이 압력이 유지되면 연부조직과 혈관, 신경 사이에 절충이 생길 것이다. 가장 일반적으로는 앞구획(anterior compartment)이 가장 많이 발생한다.

구획내 부피의 증가는 강한 활동에서 생기는 부종의 결과이거나 손상의 결과이다. 마치 충돌이나 골절과 같은 손상은 피를 흘려서 연부조직이 붓게 된다. 운동에서 기인한 구획증후군은 주로 만성이다. 반면에 손상에 기인한 구획증후군은 급성이다. 급성 구획증후군은 손상으로부터 동맥혈의 증가를 초래하고 혈관내 압력으로 인하여 정맥혈회귀가 감소하게 된다. 이 상태가 지속되면 허혈성 통증과 조직의 괴사가 발생한다.

환자는 강한 통증을 호소하며 그 어떤 치료나 발바닥굽힘(저측굴곡, plantar flexion)과 같은

■ 사례연구 (Case Study)

16세의 크로스컨트리 여자 선수가 5년 전 자동차 사고로 오른쪽 정강뼈가 골절되었다. 환자는 재활 프로그램을 받기 전 두 달 동안 다리 깁스를 하였다. 한 달 전 그녀는 크로스컨트리 경기에 참가하였고 그 뒤 오른쪽 정강이와 발이 마비되고 화끈거림을 느끼기 시작하였다. 그 후 그녀는 운동하는 동안 같은 증상이 계속되었다. 그녀는 2주 전에 앞쪽과 뒤쪽 구획절개술과 광범위한 상처조직을 없애는 수술을 2주전에 받았다. 의사는 오늘부터 재활을 받을 것을 권유하였다.

그녀는 목발을 하면서 부분 체중지지를 하고 있다. 그러나 의사는 그녀에게 목발없이 2일 동안 걸어보도록 지시하였다. 통증은 없었지만 자신감이 없었다. 검사결과 앞쪽과 뒤쪽 다리의 상처조직은 잘 치유되고 있었다. 수동적 운동범위의 경직과 약간의 부종이 있었다. 그러나 통증은 없었다. 발등굽힘은 −5°, 발바닥굽힘은 35°, 안쪽번짐과 가쪽번짐은 30°였다. 촉진 시 수술부위의 주변은 연부조직이 약간 제한되어 있으며, 장딴지와 다리의 앞쪽은 중정도 조직의 제한이 있었다.

분석을 위한 질문들

1. 환자의 문제는 무엇이고 장기간의 목표는 무엇인가?
2. 오늘 사용할 치료기는 무엇이고, 그 이유는 무엇인가?
3. 오늘 어떤 운동을 시킬 것인가?
4. 환자에게 어떤 가정 프로그램을 줄 것인가?
5. 다음 2주 동안의 단기목표는 무엇이고, 순응하기 위해 어떻게 할 것인가?
6. 트레드밀을 타는 첫째 날 환자에게 어떠한 특별한 운동을 제공할 것인가?
7. 환자가 달리기 할 준비가 되었을 때, 환자에게 줄 수 있는 점진적인 달리기 프로그램을 개략적으로 작성하라.

위치 변화로도 통증이 경감되지 않는다. 그 부위를 촉진해보면 연부조직이 딱딱하고 긴장되어 있는 것을 알 수 있다. 상태가 악화되면 먼쪽 맥압이 감소하고, 신경변화가 있게 된다.

조직의 괴사를 초래하기 때문에 증상이 지속되거나 악화되면 응급실로 이송되어야 한다. 그리고 외과적 근막절개술(fasciotomy)을 통해 압력을 줄여야 한다.

만성 구획증후군은 급성과 유사하지만 증상이 다르다. 빈번하게 발생하며 주로 양측에 발생하며, 주로 운동 중 구획에서의 통증과 긴장을 유발시킨다. 그러나 안정 시에 증상은 가라앉는다. 부종과 압통이 있으며, 어떤 환자들은 감각이상(paresthesia)을 호소한다. 이러한 증상들은 증가된 근육 활동으로 모세혈관을 흐르는 혈류보다 동맥 혈류가 더 많기 때문에 발생한다. 국부 혈류는 제한되고 마치 출근시간의 교통 막힘 현상과 유사하다. 많은 차들은 도로의 수용 능력 이상으로 차가 많아질 때 빠르게 움직이는 차들이 갑작스럽게 느려지게 된다. 일단 많은 차들이 도로에서 줄어든다면 교통의 흐름은 다시 좋아질 것이다. 마찬가지로, 일단 혈압이 감소한다면 혈류의 개선은 구획내에서 회복될 것이다.

만성 구획증후군은 구획의 근막절개술을 할 수 있다. 다리의 스트레칭과 근력운동과 같은 보존적 치료가 포함된다. 환자는 피부가 더 부드럽도록 해야 하고, 충격을 흡수할 수 있는 신발을 신어야 한다. 보조기는 충격을 줄여주기 때문에 도움이 된다.

보존적 치료로 해결이 되지 않았을 때 근막절개술은 구획내 압력을 줄여줄 것이고, 환자가 일상 활동을 할 수 있도록 할 것이다. 근막절개술을 받은 환자는 목발을 사용하고 비체중지지를 7~10일 동안 해야 한다. 등척성 운동과 능동적인 운동범위 운동을 수술 후 1주 동안 해야 한다. 상처가 치료되었다면 수중 운동이 운동범위와 근력을 회복하고 정상 보행을 회복하는데 도움이 될 것이다. 근막절개술과 연부조직의 운동성을 위한 마사지, 관절의 가동화기법은 고정 후에 실시해야 한다. 초기 검사에서 이상이 없다면 땅에서의 걷기 운동을 할 수 있다. 환자가 완전한 체중지지를 한다면 닫힌사슬운동을 재활 II단계에서 시작하고 저항성 운동으로 점증한다. 밴드운동은 완전한 체중지지 운동을 하기 이전에 사용될 수 있다. 4~6주 째에 환자는 재활 III단계를 시작한다. 트레드밀과 계단오르기 운동은 적절한 근력과 유연성을 회복하는데 도움이 된다.

앞구획 절개술보다는 뒤구획 절개술이 재활 III단계에 도달하고 달리기 운동을 재개하는 것이 더 느리다. 달리기로의 복귀는 환자의 증상과 치유 속도에 따라서 늦게 진전된다. 조깅으로 시작을 하고 점차적으로 천천히 달리기로 점증한다. 재활 IV단계에서는 약간 빠르게 달린다. 처음 조깅 거리는 0.8km이며 점차적으로 3.2~4.8km까지 점증한다. 달리기는 부드럽게 편평한 지면에서 실시하고 언덕 달리기로 점증한다.

발 손상 (Foot Injuries)

일반적이고 어떤 경우는 특별한 발 문제가 운동선수에게 일어날 수 있다. 여기에서는 보다 일반적인 경우를 제시하였다.

발바닥 근막염 (Plantar Fasciitis)

발 손상 중에서 발바닥 근막염은 운동선수들에게 가장 흔한 질환이다. 이는 수많은 요소에 의해 유발되며 문제점을 교정하고 손상의 위험을 줄이기 위해 그 원인을 인식하고 교정해야 한다.

발꿈치(calcaneus)에서 발허리발가락 관절(MTP joint)까지 발바닥을 덮고 있는 두꺼운 건막(aponeurosis)이 발바닥 근막(plantar fascia)이다. 발바닥에서 구조물을 보하호는 두꺼운 결체조직으로 충격흡수를 위해 유연성을 제공하고 발가락밀기(push off)시 추진력을 전달하는 강한 지렛대 역할을 한다. 장거리 달리기와 같은 비정상적인 스트레스를 받았을 때 주로 긴장된다. 이러한 운동을 포함한 스포츠 선수들은 발바닥 근막염이 의심되어진다. 활(궁, arch)이 높거나 지나친 엎침(회내, pronation)은 일반적인 스트레스 부하를 증가시키고 발바닥 근막염을 유발시킨다. 이러한 선천적인 구조적 스트레스는 주로 증가된 운동량이나 부적절한 신발, 아킬레스나 장딴지 근육의 긴장에 기인한 발등굽힘(배측굴곡, dorsiflexion)의 제한, 엄지발가락의 발등굽힘 제한, 딱딱한 지면에서의 운동과 같은 다른 요인과 복합적으로 작용한다.

발바닥 근막염의 가장 기본적인 증상은 사람이 아침에 일어날 때나 오래 앉아 있은 후 체중부하와 함께 발꿈치에 통증이 있는 것이다. 더 심각한 경우, 통증은 휴식 시 발생하여 발의 활중앙부위로 이어진다는 것이다. 통증은 보통 한쪽 발에서 일어난다. 가끔 X레이 검사에서 뼈돌기(heel spur)로 보이나 통증의 원인은 뼈돌기가 아니라, 연부조직의 염증과 피로 때문이다. 발바닥 근막에서의 반복적인 피로는 근막이 붙어있는 부위에서 뼈돌출증(exostosis)으로 진행되기도 한다.

치료는 그 원인을 교정하는 것이어야 한다. 긴장한 구조물을 유연하게 하는 운동과 적절한 신발의 선택, 필요하다면 보조기 착용, 컨디션과 운동장의 변화가 포함된다(De Vera Barredo, Menna, & Farris, 2007). 통증을 없애기 위해 체외충격파 치료를 포함할 수 있다(Ogden, Alvarez, Levitt, Cross, & Marlow, 2001). 경우에 따라서는 통증 부위에 코티손(cortisone)을 주사한다. 다른 방법으로는 발꿈치 뒤를 감싸주거나, 발바닥 근막에 스트레스를 줄이기 위해 활(궁, arch)을 테이핑하고, 아킬레스힘줄의 스트레스를 줄이기 위해 신발의 발꿈치부분을 높여줌으로써 긴장된 조직을 부드럽게 해주기도 한다. 그리고 발꿈치의 안정성을 좋게 하고 발꿈치의 발바닥부분에 충격을 좋게 하기 위해 발꿈치 받침을 해 줄 수 있다(Hyland, Webber-Gaffney, Cohen, & Lichtman, 2006; Wilk, Fisher, & Gutierrez, 2000). 밤에 부목을 착용하여 아킬레스에 약간의 신장을 제공해 주는 것이 발바닥 근막염으로 인한 통증을 감소시킨다(Evans, 2001). 아킬레스와 장딴지를 스트레칭하는 것은 프로그램에서 이루어져야 하고 발꿈치를 올리는 보조기는 최대한 빨리 없애야 한다. 장기간 동안 발꿈치 올리는 보조기를 사용하게 되면 긴장하게 되고 운동범위의 회복이 어렵게 된다. 장딴지 스트레칭은 목말밑 중립 상태에서 실시되어야 발이 붕괴되지 않는다. 발바닥 근막은 발등굽힘(배측굴곡, dorsiflexion) 동작에서 스트레칭 되고, 엄지발가락의 스트레칭은 젖히는(hyperextension) 동작에서 스트레칭이 된다. 골프공, 밀방망이, 골이 패인 캔을 이용할 수도 있다.

보조기가 필요하다면 우선 임시보조기를 착용하여 그 효과를 확인해야 한다. 임시보조기나 테이핑을 통해 유익한 효과가 있다면 영구적인 보조기가 필요하다는 증거가 되는 것이다.

일단 통증이 조절되고 유연성 운동을 실시하게 되면, 재활 II단계에서는 발목의 안쪽번짐근(invertors)과 내재성 발가락근육과 외재성 발가락근육을 강화해야 한다. 이러한 근육들은 발의 활(궁, arch)과 발바닥 근막을 지지하게 될 것이다. 구슬줍기는 반대손으로 잡도록 하고, 수건말기, 발꿈치 들기 그리고 저항무게를 한 채 안쪽번짐(내번, inversion) 운동을 하는 것은 발바닥 근막염에 좋은 운동들이다.

심한 경우에 환자는 일상생활을 하지 못하게 된다. 통증은 일반적으로 제한요소이지만 근막이 약하기 때문에 쉽게 찢어질 수 있으며, 특히 갑작스런 감속운동이나 지면에서 발을 떼는 운동은 더욱 그러하다. 발바닥 근막이 찢어진다면 급성 통증과 부종으로 인하여 걷지 못하게 될 것이다. 딱딱한 깔창이나 신발보조기, 목발을 이용한 부분 체중지지를 3~7일 동안 착용하게 될 것이다.

■ 사례연구 (Case Study)

19세의 농구선수가 지난 달부터 오른쪽 발바닥 근막염(plantar fasciitis)이 있었다. 통증은 아침에 일어날 때와 1시간 동안 수업을 들으며 앉아 있다가 일어설 때 나타났다. 그는 연습하는 데는 아무런 어려움이 없으나, 특별히 힘든 날 다음 아침에는 그 통증이 더 심하게 느껴졌다. 검사결과 양쪽 발의 활이 정상보다 높아져 있었다. 목말밑 중립상태에서 발등굽힘은 −5°, 엄지발가락의 젖힘은 50°였다. 압통은 발바닥 근막이 부착되는 부위인 발꿈치뼈의 발바닥 안쪽에서 있었다. 신발은 가쪽으로 많이 닳아 있었다.

분석을 위한 질문들

1. 1차적 치료는 무엇인가?
2. 가정에서 할 수 있는 운동프로그램으로 무엇을 줄 것인가?
3. 신발이나 발에 대하여 어떠한 조절을 해주어야 하는가?
4. 근력운동으로 무엇을 처방할 것인가? 그리고 언제 처방을 내려야 하는가?
5. 그 환자에게 보조기가 필요하다면 특별한 사양은 무엇인가? 보조기를 통해 얻을 수 있는 이점은 무엇인가?

발바닥 근막 파열의 치료는 발바닥 근막의 과정과 유사하다. 증상의 조절과 유연성 운동, 근력강화, 협응성, 민첩성, 기능운동은 파열된 발바닥 근막을 위한 일반적인 프로그램 내용이다.

발목터널 증후군 *(Tarsal Tunnel Syndrome)*

발목터널은 안쪽복사(내과, medial malleolus), 발꿈치뼈(종골, calcaneus), 목말뼈(거골, talus) 그리고 세모인대(deltoid ligament)의 뒤쪽면에 의해 형성된다. 발목터널 증후군은 뒤정강근(후경골근, tibialis posterior)힘줄, 긴발가락굽힘근(장지굴근, flexor digitorum longus)힘줄, 긴엄지굽힘근(장무지 굴근, flexor hallucis longus)힘줄을 따라 안쪽복사 뒤의 굽힘근지대(flexor retinacumun) 아래쪽으로 지나는 뒤정강신경의 포착(entrapment)이다(그림 22.64). 지나친 엎침(회내, pronation)과 부적절한 신발을 하고 있다면, 굽힘근지대에 장력이 증가하게 되어 신경의 압박이 증가하게 된다. 딱딱한 구두를 신고 충격이 많은 스포츠인 탭 댄서의 경우, 발목터널 증후군이 잘 걸린다. 외상이나 힘줄염(건염, tendonitis)에 의한 부종 또한 발목터널 증후군의 원인이 될 것이다. 증상으로는 체중을 지지하는 동안 발의 안쪽과 발바닥쪽에서의 타는 듯한 통증과 따끔거림, 무감각이다. 티넬 징후(Tinel sign)는 양성이다. 더 진전되면 발가락 굽힘근과 엄지벌림근(무지외전근, abductor pollcis)이 약화되고 발바닥굽힘(저측굴곡, plantar flexion) 능력의 감소, 발의 안쪽번짐(내번, inversion)이 발생한다.

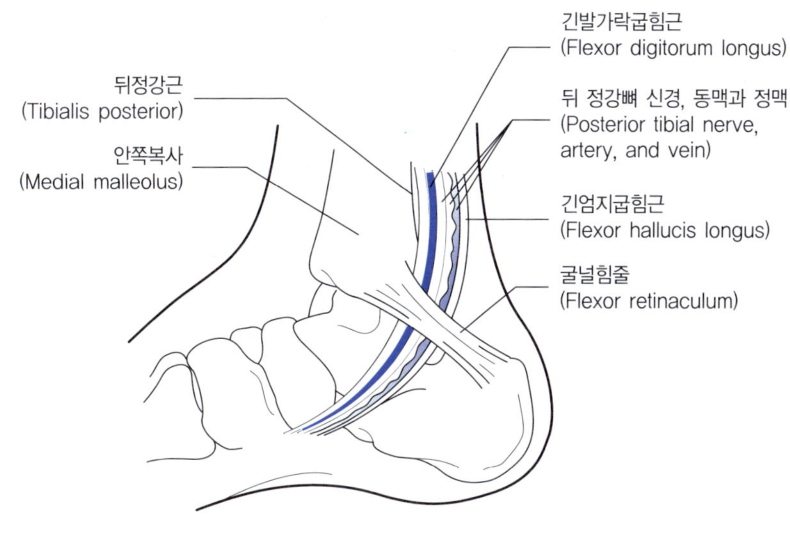

그림 22.64 발목터널.

심한 경우에는 운동의 중단 또는 수술이 필요하다. 대부분은 보존적 치료를 한다. 보존적 치료에는 엎침을 줄이고 뒤정강신경의 긴장을 줄이기 위해 보조기를 하고, 염증을 줄이기 위해 초음파 치료와 전기치료를 하며, 치료적 운동을 하는 것을 포함한다.

발에 잘 맞는 신발과 항염증 약물 처방은 유익하다. 유착을 줄이기 위해 유연성 운동과 연부조직의 가동화는 통증을 줄이는데 도움이 될 것이다. 신발이 발의 안쪽에 압박을 준다면 패딩을 사용하여 증상을 줄일 수 있다.

수술을 통한 지대의 이완술을 한 경우에는 2주 동안 보행용 신발보조기나 비체중지지 후방 부목을 착용해야 한다. 정상적인 치료적 운동은 6~8주에 조깅으로 점증되고 수술 후 10~12주에 스포츠참여가 가능할 것이다.

종자뼈염 (Sesamoiditis)

제1 발허리뼈머리 아래에 있는 두 개의 종자뼈(종자골, sesamoid)은 추진력을 증가시키기 위해 발을 감아올리는 기능(windlass mechanism)을 한다. 그럼으로써 엄지발가락굽힘근힘줄의 지렛대 작용을 증가시키고 체중을 분산시키는 역할을 한다. 종자뼈염은 실제로는 종자뼈가 아니라 종자뼈를 둘러싸고 있는 연부조직의 염증을 의미한다. 종자뼈를 둘러싸고 있는 연부조직의 제한과 긴장된 아킬레스힘줄, 발바닥굽힘(저측굴곡, plantar flexion)이 된 제1열, 엄지발가락의 젖힘(과신전, hyperextension) 제한 그리고 제한된 발가운데는 종자뼈염의 중요한 원인이 된다. 때로는 신발의 미끄럼막이가 잘못 놓여짐으로써 종자뼈에 압력이 증가하여 연부조직에 염증을 일으키기도 한다. 걷기와 달리기를 위해서는 젖힘 각도가 65° 정도 필요하다. 젖힘각도가 더 작게 되면 추진 중 종자뼈에 지나친 압력을 유발시킨다.

환자가 달리는 도중 특히 발밀기(push-off)시 통증을 호소한다. 통증부위는 제1 발허리뼈 머리이며, 선 자세에서 발꿈치를 들어 제1 발허리뼈머리에 압력이 가해지면 통증이 오게 된다. 촉진 결과 종자뼈 부위에 압통이 있다.

치료는 증상을 없애고 주된 원인을 교정하는 것이다. 긴장된 구조물을 교정하기 위해 유연성 운동은 매우 중요하며, 연부조직의 가동성은 종자뼈 주변에 연부조직이 유착되기 때문에 반드시 포함해야 한다. 그리고 엄지발가락의 젖힘 동작이 되도록 한다. 제1열 발허리뼈를 잘라낸 패드나 보조기와 제2열 발허리뼈머리와 발가락을 펴는 패드는 종자뼈에 스트레스를 줄여준다.

■ 사례연구 (Case Study)

18세의 남자 대학 1학년생인 단거리 육상선는 5년 전에 왼쪽 발의 ball 안쪽부위에 있는 사마귀를 제거받았다. 최근 달리는 동안 발의 ball 부위에 통증이 점점 심해졌다. 발에 다른 손상을 기억할 만한 손상은 없었다. 검사결과 제1 발가락뼈머리 주면에 딱딱한 상처조직과 부종이 있었다. 엄지발가락의 젖힘 각도는 45°였다. 그 각도를 넘어서 발가락을 젖힐 때 통증을 호소하였다. 그는 통증없이 발가락으로 서 있을 수 없었다. 목말밑 중립상태에서 발등굽힘 각도는 −5°였다. 종자뼈의 가동화가 어려웠고 운동성은 건측에 비해 약 50% 정노였다. 환자는 종자뼈를 안쪽-가쪽 활주와 위-아래 활주를 시키면 통증이 있다고 호소하였다.

분석을 위한 질문들

1. 환자의 통증 원인은 무엇인가?
2. 오늘 그 환자에게 내릴 처방은 무엇인가?
3. 환자가 훈련프로그램을 지속하기 위하여 발이나 신발에 어떠한 조절을 해야 하는가?
4. 그 선수의 내일 훈련과 집에서의 프로그램을 위해 어떠한 지시를 내려야 하는가?
5. 몇 주에 걸쳐 회복하는 동안 치료프로그램은 어떻게 변화시킬 것인가?

이 손상은 스스로 제한을 하면서 활동을 중지할 필요는 없다. 스포츠 참여를 지속하기 위해서는 신발을 발에 맞추고, 원인을 교정하며, 행동을 수정해야 한다.

잔디 발가락 *(Turf Toe)*

잔디 발가락은 제1 발허리발가락관절(first MTP)의 젖힘 손상으로 발가락이 발허리뼈(중족골, metatarsal) 안으로 밀려들어가는 것이다. 원인은 신발이 발에 잘 맞지 않거나 가속되는 힘이 너무 강하기 때문이다.

증상으로는 압통, 부종, 그리고 엄지발가락의 운동범위 감소이다. 재활 I단계에서는 부종과 통증을 줄이기 위해 치료장비를 사용한다. 재활 II단계에서는 상처조직의 가동화와 능동 운동범위를 확보하는 것이며, 재활 II단계의 후기와 III단계의 초기에 근력운동을 실시한다. 발가락을 굽힘(굴곡, flexion)과 폄(신전, extension) 동작을 하면서 발등굽힘(배측굴곡, dorsiflexion) 운동을 월풀에서 초기에 실시한 이후에 견딜 정도의 수준에서 체중지지 운동을 실시한다. 1°와 2°에서 관절의 가동화는 재활 I단계에서 통증을 줄일 수 있지만, II단계에서는 그렇지 않다. 관절의 가동성을 위해 3°와 4°에서는 닫힌사슬운동을 포함한 근력운동을 하고 재활 II단계 후기부터 재활 IV단계까지는 점차적으로 점프운동과 플라이오메트릭 운동을 실시한다.

환자가 스포츠로 복귀하기 이전에 신발을 맞추어야 한다. 딱딱한 발가락 부분과 제1열을 감싸거나 패드를 대주어 발바닥굽힘(저측굴곡, plantar flexion)이 되도록 하는 것은 스포츠로의 복귀 시 통증을 줄이는 데 효과적이다.

골절 (Fractures)

젊은 선수에게서 골절에 대한 주된 관심사는 성장판을 포함하고 있는가 이다. 성장판 골절이 있다면 뼈의 성장에 심각한 장애가 될 것이다. 피로골절과 급성골절은 생각하는 것 이상으로 더 흔하다. 골절과 관련된 프로그램과 고려사항을 제시하였다.

골절은 발목이나 발가락을 포함한 어떤 팔다리(사지, extremity)에서도 일어날 수 있다. 피로골절은 정강뼈(경골, tibia)와 발허리뼈(중족골, metatarsal)에 반복적인 스트레스가 원인이며, 급성골절은 지나친 압력을 갑작스럽게 받게 되면 발생한다. 젊은 선수들에게서 뼈끝판(골단판, epiphyseal plate) 골절이 발생한다. 특히 종아리뼈(비골, fibula)와 정강뼈의 말단부에서 발생한다. 급성골절은 압력을 어떻게 받았는지에 따라 매우 다양하다. 발목의 가쪽에서의 스트레스는 복사뼈 골절을 유발시키고, 점핑 압박은 목말뼈(거골, talus)와 정강뼈, 발허리뼈의 골절을 유발시킨다. 그리고 계단을 오를 때 발에서의 충돌 손상은 발허리뼈와 발가락 골절을 유발시킨다. 또한 다른 발가락 골절은 발가락으로 돌부리를 차면 발생하기도 하며, 비틀림 스트레스는 정강뼈와 발의 사선형 골절을 유발시킨다.

발가락 골절은 통증은 있지만 깁스를 하지 않는다. 골절된 발가락은 옆에 있는 발가락과 함께 고정을 한다. 제2, 3, 4 발허리뼈의 골절은 보행 동안 움직임을 제한하기 위해 발목움직임조절용(controlled ankle motion) 신발보조기를 착용한다. 환자가 정상적으로 보행할 수 없다면 목발을 사용하도록 한다. 제1 발허리뼈 골절은 이 부위가 체중부하를 받는 뼈이기 때문에 특별한 관심을 기울여야 한다. 또한 제5 발허리뼈 골절은 골절의 부위에 의존하며 좀처럼 치유가 되지 않기 때문에 각별한 관심을 가져야 한다. 골절로 탈구가 되었다면 수술적 치료가 필요할 것이다. 발목 골절은 가끔 수술을 한다. 왜냐하면 골파편의 미세한 탈구라 할지라도 보존적 요법보다 수술이 더 좋은 결과가 있기 때문이다. 젊은 환자들에게서의 골절은 정형외과 의사에게 보내져야 하며, 그 이유는 뼈끝판 골절은 정상 성장판의 훼손시킬 수 있는 심각한 손상이기 때문이다.

정강뼈와 목말뼈, 발꿈치뼈(종골, calcaneus), 그리고 첫째 발가락은 체중부하를 받는 주된 구조물이므로 이러한 뼈들의 골절은 고정을 하고 체중부하가 되지 않도록 해야 한다. 종아리뼈는 체중부하가 되지 않은 뼈이므로 종아리뼈 골절은 걸을 수 있는 신발보조기나 깁스를 한다. 탈구된 골절은 수술을 해야 하는 반면 탈구되지 않은 골절은 수술과 관계없이 고정을 할 것이다.

팔다리와 발목, 발의 골절 후 고정은 발목의 고정을 포함해야 한다. 고정 이후 관절의 제한된 움직임은 가장 큰 쇠약 요인 중 하나이다. 손상이 크면 클수록 상처조직도 더 크게 된다. 상처조직의 형성이 크면 부종이 더 크고 더 오래 남게 된다. 상처조직의 유착과 함께 고정과 연부조직의 부종이 있게 되면 발목과 다른 인접관절의 움직임이 제한된다. 완전한 균형잡힌 기능을 가능하게 만들기 위해서는 이들 관절이 정상적인 운동성을 회복하도록 해야 한다. 하나의 관절이 제한되었다면 인접 관절은 제한된 관절의 상실된 운동성을 보상하기 위해 무리한 스트레스를 받게 된다. 시간이 지날수록 증가된 스트레스는 조직의 파열과 손상을 초래하게 될 것이다. 상처조직이 성숙됨에 따라 뼈의 길이가 감소하는데 있어 직접적 영향을 미친다. 장기간 동안의 고정과 광범위한 상처조직이 있었다면, 더 성숙한 상처조직에 영향을 줄 수 있도록 장시간 스트레칭을 통해 짧아진 조직과 유착된 교원질의 운동성을 증가시켜야 할 것이다.

발과 발목, 다리 골절 후 고정 기간은 3~6주이다. 시기는 피로골절과 수술적 복원술의 경우에 따라 다양하다. 피로골절은 일반적으로 깁스를 하지 않지만 골절부위에 스트레스를 줄이고 적절한 치유 환경을 제공하기 위해 활동을 감소시킨다. 그러나 절개 후 내부고정술(open reduction internal fixation)을 한 골절은 보존적으로 치료된 골절보다 체중부하가 더 따른다. 체중을 지탱하는 뼈가 골절된 환자는 더 주의를 하여 체중을 지지하도록 하고, 완전 체중부하는 지연된다.

관절 가동술과 연부조직의 가동화 기법은 가능한 한 안전하게 최대한 빨리 시작된다. 열치료나 초음파와 같은 치료장비는 가동술 이전에 연부조직에 대어줌으로써 치료결과를 더 좋게 할 수 있다. 마사지는 부종을 없애는데 도움이 될 것이다. 깊은 조직마사지와 마찰 마사지, 근막기술은 연부조직의 운동성을 위해 사용된다.

관절 가동화 기법은 재활 I단계에서 통증을 없애기 위해 조기에 시행된다. 그러나 3°와 4° 환자의 경우에는 재활 II단계 후기에 적용된다. 관절이 매우 까다롭다면, 3°와 4°는 통증이 조절되어질 때까지 가동화기법을 하지 않아야 할 것이다. 능동스트레칭과 수동 스트레칭, 수축-이완 스트레칭 기술은 재활 II단계에서 할 수 있으며, 관절과 연부조직의 움직임을 좋게할 것이다.

환자가 완전하게 체중지지를 하게 되었다면 걷기 훈련을 해야 한다. 체중부하를 하기 이전에 어깨 높이의 물속에서(체중의 10% 하중) 정상 걷기 기술을 배우도록 해야 한다. 환자가 부분적으로 체중지지를 할 때에는 발꿈치-발가락 걷기를 교육하는 것이 중요하다. 일단 환자가 완전하게 체중부하를 하게 된다면 걷기전 교육, 체중이동법, 정상 보폭 교육이 필요할 것이다.

> 운동사는 치료적 운동프로그램을 하면서 구체적인 접근을 위해 일반적인 발과 발목 손상을 참조하라. 이러한 손상에는 염좌와 탈구, 아킬레스힘줄 손상, 정강이 부목, 구획증후군, 다양한 발의 손상과 골절을 포함한다.

한 발로 서기와 같은 정적 균형 운동을 포함한 단힌사슬운동은 완전 체중부하가 가능할 때 시작한다. 치료적 운동은 이미 언급하였다. 운동의 진행과정은 가벼운 무게에서부터 무거운 무게로, 반복수는 점차적으로 많게, 정적 운동에서 동적 균형 및 민첩성운동으로, 단순한 운동에서 복잡한 운동으로 해야 하며, 스포츠로 복귀하기 이전에 플라이오메트릭과 기능운동으로 실시하도록 한다.

점증 속도는 조직의 치유시간과 조직의 스트레스에 대한 반응, 개인의 능력에 의해 결정된다. 완전한 스포츠로 복귀를 하기 이전에 스포츠 기능검사는 환자가 수행하게 되는 활동수준을 모방해야 한다. 일단 모든 함수가 향상되고, 모든 검사에서 합격했다면 복귀하게 될 것이다. 손상의 정도와 고정 시간, 환자의 나이, 그리고 고정 후 초기 관절과 연부조직의 제한 정도에 따라서 스포츠로 복귀까지는 약 3~6개월이 소요될 것이다.

■ 사례연구 (Case Study)

16세의 레슬링 선수가 시합을 하다가 왼쪽 발목의 가쪽 복사뼈에 골절을 입었다. 그는 다음날 절개 후 내부고정술을 받았고, 부분적인 체중부하를 하기 전까지는 2주 동안 비체중지지를 하도록 목발을 짚게 되었다. 지금은 수술 후 4주 째이며, 의사는 그에게 참을 수 있는 한 체중부하를 목발없이 하도록 했지만, 그는 여전히 완전한 체중부하를 하지 못한다. 그는 또다시 뼈가 부러질까봐 체중부하를 하기가 걱정된다고 하였다. 수술 후에 다리에 깁스를 했으며, 어제 깁스를 제거하였다.
검사결과 환자의 최대 발등굽힘을 하게 되면 각도가 발바닥굽힘 10° 까지 밖에 되지 않는다. 발바닥굽힘은 30°, 가쪽번짐은 0°, 안쪽번짐은 5° 였다. 이 방향에서의 발목근력은 2+/5 정도였다. 엉덩이와 무릎의 운동범위는 정상이지만 근력은 4−/5였다. 수술 상처는 잘 치유되었지만 허물벗겨진 피부가 발목 주변에 있으며, 상처 위에는 마른 딱지가 있다. 촉진결과 발목 주변과 발 내부에 있는 연부조직이 굳어 있었다. 발은 약간 부어있지만 함목부종은 없었다. 발목관절의 운동성은 30% 정도 제한되어 있으며, 발목뼈사이관절(intertarsal joint)과 발허리뼈관절(metatarsal joint)은 50% 제한되어 있다.

분석을 위한 질문들

1. 오늘의 치료의 목표는 무엇인가?
2. 오늘 가정 운동프로그램으로 무엇을 보낼 것인가?
3. 환자가 10주 후에 레슬링 캠프에 참가하기를 희망하고 있다. 그가 캠프에 참가할 수 있을지 물을 때, 무엇이라고 말할 것인가?
4. 6주 동안 환자가 해야 할 장기목표와 단기목표를 쓰시오.
5. 닫힌사슬운동을 하기 위한 기준은 무엇인가?
6. 환자에게 첫날 제공할 수 있는 닫힌사슬 운동프로그램 3개를 쓰시오.
7. 다음 주에 제공할 수 있는 비체중지지운동 3개를 쓰시오.
8. 운동프로그램에서 사용되는 3개의 민첩성 운동을 쓰고, 민첩성 운동을 하기 위한 기준을 쓰시오.

요약 (SUMMARY)

본 장에서는 정상적인 발의 특성과 편향에 대한 언급하였다. 정상으로부터의 변위는 닫힌사슬을 따라 스트레스가 증가될 수 있다. 이러한 스트레스를 줄이기 위해서는 잘 정렬된 발을 가지고 있어야 한다. 적절한 신발 즉, 발에 잘 맞고 잘 디자인된 신발은 발의 기능을 최적화시킬 것이다. 다양한 활동에 맞는 신발의 구성과 특이적 디자인을 언급하였다. 경우에 따라서는 심하게 부정렬된 발을 교정하기 위해 보조기를 사용할 필요도 있다. 보조기는 중력이나 습관에 기인한 발의 부정렬에 의해 야기되는 스트레스를 줄여줄 것이다. 통증유발점의 치료와 관절가동화기법, 그리고 유연성부터 기능운동까지의 점증적 운동을 제시하였다. 그리고 발과 발목, 다리에서 가장 빈번하게 발생하는 손상에 대해서 재활프로그램을 제시하였다.

주요 개념 및 복습 (Key Concepts And Review)

1. 보행 시 정상적인 발의 기전을 논의하라.

보행하는 동안 바닥에 닿는 첫 번째 부위는 발꿈치뼈(종골, calcaneus)이다. 발꿈치뼈는 목말뼈(거골, talus)와 함께 목말밑관절(거골하관절, subtalar)을 이룬다. 목말뼈는 정강뼈(경골, tibia)와 종아리뼈(비골, fibula)와 함께 발목관절을 이룬다. 두 관절의 정상적인 기능은 발이 지면에 닿도록 하고 안정적 보행을 하는 동안 지면의 형태와 스트레스에서의 변화에 적응하도록 한다. 발목관절은 주로 발등굽힘(배측굴곡, dorsiflexion)과 발바닥굽힘(저측굴곡, plantar flexion)을 한다. 목말밑관절은 엎침(회내, pronation)과 뒤침(회외, supination)을 한다. 엎침 운동과 그 구성 움직임들은 발이 평탄하지 않은 지면에 적응하기 위해 움직임 연결고리 역할을 한다. 뒤침은 발관절이 더 견고하도록 하고 힘을 분산시킴으로써 보행 시 추진력을 얻기 위해 적절하게 힘을 분산시킨다. 발목이 발바닥굽힘(저측굴곡, plantar flexion)이 되어지면, 목말뼈는 앞으로 움직여서 뒤쪽 더 좁은 면이 격자관절에 오도록 한다. 발등굽힘(배측굴곡, dorsiflexion)을 하는 동안 종아리뼈(비골, fibula)는 위쪽으로 활주하고 가쪽으로 돌림(회전, rotation)한다. 그리고 발바닥굽힘(저측굴곡, plantar flexion) 시에는 다시 아래쪽으로 움직이고 안쪽으로 돌림한다. 발목관절과 목말밑관절(거골하관절, subtalar)은 발의 먼쪽 발등뼈들과 발목뼈중간관절을 이룬다. 발목뼈중간관절은 목말밑관절과 발목관절 움직임 바로 다음에 움직인다. 뒤침 운동 시 발등뼈와 입방뼈(입방골, cuboid)는 안쪽과 아래쪽으로 움직이고, 엎침 시에는 가쪽과 위쪽으로 움직인다. 제1열의 움직임은 발바닥굽힘과 발등굽힘에서 발생하고 각 방향과 동일하며 엄지의 움직임 폭과 동일하다. 제2열은 두 번째 발허리뼈(중족골, metatarsal)와 가운데 있는 쐐기뼈(설상골, cuneiform) 사이의 관절을 포함한다. 제3열은 세 번째 발허리뼈와 가쪽 쐐기뼈를 포함한다. 제4열은 단지 네 번째 발허리뼈이며, 제5열도 다섯 번째 발허리뼈만을 포함한다. 발허리발가락관절(중족지절관절, metatarsophalangeal joint)은 굽힘(굴곡, flexion)–폄(신전, extension), 벌림(외전, abduction)–모음(내전, adduction) 그리고 부가적인 돌림과 발등쪽–발바닥쪽 활주 움직임이 있다. 발가락뼈사이관절(지절간관절, interphalangeal joint)은 경첩관절이며 부가적인 돌림과 발등–발바닥 활주 움직임을 가지는 굽힘과 폄 움직임이 있다. 첫 번째 발허리발가락관절은 보행 동안 발가락을 굴리기 위해 60~65° 정도 젖혀져야 한다.

2. 두 발의 변형을 쓰고, 선수 손상에서 중요한 점을 논의하라.

휜발(요족, pes cavus)은 굳은 발이며, 발의 충격흡수를 제한시키며, 충격이 닫힌사슬까지 더 멀리 흡수되기 때문에 다른 구조물의 손상 위험을 유발한다. 편평발(편평족, pes planus)이나 평발은 발이 비효율적 움직임을 일으켜 더 많은 노력을 하게 한다. 따라서 다른 구조물들이 더 많은 스트레스를 받게 한다. 또한 팔다리(사지, extremity)의 역학을 변하게 함으로써 아킬레스와 무릎뼈(슬개골, patella), 엉덩이와 같은 구조물이 더 많은 스트레스를 받게 한다.

3. 신발의 주요 구조를 설명하라.

신발의 중요한 구성요소는 윗부분과 아랫부분으로 구분된다. 윗부분은 구두의 앞닫이(vamp), 발끝부분(toe box), 등부분(saddle), 목(collar), 구두의 안창깔판(insole board), 구두의 안창

(sock liner)과 발꿈치 가죽(heel counter)을 포함한다. 아랫부분은 바닥창(outsole), 쐐기부분(wedge), 그리고 구두의 중간 바닥(midsole)을 포함한다. 구두의 앞닫이는 발가락들과 앞다리를 덮고있는 발끝부분을 포함한다. 발끝부분은 넓이와 높이와 기능에 있어서 구두의 앞다리의 모양을 유지하고 발가락들에게 여유 공간을 제공하기 위해서 다양하다. 등부분은 보통 발중앙을 지지하는데 도와주기 위해 보강되는 세로활을 따라 구두의 중앙부위를 말한다. 발꿈치 가죽은 발뒤의 중요한 고정자 역할을 한다. 발뒤를 강화하기 위해 선수 신발에서는 부가적인 가죽을 대어준다. 가죽의 안쪽 면은 때때로 엎침(회내, pronation) 운동을 막기 위해 앞으로 늘어나 있다. 신발의 윗면 가장자리인 목부분은 아킬레스에 마찰을 줄이기 위해 자주 덧대어진다. 신발의 안창 바닥은 위와 아래 부분 사이에 놓여 있고 두 부분사이에 붙어있다. 신발의 안창바닥 위에 있는 안창(sock liner)은 발의 충격흡수와 마찰 감소를 위해 사용된다.

4. 휜발(요족, pes cavus)을 위한 신발 고려사항에서 중요한 요인을 설명하라.

휜발은 굳어있고 충격을 흡수할 수 있는 능력이 제한되어 있기 때문에 신발은 훨씬 더 충격을 흡수할 수 있어야 한다. 굳어있는 발을 위한 신발은 부드러운 중간바닥과 곡선모양의 골, 유연성이 기본적으로 갖춰져 있어야 한다.

5. 보조기 평가에서 중요한 요인을 설명하라.

(1) 환자의 신장과 체중 (2) 환자의 스포츠 형태와 활동 수준 (3) 의학적인 병력 (4) 환자의 주된 불평감과 이차적 불평감 (5) 이완하여 선 자세와 목말밑 중립후 선자세에서의 발꿈치뼈(종골, calcaneus) 위치 (6) 체중지지와 비체중지지시 활(궁, arch)의 형태 (7) 발가락위치 (8) 무릎의 위치 (9) 정강뼈(경골, tibia)의 밖굽이(내반, varum) (10) 제1열의 위치 (11) 목말밑관절(거골하관절, subtalar)의 운동성 (12) 발목뼈중간관절의 운동성 (13) 첫 번째 발허리뼈(중족골, metatarsal)의 운동성 (14) 엄지의 발등굽힘(배측굴곡, dorsiflexion) (15) 발목의 발등굽힘 (16) 티눈과 굳은살의 위치. 마지막 요인인 티눈과 굳은살은 앞발과 발뒤의 결함에 적응했거나 적응하지 못했다는 표시이다.

6. 발등굽힘(배측굴곡, dorsiflexion)을 좋게 하기 위한 관절가동술을 설명하라.

발등쪽 활주가 사용될 수 있다. 안정화 손은 먼쪽 팔다리(사지, extremity) 둘레를 앞쪽에서 위치시키고, 가동화 손은 엄지와 집게손가락(시지, index finger)을 복사뼈에 붙여서 발의 몸쪽둘레에 위치시킨다. 목말뼈(거골, talus)를 관절면에서 뒤쪽으로 활주시킨다.

7. 교재에서 언급되지 않은 것을 포함한 발목과 팔다리의 스트레칭 운동 3개를 설명하라.

선 자세에서 장딴지 근육 스트레칭, 앉은 자세에서 끈을 가지고 하는 가자미근(넙치근, soleus) 스트레칭, 그리고 발목을 안쪽번짐(내번, inversion)한 상태에서 경사판 위를 옆으로 서 있는 운동.

8. 발목과 다리를 위한 근력운동 3개를 설명하라.

근력운동에는 장딴지 올리기, 발가락 올리기, 그리고 발에 체중을 실어서 옆으로 가쪽번짐(외번, eversion)하기.

9. 3개의 민첩성 운동을 설명하라.

옆으로 점프하기, 지그재그 달리기, 신호에 의한 빠른 방향전환 운동하기.

10. 다리를 위한 기능운동 3개를 설명하라.

왕복달리기, 달리다가 멈추어서 점프하기, 농구공을 드리블하면서 달리다가 멈추기.

11. 발목 염좌를 위한 치료적 운동프로그램 진행의 예를 쓰시오.

재활 I단계에서의 초기 치료는 주종과 통증의 해소, 염증 경감을 위한 치료기기를 포함한다. 구조물이 정상 움직임이 되지 않는다면 재활 II단계에서는 관절가동화와 연부조직의 가동화가 필수적이다. 또한 능동적 수동적 운동범위 운동과 가벼운 근력운동 예를 들면, 등척성 운동과 매뉴얼 저항운동, 튜빙운동이 포함된다. 만약 환자가 비체중지지 상태라면, 걷기 훈련을 하기 이전에 체중지지를 재교육하기 위해 저울을 이용한 운동을 해야할 것이다. 체중지지 저항성 운동과 기계를 이용한 저항상운동은 재활 III단계까지 점증시킨다. 균형운동과 고유수용성 운동은 한 발로 서기를 시작하고 불안정한 표면에서 서 있기로 진행을 한다. 그리고 난 이후에 한 다리로 움직이기를 한다. 일단 근력과 유연성 균형성이 회복되었다면 스포츠로 복귀하기 전까지 플라이오메트릭과 기능운동, 스포츠관련 운동을 재활 IV단계에서 실시한다.

심화 학습 문제 (Critical Thinking Questions)

1. 벤자민은 한나 양의 발바닥 근막염이 그녀의 엎침(회내, pronation)과 엉덩근(장골근, iliacus) 경직, 무릎과 정강뼈(경골, tibia)의 부정렬에 의한 것이라고 결론을 내린 이유를 설명하라. 왜 한나 양의 넙다리근(대퇴근, thigh muscle)의 불균형이 발바닥 근막염에 기여한다고 생각했을까? 그녀가 런닝화를 구입할 때 신발의 어떤 특성을 고려해야 할 것인가?

2. 환자가 다른 중요한 구조적인 문제는 없지만 다리길이의 차이가 있었다면, 신발 바닥이 어떻게 비정상적으로 닳아있다고 기대할 것인가? 만약 그렇다면, 무엇 때문인가?

3. 이전에 언급했던 아킬레스 봉합수술의 사례 연구에서, 환자의 운동범위, 근력, 그리고 심혈관계 컨디셔닝을 위해 수중운동프로그램을 할 때 어떤 운동을 포함할 것인가? 그리고 이러한 수중운동프로그램은 언제 시작할 것인가?

실험실 활동들 (Lab Activities)

1. 실험실 동료의 다리를 깊은 조직마사지를 실시하라. 제한되어 있는 부위를 찾아낼 수 있겠는가? 깊은 마사지를 할 때 예민한 곳이 있는가? 왜 그렇게 되었다고 생각하는가?

2. 동료에게 발바닥의 유착을 해결할 수 있는 가정 프로그램을 제공하라. 즉, 무엇을 사용할 것이며, 얼마나 사용하고, 어떤 압력으로 할 것인지를 정확하게 제공하고, 기대되는 결과는 무엇인지 설명하라.

3. 다음의 근육들의 통증유발점의 정확한 위치를 찾아라.

a. 긴종아리근(장비골근, peroneus longus)

b. 장딴지근(비복근, gastrocnemius)

c. 가자미근(넙치근, soleus)
d. 엄지벌림근(무지외전근, abductor hallucis)
e. 짧은발가락굽힘근(단지굴근, flexor digitorum brevis)
f. 발바닥네모근(족저방형근, quadratus plantae)
g. 짧은엄지굽힘근(단무지굴근, flexor hallucis brevis)

가장 민감한 통증유발점은 어디인가? 각 부위에 얼음과 스트레칭 기법을 적용하고 가정운동프로그램을 제공하라.

4. 2°와 4° 관절가동술을 실시하고, 다음 관절을 가동화할 때 어떠한 제한이 해소될 것인지를 설명하라.
   a. 정강종아리관절(경비관절, tibiofibular joints)
      - 위쪽 : 앞뒤, 뒤앞 활주
      - 아래쪽 : 앞뒤, 뒤앞 활주
   b. 발목관절(거퇴관절, talocrural joint)
      - 떼어당김(신연, distraction)
      - 앞쪽 활주(anterior glide)
      - 뒤쪽 활주(posterior glide)
   c. 목말밑관절(거골하관절, subtalar joint)
      - 떼어당김
      - 앞쪽 활주
      - 뒤쪽 활주
   d. 발목발허리관절(거중족관절, tarsometatarsal : TMT), 발허리발가락 관절(metatarsophalangeal joint : MTP), 발가락뼈사이관절(지절간관절, interphalangeal : IP) joint
      - 떼어당김
      - 앞쪽 활주
      - 뒤쪽 활주

5. 장딴지 근육과 가자미 근육을 스트레칭 시켜라. 어떤 오류가 있으며 어떤 부위가 늘어나는 느낌을 받는가? 잘못된 동작을 교정하기 위해서 구두로 무슨 말을 해야 하는가?

6. 동료에게 3분동안 아킬레스 스트레칭을 시켜라. 어떻게 운동을 부정확하게 하고 있는가? 스트레칭을 그만할 때 어떤 느낌이 있는가?

7. 매뉴얼 저항 운동을 발등굽힘(배측굴곡, dorsiflexion)과 안쪽번짐(내번, inversion), 가쪽번짐(외번, eversion) 운동을 각 10회씩 실시하라. 움직임이 부드럽게 되도록 충분한 저항을 제공하고, 각 운동이 최대한 효과가 되도록 저항을 주어야 한다. 효율을 최대로 하기 위해서 그를 어떠한 자세가 되도록 해야 하는가?

8. 튜빙을 이용하여 문제 7번에서와 같은 동일한 운동을 시행하라. 먼저 튜빙의 색깔을 어떻게 결정할 것인가? 전체의 운동범위에서 느껴지는 매뉴얼 저항과 튜빙 간 차이를 설명하라. 이러한 결과가 재활프로그램에서 사용되는 다양한 종류의 운동을 결정하는데 있어 어떠한 영향을 미치겠는가?

9. 정적 균형에서부터 동적 균형까지 점진적인 균형 운동을 실시하라. 동료가 수행하는 능력을 평가하라. 운동수행능력에 영향을 주는 운동과 반복수, 평가를 실시하라.

10. 지면에 테이프로 표시를 하고 민첩성 운동을 실시하라. 종이 위에 운동을 그려보아라. 우선 저항없이 실시한 후 저항을 주어라. 무게를 부가했을 때 행동변화를 했는가? 만약 그렇다면 어떻게 변화했는가? 무엇을 보았고 무엇을 교정해야 할 것이며, 그 이유는 무엇인가? 재활 프로그램의 일부로서 이러한 운동이 어떤 종목의 선수들에게 가장 유익할 것인가?

11. 플라이오메트릭 또는 뜀뛰기 운동을 고안하라. 선택한 것을 왜 했는지를 얘기하고 동료에게 직접 지도해 보라. 무엇을 보았으며, 교정할 것이 있는지, 있다면 그 이유는 무엇인가? 다음 단계로 진행하기 위한 조건은 무엇인가? 이 운동은 재활프로그램에서 어떤 환자들에게 도움이 될 것인가?

제 23 장

무릎과 넙적다리
(Knee and Thigh)

김 용 권

학습목표 (Objectives)

이 장을 마치고 난 후에는 아래의 사항을 설명할 수 있어야 한다 :

1. 무릎뼈와 넙다리뼈 사이의 관계와 배열형태를 토의하라.
2. 근력에 영향을 미치는 손상 후 요인을 말하라.
3. 무릎을 질질 끌면서 걷는 것을 정의하고 그 중요성에 대해 말하라.
4. 무릎의 일반적인 재활과정을 제시하라.
5. 무릎 연부조직(soft-tissue) 가동법 3개를 말하라.
6. 무릎관절의 가동법 3가지를 제시하고, 그 목적을 말하라.
7. 무릎에 적합한 3가지 유연성 운동을 제시하고, 그 운동이 영향을 미치는 구조물을 말하라.
8. 무릎에 적합한 3가지 고유수용성운동/균형운동을 설명하라.
9. 기능운동(functional exercise) 3개를 말하라.
10. 무릎넙다리관절 질환에 영향을 미치는 3가지 요인을 말하라.

▶ 일주일에 3번씩 아침마다 Nate Richard와 친구들은 출근하기 전 대학체육관에서 농구경기를 한다. 이것이 운동과 즐거움을 동시에 가질 수 있는 그들만의 방법이다. 약 10년 전, 그들이 30대 중반일 때부터 시작해 온 농구경기는 그들의 일상생활이 되어버렸다. 약 2주 전 이러한 그들의 일상생활이 갑자기 중단되었다. Nate가 리바운드 되어진 볼을 잡기 위해 점프를 한 뒤 착지하면서 심한 통증을 호소하였다. 그는 누군가가 넙적다리(대퇴, thigh)를 심하게 때린 듯한 통증을 느꼈다. 몇 시간 후에 그는 넙다리네갈래근(대퇴사두근, quadriceps femoris) 힘줄 수술을 받았고 목발을 사용하게 되었다.

오늘 그는 Sam Joley와 처음으로 재활치료를 위한 약속이 있었다. Sam은 검사를 마친 후 Nate에게 무엇이 가장 큰 문제인지, 그리고 이러한 문제들을 해결하기 위한 최상의 방법에 대해 토의를 하였다. Nate는 Sam의 설명에 동의를 했으며, 쉽게 그 문제가 해결되지는 않을 것이라는 것을 인식하였다. 하지만 그는 농구장으로 복귀하기 위해 기꺼이 Sam과 재활을 하기로 하였다. Nate는 Sam의 접근 방법에 만족해 했고, 의사보다 더 잘 설명을 해준 것에 대해 감사했으며, 이로 인해 모든 과정을 이해할 수 있었다. Sam은 그를 힘들게 재활 운동을 시킬 것이라고 그는 알고 있었지만, 농구를 다시 하기 위해서는 반드시 열심히 운동을 해야 한다는 것을 그 스스로 인식하고 있었기에 그는 재활운동을 시작하기를 열망했었다.

Sam이 Nate에게 이러한 과정이 오랜 시간이 걸리며, 재활과정에 대한 전념과 시종일관이 필요할 것이라고 설명하였다. 또한 Sam은 조직의 치유과정을 알고 있었다. 수술을 받은 지 2주 밖에 되지 않았기 때문에 새롭게 형성된 조직에 가해지는 스트레스가 중요하며, 지나친 스트레스는 유해할 수 있었다. 무릎뼈(슬개골, patella) 힘줄에 적절한 스트레스를 가하는 것이 중요하다. 따라서 무릎뼈 힘줄에 스트레스를 주지 않으면서 엉덩이와 발목관절(족관절, ankle joint)에 더 과감함 운동을 시작할 수 있었다. Sam은 Nate가 매우 열정적이며 열심히 하고자 하지만 또한 조심성을 이해해야 할 것임을 느꼈다. Sam은 Nate가 재활프로그램 전체를 잘 수행할 수 있도록 무엇을 해야 하고 무엇을 하면 안 되는지를 잘 설명할 것이다.

삼진아웃 될 것이라는 두려움을 결코 갖지 마라.
BABE RUTH, 1895–1948, 미국야구선수

여러 해 동안 무릎 손상의 재활에 대해 많은 변화들이 있었다. 무릎 역학과 치료에 대한 이해적 측면에서 새로운 변화가 있었다. 물론 현재 개념이 항상 최상이지만, 항상 연구를 통해 실수가 되는 것들을 찾아내고 있다. 지금은 이전 치료연구를 삼진아웃 시키고 새롭게 발견된 것을 토대로 치료법을 변경할 때이다. 과거 몇 년 전만 해도 무릎에 관한 많은 양의 연구가 제시되었다. 그러나 여전히 알아야 할 내용이 많이 남아있었다. 그러나 최근 몇 년 동안 무릎의 생체역학에 관한 정보와 향상된 수술절차, 적절한 재활기술에 관한 새로운 접근법이 제시되었다.

이 장에서는 넙적다리와 무릎 손상에 관해 다루고 있다. 넙적다리 손상은 다음 장에 나오는 엉덩이와 함께 아주 쉽게 발생되어진다고 생각되고 있다. 실제적으로, 넙적다리와 무릎, 그리고 넙적다리와 엉덩이는 아주 밀접한 관계가 있기 때문에 한 장에서 다른 장에 있는 내용을 언급할 것이다. 이 장에서는 넙적다리 손상에 중점을 둘 것이다. 그 이유는 무릎이 엉덩이보다 먼저 언급되기 때문이다. 엉덩이에서 주로 언급되는 넙적다리 손상은 24장에서 언급되었다.

무릎과 넙적다리 손상을 위한 치료적 운동프로그램들에 영향을 주는 일반적인 정보부터 제시하도록 하겠다. 이 장은 운동사가 무릎과 넙적다리(대퇴, thigh)의 다양한 손상을 위한 적절한 치료적 운동프로그램을 작성하려고 한다면 매우 중요한 정보가 될 것이다. 이 장은 특별한 치료적 운동기술을 포함하고 있다. 특히 연부조직과 관절의 가동술과 유연성, 근력, 협응성 운동을 포함하고 있다. 또한 환자들이 운동에 완벽하게 참여할 수 있기 전에 취해야 할 기능적인 활동들이 무엇인가에 대해 언급할 것이다. 그리고 마지막 부분에서는 무릎과 넙적다리에서 흔히 볼 수 있는 독특한 손상들에 대한 재활프로그램에 대해 언급할 것이다.

최상의 수술 기법과 수술직 후 무릎재활, 손상직후 재활에 대해서는 여전히 의견이 다르다. 과거 몇 년 동안 무릎손상과 수술직후 치료법에서 굉장한 변화가 있었다. 1970년대 후반까지는 수술 후 깁스를 통한 고정과 6주 동안 비체중지지를 하도록 하였다. 깁스를 통한 고정이 수술 후 치료가 아님에도 불구하고, 많은 외과의사들은 보존적 방법으로 사용하였다. 반면에 다른 의사들은 더 가속화된 접근법을 수술적 접근법보다 더 선호하고 있다. 환자의 성공적인 재활을 위해서는 운동사와 의사가 함께 일을 하는 것이 중요하다. 무릎과 넙적다리 손상에 대한 의사와 운동사의 재활프로그램은 손상의 심각성과 손상된 구조물, 조직 치료시기에 따라 결정된다. 재활프로그램에서 실수가 있을 수 있기 때문에 신중해야 한다.

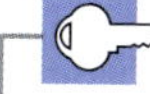

무릎과 넙적다리에서 발생하면서 치료적운동이 필요한 손상은 인대염좌, 곁인대염좌, 반달연골 손상, 무릎넙다리 손상, 연좌와 타박상, 뼈 손상을 포함한다.

일반적인 재활의 고려사항 (GENERAL REHABILITATION CONSIDERAIONS)

무릎은 가장 흔한 손상 관절 중 하나이다. 달리기, 비틀기, 들어올리는 운동 시 가해지는 힘은 관절의 양쪽 끝에 있는 두 개의 지렛대에 의해 매우 복잡해지며, 지나친 스트레스를 관절에 제공하게 된다. 무릎처럼 관절이 낮은 경우에는 놀랍게도 완전한 탈구가 거의 드물다. 그 이유는 관절을 둘러싸고 있는 강한 정적 · 동적 구조물 때문이다. 무릎의 인대와 근육이 관절을 둘러싸고 있으며, 막대한 힘이 손상을 유발시킬 것이다. 더 흔한 무릎 손상은 이 장의 후반부에서 언급된다. 무릎 관절을 지지하고 보호하지만, 손상을 받을 때는 충격을 받는 독특한 무릎 구조물을 언급하였다.

무릎의 구조 (Knee Structure)

무릎관절(슬관절, knee joint)이 얼핏 보기엔 상대적으로 간단하게 보이지만, 실제적으로 무릎의 기능에 영향을 미치는 몇 가지 요인을 가지고 있는 복잡한 구조이다. 구조나 기능 안에서 균형이 유지되지 않을 때 손상이 발생할 가능성이 높아진다. 무릎관절은 이루고 있는 구조물들과 그 구조물이 서로 어떠한 영향을 미치는지를 이해하는 것이 무릎부상에 대한 치료적 운동프로그램을 만드는데 기본적인 바탕이 될 것이다.

정강넙다리관절 (Tibiofemoral Joint)

무릎관절은 실제적으로 정강넙다리관절(tibiofemoral Joint)과 무릎넙다리관절(슬개대퇴관절, patellofemoral joint)의 두 가지 관절로 이루어져 있다. 정강넙다리관절은 오목한 정강뼈(경골, tibia) 위쪽에 볼록한 넙다리뼈(대퇴골, femur)가 붙어있다. 이것은 관절의 가동화 동안에 인체 관절과 같은 방향에서 오목한 정강뼈가 볼록한 넙다리뼈 위에서 움직이게 된다. 즉, 넙다리뼈 위에서 정강뼈가 뒤쪽으로 활주하는 것은 굽힘이 되고 앞쪽으로 활주하는 것은 폄(신전, extension)을 유발시킨다.

관절주머니 (Capsule)

무릎관절(슬관절, knee joint)은 인체에서 가장 큰 관절이며, 안쪽과 가쪽 곁인대(측부인대, collateral ligament)에 의해 관절의 안정성을 유지하며 관절주머니에 의해 둘러싸여 있다. 관절주머니는 움직임 동안에 관절 둘레가 윤활액(활액, synovial fluid)으로 내외측 인대들과 합해져 관절의 안전성을 유지하기 위해 관절주머니로 둘러싸여 있다. 관절주머니는 움직임이 일어나는 동안 관절주위에 윤활액을 분배하고 많은 윤활주머니와 결합한다. 무릎의 관절주머니는 폄(신전, extension)보다는 굽힘(굴곡, flexion)시 많은 제한을 한다. 관절은 20°~25° 정도 굽힐 때 안정 상태가 되며, 정강뼈(경골, tibia)의 가쪽 돌림(회전, rotation)을 하면서 쭉 펴게 되면 무릎이 완전히 닫힌 상태가 된다.

인대 (Ligaments)

곁인대는 안쪽과 가쪽 스트레스로부터 무릎을 보호하고 안정성을 제공하는 역할을 한다. 안쪽곁인대(MCL)는 안쪽반달에 붙어 있다. 이러한 이유로 인하여 안쪽곁인대 염좌 시 안쪽반달 손상이 발생하는 이유이다. 안쪽곁인대는 바깥굽음(외반, valgus)스트레스에 저항하는 역할을 하며, 넙다리뼈(대퇴골, femur)에 대해 정강뼈가 가쪽으로 돌림(회전, rotation)하는 것을 억제한다. 가쪽곁인대(LCL)는 가쪽반달과 붙어있지 않으며 넙다리뼈에 대해 정강뼈를 안쪽돌림(내회전, medial rotation)하는 동안 그리고 안쪽굽음(내반, varus)스트레스를 받을 때 긴장한다. 가쪽 힘에서 발생하는 바깥굽음 스트레스는 안쪽굽음 스트레스 보다 더 자주 발생하기 때문에 안쪽곁인대가 가쪽곁인대보다 손상이 자주 일어나는 것이다.

앞십자인대와 뒤십자인대는 무릎관절에만 있는 아주 독특한 구조물이다. 무릎관절 속에서 이 두 인대의 위치가 앞-뒤 안정성에 영향을 미친다. 또한 무릎의 돌림운동 시에도 안정성을 제공한다. 각 인대의 일부 섬유들은 무릎의 전체 운동범위 내에서 긴장된다. 어떤 인대의 손상은 무릎 속에서 불안정을 초래할 것이다. 앞십자인대와 뒤십자인대는 인대에 혈액을 공급하는 윤활막으로 둘러싸여 있다. 인대가 부분파열이 있다면 윤활막 역시 파열이 될 것이고, 인대의 혈액공급을 어렵게 할 것이다. 결국 인대가 벌어지거나(dehiscence) 짓무름(erosion)이 일어나게 된다.

앞십자인대는 과거 25년내 근골격계(근육뼈대계, musculoskeletal)에서 가장 연구가 많이 된 구조물이다(Dienst, Burks, & Greis, 2002). 그것은 스포츠 현장에서 손상의 빈도가 가장 많았기 때문이다. 앞십자인대는 넙다리뼈(대퇴골, femur)에 대해 정강뼈의 앞쪽 전위를 막는 역할을 한다. 뒤십자인대는 손상이 흔하지 않지만, 그 손상률은 점차적으로 증가하고 있다(Bosch, Kasperczyk, Oestern, & Tscherne, 1994). 뒤십자인대는 무릎의 젖힘(과신전, hyperextension)을 예방하고, 넙다리뼈에 대해 정강뼈의 뒤쪽 전위를 막는 역할을 한다.

모든 관절내 인대는 무릎에서 돌림을 억세하는 역할을 한다. 십자인대는 꼬여져 있으며 안쪽돌림(내회전, medial rotation) 시 긴장된다. 곁인대는 가쪽돌림(외회전, lateral rotation)시 안정성을 제공하기 위해 긴장된다. 돌림은 체중지지와 비체중지지 시 무릎의 주된 움직임이다. 체중지지 시 넙다리뼈는 정강뼈 위에서 돌림하고, 비체중지지 시 정강뼈는 넙다리뼈 위에서 돌림한다. 모든 인대가 돌림을 억제하기 때문에 지나친 돌림력을 유발시키는 손상의 기전은 하나의 인대 이상의 손상을 유발시키며 결과적으로 관절의 불안정성을 초래하게 된다.

앞십자인대와 뒤십자인대를 포함한 무릎관절의 주머니와 관절내 구조는 체위구심성(position-afferent) 정보를 가지고 있는 신경계를 제공하는 신경수용체(neuroreceptors)를 가지고 있다

(Safran et al., 1999). 또한 앞십자인대는 무릎에 안정성을 제공하는 구심성 기계수용체(mechanoreceptors)를 가지고 있다. 관절주머니는 압력과 변형에 민감한 Ruffini 종말과 같은 기계수용체를 가지고 있다(Freeman & Wyke, 1967). 무릎의 인대 손상은 이러한 수용체 손상을 유발시키고 고유수용기를 손상시킨다(Lephart, Pincivero, & Rozzi, 1998). 치료적 운동프로그램은 관절내 무릎 손상으로 초래되는 결손을 복원하기 위해 고유감각촉진법을 포함해야 한다(Hewett, Paterno, & Myer, 2002).

각 인대가 무릎을 지지하고 보호하는 책임이 있지만, 다른 인대를 보조하는데 도움을 주는 역할을 한다. 이러한 보호적 역할을 주된 억제자와 이차적 억제자로 언급한다. 예를 들면, 앞십자인대는 정강뼈(경골, tibia)의 앞쪽 전위에 대한 주된 억제자이지만 손상되었다면, 관절주머니와 다른 인대와 근육이 이차적 억제자로서의 역할을 한다(Fitzgerald, Axe, & Synder-Mackler, 2000). 때로는 이차적 구조물이 수술적 치료를 하지 않도록 하기 위해 관절에 정상적인 안정성을 제공할 수도 있지만, 때로는 실패할 수도 있다. 앞십자인대 또는 뒤십자인대의 결함에 의한 불안정은 흔히 이차적 구조물에 의해 최소한의 지지를 받곤 한다(Butler, Noyes, & Grood, 1980).

반달연골 (Meniscus)

안쪽과 가쪽 반달은 관절내 충격을 흡수하는 역할을 하며, 관절오목을 깊게 하고, 체중지지력을 분산시키고, 관절내 마찰을 줄이고, 안정성을 제공하는 역할을 한다. 이러한 구조물들은 잘못된 이름이지만 연골로 언급되어지곤 한다. 이러한 구조물은 주로 섬유연골이지만 이것만으로 구성되지는 않았다. 또한 무릎관절(슬관절, knee joint)은 관절연골을 가지고 있으며, 이 명칭에 대한 이해에 오류를 범하기 쉽고 때때로 상당히 혼란스럽다. 특히 반달연골 손상이 아닌 관절연골에 손상이 있는 경우에는 더욱 그럴 것이다. 안쪽반달(내측반월판, medial meniscus)은 안쪽곁인대(내측측부인대, medial collateral ligament)와 앞십자인대 그리고 반막모양근(반막양근, semimembranosus)과 부착되어 있다. 이러한 배열이 안쪽반달에서 훨씬 더 많은 손상이 발생하는 원인으로 믿고 있다(McCarty, Marx, & DeHaven, 2002). 비록 가쪽반달(외측반월판, lateral meniscus)은 가쪽곁인대와 붙어있지 않지만, 오금근(슬와근, popliteus)과 뒤십자인대와 붙어있으며 움직임이 더 자유롭고, 곁인대의 움직임과 스트레스에 영향을 받지 않는다. 무릎이 시상면에서 굽힘(굴곡, flexion)과 폄(신전, extension)으로 움직일 때 반달은 정강뼈(경골, tibia) 움직임을 뒤따른다. 굽힘 시에는 반달은 반막모양근(반막양근, semimembranosus)과 오금근을 경유하여 뒤쪽으로 당겨지고, 폄 동안에는 반달무릎인대(meniscopatellar ligament)에 의해 앞으로 당겨지게 된다. 돌림(회전, rotation) 시에는 반달은 넙다리뼈(대퇴골, femur)의 움직임을 뒤따른다. 즉, 폄에서 굽힘으로 움직이는 동안 넙다리뼈는 정강뼈에 대해 뒤쪽으로 활주하며, 체중은 뒤쪽 반달에 의해 주로 지탱된다. 반면에 폄 동안에 넙다리뼈는 앞쪽 반달에서 주로 지탱하게 된다. 반달에 의해 흡수되는 압박력은 무릎 부하의 50~60%까지 이다(McCarty et al., 2002). 무릎이 90° 굽힘일 때 주된 압박력은 관절의 뒤쪽면에 있게 되며, 반달에 미치는 부하는 무릎관절(슬관절, knee joint) 압박력의 85%까지 증가하게 된다(Ahmed & Burke, 1983). 반달의 뒤쪽 뿔(horn)의 파열은 주로 퇴행성에 의한 것이며, 앞쪽 뿔과 가쪽 파열은 주로 외상성 손상에 의한 것이다. 뒤쪽의 퇴행성 파열은 굽힘 시 연골판에 의해 흡수되는 증가된 힘과 관련이 있으며, 스쿼트 동작과 같이 반달에 부가되는 반복적인 행동과 관련이 있다. 반대로 급성 파열은 무릎이 거의 펴져 있을 때 달리거나 커팅과 같은 동작 시 주로 발생한다.

반달은 가쪽 25%를 제외하고는 거의 혈관이 없다. 이것은 반달의 손상 이후 보존적 치료와 수술적 치료에 중요한 영향을 미친다. 이 주제는 후반부에서 설명할 것이다.

잠김현상 (Screw Home Mechanism)

무릎관절(슬관절, knee joint)은 변형되어진 경첩관절이다. 무릎관절이 한 면에서 움직임이 가능한 경첩관절과 유사하지만, 신체 분절들이 전반적으로 완벽하고 확실히 조화를 이루는 것은 아니다. 무릎관절의 안쪽면이 가쪽면보다 더 크고 약간 더 먼쪽으로 뻗어져 있기 때문에 체중지지 시 무릎을 펼 때 안쪽관절융기(내측과, medial condyle)가 안쪽정강뼈(경골, tibia) 고원(plateau) 위에서 돌림하기 때문에 정강뼈는 가쪽으로 돌림(회전, rotation)을 한다. 이러한 기전을 잠김현상(screw home mechanism)이라고 하며, 최소한 무릎의 폄(신전, extension) 30° 에서 시작한다. 이러한 잠김현상 때문에 순수한 경첩관절보다 더 큰 안정성을 제공한다. 오금근(슬와근, popliteus)은 완전한 폄에서 굽힘(굴곡, flexion)으로 움직이는 동안 잠금을 풀어주는 역할을 한다. 체중지지 시 안쪽정강뼈 닿는 곳과 함께 안쪽관절융기가 가쪽으로 돌림함으로써 이러한 현상이 일어난다. 비체중지지 시, 오금근은 몸쪽 닿는 곳이 안정화되면서 정강뼈(경골, tibia)를 안쪽으로 돌림됨에 따라 무릎을 풀게 한다. 이러한 기전의 중요성은 후반부에서 언급할 것이다.

무릎넙다리뼈관절 (Patellofemoral Joint)

무릎뼈(슬개골, patella)는 인체에서 가장 큰 종자뼈(종자골, sesamoid bone)이며 넙다리뼈(대퇴골, femoral) 고랑에 놓여있다. 폈을 때 느슨한 상태에 있으며 굽힘 시에 완전히 잠김상태에 있게 된다. 무릎뼈는 넙다리네갈래근(대퇴사두근, quadriceps femoris) 힘줄의 지렛대 길이를 높이는 작용을 하며 무릎관절을 예쁘게 하고, 앞쪽에서의 충격에서 무릎을 보호하는 역할을 한다. 이 부위 무릎통증과 기능부전이 쉽게 발생하는 부위이다.

넙다리네갈래근 힘줄의 안쪽과 가쪽 확장부위는 무릎뼈를 감싸고 있다. 이 힘줄은 무릎뼈에서 정강뼈결절까지 붙어 있으며, 때로는 뼈와 뼈를 연결하기 때문에 무릎뼈인대(patellar ligament)로 불리우며, 무릎힘줄(patellar tendon)이라고도 한다.

무릎뼈의 안정성은 정적 구조와 동적 구조의 결과이다. 무릎뼈 안정성에 기여하는 가장 큰 뼈 구조물은 무릎뼈가 놓여 있는 안쪽위관절융기와 더 높은 가쪽위관절융기(외측상과, lateral epicondyle) 사이의 넙다리뼈 고랑이다. 인대는 무릎넙다리관절(슬개대퇴관절, patellofemoral joint)과 무릎정강뼈관절의 정적 고정자로서의 역할을 한다. 넙다리근(대퇴근, thigh muscle)은 무릎의 가장 큰 동적 고정자 역할을 한다. 정강뼈의 돌림을 조절하는 것은 거위발(pes anserine) 그룹과 넙다리두갈래근(대퇴이두근, biceps femoris)이 이차적 동적 억제자이다. 정강뼈 돌림은 정강뼈결절의 위치를 변화시키며 무릎뼈힘줄에 의해 제공되는 안정성에 변화를 제공한다.

무릎뼈의 정렬 검사는 정적 위치와 동적 위치에서 실시한다. 무릎뼈는 안정시 선 자세에서 무릎을 쭉 펴서 검사한다. 무릎을 편 상태에서 넙다리근육을 수축하는 동안 무릎뼈의 위치를 확인하고 또한 비체중지지 동안에서 검사를 한다. 왜냐하면 무릎뼈의 움직임이 열린사슬과 닫힌사슬에서 다르기 때문이다. 닫힌사슬에서는 다른 요인 예를 들면, 엉덩관절(고관절, hip joint)의 돌림과 발의 엎침(회내, pronation)과 같은 동작으로 인하여 무릎뼈의 정렬이 변화할 수 있으며, 넙다리근육이 수축할 때 무릎뼈의 움직이는 길이 변화한다.

위쪽 정강종아리관절 (Superior Tibiofibular Joint)

이 관절은 무릎관절(슬관절, knee joint)에서 먼쪽에 있기 때문에 실제적으로는 무릎관절이 아니다. 그러나 발목과 무릎관절에 영향을 미칠 수 있다. 이 관절에서는 생리학적인 움직임은 없지만 발목의 완전한 운동범위를 위해서는 부가적인 움직임이 있어야 한다. 정강종아리관절(경비관절, tibiofibular joint)의 운동성이 감소되면 연부조직의 움직임이 제한되어 가쪽 무릎 통증을 유발시킨다.

근육 (Muscles)

넙다리네갈래근(대퇴사두근, quadriceps femoris)과 햄스트링근은 무릎을 제어하는데 가장 중요한 역할을 하기 때문에 가장 많이 언급되어지는 근육이다. 또한 이 근육들은 엉덩이에 영향을 미치기 때문에 무릎근육을 강화시키는 운동을 할 때 엉덩이의 위치가 반드시 고려되어져야 한다.

넙다리네갈래근은 무릎에 있어 가장 큰 동적인 억제력을 제공한다. 넙다리곧은근(대퇴직근, rectus femoris)은 넙다리네갈래근의 하나로서 엉덩관절(고관절, hip joint)의 굽힘에 관여한다. 넙다리곧은근은 무릎에서 가장 크게 기여를 하는 것이 엉덩이의 위치이다. 누운 자세에서 다리를 펴서 들어올리는 운동을 할 때 움직임 전체에서 넙다리곧은근이 작용을 한다. 그러나 앉은 자세에서는 폄(신전, extension)의 말단부위에서만 넙다리곧은근이 작용을 한다(Close, 1964).

잡아당기는 각도와 힘줄의 닿는 곳이기 때문에 햄스트링은 정강뼈 돌림(회전, rotation)을 발생시킨다. 넙다리두갈래근(대퇴이두근, biceps femoris)은 정강뼈(경골, tibia)의 가쪽돌림(외회전, lateral rotation)을 유발시키며, 반막모양근과 반건모양근은 정강뼈의 안쪽돌림(내회전, medial rotation)을 유발시킨다. 이러한 근육들은 앞십자인대를 보조하는 이차적 동적 고정자로서의 역할을 한다. 앞십자인대가 손상된 무릎에서는 더 확실한 고정자가 되도록 훈련되어야 한다.

햄스트링 근육만을 재활하는 것은 엉덩관절의 폄과 무릎의 굽힘(굴곡, flexion)을 하면서 정강뼈의 돌림을 부가적으로 운동해야 한다. 이러한 움직임을 위해 실시되는 편심성과 동심성 운동은 햄스트링을 가장 적절하게 강화시킬 것이다.

생체역학과 생리학적 개념 (Biomechanical and Physiological Concepts)

생체역학적이고 생리학적 개념에 대한 이해는 다양한 무릎 손상에 대한 특별한 치료적 운동을 이해시킬 뿐 아니라 주의사항과 예방에도 도움이 될 것이다.

무릎넙다리관절과 정강넙다리관절의 관계
(Patellofemoral and Tibiofemoral Relationship)

무릎을 펼 때 무릎뼈(슬개골, patella)는 위쪽으로 활주하고, 구부리면 아래쪽으로 활주함으로써 총 5~7cm의 움직임이 있다. 무릎뼈는 무릎이 전체의 운동범위를 움직이도록 자유롭게 활주되어야 한다.

정상적인 안정시 폄에서, 무릎뼈의 아래쪽 끝부분은 무릎관절의 가장자리와 지방체 위쪽 도르래에 위치한다. 이 위치에서부터 위쪽으로 놓여 있는 무릎뼈를 고위무릎뼈(patellar alta)라고 하고, 정상 위치보다 아래쪽에 위치하는 것을 저위무릎뼈(patellar baja)이라고 한다. 비정상적인 무릎뼈의 위치는 무릎의 총 운동범위를 제한시킨다. 넙다리힘줄을 이용한 앞십자인대재건술을 포함하여 무릎뼈힘줄의 손상이 있을 경우 저위무릎뼈가 될 것이다. 또한 넙다리근육의 파열을 복원한 경우에는 고위무릎뼈로 발전될 가능성이 있다. 저위무릎뼈나 고위무릎뼈는 적극적인 무릎뼈(슬개골, patella) 가동화와 연부조직 스트레칭 기술을 사용해야 할 것이다. 이러한 내용은 후반부에 자세히 논의하겠다.

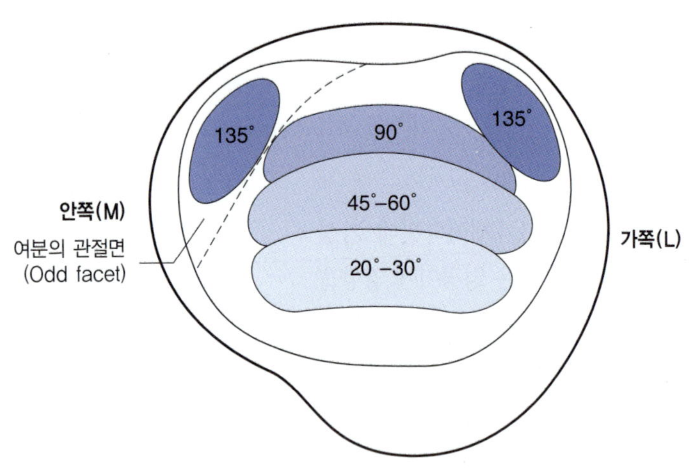

그림 23.1 우측무릎의 뒤쪽 무릎뼈 상의 무릎넙다리 접촉 형태.

무릎뼈는 무릎을 움직이는 동안 넙다리고랑 안에서 활주하며, 넙다리고랑과 붙어있다. 두 분절 사이에서의 접촉이 발생할 때 무릎뼈뒤와 넙다리뼈앞 사이의 압박력이 증가한다. 압박력은 일상생활 동안 체중의 10배까지 도달할 수 있다. 완전히 무릎을 폈을 때 무릎뼈는 고랑과 접촉을 하지 않고 지방체 위에 놓이게 된다. 무릎뼈뒤와 넙다리고랑 사이의 접촉면은 무릎굽힘(굴곡, flexion) 10°~20°에서 90°까지 움직임에 따라 무릎뼈의 아래쪽 끝에서 위쪽면으로 움직이게 된다(Brownstein, Mangiene, Noyes, & Kryer, 1988). 접촉면은 무릎뼈의 폭을 가로질러 매우 일정하다. 그러나 무릎굽힘의 끝쪽에서의 접촉면은 가쪽관절융기(외측과, lateral condyle)의 꼭대기부분에 무릎뼈가 놓일 때까지는 안쪽으로는 여분관절면(odd facet)과 가쪽으로는 무릎뼈의 위쪽면과 접촉한다(그림 23.1).

무릎뼈와 넙다리뼈(대퇴골, femur) 사이의 접촉 부위가 변화하는 것은 무릎을 구부릴 때 접촉압력과 접촉부위의 면적이 커진다는 사실이다. 접촉압력은 무릎넙다리관절(슬개대퇴관절, patellofemoral joint)의 지면반력(reaction force)과 접촉부위(contact area) 사이의 비율이다. 관절의 지면반력은 넙다리근 합성력(vector force)과 무릎힘줄 합성력에 의해 만들어진 합성력과 동등한 압박력이다. 이 합성력은 넙다리뼈와 무릎뼈의 접촉면과 수직이다. 무릎넙다리관절에 미치는 스트레스는 접촉면적 당 힘이다. 닫힌사슬운동에서는 관절의 반발력과 접촉면적은 무릎이 폄(신전, extension)에서 90°로 움직이면서 증가한다. 부가된 압력은 접촉면보다 더 커지게 되므로, 90°로 굽혀지면서 관절 스트레스는 더욱 증가하게 된다. 무릎이 90°에서 120°로 움직이면 압력은 감소하고 접촉면적은 동일하기 때문에 스트레스는 감소한다. 가장 큰 압박력은 무릎각도가 60°~90° 위치에서 발생한다(Grelsamer & Klein, 1998; Steinkamp, Dillingham, Markel, Hill, & Kaufman, 1993; Zwerver, Bredeweg, & Hof, 2007). 무릎뼈가 넙다리고랑 안에서 좋은 배열을 가지고 있지 않다면, 두 뼈 사이의 접촉면이 변경되기 때문에 압박력이 더 좁은 부위로 분산된다. 이러한 이유에 의해 무릎뼈의 부정렬은 무릎넙다리관절에 통증을 유발시키고 긴장을 초래하게 된다.

열린사슬운동에 있어서는 무릎각이 90°일 때 관절의 압력이 가장 낮고, 0°일 때 가장 크다. 비록 사람마다 차이는 있지만, 열린사슬운동은 무릎각이 60°~90°일 때 무릎관절의 긴장이 가장 작다. 이에 반해 닫힌사슬운동은 무릎각이 0°~30°일 때와 90°보다 더 클 때 무릎관절의 긴장이 가장 작다(Grelsamer & Klein, 1998; Wallace, Salem, Salinas, & Powers, 2002).

닫힌 키네틱 사슬운동 중에는 걷기 시에는 신체의 체중에 절반에 해당하는 압박력이, 계단 걷기 중에는 체중의 3배, 스쿼트 시에는 7배가 무릎넙다리에 영향을 끼친다(Kaufman, An, Litchy, Morrey, & Chao, 1991; Reilly & Martens, 1972). 열린사슬운동시 운동의 종류와 운동 시 무릎각도에 따라 압박력은 달라진다(Wallace et al., 2002). 발목에 추를 달고 무릎폄

(신전, extension)을 실시한다면 압박력은 35°~40° 에서 최고로 올라갈 것이다. 반면에 N-K 치료대나 등속성장비와 같이 발목의 옆에 부하를 가했다면 최고 압박력은 90° 에서 발생하고 무릎을 펴면서 감소할 것이다. 역학적 공식에 근거하면, 등속성운동은 최고 무릎넙다리관절(슬개대퇴관절, patellofemoral joint)에 미치는 압박력은 체중의 약 5배가 이르는 것으로 추정된다(Kaufman et al., 1991).

많은 기능운동은 무릎각도의 0°~40° 에서 이루어진다. 무릎넙다리(슬개대퇴, patellofemoral) 통증을 가지고 있는 환자를 치료할 때 통증이 있는 각도를 피하는 것이 중요하다. 일반적으로 무릎 각도가 0°~40° 는 닫힌사슬운동이 열린사슬운동보다 무릎뼈(슬개골, patella)의 가쪽 움직임이 적고 무릎넙다리관절에 미치는 스트레스가 작다. 그리고 열린사슬운동은 50° 보다 더 큰 위치에서 스트레스가 작다(S.A. Doucette & Child, 1996; Steinkamp et al., 1993).

이러한 숫자들이 혼란스럽겠지만 무릎뼈-넙다리뼈 스트레스 증후군(PFSS)을 가진 환자에게는 매우 중요하다. 기억해야 할 몇 가지 중요한 요점이 있다. 열린사슬운동에서 무릎넙다리 스트레스가 가장 심한 각도는 처음 30° 에서 발생하며, 가장 작은 것은 무릎각도 60°~90° 사이이다. 닫힌사슬 운동에서 무릎넙다리 스트레스가 가장 작은 것은 처음 30° 이며, 가장 큰 것은 60°~90° 사이이다. 넙다리뼈(대퇴골, femur)와 무릎뼈는 0°~10° 사이에서는 접촉이 없기 때문에 이 범위 내에서 어떤 운동으로든 근력을 강화시키는 것은 안전할 것이다. 무릎넙다리관절에 염증이 더 많으면 통증없이 넙다리네갈래근(대퇴사두근, quadriceps femoris)을 강화할 수 있는 운동의 범위는 더욱 제한되어진다. 왜냐하면 무릎이 20° 굽혀질 때까지는 넙다리뼈와 무릎뼈가 접촉하지 않기 때문에 매우 긴장된 무릎넙다리관절은 처음 20° 굽힌 상태에서만 움직임을 견딜 수 있을 것이다. 그러나 무릎이 젖혀져 있으면서 무릎넙다리통증을 가지고 있는 환자에게는 적용되지 않는다. 이러한 환자는 무릎을 완전히 편 자세에서 통증을 경험할 것이다. 이 경우에는 완전한 폄(신전, extension) 자세보다는 통증이 없는 범위나 20° 굽힌 자세에서 넙다리네갈래근을 강화하는 것이 중요하다.

발목에 부하를 준 상태에서 완전 스쿼트 운동과 완전 운동범위운동은 통증이 감소하고 이러한 운동과 같은 자극에 견딜 수 있을 정도로 근력이 좋아질 때까지는 무릎넙다리관절 통증 환자들에게는 삼가야 한다. 증상이 감소되고 근력이 증가됨에 따라 운동범위를 천천히 높이도록 한다. 등속성 운동을 한다면 무릎뼈 압박력이 가장 크게 발생하는 90° 는 피하도록 한다. 기구운동에서 지렛대의 길이를 짧게 하면 압박력은 감소할 것이다. 그러나 환자의 통증이 조절을 할 것인지에 대한 중요한 기준이다.

Q각 (Q Angle)

Q각은 앞위엉덩뼈가시(전상장골극, anterior superior iliac spine)에서 무릎뼈 중앙을 연결하는 선과 무릎뼈 중앙에서 정강뼈(경골, tibia) 결절을 연결하는 선에 의해 이루어진 각이다(그림 23.2). 정상 Q각은 10° 부터이고, 골반의 구조 때문에 남성과 여성의 상위 정상범위가 차이가 있으며 11°~18° 의 범주이다. Q각은 정강뼈 돌림(회전, rotation) 때문에 비체중지지와 체중지지 시에 달라진다. 환자가 체중지지 시 엎침(회내, pronation)이 되었다면 정강뼈는 안쪽으로 돌림되고 Q각은 처진게 된다. 다리가 가쪽으로 돌림되었다면 Q각은 감소한다. 안쪽넓은비스듬근(VMO) 또한 Q각을 증가시킬 수 있다.

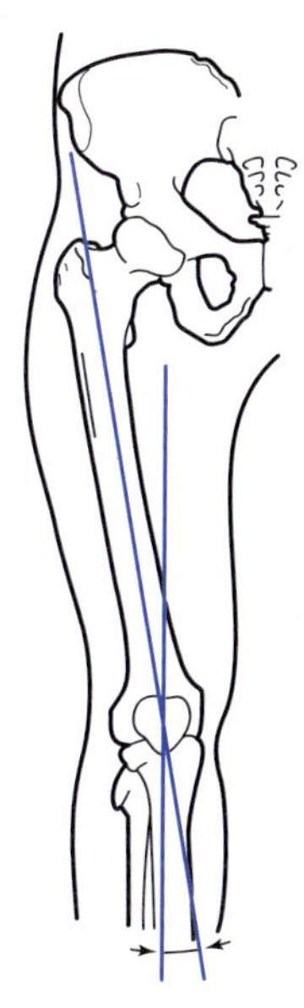

그림 23.2 Q각 측정.

과거에는 많은 학자들이 Q각이 무릎넙다리(슬개대퇴, patellofemoral) 정렬과 증상에 중요한 단서라고 생각했었다. 그러나 Q각은 기능적인 활동에 따라 변화하기 때문에, 무릎넙다리관절

(슬개대퇴관절, patellofemoral joint) 통증을 가지고 있지만 심각하지 않다면 과거처럼 중요하게 생각하지는 않는다. Q각은 비체중지지 시에 비정상을 측정하고 선 자세에서의 변화를 측정해야 한다. 과거에 믿었던 것처럼 Q각이 무릎뼈-넙다리뼈 통증증후군(PFPS)의 주된 원인은 아닐지도 모른다. 그러나 Q각은 다른 조건들이 존재할 때 증후군을 유발시키는데 기여할 것이다.

다리의 정렬 *(Lower-Extremity Alignment)*

앞에서 언급한 바와 같이 발꿈치의 과도한 엎침(회내, pronation)은 정강뼈(경골, tibia)의 돌림(회전, rotation)을 증가시키며 넙다리네갈래근(대퇴사두근, quadriceps femoris)힘줄이 무릎뼈(슬개골, patella)를 잡아당기기 때문에 무릎뼈의 정렬에 영향을 미친다(Holmes & Clancy, 1998). 무릎관절(슬관절, knee joint)을 검사할 때 정상범위를 벗어나는 변화는 다양한 무릎구조물에 스트레스를 증가시킬 수 있기 때문에 반드시 다리(하지, lower extremity)의 정렬상태를 검사해야

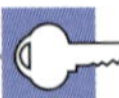

최적의 근육을 제공하는 넙다리네갈래근의 능력은 통증이나 부종이 있으면 유의하게 감소된다.

■ 손상 후 근력에 영향을 미치는 요인들 (Factors Influencing Postinjury Strength)

분명한 것은 손상과 수술은 무릎근육들을 약하게 한다. 그러나 다른 요인들도 무릎의 근력과 기능에 영향을 미친다. 일부는 가끔 고려되지 않지만, 모든 것은 무릎 기능에 영향을 미치며 그 이유가 중요하다.

부종, 통증, 비정상적 보행과 같은 이러한 요인들은 근육의 기능을 약화시킨다. 저하된 근육의 기능은 근육 위축과 쇠약을 초래한다. 근육 쇠약은 근육의 기능과 신체 분절의 조절능력을 감소시킨다. 운동사는 치료적 운동프로그램을 시작하기 이전에 환자를 검사할 때 이러한 요인들에 주의를 기울여야 한다.

부종(Edema)

근골격계(근육뼈대계, musculoskeletal) 손상 시 응급처치의 중요한 목적 중 하나가 부종을 최소화시키는 것이다. 일단 부종이 형성되었다면 최대한 빠른 시간 내에 없애도록 노력해야 한다. 이것이 우선 되어져야 하는 이유는 부종이 넙다리네갈래근의 기능을 억제시키기 때문이다. 선행연구들에서 무릎관절이 부어오르게 되면 넙다리네갈래근의 반사기능이 소멸되어 버린다고 밝혀졌다. 몇몇 다른 연구에서는 정상적인 무릎에 20~30ml 정도의 혈장과 식염수를 주사했을 때 넙다리네갈래근이 60% 수준으로 억제되었음이 발견되었다. 그리고 윤활액의 양이 증가할수록 넙다리네갈래근 능력이 감소하였다.

통증(Pain)

일반적으로 통증은 근육활동의 반사기능을 억제시키는 것으로 알려져 있다. 통증은 자율성 혹은 자각성 신경통로에 영향을 미친다. 통증이 수반되어질 때 반사 반응은 사라지게 된다. 자각반응이 통증을 유발하는 운동을 하지 못하게 한다. 통증이 손상 후에 지속된다면 환자의 활동근육 수축력은 약화되어질 것이다. 치료적 운동을 하기 전에 통증을 조절하기 위해 전기자극이나 특정 치료도구들을 사용하면 운동 시에 근력이 향상될 것이다. 이러한 방법은 궁극적으로 근력을 향상시키기 때문에 환자의 재활시간을 단축시킬 것이다.

보행(Ambulation)

정상적인 보행은 체중을 유지하거나 추진력을 좌우측의 다리에 동등하게 작용함으로 좌우측 다리를 동등하게 사용한다. 환자가 한쪽 다리의 사용을 선호하게 만드는 다리 손상이 있을 때 근육의 쇠약이 유발되어진다. 비정상적인 보행은 환자가 다리에 힘을 지지하기 위해 보다 적은 시간을 소비하며, 보다 적은 스트레스가 작용되어지기 때문에 비정상적 보행은 다리에 정상적으로 받는 스트레스보다 적은 스트레스를 발생시킨다. 진통성(Antalgic) 보행은 손상 분절만이 아니라 다리 전체를 약화시킨다. 그러므로, 손상 후에 다리 전체를 정확히 평가하고 다리 분절이 약화되어지는 것을 막는 것이 매우 중요하다.

한다. 예를 들면, 엉덩관절(고관절, hip joint)의 증가된 안쪽돌림(내회전, medial rotation), 사시무릎뼈(squinting patellae), 전반슬, 고위무릎뼈, 밖굽이정강뼈(내반경골, tibial varum), 정강뼈 안쪽돌림, 보상된 엎침(회내, pronation)은 무릎뼈(슬개골, patella)-넙다리뼈(대퇴골, femur) 통증을 유발시킬 수 있는 부정렬이다. 다리는 기능 운동을 할 때 주로 닫힌사슬이기 때문에 한 분절에서의 부정렬은 다른 분절에서의 보상적 변화를 초래한다. 엉덩이나 발에서의 변화는 보상적 변화를 유발시키고 무릎에서의 스트레스를 증가시킨다. 정강뼈의 안쪽돌림으로 보상된 엎침과 엉덩이의 안쪽돌림은 무릎넙다리관절(슬개대퇴관절, patellofemoral joint) 통증을 가지고 있는 환자에게서 조사되어져야 하는 두 가지 부정렬이다.

재활의 개념 (Rehabilitation Concepts)

치료적인 운동 프로그램을 만드는데 길잡이가 되는 일반적인 재활의 개념에 더하여 특별한 요소들이 무릎 재활의 개념에 포함된다. 운동사는 재활 프로그램의 성공을 위해 이러한 요소들을 반드시 이해해야 한다.

폄근의 지체 (Extensor Lag)

어떠한 저항 운동이 넙다리네갈래근(대퇴사두근, quadriceps femoris)을 강화시킬 수 있으며 무릎관절의 운동 범위 안에서 어떤때에 어떤 근육이 사용되어지는지 하는 문제가 특별한 호기심을 이끌어낸다. 완전히 수동적인 동작이 일어나는 상황이지만, 능동적인 폄(신전, extension)이 불완전하게 나타나는 것을 폄근의 지체(extensor lag)라고 한다. 무릎 부상 후 안쪽넓은근(내측광근, vastus medialis obliquus, VMO)의 위축과 폄근의 지체라는 두 가지의 결함이 있다. 이 두 가지 문제가 빈번하게 동시에 나타나기 때문에 임상적으로 폄근의 지체(extensor lag)는 안쪽넓은근의 위축 때문이라고 추측한다. 비스듬한 방향의 안쪽넓은근 닿는 곳은 이러한 가정을 뒷받침해준다. 그러나 폄 동작의 마지막 부분에선 안쪽넓은근이 다른 넙다리네갈래근보다 더 많은 근육 활동을 하지 않는 것으로 밝혀졌다(Lieb & Perry, 1971). 근섬유의 위축은 안쪽넓은근에서 두드러지며 그 이유에 대해선 명백하지 않다. 근위축이 나타나는 것은 안쪽넓은근의 위축이 다른 넙다리네갈래근의 위축보다 크게 나타나는 이유 때문이 아니라 사선 방향의 안쪽넓은근을 싸고 있는 근막 두께가 다른 넙다리네갈래근의 근막 두께보다 얇기 때문이라고 명백히 밝혀졌다. 또 다른 한편으로는 안쪽넓은근이 무릎 폄근(신전근, extensor)으로서 기능을 수행하는 다른 넙다리네갈래근 만큼이나 효과적으로 무릎뼈의 안쪽 고정자로서 기능을 수행하지 못하기 때문에 안쪽넓은근 위축이 보다 쉽게 발생되어진다는 것은 사실일 것이다. 그러나 이러한 추측을 확신할 만한 증거는 아직 부족하다.

약해진 넙다리네갈래근이 폄 동작의 마지막 부분을 수행하는 것은 쉬운 일이 아니다. 몇몇 학자들은 안쪽넓은근의 배열방향 때문에 무릎뼈의 동적 억제력을 제공하면서 무릎뼈의 안쪽 배열을 조절한다고 한다(Witvrouw, Sneyers, Lysens, Victor, & Bellemans, 1996). 이러한 경우라면 폄근 지체(extensor lag)가 안쪽넓은근의 결핍때문이 아니라 마지막 15° 의 폄을 하는데 요구되는 힘은 다른 운동범위에서 보다 두배 정도가 더 발생되기 때문이다(Grood, Suntay, Noyes, & Butler, 1984). 무릎관절(슬관절, knee joint)이 마지막 폄을 하는 동안은 지레의 팔 길이가 감소되며 이에 따른 넙다리네갈래근의 역학적 이점 상실은 동작을 마치기 위해 보다 많은 근육의 활동이 요구됨을 의미한다.

무릎을 강하게 하기 위해 흔히 사용되어지는 몇몇 열린사슬운동은 Q 세팅 운동, 편다리 들기 운동, 작은 원에서 Q 세팅 운동. 이들 중에 Q 세팅 운동은 넙다리네갈래근(대퇴사두근, quadriceps femoris)의 활동을 일으키는 가장 효과적인 방법이다. 넙다리곧은근(대퇴직근, rectus femoris)은 편다리 들기 운동과 작은 원에서 Q 세팅 운동을 하는 동안 작용을 한다(Gough & Ladley, 1971). 안쪽넓은근(내측광근, vastus medialis obliquus, VMO)은 Q 세팅을 하는 동안 가장 강화된다. 우리가 예측하는 것처럼 넙다리네갈래근은 편다리 들기 운동보다는 무릎 폄운동시 더 큰 운동량을 갖는다(Knight, Martin, & Londeree, 1979). 열린 사슬운동은 격리된 넙다리네갈래근의 근력을 회복시키는데 가장 중요한 수단이 될 것이며, 이러한 운동은 넙다리네갈래근 독자적인 약화가 있는 환자를 위한 치료적 운동으로 가장 중요한 요소이다(Mikkelsen, Werner, & Eriksson, 2000).

열린 및 닫힌 사슬운동 (Open and Closed Kinetic Chain Exercises)

열린 및 닫힌 사슬운동은 지난 몇 년 동안, 특히 앞십자인대(전십자인대, Anterior cruciate ligament, ACL) 재활과 같이 무릎 재활에 있어서 가장 논쟁이 되고 있는 문제이다. 최근에 앞십자인대 손상에 적합한 운동의 형태는 닫힌사슬운동이다(Beynnon, Johnson, Fleming, Stankewich, Renstrom, & Nichols, 1997; Bynum, Barrack, & Alexander, 1995; Mikkelsen et al., 2000). 무릎각이 0° ~ 60° 사이에서 이루어지는 체중지지 운동 시 전단력과 앞십자인대의 긴장을 감소시킨다는 것이 입증되었기 때문이다. 앞십자인대가 손상된 무릎에서 닫힌 사슬운동을 하는 동안 앞쪽으로의 전위가 가장 작은 무릎의 각도가 60°이다. 반면에 열린 사슬운동에서 가장 전위가 큰 각도는 30°이다(Jenkins, Munns, Jayaraman, Wertzberger, & Neely, 1997). 닫힌사슬운동에서 관절의 압박력은 전단력과 앞쪽 전위를 줄이는 역할을 한다(Isear, Erickson, & Worrell, 1997).

닫힌사슬운동은 안정성을 제공하도록 뒤넙다리근(슬괵근, hamstrings)과 넙다리네갈래근의 동시수축을 유발하는 것으로 알려져 있다. 이 이론은 여전히 결론이 아직 나지 않는 상태이다. 예를 들면, 측면 계단오르기 운동에서 넙다리네갈래근 중 가쪽넓은근(외측광근, vastus lateralis)과 안쪽넓은근이 동원되었지만, 뒤넙다리근은 동원되지 않았다(Worrell, Crisp, & LaRosa, 1998). 반대로 스쿼트 운동은 레그프레스와 같은 뒤넙다리 근육 활동의 2배가 동원되었다(Escamilla et al., 1998). 따라서 이 논점에서는 부가적인 연구가 필요할 것으로 사료된다.

그림 23.3에서 나타난 열린 사슬운동에서, 폄(신전, extension) 저항운동을 할 때 무릎각이 60° ~ 90° 사이에서 보다 작은 앞쪽 전단력이 앞십자인대에 작용하는 것으로 나타났고, 폄 동작의 최종 마무리 부분에서 보다 큰 앞쪽 전단력이 작용하는 것으로 나타났다(Beynnon et al., 1995). 0° ~ 40° 사이에서 앞십자인대에 가장 큰 전단력이 나타났다. 운동사를 곤란하게 만드는 것은 넙다리네갈래근을 강화시키기 위해선 무릎각이 30°가 가장 이상적이지만, 이 각에서 앞십자인대는 가장 큰 긴장이 발생되어지는데 있다. 닫힌 사슬운동은 보다 적은 긴장을 앞십자인대에 유발시킨다. 그러나 무릎 각도가 50°를 넘게 되면 닫힌 사슬운동을 할 때, 무릎넙다리관절(슬개대퇴관절, patellofemoral joint)에 스트레스가 증가한다는 것이다(그림 23.4). 이러한 문제는 무릎넙다리관절(슬개대퇴관절, patellofemoral joint)에 통증이 있는 앞십자인대(전십자인대, anterior cruciate ligament) 재건술 환자에게는

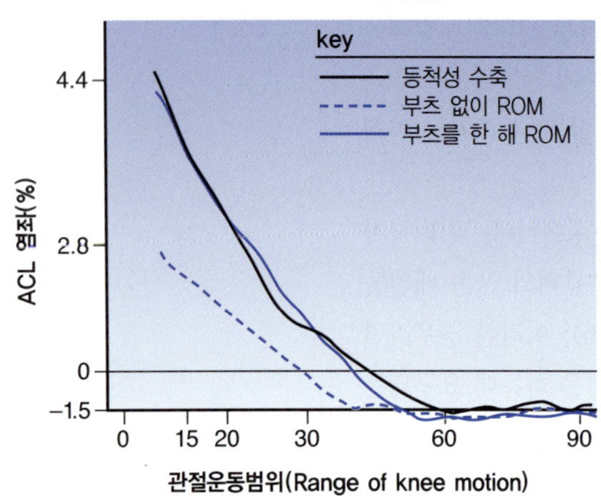

그림 23.3 열린사슬운동에서의 ACL 염좌.
B.D.Beynnon 등, 1995. "생체 내 재활운동 중 앞십자인대 염좌 반응" AJSM 23:24-34.

어려운 상황이다. 닫힌사슬운동은 ACL 손상에 스트레스가 거의 없다. 그러나 많은 무릎넙다리 통증을 가진 환자들은 닫힌사슬운동시 통증 때문에 수행이 어렵다는 것이다.

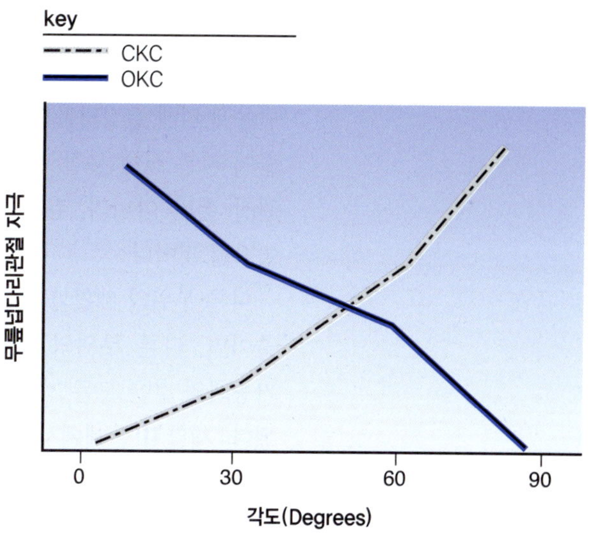

그림 23.4 다른 무릎각도에서 무릎넙다리관절의 자극. Steinkamp 등, 1993에서 인용함.

전단력 *(Shear Stress)*

열린사슬운동에서 운동의 종류와 관계없이 정강넙다리관절의 전단력에 영향을 미치는 요소는 무릎관절(슬관절, knee joint)의 각도, 부가된 저항의 위치, 그리고 운동의 속도이다. 대략적으로 최대 전단력은 굽힘(굴곡, flexion)각이 14° ~ 28° 에서 발생된다(Wilk, et al., 1996). 이것이 바로 무릎각이 15° ~30° 사이에 있을 때 열린사슬운동이 가장 큰 전단력을 발생시키는 이유들 중 하나가 될 것이다. 다리(leg)에 가해지는 부가적인 저항은 전단력을 증가시킨다(Sahli, Haithem, Elleuch, Tabka, & Poumarat, 2008). 치료적 운동의 초기 단계에서 행해지는 매뉴얼 저항은 전단력을 줄이기 위해 관절에 가까운 몸쪽부위를 대주어야 한다. 이것은 열린사슬운동에서 사용되는 운동과 장비의 지렛대에도 적용되어야 한다.

등속성 운동은 열린사슬이기 때문에 재활의 마지막단계에서 사용된다. 지렛대의 팔을 짧게 할 수 있지만, 여전히 유의한 전단력이 존재한다. 처음 등속성 운동을 실시할 때 낮은 속도는 정강뼈(경골, tibia)의 앞쪽 전위와 ACL의 긴장을 더 크게 하기 때문에 피해야 한다.

보조기 *(Bracing)*

무릎은 어떠한 관절보다 운동 보조기가 빈번히 사용되어지는 부위이다. 예방목적, 재활목적, 기능적 목적과 같이 3가지 종류의 보조기가 있다. 예방목적의 보조기는 심각한 부상을 줄여주고 예방하기 위해 사용되어지며(Najibi & Albright, 2005), 재활목적용 보조기는 부상이 유발된 관절의 운동범위를 제한하는데 사용되며, 기능적 보조기는 또한 예방목적의 보조기가 될 수 있다.

고객 맞춤형 보조기와 기성품 보조기가 있다. 맞춤형 보조기는 고가이며 흔히 수십 만원이 넘는다. 기성품은 만드는 과정은 맞춤형과 유사하지만, 일반적으로 가장 작은 크기에서 가장 큰 크기와 같이 대략적인 크기가 정해져 있다.

보조기는 앞십자인대 부상에 가장 흔히 사용되어진다. 보조기는 아주 낮은 부하를 받는 동안은 앞쪽의 안전성을 유지시켜 주지만, 보다 기능적인 운동 시에는 적절한 안전성을 유지하지 못한다(Moller, Forssblad, Hansson, Wange, & Weidenhielm, 2001). 보조기를 착용한 후 운동을 하는 것은 보조기를 착용하지 않은 상태에서 운동을 하는 것과 비교할 때 안전성이 좋고 운동기능이 향상된다고 한다. 보조기는 어느 정도의 고유수용성 피이드백을 제공하는 것으로 생각되며 이러한 이유에서 보조기는 가치가 있는 것으로 판단되어 진다(Campbell, Yaggie, & Cipriani, 2006).

무릎넙다리관절(슬개대퇴관절, patellofemoral joint) 통증을 가진 환자들은 가끔 소매(sleeve) 형태의 보조기를 착용한다. 통증을 감소시키는데 있어 고유수용성 효과는 중요하다. 소매 형태의 보조기는 무릎뼈(슬개골, patella)의 움직임을 변화하거나 가쪽의 돌림력으로부터 무릎을 보호하지 못한다. 그러나 소매 형태의 보조기는 가치가 있다고 평가되어지고 있으며(Garth & Flowers, 1998), 환자들에게 주는 자신감과 만족감과 같은 심리적인 이점을 간과하지는 못할 것이다.

프로그램의 진행 (Program Progression)

무릎의 치료적 운동프로그램의 진행 속도는 상처치유(tissue healing)와 운동에 대한 손상의 반응에 의해 결정되어진다. 운동범위, 근력과 근지구력, 평형성과 민첩성, 기능적인 수행력의 변인들이 다른 신체 분절의 치료적 운동프로그램과 함께 진행되어질 것이다. 운동사들의 주의 깊은 관찰 뿐만 아니라, 운동의 반응과 관련된 정확한 상호전달을 통한 환자와의 신뢰감 형성이 필요할 것이다.

다른 부위의 재활과 마찬가지로 무릎 재활의 I단계에서는 손상부위를 보호하고 통증과 부종을 줄이며, 다른 부위의 컨디셔닝을 유지하는 것이다. 유연성 운동과 관절가동술, 연부조직의 가동화와 같은 모든 기법들이 재활 II단계의 초기에 운동범위와 유연성을 증진시키기 위해 사용된다. 재활 III단계에서는 조기 근력과 근지구력 운동을 시작한다. 운동의 형태는 정적에서 동적으로 등척성에서 등장성 움직임으로 진전시켜야 한다. III단계의 후반부나 IV단계에서는 등속성 운동을 실시한다. 근력을 증가시키는 방법은 프로그램의 타이밍과 환자의 반응, 장비의 효용성 그리고 운동사의 선호도에 달려있다. 등척성 운동은 재활 II단계의 후반부에 실시되어지며, 무릎이 고정되어 있을 때, 관절운동범위 운동을 하면 통증이 발생할 때, 운동범위를 작게 한정할 때 실시된다. 대부분의 경우 열린사슬운동과 닫힌사슬운동을 병행하는 시기는 재활 III단계이며, 심지어는 근력을 향상시키기 위해 재활 II단계 후반에도 실시할 수 있다.

재활 III단계 또는 II단계 말기에는 양발을 지지하는 운동을 하면서 평형성과 민첩성 운동을 시작하고 안정된 지면 위에서 한쪽 다리로 정적 균형잡기 운동으로 점증한다. 초기 양발 지지운동은 오른발에서 왼발로 체중이동을 교정하면서 보행 훈련처럼 간단하게 실시한다. 그러면서 안정된 표면 위에서 한다리로 서도록 하며 재활 III단계에서는 불안정한 표면 위에서 실시한다. 재활 II단계에서는 환자가 다리로 체중을 버티는 능력이 있을 때 균형 운동을 낮은 단계에서부터 실시한다. 일단 환자가 손상된 다리로 체중을 완전하게 지탱할 수 있을 때 한쪽 다리로 서는 운동을 시작한다. 이러한 운동을 하면서 환자는 몸통 근육에 의지하지 않은 채 손상된 다리로 체중을 적절하게 이동할 수 있어야 한다. 몸통 근육에 의지하는 것은 다리에 체중을 정확하게 이동하지 못하도록 할 뿐 아니라 잘못된 습관이 되기 쉽기 때문이다.

민첩성 운동은 재활 III단계의 초반에 사용되는 평형성과 협응성 운동에서부터 시작되어 재활 III단계 후반부에 향상된다. 민첩성 운동을 점증시키기 위해서는 반드시 필요한 것이 정상적인 신경근반응과 지지면 내에서 인체의 중력 방향으로 되돌아갈 수 있는 근력과 움직임이다(Wegener, Kisner, & Nichols, 1997). 또한 민첩성운동은 적절한 협응성과 근파워가 요구되며, 기능적이고 전문운동을 하기 이전에 재활과정의 마지막 단계에서 실시된다. 민첩성 운동은 동적이며, 충격이 없는 운동으로 시작하여 높은 충격적 운동으로 점증되어진다. 낮은 수준의 민첩성 운동은 단방향이고 높은 민첩성 운동은 다방향이다. 민첩성 운동은 속도가 느린 운동부터 시작하여 재활 II단계의 말기에는 최대한의 스피드로 점증시킨다.

새로운 민첩성 운동을 프로그램에 추가할 때 환자가 피로해지기 전인 운동의 전반부에 넣어주는 것이 좋다. 피로는 환자의 고유수용능력을 저하시키기 때문이다(Lattanzio, Petrella, Sproule, & Fowler, 1997). 민첩성 운동은 적절한 실행시 고유수용성 피드백을 필요로 한다(Risberg, Mork, Jenssen, & Holm, 2001). 피로로 인하여 고유수용능력이 감소되었다면 동작 수행이 올바르지 않을 것이며, 잘못된 동작을 잠재적으로 기억하기 때문에 바람직하지 않을 것이다.

환자가 민첩성 운동을 마치게 되면 마지막 순서로서 기능적이고 전문운동을 실시하며 스포츠 활동으로 복귀할 수 있도록 신체적이고 심리적으로 준비하는 것이다. 프로그램은 재활 IV단계까지 향상되었거나 운동후 통증과 부종이 없으며, 손상된 무릎의 운동범위가 정상이고, 근력이 거의 건측과 비슷하며, 좋은 평형능력을 가지고 있을 때이다. 다른 치료적 운동프로그램과 마찬가지로 기능운동은 환자의 일상적인 활동을 흉내내면서 특정 스포츠 관련 기술들을 포함할 수 있을 것이다. 이러한 활동은 가능한 정상적인 운동 참여에서 필요되어지는 요구상황에 보다 가깝게 프로그램을 만들어야 할 것이다. 아주 낮은 부하에서 시작할 수 있지만, 환자의 기술력이나 자신감이 회복되었을 때는 활동의 부하가 정상적인 활동에서 요구되어지는 정도로 줄 수 있다.

환자가 정상적인 운동 활동에 참여할 수 있는가를 결정하는 기능 평가는 스포츠 활동과 아주 유사해야 할 것이다. 운동사는 적절한 동작 수행을 할 수 있는지, 정확하게 양쪽 다리 모두를 사용할 수 있는지, 부상당한 다리를 사용하는데 주저함이 없는지 혹은 한쪽 다리만을 사용하지는 않는 지, 동작 수행에 대한 자신감이 있는지를 반드시 평가해야 한다.

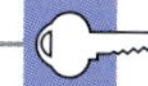

무릎은 두 개의 중요한 관절 즉, 정강넙다리관절과 무릎넙다리 관절이 서로 만난다. 또한 무릎은 관절주머니, 인대, 반달연골, 근육으로 이루어져 있다. 치료적 운동프로그램은 무릎의 독특한 구조물과 생체역학적이고 생리학적인 특성을 고려하여야 한다.

연부조직 가동술 (SOFT-TISSUE MOBILIZATION)

무릎을 둘러싸고 있는 연부조직의 통증은 손상부위에서 국소부위 또는 먼부위의 조직에 이르기까지 발생될 수 있다. 발과 엉덩이의 문제가 무릎에 연관통을 유발할 수 있다. 좌골신경통은 허벅지 부위나 허리 통증없이 무릎 통증을 발생시킬 수 있다. 무릎에 명백한 부상이 없다면 무릎 통증의 원인이 되는 이러한 분절의 검사가 필요할 것이다. 환자에게 적절한 재활 치료를 제공하기 위해 통증을 유발하는 근본 원인 외의 다른 원인을 배제하기 위해 반드시 판별 가능한 진단을 해야 한다.

무릎을 둘러싸고 있는 근육은 특정 연관통의 형태를 가지고 있다. 근육에 문제가 생기고 정상적인 조직의 가동성이 제한되는 연부조직의 유착이 있거나, 유연성을 잃거나 운동시 증가된 스트레스를 받게 된다면 통증이 발생하게 될 것이다. 통증유발점은 비정상적이거나 과도한 스트레스의 작용과 함께 나타난다. 이러한 주제에 관해서는 제6장에서 언급되어졌다.

이 장에서 언급되어질 연부조직 가동법은 일반적인 연관통의 형태와 Travell과 Simons(1992)에 의해 알려지고 진보되어온 통증유발점 이완법(trigger point release technique), 상처조직 유착의 경감을 위한 심부마사지, 힘줄염(건염, tendonitis) 치료를 위한 교차 마찰(cross-friction) 마사지 등을 포함하고 있다. 부종치료를 위한 경찰법과 같은 다른 연부조직 가동법에 대한 정보는 제6장을 살펴봐야 할 것이다.

무릎관절(슬관절, knee joint)을 가로지르거나 무릎 동작에 영향을 미치는 엉덩이 근육은 다음 부분에서 언급될 것이다. 그러나 다른 엉덩이 근육들은 제24장에서 다루고 있다. 대부분은 앞쪽 넙적다리(대퇴, thigh)와 엉덩근에서 시작하는 무릎과 넙다리근(대퇴근, thigh muscle)의 앞부분에서 연부조직 연관통이 있다.

■ 무릎 근육의 통증유발점 이완법 (Trigger Point Releases for the Knee Muscles)

넙다리네갈래근 (대퇴사두근, Quadriceps)

연관 패턴 : 넙다리네갈래근의 연관통의 형태는 앞쪽 넙적다리(대퇴, thigh)와 무릎을 포함한다. 넙다리곧은근(대퇴직근, rectus femoris)과 안쪽넓은근(내측광근, vastus medialis)은 앞쪽 무릎과

연관되는 넙다리네갈래근이다(그림 23.5, a1 & a2). 가쪽넓은근(외측광근, vastus lateralis)은 뒤가쪽 무릎과 관련된다. 또한 가쪽넙다리를 따라 무릎에 가지 연결되는 통증을 가지며 때로는 무릎 뒤쪽으로 연결된다(그림 23.5). 중간넓은근(중간광근, vastus medialis)은 넙다리 중간부위와 위쪽 부위의 통증과 관련된다(그림 23.5a3).

통증유발점 위치 : 통증유발점의 먼쪽은 근육의 안쪽 먼부위 끝부분에 있는 반면에, 통증유발점의 몸쪽은 근육의 안쪽 끝부분의 중간 넙다리 부분이다. 넙다리곧은근(대퇴직근, rectus femoris)의 통증유발점은 앞위엉덩뼈가시(전상장골극, anterior superior iliac spine, ASIS) 아래에서 먼쪽 샅고랑인대 부위이다. 중간넓은근(중간광근, vastus medialis)은 직접 촉진할 수 없으나 넙다리곧은근의 가쪽 깊은 속에 위치하고 있으며, 넙다리곧은근의 통증유발점에 비해 약간 더 가쪽이며 넙다리의 몸쪽에 있다. 가쪽넓은근(외측광근, vastus lateralis)은 근육을 따라 긴장된 부위에 복잡한

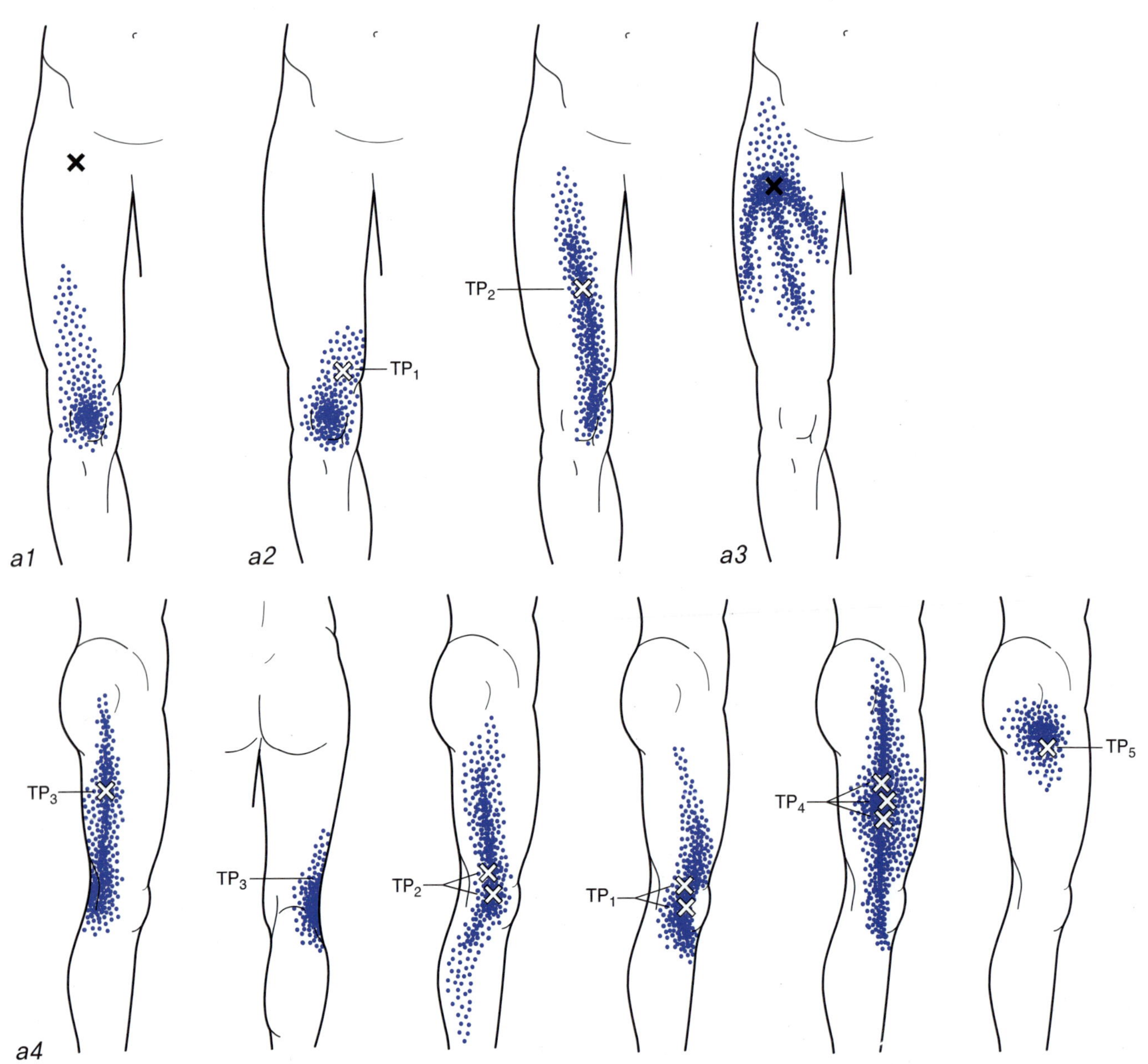

그림 23.5 넙다리네갈래근 : 연관통의 형태 *(a1)* 넙다리곧은근, *(a2)* 안쪽넓은근, *(a3)* 가운데넓은근, *(a4)* 가쪽넓은근.

통증유발점을 가지고 있는데, 손가락 압력으로 치료할 수 있다. 먼쪽 통증유발점은 몸쪽 통증유발점에 비해 훨씬 더 민감하다.

촉진을 위한 환자 자세 : 환자를 눕게 한다.

촉진을 위한 근육상태 : 엉덩이와 무릎을 반쯤 굽히고, 엉덩이를 가쪽으로 돌려서 베개로 받쳐준다.

허혈 치료법 : 손가락을 이용한 압력이나 집기법으로 긴장된 근육의 통증유발점을 이완시킬 수 있다. 일반적으로 안쪽넓은근은 손가락 압박법으로 치료될 수 있다(그림 23.5b).

얼음/분사와 스트레칭법 : 넙다리곧은근은 환자를 옆으로 눕힌 자세에서 이루어지고 다른 넙다리네갈래근(대퇴사두근, quadriceps femoris)은 누운 자세에서 이루어진다. 넙다리곧은근을 실시할 때 엉덩이는 펴고 무릎은 굽히며, 얼음을 근육의 몸쪽에서 먼쪽 방향으로 쓸어내린다. 안쪽넓은근을 치료하기 위해서는 엉덩이를 가쪽으로 돌려서 굽히고, 무릎을 굽힌 채 얼음으로 넙다리의 안쪽 위에서 무릎 아래까지 쓸어내린다. 중간넓은근(중간광근, vastus medialis)과 가쪽넓은근을 실시할 때에는 무릎을 구부리면서 얼음으로 엉덩이부터 무릎아래까지 쓸어내린다.

주의점 : 가쪽넓은근에 의해 유발되는 몸쪽 넙다리 통증은 옆으로 누워 불편하게 잠을 잘 때 발생할 수 있다. 넙다리곧은근 통증은 밤 통증을 유발시킨다. 안쪽넓은근의 연관통은 가끔 무릎의 돌륭술(buckling)을 일으킨다.

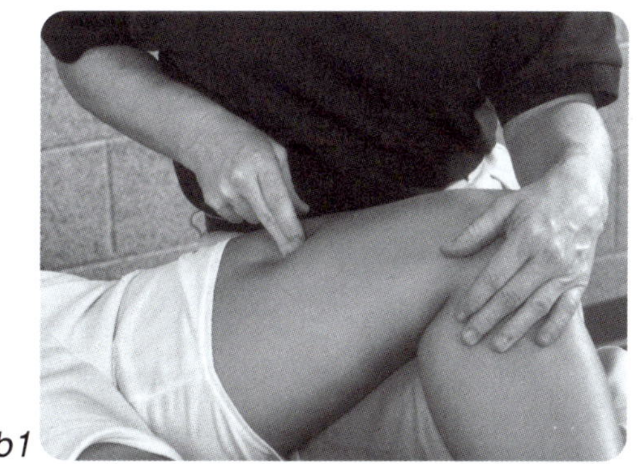

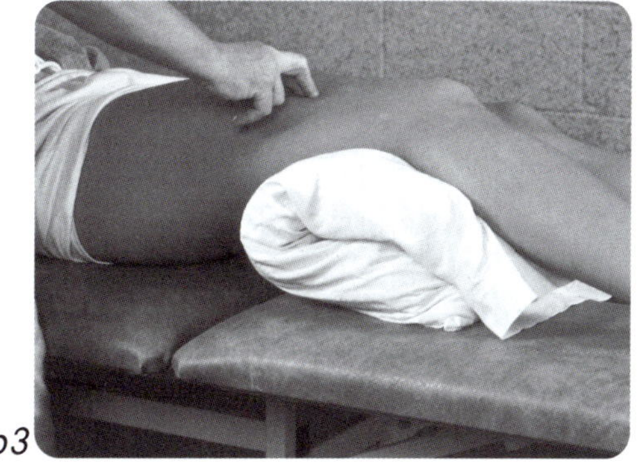

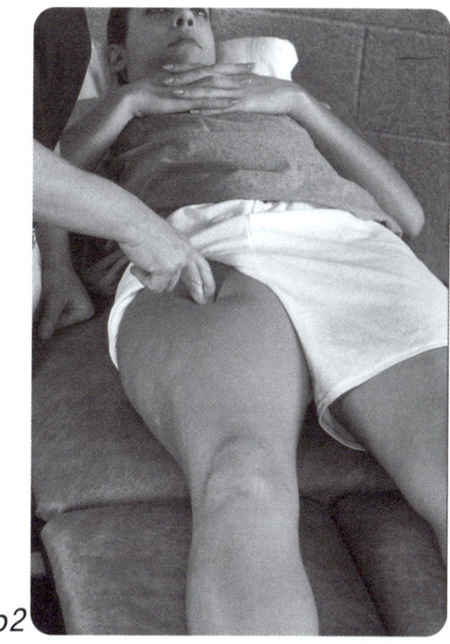

그림 23.5 통증유발점 이완 *(b1)* 안쪽넓은근, *(b2)* 가운데넓은근, *(b3)* 가쪽넓은근.

엉덩모음근 (Hip Adductors)

연관 패턴 : 긴모음근(장내전근, adductor longus)과 짧은모음근은 서혜부와 앞안쪽 넙다리(antero medial upper thigh), 안쪽무릎의 위쪽(upper medial knee) 깊숙한 부위의 통증과 연관된다. 큰모음근(대내전근, adductor magnus)은 서혜부 안쪽 깊은 통증과 앞안쪽 넙다리를 지나 먼쪽까지 연관된다. 두덩정강근(박근, gracilis) 연관통은 넙다리(대퇴, femoral)의 안쪽을 따라 얕은 층에서 발생하며, 뜨겁고 찔리는 증상과 연관된다(그림 23.6a).

통증유발점 위치 : 통증유발점은 각 근육의 볼록한 부위에서 발생한다. 큰모음근의 통증유발점은 몸쪽으로는 궁둥뼈결절(좌골결절, ischial tuberosity)과 두덩뼈(치골, pubis), 뒤쪽으로는 안쪽 뒤넙다리근(슬괵근, hamstrings), 앞쪽으로는 두덩정강근(박근, gracilis)에 의해 이루어진 삼각형 형태의 뒤안쪽 넙다리근의 몸쪽 1/3에서 발생된다. 두덩정강근의 통증유발점은 근육의 위쪽 1/3에서 발견되지만 위치를 찾기가 어렵다. 큰모음근(대내전근, adductor magnus)의 통증유발점은 두덩정강근의 아래에 위치하고 있으며, 뒤쪽으로는 뒤넙다리근, 궁둥

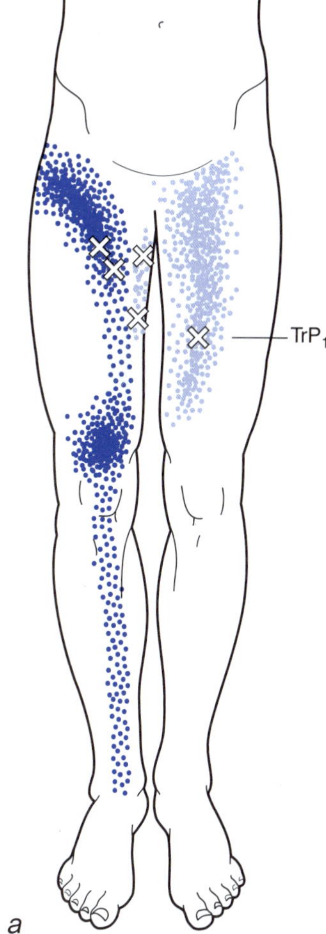

그림 23.6 엉덩이 모음근 : *(a)* 통증연관통의 형태. 어두움 = 긴모음근(adductor longus), 짧은모음근, 보통 = 두덩정강근(gracilis), 밝음 = 큰모음근(adductor magnus).

뼈결절에서 먼쪽에 있다. 짧은모음근(단내전근, adductor brevis)의 통증유발점은 긴모음근(장내전근, adductor longus)의 아래에 위치한다.

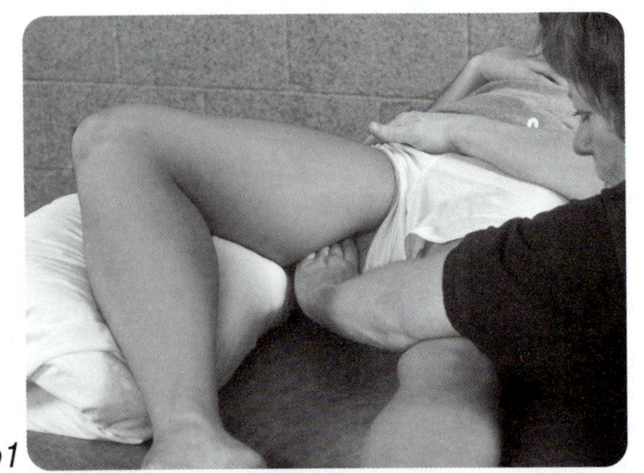
b1

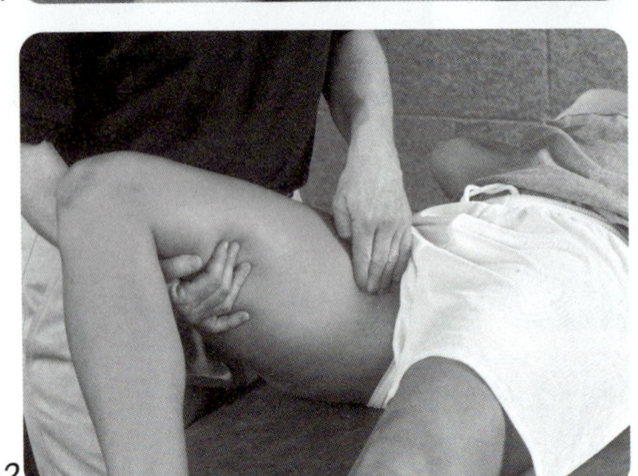
b2

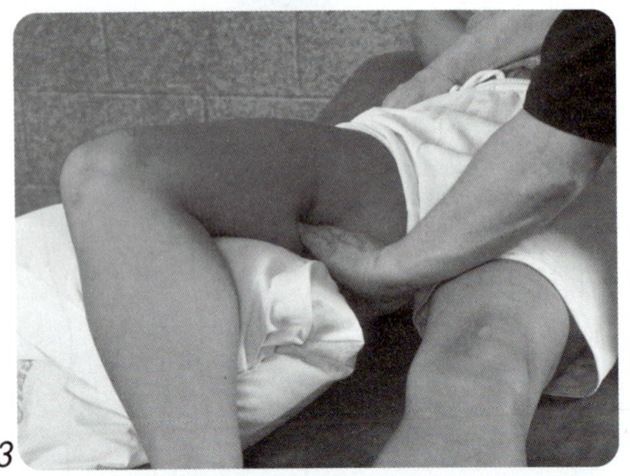
b3

촉진을 위한 환자 자세 : 통증유발점의 이완은 환자를 누운 상태에서 실시한다.

촉진을 위한 근육상태 : 통증유발점은 엉덩이와 무릎을 구부린 자세에서 치료되며, 엉덩이를 가쪽으로 돌리고 벌린다. 환자가 편안함을 느끼도록 넙적다리(대퇴, thigh) 아래에 베개를 받쳐준다.

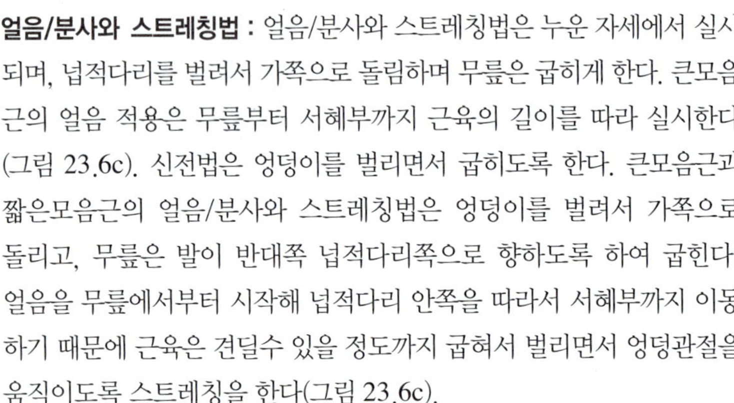

허혈 치료법 : 손가락을 이용하여 집거나 편평하게 하여 압박을 가한다(그림 23.6b). 긴모음근의 몸쪽 통증유발점은 근육의 위쪽 1/3에 있으며, 손가락을 이용한 집기법으로 치료하는 것이 가장 좋다. 근육의 먼쪽 2/3 지점에서의 통증유발점은 편평하게 하여 압박을 주는 것이 가장 좋은 방법이다. 짧은모음근의 통증유발점은 간접적인 방법으로 편평 압박을 가하도록 한다.

얼음/분사와 스트레칭법 : 얼음/분사와 스트레칭법은 누운 자세에서 실시되며, 넙적다리를 벌려서 가쪽으로 돌림하며 무릎은 굽히게 한다. 큰모음근의 얼음 적용은 무릎부터 서혜부까지 근육의 길이를 따라 실시한다(그림 23.6c). 신전법은 엉덩이를 벌리면서 굽히도록 한다. 큰모음근과 짧은모음근의 얼음/분사와 스트레칭법은 엉덩이를 벌려서 가쪽으로 돌리고, 무릎은 발이 반대쪽 넙적다리쪽으로 향하도록 하여 굽힌다. 얼음을 무릎에서부터 시작해 넙적다리 안쪽을 따라서 서혜부까지 이동하기 때문에 근육은 견딜수 있을 정도까지 굽혀서 벌리면서 엉덩관절을 움직이도록 스트레칭을 한다(그림 23.6c).

주의점 : 두덩정강근(박근, gracilis) 기술은 무릎을 편 상태에서 실시하는 뒤넙다리근(슬괵근, hamstrings)기술과 유사하다(그림 23.7c).

뒤넙다리근 (슬괵근, Hamstrings)

연관 패턴 : 볼기주름(gluteal fold)과 무릎뒤쪽에서 근육을 따라 발생

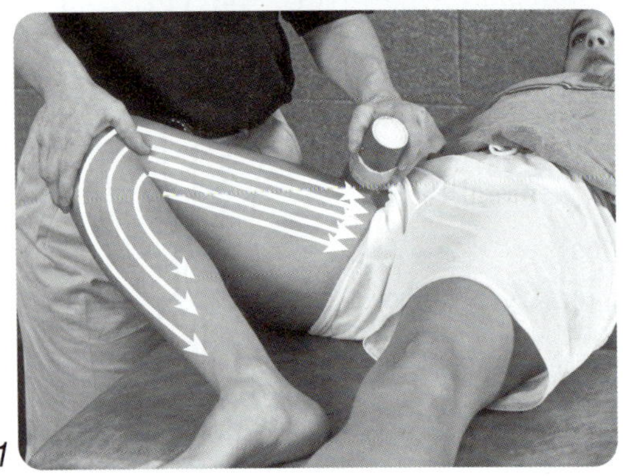
c1

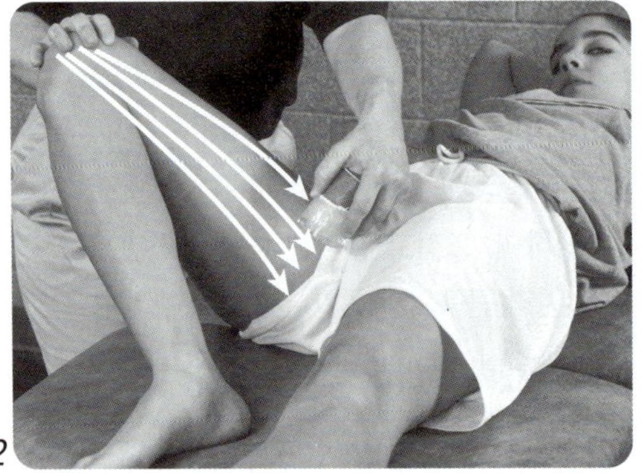
c2

그림 23.6 *(b1)* 큰모음근의 통증유발점 이완, *(b2)* 앞긴엉덩모음근과 앞짧은엉덩모음근의 통증유발점 이완, *(b3)* 긴엉덩모음근의 통증유발점 이완, *(c1)* 긴엉덩모음관절과 짧은엉덩모음근의 얼음/분사와 스트레칭법, *(c2)* 큰모음근의 얼음/분사와 스트레칭법.

하며 먼쪽 안쪽 장딴지(비복, calf)까지 발생한다(그림 23.7a).

통증유발점 위치 : 안쪽과 가쪽 뒤넙다리근(슬괵근, hamstrings)의 통증유발점은 무릎쪽으로 8~12cm에서 발생한다.

촉진을 위한 환자 자세 : 안쪽 뒤넙다리근은 촉진할 때는 환자를 눕게 하고, 가쪽 뒤넙다리근을 촉진할 때는 엎드리거나 옆으로 눕게 한다.

촉진을 위한 근육상태 : 안쪽이나 가쪽 뒤넙다리근을 이완시킬 경우 무릎은 굽히게 한다. 또한 앞쪽 뒤넙다리근은 엉덩관절(고관절, hip joint)을 벌리게 한다.

허혈 치료법 : 안쪽 뒤넙다리근은 집기법이나 편평 압박법을 사용한다. 그러나 가쪽 뒤넙다리근은 편평 압박으로 하는 것이 가장 좋다(그림 23.7b).

얼음/분사와 스트레칭법 : 뒤넙다리근의 얼음/분사와 스트레칭법은 환자를 눕게 하여 반대쪽 다리를 편 자세에서 실시한다. 환측 팔다리(사지, extremity)는 운동사가 발목을 지지해야 한다. 초기 먼쪽에서 몸쪽으로 얼음처치를 할 때 큰모음근(대내전근, adductor magnus)이 수동적으로 늘어날 때까지 다리를 벌리도록 한다. 일단 팔다리가 최대한 벌어졌다면 엉덩관절(고관절, hip joint)을 굽히고 모으면서 몸쪽에서 먼쪽 방향으로 실시하고, 무릎은 모든 각도에서 편 상태가 유지되어야 한다(그림 23.7c). 팔다리가 수직 위치에 도달한다면 더이상 움직임을 멈추고 발목을 발등굽힘(배측굴곡, dorsiflexion)하면서 얼음으로 장딴지(비복, calf)까지 문지른다. 그 이후에는 완전하게 굽혀지도록 하면서 벌림(외전, abduction) 동작의 끝부분까지 다시 시작하도록 한다. 처치를 하는 동안 한다.

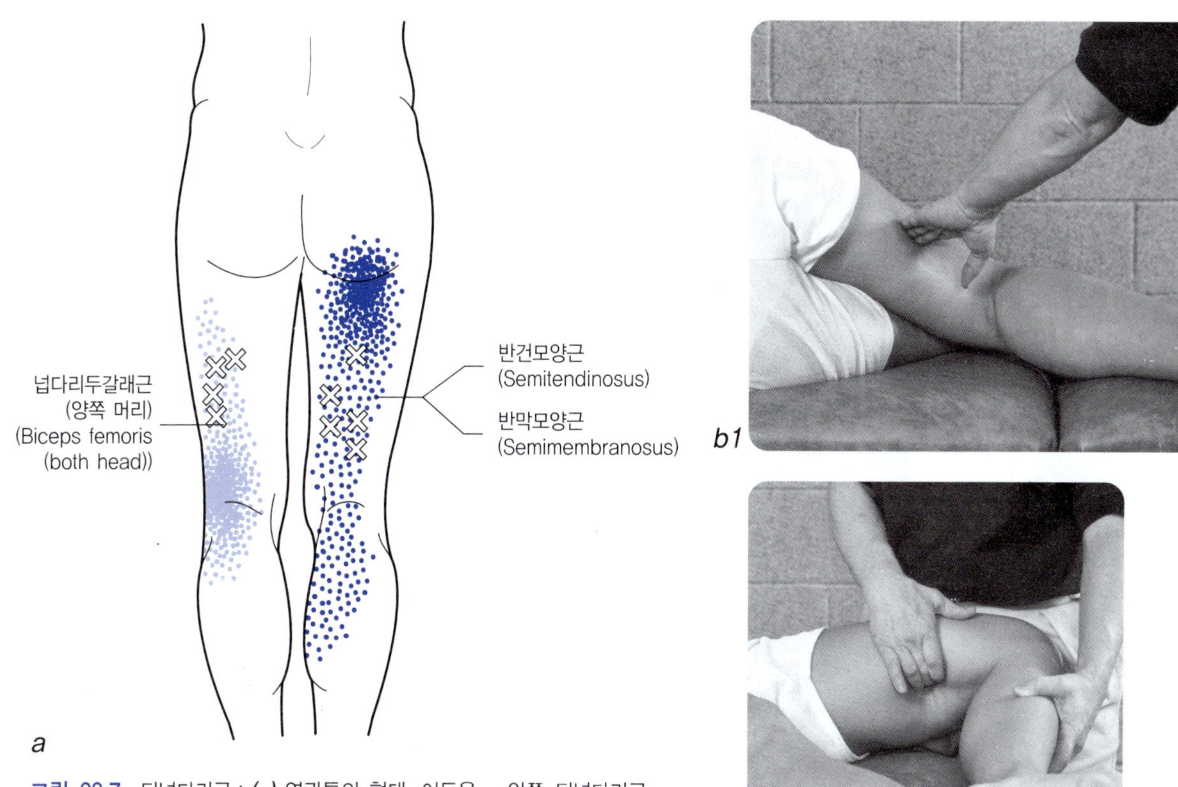

그림 23.7 뒤넙다리근 : *(a)* 연관통의 형태. 어두움 = 안쪽 뒤넙다리근, 밝음 = 가쪽 뒤넙다리근. 통증유발점의 이완 *(b1)* 가쪽 뒤넙다리근, *(b2)* 안쪽 뒤넙다리근.

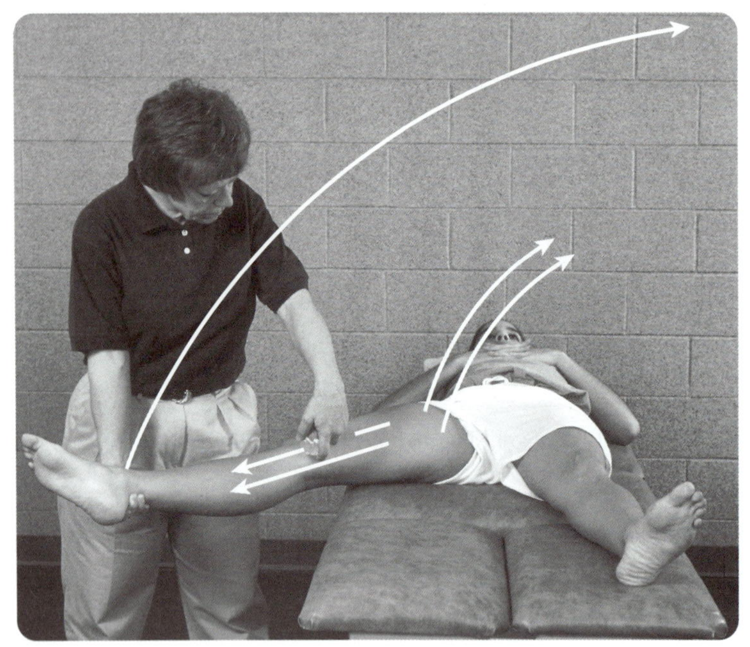

c
그림 23.7 *(계속)* 뒤넙다리근 : *(c)* 얼음/분사와 스트레칭.

주의점 : 반막모양근(반막양근, semimembranosus)과 반건모양근 통증을 가끔 날카로운 통증을 동반한다. 반면 넙다리두갈래근(대퇴이두근, biceps femoris)의 연관통은 깊은 통증이 동반된다.

오금근 (슬와근, Popliteus)

연관 패턴 : 달리기와 계단과 언덕을 내려갈 때, 스쿼트 할 때의 무릎 뒤쪽부위(그림 23.8a)의 통증은 무릎을 완전히 폈을 때 통증을 호소한다.

통증유발점 위치 : 뒤정강근(후경골근, tibialis posterior) 닿는곳. 가자미근(넙치근, soleus) 가쪽으로 옮겨진다. 오금근(슬와근, popliteus)은 가자미근 밑에 있다.

촉진을 위한 환자 자세 : 환측이 위로 오도록 옆으로 눕는다.

촉진을 위한 근육상태 : 무릎을 약간 굽히고 다리는 가쪽으로 약간 돌리며, 발목은 반쯤 발목뼈(족근골, tarsal)을 하여 장딴지근육을 이완시킨다.

허혈 치료법 : 편평 압박을 안쪽으로 아래방향과 앞방향으로 실시한다(그림 23.8b).

얼음/분사와 스트레칭법 : 얼음/분사와 스트레칭법은 엎드린 자세에서 실시한다. 다리를 가쪽으로 돌리고 무릎은 편 상태로 고정을 하지 않은 상태에서 가쪽에서 시작하여 근육을 따라 몸쪽 방향으로 실시한다(그림 23.8c).

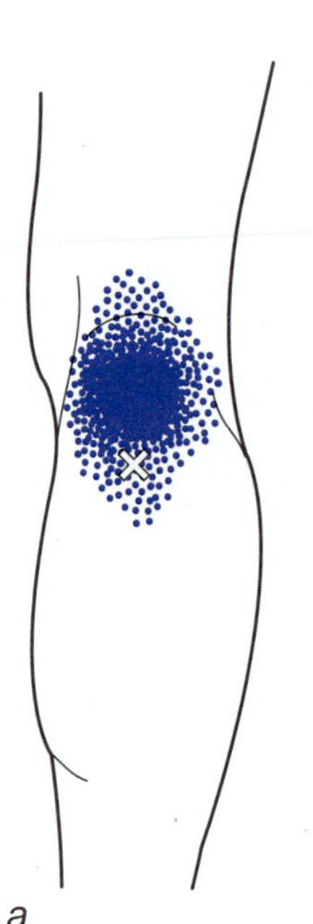

a

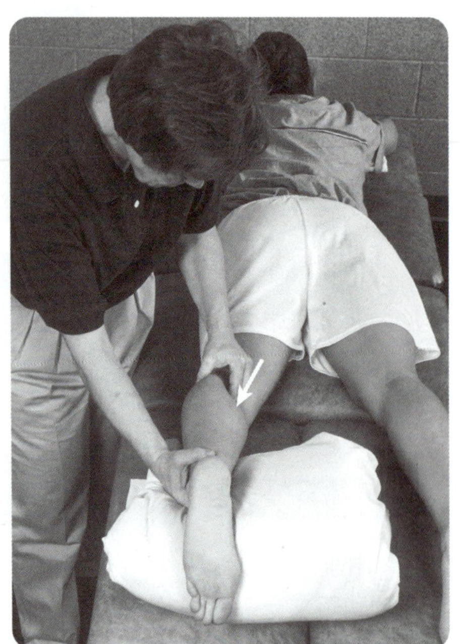

b

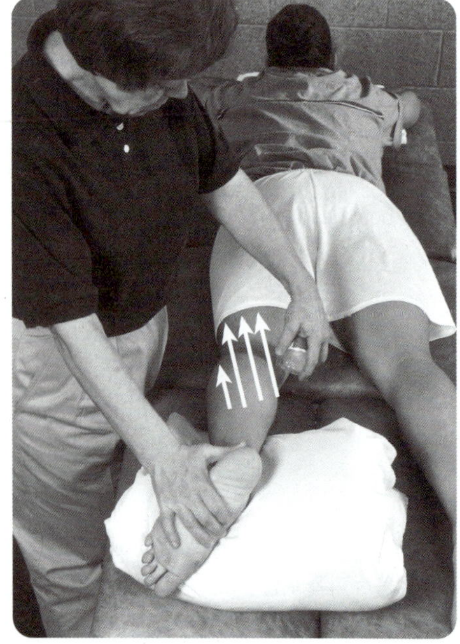

c

그림 23.8 오금근 : *(a)* 연관통의 형태, *(b)* 통증유발점 이완, *(c)* 얼음/분사와 스트레칭.

주의점 : 무릎 뒤쪽부위의 통증은 드물게 근육의 통증유발점에서만 일어나기도 하지만, 일반적으로는 장딴지근(비복근, Gastrocnemius)과 넙다리두갈래근의 통증유발점과 관련이 된다.

넙다리근막긴장근 (대퇴근막장근, Tensor Fasciae Latae)

연관 패턴 : 앞가쪽 엉덩에서의 깊은 통증은 큰돌기(대전자, greater trochanter)에서 연관되며, 무릎까지 통증이 유발될 수 있다(그림 23.9a).

통증유발점 위치 : 위앞엉덩뼈가시(전상장골극, anterior superior iliac spine)의 먼쪽과 큰돌기의 안쪽 몸쪽 부위.

촉진을 위한 환자 자세 : 허혈 압박은 누운 자세에서 실시하고 얼음/분사와 스트레칭은 옆으로 누운 자세에서 한다.

촉진을 위한 근육상태 : 무릎을 약간 구부려서 이완시킨 후 받쳐준다.

허혈 치료법 : 근육에 편평 압박을 실시한다(그림 23.9b).

얼음/분사와 스트레칭법 : 얼음/분사와 스트레칭법은 환자를 옆으로 눕게 하여 환측 다리의 위쪽에서 실시한다. 운동사는 환자의 넙다리 먼쪽 아래를 받치고 앞가쪽 넙다리의 먼부위와 가쪽에서부터 무릎 위까지 얼음으로 쓸어내린다. 이때 한 손으로 가쪽 엉덩이 위에서 골반을 고정함으로써 폄을 시키고 넙적다리(대퇴, thigh)를 가쪽으로 돌리면서 다른 한 손으로 넙적다리를 낮게 한다(그림 23.9c).

주의점 : 통증은 가끔 넙다리돌기 윤활주머니염(trochanteric bursitis)과 유사하며, 옆으로 눕거나 달릴 때 통증이 유발된다.

심부조직 마사지 (Deep Tissue Massage)

무릎과 넙다리에서 넙다리네갈래근(대퇴사두근, quadriceps femoris)힘줄과 엉덩정강근막띠(장경인대, iliotibial band, ITB)는 심부조직 마사지가 필요한 부위이다. 넙다리네갈래근 힘줄은 지나친 스트레스와 긴장, 힘줄염(건염, tendonitis) 때문에 통증이

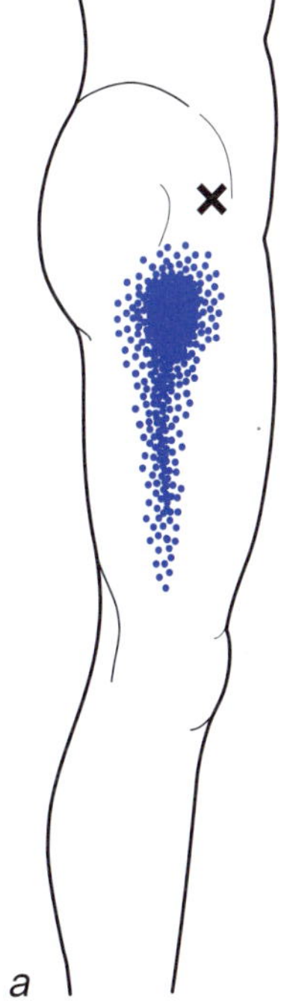

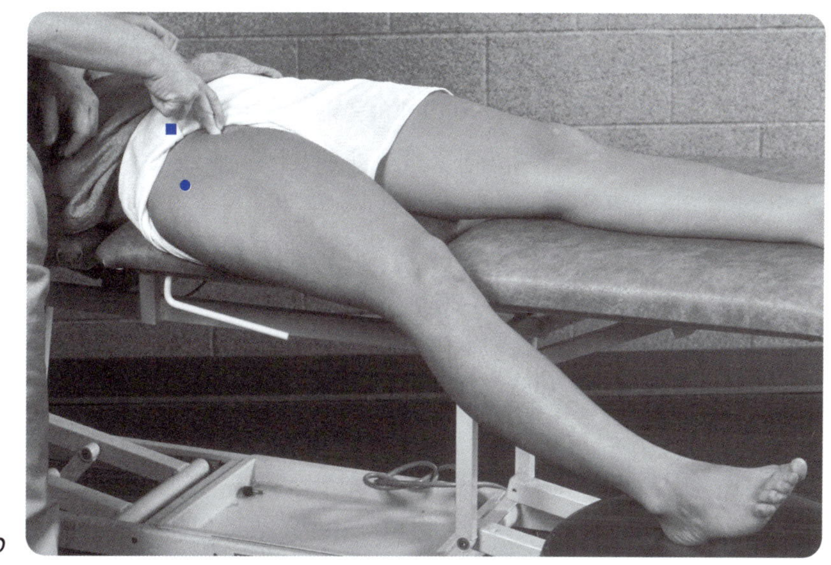

그림 23.9 넙다리근막긴장근(tensor fasciae latae) : *(a)* 연관통의 형태, *(b)* 통증유발점 이완. ● = 큰돌기(greater trochanter), ■ = 위앞엉덩뼈가시(ASIS). *(c)* 얼음/분사와 스트레칭.

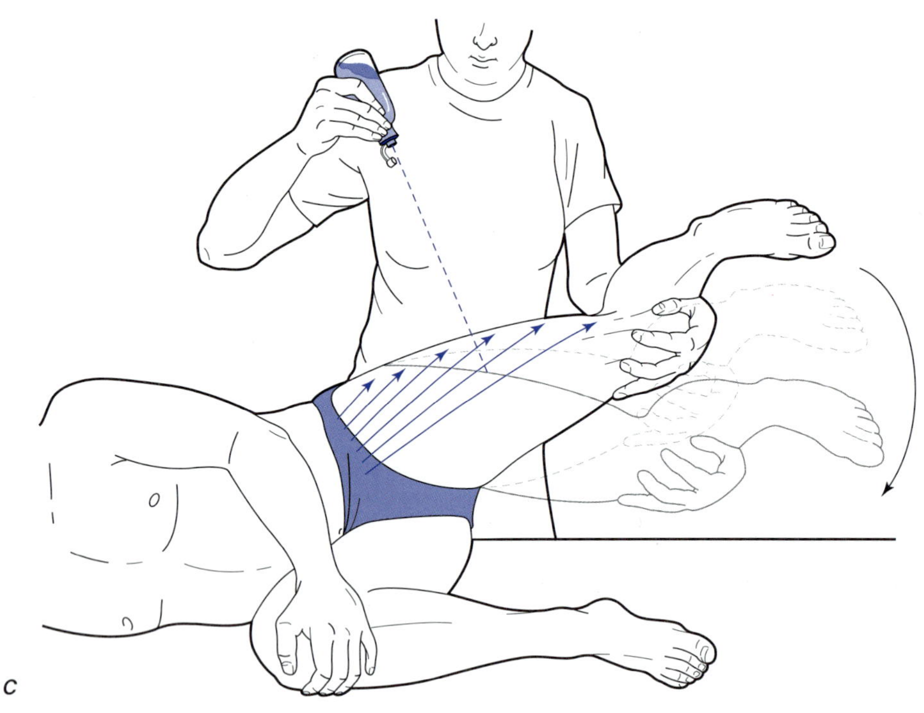

그림 23.9 *(계속)* 넙다리근막긴장근(tensor fasciae latae) : *(c)* 얼음/분사와 스트레칭.

발생한다. 흔히 교차마찰마사지(cross friction massage)는 이차적인 염증인 상처조직의 유착을 줄이기 위해 사용된다. 힘줄 섬유는 제6장에서 언급된 것처럼 교차마찰되어진다. 힘줄은 무릎뼈(슬개골, patella)에서 정강거친면(tibial tuberosity)까지 수직으로 연결되어 있기 때문에 교차마찰 기법은 힘줄과 수평으로 마사지를 시행한다.

교차마찰마사지는 수술 후 생기는 상처조직에 사용함으로써 인접 조직에 피부가 유착되는 것을 예방하거나 경감시킨다. 심지어 관절경이 삽입했던 부위를 검사해서 수술 후 유착을 예방하고 좋은 조직의 가동성을 유지하기 위해 실시될 수 있다.

넙다리근막긴장근(대퇴근막장근, tensor fascia lata)과 힘줄은 빈번하게 유착이 발생하며, 특히 수술 후나 밖굽이무릎(외반슬, genu valgus)과 같이 생체역학적 자극을 장기간 동안 갖고 있던 무릎에서 쉽게 발생한다. 엉덩정강근막띠(장경인대, iliotibial band)를 따라가는 이러한 부위는 심부(deep)조직 마사지로 해소할 수 있다. 운동사는 손허리손가락관절(중수지절관절, metacarpophalangeal joint)과 몸쪽 손가락뼈사이관절을 굽힘(굴곡, flexion)시켜 먼쪽 손가락뼈사이관절(지절간관절, interphalangeal jonint)을 펴서 손가락 끝을 손바닥에 위치시킨다. 이 상태에서 중간과 먼쪽 손가락뼈의 뒤쪽 면을 이용하여 환자의 무릎을 엉덩이 쪽으로 움직이면서 가쪽 넙다리를 손으로 압박을 가한다. 연부조직 제한은 가쪽 넙다리를 손으로 따라가면서 "반창고"처럼 촉진한다. 운동사는 심부조직 마사지를 여러번 반복하고, 제한이 더 심한 부위는 더 많이 실시한다.

제한된 부위가 이완이 되면 조직의 가동성이 향상되고 압통은 줄어들 것이다. 연부조직의 제한이 있었던 부위의 운동범위는 향상이 될 것이다.

가정 프로그램시에는 폼 롤러나 마사지 롤러를 이용하여 자가 마사지를 할 수 있다. 폼 롤러를 사용한다면 환자는 환측으로 눕게 하여 손과 넙다리를 폼 롤러 위에 올려놓게 한다(그림 23.10). 무릎에서 넙다리까지 폼 롤러 위에서 구르기를 실시하고 가장 압통이 있거나 제한된 부위는 더 많이 실시하게 한다. 이 기술은 정상 조직은 압통이 발생하지 않지만, 연부조직 제한이 있는 부위는 압통이 발생하게 된다. 마사지 롤러를 사용한다면 제한된 연부조직을 따라 움직이면서 롤러의 끝부분 위에 손으로 강한 압박을 가하도록 한다.

폼 롤러는 고정을 했거나 손상으로 제한이 있을 때, 넙다리근(대퇴근, thigh muscle)을 마사지하는데 사용이 될 수 있다(그림 23.11). 환자는 아래팔(전완, forearm)로 체중을 지탱하면서 엎드리게 하고 폼 롤러에 앞쪽 넙다리를 올린다. 팔을 움직이면서 롤러 위에 엉덩이부터 무릎까지 팔다리를

무릎 손상의 연부조직 가동기법은 넙다리네갈래근, 엉덩모음근, 뒤넙다리근, 오금근, 넙다리근막긴장근에서의 연관통과 관련된다. 심부조직 마사지는 넙다리네갈래힘줄과 엉덩정강뼈밴드에 사용된다.

움직이도록 한다. 일단 한 부위의 통증이 없어질 때까지 작게 앞뒤로 움직임을 시작하고, 다른 부위의 압통이 있는 근육으로 이동하고 반복하여 실시한다. 이러한 절차를 모든 근육에서 사용된다.

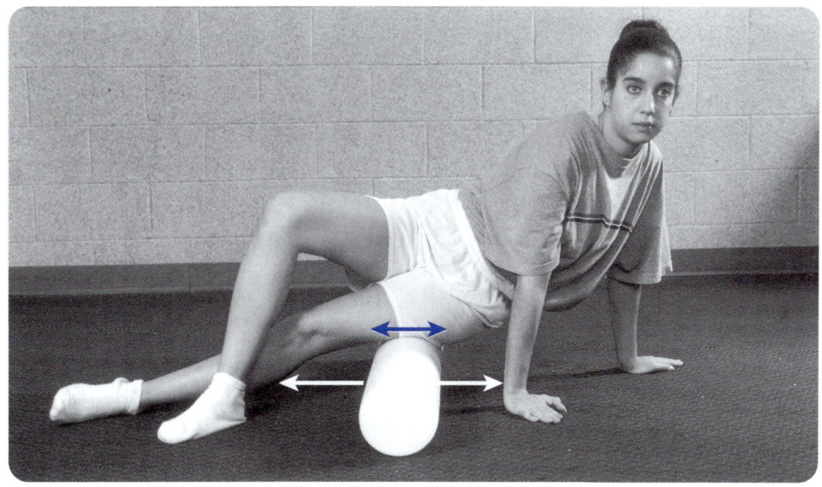

그림 23.10 엉덩정강뼈 밴드의 폼 롤러 자가 마사지.

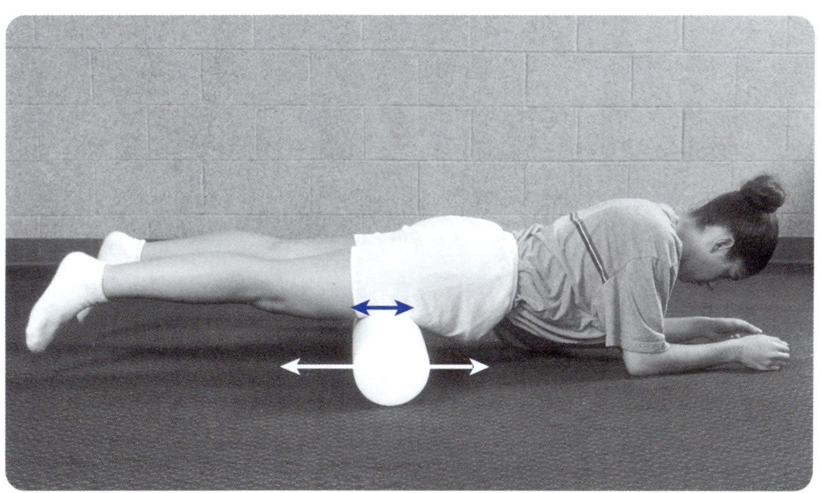

그림 23.11 넙다리네갈래근의 폼 롤러 마사지.

관절가동술 (JOINT MOBILIZATION)

손상, 수술, 부종 그리고 고정은 무릎넙다리관절(슬개대퇴관절, patellofemoral joint)과 정강넙다리관절, 몸쪽 정강종아리관절(경비관절, tibiofibular joint)의 운동성을 제한시킬 수 있다. 정강넙다리관절은 엄밀하게 무릎관절(슬관절, knee joint)은 아니지만, 이 관절의 운동성이 제한된다면 무릎으로 통증을 전달시키고 발목의 움직임에도 영향을 미칠 것이다. 이러한 원인으로 재활검사를 하면서 관절주머니 제한을 알아보기 위해 정강종아리관절(경비관절, tibiofibular joint)을 평가해야 한다.

■ 무릎관절의 가동술 (Joint Mobilization of the Knee)

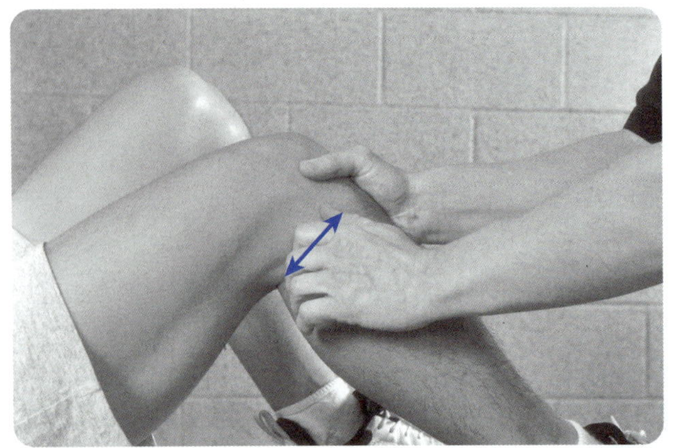

그림 23.12 관절 가동술 : 위쪽 정강종아리뼈의 앞뒤 활주.

앞쪽과 뒤쪽 활주 (Anterior and Posterior Glides)

움직임 : 위쪽 정강종아리관절.

안정 시 위치 : 언급없음.

적응증 : 무릎과 발목의 움직임 제한.

환자의 위치 : 엉덩이와 무릎을 굽혀서 눕고 발은 치료대 위에 올려놓는다.

운동사 손 위치 : 종아리뼈머리(비골두, fibular head)를 앞쪽에서 엄지손가락으로 잡고, 뒤쪽에서 인지와 중지로 잡는다.

가동기법 적용 : 종아리뼈머리를 앞쪽으로 움직이고 뒤쪽으로 움직인다(그림 23.12).

주의점 : 발을 치료대 위에 올려서 다리의 무게로 중심을 잡아서 정강뼈(경골, tibia)를 고정한다.

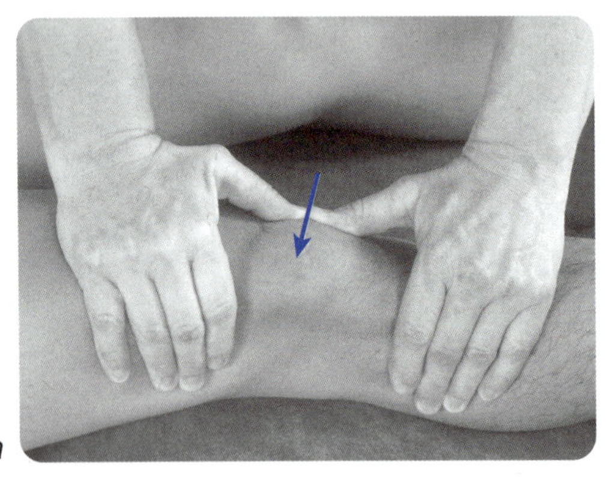

a

그림 23.13 무릎넙다리관절 가동술 : *(a)* 가쪽 활주.

가쪽 활주 (Lateral Glides)

움직임 : 무릎뼈(슬개골, patella).

안정 시 위치 : 무릎 폄(신전, extension).

적응증 : 무릎뼈의 안쪽 움직임 제한.

환자의 위치 : 누운 자세에서 수건을 말아 무릎 밑에 놓는다.

운동사 손 위치 : 엄지손가락을 무릎뼈의 안쪽 면에 댄다.

가동기법 적용 : 엄지손가락으로 무릎뼈를 가쪽으로 민다(그림 23.13a). 주의깊게 가쪽에 압력을 가하며, 무릎뼈를 아래방향이나 압박력을 가하지 않는다.

주의점 : 무릎뼈 움직임은 무릎의 굽힘(굴곡, flexion)과 폄, 그리고 정강뼈(경골, tibia)의 돌림(회전, rotation)에 필수적이다.

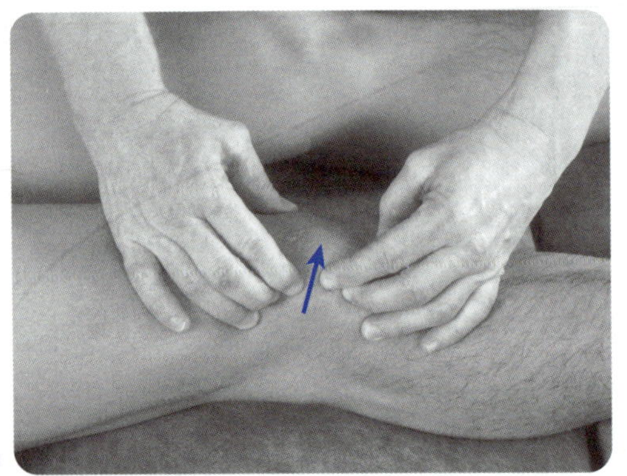

b

그림 23.13 무릎넙다리관절 가동술 : *(b)* 가쪽 활주.

안쪽 활주 (Medial Glides)

움직임 : 무릎뼈.

안정 시 위치 : 무릎 폄.

적응증 : 무릎뼈의 가쪽 움직임 제한.

환자의 위치 : 누운 자세에서 수건을 말아 무릎 밑에 놓는다.

운동사 손 위치 : 집게손가락을 무릎뼈의 가쪽 면에 댄다.

가동기법 적용 : 집게손가락으로 무릎뼈를 안쪽으로 민다(그림 23.13b). 주의깊게 안쪽에 압력을 가하며, 무릎뼈(슬개골, patellae)를 아래방향이나 압박력을 가하지 않는다.

주의점 : 무릎뼈 움직임은 무릎의 굽힘(굴곡, flexion)과 폄(신전, extension), 그리고 정강뼈(경골, tibia)의 돌림(회전, rotation)에 필수적이다.

아래쪽 활주 (Inferior Glides)

움직임 : 무릎뼈(슬개골, patella).

안정 시 위치 : 무릎 폄.

적응증 : 무릎뼈의 아래쪽 움직임 제한.

환자의 위치 : 누운 자세에서 수건을 말아 무릎 밑에 놓는다.

운동사 손 위치 : 엄지와 집게손가락을 무릎뼈의 위쪽 테두리에 댄다.

가동기법 적용 : 무릎뼈를 발가락 방향인 아래쪽으로 활주시킨다. 이때 무릎 넙다리뼈에 무릎뼈가 압박되지 않도록 한다(그림 23.13c).

주의점 : 무릎뼈 움직임은 무릎의 굽힘과 폄, 그리고 정강뼈의 돌림에 필수적이다.

c

그림 23.13 무릎넙다리관절 가동술 : *(c)* 아래쪽 활주.

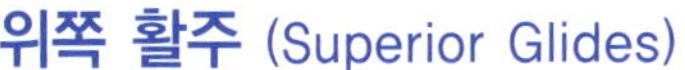

위쪽 활주 (Superior Glides)

움직임 : 무릎뼈.

안정 시 위치 : 무릎 폄.

적응증 : 무릎뼈의 위쪽 움직임 제한.

환자의 위치 : 누운 자세에서 수건을 말아 무릎 밑에 놓는다.

운동사 손 위치 : 엄지와 집게손가락을 무릎뼈의 아래쪽 테두리에 댄다.

가동기법 적용 : 엄지와 집게손가락으로 무릎뼈를 머리쪽으로 힘을 가한다. 이때 넙다리뼈(대퇴, femur)에 무릎뼈가 압박되지 않도록 한다(그림 23.13d).

주의점 : 무릎뼈 움직임은 무릎의 굽힘과 폄, 그리고 정강뼈의 돌림에 필수적이다.

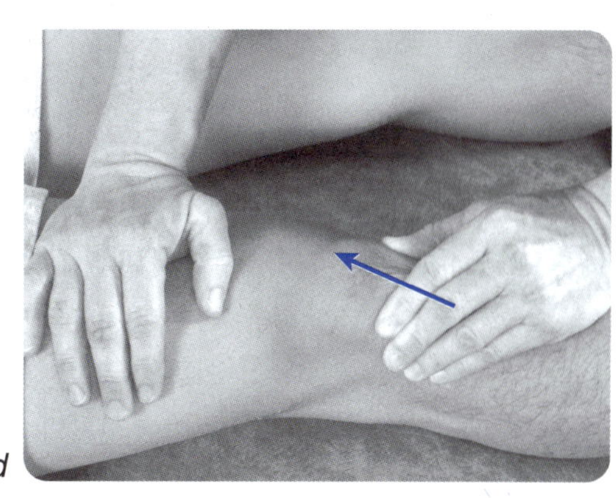

d

그림 23.13 무릎넙다리관절 가동술 : *(d)* 위쪽 활주.

정강넙다리관절의 가동술 (Tibiofemoral Mobilizations)

이 관절은 무릎관절(슬관절, knee joint)의 운동성을 향상시키는데 가장 많이 동원되어지는 관절이다. 무릎넙다리관절(슬개대퇴관절, patellofemoral joint)이 전체 무릎관절의 운동범위에 영향을 미치지만, 정강넙다리관절이 가장 큰 영향을 미친다. 이러한 이유 때문에 정강넙다리관절의 가동기법을 포함하였다.

떼어당김 (신연, Distraction)

움직임 : 정강넙다리관절.

안정 시 위치 : 20°~25° 굽힘(굴곡, flexion).

적응증 : 일반적인 제한 또는 이완.

환자의 위치 : 안정 자세에서 무릎을 지지하면서 눕게 한다.

운동사 손 위치 : 넙다리뼈를 한 손으로 무릎뼈의 몸쪽을 고정하고, 작용하고자 하는 손으로 발목관절(족관절, ankle joint) 위에 올려 놓는다.

가동기법 적용 : 안정화시키는 손은 넙적다리(대퇴, thigh)를 고정하고, 작용시키는 손은 정강뼈를 먼쪽으로 당긴다(그림 23.14).

주의점 : 이 기술은 III단계와 IV단계를 하기 이전과 이후에 사용된다.

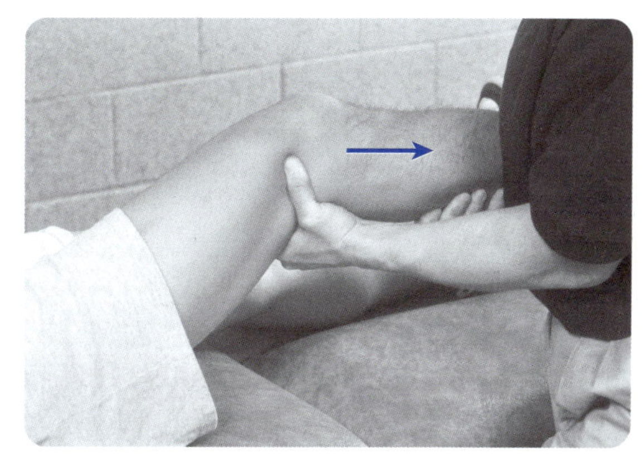

그림 23.14 관절의 가동술 : 정강넙다리관절의 떼어당김.

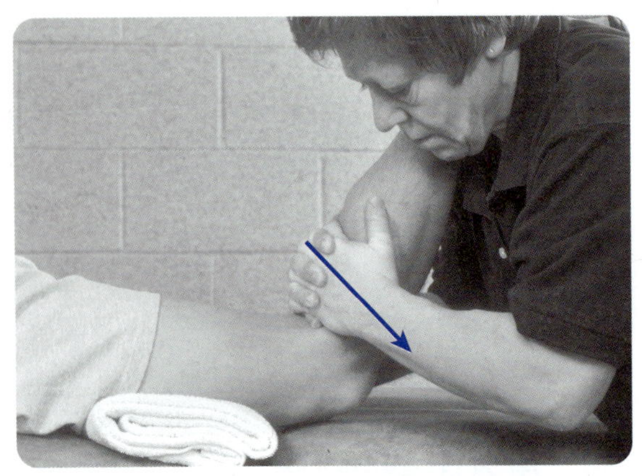

그림 23.15 관절의 가동화 : 정강넙다리관절의 앞쪽 활주.

앞쪽활주 (Anterior Glides)

움직임 : 정강넙다리관절(tibiofemoral joint).

안정 시 위치 : 20° ~25° 굽힘(굴곡, flexion).

적응증 : 무릎 폄(신전, extension)을 증가시키기 위해.

환자의 위치 : 엎드린 자세. 넙적다리(대퇴, thigh)를 치료대 위에 올리고 무릎을 구부리며, 운동사의 어깨에 기댄다. 넙적다리 아래에 패드를 대어 줌으로써 환자가 더 편안하게 해 주고, 활주를 하기 위해 넙적다리를 정렬시킨다.

운동사 손 위치 : 환자가 발을 운동사의 어깨에 기대고, 운동사는 양손으로 무릎근처의 몸쪽 다리를 잡고 정강뼈(경골, tibia)를 앞쪽으로 당긴다(그림 23.15).

가동기법 적용 : 활주 힘은 관절면과 평행이 되도록 한다. 무릎이 가동화로 안정 시 위치에서 벗어날 때 힘이 수평이기 때문에 힘 각이 변화할 것이다.

주의점 : 뒤넙다리근(슬괵근, hamstrings)은 가장 효과적인 결과를 내기 위해서 이완되어 있어야 한다. 다른 대체적인 가동기법은 엎드린 자세에서 무릎을 30° 굽혀 정강뼈(경골, tibia)를 기댄 채 실시하는 것이다. 가동화시키는 손은 무릎관절(슬관절, knee joint)의 먼쪽을 잡아서 앞쪽으로 힘을 가한다. 또한 환자를 치료대에 앉게 하여 다리를 반대쪽 다리 위에 덮는다. 운동사는 양쪽 무릎 사이에 환자의 다리를 고정하고, 양손은 무릎 아래의 뒤쪽 몸쪽부위를 잡아 앞쪽으로 당긴다.

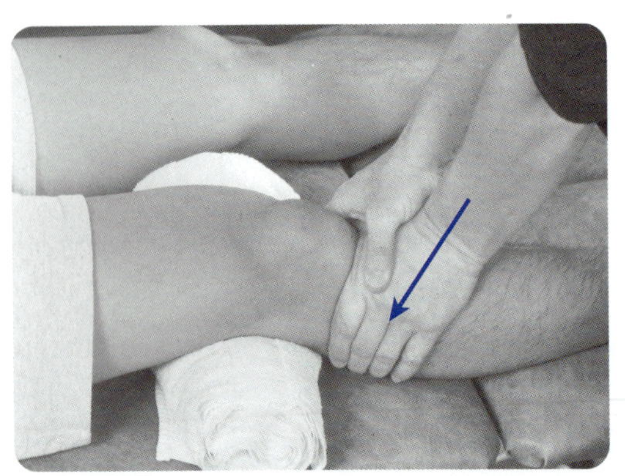

그림 23.16 관절의 가동화 : 정강넙다리관절의 뒤쪽 활주.

뒤쪽활주 (Posterior Glides)

움직임 : 정강넙다리관절.

안정 시 위치 : 20° ~25° 굽힘.

적응증 : 무릎 굽힘을 증가시키기 위해.

환자의 위치 : 누워서 넙적다리 아래에 받침대를 댄 자세.

운동사 손 위치 : 양손을 정강뼈의 앞쪽 몸쪽 위에 놓는다.

가동기법 적용 : 뒤쪽 활주는 관절면과 평행하게 실시한다(그림 23.16).

주의점 : 다른 대체방법으로는 환자를 치료대의 끝부분에 앉게 하여 무릎을 자연스럽게 치료대 밖으로 내려오게 한다. 이때 뒤넙다리근의 먼쪽 부위에 받침대를 대어주고, 양쪽 무릎으로 환자의 다리를 고정시킨 후, 정강뼈 돌기를 뒤쪽으로 활주시킨다.

무릎의 관절가동법은 무릎의 폄 동작을 위해 앞쪽 활주를 하고, 굽힘 동작을 위해 뒤쪽 활주를 하며 끝지점에서의 굽힘과 폄 동작을 위해 돌림을 한다.

돌림활주 : 정강뼈 안쪽관절융기의 앞쪽활주
(Rotational Glide : Anterior Glide of the Medial Tibial Condyle)

움직임 : 정강넙다리관절(tibiofemoral).

안정 시 위치 : 20°~25° 굽힘(굴곡, flexion). 그러나 이 기술은 주로 관절운동범위의 끝지점에서 시행한다.

적응증 : 무릎 폄의 끝부분에서 정강뼈의 가쪽돌림(외회전, lateral rotation)을 얻기 위해.

환자의 위치 : 엎드리게 하여 넙다리뼈(대퇴골, femur)의 먼부위에 받침대를 대어 준다.

운동사 손 위치 : 한 손을 안쪽정강뼈고원(medial tibial plateau)의 뒤쪽에 놓는다.

가동기법 적용 : 정강뼈의 돌림(회전, rotation)을 유발시키기 위해 넙다리뼈를 고정하고, 안쪽정강뼈를 앞뒤방향으로 활주시킨다(그림 23.17).

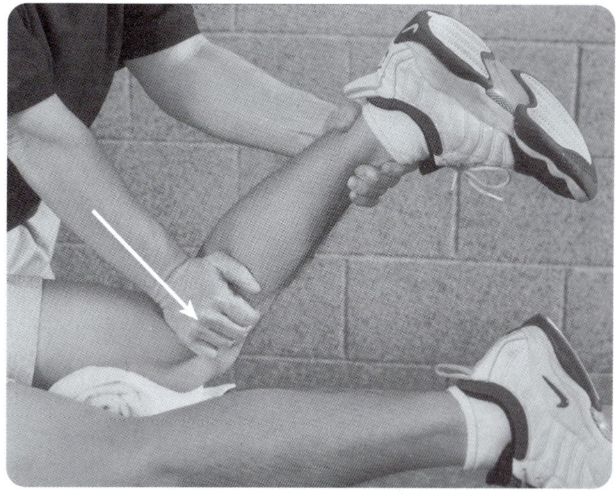

그림 23.17 관절의 가동화 : 안쪽 정강뼈관절융기(medial tibial condyle)의 앞쪽 활주.

주의점 : 이 기술은 무릎 폄의 마지막 약간의 각도를 얻기 위해 사용한다. 앞뒤 활주 시 정강뼈보다 넙다리뼈에 가동하고자 하는 힘을 적용하거나 돌림활주 시 정강뼈의 반대방향으로 힘을 가한다면 무릎이 펴지게 된다. 그러나 넙다리뼈를 앞쪽활주 하게 되면, 무릎굽힘이 영향을 받을 것이다. 정강뼈(경골, tibia)의 안쪽관절융기(내측과, medial condyle)보다 가쪽관절융기(외측과, lateral condyle)에 뒤쪽활주하게 되면 가쪽돌림(외회전, lateral rotation)과 폄(신전, extension)이 좋아진다. 가동화 힘을 넙다리뼈에 가한다면 정강뼈는 고정되어야 한다.

돌림활주 : 정강뼈 안쪽관절융기의 뒤쪽활주
(Rotational Glide : Posterior Glide of the Medial Tibial Condyle)

움직임 : 정강넙다리관절(tibiofemoral).

안정 시 위치 : 20°~25° 굽힘. 그러나 이 기술은 주로 관절운동범위의 끝지점에서 시행한다.

적응증 : 정강뼈의 안쪽돌림(내회전, medial rotation)과 무릎굽힘을 얻기 위해.

환자의 위치 : 무릎을 굽힌 상태에서 눕는다.

운동사 손 위치 : 한 손을 안쪽정강뼈고원(medial tibial plateau)의 앞쪽에 놓는다.

가동기법 적용 : 앞뒤 힘을 정강뼈 앞쪽관절융기에 가한다(그림 23.18).

주의점 : 앞뒤 활주는 정강뼈보다 넙다리뼈에 가동 힘을 가하고, 돌림(회전, rotation) 활주는 정강뼈의 반대방향에 힘을 가한다면 반대움직임이 영향을 받는다. 넙다리뼈를 앞쪽으로 활주한다면 무릎굽힘이 영향을 받는다. 정강뼈(경골, tibia)의 안쪽관절융기보다 가쪽관절융기를 앞쪽으로 활주시킨다면 안쪽돌림(내회전, medial rotation)과 무릎굽힘이 좋아진다. 넙다리뼈에 가동 힘을 가한다면 정강뼈는 고정되어야 한다.

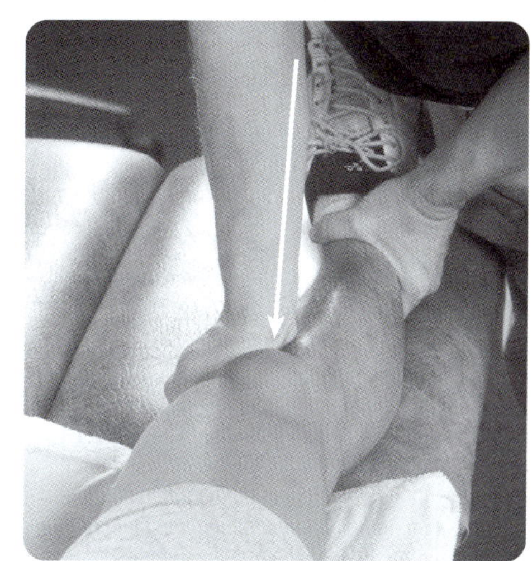

그림 23.18 관절의 가동화: 안쪽 정강뼈관절융기의 뒤쪽 활주.

유연성 운동 (FLEXIBILITY EXERCISES)

무릎관절을 위한 유연성 운동은 능동성이거나 수동성 운동일 것이다. 특정한 기술은 손상형태에 따라 달라지며 손상이 언제 발생했는 지에 달려있다. 상처조직이 최근에 발생했거나 커져가는 상태라면 능동적 신장보다는 견딜 정도로 부드러운 수동적 신장이 되어야 할 것이다. 상처조직이 증식단계와 리모델링 초기에 있다면 능동적이고 단시간 신장이 효과적일 것이다. 상처조직이 매우 유착되어 있으며 리모델링기의 후반부에 있을 때에는 유착을 줄여주기 위해 상처조직의 마사지를 실시하고, 조직의 탄성을 좋게 하기 위해 장시간 신장을 하는 등의 조합이 요구된다.

무릎 수술 후에 정형외과 의사들은 흔히 연속수동움직임(CPM)을 유도하는 기구를 사용하거나 혹은 처음부터 능동적 움직임을 시작한다. 몇 년 전과 같이 빈번히 사용되어지지는 않지만, CPM은 통증과 부종을 완화시키며 관절의 운동범위를 회복시키는데 매우 유용하다. 그러나 누구도 CPM 방법이 완전히 무릎의 움직임을 회복시킨다고는 생각하지 않는다. 환자의 무릎동작에 대한 평가는 초기에 실시하고 재활기간 동안에도 빈번하게 평가되어야 할 것이다.

여기에서 제시된 운동은 장시간 스트레칭과 능동적 스트레칭으로 구분된다. 능동적 스트레칭은 보조장비를 사용하는 운동과 환자의 능동적 움직임만을 필요로 하는 스트레칭이 있다. 능동적 스트레칭을 하는 동안 스트레칭 근육의 이완을 좋게 하고 더 효과적인 스트레칭을 위해서는 반대 근육을 수축하는 것이 중요하다.

장시간 스트레칭 (Prolonged Stretches)

이 방법은 움직임을 제한하는 상처보직이 성숙되었거나 성숙되고 있을 때, 그리고 단시간 스트레칭이 효과가 없을 때 사용된다.

장시간 스트레칭 한 후 스트레칭을 멈춘다면 뻣뻣한 느낌이 있지만, 그 느낌은 곧바로 없어질 것이라는 것을 환자에게 숙지시켜야 한다. 장시간 스트레칭 후 처음 몇발자국을 걷는 것도 어려울 것이다. 장시간 스트레칭은 오랫동안 하면 할수록 더 효과적이다. 처음에는 환자가 스트레칭이 되었다는 것을 아마 느끼지 못할 수도 있지만, 시간이 지날수록 스트레칭이 되었다는 것을 느끼게 될 것이다. 처음에는 환자가 5~10분 이상의 스트레칭을 참지 못할 것이다. 이러한 경우라면 중량을 이용해야 한다. 견딜 정도로 오랫동안 스트레칭을 하기 위해 스트레칭의 중량을 줄이거나 제거해야 한다. 환자가 견딜 수 있다면, 중량을 증가하거나 시간을 늘려야 한다. 그러나 시간은 줄이지 않아야 한다. 중량보다 시간을 늘리는 것이 더 유익하다는 것을 기억해야 한다. 이러한 운동은 임상에서 또는 집에서 실시되어야 한다. 환자가 심각하게 제한되어 있다면 임상과 집 모두에서 장시간 스트레칭을 하는 것이 유익할 것이다.

■ 장시적인 유연성 운동 (Prolonged Flexibility Exercises for the Knee)

엎드린 자세에서 장시간 무릎폄 (Prolonged Knee Extension in Prone)

신체분절 : 무릎.

재활단계 : III단계 이상

목적 : 무릎폄(신전, extension) 동작을 증가시키기 위해.

위치 : 엎드린 자세에서 넙적다리(대퇴, thigh) 먼쪽 아래에 받침대를 놓고 다리를 치료대 밖으로 내민다(그림 23.19).

시행 : 환자는 다리를 이완시키고 20~15분 동안 이 자세를 유지한다.

오류동작 : 엉덩관절(고관절, hip joint)의 굽힘(굴곡, flexion)이나 돌림(회전, rotation)이 된다면 끈으로 치료대와 엉덩이와 넙적다리를 묶어서 고정할 수 있다.

주의점 : 엎드린 자세에서의 이 동작은 넙다리곧은근(대퇴직근, rectus femoris)을 늘릴 수 있다. 발목에 중량을 하는 것은 스트레칭을 증가시킬 수 있지만, 무게를 가볍게 시작하여 견딜 정도로 증가하도록 한다.

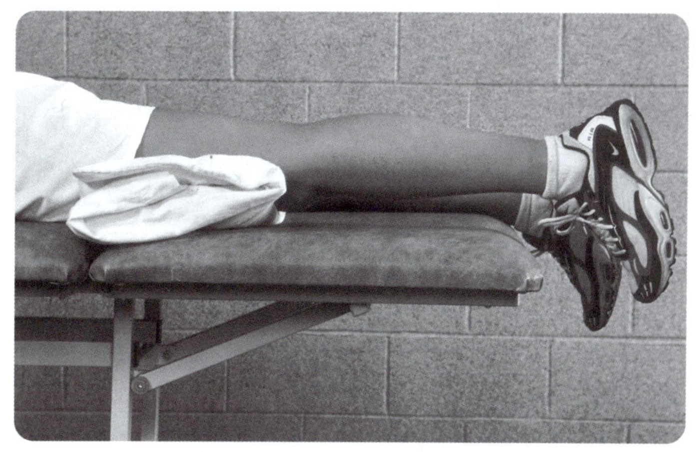

그림 23.19 엎드린 자세에서 장시간 무릎 펴기.

무릎펴고 앉은자세에서 장시간 무릎폄 (Prolonged Knee Extension in Long Sitting)

신체분절 : 무릎.

재활단계 : III단계 이상

목적 : 무릎폄 동작을 증가시키기 위해.

위치 : 의자나 치료대 위에 발꿈치를 올려 놓고 앉는다. 장딴지는 지지되지 않도록 한다(그림 23.20).

시행 : 다리에 힘을 빼고 무릎이 아래방향으로 당겨지도록 한다. 중량은 중력방향의 힘을 증가시키기 위해 무릎의 먼쪽과 몸쪽에 고정시킨다.

오류동작 : 엉덩이의 가쪽돌림(외회전, lateral rotation)과 무릎의 굽힘(굴곡, flexion).

주의점 : 스트레칭 전후로 온찜질을 하면 더 좋은 내성이 생길 것이다.

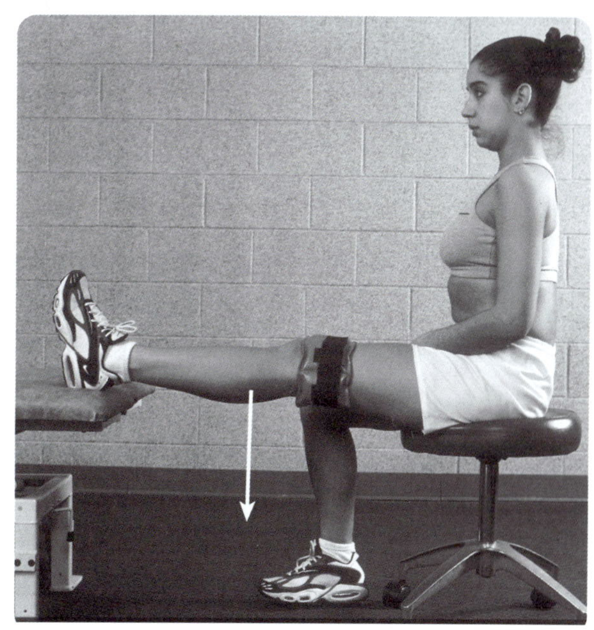

그림 23.20 장시간 앉은 자세에서 장시간 무릎 펴기.

장시간 무릎굽힘 스트레칭 (Prolonged Knee Flexion Stretch)

신체분절 : 무릎.

재활단계 : III단계 이상

목적 : 무릎굽힘 동작을 증가시키기 위해.

위치 : 의자에 앉아서 먼 다리에 패드를 대고 끈으로 감싼다(그림 23.21).

시행 : 끈을 의자의 뒤쪽 다리에 고정을 한다. 끈은 환자의 발목 둘레를 감싸고 끈을 버티도록 한다. 통증이 아닌 긴장감을 느낄 정도로 하고, 몇 분 동안 이 자세를 유지하게 한다.

오류동작 : 다리와 넙적다리(대퇴, thigh)의 돌림(회전, rotation), 충분하지 않게 스트레칭을 한다면 초시계를 준비하도록 한다.

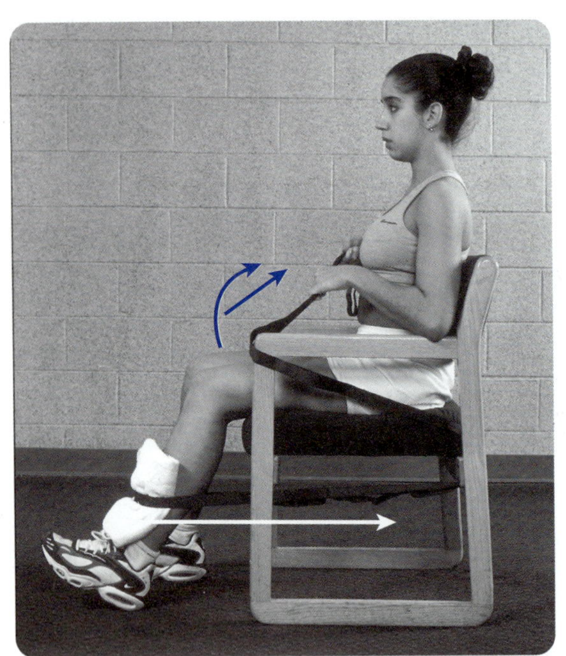

그림 23.21 줄을 이용한 장시간 무릎 굽히기.

주의점 : 대체법은 벽에 기대어 발바닥을 지면에 대고 앉는다. 무릎앞쪽에 스트레칭이 되는 것을 느낄 때까지 엉덩이를 벽쪽으로 이동시킨다. 이 자세는 엉덩이가 벽에 닿기 전에 2~3분 동안 유지한다. 총 운동시간은 10~15분이다.

능동 스트레칭 (Active Stretches)

많은 운동이 무릎관절(슬관절, knee joint)의 유연성을 얻기 위해 사용되어진다. 각 신장운동을 하는데 기억해야 할 가장 중요한 문제는 스트레칭을 하는 동안 근육이 활동되어지지 않게 적당한 위치에 놓아두는 것이다. 많은 선수들이 실시하는 뒤넙다리근(슬괵근, hamstrings) 스트레칭은 선자세에서 허리를 굽혀 손으로 지면을 집는 동작으로 하지 않아야 할 대표적인 운동이다. 뒤넙다리근은 신체를 똑바로 설 수 있도록 하는 근육이다. 그러므로 이 자세에서의 스트레칭은 중심을 잡기 위해 뒤넙다리근을 수축하기 때문에 도움이 되지 않을 것이다.

능동적 스트레칭은 하루에 여러 번 반복된다. 앞서 언급한 것처럼, 20초 유지를 4회 반복하는 것이 가장 선호된다. 가능한 한 스트레칭하고자 하는 근육이 가장 효과적으로 늘어날 수 있도록 반대쪽에 있는 근육은 수축되어야 할 것이다.

■ 능동적 유연성 운동 (Active Flexibility Exercises for the Knee)

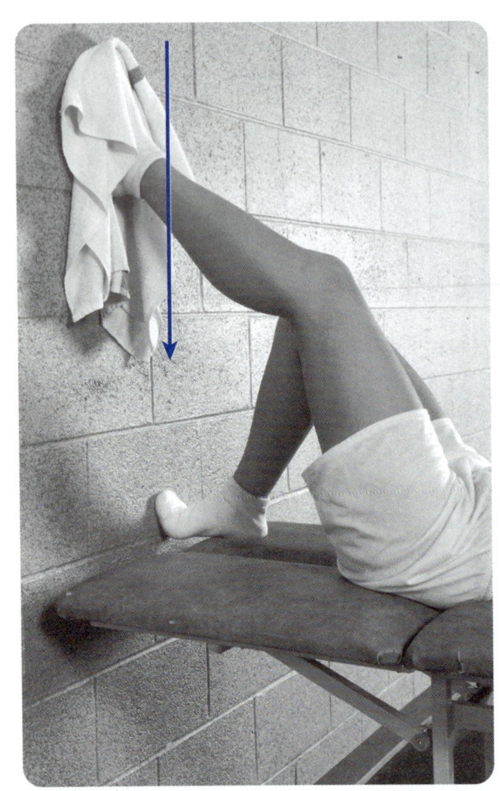

그림 23.22 벽 활주.

벽활주 (Wall Slides)

신체분절 : 무릎(넙다리네갈래근(대퇴사두근, quadriceps femoris)).

재활단계 : II단계.

목적 : 비체중지지한 상태에서 무릎굽힘(굴곡, flexion)을 좋게 하기 위해.

위치 : 환자는 누운자세에서 엉덩이가 벽에서 60cm 미만 떨어지도록 하고, 발바닥에 수건을 댄다.

시행 : 발을 벽 아래로 활주하면서 가능한 한 무릎을 굽히게 한다(그림 23.22). 건측 발은 안정 시 자세로 되돌아갈 수 있도록 보조한다. 움직임이 좋아지면 엉덩이는 벽에 더 가깝도록 한다.

오류동작 : 엉덩이를 가쪽으로 돌리고 벌린다. 엉덩이와 무릎, 발목은 운동 중에 배열이 일치하도록 해야 한다.

주의점 : 환자가 움직임을 견딜 수 있다면, 건측으로 환측 위에서 눌러줌으로써 더 굽혀지도록 할 수 있다.

앉은 자세에서 무릎굽힘 (Seated Knee Flexion)

신체분절 : 무릎(넙다리네갈래근).

재활단계 : II단계.

목적 : 무릎굽힘 50°를 한 후 무릎굽힘을 증가시키기 위해.

위치 : 의자에 앉아 양 발을 지면에 댄다. 건측 발을 환측 발목에 댄다.

시행 : 가능한 한 무릎이 굽혀질 수 있도록 건측 발로 환측 발을 민다(그림 23.23).

오류동작 : 엉덩관절의 가쪽돌림, 엉덩이의 폄(신전, extension), 엉덩이의 벌림(외전, abduction). 무릎과 엉덩이 발목이 동일 선상에서 유지되어야 한다.

주의점 : 이 운동은 무릎굽힘을 좋게 하기 위해 하루 종일 실시한다.

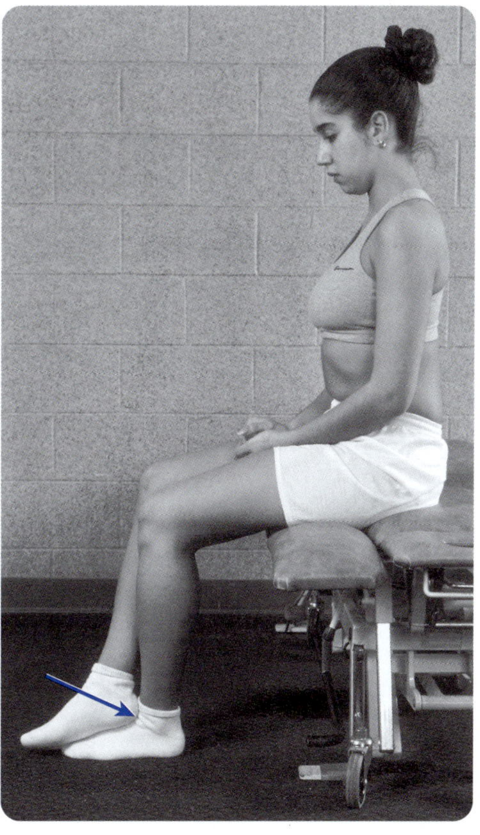

그림 23.23 앉은 자세에서 무릎 굽히기.

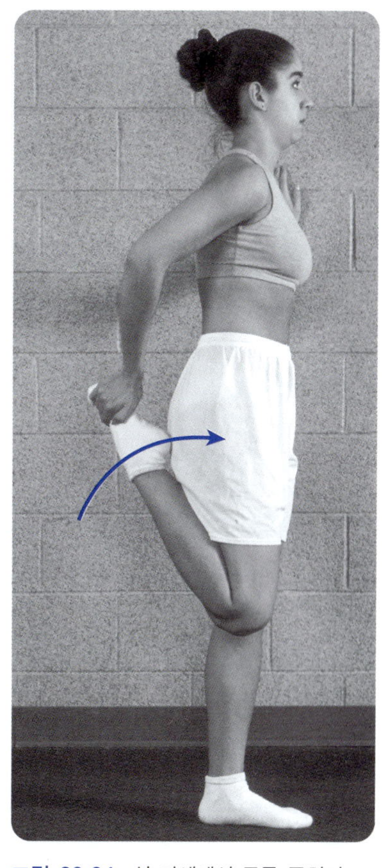

그림 23.24 선 자세에서 무릎 굽히기.

선 자세에서 무릎굽힘 (Standing Knee Flexion)

신체분절 : 무릎(넙다리네갈래근).

재활단계 : II단계.

목적 : 거의 정상적인 움직임이 되었을 때 무릎굽힘(굴곡, flexion)을 좋게 하기 위해.

위치 : 지지할 수 있는 벽이나 치료대 근처에 선다.

시행 : 발을 뒤쪽으로 하여 엉덩이까지 당긴다(그림 23.24).

오류동작 : 앞쪽으로 몸통굽힘, 엉덩관절(고관절, hip joint)의 폄 또는 벌림, 정강뼈(경골, tibia)의 가쪽돌림(외회전, lateral rotation). 잘못된 동작을 말로 교정시킨다.

주의점 : 유연성의 제한으로 발을 잡을 수 없다면 끈을 사용할 수 있다. 끈으로 발목주변을 감싸서 뒤쪽으로 잡아서 엉덩이까지 잡아당긴다. 척추는 선 자세를 유지해야 한다.

고정식 자전거 (Stationary Bike)

신체분절 : 무릎(넙다리네갈래근).

재활단계 : II단계.

목적 : 무릎굽힘을 좋게 함. 이 운동은 무릎이 90°가 되었을 때 특히 좋으며, 반 체중지지 상태이다.

위치 : 발을 끈으로 자전거 페달과 묶는다. 안장의 높이는 자전거 크랭크가 바닥에 있을 때 무릎이 거의 다 펴져야 한다(그림 23.25).

시행 : 자전거를 타는 동안 건측으로 환측을 유도하고 조절하도록 한다.

오류동작 : 발바닥굽힘(저측굴곡, plantar flexion), 엉덩이 들기, 건측으로 체중 이동하기. 구두로 기술을 교정하라.

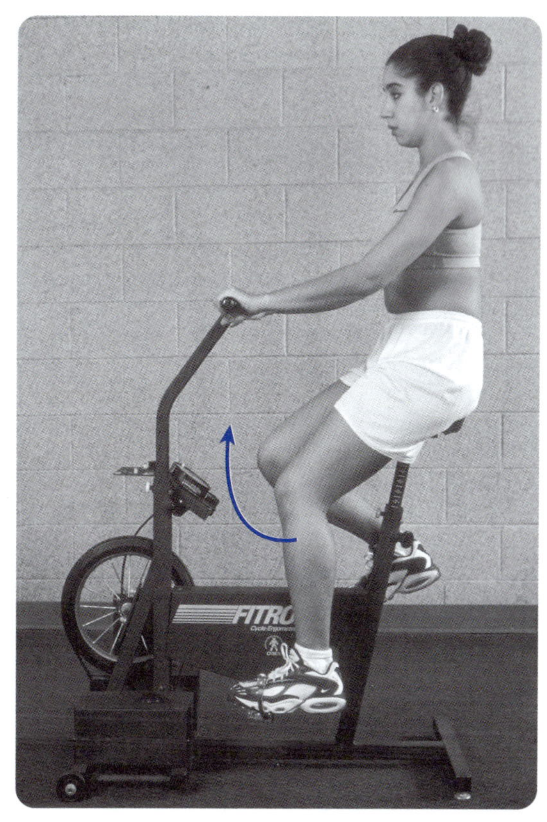

그림 23.25 고정식 자전거를 이용한 관절운동.

주의점 : 뒤로 움직이는 것부터 시작한다. 왜냐하면 뒤쪽 방향으로 원을 그리는 것이 더 쉽기 때문이다. 일단 뒤로 페달을 천천히 움직일 수 있다면 앞쪽 방향으로 자전거를 탈 수 있을 것이다.

누운자세에서 뒤넙다리근 스트레칭 (Supine Hamstring Stretch)

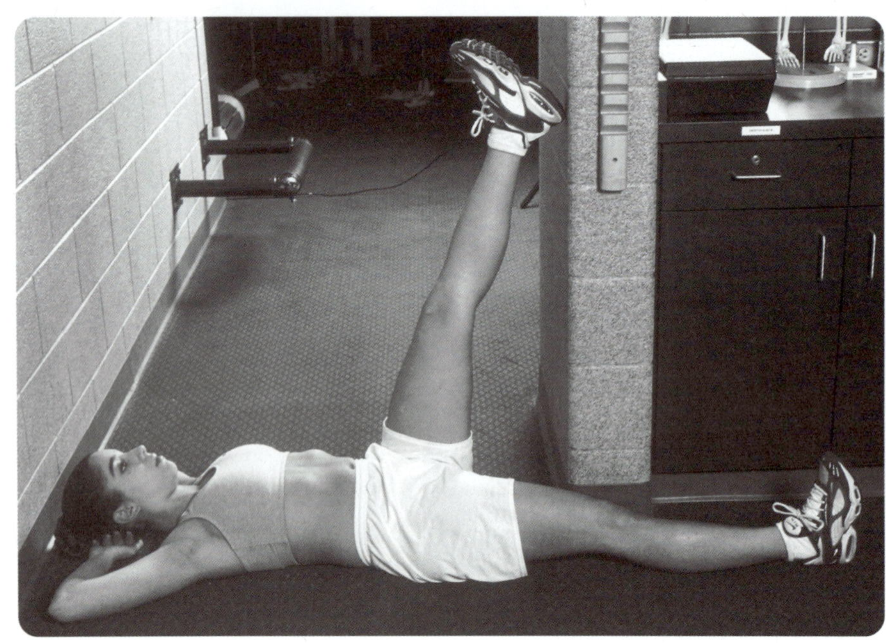

그림 23.26 벽을 이용한 뒤넙다리근 스트레칭.

신체분절 : 무릎(뒤넙다리근).

재활단계 : II단계.

목적 : 무릎폄(신전, extension)을 좋게 한다.

위치 : 환자는 건측을 곧게 편 상태로 드러 눕는다.

시행 : 환측 무릎은 가슴쪽으로 당기고, 두 손은 넙적다리(대퇴, thigh) 뒤에서 깍지를 낀다. 무릎은 넙적다리 또는 무릎의 뒤쪽이 스트레칭된 느낌이 들도록 가능하면 많이 펴 준다(그림 23.26).

오류동작 : 뒤쪽으로 골반이 돌림된다. 사건이 일어나는 것을 방지하기 위해서, 환자는 스트레칭하는 동안 곧게 펴고 있는 무릎과 관여되지 않은 엉덩이를 유지해야 한다.

주의점 : 환자가 넙적다리까지 손을 뻗기가 너무 어려우면 손잡이(띠)를 이용하여 발을 감쌀 수 있다. 또 다른 대안은 벽에 환측 발을 기대고 문간 쪽으로 건측 다리를 곧게 편 채로 눕는다. 편 상태는 무릎을 굽힘(굴곡, flexion)으로써 편 상태에서 해방될 수 있다. 환자의 유연성이 증가함에 따라 한쪽 궁둥이는 문틀에 더욱 밀착된다.

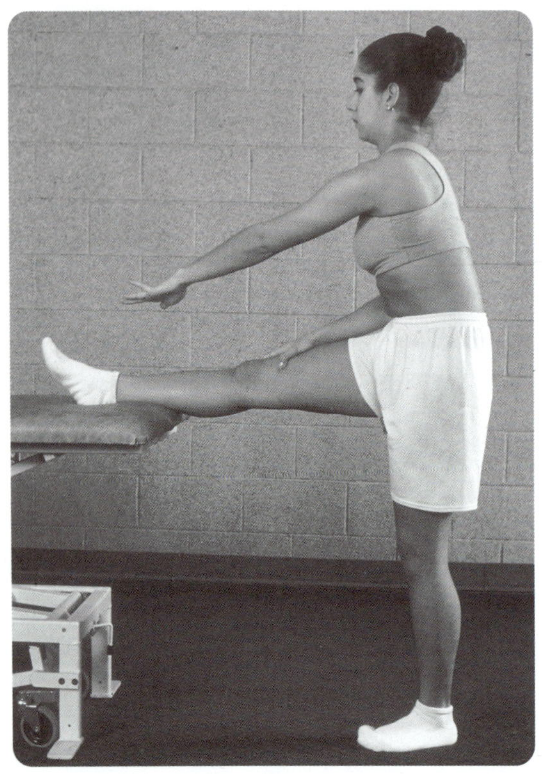

그림 23.27 선 자세에서 뒤넙다리근 스트레칭.

선 자세에서 뒤넙다리근 스트레칭 (Standing Hamstring Stretch)

신체분절 : 무릎(뒤넙다리근).

재활단계 : II단계.

목적 : 무릎폄을 좋게 함.

위치 : 서 있는 다리는 발이 앞쪽을 보도록 하고, 실시하고자 하는 무릎은 쭉 펴서 발이 위쪽을 보도록 한다.

시행 : 환자는 허리가 아니라 엉덩이를 앞으로 구부리게 하고 반대쪽 손으로 발끝을 당도록 한다(그림 23.27).

오류동작 : 같은 쪽의 어깨를 앞으로 내민다거나 허리를 구부리는 행동, 선 다리를 돌림(회전, rotation)시키는 행동, 무릎을 구부리는 행동. 같은 쪽의 손을 앞으로 뻗는 것은 몸통을 돌림하게 한다. 허리는 스트레칭을 하는 동안 펴야 한다.

주의점 : 이 운동은 골반이 안정화되어야 한다. 지면의 높이는 환자의 유연성에 따라 달라진다. 유연성이 너무 부족하다면 발판이나 의자에 발을 올리도록 한다. 환자의 유연성이 향상됨에 따라 받침대의 높이를 올려야 한다. 유연성이 정상수준이라면 엉덩이 높이까지 발을 올려서 반대손으로 발끝을 닿을 수 있어야 한다. 넙다리네갈래근(대퇴사두근, quadriceps femoris)근의 수축은 스트레칭을 하는 동안 유연성을 향상되게 한다.

근력 운동 (STRENGTHENING EXERCISES)

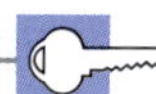

무릎의 유연성 운동은 장시간 폄 동작과 굽힘 동작을 포함하며, 넙다리네갈래근과 뒤넙다리근의 능동적 스트레칭을 포함함.

근력 운동은 무릎관절(슬관절, knee joint)이 고정되어 있고 비체중지지 상태라면 치료적 운동 프로그램 초기에 시작할 수 있다. 등척성 수축은 근육의 위축을 지연시킨다. 일단 능동적 움직임이 가능하다면 중력을 이용한 등장성 운동에서 프리웨이트 형태, 도수저항, 기기 저항의 형태로 저항운동, 그리고 등속성 운동으로 점증시킬 수 있다.

운동사는 무릎관절과 대각선에 있는 엉덩이 근육과 발목근육 운동을 재활과정에 반드시 포함시켜야 한다. 엉덩이와 가쪽 넙다리 근육은 무릎의 고정자로서의 역할을 하고 무릎을 조절하는데 중요하다. 몸통(체간, trunk) 근육은 무릎의 안정성을 위해 중요한 역할을 하며, 이러한 근육운동은 무릎재활에 포함된다. 몸통과 엉덩이, 발목운동이 이 장에서는 언급되지 않지만, 무릎손상 치료를 위한 프로그램의 일부이다.

근력운동으로 운동 중이나 운동 후에 통증과 부종을 유발하지 않아야 한다. 운동사는 재활프로그램을 하는 동안 특히, 재활 초기나 프로그램을 올릴 때마다 무릎이 프로그램을 하는 동안 얼마나 반응하는 지를 환자에게 피드백이 되도록 해야 한다. 통증과 부종이 증가하는 것은 운동강도가 너무 지나치다는 것을 의미한다. 이러한 징후가 있다면 운동강도를 낮추어야 한다. 동일 조직에 한꺼번에 스트레스를 주는 새로운 운동을 너무 많이 하지 않도록 한다. 통증과 부종이 증가된 상태에서 다음 단계의 치료를 한다면, 새로운 운동이 염증반응을 유발시켰다고 볼 수가 없기 때문이다. 초기 치료운동프로그램시 넙다리네갈래근(대퇴사두근, quadriceps femoris)이나 뒤넙다리근(슬괵근, hamstrings)만을 강조하기 보다는 한 개 이상의 다양한 부위의 근력운동을 포함하는 운동을 제공하는 것이 더 좋다. 예를 들면, 처음 실시되는 근력운동은 작은 각도에서의 넙다리운동(short-arc quads) 즉, 엉덩 벌림(외전, abduction), 엉덩 모음(내전, adduction), 엉덩 폄(신전, extension)을 하면서 도수저항을 준다거나 뒤넙다리 접기(hamstring curls)를 포함할 것이다. 이 경우에는 무릎의 앞쪽 부위에 통증이 발생한다면 작은 각도에서의 넙다리운동이 긴장을 유발시켰을 것이다. 환자가 작은 각도와 전체 각도에서의 넙다리운동과 선 자세에서의 스쿼트 운동을 했다면 통증의 원인을 찾기 어려울 것이다. 무릎 반응의 원인을 찾았다면 어떤 운동이 적절한 지를 결정하는데 더 쉽게 된다.

등척성 운동 (Isometrics)

등척성 운동의 방법은 근육을 최대 수축 수준에 도달할 때까지 근 수축을 점진적으로 증가시켜야하며 최대 수축을 5~6초 정도 유지한 후, 다음 수축을 반복하기 전에 최대한의 이완상태가 되도록 천천히 힘을 빼야 한다. 최대수준까지 갑작스럽게 수축을 하는 것은 불편함을 초래하여 최적의 결과를 얻을 수 없게 된다. 하루에 10회씩 수세트를 반복해야 한다.

무릎근력운동 (Strength Exercises for the Knee)

열린사슬운동 : 등척성 넙다리네갈래근 운동 (OKC : Isometric Quad Set)

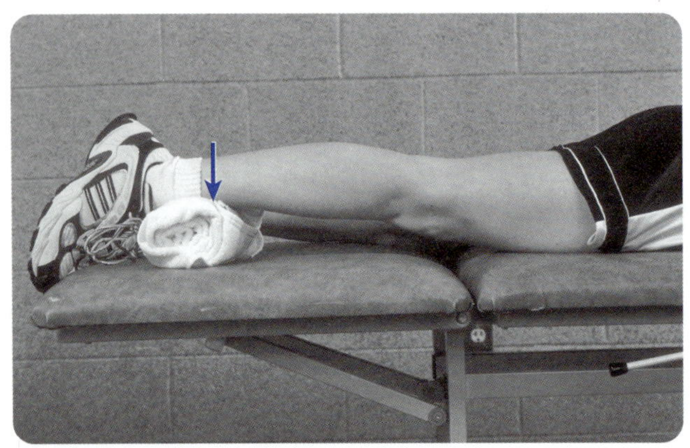

그림 23.28 넙다리네갈래근 운동, 엎드린 자세.

신체분절 : 넙다리네갈래근(대퇴사두근, quadriceps femoris).

재활단계 : II단계.

목적 : 넙다리네갈래근이 매우 약하고 비체중부하에 있을 때 조기 재활 동안에 넙다리네갈래근을 강화.

위치 : 무릎을 편 상태에서 앉거나 눕는다. 건측 무릎은 굽힌다(그림 23.28).

시행 : 환자는 무릎의 뒷부분으로 치료대를 밀면서 넙다리네갈래근을 긴장시킨다.

오류동작 : 엉덩관절(고관절, hip joint)의 가쪽돌림(외회전, lateral rotation) 동작, 무릎 굽힘(굴곡, flexion) 동작, 무릎 벌림(외전, abduction) 동작, 구두로 교정을 지시한다.

주의점 : 손을 넙다리 아래에 놓고 근육이 긴장하고 있다는 느낌을 갖는 것은 수축을 더 좋게 할 것이다. 환자가 수축된 느낌을 느낄 수 없다면 환측을 하기 이전에 건측을 실시하면서 정상 수축의 느낌을 갖도록 한다. 환자가 여전히 수축된 느낌을 갖지 못한다면 다리를 치료대에서 15cm 정도 들어 올려서 손으로 받쳐주는 것을 줄여가면서 동작을 유지하게 한다. 환자가 이 상태를 혼자서 실시하지 못하기 때문에 손을 완전히 떼지 않아야 한다. 누운 자세에서 넙다리네갈래 운동을 하기 어려운 환자는 발목 아래에 수건을 말아서 댄 다음에 눌러주는 동작으로 대체할 수 있다. 운동사는 능동적인 수축을 확인하기 위해 넙다리네갈래근(대퇴사두근, quadriceps femoris)을 촉진해야 한다. 능동적으로 넙다리네갈래근 수축을 할 수 없다면 전기수축을 하는 것이 도움이 될 것이다.

열린사슬운동 : 다리펴서 들어올리기 (OKC : Straight-Leg Raise)

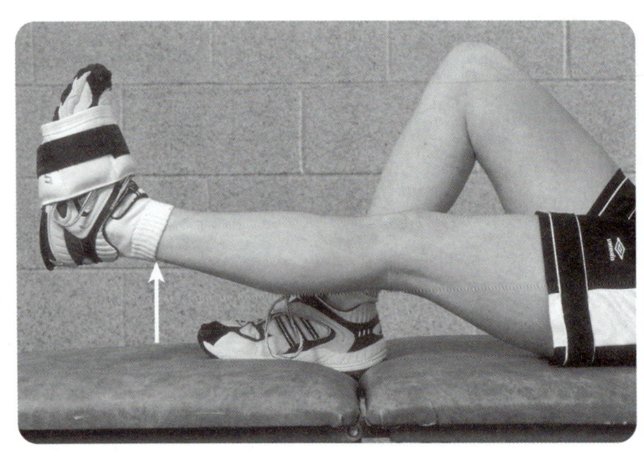

그림 23.29 편다리들기.

신체분절 : 넙다리네갈래근.

재활단계 : II단계.

목적 : 넙다리네갈래근의 강화.

위치 : 건측 무릎을 굽히고 환측 무릎은 편 상태에서 눕는다.

시행 : 환자는 먼저 넙다리네갈래근을 수축한 다음, 환측을 치료대에서 20cm 정도 올려 5초 동안 유지한다(그림 23.29). 그리고 천천히 내려 놓는다. 이제 팔다리가 치료대에 닿을 때까지 넙다리네갈래근에 힘을 빼지 않는다.

오류동작 : 엉덩이의 돌림(회전, rotation) 동작, 엉덩이 벌림(외전, abduction) 동작, 무릎 굽힘 동작.

주의점 : 다리펴서 들어올리기는 엉덩이 운동이다. 그러나 무릎을 편 상태에서 유지하기 위해서는 넙다리네갈래근이 필요하기 때문에 엉덩관절(고관절, hip joint)에 작용하는 넙다리곧은근(대퇴직근, rectus femoris)을 제외하고는 이 운동은 넙다리네갈래근을 위한 필수적인 등척성 운동이다. 이 운동은 환자가 눕지 않고 장기간 앉아 있는 자세를 하고

있다면 더 어려울 것이다. 또한 들어 올리는 동안 엉덩관절이 중립이 아니라 가쪽으로 돌림된다면 더 어렵다. 중량은 운동의 난이도를 높이는데 사용된다.

열린사슬운동 : 뒤넙다리근 운동 (OKC : Hamstring Sets)

신체분절 : 뒤넙다리근(슬괵근, hamstrings).

재활단계 : II단계.

목적 : 비체중부하와 고정을 하는 동안 뒤넙다리근 강화.

위치 : 무릎을 약간 굽힌 상태에서 앉거나 눕는다.

시행 : 앉아 있다면 환측 발목 뒤에 건측 발을 댄 후 환측을 건측에 5초 동안 민 상태에서 유지한다. 환자가 누워있다면 환측의 발꿈치는 치료대에 댄 후 무릎의 위치 변화없이 무릎을 굽히려고 한다.

오류동작 : 엉덩이의 돌림(회전, rotation) 동작, 엉덩이의 폄(신전, extension) 동작.

주의점 : 무릎이 고정되지 않았다면, 이 운동은 다른 운동범위에서 실시할 수 있다.

비체중부하 등장성 운동 (Non-Weight-Bearing Isotonic Exercises)

환자가 체중을 지탱하지 못하거나 부분적으로 체중을 지지할 수 있더라도, II단계 후반부와 III단계 초기에 근력운동을 시작할 수 있다. 열린사슬운동은 초기 근력운동을 위해 유익할 것이다.

열린사슬운동 : 작은 원 운동 (OKC : Short-Arc Quadriceps Exercise : SAQ)

신체분절 : 넙다리네갈래근.

재활단계 : II단계.

목적 : 무릎 폄(신전, extension)의 마지막 각도에서의 넙다리네갈래근(대퇴사두근, quadriceps femoris) 강화.

위치 : 수건을 말아서 무릎 아래 놓고 무릎이 부분적으로 굽혀지도록 한다. 넙다리곧은근(대퇴직근, rectus femoris)을 운동하기 위해서는 누운 자세로 실시하고 운동의 난이도를 높이기 위해서는 앉아서 실시한다.

시행 : 건측 무릎을 굽힌 상태에서 환측 무릎을 쭉 펴서 유지한다. 그런 다음 시작위치로 되돌아간다(그림 23.30). 완전히 편 상태에서 5초 동안 유지한다.

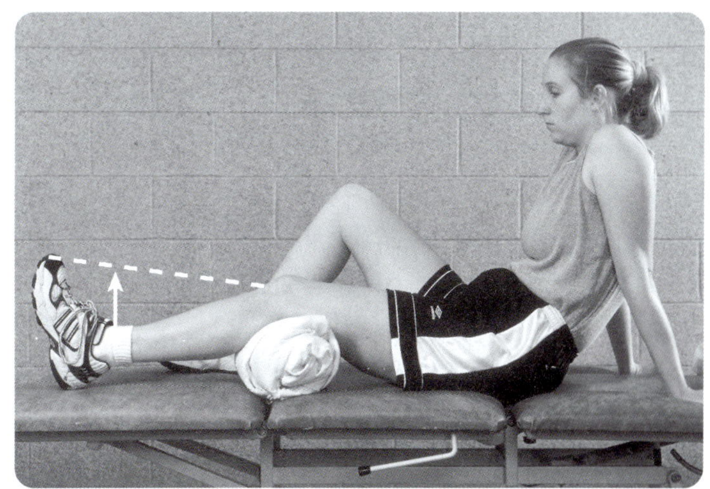

그림 23.30 짧은 각도에서의 넙다리네갈래근 운동.

오류동작 : 엉덩이의 돌림(회전, rotation) 또는 무릎을 쭉 펴지 않고 움직이는 행위. 또는 너무 빠르게 운동범위를 움직이는 행위.

주의점 : 이 운동은 앞십자인대(전십자인대, anterior cruciate ligament)에 심한 스트레스를 준다. 그러므로 앞십자인대 손상 또는 재건술 후 초기에 해서는 안된다. 체중이나 도수저항은 운동의 난이도를 높이기 위해 발목에 부가할 수 있다. 수건의 크기는 다양하며, 원을 크기에 따라 달라진다.

열린사슬운동 : 최대 원 운동 (OKC : Full-Arc Quad Exercise)

신체분절 : 넙다리네갈래근.

재활단계 : II단계 후반과 III단계.

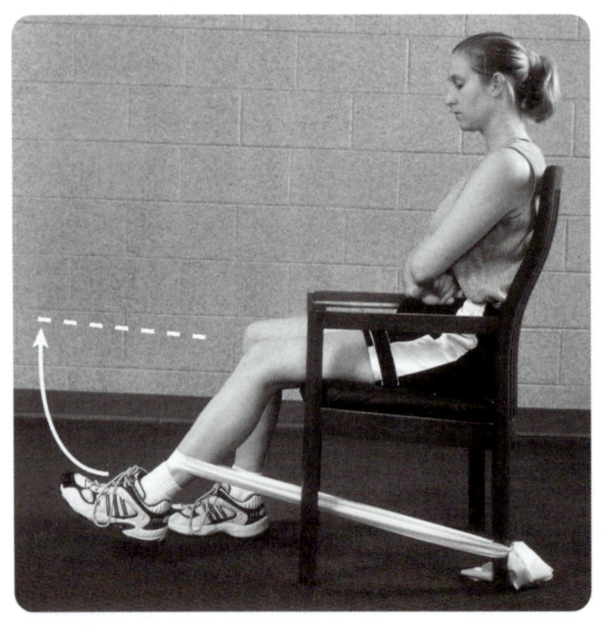

그림 23.31 모든 각도에서의 넙다리네갈래근 운동.

목적 : 넙다리네갈래근(대퇴사두근, quadriceps femoris) 강화.

위치 : 의자에 앉아서 무릎이 의자 모서리 밖으로 지나치도록 한다.

시행 : 무릎을 강화시키기 위해 발을 천천히 위로 들어 올린다(그림 23.31). 통증이 없다면 도수저항과 발목에 중량 또는 고무줄을 이용하여 운동의 강도를 높이도록 한다.

오류동작 : 엉덩이를 이용하여 운동범위 동안에 무릎을 움직이는 행위. 근육이 팔다리(사지, extremity)를 움직이지 않고 너무 빠른 돌림(회전, rotation)력으로 팔다리를 움직이는 행위.

주의점 : 이 운동은 II단계 초기와 III단계 시 주의하여 실시되어야 한다. 무릎넙다리관절(슬개대퇴관절, patellofemoral joint)은 운동 중 통증이 유발될 수 있다. 특히 0°~60° 무릎을 굽힐 때 무릎넙다리관절에 더 큰 반발력이 발생하기 때문이다. 앞십자인대(전십자인대, anterior cruciate ligament)는 0°~ 60°에서 자극을 받기 때문에 최근에 ACL 손상이 있는 환자에게는 적절하지 않다.

열린사슬운동 : 엎드려 햄스트링 컬 (OKC : Hamstring Curls in Prone)

신체분절 : 뒤넙다리근(슬괵근, hamstrings).

재활단계 : II단계 후반과 III단계.

목적 : 뒤넙다리근 강화.

위치 : 치료대 밖으로 발이 나오도록 하여 엎드리고 무릎은 완전하게 편다.

시행 : 무릎을 중력과 도수저항, 모래주머니, 튜빙의 반대방향으로 굽힌다.

오류동작 : 엉덩이 굽힘(굴곡, flexion) 또는 일부 운동각도에서만 운동하는 행위.

주의점 : 이 운동에서 최대의 저항은 움직임의 초반부에서 일어나며 이 때의 근육이 가장 강하다.

열린사슬운동 : 선자세에서 햄스트링 컬 (OKC : Hamstring Curls in Standing)

신체분절 : 뒤넙다리근.

재활단계 : II단계 후반과 III단계.

목적 : 뒤넙다리근 강화.

위치 : 환자를 건측 다리로 서게 하며, 손으로 치료대를 잡는다.

시행 : 무릎을 모래주머니, 도수저항, 튜빙 또는 풀리의 반대방향으로 구부리게 하며, 전체 운동범위를 움직이게 한다(그림 23.32, a & b).

오류동작 : 엉덩이 굽힘(굴곡, flexion) 또는 일부 운동각도에서만 운동하는 행위.

주의점 : 이 운동에서 최대의 저항은 움직임의 무릎 움직임의 끝부분에서 발생하며, 이 부위는 뒤넙다리근이 생리학적으로 가장 약한 지점이다.

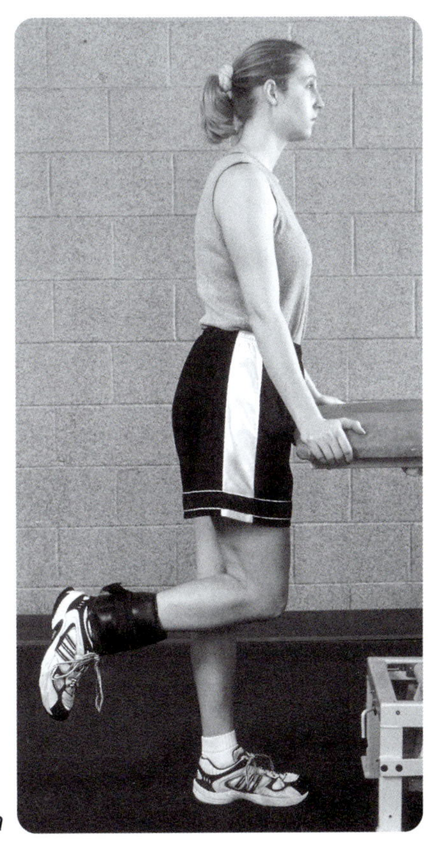

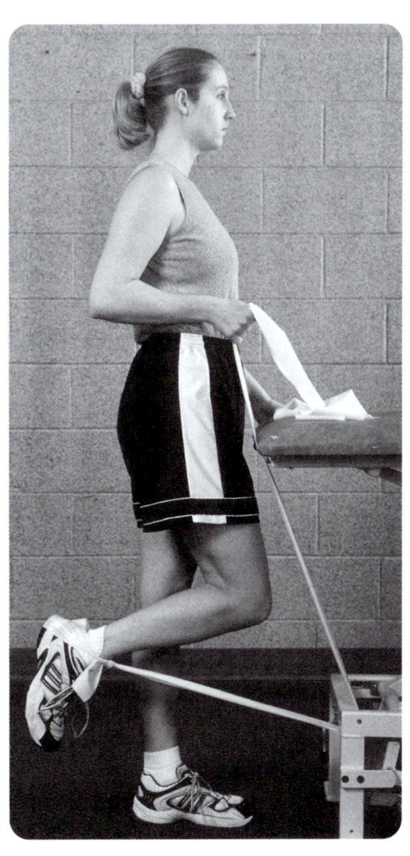

그림 23.32 뒤넙다리근 굽히기 : *(a)* 모래주머니, *(b)* 고무줄.

닫힌사슬운동 : 무릎 폄의 말단 (Closed Kinetic Chain (CKC) : Terminal Knee Extension)

신체분절 : 무릎.

재활단계 : II단계 후반과 III단계.

목적 : 무릎 폄의 마지막 각도에서 넙다리네갈래근(대퇴사두근, quadriceps femoris)의 체중부하 근력 강화.

위치 : 고무줄은 기둥이나 문의 손잡이, 치료대 다리와 같은 고정물체에 묶고 다른 한쪽은 무릎 둘레를 감싼다. 무릎 뒤와 고무줄 사이에는 수건을 대어 주고 무릎은 30°~45° 굽힌다. 지면 위에 발이 편평한 상태에서 체중을 실었을 때 고무줄이 팽팽해야 한다.

시행 : 넙다리네갈래근은 무릎을 고정하는 것이 아니라 펴지게 위해 긴장된다(그림 23.33). 이 위치에서 5초 동안 유지하고 나서 천천히 이완시킨다. 수 회를 반복한다.

오류동작 : 일반적인 오류는 지면에서 발꿈치를 들어 올리거나 엉덩이를 돌림(회전, rotation)하는 것, 몸통(체간, trunk)을 구부리는 행위, 엉덩이를 구부리는 동작.

주의점 : 네 가지 방법의 엉덩이 운동장비를 사용할 수 있다면 넙적다리(대퇴, thigh)의 먼쪽 뒤에 튜빙이 오도록 하고 환자의 자세는 동일하다.

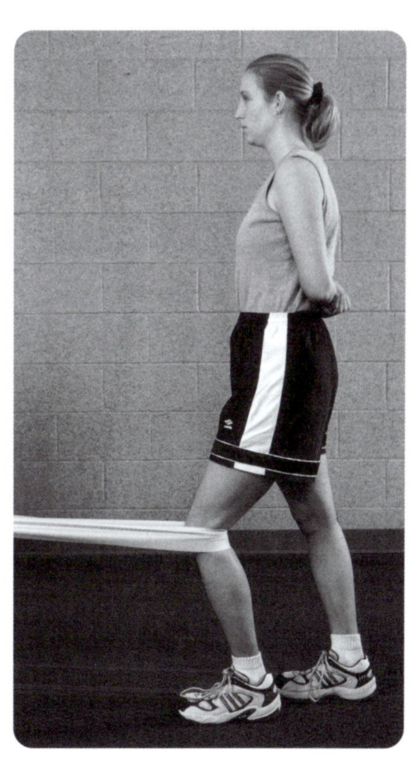

그림 23.33 끝지점에서의 무릎 폄 동작.

체중부하 저항운동 (Weight-Bearing Resistive Exercises)

일단 환자가 손상된 무릎으로 체중을 지지할 수 있게 된 후 목발을 짚고 있다면 체중이동과 보행 훈련이 필요할 것이다. 이러한 운동은 제22장에 언급되어 있으며, 저울에서의 체중이동 운동, 걷기 훈련, 체중이동의 효과를 높이기 위한 거울의 사용이 포함되어 있다.

벽에서의 스쿼트 운동은 다음에 언급하겠다. 일부 운동사는 무릎 사이에 볼을 끼워 안쪽넙다리근(대퇴근, thigh muscle)을 강화시켰다(Hanten & Schultheis, 1990). 그러나 그 이후 연구자들은 스쿼트 중 엉덩모음 운동이 안쪽넙다리비스듬근(VMO) 만을 좋게 하거나 (Mirzabeigi, Jordan, Gronley, Rockowitz, & Perry, 1999) 넙다리네갈래근을 향상시키지 않는다고 보고하였다(Hertel, Earl, Tsang, & Miller, 2004). 이러한 논의는 더 최근 연구에 의해 무릎 사이에 볼을 끼워서 스쿼트를 하는 것은 넙다리네갈래근을 향상시킨다고 보고되고 있다(Earl, Schmitz, & Arnold, 2001). 가장 최신의 연구들은 넙다리네갈래근 내에서 VMO만을 운동시키는 것은 불가능하다고 하였다(Andersen et al., 2006). 그러나 넙다리네갈래 근육을 좋게 하기를 원한다면 스쿼트 운동을 하면서 동시에 엉덩 모음 운동을 하게 되면, 넙다리네갈래근이 향상될 것이다(Earl et al., 2001; Mirzabeigi et al., 1999). 그러나 학자에 따라 견해차가 있기 때문에 스쿼트를 하는 동안 엉덩 모음(내전, adduction) 운동의 이점이 확실할 때까지는 부가적인 연구가 이루어져야 한다.

상호 훈련 (Reciprocal Training)

고정식자전거, 트레드밀, 계단오르기, 스키장비와 같은 기구들은 체중부하가 가능하다면 유익할 것이다. 고정식자전거는 걷기보다 정강넙다리관절(tibiofemoral joint)에 미치는 자극이 더 적으며, 근력강화와 심혈관 향상을 위해 사용된다. 무릎 각도를 조절하면서 실시하는 계단오르기와 스키장비는 근력강화, 움직임, 좌우 다리의 상호움직임과 심혈관을 좋게 한다.

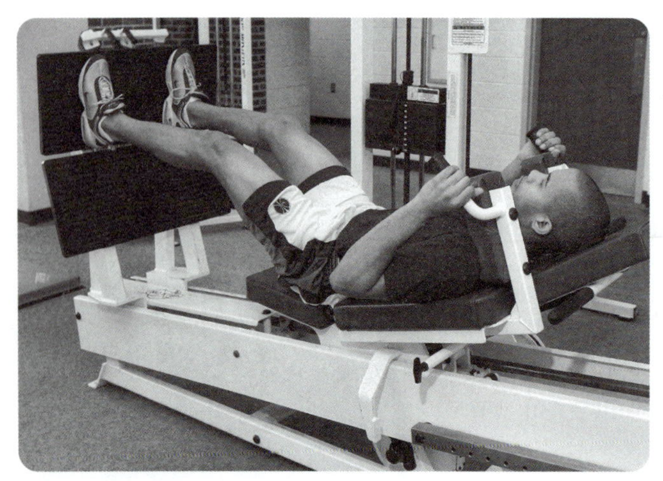

그림 23.34 레그프레스.

닫힌사슬운동 : 레그프레스 (CKC : Leg Press)

신체분절 : 무릎과 엉덩이, 경우에 따라서는 발목.

재활단계 : III단계.

목적 : 넙다리네갈래근(대퇴사두근, quadriceps femoris)과 큰볼기근(대둔근, gluteus maximus)의 강화. 발바닥굽힘(저측굴곡, plantar flexion)을 병행하여 실시한다면 발바닥굽힘근(저측굴곡근, plantarflexor)을 강화시킬 수 있음.

위치 : 기구에 의존하며, 앉고, 반쯤 기대고, 발이 발판에 완전히 기댄다. 처음에는 무릎과 엉덩이를 굽힌 자세에서 시작한다.

시행 : 엉덩이와 무릎을 펴면서 다리로 발판을 밀어낸다. 발바닥굽힘근을 강화하고자 한다면 발목이 발바닥굽힘이 되도록 발로 발판을 밀어내도록 한다(그림 23.34). 기구가 발바닥굽힘근만을 사용한다면 무릎을 편 상태에서 운동을 시작한다.

이 장비는 다양한 방법으로 사용될 수 있다.

1. 눕거나 앉은 자세에서는 동심성 수축을 할 수 있다. 환자가 발판을 밀어내고 다시 발이 발판으로 되돌아올 때 동작을 멈추게 되면 편심성 동작이 향상될 수 있다. 이 운동의 속도는 발판을 밀어내는 힘과 사용된 무게에 의존한다.

2. 팔꿈치로 삼각대를 만들어서 엎드린 자세로 실시한다면, 넙다리네갈래근과 엉덩폄근(신전근, extensor)을 좋게 하기 위해 발을 발판위에서 높게 위치하도록 한다. 이 자세에서는 완전한 무릎 폄이 되도록 하기 위해 집중하여 천천히 움직임을 조절하도록 한다.

엎드린 자세에서의 삼각대 위치는 빠른 밀기와 편심성 수축을 할 수 있다. 그러나 속도가 더 빠르면 더 어렵기 때문에 느린 속도에서 숙달한 후에 하도록 한다.

오류동작 : 무릎의 바깥굽음(외반, valgus) 자세나 전체의 운동범위에서 하지 않을 경우, 속도가 너무 빨라서 근력보다 돌림력이 좋게 되는 경우, 엉덩, 무릎, 발목의 배열이 정상을 유지해야 한다.

주의점 : 환측에 집중하기 위해 두 다리 또는 한 다리를 사용할 수 있다. 무릎넙다리관절(슬개대퇴관절, patellofemoral joint)에 자극을 줄이기 위해 시작 위치가 90° 이상 되지 않도록 한다.

닫힌사슬운동 : 벽 스쿼트 (CKC : Wall Squats)

신체분절 : 넙다리네갈래근.

재활단계 : II단계 후반과 III단계.

목적 : 넙다리네갈래근(대퇴사두근, quadriceps femoris) 강화.

위치 : 벽에 등을 대고 서며 발을 앞으로 내민다.

시행 : 엉덩이와 무릎을 구부려 스쿼트를 한다. 그러나 무릎이 발목의 수직의 선을 넘어가지 않도록 해야 한다. 몇 초 동안 등척성으로 이 자세를 유지하거나 위 아래로 움직인다. 벽과 환자 사이에 스위스 볼을 놓게 되면 더 부드럽게 스쿼트 운동을 할 수 있으며 옷이 더러워지지 않게 된다.

오류동작 : 일반적인 오류는 발이 벽과 너무 가까워서 무릎이 90° 이상 굽혀지거나 건측에 더 많은 체중이 실리거나 무릎이 굽혀지지 않도록 엉덩이를 구부리는 것이다. 환자가 좌우측 팔다리에 동일한 체중을 실을 수 없다면 건측 발 아래에 작은 발판을 둠으로써 환측에 더 많은 체중을 실을 수 있을 것이다.

주의점 : 무릎이 90° 이상 굽혀진다면 무릎넙다리관절(슬개대퇴관절, patellofemoral joint) 자극이 증가하고 통증이 발생할 것이다. 스쿼트를 더 깊게 하고 벽으로부터 발이 멀리 떨어져 있게 되면 스쿼트 동작에서 무릎이 90° 이상 굽혀지지 않게 된다. 이 운동을 점증하는 방법은 반복수와 세트 수의 증가, 스쿼트의 깊이를 증가시키는 법(스쿼트 마지막 자세에서 발목 앞으로 무릎이 나가지 못하도록 함), 한쪽 다리만으로 운동을 하는 법(그림 23.35), 건측 발 밑에 발판을 놓는 방법이 있다.

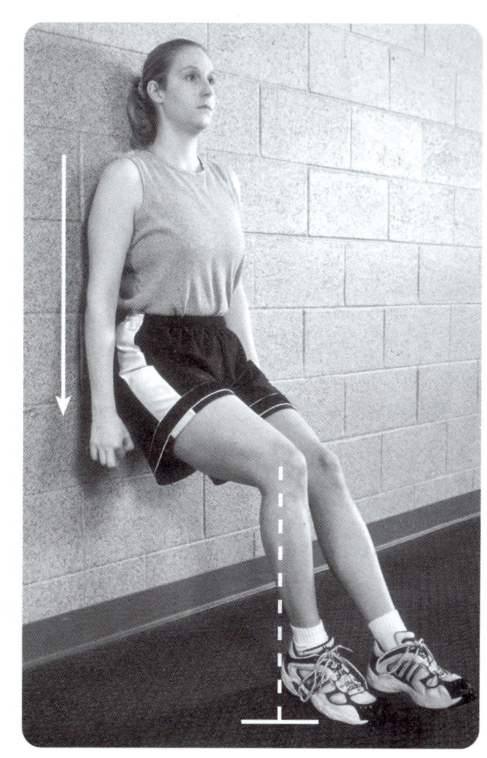

그림 23.35 우측 다리만을 이용한 벽 스쿼트.

닫힌사슬운동 : 쁠리에 (CKC : Plié)

신체분절 : 넙다리네갈래근.

재활단계 : II단계와 III단계.

목적 : 넙다리네갈래근 강화.

위치 : 엉덩이와 발을 45° 바깥쪽으로 돌린 상태에서 넓게 선다.

시행 : 무릎을 천천히 굽히면서 엉덩이를 조인다. 무릎은 두 번째 발가락과 일직선 상에 있도록 한다(그림 23.36).

오류동작 : 무릎이 두 번째 발가락과 일치되지 않는 자세, 무릎의 바깥굽음(외반, valgus), 체중이

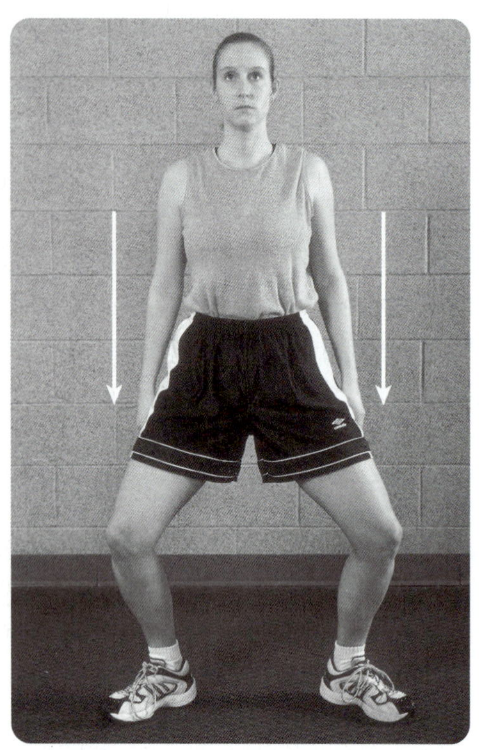

그림 23.36 플리에 자세.

좌우측 다리로 동일하게 분산되지 않는 자세, 등을 펴지 못하는 자세.

주의점 : 무릎과 엉덩이를 굽히고 몸통(체간, trunk)을 앞으로 기대면서 등을 똑바로 펴야 한다. 골반이 뒤쪽으로 기울지 않도록 한다.

닫힌사슬운동 : 런지 (CKC : Lunge)

신체분절 : 넙다리네갈래근과 엉덩폄(hip extensors).

재활단계 : III단계.

목적 : 넙다리네갈래근과 볼기근(둔근, gluteals) 강화.

위치 : 환측을 앞으로 오게 하여 앞뒤로 발을 벌려서 선다.

시행 : 넙다리네갈래근과 볼기근이 긴장되며 체중은 무릎을 굽히면서 앞발로 이동시킨다(그림 23.37). 이 자세를 몇 초 동안 유지하거나 이 자세로 걸어가도록 할 수 있다. 앞으로 이동하면서 체중은 뒷다리로 움직이는 것이 아니라 앞쪽 다리의 발로 이동한다.

오류동작 : 일반적인 오류는 발의 활(궁, arch)이 떨어져서 무릎이 바깥굽음(외반, valgus)되는 것이다. 무릎이 발보다 앞쪽으로 나가지 않도록 한다. 다리는 지면과 수직 이상이 되지 않도록 각도를 유지해야 한다.

주의점 : 부하를 손으로 쥐게 되면 운동의 저항이 높게 된다. 경사진 곳에서 운동을 하게 되면 저항은 변하게 된다.

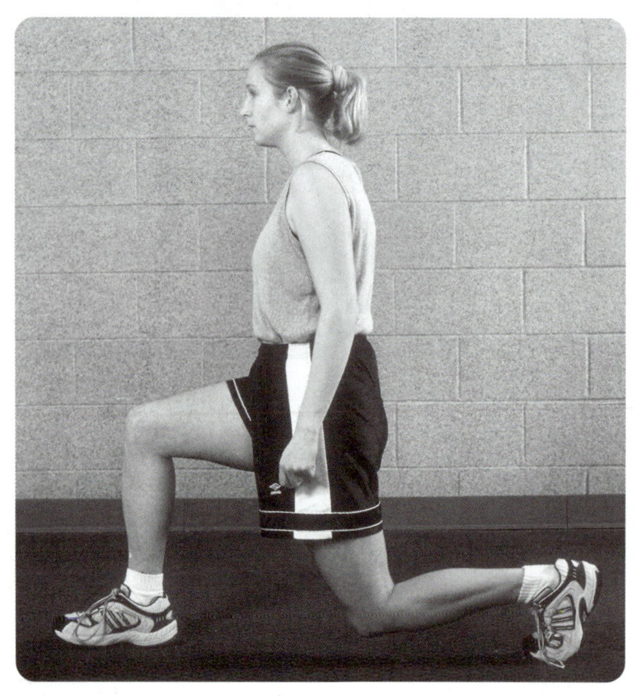

그림 23.37 런지.

닫힌사슬운동 : 미니-스쿼트 (CKC : Mini-Squats)

신체분절 : 넙다리네갈래근과 볼기근(둔근, gluteals).

재활단계 : III단계.

목적 : 넙다리네갈래근과 볼기근 강화.

위치 : 발을 어깨너비로 벌리고 서서 약간 바깥쪽으로 돌린다.

시행 : 체중을 동일하게 양쪽으로 분산시키고 편안한 자세로 스쿼트를 한다. 무릎은 두 번째 발가락과 일치시킨다. 스쿼트를 하면서 등은 펴도록 하며, 엉덩이는 굽혀서 뒤쪽으로 이동시킨다. 골반은 수직이 되도록 한다.

오류동작 : 일반적인 오류는 무릎의 바깥굽음 움직임, 몸통의 굽힘(굴곡, flexion), 무릎굽힘을 줄이기 위해 환측 엉덩이를 들어올리는 행동이 있다. 밖굽이무릎(외반슬, genu valgus)이라면 무릎은 두 번째 발가락을 지나쳐서 일치되도록 하고 발의 활을 지도한다. 몸통굽힘은 등을 똑바로 펴도록 구두로 지시를 하고 엉덩이를 뒤로 밀도록 하며, 가슴은 들어 올린다. 엉덩이를 들어 올릴 때는 무릎을 더 구부리도록 하고 엉덩이 높이는 일정하게 유지하도록 지도한다.

주의점 : 이 운동의 점증은 가정운동프로그램시 저항을 올리기 위해 발 아래에 고무줄을 잡게 한다. 손으로 중량을 잡으면서 편심성, 동심성 저항을 증가시킨다. 한쪽만 운동을 한다면 난이도가 높게 된다(그림 23.38).

닫힌사슬운동 : 앉았다 일어나기 (CKC : Sit-to-Stand)

신체분절 : 넙다리네갈래근과 볼기근.

재활단계 : III단계.

목적 : 중간 각도에서의 넙다리네갈래근 강화와 볼기근 강화.

위치 : 양발을 지면에 대고 의자에 앉는다.

시행 : 팔로 보조하지 않고 앉은 자세에서 일어날 때까지 천천히 동작을 실시하고 다시 의자에 앉는다. 무릎은 두 번째 발가락과 일치시킨다. 중량은 좌우측에 동일하게 분산시켜야 한다. 허리는 골반을 중립시킨 상태에서 똑바로 펴야 한다.

오류동작 : 일반적인 오류는 건측에 체중을 싣거나 몸통을 구부리는 것, 얼굴을 들어올리는 행동, 의자에 떨어지듯이 앉는 것이 있다. 교정은 구두로 지시하고 시각적 피드백을 위해 거울을 사용하거나 더 높은 의자를 사용하고, 나중에 근력을 증가시키기 위해서 낮은 의자를 사용한다.

주의점 : 이 운동을 쉽게 할 수 있다면 한쪽 다리만을 이용하여 운동을 점증한다.

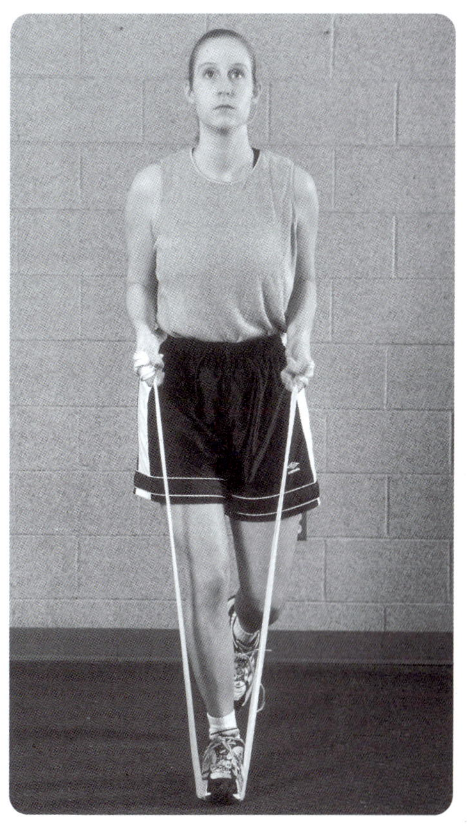

그림 23.38 한 다리로 미니스쿼트.

계단 운동 (Step Exercises)

환측 만으로 체중을 지지할 수 있을 때 계단운동을 해야 한다. 적절한 체중 이동이 우선되어야 한다. 환자가 근력이 좋아지고 무릎의 조절능력이 가능해지면 계단의 높이는 10cm에서 20cm까지 올릴 수 있다. 운동사는 운동 동작을 잘 관찰하고 필요하다면 교정을 시켜야 한다. 이 운동은 천천히 조절을 하면서 실시한다. 다른 체중부하 운동과 마찬가지로 무릎은 동작 중에 두 번째 발가락과 일치되어야 한다. 무릎은 동작의 끝지점에서는 펴져야 하지만 완전하게 펴지는 않아야 한다. 이 운동을 처음 실시하는 동안 잘못된 무릎의 조절이 관찰된다. 체중을 올리고 낮출 때 무릎이 흔들거린다는 것이 그 증거이다. 근력이 좋아지면 무릎의 움직임은 측면 움직임 없이 안정화된다.

이 운동의 일반적인 오류는 넙다리네갈래근(대퇴사두근, quadriceps femoris)의 활동 양을 줄이기 위해 엉덩이와 몸통이 굽혀지고, 근육의 조절 요구를 줄이기 위해 무릎을 완전하게 펴게 되며, 낮은 자세에서 무릎굽힘(굴곡, flexion)을 줄이기 위해 엉덩이를 들어 올리게 되고, 부드럽고 조절된 동작을 유지하기 보다는 빠르게 치켜들거나 내려가기, 무릎을 바깥굽음(외반, valgus) 상태로 움직이고 발의 활(궁, arch)이 편평하며, 건측으로 지면을 미는 등의 오류가 있다. 일반적으로 이러한 오류를 교정하는 것은 구두로 해야 하며, 거울을 이용하여 시각적 피드백을 활용한다. 건측으로 지면을 밀거나 갑자기 내려갔다가 확 치켜올리기, 몸통(체간, trunk)과 엉덩굽힘은 구두로 교정되지 않는다. 이러한 경우에는 계단의 높이가 낮도록 해 줌으로써 해결할 수 있을 것이다.

이 운동의 점증은 반복수나 세트수를 늘리거나 계단의 높이를 올리고, 부가적으로는 손에 중량을 들고 운동을 실시할 수 있다.

***계단오르기** (Step-Up)* 이 운동은 넙다리네갈래근을 강화시킨다. 환자는 계단 쪽을 향해 환측 다리를 계단에 올려 놓고 선다. 환측으로 체중을 이동하고 건측이 계단까지 올라오도록 무릎을 펴서 신체를 들어 올린다. 환자는 건측 다리로 지면을 밀지 않도록 한다(그림 23.39). 그런 다음 출발자세로 되돌아온다.

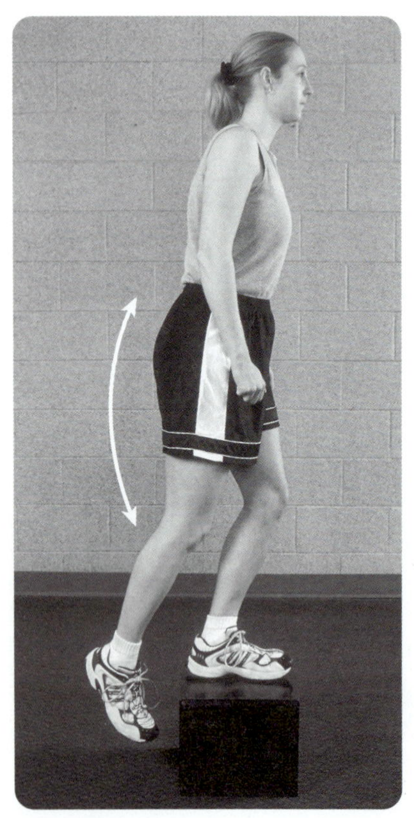

그림 23.39 계단오르기.

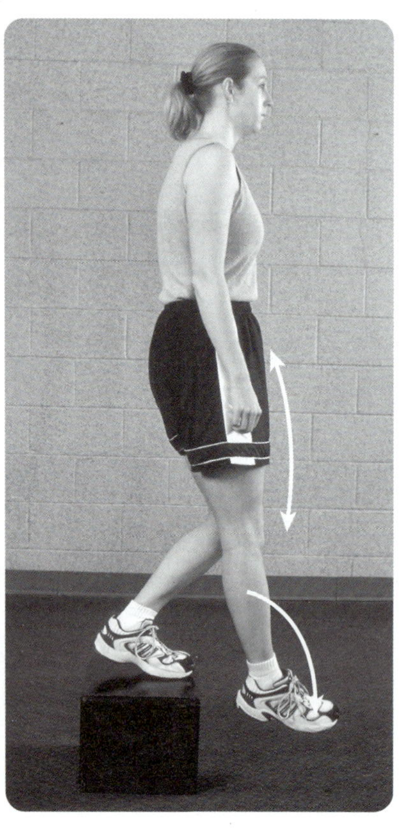

그림 23.40 계단내려가기.

계단내려가기 *(Step-Down)* 이 운동은 넙다리네갈래근과 볼기근(둔근, gluteals)을 강화시킨다. 이 운동은 편심성 동작을 강조한다. 환자가 팔다리를 앞으로 움직이고 무릎이 발의 앞에서 움직이기 때문에 계단오르기보다 더 무릎에 자극이 많다. 무릎 통증이 있다면 계단 높이는 낮추어야 한다. 그러나 통증이 낮은 계단에서도 발생한다면 무릎의 조절능력과 근력이 좋아질 때까지 계단내려가기 운동은 늦춰져야 한다. 환자는 우선 계단 위에 환측 발을 대고 서서 건측의 발꿈치가 지면에 천천히 닿도록 한다(그림 23.40). 그런 다음 환자는 출발 자세로 되돌아가기 위해 신체를 뒤로 올린다. 건측으로 지면을 밀지 않도록 한다.

측면 계단오르기 *(Lateral Step-Up)* 이 운동은 넙다리네갈래근(대퇴사두근, quadriceps femoris)을 강화시키며 다른 계단운동보다 더 넙다리네갈래근만을 운동시킨다. 환자는 환측 발을 계단 위에 올려놓고 선 다음, 건측 발을 지면에 놓는다. 건측의 발꿈치는 지면에 접해 있도록 하고 발가락은 운동 동안에도 지면에서 떨어져 있도록 한다. 환자는 넙다리네갈래근과 볼기근(둔근, gluteals)을 수축하여 계단 위로 체중을 올리게 된다(그림 23.41). 그런 다음 환자는 건측의 발꿈치가 지면에 닿도록 천천히 낮춘다. 몸통을 구부린다면 넙다리네갈래근보다는 뒤넙다리근(슬괵근, hamstrings)이 더 많이 작용을 할 것이다. 환자가 넙다리네갈래근보다 가쪽 엉덩근육이 더 많이 운동된다고 느낀다면 중간볼기근(중둔근, gluteus medius)을 사용하고 있는 것이다. 이 경우에는 건측이 지면으로 내려올 때 무릎을 더 많이 굽히도록 교육을 한다.

환측 엉덩관절(고관절, hip joint)을 벌리면서 건측의 발꿈치를 착지시킬 때 계단에서 많이 떨어지게 한다면 더 많은 부하를 줄 수 있다.

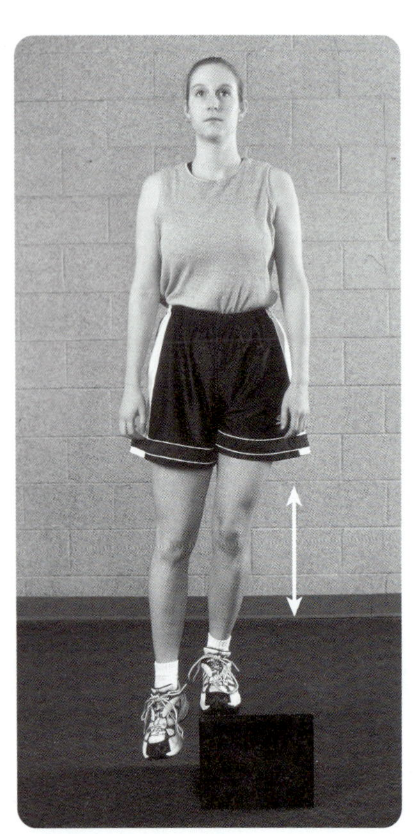

그림 23.41 측면계단오르기.

기구 운동 (Machine Exercises)

무릎관절(슬관절, knee joint)을 강화시키기 위해 많은 기구와 중량 운동이 활용된다. 일부 기구는 제작회사에 따라 형태와 구조가 다양하지만, 근본적으로 유사성이 있으며 같은 근육이나 근육군을 운동시킨다. 사용되어질 기구는 경제적인 여력, 공간, 직원의 선호도에 따라 시설마다 차이가 날 수 있다. 어떠한 장비가 사용되어지든 운동사는 환자가 장비를 사용하기 전에 기구의 사용법과 표식, 주의해야 할 점과 위험요소에 대해 익숙해져야 한다.

무릎 폄 운동 (Knee Extension)

이 운동은 신중을 기하여 사용해야 할 것이다. 이 운동은 무릎넙다리관절(슬개대퇴관절, patellofemoral joint)과 앞십자인대(전십자인대, anterior cruciate ligament)에 손상을 일으킬 수 있기 때문에 자주 사용되지는 않는다. 이 운동은 초기에는 무릎넙다리관절내 압박을 가하고 동작의 마지막에는 앞십자인대에 전단력을 가하는 열린사슬운동이다. 이 기구를 사용한다면 주의깊게 사용하고 제한된 운동범위 내에서 사용하는 것이 중요하다. 환자의 통증은 이 기구를 사용할 때 중요한 지침이 된다. 통증이 있다면 운동을 제한하거나 중량을 줄여야 한다. 통증이 여전히 있다면 운동을 중지해야 한다.

무릎폄(신전, extension)운동을 언급하는 이유는 이 기구의 사용을 옹호하기 때문이 아니라, 많은 시설들이 이 기구를 가지고 있고 운동사들은 이 기구의 잠재된 위험성을 알고 있어야 하기 때문이다.

환자는 중량 바 뒤에 발목을 대고 앉는다. 넙다리곧은근(대퇴직근, rectus femoris)을 운동시키기 위해 엉덩이 뒤쪽으로하여 손잡이를 잡아 체중을 지지하고 의자는 뒤쪽으로 기울어져 있다. 일부 기구는 등받이가 중립되어 있다. 그런 다음 무릎을 편다(그림 23.42). 운동 중 통증이 발생한다면 이 기구는 사용하지 않아야 한다.

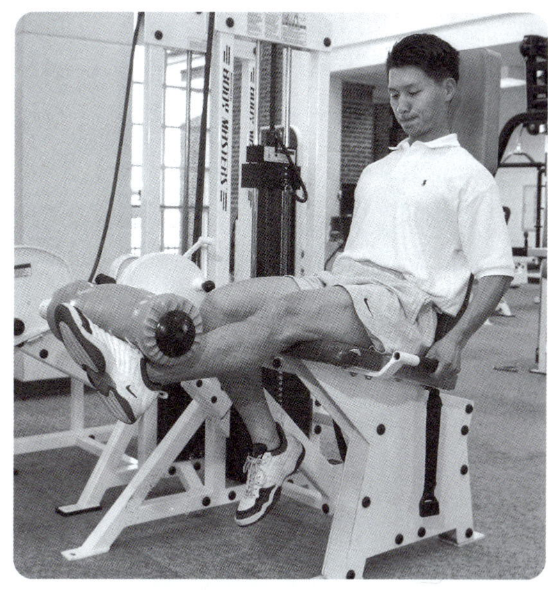

그림 23.42 무릎폄.

스쿼트 (Squat)

이 운동은 넙다리네갈래근(대퇴사두근, quadriceps femoris)과 엉덩이 폄근(신전근, extensor)을 강화시킨다. 이 운동은 계단오르기 운동시에 충분한 근력과 안정된 무릎 제어를 할 수 있거나 다른 닫힌사슬운동을 할 수 있을 때 실시한다. 주로 재활의 III단계 후반에 시행하게 된다.

어깨 너비로 발을 벌린 다음 중량을 어깨에 올려 놓는다. 허리를 똑바로 펴되 엉덩이와 무릎을 90° 이상 구부리지 않도록 한다(그림 23.43). 무릎은 두 번째 발가락과 일직선이 되도록 한다. 사진에서는 바벨을 이용한 운동이지만, 벤치 프레스나 발꿈치 들기와 같은 기구로 시행할 수 있다.

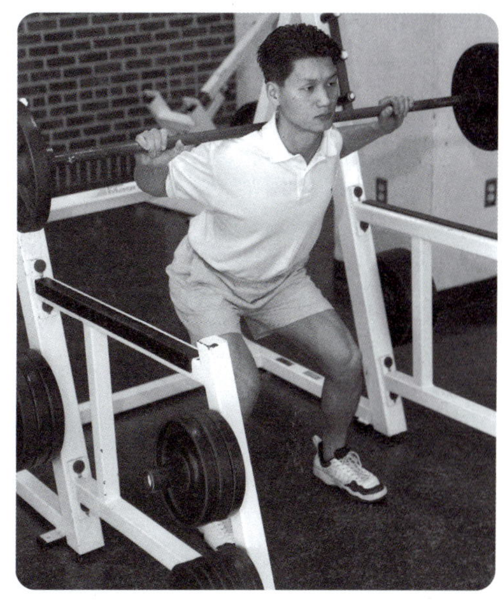

그림 23.43 스쿼트.

햄스트링 컬 (Hamstring Curl)

이 운동은 뒤넙다리근(슬괵근, hamstrings)을 강화시킨다. 발목 뒤쪽 주위를 기구로서 고정시켜 기구에 따라 환자는 엎드리거나 서거나, 기구 위에 앉아서 운동을 실시할 수 있다. 무릎관절은 폄(신전, extension)된 상태에서 시작하여 굽히게 된다(그림 23.44).

등속성 운동 (Isokinetic Exercises)

넙다리네갈래근과 뒤넙다리근을 위한 등속성 운동은 등장성 운동을 환자들이 잘 실시한 후에 시작한다. 등속성 운동장비를 이용하여 이 근육들을 등속성으로 등척성으로 또는 편심성으로 운동을

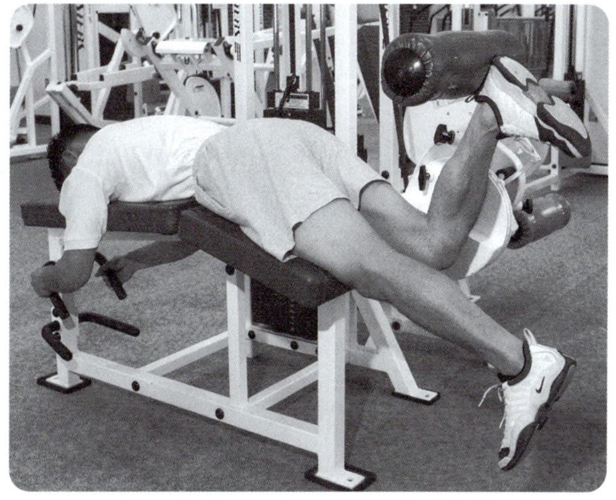

그림 23.44 뒤넙다리 굽히기.

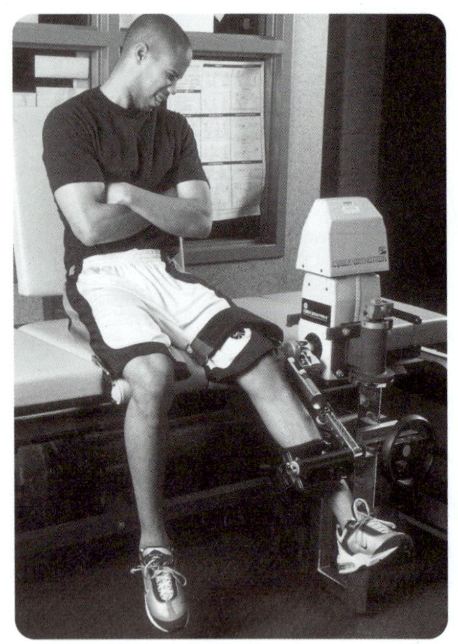

그림 23.45 등속성 운동.

할 수 있다. 넙다리곧은근(대퇴직근, rectus femoris)의 활성화를 바란다면 의자를 뒤로 기울여서 엉덩관절(고관절, hip joint)을 신장시켜야 한다(그림 23.45). 뒤넙다리근은 최대의 효과를 얻기 위해 앉은 자세 또는 엎드린 자세에서 실시할 수 있다.

고유수용성 운동 (PROPRIOCEPTION EXERCISES)

무릎 손상이나 수술 후 평형성, 민첩성, 협응성은 반드시 회복되어져야만 한다. 고유수용능력은 이러한 변인들을 위해 기본적으로 필요한 요소들이다. 체중부하를 하기 이전인 재활 II단계에서 조기에 실시되는 고유수용성 운동은 다양한 활동들이 포함될 수 있다. 예를 들면, 눈을 감고 건측 무릎의 움직임을 따라하게 하거나 사전에 설정된 각도에 무릎을 맞추게 할 수 있다. 재활의 후반부에는 원하는 각도가 되었는지를 평가하기 위해 각도를 측정한다.

체중지지 상태에서의 고유수용성 운동은 제22장에서 논의된 내용과 유사하다. 환자는 눈을 뜬 상태에서 한 다리로 서 있게 한다(그림 23.46a). 그런 다음 눈을 감고 한 다리로 서게 한 후 BAPS 보드(그림 23.46b), 트램폴린(그림 23.46c), 폼롤러와 같은 불안정한 표면 위에서 한 다리로 서도록 강도를 올린다.

다음 단계는 더 어려운 균형 운동을 시도하고 의식적 상태에서 무의식적 상태로 행동에 변화를 주면서 실시하는 것이다. 이러한 동작을 수행하기 위해 불안정한 표면 위에서 균형을 유지하면서 어지러운 동작들을 하는 것이다. 예를 들면, 손으로 B.O.I.N.G, 바디블레이드 또는 다른 장비(그림 23.47). 다른 예들은 그림 22.56a에 있다.

무릎손상이 있는 환자는 등척성 운동과 비체중지지 상태에서의 등장성 운동, 체중지지의 저항성 운동, 장비운동, 등속성 운동을 포함한 많은 종류의 근력운동을 실시함.

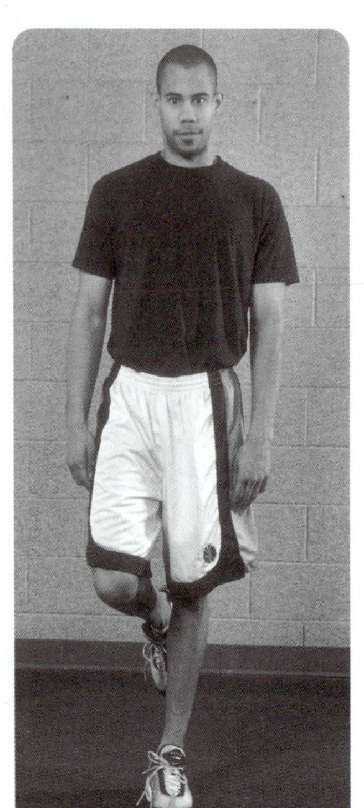

a

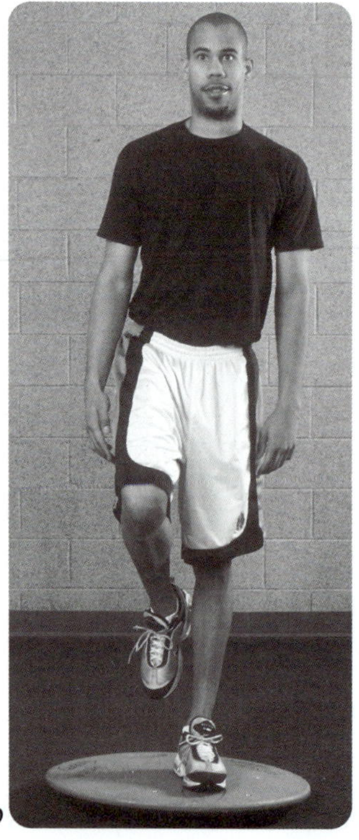

b

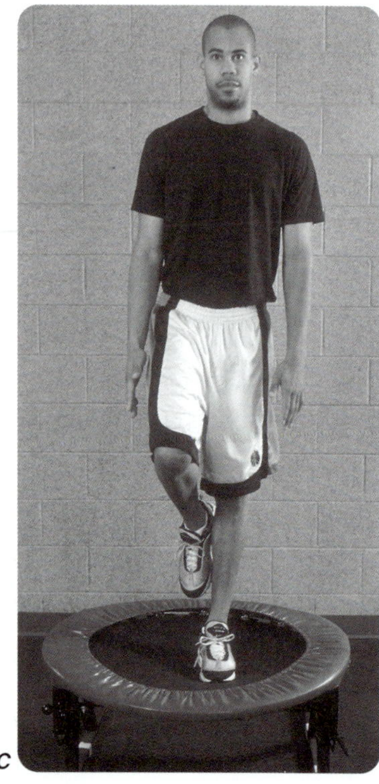

c

그림 23.46 학다리서기 평형성 운동의 점증 : *(a)* 지면, *(b)* BAPS, *(c)* 트램폴린.

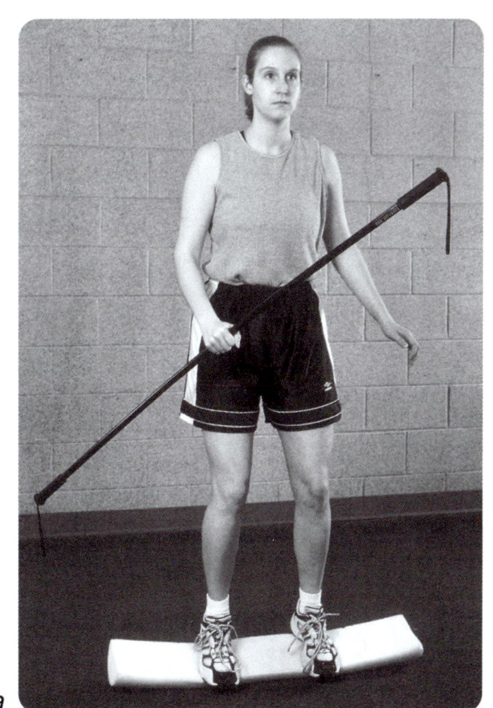
a

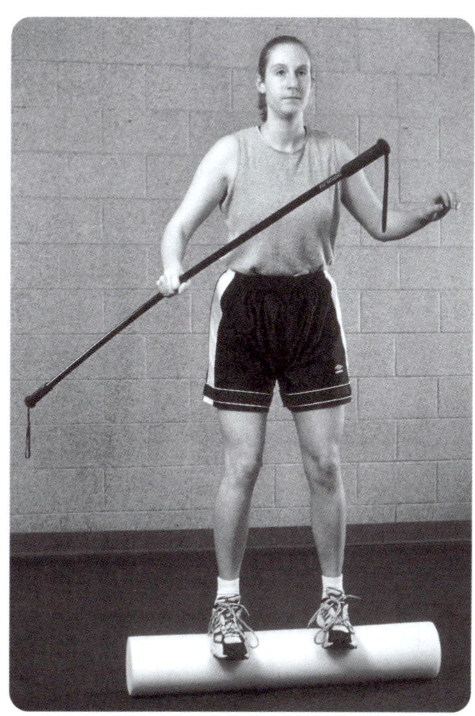
b

그림 23.47 고급과 초급 수준의 평형성 운동 : *(a)* 1/2 폼 롤러, *(b)* 폼 롤러.

무릎손상 환자의 재활프로그램은 평형성과 민첩성, 협응성을 회복하기 위해 고유수용성운동을 점증시킴.

다른 평형성과 고유수용성 운동은 균형판(balance board), 피터(fitter), 미끄럼판(slide board) 위에서 하는 운동을 포함한다. 점프 운동을 하면서 민첩성과 협응성, 평형성을 향상시킬 수 있는 운동은 두 발로 고무줄을 당기면서 점프를 실시하고, 그런 다음에는 환측으로 실시하는 운동이 있으며, 뒤로 걷기와 옆으로 끌며 걷기(side shuffle), 카리오카(carioca)와 같은 트레드밀 운동, 양발 또는 한발 뛰기와 점핑 운동이 있다. 박스를 이용한 플라이오메트릭 운동은 기능운동의 준비단계로 민첩성과 파워를 좋게 한다. 이러한 높은 수준은 고유수용성 운동은 제22장에서 논의되고 있으며, 그림 22.58에 제시하였다.

모든 고유수용성 운동을 하는 동안 운동사는 환자의 수행능력을 잘 관찰하고 자세를 교정해 주어야 한다. 환자가 신체 중심을 유지하지 못하고 있다면 잘못된 심부(deep) 조절 능력을 지적하고, 운동 단계를 높이기 이전에 심부 능력을 교정해 주어야 한다. 목표지점 위로 정확하게 점핑 운동을 수행하지 못한다면 목표물을 더 가깝게 놓아주도록 한다. 불안정한 표면 위에서 한 다리로 서 있지 못하다면 구두로 지시를 해주어야 한다. 예를 들면, "넙다리근 조여, 엉덩이근에 힘, 물체에 고정"이라고 외쳐준다.

기능운동과 전문운동 (FUNCTIONAL AND ACTIVITY-SPECIFIC EXERCISES)

무릎에서 사용되어지는 많은 기능운동과 전문운동은 제22장에서 언급된 내용과 유사하다. 이러한 운동은 손상된 다리(하지, lower extremity)에 의해서가 아니라 환자의 운동종목에 의해서 다양하다. 왜냐하면 운동경기로 안전하게 복귀하는 것은 손상된 부위에 관계없이 적절하게 기능을 수행하고 스트레스에 극복할 수 있는 다리 전체의 능력에 달려있기 때문이다.

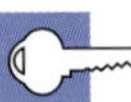

기능운동은 발목과 유사하며, 호핑, 런닝, 커팅과 전문선수운동을 실시함.

1단 뛰기, 2단 뛰기, 3단 뛰기와 같은 기능운동과 갑작스럽게 방향을 바꾸면서 시행하는 지그재그 달리기, 앞으로 달리면서 갑자기 뒤로 달리기, 전력질주, 시계방향으로 원을 달리고 반대방향으로 달리기, 왼쪽으로 90° 커팅하고 오른쪽으로 90° 커팅하기, 전문적인 잔발 운동(drill)과 기술운동이 기능운동에 포함된다. 전문운동과 기술은 환자의 운동종목이나 참여하고 있었던 운동을 의미한다. 달리기, 빠른 방향 전환, 두 다리에 힘을 싣는 것은 대부분의 스포츠에 매우 중요하기 때문에 달리기와 호핑 운동은 가장 일반적이며, 대부분의 치료운동프로그램에 포함되어야 한다. 자세한 내용은 제10장과 제22장에 제시하였다.

완전하게 스포츠로 복귀를 하기 이전에 환자는 전문운동능력을 평가받아야 한다. 이러한 평가는 재활 IV단계에서 수행되어진다. 환자는 모든 검사를 받는 동안 심리적이나 신체적 결함이 없이 이러한 활동들을 수행할 수 있어야 하며, 팔다리가 동일하게 운동능력을 발휘할 수 있어야 한다.

전문재활운동의 실제 (SPECIAL REHABILITATION APPLICATIONS)

이 내용은 무릎과 넙적다리(대퇴, thigh)에 발생되는 특별한 손상을 다루고 있다. 더 일반적인 무릎 손상을 논의할 것이다.

인대 염좌 (Ligament Sprains)

인대에 작용하는 스트레스가 과도하게 발생되어진다면 무릎관절(슬관절, knee joint)에 있는 어떠한 인대도 손상될 수 있다. 작용하는 힘의 크기와 방향에 따라서 인대 하나의 손상이거나 여러 가지 구조물들이 손상될 수 있다. 이 부분에서는 주로 인대 손상에 대해 논의할 것이다.

앞십자인대 염좌 (Anterior Cruciate Ligament Sprain)

앞십자인대는 무릎에서 가장 손상이 많은 인대이다. 이 인대에서만 보여지는 특이한 사항만을 고려하여 다룰 것이다.

하루의 일상 활동들은 이 인대에 454N의 자극을 가하지만, 인대가 끊어지기 위해서는 1,730N의 힘을 초과해야 한다(Dye & Cannon, 1998; Markolf, Gorek, Kabo, & Shapiro, 1990). 이 힘은 무릎을 완전히 폈을 때 또는 무릎을 90° 구부렸을 때 최대 스트레스가 된다. ACL 손상은 일반적으로 선수가 속도를 늦추면서 발이 지면에 붙어 있고 무릎에 가쪽돌림(외회전, lateral rotation)이 일어나면서 바깥굽음(외반, valgus)력이 가해질 때 발생한다. 가끔 커팅 동작을 하면서 발생하기도 하고 다른 사람과의 접촉하거나 접촉없이도 발생할 수 있다. 무릎이 돌림(회전, rotation)하면서 갑작스럽게 젖혀지면 무릎이 바깥굽음상태가 되어 ACL이 손상된다(Krosshaug et al., 2007). 여성이 남성보다 ACL이 더 많이 손상되었음이 입증되었으며, 그 이유는 여성의 점핑 후 착지동작이 다르기 때문이다(Zeller, McCrory, Kibler, & Uhl, 2003). 즉, 여성은 남성보다 무릎과 엉덩이를 적게 굽히고, 뒤넙다리근(슬괵근, hamstrings)보다 넙다리네갈래근(대퇴사두근, quadriceps femoris)을 더 많이 사용하기 때문이다(Chappell, Creighton, Giuliani, Yu, & Garrett, 2007). 이러한 연구들은 ACL 손상을 예방하거나 줄이기 위해 여성의 훈련프로그램을 변경할 필요가 없었다면 계속해서 흥미있는 분야가 되었을 것이다.

ACL이 손상될 때는 흔히 손상되는 유일한 구조물 중 하나이다. MCL이나 안쪽반달(내측반월판, medial meniscus)은 바깥쪽 접촉 압력이 커팅이나 젖힘(과신전, hyperextension)과 같은 안쪽 자극이 가해질 때 ACL과 함께 손상되어질 수 있다. 1개 이상의 구조물이 손상될 때는 ACL과 관련된 것 이상으로 고려해야 할 사항이 있기 때문에 재활과정은 더 복잡하다.

ACL 손상이 있는 사람은 펑하는 느낌과 소리를 듣게 되며 무릎이 빠지는 느낌을 경험하게 될 것이다. 부종은 손상 후 2시간 부터 24시간 내에 발생을 한다. 그러나 손상 직후 부종이 발생하지는 않는다.

ACL 손상되었다면 수술 여부를 결정해야만 한다. ACL 재건술을 해야 하는 고려사항은 연령과 활동수준, 스포츠 참여의 복귀, 무릎 불안정을 들 수 있다. 재건술한 무릎과 수술을 하지 않은 무릎 사이의 장기간 차이에 관해서는 골관절염과 기능수준에서 차이가 없다. 그러나 수술을 받지 않은 사람들은 반달의 손상과 불안정으로 발전되었다(Meunier, Odensten, & Good, 2007). 이러한 결과는 활동적인 사람들은 파열된 ACL을 수술을 통해 복원시키는 것이 좋다는 것을 의미한다.

환자가 수술받을 것을 결심했다면 움직임을 회복하고 수술이 지연되었을 때가 스포츠 참여로의 복귀 결과가 가장 좋은 것으로 보고하고 있다. 염증이 가라앉고 완전한 운동범위가 회복된 후에 수술하는 것이 가장 좋은 결과가 있다는 것이다(Delay, Smolinski, Wind, & Boeman, 2001 ; Irrgang, Harner, Fu, Silbey, & DiGiacomo, 1997).

수년 동안 ACL 재건술을 위한 다양한 형태들이 시도되었다. 수술 기술이 지속적으로 발전하였지만 2가지 가장 일반적으로 시도된 재건술은 무릎힘줄(슬개건, patellar tendon)이나 안쪽 뒤넙다리근(슬괵근, hamstrings)힘줄을 활용하는 방법과 타가건을 이용하는 방법이다. 그러나 3가지 방법 중 큰 차이가 있는 것은 없었다(Marrale, Morrissey, & Haddad, 2007; Paessler & Mastrokalos, 2003; Scheffler, Sudkamp, Gockenjan, Hoffmann, & Weiler, 2002). 의사의 선호도가 수술의 형태를 결정하는 중요한 변수였다(Barclay, 2003). 무릎힘줄을 이용한 방법은 BPTB로 알려져 있으며, ACL 재건술의 가장 좋은 방법이다(Marrale et al., 2007). 이 방법은 부분적인 관절경 수술과 1~2 부위를 수술적으로 절개한다. 뒤넙다리근에서는 반건모양근과 두덩정강근(박근, gracilis)이 사용된다. 이 힘줄을 절개와 관절경으로 채취한다. 뒤넙다리근 힘줄을 이식건으로 사용하는 의사들은 뒤넙다리힘줄이 합병증이 적고 넙다리네갈래근(대퇴사두근, quadriceps femoris)을 더 빨리 회복된다고 한다(Brown, Steiner, & Carson, 1993). 그러나 뒤넙다리근힘줄을 연장해서 사용하는 것이 빈번하게 보고된다(Adam et al., 2004). 환자가 젊거나 이전에 ACL 재건술을 시행했던 환자라면 타가건 이식을 해야 한다(Marrale et al., 2007). 타가건은 자가건 보다 더 느리게 치유된다. 그러나 수술 후 1년에는 자가건과 타가건 사이에는 유의한 차이가 없다(Gulotta & Rodeo, 2007). 이식건의 선택 이상으로 중요한 문제는 이식건의 고정위치(anchor)이다(Scheffer et al., 2002).

ACL 재건술 후 재활은 지연성 프로그램과 가속화 프로그램이 있으며, 아직까지 논쟁의 여지는 있다(Cascio, Culp, & Cosgarea, 2004). 일부 학자들은 경쟁적 선수와 활동적인 환자들의 경우 가속화 프로그램을 시행하고, 활동적이지 않은 환자들은 전통적인 프로그램을 더 많이 시행한다(Wilk, Arrigo, Andrews, & Clancy, 1999). 이 두 프로그램에서 환자들은 수술 후 견딜 수 있을 정도의 체중부하를 하는 것을 더 선호한다(Delay et al., 2001). 지연 프로그램은 새로운 조직에 취약성과 너무 빠르게 조직에 자극을 가하는 것은 이식건의 접촉 부위에 위험성이 있을 수 있고, 이식건에 손상을 초래하며, 관절이 불안정하게 한다고 믿는다. 전통적인 프로그램에서의 런닝은

5개월이나 6개월까지는 제한하며, 활동으로의 복귀는 수술 후 6~9개월에 가능하다고 믿는다.

ACL 재건술 후 가속화 프로그램을 옹호하는 학자들은 수술 후 합병증이 더 적으며(Kvist, 2006), 수술 후 12주에 런닝을 시작하고 활동으로의 복귀는 5~6개월에 가능하다고 믿는다.

조직학적으로 보면 ACL 이식건은 괴사와 리모델링을 하게 된다. 처음에는 무혈관이지만 수술 후 6~8주에 재혈관화 과정이 일어나며, 12주에는 완벽하게 진행이 된다(Scheffler, Unterhauser, & Weiler, 2008). 일단 이식건이 삽입되면 괴사와 붕괴, 그리고 재형성의 과정을 거치게 된다. 이 과정 동안에는 사용된 이식건과는 관계없이 수술 후 6주 동안에는 ACL이 가장 약하다(Gulotta & Rodeo, 2007). 새로운 콜라겐이 이식건 주변을 싸게 되고 이식건 접속부위가 성숙되어 점차적으로 더 강한 자극을 이겨내게 된다. 이식건이 조직학적으로 정상이 되기 위해서는 최소한 1년이 걸린다(Clancy et al., 1981). 그러나 결코 정상 신장강도(tensile strength)로 회복되지 않는다. ACL 이식건에 대한 정확한 압력-내성이 알려지 있지는 않지만 일부 역학적인 자극은 치유되어지는 이식건에 유익할 것이다(Scheffler et al., 2008). 이러한 이유로 대부분의 외과 의사들은 ACL 재건술 후 즉각적으로 완전한 또는 제한된 체중부하를 권상하고 있다.

안쪽반달(내측반월판, medial meniscus)이 ACL과 함께 손상되었다면 안쪽반달은 ACL 재건술의 성공적인 결과를 얻기 위해 복원되어져야 한다(Meunier et al., 2007). 왜냐하면 반달은 무릎의 안정성에 중요한 역할을 하기 때문이다. 불안정한 무릎은 재건된 ACL에 악영향을 미치게 되며, 구조물에 스트레스를 가하며 골관절염으로 발전된다(Meunier et al., 2007). ACL 재건술을 하기 이전에 의사들은 반달을 복원할 것이다. 이 경우에는 복원된 반달을 보호하기 위해 수술 후 체중부하가 제한되거나 지연될 것이다(Barber & Click, 1997).

운동사는 ACL 재건술을 한 환자를 위해 전문 운동프로그램을 작성할 때 이식건 형태와 고정법, 수술기법, 수술의사의 재활 선호도와 기타 다른 손상을 고려해야 한다. 재활의 타이밍은 지연 프로그램과 가속화 프로그램이 다르지만, 운동과 점증은 기본적으로 동일하다.

ACL 재건술 후 지연프로그램과 가속화프로그램의 운동부하 점증의 예를 제시하겠다. 실제로는 환자의 프로그램이 지연 또는 가속화 프로그램이 될 수 있고, 두 프로그램을 병행할 수 도 있다. 운동프로그램을 점증하면서 의사와 상의하는 것이 성공적인 재활프로그램을 위해 중요하다.

ACL 재건술 후 가속화 프로그램 *(Accelerated Postop ACL Reconstruction Program)* 가속화 프로그램에서 환자는 수술 후 곧바로 목발을 이용하여 걷기를 하고 완전하게 무릎을 편 상태에서 견딜 수 있을 정도로 체중부하를 한다. 수술 후 2일째에는 0° 까지 수동적으로 무릎 펴기를 하고, 편다리들기(SLR)와 같은 엉덩이 근육의 능동적 운동, 발목운동범위를 위한 동작을 시작한다. 환자는 무릎 보조기를 착용하지만 무릎을 0° 로 펴서 앉는다. CPM이 사용을 하더라도 넙다리네갈래근(대퇴사두근, quadriceps femoris)에 전기자극을 시행한다. 첫 번째 주의 끝부분에서는 무릎을 완전히 편 상태에서 90° 까지 운동범위가 되어야 한다.

두 번째 주에는 능동적인 무릎운동범위 동작을 시작하고 무릎뼈(슬개골, patella)의 가동화와 연부조직의 가동화를 실시한다. 두 번째 주 끝부분에서는 목발없이 걸을 수 있어야 한다. 그러나 보조기를 계속 사용한다. 적절한 발꿈치-발가락 보행을 위한 보행 훈련이 필요할 것이다. 일부 의사들은 세 번째 주에 보조기를 풀도록 한다. 그러나 다른 의사들은 약 6주까지 보조기를 착용하게 하며, 샤워를 하고 수동적 운동을 하는 동안에만 풀도록 하고 있다. 어떤 경우에는 완전하게 능동적으로 무릎을 펼 때까지는 보조기없이 걷지 못하게 한다. 무릎이 부분적으로 굽혀진 상태에서 보행을 하는 것은 반달에 자극을 증가시키며 관절의 퇴행성을 가속화 시킨다. 미니스쿼트와 고정식 자전거와 같은 닫힌사슬운동은 2주 동안 시작한다. 햄스트링 컬(hamstring curl), 발가락 들기(toe raise), 105° 까지의 관절운동범위 동작을 동시에 시작한다.

셋째주까지는 환자는 물 속에서 운동을 할 수 있으며 다른 운동장비를 사용할 수 있다. 예를 들면, 스키 장비와 10cm 계단에서 운동을 하고, 60° 운동범위 내에서 레그프레스를 할 수 있다. 다른 운동으로는 40° 까지의 하프 스쿼트, 햄스트링 컬을 실시한다. 보행 중에 체중이동을 잘 한다면 한 다리로 서기를 할 수 있다. 체중 이동이 적절하지 않다면 저울을 이용하는 것이 좋을 것이다. 한 달째의 마지막에는 환자의 무릎 굽힘(굴곡, flexion) 각도가 115° 가 되어야 하며, 완전하게 펴져야 한다. 관절주머니가 긴장되어 있다면 정강넙다리관절(tibiofemoral)의 가동술을 사용한다. 이때는 스텝 머신과 벽을 이용한 스쿼트(wall squat), 발꿈치들기(heel raise), 런지, 측면 계단 오르기, 전면 계단오르기를 실시한다. 어떠한 운동도 통증이나 부종, 무릎에 불안을 느끼게 하는 동작을 해서는 안된다.

6~8주 동안에는 부종이 증가하지 않으면서 완전하게 능동적으로 무릎을 펼 수 있고, 무릎을 115° ~ 120° 를 구부리고, 등척성 근력이 좋은데 여전히 보조기를 했다면 보조기 없이 걷기를 시작한다. 이 기간에는 관절운동범위가 100° 에서 30° 까지 능동적으로 무릎을 펴도록 하고 트레드밀 걷기를 시작한다. 연구자들은 12% 보다 약간 더 높게 하여 트레드밀을 걷는 것이 ACL 긴장을 줄이고, 무릎넙다리관절(슬개대퇴관절, patellofemoral joint)의 긴장을 줄이라고 보고하고 있다. 또한 더 큰 넙다리네갈래근(대퇴사두근, quadriceps femoris)을 동원하기 때문에 ACL과 무릎넙다리(슬개대퇴, patellofemoral) 재활프로그램에는 더 좋을 수 있다(Lange, Hintermeister, Schlegel, Dillman, & Steadman, 1996).

3개월까지 한주씩 진행하는 동안 통증이나 부종을 유발시키지 않도록 하면서 운동강도와 세트수, 반복수를 지속적으로 점증시킨다. 플라이오메트릭 운동은 조깅과 함께 12주째에는 시작한다. 3~4개월까지는 런닝과 전력질주를 실시한다. 완전하게 운동범위가 정상이고 건측에 비해 근력이 80%이며, 고유수용능력이 정적, 동적 균형운동에서 좋다면, 이 기간 동안에는 민첩성을 위한 기술훈련과 더 적극적인 플라이오메트릭 훈련, 전문선수운동으로 점증시킨다.

5~6개월 동안에는 근력강화운동과 유연성운동을 지속적으로 실시하고 스포츠로의 복귀를 준비하도록 더 기능적인 운동으로 점증시킨다. 가끔은 완전한 스포츠 복귀를 결정하기 위해 의사가 필요할 수 있기 때문에 적절한 평가가 필요하다. 복귀 이전에 환자는 복귀를 위한 평가에 통과해야 한다. 즉, 관절운동범위, 근력, 정상적인 고유수용능력이 정상이고 운동직후 부종과 통증이 없어야 한다. 그림 23.48은 가속화 프로그램의 예시이다.

ACL 재건술 후 전통 프로그램 *(Conservative Postop ACL Reconstruction Program)* 지연 프로그램은 동일한 점증과정을 거친다. 그러나 그 속도가 더 늦다. 1주 동안은 무릎을 펴서 보조기를 착용하고 체중부하를 점증시킨다. 보조기는 편다리들기를 할 때 착용한다. 보조기는 1주 이후에는 고정하지 않는다 그러나 보행 중에서 목발을 사용한다. 2주 동안에는 보조기 한 상태에서 엉덩이 운동과 발꿈치 들기, 넙다리근육운동(quad set)를 실시한다. 45° 까지의 월 슬라이드(wall slide)와 힐 슬라이드(heel slide), 엎드린 자세에서 발을 치료대 밖으로 내어서 관절운동범위 운동을 할 때는 보조기를 제거할 수 있다. 환자가 무릎이 완전하게 펴진 상태에서 넙다리네갈래근(대퇴사두근, quadriceps femoris)을 조절하는 능력이 좋다면 보조기를 제거한다. 그러나 보조기는 수술 후

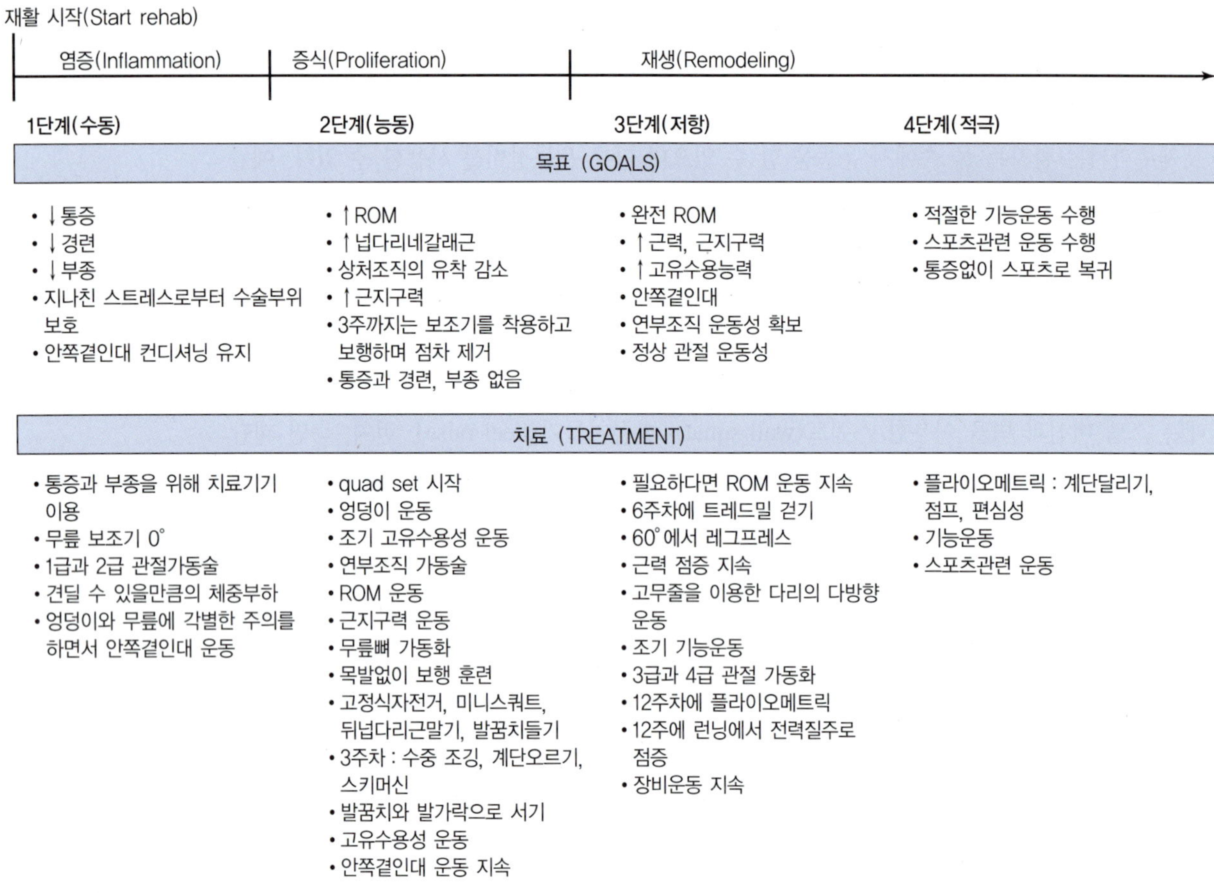

그림 23.48 ACL 재건술 후 가속화 재활프로그램. ROM = 운동범위; WB = 체중지지; LE = 다리; PRN = 필요하다면; HS = 뒤넙다리근.

6주 동안에는 사용이 된다. 2주 동안에는 무릎뼈(슬개골, patella) 가동화를 실시하고, 1주 동안에는 전기자극과 통증과 부종을 위한 치료장비를 사용한다. 그리고 뒤넙다리근(슬괵근, hamstrings)과 장딴지근(비복근, Gastrocnemius), ITB를 스트레칭 운동을 하고 Quad set 운동을 한다. 심혈관 운동은 상체자전거나 건측 만을 이용한 자전거 운동을 실시한다.

다른 운동들은 6주까지는 실시하지 않으며, 환자가 보조기를 제거하고 무릎을 편 상태에서 넙다리근육이 좋을 때 실시한다. 환자는 두 다리를 이용한 고정식 자전거, 월 스쿼트(wall squat), 45° 까지 레그프레스, 측면 계단오르기, 전면 계단오르기, 뒤쪽 계단오르기, 발꿈치 들기, 정적 균형 운동을 한다. 물 속 걷기와 조깅은 이때 시작할 수 있다.

6~8주부터 5개월까지는 정상적인 보행과 완전한 운동범위 운동을 실시한다. 레그프레스는 60° 까지 증가하고 스텝머신과 일립트리컬(illiptical) 운동을 실시한다. 2~3개월에는 빠른 걷기를 실시한다.

런닝은 수술 후 4~6개월까지는 하지 않는다. 커팅과 측면 이동은 6개월 이후에 실시한다. 플라이오메트릭 운동과 민첩성 운동, 기능운동, 전문선수운동은 프로그램 속에서 점차적으로 병행한다.

6개월~12개월 동안에는 가속화 프로그램과 마찬가지로 동일한 평가를 한 후 스포츠 복귀를 결정한다.

ACL 재건술에서 회복되는 것은 가속화 프로그램이든 전통적 프로그램이든 간에 과정이 늦어질

■ 사례연구 (Case Study)

축구 전방 공격수인 16세 남자선수가 우측 ACL 손상으로 지난 주에 복원술을 받았다. 의사는 병원에 입원해 있는 동안 편다리 운동과 quad set 운동을 할 것을 지시하였다. 그러나 지금은 가속화 프로그램을 받을 것을 권하고 있다. 환자는 목발을 사용하여 50%의 체중부하를 하였다. 무릎에는 재활용 보조기를 착용하였으며, 0°~ 90°로 설정하였다. 그리고 수동적 활동을 하는 동안에만 보조기를 제거하였다. 무릎에는 부종이 약간 있고, 무릎과 먼쪽 다리까지 약간의 반상출혈이 있었다. 수술은 무릎힘줄을 사용하였고, 두 군데의 상처조직이 있었다. 무릎힘줄 위로 하나가 있고, 가쪽 넙다리의 먼쪽에 하나가 있으며, 관절경을 삽입했던 곳이 있었다. 수술부위의 상처는 잘 치유되고 있지만 꿰맸던 실은 다음 주에 제거하기로 되어 있다. 무릎 주변에는 약간의 연부조직 유착이 있으며, 특히 수술부위와 무릎뼈 위쪽에 많았다. 환자는 수술 후 약간의 통증이 있다고 하였다. 무릎뼈의 가동성은 50% 정도이지만, 움직일 때 통증은 없었다. 무릎뼈의 정렬은 정상이었다. 환자는 편다리들기 운동을 할 수 있었지만, 저항을 할 수는 없었다. 엉덩이 벌림은 3+/5이고, 엉덩이 모음은 4−/5, 엉덩이 폄은 4−/5였다. 환자는 완전한 체중부하를 할 때 약간의 통증을 호소하지만, 다리에 체중을 완전하게 주는 것이 허락되었다.

분석을 위한 질문들

1. 환자의 문제는 무엇이고 장기간 목표는 무엇인가? 우선순위로 작성하라.
2. 오늘 이 환자를 위해 포함되어야 할 첫 번째 처방은 무엇인가?
3. 첫 번째 치료의 목표는 무엇인가?
4. 우측 다리에 보다 많은 체중을 싣기 위해 어떠한 종류의 운동을 걷기 운동 전에 시킬 것인가?
5. 오늘 퇴원하기 전에 환자에게 어떠한 지시를 내릴 것인가?
6. 2주 후에 어떠한 운동프로그램을 제공할 것인가?
7. 6주 후 어떤 운동을 시킬 것인가? 그리고 이 시기에 운동을 진전시키기 위해 어떤 기준을 제시할 것인가?
8. 환자에게 합병증이 없다고 가정할 때, 얼마나 오랫동안 프로그램을 받아야 한다고 생각하는가?
9. 언제 환자가 트레드밀 운동을 할 수 있으며, 트레드밀 위에서 할 수 있는 첫 번째 운동은 무엇인가?
10. 트레드밀 운동에서 완전한 달리기 운동 프로그램으로 진행하는 것에 대해 간단히 요약 설명하시오.
11. 환자의 기능적 활동 프로그램에 포함시킬 수 있는 4가지 운동을 쓰시오.
12. 완전한 운동 참여가 가능하기 전에 환자가 할 수 있는 기능운동을 쓰시오.

수 있다. ACL 재건술을 받은 환자가 완전하게 근력 기능을 회복하고 통증이 없어지기 위해서는 1~2년이 걸린다(Risberg, Holm, Tjomsland, Ljunggren, & Ekeland, 1999). 운동사는 항상 조직의 치유 시기를 고려하고 그에 맞는 치료적 운동의 강도를 고려해야 한다. 이러한 요소들을 반영한다면 최적의 결과가 있을 것이다.

뒤십자인대 염좌 *(Posterior Cruciate Ligament Sprain)*

뒤십자인대에 의해 제공되는 안정성은 뒤십자인대와 뒤쪽 구석의 구조물에 의한 복합적 결과이다. 뒤쪽 구석의 구조물은 인대의 배열과 오금근(슬와근, popliteus)과 같은 근건 구조물, 그리고 정강뼈(경골, tibia)의 가쪽돌림(외회전, lateral rotation)과 안쪽굽음(내반, varus)자극을 저항하는 가쪽곁인대(외측측부인대, lateral collateral ligament)를 포함한다(Apsingi et al., 2008). PCL은 앞가쪽 다발과 뒤안쪽 다발로 구분된다. 앞가쪽 다발(AL bundle)은 가장 큰 부분을 차지하며 무릎을 굽힐 때 긴장한다. 그리고 뒤안쪽 다발(PM bundle)은 정강뼈가 뒤쪽으로 전위되는 것을 저항하며 무릎을 펼 때 긴장한다(Margheritini, Rihn, Musahl, Mariani, & Harner, 2002). PCL의 안정성을 교체할 경우에는 본래의 PCL 요소를 대체하기 위해 double-bundle PCL을 사용하기도 하고, 뒤가쪽 구석 재건술을 하면서 double-bundle PCL을 하는 방법을 사용한다. 후자의 재건술은 수술 전 안정성을 제공하지만, double-bundle PCL 재건술만으로는 안정성을 제공하지 못한다(Sekiya, Haemmerle, Stabile, Vogrin, & Harner, 2005).

PCL 손상은 스포츠에서는 상대적으로 드물게 발생한다(Margheritini et al., 2002). 손상의 일반적인 기전은 무릎의 젖힘(과신전, hyperextension)이나 무릎을 구부린 채 떨어지는 것이다. PCL 손상은 미식축구, 축구, 럭비와 같은 접촉스포츠에서 흔하게 발생하며, 커팅과 피봇을 주로 하는 농구에서는 흔하지 않다(Margheritini et al., 2002). 무릎이 불안정하다면 수술을 받아야 한다. 뒤가쪽 구석이 손상되었다면 또는 다른 인대들이 PCL과 함께 손상되었다면 다른 요소들과 관계없이 PCL을 수술하는 것과 비수술적 치료를 하는 것 사이에 의견이 분분하다(Margheritini et al., 2002).

PCL 재건술 후 재활 고려사항은 ACL 재건술과는 다르다. 그 이유는 PCL에 부가되는 자극이 ACL과 다르기 때문이다. PCL 재건술에 사용되는 이식건은 ACL 이식건보다 더 느리게 치유되기 때문에 재활 과정이 더 오래 걸린다. 정상적인 PCL의 62% 되기 까지는 26주가 걸릴 것이다(Bosch et al., 1994).

재활운동 중 PCL은 저항을 준 상태에서 무릎을 구부렸다가 펴는 열린사슬운동 시 전단력이 점차로 증가한다. 저항을 한 상태에서 무릎 폄(신전, extension)을 하는 동안 PCL의 전단력은 의견이 분분하다. 일부 학자들은 앞쪽 전단력이 증가할 때 무릎이 완전히 펴지고, 85°~100°에서 PCL의 전단력이 가장 높다고 하였으며 뒤쪽 전단력은 없다고 하였다(Wilk et al., 1996). 닫힌사슬운동에서 뒤쪽 전단력은 무릎을 폈다가 구부리면서 점차적으로 더 커지며, 70°~100°에서 발생한다. 따라서 OKC 운동은 60° 이상이 되지 않도록 하고, PCL이 적절하게 치유되기 전까지는 무릎을 굽힌 상태에서 저항을 주고 하는 OKC 운동을 삼가야 하며, 0°~60°까지는 CKC 운동과 OKC 운동을 유사하다(Wilk et al., 1996).

PCL 손상이 있는 무릎은 경사진 곳을 내려가지 않는 한 불안정을 느끼지 않는다. 왜냐하면 PCL은 정강뼈(경골, tibia)가 넙다리뼈(대퇴골, femur)에 대해 뒤쪽으로 전위되는 것(또는 정강뼈에 대해 넙다리뼈가 앞으로 전위되는 것)을 막기 때문이다. 불안정이 없는 대부분의 환자들은 수술을 통한 재건술 없이 적절한 재활프로그램 후 완전한 복귀를 할 수 있다.

재활의 첫 번째 목적은 통증을 줄이고 염증을 가라앉히며 운동범위를 회복하는 것이다. 일단 염증의 징후가 조절이 된다면 중요한 목표는 근력과 조절력, 일반적인 기능을 회복하는 것이다. 근육의 활성화를 위한 전기치료로 통증과 부종을 조절하는 것은 재활 I단계이다. 운동범위를 위한 동작에는 능동적으로 무릎을 펴는 것과 수동적으로 구부리는 것을 포함한다. 능동적이고 저항적인 뒤넙다리근(슬괵근, hamstrings) 운동은 피해야 한다. 왜냐하면 넙다리 위에서 정강뼈가 뒤쪽으로 전위되는 것을 막기 위해서이다. 장딴지근(비복근, gastrocnemius)을 강하게 수축하는 운동은 무릎 30° 굽힘(굴곡, flexion) 이상에서는 피해야 한다. 왜냐하면 관절에 전위되는 자극이 발생하고 PCL에 자극이 더해지기 때문이다(Durselen, Claes, & Kiefer, 1995).

적절한 운동범위 내에서 열린사슬운동을 하는 것은 무릎넙다리관절(슬개대퇴관절, patellofemoral joint)에 통증이 발생하지 않는 한 넙다리네갈래근(대퇴사두근, quadriceps femoris)을 강화하는데 사용될 수 있다. 무릎넙다리관절의 통증이 발생한다면 운동은 통증이 없도록 변형되어야 한다. 변형은 각도를 조절하고 저항은 줄이며, 낮은 부하로 반복수를 많게 하는 것이다. 재활 II단계에서 실시하는 이러한 운동에는 quad set, 편다리들기, 넙다리네갈래근의 운동범위 동작을 포함한다. 목발은 6~8주째에 보조기구 없이 체중부하를 하도록 점진적으로 진행하면서 참을 수 있는 만큼만 체중을 지지하기 위해 사용된다. 튜빙을 하면서 무릎을 완전히 폈을 때의 끝지점에서의 닫힌사슬운동은 뒤넙다리근을 강화하는데 사용되며, 정강뼈의 뒤쪽 변위를 최소로 한다. 이 운동은 그림 23.33의 반대동작이 될 것이다. 환자는 얼굴이 반대방향이 되도록 하고 튜빙을 대고 무릎을 구부린다. 환자가 정강뼈의 뒤쪽 전단력을 줄이기 위해 무릎을 편 상태를 유지한다면 뒤넙다리근은 엉덩이 폄(hip extension)과 같은 동안 열린사슬운동 시에 강화될 것이다.

환자가 완전히 체중을 지지할 수 있다면 재활 III단계에서는 닫힌사슬운동을 시작할 수 있다. 환자가 정상적으로 걷기를 할 수 없다면 보행 훈련을 받아야 할 것이다. 환자가 다리에 체중을 싣는 것을 두려워 한다면 체중이동 운동을 배워야 한다. 고유수용성 운동은 넙다리네갈래근(대퇴사두근, quadriceps femoris)을 동원해 뒤쪽으로의 신체움직임을 조절하고, 처음에는 정적인 자세에서 동적인 움직임으로 점증해야 할 것이다. 3주까지는 스쿼트, 계단오르기와 같은 운동, 그리고 다른 CKC 운동을 포함해야 한다.

6~8주까지는 다리를 끌지 않고 무릎을 완전히 펴거나 최소한 100°는 되어야 한다. 정상적인 보행이 된다면 8주 이후에는 보조장비 없이 걸을 수 있을 것이다. 이 때에는 물속에서의 조깅과 런닝, 레그프레스로 점증하고 무게를 높여야 한다. 바뀌달린 의자보조기 뒤에서 체중을 의지하고 다시 앉으며, 환측으로 의자보조기를 추진할 수 있다면 이는 좋은 뒤넙다리근(슬괵근, hamstrings)의 닫힌사슬운동이 된다.

4개월의 끝에는 환자는 무릎을 완전하게 펴야 한다. 이 때에는 트레드밀 걷기를 시작한다. 더 나아가서는 치료대 위에서 무릎을 꿇어서 뒤넙다리근의 닫힌사슬운동을 시작하고 환자의 뒤넙다리근의 근력이 좋다면 치료대에서 발을 떼도록 한다. 운동사는 다리를 잡고서 환자에게 가능한 한 몸통(체간, trunk)을 앞으로 기대한 한다. 그런 다음 다시 무릎 굻는 자세로 되돌아오게 한다. 환자는 4~5개월에 이 운동으로 충분한 근력이 회복될 것이다. 작은 계단을 이용한 계단운동이나 일립티칼(elliptical) 장비를 사용한다.

■ 사례연구 (Case Study)

지난 주 18세의 여자 배구선수가 스파이크를 한 후 무릎이 젖혀진 상태에서 착지하면서 좌측무릎의 뒤십자인대 손상을 입었다. 의사는 무릎이 안정되어 있었기 때문에 수술할 것을 권유하지 않았다. 환자는 재활과정을 시작할 것을 원했다.

이학적 검사결과 무릎 주변에 중정도의 부종이 있었다. 환자는 보조기를 했으며, 부분적인 체중지지를 할 수 있었다. 보조기 각도는 30~60°였다. 무릎뼈의 가동성은 75% 정도로 제한이 있었지만, 환자의 무릎관절이 너무나 굽힘되어서 이러한 제한이 무릎의 위치 때문인지 혹은 무릎뼈의 가동성이 제한되어서인지 판단할 수가 없었다. 환자는 최고 통증은 10중 6이며, 비록 무릎관절 주위의 부종과 변색이 있었지만, 연부조직이 팽팽해져 있다는 것을 느꼈다. 엉덩이 굽힘력과 벌림근은 4-/5이며, 엉덩이 폄근과 벌림근 넙다리네갈래근은 3+/5였다. 뒤십자인대 손상 때문에 늦게 뒤넙다리근 손상을 검사하였다.

분석을 위한 질문들

1. 오늘 이 환자를 위해 포함되어야 할 첫 번째 처방은 무엇인가?
2. 집에서 무엇을 하라고 환자에게 지시를 내릴 것인가?
3. 어떠한 운동을 오늘 처방에 포함시킬 것인가?
4. 뒤넙다리근 운동, 트레드밀 걷기, 고정식자전거 운동은 언제 할 수 있는지를 설명하라. 환자에게 수중운동을 시킬 것인가? 만약 시킨다면 3개의 운동을 작성하라.
5. 치료적 운동의 마지막 단계에 포함되어야 할 4가지 민첩성 운동과 기능운동을 작성하라.
6. 환자가 언제 완전한 운동 참여가 가능한가를 결정할 때 사용되어질 기능 테스트 항목은 무엇인지 목록을 작성하라.

6개월에는 재활 IV단계를 들어간다. 트레드밀에서의 조깅에서부터 런닝으로 점증하고 민첩성 운동과 플라이오메트릭 운동을 한다. 그리고 선수전문 운동은 다음 단계이다. 정강뼈(경골, tibia)의 뒤쪽 전위를 위한 무릎 조절은 프로그램을 하는 동안 강조되어야 한다.

재건술을 받은 PCL은 1주 동안에는 0°에서 보조기로 고정되어야 하며, 6~8주 동안 착용해야 한다. 보조기는 1주 이후에 수동적 운동을 할 경우에만 제거한다. 환자는 처음 3~4주 동안 부분적으로 체중지지를 하면서 걸을 수 있으며, 3~6주에는 완전한 체중지지로 점증된다. 초기 단계에서는 넙다리 위에서 정강뼈의 뒤쪽 처짐을 예방하기 위해 장기간 앉아 있을 때 무릎은 지지되어진다. 1주째에 quad set, 편다리운동, 발목펌핑, 작은 각도에서의 넙다리운동으로 시작한다. 무릎뼈의 가동화를 실시하고, 엉덩이 폄(신전, extension)과 무릎굽힘(굴곡, flexion)은 3주 까지는 피하도록 한다. 그러나 엉덩이 벌림(외전, abduction)과 모음(내전, adduction)운동은 발목에 저항을 주어 실시하도록 한다. 환자가 완전히 체중부하를 한다면 체중이동 운동과 벽 스쿼트, 체중부하를 하면서 고유수용성 운동과 균형운동의 고정식자전거를 시작하고 저항을 점증하도록 한다. 뒤넙다리근(슬괵근, hamstrings)의 열린사슬운동은 3~6개월 동안 피하도록 한다.

PCL을 재건한 경우에는 진전 속도가 늦더라도 민첩성, 플라이오메트릭, 기능운동, 선수전문 운동을 5~6개월에 하는 것은 ACL 프로그램과 유사하다. 환자는 평균 9개월, 보통 7~12개월 사이에 완전하게 복귀할 수 있다(Harner, Fu, Irrgang, & Vogrin, 2001).

곁인대 염좌 (Collateral Ligament Sprains)

안쪽곁인대(MCL)은 그 자체 또는 다른 구조물과 함께 손상되어질 수 있다. 곁인대 손상에 대한 치료는 십자인대와는 다르다.

안쪽곁인대(내측 측부인대, Medial collateral ligament)는 가쪽곁인대(LCL)보다 손상이 더 흔하다. MCL 손상은 바깥굽음(외반, valgus)력에 의해 발생을 하며, LCL 손상은 안쪽굽음(내반, varus)력에 의해 발생한다. 안쪽곁인대는 ACL 손상과 복합되어 발생하여 불안정할 때는

■ 사례연구 (Case Study)

3일전 17세의 남자 체조선수가 링에서 착지하는 동안 우측 MCL 2급 염좌를 입었다. 의사로부터 재활프로그램을 할 것을 권유받았다. 지난 3일 동안 부종을 제어하기 위해 환자는 얼음, 올림(거상, elevation), 압박, 전기치료를 받았다. 무릎각도를 0~90°에 설정된 보조기를 한 상태에서 목발을 사용한다. 환자는 걸을 때 체중의 약 75% 정도를 우측 다리에지지할 수 있다. MCL을 따라 촉진할 때 압통과 함께 약간의 부종이 있다. 엉덩이와 뒤넙다리근의 근력은 4/5이다. 환자는 15°에서 다리를 약간 끄는 현상이 있다. 환자가 60° 이상 무릎을 굽히지 않는다면 약간의 통증만이 있으며, 그리고 나서 통증은 중정도로 심해진다. 무릎뼈의 가동성은 정상이다.

분석을 위한 질문들

1. 환자의 문제는 무엇이고 각각의 문제를 해결하기 위한 장기간의 목표는 무엇인가?
2. 오늘 이 환자에게 무엇을 처방할 것인가? 그리고 가정 운동프로그램으로 무엇을 제공할 것인가?
3. 다음 주에 제공하고자 하는 운동프로그램을 작성하고, 어떻게 점증을 결정할 것인가를 작성하라.
4. 다음 2주 후에 환자에게 제공하고자 하는 열린사슬운동 3개와 닫힌사슬운동 3개를 작성하라.
5. 프로그램 안에 어떠한 민첩성 운동을 포함시킬 것인가?
6. 어떠한 플라이오메트릭 운동을 제공할 것인가?
7. 환자가 완전한 운동 참여가 가능한지를 결정할 때 사용되는 기능 테스트 항목이 무엇인지 설명하시오.

드물게 수술을 하기도 한다. 이 상황에서는 만약 ACL이 재건된다면 MCL은 재건하지 않을 수도 있다.

재활프로그램은 MCL과 LCL이 유사하다. 초기 치료는 통증과 부종 조절을 위해 치료기기를 사용하게 된다. 곁인대(측부인대, collateral ligament) 만을 치료하는데 있어 현재는 초기 치료프로그램과 함께 보조기를 사용하는 것이다. 손상된 무릎을 0°~90° 의 설정된 기능 보조기를 착용한다. 보조기는 3~6주 동안 착용을 하고, 목발을 한 상태에서 비체중지지 또는 견딜 정도의 체중지지를 2~4주 동안 실시한다. 이 기간 동안 능동적 운동범위를 위한 동작, 넙다리근육의 위축을 막기 위해 등척성 운동, 엉덩이와 발목 운동을 실시한다. 관절이 뻣뻣해져 있다면 무릎뼈(슬개골, patella)의 가동화가 필요할 것이다. 연부조직의 교차마찰 마사지는 유착을 치유하고 예방하는데 도움이 될 것이다. 7~10일에는 수중운동을 통해 운동범위와 근력을 좋게 하도록 한다. 2주 후에 무릎의 각도가 105°가 된다면 고정식자전거를 할 수 있다. 그 이전에 운동범위를 늘리기 위해 자전거를 이용할 수 있다.

열린사슬운동과 닫힌사슬운동의 병행은 뒤넙다리근(슬괵근, hamstrings)과 넙다리네갈래근(대퇴사두근, quadriceps femoris)의 근력을 강화하는데 사용될 수 있다. 이러한 운동은 십자인대 손상의 점증운동프로그램을 따르며, 무릎넙다리관절(슬개대퇴관절, patellofemoral joint)의 통증을 유발시키기 않고 곁인대 통증이 증가되지 않아야 한다. 일단 환자가 완전한 체중지지를 하여 걸을 수 있다면 한 다리 서기와 다른 평형성 운동을 시작할 수 있다. 정상적인 보행이 가능해진다면 트레드밀 걷기부터 조깅으로 점증한다. 조깅을 한 후 통증과 부종이 없다면 런닝과 전력질주로 점증한다.

5~6주 정도에 완전한 운동범위가 되지 않는다면, 관절가동기법과 장기간의 스트레칭을 해야 할 것이다. 환자에게서 이상 징후가 없다면 근력과 민첩성 운동을 점증하도록 한다. 프로그램은 민첩성과 플라이오메트릭 운동에서 기능운동으로 점증된다. 기능용 보조기는 스포츠로의 복귀 이전과 이후에 가끔 사용된다. 곁인대용 보조기는 ACL보조기만큼 돌림(회전, rotation)적 안정성을 요구하지는 않는다, 다만 바깥굽음(외반, valgus)과 안쪽굽음(내반, varus) 자극을 조절할 수 있도록 안쪽과 가쪽 수직 보조기가 있어야 한다.

손상에 대한 개인의 내성과 심각성은 환자의 점진 속도를 결정할 것이다. 정상적으로 복귀하기 위해서는 3~4주 정도 짧을 수도 있고 2~3개월 정도 될 수도 있다.

반달연골 부상 (Meniscus Injuries)

무릎 손상을 위한 모든 재활프로그램 중에서 반달연골 손상의 재활프로그램이 지난 몇 년 동안 가장 크게 변하였다. 치료에 있어 최신 경향은 과거보다 나쁜 결과는 줄어든 상태에서 현장으로의 복귀가 더 빨라졌다는 점이다.

반달연골의 수술적 치료는 지난 몇 년동안 발전되어왔다. 손상된 반달연골을 완전하게 제거하는 관절절개술은 찢어진 부분을 부분 제거하는 것으로 대체되었으며, 복원과 타가 이식이 관절경 시술을 통해 이루어지게 되었다(그림 23.49).

안쪽반달(내측반월판, medial meniscus)의 단독 손상은 무릎에 불안정을 초래하지는 않는다. 그러나 ACL 파열이 동반되어 있다면 무릎은 불안정해지게 된다. 반달연골의 단독 파열은 퇴행성으로 진행이 된다. 반면에 ACL 손상이 동반된 반달연골의 손상은 더 급성이 손상이 된다(Shelbourne, Patel, Adsit, & Porter, 1996). 반달연골의 손상이 있는 안정적인 무릎은 반달연골의 봉합술을 하지 않는다.

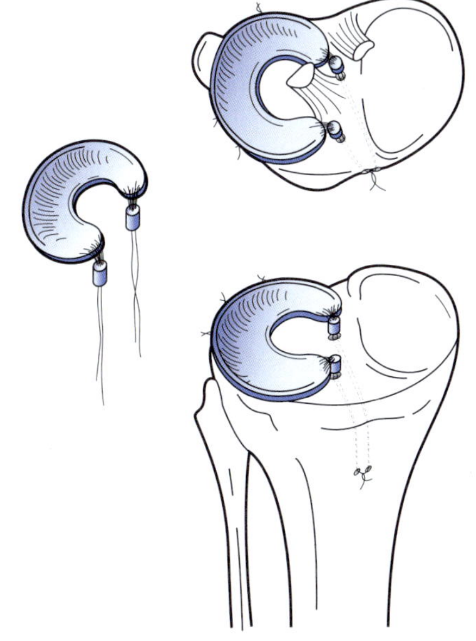

그림 23.49 반달연골 이식.

그러나 반달연골이 이동이 되었거나 부분적 이동이 있다면 불안정한 무릎은 더 불안하게 될 것이다. ACL 재건술과 함께 반달연골의 봉합술을 받은 무릎은 반달연골만을 봉합한 무릎보다 더 예후가 좋다(Tenuta & Arciero, 1994).

반달연골의 봉합은 성공적으로 혈액 공급이 가능해진다. 반달연골의 가쪽 테두리는 혈액공급이 있지만 안쪽 대부분은 혈관이 없다. 반달연골의 혈액 공급은 안쪽으로 6mm까지이며, 가쪽 1/3이 찢기는 것이 치유가 가장 잘 이루어진다. 혈액이 공급되는 부위보다 더 안쪽으로 찢어지면 반달연골의 봉합이 잘 되지 않는다. 봉합이 잘 되는 반달연골의 폭에 관한 의사들의 선호도는 다양하며 2~6mm 정도이다(Scott, Jolly, & Henning, 1986; Stone, Frewin, & Gonzales, 1990). 모든 반달연골의 20% 이상은 봉합이 가능하다. 봉합술은 반달연골이 남아 있기 때문에 절제술보다 더 유리하며, 심지어는 부분적인 반달연골의 절제가 관절내 골관절염적 변화를 초래한다고 한다(Heckmann, Barber-Westin, & Noyes, 2006). 그러나 재활과정에서는 반달연골의 절제술보다 봉합술이나 이식술이 훨씬 더 오래 소요된다. 일반적으로 연골의 절제술을 위한 재활프로그램은 4~6주가 소요되는 반면, 봉합술 후 스포츠 참여는 4~6개월이 소요된다.

안쪽반달과 ACL 손상으로 수술적 치료를 필요로 하는 환자는 의사와 운동사에게 어려운 경우이다. 손상 후 최대한 빨리 반달연골을 봉합한다면 더 좋다. 반달연골의 봉합술 이후 치료는 보존적이며, 비체중지지와 6~8주 까지 움직임을 제한해야 한다. 반대로 ACL 재건술은 염증이 없어질 때까지 기다렸다가 수술 후 부분 체중지지에서 완전 체중지지, 움직임을 통해 가장 성공적이 될 수 있다.

전통적으로 반달연골의 봉합술 후 치료는 보존적이다. 그러나 더 최근에는 가속화 프로그램도 동일한 효과가 있기 때문에 사용되어지고 있다(Barber & Click, 1997). 그러나 아직까지 봉합술 후 가속화 프로그램 사용에 대해서는 논란의 여지는 있다(Barber & Click, 1997). 보존적 프로토콜은 움직임과 체중부하를 제한함으로써 봉합 부위를 보호하고, 전단력과 압박력을 감소시킨다. 가속화 프로그램은 목발 사용 시간을 줄이고 부분적인 체중부하와 능동적인 움직임을 통해 초기단계부터 치유조직에 적절한 자극을 가함으로써 운동범위의 감소와 무릎넙다리관절의 통증을 예방하는 것이다. 운동사는 반달연골 봉합술을 받은 환자에게 적절한 재활프로그램을 만들기 위해 의사와 협의를 해야 한다. 혈류의 공급 때문에 반달연골의 가쪽 부위는 안쪽보다 치유가 더 빠를 것이다. 가속화 프로그램이나 보존적 프로그램을 결정하는 요인은 봉합된 부위뿐 아니라, 봉합의 형태와 크기에 따라 결정된다(Heckmann et al., 2006). 반달연골을 이식했거나 복합적으로 복원된 경우에는 보존적 재활을 하고, 반달연골의 가쪽 복원 후에는 가속화 재활이 가능할 것이다.

재활프로그램은 처음에는 이식이나 복원된 부위에 전단력과 과도한 압박이 되지 않도록 보호해야 한다. 환자들은 수술 부위에 위험을 줄 수 있는 큰 동작의 스쿼트와 피봇 동작을 주의해야만 한다. 재활프로그램에서의 운동은 어떠한 상황에서도 통증이나 부종이 증가되지 않아야 한다.

반달연골 봉합술 후 보존적 프로그램
(Conservative Postoperative Meniscal Repair Program)

반달연골 봉합술 후 보존적 프로그램은 6~8주 까지는 보조기를 한 상태에서 목발을 사용하고, 건측에 체중을 싣지 않아야 한다. 가끔 2주 후에는 발가락을 이용한 체중부하를 실시하고 체중부하를 점차적으로 증가하여 6~8주까지는 완전한 체중부하가 되도록 한다. 재활용 보조기는 처음 3주 동안에는 무릎을 쭉 편 채로 밤에도 고정을 해야 한다. 그러나 수술 후 6~8주 동안에는 주간에는 0°~90°로 고정을 한다. 이 기간 동안에는 몸통(체간, trunk)과 엉덩이, 발목 운동을 실시한다.

뒤넙다리근(슬괵근, hamstrings)과 장딴지근(비복근, gastrocnemius), 가자미근(넙치근, soleus), 엉덩이 근육의 스트레칭 운동을 실시한다. 무릎관절(슬관절, knee joint)에 스트레스를 예방하기 위해서 엉덩이의 매뉴얼 저항운동은 무릎 위에서 실시해야 한다. Quad set, 편다리들기, 그리고 통증없이 실시하는 능동적인 무릎 폄(신전, extension) 운동은 처음 2주 이내에 시작된다. 환자가 무릎을 완전하게 능동적으로 폈다면 밤에는 보조기를 고정하지 않는다. 수술 후 처음 3주 동안 무릎관절을 펴는 운동과 90°까지의 능동적인 움직임이 중요한 관심사이다. 움직임이 안 된다면 네 방향에서의 무릎뼈(슬개골, patella) 가동화기법을 실시해야 할 것이다.

6~8주 후에 보조기가 제거될 때 정강넙다리관절(tibiofemoral)의 가동화를 하면서 넙다리네갈래근(대퇴사두근, quadriceps femoris)의 스트레칭은 무릎의 굽힘(굴곡, flexion)을 좋게 하기 위해 필요할 것이다. 환자가 정상적으로 걸을 수 있을 때는 목발을 사용하지 않고 무릎을 조절할 수 있도록 넙다리네갈래 근육의 근력이 있어야 한다. 레그프레스, 미니스쿼트, 벽 스쿼트를 하면서 넙다리근(대퇴근, thigh muscle)력과 다리의 근력강화를 하고 열린사슬운동을 통한 무릎의 굽힘과 폄(신전, extension)운동은 6~8주에 실시한다. 초기 관절운동범위는 무릎굽힘은 90°, 무릎 폄은 30°까지 열린사슬운동을 제한하며, 레그프레스는 무릎 폄 10°까지 제한한다. 피봇과 가속-감속 운동은 수술 후 4~6개월 동안 하지 않아야 한다. 스포츠로 복귀를 하기 이전에 기능운동과 전문운동으로 점증한다.

반달연골 복원술 후 가속화 프로그램

(Accelerated Postoperative Meniscal Repair Program)

가속화 재활프로그램은 일반적으로 반달연골의 가쪽 부위를 복원술 한 이후에 실시한다. 체중부하를 견딜 수 있다면 실시한다. 그러나 정상적으로 걷기를 할 수 있을 때까지는 목발을 사용한다. 수술 후 1주 동안에는 관절운동범위 동작을 실시한다. 또한 quad set와 편다리들기운동을 시작한다. 처음 몇 주 동안의 재활 목표는 무릎에 부종 없이 완전한 관절운동범위를 확보하는 것이다. 2주나 3주까지는 무릎 폄을 잘 조절할 수 있는 사람은 목발 없이 정상적으로 걷기를 할 수 있다.

2~4주에는 수중운동을 할 수 있으며 고정식자전거와 미니스쿼트 트레드밀 걷기와 같은 닫힌 사슬운동을 할 수 있다. 6~9주까지는 등속성 운동을 실시할 수 있다. 측면으로 움직이고 피봇을 하기 이전에 조깅을 실시한다. 이 때까지는 환자의 근력은 최소한 넙다리네갈래근(대퇴사두근, quadriceps femoris)력이 80%가 되어야 한다. 환자는 재활 IV단계로 점증하고 4~5개월에 커팅과 카리오카, 민첩성 운동을 시작한다. 이러한 운동은 선수전문운동으로 점증을 하고 5~6개월까지는 스포츠로 복귀할 수 있다.

무릎넙다리관절의 손상 (Patellofemoral Injuries)

무릎넙다리관절(슬개대퇴관절, patellofemoral joint)의 손상은 복합 손상으로 치료에 대한 반응이 매우 늦다. 몇몇 요인들은 비외상성 무릎넙다리관절 손상을 유발할 것이며, 이 장에서는 가장 흔하게 발생하는 손상에 대해 언급하겠다.

무릎뼈 탈구와 아탈구 (Patellar Dislocations and Subluxation)

무릎뼈(슬개골, patella)의 탈구는 남성보다 여성에게서 더 흔하게 발생한다. 이러한 현상은 더 넓은 골반에 따른 Q각의 증가와 무릎뼈에 가해지는 가측 벡터 힘의 결과로 생각된다. 다른 요인

■ 사례연구 (Case Study)

20세의 아이스하키 전방 공격수가 왼쪽 무릎 반달연골이 파열되었다. 어제 관절경을 통한 복원술을 받았으며, 오늘 재활프로그램을 시작하기 위해 내원하였다. 목발을 한 상태에서 걷기를 하고 있으며, 약간 통증이 있으며, 무릎 주변에 딱딱해진 느낌이 있다고 하였다. 검사 결과 무릎관절 주변은 부종이 2.5cm 정도이며, 무릎의 능동적 운동범위는 폄 동작인 −15° 이며 굽힘이 90° 이다. 수동적 운동범위는 폄이 0°, 굽힘이 100° 이다. 그는 편다리들기를 할 수 있지만 저항을 줄 수는 없었다. 다른 엉덩이 움직임은 4/5이고, 뒤넙다리 근력은 4−/5이다. 무릎뼈의 움직임은 약간의 제한이 있었다.

분석을 위한 질문들

1. 오늘 이 환자에게 해야 할 첫 번째 치료는 무엇인가?
2. 오늘 퇴원하기 전에 집에서 할 수 있는 어떤 운동프로그램을 제공할 것인가?
3. 첫째 주 치료의 목표는 무엇인가?
4. 두 달 안에 하키 시즌 전 훈련이 시작된다. 환자가 그때까지 무엇을 준비할 것인지를 물을 때 무엇이라고 답할 것인가?
5. 언제 완전한 체중부하를 시작할 수 있을 것인가? 그리고 체중을 실은 채 스쿼트를 할 수 있을까?
6. 수술 전에는 무릎을 펼 수 있었는데 왜 지금은 무릎을 펴지 못하는가라고 환자가 물어온다면 무엇이라고 대답할 것인가?
7. 프로그램에서 사용할 고유수용성 운동을 작성하라. 그리고 민첩성 운동에 대해 토의하고 마지막 단계에서의 기능운동을 작성하라.

으로는 가쪽 넙다리 융기나 뒤쪽 무릎뼈가 낮고, 무릎뼈의 부적절한 위치, 약한 VMO 특히 긴장되거나 강한 가쪽 구조물이 포함된다.

손상의 기전은 발을 고정한 상태에서 무릎을 구부리면서 가쪽으로 돌림(회전, rotation)하는 것이다. 무릎뼈가 부분탈구(아탈구, subluxation)되어 있다면 가끔은 제멋대로 제자리로 되돌아간다. 탈구는 자체적으로 제자리로 되돌아 올 수도 있고 아닐 수도 있다. 그러나 처음 발생하는 탈구는 아마도 정상적인 위치로 돌아가지 못할 것이다. 그러나 탈구가 빈번한 경우에는 흔히 아무런 도움 없이 정상적인 위치로 되돌아간다. 통증과 부종은 매우 심각하다.

치료는 견딜 정도의 체중 부하를 하면서 목발을 사용한다. 고정용 보조기는 무릎뼈를 안정화시키기 위해 기능적 보조기로 점증하여 사용될 수 있다. 치료적 운동은 환자가 견딜 수 있을 만큼 점증시킨다. 넙다리네갈래근(대퇴사두근, quadriceps femoris)에 전기 자극과 통증과 부종 조절을 위한 치료장비의 사용은 재활프로그램 I단계인 첫 2주 이내에 실시한다. 모든 프로그램 동안 통증과 부종이 증가되지 않도록 한다. 무릎넙다리관절(슬개대퇴관절, patellofemoral joint)의 통증은 언제든지 발생할 수 있다. 그러나 초기에는 조직에 여전히 염증이 있을 수 있다. 모든 운동은 통증이 없어야 하며, 통증이 있다면 통증없이 운동을 할 수 있을 때까지 지연되어야 한다.

재활 I단계 동안 엉덩이 안정성 운동을 하는 것은 중요하다. 이러한 운동에는 엉덩이 폄근(신전근, extensor) 운동과 엉덩이 벌림근(외전근, abductor) 운동을 포함한다. 또한 심부근 강화 운동이 모든 프로그램에서 포함되어야 한다. 엉덩이와 심부 근은 무릎넙다리관절의 안정성에 중요한 역할을 한다. 제24장과 18장은 엉덩이와 심부 운동을 포함한다.

재활 II단계에서는 편다리운동과 통증없이 작은 각도(short-arc) 운동으로 시작하여 근력과 통증이 허락된다면 운동각도를 점차적으로 크게 증가한다. 재활운동은 열린사슬운동과 닫힌사슬운동을 병행한다. 운동 중 넙다리네갈래근(대퇴사두근, quadriceps femoris)의 근력과 무릎뼈 조절을 중요하게 강조해야 한다. 근력과 무릎 조절 능력이 좋아진다면 기능 속도가 좋은 무릎뼈 조절이 가능할 때까지는 더 빠른 운동으로 점증시킨다.

선 자세와 걷기를 하는 동안 다리의 정렬상태를 검사한다. 왜냐하면 보행 중 발생하는 엎침(회내, pronation) 동작은 무릎뼈의 불안정의 위험을 증가시키기 때문에 교정이 되어야 한다.

재활프로그램의 기간은 무릎뼈의 탈구나 부분탈구(아탈구, subluxation)가 처음으로 발생했거나 반복적으로 발생하는가에 달려있다. 급성 부분탈구에서 회복이 되는 것은 반복적 손상보다 더 많은 시간이 걸린다. 평균적으로 예상되는 회복 기간은 4~12주이며, 반복 손상은 더 짧고 처음 발생한 탈구는 더 오랜 회복시간이 필요하게 된다.

무릎넙다리 통증 증후군 *(Patellofemoral Pain Syndrome)*

무릎넙다리관절(슬개대퇴관절, patellofemoral joint)의 증상은 매우 다른 원인들에 의해 유발된다. 이 손상은 하나의 특별한 병인이 아니기 때문에 증후군이라고 한다.

기전 *(Mechanism)* 무릎넙다리(슬개대퇴, patellofemoral) 통증은 선수들에게서 매우 흔한 통증부위이다. 무릎의 앞쪽부위에서 발생하는 통증은 연골연화증, 무릎넙다리 스트레스 증후군, 무릎넙다리 통증 증후군, 폄근(신전근, extensor) 기전 부정렬 증후군, 달리기 선수의 무릎, 무릎넙다리 부정렬 증후군이 포함된다. 연골연화증은 무릎 앞쪽에 통증을 의미하는 과거에 사용된 용어이다. 연골연화증은 무릎뼈(슬개골, patella)의 뒤쪽 연골이 약해지고 퇴행성 변화를 의미하는 손상이며, 정확한 진단명은 아니다. 무릎 앞쪽에서 발생하는 통증을 의미하는 가장 일반적인 용어는 무릎넙다리 통증 증후군(PFPS)나 무릎넙다리 스트레스 증후군(PFSS)이다.

징후와 증상 *(Signs and Symptoms)* PFPS의 전형적인 징후와 증상으로는 장기간 앉고 난 이후에 딱딱해 지고 계단을 오르고 달릴 때 통증이 있으며, 운동 후 통증이 발생하는 것이다. 염발음이 있으며, 통증을 동반하는 신경 억제 때문에 계단을 오르거나 경사진 곳을 오를 때 무릎이 빠지는 느낌이 있다. 부종은 경미하게 있지만, 무릎뼈의 뒤쪽 부분을 촉진하면 민감한 반응을 한다.

중요 요인 *(Underlying Factors)* PFPS는 무릎의 폄근 기전에 가해지는 비정상적인 스트레스에 의해 유발되며, 무릎 앞쪽부위에 통증과 긴장이 있게 된다. 몇 가지 중요한 상황들이 PFPS를 유발할 수 있다. 무릎넙다리 통증 증후군은 무릎뼈에 가해지는 직접적인 외상으로 발생한다. 그러나 가끔 부가적인 원인들의 누적된 스트레스가 원인이 될 수 있으며 외재적 요인과 관절 자체의 내재적 요인이 있다. 이러한 요인들은 ITB와 뒤넙다리근(슬괵근, hamstrings), 장딴지근(비복근, gastrocnemius)의 긴장, VMO의 약화, VMO와 가쪽넓은근(외측광근, vastus lateralis)의 불균형된 근력, 지나친 엎침(회내, pronation), 증가된 Q각, 무릎의 젖힘(과신전, hyperextension), 무릎뼈의 정렬 상태를 포함한다. 최근에는 PFPS를 가진 사람들은 정상인과 비교했을 때 엉덩이 근력의 약화가 있음이 입증되었다. 이러한 요인이 한 개 이상을 가지고 있는 사람은 PFPS로 발전되는 경향이 있다. PFPS가 있는 사람들을 검사할 때 각각의 요소들을 평가하여 교정해야 한다.

모든 신체 분절의 정상적인 기능은 둘러싸고 있는 구조물의 균형에 의존한다. 이러한 균형은 적절한 유연성과 적절한 근력을 포함한다. 뒤넙다리근과 장딴지근, ITB 또는 가쪽의 결체조직이 긴장하다면 무릎에 불균형된 압력이 가해진다. 무릎이 펴질 때 무릎 앞쪽에서의 압박력이 증가하기 때문에 운동 중 무릎이 굽혀지면서 뒤넙다리근의 긴장은 완전한 무릎의 폄 동작을 막게 된다. 무릎의 굽힘이 60° 미만이라면 보행 중 발등 굽힘(굴곡, flexion)이 증가하게 된다. 보행 시에는 정상적인 발등굽힘(배측굴곡, dorsiflexion)이 10° 이다. 그러나 장딴지 근육이 이러한 움직임이 되지 못하게 하거나 뒤넙다리근이 발등굽힘을 크게 한다면 유연성을 증가시키기 위해 발이 엎침이 되어진다. 발의 지나친 엎침은 정강뼈(경골, tibia)의 안쪽돌림(내회전, medial rotation)을 유발시키고 무릎의 바깥굽음(외반, valgus)력을 증가시킨다. 무릎을 구부리는 동안 ITB가 뒤쪽으로 움직이기 때문에 긴장된 ITB는 무릎뼈를 가쪽으로 당긴다. ITB의 먼쪽부위가 심하게 긴장된 경우에는 ITB가 무릎뼈를 당기기 때문에 무릎뼈가 가쪽으로 기울게 된다.

엉덩이 근육 특히 엉덩이 폄근과 벌림근(외전근, abductor)이 약하다면 무릎을 작용하게 하는 엉덩이의 안정성이 없게 된다. 무릎에 대한 엉덩이 근육의 약화는 무릎 기능에 불안정한 상황을 초래한다. 무릎에서의 불안정한 상황은 다리 운동을 하는 동안 무릎뼈(슬개골, patella)가 적절한 배열 하에서 움직이지 못하도록 하며, 궁극적으로는 무릎넙다리관절(슬개대퇴관절, patellofemoral joint)에 자극을 가하게 된다.

VMO가 약하거나 VMO와 가쪽넓은근의 불균형이 있다면, 넙다리네갈래근을 수축하는 동안 무릎뼈는 가쪽으로 움직이게 된다. 이는 무릎뼈의 가쪽 가장자리가 융기사이고랑(intercondylar groove)이 아닌 가쪽 넙다리융기 위에서 움직이게 한다. 만약 가쪽넓은근(외측광근, vastus lateralis)이 긴장되어 있다면 넙다리네갈래근을 수축하는 동안 가쪽으로의 당김이 심해지게 된다. 융기에서의 반복적인 활주는 무릎뼈의 연골 표면에 염증을 유발시킨다.

무릎이 젖혀진다면 무릎뼈의 아래쪽 끝은 안쪽방향으로 기울게 된다. 이는 무릎을 완전하게 폈을 때 무릎뼈를 지방패드 안쪽방향(inward)으로 밀게 되고, 무릎을 움직이는 동안 아래쪽으로 기울어진 상태에서 활주하게 됨으로써 무릎뼈와 넙다리고랑 사이의 관계를 변화시킨다. 무릎뼈가 아래쪽 끝에서 자극을 증가시키는 고랑에서 활주하기 때문에 아래쪽 접촉이 증가하게 된다.

이러한 요소들 중 하나가 무릎넙다리관절의 통증을 유발시킨다. 요소가 하나 이상일 때 문제는 복잡하게 되어 해결이 더 어려워진다.

무릎뼈의 정위 *(Patellar Orientation)* 무릎뼈의 정위와 정렬은 이완된 상태에서 무릎을 펴고 앉거나 누운자세에서 측정하며, 정적이고 동적인 상태에서 닫힌사슬 위치에서 측정한다. 무릎뼈의 정렬은 환자에 따라서 다양하다. 동일한 환자에게서도 좌측과 우측이 서로 다를 수 있다. 치료대 위에서 넙다리(대퇴, femoral)를 평형되게 한 다음 수건을 말아서 무릎이 약간 굽혀지도록 하여 안정화시킨 자세에서 무릎뼈의 정렬상태를 평가한다. 가쪽으로 활주되어 있거나 기울어져 있는지, 아래쪽으로 기울어져 있는지, 돌림(회전, rotation)되어 있는지 등의 상태를 검사한다. 무릎뼈의 아래쪽 끝이 무릎의 관절선 위에서 무릎 중앙에서 약간 가쪽에 위치해 있다. 무릎뼈의 위치가 가쪽으로 몇 mm 이상이라면 가쪽 활주된 상태이다. 안쪽으로 활주된 경우는 드물다. 손가락으로 무릎뼈의 안쪽과 가쪽 끝부분의 위쪽에 놓았을 때 동일한 위치에 있어야 한다. 가쪽 손가락이 안쪽 손가락보다 더 낮다면 무릎뼈는 가쪽으로 기울게 된다. 안쪽 기울기는 드물다. 손가락을 중앙 위쪽의 무릎뼈에 놓았을 때 아래쪽 무릎뼈 끝이 위로 올라가게 된다. 역시 동일한 위치에 놓여야 한다. 먼쪽 손가락을 몸쪽 손가락보다 더 깊게 놓는다면 무릎뼈는 아래쪽으로 기울거나 뒤쪽으로 기울게 된다. 이러한 기울기를 앞뒤 기울기(AP tilt)라고 한다. 무릎뼈 위를 직접 살필 경우에는 위쪽의 안쪽과 가쪽 끝부분이 동일면에 있도록 한다. 가쪽 끝부분이 무릎에서 더 위쪽에 위치하거나 안쪽 끝이 아래쪽으로 위치한다면 안쪽돌림(내회전, medial rotation)이라기 보다는 가쪽돌림(외회전, lateral rotation)이라고 하며, 그림 23.50에 제시하였다.

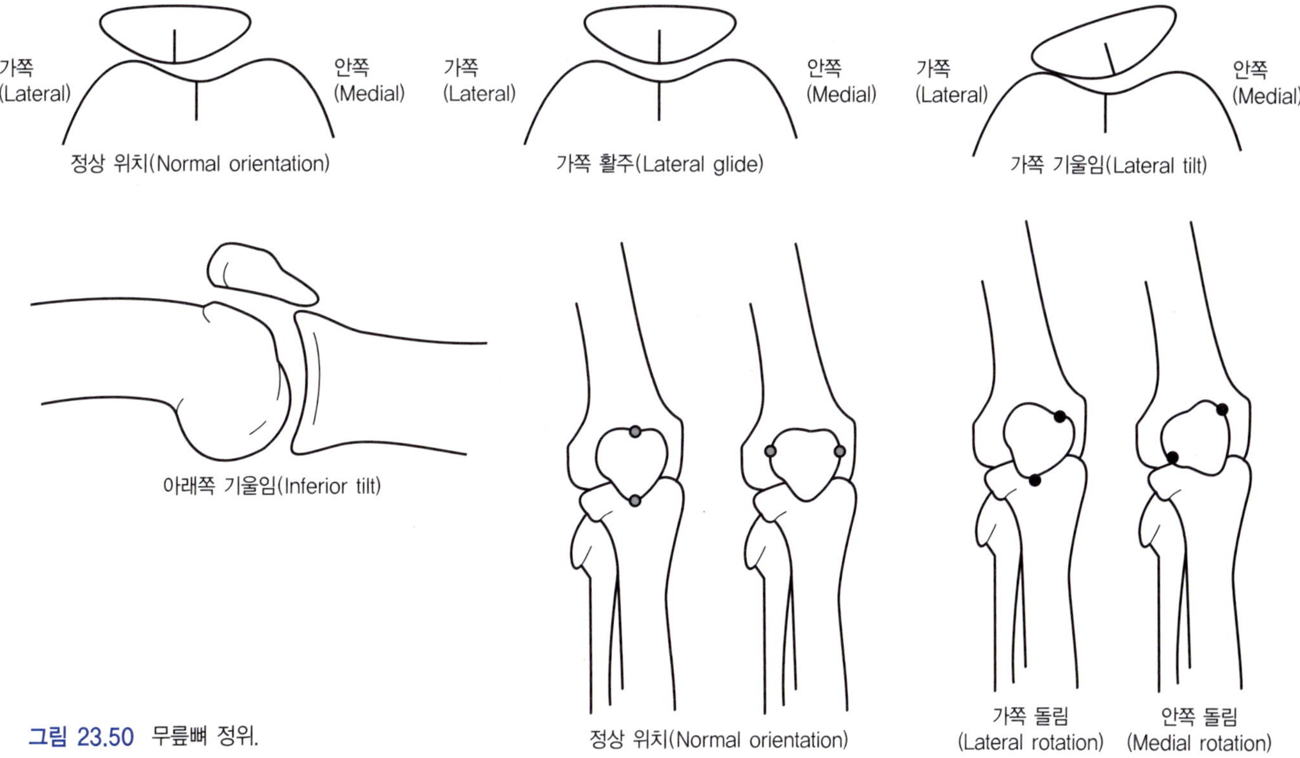

그림 23.50 무릎뼈 정위.

무릎뼈의 추적 형태는 비체중부하 상태에서 검사를 한다. 무릎을 완전하게 펴서 넙다리네갈래근을 수축한 자세에서 무릎뼈의 움직임을 관찰한다. 정상적인 무릎뼈는 끝부분에서는 약간 가쪽으로 움직이면서 위로 움직이기 때문에 J곡선이라고 한다. 가쪽 구조문이 긴장되었거나 VMO 근육이 약하다면 무릎뼈는 시작자세로부터 가쪽에서 위쪽으로 움직이게 된다. 무릎을 굽히는 동안 무릎뼈는 Q각이 감소하면서 안쪽으로 이동하며, 무릎뼈는 도르래(trochlea)의 중앙에 위치하게 된다.

배열상태는 서 있는 자세에서 평가되어야 하며 런지나 계단내려오기와 같은 운동을 할 때 무릎의 움직임을 관찰해야 한다. 체중부하를 하는 동안 무릎뼈의 정렬과 활주가 변화하는 것은 엎침(회내, pronation), 약화, 부적절한 자세, 긴장감과 같은 다양한 요인을 암시하는 것이며 교정되어져야 한다.

***교정** (Corrections)* 과거에는 무릎넙다리관절(슬개대퇴관절, patellofemoral joint)의 통증과 부정렬을 치료하는 수술적 방법은 가쪽 지지띠(retinaculum)를 잘라내는 가쪽박리(lateral release)를 하거나 더 좋은 무릎뼈의 정렬이 되도록 하기 위해 정강뼈(경골, tibia) 결절을 안쪽방향으로 이동시키는 수술방법이 있다. 그러나 PFPS 환자들은 주로 운동치료와 같은 비수술적 방법이 더 좋은 결과가 있음이 입증되었다(Karlsson, Thomee, & Sward, 1996).

근본적인 원인을 평가하는 것이 어떤 치료프로그램을 사용할 것인가를 결정할 수 있다. 발이 엎침이 되어 있다면 보조기를 사용해야 하며(Fulkerson, 2002), 근육이 긴장되고 유착이 있다면 유연성운동과 연부조직의 가동화 기법이 사용되어야 할 것이며(Post, 2005), 엉덩근육의 근력과 조절능력은 무릎넙다리관절의 스트레스를 줄여줄 것이다(Powers, 2003). 근육의 재교육과 근력운동 특히 VMO의 근력운동은 원인과 관계없이 모든 무릎넙다리관절의 통증 환자에게 사용되어질 것이다(Tumia & Maffulli, 2002). 왜냐하면 통증은 신경을 억제시키고 넙다리네갈래근육을 약하게 하기 때문이다(Morrissey, 1989).

무릎뼈 테이핑 방법 *(Patellar Taping Technique)* 호주 물리치료사인 Jenny McConnell에 의해 개발된 이 방법은 무릎뼈(슬개골, patella)의 테이핑과 운동을 병행하여 사용한다. 그녀의 초기 이론은 테이핑은 무릎뼈의 정렬을 교정하여 통증을 줄이고, 그럼으로써 운동을 통하여 근력을 회복하게 한다는 것이었다(McConnell, 1986). 그러나 더 최근에는 무릎뼈 테이핑의 효율에 관한 이견이 많다. 일부 학자들은 무릎뼈의 위치가 변하지 않는다고 하였다(Keet, Gray, Harley, & Lambert, 2007; Kowall, Kolk, Nuber, Cassisi, & Stern, 1996; Lesher et al., 2006; Wilson, Carter, & Thomas, 2003). 반면에 다른 학자들은 테이핑을 사용하는 것은 통증이 경감되고 단기간의 정렬에 대한 변화가 있다고 하였다(Ernst, Kawaguchi, & Saliba, 1999; Somes, Worrell, Corey, & Ingersoll, 1997). 그러나 이러한 연구들은 무릎뼈의 위치에 관한 테이핑의 효과는 한계가 있음이 지적되고 있다. 무릎뼈(슬개골, patella)의 위치는 무릎굽힘(굴곡, flexion) 10° 에서만 변화한다(Worrell, Ingersoll, Bockrath-Pugliese, & Minis, 1998). 그러나 열린 사슬 위치에서는 변화하지 않는다(Somes et al., 1997). 변화는 운동을 시작한 후 15분 이내만 존재한다. McConnell 테이핑 방법이 무릎뼈의 정렬상태를 변화하지 않는다는 사실을 인정하면서도 통증이 줄어든다는 실증적 증가를 통해 이 이론이 지지를 받고 있다. 테이핑은 큰 A-beta 섬유의 구심성 신경자극을 통해 신경억제를 한 것으로 추측된다(Bockrath, Wooden, Worrell, Ingersoll, & Farr, 1993).

McConnell 테이핑 방법은 계단오르기 운동을 하는 동안 VMO의 더 빠른 반응을 돕고, 계단을 내려가는 동안 VMO의 반응 시기를 증가시킴으로써 가쪽넓은근(외측광근, vastus lateralis)의 반응시기를 늦추게 된다고 보고되고 있다(Gilleard, McConnell, & Parsons, 1998). 그러나 근육의 반응을 좋게 하는 것이 통증을 경감시킨다는 결과에 대한 근육 내 변화때문인지 아니면 신경의 억제 때문인지 아직 결론이 나오지 않았다.

무릎뼈 테이핑 *(Patellar Tape Application)* 무릎뼈 테이핑이 무릎뼈의 위치를 변화시키지 않는다는 보고가 있음에도 불구하고 McConnell 테이핑 방법을 제시하겠다. 그 이유는 이 방법이 해결되지 않는 이유가 있지만 통증을 줄여주기 때문이다. 부정렬이 하나 이상일 때, 그 중 하나는 무릎뼈의 뒤쪽 기울기일 것이며, 뒤쪽 기울기는 우선적으로 교정되어야 한다. 또다른 경우에는 가장 크게 부정렬된 것을 먼저 교정해야 한다. 무릎뼈 테이핑에서 사용되는 테이프는 Cover-Roll이며, 이 테이프는 피부를 보호하기 위해 알러지를 최소화시킨 천으로 되어 있으며 류코테이프이며 무릎뼈를 정렬하기 위해 사용된다. 테이핑은 환자의 통증 증상을 즉각적으로 감소시킨다. 그 효과를 평가하기 위해 환자에게 계단을 내려오는 운동을 하게 하여 통증을 유발시킴으로써 통증의 정도를 평가한다. 테이핑을 실시한 이후에 통증 지수를 재평가하기 위해 운동을 반복시킨다. 비록 통증이 여전히 존재하겠지만 테이핑을 한 후에는 50% 정도의 통증 감소가 있다고 한다(Bockrath et al., 1993). 통증 지수가 변하지 않는다면 교정 테이핑은 다른 방식으로 다시 한번 실시해야 한다. 테이핑은 연부조직에 낮은 부하와 장기간의 스트레칭 효과를 주기 위해 더 오랜 동안 부착될 수 있다. 하루 23시간 동안 부착하고 피부에 자극을 줄여주기 위해 샤워 후 1시간 동안 제거한다. 통증이 감소하면 넙다리네갈래근(대퇴사두근, quadriceps femoris)의 근력이 증가한다. 테이프는 부착력과 관계없이 젖을 수는 있지만, 시간이 지나면서 그 효과는 떨어질 것이다. 느슨해지면 맨 위쪽에 있는 테이핑을 다시 감아야 한다. 테이핑의 효과가 입증된다면 환자는 테이핑 감는 방법과 제거하는 방법, 피부관리법을 교육받아야 한다. 넙다리네갈래근의 근력은 향상되고 통증은 감소하면

테이핑을 사용하지 않아도 될 것이다.

천으로 된 언더테이프는 무릎뼈 위쪽과 안쪽부분, 오금근(슬와근, popliteus) 부위까지 피부가 당겨지지 않도록 부드럽게 감는다. 교정 테이프는 무릎뼈의 위치를 교정하기 위해 언더테이프에 힘을 가해 감는다. 테이프는 무릎을 편 상태에서 감아야 하고, 무릎이 잠긴 것을 막기 위해서 무릎 아래에 수건을 말아둔다. 통증이 스쿼트 동작의 중간각도에서 발생한다면 테이프는 통증이 있는 운동각도에서 실시해야 한다. McConnell 테이핑을 하는 동안 넙다리네갈래근은 이완되어져야 한다.

가쪽활주를 위해서는 교정테이프는 무릎뼈의 가쪽에서 가쪽까지 붙이고 안쪽 넙다리융기를 지나 테이프를 안쪽으로 당긴다(그림 23.51). 안쪽 넙다리융기 위쪽의 연부조직은 무릎뼈쪽으로 올려지게 되고, 피부는 안쪽 면으로 접히게 되어 궁극적으로는 테이프가 더 잘 당겨지도록 한다. 교정 테이프는 두 개의 밴드가 필요하다. 각 밴드는 연부조직에 더 많은 주름이 생기게 할 것이다.

가쪽기울기에서 하나의 테이프는 무릎뼈(슬개골, patella)의 중앙에서 강하게 부착되어 무릎뼈의 가쪽이 앞쪽 넙다리 위에서 움직일 수 있도록 안쪽 넙다리융기 쪽으로 단단하게 당긴다(그림 23.52). 더 좋은 결과를 얻기 위해 연부조직은 안쪽으로 들어올린다.

가쪽돌림(외회전, lateral rotation) 정렬을 위해서는 테이프는 아래쪽 무릎뼈 끝을 강하게 부착한다. 무릎뼈는 테이프가 위 안쪽으로 당겨질 때 정렬상태를 교정하면서 돌림(회전, rotation)된다(그림 23.53).

뒤쪽 또는 아래쪽으로 기울어진 경우에는 다른 테이프를 부착하면서 무릎밑 지방체의 긴장을 줄이기 위해 먼저 감는다. 뒤쪽으로 기울어진 경우에는 가쪽 기울기나 가쪽 활주와 복합된다. 테이프는 무릎뼈의 위쪽 절반을 붙여서 아래쪽 끝부분을 들어올려 지방체와 떨어지도록 한다(그림 23.54).

테이프를 사용하면 피부에 자극이 발생한다. 이러한 위험을 최소화하기 위해 테이프는 주의깊게 제거되어야 한다. 테이프를 제거한 이후에 유착물 제거기가 사용되어야 한다. 테이프가 사용되지 않을 때는 피부를 주의깊게 청결상태를 유지하고 피부에 수분제를 공급하도록 한다. 피부의 손상된 부위가 작다면 소독용 보호 밴드로 덮도록 한다. 손상부위가 크다면 테이프는 하지

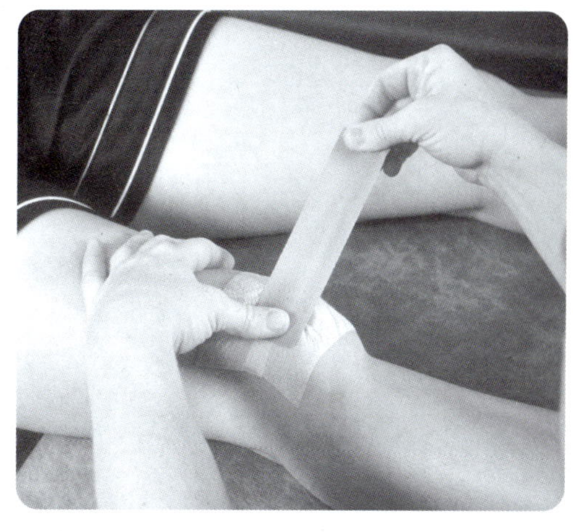

그림 23.51 가쪽 활주의 교정.

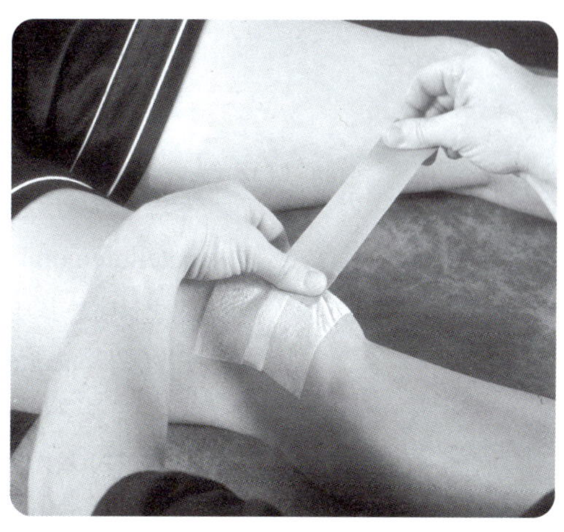

그림 23.52 가쪽 기울임의 교정.

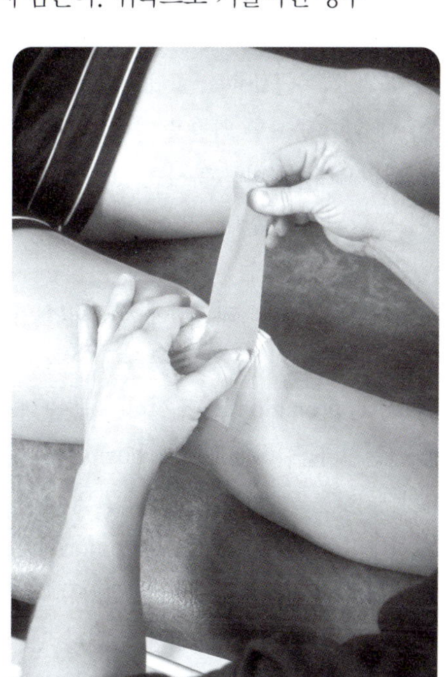

그림 23.53 가쪽 돌림의 교정.

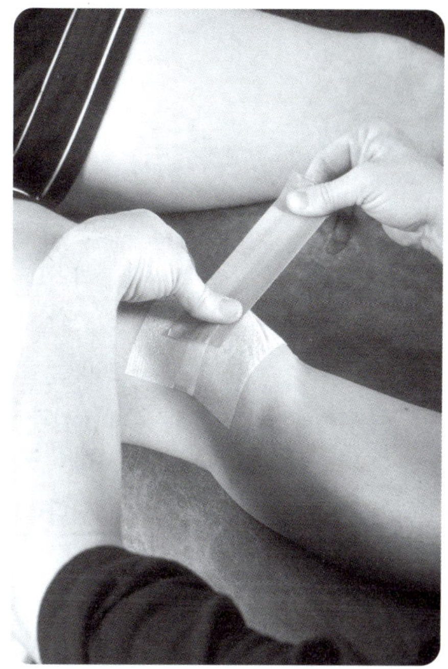

그림 23.54 아래쪽 기울임의 교정.

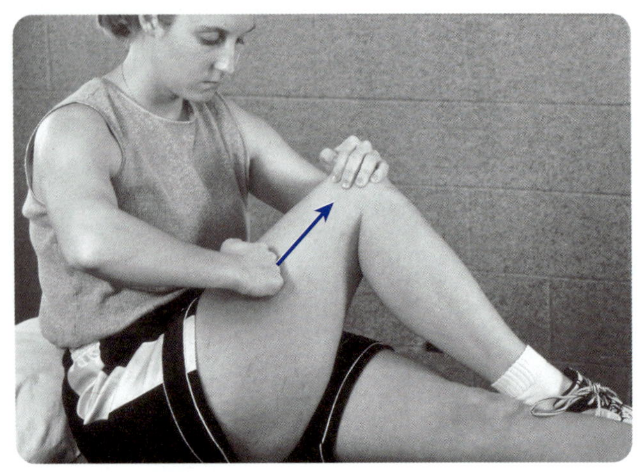

그림 23.55 엉덩정강뼈 밴드의 마사지.

않아야 한다. 알러지 반응이 있다면 피부가 치유될 때까지 사용하지 않아야 한다.

연부조직의 가동화 *(Soft-Tissue Mobility)* 연부조직의 유착과 먼쪽 ITB에서 가쪽 무릎 지지띠까지의 긴장이 가끔 무릎뼈의 부정렬의 원인이 된다. 이러한 구조물은 심부조직 마사지와 스트레칭을 통해 치료되어야 한다. 심부조직 마사지는 주먹을 쥐고 손가락의 가운데와 먼쪽의 손등부위 쪽으로 압박을 가한다. 자가 마사지 기술은 폼 롤러를 사용할 수 있다(그림 23.10). 또한 환자는 앉아 있을 때 넙적다리(대퇴, thigh) 가쪽의 먼 부위를 마사지할 수 있다(그림 23.55).

환자는 모든 긴장된 근육을 스트레칭해야 한다. 이러한 근육은 뒤넙다리근(슬괵근, hamstrings), 장딴지근(비복근, gastrocnemius), 넙다리근막긴장근(대퇴근막장근, tensor fascia lata)이 포함된다.

부가적인 치료운동 *(Additional Therapeutic Exercises)* 치료적 운동은 무릎넙다리관절(슬개대퇴관절, patellofemoral joint)의 통증 재활프로그램에서 중요한 일부분이다. 스트레칭과 근력강화 운동은 정렬상태를 교정하기 위해 무릎뼈(슬개골, patella) 움직임을 변경할 수 있다(Doucette & Child, 1996; Doucette & Goble, 1992; Mascal, Landel, & Powers, 2003; Powers, 2003). PFPS는 근육의 불균형이 중요한 원인이기 때문에 근육의 균형을 증가시키는 것이 PFPS를 좋게 한다.

팔다리(사지, extremity)를 위한 프로그램과 마찬가지로 치료적 운동프로그램에는 심부운동과 골반운동, 엉덩이 안정화 운동이 포함되어야 한다(Dierks et al., 2008; Ireland, Willson, Ballantyne, & Davis, 2003; Powers, 2003; Robinson & Nee, 2007). PFPS 환자에게서 이러한 부위의 근력 차가 있는 것으로 보고되었다(Bolgla et al., 2008; Mascal et al., 2003). 이러한 연구의 결과는 엉덩근육과 하복근(lower abdominal)은 닫힌사슬운동을 하는 동안 적절한 무릎의 조절력을 제공하는데 있어 중요한 역할을 한다고 보고하고 있다. 몸통(체간, trunk)과 심부 운동은 제18장에서 제시되었으며, 배빗근(복사근, abdominal obliques)과 하복근, 척추 폄근(신전근, extensor) 운동이 포함되어야 한다. 또한 가쪽 엉덩근육과 뒤쪽 엉덩근육은 무릎운동을 하는 동안 엉덩이의 안정성을 제공하는 역할을 한다. 많은 이러한 운동들은 제24장에서 언급하겠다.

다리의 정렬과 배열은 무릎넙다리관절에 직접적인 영향을 미친다. 만약 무릎넙다리관절의 통증이 해결되고자 한다면 무릎의 먼쪽과 몸쪽에 있는 근육의 불균형을 교정해야 한다(Powers, 2003). 발의 엎침(회내, pronation)을 조절하는 근육 예를 들면, 뒤정강근(후경골근, tibialis posterior)과 앞정강근(전경골근, tibialis anterior), 제3 종아리근(비골근, peroneals)은 강화되어야 하며, 닫힌사슬운동을 하는 동안 엎침 동작과 발의 안정성을 재교육하여야 한다.

넙다리네갈래근(대퇴사두근, quadriceps femoris)은 성공적인 재활프로그램에 있어 필수적이다(Mohr, Kvinte, Pink, Fideler, & Perry, 2003). 전지자극과 바이오피드백은 넙다리네갈래근의 활성화를 위해 사용된다. 전기치료 장비는 펀다리들기와 SAQ와 같은 열린사슬운동에서 사용되며, 걷기와 계단오르기, 런지와 같은 동심성 운동과 편심성 운동과 같은 닫힌사슬운동에서도 사용이 된다. 통증이 없는 관절운동범위 내에서 실시되는 열린사슬운동과 닫힌사슬운동의 병행은 치료프로그램의 일부이다. 무릎넙다리 테이핑은 치료적 운동의 초기에 무릎넙다리관절의 통증이 있을 때 사용될 수 있다.

환자가 닫힌사슬운동을 천천히 수행하면서 통증없이 조절할 수 있을 때 근육의 동원능력을 좋게 하기 위해 속도를 빠르게 하여 민첩성과 기능운동, 전문운동을 준비하도록 한다. 환자가 근력과 조절력, 유연성을 회복했다면 다른 무릎 손상 프로그램과 유사하게 진행을 하고, 스트레스와 힘을 증가시키고 협응력과 민첩성, 기능운동, 전문운동으로 점증시킨다. 현장으로 복귀하는 것은 통증이 없고, 유연성과 근력, 민첩성, 순발력이 정상이며, 정상적으로 전문운동을 할 수 있을 때 가능할 것이다.

무릎힘줄염 (Patellar Tendinopathy)

무릎힘줄(슬개건, patellar tendon)염은 무릎넙다리관절(슬개대퇴관절, patellofemoral joint)의 정렬상태와 관련이 된다. PFPS에서 논의된 것과 동일한 요인들이 무릎힘줄염에서 평가되어져야 한다. 무릎힘줄염은 점프운동이 주된 요인이기 때문에 Jumper's Knee라고 불린다. 점프동작 후 착지, 딱딱한 지면에서의 점프, 지나치게 점프를 반복한 후에 발생하는 에너지의 흡수는 힘줄에 과부하를 유발시킨다. 그럼으로써 조직이 파괴된다. 이러한 자극은 근육의 약화나 긴장과 같은 근육의 불균형 또는 발의 엎침(회내, pronation)과 같은 역학적 부정렬로 인하여 더 악화될 수 있다.

통증은 무릎뼈(슬개골, patella)와 정강거친면(tibial tuberosity) 사이에 있는 무릎힘줄에서 발생한다. 힘줄에 지나친 압력, 넙다리네갈래근의 긴장, 계단내려오기와 같은 일반적인 활동은 무릎힘줄에 통증을 유발시킨다. 힘줄에 약간의 부종이 발생할 수도 있다.

초기 재활의 목표는 증상과 통증을 줄이는 것이다. 음성영동법, 이온요법, 얼음, 전기자극과 같은 치료장비의 사용이 효과적일 것이다. 힘줄을 가로지르는 교차마찰마사지는 운동성을 좋게

■ 사례연구 (Case Study)

16세의 여자 크로스컨트리 달리기 선수가 지난달에 왼쪽 무릎 통증이 있었다. 통증으로 운동 중 불편함을 호소하였으며, 심지어는 걷는 동안에도 통증이 있었다. 의사는 PFPS라고 진단하였으며, 재활운동을 권장하였다. 운동사의 검사결과 밖굽이무릎과 전반슬이 있으며 발이 엎침이 되어 있었다. 환자의 신발은 가쪽 발꿈치가 지나치게 닳아 있었다. 환자의 발뒤와 발앞은 지나친 가동성이 있었다. 편다리들기는 70°였으며, 발뒤를 중립시킨 상태에서 발목의 발등굽힘은 0°였다. Ober 검사에서 양성이었고 ITB 먼쪽에 압통이 있었다. 넙다리네갈래 근력은 4-/5였으며, 하복근은 3/5, 엉덩 폄근력은 4/5였다. 무릎뼈는 뒤쪽과 가쪽으로 기울어진 것으로 나타났다. 무릎을 뻗고 앉은 자세에서의 무릎뼈의 움직임은 주로 가쪽에서 발생하며, 서 있을 때에는 가쪽에서의 움직임이 없었다. 계단을 내려갈 때 통증이 발생하고 흔들거렸다. 뒤쪽 무릎뼈의 표면을 촉진하면 아래쪽 무릎뼈의 안쪽과 가쪽으로 압통이 있었다.

분석을 위한 질문들

1. 그녀의 주된 문제를 나열하라. 각각의 문제점을 장기간 목표와 관련지어라.
2. 오늘 환자에게 어떤 치료를 할 것인가? 집에서 어떤 것을 하도록 지시할 것인가?
3. 환자가 그녀의 운동에 대해 무엇을 할 수 있는지를 물을 때 무엇이라고 답할 것인가?
4. 환자에게 징후가 있다면, 어떤 운동범위에서 가장 통증이 많을 것이라고 생각하는가?
5. 첫 주 동안 VMO를 강화하기 위해 사용할 수 있는 두 개의 요소를 작성하라.
6. 다음 2주 동안의 단기간의 목표는 무엇인가?

하고 연부조직의 유착을 줄여줌으로써 치유를 촉진하는데 유용할 것이다. 모든 힘줄 부위가 치유될 때까지 치유 부위를 옮겨서 반복적으로 실시한다.

치료적 운동은 유연성과 근력을 병행하여 사용한다. 뒤넙다리근(슬괵근, hamstrings)과 넙다리네갈래근, 가쪽 넙다리, 장딴지근육의 스트레칭을 교육시킨다. 주로 편심성 운동을 포함하는 근력강화운동을 포함한다. 편심성 운동은 천천히 실시하고 통증이 없는 운동범위 내에서 실시한다. 약간의 통증이 이러한 운동 중 발생할 수 있지만, 통증은 다음 치료를 하기 이전에 없어진다. 부가적인 운동은 넙다리네갈래근만을 운동시키는 열린사슬운동과 기능적인 스트레스를 주는 닫힌사슬운동을 포함시킨다. 프로그램의 점증 속도는 운동에 대한 환자의 반응에 전적으로 의존된다. 환자가 통증이나 주저함이 없이 전문운동을 수행할 수 있을 때 복귀할 수 있을 것이다.

힘줄 파열 (Tendon Rupture)

힘줄파열은 갑작스런 넙다리네갈래근(대퇴사두근, quadriceps femoris)의 수축에 의해 30세에서 50세 사이에서 가장 흔하게 발생된다. 주된 원인은 아마도 점차적인 퇴행성 변화일 것이다(Sharma & Maffulli, 2005). 힘줄 파열은 여성보다 남성에게서 더 흔하게 발병한다. 아킬레스 힘줄이 파열되는 것과 마찬가지로 환자는 무릎에 총을 맞았거나 채인 것으로 느낀다. 팔다리에 체중을 지지할 수 없게 되며, 무릎뼈(슬개골, patella)와 정강거친면 사이에 부착되어 있는 힘줄에서 발생되거나 무릎뼈와 넙다리힘줄 사이에 있는 힘줄에서 발생된다. 완전 파열은 수술로 복원되어지며 보조기를 찬 상태에서 무릎을 쭉 펴서 고정을 하거나 첫 몇주 동안은 CPM을 실시한다. 편다리들기와 quad set, 엉덩이 운동은 10일에서 2주 사이에 실시한다. 무릎뼈의 가동화는 무릎뼈의 가동성을 유지하기 위해 사용되며, 처음에는 체중부하를 제한하지만 보조기를 한 상태에서 견딜 수 있다면 체중부하를 실시한다. 3주 이후에는 보조기를 풀고 운동을 하며, 다른 수술 후 운동 프로그램과 유사하게 점증하도록 한다. 완전한 복귀는 4~9개월이 걸린다.

염좌와 타박상 (Strains and Contusions)

염좌의 심각성이 회복 기간을 결정한다. 반상출혈은 최소한 2도 염좌를 의미하며 출혈을 동반하지 않는 염좌보다 더 오랜 회복시간이 걸릴 것이다. 반상출혈은 중력이 혈액을 아래쪽으로 잡아당기기 때문에 근육이 파열된 부위보다 더 먼쪽에서 발생한다.

유연성의 부족과 근피로, 불협응(incoordination), 갑작스럽고 급격한 수축이나 수축된 근육의 이완은 염좌를 유발시키는 요인이다.

재활의 점증은 조직의 치유와 맞아야 한다. 초기 치료는 통증과 부종과 같은 염증 징후를 줄이고 경련을 없애는 것이다. 초음파는 반상출혈을 흡수하는데 있어 효과적이다. 전기지극은 통증과 경련을 없애는데 유용하다. 길항근의 이완은 재활 II단계에서 시작되는 운동범위를 확보하고 근육의 경련을 없애는데 도움이 된다.

환자가 정상적으로 걸을 수 없다면, 보조 장비를 이용하여야 한다. 근력 운동은 재활 II단계의 후반부나 III단계의 초반에 실시한다. 중력에 대한 능동적인 운동범위는 초기에는 견딜 수 있는 정도가 전부이지만, 수일 이내에 점차적으로 열린사슬운동과 닫힌사슬운동을 실시할 수 있다. 고유수용성근신경촉진, 매뉴얼 저항, 수중운동, 걷기훈련, 고정식자전거 운동, 동시 수축 운동, 한쪽에 체중싣기와 같은 다양한 운동은 경련과 통증이 없어지고 난 후 하루에서 3일 이내에 실시할 수 있다.

프로그램은 편심성과 등속성 운동에 견딜 수 있다면 점증시킨다. 편심성 운동은 근육의 좌상에 중요하다. 왜냐하면 선수들은 다리 근육에 높은 편심성 동작이 요구되기 때문이다(Stanton & Purdham, 1989). 민첩성 운동은 더 빠른 근육의 반응을 요구하고 재활 III단계 후반부에 실시되며 근력과 협응성, 평형성이 조절되어야 한다. 환자가 재활 IV단계를 하게 되면 기능운동과 전문운동을 실시할 수 있으며, 완전한 복귀를 위한 검사를 받도록 준비되어야 한다.

뒤넙다리근 (Hamstrings)

뒤넙다리근(슬괵근, hamstrings) 염좌는 근육과 힘줄이 결합되는 부위에서 가장 흔하게 발생을 하며, 궁둥뼈결절(좌골결절, ischial tuberosity) 근처나 먼쪽 넙다리두갈래근(대퇴이두근, biceps femoris)힘줄의 중간과 가쪽에서 발생한다. 전력질주나 갑작스런 근육의 움직임과 같은 빠른 속도의 움직임을 하는 동안 뒤넙다리근 염좌가 발생한다.

손상 후 2~4일 이내에 스트레칭을 실시한다. 뒤넙다리근의 긴장이 염좌의 주된 원인이다. 손상 후에는 유연성이 없어진다. 적절한 순간에 깊은 마사지와 교차마찰마사지는 치유를 촉진시키고 뒤넙다리근의 유착을 감소시킬 것이다.

근력운동은 등척성 운동을 시작으로 동심성 운동, 편심성 운동으로 점증하고, 등속성 운동과 더 빠른 스피트 운동으로 전환한다.

넙다리네갈래근 (Quadriceps)

넙다리네갈래근(대퇴사두근, quadriceps femoris)은 염좌와 타박상, 그리고 심각하거나 심각하지 않은 다양한 부상을 당하기 쉽다. 재활이 요구되어지는 손상들은 특유의 특성을 가지고 있으며, 특성에 대한 설명과 사례를 제시하였다.

염좌 *(Strains)* 점핑이나 갑작스런 방향전환은 흔히 넙다리네갈래근의 염좌를 초래한다. 치료 과정은 뒤넙다리근 염좌의 단계를 따른다. 스트레칭은 2~4일에 시작하고 처음에는 등척성 근육운동을 실시한다. 수중운동과 보행 훈련, 고유수용성 신경근 촉진, 능동적 스트레칭, 고정식 자전거 운동이 초기에 사용된다. 등척성 운동은 등장성 운동, 열린사슬운동과 닫힌사슬운동, 그리고 편심성 수축으로 점증한다. 등속성 운동과 민첩성, 플라이오메트릭, 기능운동, 전문운동은 무릎재활 프로그램과 동일하게 진행한다.

타박상 *(Contusions)* 넙다리네갈래근(대퇴사두근, quadriceps femoris)에서는 염좌보다 타박상이 보다 흔하게 발생된다. 통증과 경련이 가장 무기력한 증상이며, 재활 I단계에서의 초기 치료 목표는 이러한 상태를 해결하고 유연성을 유지하는 것이다. 전기자극과 초음파, 얼음치료는 경련과 통증을 없애는데 도움이 될 것이다. 반대쪽 근육을 수축하면서 실시하는 부드러운 능동적, 수동적 스트레칭은 경련이 이완된 이후에 권장되며 재활 II단계를 시작할 때는 손상 후 2~3일 정도이다. 고정식 자전거는 관절운동범위를 위해 사용될 수 있다. 수중운동은 근육을 이완시킬 수 있다. 통증은 근육을 반사적으로 억제한다. 따라서 넙다리네갈래근의 근력이 필요하며, 재활 II단계 후반에 근 경련이 없어졌을 때 시작할 수 있다. III단계와 IV단계로 점증하는 것은 다른 손상과 유사하다. 점증 속도는 특이적 운동에 대한 환자의 반응에 의존한다. 현장으로의 복귀는 대개 중정도와 심각한 타박상은 2~3주가 소요될 것이다.

■ 사례연구 (Case Study)

일주일전 30대의 남자 테니스 선수는 1주 전 네트에 떨어지는 볼을 치기 위해 빠르게 뛰다가 우측 뒤넙다리근이 찢어지는 느낌을 받았다. 걸을 수 없었고 응급처치를 받았다. 의사는 뒤넙다리근의 2도 좌상이라고 진단하였다. 환자는 걸을 때 진통이 있었다. 무릎의 각도는 15~115°로 움직이고, 왼쪽 편다리 들기는 60°였다. 그러나 환자는 항상 그의 뒤넙다리근이 긴장되어 있는 것을 느꼈다. 그의 뒤넙다리근의 근력은 3/5이며 저항시 통증이 있었다. 넙다리네갈래근과 발목근력, 엉덩이 근력은 각각 4-/5였다. 큰 반상출혈은 뒤넙다리의 엉덩이 접히는 부분에서 약 10cm 정도와 무릎에 까지 있었다. 반상출혈은 중간과 뒤가쪽 넙다리를 따라 어둡게 변색된 부분이 가장 부드러웠다. 촉진시 궁둥뼈결절까지 멀리는 10cm까지 가쪽으로 5cm까지 압통이 있었으며 움푹 들어간 곳이 있었다.

분석을 위한 질문들

1. 그녀의 주된 문제를 나열하라. 각각의 문제점을 장기간 목표와 관련지어라.
2. 오늘 환자에게 어떤 치료를 할 것인가?
3. 집에서 어떤 운동프로그램을 하도록 지시할 것인가?
4. 다음 2주 동안의 단기간의 목표는 무엇인가?
5. 다음 2주 동안 환자의 운동프로그램을 나열하라. 이 프로그램에서 어떠한 기능운동을 포함할 것인가?
6. 완전하게 스포츠로 복귀하기 위한 기준항목은 무엇인가?

골화근염(myositis ossificans)은 넙다리(대퇴, femoral)의 뼈막에 영향을 미치는 넙다리네갈래근에 직접적인 강한 충격이 있거나 반복적인 충격으로 발생하며, 근육 내에서 비종양적 뼈 생성을 발생시킨다. 근육이 볼록한 앞쪽 넙다리의 깊은 부위에서 촉진을 통해 통증과 딱딱한 덩어리를 느낄 것이다. 운동범위의 손실은 골화근염을 의미한다.

해결할 수 없는 상황에서는 수술이 필요하지만, 손상 후 1년 정도까지 덩어리가 더 이상 커지지 않을 때까지 기다린다. 그 이전에 수술로 절개를 하는 것은 문제를 더 악화시킨다. 타박상을 위한 보존적 치료를 실시한다.

엉덩정강뼈 환 증후군 (Iliotibial Band Syndrome)

엉덩정강뼈 환 증후군은 ITB와 가쪽 넙다리융기 사이의 마찰 때문에 발생하는 과사용 증후군이다. 대개 중장거리 달리기선수에게서 발생한다. 마찰은 무릎을 30° 굽힐 때 ITB가 가쪽 넙다리융기를 당기면서 발생되며, 달릴 때는 넙다리근막긴장근(대퇴근막장근, tensor fascia lata)과 큰볼기근(대둔근, gluteus maximus), ITB에 달라붙는 근육들이 처음 발을 내딛을 때 엉덩정강뼈의 밴드를 잡아당길 때 발생한다(Fredericson & Weir, 2006; Orchard, Fricker, Abud, & Mason, 1996). 내리막달리기를 하는 동안 무릎을 굽히는데 더 많은 시간을 걸리는 것은 ITB에 스트레스를 증가시키는 것이다.

다리 길이의 차이와 증가된 Q각, 밖굽이무릎(외반슬, genu valgus), 발의 엎침(회내, pronation)이 중요한 원인이다. 언덕길 달리기와 달리는 거리의 증가는 엉덩정강뼈 환 증후군을 유발할 것이다.

환자들은 ITB를 따라 통증을 호소(특히, 가쪽 넙다리융기 부위)하며 걷거나 달리기 시 통증이 증가하고(특히, 내리막 달리기), 부종과 염발음이 발생한다. 가끔은 가쪽넙다리융기 위에서 소리가 발생한다.

치료는 그 원인을 교정해야 하며, 스트레칭과 근력강화를 포함해야 한다. 치료장비는 염증을 없애고, 운동의 변형은 재활 I단계에서 유익할 것이다. 더 빠른 속도에서 달리는 것은 ITB 통증을 줄일 수 있다. 왜냐하면 빠른 달리기는 초기 체중을 지탱하는 단계에서 무릎이 30° 이상 굽혀지기 때문이다. 통증이 없어질 때 근력운동은 재활 III단계에서 실시하고 열린사슬운동과 닫힌사슬운동, 동심성과 편심성 닫힌사슬운동로 점증을 한다.

뼈의 부상 (Osseous Injuries)

무릎뼈(슬개골, patella)의 골절은 외상적으로 오거나 스트레스와 관련해서 오는 것이다. 넙다리 골절은 드물게 발생하지만, 정강뼈(경골, tibia) 골절은 더 빈번하게 발생한다.

골절 (Fractures)

무릎에서의 골절은 직접적인 타격이나 충격, 비틀림, 혹은 압축력에 의해 발생한다. 무릎뼈 골절은 직접적인 타격에 의해 주로 발생하지만, 정강뼈 골절은 비틀림이나 압박력 때문에 발생한다. 몸쪽 정강뼈(경골, tibia)나 먼쪽 넙다리뼈(대퇴골, femur)의 뼈끝판(골단판, epiphyseal plate) 손상은 성장판이 아직 성숙되지 않는 청소년에게서 발생한다. 이 부위의 손상은 뼈의 성장을 변경시킨다. 정강뼈결절(tibial plateau)의 골절은 정강뼈가 체중을 지지하는 주된 역할을 하기 때문에 6~8주 동안 체중을 지지하지 않아야 한다. 골절로 변형이 된 경우에는 절개후 내부고정술(Open Reduction Internal Fixation; ORIF)을 해야 한다.

절개후 내부고정술을 통한 치료는 더 안정적이고 더 신속하며, 때로는 더 가속화된 치료적 운동 프로그램을 실시한다.

연골의 골절과 관절 연골의 결함은 가끔 직접적인 충격에 의한 외상 때문에 발생한다. 이러한 손상은 젊은 성인층에서 흔히 발생한다. 손상은 흔히 국소적인 퇴행성 관절 질환으로 발전되어진다. 무릎관절(슬관절, knee joint) 안에서 이러한 국소적인 퇴행성 변화를 치료하기 위해 선택할 수 있는 몇 가지 치료법이 있다. 수술적 방법은 결함이 있는 연골 표면을 재표면처리를 하거나 관절경으로 청소를 하는 것이다. 관절성형술은 연골하 천공술이나 손상부위에서 줄기세포가 생성되도록 출혈을 유도하는 미세골절을 일으킨다. 출혈에 의해 발생되는 줄기세포는 처음에는 유리연골(hyaline cartilage)을 만든다. 궁극적으로 유리연골은 섬유연골로 전환된다. 이러한 치유과정과 수술방법은 제 2장에서 더 상세히 설명되었다.

자가연골이식 *(Autologous-Chondrocyte Implantation)* 제2장에서 언급을 했듯이 가장 최근의 기술은 스웨덴 의사에 의해 개발된 연골의 이식이다(Brittberg et al., 1994). 연골은 환자의 무릎에서 체중부하를 받지 않는 곳에서 적출한다. 적출된 세포는 실험실 내에서 결함이 있는 연골에 이식할 정도로 충분한 양이 될 때까지 연골세포로 재생된다. 이 기술이 여전히 연구 중이지만 골관절염이 되지 않도록 국부 관절손상으로 진단받은 환자에게 제공될 수 있으며, 최소한 장기간 동안의 신체활동으로 관절염 증상의 발생을 지연시킬 수 있을 것이다.

뼈/연골 수술후 재활 *(Osseous/Chondral Post-op Rehabilitation)* 연골의 재표면화 후 재활은 6주 동안 비체중지지 또는 발가락 닿기를 한다는 점에서 골절 후 재활과 유사하다. 수술부위에 스트레스를 감소시키기 위해 무릎을 편 상태에서 보조기로 고정시킨다. 데브리망 시술을 했다면 수술직후 즉각적인 체중부하가 가능하다. 자가연골이식 수술을 했다면 처음에는 비체중지지를 해야 하지만 4주에서 6주 이내에 발가락 닿기와 완전 체중부하로 점증한다. 수술부위에 자극을 최소화하기

위해 무릎을 고정시킨 후 전기자극과 등척성 운동, 저항없는 열린사슬운동과 같은 비체중부하 상태에서 운동을 한다. 바이오피드백은 넙다리네갈래근(대퇴사두근, quadriceps femoris)의 촉진과 조절에 유익하다. 조기 관절운동범위는 CPM 장비를 이용하여 하루에 몇 시간을 실시하고 수동적 ROM 운동 또는 두 개 모두를 실시한다. 이 기간 중 목표는 수술부위의 연골에 지나친 부하없이 연골의 형성을 자극하는 것이다. 수술 상처가 잘 치유된 이후에 관절운동범위를 위해 수중에서 운동하는 것이 좋다. 무릎뼈(슬개골, patella)와 연부조직의 가동술은 수술 후 2주째에 실시한다. 저항없는 고정식자전거는 3주 후에 실시한다. 능동 보조적 관절운동범위를 하고 점차적으로 능동적인 관절운동범위로 점증한다. 3주나 4주까지는 무릎을 끄는 것 없이 넙다리근(대퇴근, thigh muscle)을 잘 조절할 수 있고 거의 정상적인 무릎 운동범위가 되어야 한다. 3주 후에는 수중에서 가벼운 저항성 운동을 한다.

6주 이후에는 목발을 한 상태에서 완전한 체중부하를 시작한다. 목발은 환자가 완전하게 걸을 수 있고 관절운동범위가 정상일 때까지 사용해야 한다. 이 시점에서 보조기는 사용하지 않을 수도 있다. 수중운동은 깊은 곳에서 얕은 곳으로 점증을 하고 마지막에는 가슴에서 허리 높이에서 실시한다. 열린사슬과 닫힌사슬운동에서 점진적인 저항운동은 처음에는 작은 호를 그리면서 큰 호로 점증을 하며 6주 이후에 시작한다. 운동은 모든 움직임 각도에서 통증이 없어야 한다. 스키 장비나 스텝 장비를 사용할 수 있다. 환자가 목발없이 보행할 수 있다면 트레드밀 걷기를 시작한다. 정적인 평형성 운동은 동적인 평형성 운동으로 점증한다.

환자가 근력과 고유수용능력이 회복되면 평형성에서부터 협응성, 민첩성 운동으로 점증시킨다. 그런 다음 조깅과 런닝은 4~6개월에 시작한다. 스포츠로의 복귀는 7~12개월이 소요된다.

뼈 골절 재활프로그램은 기본적인 점증과 유사하다. 그러나 스포츠로의 복귀 시기가 더 빠르다. 골절 후 스포츠로의 복귀는 4~8개월이다. 수술 후 복귀의 시기는 골절 수술을 했는지 아니면 수술을 하지 않고 고정을 했는지 등에 따라서 다르며, 골절의 부위와 형태, 환자의 연령 그리고 의사의 선호도에 따라 다양하다. 그림 23.56은 재활의 점증에 관한 개요이다.

박리뼈연골염 (Osteochondritis Dissecans)

박리뼈연골염(OCD)은 아직까지 그 원인이 밝혀지지 않았으며 외상없이 발생을 하고 아동기에는 넙다리뼈끝(femur epiphysis)에서 발생을 하고 성인의 경우에는 넙다리뼈융기(femur condyle)에서 발생한다. 아동기 뼈조각 또는 성인의 뼈조각은 다양한 넙다리뼈융기에서 발생한다. 아동기 OCD는 15세 미만에게서 발생하며 성인의 OCD는 15세 이상에서 보여진다. 증상으로는 비특이적인 무릎 통증과 손상부위의 압통, 넙다리네갈래근(대퇴사두근, quadriceps femoris)의 위축을 들 수 있다. 최소한의 삼출물이 있으며 환자는 보행 동안 잡아채는 느낌, 잠기는 느낌, 빠지는 듯한 경험을 하게 된다.

성인 OCD 치료는 뼈파편을 관절경으로 제거하는 것이다. 손상부위가 작다면 관절을 마찰하거나 자가이식을 할 수 있다. 아동의 OCD는 더 보존적이다. 3개월 이상의 장기간 휴식과 경우에 따라서는 고정이 필요하다.

아동기 OCD의 재활은 장기간 동안의 고정과 움직이지 않도록 해야 한다. 건측의 팔다리 운동으로 심혈관 운동을 하는 것이 컨디셔닝을 유지하는데 도움이 된다. quad set와 편다리들기, 전기수축은 고정 동안에 근위축을 지연시킬 것이다.

고정기를 제거했다면 관절운동범위와 관절 및 연부조직의 가동술, 능동적 운동을 실시한다.

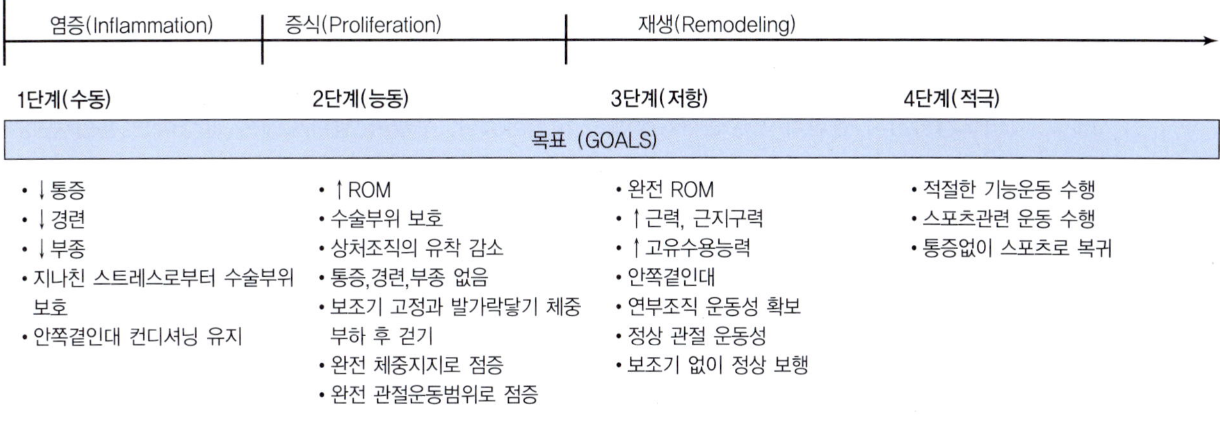

치료 (TREATMENT)

1단계(수동)

- 통증과 부종을 위해 치료기기 이용
- CPM 하루 6시간
- 1급과 2급 관절가동술
- 비체중지지
- 엉덩이와 무릎에 각별한 주의를 하면서 안쪽곁인대 운동

2단계(능동)

- quad set/전기자극 시작
- 능동적 엉덩이 운동
- ROM 운동
- 연부조직 가동술
- 무릎뼈 가동술
- 근지구력 운동
- 3주차에 수중운동
- 보행훈련 : 발가락닿기
- 6주차 : 완전 체중지지
- 45°까지 뒤넙다리근 말기 (hamstring curl)
- 넙다리 폄 20°~0°, 90°~120°
- 완전체중지지때 닫힌사슬 평형성 운동
- 완전체중지지때 발꿈치 들기
- 안쪽곁인대 운동지속

3단계(저항)

- 필요하다면 ROM 운동 지속
- 6~8주차에 트레드밀 걷기
- 60°에서 레그프레스
- 허리높이의 물속에서 수중운동
- 고무줄을 이용한 다리의 다방향 운동
- 조기 기능운동
- 3급과 4급 관절 가동화
- 부분적인 스쿼트
- 8~12주에 측면계단오르기
- 12~26주에 조깅
- 미끄럼판 운동
- 장비운동 지속

4단계(적극)

- 플라이오메트릭 : 12~16주에 계단 달리기, 점프, 편심성 운동
- 기능운동
- 스포츠관련 운동 4~6개월
- 스포츠복귀 7~12개월

그림 23.56 연골의 미세골절후 재활 과정.
AROM = 능동관절운동범위; ROM = 관절운동범위; CPMM = 수동관절운동기기; TTWB = 발가락 터치 체중지지; FWB = 완전한 체중지지; LE = 하지; ES = 전기자극; CKC = 닫힌사슬운동; PRN = 필요시

체중부하 운동은 체중을 이동시키는 운동과 보행 훈련을 포함한다. 점진적인 체중부하 운동을 하면서 수중운동을 얕은 물에서까지 실시하도록 한다. BAPS 판, 밸런스 보드, 학다리서기를 통하여 고유수용성 회복 운동을 한다.

수술 후 재활은 손상부위가 크지 않다면 즉각적으로 체중 부하를 실시한다. 손상부위가 큰 경우에는 체중부하는 제한되어질 것이다. 통증을 유발되지 않는 운동을 점증하도록 한다. 스포츠로의 복귀는 4~6개월이 걸린다.

요약 (SUMMARY)

무릎은 두 개의 긴 지렛대 사이에 있으며, 활동 중 흔한 손상 부위이다. 또한 무릎넙다리관절(슬개대퇴관절, patellofemoral joint)은 통증과 기능부전의 부위이다. 무릎넙다리 통증 증후군은 대개 다양한 원인에 의해 발생하며, 환자 특유의 상태를 초래하는 중요한 문제점을 구체화하는

것이 중요하다. 무릎 구조물에 미치는 스트레스는 열린사슬운동과 닫힌사슬운동에서 변화한다. 환자의 운동프로그램에서 사용되는 적절한 재활운동이 높은 스트레스인지 아니면 낮은 스트레스인지를 이해하는 것이 중요하다. 통증유발점의 치료, 관절 가동법, 유연성에서부터 기능운동에 이르기까지의 점진적 운동은 이 장에서 제시하였다. 무릎과 넙다리에서 발생하는 흔한 손상의 일부는 재활프로그램을 제시하였다.

주요 개념 및 복습 (Key Concepts And Review)

1. 무릎뼈(슬개골, patella)와 넙다리뼈(대퇴골, femur) 사이의 관계와 정렬에 대해 논하시오.

무릎뼈의 안정은 정적 구조물과 동적 구조물에 의해 결정된다. 안쪽위관절융기(내측상과, medial epicondyle)와 더 높은 가쪽위관절융기(외측상과, lateral epicondyle)에 의해 형성된 넙다리뼈의 고랑 안에 놓여있는 무릎뼈(슬개골, patella)는 안정성에 가장 크게 기여하는 뼈의 구조이다. 무릎넙다리관절(슬개대퇴관절, patellofemoral joint)과 무릎정강뼈관절의 인대 안정성은 정적인 고정자로서의 역할을 한다. 능동적 고정자는 주로 넙다리네갈래근(대퇴사두근, quadriceps femoris)이다. 무릎의 운동범위 내에서 어떤 특정한 순간 넙다리뼈의 고랑 안에서 무릎뼈는 다양하게 접촉하고 있다. 압박력과 접촉면이 무릎넙다리관절에서 오는 스트레스를 결정한다.

2. 근력에 영향을 미치는 수술 후 요소들을 밝히시오.

부종과 통증은 넙다리네갈래근의 자율신경 억제를 발생시킨다. 손상된 팔다리(사지, extremity)를 이용한 비정상적인 보행은 근육의 활동을 감소시킨다. 이러한 요소들의 복합적인 작용은 다리의 근력을 더욱 감소시킨다.

3. 넙다리네갈래근의 폄근(신전근, extensor)의 지체(extensor lag)를 규정하고, 그 중요성에 대해 설명하시오.

수동적으로 무릎을 완전하게 펼 수는 있지만, 능동적으로 할 수 없을 때 다리를 끌게 된다. 이는 넙다리네갈래근의 약화를 의미한다.

4. 무릎을 위한 일반적인 재활의 점증프로그램을 설명하시오.

다른 신체 분절과 마찬가지로 특정 적용법은 특정한 결핍에 의존한다. 즉, 치료장비는 재활 I단계에서 통증과 부종을 줄이고 치유과정을 촉진하기 위해 사용된다. 연부조직과 관절의 가동화는 실시한다. 재활 II단계에서는 관절운동범위와 능동적, 수동적 관절움직임을 증가시킨다. II단계 후반 또는 III단계 초기에는 통증없는 범위 내에서 근력운동을 시작할 수 있으며 등척성 운동을 실시한다. 수동적 저항운동은 장비와 체중, 저항밴드, 등속성 운동으로 점증시킨다. 고유수용성 운동과 평형성 운동은 학다리서기와 같은 단순한 운동과 불안정한 표면위에서 중심잡는 것으로 점증시킨다. 일단 유연성과 평형성, 근력이 적절한 수준에 도달하는 재활 III단계 후반과 IV단계 초반에는 점핑과 측면점프, 박스운동, 깊은 점프와 같은 플라이오메트릭 운동을 실시한다. 재활 IV단계에는 기능운동을 환자의 전문스포츠를 모방하는 전문운동으로 점증시킨다.

5. 무릎관절(슬관절, knee joint)을 위한 3가지 연부조직 가동화 기법을 설명하시오.

이러한 3가지 방법은 폼 롤러를 이용한 ITB 근막이완, 넙다리네갈래근의 통증유발점 이완법(trigger point release technique), 무릎힘줄의 교차마찰 마사지(cross-friction massage)가 있다.

6. 무릎관절을 위한 3가지 관절 가동화 기법을 설명하고, 각각의 목적을 설명하시오.

무릎뼈의 가쪽 활주는 완전한 무릎의 굽힘(굴곡, flexion)과 폄(신전, extension) 관절운동을 위해 사용된다. 넙다리뼈에 대한 정강뼈(경골, tibia)의 뒤쪽 활주는 굽힘을 증가시킨다. 그리고 돌림(회전, rotation)은 무릎의 끝지점에서의 굽힘과 폄을 증가시킨다.

7. 무릎관절(슬관절, knee joint)을 위한 3가지 유연성 운동을 설명하고 이러한 운동이 영향을 미치는 구조물이 무엇인지 설명하시오.

유연성 운동에는 넙다리네갈래근을 위해 발꿈치를 엉덩이 뒤쪽으로 붙이면서 선 자세에서 무릎을 굽히기, 환측을 높은 곳에 올려서 뒤넙다리근(슬괵근, hamstrings)을 선 자세에서 스트레칭하기, 무릎을 똑바로 편 상태에서 장딴지근(비복근, gastrocnemius)의 스트레칭이 있다.

8. 무릎관절을 위한 3가지 고유수용기/평형성 운동을 설명하시오.

고유수용기운동은 눈을 뜬 채 학다리서기를 하고 눈을 감고 학다리서기, 1/2 폼 롤러 위에 서기, 공을 받으면서 폼 롤러 위에 서기가 있다.

9. 3가지 기능운동을 설명하시오.

3가지 기능운동에는 달리기, 농구공을 드리블하면서 커팅하기, 앞으로 전력질주 했다가 빠르게 방향을 바꿔서 뒤로 뛰기, 왼쪽과 오른쪽으로 피봇하면서 가쪽으로 활주하기가 있다.

10. PFPS에 영향을 미치는 3가지 요소를 설명하시오.

이러한 3가지 요소에는 넙다리네갈래근(대퇴사두근, quadriceps femoris)의 약화, 엉덩이와 몸통 조절력의 약화, 뒤넙다리근의 긴장을 들 수 있다.

심화 학습 문제 (Critical Thinking Questions)

1. 이 장의 시작 시나리오에서 Nate는 2주 동안의 고정 이후 무릎의 굽힘(굴곡, flexion) 각도가 얼마 정도라고 기대하는가? 재활 첫날 시작해야 하는 가장 효과적인 무릎 관절운동은 무엇인가? 재활 첫날 근력운동으로 무엇을 할 수 있을까? 언제쯤 완전한 무릎 운동범위가 될 것으로 예상하는가? 넙다리근육을 위해 수동적 스트레칭은 언제 시작할 것인가? 재활 계획을 주어라.
2. Nate의 무릎뼈(슬개골, patella) 가동기법은 언제 시작할 수 있을까? 넙다리네갈래근의 복원 부위를 위해 연부조직 가동술을 언제 할 수 있을까? 재활단계에 대한 근거를 말하라.
3. 무릎 손상이 있는 두 명의 환자 중 한명은 앞십자인대 염좌가 있고 다른 사람은 안쪽곁인대(내측 측부인대, medial collateral ligament) 동반 손상이라면, 어떤 환자를 더 주의해야 하고 그 이유는 무엇인가? 재활프로그램은 어떻게 다른가?

4. 환자가 무릎힘줄(슬개건, patellar tendon)염을 호소한다면, 원인을 찾기 위해 어떤 구조물을 조사해야 하는가? 병력을 질문하는데 있어 어떠한 항목을 포함시킬 것인가? 열린사슬운동과 닫힌사슬운동 중 초기에 어떤 운동을 시킬 것이고 그 이유는 무엇인가?

5. 앞쪽 안쪽부위에 무릎 타박상으로 인하여 재활을 받고 있는 10대 환자가 근력이 향상되었음에도 불구하고 무릎에 통증을 호소하고 있다. 이 문제를 어떻게 접근할 것이며 무엇이 의심되는가?

실험실 활동들 (Lab Activities)

1. 실험실 파트너의 ITB를 연부조직 가동술을 실시하라. 먼저 제한이 있는 부위를 조사하고 나서 제한된 부위를 해소하기 위해 가동술을 실시하라. 치료 이후에는 그 부위를 확인한다. 여러분과 여러분의 파트너는 어떤 변화를 관찰했는가? 치료를 하면서 어떻게 생각하는가? 동일한 시간동안 같은 부위에 연부조직 가동기법을 폼 롤러를 이용하여 실시하라. 두 기술 사이의 감각 변화를 비교하라. 차이가 있다면 각 기술의 이점과 단점은 무엇인가?

2. 작성된 근육은 파트너의 통증유발점이다. 통증유발점이 능동적이라면 통증은 어떤 형태인가?

a. 넙다리곧은근(대퇴직근, rectus femoris)

b. 가쪽넓은근(외측광근, vastus lateralis)

c. 안쪽넓은근(내측광근, vastus medialis)

d. 오금근(슬와근, popliteus)

e. 안쪽 뒤넙다리근(슬괵근, hamstrings)

여러분 파트너의 경우 가장 민감한 통증유발점은 어느 부위인가? 각 근육의 얼음/분사와 스트레칭법을 실시하고, 집에서 할 수 있는 운동프로그램으로 무엇을 제공할 것인가?

3. 파트너에게 2급과 4급 관절 가동술을 실시하고 아래의 관절을 가동화할 때 어떤 제한점이 있는 지를 설명하라.

a. 무릎넙다리(슬개대퇴, patellofemoral) 활주

- 안쪽 활주
- 가쪽 활주
- 위쪽 활주
- 아래쪽 활주

b. 정강넙다리 활주

- 떼어당김(신연, distraction)
- 앞쪽
- 뒤쪽
- 안쪽관절융기(내측과, medial condyle)의 앞쪽 활주
- 안쪽관절융기의 뒤쪽 활주

안쪽과 가쪽 무릎넙다리 활주 방법은 동일한가? 안정시 자세에서 정강넙다리 활주를 실시하고, 다음에는 다른 열린 팩 위치(open packed position)에서 실시하라. 위치에 따라서 움직임의 각도가 어떤 차이가 있는가? 이러한 결과는 치료와 어떤 관련이 있는가?

4. 무릎 굽힘(굴곡, flexion)을 증가시키기 위해 두 개의 다른 장시간의 스트레칭 운동을 실시하라. 다른 운동에 대한 이점은 있는가?
5. 집에서 할 수 있는 단시간 스트레칭을 구체화하라. 무릎을 15° 굽힘까지 제한되어 있는 상태에서 할 수 있는 스트레칭을 말하고, 무릎이 90°까지 제한된 무릎에서 사용되는 스트레칭을 말하라. 각 운동을 수행할 때 고려해야 할 요소는 무엇인가?
6. 넙다리네갈래근(대퇴사두근, quadriceps femoris)을 강화할 수 있는 운동 2개를 파트너에게 설명하라. 두 운동이 어떻게 다른가? 여러분은 둘 중 왜 하나를 선택했는가? 그 근거를 설명하라.
7. 파트너에게 측면 계단오르기 운동을 20회 실시하도록 하라. 어떤 대체 동작을 감독해야 하고 어떻게 교정시켜야 하는가?
8. 파트너에게 3가지 다른 방법으로 점증시키면서 벽 스쿼트를 지도하라. 각 운동은 20회씩 실시한다. 점증했는 지를 확인하라. 어떤 대체 동작을 감독해야 하며 구두로 어떻게 교정해야 하는가?
9. 파트너에게 고유수용성 운동 3가지를 지도하라. 각 운동은 점증되도록 하라. 다음 운동으로 점증할 때를 결정하기 위해 무엇을 사용하는가?
10. 파트너의 무릎뼈(슬개골, patella) 정렬상태를 확인하라. 어떠한 부정렬한 것을 확인했는가? 양측을 했는가? 만약 부정렬이 있다면 그 원인을 무엇이라고 할 것인가? 정렬상태에 결함이 있는 경우 어떤 운동으로 교정할 것인가?
11. 파트너에게 앉은 자세에서 다리를 편 채 quad set운동과 선 자세에서의 런지 운동을 지도하라. 두 운동에서 무릎뼈의 움직임에 어떠한 차이가 있는가? 결함이 있다면 어떻게 교정할 것인가?
12. 여러분은 처음으로 한 환자(농구 포워드)를 만날 것이다. 그녀는 ACL 재건술(무릎힘줄 이식)을 받았다. 재활프로그램에서 포함될 수 있는 모든 운동을 적절하게 나열하라. 운동을 배열할 때는 순서를 고려하라. 프로그램에서 운동을 멈춰야 할 때를 말하고 그 이유를 설명하라.

제 24 장

엉덩관절
(Hip)

이 호 성

학습목표 (Objectives)

이 장을 마치고 난 후에는 아래의 사항을 설명할 수 있어야 한다 :

1. 앞돌림(앞굽이, anteversion)과 뒤굽힘(뒤굽음, retroversion)이 어떻게 다리기전을 변화시키는지 논의한다.
2. 엉덩관절 벌림근의 약화와 관련한 보행의 기계적 요소들을 설명하고, 지팡이 또는 한쪽 목발이 어떻게 정상 보행을 돕는지 설명한다.
3. 엉덩관절에서의 관절가동기술을 확인하고, 그것의 효과를 설명한다.
4. 엉덩관절의 유연성과 근력운동을 확인한다.
5. 엉덩관절의 고유수용성 운동을 이해하고, 이것의 진행과정을 설명한다.
6. 엉덩관절 탈구 재활프로그램에서의 주의점을 나열하시오.

▶ 스티브 스테판은 수년간 댄서로 일해왔다. 그는 시립발레단 재활 프로그램을 담당하고 있으며 매우 바빴다. 여러 해가 지나, 그는 초보 댄서의 부상이 급성인 반면, 경험이 풍부한 고참 댄서의 부상은 종종 만성적인 것을 깨달았다. 그는 빠른 시간내에 급성 부상을 해결했고 도전적으로 스티브는 만성 부상을 보게되어 – 종종 만성 문제들을 해결하고 환자들이 만족해하였다.

그러나 현재 스티브의 환자들은 아직 해결해야 할 과제들이 많다. 회사에서 여성 댄서의 수장을 맡고 있는 조안 벌은 진찰하기 전에 여러 달 동안 샅고랑부위 좌상 때문에 괴로워했다. 시즌 초기 예행연습동안 불편감이 생겼었고 조안은 치료할 가치가 없는 대수롭지 않은 일로 간과해버렸다. 그러나 문제는 사라지지 않았고 현재 공연시즌의 절정기에 부상은 각각의 동작에서 악화되었다. 여전히 조안은 좌상을 치료할 수 있도록 시간을 내는 것을 거절하고 있다.

시간은 일용품이 아니다, 어떤 것들은 케이크처럼 당신의 주변을 지나가기도 한다. 시간은 인생의 실체이다. 누구나 당신에게 당신만을 위한 시간을 주라고 부탁할 때 그들은 진실로 당신 인생의 작은 부분을 요구하는 것이다.

ANTOINETTE BOSCO, 미국 작가, 신문사 칼럼리스트.

마지막 장의 결론에서 당신은 운동사로서 일하기 위해 필요한 정보를 획득해야 하고, 환자를 위한 환부의 치료적 운동 프로그램을 계획하고 제공해야 한다. 당신의 시간을 현명하게 사용하는 것은 당신에게 달려있고 경험적인 운동사가 되기 위해 습득해야 하는 모든 지식과 관련한 기술을 연마해야 한다. 전문가들 중에서 출중하기를 바라는 사람들은 지식의 새로운 수준에 다다르기 위해 전문적인 목표와 책임감을 공유해야 한다; 개인적으로 전문적인 위대함은 우리가 무엇을 아는지가 아니라, 어떻게 우리가 아는 것을 나눌 수 있는 지로 측정되어 진다. 환자와 같이 재활을 시작하면서 당신은 실패의 두려움에 주저하게 되어도 두려움은 치료를 하는데 있어 당신에게 동기가 될 수는 없다; 오히려 환자의 호전이 이 직업을 선택하게 된 이유가 된다. 실수를 하게 된다면 환자의 프로그램에서 배우고 판단해야 한다. 당신이 실수를 한번도 하지 않았다면 환자가 호전되는데 당신이 최선을 다 할 기회을 잃게 된다.

그래서 이 장의 후반부에 가서 엉덩관절(고관절, hip joint)이 다른 관절들과 무엇이 다르고 게다가 다른 관절들과 어떻게 같은지 이해해야 한다. 우리가 공부했던 다른 관절들처럼 엉덩관절 재활에서 운동사의 역할은 최적으로 완전히 안전하게 환자를 복귀시키기 위해서 지도하고 당신과 환자가 최종적으로 수립한 목표에 일치하도록 조심스럽게 계획을 세우는 것이다. 다른 관절들과 다르게 엉덩관절을 유일하게 만드는 가장 기본적인 것은 엉덩관절의 구조물과 닫힌사슬운동기능(closed kinetic chain function)의 중요성이다.

엉덩관절은 깊은 확(소켓, socket)에 의해 안정적이고 강한 근육으로 지지되어 있다. 이 부위는 급성의 거대외상성 부상보다는 반복적이고 미세한 부상이 더욱 흔하다. 다른 분절들처럼 이 부위는 근 유연성의 균형과 근력, 움직임의 협응력, 기능과 건강을 위한 균형을 유지하는 것에 의존한다. 정상 길이, 근력 또는 관절의 어떠한 요소들의 기능이 결여되거나 변화된다면 다른 요소들은 부상을 당하기 쉬운 영역이 되도록 영향을 받게된다; 엉덩관절도 예외가 아니다.

엉덩관절(고관절, hip joint)은 다른 요소들로부터 통증이 연관되기 쉬운 부분이며 주로 이 부분의 통증은 치료가 시작되기 전에 감별 진단을 해야 한다. 엉덩관절과 샅고랑부위에 통증을 일으키는 다양한 구조물들 때문에 통증의 근원을 찾는 것이 쉽지않다. 엉덩관절 또는 샅고랑부위 통증은 이차적으로 허리디스크 파열, 척추분리증, 기관질병, 근막통, 엉덩엉치관절(천장관절, sacroiliac joint) 기능장애, 그리고 무릎 부상과 같은 병리들로부터 연관된다. 운동사는 정확하게 치료를 하기 위해 통증 근원의 가능성을 없애야 한다. 초기 검진동안 환자의 통증이 인접 구조물에 스트레스를 가해 재연되지 않고, 엉덩관절에 스트레스를 적용했을 때 재연된다면 이는 환자의 통증의 근원이 엉덩관절이라는 것이다. 4-6번의 치료 후에 환자의 상태에 변화가 없거나 치료 2주간 변화가 없다면 통증의 다른 근원을 위해 재검사를 해야 한다.

운동사가 엉덩관절 부상에서 흔히 만나게 되는 것은 근불균형증후근, 급성 연부조직 부상, 다양한 염증상태, 그리고 골절과 탈구이다.

이 장은 운동사에게 치료와 치료적 운동 프로그램의 진행을 위한 엉덩관절 부상 재활에서 고려해야 하는 기본적인 개념들을 소개한다. IV파트의 다른 장에서 연부조직에 대한 특수한 기술과 관절 가동술 그리고 유연성운동, 근력, 고유수용성을 위한 운동을 소개한다. 엉덩관절의 치료적 운동 프로그램의 이러한 기초들은 즉시 제공되어지며 엉덩관절에서 흔히 볼 수 있는 특수한 부상은 이러한 부상을 위한 프로그램의 진행에 따라 논의되어 진다. 특수한 상황을 위해 엉덩관절 프로그램이 어떻게 통합되고 발전하는지 개념을 돕기위해 몇몇 부상 프로그램과 연결된 사례들을 보여준다.

일반적인 재활의 고려사항 (GENERAL REHABILITATION CONSIDERATIONS)

엉덩관절은 3개의 면에 광범위한 운동범위를 가진 안정적인 관절이다. 확(소켓, socket)은 깊으며 안정성을 위해 강력한 인대로 강화되어져 있다. 근력과 움직임은 엉덩관절에서 매우 중요한데, 이것은 다리(하지, lower limb)와 팔(상지, upper limb)의 활동 모두에 힘 전달자로써 작용하고 걷거나 달리기를 하는 동안 움직임과 근력을 제공한다(Ahmed & Burke, 1983).

골의 구조 (Osseous Structures)

엉덩관절 확(소켓, socket)인 절구(acetabulum)는 뒤쪽과 앞가쪽에 위치한다. 그림 24.1a (Kapandji, 1986)에서 보여지는 것처럼 넙다리목(femoral neck)은 넙다리뼈(대퇴골, femur)의 줄기와 125°의 각을 이룬다. 125° 각도보다 크면 밖굽이엉덩관절(외반고, coxa valga)라 부르고 관절에 압력이 증가한다(그림 24.1b); 125°보다 작으면 안굽이엉덩관절(내반고, coxa vara)라 부르고 넙다리목에 스트레스가 증가한다(그림 24.1c). 넙다리목은 넙다리뼈의 장축의 선을 따라 상대적으로 돌림(회전, rotation)되어져 있다. 정상적인 정렬은 선 안에 목이 놓여있고 성인의 경우 넙다리뼈의 선에서 15° 앞쪽으로 기울어져 있다(그림 24.2). 만약 각이 15°보다 크다면 다리는 안쪽돌림(내회전, medial rotation)되며; 이 상태를 앞돌림(전굴, anteversion)이라 한다. 만약 15°보다 작으면 다리가 바깥돌림(외회전, lateral rotation)이

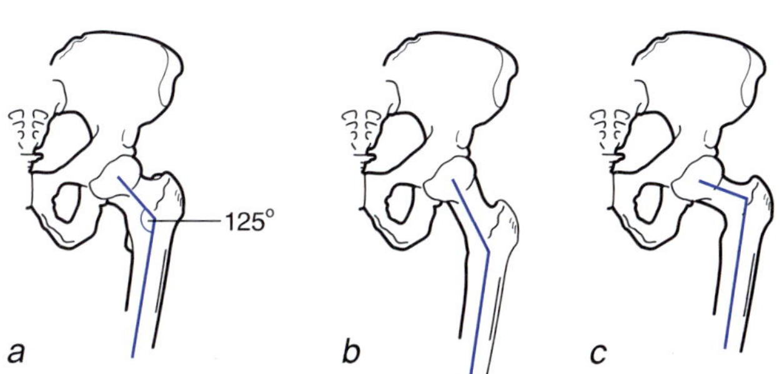

그림 24.1 넙다리뼈목 각도 : *(a)* 정상; *(b)* 밖굽이엉덩관절(외반고-각도)가 증가하고 관절 스트레스가 증가한다; *(c)* 안굽이엉덩관절(내반고-각도)가 감소하고 넙다리뼈목 부하가 증가한다.

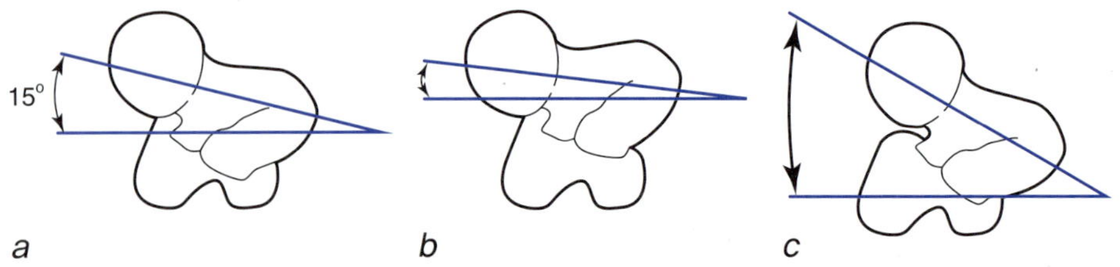

그림 24.2 넙다리뼈의 장축에 대한 넙다리목의 정렬 : *(a)* 정상, *(b)* 뒤굽힘, *(c)* 앞돌림.

되는 **뒤굽힘**(후굴, retroversion)이 생긴다. 앞돌림과 뒤굽힘은 무릎의 정렬을 바꾸고 다리(하지, lower extremity) 전체를 통해 움직이는 힘의 변화를 가져온다. 앞돌림(anteversion)은 엉덩관절(고관절, hip joint) 안쪽돌림(내회전, medial rotation)을 일으키고, 사팔눈 무릎뼈(squinting patellae), 그리고/또는 발모음(foot adduction), 발가락을 안쪽으로 향하는 보행(toe-in gait)을 가져왔다. 뒤굽힘(retroversion)은 엉덩관절 바깥돌림(외회전, lateral rotation), 개구리눈 무릎뼈(frog-eyed patellae), 그리고/또는 발벌림(foot abduction), 그리고 발가락을 밖으로 벌리고 걷는 보행(toe-out gait)을 일으킨다. 앞돌림과 밖굽이엉덩관절(외반고, coxa valga) 각각은 엉덩관절의 탈구를 의심하게 한다.

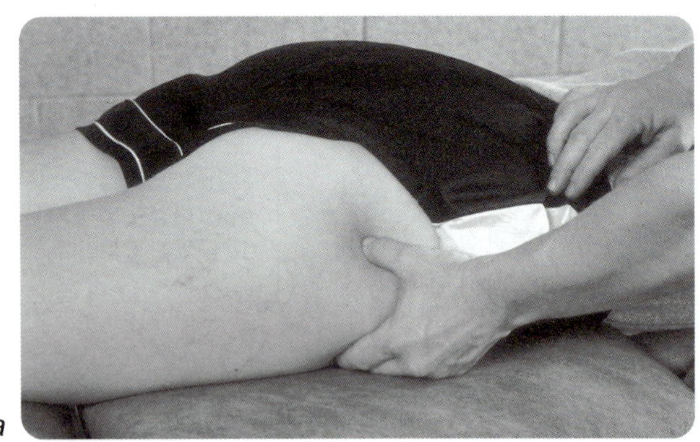

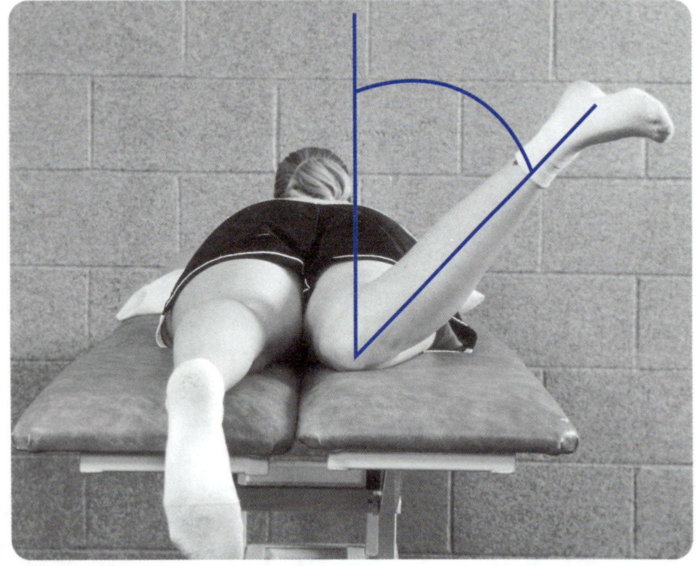

그림 24.3 넙다리뼈의 앞돌림을 검사하기 위한 크레이그 검사(Criag's test) : 큰돌기는 책상과 평행하게 위치한다 *(a)*, 그리고 무릎을 90°로 굽힌 자세에서 정강뼈의 위치와 수직선사이의 각도를 측정한다 *(b)*.

앞돌림은 다른 방법을 사용해서 측정되어 진다. 한가지 방법은 환자를 엎드려 누운 상태에서 무릎을 90° 굽어놓은 상태에서 진행한다. 운동사는 큰돌기(대전자, great trochanter)가 책상과 평행해지도록 하고 큰돌기가 촉진될 때까지 환자의 다리를 안쪽돌림 시켜 움직인다(그림 24.3). 각도기로 정강뼈(경골, tibia) 위치와 책상위 수직선까지의 차이를 측정한다. 이 값이 앞돌림의 각도이다.

신경의 구조 (Neural Structures)

다리를 지나가는 신경들은 엉덩 부위를 통과해야 한다. 엉덩관절 주변의 연부조직이 신경과 충돌할 때 신경자극(nerve irritation)이 생겨난다. 궁둥신경(좌골신경, scaitic nerve)은 넙적다리 뒤쪽을 따라 주행하기 전에 궁둥패임(sciatic notch)을 통과하고 궁둥구멍근(이상근, piriformis) 바로 아래를 지나간다. 궁둥구멍근 영역에서의 신경 포착(entrapment)이 발생할 수 있고 원위부로 신경 자극이 발생할 수 있다.

넙다리신경(대퇴신경, femoral nerve)의 감각 분지인 가쪽 넙다리피부신경은 큰허리근(대요근, psoas major)을 통과하고 위앞엉덩뼈가시(전상장골극, anterior superior iliac spine, ASIS) 가까이 샅굴인대(inguinal ligament) 밑을 통과한다. 이 신경의 압박은 샅굴인대에 의해 이 신경이 감각분포를 제공하는 넙적다리(대퇴, thigh)의 앞쪽가쪽에 있는 넙다리근막긴장근(대퇴근막장근, tensor fascia lata) 위로 통증과 작열감을 일으킨다.

폐쇄신경(obturator nerve)은 상부 허리신경뿌리(lumbar nerve roots)로부터 골반(pelvis)으로 들어가고, 안쪽 넙적다리(대퇴, thigh)까지 감각과 운동 신경분포를 제공한다. 이 신경의 포착은 안쪽 넙적다리의 감각변화와 모음근(내전근, adductor) 약화를 가져왔다.

안정화 (Stabilization)

18장에서 골반 또는 몸통(체간, trunk)의 안정화를 언급했고 안정화의 중요성은 부상 위험성을 감소시키고 팔(상지, upper extremity)과 다리(하지, lower extremity)의 수행력을 향상시킨다. 되짚어보면 몸통의 안정화의 역할은 엉덩관절(고관절, hip joint) 근육에 기여한다. 특별히 엉덩관절 폄근(신전근, extensor)과 벌림근(외전근, abductor)은 골반안정화에 중요한 역할을 한다. 당신이 안정화를 생각할 때 이것은 직관적 감각을 만든다. 선수의 수행동작과 부상 위험의 감소는 몸통 또는 골반 그리고 골반에 부착되어 있는 볼기(둔부, gluteal)근육에 의존하고 있으며 엉덩관절의 안정성은 동일한 수행과 부상 예방 요소들을 위해 중요하다. 엉덩관절 근육은 야구, 골프 그리고 테니스와 같은 팔 활동 동안에 다리의 힘을 다른 몸통의 분절로 전달한다. 19장에서 언급했듯이 좋은 순차적인 동작을 수행한다고 가정하면, 다리와 몸통은 전체 역학 에너지와 머리 위로의 활동에서 전체 힘의 51-55%를 제공한다(Kibler, 1995). 엉덩관절이 약하다면 적은 힘을 발휘할 뿐만 아니라 힘을 필요로 했을 때 요구하는 힘을 제공하기 위해 약화된 엉덩관절 근육의 무력함(inability)을 들어올리기 위해 사슬(chain)안에서 다른 분절들로 스트레스의 증가를 가져올 것이다. 어깨관절(견관절, shoulder joint) 기능으로부터의 받침대(platform)는 어깨뼈(견갑골, scapula)이고 어깨뼈 기능으로부터의 받침대가 골반인 것처럼 골반기능으로부터의 받침대는 엉덩관절이다. 운동사는 엉덩관절 부상재활 뿐만아니라, 다른 어떠한 팔다리(사지, extremity) 관절의 부상 재활에서도 엉덩관절의 안정화를 위해 특히, 엉덩관절 폄근과 벌림근의 강화가 중요하다는 것을 인식하고 팔과 다리 재활 프로그램을 위한 몸통 안정성을 검사해야 한다(Leetun, Ireland, Willson, Ballantyne, & Davis, 2004; Tyler, Nicholas, Campbell, & McHugh, 2001).

관절의 가동성 (Joint Mobility)

관절의 형태는 오목한 절구위에 볼록한 넙다리뼈(대퇴골, femur) 머리가 얹혀진 상태로 열린 사슬 운동(open chain motion)동안 골반위에서 넙다리뼈가 움직임에 대해 반대방향으로 미끄러진다. 엉덩관절의 관절주머니(관절낭, articular capsule) 패턴은 안쪽돌림(내회전, medial rotation)에서 움직임의 제한이 가장 두드러진다. 굽힘(굴곡, flexion)과 벌림(외전, abduction)은 덜 제한적이고 펴기는 굽힘 또는 벌림보다 다소 제한적이다. 바깥돌림(외회전, lateral rotation)은 정상이다(Cyriax, 1977).

엉덩관절의 잠긴관절위치(closed-pack position)는 완전한 폄(신전, extension), 벌림 그리고 안쪽돌림이다. 안정위(resting position)는 약간 바깥돌림을 시킨 상태에서 30° 굽힘과 30° 벌림을 한 자세이다.

관절의 역학 (Joint Mechanics)

골반의 움직임은 엉덩동작(hip movement)에 직접적인 영향을 미치는 데, 이것은 엉덩관절의 확(소켓, socket)이 골반뼈 내에 있기 때문이다. 골반의 움직임은 엉덩관절 위치를 변경시키고, 엉덩 이상(hip abnormalities)은 골반자세에 영향을 미친다. 앞쪽 골반경사(anterior pelvic tilt)는

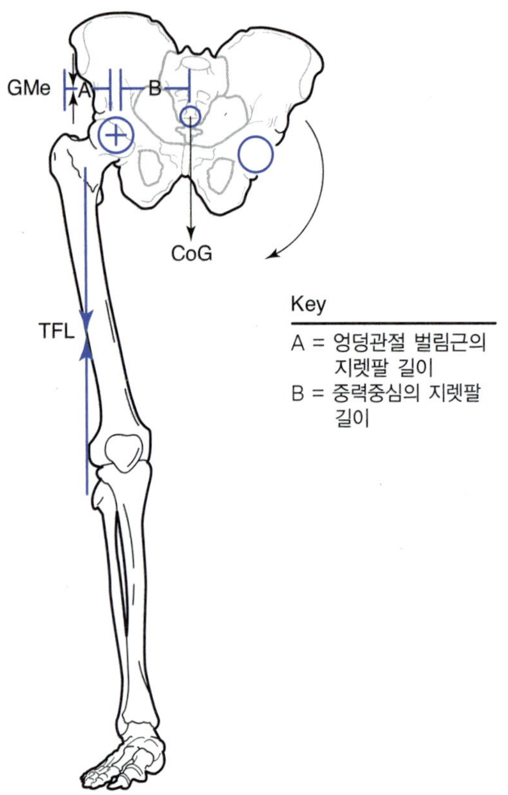

그림 24.4 한 다리 지지기전.

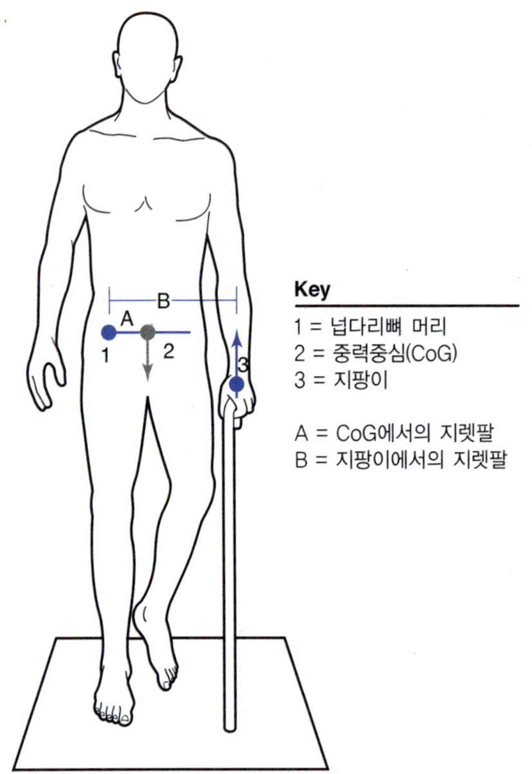

그림 24.5 이동에서 지팡이를 가진 상태에서의 힘의 적용.

넙다리뼈(femur) 앞쪽 가까이로 골반을 이동시키고, 뒤쪽 골반경사(posterior pelvic tilt)는 넙다리뼈(대퇴골, femur) 뒤쪽 가까이로 골반을 이동시킨다. 자세와 관련된 이러한 변화는 앞쪽골반 경사가 엉덩 굽힘(굴곡, flexion)을 증가시키고, 뒤쪽골반은 엉덩 폄(신전, extension)을 증가시키는 것과 같이 엉덩관절(고관절, hip joint)을 변화시킨다.

사람이 두발 서기에서 한발 서기로 움직일 때 중력중심은 지지하는 다리 쪽으로 이동한다. 체중을 지지하지 않는 다리 위로 중력 당김이 같은 쪽 골반에 떨어지기 때문에 체중을 지지하고 있는 엉덩관절위로 돌림(회전, rotation)스트레스가 가해진다. 골반 떨어짐(drop)과 돌림력을 막기 위해 체중을 지지하고 있는 다리의 벌림근(외전근, abductor)은 각각 엉덩관절의 높이를 유지하기 위해 일한다. 체중을 지지하는 다리(하지, lower extremity)의 벌림근(외전근, abductor)에서 요구되는 힘은 체중보다 유의하게 크며 이것은 벌림근의 지렛대팔이 중력중심의 지렛대팔보다 짧기 때문이다(그림 24.4). 벌림근이 중력의 반대힘만큼 강하지 않다면, 체중을 지지하지 않은 다리는 아래로 당겨지고 골반의 바깥돌림이 일어나며 정상보행이 불가능하다. 또한 한쪽에 체중을 지지하고 있는 동안 환자는 체중을 지지하지 않은 엉덩이가 떨어지고 체중을 지지하지 않은 골반은 하방 돌림하거나 체중지지가 약한 엉덩이 위로 몸통이 기울어지게 되는데 이것은 중력의 중심이 지렛목(fulcrum)인 넙다리뼈 머리에 가까워지기 때문이다. 중력의 중심이 정상에 위치하기 위해 충분이 바깥쪽으로 멀어지거나 지렛목에서 바깥쪽에 있다면 벌림근은 일을 하지 않아도 된다.

지팡이나 한쪽 목발을 약한쪽 반대편에서 사용할 때 위로 향하는 힘은 같은 쪽에서 하방으로 향하는 중력작용의 힘의 반대균형을 잡기 위해 기구를 통해 전달된다(그림 24.5). 지팡이로부터 약한 엉덩이의 지렛목까지의 지렛팔은 신체의 중심의 지렛팔보다 길기 때문이며, 지팡이를 통해 전달되는 필요한 반대균형 힘은 상대적으로 적다. 환자가 이동을 위해 핸들에 가벼운 압력을 적용하여 지팡이나 한쪽 목발을 사용하는 것은 중력 당김을 상쇄하기 위해서이고, 약한 벌림근을 위해 충분한 보상을 만들어내기 위해서이다.

다리길이 차이는 실제적인 길이의 차이 또는 밖굽이무릎(외반슬, genu valgus), 안굽이엉덩관절(내반고, coxa vara), 엉치뼈(천골, sacrum) 돌림 또는 발엎침(회내, pronation)과 같은 한쪽의 차이 그리고 엉덩굽힘근 긴장, 벌림근 긴장 그리고 근불균형과 같은 연부조직의 차이로 인해 발생한다. 한 다리가 다른 다리보다 짧다면 골반은 짧은쪽으로 떨어지고 짧은 다리로 체중을 지지할 때 몸통은 짧은 다리로부터 멀어져 구부러진다. 차이가 클수록 이러한 보상들이 더욱 두드러진다는 것이다. 다리길이의 차이가 의심된다면 신발이 닳은 정도는 이런 증후가 있을 경우 가장 명확한 지표가 된다. 다리길이 차이가 있을 때 운동사는 모든 가능한 원인들을 분석해야 한다; 교정(correction) 또는 차이의 적응(adaptation)은 환자의 통증을 편하게 한다.

때때로 다리길이 차이는 긴다리에 있어 엉덩관절(고관절, hip joint)의 골관절염을 유발한다. 이는 체중지지 동안 긴쪽 다리가 모음 각도(adducted angulation)의 자세에 놓이기 때문이다. 절구의 위쪽바깥위로 큰 체중을 견뎌내기에는 관절의 부적합함이 증가되기 때문이다. 짧은 다리로 체중이동이 발생한다 : 결과적으로 엉덩관절에 압박력이 증가하고 긴다리의 벌림근(외전근, abductor)은 골반 높이를 유지하기 위해 노력을 증가시킨다.

스트레스 감소의 개념 (Stress-Reduction Concepts)

환자가 정상 보행을 할 수 없다면 환자는 정상보행이 가능해질 때 까지 보조 기구를 사용해야 한다는 것은 경험을 통한 방법일 것이다. 비정상적인 보행은 통증, 부적절한 근조절이나 불안을 가져오고 이것이 지속된다면 엉덩관절, 등, 다른 다리(하지, lower extremity) 분절에 스트레스를 증가시켜 결과적으로 부가적인 부상을 일으킬 것이다. 체중지지가 허용되어질 때 보조기구는 정상 보행을 만들기 위해 가장 필요하다. 침전요소들이 분해되는 것처럼 환자는 보조기구 없이 정상보행을 할 수 있을 때까지 목발이나 지팡이를 제거한다.

보행이나 달리기 동안 보폭(stride length)을 짧게하여 엉덩관절에 스트레스를 감소시킨다. 작은 보폭은 근육, 힘줄, 인대에 요구되는 힘과 동작을 줄여준다. 엉덩관절 스파이커 붕대(hip spica wrap)는 보통의 보폭을 만드는데 도움을 줄 것이다.

일반적인 재활의 절차 (General Rehabilitation Procedures)

특별한 부상없이 엉덩관절에 통증을 호소하는 것으로 다양한 원인들이 가능하기 때문에 원인을 찾아내는데 매우 어려울 수 있다. 엉덩관절 자체의 통증은 샅고랑부위, 근위넙다리 앞쪽이나 안쪽 또는 무릎에서 발생된다. 척추에 기인한 통증은 엉덩(hip) 앞쪽부, 엉덩이(buttock), 또는 넙적다리(대퇴, thigh)로부터 나타난다. 엉치뼈(천골, sacrum) 통증은 엉덩이(buttock)나 넙적다리 뒤쪽이나 가쪽에서 나타난다. 내기관(internal organs)과 복부는 샅고랑부위의 통증을 유발시킨다. 특별한 부상 병력을 가지고 있지 않은 환자가 이 부분에 통증을 호소할 때 엉덩관절 통증의 원인으로써 이 부분의 통증을 제거하는 감별진단(differential diagnoses)이 필요하다. 이러한 가능성과 연관된 분절의 평가가 환자의 통증을 재연시키지 않았지만 엉덩관절의 특수검사에서 통증이 재연되어 진다면 운동사는 엉덩이(hip)와 관련한 통증을 밝히기 위해 신중해야 한다.

통증과 염증조절은 I단계에서 엉덩관절 부상을 위한 초기 치료 프로그램의 가장 주요한 목표이다; 통증조절의 다양한 방법에는 항염증제제, 활동 감소제, 그리고 요법(modality)들을 포함하고 있다. 몇몇 엉덩관절 부상은 자기-제한을 가져오고 통증은 활동참여를 결정하는 요소가 된다. 이런 경우 환자는 지속적인 활동이 상태를 악화시키지 않기 때문에 정상적인 활동에 참여하기를 바란다; 그러나 원칙적인 기초에 의하면 자극이 지속되기 때문에 회복시간은 길어진다.

치료적 운동은 스트레칭 또는 유연성 운동, 근력운동, 고유수용성 활동과 기능적인 활동의 점진적인 단계를 포함한다. 부상들이 급성적인 공격에 의한 것보다는 오히려 사전에 예견된 요소로부터 기인했을 때 그러한 요소들은 재발의 위험을 감소시키기 위해 교정되어져야 한다. 많은 엉덩관절 근육들이 한 관절 이상을 지나가기 때문에 효과적인 유연성 운동은 인접한 분절의 적절한 안정성과 신장력의 적용이 필요하다.

엉덩이-근육의 재활프로그램은 엉덩이 뼈 구조의 지식과 관절 가동성과 관절 역학에 기초해야 한다. 운동사는 부상당한 엉덩관절에 스트레스를 감소시키는 방법에 익숙해야 한다.

II단계에서는 유연성과 초기 근력 그리고 고유수용성 활동을 강조하는 반면 III단계에서는 더욱 강한 근력과 민첩성 운동을 포함한다. 엉덩관절(고관절, hip joint)은 골반과 가까이 정렬을 하고 있어 근력운동은 골반과 심부 안정화운동을 포함한다. 엉덩관절은 균형과 움직임의 질을 위해 등, 골반, 무릎 그리고 발목에 의존하며 이런 분절들의 부족함을 위해 운동은 엉덩관절을 위한 치료적 운동 프로그램의 일부분이 되어야 한다. 엉덩관절과 가까이 있는 다른 분절들을 위한 이러한 운동들의 대다수는 II단계에서 시작하고 엉덩관절을 위한 완전한 근력운동이 아직 제한적이라면 다른 분절들을 위한 저항운동은 엉덩이 근력을 요하지 않으므로 진행가능하다. IV단계에서 환자의 프로그램은 정상 활동으로 복귀하기 위한 준비로 플라이오메트릭, 기능운동, 활동 특이적 운동에 집중한다. 스포츠와 직업으로의 완전한 복귀는 통증이 없고 근 균형이 완전하고 활동-특이적 활동이 정상이어야 가능하다.

연부조직 가동술 (SOFT-TISSUE MOBILIZATION)

신경, 근막, 정형외과학과 기관계통은 엉덩이(hip) 영역으로 연관통을 가질 수 있기 때문에 엉덩이 또는 샅고랑 통증을 찾아내기위해 감별진단을 확실하게 하는 것은 운동사에게 중요하다. 근막통이 통증의 근원으로 고려되어지면 치료는 속행되어야 한다. 연부조직 가동기법으로 환자의 불편함이 변하지 않는다면 다른 가능한 원인들을 재분석하는 것이 필요하다.

엉덩관절의 연부조직 가동기법은 통증유발점(trigger point) 치료와 얼음-신장기법을 포함하여 심부 조직 마사지, 상처조직 가동술(scar-tissue mobilization), 교차마찰(cross friction), 마사지, 근막이완을 포함한다. 여기에서 제시된 근막이완기법과 통증 연관패턴(pain-referral information)은 Travell과 Simons(Travell & Simons, 1992)의 저서에 기초를 두었고 다음 장에 설명되어 있다. 허리네모근(요방형근, quadratus lumborum muscle)은 18장에서 논의되었다; 넙다리곧은근(대퇴직근, rectus femoris), 뒤넙다리근(슬괵근, hamstrings), 모음근(내전근, adductor), 넙다리근막긴장근(대퇴근막장근, tensor fascia lata)은 23장에서 설명하였다.

근막기법은 손가락의 편평한 부위나 엄지 패드 부위로 근육을 꼬집듯이 잡아(pincer grasp) 근육이 이완될 때까지 직접 압박을 가한다. 연부조직의 저항이 초기 적용 후에 촉진된다면, 이 기법은 반복될 수 있다. 얼음/스프레이-신장-기법은 얼음 마사지 또는 냉스프레이를 쉬는 방법으로 평행하게 쓸어내려 적용하고, 일반적으로 근위에서 원위로 도수 신장과 같이 적용한다. 운동사는 3-5차례 이 과정을 반복하고 각 적용 시마다 가동성을 증가시키려고 노력한다. 한 차례 얼음-신장을 적용하는 동안 운동사는 환자가 능동적으로 다리를 시작 자세(starting position)로 움직이는 것을 보조해준다. 환자는 얼음-신장을 진행하는 동안 능동적인 움직임을 여러 차례 시도한다. 열(heat)은 얼음-신장을 한 후에 적용한다. 통증은 이를 적용하는 동안 생기지 않는다.

■ 엉덩근육의 통증유발점 완화 (Trigger Point Releases for the Hip Muscles)

엉덩허리근 (장요근, Iliopsoas)

연관 패턴 : 통증은 병변부와 같은 쪽 허리척추옆 영역(lumbar paraspinal region) 전체나 앞쪽 넙적다리와 샅고랑으로 연관되어 있다(그림 24.6a)

통증유발점 위치 : 처음 통증유발점은 넙다리삼각(femoral triangle)의 바깥쪽 벽에 위치한다. 중간

통증유발점은 위앞엉덩뼈가시(전상장골극, anterior superior iliac spine, ASIS)의 뒤와 엉덩뼈능선(장골릉, iliac crest)의 안쪽에 위치한다. 세 번째 통증유발점은 환자가 복부근육을 이완한 상태로 유지해야 하기 때문에 평가하기가 더욱 어렵다. 배곧은근(복직근, rectus abdominals)의 가쪽 모서리 위에 배꼽(umbilicus)에서 가쪽 그리고 하방에 위치한다.

촉진을 위한 환자 자세 : 배근육은 이완한 채로 환자는 바로 눕는다.

촉진을 위한 근육상태 : 다리를 이완하기 위해 엉덩관절(고관절, hip joint)을 약간 굽히고 벌려 지지되어져야 한다.

허혈 치료법 : 넙다리삼각의 가쪽벽에 위치하는 처음 통증유발점(TP_1)은 손가락이나 엄지 패드 부위를 사용해서 직접 압박해서 치료한다(그림 24.6b); 넙다리신경이 이 영역에 있으므로 근육의 안쪽면을 압박하지 않는다. 2번째 통증유발점(TP_2)은 엉덩뼈(ilium)의 안쪽 가장자리에 대항해서 손가락 패드를 압박해서 근육을 밀어 치료한다. 세 번째 통증유발점(TP_3)은 직접적으로 하방 압력을 천천히 적용한다; 배곧은근을 지나 압력은 지속적으로 척추를 향해 아래, 안쪽으로 적용한다. 환자의 크기에 따라 허리근(요근, psoas)이 직접적으로 촉진이 될 수도 안될 수도 있다. 그러나 직접적인 촉진이 불가능하다면 간접적인 압력도 효과적이다.

스프레이-신장 기법 : 스프레이/얼음-신장 기법은 환자를 부상당하지 않은 쪽으로 옆으로 눕혀 운동사가 위쪽 다리를 지지해서 엉덩이를 편상태에서 치료를 한다(그림 24.6c). 얼음 또는 냉스프레이는 복부에서 넙적다리(대퇴, thigh)와 무릎까지 아래로 쓸어주면서 적용하고 신장력은 엉덩관절 펴기와 안쪽돌림(내회전, medial rotation)을 증가시키기 위해 적용한다. 얼음 또는 냉 스프레이는 결과적으로 아래 등(back)과 뒤쪽 엉덩관절에 적용한다.

주의점 : 엉덩허리 통증유발점으로부터 기인한 통증은 체중지지 동안에 나타나고 체중을 지지하지 않으면 완화된다.

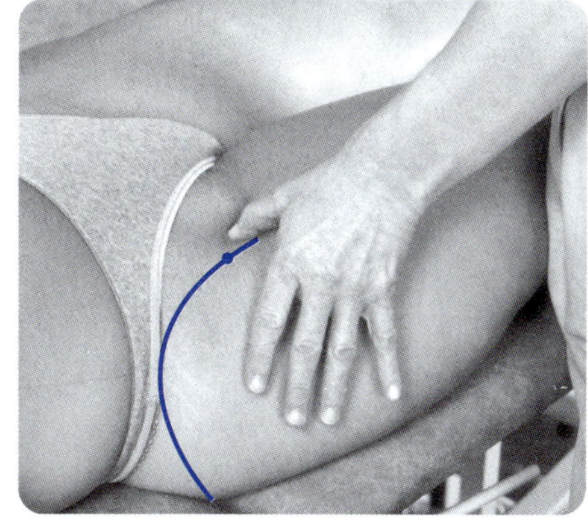

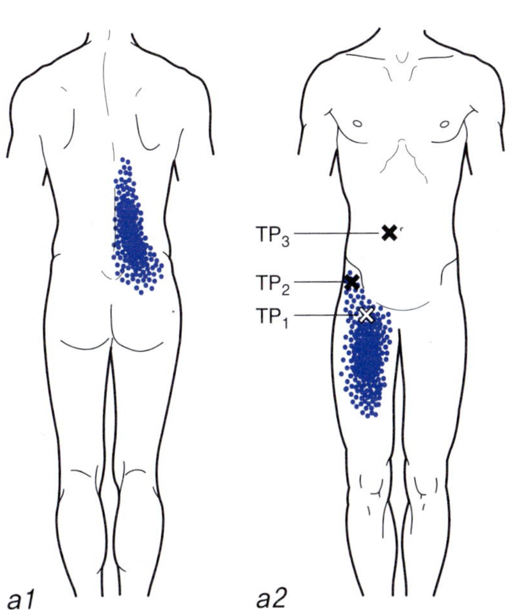

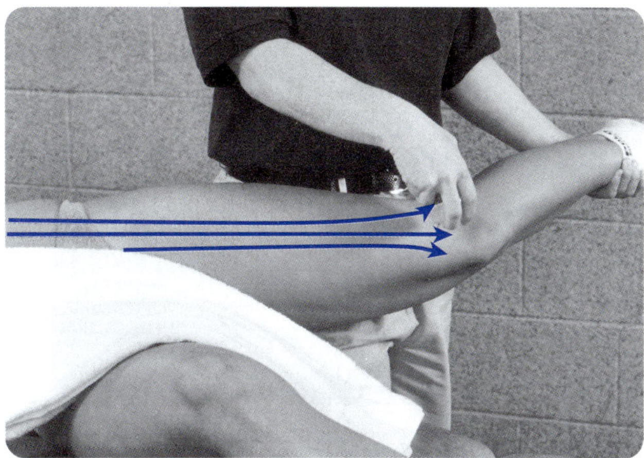

그림 24.6 허리엉덩근 통증유발점 : *(a)* 통증-연관 패턴, *(b)* 원위 통증유발점의 통증유발점 완화, *(c)* 스프레이/얼음-신장.

큰볼기근 (대둔근, Gluteus Maximus)

연관 패턴 : 엉치뼈(천골, sacrum) 주변 볼기영역과 궁둥뼈결절(좌골결절, ischial tuberosity) 위에 잡히는 볼기근(둔근, gluteals)에 통증이 국소적으로 연관되어 있다(그림 24.7a).

통증유발점 위치 : 통증유발점 1은 엉치뼈위 기시점에서 원위부로 상부안쪽 큰볼기근에 있다. 통증유발점 2는 궁둥뼈결절에 근접해 있다. 통증유발점 3은 통증유발점 2의 안쪽에 바로 있다.

촉진을 위한 환자 자세 : 환자는 부상당한 엉덩관절(고관절, hip joint)을 위로 한 채로 옆으로 눕는다. 엉덩관절 바닥 밑에 패드를 두고 편하게 해준다.

촉진을 위한 근육상태 : 위쪽 넙적다리(대퇴, thigh)는 편하게 굽힌다.

허혈 치료법 : 통증유발점 1과 2는 편평한 압으로 치료한다. 통증유발점 3은 꼬집는 듯한 잡기(pincer grasp)가 가장 좋은 치료법이다. 단단한 띠는 근육의 원위부 안쪽 통증유발점에서 촉진된다(그림 24.7b).

스프레이-신장 기법 : 얼음/스프레이-신장법은 환자가 옆으로 누워 위쪽 엉덩관절을 굽혀 모아두고 책상 위 바닥쪽 다리의 전면에 무릎을 편하게 둔다. 얼음 또는 냉 스프레이를 뒤쪽 엉덩뼈능선(장골릉, iliac crest)에서 시작해서 쓸어내린다; 신장을 적용하면서 넙적다리 중간 뒤쪽을 향해 근섬유 방향을 따라 진행하고 엉덩관절은 굽히는 방향으로 움직인다(그림 24.7c)

주의점 : 이 근육과 연관된 통증은 오래 앉아있거나, 걷거나, 언덕을 오르고 자유영법을 한 후에 흔하게 발생한다고 보고되어 있다.

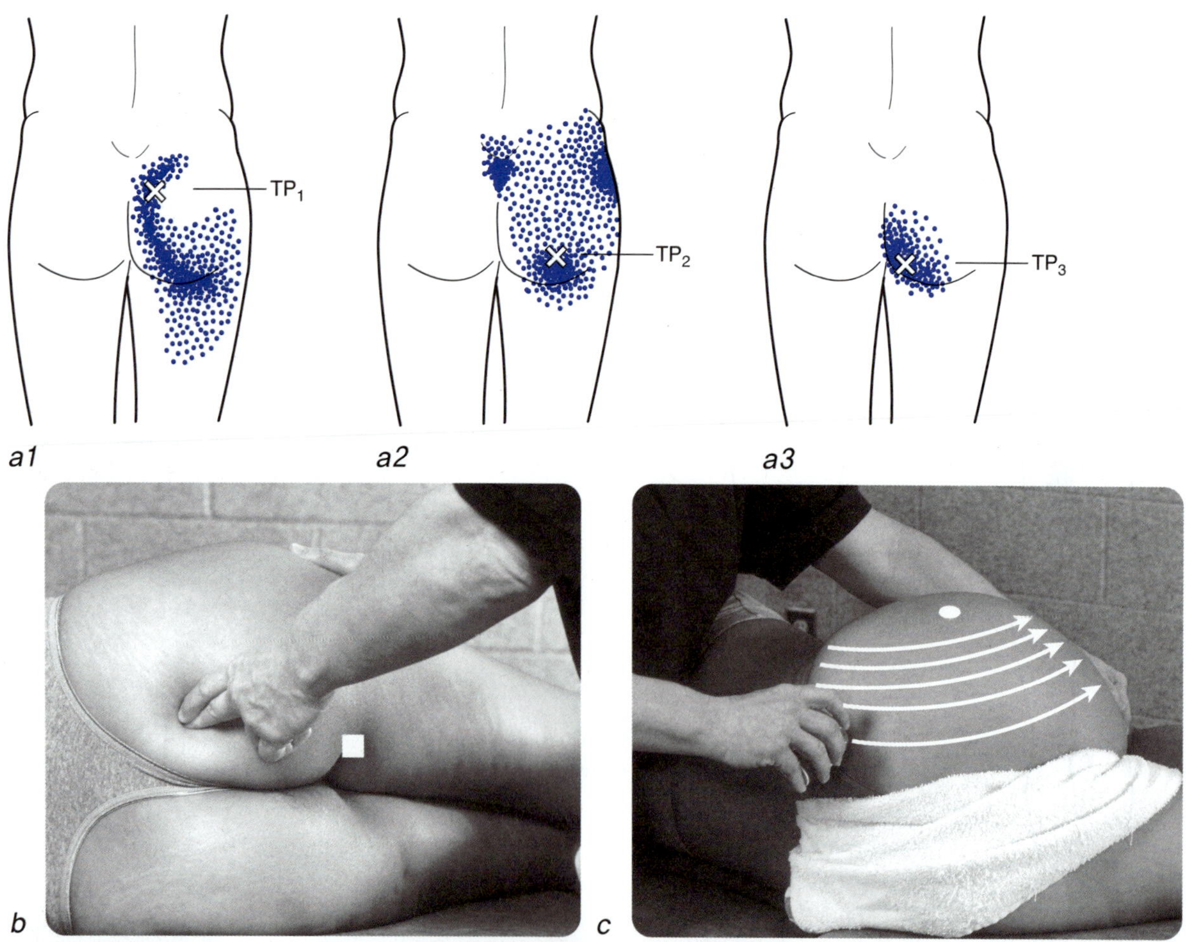

그림 24.7 큰볼기근 통증유발점 : *(a)* 통증-연관 패턴, *(b)* 위쪽 압통지점의 통증유발점 완화하기, *(c)* 스프레이/얼음-신장.
□ = 궁둥뼈결절, ○ = 큰돌기.

중간볼기근 (중둔근, Gluteus Medius)

연관 패턴 : 통증은 뒤쪽 엉덩뼈능선(장골릉, iliac crest)을 따라 진행하고 엉치뼈(천골, sacrum) 아래와 가쪽 뒤쪽 볼기주변(그림 24.8a).

통증유발점 위치 : 통증유발점은 엉덩뼈능선을 따라 그리고 하방에 위치.

촉진을 위한 환자 자세 : 부상당한 엉덩관절(고관절, hip joint)을 위로 하고 옆으로 눕기.

촉진을 위한 근육상태 : 엉덩관절은 굽어지고 무릎과 바닥쪽 엉덩관절 밑에 베개를 괴어 편하게 한다.

허혈 치료법 : 민감한 지점에서 이완이 촉진될 때까지 엉덩뼈능선을 따라 엉덩뼈(장골, ilium)에 대해 통증유발점 위에 엄지 또는 손가락 패드 부위로 압박을 가한다.

스프레이-신장 기법 : 스프레이/얼음-신장 기법은 환자가 옆으로 누운 상태에서 진행한다. 앞쪽 섬유가 신장되기 위해서는 엉덩관절을 건측 다리의 뒤에서 모음(내전, adduction)상태로 두고, 뒤쪽섬유를 신장시키기 위해서는 건측 다리의 앞에서 모음상태로 둔다. 평행하게 얼음 또는 냉 스프레이를 엉덩뼈능선에서부터 무릎에서 가쪽 넙적다리 위로 쓸어내린다(그림 24.8c).

주의점 : 중간볼기근에서 통증은 보행 시, 옆으로 눕기, 부상쪽으로 눕기, 구부정하게 앉아서 심해진다. 몰톤발가락(Morton's toe)을 가진 환자는 이 부위에 통증유발점이 더욱 의심되어진다.

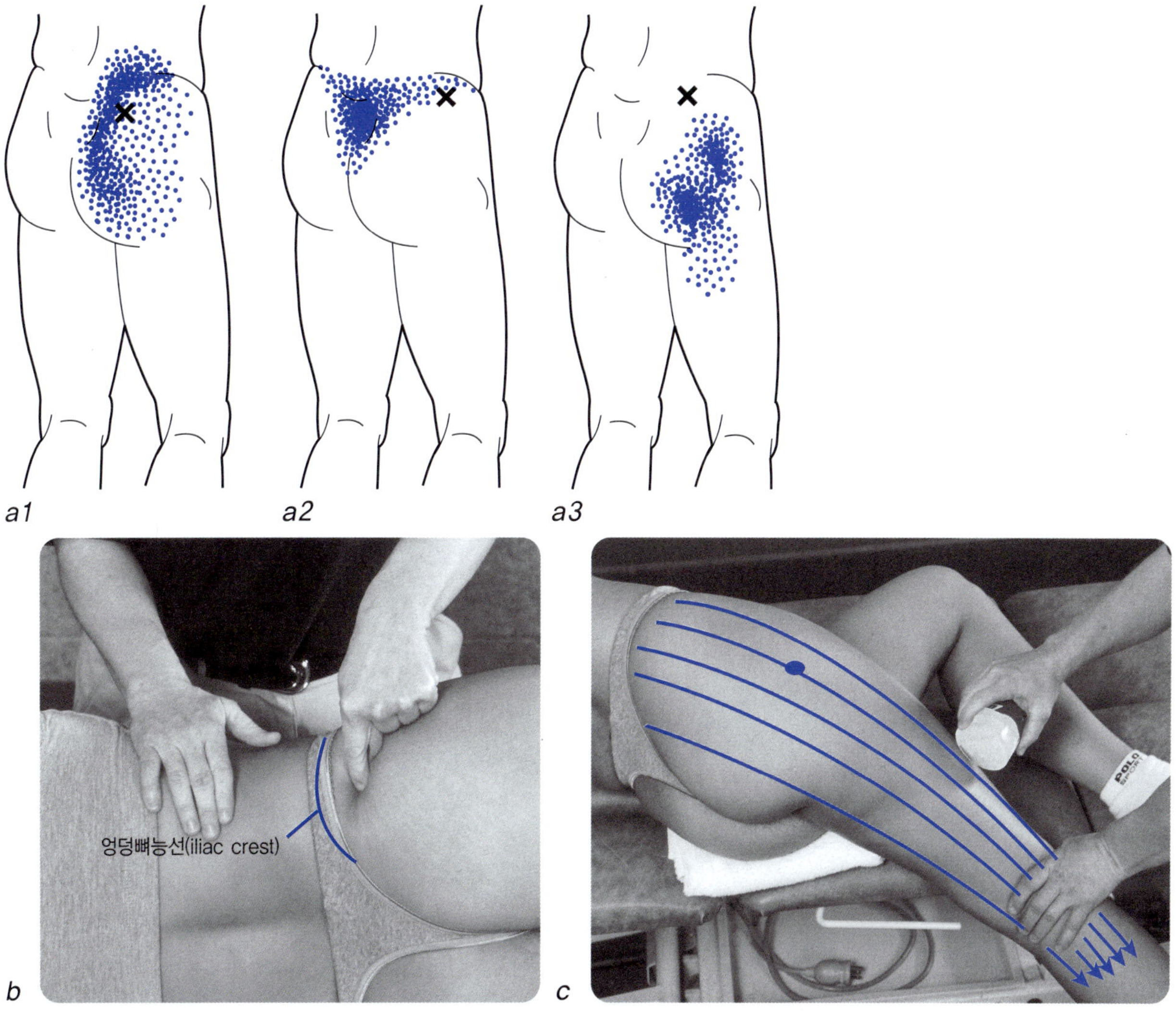

그림 24.8 중간볼기근 통증유발점 : *(a)* 통증-연관 패턴, *(b)* 뒤쪽 통증유발점에서 통증유발점 이완하기, *(a1)*, *(c)* 스프레이/얼음-신장, ● = 큰돌기.

엉덩관절(고관절, hip joint)이 안쪽으로 돌림(회전, rotation)된 상태로 이동, 한쪽으로 서기, 엉덩관절로 떨어지기, 장시간의 테니스 게임, 부드러운 모래 걷기와 모든 유산소 활동은 이런 통증유발점을 활성화시킨다.

작은볼기근 (소둔근, Gluteus Minimus)

연관 패턴 : 통증-연관 패턴은 (1) 아래쪽 가쪽 엉덩이 위, 아래 가쪽 넙적다리(대퇴, thigh), 발목에서 다리 가쪽을 향한 앞쪽 통증유발점 또는 (2) 아래 뒤쪽 엉덩이와 뒤쪽 넙적다리와 장딴지 근위 뒤쪽으로 통증유발점이 있다(그림 24.9a)

통증유발점 위치 : 앞쪽, 뒤쪽으로 여러 통증유발점은 작은볼기근 위에 있다. 앞쪽 통증유발점은 넙다리근막긴장근(대퇴근막장근, tensor fascia lata)의 뒤쪽에서 깊게 자리하고 있다. 통증유발점은 종종 큰돌기(대전자, great trochanter)의 뒤쪽 근 머리에 위치하고 근육의 근위와 원위 정지점 사이 중간에 위치한다. 다른 뒤쪽 통증유발점들은 궁둥구멍근(이상근, piriformis)위 중간과 가쪽을 향해 위치한다.

촉진을 위한 환자 자세 : 앞쪽 통증유발점을 치료하기 위해 바로 눕는다(그림 24.9b); 뒤쪽 통증유발점을 치료하기 위해 부상당한 다리를 위로 해서 옆으로 눕는다.

촉진을 위한 근육상태 : 중간볼기근(중둔근, gluteus medius)과 큰볼기근을 이완시킨다; 베개로 지지하면 최적의 효과를 볼 수 있다.

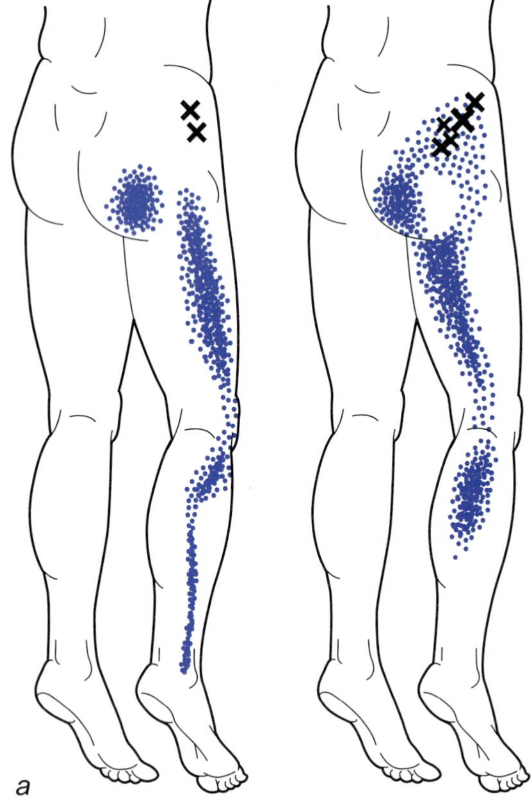

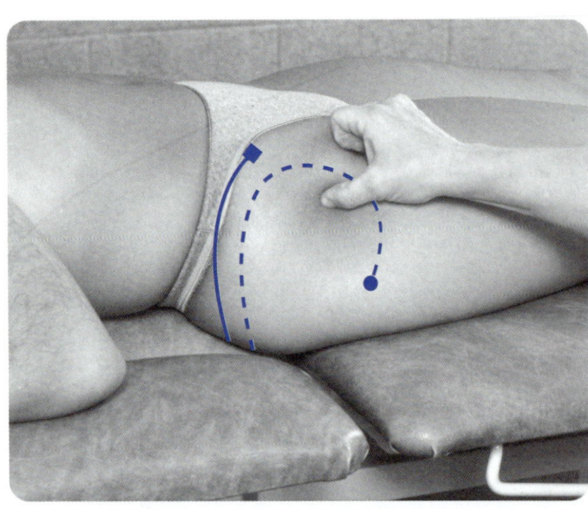

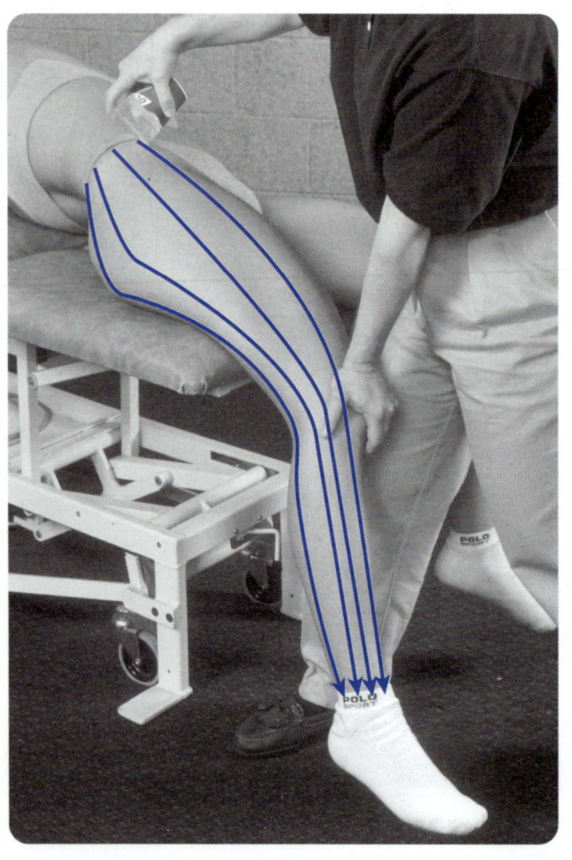

그림 24.9 작은볼기근통증유발점 : *(a)* 통증-연관 패턴, *(b)* 통증유발점 완화, *(c)* 스프레이/얼음-신장, ● = 큰돌기; ■ = ASIS.

허혈 치료법 : 모든 통증유발점에 편평하게 촉진을 한다. 중간볼기근(중둔근, gluteus medius)과 큰볼기근(대둔근, gluteus maximus)을 이완시킨다; 최적의 치료효과를 위해 베개를 괸다. 앞쪽 섬유는 위앞엉덩뼈가시(ASIS) 원위와 넙다리근막긴장근(대퇴근막장근, tensor fascia lata)의 가쪽 심부에서 치료되어진다. 넙다리근막긴장근에서 운동사는 근육을 촉진하는 동시에 엉덩관절(고관절, hip joint)의 안쪽돌림(내회전, medial rotation)에 대해 가벼운 저항을 제공할 수 있다. 뒤쪽 통증유발점은 엉덩관절을 가볍게 굽히고 모은 상태에서 치료한다.

스프레이-신장 기법 : 스프레이/얼음-신장은 치료대 끝에 엉덩이를 가까이 대고 환자가 옆으로 누운 상태에서 치료한다(그림 24.9c). 엉덩이 관절은 모아지고 운동사에 의해 지지되어지며 앞쪽 통증유발점을 치료하기 위해 얼음 또는 냉 스프레이를 엉덩뼈능선(장골릉, iliac crest)으로부터 넙적다리(대퇴, thigh) 가쪽에서부터 아래다리 가쪽을 따라 아래로 발목까지 쓸어내리고, 뒤쪽 통증유발점을 치료하기 위해 엉덩관절 뒤쪽과 넙적다리, 장딴지를 따라 쓸어내린다. 신장력은 앞쪽 섬유에 적용할 때는 엉덩관절이 펴지고 모아진 상태에서 치료하고 뒤쪽섬유에 적용할 때는 30° 굽어지고 안쪽돌림한 상태에서 치료한다.

주의점 : 중간볼기근으로부터 시작하는 통증은 의자에서 일어나거나 걷기 시에 발생한다.

궁둥구멍근 (이상근, Piriformis)

연관 패턴 : 궁둥구멍근은 엉치엉덩과 엉덩관절(고관절, hip joint) 뒤쪽으로 통증이 퍼진다. 통증은 넙적다리 뒤쪽의 상부 2/3까지 퍼진다(그림 24.10a)

통증유발점 위치 : 큰돌기(대전자, great trochanter)로부터 궁둥구멍의 상부면까지 이어진 선이 근육의 방향이다. 2개의 통증유발점은 이 지점에서 발견된다; 하나는 중앙의 연결점 부위에서 선의 2/3지점에서 발견되고 다른 하나는 중앙의 연결점에서 가쪽 1/3에서 위치한다.

촉진을 위한 환자 자세 : 엎드려 눕거나 건측 엉덩관절을 위로하여 옆으로 눕기(그림 24.10b).

촉진을 위한 근육상태 : 근육은 이완한다; 환자가 옆으로 누웠다면 다리는 안정시 자세로 엉덩관절과 무릎을 약간 구부리고 반대쪽 다리의 앞쪽으로 놓는다.

허혈 치료법 : 큰볼기근육을 통해 직접적으로 편평하게 누르기.

스프레이-신장 기법 : 스프레이/얼음-신장은 환자가 옆으로 눕고 바닥쪽에 있는 넙적다리

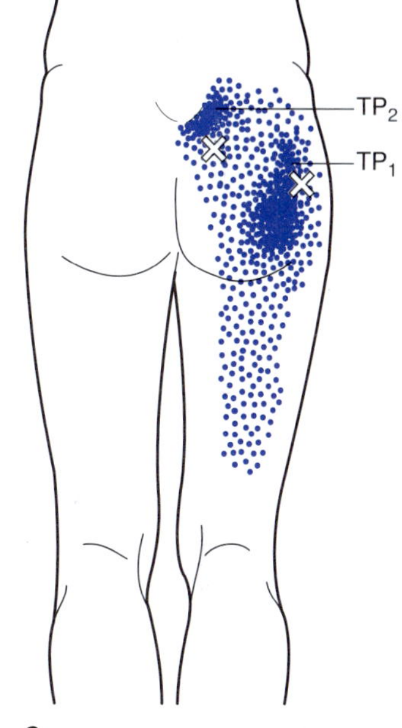

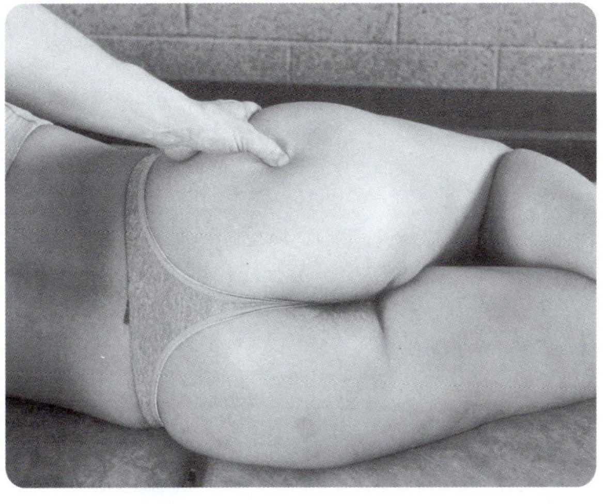

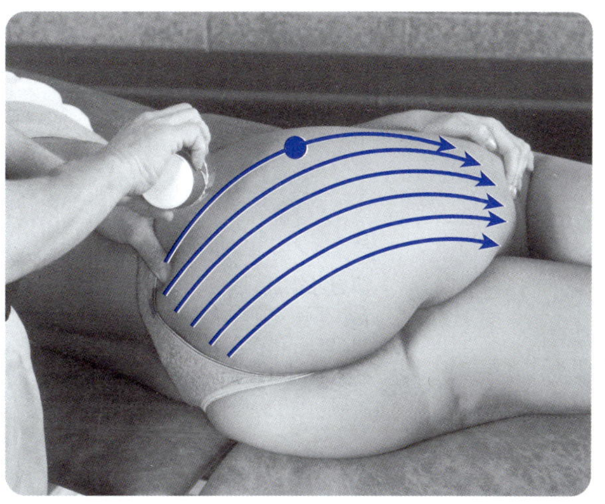

그림 24.10 궁둥구멍근의 통증유발점 : *(a)* 통증-연관 패턴, *(b)* 가쪽 통증유발점에서 통증유발점 이완하기, *(c)* 얼음-신장. ● = 큰돌기

앞으로 엉덩관절(고관절, hip joint)을 90° 구부리고 모아준다. 옆으로 누운 자세에서 넙적다리(대퇴, thigh)는 구부리고 모아주어 환자가 무릎을 잡는다. 운동사는 얼음 또는 냉 스프레이를 적용해서 엉치뼈(천골, sacrum)에서 엉덩관절 바깥까지 그리고 넙적다리 뒤쪽 아래로 쓸어내린다(그림 24.10c). 신장을 골반에 적용하고 환자가 넙적다리를 잡고 있는 동안 운동사의 손은 환자의 골반 앞쪽에 두고 골반을 뒤쪽으로 당긴다.

주의점 : 앉기, 서기, 걷기와 뛰기는 궁둥구멍근(이상근, piriformis)의 근막통을 악화시킨다. 미끄러지거나 떨어질 때 멈추려고 잡은 사람에서는 궁둥구멍근의 통증유발점이 심하다.

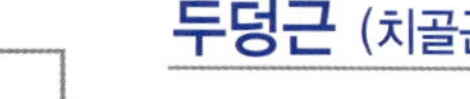

엉덩관절의 연부조직 가동술은 마사지, 상처조직 가동술, 교차마사지 가동술을 포함하고 엉덩허리근, 큰볼기근, 중간볼기근, 작은볼기근; 궁둥구멍근; 그리고 두덩근에 직접적으로 적용한다.

두덩근 (치골근, Pectineus)

연관 패턴 : 샅굴인대 아래 샅고랑부위의 심부에 위치(그림 24.11a).

통증유발점 위치 : 넙다리동맥(대퇴동맥, femoral artery)의 안쪽. 긴모음근(장내전근, adductor longus) 가쪽 그리고 샅굴부 아래.

촉진을 위한 환자 자세 : 바로눕기.

촉진을 위한 근육상태 : 엉덩관절은 벌리고 약간 굽힌다. 넙적다리는 근육을 이완시킨 상태로 지지되어져 있다(그림 24.11b)

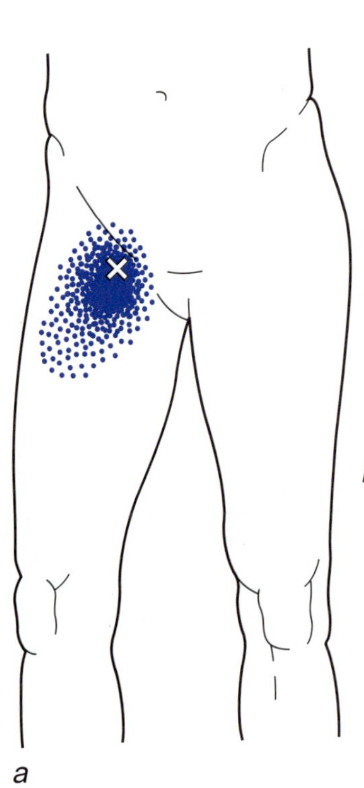

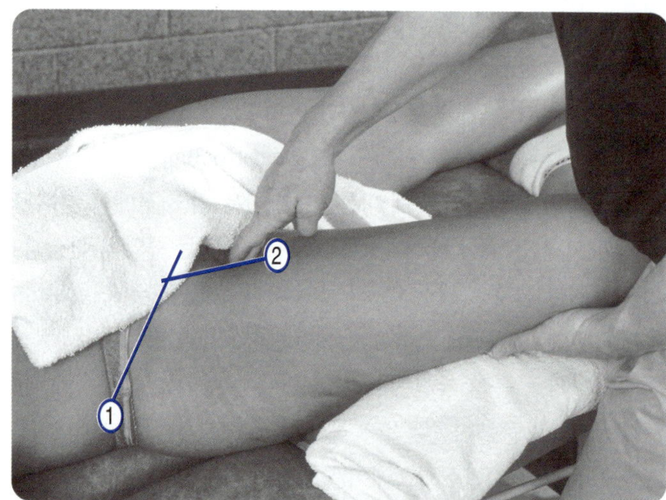

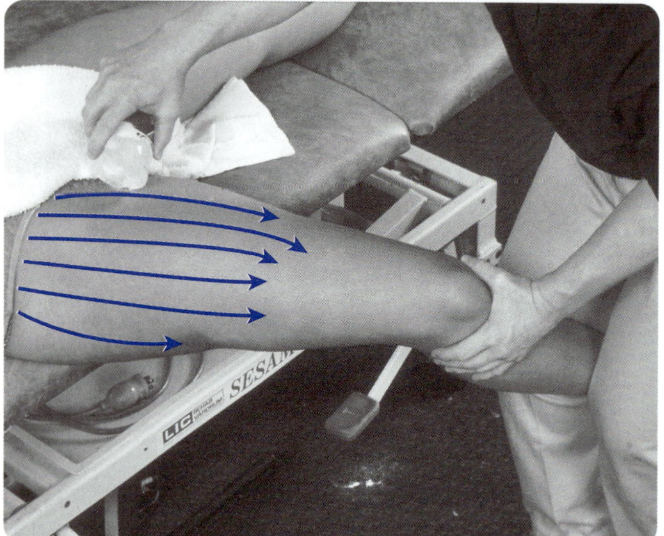

그림 24.11 두덩근 통증유발점 : *(a)* 통증-연관 패턴, *(b)* 통증유발점 완화, *(c)* 스프레이-얼음-신장. 1 = 샅굴인대, 2 = 넙다리동맥.

허혈 치료법 : 손가락 패드 부위로 직접 통증유발점 위를 누른다.

스프레이-신장 기법 : 엉덩관절(고관절, hip joint)을 벌리고 무릎과 다리는 침대 가장자리위로 둔다(그림 24.11c). 신장력은 엉덩관절이 점진적으로 벌어지고 펴지도록 적용한다.

주의점 : 통증유발점 활성화(trigger point activation)는 엉덩관절 또는 넙적다리(대퇴, thigh)를 굽힌 채 모으는 동작 동안 갑작스런 또는 예상치 못한 수축에서 의해 발생한다. 체조선수, 댄서, 기수처럼 근육에 과부하가 걸리거나 특히, 피로해져 있을 때 발생한다. 통증유발점은 엉덩관절 수술 후 잘 활성화 된다.

관절가동술 (JOINT MOBILIZATION)

통증이 있는 엉덩관절에 I단계와 II단계 가동술 적용이 효과적이고 제한된 움직임의 관절주머니(관절낭, capsular) 패턴을 보이는 엉덩관절은 III단계와 IV단계 가동술이 효과적이다. 비록 항상은 아니지만 진동기술은 I단계와 II단계에서 사용되어지고 지속(sustained) 또는 진동힘(oscillating force)은 III단계와 IV단계에 적용되어 진다.

엉덩관절의 근위부는 골반이기 때문에, 몸통(체간, trunk)과 매우 단단하게 붙어있으며, 엉덩관절의 안정자로 가동술을 하는데 필요하다. 골반의 무게는 고정장치로 작용한다. 엉덩관절의 몇몇 가동술은 다음장에 포함되어 있다.

엉덩관절의 관절 가동술 (Joint Mobilization of the Hip)

하방 활주 (Inferior Glide (또는 당김(traction) 혹은 떼어당김(distraction)기술))

관절 : 엉덩관절(고관절, hip joint).

안정위 : 약간 바깥돌림(외회전, lateral rotation)해서 30° 굽히고 30° 벌림(외전, abduction).

증상 : 관절가동(joint play)을 획득하기 위해, 통증완화를 위해 단계 I, II적용.

환자자세 : 바로눕기.

운동사와 손의 자세 : 운동사는 환측다리의 원위 정강뼈(경골, tibia)와 종아리뼈(비골, fibula)를 잡고 안정위로 다리를 둔다.

가동술 적용 : 당김(견인, traction)력을 제공하기 위해 체중을 이용하여 운동사는 뒤로 기댄다(그림 24.12a).

주의점 : 환자가 무릎장애의 병력을 갖고 있다면 대체자세는 운동사의 어깨 위에 환자 다리를 두고 하방으로 활주한다. 운동사는 근위부 넙적다리 주변을 손으로 잡고 하방 활주를 적용한다(그림 24.12b).

측방활주 (Lateral Glide)

관절 : 엉덩관절.

안정위 : 약간 바깥돌림시켜 30° 굽히고 30° 벌림.

증상 : 엉덩관절의 모음과 일반적인 가동성을 증가시키기 위해.

환자자세 : 환자는 바로 눕기.

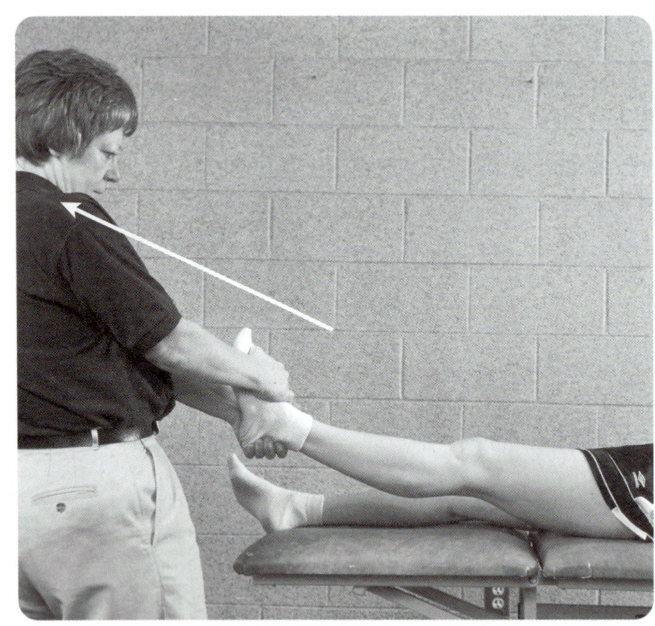
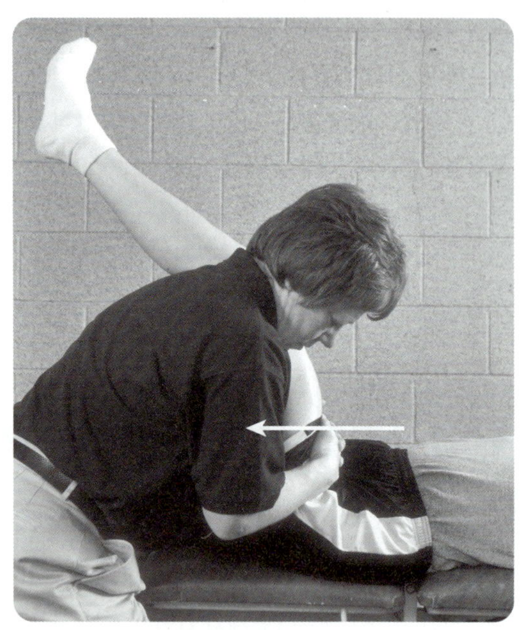

그림 24.12 관절가동술–하방 활주 : *(a)* 무릎을 편 상태에서 힘 적용, *(b)* 무릎을 굽힌 상태에서 힘 적용.

운동사와 손의 자세 : 운동사는 환자의 측면 넙적다리(대퇴, thigh) 옆에 선다. 끈은 환자의 넙적다리 근위부와 운동사의 엉덩관절(고관절, hip joint)에 단단히 고정한다(그림 24.13a). 운동사는 환자의 머리쪽 손으로 골반의 가쪽면을 고정하고 다리쪽 손은 넙적다리의 원위부를 고정한다.

가동술 적용 : 환자의 넙적다리는 약간 구부린 채로 운동사는 체중을 다리 앞에서 뒤로 이동시키고 끈에 대해 체중을 밀어내면 끈을 통해 당김(견인, traction)력이 제공된다.

주의점 : 환자의 엉덩관절은 측방 활주동안 상방 또는 하방 떼어당김(신연, distraction)을 적용하기 위해 굽히고 돌리는 다양한 자세를 취할 수 있다(그림 24.13b, c).

뒤쪽활주 (Posterior Glide 또는 등쪽활주(Dorsal Glide))

관절 : 엉덩관절.

안정위 : 약간 바깥돌림(외회전, lateral rotation)시켜 30° 굽히고 30° 벌림(외전, abduction).

증상 : 엉덩관절의 굽힘(굴곡, flexion)과 안쪽돌림(내회전, medial rotation)을 증가시키기 위해.

환자자세 : 엉덩관절과 무릎을 굽혀 바로눕기.

운동사와 손의 자세 : 엉덩관절이 굽어지는 각도에 따라 기술이 적용된다. 벨드를 사용할 경우 관절은 가능한 약간 굽은 자세를 취하고 벨트는 환자의 넙적다리에 두르고, 운동사의 어깨에 단단히 고정한다. 운동사는 고정손으로는 벨트 밑을 잡고 가동손으로는 넙적다리 근위부 전면위에 둔다.

가동술 적용 : 환자의 넙적다리가 벨트에 안정적으로 있는 동안 운동사는 팔꿈치를 편 상태로 그의 다리를 사용해서 넙적다리의 근위부에 하방으로 향하는 힘을 가한다(그림 24.14a).

주의점 : 대체자세는 무릎을 완전히 펴고 엉덩관절을 90° 굽히고 약 10° 모은다. 운동사는 넙다리에 체중을 걸어 넙다리의 장축을 통해 뒤쪽활주 힘을 적용한다(그림 24.14b). 무릎뼈(슬개골, patella)를 통과해서 가동력을 적용하면 안된다.

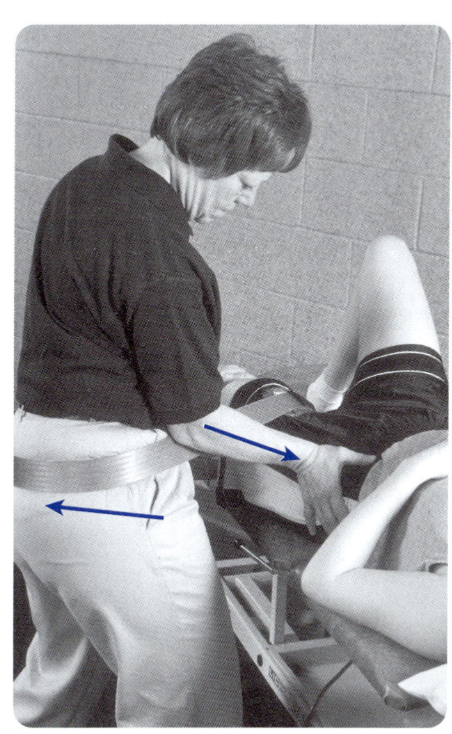

a

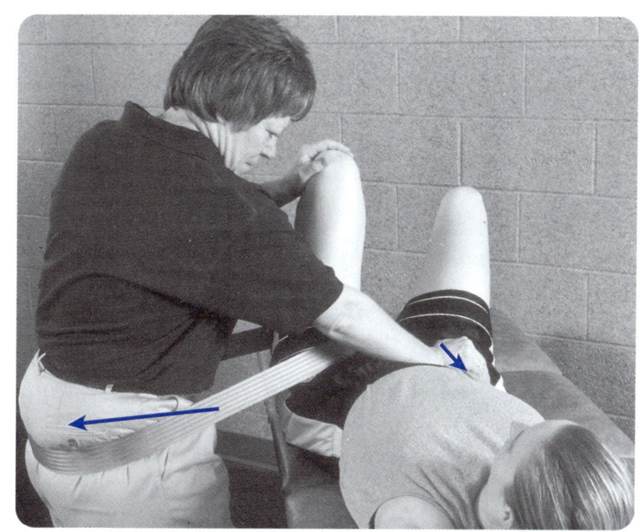

b

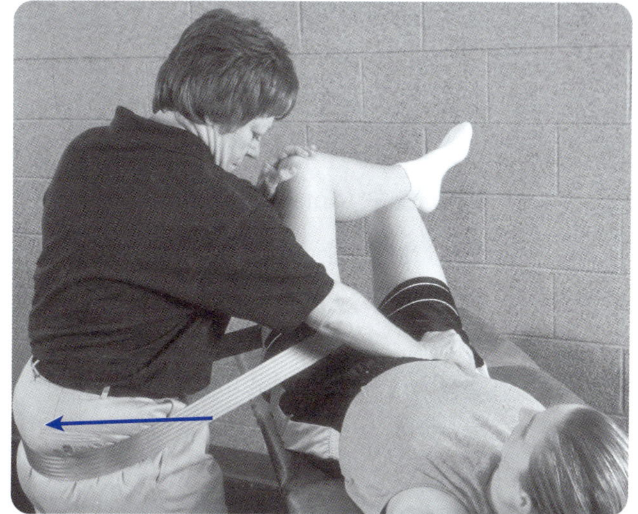

c

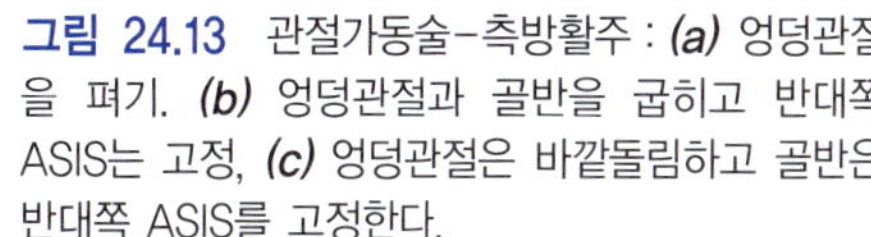

그림 24.13 관절가동술-측방활주 : *(a)* 엉덩관절을 펴기. *(b)* 엉덩관절과 골반을 굽히고 반대쪽 ASIS는 고정, *(c)* 엉덩관절은 바깥돌림하고 골반은 반대쪽 ASIS를 고정한다.

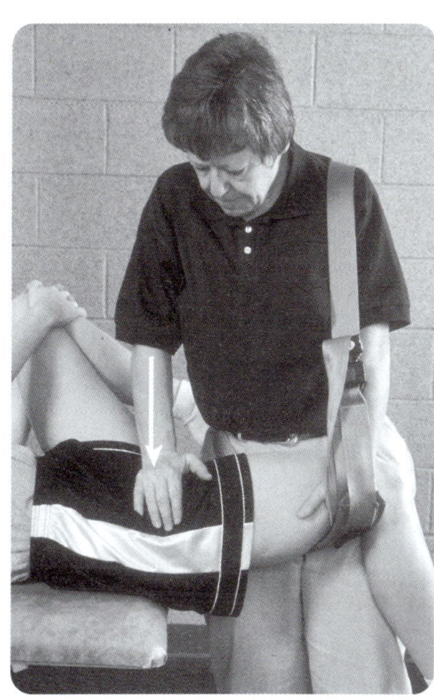

a

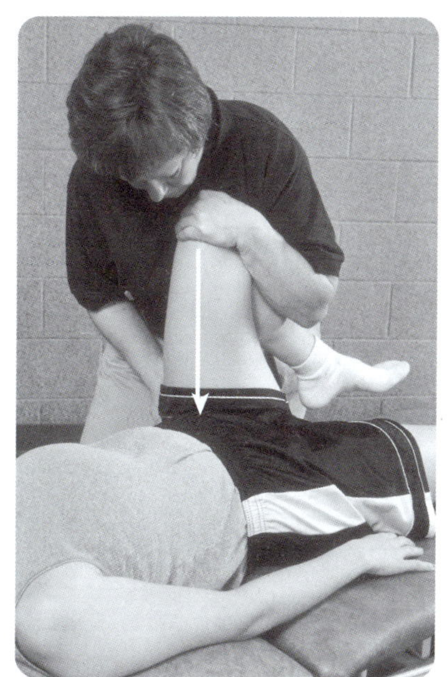

b

그림 24.14 관절가동술-뒤쪽활주 : *(a)* 끈을 가지고 *(b)* 넙다리의 장축을 따라.

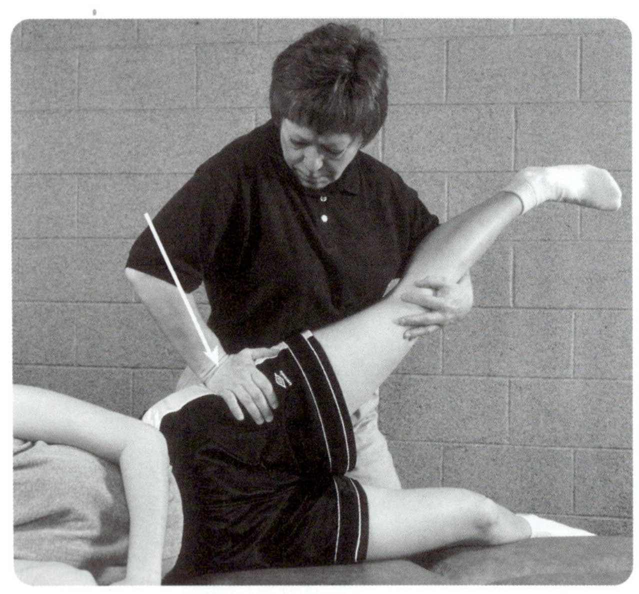

그림 24.15 관절가동술 : 안쪽 활주.

안쪽 활주 (Medial Glide)

관절 : 엉덩관절(고관절, hip joint).

안정위 : 약간 바깥돌림(외회전, lateral rotation)시켜 30° 굽히고, 30° 벌림(외전, abduction).

증상 : 엉덩관절의 벌림과 굽힘(굴곡, flexion)을 증가시키기 위해.

환자자세 : 환자는 건측을 밑으로 해서 옆으로 눕고 운동사는 넙적다리(대퇴, thigh) 원위부와 무릎을 지지하고 넙적다리는 약간 벌리고 굽힌다(그림 24.15).

운동사와 손의 자세 : 가동손은 넙적다리 근위부에 둔다.

가동술 적용 : 가동손은 관절면에 대해 평행하게 하고 가동력을 하방으로 적용한다.

주의점 : 환자가 운동사 보다 크다면 다른 운동사가 환자의 다리를 지지해야 한다. 기술은 환자가 바로 누운 자세에서도 적용할 수 있다.

앞쪽 활주 (Anterior Glide)

관절 : 엉덩관절.

안정위 : 약간 바깥돌림시켜 30° 굽히고 30° 벌림. 뒤쪽-앞쪽 활주 또는 배쪽(복측, ventral) 활주에서 알고 있는 것 처럼.

증상 : 엉덩관절을 펴고 바깥돌림을 증가시키기 위해.

환자자세 : 엎드려 누워 무릎을 굽힌다.

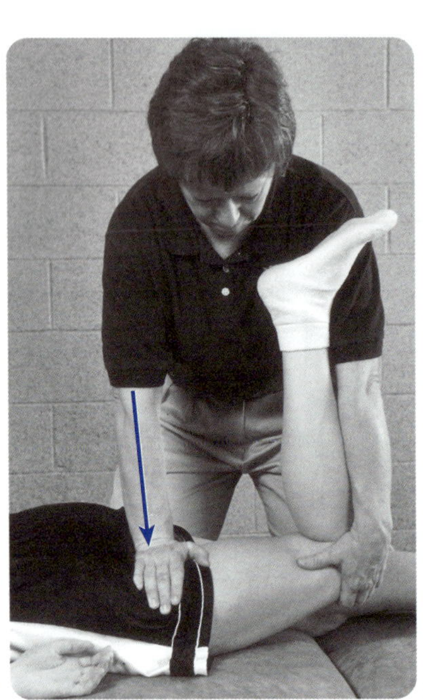

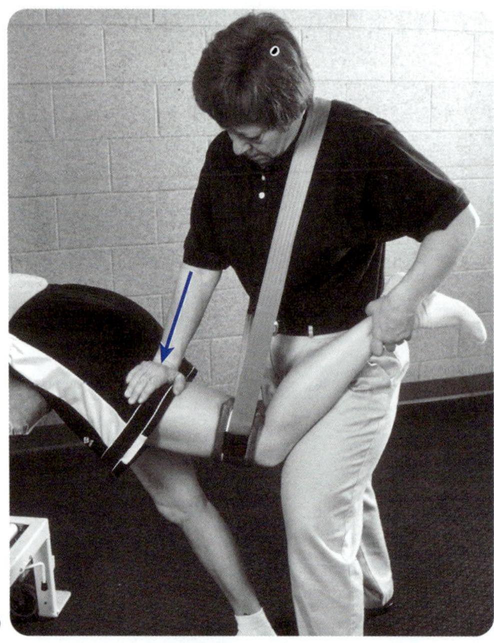

그림 24.16 관절가동술-앞쪽 활주 : *(a)* 끈없이 침상에 엎드리기 *(b)* 끈을 가지고 침상밖으로 엎드리기.

운동사와 손의 자세 : 운동사는 고정손이나 끈으로 넙적다리 원위부를 지지한다.

가동술 적용 : 가동손은 편 팔꿈치를 통해 하방으로 힘을 가한다; 체중을 사용한다(그림 24.16a). 부가적인 기술을 위해 엉덩관절을 다양한 돌림 위치에 둘 수 있다.

주의점 : 대체자세로 환자는 엎드려 누워 엉덩관절을 침상모서리에 두고, 건측 다리는 체중을 지지하기 위해 바닥을 딛는다. 운동사는 한 손으로 넙적다리 원위부를 고정하거나 끈을 환자의 넙적다리 원위부를 감싸 어깨에 걸쳐 고정한다(그림 24.16b).

자가 가동술 (Self-Mobilization)

환자는 탄력있는 끈을 사용하여 자가(self)-떼어당김(신연, distraction)을 수행할 수 있다. 환자는 바로 누워서 발과 앞쪽 엉덩관절(고관절, hip joint) 부분을 가죽 끈으로 고정시킨다; 무릎과 엉덩관절은 각각 약 90°로 굽힌다(그림 24.17). 편안함을 위해 패드는 넙적다리(대퇴, thigh) 앞쪽에 사용한다. 넙적다리를 지지하는 손으로 반대쪽 엉덩관절의 굽힘을 유지하면서, 환자는 엉덩관절과 무릎을 펼려고 시도하는 동안 환측 발로 가죽 끝을 반대로 민다.

대체자세로 환자는 엉덩관절에 떼어당김(신연, distraction)력을 주기 위해 중력을 이용하는 방법으로 층계에서 발을 떼고, 한 발로 서서 발목에 중량을 건다. 이 자세를 견딜 수 있는 동안 수분 동안 유지한다.

운동사는 엉덩관절에 관절 가동성(joint mobilization)을 향상시키고 엉덩관절의 일반적인 가동성과 굽힘, 폄, 벌림과 돌림을 향상시키기 위해 관절놀이(joint play)를 적용한다. 환자는 또한 자가-가동술을 적용할 수 있다.

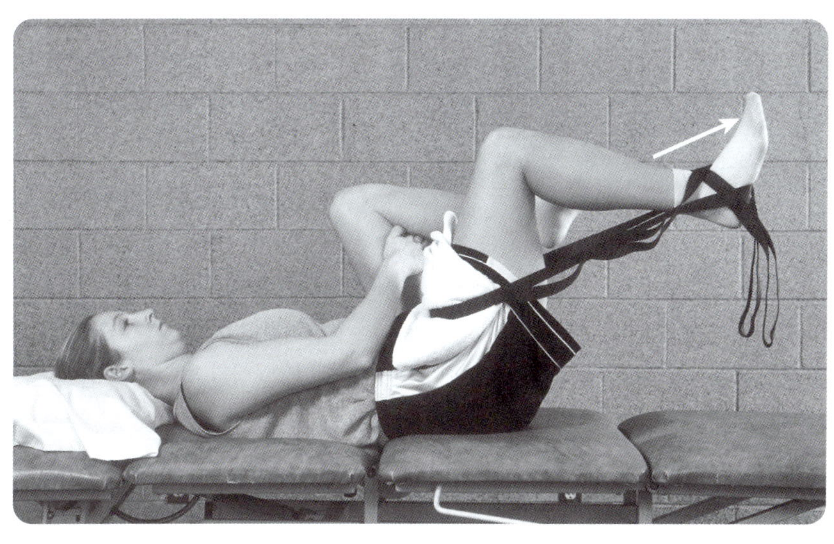

그림 24.17 관절가동술-자가가동 떼어당김.

유연성 운동 (FLEXIBILITY EXERCISES)

몇몇 근육들이 엉덩관절을 가로지르고 이 근육들은 엉덩관절 뿐만 아니라, 무릎, 등 또는 골반에도 작용한다. 엉덩관절을 효과적으로 펴기위해 이 분절들이 적절하게 위치해야 한다. 엉덩관절을 위한 유연성 운동은 다음 부분에 잘 서술되어 있다.

능동적 스트레칭은 15-20초 동안 유지해야 하며, 4회 반복한다. 하루에 최소한 3-4번 반복해야 한다. 다른 어떠한 스트레칭에서와 같이 반대쪽 근육의 능동적 수축은 스트레칭된 근육의 이완을 증가시킴으로써 유연성 운동의 향상을 초래한다. 환자가 통증없이 늘릴 수 있는 시점에서 근육을 움직이기 위해 충분한 힘을 가한다. 장시간의 스트레칭은 상처조직과 결합조직의 길이를 변화시키는 데 매우 효과적이다.

■ 엉덩관절을 위한 유연성 운동 (Flexibility Exercises for the Hip)

아래허리 돌림 (Lower Lumbar Rotation)

신체분절 : 가쪽 엉덩근육(lateral hip muscles).

재활시기 : II.

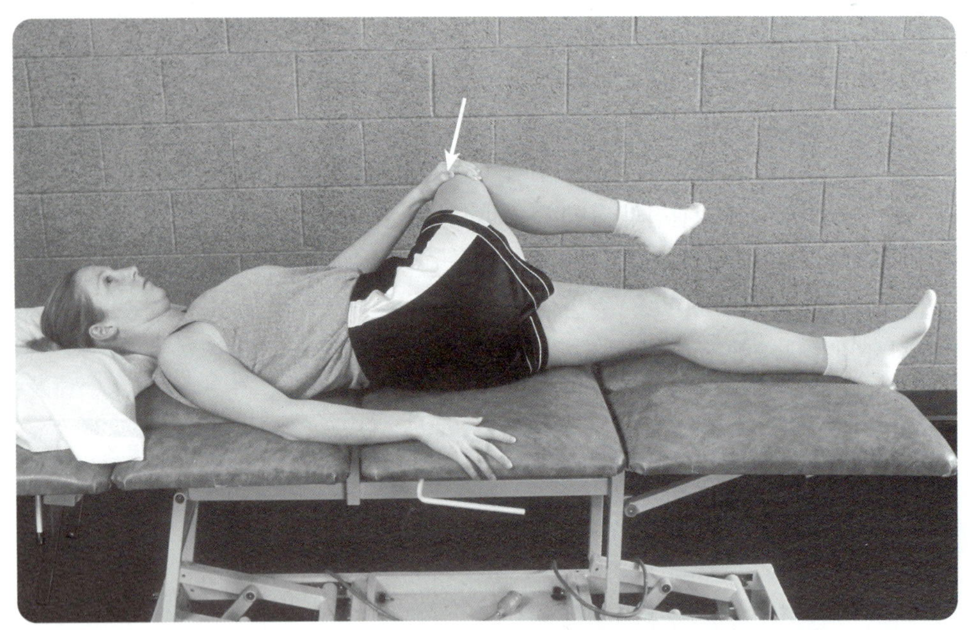

그림 24.18 허리 돌림 스트레칭.

목적 : 허리아래 근육의 유연성 증가.

자세 : 부상당한 엉덩관절(고관절, hip joint)과 무릎을 굽히고 몸을 가로질러 넙적다리(대퇴, thigh)를 돌림(회전, rotation)시키고 바닥쪽의 같은쪽 어깨는 자세를 유지한다.

실행 : 다리의 체중을 스트레칭을 위해 사용하지만, 스트레칭하는데 드는 부가적인 힘은 반대손으로 넙적다리를 밀어 제공한다(그림 24.18).

발생 가능한 대상동작 : 넙적다리의 움직임을 가지고 몸을 돌림시킨다. 같은 쪽 어깨는 바닥에 유지한다. 가능하다면 어깨가 들리는 것을 막기 위해 측면으로부터 멀리 팔을 밖으로 벌려 놓는다.

주의점 : 스트레칭은 아래등(back)과 가쪽 엉덩관절주변에서 느껴진다. 엉덩관절을 더욱 굽힐수록 아래쪽에서 스트레칭이 일어난다.

넙다리근막긴장근 (대퇴근막장근, Tensor Fasciae Latae Stretch)

신체분절 : 가쪽 엉덩관절근육(lateral hip muscles).

재활시기 : II.

목적 : 엉덩관절 벌림근(외전근, abductor)의 유연성을 증가시키기 위해.

자세 : 벽 가까이 부상된 쪽을 두고 서서 팔길이만큼 벽에서 떨어진다.

실행 : 환자는 벽을 향해 엉덩관절을 밀고 두 발은 지면에 유지하면서 벽에 댄 손에 미는 힘을 제공한다(그림 24.19a).

발생 가능한 대상동작 : 몸을 돌림(회전, rotation)하거나 팔꿈치를 굽힌다.

주의점 : 스트레칭은 넙적다리 바깥쪽에서 느껴진다.

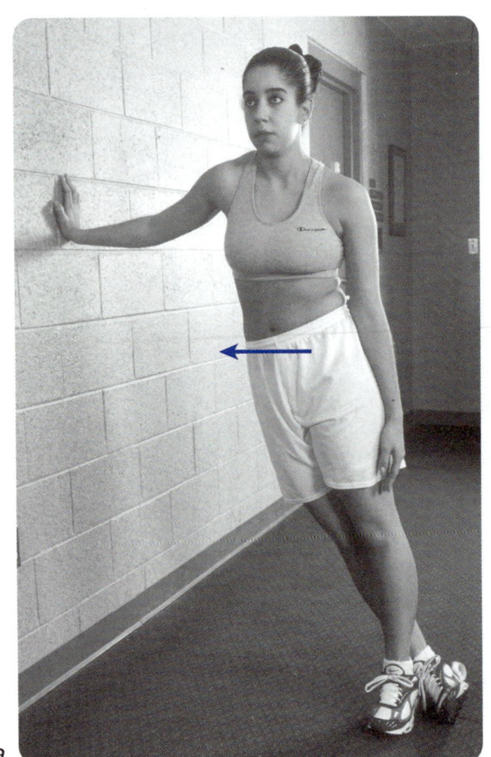

a

그림 24.19 넙다리근막긴장근 스트레칭 : *(a)* 서서 스트레칭.

넙다리근막긴장근 (대퇴근막장근, Tensor Fasciae Latae Stretch)

신체분절 : 가쪽 엉덩관절근육.

재활시기 : II.

목적 : 엉덩관절의 벌림근의 유연성을 증가시키기 위해.

자세 : 앉아서 환자는 건측 다리를 길게 뻗고 환측 다리는 무릎과 엉덩관절을 굽힌다; 환측 다리의 발은 건측 무릎 밖으로 바닥면에 둔다.

실행 : 환자는 반대 어깨쪽을 향해 몸을 가로지른다. 손으로 환측 무릎을 당긴다(그림 24.19b).

발생 가능한 대상동작 : 스트레칭 동안 몸을 돌림하거나 넙적다리를 안쪽

돌림(내회전, medial rotation)한다.

주의점 : 스트레칭하는 동안 반대쪽 넙적다리(대퇴, thigh)를 안쪽으로 돌림(회전, rotation)하면 골반이 안정화될 것이다.

넙다리근막긴장근 (대퇴근막장근, Tensor Fasciae Latae Stretch)

신체분절 : 가쪽 엉덩관절근육(lateral hip muscles).

재활시기 : II와 III.

목적 : 엉덩관절(고관절, hip joint)의 벌림(외전, abduction)의 유연성을 증가시키기 위해.

자세 : 환자는 환측 다리를 위로 하고 누워 엉덩관절은 피고 무릎은 굽힌다.

실행 : 위쪽 다리를 바닥쪽 다리의 뒤편으로 떨어뜨린다(그림 24.19c).

발생 가능한 대상동작 : 바닥쪽 엉덩관절 뒤로 위쪽 엉덩관절을 들기위해 몸을 돌림한다.

주의점 : 이 자세는 장시간 스트레칭으로 적용 가능하다.

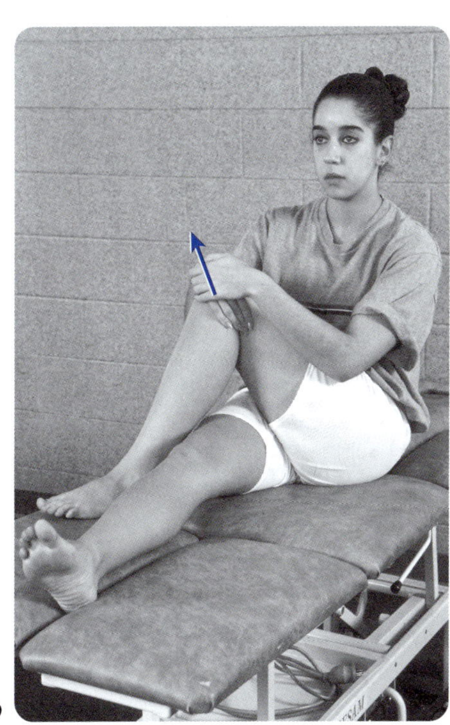

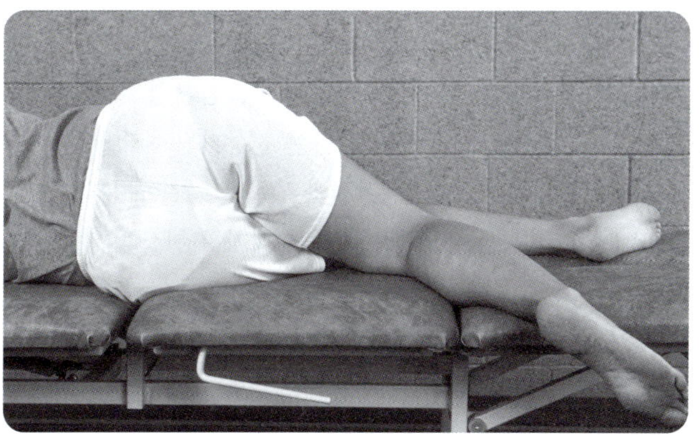

그림 24.19 넙다리근막긴장근 스트레칭 : *(b)* 앉아서 스트레칭, *(c)* 장시간동안 스트레칭하기 위해 옆으로 누운 자세.

서서 엉덩관절 굽힘근 스트레칭 (Standing Hip Flexor Stretch)

신체분절 : 앞쪽 엉덩관절 근육.

재활시기 : II와 III.

목적 : 엉덩관절(고관절, hip joint) 굽힘근(굴근, flexor)의 유연성을 증가시키기 위해.

자세 : 환자는 서서 뒤쪽에서 발목을 잡는다.

실행 : 무릎은 바닥에 두고 엉덩이를 향한 발을 잡고 있는다(그림 24.20a).

발생 가능한 대상동작 : 몸통은 앞쪽으로 굽히거나 엉덩관절 앞쪽으로 무릎을 움직인다.

주의점 : 넙다리곧은근(대퇴직근, rectus femoris)의 신장을 포함하기 위해 무릎은 굽힌다. 무릎이 펴져있다면, 엉덩허리근육은 엉덩관절 굽힘근 근육만 스트레칭시킨다.

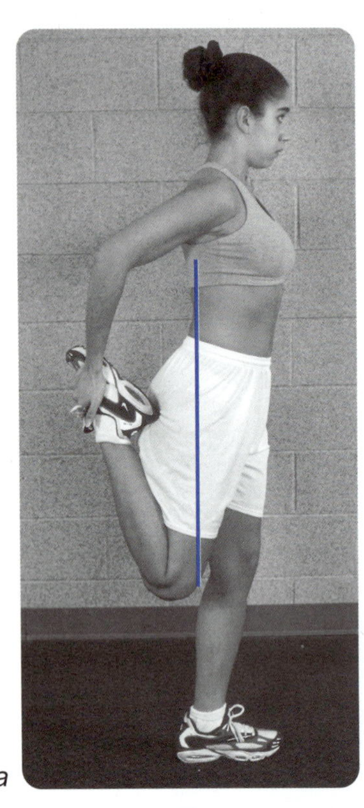

그림 24.20 앞쪽근육의 스트레칭 : *(a)* 서서 엉덩관절 굽힘근 스트레칭.

무릎꿇고 하는 엉덩관절 굽힘근 스트레칭 (Keeling Hip Flexor Stretch)

신체분절 : 앞쪽 엉덩관절 근육들.

재활시기 : II와 III.

목적 : 엉덩관절(고관절, hip joint) 굽힘근(굴근, flexor)의 유연성을 증가시키기 위해.

자세 : 환자는 환측 다리를 꿇고 반대쪽 다리는 꿇고 있는 무릎 앞쪽에 발을 대고 체중을 지지한다.

실행 : 환자는 체중을 뒤 무릎에서 앞 발로 이동시킨다(그림 24.20b).

발생 가능한 대상동작 : 몸통(체간, trunk)을 앞으로 굽힌다.

주의점 : 어려운 방법이긴 하지만, 환자는 꿇고 있는 무릎을 굽혀 부가적으로 스트레칭을 적용할 수 있다. 편안함을 위해 무릎밑에 패드를 괸다.

엎드려 하는 엉덩관절 굽힘근 스트레칭 (Prone Hip Flexor Stretch)

신체분절 : 앞쪽 엉덩관절 근육들.

재활시기 : II와 III.

목적 : 엉덩관절 굽힘근의 유연성을 증가시키기 위해.

자세 : 환자는 침상가장자리에 누워 건측 발은 바닥에 두고 골반을 고정하기 위해 엉덩관절과 무릎을 약간 굽힌다.

실행 : 베개나 쐐기를 침상 위 넙적다리 밑에 괸다. 환자는 팔꿈치로 체중을 지지한다.

발생 가능한 대상동작 : 엉덩관절을 가쪽으로 돌림하거나 침상위에서 엉덩관절을 굽힌다.

주의점 : 부가적인 스트레칭은 커다란 베개를 높게 괴주거나 치료대에서 정강뼈를 들어 무릎을 굽히는 것이다. 이 자세는 장시간 스트레칭에 사용된다(그림 24.20c)

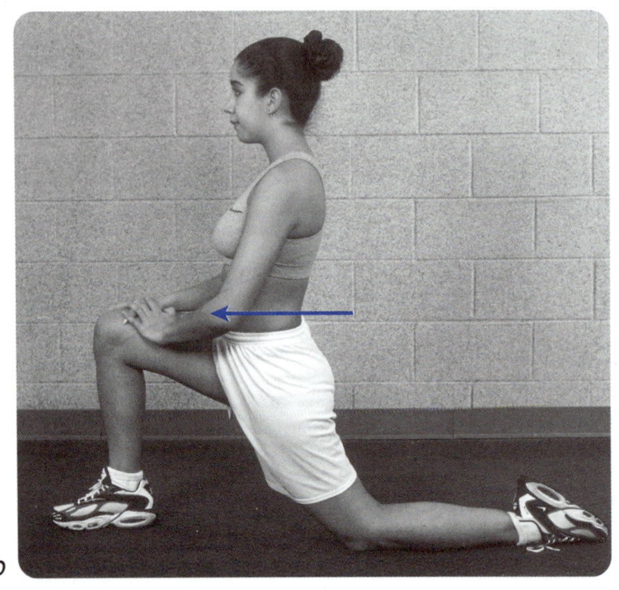

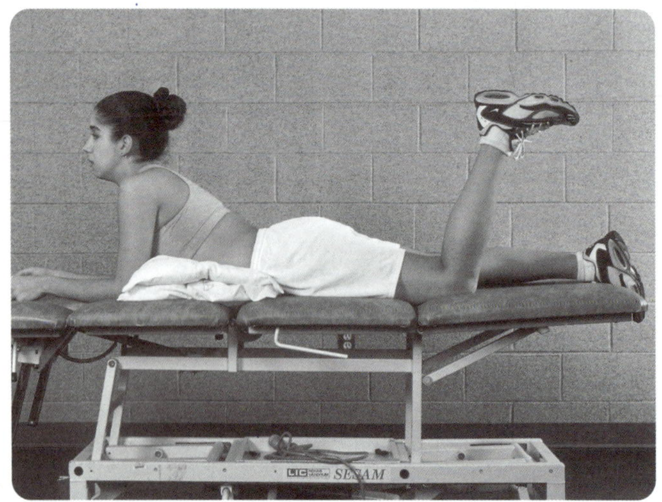

그림 24.20 앞쪽 근육의 스트레칭 : *(b)* 무릎꿇고 하는 엉덩관절 굽힘근 스트레칭, *(c)* 엎드려 하는 엉덩관절 굽힘근 스트레칭.

토마스 엉덩관절 굽힘근 스트레칭 (Thomas Hip Flexor Stretch)

신체분절 : 앞쪽 엉덩관절 근육들(anterior hip muscles).

재활시기 : II와 III.

목적 : 엉덩관절 굽힘근(굴근, flexor)의 유연성을 증가시키기 위해.

자세 : 환자는 침상위에 엉덩이를 대고 눕는다. 건측 다리의 엉덩관절과 무릎은 굽혀 가슴을 향해 옮긴다; 환자의 손으로 자세를 유지한다.

실행 : 환측 다리는 침상 모서리에서 떨어뜨리고 가장자리에 넙적다리(대퇴, thigh) 상부와 중간을 괸다(그림 24.20d).

발생 가능한 대상동작 : 엉덩관절 벌림(외전, abduction)과 엉덩관절 바깥돌림(외회전, lateral rotation).

주의점 : 가능한 운동사 또는 고정 스트렙을 사용해서 수동적으로 다리의 정렬을 맞추고 유지되어야 한다. 이 자세는 장시간동안 스트레칭을 위해 유지할 수 있다. 장시간 동안 스트레칭을 하는 동안 부가적인 스트레칭 힘을 적용하기 위해 발목에 무게를 적용한다.

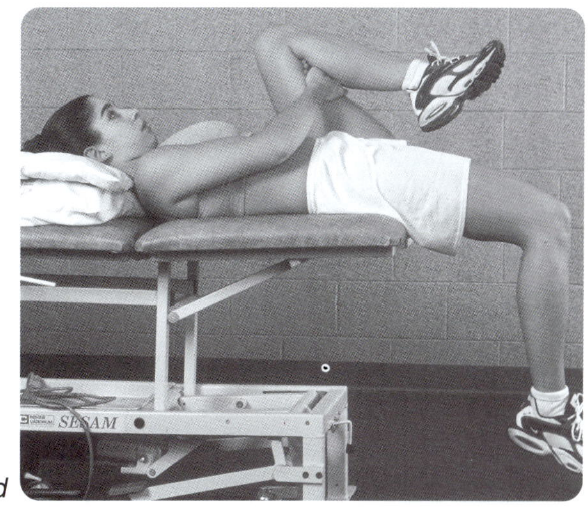

d

그림 24.20 앞쪽 근육의 스트레칭 : *(d)* 바로 누워하는 엉덩관절 굽힘근 스트레칭.

앉아서 하는 모음근 스트레칭 (Adductor Stretch in Sitting)

신체분절 : 엉덩관절 안쪽 근육들(medial hip muscles).

재활시기 : II.

목적 : 엉덩관절 모음근(내전근, adductor)의 유연성을 증가시키기 위해.

자세 : 앉아서 환자는 두 발은 바닥위에 함께 두기위해 엉덩관절과 무릎은 굽히고 벌린다. 환자는 두 발을 엉덩이쪽으로 당긴다. 이 자세에서 손은 발목을 잡고 아래팔(전완, forearm)은 다리의 안쪽을 따라 둔다.

실행 : 스트레칭 힘은 아래팔로 무릎의 아래쪽으로 적용한다(그림 24.21a).

발생 가능한 대상동작 : 등으로부터 앞쪽으로 굽힌다. 엉덩관절을 굽혀 생겨나는 앞쪽 굽힘으로부터 등을 바로 세우려고 노력해야 한다.

주의점 : 긴모음근(장내전근, adductor longus)은 무릎관절(슬관절, knee joint) 아래를 지나서 무릎이 펴질 때 이것들이 스트레칭된다. 짧은모음근(단내전근, adductor brevis)은 무릎이 굽혀지거나 펴지는 동안 신장되어진다.

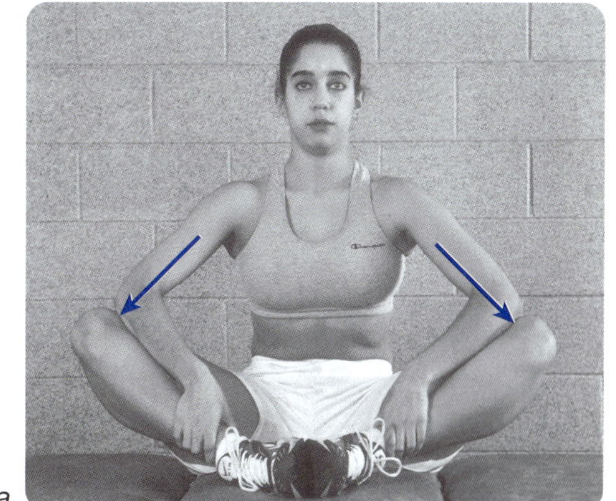

a

그림 24.21 안쪽 엉덩관절 근육 스트레칭 : *(a)* 짧은 모음근을 위한 앉은 자세.

길게 앉아서 하는 모음근 스트레칭 (Adductor Stretch in Long Sitting)

신체분절 : 엉덩관절 안쪽 근육들.

재활시기 : II.

목적 : 엉덩관절 모음근의 유연성을 증가시키기 위해.

자세 : 환자는 길게 다리를 펴고 앉아 엉덩관절(고관절, hip joint)을 벌리고 무릎은 편다.

b

그림 24.21 안쪽 엉덩관절 근육 스트레칭 : *(b)* 긴모음근을 위한 길게 앉은 자세.

실행 : 환자는 허리를 바로 펴고 엉덩관절 앞으로 굽히고 샅고랑 부위 근육의 이완을 유지하기 위해 체중은 손에 둔다(그림 24.21b).

발생 가능한 대상동작 : 등을 굽히고 골반을 바닥으로부터 들어올린다.

주의점 : 부가적인 스트레칭은 환측 다리를 돌림(회전, rotation)하거나 발가락 쪽으로 닿으려 해서 긴모음근(장내전근, adductor longus)에 적용할 수 있다.

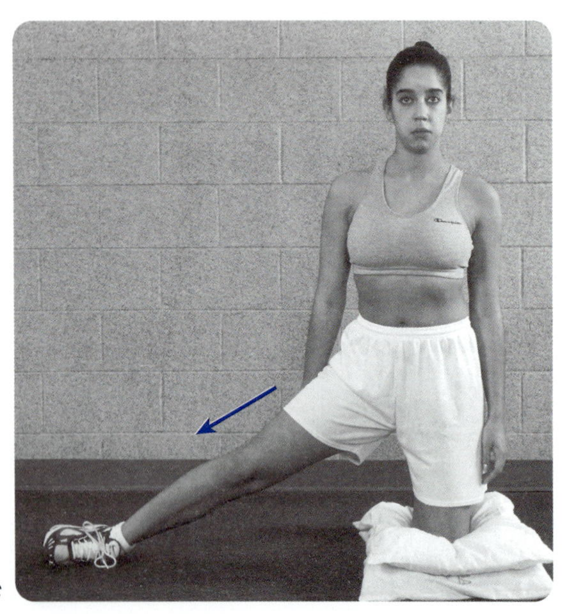

c

그림 24.21 안쪽 엉덩관절 근육 스트레칭 : *(c)* 무릎꿇고 하는 자세.

무릎꿇고 하는 모음근 스트레칭 (Adductor Stretch in Kneeling)

신체분절 : 안쪽 엉덩관절 근육들(medial hip muscles).

재활시기 : II.

목적 : 엉덩관절(고관절, hip joint) 모음근(내전근, adductor)의 유연성을 증가시키기 위해.

자세 : 환자는 환측 다리는 무릎을 편채로 벌려 건측 무릎에 체중을 지지한다.

실행 : 환측다리는 아래쪽으로 밀면서 건측 엉덩관절은 환측 다리로부터 가쪽으로 멀어지게 한다(그림 24.21c).

발생 가능한 대상동작 : 환측발의 안쪽 경계면이 안쪽으로 돌림(회전, rotation)하면서 엉덩관절을 돌림한다.

주의점 : 무릎을 편하게 하기 위해 아래에 베개를 괴어주고 필요하다면 환자는 손으로 지지할 수 있다.

서서하는 모음근 스트레칭 (Adductor Stretch in Standing)

신체분절 : 안쪽 엉덩관절 근육들.

재활시기 : II.

목적 : 엉덩관절 모음근의 유연성을 증가시키기 위해.

자세 : 환자는 엉덩관절 높이까지 오는 지지할 수 있는 물건 옆으로 서서 환측 발을 물건위에 둔다(그림 24.21d).

실행 : 발의 안쪽면이 바닥을 향해 있는 상태를 유지하기 위해 환측 가쪽 넙적다리(대퇴, thigh)로 미는 동안 지지한 다리로 스쿼트를 한다.

발생 가능한 대상동작 : 엉덩관절(고관절, hip joint) 또는 골반을 돌림(회전, rotation)한다.

주의점 : 편하게 하기 위해 발목 밑에 패드를 둔다.

서서하는 뒤넙다리근 스트레칭
(Hamstring Stretch in Standig)

신체분절 : 뒤쪽 엉덩관절 근육들(posterior hip muscles).

재활시기 : II와 III.

목적 : 뒤넙다리근(슬괵근, hamstrings)의 유연성을 증가시키기 위해.

자세 : 선 자세에서 환자는 지지할 수 있는 면에 환측 다리를 괸다(그림 24.22a). 높이는 뒤넙다리근의 긴장 정도에 따라 결정한다; 뒤넙다리근의 긴장이 심한 경우 지지면을 낮춘다. 서있는 다리는 발을 앞쪽에서 마주보게 위치시킨다.

실행 : 등을 펴서 유지하고 환자는 올려진 발쪽을 향해 엉덩관절에 대해 앞쪽으로 몸을 기울여 반대손으로 앞쪽에 닿도록 한다.

발생 가능한 대상동작 : 서있는 다리는 바깥돌림(외회전, lateral rotation)을 일으키지 않는다; 몸은 엉덩관절을 향해 뒤가 아닌 앞으로 굽힌다; 반대손은 돌림(회전, rotation)으로부터 골반을 유지하기 위해 앞쪽으로 뻗는다.

주의점 : 이 운동은 뒤넙다리근만 분리해서 할 수 있고 골반이 뒤쪽으로 돌아가는 것을 막는다.

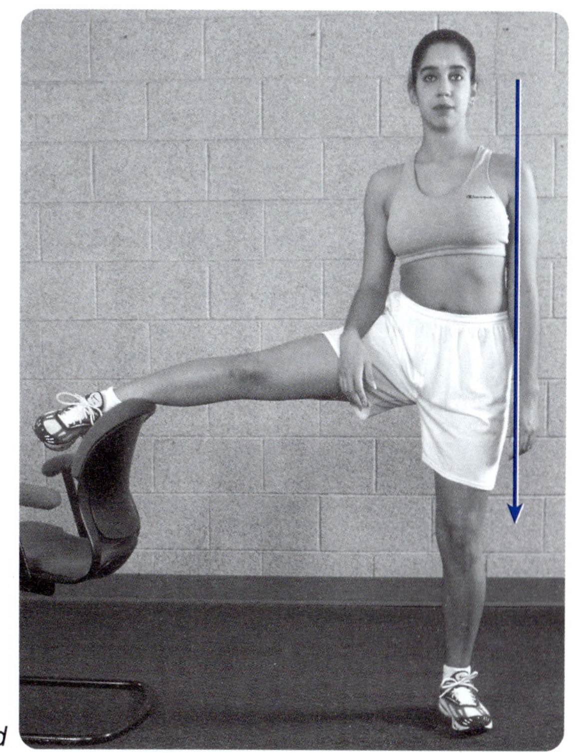

d

그림 24.21 안쪽 엉덩관절 근육 스트레칭 : *(d)* 서서하는 자세.

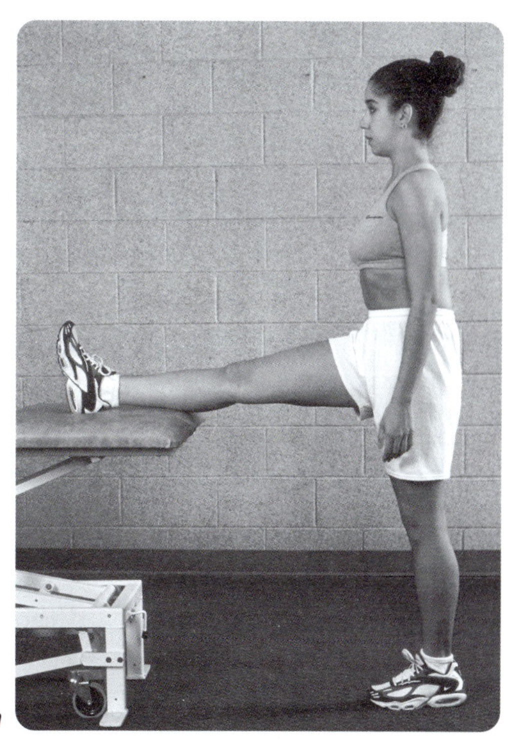

a

그림 24.22 엉덩관절 폄근의 스트레칭 : *(a)* 서서하는 뒤넙다리근 스트레칭.

바로 누워서하는 뒤넙다리근 스트레칭
(Hamstring Stretch in Supine)

신체분절 : 뒤쪽 엉덩관절 근육들.

재활시기 : II.

목적 : 뒤넙다리근의 유연성을 증가시키기 위해.

자세 : 환자는 건측 엉덩관절과 무릎을 편 상태로 바로 눕는다.

실행 : 환자는 손으로 넙적다리(대퇴, thigh) 뒤쪽을 감싸고 엉덩관절이 90° 굽어지도록 가슴을 향해 다리를 당기고 무릎은 편다(그림 24.22b).

발생 가능한 대상동작 : 등을 활처럼 굽히거나 골반 뒤쪽경사를 한다.

주의점 : 무릎은 뒤넙다리근에 스트레칭이 느껴질 때까지 편다.

바로 누워 큰볼기근 스트레칭
(Gluteus Maximus Stretch in Supine)

신체분절 : 뒤쪽 엉덩관절 근육들.

재활시기 : II.

목적 : 엉덩관절 폄근(신전근, extensor)의 유연성을 증가시키기 위해.

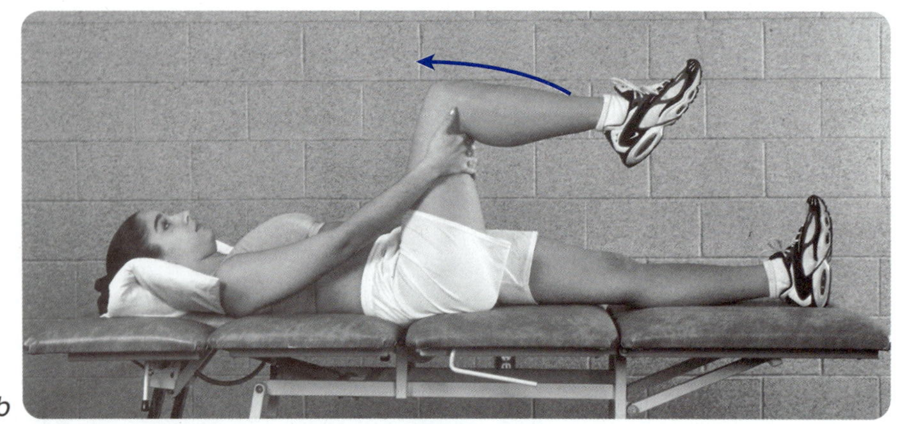

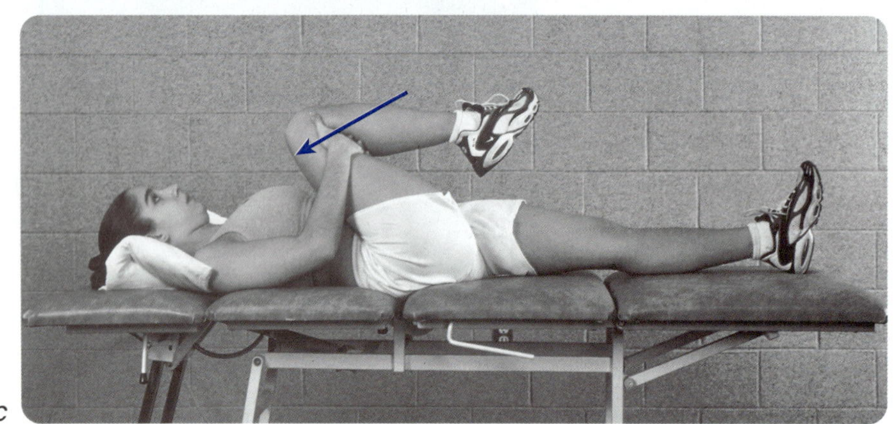

그림 24.22 엉덩관절 폄근 스트레칭 : *(b)* 바로 누워 뒤넙다리근 스트레칭, *(c)* 바로 누워 볼기근 스트레칭.

자세 : 환자는 뒤넙다리근(슬괵근, hamstrings)을 스트레칭하기 위해 바로 눕는다.

실행 : 환자는 가슴쪽으로 환측 다리를 가져오고, 무릎은 굽힌상태로 둔다(그림 24.22c).

발생 가능한 대상동작 : 침상에서 반대쪽 다리가 들어올려 골반을 뒤쪽으로 굴린다.

주의점 : 환자는 볼기근(둔근, gluteals)에 스트레칭이 느껴질 때까지 무릎은 가슴 쪽을 향해 안는다.

바로 누워 하는 궁둥구멍근 스트레칭 (Piriformis Stretch in Supine)

신체분절 : 뒤쪽 엉덩관절 근육들(posterior hip muscles).

재활시기 : II.

목적 : 바깥돌림(외회전, lateral rotation)근의 유연성을 증가시키기 위해.

자세 : 환자는 바로 누워 무릎을 교차한다. 환측 다리는 건측 다리위에 둔다.

실행 : 무릎을 가슴 쪽으로 당기고 환자는 가슴쪽을 향해 무릎을 당긴다(그림 24.23a).

발생 가능한 대상동작 : 골반을 돌림(회전, rotation)하기.

주의점 : 스트레칭이 궁둥구멍근(이상근, piriformis) 영역위 엉덩관절 후면에서 느껴진다.

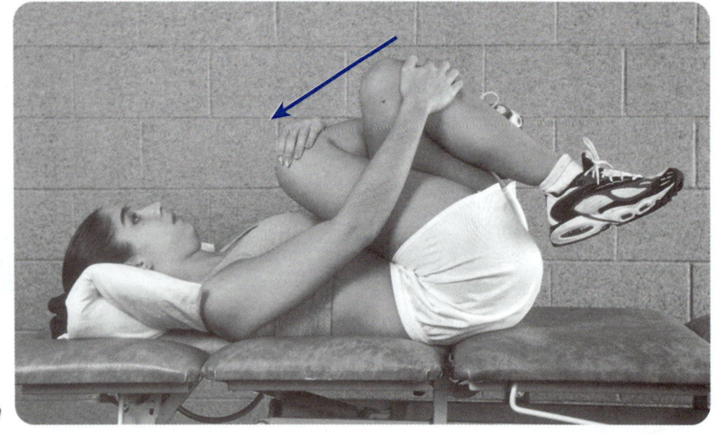

그림 24.23 궁둥구멍근 스트레칭 : *(a)* 바로 누워 스트레칭.

네발자세에서 하는 궁둥구멍근 스트레칭 (Piriformis Stretch in Quadruped)

신체분절 : 뒤쪽 엉덩관절 근육들.

재활시기 : II.

목적 : 바깥 돌림근의 유연성을 증가시키기 위해.

자세 : 네발자세에서 환자는 환측 다리 밑에 건측 다리를 교차한다.

실행 : 환자는 뒤로 움직여 건측 다리의 무릎이 바닥에서 띄워진 상태를 유지하면서 엉덩관절(고관절, hip joint)을 뒤로 기댄다(그림 24.23b).

발생 가능한 대상동작 : 팔쪽으로 체중을 많이 지지하게 한다.

주의점 : 무릎에 부상병력이 있다면 환자는 편안하게 이 자세를 취할 수 없다. 궁둥구멍근(이상근, piriformis)은 환측 엉덩관절을 모으고 굽히고 안쪽돌림(내회전, medial rotation)시켜 스트레칭한다.

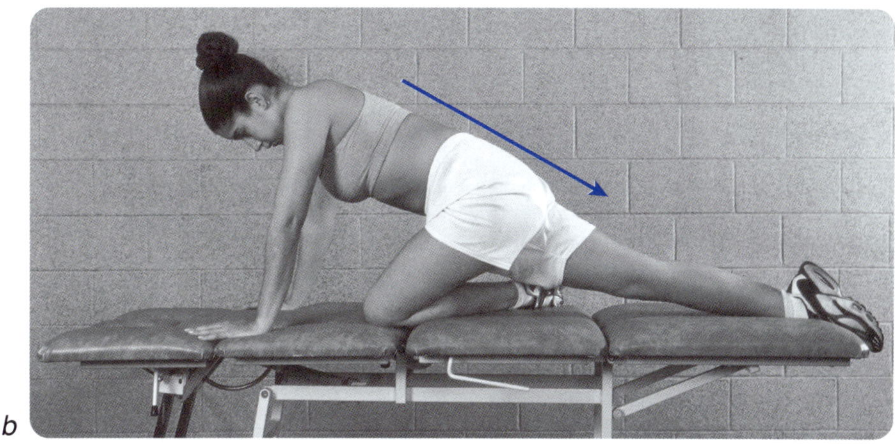

b

그림 24.23 궁둥구멍근 스트레칭 : *(b)* 네발자세 스트레칭.

서서하는 궁둥구멍근 스트레칭 (Piriformis Stretch in Standing)

신체분절 : 뒤쪽 엉덩관절 근육들(posterior hip muscles).

재활시기 : II.

목적 : 바깥돌림(외회전, lateral rotation)근의 유연성을 증가시키기 위해.

자세 : 환자는 서서 엉덩관절을 바깥돌림하고 굽은 상태로 침상 위에 환측다리를 편하게 둔다.

실행 : 환자는 침상머리를 향해 앞쪽으로 기울인다.

발생 가능한 대상동작 : 스트레칭 하는 다리 쪽으로 몸을 돌림시킨다.

주의점 : 환자의 골반은 침상에 대등하게 유지해야 한다.

> 능동 스트레칭과 장시간의 스트레칭은 엉덩관절의 가쪽, 앞쪽, 안쪽, 뒤쪽 근육의 유연성을 향상시키기 위해 사용되어 진다.

근력 운동 (STRENGTHENING EXERCISES)

다른 신체 분절들과 같이 엉덩관절 근육운동은 II단계 후기와 III단계 초기에 최상의 결과를 위해 다양한 관절 자세에서 등척성이 시작되어져야 한다. III단계 등장성 운동은 동심성과 편심성 운동을 포함한다; 이러한 운동들은 저항으로 중력을 사용하고 적어도 어려운 운동과 저항에 다양한 다른 형태로 발전하기 위해 도수저항, 중량 커프, 저항밴드, 도르래 그리고 기계 등을 포함한다. 발목에 도수저항과 중량 커프의 저항을 증가시켜 적용한다. 저항이 작아야 할 필요가 있다면 같은 저항량을 다리의 근위부에 둔다.

운동은 부드럽고 엉덩관절의 전체 동작을 통해 잘 조절되어진 동작이 수행되어져야 한다. 다른 근육을 사용하는 대상동작이 엉덩관절에서 쉽게 발생하고 운동사에 의해 주의깊게 관찰되어지고 필요에 따라 수정되어져야 한다. 낮은 강도, 많은 저항의 반복은 근력과 조정능력을 향상시키기 위해서는 높은 무게, 낮은 반복수로 대체되어야 한다.

몸통, 무릎 그리고 발목은 엉덩관절에 긴밀하게 연결되어 있고 이런 분절들 각각의 근력, 움직임 조정과 안정화는 엉덩관절의 안정성과 수행능력에 필수불가결하다. 안정성 결여에 대한 운동은 어느 분절들의 어떠한 변수들에서도 존재할 수 있고 전체 엉덩관절 재활 프로그램의 일부가 되어야 한다. 이런 분절들을 위한 운동은 이전 장에서 설명했고 여기서는 다시 언급하지 않겠다.

등척성 운동 (Isometric Exercises)

환자는 자신의 손이나 고정된 물건에 대항해서 독립적으로 등척성 운동을 수행할 수 있다. 엉덩관절(고관절, hip joint) 모음을 하기위해 길게 다리를 뻗고 앉거나 의자에 앉아 손이나 둥근 수건을 무릎사이에 두고 두 무릎을 동시에 밀어 이 동작을 수행할 수 있다(그림 24.24a).

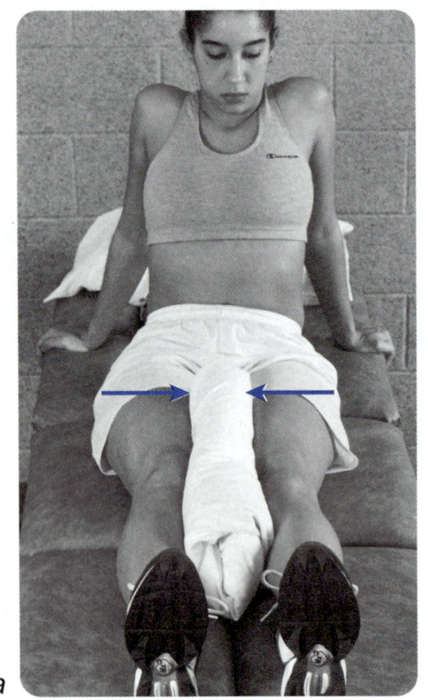

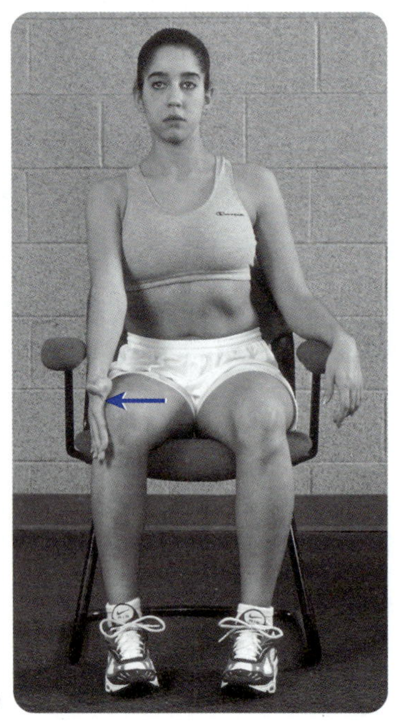

그림 24.24 등척성 엉덩관절 운동 : *(a)* 엉덩관절 모음 *(b)* 엉덩관절 벌림.

엉덩관절 벌림(외전, abduction)의 등척성 동작은 앉아서 한다. 환자는 넙적다리(대퇴, thigh)를 밖으로 움직이고 넙적다리 원위부 바깥쪽에서 이 동작에 저항을 걸어 준다(그림 24.24b).

엉덩관절 굽힘(굴곡, flexion)은 의자에서 앉아있는 동안 제일 잘 수행된다. 환자는 넙적다리 원위부에 손을 대고 무릎을 위로 들어올리는 동안 저항을 건다. 발이 바닥에서 들려지는 것을 막는다. 엉덩관절 폄(신전, extension)은 바로누운 자세에서 잘 수행된다. 환자는 볼기근(둔근, gluteals)을 긴장하기 위해 엉덩이(buttock)을 쥔다. 모든 등척성 운동은 최대 긴장을 사용한다. 긴장은 5-6초간 유지하고 운동은 반복하기 전에 점차 완전한 이완을 위해 긴장을 풀어야 한다. 등척성 운동은 한 세트에 최소 10번씩 하루에 여러 번 수행한다. 등척성 운동은 재활 초기에 사용하고, 근육이 매우 약하고 고정에 의해서 또는 제한된 움직임에 의해서 가동범위가 제한되어지는 I단계 후기 또는 II단계 초기에 사용한다.

체중 저항운동 (Body-Weight Resistance Exercises)

68kg(150 lb)의 환자의 경우, 다리무게는 약 11kg(25 lb)이 된다. 이러한 무게는 약해진 엉덩관절(고관절, hip joint) 근육에 대해 저항이 될 수 있다. 무게는 환자가 전체 운동범위를 통해 중력을 이기고 동작을 조절할 수 있을 때까지 부과하지 않는다.

환자가 중력에 대해 다리를 들 수 없을 경우, 지렛대 팔의 저항을 줄이기 위해 무릎을 구부려줘야 한다. 항중력 운동이 환자에게 매우 어렵다면 선 자세에서 동일한 동작을 수행할 수 있다; 선 자세에서 중력이 덜 작용하지만, 여전히 엉덩관절을 움직이기 위해서 근력이 요구되어 진다. 항중력과 다른 저항성 근력운동은 다음 부분에 설명되어 있다.

■ 엉덩관절을 위한 근력운동 (Strength Exercises for the Hip)

중력에 대항한 엉덩관절 벌림 (Hip Abduction Against Gravity)

신체분절 : 엉덩관절(고관절, hip joint) 벌림근(외전근, abductor).

재활시기 : 초기 III.

목적 : 엉덩관절 벌림근 강화를 위해.

자세 : 건측다리를 바닥에 대고 눕고 안정성을 확보하기 위해 바닥쪽 엉덩관절(고관절, hip joint)과 무릎은 굽힌다.

실행 : 무릎과 엉덩관절을 펴고 중력에 대항해서 다리를 들어올려 최대로 유지한다(그림 24.25).

발생 가능한 대상동작 : 등쪽으로 더 누워 엉덩관절을 굽히고 바깥돌림(외회전, lateral rotation)시켜 움직인다.

주의점 : 다리가 몸통선에 위치할 때보다 몸통 뒤에 위치할 때 느껴질 것이다; 이것이 정상이다.

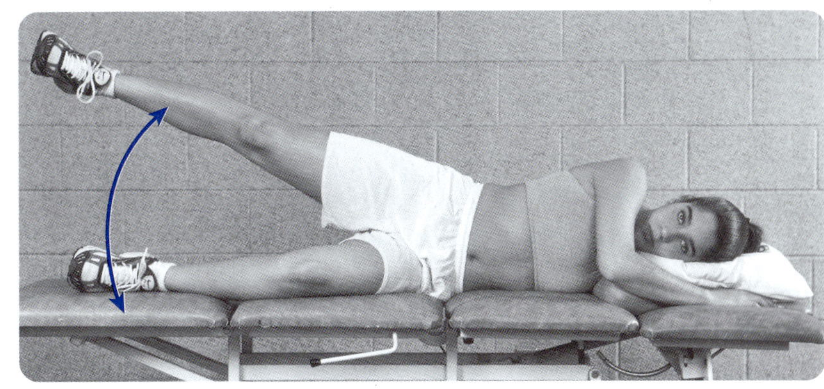

그림 24.25 엉덩관절 벌림근의 등장성 운동.

중력에 대항한 엉덩관절 모음근 (Hip Adduction Against Gravity)

신체분절 : 엉덩관절 벌림근(외전근, abductor).

재활시기 : 초기 III.

목적 : 엉덩관절 모음근(내전근, adductor) 강화를 위해.

자세 : 환자는 환측으로 누워 위쪽 다리의 엉덩관절과 무릎을 굽혀 바닥쪽 무릎의 전면에 발을 둔다.

실행 : 환측 다리의 무릎과 엉덩관절을 편 상태에서 환자는 중력에 대항하여 들어올린다(그림 24.26a).

발생 가능한 대상동작 : 엉덩관절을 돌림(회전, rotation)하고 등쪽으로 더욱 눕는다. 그리고 벌림면(abduction plane)에서 다리를 유지하는 것보다는 굽힘(굴곡, flexion)방향을 향해 엉덩관절을 움직인다.

주의점 : 위쪽다리를 완전히 펴고 벌림(외전, abduction)을 향해 들어올려 유지하는 동안 바닥쪽 다리가 위쪽 다리에 닿도록 들어올리면 이 운동은 몸통(체간, trunk)의 안정성을 더욱 크게 요구하기 때문에 운동은 어려워진다(그림 24.26b). 대체자세는 위쪽 다리를 의자와 같은 지지면 위에 둔다(그림 24.26c).

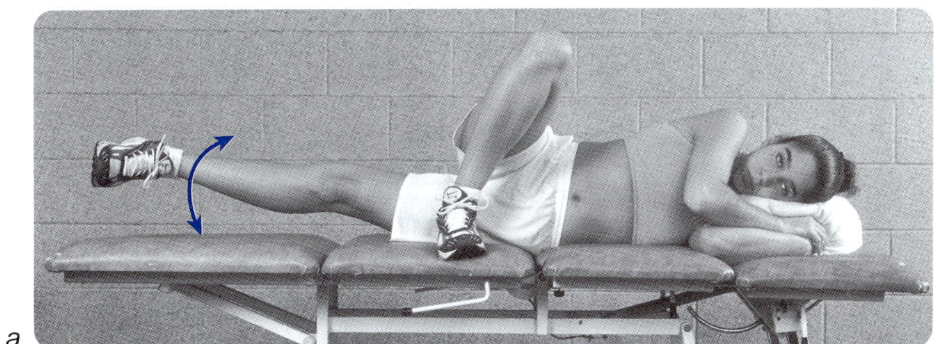

a

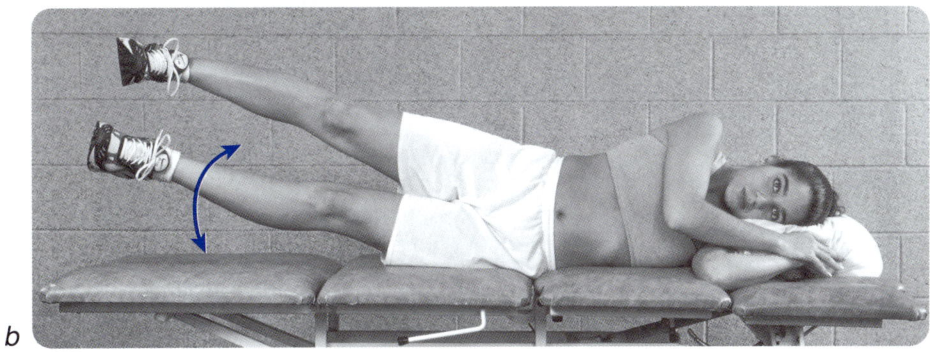

b

그림 24.26 등장성 엉덩관절 모음 운동 : *(a)* 위쪽 다리의 지지없이, *(b)* 몸통의 안정화를 위해 부가적인 요건을 가진 경우.

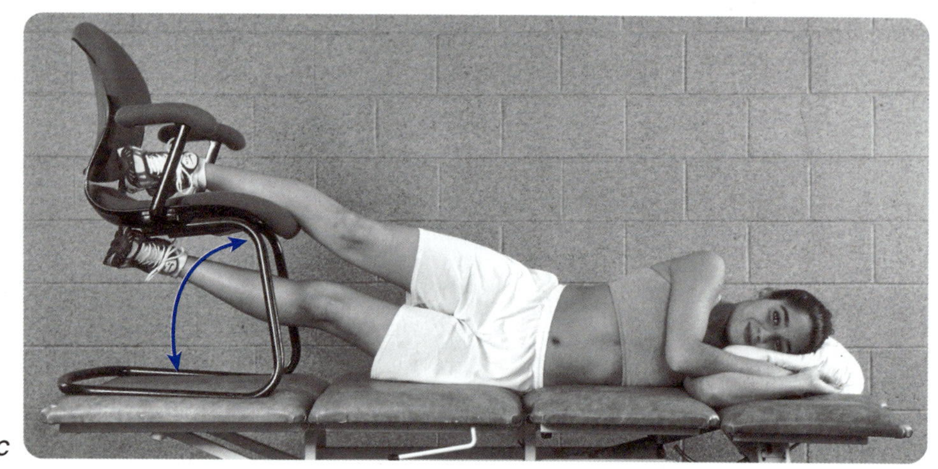

c

그림 24.26 *(계속)* 등장성 엉덩관절 모음 운동 : *(c)* 위쪽 다리를 지지하고.

엎드린 자세에서 엉덩관절 폄 (Hip Extension in Prone)

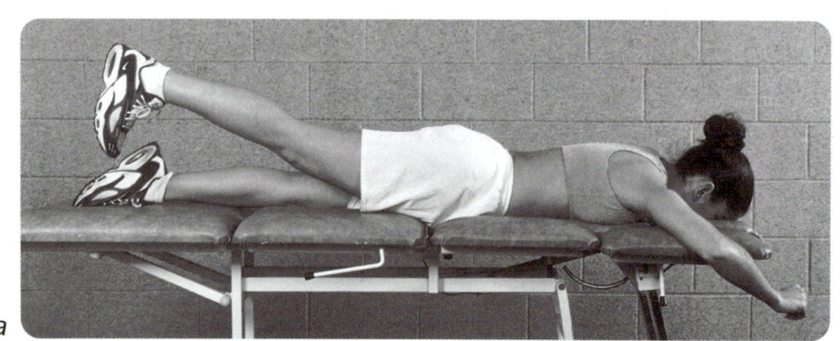

a

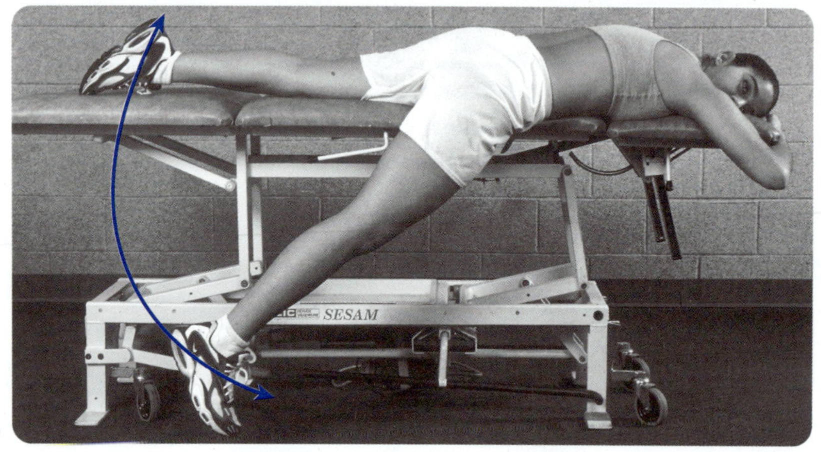

b

그림 24.27 등장성 엉덩관절 폄근 운동 : *(a)* 침상위에 엎드려눕기 *(b)* 침상 모서리 밖으로.

신체분절 : 엉덩관절 폄근.

재활시기 : 초기 III.

목적 : 볼기근(둔근, gluteals)과 뒤넙다리근(슬괵근, hamstrings) 강화를 위해.

자세 : 환자는 침상 위에 다리를 펴고 지지되어 있거나(그림 24.27a), 침상 위에 다리를 떨어뜨려 엎드린 자세(그림 24.27b)를 취한다. 엎드려 누워 침상 모서리밖으로 엉덩관절을 굽히면 큰 가동범위로 움직일 수 있다.

실행 : 다리를 들어올리는 동안 볼기근을 꼭 쥐어짜고 모든 엉덩관절 폄근(신전근, extensor)을 촉진하기 위해 무릎을 편다. 환자가 볼기근을 분리하길 원한다면 무릎은 굽어져야 한다; 그러나 지렛대팔이 짧아지면 다리의 저항이 줄어든다는 것을 기억해야 한다.

발생 가능한 대상동작 : 엉덩관절과 몸통을 돌림한다.

주의점 : 환자가 완전히 편 자세에서 시작할 때 엉덩관절 과다폄(과신전, hyperextension)은 약 15°까지 제한되어 근육 움직임의 양은 상대적으로 작아진다.

브릿지 (Bridge)

신체분절 : 엉덩관절(고관절, hip joint) 폄근(신전근, extensor).

재활시기 : 초기 III.

목적 : 볼기근(둔근, gluteals), 뒤넙다리근(슬괵근, hamstrings)과 척추 폄근을 강화하기 위해.

자세 : 바로 누워 엉덩관절과 무릎을 굽힌 상태에서 발은 바닥을 댄다.

실행 : 볼기는 죄어진다. 엉덩관절과 몸통이 일직선을 유지하고 엉덩관절을 들어올린다. 환자는 수초간 이 자세를 유지한다.

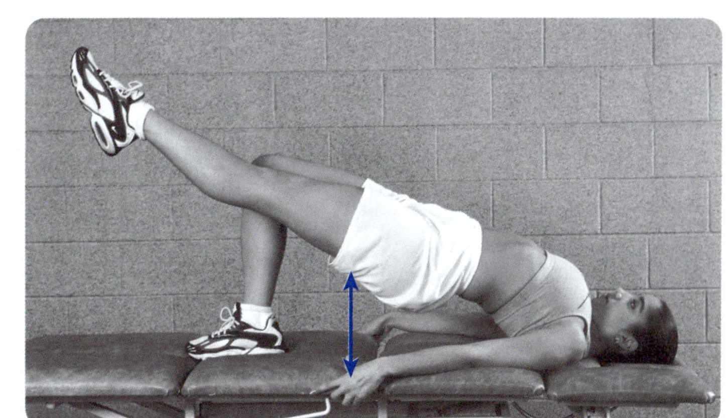

c

그림 24.27 등장성 엉덩관절 폄근 운동 : (c) 바로눕기.

발생 가능한 대상동작 : 굽힘(굴곡, flexion)을 향해 엉덩관절을 움직여서 엉덩관절을 떨어뜨린다.

주의점 : 이 운동은 한쪽다리 브릿지로 발전할 수 있다(그림 24.27c)

4자 거상 (Figure-4 Lift)

신체분절 : 엉덩관절 폄근과 바깥돌림근(외회전근, lateral rotators).

재활시기 : 초기 III.

목적 : 볼기근과 바깥돌림근을 강화하기 위해.

자세 : 환자는 엎드려 눕는다; 환측 다리는 엉덩관절과 무릎을 굽히고 발목은 건측 넙적다리(대퇴, thigh) 밑으로 괸다. 우측 무릎이 들려진다면 얼굴은 왼쪽으로 돌린다. 왼쪽무릎이 들려지면 얼굴은 오른쪽으로 돌린다.

실행 : 굽힌 무릎을 가능한 높이 들어올린다(그림 24.28).

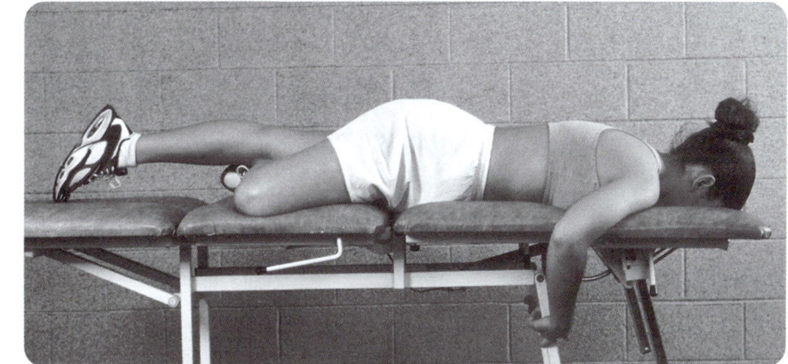

그림 24.28 4자 거상.

발생 가능한 대상동작 : 엉덩관절 돌림(회전, rotation) 또는 몸통(체간, trunk) 돌림.

주의점 : 환자가 이 자세를 위한 충분한 유연성이 부족하다면 가능한 다리의 근위부를 따라 환자는 환측 다리의 발목은 건측 다리 위에 둔다.

다리거상 (Straight-Leg Raise)

신체분절 : 엉덩관절 굽힘근(굴근, flexor).

재활시기 : 초기 III.

목적 : 엉덩허리근(장요근, iliopsoas)과 넙다리곧은근(대퇴직근, rectus femoris)을 강화하기 위해.

자세 : 환자는 바로 눕는다; 건측 다리의 엉덩관절과 무릎은 굽히고 발은 바닥에 댄다.

실행 : 환자는 복부근과 넙다리네갈래근(대퇴사두근, quadriceps femoris)을 긴장하고 다리는 바닥에서 18인치(0.5m)정도 들어올리고 무릎은 편다.

발생 가능한 대상동작 : 등을 활처럼 휘고(복부에 긴장을 막고), 엉덩관절을 돌림하고 벌린다.

주의점 : 가능한 높이 다리를 들어올린다 그러나 다리를 더욱 높이 들어올림에 따라 중력힘의 각도가 변화하기 때문에 저항은 작아지게 된다.

저항-밴드운동 (Resistance-Band Exercises)

전체 운동범위를 따라 항중력 운동을 수행할 수 있게 되면 저항밴드 또는 중량 도르래가 점진적으로 사용되어질 수 있다. 다음에 기술된 운동들에서 환측 다리는 다리 운동으로 사용되고 운동 실행을 더욱 향상시키기 위해 균형을 위한 상체 지지 기구를 사용하는 것이 가능하다.

저항을 건측 다리에 걸고 저항밴드 운동을 수행할 수 있으며 환측 다리는 건측 다리가 활동하는 동안 지지하고 신체를 안정화하기 위해 일해야 한다. 목표를 가지고 운동을 할 때 엉덩관절(고관절, hip joint)이 체중지지를 하는데 더 많은 노력을 촉진하기 위해 팔(상지, upper extremity) 지지는 제한하거나 촉진을 없애야 한다. 균형과 고유수용성을 사용하는 운동을 할 때 대각 고유수용성 신경근 촉진면(diagonal proprioceptive neuromuscular facilitation planes)에서 더 많이 시도되어져야 하고 여기에서 설명된 것처럼 실행되어져야 한다.

대체 패턴을 사용하는 운동을 수행한다면 구령을 제공하거나 시작 사인을 주거나(또는 둘다 하거나), 거울을 가지고 시각적인 피드백을 주어서 운동을 바르게 교정해야 한다. 이러한 대체가 바른 교정으로 지속되어진다면 저항은 적절하게 조정하기 위해 많아질 수 있다; 이런 경우 환자는 다음 번에 가장 가벼운 저항 밴드를 대신 사용한다. 동작은 전체 범위를 수행해야 하고 전체 운동을 통해 조절되어져야 한다.

저항-밴드 엉덩관절 벌림 (Resistance-Band Hip Abduction)

신체분절 : 엉덩관절 벌림근(외전근, abductor).

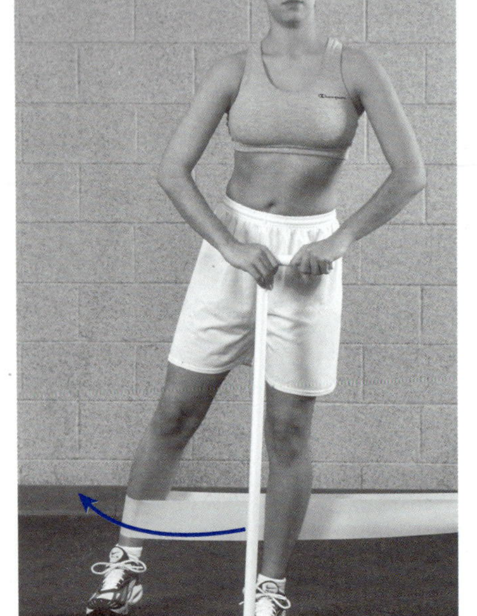

그림 24.29 저항-밴드를 이용한 엉덩관절 벌림.

재활시기 : III.

목적 : 저항에 대항한 엉덩관절 벌림근을 강화하기 위해.

자세 : 밴드는 문이나 치료대 다리에 연결하고 환측 발목에 밴드를 착용한다. 환자는 밴드고정 장치에 가까이 건측다리를 가지고 옆으로 서서 밴드가 느슨해지도록 한다.

실행 : 넙다리네갈래근(대퇴사두근, quadriceps femoris)과 볼기근(둔근, gluteals)을 긴장시키고 다리를 옆으로 벌린다(그림 24.29).

발생 가능한 대상동작 : 몸통(체간, trunk)을 앞으로 굽혀 엉덩관절을 굽힘방향으로 움직이고 반대쪽으로 옆으로 굽혀 엉덩관절을 찬다.

주의점 : 이 운동을 바르게 수행하면 가정운동 프로그램으로 전환시킬 수 있다.

걸으면서 벌림 (Walking Abduction)

신체분절 : 엉덩관절 벌림근.

재활시기 : III.

목적 : 엉덩관절 벌림근을 강화하기 위해.

자세 : 짧은 길이의 밴드로 두 발목을 묶는다. 환자는 등을 편 채로 약간 스쿼트한 자세로 선다.

실행 : 환자는 옆으로 크게 한 발을 옮기고 앞쪽다리 쪽으로 체중이 이동하도록

반대 다리를 조절한다. 이 동작은 좌측에서 그리고 우측에서 일어날 수 있다(그림 24.30a).

발생 가능한 대상동작 : 너무 꼿꼿하게 서거나, 엉덩관절(고관절, hip joint)보다 등을 굽히거나, 두 발로 체중을 유지하는 것보다 더 크게 체중을 지지한 다리를 넘어서 이동하거나, 몸통(체간, trunk)을 너무 앞으로 굽히는 것.

주의점 : 환자가 부분적으로 체중을 지지하거나 운동하는 동안 균형을 취하기 어렵다면 균형을 유지하기 위해 벽에 손을 딛고 이 동작을 수행한다. 이 상태에서 환자는 넙다리네갈래근(대퇴사두근, quadriceps femoris)과 볼기근(둔근, gluteals)을 긴장하고 환측 엉덩관절은 45° 뒤로 밖으로 편다.

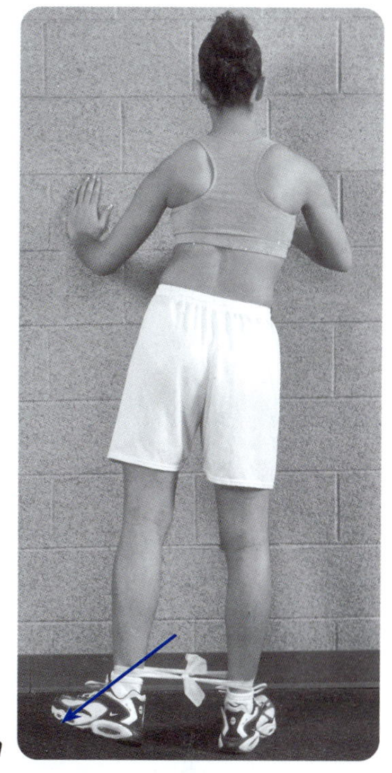

a

그림 24.30 중간볼기근 강화 :
(a) 세라밴드의 길이를 짧게.

서면서 돌림 (Standing Rotation)

신체분절 : 엉덩관절 벌림근(외전근, abductor)과 바깥돌림근(외회전근, lateral rotators).

재활시기 : III.

목적 : 엉덩관절 돌림 벌림근(hip rotator abductors) 강화를 위해.

자세 : 벽에서 5-10cm(2-4인치)떨어져 건측 발로 체중을 지지하고 측방으로 선다. 건측 다리의 무릎은 90°까지 굽어지고 바깥쪽 골반, 무릎과 다리는 벽을 누른다. 환측 다리의 무릎은 약간 구부리고 동측을 따라 어깨와 두 번째 발가락을 같은 줄에 위치시킨다(그림 24.30b).

실행 : 지면에 대고 있는 발을 넓히고 골반은 안정성을 유지하는 동안 서있는 무릎은 바깥쪽으로 돌린다.

발생 가능한 대상동작 : 골반은 벽으로부터 멀어지게 돌려 발 바깥쪽으로 체중을 돌린다.

주의점 : 동작은 매우 작고 발이 바닥에 고루 닿도록 주의를 가해 유지하고 골반은 벽에 접촉하도록 유지해야 한다.

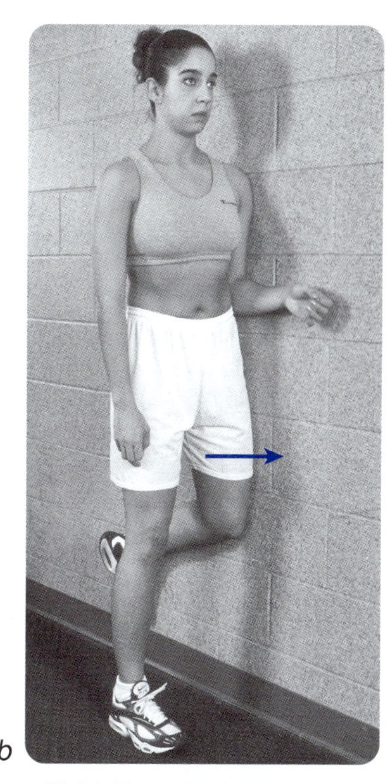

b

그림 24.30 중간볼기근 강화 :
(b) 지지한 다리는 환측 다리.

저항밴드를 가지고 엉덩관절 모음 (Hip Adduction With Resistance Band)

신체분절 : 엉덩관절 모음근(내전근, adductor).

재활시기 : III.

목적 : 엉덩관절 모음근을 강화하기 위해.

자세 : 밴드는 치료대 다리나 잠겨있는 문의 아래쪽에 잘 걸어두고 환자는 밴드 고리로부터 측면으로 서서 환측 다리의 발목 주변에 밴드를 감는다. 환측은 밴드 고리에 가까이 두고 밴드는 느슨하게 한다.

실행 : 건측 다리 전면을 가로 질러 다리를 움직인다.

발생 가능한 대상동작 : 몸을 가로질러 다리를 움직여서 몸통(체간, trunk) 돌림을 일으키거나, 엉덩관절을 앞쪽으로 멀리 굽히거나, 엉덩관절을 굽히고, 무릎을 굽히고 밴드 고리쪽으로 몸통을 굽힌다.

주의점 : 환자는 이 운동을 정확하게 할 줄 안다면 가정운동프로그램으로 전환한다.

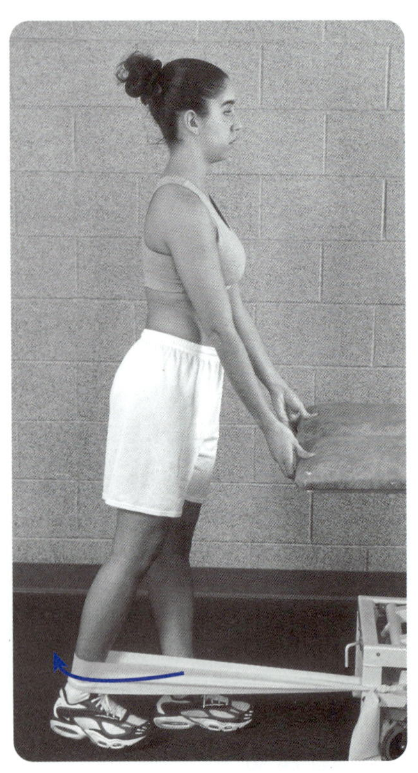

그림 24.31 저항밴드를 가지고 엉덩관절 폄.

저항밴드를 가지고 엉덩관절 폄 (Hip Extension With Resistance Band)

신체분절 : 엉덩관절(고관절, hip joint) 폄근(신전근, extensor).

재활시기 : III.

목적 : 큰볼기근(대둔근, gluteus maximus)과 뒤넙다리근(슬괵근, hamstrings)을 강화하기 위해.

자세 : 치료대 다리나 잠겨있는 문의 아래쪽에 밴드를 걸고 밴드 고리를 마주보며 환측 다리의 발목 주변에 고리를 걸고 밴드는 느슨하게 한다.

실행 : 환자는 넙다리네갈래근(대퇴사두근, quadriceps femoris)과 볼기근(둔근, gluteals)을 긴장하고 엉덩관절을 편다(그림 24.31).

발생 가능한 대상동작 : 몸통(체간, trunk)을 뒤로 기울이거나 무릎을 굽힌다.

주의점 : 이 동작을 정확히 수행한다면 가정운동 프로그램에 포함시킨다. 이 근육은 다른 엉덩관절 근육들보다 강하고 더욱 저항이 강한 밴드가 필요하다.

저항밴드를 가지고 엉덩관절 굽힘 저항 (Hip Flexion Resistance With Resistance Band)

신체분절 : 엉덩관절 굽힘근(굴근, flexor).

재활시기 : III.

목적 : 엉덩허리근(장요근, iliopsoas)과 넙다리곧은근(대퇴직근, rectus femoris)을 강화하기 위해.

자세 : 치료대 다리나 닫힌 문의 아래에 밴드를 걸고 밴드 고리쪽을 뒤로 한 상태로 환측다리의 발목에 밴드를 걸고 밴드를 느슨하게 한다.

실행 : 환자는 넙다리네갈래근을 긴장하고 엉덩관절을 굽힌다.

발생 가능한 대상동작 : 이 운동동안 몸통(체간, trunk)을 뒤로 기울이고 무릎은 굽힌다.

주의점 : 이 동작을 정확하게 수행하면 가정운동 프로그램에 포함시킨다.

저항밴드에 대항해 안쪽 돌림 (Medial Rotation Against Resistance Band)

신체분절 : 엉덩관절 안쪽돌림근(내회전근, medial rotators).

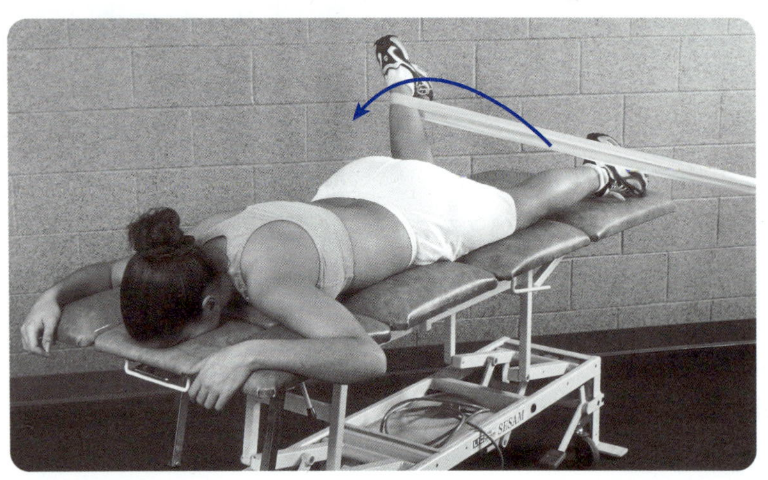

그림 24.32 저항밴드를 가지고 안쪽 돌림.

재활시기 : III.

목적 : 엉덩관절의 안쪽돌림근을 강화하기 위해.

자세 : 밴드는 닫힌 문과 문짝사이에 장착하고 바닥으로부터 30–45cm에 둔다(12–18인치). 건측 다리를 밴드 고리에 가까이 두고 환자는 바닥에 엎드려 누운 자세에서 밴드를 환측 발목에 걸친다. 환측 다리의 무릎은 90° 굽어지고 밴드는 느슨하게 한다.

실행 : 환자는 밴드 고리로부터 밴드를 멀리 움직여 엉덩관절을 돌린다(그림 24.32).

발생 가능한 대상동작 : 이 운동동안 엉덩관절(고관절, hip joint)이 펴진다면 엉덩관절을 돌림(회전, rotation)하는 것보다 오히려 골반을 돌림한다.
주의점 : 이 운동은 의자에 앉아 할 수 있다.

저항밴드에 대항해 엉덩관절 바깥 돌림
(Hip Lateral Rotation Against Resistance Band)

신체분절 : 엉덩관절 바깥돌림근(외회전근, lateral rotators).
재활시기 : III.
목적 : 엉덩관절 바깥돌림근을 강화하기 위해.
자세 : 밴드는 엉덩관절 안쪽돌림(내회전, medial rotation)에서처럼 고리를 건다. 환자는 바닥 위에 엎드려 눕고, 환측 다리는 밴드고리에 가까이 두고 환측 발목에 밴드를 건다. 무릎은 90° 굽히고 밴드를 느슨하게 한다.
실행 : 환측 다리의 발은 건측 다리를 향해 당기고 무릎을 90° 로 유지한다.
발생 가능한 대상동작 : 골반을 돌리거나 무릎을 편다.
주의점 : 이 운동은 의자에 앉아 수행할 수 있다.

기계와 장비 운동 (Machine and Equipment Exercises)

엉덩관절을 위한 많은 저항 운동들은 23장에서 논의된 무릎을 위해 사용되는 동작들과 동일하다. 몇몇 추가적인 운동들이 여기서 언급되겠지만, 추가적인 엉덩관절 운동들을 알기 위해선 23장을 다시 복습해야 한다. 이들 몇몇 동작들은 계단운동, 벽을 이용한 스쿼트(wall squats), 미니스쿼트(mini-squats), 쁠리에(the plié), 런지(lunges), 싯-투스탠드(sit-to-stand), 레그프레스(leg press machine) 운동들이다.

상호운동 장비 (Reciprocal-Exercise Equipment)

상호운동 장비는 관절 운동범위를 확보하고, 근력을 강화시키며, 협응력을 향상시키는데 유용하다. 이와 같은 장비들은 환자들이 항중력 근력은 가지고 있지 않지만 항중력 근력을 완전히 필요로 하지 않는 기립자세에서 저항을 견뎌낼 수 있을 때 근력운동의 초기에 사용할 수 있다. 이러한 운동들은 스텝 머신, 스키 머신, 고정식 자전거와 같은 장비에서의 활동을 포함한다(그림 24.33).

저항 기계 (Resistance Machines)

재활 프로그램의 III단계 동안 우선적으로 기계운동이 사용된다. 기계는 다양한 저항 기전을 가지며, 그것들은 무게판(weights pans), 수력(hydraulics), 고무, 비대칭 캠(cam) 시스템 등을 포함한다. 저항은 한 형태의 기계로부터 다른 종류로 다양하게 증가시킨다. 시장에 많은 종류들의 기계들이 있지만, 단지 일부가 여기서 언급된다.

***엉덩관절 벌림, 폄 그리고 굽힘** (Hip Abduction, Adduction, Extension and Flexion)* 대부분의 기계들은 단지 운동의 한면에서만 엉덩관절을 위한 운동을 제공하며 그 외의 것들이 엉덩관절의 동작의 여러 면에서 저항운동을 제공한다. 각각의 경우 엉덩관절 동작을 분리시켜 다른 관절이나 다른

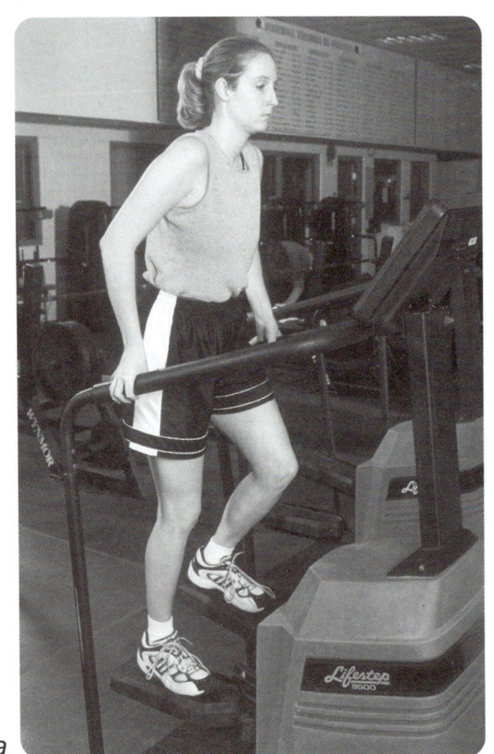

a

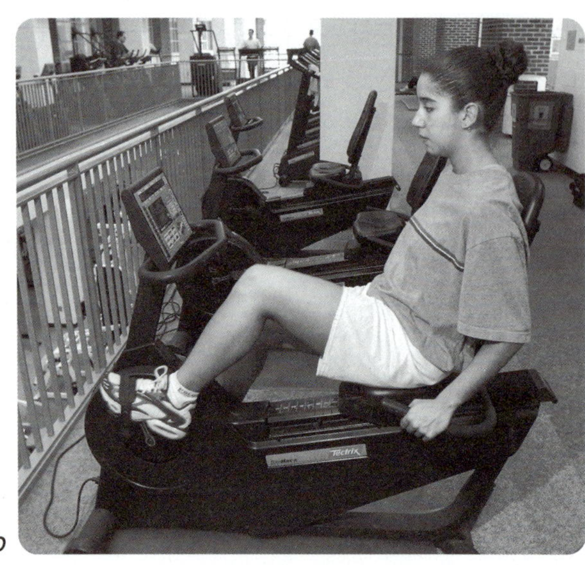

b

그림 24.33 스텝머신과 같은 상호운동 장비 *(a)* 고정식자전거 *(b)*는 근력, ROM, 협응력을 향상시키기 위해 사용되어질 수 있다.

엉덩관절(고관절, hip joint) 동작으로부터 움직임을 허용하지 않는다(그림 24.34). 환자가 사용하기 전에 이런 기계들의 적절한 사용법을 기본적으로 제공해야 한다. 이런 소개들에서 바른 정렬, 움직임을 통해 조절할 수 있는 적절한 무게 선택 그리고 잘못된 대상동작없이 바른 실행을 할 수 있도록 해야 한다.

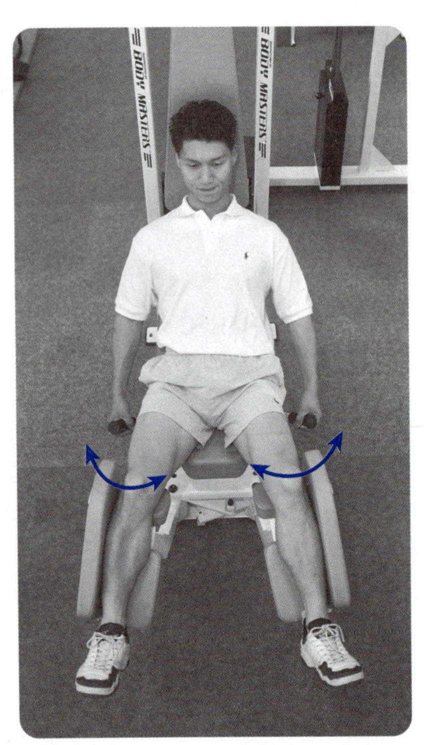

그림 24.34 분리된 엉덩관절 동작운동.

리클라이너 레그 프레스 *(Recliner Leg Press)* 시장에 출시된 레그 프레스의 다른 모델이다. 이 기계는 엉덩관절, 무릎, 발목 움직임을 사용하는 닫힌 사슬운동(closed kinetic chain) 장비이다. 엉덩관절은 부상을 입은 다리를 플랫폼에 대고 누운 자세로 운동할 수 있으며 무릎과 엉덩관절은 시작 자세에서 90°에 둔다. 환자는 다리를 밀어 펴서 몸은 플랫폼으로부터 멀어지게 한다(그림 24.35).

환자는 엉덩관절-폄 활동을 더 증가시키기 위해서 대체자세를 취할 수 있다. 환자는 기계위에 네발자세로 위치하며, 환측 다리를 플랫폼의 높은 쪽에 위치시키며 환자는 건측 무릎과 팔꿈치로 체중을 지지한다. 환자는 환측 다리를 펴기위해 플랫폼을 밀어낸다.

프리-웨이트 스쿼트와 스필릿 스쿼트

(Free-Weight Squats and Split Squats)

바벨과 덤벨은 스쿼트와 스필릿 스쿼트 운동을 위한 저항을 제공할 수 있다. 환자는 이러한 운동을 실행하는데 있어 무릎과 등의 좋은 배열을 유지하도록 지도되어야 한다(그림 24.36). 중량은 가볍게 시작되어야 하며 환자가 조절가능하고 적절한 근력을 발현함에 따라 점진시킨다. 이런 운동들은 표준화된 스쿼트 자세로 환측 다리에 체중이 걸리도록 하거나 건측 다리를 박스나 계단 위에 두고 환측 다리에 더 많은 저항이 걸리도록 점진적으로 발전시킨다.

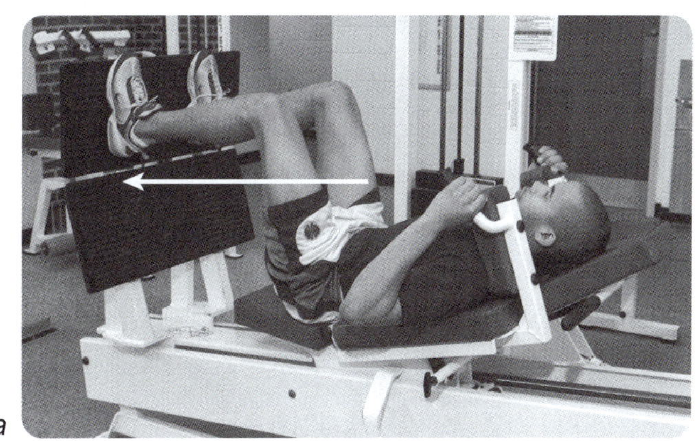
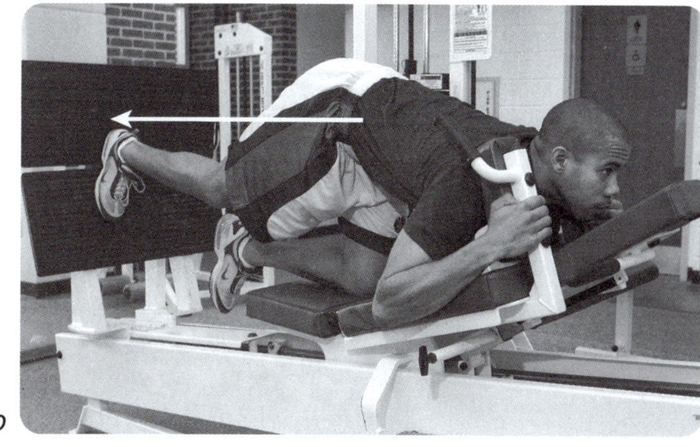

그림 24.35 리클라이너 레그프레스 운동 : (a) 바로 누운 자세, (b) 엎드려 누운 자세.

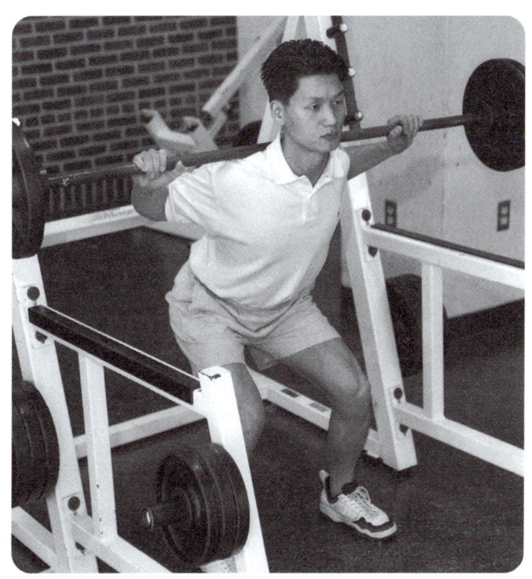

그림 24.36 프리웨이트를 이용한 스쿼트 운동. 바른 자세 정렬을 유지해야 한다.

스위스 볼 운동 (Swiss- Ball Exercises)

스위스 볼 운동은 다리를 접은 상태의 브릿지 활동을 포함하며 먼저 양다리를 모두 사용하고, 그 다음 환측 다리만 사용하는 것과 같은 동작들을 포함할 수 있다. 이러한 운동들을 엉덩관절 폄근을 촉진시킨다. 스위스 볼 위에서 하는 엉덩관절 굽힘근 운동은 바닥에 손을 대고 엎드린 상태에서 볼위에 정강이를 둔다. 환자는 볼 위에서 균형을 유지하는 동안 가슴을 향해서 무릎을 잡아당긴다(그림 24.37). 이러한 운동 모두는 도수저항이 볼의 움직임에 적용될 때 보다 더 어려워진다 : 운동사의 손은 운동동안 볼의 움직임에 대한 마찰을 제공한다.

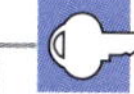

엉덩관절을 위한 근력운동은 다른 신체분절의 근력운동의 점진적인 과정과 비슷하며 등척성, 체중 저항운동, 저항밴드, 기계, 프리웨이트 그리고 스위스볼 운동을 포함한다.

고유수용성 운동 (PROPRIOCEPTION EXERCISES)

균형운동은 환자가 다리로 체중을 지지할 수 있는 능력이 생기면 치료적 운동 프로그램의 초기에 시작할 수 있다. 다른 다리 부상의 경우와 마찬가지로, II단계 과정동안 체중을 이동시키는 활동과 눈을 뜨고 한쪽 다리로 서는 보행 훈련에서 눈을 감고 하는 방법으로 진행한다. 균형운동은 정적인 활동에서 시작하여 혼란을 주는 활동들로 발전시키며 정적인 균형은 환자가 다른 기능적이고 동적인 활동을 수행하는 동안 도전을 받게 된다. 이러한 동작은 환자가 환측 다리를 바닥이나 1/2 폼 롤러에 두고

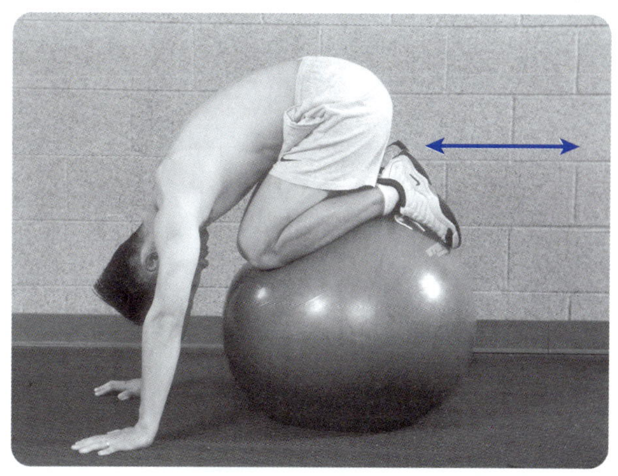

그림 24.37 스위스볼에서 하는 엉덩관절 굽힘 운동 : 볼위에 다리를 두고 무릎과 엉덩관절은 편 자세에서 시작한다. 환자는 무릎을 가슴쪽으로 당긴 이 자세의 마지막이 그림에서 보여진다.

엉덩관절의 진전을 위한 고유수용성 운동은 정적 균형 활동에서부터 혼란스러운 균형활동으로 진전되고 빠른 박스 운동과 같은 민첩성 운동이 이어진 후에 최종 플라이오메트릭으로 진전된다.

균형을 잡는 동안에 건측 다리로 밴드 저항운동을 실시하는 것; 트램폴린이나 BAPS 보드 위에서 공을 잡거나 튀기면서 한 다리로 서 있는 것; 피터나 슬라이드 보드와 같은 다른 기구나 균형 보드를 사용하는 것 등을 포함한다.

균형감각, 고유수용성 기능, 근력, 협응력 등이 향상됨에 따라, III단계 후기에는 더 높은 수준의 고유 수용감각 반응과 조절을 요구하는 민첩성 운동으로 진행한다.

이러한 동작들은 저항을 가하는 체중 이동 활동, 동작에 속도 증가를 포함한 운동, 마지막으로 점핑이나 플라이오메트릭을 이용한 폭발적인 운동 등을 포함한다.

민첩성 운동은 22장과 23장에서 소개되었다. 이러한 동작들 중 몇몇은 빠른 스텝업-스텝다운 동작, 왼쪽에서 상자의 중심을 지나 오른쪽으로 스텝을 옮기는 방향전환운동, 상자를 넘어서 호핑 운동(hopping exercise)을 실시하는 것과 같은 빠른 상자 운동을 포함한다.

저항 밴드는 빠른 방향 전환 운동에 저항을 증가시켜 사용할 수 있다. 밴드를 허리에 고정시키고, 환자는 바닥의 다른 표적지를 향해 점프하도록 요구될 수 있고, 동작의 방향을 전환시키며, 다른 패턴의 점프로 대체될 수 있다. 이러한 몇몇 운동들은 22장에 설명되어져 있다.

플라이오메트릭 운동은 환자의 민첩성, 근력, 파워, 그리고 협응력의 사용을 최대화시키는 것이다; 이것은 환자가 빠른 민첩성 운동에서 조절이 잘되고 안전하게 운동을 수행하기 위한 좋은 근력과 적절한 유연성을 가지고 있을 때 시작한다.

하강-점프 동작, 측면 점프 동작, 콘 점프 동작과 같은 플라이오메트릭 운동들은 엉덩관절(고관절, hip joint) 부상을 포함한 모든 다리 부상에서 사용되어 진다. 이러한 동작들은 9장과 22장에서 논의된다.

기능적이고 활동-특이적 운동 (FUNCTIONAL AND ACTIVITY-SPECIFIC EXERCISES)

운동사는 환자가 특수한 스포츠와 포지션 또는 작업이 요구하는 것을 개시할 준비가 되었다고 판단될 때 엉덩관절을 위한 기능적이고 활동-특이적인 운동을 선택한다.

폭넓고 다양한 기능적 운동이 엉덩관절 재활에 포함될 수 있다. 몇몇 기능적인 운동들은 스쿼트, 스텝 운동, 런지, 측면 런지, 카리오카와 계단뛰기를 포함한다. 엉덩관절 프로그램에서 사용해야 하는 활동-특이적 운동은 환자의 스포츠 종목과 스포츠 활동에서의 포지션 또는 작업에서 요구하는 수준에 따라 결정하는 것이 가장 주요한 요소이다. 스포츠 종목이 주로 달리는 동작을 포함하는 것이라면, 그와 같은 형태의 운동이 기능적이고 스포츠 특이적 프로그램안에 포함된다. 스포츠 종목이 방향, 가속, 감속의 변화가 빠른 것을 포함한다면, 프로그램의 스포츠 특이적인 부분속에 그와 같은 기능적인 부분을 포함시킨다. 환자의 활동들이 스쿼트, 사다리 위로 무거운 물건 옮기기를 포함하면 이것들은 활동-특이적 프로그램 안에 포함시킨다.

스피드, 거리, 반복 그리고 운동의 복잡성은 처음 낮은 수준에서 시작하고 견딜 수 있는 정도까지 스트레스를 추가하여 점차적으로 증가되어 진다. 환자의 활동에서 요구하는 사항들을 정확하게 모방할 수 있는 활동들이 지속적으로 점진적 과정에서 제공되며, 통증과 좋지 못한 증상과 징후들은 제거되어야 한다.

환자는 일단 통증이 없어지면 정상 활동참여로 복귀할 수 있다; 정상적인 근력, 유연성, 민첩성을 가져야 한다; 왼쪽과 오른쪽 다리 모두 주저함 없이 동등하게 또는 환측 부위를 잘 사용하며 운동을 수행할 수 있고; 정상적으로 양쪽 다리(하지, lower extremity) 모두를 사용할 수 있다.

특수한 재활 적용 (SPECIAL REHABILITATION APPLICATIONS)

엉덩관절(고관절, hip joint)의 부상은 발목과 무릎 부상과 같이 자주 발생하지는 않지만, 그러한 상태는 장애가 될 수 있고 정상 활동으로 성공적으로 복귀하기 위해 적절한 재활을 필요로 한다. 뼈가 아직 완전히 성숙하지 않은 젊은 선수들은 인대나 근힘줄부상보다 엉덩관절에서 성장판 부상이 더 지속될 수 있다(Mellman, McPherson, Dorr, & Kwong, 1996). 엉덩관절의 흔한 부상들 중 일부와 기능장애 그리고 엉덩관절의 재활 프로그램이 다음에 논의되어 있다.

근육 불균형 증후군 (Muscle-Imbalance Syndromes)

골반, 엉덩관절, 넙적다리(대퇴, thigh)주변의 많은 연부 조직의 부상들은 근육의 불균형을 가져온다(Geraci, 1994). 이러한 증후군들은 근그룹의 긴장과 길항근의 약화, 그리고 인접 부위의 보상적인 근 활성화(firing) 패턴으로 특징 지워진다(Sahrmann, 2002). 증상의 결과는 전형적으로 통증, 기능감소 그리고 구조의 변화를 포함한다. 근막 조직의 변화는 또한 흔하게 나타난다.

엉덩관절 굽힘근 긴장 증후군 (Hip Flexor Tightness Syndrome)

이러한 문제는 체조선수와 댄서에서 흔히 발생하는 것이다. 엉덩관절 굽힘근(굴근, flexor)은 긴장하고 엉덩관절 굽힘근의 길항근과 엉덩관절과 허리 폄근(신전근, extensor)은 약하고 억제된다. 이러한 불균형은 서있는 자세에서 골반이 과도하게 앞쪽으로 기울어지고, 허리뼈척주앞굽음증(요추전만증, lumbar lordosis)이 증가하는 것으로 특징지워진다, 디스크의 퇴화, 척추증(spondylosis), 척추분리증(spondylolysis), 척추전방전위증(spondylolisthesis)을 포함한 아래 허리 척추의 기능장애(lower lumbar spine dysfunction)로 발전할 수 있다. 근막의 제한이 허리척추옆(lumbar paraspinals), 허리네모근(요방형근, quadratus lumborum), 넓은 허리등근(latissimus dorsi)에서 흔히 생긴다.

객관적인 평가소견에서 엉덩관절긴장에 대한 토마스 검사가 양성이다. 엎드려 누운 자세에서 엉덩관절 펴기에 있어 근 활성화 평가가 동시에 일어날 수 없는 패턴으로 밝혀졌다. 뒤넙다리근(슬괵근, hamstrings)에 의해 초기 엉덩관절 펴기가 정상적으로 활성화되고 : 다음 큰볼기근(대둔근, gluteus maximus)이 활성되고: 단계적으로 반대쪽 허리엉치뼈 척추옆(lumosacral paraspinal)근육에서 활성화가 이뤄지고, 다음 동측 허리엉치뼈 척추옆근육, 반대쪽 등허리부위 척추옆근육(thoracolumbar paraspinal)이 활성화되고 마지막으로 동측 등허리척추옆근육이 활성화된다(Geraci, 1994). 과도한 어깨뼈(견갑골, scapula) 근육의 활성화는 약한 부위를 보상하는 것이고 폄근(신전근, extensor)이 억제되어 진다(Geraci & Brown, 2005).

이러한 증후근의 치료는 짧아진 근육의 수정, 억제된 연부 조직의 근막 이완, 자세의 수정, 약해진 근육의 강화, 바른 근육 활성화를 촉진하기 위한 근육의 재교육을 필요로 하다. 주동근의 긴장으로 이차적으로 길항근이 약해졌을 때, 짧아진 근육의 길이는 종종 길항근의 근력 변화에 두드러진 영향을 준다. 골반의 안정화를 위한 활동과 골반 지지를 위한 하복부 강화 운동은 자세 수정을 위한 기반을 제공한다. 전기 자극의 사용과 근육 활성 순서 패턴의 교육은 느린 순서로 시작해서 점차 빠른 점화 순서로 진행하며 마지막으로 기능적 활동을 함으로서 근 재교육에 도움을 줄 수 있다.

환자는 일반적으로 이러한 재활 과정동안 일부 활동을 지속할 수 있지만, 근육 활성화 패턴의 변화에 따라 수행이 변화할 수 있다는 것에 주의해야 한다. 이것은 불균형을 보상하기 위한 특이적인 스포츠 기술에 이미 적응되어 버린 환자에게 있어 놀라운 일이다.

궁둥구멍근 증후군 (Piriformis Syndrome)

엉덩이(buttock)와 다리 통증은 궁둥구멍근(이상근, piriformis) 증후근의 가장 두드러진 특징이다(Benzon, Katz, Benzon, & Iqbal, 2003). 다리 통증은 넙적다리(대퇴, thigh)와 다리(하지, lower leg)를 따라 아래로 방사되고 S1신경뿌리 증후군과 유사하다. 이것은 달리기, 서기, 장시간 앉기에서 증상을 악화시킬 수 있다. 임상 검사는 궁둥구멍근의 긴장(tightness)을 나타내고 종종 근약화가 동반된다. 환자가 누운 자세에서 이완되었을 때, 환측 다리는 반대편 다리보다 더 많이 바깥돌림(외회전, lateral rotation)되어 있다. 압통(tenderness), 긴장(tightness), 그리고 궁둥구멍근의 연부조직 제한이 촉진 시에 나타난다. 궁둥뼈신경 자극(sciatic nerve irritation)은 신경 위에서 긴장된 궁둥구멍근의 압박으로 생기고 다리로 통증이 전이되어 진다. 궁둥뼈신경이 궁둥구멍근을 통과하는 사람들 중 15%는 궁둥구멍근으로부터 다리로 통증이 전이하는 원인으로 이 상황을 의심할 것이다.

궁둥구멍근 증후근의 일반적인 원인은 엉치엉덩관절 기능장애(sacroiliac dysfunction); 다리 길이의 불일치; 가성 다리길이 차이를 가져오는 경사진 표면에서의 달리기; 그리고 궁둥구멍근, 뒤넙다리근(슬괵근, hamstrings), 가쪽 넙적다리 근육의 긴장을 포함하는 근육의 불균형 등이 있다.

치료는 원인의 수정, 근막의 이완과 통증유발점(trigger point) 이완 기법, 스트레칭 운동, 근력강화운동을 포함한다. 환자는 일반적으로 치료 중에 스포츠 참여를 지속할 수 있다. 이것은 통증이 환자가 수행할 수 있는 능력을 명령하는 자기-제한 조건(self-limiting condition)이기 때문이다.

급성 연부 조직 손상 (Acute Soft-Tissue Injuries)

이 분류에 있는 부상들은 염좌, 좌상과 타박상을 포함한다. 외상성 윤활주머니염은 이 제목 아래 올 수 있지만, 윤활주머니염은 반복적인 스트레스 부상과 관련해서 언급되어 질 것이다.

타박상 (Contusions)

엉덩관절의 타박상은 운동선수들에게서 매우 흔하게 발생한다. 그러한 것들이 엉덩뼈(장골, ilium) 능선을 따라 생기고 그것을 힙 포인터(hip pointer)라 한다. 힙 포인터는 일반적으로 그 상태가 심각하지 않고 장애를 일으키지 않는다면 재활을 필요로 하지 않는다. 이러한 경우에 부상에 따라 24시간 안에 통증이 시작하고 점차 진행하는 것을 경험한다; 이 통증은 엉덩뼈 능선에 붙어 있는 근육의 부종과 경련의 결과로 통증이 증가한다. 엉덩관절과 복부 근육이 붙어 있는 부위에 부상을 입거나 이 부위를 가로질러 타박상을 입을 경우, 엉덩관절을 굽히고 벌리고 몸통(체간, trunk)을 움직이는 활동들 특히, 저항 동작은 통증을 자극한다. 큰 걸음이나 빠른 속도에서 이동은 특히 통증이 심하다. 하루 이틀 사이에 반상출혈(ecchymosis)이 나타난다.

치료는 재활의 I단계 동안 반상출혈(ecchymosis)을 흡수하고 근경련을 완화하고 치유를 촉진하기 위해 항염증성 약물과 요법(modalities)을 사용한다. 이러한 부상은 우선적으로 반상출혈로 인한 근경련과 압통(tenderness)으로 인해 자기제한(self-limiting)적이다.

전기자극의 도움과 함께 하는 운동범위(range of motion)는 II단계에서 유용하고 초기 능동적인 가동성을 회복하고 부상을 당한 1–2일 안에 실시한다. 초음파는 반상출혈의 흡수에 도움을

■ 사례연구 (Case Study)

25세의 장거리 선수가 오른쪽 엉덩이와 넙적다리 후면의 통증을 호소하였으며 그 통증이 지난 3주 동안 점진적으로 악화되었다. 그는 최근에 거리를 6.4–9.7km(4–6마일)로 증가시켰다. 통증은 약 4.8km(3마일) 지점에서 발생하였으며 뛰는 동안 지속되었다. 그 환자는 약 45분 정도 책상에 앉아 있다가 일어날 경우, 몇 분간 주변을 걸을 때까지 오른쪽 엉덩이에서 통증이 있었다고 보고하였다. 그는 5년 전에 등부상을 있었고 치료해서 그 이후로 등에는 더 이상의 문제는 발생하지 않았다. 서있는 몸통의 동작은 어떠한 방향으로도 통증을 유발하지 않았다. 그가 치료 치료대 위에 바로 누워있을 때 그의 오른쪽 다리는 왼쪽 다리보다 약 20° 정도 바깥 돌림되어 있었다. 엉덩관절을 60° 구부리고, 모으고, 안쪽 돌림시킨 자세는 오른쪽 엉덩이에 통증을 유발시켰다. 70° 까지 다리올림이 가능하고 궁둥뼈신경통은 음성이다. 오른쪽 엉덩이를 촉진한 결과는 깊은 압박에 대해서 중간 엉덩이 부위가 민감해져 있음을 감지했다. 궁둥구멍근에 긴장이 느껴졌다. 이러한 자세에서 엉덩이의 바깥 돌림시에 저항을 가하면 매우 통증이 심했다. 엉덩관절 돌림은 약하다.

분석을 위한 질문들

1. 환자의 문제를 발생시키는 기타 다른 기능성 있는 원인을 배제하기 위해서 당신은 어떠한 다른 검사들을 실시해야 하는가?
2. 환자의 문제에서 어떤 증상을 의심해야 하는가?
3. 오늘 그를 위한 처음의 치료는 무엇인가?
4. 그가 귀가하기 전에 가정치료로 어떤 것을 지도해야 있는가?
5. 첫째 주의 치료 목표에는 어떤 것이 포함되어야 하는가?
6. 만약 환자가 계속 뛸 수 있는지를 묻는다면 어떻게 말해줄 것인가?

줄 수 있다. 가벼운 저항을 이용한 근력 강화 운동은 부상의 심각성과 통증 정도에 따라 II단계 끝이나 III단계 시작부에 2일에서 3일까지 적용할 수 있다. III단계에서 저항운동은 환자가 견뎌낼 수 있는 정도에 따라 반복횟수와 저항을 점진적으로 증가시킨다.

회복은 부상의 심각성 즉, 부종, 출혈, 근 경련을 조절하는데 있어서 초기 치료의 질; 재활이 시작되는 시점에 의존한다. 중간 정도의 부상과 적절한 치료가 이루어질 때, 환자는 1주일 이내에 일상으로 복귀할 수도 있지만, 보다 심각한 부상과 치료가 지연될 때는 환자는 적어도 2주간은 활동할 수 없을 수도 있다.

서혜부 좌상 *(Groin Strain)*

샅굴(샅고랑)부위 염좌는 엉덩관절(고관절, hip joint) 모음근(내전근, adductor) 뿐만 아니라 엉덩관절 굽힘근(굴근, flexor)의 염좌로 정의된다. 엉덩허리근(장요근, iliopsoas), 넙다리곧은근(대퇴직근, rectus femoris), 긴모음근(장내전근, adductor longus), 짧은모음근(단내전근, adductor brevis), 큰모음근(대내전근, adductor magnus), 넙다리빗근(봉공근, sartorius)등이 포함되어 진다. 보다 자주 일어나는 부상은 모음근과 엉덩허리근에서 발생한다. 근육은 그것의 정상 제한 범위를 넘어서서 이동되거나 빠르고 강력한 수축을 일으킬 때 부상이 일어난다. 발병 전(premorbid)에 기여하는 요소는 근 긴장, 약화 또는 불균형을 포함한다. 부상은 일반적으로 근힘줄 접합부에서 발생하며 중정도 또는 심각한 경우에 장애를 일으킬 수 있다.

다른 부상들이 샅굴부위 염좌와 비슷하기 때문에 감별진단으로 배제해야 한다. 다른 가능성있는 상황들은 두덩뼈염(osteitis pubis), 스트레스골절(stress fractures), 견열골절(avulsion fractures) 그리고 스포츠 탈장(hernias)을 포함한다(Lynch & Renstrom, 1999).

환자는 환측 다리에 진통보행(antalgic gait)을 갖고 있으며 고르지 못한 리듬의 보행, 짧은 보폭 그리고 무릎과 엉덩관절 동작이 감소한다. 부상면에 촉진으로 근 경련, 부종과 압통이 나타날 수 있다. 반상출혈이 2–3° 염좌에서 발생한다.

부상근육의 검진은 가장 큰 통증 반응을 일으키는 동작을 결정하기 위해 저항 근육활동 검사를 포함한다. 무릎을 펴고 엉덩관절(고관절, hip joint)을 굽힌 상태에서 허리엉덩근을 검사한다; 무릎을 굽히고 엉덩관절을 굽힌 상태에서의 검사는 넙다리곧은근(대퇴직근, rectus femoris)을 검사한다; 엉덩관절을 굽히고, 바깥돌림(외회전, lateral rotation)을하고 벌린상태에서 무릎 굽힘(굴곡, flexion)에 저항을 가하는 넙다리빗근(봉공근, sartorius)을 검사한다; 그리고 엉덩관절 모음근(내전근, adductor) 검사는 모음근을 검사한다.

I단계에서의 치료는 통증조절과 경련 감소를 위한 요법을 포함한다. 전기자극요법은 근경련을 감소시키고 능동 보조 운동범위와 능동 운동범위 운동과 함께 가능한 빨리 잃어버린 운동범위를 회복하기 위해 사용한다. 환자가 진통보행을 보이면 정상보행을 나타날때까지 목발이 필요할 수 있다. 스피카 붕대(spica wrap)는 보행을 편하게 하기 위해 이동 중 근육을 지지하고 운동범위를 감소시키는데 도움이 된다. 수중 운동과 협응동작 기계는 2일 또는 3일 후 II단계에 도움이 된다. 2일 또는 3일동안 등척성 운동을 시작하고 단계적으로 III단계로 전이하는 환자는 항중력 자세에서 다리를 움직일 수 있을 때 점진적인 저항 운동 프로그램을 시작한다. 환자는 한쪽 다리에서 다른쪽 다리로 정확하게 체중을 옮길 수 있어야 하고 외발서기와 점진적인 고유수용성 운동은 균형을 발전시키는데 적용되어 지고 이후에 민첩성을 훈련한다. 트레드밀 활동은 목발없이 정상 보행이 가능할 때 시작한다; 트레드밀은 걷기에서 가볍게 뛰기에서 달리기로 발전해야 한다. 트레드밀에서의 민첩성 운동은 III단계 마지막에 근육의 조정 능력과 닫힌 사슬 동작에서 운동범위가 모두 우수할 때 사용되어 진다. 부상의 심각성과 조직의 손상정도에 따라 5-10일 후 연부조직 마사지는 상처조직의 유착을 감소시키고, 치유를 촉진하기 위해 혈류의 흐름을 자극하는데 도움이 된다.

저항-밴드 점프, 박스훈련과 측방 움직임은 IV단계 초기에 동적인 균형과 근 조정력이 우수할 때 시작한다. 완전히 일상으로 복귀하기 전에 플라이오메트릭에서 기능적인 활동, 마지막으로 활동 특이적 운동으로 발전시켜야 한다.

부상의 심각한 정도에 따라 프로그램은 한 주에서 여러 주가 소요될 수 있다.

염좌 (Sprains)

엉덩관절의 인대 염좌는 상대적으로 드물다. 관절은 확(소켓, socket)이 깊고 강한 인대로 지지되며 외부 압력에 의해서 쉽게 부상당하지 않기 때문에 안정적이다. 엉덩관절 인대는 강한 힘이 걸린 격렬한 부상이 발생했을 경우 염좌를 초래한다. 이런 경우 엉덩관절은 과도한 굽힘(굴곡, flexion), 벌림(외전, abduction), 바깥돌림(외회전, lateral rotation)이 통합된 자세나 과도한 굽힘, 모음(내전, adduction), 안쪽돌림(내회전, medial rotation)이 통합된 자세에 놓이게 된다.

I단계와 II단계 관절 유동성은 염좌에 따른 관절의 통증을 완화할 수 있다. 환자는 처음에 작은 호를 그리는 동작을 물속에서 시작할 수 있으며, 관절의 반응에 따라 호의 크기를 점진적으로 증가시킬 수 있다. 유연성과 근력강화를 위한 치료적 운동은 다른 엉덩관절 재활 프로그램에서 했던 것처럼 진행하면 된다.

다른 상황들 (Other Conditions)

이러한 부상들은 일차적으로 과사용이 기반이 되고 이겨낼 수 있는 신체 능력보다 큰 비율의 반복적인 스트레스가 적용된 결과에 기인한 것이다. 이러한 범주에 속하는 상태들은 윤활주머니염, 힘줄병증(tendinopathy)과 뼈염(osteitis)이다.

윤활주머니염 (Bursitis)

엉덩관절(고관절, hip joint)에서 가장 흔하게 발생하는 윤활주머니염은 큰돌기(대전자, great trochanter)의 윤활주머니염이다; 그러나 엉덩볼기(ischiogluteal)와 엉덩허리근볼기주머니(iliopectineal bursae)와 같은 다른 엉덩관절 윤활주머니(활액낭, bursa)가 염증에 걸리기 쉽다.

환자를 치료하는 데도 불구하고 증상이 지속된다면 다른 진단이 고려되어야 한다. 추가적인 진단은 허리 디스크 부상, 후관절증후군(facet syndrome), 골절, 신경 포착(nerve entrapment), 샅굴탈장(inguinal hernia), 복부 내장질환, 엉덩관절 질환, 골 종양 등의 포함을 배제해야 한다. 남성을 위한 추가적인 진단은 고환꼬임(testicular torsion)과 만성 전립샘염(prostatitis)이다.

큰돌기 윤활주머니염 *(Greater Trochanteric Bursitis)* 큰돌기 윤활주머니는 정상보다 큰 모음 각도를 갖거나 울퉁불퉁한 표면에서의 달리기를 하는 경우에서 처럼 환자의 달리기 기전이 윤활주머니에 스트레스를 증가시킬때 윤활주머니염으로 영향을 끼칠 수 있다. 모음근(내전근, adductor)과 벌림근(외전근, abductor) 사이의 근 불균형, Q각의 증가, 다리 길이의 불균형 그리고 넓은 골반은 돌기윤활주머니염(trochanteric bursitis)을 일이키는 원인이 된다. 엉덩관절 측면으로 낙상이 외상성 윤활주머니염을 일으킬 수 있다. 통증은 엉덩관절 측면과 넙적다리(대퇴, thigh)의 원위부 아래로 또는 엉덩이 측면 근위부로 방사된다. 환측 다리로 눕고 다리를 교차하거나 달리거나, 뛰는 동안 통증이 발생한다(Hammer, 1993).

검사는 큰돌기를 촉진해서 압통이 나타나고 엉덩관절 돌림(회전, rotation)에서 통증이 있고 오베르검사(Ober's test) 양성에서처럼 엉덩정강근막띠(장경인대, iliotibial band, ITB)의 긴장이 나타낸다. 저항 벌림(외전, abduction)검사는 수축하는 근육에 의해 윤활주머니에 압박을 가해지기 때문에 민감해진다. 엉덩관절을 모음과 안쪽돌림시켜 수동으로 굽히면 큰돌기에 대항해 윤활주머니가 압박되므로 자극을 일으킨다. 환자는 환측다리를 더욱 벌려서 서거나 반대쪽 다리에 더 많은 체중을 두게 될 수 있다.

엉덩허리근볼기주머니염 *(Iliopectineal Bursitis)* 엉덩허리근볼기주머니염은 스포츠에서 가장 흔히 발생하지만 특히, 댄서와 스케이트 선수에서 가장 흔하게 나타난다. 엉덩이허리볼기근주머니는

■ 사례연구 (Case Study)

16세의 단거리 선수가 3일전 연습 도중에 좌측 엉덩관절에 부상을 입었다. 그녀는 넙적다리 안쪽 근위부에 통증이 지속되고 안쪽 넙적다리의 중간면을 따라 약간의 색변화도 있다. 그녀는 통증으로 인해 정상적인 보행이 어렵다. 검사에서 엉덩관절이 20° 벌어질 때 통증에 의해 제한되었다. 환자는 중력에 대항해서 다리를 모을 수 없다. 엉덩관절 굽힘은 4/5이지만, 모음동작에서처럼 약하진 않다. 넙적다리 안쪽에서 긴장감이 느껴지고 넙적다리 중간에서부터 샅굴부위까지 촉진결과 약함이 발견되었다.

분석을 위한 질문들

1. 환자의 부상에 대해 무엇을 의심할 수 있는가?
2. 다른 감별 검사들로 무엇을 할 것인가?
3. 오늘 그녀에게 실시해야 하는 치료는 무엇인가?
4. 그녀에게 알려주어야 할 가정관리는 무엇인가?
5. 이 환자를 위해 제공해야 할 치료적 운동의 진행과정을 개요화하라. 어떠한 요법을 사용할 것이며 왜 할 것인가?

앞쪽 절구(acetabulum)의 표면과 엉덩허리근(장요근, iliopsoas) 힘줄 심부에 위치한다. 특히 저항 동작에서 갑작스런 굽힘(굴곡, flexion)과 폄(신전, extension) 활동은 윤활주머니를 악화시킬 수 있다. 윤활주머니는 넙다리신경(대퇴신경, femoral nerve)과 인접한 곳에 위치하며 염증으로 통증과 부종이 생기면 종종 신경을 자극하기도 한다. 통증은 엉덩허리근의 스트레칭과 수축 시에 모두 발생한다. 통증은 샅굴부위의 윤활주머니에 위치하지만 넙다리신경이 영향을 받는다면 또한 엉덩관절(고관절, hip joint), 넙적다리앞쪽, 무릎으로 방사될 수 있다.

엉덩볼기윤활주머니염 *(Ischiogluteal Bursitis)* 엉덩볼기 윤활주머니는 궁둥뼈결절(좌골결절, ischial tuberosity)과 큰볼기근(대둔근, gluteus maximus) 사이에 위치한다. 외상성 윤활주머니염은 환자가 엉덩이로 떨어지거나 엉덩이를 부딪힐 경우에 발전할 수 있고, 오랜시간 딱딱한 표면에서 앉아 있거나 다리를 꼬고 앉아 있을 때 발전할 수 있다. 통증은 엉덩관절 또는 몸통의 굽힘(굴곡, flexion), 계단 오르기, 걷거나 런닝, 그리고 딱딱한 의자에 앉을 경우 나타난다. 환자를 옆으로 눕힌 상태에서 궁둥뼈결절을 촉진하면 국소적인 압통이 나타나고 뒤넙다리근(슬괵근, hamstrings)이나 엉덩관절로 종종 통증이 방사된다.

치료 *(Treatment)* 초음파와 온열 기법은 엉덩관절의 윤활주머니염을 치료하는 데 가장 흔하게 사용되는 방법이다(Gerber & Herrin, 1994). 항염증성 약물이 경구나 주사를 통해서 제공된다. 교차-마찰(cross-friction) 마사지가 유착과 통증을 감소시킨다(DeDomenico, 2007). 치료적 운동은 긴장된 근육의 유연성을 증가시키기 위한 스트레칭 운동과 근육의 불균형을 수정하기 위한 근력 강화운동을 포함해야 한다. 런닝의 기전과 런닝을 실시하는 표면과 같은 기본적인 원인의 수정이 필요하고 재발의 위험을 감소시키기 위해 가장 중요한 치료 단계가 될 것이다. 윤활주머니염 부상은 자기-제한적이고 활동 수준의 수정은 이로울 수도 있지만, 스포츠 활동의 참여를 전면 중단하는 것은 운동사나 의사의 판단을 남겨놓는 것이다. 활동 제한의 양은 부상의 심각한 정도, 스포츠의 형태, 참여강도, 기전의 수정과 같은 여러 가지 요인에 따라 다르다.

힘줄병증 (Tendinopathy)

긴모음근(장내전근, adductor longus), 엉덩허리근, 넙다리곧은근(대퇴직근, rectus femoris) 힘줄은 엉덩관절에서 힘줄병증의 호발 부위이다(Micheli & Coady 1997). 부상의 기전은 과사용과 관련이 있으며 근육의 긴장, 불균형, 다리 길이의 불균형, 울퉁불퉁한 바닥에서의 달리기, 지나치게 빠르게 업무부하를 증가시키는 것, 잘못된 기전과 같은 부가적인 요인들을 포함할 수 있다. 샅굴(groin, (긴모음근))이나 샅굴부위(넙다리곧은근이나 엉덩허리근부위)에서 점차적으로 통증이 시작된다고 호소한다. 엉덩관절의 힘줄병증의 과정은 다른 신체 분절의 힘줄병증과 유사하며 걷기와 계단오르기와 같은 일상 활동이 통증을 유발할 때까지 환자의 활동에 따라 통증은 진행하게 된다.

힘줄 촉진 시 압통이 나타낸다. 염발음(crepitus)이 느껴질 수 있다. 스트레칭이나 저항이 가해지는 수축동작은 통증을 유발할 수 있다. 유연성이 종종 감소된다. 보폭이 감소되고 엉덩관절의 동작이 감소하여 진통 보행(antalgic gait)을 나타낼 수 있다.

치료는 다른 힘줄병증 상태에서와 같이 동일한 과정을 따른다. 통증을 완화하는 약과 통증을 조절하기 위해 요법이 치료적 운동에 수반된다. 스트레칭 운동과 우선적으로 편심성 근력운동의 점진적인 프로그램이 초기 운동으로 사용되어 진다. 후에 운동의 다른 종류들이 추가된다. 근본 원인의 수정은 힘줄염(건염, tendonitis) 재활을 최소화하는데 필요하다. 힘줄에 가해지는 교차-마찰 마사지(cross-friction massage)는 유착 형성과 통증을 감소시킨다. 환자의 스포츠 참여는 치료 중에 부상의 심각한 정도에 따라 줄이는 것이 요구되어 진다.

두덩뼈염 (Osteitis Pubis)

장거리 선수, 경보선수, 댄서, 펜싱선수, 축구선수처럼 두덩뼈염이 잘 호발하는 선수들과 감속 동작 시 한발로 체중을 딛고 있는 동안 다방향 움직임을 요구함으로써 두덩결합(치골결합, pubic symphysis)에 과도한 전단력을 걸리는 다른 운동 선수들은 두덩뼈염이 잘 생길 수 있다. 전단 스트레스(shear stress)로 인한 염증성 상황은 반복되는 외상이나 두덩결합 관절에 좌상에서 기인한다. 통증의 발현은 점진적이고 국소적이며, 복부나 샅굴부로 이따금씩 방사통을 유발한다. 악화시키는 동작들은 피봇팅(pivoting), 점핑(jumping), 스프린팅(sprinting), 킥킹(kicking), 그리고 갑작스런 방향 전환 동작을 포함한다. 계단을 오르는 것과 같은 일상적인 활동도 통증을 유발할 수 있다. 환자는 엉덩관절 모음(내전, adduction)에 저항을 걸 때와 같이 완전 벌린 자세로 엉덩관절을 스트레칭할 때 통증이 심하다.

치료는 항염증성 약물, 통증 완화를 위한 요법(modality) 그리고 견딜수 있는 범위까지 유연성과 근력을 위한 치료적 운동을 점진적으로 포함한다. 치료의 진행은 힘줄병증 프로그램의 절차를 따른다. 이러한 부상은 자가-제한적이지만 초기 정상활동을 감소시키는 것은 치료 반응을 향상시키고 회복 시간을 줄이는데 도움이 된다.

라이스 크리스피 증후군 (Rice Krispie Syndromes)

여러 가지 원인들에 의해서 엉덩관절에서 탄발음(snap), 우지직 하는 소리(crackle), 뚝하는 소리(pop)는 대부분 댄서나 체조선수들에게서 나타나지만, 이와 같은 소리들은 스케이트와 달리기와 같은 다른 스포츠 선수에서도 발생할 수 있다.

엉덩정강근막띠(장경인대, iliotibial band, ITB))는 엉덩관절의 탄발음이 원인이 될 수 있다. 탄발음은 엉덩관절의 굽힘(굴곡, flexion)과 폄(신전, extension)과 같은 동작을 수행하는 동안 긴장된 엉덩정강근막띠(ITB)가 큰돌기(대전자, great trochanter) 윤활주머니를 가로 지를 때 발생한다(Sammarco, 1983). 그와 같은 상태는 띠(band)가 윤활주머니를 가로지르는 안쪽 돌림에서 더욱 두드러진다. 그것은 통증을 유발할 수 있으며 큰돌기 윤활주머니나 근위부 엉덩정강근막띠(ITB)에 자극을 가져올 수 있다.

댄서에서 발견되는 또 다른 탄발음 병폐는 엉덩허리근 탄발음 증후근으로 엉덩관절이 약 45° 굽어지고 펴지는 방향으로 움직일 때 일어난다(Mellman et al., 1996). 이와 같은 자세에서 엉덩허리근은 엉덩허리근볼기주머니(iliopectineal bursa)와 앞쪽 절구능(ridge of the acetabulum)에 대항하여 탄발음을 낸다(Schaberg, Harper, & Allen, 1984). 엉덩허리근의 긴장이나 골반의 앞쪽 기울어짐은 이와 같은 증후군의 원인이 될 수 있으며, 그것은 만일 지속된다면 그 부위의 윤활주머니염이나 힘줄병증을 유발할 수 있다.

피벗동작에서 나타나는 염발음(clicking sound)은 절구테두리(acetabular labrum)가 찢어졌을 경우 나타날 수 있다(Yamamoto, Hamada, Ide, & Usui, 2005). 넙다리의 피벗동작은 엉덩관절이 펴졌을 때 그 테두리(laburm)가 집히게 된다. 찢어진 절구테두리는 샅굴부나 앞쪽 넙적다리에

사례연구 (Case Study)

16세의 남자 피겨 스케이트 선수가 우측 엉덩허리근볼기주머니염으로 진단받았다. 치료를 위해서 의사로부터 의뢰되었다. 지난 4주간 샅굴부에 압통이 있었다. 시간이 지남에 따라 통증은 그 지점으로부터 증가되었으며 연습을 방해하게 되었다. 그는 연습 도중 심한 통증이 없이는 파트너를 들어올릴 수 없다. 또한 연습 내내 통증을 경험하게 되었고, 특히 피벗, 점프, 우측 다리로 착지할 경우에 현저하게 나타났다. 지난 주동안 그는 통증이 넙적다리의 전하방으로 전이된 것을 알았다. 검사에서 저항성 엉덩관절 굽힘과 엉덩관절을 펴기를 위해 스트레칭 하는 동안 통증이 나타났다. 환자는 엉덩관절의 저항 굽힘에서 통증과 약함이 나타났다. 그는 중정도의 허리척주앞굽음증을 가지고 있으며 허리폄근의 약화를 갖고있고, 엉덩관절-펴기 활성화-패턴 검사(firing pattern test)에서 단계의 마지막 부분에서 볼기근 활성화가 약하거나 중간 정도여서 어깨뼈(scapular)의 활동이 증가된 것을 볼 수 있었다.

분석을 위한 질문들

1. 오늘 수행해야 하는 감별진단을 위한 다른 검사들의 리스트를 작성하라.
2. 오늘 치료의 목표는 무엇이며 환자에게 어떤 치료를 실시할 것인가?
3. 그와 함께 상의해야 하는 가정운동지도는 무엇인가?
4. 그가 운동을 계속할 수 있는지를 묻는다면 무엇을 대답할 것인가?
5. 다음 2주간 환자를 위한 프로그램을 작성하라. 스포츠 참여로 완전히 복귀하기 이전에 그의 프로그램에 포함되어야 하는 기능적 운동은 어떤 것이 있는가?

날카로운 통증을 가져오게 된다(Martin, Trapuzzano, Enseki, Draovitch, & Philippon, 2006).

절구 클릭 증후군(acetabular click syndrome)이 있는 환자들은 다른 진단을 배제하기 위한 진단 검사를 위해 의사에게 정형외과적 검사를 의뢰받아야 한다. 엉덩허리근(장요근, iliopsoas) 증후군이나 엉덩정강근막띠(장경인대, iliotibial band, ITB)증후군이 있는 환자들은 짧아진 구조를 늘리기 위해 적절한 스트레칭 운동을 배워야 하며 골반과 엉덩관절(고관절, hip joint)의 적절한 배열을 유지하기 위한 안정화 기법을 사용하고, 근육의 불균형이 나타난다면 근력강화운동을 실시하여야 한다. 심부 조직 마사지는 유착을 감소시키고, 순환을 촉진하며 통증은 감소시킨다.

골절과 탈구 (Fractures and Dislocation)

골절은 세 개의 주된 범주로 나뉜다; 외상성 골절, 스트레스 골절, 그리고 성장판 골절. 외상성 골절은 매우 큰 힘이 필요하기 때문에 운동선수에서는 흔하지 않다. 그러나 스트레스 골절은 흔하게 발생한다. 성장판 골절은 뼈끝판(골단판, epiphyseal plate)이 미성숙한 나이 어린 선수들에게서 발생한다.

외상성 골절 (Traumatic Fractures)

외상성 골절은 근육이 부착된 뼈돌기(apophysis)을 포함하는 견열골절과 골반이나 넙다리뼈(대퇴골, femur)를 포함할 수 있는 비뼈돌기 골절(non-apophyseal fractures)을 포함한다. 두 가지 형태는 높은-에너지의 격렬한 외상의 결과로서 발생하며 이는 내부 힘에 의한 뼈돌기골절과 외부힘에 의한 비뼈돌기골절이 있다.

견열골절 *(Avulsion Fractures)* 견열골절은 뼈로부터 뼈돌기를 잡아당기는 갑작스럽고도 강한 근수축으로 인해 발생한다; 이러한 부상은 우선 10대 전에서부터 20대 초반까지의 남성에게 발생한다(Miller, 1982). 견열골절의 부위는 엉덩관절의 강한 근육의 기시부에서 발생한다. 이러한 위치는

궁둥뼈(좌골, ischium), 위앞엉덩뼈가시(전상장골극, anterior superior iliac spine, ASIS), 앞아래엉덩뼈가시(전하장골극, anterior inferior iliac spine, AIIS), 작은돌기(소전자, lesser trochanter), 두덩뼈아래가지(inferior pubis ramus), 엉덩뼈능선(장골릉, iliac crest) –뒤넙다리근(슬괵근, hamstrings), 넙다리빗근(봉공근, sartorius), 넙다리곧은근(대퇴직근, rectus femoris), 엉덩허리근(장요근, iliopsoas), 모음근(내전근, adductor), 배근육(복근, abdominals)의 기시부– 을 포함한다. 큰돌기(대전자, great trochanter)는 견열골절이 잘 일어나지 않는 부위이다.

환자는 능동 운동 시에 통증이 있으며 보행 시 근육의 움직임을 짧게 하려는 경향이 있다. 예를 들면, 궁둥뼈가 골절되면, 환자는 보폭을 짧게해서 이동하게 되고 뒤넙다리근에 의해 궁둥뼈가 당겨지는 것을 감소시키기 위해 신체 앞으로 다리를 넓게 이동시키는 동작을 유지한다. 근육에 가해지는 저항은 근육을 스트레칭시키는 것보다 더 큰 통증을 유발하지만, 두 가지 모두 심각한 통증반응을 유발한다. 부위는 촉진 시 매우 민감하고, 부종과 색변화가 나타난다.

치료는 견열의 크기와 위치에 따라 다르다. 개방정복과 내부 고정이 필요할 수도 있지만 자주 그렇지는 않다. 견딜 수 있는 정도의 부분 체중 부하를 갖는 목발사용은 정상적으로 걸을 수 있을 때까지 처음 3주에서 6주간 사용될 수 있다. 통증이 없는 등척성 운동과 능동 관절 운동 범위 운동이 II단계 치료적 운동 프로그램의 초기에 사용되어 진다. 통증, 부종, 근경련의 조정을 위한 요법(modalities)이 초기에 사용된다. 등척성 운동에서부터 등장성 운동으로의 점진적인 근력 운동은 III단계에 포함된다. 수중운동은 처음 1주 또는 2주 동안 사용되어 진다. 등장성 운동의 진행은 환자가 통증 없이 견딜 수 있는 범위에서 항중력 저항에 대항해서 움직이고 견딜 수 있을 때까지 체중 저항 활동으로 진행한다. 환자가 III단계동안 다리로 전체 체중을 견딜 수 있게 됐을 때 한발서기를 수행하고, 다른 정적인 균형 활동을 수행하고 난 다음에 동적인 균형 운동과 민첩성 운동으로 발전시킨다. 이 시점으로부터 IV단계를 향한 전형적인 진행으로 플라이오메트릭과 기능적인 운동이 완전한 스포츠 복귀 전에 선행되어야 한다.

재활은 견열골절 후 3개월까지 소요될 수 있다. 완전한 회복에 요구되는 시간은 골절의 부위, 치료의 형태(수술적 또는 비수술적), 개별 환자의 진행 능력 등에 따라 다르다.

비견열골절 *(Non-Avulsion Fractures)* 이와 같은 골절이 흔하게 발생하는 부위는 골반, 절구, 넙다리뼈목과 넙다리뼈돌기사이이다. 이러한 형태의 골절은 운동선수들에게는 드물게 발생하며, 심각한 통증을 유발한다. 대부분의 경우에 입원과 수술적 치료를 필요로 하고, 특히 골절이 위치가 변형되었을 때 더욱 필요하다. 재활 과정은 길어지며, 최소 3개월이 소요된다. 고정화 단계나 수술 이후에 근 위축을 감소시키기 위해서 등척성 운동이 사용된다. 다른 운동들과 체중지지 운동은 견열골절에 대한 시기와 비교하였을 때 지연될 수 있지만 프로그램의 진행과정은 동일하다.

스트레스 골절 (Stress Fractures)

스트레스 골절은 트레이닝 강도를 갑자기 증가시킨 대부분의 환자들에게서 흔하게 발생한다. 이러한 형태의 골절은 대부분 장거리 달리기 선수와 축구 선수에게서 자주 나타난다. 스트레스 골절이 흔하게 발생하는 부위는 두덩뼈가지(pubis ramus), 넙다리뼈목, 넙다리뼈(대퇴골, femur)의 돌기아래부위(subtrachanteric region)이다. 안굽이엉덩관절(내반고, coxa vara)이 있는 환자는 넙다리뼈목에 가해지는 스트레스 부하가 증가될 수 있으며, 이런 환자들은 넙다리뼈목의 스트레스 골절이 오기 쉽다.

환자들은 날카롭고, 깊으며, 국소적인 통증이 점프나 런닝시에 악화되는 것을 호소한다. 초기 단계에서는, 휴식은 통증을 완화해 주지만, 부상이 진행함에 따라서, 통증은 휴식 시에도 지속된다. 야간통이 또한 지속된다.

치료에서 가장 중요한 것은 원인이 되는 요인들을 수정하는 것이다. 체중을 지지하지 않거나 부분적인 체중지지를 하는 목발 사용이 3주 까지 필요하다. 고정식 자전거나 상체 에르고미터와 같은 상호협력 기구에서의 운동, 통증이 없는 열린사슬운동, 깊은 수중 런닝을 포함하는 수중 운동은 체중지지가 제한되어 있는 동안에 사용하는 초기 프로그램이 된다. 엉덩관절(고관절, hip joint), 무릎, 발목, 그리고 몸통(체간, trunk) 운동이 프로그램안에 포함된다. 환자가 통증이 없이 정상적인 보행을 통해 완전히 체중을 지지하는 단계로 진행되면, 추가적인 근력, 평형성, 협응력, 민첩성을 확보하기 위해서 점진적인 닫힌 사슬운동과 고유수용기 감각 운동을 수행한다.

성장판 골절 (Growth Plate Fractures)

넙다리뼈머리끝분리증(slipped capital femoral epiphysis)은 뼈끝판(골단판, epiphyseal plate)의 약화로 인해 넙다리뼈목부터 넙다리뼈머리가 변위되는 것을 말한다. 대략 13-16세 남자아이와 11-14세 여자아이에서 발생한다(Loder et al., 1993). 성장판 골절은 최근에 갑자기 성장하고, 성호르몬과 성장 호르몬의 불균형, 과체중이나 마른체형과 같은 사전 위험인자를 가지고 있는 나이 어린 사람들에게서 나타난다. 이 질환은 잠행성이고, 샅굴부에서 통증이 점차 시작해서 만성 분리에서는 넙적다리(대퇴, thigh)와 무릎을 따라 통증이 전이할 수 있다. 외상성 사고 후에 갑작스런 통증 발현과 기능 장애를 나타내는 급성 넙다리뼈머리끝분리증을 경험하는 환자들이 드물게 발생한다.

검진은 엉덩관절의 안쪽돌림(내회전, medial rotation), 벌림(외전, abduction) 그리고 굽힘(굴곡, flexion)의 제한을 가져오며 안쪽돌림의 제한이 가장 크다. 능동적인 엉덩관절 굽힘동안 엉덩관절은 바깥돌림(외회전, lateral rotation) 방향으로 움직인다. 이완된 자세에서 다리는 반대측 다리보다 더 크게 바깥돌림되어 있다. 엉덩관절 벌림근(외전근, abductor)이 약하게 나타난다.

샅굴부, 넙적다리 앞쪽, 무릎통증과 관련된 감별진단의 가능성이 조사되어야 한다. 다른 가능한 진단들은 골절, 종양(tumor), 탈장(hernia), 좌상(strains), 타박상(contusion)이다. 환자의 병력, 엉덩관절의 움직임과 동작패턴, 통증의 수준, 근력의 평가는 운동사가 환자의 통증에 대한 또 다른 가능성 있는 원인을 판단하는데 도움을 줄 수 있다.

치료는 개방정복과 내부고정을 포함하고 다음에 2주에서 6주간 부분적인 체중 지지를 진행한다. 등척성 운동은 수술 직후 열린 사슬운동으로 바로 시작하며, 재활의 초기과정에 사용된다. 외과적인 절개가 치유된 후 수중 운동은 여전히 부분적인 체중지지를 해야 하고, 운동범위를 확보하고 근력을 얻기위해 사용되어 진다. 완전한 체중지지 동작이 가능해지면, 환자는 정상보행과 엉덩관절의 조절이 증명될 때까지 목발의 사용을 지속한다. 외발서기와 다른 고유수용성 운동은 한쪽 다리로 체중을 지지하는 동작이 가능해질 때 견뎌낼 수 있는 정도에 따라 진행한다. 치료적 운동의 진행과정은 일단 환자가 완전한 체중지지가 가능해지면 다른 골절에서와 같은 과정을 따른다.

탈구 (Dislocation)

엉덩관절의 확(소켓, socket)은 깊고 주변인대가 강하기 때문에, 스포츠 현장에서 탈구가 거의 일어나지 않는다; 관절이 파열되기 위해서는 크고, 격렬한 힘을 필요로 한다. 활강스키, 축구, 미식축구, 럭비와 같은 큰 외부 힘이 가해지는 높은-에너지를 요구하는 스포츠 경기에서 탈구가 일어날 수 있다. 의학적 응급상황이 고려되는 정형외과적 부상은 드물지만, 엉덩관절(고관절, hip joint)의 탈구는 동맥 부상의 위험 때문에 응급상황이 된다.

엉덩관절 탈구의 재활은 3주간 침상 안정을 한다. 이 시기 동안에 엉덩관절을 위한 등척성 운동과 무릎과 발목을 위한 등장성 운동이 근육의 위축을 지연시키기 위해 사용된다. 발목과 무릎을 위한 세라 밴드운동을 하루에 여러번 침상에서 수행될 수 있다. 도수저항 운동이 또한 사용될 수 있다. 엉덩관절을 재탈구의 위험에 빠뜨리는 활동들은 엉덩관절 모음(내전, adduction), 굽힘(굴곡, flexion), 몸통 앞쪽 기울임을 포함한다. 이러한 이유로 인해 환자는 부상 후 12~16주간은 다리를 꼬아서는 안되며, 다리를 90°로 세운 자세로 의자에 앉거나 허리를 넘어서서 굽혀서도 안된다.

일단 환자가 견딜 수 있는 범위까지 부분적인 체중지지가 되면 목발 보행을 허용하고 능동 운동 범위 운동을 시작할 수 있다. 모든 운동은 통증이 없어야 하며, 능동 활동을 넘어서는 동작을 포함해서는 안된다. 환자는 정상적인 보행이 가능하고 엉덩관절 조절이 잘 된다고 증명될 때까지 부상 후 6~8주 동안 목발을 사용해야 한다. 환자가 체중지지를 시작할 수 있을 때 닫힌 사슬운동을 시작하고 90°가 넘는 엉덩관절 굽힘은 부상 후 12~16주까지는 피해야 한다. 기계 스쿼트와 레그 프레스, 그리고 엉덩관절을 위한 다른 저항 머신 운동들은 12주 후에 적합하다. 수중 운동은 8주 즈음해서 시작될 수 있다; 그러나, 수영은 엉덩관절의 근력이 물의 저항을 견뎌낼 정도로 엉덩관절의 안정화를 제공하기에 충분한 12주까지 피해야 하며, 평영은 16주까지 피해야한다. 고정식 자전거 운동은 12~16주에 시작할 수 있다; 트레드밀 운동은 10주에 시작할 수 있으며 12주까지는 경사 없이 수행해야 한다. 환자가 엉덩관절 조절이 좋아지면, 걷기는 14~16주 후에 조깅으로 진행할 수 있다. 환자는 근력, 조절, 협응력이 더 좋아짐에 또한 런닝과 민첩성 운동, 그리고 스포츠-특이적 활동을 수행하게 되는데 대개 20~30주 이후에 가능하다.

절구테두리째짐 (Acetabular Labral Tears)

치료에 반응하지 않는 엉덩관절 통증을 호소하는 환자는 절구테두리(관절순, acetabulum labrum)째짐을 갖고 있을 수 있다. 이는 앞쪽 엉덩관절, 넙적다리(대퇴, thigh) 또는 샅굴부에 날카로운 통증이 뚝(popping), 딸깍(clikcking) 또는 집힘(catching)과 같이 수반되어 나타난다. 절구테두리째짐에서 가장 흔한 위치는 앞쪽 테두리다(Farjo, Glick, & Sampson, 1999). 만약 앞쪽 테두리가 찢어지면 통증이 엉덩관절을 펴는 동안 증가하게 된다. 이전의 엉덩관절 부상이 있었던 혹은 없었던지 간에 만약 불편감이 모호하게 지속되고, 샅굴부나 넙적다리에 날카롭거나 둔하게 재발성 통증이 있고, 관절 잠김을 따라 활동 중에 우선적으로 보고된다면 운동사는 테두리 찢어짐을 고려해야 한다(Binningsley, 2003; Burrnett, Prather, et al., 2006). 테두리찢어짐을 치료하는 우선 선호되는 방법은 관절경제거술(arthroscopic debridement)이다(O'Kane, 1999). 그러나 이것은 현재 십자절구테두리가 어떻게 엉덩관절을 안정화하는지 알게 해주고 의사들은 테두리를 보존하기 위해 이것의 이점을 발견하고 있다(Philippon, 2001; Robertson, Kadrmas, & Kelly, 2007).

절구테두리째짐은 관절경을 사용한 수술을 사용한다. 테두리째짐은 제거되거나 재건되어야 한다. 가장 흔한 절구테두리째짐의 재건은 절구의 앞쪽과 전상방면에서 이뤄진다. 찢어짐이 급성보다 괴롭다면 제거가 선택되어져야 한다(Newman et al., 2007).

테두리재건을 한 환자는 6주까지는 NWB나 TTWB를 유지한다. 즉시 수술 후 재활 치료는

I단계동안 부종과 통증을 감소시키기 위해 요법(modalities)을 사용한다. 발목 펌핑운동과 무릎 동작 활동은 첫주 동안 진행한다. 2주 후 환자는 II단계로 진행하고 엉덩관절의 PROM은 90° 굽힘(굴곡, flexion), 25° 벌림(외전, abduction), 0° 폄(신전, extension)을 넘기지 않도록 움직임을 시작한다. 중립 굽힘-폄에서 엉덩관절(고관절, hip joint)을 안쪽과 바깥으로 통증없이 움직이는 운동범위의 PROM이 이 기간동안 사용되어 진다. I, II단계의 관절 가동술은 통증완화를 위해 제공되어 진다. 수술상처가 치유되어지는 즉시 어깨깊이의 물속에서 걷기 연습을 할 수 있다. 코어 운동은 이 시점에서 시행되어 지고 엉덩관절이 제한된 동작을 넘어 갈 수 있는 범위까지 수행되어진다. 3주 후 엉덩관절을 위한 능동 운동을 시작한다. 굽힘은 90°와 25° 벌림까지 제한되어야 한다.

5-6주에 III단계에 진입하고 부분적인 체중지지와 완전한 체중 지지는 6-7주까지 진행한다. 이 시점에서 무릎에 폄근의 지체가 없고 보행이 정상적으로 가능할 때 목발없이 이동할 수 있고 목발을 떼고 이동한다. 스트레칭 운동은 점점 강화되어 지지만 엉덩관절에 통증을 일으키지 않는다; 환자는 이 근육이 당겨질 때 스트레칭 되는 것을 느끼고 관절에서는 아니다. 이런 스트레칭은 궁둥구멍근(이상근, piriformis), 엉덩허리근(장요근, iliopsoas), 넙다리곧은근(대퇴직근, rectus femoris) 그리고 엉덩관절 모음근(내전근, adductor)에 유연성 운동을 포함한다. 가능하다면 부가적인 움직임을 위한 관절 가동술이 사용되어 진다. 고유수용성 정적 운동은 체중지지가 완전해 지면 즉시 시작한다. 근력운동은 또한 환자가 견딜 수 있는 지점까지 점차 진행되어야 한다. 모든 엉덩관절 움직임을 위한 저항밴드 운동인 스쿼트, 런지, 저항 밴드를 가지고 사이트워킹, 층계오르기, 교각운동이 엉덩관절 근력을 증가시키기 위해 사용되어 진다. 높은 반복수와 낮은 저항을 가지고 시작하고 진행은 환자가 견딜 수 있을 때까지 점차 저항을 증가시킨다.

III단계는 수술 후 9-12주차에 시작한다. 이 시점까지 통증없이 완전한 엉덩관절 동작을 수행할 수 있어야 한다. 만약 아니라면, 적극적인 IV단계에서 관절가동술은 능동 스트레칭 운동과 같이 요구되어진다. 스포츠-끈(cord) 저항 워킹 운동, 트레드밀 위에서 조깅 그리고 패드 위에서의 낮은 수준의 점프와 같은 민첩성 운동을 바로 시작한다.

■ 사례연구 (Case Study)

17세의 여자 축구 공격수는 지난 4주간 엉덩관절의 앞쪽 부위에 점차 증가하는 통증을 가지고 있었다. 통증은 이 지점에서 증가하고 있으며 계단을 오르거나 걷기, 그리고 서 있는 동안에 지속된다. 그녀는 보폭이 작고, 엉덩관절을 굽힌 자세를 유지하며, 몸통이 앞쪽으로 기울어진 진통 보행을 보인다. 검진결과는 엉덩관절의 굽힘과 무릎 폄에 동시에 저항을 줄 때 압통을 나타났다. 엉덩관절의 굽힘은 약하다. 엎드린 자세에서 엉덩관절을 펴고 무릎을 굽히는 수동적 스트레칭 자세는 무릎을 펴고 엉덩관절을 편 자세보다 불편함이 더 크게 나타났다. 앞아래엉덩뼈가시의 촉진 시에 압통이 있으며, 이 부위의 압박은 환자에게 다시 통증을 유발한다.

분석을 위한 질문들

1. 이 환자에게 나타나는 문제는 무엇이라고 생각하는가?
2. 제외시켜야 하는 다른 감별 진단은 무엇이며, 이 문제를 어떻게 해결할 것인가?
3. 오늘 해야 하는 치료는 무엇인지 설명해라.
4. 귀가하기 전에 집에서 해야하는 가정운동지도는 무엇인가?
5. 다음 2주간 환자에게 실시해야 할 재활 프로그램의 개요를 나열하라. 다시 완전하게 스포츠 현장으로 복귀할 준비를 한다면 어떤 결정을 할 것인가?

마지막 IV단계는 12-15주에 시작한다. 이 시기에 돌림 움직임(rotational movement)이 민첩성 운동에 더해진다. 민첩성은 돌림(회전, rotation)에서 돌림으로 점핑 운동과 같이 움직인다.

활동 -특이적 운동은 환자가 모든 민첩성과 플라이오메트릭 운동을 완료하게 되면 다음에 제공되어 진다. 환자는 활동- 특이적 사전 참여 검사(pre-participation tests)를 위해 만들어진 특수한 임상지표(criteria)를 통과한 후에 완전복귀와 정상활동으로의 복귀가 가능하다. 재활 진행과정은 그림 24.38에 요약되어 있다.

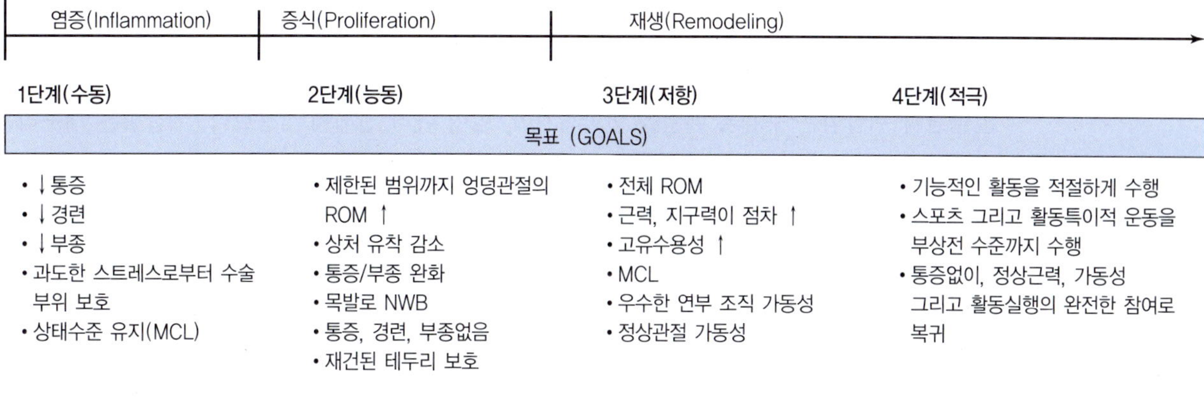

치료 (TREATMENT)			
• 통증과 부종을 위한 요법 • Ⅰ, Ⅱ단계의 가동술 • NWB 6주 • 무릎과 발목의 특수한 집중을 요하는 컨디셔닝을 위한 MCL 운동	• 굽힘 90°, 벌림 25° 폄 0°까지 PROM 시작 • 연부조직 가동술 PRN • 근력운동 • 통증을 가진 관절 가동술 • 수중보행훈련 • 엉덩관절 MR/LR을 위한 ROM • 3주 후 엉덩관절 AROM • 지속적인 MCL 운동 • 코어 운동	• ROM 운동 PRN • 보조기구 없이 FWB까지 이동 • 6주에 트레드밀 걷기 • 만약 완전한 ROM 이 아니라면 Ⅱ, Ⅳ단계 관절가동술 • 저항밴드운동 추가, 런지, 레그 프레스, 사이드워킹, 계단오르기, 많은 반복수 낮은 저항의 브릿지; 점진적인 PRN • 9-12주 고부밴드 저항 시작, 조깅, 패드위에서 낮은 수준의 점프 • ME에서 지속	• 민첩성에 돌림 동작 추가 • 연합운동으로 이동 또는 복합 돌림과 점프 운동 • 민첩성 후 플라이오메트릭 운동 • 기능적인 활동 • 스포츠 그리고 활동 특이적 운동

그림 24.38 절구테두리의 관절경 재건에 따르는 재활단계. ROM = 운동범위, AROM = 능동운동범위; NWB = 비체중 지지; FWB = 완전한 체중지지; PROM = 수동운동범위; PRN = 필요에 따라; MR = 안쪽 돌림; LR = 바깥 돌림.

요약 (SUMMARY)

닫힌 사슬운동 동안 우선적으로 다리(하지, lower extremity) 스트레스가 발생한 이후에 엉덩관절(고관절, hip joint)의 정렬, 또는 부정렬은 닫힌 사슬에서 다른 관절에 충격을 가하거나 줄인다. 엉덩관절에서 흔한 문제는 엉덩관절 벌림근(외전근, abductor) 약화가 있는 것이다. 우선적인 그러한 문제들은 벌림근에 부상으로 또는 다른 분절에 부상으로 기인한 이차적인 요소들로 인해 발생할 수 있다. 원인들과는 무관하게 운동사는 문제를 인식하고 닫힌 사슬의 다른 요소들에 작용하는 비정상적인 스트레스를 줄여주기 위해 교정해야 한다. 엉덩관절에서의 부상은 다른 관절들처럼 흔하지 않지만, 장애를 가져오고 지속적인 교정을 위해 정확한 평가와 치료를 요구한다. 통증유발점 치료, 관절 가동법, 유연성에서부터 기능동작으로의 점진적인 운동들이 이 장에 포함되어 있다. 엉덩관절(고관절, hip joint)에서 가장 흔한 부상 중 일부가 그들의 재활과 같이 소개되었다.

주요 개념 및 복습 (Key Concepts And Review)

1. 앞돌림(앞굽이, anteversion)과 뒤굽힘(뒤굽음, retroversion)의 배열이 어떻게 다리 역학을 변화시키는지에 대해서 논의하라.

성인에게서 정상적인 배열은 목이 중앙선이 넙다리 중앙선의 15° 앞에 위치하는 것이다. 그 각이 15° 보다 커지면, 엉덩관절은 앞돌림이 된다. 그 각이 15° 보다 작으면 엉덩관절은 뒤굽힘이 된다. 앞돌림과 뒤굽힘은 무릎의 배열을 변화시키며, 힘이 다리 전체에 작용한다. 뒤굽힘은 개구리눈 무릎뼈(frog-eyed patellae)나 발꿈치뼈(종골, calcaneus) 안쪽번짐(내번, inversion)을 일으키고 발가락이 바깥쪽으로 향하게 걷는 보행을 유발한다. 앞굽이는 사팔눈 무릎뼈(squinting patellae)나, 발의 엎침(회내, pronation), 그리고 발가락이 안쪽으로 행하게 걷는 보행을 유발한다. 앞돌림은 엉덩관절을 탈구되기 쉽게 한다.

2. 엉덩관절 벌림근(외전근, abductor)이 약한 경우, 보행과 관련된 역학적인 요인들을 설명하고, 지팡이가 어떻게 정상 보행에 도움을 줄 수 있는지 설명하라.

환자가 환측다리로 서 있을 경우, 벌림근은 체중을 지지하지 않는 다리를 아래로 잡아당기고 골반을 바깥쪽으로 돌림(회전, rotation)시키는 중력의 힘에 대항하기에 충분한 힘이 없으면 정상 보행은 불가능하다. 환자는 체중을 지지하지 않는 쪽 엉덩관절을 떨어뜨리고, 그 방향으로 골반이 아래쪽으로 돌림되게 하거나, 다리로 서있는 동안에 약한 엉덩관절을 넘어서 몸통은 기울어지기 때문에 인체중심은 넙다리뼈머리의 지렛점에 가까워진다. 중력중심이 지렛점에 대해서 바깥쪽으로 멀리 이동할 수 있다면, 벌림근은 일할 필요가 없고 골반도 떨어지지 않는다. 약한 쪽 반대편에 지팡이가 사용된다면 동일한 쪽에 가해지는 아래쪽으로 향하는 중력에 반대균형(counterbalance)을 유지하기 위해 지팡이를 통해 위로 향하는 힘을 전달하게 된다. 지팡이에서 지렛점까지의 지레팔은 인체중심의 지레팔보다 길기 때문에, 지팡이를 통해서 전해져야 하는 힘은 상대적으로 작다.

3. 엉덩관절을 위한 관절 가동 기법을 제시하고 효과를 설명하라.

안쪽 활주는 엉덩관절 폄(신전, extension)과 바깥 돌림을 증가시킨다.

4. 엉덩관절을 위한 유연성 운동과 근력 강화운동을 제시하라.

엉덩관절의 폄을 증가시키기 위해서 토마스 스트레칭(Thomas stretch)을 사용한다. 폄에서의 저항 밴드 이동운동(resistance-bnad exercise moving)은 엉덩관절 폄근 근력을 증가시키기 위해 사용되어 진다.

5. 엉덩관절을 위한 고유수용성 운동과 그 진행과정을 제시하라.

엉덩관절을 위한 고유수용성 운동의 진행과정은 눈을 뜬 채로 외발서기를 하고, 그 다음에는 눈을 감고, 그 이후에는 불안정한 표면에서, 그리고 그 다음에는 불안정한 표면에서 떼어당김

(신연, distraction) 동작을 수행하고, 마지막으로 건측 팔다리(사지, extremity)로 저항운동을 하면서 환측 다리로 고유수용성 운동을 실시하는 것이다.

6. 엉덩관절(고관절, hip joint)-탈구 재활 프로그램을 위한 주의사항을 나열하라.

엉덩관절을 재탈구시킬 위험성이 있는 활동들은 엉덩관절 모음(내전, adduction), 엉덩관절 굽힘(굴곡, flexion), 몸통의 앞쪽기울임을 포함한다. 따라서, 환자는 부상 후 12~16주 동안 다리를 꼬지 말아야 하고, 몸통에 대해서 다리를 90°로 앉거나 허리를 넘어서서 몸통을 구부려서는 안된다.

심화 학습 문제 (Critical Thinking Questions)

1. 당신이 시작부 시나리오의 스티브라면 조안의 부상은 어떻게 관리했겠는가? 당신은 그녀가 운동수행을 중단해야 한다고 주장할 것인가; 당신은 조안이 마치 매일 활동을 하지 않을 것처럼 부상재활을 할 것인가; 당신은 시즌이 끝나고 부상 부위가 완전히 재활될 때까지 악화되는 것으로부터 상태를 유지하기 위해 부상을 치료할 것인가; 그녀가 당신의 충고를 따르지 않는다면 치료를 거부할 것인가; 또는 다른 접근을 시도할 것인가? 당신의 결정을 정당화하고 치료 프로그램을 설명하라.

2. 환자가 엉덩관절의 앞쪽에 통증을 호소한다면, 재활프로그램을 시작하기 이전에 감별을 위해 무슨 가능성 있는 진단들이 필요하겠는가? (힌트 : 표면적인 것에서부터 깊은 곳에 해당하는 모든 구조에 대한 검토를 머릿속으로 해라.) 진단을 위한 재활 프로그램에 있어서 어떠한 차이가 있겠는가?

3. 체조선수가 바(bar) 위에서 앞쪽 엉덩관절에 타박상이 지속된다면, 그녀에게 재활이 필요하다고 제시할 가능성 있는 이차적인 문제들은 무엇인가? 이러한 문제에 대한 당신의 재활 접근방법은 무엇인가?

실험실 활동들 (Lab Activities)

1. 아래에 제시된 근육들의 통증유발점은 실험실 파트너 몸위에 위치한다. 각각 수행하면서 통증유발점이 활성화되면 통증패턴은 어떠한지 확인해라.

a. 궁둥구멍근(이상근, piriformis)
b. 엉덩허리근(장요근, iliopsoas)
c. 중간볼기근(중둔근, gluteus medius)
d. 작은볼기근(소둔근, gluteus minimus)

당신의 파트너에게서 가장 민감함 통증유발점은 어디에 있는가? 얼음-신장 기법을 각각의 통증유발점에 실시하고, 각각의 민감한 통증유발점을 위해 가정운동을 제공해라.

2. 파트너의 엉덩관절의 동작을 위해 I, II, III 그리고 IV단계의 관절가동법을 수행해보라. 뒤쪽 활주에서 관절주머니(관절낭, articular capsule) 가동성(capsular mobility)의 관절 전체 범위를 검사해봐라. 전체 관절 가동 동작에서 관절의 저항이 어디에서 발생하는가? 다른 엉덩관절(고관절, hip joint)에서도 같게 나타나는가? 당신의 학급의 다른 두사람과 비교해서

파트너의 관절 진폭(excursion)과 저항의 지점은 어떻게 다른가? 엉덩관절 가동술을 통해 무엇을 얻게 되는가?

3. II와 IV단계의 관절가동술을 파트너의 엉덩관절에 수행하고 각각의 가동술이 어떠한 동작 제한을 가장 효과적으로 치료하는지 확인해라.
   a. 앞쪽활주
   b. 뒤쪽활주
   c. 하방활주
   d. 안쪽활주

   어떤 것이 수행하기 쉬웠는가? 어떤 것이 관절 내에서 가장 큰 움직임을 느끼게 했는가? 주어진 다리의 크기, 관절가동술 치료동안 다리를 관리하기 위해 어떠한 조절을 해야 겠는가?

4. 엎드린 자세에서 엉덩관절 폄(신전, extension)의 순차적인 활성화 패턴을 주목해라. 이 근육들이 활성화 될 때 그에게서는 순차는 어떻게 진행하는가? 정상적인 순차는 무엇인가? 반대 다리와 비교해서 순차적인 활성화 패턴을 비교해라. 두 개가 같은가? 비정상이라면 순차적인 활성화 패턴을 교정하기 위해 무엇을 하겠는가? 비정상적인 순차적 활성화 패턴은 왜 교정되어야 하는가?

5. 파트너와 같이 엉덩관절의 굽힘(굴곡, flexion), 폄, 벌림(외전, abduction), 바깥돌림(외회전, lateral rotation)과 안쪽돌림(내회전, medial rotation)의 운동범위(ROM) 동작을 검사해라. 각 동작을 위한 정상 관절 운동범위는 무엇인가? 각 동작을 위한 정상이 무엇인가? 의자에 앉고 엎드린 자세에서도 안쪽돌림과 바깥돌림을 측정해라. 두 자세간의 차이가 있는가? 왜?

6. 이 장 초반에 언급했던 넙다리근막긴장근(대퇴근막장근, tensor fascia lata, TFL)의 스트레칭을 파트너와 같이 서서, 앉아서, 옆으로 누워서 수행해보아라. 각각 30–60초간 스트레칭을 유지한다. 대상작용을 관찰하고 교정해라. 어떤 동작에서 크게 스트레칭 되는 느낌이 있는가? 이유가 무엇이라 생각되는가?

7. 이 장 초반에 언급했던 엉덩관절 굽힘근(굴근, flexor) 스트레칭을 파트너와 같이 수행해 보라. 각각 30–60초간 유지한다. 대상동작을 관찰하고 교정해라. 어떤 동작에서 크게 스트레칭 되는가? 이유는 무엇이라 생각하는가?

8. 궁둥구멍근(이상근, piriformis)의 스트레칭을 파트너에게 가르쳐라. 그녀가 정확하게 동작을 수행하는지 그리고 어떠한 실수없이 정확하게 시작을 구두로 주었는지 주의해라. 반대로 역할을 바꿔서 당신의 파트너가 당신에게 궁둥구멍근의 다른 스트레칭을 교육시키고 수행하는 동안 다른 실수를 하지 않게끔 구두로 지시를 잘 하는지 확인한다. 이 운동 동안 당신은 무슨 종류의 대상작용을 사용했는가?

9. 파트너는 그림 24.27과 24.28의 엉덩관절 폄 운동을 각각 20번씩 수행한다. 어떤 운동이 가장 힘든가? 왜?

10. 엉덩관절의 저항 폄과 벌림을 수행하기 위해 충분한 저항을 제공하기 위한 고무 튜빙이나 밴드를 사용하고 각각 15회씩 한다. 각 운동에서 무슨 대상동작을 사용하는가? 이런 실수들을 교정하기 위해 무슨 구두 지시를 사용했는가?

11. 고유수용성을 위한 두가지 다른 운동들을 파트너와 같이 수행해 보시오. 쉬운 것 하나는

무엇이고, 어려운 것 하나는 무엇인가? 그것들을 각각 더 어렵게 하기 위해서는 어떻게 만들어야 하는가?

12. 2가지 플라이오메트릭 운동을 파트너와 같이 수행하고, 한 단계에서 다음 단계로 진행하는 시점을 어떻게 결정할 것인지 확인해라. 어떤 대상동작이 기대되는지 그리고 구두 지시를 가지고 어떻게 동작을 교정했는가?

13. 크로스 컨츄리 달리기 선수는 3주 전에 젖은 잔디언덕을 달릴 때 궁둥구멍근(이상근, piriformis)에 염좌가 생겼다. 그는 다리를 절고 평상 시 그가 달릴 때 사용하는 보폭을 낼 수 없다. 그는 앉고, 걷고, 달리는 동안 통증이 있다. 당신은 왜 부상 후 3주동안 통증이 지속된다고 생각하는가? 통증없이 경기를 다시 시작하기 전에 해결해야 할 것이 무엇이라 생각하는가? 재활프로그램 통합하기 위해 운동의 모든 종류를 포함한 재활 프로그램의 진행을 설명하라. 프로그램을 통해 점진을 위한 지침은 무엇인가?

용어해설 (Glossary)

김 용 권

A Band – A밴드
ABCs of proprioception – 고유감각의 ABC
abduction – 벌림
absolute refractory period – 절대불응기
acceleration – 가속도
acceleration phase – 가속기
accessory joint motion – 보조적 관절 움직임
accommodating resistance – 적응성 저항
acetabulum – 절구
acetylcholine – 아세틸콜린
actin – 액틴
action peak – 최고 움직임
action potential – 활동전위
AAROM – 능동보조운동범위
AROM – 능동운동범위
active stretch – 능동적 스트레치
active trigger point – 활동성 통증유발점
activity-specific exercises – 활동적-전문 운동
adduction – 모음
ADP – 아데노신이인산
ATP – 아데노신삼인산
adrenaline – 아드레날린
afferent muscle nerve fiber – 구심근 신경섬유
afferent receptors – 구심수용체
agility – 민첩성
agonist(ic) – 작용근
allogenic graft – 동종이형 이식
all-or-none principle – 실무율 원칙
alpha motor neuron – 알파운동 신경세포
AMBRI – 비외상성다방향양측재활에 효과적인 아래 관절주머니의 이동
amortization phase – 상환기
angiogenesis – 혈관신생
angle of pull of a muscle – 근육의 당김 각
angular motion – 각 움직임
antagonist(ic) – 대항근
anteversion – 앞방향경사
apophysis – 뼈돌기
arachidonic acid – 아라키돈산
Archimedes' principle of buoyancy – 아르키메데스의 부력의 원칙
aroelar connective tissue – 원형결합조직
arthrokinematics – 관절운동학
arthroplasty – 관절성형술
arthroscopy – 관절경검사
assessment – 평가
ATPase – 아데노신 삼인산효소
atrophy – 위축
autogenic inhibition – 자율억제
autologous graft – 자가이식편
balance – 평형성
ballistic stretching – 반동 스트레칭
Bankart lesion – 반카르트 병변
barrier – 장벽
Barton' s fracture – 바르톤 골절
base of support – 지지바닥
basophil – 호염기
Bennett' s fracture – 베네트 골절
body mechanics – 신체 역학
boutonniere deformity – 단추구멍 변성
boxer' s fracture – 권투선수 골절
bradykinin – 브라디키닌
brain stem – 뇌줄기
Brannock measuring device – 브란노크 측정기기
bursa – 윤활주머니
bursitis – 윤활낭염
callus – 가골
capsular pattern – 피막 패턴
carpal tunnel syndrome – 손목굴증후군
center of buoyancy – 부력중심
center of gravity – 중력중심
central nervous system (CNS) – 중추신경계
cerebellum – 소뇌
cerebral cortex – 대뇌겉질
cerebrum – 대뇌
chemoattractant – 화학쏠림물질
chemotactic factor – 화학쏠림인자
chemotactin – 화학쏠림인자

chemotaxis – 화학쏠림성
claw toes – 갈퀴발가락
closed kinetic chain – 닫힌운동사슬
close-packed position – 닫힌 위치
Codman's exercises – 코드만 운동
cogwheel resistance – 톱니바퀴 저항
collagen – 콜라겐
collagenase – 콜라겐 분해효소
collar – 고리
Colles fracture – 콜리스 골절
comparable sign – 비교 징후
compartment syndrome – 구획증후군
complement cascade – 보체연쇄반응
complement system – 보체계
concave-convex rule – 오목-볼록 법칙
concentric motion – 동심성 움직임
concentric phase – 동심성 단계
contact pressure – 압박력
contractile components – 수축 요소
contractility – 수축력
contraction phase – 수축 단계
contracture – 구축
convex-concave rule – 볼록-오목 법칙
coordination – 협동
coxa valga – 밖굽이엉덩관절
coxa vara – 안굽이엉덩관절
creep – 파행
crepitus – 염발음
cross-bridges – 교차다리(십자형교)
cross-training – 교차훈련
cross training shoes – 교차훈련용 신발
cycle time – 주기 시간
De Quervain's disease – 드퀘베인병
deceleration – 감속
deceleration phase – 감속기
dense irregular connective tissue – 치밀 불규칙결합조직
dense regular connective tissue – 치밀 정형결합조직
depression – 내림
direct techniques – 직접적 기술
dislocation – 탈구
dorsiflexion – 발등굽힘
double-crush syndrome – 이중분쇄증후군
double float – 이중 부유
double-limb support – 양다리 지지
downward rotation – 아래회전
drag – 끌기
drug interaction – 약물의 상호작용
duration of drug action – 약물의 작용 기간
dynamic activity – 동적 움직임
dynamic restraint – 동적 구속
dynamic splint – 동적 부목
dynamometer – 측정계
eccentric motion – 편심성 움직임
eccentric phase – 편심기
early swing – 초기 유각기
eddy – 소용돌이
elasticity – 탄성
elastin – 엘라스틴
electrothermally assisted capsular shift – 전열성 관절주머니 절제술
elevation – 올림
end-feel – 끝느낌
endomysium – 근육속막
endotenon – 힘줄속막
endothelial cells – 내피세포
endothelial leukocyte – 내피백혈구
endurance limit – 지구력 한계
energy – 에너지
engram – 기억흔적
eosinophil – 호산백혈구
epicondylitis – 위관절융기염
epimysium – 근육바깥막
epinephrine – 에피네프린
epitenon – 힘줄바깥막(에피테논)
erythrocyte – 적혈구
eversion – 가쪽번짐
examination – 검사
excursion – 운동
extensible – 신장성의
extension – 폄
extensor lag – 폄 지연
extracellular matrix – 세포바깥바탕질(세포외기질)
extrafusal fiber – 외재성 근원섬유
extrinsic foot muscles – 외발근
extrinsic muscles – 외근
exudate – 삼출물
factor XII – 인자 XII
fast-twitch fiber – 빠른연축근섬유
fatigue – 피로
fatigue failure – 피로 실패
Feiss Line – 피스선(Feiss line)
fibrin – 섬유소
fibrinogen – 섬유소원

fibrinolysin – 섬유소용해소
fibroblast – 섬유모세포
fibrocyte – 섬유세포
fibronectin – 섬유결합소
first-class lever – 1종 지렛대
first ray – 퍼스트 레이
fixation – 고정
flexibility –유연성
flexion – 굽힘
foam roller – 폼 롤러
foot abduction – 발 벌림
foot adduction – 발 모음
foot eversion – 발 가쪽번짐
foot flat – 편평발
foot inversion – 발 안쪽번짐
foot strike – 발꿈치 딛기
force – 힘
force couple – 힘쌍
force deformation – 힘변형
forefoot valgus – 앞발 바깥굽은
forefoot varus – 앞발 안쪽굽은
form drag – 폼 드래그
foxing – 폭싱
free nerve endings – 자유신경종말
friction – 마찰
frictional drag – 마찰끌기
frog' s eye – 개구리눈
frontal (coronal) plane – 이마(관상)면
functional evaluation – 기능평가
functional exercise – 기능운동
gait cycle – 보행주기
genu recurvatum – 전반슬
genu valgus – 밖굽이무릎(외반슬)
genu varum – 앞굽이무릎(내반슬)
glycoprotein – 당단백질
glycosaminoglycan(GAG) – 글리코사미글리칸(GAG)
Golgi-Mazzoni corpuscles – 골지–마조니 소체
Golgi tendon organ(GTO) – 골지힘줄기관(GTO)
goniometer – 각도계
goniometric terms – 각도 용어
granular leukocyte – 과립 백혈구
granulation tissue – 육아조직
granuloma – 육아종
grasshopper eye – 메뚜기눈
ground substance – 바탕질
growth factor – 성장인자
H band – H 밴드
Hageman factor – 하게만 인자
half-life – 반감기
hallux valgus – 엄지발가락가쪽휨(무지외반)
hammertoe – 망치발가락
heel counter – 발꿈치대응기
heel-off – 발꿈치떼기
heel strike – 발꿈치딛기
hemiarthroplasty – 반관절성형술
hip pointer – 힙 포인터
histamine – 히스타민
Hooke' s law – 후크 법칙
horizontal extension – 수평 폄
horizontal flexion – 수평 굽힘
hyaluronic acid – 히알루론산
hypertrophy – 비대
hysteresis – 이력현상
I band – I 밴드
impact peak – 최고지면발력
indirect techniques – 간접기술
inertia – 관성
inflare – 다리이음뼈이상
inhibition – 억제
initial contact – 초기 접촉
initial swing – 초기 스윙
insole board – 깔창
internuncial neuron – 사이신경세포
intrafusal muscle fiber – 방추속근섬유
intrinsic foot muscles – 내재성 발근육
intrinsic muscles – 내재성 근육
inversion – 안쪽번짐
irritability – 흥분성
isokinetic – 등속성
isometric – 등척성
isotonic – 등장성
joint reaction force – 관절반작용력
jump sign – 점프징후
juncturae tendinum – 손가락폄근힘줄결합
kallikrein – 칼리크레인
kinetic energy – 운동에너지
kinin – 키닌
lactic acid – 젖산
last – 골
latent trigger point – 잠재성 통증유발점
lateral rotation – 가쪽돌림
leukocyte – 백혈구
leukotriene – 류코트리엔
lever – 지렛대

lever arm – 지렛대 팔
linear motion – 선형 움직임
line of gravity – 중력선
line of pull of a muscle – 근육 당김선
lipid – 지질
Little League elbow – 리틀리그 엘보우
loading response – 부하반응
local twitch response – 국부수축반응
loose-packed position – 느슨한 관절위치
lordosis – 척추앞굽음증
lymphocyte – 림프구
M band – 중간가로막(M띠)
macrophages – 포식세포
mallet deformity – 망치변형
manipulation – 도수교정
manual muscle test – 도수근력검사
manual therapy – 도수치료법
massage – 마사지
mast cells – 비만세포
matrix – 바탕질
medial rotation – 안쪽돌림
Meissner's corpuscles – 마이스너소체
midsole – 발바닥중앙
midstance – 중간입각
mitochondria – 사립체
mobilization – 가동술
modality – 요법
moment arm – 운동팔
momentum – 운동량
monocyte – 단핵구
mononuclear phagocyte – 단핵성 식세포
monosynaptic response – 단일연접반응
monosynaptic transmission – 연접전달
motor unit – 운동단위
mucopolysaccharide – 점액다당류
muscle endurance – 근지구력
muscle energy – 근에너지
muscle energy technique – 근에너지 기법
muscle spasm – 근경련
muscle spindle – 근방추
muscle stiffness – 근경직
muscular endurance – 근지구력
muscular strength – 근력
myoblast – 근육모세포
myofibroblasts – 근섬유모세포
myogenic cells – 근육성세포
myosin – 미오신
myotatic reflex – 근육신전반응
neural mobilization – 신경 동원
neurotransmitters – 신경전달물질
neutral spine – 정상 척주
neutrophil – 중성구
Newton's first law of motion – 뉴튼의 운동 제1법칙
Newton's third law of motion – 뉴튼의 운동 제3법칙
nociceptors – 통각수용기
norepinephrine – 노르에피네프린
nuclear bag fiber – 핵주머니근육세포
nystagmus – 눈떨림
objective examination – 객관적 검사
oculomotor system – 눈돌림 체계
open kinetic chain – 열린운동사슬
open reduction internal fixation(ORIF) – 개방정복에 의한 내부고정술
opposition – 대립
orthotic – 보조기
Osgood-Schlatter disease – 오스굿 슐라터병
osteitis pubis – 두덩뼈염
osteoarthritis – 뼈관절염
osteoblasts – 뼈모세포
osteochondritis dissecans – 박리뼈연골염
osteoclasts – 뼈파괴세포
osteocyte – 뼈세포
osteopenia – 뼈감소증
osteophytes – 뼈곁돌기
osteoporosis – 골다공증
outsole – 구두창
overflow – 과다유출
overload principle – 과부하 원칙
overpressure – 과다압력
pacinian corpuscles – 파치니 소체
parallel elastic component(PEC) – 평행탄력성분
paratendinitis – 힘줄옆조직염
Pascal's low – 파스칼의 법칙
passive physiological range of motion – 수동 생리학적 운동범위
passive range of motion – 수동적 운동범위
passive stretch – 수동적 신장
patella alta – 고위 슬개골
patella baja – 저위 슬개골
pathoneurodynamics – 병태신경역학
pelvic neutral – 골반중립
pelvic stabilization – 골반안정화
performance evaluation – 수행평가
periarticular connective tissue – 관절주위 결합조직

perimysium – 근다발막
pes cavus – 요족
pes planus – 편평족
phagocyte – 포식세포
phospholipids – 인지질
physically active – 신체적 활동성
physiological advantage – 생리학적 이점
physiological joint motion – 생리학적 관절움직임
physis – 성장판
plan of treatment program – 치료프로그램 계획
plantar flexion – 발바닥쪽굽힘
plasmin – 플라스민
plasminogen activator – 플라스미노겐활성제
plasticity – 가소성
platelet-derived growth factor – 혈소판유래성장 인자
platelets – 혈소판
plica – 주름
plumb line – 추선
plyometric exercise – 플라이오메트릭 운동
polymorphonuclear leukocytes – 다형핵백혈구
posture – 자세
potential energy – 전위에너지
power – 힘
preswing – 전유각기
primary intention – 일차성 유합
procedure(vs. modality) – 시술(기법)
pronation – 엎침(회내)
proprioception – 고유감각
proprioceptive neuromuscular facilitation – 고유감각신경근육촉진
prostaglandins – 프로스타글란딘
protease – 단백분해효소
proteoglycan – 프로테오글라이칸
protraction – 내밈
pump bump – 펌프 충돌
Q-angle – Q각
radial deviation – 노쪽편위
range of motion – 운동범위
rearfoot valgus – 발뒤 바깥굽은
rearfoot varus – 발뒤 안쪽굽은
refraction – 굴절
refractory period – 불응기
rehabilitation clinician – 운동사
relative density – 상대적 밀도
relative refractory period – 상대불응기
resisted range of motion – 저항성 운동범위
resting membrane potential – 안정 시 막전위
resting position – 안정시 위치
reticulin – 레티쿨린
retraction – 뒤당김
retroversion – 뒤굽힘
Romberg test – 롬버그 검사
Ruffini nerve endings – 루프니 신경종말
running cycle – 런닝 주기
saddle – 안장
sagittal plane – 시상면
SAID principle – SAID 원칙
sarcolemma – 근육속막
sarcomere – 근육원섬유마디
sarcopenia – 근육감소증
sarcoplasmic reticulum – 근육세포질그물
satellite cells – 위성세포
scaption – 스캡션
scoliosis – 척추옆굽음증
secondary intention – 이차성 유합
second-class lever – 2종 지렛대
series elastic component – 직열탄력성분
serotonin – 세로토닌
shin splints – 정강이외골증
single-leg support – 한다리 지지
sinusoidal curve – 굴모양곡선
slow-twitch fiber – 느린연축근섬유
Smith' s fracture – 스미스 골절
sock liner – 깔창 라이너
somatosensory system – 몸감각계통
specific gravity – 비중
spinal cord – 척수
spinal reflex – 척수반사
sprain – 염좌
squinting patellae – 사시무릎뼈
stable – 안정(성)
stance phase – 디딤기
static activity – 정적 활동
static progressive splint – 점진적 정지 부목
static restraint – 정적 제약
static splint – 정지 부목
steady state of a drug – 약물의 항정상태
step length – 1보 거리
stiffness – 경직
stretch-shortening exercise – 신전–단축 운동
strain – 염좌
strength – 힘
stress – 스트레스
stretch reflex – 신전반사

stride length – 걸음거리
stride rate – 걸음속도
stride width – 걸음간격
structural fatigue – 구조피로
subjective evaluation – 주관평가
subtalar joint – 목말밑관절
subtalar neutral – 목말밑중립
summation of forces – 힘의 가중
supination – 뒤침(회외)
swan-neck deformity – 백조 목 변형
swing-through – 스윙쓰루
swing-through gait – 목발뒤흔들걸음
swing-to gait – 3점 걸음
Swiss ball – 스위스볼
synergist(ic) – 협동근
synovial fluid – 윤활액
synovial sheaths – 윤활막
talocrural joint – 발목관절
tarsal tunnel – 발목굴
tendinitis – 힘줄염
tendinopathy – 힘줄염
tendinosis – 힘줄염
tenocyte – 힘줄세포
tenosynovitis – 힘줄윤활막염
tensile strength – 당김힘
terminal stance – 발디딤 말기
terminal swing – 스윙 말기
tetanus – 강축
tetany – 강직
third-class lever – 3종 지렛대
thoracic outlet syndrome – 가슴문증후군
threshold stimulation – 역치자극
thrombin – 트롬빈
thromboxane – 트롬복산
tibial torsion – 정강뼈비틀림
tibial varum – 앞굽이정강뼈
toe box – 토우박스
toe-off – 발가락떼기(토우 오프)
torque – 회전력
transverse(horizontal) plane – 가로(수평)면
Trendelenburg gait – 트렌델렌버그 걸음
trigger point – 통증유발점
tropomyosin – 트로포미오신
troponin – 트로포닌
TUBS – TUBS
ulnar deviation – 자뼈편위
ultimate strength – 극한강도
upward rotation – 상향회전
Valsalva maneuver – 발살바기법
Vamp – 등가죽
velocity – 속도
vestibular system – 전정계
viscoelasticity – 점탄성
viscosity – 점도
volitional – 수의
wave drag – 파동끌기
weight – 무게
work – 일
Z-disc – Z 디스크

참고문헌 (References)

Chapter 1

Appell, H. J. (1990). Muscular atrophy following immobilization: A review. *Sports Medicine, 10*, 42-58.

Binkley, J. M., Stratford, P. W., Lott, S. A., & Riddle, D. L. (1999). The lower extremity functional scale (LEFS): scale development, measurement properties, and clinical application. *Physical Therapy, 79*, 371-383.

Denegar, C. R., Saliba, E., & Saliba, S. (2010). *Therapeutic Modalities for Musculoskeletal Injuries*. Champaign, IL: Human Kinetics.

Fisher, A. C., Mullins, S. A., & Frye, P. A. (1993). Athletic trainers' attitudes and judgmetns of injured athletes' rehabilitation adherence. *Journal of Athletic Training, 28*, 43-47.

Keith, R. H., Granter, C. V., Hamilton, B. B., & Sherwin, F. S. (1987). The functional independence measure: a new tool for rehabilitation. In M. G. Eisenberg & R. C. GRzesink (Eds.), *Advances in Clinical Rehabilitation*. New York: Springer.

Kubler-Ross, E. (1969). *On Death and Dying*. New York: Macmillan.

Peterson, P. (1986). The grief response and injury. *Athletic Training, 21*, 312-314.

Quealy, J., & Langan-Fox, J. (1998). Attributes of delivery media in computer-assisted instruction. *Ergonomics, 41*(3), 257-279.

Rastall, M., Brooks, B., Klarneta, M., Moylan, N., McCloud, W., & Tracey, S. (1999). An investigation into younger and older adults' memory for physiotherapy exercises. *Physiotherapy, 85*(3), 122-128.

Ray, R. (2010). *Management Strategies in Athletic Training* (4th ed.). Champaign, IL: Human Kinetics.

Rotella, R. J. (1985). The psychological care of the patient. In R. J. Rotella (Ed.), *Psychological Consideration in Maximizing Sport Performance*. Ann Arbor, MI: McNaughton and Gun.

Staron, R. S., Leonardi, M. J., Karapondo, D. L., Malicky, E. S., Falkel, J. E., Hagerman, F. C., et al. (1991). Strength and skeletal muscle adaptations in heavy-resistance-trained women after detraining and retraining. *Journal of Applied Physiology 70*, 631-640.

Stratford, P. W., Binkley, J. M., Riddle, D. L., & Guyatt, G. H. (1998). Sensitivity to change on the Roland-Morris Pain Questionnaire: Part 1. *Physical Therapy, 78*, 1186-1196.

Ware, J. E., Jr., Kosinski, M., Bayliss, M. S., McHorney, C. A., Rogers, W. H., & Raczek, A. (1995). Comparisons of methods for the scoring and statistical analysis of the SF-36 health profile and summary measures: Summary of results from the Medical Outcomes Study. *Medical Care, 33*, AS264-279.

Ware, J. E., Jr., & Sherbourne, C. D. (1992). The MOS 36-Item Short Form Health Survey (SF-36), I: Conceptual framework and item selection. *Medical Care, 30*, 473-483.

Wingfield, A., & Byrnes, D. L. (1981). *The Psychology of Human Memory*. New York: Academic Press.

Chapter 2

Almekinders, L. C., & Gilbert, J. A. (1986). Almekinders, L.C., and J.A. Gilbert. 1986. Healing of experimental muscle strains and the effects of non-steroidal antiinflammatory medication. American Journal of Sports Medicine 14:303–308. *American Journal of Sports Medicine, 14*, 303-308.

Andriacchi, T. P., Sabiston, K., DeHaven, K., Dahners, L., Woo, S., Frank, C., et al. (1988). Ligament: Injury and repair. In S. L.-Y. Woo & J. A. Buckwalter (Eds.), *Injury and Repair of the Musculoskeletal Soft Tissues*. Park Ridge, IL: American Academy of Orthopaedic Surgeons.

Angel, M. J., Sgaglione, N. A., & Grande, D. A. (2006). Clinical applications of bioactive factors in sports medicine. Current concepts and future trends. *Sports Medicine and Arthroscopy Review, 14*, 138-148.

Bartha, L., Vajda, A., Duska, Z., Rahmeh, H., & Hangody, L. (2006). Autologous osteochondral mosaicplasty grafting. *Journal of Orthopaedic & Sports Physical Therapy, 36*, 739-750.

Beredjiklian, P. K. (2003). Biologic aspects of flexor tendon laceration and repair. *Journal of Bone and Joint Surgery (Am), 85-A*(3), 539-550.

Best, T. M., & Hunter, K. D. (2000). Muscle injury and repair. *Physical Medicine and Rehabilitation Clinics of North America, 11*(2), 251-266.

Betz, P., Norlich, A., Wilske, J., Tubel, J., Penning, R., & Eisenmenger, W. (1992). Time-dependent appearance of myofibroblasts in granulation tissue of human skin wounds. *International Journal of Legal Medicine, 150*, 99-103.

Breuing, K., Andree, C., Helo, G., Slama, J., Liu, P. Y., & Eriksson, E. (1997). Growth factors in the repair of partial thickness porcine skin wounds. *Plast reconstr surg, 100*(3), 657-664.

Brittberg, M., Lindahl, A., Nilsson, A., Ohlsson, C., Isaksson, O., & Peterson, L. (1994). Treatment of deep cartilage defects in the knee with autologous chondrocyte transplantation. *N Engl J Med, 331*, 889-895.

Browne, J. E., & Branch, T. P. (2000). Surgical alternatives for treatment of articular cartilage lesions. *Journal of the American Academy of Orthopaedic Surgeons, 8*(3), 180-189.

Buckwalter, J. A., Rosenberg, L., Coutts, R., Hunziker, E., Reddi, A. H., & Mow, V. (1988). Articular cartilage: Injury and repair. In S. Woo & J. A. Buckwalter (Eds.), *Injury and Repair of Musculoskeletal Soft Tissues*. Park Ridge, IL: American Academy of Orthopaedic Surgeons.

Butterfield, T. A., Best, T.M., & Merrick, M. A. (2006). The dual roles of neutrophils and macrophages in inflammation: A critical balance between tissue damage and repair. *Journal of Athletic Training, 41*(4), 457-465.

Caplan, A. B., Carlson, J., Faulkner, J., Fischman, D., & Garrett, W., Jr. . (1988). Skeletal muscle. In S. Woo & J. A. Buckwalter (Eds.), *Injury and Repair of the Musculoskeletal Soft Tissues*. Park Ridge, IL: American Academy of Orthopaedic Surgeons.

Connolly, J. F. (1988). *Fracture complications, recognition, prevention, and management*. Chicago: Year Book Medical.

Cromack, D. T., Porras-Reyes, B., & Mustoe, T. A. (1990). Current concepts in wound healing: growth factor and macrophage interaction. *Journal of Trauma, 30*(12), S129-S133.

Denegar, C. R., Saliba, E., & Saliba, S. (2010). *Therapeutic Modalities for Athletic Injuries* (3rd ed.). Champaign, IL: Human Kinetics.

Detterline, A. J., Goldberg, S., Bach, B. R. J., & Cole, B. J. (2005). Treatment options for articular cartilage defects of the knee. *Orthopedic Nursing, 24*(5), 361-368.

Diegelmann, R. F., & Evans, M. C. (2004). Wound healing: An overview of acute, fibrotic and delayed healing. *Frontiers in Bioscience, 9*, 283-289.

Folland, J. P., & Williams, A. G. (2007). The Adaptations to Strength Training: Morphological and Neurological Contributions to Increased Strength. *Sports Medicine, 37*(2), 145-168.

Gelberman, R., An, K.-A., Banes, A., & Goldberg, V. (1988). Tendon. In S. Woo & J. A. Buckwalter (Eds.), *Injury and Repair of the Musculoskeletal Soft Tissues*. Park Ridge, IL: American Academy of Orthopaedic Surgeons.

Gelberman, R. H., Woo, S. L.-Y., Lothringer, K., Akeson, W. H., & Amiel, D. (1982). Effects of early intermittent passive mobilization on healing canine flexor tendons. *Journal of Hand Surgery (Am), 7*, 170-175.

Gill, T. J., Asnis, P. D., & Berkson, E. M. (2006). The treatment of articular cartilage defects using the microfracture technique. *Journal of Orthopaedic & Sports Physical Therapy, 36*(10), 728-738.

Grundnes, O., & Reikeras, O. (1992). Grundnes, O., and O. Reikeras. 1992. Blood flow and mechanical properties of healing bone. Acta Orthopaedica Scandinavica 63:487–491. *Acta Orthopaedica Scandinavica, 63*, 487-491.

Heppenstall, R. B. (1980). Fracture healing. In R. B. Heppenstall (Ed.), *Fracture Treatment and Healing*. Philadelphia: Saunders.

Hildebrand, K. A., Gallant-Behm, C. L., Kydd, A. S., & Hart, D. A. (2005). The basics of soft tissue healing and general factors that influence such healing. *Sports Medicine and Arthroscopy Review, 11*(3), 136-144.

Hillman, S. (2010). *Introduction to Athletic Training*. Champaign, IL: Human Kinetics.

Hom, D. B. (1995). Growth factors in wound healing. *Otolaryngologic Clinics of North America, 28*, 933-953.

Houglum, J. E. (1998). Pharmacologic considerations in the treatment of injured athletes with nonsteroidal anti-inflammatory drugs. *Journal of Athletic Training, 33*, 259-263.

Houglum, J. E., Harrelson, G. L., & Leaver-Dunn, D. (2005). *Principles of Pharmacology for Athletic Trainers*. Thorofare, N.J.: Slack, Inc.

Jones, G., Ding, C., Glisson, M., Hynes, K., Deqiong, M. A., & Cicuttini, F. (2003). Knee articular cartilage development in children: A longitudinal study of the effect of sex, growth, body composition, and physical activity. *Pediatric Research, 54*, 230-236.

Khan, K. M., Cook, J. L., Bonar, F., Harcourt, P., & Astrom, M. (1999). Histopathology of common tendinopathies. Update and implications for clinical management. *Sports Medicine, 27*(6), 393-408.

LaStayo, P. C., Winters, K. M., & Hardy, M. (2003). Fracture healing: Bone healing, fracture management, and current concepts related to the hand. *Journal of Hand Therapy, 16*(2), 81-93.

Leadbetter, W. B. (1994). Soft tissue athletic injury. In F. H. Fu & D. A. Stone (Eds.), *Sports injuries: Mechanisms, prevention, treatment,* . Baltimore: Williams & Wilkins.

Lewis, P. B., McCarty, L. P., 3rd, Kang, R. W., & Cole, B. J. (2006). Basic science and treatment options for articular cartilage injuries. *J Orthop Sports Phys Ther, 36*(10), 717-727.

Martinez-Hernandez, A., & Amenta, P. S. (1990). Basic concepts in wound healing. In W. B. Leadbetter, J. A. Buckwalter & S. L. Gordon (Eds.), *Sports-induced Inflammation*. Park Ridge, IL: American Academy of Orthopaedic Surgeons.

Mehallo, C. J., Drezner, J. A., & Bytomski, J. R. (2006). Practical management: Nonsteroidal antiinflammatory drug (NSAID) use in athletic injuries. *Clinics in Sports Medicine, 16*, 170-174.

Miura, K., Ishibashi, Y., Tsuda, E., Sato, H., & Toh, S. (2007). Results of arthroscopic fixation of osteochondritis dissecans lesion of the knee with cylindrical autogenous osteochondral plugs. *American Journal of Sports Medicine, 35*(2), 216-222.

Mosher, T. J., & Dardzinksi, B. J. (2004). Cartilage MRI T2 relaxation time mapping: overview and applications. *Seminars in Musculoskeletal Radiology, 8*, 355-368.

Nordin, M., & Frankel, V. H. (1980). Biomechanics of collagenous tissues. In V. H. Frankel & N. Nordin (Eds.), *Basic Biomechanics of the Skeletal System*. Philadelphia: Lea & Febiger.

Pandit, A., Ashar, R., & Feldman, D. (1999). The effect of TGF-beta delivered through a collagen scaffold on wound healing. *Journal of Investigative Surgery, 12*(2), 89-100.

Peacock, E. E. (1984). *Wound Repair* (3rd ed.). Philadelphia: Saunders.

Scott, A., Cook, J. L., Hart, D. A., Walker, D. C., Duronio, V., & Khan, K. M. (2007). Tenocyte responses to mechanical loading in vivo: a role for local insulin-like growth factor 1 signaling in early tendinosis in rats. *Arthritis rheum, 56*(3), 871-881.

Silver, F. H., & Glasgold, A. I. (1995). Cartilage wound healing. *Otolaryngologic Clinics of North America, 28*, 847-864.

Steadman, J. R., Forster, R. S., & Silferskiold, J. P. (1989). Steadman, J.R., Forster, R.S., and J.P. Silferskiold. 1989. Rehabilitation of the knee. Clinics in Sports Medicine 8:605–627. *Clinics in Sports Medicine, 8*, 605-627.

Steadman, J. R., Rodkey, W. G., & Briggs, K. K. (2003). Microfracture chondroplasty: indications, techniques, and outcomes. *Sports Medicine and Arthroscopy Review, 11*, 236-244.

Tohyama, H., & Yasuda, K. (2005). Anterior cruciate ligament (ACL) healing. ACL graft biology. *Sports Medicine and Arthroscopy Review, 13*, 156-160.

Urban, M. K. (2000). COX-2 Specific inhibitors offer improved advantages over traditional NSAIDs. *Orthoapedics, 23*, 761s-764s.

Wang, J. H.-C., Iosifidis, M. L., & Fu, F. H. (2006). Biomechanical basis for tendinopathy. *Clinical Orthopaedics and Related Research, 443*, 320-332.

Chapter 3

Nimni, M. E. (1983). Collagen: Structure, function, and metabolism in normal and fibrotic tissues. *Seminars in Arthritis and Rheumatism 13*, 1-86.

Smith, L. K., Weiss, E. L., & Lehmkuh, L. D. (1996). *Brunnstrom's Clinical Kinesiology* (5th ed.). Philadelphia: FA Davis.

Chapter 4

Borcherding, S. (2000). *Documentation Manual for Writing SOAP Notes in Occupational Therapy*. Thorofare, NJ: Slack.

Corrigan, B., & Maitland, G. D. (1989). *Practical Orthopedic Medicine*. Boston: Butterworth.

Cyriax, J. H. (1982). *Textbook of Orthopaedic Medicine. Vol. 1. Diagnosis of Soft Tissue Lesions* (8th ed.). London, England: Bailliere Tindall.

Kaltenborn, F. M. (2002). *Manual Mobilization of the Joints. The Kaltenborn Method of Joint Examination and Treatment* (6th ed.). Oslo, Norway: Olaf NOrlis Bokhandel.

Maitland, G. D. (1991). *Peripheral Manipulation* (3rd ed.). Boston: Butterworth-Heinemann.

Paris, S. V., & Patla, C. (1988). *E1 course notes: Extremity dysfunction and manipulation*. St. Augustine, FL: Patris.

Ray, R. (2010). *Management Strategies in Athletic Training* (4th ed.). Champaign, IL: Human Kinetics.

Shultz, S. J., Houglum, P. A., & Perrin, D. H. (2010). *Examination of Musculoskeletal Injuries* (3rd ed.). Champaign, IL: Human Kinetics.

Chapter 5

AAOS. (1965). *Joint motion: Method of measuring and recording*. Chicago: American Academy of Orthopaedic Surgeons.

Bandy, W., Irion, J., & Briggler, M. (1997). The effect of time and frequency on static stretching on flexibility of the hamstring muscles. *Phys ther, 77*(10), 1090-1096.

Bradley, P. S., Olsen, P. D., & Portas, M. D. (2007). The effect of static, ballistic, and proprioceptive neuromuscular facilitation stretching on vertical jump performance. *J Strength Cond Res, 21*(1), 223-236.

Brander, V., & Stulberg, S. D. (2006). Rehabilitation after hip- and knee-joint replacement. An experience- and evidence-based approach to care. *Am J Phys Med Rehabil, 85*, S98-118.

Buckwalter, J. A. (1996). Effects of early motion on healing of musculoskeletal tissues. *Hand Clinics, 12*, 13-24.

Butler, D. L., Grood, E. S., Noyes, F. R., & Zernicke, R. F. (1978). Biomechanics of ligaments and tendons. *Exercise and Sport Sciences Review, 6*, 125-281.

Church, J. B., Wiggins, M. S., Moode, F. M., & Crist, R. (2001). Effect of warm-up and flexibility treatments on vertical jump performance. *ournal of Strength & Conditioning Research, 15*, 332-336.

Cook, J. R., Baker, N. A., Cham, R., Hale, E., & Redfern, M. S. (2007). Measurements of wrist and finger postures: a comparison of goniometric and motion capture techniques. *Journal of Applied Biomechanics, 23*(1), 70-78.

Daniels, L., & Worthingham, C. (1986). *Muscle Testing: Techniques of Manual Examination* (ed 5 ed.). Philadelphia: WB Saunders.

Davis, D. S., Ashby, P. E., McCale, K. L., McQuain, J. A., & Wine, J. M. (2005). The effectiveness of 3 stretching techniques on hamstring flexibility using consistent stretching parameters. *J Strength Cond Res, 19*(1), 27-32.

Donatelli, R., & Owens-Burkhart, A. (1981). Effects of immobilization on the extensibility of periarticular connective tissue. *Journal of Orthopaedic and Sports Physical Therapy, 9*, 67-72.

Eldred, E. (1967). Peripheral receptors: Their excitation and relation to reflex patterns. *American Journal of Physical Medicine, 46*(1), 69-87.

Esch, D., & Lepley, M. (1974). *Evaluation of joint motion: Methods of measurement and recording*. Minneapolis: University of Minnesota Press.

Evans, E. B., Eggers, G. W. N., Butler, J. K., & Blumel, J. (1960). Experimental immobilization and remobilization of rat knee joints. *Journal of Bone and Joint Surgery, 42A*, 737-758.

Finsterbush, A., & Friedman, B. (1975). Reversibility of joint changes produced by immobilization of rabbits. *Clinical Orthopaedics and Related Research, 111*, 290-298.

Flowers, K. R., & LaStayo, P. (1994). Effect of total end range time on improving passive range of motion. *J hand ther, 2*, 150-157.

Friemert, B., Bach, C., Schwarz, W., Gerngross, H., & Schmidt, R. (2006). Benefits of active motion for joint position sense. *Knee surg sports traumatol arthroscopy, 14*(6), 564-570.

Garrett, W. E., Jr. . (1990). Muscle strain injuries: Clinical and basic aspects. *Medicine & Science in Sports & Exercise, 22*, 436-443.

Garrett, W. E. J. (1996). Muscle strain injuries. *American Journal of Sports Medicine, 24*(6), S2-S8.

Gerhardt, J. J., & Russe, O. A. (1975). *International SFTR Method of Measuring and Recording Joint Motion*. Hans Huber, Bern, Switzerland: Year Book Medical Publishers.

Gomez, M. A., Woo, S. L.-Y., Amiel, D., Hardwood, F., Kitabayashi, L., & Matyas, J. R. (1991). The effects of increased tension on healing medial collateral ligaments. *American Journal of Sports Medicine, 19*, 347-354.

Heckmann, T. P., Barber-Westin, S. D., & Noyes, F. R. (2006). Meniscal repair and transplantation: indications, techniques, rehabilitation, and clinical outcome. *J orthop sport phys ther, 36*(10), 795-814.

Hewett, T., Paterno, M., & Myer, G. (2002). Strategies for enhancing proprioception and neuromuscular control of the knee. *Clin orthop, 402*, 76-94.

Hoppenfeld, S. (1676). *Physical examination of the spine and extremities*. New York: Appleton-Century-Crofts.

Kapandji, I. A. (1982). *The Physiology of the Joints, Vol 1, Upper Limb* (5 ed.). Edinburgh: Churchill Livingstone.

Kapandji, I. A. (1987). *The Physiology of the Joints, Vol 2, Lower Limb* (5 ed.). Edinburgh: Churchill Livingstone.

Karpovich, P. V., Herden, E. L., Jr., Asa, M. M., & Karpovich, G. P. (1959). Electrogoniometer: A new device for study of joints in action. *Federation Proceedings, 18*, 79.

Kendall, F. P., McCreary, E. K., & Provance, P. G. (1993). *Muscles: Testing and function* (4th ed.). Baltimore: Williams & Wilkins.

Klein, L., Heiple, K. G., Torzilli, P. A., Goldberg, V. M., & Burstein, A. H. (1989). Prevention of ligament and meniscus atrophy by active joint motion in a non-weight-bearing model. *Journal of Orthopaedic Research, 7*, 80-85.

Kottke, F. J., & Lehmann, J. F. (1990). *Krusen's handbook of physical medicine and rehabilitation* (4th ed.). Philadelphia: Saunders.

Kottke, F. J., Pauley, D. L., & Ptak, R. A. (1966). The rationale for prolonged stretching for correction of shortening of connective tissue. *Arch phys med rehabil, 47*(6), 345-352.

Kovacs, M. S. (2006). The argument against static stretching before sport and physical activity. *Athletic Therapy Today, 11*(3), 6-8, 30-31, 60.

Light, K. E., Nuzik, S., Personius, W., & Barstrom, A. (1984). Low-load prolonged stretch vs. high-load brief stretch in treating knee contractures. *Physical Therapy, 64*, 330-333.

Lundberg, A., Malmgren, K., & Schomburg, E. D. (1977). Cutaneous facilitation of transmission in reflex pathways from Ib afferents to motorneurones. *J Physiol, 265*, 763-780.

Lundberg, A., Malmgren, K., & Schomburg, E. D. (1987). Reflex pathways from group II muscle afferents. 2. Functional characteristics of reflex pathways to alpha motorneurons. *Exp Brain Res, 65*, 282-293.

Malliaropoulos, N., Papalexandris, S., Papalada, A., & Papacostas, E. (2004). The role of stretching in rehabilitation of hamstring injuries: 80 athletes follow-up. *Med Sci Sports Exerc, 36*(5), 756-759.

McNair, P. J., Stanley, S. N., & Strauss, G. R. (1996). Knee bracing: effects on proprioception. *Arch phys med rehabil, 77*, 287-289.

Moll, J., & Wright, V. (1971). Normal range of spinal mobility: A clinical study. *Annals of the Rheumatic Diseases, 30*, 381-386.

Montgomery, J. B., & Steadman, J. R. (1985). Rehabilitation of the injured knee. *Clinics in Sports Medicine, 4*, 333-343.

O'Driscoll, S. W., & Nicholas, J. G. (2000). Continuous passive motion (CPM): Theory and principles of clinical application. *Journal of Rehabilitation Research and Development, 37*, 178.

Ono, T., Tsuboi, M., Oki, S., Shimizu, M. E., Otsuka, A., Shiraiwa, K., et al. (2007). Preliminary report: Another perspective on the effect of prolonged stretching for joint contracture. *Journal of Physical Therapy Science, 19*, 97-101.

Pratt, K., & Bohannon, R. (2003). Effects of a 3-minutes standing stretch on ankle-dorsiflexion range of motion. *Journal of Sport Rehabilitation, 12*, 162-173.

Prentice, W. E. (1983). Comparison of static stretching and PNF stretching for improving hip joint flexibility. *Athl Train, 18*, 556-559.

Provenzano, P. P., Martinez, D. A., Grindeland, R. E., Dwyer, K. W., Vailas, A. C., & Vanderby, R. J. (2003). Hindlimb loading alters ligament healing. *Journal of Applied Physiology, 94*, 314-324.

Saal, J. S. (Ed.). (1987). *Flexibility training. In rehabilitation of sports injuries*. Philadelphia: Hanley & Belfus.

Sady, S. P., Wortman, M., & Blanke, D. (1982). Flexibility training: ballistic, static or proprioceptive neuromuscular facilitation. *Archives of Physical Medicine & Rehabilitation, 63*, 261-263.

Sahrmann, S. (2002). *Diagnosis and treatment of movement impairment syndromes*. St. Louis: Mosby.

Sexton, P., & Chambers, J. (2006). The importance of flexibility for functional range of motion. *Athletic Therapy Today, 11*(3), 13-15.

Sharman, M. J., Cresswell, A. G., & Riek, S. (2006). Proprioceptive neuromuscular facilitation stretching: mechanisms and clinical implications. *Sports Medicine, 36*(11), 929-939.

Shellock, F. G., & Prentice, W. E. (1985). Warming-up and stretching for improved physical performance and prevention of sports-related injuries. *Sports Medicine, 2*, 267-278.

Shrier, I., & Gossal, K. (2000). Myths and truths of stretching: individualized recommendations for healthy muscles. *Physician Sportsmed, 28*(8), 57-63.

Smith, L. K., Weiss, E. L., & Lehmkuh, L. D. (1996). *Brunnstrom's Clinical Kinesiology* (5th ed.). Philadelphia: FA Davis.

Sullivan, M. K., Dejulia, J. J., & Worrell, T. W. (1992). Effect of pelvic position and stretching method on hamstring muscle flexibility. *Med Sci Sports Exerc, 24*, 1383-1389.

Swenson, C., Swärd, L., & Karlsson, J. (1996). Cryotherapy in sports medicine. *Scandinavian Journal of Medicine and Science in Sports, 6*, 193-200.

Taylor, D. C., Dalton, J. D., Jr., Seaber, A. V., & Garrett, W. E., Jr. (1990). Viscoelastic properties of muscle-tendon units: The biomechanical effects of stretching. *American Journal of Sports Medicine, 18*, 300-309.

Thacker, S. B., Gilchrist, J., Stroup, D. F., & Kimsey, C. D., Jr. (2005). The impact of stretching on sports injury risk: a systematic review of the literature. *Med Sci Sports Exerc, 36*(3), 371-378.

Warren, C. G., Lehmann, J. K., & Koblanski, J. N. (1971). Elongation of rat tail tendon: Effect of load and temperature. *Archives of Physical Medicine and Rehabilitation, 52*, 465-474.

Warren, C. G., Lehmann, J. K., & Koblanski, J. N. (1976). Heat and stretch procedures: An evaluation using rat tail tendon. *Archives of Physical Medicine and Rehabilitation, 57*, 122-126.

Chapter 6

Bengtsson, A., Henrikkson, K. G., & Larsson, J. (1986). Reduced high-energy phosphate levels in the painful muscles of patients with primary fibromyalgia. *Arthritis & Rheumatism, 29*(7), 817-821.

Bernau-Eigen, M. (1998). Rolfing: a somatic approach to the integration of human structures. *Nurse Practitioner Forum, 9*(4), 235-242.

Brander, V., & Stulberg, S. D. (2006). Rehabilitation after hip- and knee-joint replacement. An experience- and evidence-based approach to care. *American Journal of Physical Medicine and Rehabilitation, 85*, S98-118.

Butler, D. S. (1991). *Mobilization of the nervous system.* New York: Churchill Livingstone.

Butler, D. S. (1994). *Mobilization of the nervous system. Level II. course handbook.* Marina Del Rey, CA: Neuro Orthopedic Institute.

Castel, J. C. (1979). *Pain management: Acupuncture and transcutaneous electrical nerve stimulation techniques.* Lake Bluff, IL: Pain Control Services.

Corrigan, B., & Maitland, G. D. (1989). *Practical Orthopedic Medicine.* Boston: Butterworth.

Cyriax, J. H. (1977). *Textbook of orthopedic medicine. Vol. 2, Treatment by manipulation, massage and injection.* Baltimore: Williams & Wilkins.

Cyriax, J. H. (1982). *Textbook of Orthopaedic Medicine. Vol. 1. Diagnosis of Soft Tissue Lesions* (8th ed.). London, England: Bailliere Tindall.

D'Ambrogio, K. J., & Roth, G. B. (1997). *Positional Release Therapy. Assessment & treatment of musculoskeletal dysfunction.* St. Louis: Mosby.

DeDomenico, G. (2007). *Beard's massage principles and practice of soft tissue manipulation.* Philadelphia: Saunders.

Dommisse, G. F. (1975). Morphological aspects of the lumbar spine and lumbosacral region. *Orthopedic Clinics of North America, 6*, 163-175.

Flynn, T. W., Wainner, R. S., & Fritz, J. M. (2006). Spinal manipulation in physical therapist professional degree education: A model for teaching and integration into clinical practice. *Journal of Orthopaedic & Sports Physical Therapy, 36*(8), 577-587.

Gerwin, R. D. (1994). Neurobiology of the myofascial trigger point. *Baillieres Clinical Rheumatology, 8*(4), 747-762.

Giammatteo, S. W., & Kain, J. B. (2005). *Integrative Manual Therapy. For the Connective Tissue System. Myofascial Release: The 3-Planar Fascial Fulcrum Approach* (Vol. IV). Berkeley, CA: North Atlantic Books.

Godges, J. J., Mattson-Bell, M., Thorpe, D., & Shah, D. (2003). The immediate effects of soft tissue mobilization with proprioceptive neuromuscular facilitation on glenohumeral external rotation and overhead reach. *Journal of Orthopaedic & Sports Physical Therapy, 33*(12), 713-718.

Greenman, P. E. (1996). *Principles of manual medicine.* Baltimore: Williams & Wilkins.

Gunn, C. (1997). Radiculopathic pain: diagnosis and treatment of segmental irritation or sensitisation. *Journal of Musculoskeletal Pain, 5*, 119-134.

Hanten, W. P., Olsen, S. L., Butts, N. L., & Nowicki, A. L. (2000). Effectiveness of a home program of ischaemic pressure followed by sustained stretch for treatment of myofascial trigger points. *Physical Therapy, 80*(10), 997-1003.

Huguenin, L. K. (2004). Myofascial trigger points: the current evidence. *Physical Therapy in Sport, 5*(1), 2-12.

Hunter, G. (1998). Specific soft tissue mobilization in the management of soft tissue dysfunction. *Manual Therapy, 3*(1), 2-11.

Johnson, A. J., Godges, J. J., Zimmerman, G. J., & Ounanian, L. L. (2007). The effect of anterior versus posterior glide joint mobilization on external rotation range of motion in patients with shoulder adhesive capsulitis. *Journal of Orthopaedic & Sports Physical Therapy, 37*(3), 88-99.

Jones, J. H., Kusunose, R. S., & Goering, E. K. (1995). *Strain-counterstrain.* Boise, ID: Jones Strain-CounterStrain, Inc.

Kaltenborn, F. M. (2002). *Manual Mobilization of the Joints. The Kaltenborn Method of Joint Examination and Treatment* (6th ed.). Oslo, Norway: Olaf NOrlis Bokhandel.

Konradsen, L., Holmer, P., & Sondergaard, L. (1991). Early mobilizing treatment for grade III ankle ligament injuries. *Foot Ankle, 12*, 69-73.

Lewis, C., & Flynn, T. W. (2001). The use of strain-counterstrain in the treatment of patients with low back pain. *Journal of Manual & Manipulative Therapy, 9*(2), 92-98.

Maitland, G. D. (1991). *Peripheral Manipulation* (3rd ed.). Boston: Butterworth-Heinemann.

Manheim, C. J. (1994). *The myofascial release manual* (2nd ed.). Thorofare, NJ: Slack.

McPartland, J. M., & Goodridge, J. P. (1997). Counterstrain and traditional osteopathic examination of the cervical spine compared. *Journal of Bodywork & Movement Therapies, 1*(3), 173-178.

Melzack, R. (1973). *The Puzzle of Pain.* New York: Basic Books.

Mennell, J. M. (1964). *Joint Pain: Diagnosis and Treatment Using Manipulative Techniques.* Boston: Little, Brown & Co.

Mesequer, A. A., Fernández-de-las-Peñas, C., Navarro-Poza, J. L., Rodríguez-Blanco, C., & Gandia, J. J. B. (2006). Immediate effects of the strain/counterstrain technique in local pain evoked by tender points in the upper trapezius muscle. *Clinical Chiropractic, 9*(3), 112-118.

Michlovitz, S. L., Harris, B. A., & Watkins, M. P. (2004). Therapy interventions for improving joint range of motion: A systematic review. *J hand ther, 17*(2), 118-131.

Mitchell, F. L. (1958). Structural pelvic function. In *Yearbook of the American Academy of Ostepathy.* Carmel, CA: American Academy of Osteopathy.

Molinary, R. (2006). A new word for relief. *Health, 20*(7), 88, 92.

Paris, S. V., & Patla, C. (1988). *E1 course notes: Extremity dysfunction and manipulation.* St. Augustine, FL: Patris.

Quintner, J. L., & Cohen, M. L. (1994). Referred pain of peripheral nerve origin: an alternative to the "myofascial pain" construct. *Clinical Journal of Pain, 10*(3), 243-251.

Simons, D. G. (1981). Myofascial trigger points: A need for understanding. *Archives of Physical Medicine & Rehabilitation, 62*, 97-99.

Smith, J. (2005). *Structural Bodywork.* Philadelphia: Elsevier.

Stone, J. A. (2000). Prevention and rehabilitation. Strain -- counterstrain. *Athletic Therapy Today, 5*(6), 30-31.

Sutton, G. S., & Bartel, M. R. (1994). Soft-tissue mobilization techniques for the hand therapist. *Journal of Hand Therapy, 7*, 185-192.

Travell, J. (1976). Myofascial trigger points: Clinical view. In J. J. Bonica & D. Albe-Fessard (Eds.), *Advances in pain research and therapy, vol. 1.* New York: Raven Press.

Travell, J. G., & Simons, D. G. (1983). *Myofascial pain and dysfunction. The trigger point manual. Vol. 1*. Baltimore: Williams and Wilkins.

Travell, J. G., & Simons, D. G. (1992). *Myofascial pain and dysfunction. The trigger point manual. Vol. 2*. Baltimore: Williams and Wilkins.

Unsworth, A., Dowson, D., & Wright, V. (1971). "Cracking joints". A bioengineering study of cavitation in the metacarpophalangeal joint. *Annals of the Rheumatic Diseases, 30*(4), 348-358.

Upton, A. R. M., & McComas, A. J. (1973). The double crush in nerve entrapment syndromes. *Lancet, 2*, 359-362.

van der Wees, P. J., Lenssen, A. F., Hendriks, E. J., Stomp, D. J., Dekker, J., & de Bie, R. A. (2006). Effectiveness of exercise therapy and manual mobilisation in acute ankle sprain and functional instability: a systematic review. *Australian Journal of Physiotherapy, 52*(1), 27-37.

Vicenzino, B., Collins, D., Benson, H., & Wright, A. (1998). An investigation of the interrelationship between manipulative therapy-induced hypoalgesia and sympathoexcitation. *Journal of Manipulative and Physiological Therapeutics, 21*(7), 448-453.

Wong, C. K., & Schauer, C. (2004). Reliability, validity and effectiveness of strain counterstrain techniques. *Journal of Manual & Manipulative Therapy, 12*(2), 107-112.

Yoder, E. (1990). Physical therapy management of nonsurgical hip problems in adults. In J. L. Echternach (Ed.), *Physical Therapy of the Hip*. New York, N.Y.: Churchill Livingstone.

Chapter 7

AAP., & fitness, C. o. s. m. a. (2001). Strength training by children and adolescents. *Pediatrics, 107*(6), 1470-1472.

ACSM. (1998). Position Stand. The recommended quantity and quality of exercise for developing and maintaining cardiorespiratory and muscular fitness, and flexibility in healthy adults. *Medicine & Science in Sports & Exercise, 30*, 975-991.

Akihiko, S. E. O., & Shinichi, U. D. A. (1997). Trunk rotation monitor using angular velocity sensors. *Industrial Health, 35*, 222-228.

Baechle, T. R., Earle, R. W., & Wathen, D. (2000). Resistance training. In T. R. Baechle & R. W. Earle (Eds.), *Essentials of Strength Training and Conditioning*. Champaign, IL: Human Kinetics.

Berger, R. A. (1962). Optimal repetitions for the development of strength. *Res Q, 33*, 334-338.

Billeter, H., & Hoppeler, H. (1992). Muscular basis of strength. In P. V. Komi (Ed.), *Strength and power in sport*. Boston: Blackwell Scientific.

Braatz, J. H., & Gogia, P. P. (1987). The mechanics of pitching. *J Orthop Sports Phys Ther, 9*, 56-69.

Brown, D. R. (1980). *Neurosciences for allied health therapies*. St. Louis: Mosby.

Clark, R. G. (1975). *Manter and Gatz's Essentials of Clinical Neuroanatomy and Neurophysiology* (5th ed.). Philadelphia: F.A.Davis.

Clarke, D. H. (1971). The influence on muscular fatigue patterns of the intercontraction rest interval. *Medicine and Science in Sports, 3*, 83-88.

Conley, M. (2000). Bioenergetics of exercise and training. In T. R. Baechle & R. W. Earle (Eds.), *Essentials of Strength Training and Conditioning*. Champaign, IL: Human Kinetics.

Conroy, B., & Earle, R. W. (2000). Bone, muscle, and connective tissue adaptations to physical activity. In T. R. Baechle & R. W. Earle (Eds.), *Essentials of Strength Training and Conditioning* (2nd ed.). Champaign, IL: Human Kinetics.

de Ruiter, C. J., Van Leeuwen, D., Heijblom, A., Bobbert, M. F., & de Haan, A. (2006). Fast unilateral isometric knee extension torque development and bilateral jump height. *Med sci sports exerc, 38*(10), 1843-1852.

DeLorme, T. L., & Watkins, A. L. (1948). Technics of progressive resistance exercise. *Arch Phys Med, 29*, 263-273.

Denegar, C. R., Saliba, E., & Saliba, S. (2010). *Therapeutic Modalities for Athletic Injuries* (3rd ed.). Champaign, IL: Human Kinetics.

Enoka, R. M. (1995). Morphological features and activation patterns of motor units. *Journal of Clinical Neurophysiology, 12*, 538-559.

Enoka, R. M., Christou, E., Hunter, S., Kornatz, K., Semmler, J., Taylor, M., et al. (2003). Mechanisms that contribute to differences in motor performance between young and old adults. *J Electromyogr Kinesiol, 13*, 1-12.

Feigenbaurm, M. S., & Pollock, M. L. (1999). Prescription of resistance training for health and disease. *Med Sci Sports Exerc, 31*(1), 38-45.

Folland, J. P., & Williams, A. G. (2007). The Adaptations to Strength Training: Morphological and Neurological Contributions to Increased Strength. *Sport med, 37*(2), 145-168.

Gabriel, D. A., Kamen, G., & Frost, G. (2006). Neural adaptations to resistive exercise: mechanisms and recommendations for training practices. *Sport med, 36*(2), 133-149.

Hale, S. A., Hertel, J., & Olmsted-Kramer, L. C. (2007). The effect of a 4-week comprehensive rehabilitation program on postural control and lower extremity function in individuals with chronic ankle instability. *J orthop sports phys ther, 37*(6), 303-311.

Hettinger, T., & Müller, E. (1953). Muscle strength and muscle training. *Arbeits Physiology, 15*, 111-126.

Hislop, H. J., & Montgomery, J. (2002). *Daniels and Worthingham's muscle testing. Techniques of manual examination* (7th ed ed.). Philadelphia: WB Saunders.

Hortobágyi, T., & Katch, F. I. (1990). Eccentric and concentric torque-velocity relationships during arm flexion and extension. *European Journal of Applied Physiology, 60*, 395-401.

Houglum, P. (1977). The modality of therapeutic exercise: Objectives and principles. *Athletic Training, 12*, 42-45.

Hunter, G. R. (2000). Muscle physiology. In T. R. Baechle & R. W. Earle (Eds.), *Essentials of Strength Training and Conditioning* (2nd ed.). Champaign, IL: Human Kinetics.

Johnson, E. W., & Wiechers, D. (1982). Electrodiagnosis. In F. J. Kottke, G. K. Stillwell & J. F. Lehmann (Eds.), *Krusen's Handbook of Physical Medicine and Rehabilitation* (3rd ed.). Philadelphia: WB Saunders.

Kendall, F. P., McCreary, E. K., & Provance, P. G. (1993). *Muscles: Testing and Function* (4th ed.). Baltimore: Williams & Wilkins.

Knight, K. L. (1985). Guidelines for rehabilitation of sports injuries. *Clinics in Sports Medicine, 4*, 405-416.

Knott, M., & Voss, D. E. (1968). *Proprioceptive Neuromuscular Facilitation*. New York: Harper & Row.

Kottke, F. J. (1982). Therapeutic exercise to maintain mobility. In F. J. Kottke, G. K. Stillwell & J. F. Lehmann (Eds.), *Krusen's Handbook of Physical Medicine and Rehabilitation*. Philadelphia: Saunders.

Kotzamanidis, C., Chatzopoulos, D., Michailidis, C., Papaiakovou, G., & Patikas, D. (2005). The effect of a combined high-intensity strength and speed training program on the running and jumping ability of soccer players. *J Strength Cond Res, 19*(2), 369-375.

Kraemer, W. J. (2000). Physiological adaptations to anaerobic and aerobic endurance training programs. In T. R. Baechle & R. W. Earle (Eds.), *Essentials of Strength Training and Conditioning*. Champaign, IL: Human Kinetics.

Lieber, R. L. (1992). *Skeletal Muscle Structure and Function. Implications for Rehabilitation and Sports Medicine*. Baltimore: Williams & Wilkins.

Lind, A. R. (1959). Muscle fatigue and recovery from fatigue induced by sustained contractions. *Journal of Physiology (London), 147*, 162-171.

MacDougall, J. D., Elder, G. C. B., Sale, D. G., Moroz, J. R., & Sutton, J. R. (1980). Effect of training and immobilization on human muscle fibers. *European Journal of Applied Physiology, 43*, 25-34.

Moritani, T., & DeVries, H. A. (1979). Neural factors versus hypertrophy in the time course of muscle strength gain. *Am j phys med, 58*(3), 115-130.

Müller, E. A. (1970). Influence of training and of inactivity on muscle strength. *Archives in Physical Medicine and Rehabilitation, 51*, 449-492.

Page, P. (2003). More than meets the eye. *Advance phys ther PT assist, 14*, 47-48.

Page, P. A., Labbe, A., & Tropp, R. V. (2000). Clinical force production of Thera-band elastic bands. *J Orthop Sports Phys Ther, 30*(1), A-47-48.

Sinacore, D. R., Bander, B. L., & Delitto, A. (1994). Recovery from a 1-minute bout of fatiguing exercise: Characteristics, reliability, and responsiveness. *Physical Therapy, 74*, 234-244.

Stamford, B. (1985). The difference between strength and power. *Physician and Sportsmedicine, 13*, 155.

Threlkeld, A. J. (1992). The effects of manual therapy on connective tissue. *Physical Therapy, 72*, 893-902.

van der Hoeven, J. H., van Weerden, T. W., & Zwarts, M. J. (1993). Long-lasting supernormal conduction velocity after sustained maximal isometric contraction in human muscle. *Muscle Nerve, 16*(3), 312-320.

Wallis, E. L., & Logan, G. A. (1964). *Figure Improvement and Body Conditioning Through Exercise*. Englewood Cliffs, NJ: Prentice-Hall.

Wilmore, J. H., & Costill, D. C. (2004). *Physiology of Sport and Exercise* (3rd ed.). Champaign, IL: Human Kinetics.

Zinovieff, A. N. (1951). Heavy-resistance exercises. The "Oxford Technique". *British Journal of Physical Medicine, 14*, 129-132.

Chapter 8

Barrack, R. L., Lund, P. J., & Skinner, H. B. (1994). Knee joint proprioception revisited. *J Sport Rehabil, 3*, 18-42.

Beynnon, B. D., Good, L., & Risberg, M. A. (2002). The effect of bracing on proprioception of knees with anterior cruciate ligament injury. *J orthop sports phys ther, 32*(1), 11-15.

Blackburn, T., Guskiewicz, K. M., Petschauer, M. A., & Prentice, W. E. (2000). Balance and joint stability: the relative contributions of proprioception and muscular strength. *J sport rehabil, 9*(4), 315-328.

Callaghan, M. J., Selfe, J., Bagley, P. J., & Oldham, J. A. (2002). The effects of patellar taping on knee joint proprioception. *Journal of Athletic Training, 37*, 19-24.

Ellaway, P. H. (1995). Fusimotor reflexes from joint and cutaneous afferents. In W. R. Ferrell & U. Proske (Eds.), *Neural Control of Movement* (pp. 89-96). New York: Plenum Press.

Gabriel, D. A., Kamen, G., & Frost, G. (2006). Neural adaptations to resistive exercise: mechanisms and recommendations for training practices. *Sport med, 36*(2), 133-149.

Grigg, P. (1994). Peripheral neural mechanisms in proprioception. *J Sport Rehabil, 3*, 2-17.

Hewett, T., Paterno, M., & Myer, G. (2002). Strategies for enhancing proprioception and neuromuscular control of the knee. *Clin orthop, 402*, 76-94.

Kottke, F. J. (1982). Therapeutic exercise to develop neuromuscular coordination. In F. Kottke, G. Stillwell & J. Lehmann (Eds.), *Krusen's handbook of physical medicine and rehabilitation*. Philadelphia: Saunders.

Lephart, S. M., Kocher, M. S., Fu, F. H., Borsa, P. A., & Harner, C. D. (1992). Proprioception following ACL reconstruction. *J Sport Rehabil, 1*, 188-196.

Leroux, A., Bélanger, M., & Boucher, J. P. (1995). Pain effect on monosynaptic and polysynaptic reflex inhibition. *arch phys med rehabil, 76*, 576-582.

Perlau, R., Frank, C., & Fick, G. (1995). The effect of elastic bandages on human knee proprioception in the uninjured population. *Am J Sports Med, 23*, 251-255.

Risberg, M. A., Beynnon, B. D., Peura, G. D., & Uh, B. S. (1999). Proprioception after anterior cruciate ligament reconstruction with and without bracing. *Knee Surgery, Sports Traumatology, Arthroscopy, 7*(5), 303-309.

Strasmann, T., van der Wal, J. C., Halata, Z., & Drukker, J. (1990). Functional topography and ultrastructure of periarticular mechanoreceptors in the lateral elbow region of the rat. *Acta Anat, 138*, 1-14.

Verhagen, E., van der Beek, A., Twisk, J., Bouter, L., Bahr, R., & van Mechelen, W. (2004). The effect of a proprioceptive balance board training program for the prevention of ankle sprains. A prospective controlled trial. *American Journal of Sports Medicine, 32*, 1385-1393.

Willems, T., Witvrouw, E., Verstuyft, J., Vaes, P., & De Clercq, D. (2002). Proprioception and muscle strength in subjects with a history of ankle sprains and chronic instability. *J Athletic Train, 37*(4), 487-493.

Chapter 9

Allerheiligen, B., & Rogers, R. (1995). Plyometrics program design. *Strength Condit, 17*, 26-31.

Bosco, C., Komi, P. V., & Ito, A. (1981). Prestretch potentiation of human skeletal muscle during ballistic movement`. *Acta Physiol Scand, 111*, 135-140.

Chmielewski, T., Kauffman, D., Myer, G. D., & Tillman, S. M. (2006). Plyometric Exercise in the Rehabilitation of

Athletes: Physiological Responses and Clinical Application. *Journal of Orthopaedic & Sports Physical Therapy, 36*(5), 308-319.

Chu, D. (1989). *Plyometric exercises with medicine balls*. Livermore, CA: Bittersweet.

Chu, D. (1998). *Jumping into plyometrics* (2nd ed ed.). Champaign, IL: Human Kinetics.

Dean, E. (1988). Physiology and therapeutic implications of negative work. A review. *Phys Ther 68*, 233-237.

Gambetta, V. (1986). In Roundtable discussion: Practical considerations for utilizing plyometrics. Part 1. *Nat Strength Coach Assoc J, 8*, 14-22.

Koutedakis, Y. (1989). Muscle elasticity - plyometrics : some physiological and practical considerations. *Journal of Applied Research in Coaching Athletics, 4*, 35-49.

Lundin, P. (1985). A review of plyometric training. *Strength Condit, 7*, 69-74.

Rassier, D. E., & Herzog, W. (2005). Force enhancement and relaxation rates after stretch of activated muscle fibers. *Procedures in Biological Science, 272*, 475-480.

Rimmer, J. H. (2005). Exercise and physical activity in persons aging with a physical disability. *Physical Medicine and Rehabilitation Clinics of North America, 16*(1), 41-56.

Roberts, T. J. (2002). The integrated function of muscles and tendons during locomotion. *Molecular Integrated Physiology, 133*, 1087-1099.

Sexton, P., & Chambers, J. (2006). The importance of flexibility for functional range of motion. *Athletic Therapy Today, 11*(3), 13-15.

Siff, M. C. (2004). *Supertraining* (6th ed.). Denver: Supertraining Institute.

Toumi, H., Thiery, C., Maitre, S., Martin, A., Vanneuville, G., & Poumarat, G. (2001). Training effects of amortization phase with eccentric/concentric variations - the vertical jump. *International Journal of Sports Medicine, 22*, 605-610.

Wilk, K. E., Voight, M. L., Keirns, M. A., Gambetta, V., Andrews, J. R., & Dillman, C. J. (1993). Stretch-shortening drills for the upper extremities: theory and clinical application. *Journal of Orthopaedic & Sports Physical Therapy, 17*, 223-239.

Wilt, F. (1975). Plyometrics. What it is-how it works. *Athletic Journal, 55*, 76-79.

Chapter 10

Kottke, F. J. (1980). From reflex to skill: The training of coordination. *Archives in Physical Medicine and Rehabilitation, 61*(12), 551-561.

Monfils, M.-H., Plautz, E. J., & Kleim, J. A. (2005). In search of the motor engram: Motor map plasticity as a mechanism for encoding motor experience. *Neuroscientist, 11*(5), 471-483.

Chapter 11

Alon, R. (1990). *Mindful spontaneity: Moving in tune with nature: Lessons in the Feldenkrais Method*. New York: Harper & Row.

Barlow, W. (1977). *The Alexander Technique*. New York: Knopf.

Kendall, F. P., McCreary, E. K., & Provance, P. G. (1993). *Muscles: Testing and Function* (4th ed.). Baltimore: Williams & Wilkins.

Sahrmann, S. A. (2002). *Diagnosis and treatment of movement impairment syndromes*. St. Louis: Mosby.

Siler, B. (2000). *The Pilates Body*. New York: Broadway Books.

Chapter 12

Chambers, H. G., & Sutherland, D. H. (2002). A practical guide to gait analysis. *Journal of the American Academy of Orthopaedic Surgeons, 10*, 222-273.

Childress, D. S., & Gard, S. A. (1997). Investigation of vertical motion of the human body during normal walking. *Gait and Posture, 5*, 161.

Dillman, C. J. (1975). Kinematic analyses of running. *Exercise and Sport Sciences Review, 3*, 193-218.

Gard, S. A., & Childress, D. S. (1999). The influence of stance-phase knee flexion on the vertical displacement of the trunk during normal walking. *Arch Phys Med Rehabil, 90*, 26.

Klopsteg, P. E., & Wilson, P. D. (1968). *Human Limbs and Their Substitutes*. New York: McGraw Hill.

Kumar, R., Roe, M. C., & Scremin, O. U. (1995). Methods for estimating the proper length of a cane. *Archives of Physical Medicine and Rehabilitation, 76*(12), 1173-1175.

Lehmann, J. F. (1990). Gait analysis: Diagnosis and management. In F. J. Kottke & J. F. Lehmann (Eds.), *Krusen's handbook of physical medicine and rehabilitation* (4th ed.). Philadelphia: Saunders.

Mann, R., & Inman, V. T. (1964). Phasic activity of intrinsic muscles of the foot. *J Bone Joint Surg, 46*, 469.

Mann, R. A., & Hagy, J. (1980). Biomechanics of walking, running, and sprinting. *American Journal of Sports Medicine, 8*(3), 345-350.

Murray, M. P., Drought, A. B., & Kory, R. C. (1964). Walking patterns of normal men. *J Bone Joint Surg Am, 46A*, 335-360.

Ounpuu, S. (1994). The biomechanics of walking and running. *Clin Sport Med, 13*, 843-863.

Perry, J. (1990). Gait analysis in sports medicine. *Instr Course Lect, 39*, 319-324.

Perry, J. (1992). *Gait Analysis: Normal and Pathological Function*. Thorofare, NJ: Slack.

Rodgers, M. M. (1988). Dynamic biomechanics of the normal foot and ankle during walking and running. *Phys Ther, 68*, 1822-1830.

Saunders, J. B. d. M., Inman, V. T., & Eberhart, H. D. (1953). The major determinants in normal and pathological gait. *Journal of Bone and Joint Surgery (Am), 35-A*, 543-558.

Williams, K. R. (1985). The biomechanics of running. *Exerc Sport Sci Rev, 13*, 389-441.

Winter, D. A. (1987). *The biomechanics and motor control of human gait*. Waterloo, ON, Canada: University of Waterloo Press.

Chapter 13

Davis, B. C., & Harrison, R. A. (1988). *Hydrotherapy in practice*. New York: Churchill Livingstone.

Denegar, C. R., Saliba, E., & Saliba, S. (2010). *Therapeutic Modalities for Athletic Injuries* (3rd ed.). Champaign, IL: Human Kinetics.

Edlich, R. F., Towler, M. A., Goitz, R. J., Wilder, R. P., Buschbacher, L. P., Morgan, R. F., et al. (1987). Bioengineering principles of hydrotherapy. *J Burn Care Rehabil, 8*, 580-584.

Harrison, R. A., Hillman, M., & Bulstrode, S. (1992). Loading of the lower limb when walking partially immersed: implications for clinical practice. *Physiother, 78*(3), 164-166.

Hay, J. (1993). *The biomechanics of sports techniques* (4th ed.). Englewood Cliffs, NJ: Prentice-Hall.

Koury, J. M. (1996). *Aquatic Therapy Programming*. Champaign, IL: Human KInetics.

McWaters, J. G. (1988). *Deep water exercise for health and fitness*. Laguna Beach, CA: Publitec Editions.

Thein, J. M., & Brody, L. T. (1998). Aquatic-based rehabilitation and training for the elite athlete. *Journal of Orthopaedic & Sports Physical Therapy, 27*, 32-41.

Chapter 14

Drake, J. D. M., S. L. Fischer, et al. (2006). "Do Exercise Balls Provide a Training Advantage for Trunk Extensor Exercises? A Biomechanical Evaluation." *Journal of Manipulative and Physiological Therapeutics* 29: 354-362.

Naughton, J., R. Adams, et al. (2005). "Upper-body wobble-board training effects on the post-dislocation shoulder." *Physical Therapy in Sport* 6(1): 31-37.

Posner-Mayer, J. (1995). *Swiss ball applications for orthopedic and sports medicine*. Denver, Ball Dynamics International.

Chapter 15

Alfredson, H. (2005). The chronic painful Achilles and patellar tendon: research on basic biology and treatment. *Scandinavian Journal of Medicine and Science in Sports, 15*(4), 252-259.

Alfredson, H. (2006). Strategies in treatment of tendon overuse injury. The chronic painful tendon. *European Journal of Sport Science, 6*(2), 81-85.

Alfredson, H., & Cook, J. (2007). A treatment algorithm for managing Achilles tendinopathy: new treatment options. *British Journal of Sports Medicine, 41*(4), 211-216.

Alfredson, H., Pietila, T., Jonsson, P., & Lorentzon, R. (1998). Heavy-load eccentric calf muscle training for the treatment of chronic Achilles tendinosis. *American Journal of Sports Medicine, 26*(3), 360-366.

Elliot, D. H. (1965). Structure and function of mammalian tendon. *Biological Reviews, 40*, 392-421.

Eriksson, E. (2006). Eccentric training of painful supraspinatus tendinosis. *Knee Surgery, Sports Traumatology, Arthroscopy, 14*(1), 1.

Fenwick, S. A., Hazleman, B. L., & Riley, G. P. (2002). The vasculature and its role in the damaged and healing tendon. *Arthritis Research, 4*(4), 252-260.

Gross, M. T. (1992). Chronic tendinopathy: Pathomechanics of injury, factors affecting the healing response, and treatment. *Journal of Orthopaedic & Sports Physical Therapy, 16*, 248-261.

Jonsson, P., & Alfredson, H. (2007). Superior results with eccentric compared to concentric quadriceps training in patients with jumper's knee: a prospective randomised study. *British Journal of Sports Medicine, 39*(11), 847-890.

Jonsson, P., Wahlstrom, P., & Ohberg, L. (2006). Eccentric training in chronic painful impingement syndrome of the shoulder. *Knee Surgery, Sports Traumatology, Arthroscopy, 14*, 76-81.

LaStayo, P. C., Woolf, J. M., Lewek, M. D., Snyder-Mackler, L., Reich, T., & Lindstedt, S. L. (2003). Eccentric muscle contractions: their contribution to injury, prevention, rehabilitation, and sport. *Journal of Orthopaedic & Sports Physical Therapy, 33*(10), 557-571.

Maffulli, N., Khan, K. M., & Puddu, G. (1998). Overuse tendon conditions: time to change a confusing terminology. *Arthroscopy, 14*(8), 840-843.

Ohberg, L., Lorentzon, R., & Alfredson, H. (2004). Eccentric training in patients with chronic Achilles tendinosis: normalised tendon structure and decreased thickness at follow up. *British Journal of Sports Medicine, 38*(1), 8-11.

Rees, J. D., Wilson, A. M., & Wolman, R. L. (2006). Current concepts in the management of tendon disorders. *Rheumatology, 45*(5), 508-521.

Stanish, W. D., Curwin, S., & Mandel, S. (2000). *Tendinitis: its etiology and treatment*. New York: Oxford University Press.

Tasto, J. P., Cummings, J., Medlock, V., Harwood, F., Hardesty, R., & Amiel, D. (2004). Tendon treatment center. *Sports Medicine and Arthroscopy Review, 12*(4), 210-219.

Wang, J. H.-C., Iosifidis, M. I., & Fu, F. H. (2006). Biomechanical basis for tendinopathy. *Clinical Orthopaedics and Related Research, 443*, 320-332.

Woodley, B. L., Newsham-West, R. J., & Baxter, G. D. (2007). Chronic tendinopathy: effectiveness of eccentric exercise. *British Journal of Sports Medicine, 41*(4), 188-198.

Young, M. A., Cook, J. L., Purdam, C. R., Kiss, Z. S., & Alfredson, H. (2005). Eccentric decline squat protocol offers superior results at 12 months compared with traditional eccentric protocol for patellar tendinopathy in volleyball players. *British Journal of Sports Medicine, 39*, 102-105.

Chapter 16

Bauman, S., Williams, D., Petruccelli, D., Elliott, W., and J. de Beer. 2007. Physical activity after total joint replacement: A cross-sectional survey. *Clinical Journal of Sports Medicine* 17(2):104–108.

Berry, D.J., Berger, R.A., Callaghan, J.J., Dorr, L.D., Duwelius, P.J., Hartzband, M.A., et al. 2003. The orthopaedic forum. Minimally invasive total hip arthroplasty. Development, early results, and a critical analysis. *Journal of Bone and Joint Surgery Am* 85(11):2235–2246.

Bourdeau, S., Bourdeau, E., Higgins, L.D., and I.R.B. Wilcox. 2007. Rehabilitation following reverse total shoulder arthroplasty. *Journal of Orthopaedic and Sports Physical Therapy* 27(12):734–743.

Brady, O.H., Masri, B.A., Garbuz, D.S., and C.P. Duncan. 2000. Joint replacement of the hip and knee—when to refer and what to expect. *Canadian Medical Association Journal* 163(10):1285–1291.

Brander, V., and S.D. Stulberg. 2006. Rehabilitation after hip- and knee-joint replacement. An experience- and evidence-based approach to care. *American Journal of Physical Medicine and Rehabilitation* 85:S98–118.

Brief, A.A., Maurer, S.G., and P.E. DiCesare. 2001. Use of glucosamine and chondroitin sulfate in the management of osteoarthritis. *Journal of the American Academy of Orthopaedic Surgeons* 9:71–78.

Centers for Disease Control and Prevention. 2008. National Center for Health Statistics. Web site home page. Retrieved December 30, 2008, from www.cdc.gov/nchs/index.htm.

Dines, D.M., and M. Levinson. 1995. The conservative management of the unstable shoulder including rehabilitation. *Clinics in Sports Medicine* 14(4):797–816.

Dines, J.S., Fealy, S., Strauss, E.J., Allen, A., Craig, E.V., Warren, R.F., et al. 2006. Outcomes analysis of revision total shoulder replacement. *Journal of Bone and Joint Surgery Am* 88(7):1494–1500.

Fahrer, H., Rentsch, H.U., Gerber, N.J., Beyeler, C., Hess, C.W., and B. Grunig. 1988. Knee effusion and reflex inhibition of the quadriceps. A bar to effective retraining. *Journal of Bone and Joint Surgery Am* 70:635–638.

Guery, J., Favard, L., Sirveaux, F., Oudet, D., and D. Mole. 2006. Reverse total shoulder arthroplasty: Survivorship analysis of eighty replacements followed for five to ten years. *Journal of Bone and Joint Surgery Am* 88(8):1742–1747.

Hartzband, M.A. 2006. Posterolateral mini-incision total hip arthroplasty. *Operative Techniques in Orthopaedics* 16(2):93–101.

Hawker, G.A. 2006. Who, when, and why total joint replacement surgery? The patient's perspective. *Current Opinion in Rheumatology* 18(5):526–560.

Liem, D., van Fabeck, K., Poetzl, W., Winkelmann, W., and G. Gosheger. 2006. Golf after total hip arthroplasty: A retrospective review of 46 patients. *Journal of Sport Rehabilitation* 15(3):206–215.

McMullen, J., and T. Uhl. 2000. A kinetic chain approach for shoulder rehabilitation. *Journal of Athletic Training* 35(3):329–337.

Nicholson, G.P. 2006. Current concepts in reverse shoulder replacement. *Current Opinion in Orthopaedics* 17(4):306–309.

O'Driscoll, S.W., and J.G. Nicholas. 2000. Continuous passive motion (CPM): Theory and principles of clinical application. *Journal of Rehabilitation Research and Development* 37:178.

Pagnano, M.W., Trousdale, R.T., Meneghini, M., and A.D. Hanssen. 2006. Patients preferred a mini-posterior THA to a contralateral two-incision THA. *Clinical Orthopaedics & Related Research* 453:156–159.

Ulrich, S.D., Bonutti, P.M., Thorsten, M.S., Marker, D.R., Jones, L.C., and M.A. Mont. 2007. Outcomes-based evaluations supporting computer-assisted surgery and minimally invasive surgery for total hip arthroplasty. *Experimental Reviews of Medical Devices* 4(6):873–883.

Weng, H.H., and J. Fitzgerald. 2006. Current issues in joint replacement surgery. *Current Opinion in Rheumatology* 18(2):163–169.

Wilcox, R.B. III, Arslanian, L.E., and P.J. Millett. 2005. Rehabilitation following total shoulder arthroplasty. *Journal of Orthopaedic and Sports Physical Therapy* 35(12):821–836.

Chapter 17

Abbassi, V. 1998. Growth and normal puberty. *Pediatrics* 102(2):507–511.

Ahmed, M.S., Matsumura, B., and A. Cristian. 2005. Age-related changes in muscles and joints. *Physical Medicine and Rehabilitation Clinics of North America* 16(1):19–39.

American Academy of Pediatrics. 2001. Strength training by children and adolescents. *Pediatrics* 107(6):1470–1472.

Andrish, J.T. 1984. Overuse syndromes of the lower extremity in youth sports. In *Advances in Pediatric Sport Sciences,* ed. R.A. Boileau. Champaign, IL: Human Kinetics.

Ausubel, J.H., and A. Grübler. 1995. Working less and living longer: Long-term trends in working time and time budgets. *Technological Forecasting and Social Change* 50:113–131.

Backx, F.J.G., Erich, W.B.M., Kemper, A.B.A., and A.L.M. Verbeek. 1989. Sports injuries in school-aged children: An epidemiologic study. *American Journal of Sports Medicine* 17(2):234–240.

Baezner, H., Blahak, C., Poggesi, A., Pantoni, L., Inzitari, D., Chabriat, H., et al. 2008. Association of gait and balance disorders with age-related white matter changes: The LADIS study. *Neurology* 70(12):935–942.

Bar-Or, O., and T.W. Rowland. 2004. *Pediatric exercise medicine. From physiologic principles to health care application.* Champaign, IL: Human Kinetics.

Bijur, P.E., Thrumble, A., Harel, Y., Overpeck, M.D., Jones, D., and P.C. Scheidt. 1995. Sports and recreation injuries in US children and adolescents. *Archives of Pediatric and Adolescent Medicine* 149:1009–1016.

Cronin, A., and M.B. Mandich. 2005. *Human development and performance throughout the lifespan.* Clifton Park, NY: Thomson Delmar Learning.

Draper, D.O., and A.J. Dustman. 1992. Avulsion fracture of the anterior superior iliac spine in a collegiate distance runner. *Archives of Physical Medicine and Rehabilitation* 73:881–882.

Faigenbaum, A.D., Kraemer, W.J., Cahill, B., Chandler, J., Dziados, J., Elfrink, L.D., et al. 1996. Youth resistance training: Position statement paper and literature review. *Strength and Conditioning Journal* 18(6):62–75.

Feigenbaum, M.S., and M.L. Pollock. 1999. Prescription of resistance training for health and disease. *Medicine and Science in Sports and Exercise* 31(1):38–45.

Fernhall, B., and V.B. Unnithan. 2002. Physical activity, metabolic issues, and assessment. *Physical Medicine and Rehabilitation Clinics of North America* 13(4):925–947.

Frontera, W. 2006. Aging muscle. *Critical Reviews of Physical Rehabilitation Medicine* 18(1):63–93.

Hara, T., and T. Shimada. 2007. Effects of exercise on the improvement of the physical functions of the elderly. *Journal of Physical Therapy Science* 19(1):15–26.

Hellebrandt, F.A., and J.C. Waterland. 1962. Indirect learning: The influence of unimanual exercise on related muscle groups of the same and the opposite side. *American Journal of Physical Medicine* 41(4):45–55.

Hutchinson, M.R., and S. Wynn. 2004. Biomechanics and development of the elbow in the young throwing athlete. *Clinics in Sports Medicine* 23:531–544.

Jones, G., Ding, C., Glisson, M., Hynes, K., Ma, D., and F. Cicuttini. 2003. Knee articular cartilage development in children: A longitudinal study of the effect of sex, growth, body composition, and physical activity. *Pediatric Research* 54(2):230–236.

Kallinen, M., and A. Markku. 1995. Aging, physical activity and sports injuries. An overview of common sports injuries in the elderly. *Sports Medicine* 20(1):41–52.

Kemp, B.J. 2005. What the rehabilitation professional and the consumer need to know. *Physical Medicine and Rehabilitation Clinics of North America* 16(1):1–18.

Kocher, M.S. 2006. Anterior cruciate ligament reconstruction in the skeletally immature patient. *Operative Techniques in Sports Medicine* 14(3):124–134.

Koester, M.C. 2002. Adolescent and youth sports medicine: A "growing" concern. *Athletic Therapy Today* 7(6):6–12.

Kottke, F.J. 1982. Therapeutic exercise to develop neuromuscular coordination. In *Krusen's handbook of physical medicine and rehabilitation,* ed. F. Kottke, G. Stillwell, and J. Lehman. Philadelphia: Saunders.

Lane, L.B., and P.G. Bullough. 1980. Age-related changes in the thickness of the calcified zone and the number of tidemarks in adult human articular cartilage. *Journal of Bone and Joint Surgery Br* 62(3):372–375.

Mase, K., Kamimura, H., Imura, S., and K. Kitagawa. 2006. Effect of age and gender on muscle function-analysis by muscle fiber conduction velocity. *Journal of Physical Therapy Science* 18(1):81–87.

Mazzeo, R.S., Cavanagh, P., Evans, W.J., Fiatarone, M., Hagberg, J., McAuley, E., et al. 1998. Position stand. Exercises and physical activity for older adults. *Medicine and Science in Sports and Exercise* 30(6): 992-1008.

McDermott, A.Y., and H. Mernitz. 2006. Exercise and older patients: Prescribing guidelines. *American Family Physician* 74(3):437–444.

Micheli, L.J., Moseley, J.B., Anderson, A.F., Browne, J.E., Erggelet, C., Arciero, R.A., et al. 2006. Articular cartilage defects of the distal femur in children and adolescents: Treatment with autologous chondrocyte implantation. *Journal of Pediatric Orthopaedics* 26(4):455–460.

Milgrom, C., Miligram, M., Simkin, A., Burr, D., Ekenman, I., and A. Finestone. 2001. A home exercise program for tibial bone strengthening based on in vivo strain measurements. *American Journal of Physical Medicine and Rehabilitation* 80(6):433–438.

Narici, M.V., and C.N. Maganaris. 2006. Adaptability of elderly human muscles and tendons to increased loading. *Journal of Anatomy* 208(4):433–443.

Narici, M., and C. Maganaris. 2007. Plasticity of the muscle-tendon complex with disuse and aging. *Exercise and Sport Sciences Reviews* 35(3):126–134.

Natri, A., Jarvinen, M., Latvala, K., and P. Kannus. 1996. Isokinetic muscle performance after anterior cruciate ligament surgery. Long-term results and outcome predicting factors after primary surgery and late-phase reconstruction. *International Journal of Sports Medicine* 17(3):223–238.

Omey, M.L., and L.J. Micheli. 1999. Foot and ankle problems in the young athlete. *Medicine and Science in Sports and Exercise* 31(7):S470–S486.

Poluri, A., Mores, J., Cook, D.B., Findley, T.W., and A. Cristian. 2005. Fatigue in the elderly population. *Physical Medicine and Rehabilitation Clinics of North America* 16(1):91–108.

Reeves, N.D., Narici, M.V., and C.N. Maganaris. 2006. Musculoskeletal adaptations to resistance training in old age. *Manual Therapy* 11(1):192–196.

Riegger-Krugh, C.L., McCarty, E.C., Robinson, M.S., and D.A. Wegzyn. 2008. Autologous chondrocyte implantation: Current surgery and rehabilitation. *Medicine and Science in Sports and Exercise* 40(2):206–214.

Runnels, E.D., Bemben, D.A., Anderson, M.A., and M.G. Bemben. 2005. Influence of age on isometric, isotonic, and isokinetic force production characteristics in men. *Journal of Geriatric Physical Therapy* 28(3):74–84.

Salter, R.B., and W.R. Harris. 1963. Injuries involving the epiphyseal plate. *Journal of Bone and Joint Surgery Am* 45(3):587–622.

Shigematsu, R., and T. Okura. 2006. A novel exercise for improving lower-extremity functional fitness in the elderly. *Aging Clinical and Experimental Research* 18(3):242–248.

Steadman, T.L. 1990. *Steadman's medical dictionary.* 25th ed. Baltimore: Williams & Wilkins.

Tanigawa, M. 1972. Comparison of the hold-relax procedure and passive mobilization on increasing muscle length. *Physical Therapy* 52:725–735.

Tanner, J.M., and J.M. Buckler. 1997. Revision and update of Tanner-Whitehouse clinical longitudinal charts for height and weight. *European Journal of Pediatrics* 156(3):248–249.

Tanner, J.M., and P.S.W. Davies. 1985. Clinical longitudinal standards for height and height velocity for North American children. *Journal of Pediatrics* 107:317–329.

Tanner, J.M., and R.H. Whitehouse. 1976. Clinical longitudinal standards for height, weight, height velocity, weight velocity, and stages of puberty. *Archives of Disease in Childhood* 51(3):170–179.

Thompson, L.V. 2002. Skeletal muscle adaptations with age, inactivity, and therapeutic exercise. *Journal of Orthopaedic & Sports Physical Therapy* 32(2):44–57.

Warren, C.G., Lehmann, J.K., and J.N. Koblanski. 1976. Heat and stretch procedures: An evaluation using rat tail tendon. *Archives of Physical Medicine and Rehabilitation* 57:122–126.

Wasserlauf, B.L., and G.A. Paletta Jr. 2003. Shoulder disorders in the skeletally immature throwing athlete. *Orthopedic Clinics of North America* 34:427–437.

Williams, C.A. 2007. Exercise and environmental conditions. In *Paediatric exercise physiology,* ed. N. Spurway and D. MacLaren. Philadelphia: Churchill Livingstone Elsevier.

Youdas, J.W., Krause, D.A., Hollman, J.H., Harmsen, W.S., and E. Laskowski. 2005. The influence of gender and age on hamstring muscle length in healthy adults. *Journal of Orthopaedic & Sports Physical Therapy* 35(4):246–252.

Part IV

Fahrer, H., Rentsch, H. U., Gerber, N. J., Beyeler, C., Hess, C. W., & Grunig, B. (1988). Knee effusion and reflex inhibition of the quadriceps. A bar to effective retraining. *Journal of Bone and Joint Surgery, 70,* 635-638.

Leroux, A., Bélanger, M., & Boucher, J. P. (1995). Pain effect on monosynaptic and polysynaptic reflex inhibition. *Archives of Physical Medicine & Rehabilitation, 76,* 576-582.

Maitland, G. D. (1991). *Peripheral Manipulation* (3rd ed.). Boston: Butterworth-Heinemann.

Chapter 18

Beattie, P. (1992). The use of an eclectic approach for the treatment of low back pain: A case study. *Physical Therapy, 72*(12), 923-928.

Bergmark, A. (1989). Stability of the lumbar spine. A study in mechanical engineering. *Acta Orthopaedica Scandinavica, 60*(230 (suppl)), 1-54.

Cappaert, T. A. (2000). The sacroiliac joint as a factor in low back pain: A review. *Journal of Sport Rehabilitation, 9*(2), 169-183.

Childs, J. D., Flynn, T. F., Fritz, J. M., Piva, S. R., Wainner, R. S., & Whitman, J. M. (2005). Screening for Vertebrobasilar Insufficiency in Patients With Neck Pain: Manual Therapy Decision Making in the Presence of Uncertainty. *Journal of Orthopaedic & Sports Physical Therapy, 35*(5), 300-306.

Cholewicki, J., Panjabi, M. M., & Khachatryan, A. (1997). Stabilizing function of trunk flexor-extensor muscles around a neutral spine posture. *Spine, 22*, 2207-2212.

Cibulka, M. T. (1992). The treatment of the sacroliac joint component to low back pain: A case report. *Physical Therapy, 72*(12), 917-922.

Clark, M. A., Fater, D., & Reuterman, P. (2000). Core (trunk) stabilization and its importance for closed kinetic chain rehabilitation. *Orthopaedic physical therapy clinics of north america, 9*(2), 119-135.

Cook, C., Hegedus, E., Showalter, C., & Sizer, P. S., Jr. (2006). Coupling behavior of the cervical spine: A systematic review of the literature. *Journal of Manipulative and Physiological Therapeutics, 29*(7), 570-575.

Ebenbichler, G. R., Oddsson, L. I. E., Kollmitzer, J., & Erim, Z. (2001). Sensory-motor control of the lower back: implications for rehabilitation. *Medicine & Science in Sports & Exercise, 33*(11), 1889-1198.

Ekstrom, R. A., Donatelli, R. A., & Carp, K. C. (2007). Electromyographic Analysis of Core Trunk, Hip, and Thigh Muscles During 9 Rehabilitation Exercises. *Journal of Orthopaedic & Sports Physical Therapy, 37*(12), 754-762.

Fryette, H. H. (1980). *Principles of Osteopathic Technique*. Carmel, CA: Academy of Applied Osteopathy.

Grenier, S., & McGill, S. M. (2007). Quantification of Lumbar Stability by Using 2 Different Abdominal Activation Strategies. *Archives of Physical Medicine & Rehabilitation, 88*(1), 54-62.

Hubley-Kozey, C. L. (2005). Training the abdominal musculature. *Physiotherapy of Canada, 57*(1), 5-17.

Jull, G. A., & Richardson, C. A. (2000). Motor control problems in patients with spinal pain: a new direction for therapeutic exercise. *Journal of Manipulative and Physiological Therapeutics, 23*, 115-117.

Kasai, R. (2006). Current trends in exercise management for chronic low back pain: comparison between strengthening exercise and spinal segmental stabilization exercise. *Journal of Physical Therapy Science, 18*(1), 97-105.

Kennedy, B. A. (1967). A muscle-bracing technique utilizing intra-abdominal pressure to stabilize the lumbar spine. *Australian Journal of Physiotherapy, 11*, 102-106.

Kofotolis, N., & Kellis, E. (2006). Effects of two 4-week proprioceptive neuromuscular facilitation programs on muscle endurance, flexibility, and functional performance in women with chronic low back pain. *Physical Therapy, 86*(7), 1001-1012.

Leetun, D. T., Ireland, M. L., Willson, J. D., Ballantyne, B. T., & Davis, I. M. (2004). Core stability measures as risk factors for lower extremity injury in athletes. *Medicine & Science in Sports & Exercise, 36*(6), 926-934.

Legaspi, O., & Edmond, S. L. (2007). Does the evidence support the existence of lumbar spine coupled motion? A critical review of the literature. *Journal of Orthopaedic & Sports Physical Therapy, 37*(4), 169-178.

Liebenson, C. (2006). Functional training for performance enhancement—Part 1: The basics. *Journal of Bodywork and Movement Therapies, 10*, 154-158.

Mannion, A. F., Taimela, S., Müntener, M., & Dvorak, J. (2001). Active therapy for chronic low back pain part 1. Effects on back muscle activation, fatigability, and strength. *Spine, 26*(8), 897-908.

McConnell, J. (2002). Recalcitrant chronic low back and leg pain – a new theory and different approach to management. *Manual Therapy, 7*(4), 183-192.

McGill, S. M. (2001). Low back stability: from formal description to issues for performance and rehabilitation. *Exercise and Sport Sciences Review, 29*(1), 26-31.

McGill, S. M., Grenier, S., Kavcic, N., & Cholewicki, J. (2003). Coordination of muscle activity to assure stability of the lumbar spine. *Journal of Electromyography & Kinesiology, 13*(4), 353-359.

McKenzie, R. A. (1981). *The Lumbar Spine: Mechanical Diagnosis and Therapy*. Lower Hutt, New Zealand: Spinal Publications.

McKenzie, R. A. (1989). *The Lumbar Spine: Mechanical Diagnosis and Therapy*. Raumati Beach, New Zealand: Spinal Publications.

Norris, C. (1995). Stabilisation Mechanisms of the Lumbar Spine. *Physiotherapy, 81*(2), 72-79.

Norris, C. (2001). Functional load abdominal training: part 2. *Physical Therapy in Sport, 2*(3), 149-156.

Nourbakhsh, M. R., & Arab, A. M. (2002). Relationship between mechanical factors and incidence of low back pain. *Journal of Orthopaedic & Sports Physical Therapy, 32*, 447-460.

O'Sullivan, P. B., Beales, D. J., Beetham, J. A., Cripps, J., Graf, F., Lin, I. B., et al. (2002). Altered motor control strategies in subjects with sacroiliac joint pain during the active straight-leg-raise test. *Spine, 27*(1), E1-8.

O'Sullivan, P. B., Burnett, A. F., Floyd, A. N., & al, e. (2003). Lumbar repositioning deficit in a specific low back pain population. *Spine, 28*(10), 1074-1079.

Panjabi, M. M., Abumi, K., Duranceau, J., & Oxland, T. (1989). Spinal stability and intersegmental muscle forces. A biomechanical model. *Spine, 14*(2), 194-200.

Radebold, A., Cholewicki, J., Panjabi, M. M., & Patel, T. C. (2000). Muscle response pattern to sudden trunk loading in healthy individuals and in patients with chronic low back pain. *Spine, 25*(8), 947-954.

Richardson, C. A., Jull, G., Hodges, P. W., & Hides, J. A. (1999). *Therapeutic exercise for spinal segmental stabilization in low back pain: Scientific basis and clinical approach*. Edinburgh, UK: Churchill Livingstone.

Rosatelli, A. L., Agur, A. M., & Chhaya, S. (2006). Anatomy of the interosseous region of the sacroiliac joint. *Journal of Orthopaedic & Sports Physical Therapy, 36*(4), 200-208.

Rydeard, R., Leger, A., & Smith, D. (2006). Pilates-based therapeutic exercise: Effect on subjects with nonspecific chronic low back pain and functional disability: A randomized controlled trial. *Journal of Orthopaedic & Sports Physical Therapy, 36*(7), 472-484.

Sahrmann, S. (2002). *Diagnosis and treatment of movement impairment syndromes*. St. Louis: Mosby.

Thorstensson, A., & Carlson, H. (1987). Fiber types in human lumbar back muscles. *Acta Physiologica Scandinavia, 131*, 195-202.

Travell, J. G., & Simons, D. G. (1983). *Myofascial pain and dysfunction. The trigger point manual. Vol. 1*. Baltimore: Williams and Wilkins.

Wilke, H. J., Wolf, S., Claes, L. E., Arand, M., & Wiesend, A. (1995). Stability increases of the lumbar spine with different muscles groups. A biomechanical in vitro study. *Spine, 20*(2), 192-198.

Williams, P. C. (1955). Examination and conservative treatment for disk lesions of the lower spine. *Clinical Orthopaedics 5*, 28-40.

Zazulak, B. T., Hewett, T. E., Reeves, N. P., Goldberg, B., & Cholewicki, J. (2007). Deficits in neuromuscular control of the trunk predict knee injury risk: a prospective biomechanical-epidemiologic study. *American Journal of Sports Medicine, 35*(7), 1123-1130.

Chapter 19

Akeson, W. H., Woo, S. L.-Y., Amiel, D., Coutts, R. D., & Daniel, D. (1973). The connective tissue response to immobility: Biochemical changes in periarticular connective tissue of the immobilized rabbit knee. *Clinical Orthopaedics, 93*, 356-362.

Andrews, J. R., Carson, W. G. J., & McLeod, W. D. (1985). Glenoid labrum tears related to the long head of the biceps. *American Journal of Sports Medicine, 13*(5), 337-341.

Bagg, S. D., & Forrest, W. J. (1988). A biomechanical analysis of scapular rotation during arm abduction in the scapular plane. *American Journal of Physical Medicine, 67*, 238-245.

Bishop, J. Y., & Kaeding, C. (2006). Treatment of the acute traumatic acromioclavicular separation. *Sports Medicine and Arthroscopy Review, 14*, 237-245.

Blackburn, T. A., McLeod, W. D., White, B., & Wofford, L. (1990). EMG analysis of posterior rotator cuff exercises. *Athletic Training, 25*(1), 40,42-45.

Borich, M. R., Bright, J. M., Lorello, D. J., Cieminski, C. J., Buisman, T., & Ludewig, P. M. (2006). Scapular angular positioning at end range internal rotation in cases of glenohumeral internal rotation deficit. *Journal of Orthopaedic & Sports Physical Therapy, 36*(12), 926-934.

Borsa, P. A., Lephart, S. M., Kocker, M. S., & Lephart, S. P. (1994). Functional assessment and rehabilitation of shoulder proprioception for glenohumeral instability. *Journal of Sport Rehabilitation, 3*(1), 84-104.

Braatz, J. H., & Gogia, P. P. (1987). The mechanics of pitching. *Journal of Orthopaedic & Sports Physical Therapy, 9*, 56-69.

Bradley, J. P., & Tibone, J. E. (1991). Electromyographic analysis of muscle action about the shoulder. *Clinics in Sports Medicine, 10*, 789-805.

Burkhart, S. S., Morgan, C. D., & Kibler, W. B. (2003a). The disabled throwing shoulder: Spectrum of pathology Part I: Pathoanatomy and biomechanics. *Arthroscopy, 19*(4), 404-420.

Burkhart, S. S., Morgan, C. D., & Kibler, W. B. (2003b). The disabled throwing shoulder: Spectrum of pathology part III: The SICK scapula, scapular dyskinesis, the kinetic chain, and rehabilitation. *Journal of Arthroscopic and Related Surgery, 19*(6), 641-661.

Chan, R. H., & Lam, J. J. (2006). Glenoid Labrum Lesion in an Elite Tennis Player: A Clinical Challenge in Diagnosis. *Journal of Sport Rehabilitation, 15*, 168-177.

Cools, A., Witvrouw, E., Declercq, G., Danneels, L., & Cambier, D. (2003). Scapular muscle recruitment patterns: trapezius muscle latency with and without impingement symptoms. *American Journal of Sports Medicine, 31*(4), 542-549.

Cyriax, J. H. (1982). *Textbook of Orthopaedic Medicine. Vol. 1. Diagnosis of Soft Tissue Lesions* (8th ed.). London, England: Bailliere Tindall.

Decker, M. J., Hintermeister, R. A., Faber, K. J., & Hawkins, R. J. (1999). Serratus Anterior Muscle Activity During

Denegar, C. R., Saliba, E., & Saliba, S. (2010). *Therapeutic Modalities for Athletic Injuries* (3rd ed.). Champaign, IL: Human Kinetics.

Dietz, A., & Dreese, J. C. (2007). Anterior shoulder instability in the overhead athlete: current concepts. *Current Opinions in Orthopaedics, 18*(2), 172-176.

Dillman, C. J., Fleisig, G. S., & Andrews, J. R. (1993). Biomechanics of pitching with emphasis upon shoulder kinematics. *Journal of Orthopaedic & Sports Physical Therapy, 18*(2), 402-408.

Ebaugh, D. D., Karduna, A. R., & McClure, P. W. (2006). Scapulothoracic and Glenohumeral Kinematics Following an External Rotation Fatigue Protocol. *Journal of Orthopaedic & Sports Physical Therapy, 36*(8), 557-571.

Ekstrom, R. A., Bifulco, K. M., Lopau, C. J., Andersen, C. F., & Gough, J. R. (2004). Comparing the function of the upper and lower parts of the serratus anterior muscle using surface electromyography. *Journal of Orthopaedic & Sports Physical Therapy, 34*, 235-243.

Ellenbecker, T. S., & Mattalino, A. J. (1999). Glenohumeral joint range of motion and rotator cuff strength following arthroscopic anterior stabilization with thermal capsulorraphy. *Journal of Orthopaedic & Sports Physical Therapy, 29*, 160-167.

Gerber, A., & Warner, J. J. (2002). Thermal capsulorrhaphy to treat shoulder instability. *Clinical Orthopaedics, 400*, 105-116.

Goldstein, B. (2004). Shoulder anatomy and biomechanics. *Phys med rehabil clin North Am, 15*(2), 313-349.

Hardwick, D. H., Beebe, J. A., McDonnell, M. K., & Lang, C. E. (2006). A comparison of serratus anterior muscle activation during a wall slide exercise and other traditional exercises. *Journal of Orthopaedic & Sports Physical Therapy, 36*(12), 903-910.

Hayashi, K., & Markel, M. D. (2001). Thermal Capsulorrhaphy Treatment of Shoulder Instability. *Clinical Orthopaedics and Related Research, 390*, 59-72.

Hayashi, K., Thabit, G., III, Massa, K. L., Bogdanske, J. J., Cooley, A. J., Orwin, J. F., et al. (1997). The effect of thermal heating on the length and histologic properties of the glenohumeral joint capsule. *American Journal of Sports Medicine, 25*, 107-112.

Hintermeister, R. A., Lange, G., Schultheis, J. M., Bey, M. J., & Hawkins, R. J. (1998). Electromyographic activity and applied load during shoulder rehabilitation exercises using elastic resistance. *American Journal of Sports Medicine, 26*(2), 210-220.

Host, H. H. (1995). Scapular taping in the treatment of anterior shoulder impingement. *Physical Therapy, 75*, 803-812.

Hume, P. A., Keogh, J., & Reid, D. (2005). The role of biomechanics in maximising distance and accuracy of golf shots. *Sports Medicine, 35*(5), 429-449.

Jobe, F. W., Moynes, D. R., & Antonelli, D. J. (1985). Rotator cuff function during a golf swing. *American Journal of Sports Medicine, 14*, 388-392.

Jobe, F. W., Moynes, D. R., Tibone, J. E., & Perry, J. (1984). An EMG analysis of the shoulder in pitching. A second report. *American Journal of Sports Medicine, 12*(3), 218-220.

Jobe, F. W., Tibone, J. E., Perry, J., & Moynes, D. R. (1983). An EMG analysis of the shoulder in throwing and pitching. A preliminary report. *American Journal of Sports Medicine, 11*(1), 3-5.

Kamkar, A., Irrgang, J. J., & Whitney, S. L. (1993). Nonoperative management of secondary shoulder impingement syndrome. *Journal of Orthopaedic & Sports Physical Therapy, 17*, 212-224.

Kelly, B., Kadrmas, W., & Speer, K. (1996). The manual muscle examination for rotator cuff strength. An electromyographic investigation. *American Journal of Sports Medicine, 24*(5), 581-588.

Kibler, W. B. (1995). Biomechanical analysis of the shoulder during tennis activities. *Clinics in Sports Medicine, 14*, 79-85.

Kuechle, D. K., Newman, S. R., Itoi, E., Niebur, G. L., Morrey, B. F., & An, K. N. (2000). The relevance of the moment arm of shoulder muscles with respect to axial rotation of the glenohumeral joint in four positions. *Clinical Biomechanics, 15*(5), 322-329.

Kuhn, J. E., Lindholm, S. R., Huston, L. J., Soslowsky, L. J., & Blasier, R. B. (2003). Failure of the biceps superior labral complex: A cadaveric biomechanical investigation comparing the late cocking and early deceleration positions of throwing. *Journal of Arthroscopy & Related Research, 19*(4), 373-379.

Lear, L.J. & Gross, M.T. (1998). An electromyographical analysis of the scapular stabilizing synergists during a push-up progression. *Journal of Orthopaedic & Sports Physical Therapy,* 28, 146-157.

Lephart, S. M., & Henry, T. J. (1996). The physiological basis for open and closed kinetic chain rehabilitation for the upper extremity. *Journal of Sport Rehabilitation, 5*, 71-87.

Lewis, L. S., Wright, C., & Green, A. (2005). Subacromial impingement syndrome: The effect of changing posture on shoulder range of movement. *Journal of Orthopaedic & Sports Physical Therapy, 35*, 72-87.

Lukasiewicz, A. C., McClure, P., Michener, L., Praff, N., & Senneff, B. (1999). Comparison of 3-dimensional scapular position and orientation between –subjects with and without shoulder impingement *Journal of Orthopaedic & Sports Physical Therapy, 29*, 574-586.

Mazzocca, A. D., Arciero, R. A., & Bicos, J. (2007). Evaluation and treatment of acromioclavicular joint injuries. *American Journal of Sports Medicine, 35*(2), 316-329.

McCabe, R., Orishimo, K., McHugh, M., & Nicholas, S. (2007). Surface electromyographic analysis of the lower trapezius muscle during exercises performed below ninety degrees of shoulder elevation in healthy subjects. *North American Journal of Sports Physical Therapy, 2*(1), 34-43.

McCann, P.D,, Wootten, M.E., Kadaba, M.P., & Bigliani, L.U. (1993). A kinematic and electromyographic study of shoulder rehabilitation exercises. *Clinical Orthopaedics and Related Research*, 288, 178-188.

McQuade, K. J., Dawson, J., & Smidt, G. L. (1998). Scapulothoracic muscle fatigue associated with alterations in scapulohumeral rhythm kinematics during maximum resistive shoulder elevation. *Journal of Orthopaedic & Sports Physical Therapy, 28*(2), 74-80.

Mileski, R. A., & Synder, S. J. (1998). Superior labral lesions in the shoulder: Pathoanatomy and surgical management. *Journal of American Academic of Orthopaedic Surgeons, 6*, 121-131.

Miniaci, A., & Codsi, M. J. (2006). Thermal Capsulorrhaphy for the Treatment of Shoulder Instability. *American Journal of Sports Medicine, 34*(8), 1356-1363.

Moseley, J. B., Jr. , Jobe, F. W., Pink, M., Perry, J., & Tibone, J. (1992). EMG analysis of the scapular muscles during a shoulder rehabilitation program. *American Journal of Sports Medicine, 20*(2), 128-134.

Moynes, D. R., Perry, J., Antonelli, D. J., & Jobe, J. W. (1986). Electromyography and motion analysis of the upper extremity in sports. *Physical Therapy, 66*, 1905-1911.

Myers, J. B., Wassinger, C. A., & Lephart, S. M. (2006). Sensorimotor contribution to shoulder stability: Effect of injury and rehabilitation. *Manual Therapy, 11*, 197-201.

Nuber, G. W., Jobe, F. W., Perry, J., Moynes, D. R., & Antonelli, D. (1986). Fine wire electromyography analysis of muscles of the shoulder during swimming. *American Journal of Sports Medicine, 14*(7-11).

Pappas, A. M., Zawacki, R. M., & Sullivan, T. J. (1985). Biomechanics of baseball pitching, a preliminary report. *American Journal of Sports Medicine, 13*(216-222).

Park, H. B., Lin, S. K., Yokota, A., & McFarland, E. G. (2004). Return to play for rotator cuff injuries and superior labrum anterior posterior (SLAP) lesions. *Clinics in Sports Medicine, 23*(3), 321-334.

Park, S. S., Loebenberg, M. L., Rokito, A. S., & Zuckerman, J. D. (2002/2003a). The shoulder in baseball pitching. Biomechanics and related injuries. Part 1. *Bulletin (Hospital for Joint Diseases (New York, N.Y.)), 61*(1/2), 68-79.

Park, S., Loebenberg, M., Rokito, A., & Zuckerman, J. (2002/2003b). The shoulder in baseball pitching. Biomechanics and related injuries. Part 2. *Bulletin (Hospital for Joint Diseases (New York, N.Y.)), 61*(1/2), 80-88.

Perry, J. (1978). Normal upper extremity kinesiology. *Phys Ther, 58*, 265-278.

Perry, J. (1983). Anatomy and biomechanics of the shoulder in throwing, swimming, gymnastics, and tennis. *Clinics in Sports Medicine, 2*(2), 247-270.

Perry, J. (1993a). The Shoulder and Elbow. In M. W. Chapman (Ed.), *Operative Orthopaedics* (2nd ed., Vol. 2, Part VI, pp. 1642-1649). Philadelphia: J.P. Lippincott.

Perry, J. (1993b). Shoulder Function for the Activities of Daily Living. In F. A. Matsen, F. H. Fu & R. J. Hawkins (Eds.), *The Shoulder: A Balance of Mobility and Stability* (pp. 185-191). Rosemont, IL: AAOS.

Pink, M., Perry, J., Browne, A., Scovazzo, M. L., & Kerrigan, J. (1991). The normal shoulder during freestyle swimming. *American Journal of Sports Medicine, 19*, 569-576.

Reinold, M. M., Macrina, L. C., Wilk, K. E., Fleisig, G. S., Dun, S., Barrentine, S. W., et al. (2007). Electromyographic analysis of the supraspinatus and deltoid muscles during 3 common rehabilitation exercises. *Journal of Athletic Training, 42*(4), 464-469.

Reinold, M. M., Wilk, K. E., Fleisig, G. S., Zheng, N., Barrentine, S. W., Chmielewski, T., et al. (2004). Electromyographic analysis of the rotator cuff and deltoid musculature during common shoulder external rotation exercises. *Journal of Orthopaedic & Sports Physical Therapy, 34*, 385-394.

Richardson, A. B., Jobe, F. W., & Collins, H. R. (1980). The shoulder in competitive swimming. *Am J Sports Med, 8*, 159-163.

Ryu, R. K. N., McCormick, J., Jobe, F. W., Moynes, D. R., & Antonelli, D. J. (1988). An electromyographic analysis of shoulder function in tennis players. *American Journal of Sports Medicine, 16*, 481-485.

Sagano, J., Magee, D., & Katayose, M. (2006). The effect of glenohumeral rotation on scapular upward rotation in different positions of scapular-plane elevation. *Journal of Sport Rehabilitation, 15*, 144-155.

Sauers, E. L. (2005). Effectiveness of rehabilitation for patients with subacromial impingement syndrome. *Journal of Athletic Training, 40*(3), 221-223.

Selected Rehabilitation Exercises. *American Journal of Sports Medicine, 27*(6), 784-791.

Selkowitz, D. M., Chaney, C., Stuckey, S. J., & Vlad, G. (2007). The effects of scapular taping on the surface electromyographic signal amplitude of shoulder girdle muscles during upper extremity elevation in individuals with suspected shoulder impingement syndrome. *Journal of Orthopaedic & Sports Physical Therapy, 37*(11), 694-702.

Sheridan, M. A., & Hannafin, J. A. (2006). Upper extremity: emphasis on frozen shoulder. *Orthopedic Clinics of North America, 37*(4), 531-539.

Synder, S. J., Karzel, R. P., Del Pizzo, W., Ferkel, R. D., & Friedman, M. J. (1990). SLAP lesions of the shoulder. *Arthroscopy, 6*, 274-279.

Townsend, H., Jobe, F. W., Pink, M., & Perry, J. (1991). Electromyographic analysis of the glenohumeral muscles during a baseball rehabilitation program. *American Journal of Sports Medicine, 19*(3), 264-271.

Travell, J. G., & Simons, D. G. (1983). *Myofascial pain and dysfunction. The trigger point manual. Vol. 1*. Baltimore: Williams and Wilkins.

Uhl, T. L., Carver, T. J., Mattacola, C. G., Mair, S. D., & Nitz, A. J. (2003). Shoulder musculature activation during upper extremity weight bearing exercise. *Journal of Orthopaedic & Sports Physical Therapy, 33*, 109-117.

Wilk, K., Reinold, M., Dugas, J., Arrigo, C., & Andrews, J. (2005). Current concepts in the recognition and treatment of superior labral (SLAP) lesions. *Journal of Orthopaedic & Sports Physical Therapy, 35*(5), 273-291.

Zhang, Q. (2007). Influence of knee joint position on co-contractions of agonist and antagonist muscles during maximal voluntary isometric contractions: Electromyography and Cybex movement. *Journal of Physical Therapy Science, 19*, 125-130.

Chapter 20

Alcid, J. G., Ahmad, C. S., & Lee, T. Q. (2004). Elbow anatomy and structural biomechanics. *Clinics in Sports Medicine, 23*(4), 503-517.

Ciccotti, M. C., Schwartz, M. A., & Ciccotti, M. G. (2004). Diagnosis and treatment of medial epicondylitis of the elbow *Clinics in Sports Medicine, 23*(4), 693-705.

Croisier, J., Foidart-Dessalle, M., Tinant, F., Crielaard, J., & Forthomme, B. (2007). An isokinetic eccentric programme for the management of chronic lateral epicondylar tendinopathy. *British Journal of Sports Medicine, 41*(4), 269-275.

Denegar, C. R., Saliba, E., & Saliba, S. (2010). *Therapeutic Modalities for Athletic Injuries* (3rd ed.). Champaign, IL: Human Kinetics.

Donkers, M. J., An, K. N., Chao, E. Y., & Morrey, B. F. (1993). Hand position affects elbow joint load during push-up exercise. *Journal of Biomechanics, 26*, 625-632.

Ellenbecker, T. S., & Mattalino, E. G. (1997). *The Elbow in Sport*. Champaign, IL: Human Kinetics.

Feltner, M., & Dapena, J. (1986). Dynamics of the shoulder and elbow joints of the throwing arm during a baseball pitch. *International Journal of Sport Biomechanics, 2*, 235-259.

Groppel, J. L., & Nirschl, R. P. (1986). A mechanical and electromyographical analysis of the effects of various joint counterforce braces on the tennis player. *American Journal of Sports Medicine, 14*, 195-200.

Hume, P., Reid, D., & Edwards, T. (2006). Epicondylar injury in sport. Epidemiology, type, mechanisms, assessment, management and prevention. *Sports Medicine, 36*(2), 151-170.

Jobe, F. W., Stark, H., & Lombardo, S. J. (1986). Reconstruction of the ulnar collateral ligament in athletes. *Journal of Bone and Joint Surgery, 68A*, 1158-1163.

Keefe, D. T., & Lintner, D. M. (2004). Nerve injuries in the throwing elbow. *Clinics in Sports Medicine, 23*, 723-742.

Kibler, W. B. (1995). Pathophysiology of overload injuries around the elbow. *Clinics in Sports Medicine, 14*.

Kibler, W. B., & Sciascia, A. (2004). Kinetic chain contributions to elbow function and dysfunction in sports. *Clinics in Sports Medicine, 23*(4), 545-552.

Kohia, M., Brackle, J., Byrd, K., Jennings, A., Murray, W., & Wilfong, E. (2008). Effectiveness of physical therapy treatments on lateral epicondylitis. *Journal of Sport Rehabilitation, 17*(1), 113-136.

Kottke, F. J., Pauley, D. L., & Ptak, R. A. (1966). The rationale for prolonged stretching for correction of shortening of connective tissue. *Archives of Physical Medicine & Rehabilitation, 47*(6), 345-352.

Light, K. J. (2008). Golf injuries take a swing at rehab and prevention. *Biomechanics, 15*(6), 22-31.

Loftice, J., Fleisig, G. S., Zheng, N., & Andrews, J. R. (2004). Biomechanics of the elbow in sports. *Clinics in Sports Medicine, 23*(4), 519-530.

Mero, A., Komi, P. V., Korjus, T., Navarro, E., & Gregor, R. J. (1994). Body segment contributions to javelin throwing during final thrust phases. *Journal of Applied Biomechanics, 10*.

Nassab, P. F., Mark, S., & Schickendantz, M. (2006). Evaluation and treatment of medial ulnar collateral ligament injuries in the throwing athlete. *Sports Medicine and Arthroscopy Review, 14*, 221-231.

Nirschl, R. P. (1977). Tennis elbow. *Primary care, 4*, 367-382.

Rees, J. D., Wilson, A. M., & Wolman, R. L. (2006). Current concepts in the management of tendon disorders. *Rheumatology, 45*(5), 508-521.

Sabick, M. B., Kim, Y.-K., Torry, M. R., Keirns, M. A., & Hawkins, R. J. (2005). Biomechanics of the shoulder in youth baseball pitchers. *American Journal of Sports Medicine, 33*(11), 1716-1722.

Travell, J. G., & Simons, D. G. (1983). *Myofascial pain and dysfunction. The trigger point manual. Vol. 1*. Baltimore: Williams and Wilkins.

Chapter 21

Bowers, W. H., & Tribuzi, S. M. (1992). Functional anatomy. In B. G. Stanley & S. M. Tribuzi (Eds.), *Concepts in Hand Rehabilitation*. Philadelphia: F.A. Davis.

Boyes, J. R. (1970). *Bunnell's Surgery of the Hand* (ed 5 ed.). Philadelphia: JB Lippincott.

Buckwalter, J. A. (1996). Effects of early motion on healing of musculoskeletal tissues. *Hand Clinics, 12*, 13-24.

Buterbaugh, G. A., Brown, T. R., & Horn, P. C. (1998). Ulnar-sided wrist pain in athletes. *Clinics in Sports Medicine, 17*(3), 567-583.

Doyle, J. R., & Blythe, W.F., (1975). The finger flexor tendon sheaths and pulleys. Anatomy and reconstruction. In *A.A.O.S.: Symposium on tendon surgery of the hand*. St. Louis: Mosby.

Duran, R. J., & Houser, R. G. (1975). Controlled passive motion following flexor tendon repair in zones 2 and 3. In *A.A.O.S. Symposium on tendon surgery of the hand*. St. Louis: Mosby.

Evans, R. B., & Burkhalter, W. E. (1986). A study of the dynamic anatomy of extensor tendons and implications for treatment. *Journal of Hand Surgery (Am), 11*, 774-779.

Malanga, G. A., & Chimes, G. P. (2006). Rehabilitation of basketball Injuries. *Physical Medicine and Rehabilitation Clinics of North America, 17*(3), 565-587.

McFee, S. D. (1987). Functional hand evaluations: A review. *American Journal of Occupational Therapy, 41*, 158-163.

Moore, J. S. (1997). De Quervain's tenosynovitis: Stenosing tenosynovitis of the first dorsal compartment. *Journal of Occupational and Environmental Medicine, 39*, 990-1002.

Stewart, K. M. (1991). Review and comparison of current trends in the postoperative management of tendon repair. *Hand Clinics, 7*, 447-460.

Stewart, K. M. (1992). Tendon injuries. In B. G. Stanley & S. M. Tribuzi (Eds.), *Concepts in Hand Rehabilitation*. Philadelphia: F.A. Davis.

Travell, J. G., & Simons, D. G. (1983). *Myofascial pain and dysfunction. The trigger point manual. Vol. 1*. Baltimore: Williams and Wilkins.

Urbaniak, J. R., Cahill, J. D., & Mortenson, R. (Eds.). (1975). *Tendon suturing methods: Anaylsis of tensile strength*. St. Louis, MO: CV Mosby.

von Schroeder, H. P., & Botte, M. J. (2001). Anatomy and functional significance of the long extensors to the fingers and thumb. *Clinical Orthopaedics, 383*, 74-83.

Chapter 22

Alanen, J., Orava, S., Heinonen, O. J., Ikonen, J., & Kvist, M. (2001). Peroneal tendon injuries. Report of thirty-eight operated cases. *Annales Chirurgiae et Gynaecologiae, 90*, 43-46.

Batt, M. E., Ugalade, V., Anderson, M. W., & Shelton, D. K. (1998). A prospective controlled study of diagnostic imaging for acute shin splints. *Medicine and Science in Sports and Exercise, 30*(11), 1564-1571.

Baumhauer, J., Shereff, M., & Gould, J. (1997). Ankle pain in runners. In G. N. Guten (Ed.), *Running injuries*. Philadelphia: Saunders.

Bernier, J. N., & Perrin, D. H. (1998). Effect of coordination training on proprioception of the functionally unstable ankle. *Journal of Orthopaedic & Sports Physical Therapy, 27*, 264-275.

Bolgla, L. A., & Keskula, D. R. (1997). Reliability of lower extremity functional performance tests. *Journal of Orthopaedic & Sports Physical Therapy, 26*, 138-142.

Cipriani, D. J., Armstrong, C. W., & Gaul, S. (1995). Backward walking at three levels of treadmill inclination: An electromyographic and kinematic analysis. *Journal of Orthopaedic & Sports Physical Therapy, 22*, 95-102.

De Vera Barredo, R., Menna, D., & Farris, J. W. (2007). An evaluation of research evidence for selected physical therapy interventions for plantar fasciitis. *Journal of Physical Therapy Science, 19*(1), 41-56.

Dierks, T. A., Manal, K. T., Hamill, J., & Davis, I. S. (2008). Proximal and distal influences on hip and knee kinematics in runners with patellofemoral pain during a prolonged run. *Journal of Orthopaedic & Sports Physical Therapy, 38*(8), 448-456.

Dietzen, C. J. (1990). great toe sesamoid injuries in the athlete. *Orthopaedic Review, 19*(11), 966-972.

Donatelli, R., Wooden, M., Ekedahl, S. R., Wilke, J. S., Cooper, J., & Bush, A. J. (1999). Relationship between static and dynamic foot postures in professional baseball players. *Journal of Orthopaedic & Sports Physical Therapy, 29*, 316-325.

Evans, A. (2001). Podiatric medical applications of posterior night stretch splinting. *Journal of the American Podiatric Medical Association, 91*(7), 356-360.

Forkin, D. M., Koczur, C., Battle, R., & Newton, R. A. (1996). Evaluation of kinesthetic deficits indicative of balance control in gymnasts with unilateral chronic ankle sprains. *Journal of Orthopaedic & Sports Physical Therapy, 23*, 245-250.

Garcia-Mata, S., Hidalgo-Ovejero, A., & Martinez-Grande, M. (2001). Chronic exertional compartment syndrome of the legs in adolescents. *Journal of Pediatric Orthopaedics, 21*(3), 328-334.

Garn, S. N., & Newton, R. A. (1988). Kinesthetic awareness in subjects with multiple ankle sprains. *Physical Therapy, 68*, 1667-1671.

Gigante, A., Moschini, A., Verdenelli, A., Torto, M., Ulisse, S., & Palma, L. (2008). Open versus percutaneous repair in the treatment of acute Achilles tendon rupture: a randomized prospective study. *Knee Surgery, Sports Traumatology, Arthroscopy, 16*(2), 204-209.

Gillogly, S. D., Myers, T. H., & Reinold, M. M. (2006). Treatment of full-thickness chondral defects in the knee with autologous chondrocyte implantation. *Journal of Orthopaedic & Sports Physical Therapy, 36*(10), 751-764.

Glascoe, W. M., Allen, M. K., Awtry, B. F., & Yack, H. J. (1999). Weight-bearing immobilization and early exercise treatment following a grade II lateral ankle sprain. *Journal of Orthopaedic & Sports Physical Therapy, 29*, 394-399.

Greenberger, H. B., & Paterno, M. V. (1995). Relationship of knee extensor strength and hopping test performance in the assessment of lower extremity function. *Journal of Orthopaedic & Sports Physical Therapy, 22*, 202-206.

Gross, M. T., Bradshaw, M. K., Ventry, L. C., & Weller, K. H. (1987). Comparison of support provided by ankle taping and semirigid orthosis. *Journal of Orthopaedic & Sports Physical Therapy, 9*, 33-39.

Hale, S. A., Hertel, J., & Olmsted-Kramer, L. C. (2007). The effect of a 4-week comprehensive rehabilitation program on postural control and lower extremity function in individuals with chronic ankle instability. *Journal of Orthopaedic & Sports Physical Therapy, 37*(6), 303-311.

Hicks, J. H. (1953). The mechanics of the foot: I. The joints. *Journal of Anatomy, 87*, 345.

Hyland, M. R., Webber-Gaffney, A., Cohen, L., & Lichtman, S. W. (2006). Randomized controlled trial of calcaneal taping, sham taping, and plantar fascia stretching for the short-term management of plantar heel pain. *Journal of Orthopaedic & Sports Physical Therapy, 36*(6), 364-371.

Jahss, M. H. (1981). The sesamoids of the hallux. *Clinical Orthopaedics, 157*, 88-97.

Kangas, J., Pajala, A., Siira, P., Hamalainen, M., & Leppilahti, J. (2003). Early functional treatment versus early immobilization in tension of the musculotendinous unit after Achilles rupture repair: a prospective, randomized, clinical study. *Journal of Trauma, 54*(6), 1171-1180.

Karlsson, J., & Andreasson, G. O. (1992). The effect of external ankle support in chronic lateral ankle joint instability. *American Journal of Sports Medicine, 20*, 257-261.

Kimura, I. F., Nawoczenski, D. A., Epler, M., & Owen, M. G. (1987). Effect of the AirStirrup in controlling ankle inversion stress. *Journal of Orthopaedic & Sports Physical Therapy, 9*, 190-193.

Klingman, R. E., Liaos, S. M., & Hardin, K. M. (1997). The effect of subtalar joint posting on patellar glide position in subjects with excessive rearfoot pronation. *Journal of Orthopaedic & Sports Physical Therapy, 25*, 185-191.

Kohn, H. S. (1997). Shin pain and compartment syndromes in running. In G. N. Guten (Ed.), *Running injuries*. Philadelphia: Saunders.

Konradsen, L. (2002). Factors contributing to chronic ankle instability: kinesthesia and joint position sense. *Journal of Athletic Training, 37*(4), 381-385.

Konradsen, L., Holmer, P., & Sondergaard, L. (1991). Early mobilizing treatment for grade III ankle ligament injuries. *Foot Ankle, 12*, 69-73.

Krause, J. O., & Brodsky, J. W. (1998). Peroneus brevis tendon tears: pathophysiology, surgical reconstruction, and clincial results. *Foot and Ankle International, 19*(5), 271-279.

Lattanza, L., Gray, G. W., & Kantner, R. M. (1988). Closed versus open kinematic chain measurements of subtalar joint eversion: implications for clinical practice. *Journal of Orthopaedic & Sports Physical Therapy, 9*, 310-314.

Lin, C.-F., Gross, M. T., & Weinhold, P. (2006). Ankle syndesmosis injuries: Anatomy, biomechanics, mechanism of injury, and clinical guidelines for diagnosis and intervention. *Journal of Orthopaedic & Sports Physical Therapy, 36*(6), 372-384.

Lofvenberg, R., Karrholm, J., Sundelin, G., & Ahlgren, O. (1995). Prolonged reaction time in patients with chronic lateral instability of the ankle. *American Journal of Sports Medicine, 23*, 414-417.

Lundberg, A., Goldien, I., Kalin, B., & Selvik, G. (1989). Kinematics of the foot/ankle complex: plantar flexion and dorsiflexion. *Foot & Ankle, 9*, 194-200.

Massie, D. L., & Spiker, J. C. (1990). *Foot biomechanics and the relationship to rehabilitation of lower extremity injuries*. Berryville, VA: Forum Medicum.

Monaghan, K., Delahunt, E., & Caulfield, B. (2006). This ankle function during gait in patients with chronic ankle instability compared to controls. *Clinical Biomechanics, 221*(2), 168-174.

Mortensen, N. H. M., Skov, O., & Jensen, P. E. (1999). Early motion of the ankle after operative treatment of a rupture of the Achilles tendon: A prospective randomized clinical trial and radiographic study. *Journal of Bone and Joint Surgery, 81A*, 983-990.

Ogden, J. A., Alvarez, R., Levitt, R., Cross, G. L., & Marlow, M. (2001). Shock wave therapy for chronic proximal plantar fasciitis. *Clinical Orthopaedics, 387*, 47-59.

Powers, C. M., Maffucci, R., & Hampton, S. (1995). Rearfoot posture in subjects with patellofemoral pain. *Journal of Orthopaedic & Sports Physical Therapy, 22*, 155-160.

Refshauge, K. M., Kilbreath, S. L., & Raymond, J. (2000). The effect of recurrent ankle inversion sprain and taping on proprioception at the ankle. *Medicine & Science in Sports & Exercise, 32*, 10-15.

Reinking, M. F. (2007). Exercise related leg pain (ERLP): a review of the literature. *North American Journal of Sports Physical Therapy, 2*(3), 170-180.

Renström, P. A., Konradsen, L., & Beynnon, B. D. (2000). Influence of knee and ankle support on proprioception and neuromuscular control. In S. M. Lephart & F. H. Fu (Eds.), *Proprioception and Neuromuscular Control in Joint Stability* (pp. 301-309). Champaign, IL: Human Kinetics.

Rovere, G. D., Clarke, T. J., Yates, C. S., & Burley, K. (1988). Retrospective comparison of taping and ankle stabilizers in preventing ankle injuries. *American Journal of Sports Medicine, 16*, 228-233.

Safran, M. R., O'Malley Jr, D., & Fu, F. H. (1999). Peroneal subluxation in athletes: new exam technique, case reports, and review. *Medicine & Science in Sports & Exercise, 31*(7), S487-S492.

Seto, J. L., & Brewster, C. E. (1994). Treatment approaches following foot and ankle injury. *Clinics in Sports Medicine, 13*, 695-718.

Sitler, M., Ryan, J., Wheeler, B., McBride, J., Arciero, R., Anderson, J., et al. (1994). The efficacy of a semirigid ankle stabilizer to reduce acute ankle injuries in basketball. *American Journal of Sports Medicine, 22*, 454-461.

Stanish, W. D., Curwin, S., & Mandel, S. (2000). *Tendinitis: its etiology and treatment*. New York: Oxford University Press.

Starkey, C., Brown, S., & Ryan, J. (2010). *Orthopedic & Athletic Injury Evaluation Handbook*. Philadelphia: F.A. Davis.

Thigpen, C. M. (1983). Early management of fractures of the foot and ankle. *Current Issue Trauma Care, 6*, 4-8.

Tiberio, D. (1987). The effect of excessive subtalar joint pronation on patellofemoral mechanics: A theoretical model. *Journal of Orthopaedic & Sports Physical Therapy, 9*, 160-165.

Travell, J. G., & Simons, D. G. (1992). *Myofascial pain and dysfunction. The trigger point manual. Vol. 2*. Baltimore: Williams and Wilkins.

Wilk, B. R., Fisher, K., & Gutierrez, W. (2000). Defective running shoes as a contributing factor in plantar fasciitis in a triathlete. *Journal of Orthopaedic & Sports Physical Therapy, 30*, 21-31.

Willems, T., Witvrouw, E., Verstuyft, J., Vaes, P., & De Clercq, D. (2002). Proprioception and muscle strength in subjects with a history of ankle sprains and chronic instability. *Journal of Athletic Training, 37*(4), 487-493.

Withrow, T. J., Huston, L. J., Wojtys, E. M., & Ashton-Miller, J. A. (2006). The relationship between quadriceps muscle force, knee flexion, and anterior cruciate ligament strain in an in vitro simulated jump landing. *American Journal of Sports Medicine, 34*(2), 299-311.

Chapter 23

Adam, F., Pape, D., Schiel, K., Steimer, O., Kohn, D., & Stefan Rupp, S. (2004). Biomechanical properties of patellar and hamstring graft tibial fixation techniques in anterior cruciate ligament reconstruction. *American Journal of Sports Medicine, 32*(1), 71-78.

Ahmed, A. M., & Burke, D. L. (1983). In vitro measurement of static pressure distribution in synovial joints: I. Tibial surface of the knee. *Journal of Biomedical Engineering, 105*, 216-225.

Andersen, L. L., Magnusson, S. P., Nielsen, M., Haleem, J., Poulsen, K., & Aagaard, P. (2006). Neuromuscular activation in conventional therapeutic exercises and heavy resistance exercises: Implications for rehabilitation. *Physical Therapy, 86*(5), 683-697.

Apsingi, S., Nguyen, T., Bull, A., Unwin, A., Deehan, D., & Amis, A. (2008). The role of PCL reconstruction in knees with combined PCL and posterolateral corner deficiency. *Knee Surgery, Sports Traumatology, Arthroscopy, 16*(2), 104-111.

Barber, F. A., & Click, S. D. (1997). Meniscus repair rehabilitation with concurrent anterior cruciate reconstruction. *Arthroscopy, 13*(4), 433-437.

Barclay, L. (2003). Outcomes similar for patellar or hamstring tendon ACL repair. *American Journal of Sports Medicine, 31*, 564-573.

Beynnon, B. D., Fleming, B. C., Johnson, R. J., Nichols, C. E., Renström, P. A., & Pope, M. H. (1995). Anterior cruciate ligament strain behavior during rehabilitation exercises in vivo. *American Journal of Sports Medicine, 23*, 24-34.

Beynnon, B., Johnson, R., Fleming, B., Stankewich, C. R., Renström, P. A., & Nichols, C. (1997). The strain behavior of the anterior cruciate ligament during squatting and active flexion-extension. A comparison of an open and a closed kinetic chain exercise. *American Journal of Sports Medicine, 25*(6), 823-829.

Bockrath, K., Wooden, C., Worrell, T., Ingersoll, C. D., & Farr, J. (1993). Effects of patella taping on patella position and perceived pain. *Medicine & Science in Sports & Exercise, 25*, 989-992.

Bolgla, L. A., Malone, T. R., Umberger, B. R., & Uhl, T. L. (2008). Hip strength and hip and knee kinematics during stair descent in females with and without patellofemoral pain syndrome. *Journal of Orthopaedic & Sports Physical Therapy, 38*(1), 12-18.

Bosch, U., Kasperczyk, W. J., Oestern, H. J., & Tscherne, H. (1994). Biology of posterior cruciate ligament healing. *Sports Medicine and Arthroscopy Review, 2*, 288-299.

Brown, C. H., Steiner, M. E., & Carson, E. W. (1993). The use of hamstring tendons for anterior cruciate ligament reconstruction. Technique and results. *Clinics in Sports Medicine, 12*, 723-756.

Brownstein, B., Mangiene, R. E., Noyes, F. R., & Kryer, S. (1988). Anatomy and biomechanics. In R. E. Mangiene (Ed.), *Physical therapy of the knee*. New York: Churchill Livingstone.

Butler, D. L., Noyes, F. R., & Grood, E. S. (1980). Ligamentous restraints to anterior-posterior drawer in the human knee. A biomechanical study. *Journal of Bone and Joint Surgery, 62-A*, 259-270.

Bynum, E. B., Barrack, R. L., & Alexander, A. H. (1995). Open versus closed chain kinetic exercises after anterior cruciate ligament reconstruction. A prospective randomized study. *American Journal of Sports Medicine, 23*(4), 401-406.

Campbell, B., Yaggie, J., & Cipriani, D. (2006). Temporal influences of functional knee bracing on torque production of the lower extremity. *Journal of Sport Rehabilitation, 15*, 216-227.

Cascio, B. M., Culp, L., & Cosgarea, A. J. (2004). Return to play after anterior cruciate ligament reconstruction. *Clinics in Sports Medicine, 23*(3), 395-408.

Chappell, J. D., Creighton, R. A., Giuliani, C., Yu, B., & Garrett, W. E. (2007). Kinematics and Electromyography of Landing Preparation in Vertical Stop-Jump Risks for Noncontact Anterior Cruciate Ligament Injury. *American Journal of Sports Medicine, 35*(2), 235-241.

Clancy, W. G., Jr., Narechania, R. G., Rosenberg, T. D., Gmeiner, J. G., Wisnefske, D. D., & Lange, T. A. (1981). Anterior and posterior cruciate ligament reconstruction in rhesus monkeys. *Journal of Bone and Joint Surgery, 63A*, 1270-1284.

Close, J. R. (1964). *Motor Function in the Lower Extremity: Analyses of Electronic Instrumentation*. Springfield, IL: Charles C Thomas.

Delay, B. S., Smolinski, R. J., Wind, W. M., & Bowman, D. S. (2001). Current practices and opinions in ACL reconstruction and rehabilitation: results of a survey of the American Orthopaedic Society for Sports Medicine. *American Journal of Knee Surgery, 14*(2), 85-91.

Dienst, M., Burks, R. T., & Greis, P. E. (2002). Anatomy and biomechanics of the anterior cruciate ligament. *Orthopedic Clinics of North America, 33*(4), 605-620.

Dierks, T. A., Manal, K. T., Hamill, J., & Davis, I. S. (2008). Proximal and distal influences on hip and knee kinematics in runners with patellofemoral pain during a prolonged run. *Journal of Orthopaedic & Sports Physical Therapy, 38*(8), 448-456.

Doucette, S. A., & Child, D. D. (1996). The effect of open and closed chain exercise and knee joint position on patellar tracking in lateral patellar compression syndrome. *Journal of Orthopaedic & Sports Physical Therapy, 23*, 104-110.

Doucette, S. A., & Goble, E. M. (1992). The effect of exercise on patellar tracking in lateral patellar compression syndrome. *American Journal of Sports Medicine, 20*, 434-440.

Durselen, L., Claes, L., & Kiefer, H. (1995). The influence of muscle forces and external loads on cruciate ligament strain. *American Journal of Sports Medicine, 23*, 129-136.

Dye, S. F., & Cannon, W. D., Jr. (1988). Anatomy and biomechanics of the anterior cruciate ligament. *Clinics in Sports Medicine, 7*, 715-725.

Earl, J. E., Schmitz, R. J., & Arnold, B. L. (2001). Activation of the VMO and VL during dynamic mini-squat exercises with and without isometric hip adduction. *Journal of Electromyography & Kinesiology, 11*(6), 381-386.

Ernst, G. P., Kawaguchi, J., & Saliba, E. (1999). Effect of patellar taping on knee kinetics of patients with patellofemoral pain syndrome. *Journal of Orthopaedic & Sports Physical Therapy, 29*(11), 661-667.

Escamilla, R., Fleisig, G., Zheng, N., Barrentine, S., Wilk, K., & Andrews, J. (1998). Biomechanics of the knee during closed kinetic chain and open kinetic chain exercises. *Medicine & Science in Sports & Exercise, 30*(4), 556-569.

Fahrer, H., Rentsch, H. U., Gerber, N. J., Beyeler, C., Hess, C. W., & Grunig, B. (1988). Knee effusion and reflex inhibition of the quadriceps. A bar to effective retraining. *Journal of Bone and Joint Surgery, 70*, 635-638.

Fitzgerald, G. K., Axe, M. J., & Snyder-Mackler, L. (2000). The efficacy of perturbation training in nonoperative anterior cruciate ligament rehabilitation programs for physically active individuals. *Physical Therapy, 80*(2), 128-151.

Fredericson, M., & Weir, A. (2006). Practical management of iliotibial band friction syndrome in runners. *Clinical Journal of Sport Medicine, 16*(3), 261-268.

Freeman, M. A., & Wyke, B. (1967). The innervation of the knee joint. An anatomical and histological study in the cat. *J Anat, 101*, 505-532.

Fulkerson, J. P. (2002). Current concepts. Diagnosis and treatment of patients with patellofemoral pain. *American Journal of Sports Medicine, 30*(3), 447-456.

Garth, W. P., Jr., & Flowers, K. (1998). Efficacy of knee sleeves in the management of patellofemoral dysfunction. *Athletic Therapy Today, 3*, 23-27.

Gilleard, W., McConnell, J., & Parsons, D. (1998). The effect of patellar taping on the onset of vastus medialis obliquus and vastus lateralis muscle activity in persons with patellofemoral pain. *Physical Therapy, 78*, 25-32.

Gough, J. V., & Ladley, G. (1971). An investigation into the effectiveness of various forms of quadriceps exercises. *Physiotherapy, 57*, 356-361.

Grelsamer, R. P., & Klein, J. R. (1998). The biomechanics of the patellofemoral joint. *Journal of Orthpaedic & Sports Physical Therapy, 28*, 286-298.

Grood, E. S., Suntay, W. J., Noyes, F. R., & Butler, D. L. (1984). Biomechanics of the knee-extension exercise. Effect of cutting the anterior cruciate ligament. *Journal of Bone and Joint Surgery, 66-A*, 725-734.

Gulotta, L. V., & Rodeo, S. A. (2007). Biology of autograft and allograft healing in anterior cruciate ligament reconstruction. *Clinics in Sports Medicine, 26*, 509-524.

Hanten, W. P., & Schulthies, S. S. (1990). Exercise effect on electromyographic activity of the vastus medialis oblique and vastus lateralis muscles. *Physical Therapy, 70*, 561-565.

Harner, C. D., Fu, F. H., Irrgang, J. J., & Vogrin, T. M. (2001). Anterior and posterior cruciate ligament reconstruction in the new Millennium: a global perspective. *Knee Surgery, Sports Traumatology, Arthroscopy, 9*(6), 330-336.

Heckmann, T. P., Barber-Westin, S. D., & Noyes, F. R. (2006). Meniscal repair and transplantation: indications, techniques, rehabilitation, and clinical outcomes. *Journal of Orthopaedic & Sports Physical Therapy, 36*(10), 795-814.

Hertel, J., Earl, J. E., Tsang, K. K. W., & Miller, S. J. (2004). Combining isometric knee extension exercises with hip adduction or abduction does not increase quadriceps EMG activity. *British Journal of Sports Medicine, 38*(2), 210-213.

Hewett, T., Paterno, M., & Myer, G. (2002). Strategies for enhancing proprioception and neuromuscular control of the knee. *Clinical Orthopaedics, 402*, 76-94.

Holmes, S. W., Jr, & Clancy, W. G., Jr. (1998). Clinical classification of patellofemoral pain and dysfunction. *Journal of Orthopaedic & Sports Physical Therapy, 28*(5), 299-306.

Ireland, M. L., Willson, J. D., Ballantyne, B. T., & Davis, I. M. (2003). Strength in femailes with and without patellofemoral pain. *Journal of Orthopaedic & Sports Physical Therapy, 33*, 671-676.

Irrgang, J. J., Harner, C. D., Fu, F. H., Silbey, M. B., & DiGiacomo, R. (1997). Loss of motion following ACL reconstruction: A second look. *Journal of Sport Rehabilitation, 6*, 213-225.

Isear, J. A., Erickson, J. R., & Worrell, T. W. (1997). EMG analysis of lower extremity muscle recruitment patterns during an unloaded squat. *Medicine & Science in Sports & Exercise, 29*(4), 532-539.

Jenkins, W. L., Munns, S. W., Jayaraman, G., Wertzberger, K. L., & Neely, K. (1997). A measurement of anterior tibial displacement in the closed and open kinetic chain. *Journal of Orthopaedic & Sports Physical Therapy, 25*, 49-56.

Jenkins, W. L., Munns, S. W., & Loudon, J. (1998). Knee joint accessory motion following anterior cruciate ligament allograft reconstruction: a preliminary report. *Journal of Orthopaedic & Sports Physical Therapy, 28*(1), 32-39.

Karlsson, J., Thomee, R., & Sward, L. (1996). Eleven year follow-up of patello-femoral pain syndrome. *Clinical Journal of Sport Medicine, 6*, 22-26.

Kaufman, K. R., An, K.-N., Litchy, W. J., Morrey, B. F., & Chao, E. Y. S. (1991). Dynamic joint forces during knee isokinetic exercise. *American Journal of Sports Medicine, 19*, 305-316.

Keet, J. H. L., Gray, J., Harley, Y., & Lambert, M. I. (2007). The effect of medial patellar taping on pain, strength, and neuromuscular recruitment in subjects with and without patellofemoral pain. *Physiotherapy, 93*, 45-52.

Knight, K. L., Martin, J. A., & Londeree, B. R. (1979). EMG comparison of quadriceps femoris activity during knee extension and straight leg raises. *American Journal of Sports Medicine, 58*, 57-67.

Kowall, M. G., Kolk, G., Nuber, G. W., Cassisi, J. E., & Stern, S. H. (1996). Patellar taping in the treatment of patellofemoral pain. A prospective randomized study. *American Journal of Sports Medicine, 24*, 61-66.

Krosshaug, T., Nakamae, A., Boden, B. P., Engebretsen, L., Smith, G., Slauterbeck, J. R., ll , et al. (2007). Mechanisms of anterior cruciate ligament injury in basketball. *American Journal of Sports Medicine, 35*(3), 359-367.

Kvist, J. (2006). Tibial translation in exercises used early in rehabilitation after anterior cruciate ligament reconstruction exercises to achieve weight-bearing. *Knee, 13*(6), 460-463.

Lange, G. W., Hintermeister, R. A., Schlegel, T., Dillman, C. J., & Steadman, J. R. (1996). Electromyographic and kinematic analysis of graded treadmill walking and the implications for knee rehabilitation. *Journal of Orthopaedic & Sports Physical Therapy, 23*(5), 294-301.

Lattanzio, P. J., Petrella, R. J., Sproule, J. R., & Fowler, P. J. (1997). Effects of fatigue on knee proprioception. *Clinical Journal of Sport Medicine, 7*, 22-27.

Lephart, S. M., Pincivero, D. M., & Rozzi, S. L. (1998). Proprioception of the ankle and knee. *Sports Medicine, 25*(3), 149-155.

Leroux, A., Bélanger, M., & Boucher, J. P. (1995). Pain effect on monosynaptic and polysynaptic reflex inhibition. *Archives of Physical Medicine & Rehabilitation, 76*, 576-582.

Lesher, J. D., Sutlive, T. G., Miller, G. A., Chine, N. J., Garber, M. B., & Wainner, R. S. (2006). Development of a clinical prediction rule for classifying patients with patellofemoral pain syndrome who respond to patellar taping. *Journal of Orthopaedic & Sports Physical Therapy, 36*(11), 854-866.

Lieb, F. J., & Perry, J. (1971). Quadriceps function. An electromyographic study under isometric conditions. *Journal of Bone and Joint Surgery, 53A*, 749-758.

Livingston, L. A. (1998). The quadriceps angle: a review of the literature. *Journal of Orthopaedic & Sports Physical Therapy, 28*, 105-109.

Margheritini, F., Rihn, J., Musahl, V., Mariani, P. P., & Harner, C. (2002). Posterior cruciate ligament injuries in the athlete: An anatomical, biomechanical and clinical review. *Sports Medicine, 32*(6), 393-408.

Markolf, K. L., Gorek, J. F., Kabo, J. M., & Shapiro, M. S. (1990). Direct measurement of resultant forces in the anterior cruciate ligament. An in vitro study performed with a new experimental technique. *Journal of Bone and Joint Surgery, 72A*, 557-567.

Marrale, J., Morrissey, M. C., & Haddad, F. S. (2007). A literature review of autograft and allograft anterior cruciate ligament reconstruction. *Knee Surgery, Sports Traumatology, Arthroscopy, 15*, 690-704.

Mascal, C. L., Landel, R., & Powers, C. (2003). Management of patellofemoral pain targeting hip, pelvis, and trunk muscle function: 2 case reports. *Journal of Orthopaedic & Sports Physical Therapy, 33*(11), 647-660.

McCarty, E. C., Marx, R. G., & DeHaven, K. E. (2002). Meniscus Repair: Considerations in Treatment and Update of Clinical Results. *Clinical Orthopaedics, 402*, 122-134.

McConnell, J. (1986). The management of chondromalacia patellae: a long term solution. *Australian Journal of Physiotherapy, 32*, 215-223.

McDonough, A. L., & Weir, J. P. (1996). The effect of post-surgical edema of the knee joint on reflex inhibition of the quadriceps femoris. *Journal of Sport Rehabilitation, 5*, 172-182.

Meunier, A., Odensten, M., & Good, L. (2007). Long-term results after primary repair or non-surgical treatment of anterior cruciate ligament rupture: a randomized study with a 15-year follow-up. *Scandinavian Journal of Medicine and Science in Sports, 17*(3), 230-237.

Mikkelsen, C., Werner, S., & Eriksson, E. (2000). Closed kinetic chain alone compared to combined open and closed kinetic chain exercises for quadriceps strengthening after anterior cruciate ligament reconstruction with respect to return to sports: a prospective matched follow-up study. *Knee Surgery, Sports Traumatology, Arthroscopy, 8*(6), 337-342.

Mirzabeigi, E., Jordan, C., Gronley, J. K., Rockowitz, N. L., & Perry, J. (1999). Isolation of the vastus medialis oblique muscle during exercise. *American Journal of Sports Medicine, 27*, 50-53.

Mohr, K. J., Kvitne, R. S., Pink, M. M., Fideler, B., & Perry, J. (2003). Electromyography of the quadriceps in patellofemoral pain with patellar subluxation. *Clinical Orthopaedics and Related Research, 415*, 261-271.

Moller, E., Forssblad, M., Hansson, L., Wange, P., & Weidenhielm, L. (2001). Bracing versus nonbracing in rehabilitation after anterior cruciate ligament reconstruction: a randomized prospective study with 2-year follow-up. *Knee Surgery, Sports Traumatology, Arthroscopy, 9*(2), 102-108.

Morrissey, M. C. (1989). Reflex inhibition of thigh muscles in knee injury. Causes and treatment. *Sports Medicine, 7*, 263-276.

Najibi, S., & Albright, J. P. (2005). The use of knee braces, part 1. Prophylactic knee braces in contact sports. *American Journal of Sports Medicine, 33*(4), 602-611.

Orchard, J. W., Fricker, P. A., Abud, A. T., & Mason, B. R. (1996). Biomechanics of iliotibial band friction syndrome in runners. *American Journal of Sports Medicine, 24*(3), 375-379.

Ounpuu, S. (1994). The biomechanics of walking and running. *Clin Sport Med, 13*, 843-863.

Paessler, H. H., & Mastrokalos, D. S. (2003). Anterior cruciate ligament reconstruction using semitendinosus and gracilis tendons, bone patellar tendon, or quadriceps tendon-graft with press-fit fixation without hardware. A new and innovative procedure. *Orthopedic Clinics of North America, 34*(1), 49-64.

Post, W. R. (2005). Patellofemoral pain results of nonoperative treatment. *Clinical Orthopaedics and Related Research, 436*, 55-59.

Powers, C. M. (2003). The influence of altered lower-extremity kinematics on patellofemoral joint dysfunction: A theoretical perspective. *Journal of Orthopaedic & Sports Physical Therapy, 33*, 639-646.

Reider, B. (1996). Medial collateral ligament injuries in athletes. *Sports Med, 21*, 147-156.

Reilly, D. T., & Martens, M. (1972). Experimental analysis of the quadriceps muscle force and patellofemoral joint reaction force for various activities. *Acta Orthop Scand, 43*, 126.

Risberg, M., Mork, M., Jenssen, H., & Holm, I. (2001). Design and implementation of a neuromuscular training program following anterior cruciate ligament reconstruction. *Journal of Orthopaedic & Sports Physical Therapy, 31*(11), 620-631.

Risberg, M. A., Holm, I., Tjomsland, O., Ljunggren, E., & Ekeland, A. (1999). Prospective study of changes in impairments and disabilities after anterior cruciate ligament reconstruction. *J Orthop Sports Phys Ther, 29*, 400-412.

Robinson, R. L., & Nee, R. J. (2007). Analysis of hip strength in females seeking physical therapy treatment for unilateral patellofemoral pain syndrome. *J orthop sports phys ther, 37*(5), 232-238.

Safran, M. R., Harner, C. D., Giraldo, J. L., Lephart, S. M., Borsa, P. A., & Fu, F. H. (1999). Effects of injury and reconstruction of the posterior cruciate ligament on proprioception and neuromuscular control. *Journal of Sport Rehabilitation, 8*(4), 304-321.

Sahli, S., Haithem, R., Elleuch, M. H., Tabka, Z., & Poumarat, G. (2008). Tibiofemoral joint kinetics during squatting with increasing external load. *Journal of Sport Rehabilitation, 17*(3), 300-315.

Scheffler, S. U., Sudkamp, N. P., Gockenjan, A., Hoffmann, R. F., & Weiler, A. (2002). Biomechanical comparison of hamstring and patellar tendon graft anterior cruciate ligament reconstruction techniques: The impact of fixation level and fixation method under cyclic loading. *Arthroscopy, 18*(3), 304-315.

Scheffler, S. U., Unterhauser, F., & Weiler, A. (2008). Graft remodeling and ligamentization after cruciate ligament reconstruction. *Knee Surgery, Sports Traumatology, Arthroscopy, 16*(9), 834-842.

Scott, G. A., Jolly, B. L., & Henning, C. E. (1986). Combined posterior incision and arthroscopic intra-articular repair of the meniscus. *J Bone Joint Surg Am, 68A*, 847-861.

Sekiya, J. K., Haemmerle, M. J., Stabile, K. J., Vogrin, T. M., & Harner, C. D. (2005). Biomechanical analysis of a combined double-bundle posterior cruciate ligament and posterolateral corner reconstruction. *American Journal of Sports Medicine, 33*(3), 360-369.

Sharma, P., & Maffulli, N. (2005). Tendon injury and tendinopathy: healing and repair. *Journal of Bone and Joint Surgery (Am), 87-A*(1), 187-202.

Shelbourne, K. D., Patel, D. V., Adsit, W. S., & Porter, D. A. (1996). Rehabilitation after meniscal repair. *Clinics in Sports Medicine, 15*, 595-612.

Somes, S., Worrell, T. W., Corey, B., & Ingersoll, C. D. (1997). Effects of patellar taping on patellar position in the open and closed kinetic chain: a preliminary study. *Journal of Sport Rehabilitation, 6*, 299-308.

Spencer, J. D., Hayes, K. C., & Alexander, I. J. (1984). Knee joint effusion and quadriceps reflex inhibition in man. *Archives of Physical Medicine & Rehabilitation, 64*, 171-177.

Stanton, P., & Purdham, C. (1989). Hamstring injuries in sprinting: The role of eccentric exercise. *Journal of Orthopaedic & Sports Physical Therapy, 10*(9), 343-349.

Steinkamp, L. A., Dillingham, M. F., Markel, M. D., Hill, J. A., & Kaufman, K. R. (1993). Biomechanical considerations in patellofemoral joint rehabilitation. *Am J Sports Med, 21*, 438-444.

Stone, R. G., Frewin, P. R., & Gonzales, S. (1990). Long-term assessment of arthroscopic meniscus repair: A two- to six-year follow-up study. *Arthroscopy, 6*, 73-78.

Tenuta, J. J., & Arciero, R. A. (1994). Arthroscopic evaluation of meniscal repairs. Factors that effect healing. *American Journal of Sports Medicine, 22*, 797-802.

Travell, J. G., & Simons, D. G. (1992). *Myofascial pain and dysfunction. The trigger point manual. Vol. 2.* Baltimore: Williams and Wilkins.

Tumia, N., & Maffulli, N. (2002). Patellofemoral pain in female athletes. *Sports Medicine and Arthroscopy Review, 10*, 69-75.

Wallace, D. A., Salem, G. J., Salinas, R., & Powers, C. M. (2002). Patellofemoral joint kinetics while squatting with and without an external load. *Journal of Orthopaedic & Sports Physical Therapy, 32*, 141-148.

Wegener, L., Kisner, C., & Nichols, D. (1997). Static and dynamic balance responses in persons with bilateral knee osteoarthritis. *J Orthop Sports Phys Ther, 25*, 13-18.

Wilk, K., Escamilla, R., Fleisig, G., Barrentine, S., Andrews, J., & Boyd, M. (1996). A comparison of tibiofemoral joint forces and electromyographic activity during open and closed kinetic chain exercises. *American Journal of Sports Medicine, 24*(4), 518-527.

Wilk, K. E., Arrigo, C., Andrews, J. R., & Clancy, W. G. (1999). Rehabilitation after anterior cruciate ligament reconstruction in the female athlete. *Journal of Athletic Training, 34*, 177-193.

Wilson, T., Carter, N., & Thomas, G. (2003). A multicenter, single-masked study of medial, neutral, and lateral patellar taping in individuals with patellofemoral pain syndrome. *Journal of Orthopaedic & Sports Physical Therapy, 33*, 437-448.

Witvrouw, E., Sneyers, C., Lysens, L., Victor, J., & Bellemans, J. (1996). Reflex response times of vastus medialis oblique and vastus lateralis in normal subjects and in subjects with patellofemoral pain syndrome. *Journal of Orthopaedic & Sports Physical Therapy, 24*, 160-165.

Worrell, T., Ingersoll, C. D., Bockrath-Pugliese, K., & Minis, P. (1998). Effect of patellar taping and bracing on patellar position as determined by MRI in patients with patellofemoral pain. *Journal of Athletic Training, 33*, 16-20.

Worrell, T. W., Crisp, E., & LaRosa, C. (1998). Electromyographic reliability and analysis of selected lower extremity muscles during lateral step-up conditions. *J Athl Train 33*, 156-162.

Young, A., Stokes, M., & Iles, J. F. (1987). Effects of joint pathology on muscle. *Clin Orthop, 219*, 21-27.

Zeller, B. L., McCrory, J. L., Kibler, W. B., & Uhl, T. L. (2003). Differences in kinematics and electromyographic activity between men and women during the single-legged squat. *Am J sports med, 31*(3), 449-456.

Zwerver, J., Bredeweg, S. W., & Hof, A. L. (2007). Biomechanical analysis of the single-leg decline squat. *Br J Sport Med, 41*(4), 264-268.

Chapter 24

Ahmed, A. M., & Burke, D. L. (1983). In vitro measurement of static pressure distribution in synovial joints: I. Tibial surface of the knee. *Journal of Biomedical Engineering, 105*, 216-225.

Benzon, H. T., Katz, J. A., Benzon, H. A., & Iqbal, M. S. (2003). Piriformis Syndrome: Anatomic Considerations, a New Injection Technique, and a Review of the Literature. *Anesthesiology, 98*(6), 1442-1448.

Binningsley, D. (2003). Tear of the acetabular labrum in an elite athlete. *British Journal of Sports Medicine, 37*(1), 84-88.

Burrnett, R. S., Rocca, G. J., Prather, H., Curry, M., Maloney, W. J., & Clohisy, J. C. (2006). Clinical presentation of patients with tearws of the acetabular labrum. *Journal of Bone and Joint Surgery, 88-A*, 61-66.

Cyriax, J. H. (1977). *Textbook of orthopedic medicine. Vol. 2, Treatment by manipulation, massage and injection*. Baltimore: Williams & Wilkins.

DeDomenico, G. (2007). *Beard's massage principles and practice of soft tissue manipulation*. Philadelphia: Saunders.

Farjo, L. A., Glick, J. M., & Sampson, T. G. (1999). Hip arthroscopy for acetabular labral tears. *Arthroscopy, 15*, 132-137.

Geraci, M. C., Jr. (1994). Rehabilitation of pelvis, hip, and thigh injuries in sports. *Physical Medicine and Rehabilitation Clinics of North America, 5*(1), 157-173.

Geraci, M. C., Jr, & Brown, W. (2005). Evidence-based treatment of hip and pelvic injuries in runners. *Physical Medicine and Rehabilitation Clinics of North America, 16*(3), 711-747.

Gerber, J. M., & Herrin, S. O. (1994). Conservative treatment of calcific trochanteric bursitis. *Journal of Manipulative Physiological Therapeutics, 17*(4), 250-252.

Hammer, W. I. (1993). The use of transverse friction massage in the management of chronic bursitis of the hip or shoulder. *Journal of Manipulative and Physiological Therapeutics, 16*(2), 107-111.

Kibler, W. B. (1995). Biomechanical analysis of the shoulder during tennis activities. *Clinics in Sports Medicine, 14*, 79-85.

Leetun, D. T., Ireland, M. L., Willson, J. D., Ballantyne, B. T., & Davis, I. M. (2004). Core stability measures as risk factors for lower extremity injury in athletes. *Medicine & Science in Sports & Exercise, 36*(6), 926-934.

Loder, R. T., Farley, F., Herzenberg, J., Hensinger, R. N., & Kuhn, J. (1993). Narrow window of bone age in children with slipped capital femoral epiphysis. *Journal of Pediatric Orthopaedics, 13*, 290-293.

Lynch, S. A., & Renstrom, P. A. (1999). Groin injuries in sport. Treatment strategies. *Sports Medicine, 28*(2), 137-144.

Martin, R. L., Trapuzzano, T., Enseki, K. R., Draovitch, P., & Philippon, M. J. (2006). Acetabular Labral Tears of the Hip: Examination and Diagnostic Challenges. *Journal of Orthopaedic & Sports Physical Therapy, 36*(7), 503-515.

Mellman, M. F., McPherson, E. J., Dorr, L. D., & Kwong, K. (1996). Differential diagnosis of back and lower extremity problems. In R. G. Watkins (Ed.), *The spine in sports*. St. Louis: Mosby.

Micheli, L. J., & Coady, C. M. (1997). Approaching hip, pelvis, and groin injuries in athletes. *Biomechanics, 4*, 22-26.

Miller, M. L. (1982). Avulsion fractures of the anterior superior iliac spine in high school track. *Athletic Training, 17*(1), 57-59.

Newman, G., Mendicuti, A. D., Zou, K. H., Minas, T., Coblyn, J., Winalski, C. S., et al. (2007). Prevalence of labral tears and cartilage loss in patients with mechanical symptoms of the hip: evaluation using MR arthrography. *Osteoarthritis and Cartilage, 15*(8), 909-917.

O'Kane, J. W. (1999). Anterior hip pain. *American Family Physician, 60*, 1687-1696.

Philippon, M. J. (2001). The role of arthroscopic thermal capsulorrhaphy in the hip. *Clinics in Sports Medicine, 20*(4), 817-829.

Robertson, W. J., Kadrmas, W. R., & Kelly, B. T. (2007). Arthroscopic management of labral tears in the hip: A systematic review. *Clinical Orthopaedics, 455*, 88-92.

Sahrmann, S. (2002). *Diagnosis and treatment of movement impairment syndromes*. St. Louis: Mosby.

Sammarco, G. J. (1983). The dancer's hip. *Clinics in Sports Medicine, 2*(3), 485-498.

Schaberg, J. E., Harper, M. C., & Allen, W. C. (1984). The snapping hip syndrome. *American Journal of Sports Medicine, 12*(5), 361-365.

Travell, J. G., & Simons, D. G. (1992). *Myofascial pain and dysfunction. The trigger point manual. Vol. 2*. Baltimore: Williams and Wilkins.

Tyler, T. F., Nicholas, S. J., Campbell, R. J., & McHugh, M. P. (2001). The association of hip strength and flexibility with the incidence of adductor muscle strains in professional ice hockey players. *American Journal of Sports Medicine, 29*(2), 124-128.

Yamamoto, Y., Hamada, Y., Ide, T., & Usui, I. (2005). Arthroscopic surgery to treat intra-articular type snapping hip. *Arthroscopy, 21*(9), 1120-1125.

찾아보기 (Index)

ㅅ

ㅇ

ㅈ